敬　　献

南华大学建校 65 周年

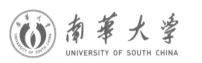

浙江大学医学院建院 110 周年

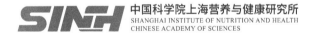

U0287428

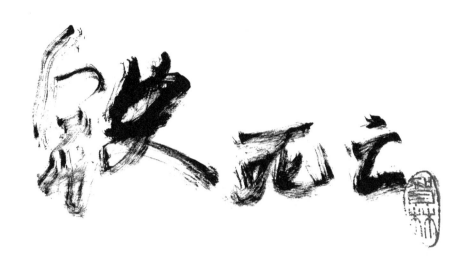

王福俤　主编

书名由中国科学院贺林院士题字

科学出版社
北京

内 容 简 介

铁死亡是近年来发现的一种铁依赖的新型细胞死亡方式,其特征是脂质过氧化物和活性氧簇的过量蓄积,已成为生命医学领域的十大国际前沿热点。大量研究表明,铁死亡不仅在重大疾病的发生发展过程中发挥重要作用,而且在不同的疾病背景下扮演不同角色。本书汇聚了铁死亡领域的众多专家学者,系统论述了该领域经典研究成果和最新研究进展。本书分为五篇,分别为铁死亡概念及基本理论、铁死亡生物学调控、铁死亡关键因子、铁死亡与疾病诊治,以及铁死亡研究方法及模型,具有系统性、科学性和前瞻性。

本书可为从事铁死亡研究的科研人员、研究生及从事基础、临床、公共卫生、预防医学的科研和教育人员提供权威的学术理论依据和科学参考。

图书在版编目(CIP)数据

铁死亡/王福俤主编. —北京:科学出版社,2022.12
ISBN 978-7-03-072711-4

Ⅰ.①铁… Ⅱ.①王… Ⅲ.①人体–细胞凋亡–研究 Ⅳ.① R329.2

中国版本图书馆 CIP 数据核字(2022)第 119892 号

责任编辑:罗 静 刘 晶/责任校对:郑金红
责任印制:吴兆东/封面设计:无极书装

科 学 出 版 社 出版
北京东黄城根北街 16 号
邮政编码:100717
http://www.sciencep.com
北京建宏印刷有限公司 印刷
科学出版社发行 各地新华书店经销
*
2022 年 12 月第 一 版 开本:787×1092 1/16
2022 年 12 月第一次印刷 印张:67
字数:1 590 000
定价:798.00 元
(如有印装质量问题,我社负责调换)

铁死亡的研究为生命医学
开创了一个前沿新领域
——祝贺《铁死亡》专著的出版

沈倍奋

祝贺铁科学研究卓越成果面世

沈倍奋
中国工程院院士

铁世界大科学

薛国辉

祝贺铁科学研究卓越成果面世

苏国辉
中国科学院院士

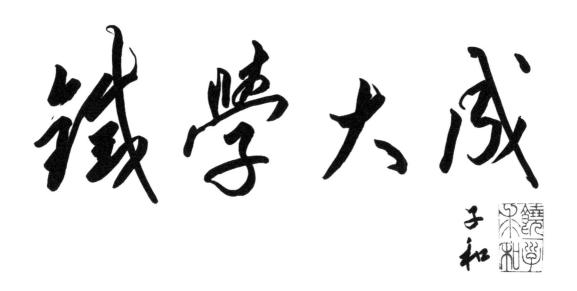

铁学大成

祝贺铁科学研究卓越成果面世

饶子和

中国科学院院士

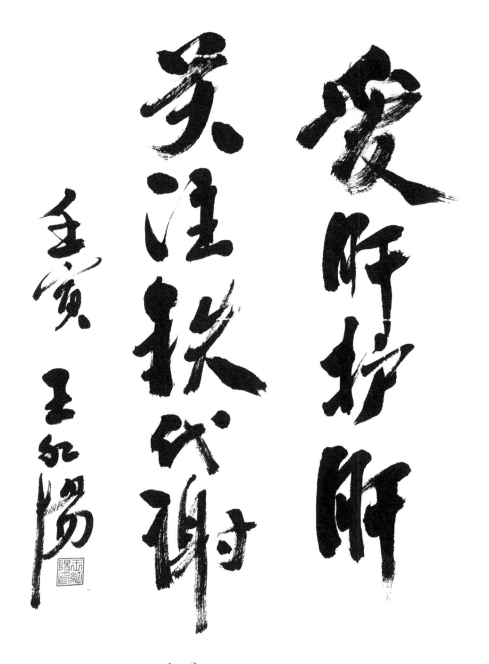

爱肝护肝

关注肝炎代谢

壬寅 王红阳

祝贺铁科学研究卓越成果面世

王红阳

中国工程院院士

生命之谱
科学之典

陈志南

二〇二二年十月

祝贺铁科学研究卓越成果面世

陈志南

中国工程院院士

铁血丹心

祝贺铁科学研究卓越成果面世

吴以岭

中国工程院院士

《铁死亡》编委会名单

主　　编　王福俤

副　主　编　闵军霞　吴　佼　方学贤　罗　忠　雷　鹏　何蓉蓉

　　　　　　王　浩　高明辉　初　波　王维民　范克龙　邹贻龙

　　　　　　赵燕军　罗承良　刘兴国　隋新兵　毛小元　吕　斌

　　　　　　杨　玲　李咏生　覃　思

编　　者（按姓氏汉语拼音排序）

　　　　　　蔡　露　蔡卫斌　陈扬超　高兴华　胡　蓉　黄　海

　　　　　　黄志锋　李　弘　梁文华　刘水平　卢国栋　潘晓莉

　　　　　　彭　军　戚世乾　任　非　田进伟　王　欢　王　晖

　　　　　　王　宪　王　卓　文石军　吴　岳　徐鹏飞　许志宏

　　　　　　杨力明　杨　文　杨　勇　张丽红　张　梅　张　强

　　　　　　赵化侃　郑明华　郑　璇　郑则广　周济春　周　静

其他贡献者（按姓氏汉语拼音排序）

　　　　　　毕　然　毕徐堃　蔡昭贤　曹思源　陈德建　陈峻逸

　　　　　　陈立云　陈凌燕　陈　鹏　陈　婷　程　颖　邓　瑶

　　　　　　范慧倩　冯　吉　高斐然　郭璟祎　郭玉洁　郭沚榕

　　　　　　何李鹏　何　翔　贾　莹　蒋　丽　李佶玮　李　经

　　　　　　李　晶　李肖朋　李　岩　李　勇　李玉杰　李召卿

　　　　　　梁复图　刘　阳　龙　麟　卢俊婉　鲁晓昂　陆丽群

　　　　　　罗冰玲　罗心梅　罗旭灵　吕付佳　孟红恩　孟　婕

欧阳淑桦　　潘子键　　裴　卓　　彭　向　　秦　瑶　　芮同宇
单　双　　邵怡畅　　沈　洁　　宋丹丹　　苏韵星　　孙淑敏
谈　颖　　陶　亮　　庹清章　　汪少文　　王佳明　　王佳鑫
王　珂　　王　蓉　　王　祥　　王　雪　　王雅妮　　王一鸣
王译唱　　王　跃　　吴　瑾　　吴晓甜　　项　煜　　谢恩军
熊　欢　　徐　杉　　薛　莹　　阳　楠　　杨静静　　杨思思
杨鑫泉　　姚　琳　　殷茜茜　　余盈盈　　袁义琼　　张　开
张若男　　张　迅　　张　月　　郑斌娇　　郑　晗　　郑开旋
周梦瑶　　周雨露

主编简介

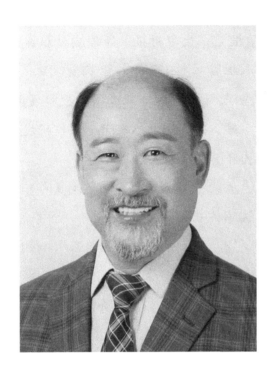

王福俤 博士，教授、博士生导师，浙江大学医学院求是特聘教授、南华大学衡阳医学院院长、南华大学副校长。先后在第二军医大学（现为中国人民解放军海军军医大学）（讲师、副教授、教研室主任）、美国密苏里哥伦比亚大学（博士后）、哈佛大学医学院（讲师）、佛罗里达大学（研究副教授）、中国科学院上海生命科学研究院（PI研究员、实验室主任）开展科教工作。曾任浙江大学医学院公共卫生学院院长、浙江大学营养与粮食安全研究所所长、郑州大学公共卫生学院院长（兼）等职务。

多年来，运用生命科学、医学及公共卫生等学科前沿技术与平台，系统开展了三个领域的研究：①细胞铁死亡与疾病诊治；②铁、锌、锰、铜等微量元素稳态代谢分子机制；③营养代谢与重大慢病防控。近年来在细胞铁死亡与器官损伤领域获得系列重大突破，引领国际学术前沿。在 *Nature*、*Nature Reviews Cardiology*、*Nature Genetics*、*Nature Medicine*、*Cell Research*、*Blood*、*Hepatology* 及 *PNAS* 等优秀期刊发表论文170余篇，学术期刊特邀主编 4 部专辑，包括 17 篇封面论文、16 篇高被引论文、3 篇热点论文。论文总影响因子近 2000，论文他引 11 600 余次，H 指数 58。科研成果在 *The Times*、*China Daily*、*Daily Mall*、*Reuters*、*The Sun*、*Yahoo News*、《人民日报》、《文汇报》、《中国科学报》、《生命时报》等国内外权威媒体报道数十次。主编译专著 5 部。先后承担国家杰出青年科学基金项目、国家自然科学基金重点项目及科技部国家重点研发计划重点专项。授权发明专利 10 项；合作研发锌化合物上市新药 1 项，年产值近 3 亿元；合作研发针对靶向铁过载疾病的全新祛铁药，已开展Ⅱb 期临床试验。

荣获多项国家级学术荣誉，如国家"万人计划"（国家高层次人才特殊支持计划）获得者、国家杰出青年基金获得者、国务院政府特殊津贴专家、国家百千万人才工程"有突出贡献中青年专家"、科技部中青年创新领军人才、全球前 2% 顶尖科学家、全球顶尖前 10 万科学家、中国科学院"百人计划"学者。国家重点研发计划重点专项首席科学家、中国科学院和中国工程院"百年科技强国发展战略研究"健康促进专题执笔专家、铁死亡科学家世界联盟共同主席、哈佛大学医学归国学者论坛大会主席（2018 年和2019 年）。中国生物物理学会生物微量元素分会会长、中国细胞生物学学会细胞死亡研究分会副会长、中国粮油学会粮油营养分会副理事长。荣获科学中国人年度人物奖、中国科学院朱李月华优秀教师奖、中国产学研合作创新奖、教育部高等教育自然科学奖、浙江省科学技术奖。

担任 *Research* 期刊常务副主编、*Biophysics Reports* 期刊副主编；担任 *Nature Reviews Molecular Cell Biology*、*Nature Reviews Endocrinology*、*Cell Metabolism*、*Blood*、*Circulation*、*Circulation Research*、*European Heart Journal*、*Nature Communications*、*Cell Death and Differentiation*、*Journal of Clinical Investigation*、*Signal Transduction and Targeted Therapy*、*The American Journal of Clinical Nutrition* 等数十部国际知名学术期刊审稿或专评专家。

践行公益科普宣教：创立并管理多个公益宣教公众号，包括营养发现、铁死亡 Club、锌医学 Club、铜生共死、锰科学 Club、科学封面、解码长寿、线粒体 Club，公众号关注人数近 12 万人。

副主编简介

闵军霞，博士，浙江大学医学院教授、博士生导师。浙江省海外高层次人才特聘专家，现任中国生物物理学会生物微量元素分会秘书长。美国密苏里哥伦比亚大学肿瘤生物学博士、哈佛大学医学院博士后、美国诺华肿瘤事业部（波士顿）新药研发团队负责人及研究员（获诺华奖励六项）。2014年起全职加盟浙江大学转化医学研究院，独立PI/团队负责人，聚焦三个研究方向：①肿瘤生物学分子机制及CAR-T等新型治疗体系优化与转化研究；②铁死亡与重大疾病防治的基础前沿及转化医学研究；③人类长寿发生机制及转化医学研究。在 Nature Medicine、Nature Reviews Cardiology、Blood、Hepatology、PNAS 等国际知名学术期刊发表90余篇论文，发明专利5项；参与领导多个肿瘤新药进入临床试验阶段；系列科研成果获得国际同行高度评价。先后主持多项国家自然科学基金及科技部重点研发计划项目。

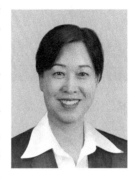

吴佼，博士，空军军医大学国家分子医学转化中心/基础医学院细胞生物学教研室教授、博士生导师。国家自然科学基金优秀青年科学基金项目获得者，陕西省青年科技新星入选者。主要从事肿瘤发生分子网络及新型细胞死亡方式"铁死亡"的分子机制研究，以第一作者或通讯作者发表文章于 Nature、Nature Communications、Signal Transduction and Targeted Therapy、Redox Biology、Hepatology、Oncogene 等国际知名期刊。获陕西省科学技术奖一等奖2项、中国药学会科学技术奖一等奖1项、陕西省优秀博士论文等奖励。承担国家自然科学基金优秀青年、面上及青年项目，陕西省创新能力支撑计划。荣获空军军医大学"创新创造青年先锋"称号，入选人才扶持"凌云工程-雏鹰计划"，领衔"凌云工程-青年团队"。现任中国细胞生物学学会工程与转基因生物分会常务委员，陕西省科学技术协会第九届委员会委员。

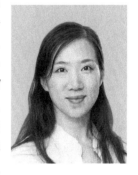

方学贤，营养学博士，杭州师范大学副教授、研究生导师，浙江省高校领军人才培养计划青年优秀人才、杭州市属高校"西湖学者"。主要从事心肌细胞铁死亡的代谢调控分子机制及转化研究，以第一作者在 Nature Reviews Cardiology、Circulation Research、PNAS、JAMA Network Open、BMC Medicine 等国际知名学术期刊上发表论文10余篇，参编学术专著1部。先后主持国家自然科学基金青年项目和面上项目、浙江省自然科学基金一般项目，以及中国博士后科学基金面上（一等）项目和特别资助（站中）项目。曾荣获百特中国青年研究者奖、龚兰生青年学者奖并入选《2020年度中国博士后科学基金资助者选介》。目前担任中国生物物理学会生物微量元素分会常务委员等学术兼职。

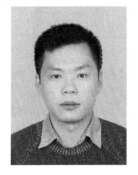

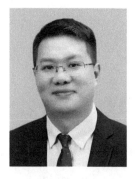

罗忠，博士，重庆大学生命科学学院教授、博士生导师，副院长。国家自然科学基金优秀青年科学基金项目和重庆市杰出青年基金项目，重庆市青年拔尖人才。主持国家自然科学基金委员会重大研究计划培育项目和国家重点研发计划子课题等10余项国家及省部级项目。一直聚焦于肿瘤发生发展机制及抗肿瘤药物的设计与疗效研究，取得如下进展：①利用天然生物分子的超分子自组装策略，可控调节多组分药物组装和生物信号响应释放，实现肿瘤高效靶向治疗；②发展天然分子/合成材料载体复合型药物递送系统，探究其与细胞/免疫系统的相互作用和疗效；③发展纳米生物催化复合型药物递送系统，揭示铁死亡生物催化作用靶点和机制，为构筑"纳米生物催化"递送系统提供科学依据。共发表SCI论文120余篇，累计他引5000余次，H指数46，以第一作者或通讯作者在 *Science Advances*、*Nature Communications*、*Cell Reports*、*Advanced Materials*、*Angewandte Chemie-international Edition*、*ACS Nano*、*Small*、*Advanced Science*、*Biomaterials* 等期刊发表论文80余篇（平均影响因子13），部分研究工作获重庆市自然科学一等奖。

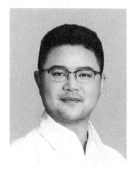

雷鹏，博士，四川大学华西医院生物治疗国家重点实验室/神经内科教授、博士生导师。海外高层次人才引进青年项目入选者，国家自然科学基金优秀青年科学基金项目获得者，国家重点研发计划"重大慢性非传染性疾病防控研究"重点专项负责人。兼任 *Journal of Neurochemistry*、*Zoological Research* 等期刊编委，亚太神经化学学会理事会理事，中国青年科技工作者协会理事，中国神经科学学会理事。长期研究神经退行性疾病的分子病理机制与防治策略。围绕铁元素，从转运机制、死亡通路、药物靶点和生物标记四个角度，发现：①Tau蛋白参与铁离子胞内运输；②铁离子诱导铁死亡参与神经系统疾病；③铁死亡相关分子可作为潜在药物靶点；④血浆内铁相关蛋白可用于预测疾病结局。在包括 *Nature Medicine*、*Molecular Psychiatry* 等期刊上发表论文67篇；总引用超过4000次（ESI高被引论文5篇）；研究成果被 *Nature Medicine*、*Nature Reviews Neurolog* 等期刊报道点评。

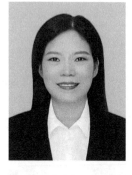

何蓉蓉，博士，暨南大学教授、博士生导师，珠江学者特聘教授。广东五四青年奖章获得者，入选国家自然科学基金杰出青年基金、国家自然科学基金优秀青年科学基金等人才项目，兼任国际SCI期刊 *Phytomedicine*、*Frontiers in Pharmacology* 副主编等学术职务。主要从事氧化应激生物医学基础研究，重点聚焦脂质氧化对疾病易感性的影响，在 *Nature Chemical Biology*、*Nature Communications*、*Signal Transduction and Targeted Therapy* 等知名和本土卓越期刊发表论文百余篇。入选美国斯坦福大学发布的全球前2%顶尖科学家（2020）榜单、全球学者库网站发布的全球顶尖前10万科学家（2021）榜单。承担国家重点研发计划、国家自然科学基金等重要攻关课题，研究成果入选2021年度中医药十大学术进展，获广东省科技进步奖一等奖（第一完成人）、教育部科技进步奖二等奖（第一完成人）、广东省丁颖科技奖、教育部霍英东教育基金会高等院校青年科学奖等奖励。产学研结合，获授权专利21项，成功转化2项，其中1项获中国专利优秀奖。

王浩，博士，郑州大学公共卫生学院副教授，博士生导师。先后毕业于四川大学和中国科学院上海生命科学研究院，并在浙江大学开展博士后研究，师从王福俤教授。目前研究方向为微量元素代谢与细胞铁死亡调控肝损伤、肝癌等重大肝病的分子机制。在 *Hepatology*（封面论文）、*Signal Transduction and Targeted Therapy* 等领域知名期刊发表研究论文 30 余篇，相关成果揭示了铁调素的分子调控网络、铁死亡引发血色病肝损伤的分子机制，发现了铁死亡的新型激动剂金诺芬及分子机制等。先后主持国家自然科学基金青年项目、面上项目，河南省科技攻关计划等，担任中国生物物理学会生物微量元素分会常务理事，获教育部自然科学奖二等奖、河南省自然科学学术奖等奖励。

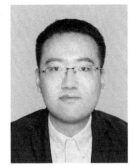

高明辉，博士，哈尔滨工业大学生命科学中心研究员，博士生导师。龙江学者（青年），黑龙江省优秀青年基金获得者。长期从事动植物细胞程序性死亡的研究。在程序性细胞死亡，尤其是铁死亡的分子机制方面做了深入系统的工作，并对铁死亡与相关人类疾病如心肌损伤、肿瘤等的发病和治疗方面进行了大量有意义的探索。在 *Nature*、*Nature Nanotechnology*、*Molecular Cell*、*Cell Host & Microbe*、*Cell Research* 等知名学术期刊上发表多篇论文，被包括 *Nature*、*Science*、*Cell* 在内的知名学术期刊大量引用，累计 Google School 引用 3000 余次。先后承担国家自然科学基金面上项目、黑龙江省优秀青年基金等多项课题。

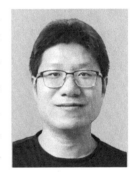

初波，博士，山东大学基础医学院教授、博士生导师。齐鲁青年学者。2015 年 5 月获得中国科学技术大学细胞分子学博士、学位。2015 年 9 月以博士后身份进入哥伦比亚大学医学研究中心顾伟实验室进行研究，从事铁死亡与肿瘤发展的研究工作。2019 年 10 月回国全职加入山东大学基础医学院。近年来，在国际知名期刊 *Nature Cell Biology*、*Nature Communications*、*Cell Death & Differentiation*、*Molecular Cell*、*PNAS* 等发表多篇有影响力的学术论文。主要研究方向为铁死亡调控肿瘤发生发展的分子机制和肿瘤微环境中铁死亡介导的肿瘤细胞免疫逃逸，最终实现鉴定铁死亡介导的肿瘤死亡的潜在药物靶点，开展新型药物在临床前动物模型的评价和优化。

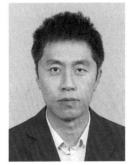

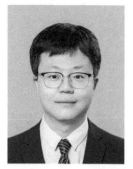

王维民，博士，华中科技大学基础医学院教授、博士生导师，华中科技大学基础医学院免疫学系主任。先后获得国家海外高层次人才青年项目、湖北省"百人计划"项目支持。兼任 *Cellular Oncology* 期刊副主编，湖北省医学生物免疫学会基础免疫专委会主任委员，中国免疫学会肿瘤免疫与生物治疗分会委员，中国细胞生物学会细胞死亡研究分会委员。致力于铁死亡与肿瘤免疫调控相关研究，在探索效应性 T 细胞对肿瘤细胞代谢和死亡调控方面取得了一系列创新性成果，以第一作者或通讯作者在 *Nature*、*Cell*、*Cancer Cell*、*Molecular Cell* 等国际知名期刊发表学术论文多篇。

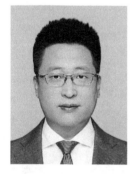

范克龙，博士，中国科学院生物物理研究所研究员、博士生导师，中国科学院纳米酶工程实验室副主任。国家自然科学基金优秀青年科学基金项目获得者、中科院青年创新促进会会员、*Exploration* 副主编。研究方向为铁蛋白/纳米酶的设计及其生物医学应用。先后主持国家自然科学基金、中科院创新交叉团队、北京市自然科学基金等 10 余项项目，已发表研究论文 50 余篇，代表性论文发表在 *Nature Nanotechnology*、*Nature Communications*、*PNAS* 等权威期刊。入选 *Journal of Materials Chemistry B* 期刊 2021 新锐科学家，获贝时璋青年生物物理学家奖、中国科学院优秀博士毕业论文等奖项。

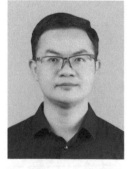

邹贻龙，博士，西湖大学生命科学学院助理教授，西湖实验室多维动态代谢组学核心实验室主任，博士生导师，浙江省高校领军人才培养计划"高层次拔尖人才"。研究致力于脂类代谢调控机理、细胞死亡机制和肿瘤代谢与药物开发等方向。目前研究方向包括解析脂质代谢的可塑性对肿瘤铁死亡敏感性的影响，并结合化学生物学途径开发针对组织铁死亡敏感性的预测技术与药物干预手段。以第一作者或通讯作者在 *Nature*、*Nature Chemical Biology*、*Cell Stem Cell*、*Genes & Development*、*Cell Chemical Biology*、*Nature Communications* 等期刊发表多篇学术论文，总引用逾 3500 次。承担国家自然科学基金委面上项目等。

赵燕军，博士，天津大学药物科学与技术学院教授，分别于大连理工大学、中国科学院大连化学物理研究所、伦敦大学国王学院获得本硕博学位。2009年在制药公司MedPharm Ltd.（UK）短暂工作，2010年入职天津大学药物科学与技术学院，2018年晋升为教授（药剂学）。课题组目前的研究方向包括：基于铁死亡机理的疾病防治、应答响应型药物递送系统、生物材料与纳米材料。课题组发现了铁死亡是光动力学疗法的内在机制之一，构建了系列肿瘤微环境应答型铁死亡递送和增敏载体材料。累计在 *ACS Nano*、*Nano Letters*、*Advanced Functional Materials*、*Biomaterials*、*Journal of Controlled Release* 等期刊发表百余篇SCI论文，得到科技部、国家自然科学基金委员会、天津市科学技术委员会和生物医药企业等多渠道的资金资助。

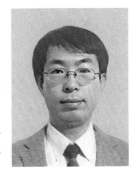

罗承良，医学博士，苏州大学副教授、研究生导师，哈佛大学医学院博士后，江苏省高校"青蓝工程"优秀青年骨干教师。主要从事颅脑损伤与铁死亡机制研究，在 *Journal of Pineal Research*、*Free Radical Biology and Medicine*、*FASEB Journal* 等知名期刊上发表论文30余篇，作为副主编或参编者撰写中英文学术专著3部、教材1部，获江苏省科学技术三等奖，全国博管办"博士后国际交流计划"派出项目获选人员、苏州大学优秀硕士学位论文指导老师等。主持国家自然科学基金项目（3项）及其他省部级课题共计10余项。担任中国生物物理学会生物微量元素分会委员、海峡两岸医药卫生交流协会法医学分会委员等学术兼职。

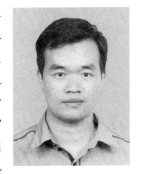

刘兴国，博士，中国科学院广州生物医药与健康研究院研究员。国家杰出青年科学基金项目获得者，国家重点研发项目首席科学家，广东省科学技术奖自然科学一等奖第一完成人。获树兰医学青年奖、2016年干细胞青年研究员奖，被国际生物物理学会评为"2011 Young Bioenergeticist Award"，任 *Science Bulletin*（《科学通报》英文版）执行编委，亚洲线粒体研究与医学学会常务理事，中国生物物理学会常务理事。曾作过70余次国际会议特邀报告。长期从事线粒体生物学研究，以通讯作者在 *Cell Metabolism*（2篇）、*Nature Metabolism*、*Nature Structural & Molecular Biology*、*Science Advances*（2篇）、*Hepatology*、*Advanced Science*、*Cell Death & Differentiation*（2篇）、*The EMBO Journal*、*Autophagy*（2篇）等知名期刊发表多篇文章。论文被 *Cell*、*Science* 等多个顶级期刊广泛引用，多篇获得F1000推荐，及以封面故事发表，受邀在《中国科学基金》发表长文综述。

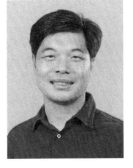

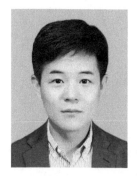

隋新兵，博士，杭州师范大学教授、博士生导师。国家自然科学基金优秀青年科学基金项目获得者、浙江省自然科学基金杰出青年项目获得者，入选浙江省"万人计划"青年拔尖人才、浙江省"院士结对培养青年英才计划"、杭州市全球引才"521"计划等。研究领域为中西医结合肿瘤临床与基础研究。以第一作者或通讯作者在 *PNAS*、*Angewandte Chemie International Edition*、*Nucleic Acids Research*、*Signal Transduction and Targeted Therapy*、*Bioactive Materials* 等期刊发表多篇学术论文；获国家发明专利 3 项，出版专著 3 部。

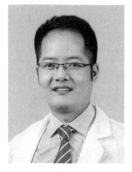

毛小元，医学博士，中南大学教授、博士生导师。湖南省优秀青年基金获得者，国家自然科学基金项目通讯评审专家。担任铁死亡科学家全球联盟委员会学术委员、中国药理学会全国药物基因组学专业委员会委员和教育部药物基因组应用技术工程中心副主任等职务。主要研究方向为脑代谢稳态调控机制及药物干预。在国际上首次提出胶质瘤相关癫痫发生的"双模式理论"；在癫痫与铁死亡方面取得一系列创新性研究成果，率先发现癫痫中存在铁死亡并首次鉴定出赖氨酰氧化酶（简称 LysOX 或 Lox）作为新的铁死亡调控因子参与癫痫导致的脑损伤，为防治癫痫患者脑损伤提供新的治疗策略。近年来以第一/通讯作者在 *Pharmacology & Therapeutics*（2 篇 ）、*Acta Pharmaceutica Sinica B*、*Science Bulletin*、*Medicinal Research Reviews* 和 *Free Radical Biology and Medicine* 等国际权威期刊上发表 SCI 论文 45 篇，研究成果多次被 *Cell*、*Nature Aging* 等顶级期刊引用并获高度评价，论文总引用 1800 次，H 指数 27。目前主持国家自然科学基金（4 项）、湖南省优秀青年科学基金等项目 20 余项。主编和参编中英文教材、专著 5 部。获沈阳市科技进步二等奖等奖项 5 项。

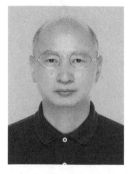

吕斌，博士，南华大学研究员、博士生导师。南华大学创新领军人才。兼任中国生物物理学会生物微量元素分会常务理事、线粒体生物学分会理事等 10 余项学术职务。主要从事线粒体蛋白质量控制异常与人类重大疾病的基础与临床应用研究。主持国家重点基础研究发展计划（973 计划）课题 1 项、国家自然科学基金项目 6 项、省部级科研项目 5 项；主持中央财政支持地方高校发展专项资金项目和浙江省提升地方高校办学水平专项资金项目各 1 项。创建了研究线粒体蛋白和线粒体基因组互作的方法——mIP。在 *Molecular Cell*、*Blood*、*The EMBO Journal*、*Nature Communications*、*Science Advances*、*Cancer Research*、*Redox Biology*、*Journal of Medicinal Chemistry*、*Acta Pharmaceutica Sinica B*、*Journal of Biological Chemistry* 等期刊发表学术论文 80 余篇，参编著作及教材 5 部。

杨玲，博士，华中科技大学同济医学院附属协和医院教授、主任医师、博士生导师。加州大学圣迭戈分校医学院博士后。现任中国老年医学学会消化分会常务委员，中华医学会消化病学分会肝胆学组委员，中华医学会消化病学分会微生态学组组委员，中华医学会消化病学分会中西医结合协作组委员，美国肝脏病学会（AASLD）会员。主要从事肝脏脂变-炎症-纤维化-癌变的分子机制及转化研究，以第一作者、共同第一作者或通讯作者在 *Gastroenterology*、*Hepatology*、*Journal Clinical Investigation*、*Journal of Hepatology* 等国际知名期刊发表论文 40 余篇，被 *Nature*、*Cell*、*Hepatology*、*Cell Metabolism* 等期刊广泛引用，累计他引 2500 余次。先后主持国家自然科学基金 5 项、湖北省重大科技创新项目 1 项。获湖北省科技进步奖一等奖 1 项、二等奖 1 项、三等奖 3 项，中华医学科技奖一等奖 1 项。

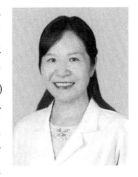

李咏生，医学博士，重庆大学附属肿瘤医院教授、主任医师、博士生导师。肿瘤内科（国家临床重点专科）主任、教研室主任、临床研究病房（Ⅰ期病房）主任。专注于脂代谢与肿瘤微环境研究领域，主持国家自然科学基金重点国际合作研究项目等 16 项。国家中组部"海外高层次引进人才计划"入选者、重庆英才·创新创业领军人才、重庆市学术技术带头人、重庆市高校创新研究群体负责人、重庆市青年专家工作室领衔专家。担任 *Signal Transduction and Targeted Therapy* 编委。共发表 SCI 论文 70 余篇，以第一/通讯作者在 *Immunity*、*Science Advances*、*Cancer Research* 等期刊发表 SCI 论文 40 余篇，其中影响因子＞10 的 16 篇，通讯作者文章 32 篇。累计影响因子大于 500，他引 4000 余次，H 指数 36。荣获中国抗癌协会青年科学家奖、树兰医学青年奖提名奖，获评中国临床肿瘤学会首批"35 under 35"最具潜力青年肿瘤医生，入围中国细胞生物学学会青年科学家奖等。

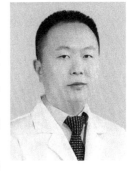

覃思，日本鹿儿岛大学生物化学博士，美国亚利桑那大学医学（药学）博士后，湖南农业大学教授、博士生导师，兼职泰国皇太后大学讲座教授，中南大学中西医结合研究所副所长。兼任湖南省湘莲工程技术研究中心主任、湖南省食品标准化协会会长、中国植物可持续利用专业委员会理事、中国老年医学会慢病管理分会委员、国家食药联盟莲产业委员会副主任委员；湖南省企业科技创新创业团队负责人、长沙市高层次人才 C 类省级科技领军人才、湖南省 121 创新工程人才第三层次人选等。担任 *Food Science and Human Wellness* 等 SCI 期刊编委、多个医学/食品科学 SCI 期刊专刊主编及 *Signal Transduction and Targeted Therapy* 等 20 余个权威 SCI 期刊的资深审稿人。近年来主要开展多组学精准营养与慢性病膳食干预的创新研究及转化应用，发表 SCI 文章 50 余篇，撰写英文专著 3 部；承担国家自然科学基金等科研项目 20 余项；承办或受邀参加国际学会并做主题报告 10 余次；申请发明专利 8 项。获得湖南省自然科学奖二等奖（第 1 完成人）、湖南省科技进步奖二等奖（第 3 完成人）、日本国立鹿儿岛大学优秀博士论文、食品功能因子国际学术协会青年科学家奖等重要学术荣誉。

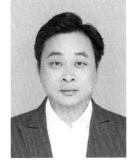

编　　者

（按姓氏汉语拼音排序）

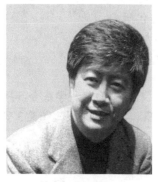

蔡露　教授
美国路易斯威尔大学

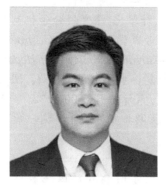

蔡卫斌　教授
中山大学

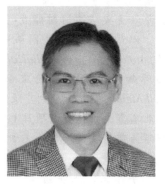

陈扬超　教授
香港中文大学

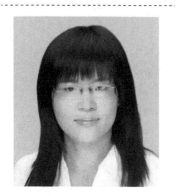

高兴华　副研究员
中国药科大学

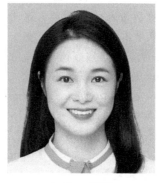

胡蓉　教授
南华大学

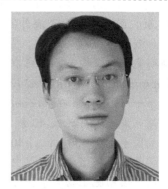

黄海　研究员
浙江大学

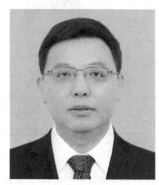

黄志锋　教授
温州医科大学

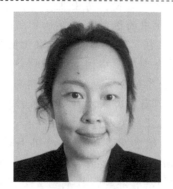

李弘　教授
哈尔滨医科大学

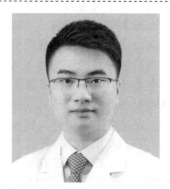

梁文华　教授
广州医科大学附属第一医院

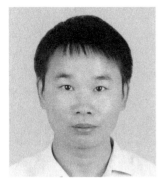
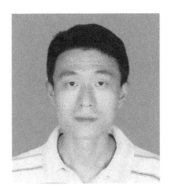
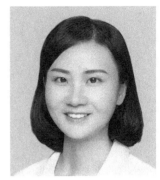

刘水平　副教授　　　　卢国栋　教授　　　　潘晓莉　副主任医师
杭州师范大学　　　　　广西医科大学　　　　华中科技大学同济医学院
　　　　　　　　　　　　　　　　　　　　　附属协和医院

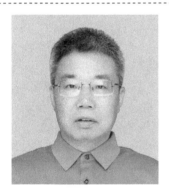
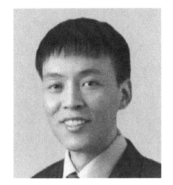
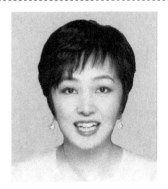

彭军　教授　　　　　戚世乾　研究员　　　　任非　主任药师
中南大学　　　　　　四川大学华西医院　　　南方医科大学
　　　　　　　　　　　　　　　　　　　　南方医院

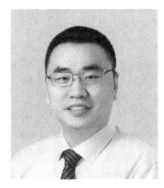
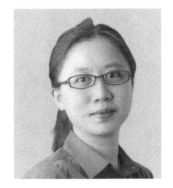
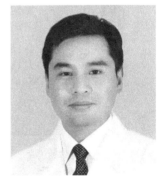

田进伟　教授　　　　　王欢　副研究员　　　　王晖　主任医师
哈尔滨医科大学附属第二医院　北京大学　　　　湖南省肿瘤医院

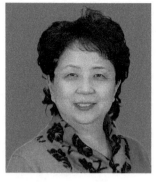

王宪　教授
北京大学

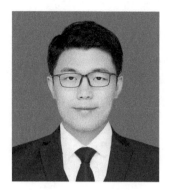

王卓　副教授
华南理工大学

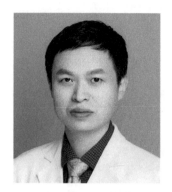

文石军　研究员
中山大学肿瘤防治中心

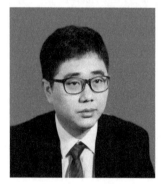

吴岳　教授
西安交通大学第一附属医院

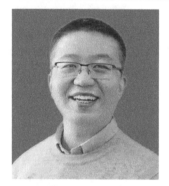

徐鹏飞　研究员
浙江大学

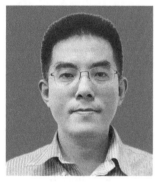

许志宏　研究员
浙江大学

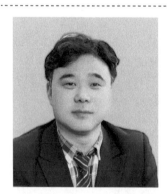

杨力明　教授
哈尔滨医科大学

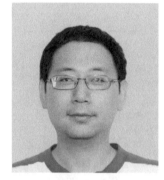

杨文　教授
上海交通大学

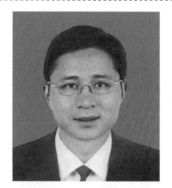

杨勇　教授
中国药科大学

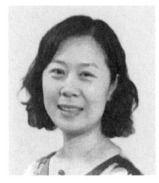

张丽红　副教授
复旦大学

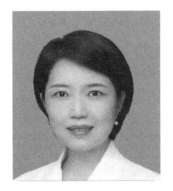

张梅　教授/主任医师
南京医科大学第一附属医院

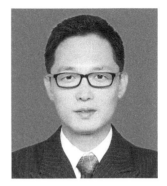

张强　研究员
浙江大学

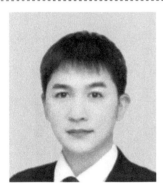

赵化侃　副研究员
重庆大学附属
肿瘤医院

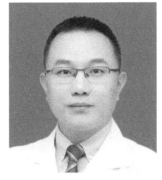

郑明华　教授/主任医师
温州医科大学附属第一医院

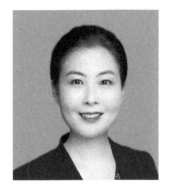

郑璇　副教授/副主任医师
海军军医大学第一附属医院

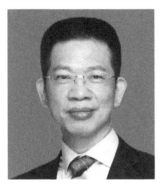

郑则广　教授/主任医师
广州医科大学

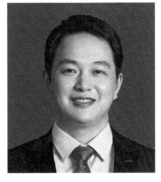

周济春　副教授/副主任医师
浙江大学医学院附属
邵逸夫医院

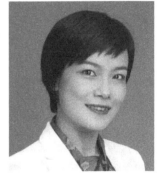

周静　教授
广西医科大学

其他贡献者

（按姓氏汉语拼音排序）

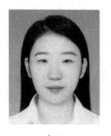 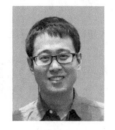 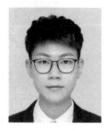 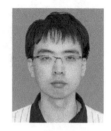

毕然
中国药科大学

毕徐堃
浙江大学医学院附属
邵逸夫医院

蔡昭贤
浙江大学

曹思源
华中科技大学

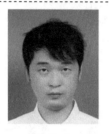 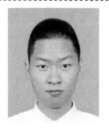 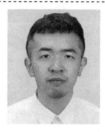 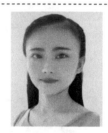

陈德建
温州医科大学

陈峻逸
浙江大学

陈立云
浙江大学

陈凌燕
温州医科大学

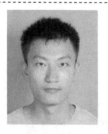 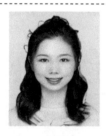 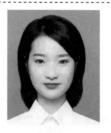 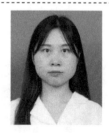

陈鹏
上海中医药大学

陈婷
温州医科大学

程颖
苏州大学

邓瑶
南华大学

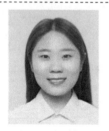 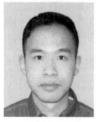 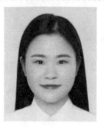 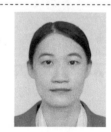

范慧倩
长江航运总医院

冯吉
广西医科大学

高斐然
温州医科大学

郭璟祎
中国科学院广州生物
医药与健康研究院

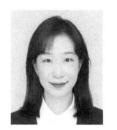
郭玉洁
四川大学

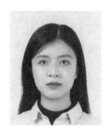
郭沚榕
中山大学

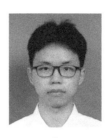
何李鹏
温州医科大学

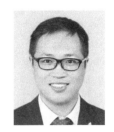
何翔
上海交通大学

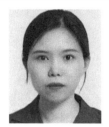
贾莹
哈尔滨医科大学
附属第二医院

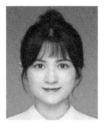
蒋丽
浙江大学

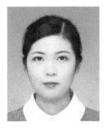
李佶玮
温州医科大学

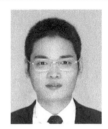
李经
华中科技大学

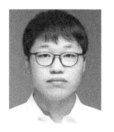
李晶
苏州大学

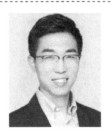
李肖朋
浙江大学

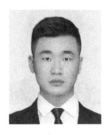
李岩
华中科技大学

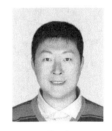
李勇
西安交通大学
第二附属医院

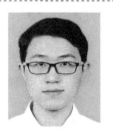
李玉杰
温州医科大学

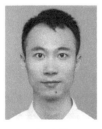
李召卿
浙江大学

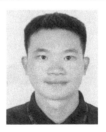
梁复图
南方医科大学
南方医院

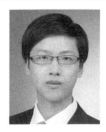
刘阳
南华大学

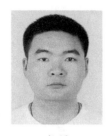
龙麟
南华大学

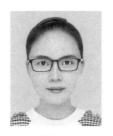
卢俊婉
温州医科大学

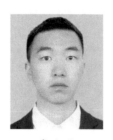
鲁晓昂
温州医科大学

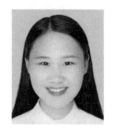
陆丽群
中南大学

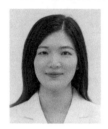
罗冰玲
中山大学

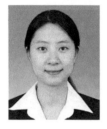
罗心梅
四川大学

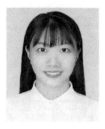
罗旭灵
南华大学

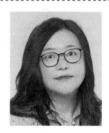
吕付佳
华中科技大学

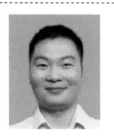
孟红恩
浙江大学

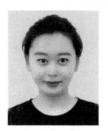
孟婕
四川大学

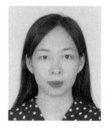
欧阳淑桦
暨南大学

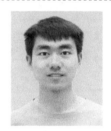
潘子键
西湖大学

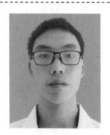
裴卓
空军军医大学

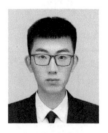
彭向
哈尔滨医科大学
附属第二医院

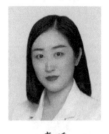
秦瑶
南京医科大学
第一附属医院

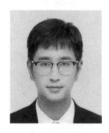
芮同宇
华中科技大学

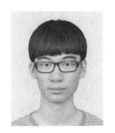
单双
温州医科大学

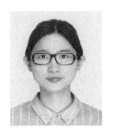
邵怡畅
浙江大学

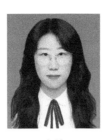
沈洁
浙江大学

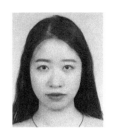
宋丹丹
温州医科大学

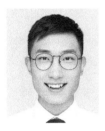
苏韵星
浙江大学

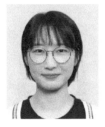
孙淑敏
浙江大学

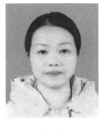
谈颖
南华大学

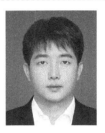
陶亮
南华大学

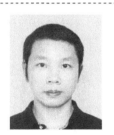
庹清章
四川大学

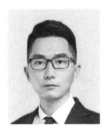
汪少文
香港中文大学

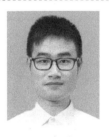
王佳明
浙江大学

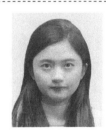
王佳鑫
温州医科大学

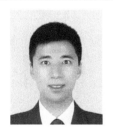
王珂
空军军医大学

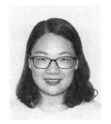
王蓉
长江航运总医院

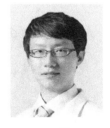
王祥
吉林大学第一医院

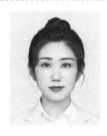
王雪
浙江大学

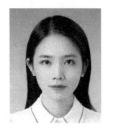

王雅妮
哈尔滨医科大学
附属第二医院

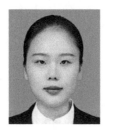

王一鸣
北京大学

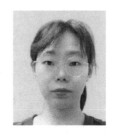

王译唱
四川大学

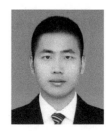

王跃
中国药科大学

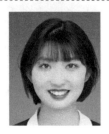

吴瑾
辽宁中医药大学

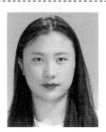

吴晓甜
浙江大学

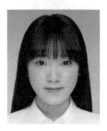

项煜
杭州师范大学

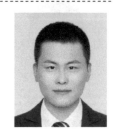

谢恩军
浙江大学

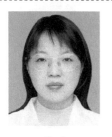

熊欢
四川大学

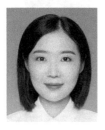

徐杉
浙江大学

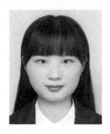

薛莹
华中科技大学

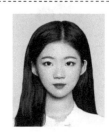

阳楠
中南大学湘雅医院

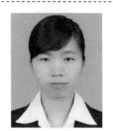

杨静静
浙江大学医学院附属
邵逸夫医院

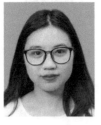

杨思思
浙江大学

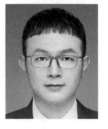

杨鑫泉
浙江大学

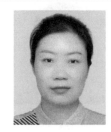

姚琳
华中科技大学同济
医学院附属协和医院

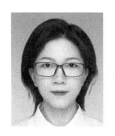
殷茜茜
中南大学湘雅医院

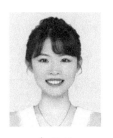
余盈盈
浙江大学

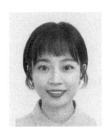
袁义琼
四川大学

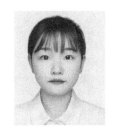
张开
中南大学湘雅医院

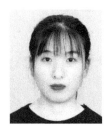
张若男
澳门科技大学

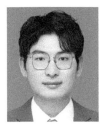
张迅
浙江大学

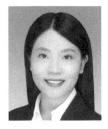
张月
南华大学

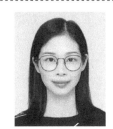
郑斌娇
温州医科大学

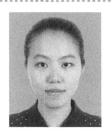
郑晗
北京大学

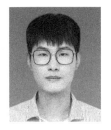
郑开旋
四川大学

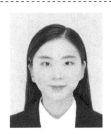
周梦瑶
郑州大学

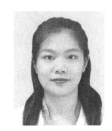
周雨露
浙江大学医学院附属
邵逸夫医院

鸣　谢

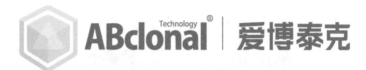

武汉爱博泰克生物科技有限公司

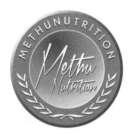

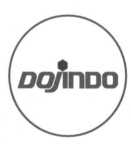

玛士撒拉（上海）医疗科技有限公司

北仁化学科技（北京）有限公司
东仁化学科技（上海）有限公司

铁死亡 Club 公众号

铜生共死公众号

锌医学 Club 公众号

营养发现公众号

解码长寿公众号

科学封面公众号

钟 南 山 序

生命奥秘——未知死，焉知生

细胞是人体最基本的结构和功能单元。细胞的死亡调控，对于机体健康和疾病防治都至关重要。在细胞死亡的过程和方式上，从最早的"坏死-凋亡"二元论，到近年来热门的程序性坏死、焦亡、自噬和铁死亡，越来越多的细胞死亡形式被逐一揭开神秘面纱。

《铁死亡》所侧重的细胞铁死亡，是近年来生命科学和医学领域前沿热点。今年7月份，《细胞》杂志刊登铁死亡发现十周年重磅综述。在这里程碑意义的时间节点，王福俤教授领衔编写的首部《铁死亡》中文专著印刷出版，可喜可贺。该书主编王福俤教授长期从事铁代谢、铁死亡及微量元素营养等相关研究，相继揭示了铁死亡在心脏和肝脏疾病中扮演的重要角色，有很高的学术造诣。该专著由百余位华人专家学者集体执笔、各展其长，汇总了铁死亡领域的基础研究和临床科研成果之精华，并为未来研究指明方向。历时两年精心编撰，脱稿付印，由科学出版社出版发行。

作为国内第一部铁死亡专著，《铁死亡》的面世对广大生命科学、基础医学和医务工作者是一大喜讯。《铁死亡》专著既是"教材"，亦是"指引"。该专著深入浅出地介绍了铁死亡的发现历程、调控网络及生物医学转化与应用，概述铁死亡研究的最新进展。集全面性、系统性、先进性、实用性为一体，图文并茂、简繁适宜，具有广泛的读者群，包括科研工作者、医疗从业者和大专院校学生。故谨怀喜悦之心情，将该专著推荐给广大读者，望有所裨益。是以为序。

中国工程院院士

樊 代 明 序

整合医学理论实践的集大成之作

捧读《铁死亡》这部书稿，不禁想起很多。

医学为人类做出了极大贡献，功不可没，但医学如今遇到了极大挑战，前所未有。一个小小的新冠肺炎病毒使世界停摆，快三年了还挥之不去，即便去了，不会再来了吗，来了又怎么办？现在慢性病占医院死因的87%，谁能治愈慢性病？多不过是吃药降指标减症状，可这药一吃就得吃到"寿终正寝"……

更甚之，自然界正在考验人类，气候变化、环境污染、辐射增强，哪一关都不好过。而人类呢，并未考虑自己，年龄越活越大，烟照抽、酒照酗、胖起来、动不起来、紧张过头，对健康的影响却并不觉察，听之任之，总以为离己甚远，对健康的误识正是健康的大害。

医学发现了大量靶点，诊断疾病越来越多；医学发明了很多方法，但所有治法疗效几乎到了饱和状态；医生各执一种"武器"单打独斗，常致治病不足，如果全都上阵，合力围攻更致治疗过度。如此这般不仅效率低、质量差、花费高，很多不得效果，而是无效，甚是恶果。当下，医学不缺论文，不缺研究，扪心一问，究竟缺什么？

医学需要知识整合、资源整合，更要医务人员的智慧整合。培根说，知识就是力量。其实知识只有整合起来才有力量，碎片化的知识不仅不是力量，反而是阻碍力量发展的力量，甚至是误导方向的力量。殊不知，现在许多所闻所见，其实不是知识，只是数据，数据只有整合起来才成信息，信息只有整合起来才成知识，知识要升华成智慧才有力量。因此，近十几年来，我一直在提倡整体整合医学（Holistic Integrative Medicine），简称整合医学。整合医学是从人的整体出发，将医学相关领域最先进的知识和理论与临床各专科最有效的疗法和经验进行有机整合，再根据社会、环境及心理需要进行修正、调整，使之成为更加适合、更加符合人体健康和疾病防治的新的医学体系。

正为如此,《铁死亡》一书的主编王福俤教授,组织全国百余位杰出学者,围绕铁死亡主题,系统总结了铁死亡基础理论、药物研发、靶向治疗及临床转化的前沿进展,是一部整合医学理论实践的集大成之作,也是一本利用知识创造知识的典例。我有幸先睹为快,特推荐给各位读者。

是为序!

中国工程院院士
美国医学科学院外籍院士
法国医学科学院外籍院士

魏于全序

成果丰硕的铁世界

生物医药产业是将现代生物技术与各种形式的新药研发、生产、疾病预防、诊断和治疗相结合形成的重要产业，推动其科技成果转化对我国实现科技强国和健康中国战略具有重要意义。随着经济发展、生活环境变化以及人口结构老龄化加剧等，全球医疗需求持续增加，生物医药已成为当前最具成长性的产业之一。"十四五"时期，世界百年未有之大变局加速演变和我国社会主义现代化建设新征程开局起步相互交融，新冠肺炎疫情影响广泛深远。围绕新机制、新靶点药物的基础研究和转化应用不断取得突破，生物医药与新一代信息技术深度融合，以基因治疗、细胞治疗等为代表的新一代生物技术日渐成熟，为医药工业抢抓新一轮科技革命和产业变革机遇提供了广阔空间。

细胞信号转导能够有效调控细胞死亡进程，而理解细胞死亡是靶向治疗和生物治疗的关键。围绕细胞凋亡、程序性坏死、自噬等的靶向治疗手段已经开始进行临床研究，而以铁死亡为代表的更多程序性细胞死亡方式也成为当前国际研究热点。*Signal Transduction and Targeted Therapy*（《信号转导与靶向治疗》）是由四川大学华西医院/生物治疗国家重点实验室与 Nature 出版集团联合发行的、关注信号转导和靶向治疗相关的基础科学和临床研究的英文学术期刊，刊登了多篇铁死亡相关研究论文，受到广泛关注和引用。然而，铁死亡研究历史相对较短，亟待解决的科学问题还有很多。如何界定铁死亡根本表征？如何阐明其精确分子调控机制及在威胁人类健康的重大疾病中的关键作用，并基于此研制靶向治疗药物？铁死亡成果用于造福人类的路还很漫长。

王福俤教授和他带领的编委团队，汇集了细胞死亡研究领域杰出专家和学者，在铁死亡领域深耕多年，卓有建树，在国际铁死亡研究团体中发出了"中国声音"。百余位一线科研工作者深入讨论交流并共同执笔，历经两载，完成了《铁死亡》专著。该书深入浅出、系统全面，为有志于从事铁死亡研究的科研人员提供了详细、专业、权威的解读，有望成为一部重要工具书籍。

祝贺专著成功编写和出版！希望更多的科研人员在该书的指引下，"牢记初心，不忘使命"，同进于大道，共臻于大同；在铁死亡研究领域深耕不辍，促进国际学术交流，提高中国科研人员的国际影响力和核心竞争力，提升中国科技在生命医学领域的影响力与话语权。

中国科学院院士

杨 宝 峰 序

药苑创新——开拓铁死亡创新疗法

当今中国对科技创新重视程度之高、推动力度之强，前所未有。科技实力，特别是创新能力，决定未来中国之命运和世界格局。药物研发过程可谓"九死一生"，一个新药，要经历十几年、几十年的时间才能走向成药，任何一个环节对科学家而言都是一个非常艰难的过程，同样也是一个必然要经历的过程。研究创新药物一定要耐得住寂寞，需要花十几年、几十年，甚至几代人的努力。就像获得诺贝尔奖的青蒿素发现者屠呦呦、克山病防治泰斗于维汉、中国预防医学奠基人伍连德等贡献卓著的科学家，他们无不仰望星空且脚踏实地，实现了我们国家医药学从量到质的飞跃，这也正是科学的魅力所在。期待靶向细胞铁死亡新药能早日造福人类。

作为中国工程科技 2035 发展战略规划主持者之一，我一直强调科学工作者要明晰发展路线图，重视热点、难点、前沿、突破、未来等方面，更强调要有思维的拓展，突破自身进行跨专业、跨行业的研究及合作。四十年来，我们团队一直聚焦于心血管疾病发病机制探索和药物研发，原创性地建立了心肌缺血/心源性猝死的理论假说：离子通道失衡，miRNAs-离子通道相互作用失调。率先证实了 lncRNA 调控心肌缺血、心律失常、心肌纤维化等疾病的发生发展机制，提出了抗心律失常药物作用"最佳靶点学说"，这一学说后来被编入人民卫生出版社出版的《药理学》（第 7、8、9 版）教材中。最近，我也欣喜地关注到王福俤教授和闵军霞教授团队在铁死亡调控机制及其在心脏疾病中取得了重大原创性突破，在 *Circulation Research* 和 *Nature Reviews Cardiology* 等著名期刊发表了系列成果，提出靶向铁死亡防治心脏疾病的新策略。我深信在不久的将来，靶向铁死亡药物将会进入临床试验和应用，实现原始创新转化为突破性疗法。

值此铁死亡提出十周年之际，杰出科学家王福俤教授率领百余位铁死亡一线优秀专家学者，历时两载，几经易稿，编撰出版我国首部《铁死亡》长篇巨著。该专著详细解析了铁死亡发展历程、分子作用机制与调控网络、药物研发及其在人类重大疾病防治中的研究进展与前景。该专著是生命医学的里程碑式新成果，有望成为细胞死亡及生物医学领域广大科研人员、临床医生和科学爱好者的重要工具书。"守正创新，行稳致远"，谨此祝贺专著编撰团队并与诸君共勉。

中国工程院院士

唐本忠序

祝贺《铁死亡》巨著出版

　　细胞死亡研究是疾病诊断、治疗策略发展及新药研发的重要领域。作为铁依赖的新型细胞死亡模式，铁死亡已被证实与许多重大疾病存在千丝万缕的联系，其调控的众多关键蛋白可作为新药靶点，通过激活或抑制铁死亡可有效干预疾病的发生发展。十年来，铁死亡基础研究迅猛发展并取得了丰硕成果。铁死亡为药物研发、疾病诊疗开辟了一条新赛道，是塑造生命健康的新动能。

　　铁死亡研究领域的杰出学者王福俤教授主编的《铁死亡》专著既有科普知识介绍，又有前沿研究成果的高度总结与展望。该专著从铁死亡基本概念，到创新理论、调控网络、关键分子及疾病诊治应用都做了详尽介绍，还对铁死亡研究方法及模型等进行了细致描述。《铁死亡》专著作为生物医学领域的工具书，不仅为细胞死亡科研工作者提供理论指引，更为生物医学科研创新提供思想启迪。

　　我致力于基础研究，我们曾利用聚集诱导发光效应研究铁死亡过程。祝贺《铁死亡》巨著出版！我们会持续关注该领域的发展，期待铁死亡与聚集诱导发光进一步深度融合，推动铁死亡研究继续向前发展。

中国科学院院士

丛斌序

认知生命本质的进步

当今世界科技处于重大变革前夜，对物质本质、生命活动本质和宇宙本源的探索是基础研究取得革命性突破的前兆。生命活动的本质是蛋白质及其他生物大分子的同化作用和异化作用的对立统一运动过程。人类对生命的探索已逐步深入到分子层面：DNA、蛋白质、中心法则，但现代医学依然不能清晰解释许多疾病的本质，部分疑难病症至今尚未攻克。如果能将生命物质运动和演化现象，置于人体生命系统网络的动态体系中进行评价，将对精确诊断及疾病治疗、维护人类身心健康产生极大价值和意义。

细胞死亡是生命现象与生物过程中的基础性科学问题，探索细胞死亡的动态变化规律和调控机制能更好地理解机体的生理与病理过程。铁死亡是以铁依赖性脂质过氧化为主要特征的细胞死亡方式，它在细胞形态与生化特征上有别于传统的细胞凋亡、细胞坏死、细胞自噬等细胞死亡类型。铁死亡发生的敏感性与铁代谢、氨基酸代谢和多不饱和脂肪酸代谢，以及谷胱甘肽、磷脂、NADPH 和辅酶 Q_{10} 生物合成密切相关。同时，铁死亡在肿瘤耐药、心血管疾病、肾脏疾病、神经退行性疾病、颅脑外伤、脑卒中等多种疾病或损伤的生理病理进程中发挥着重要作用，已成为生命科学和医学领域的国际研究热点。

铁死亡概念提出以来，国内外铁死亡研究领域涌现出大批优秀学者，以王福俤教授为代表的杰出科学家在铁死亡研究领域取得了诸多原创性成果，推动了全球生命科学与医学研究领域的广泛交流合作。王福俤教授带领该领域百余位优秀学者，系统总结铁死亡研究成果和最新进展，撰写我国首部《铁死亡》中文专著。该书编者均为活跃在铁死亡研究领域的一线专家和学者，具有丰富而扎实的铁死亡理论知识和研究经验。该书围绕铁死亡主题，将基础理论与前沿创新、专业技术与临床应用完美地融合为一体，各章节重点突出、层次清晰、逻辑严谨、图文并茂，是一部具备前沿性、科学性、权威性和典藏性的专著，可作为生命科学、基础医学与化学材料相关科研工作者以及临床医生的必备参考书。

中国工程院院士

九三学社中央副主席

詹启敏序

铁科学研究星光璀璨

　　健康卫生工作是创造良好经济发展环境的重要支撑，是构建社会主义和谐社会的基础条件，是扩大内需推动经济发展的重要领域，也是调整经济结构、转变经济增长的重要杠杆。实施健康中国战略是党中央从长远发展和时代前沿出发，坚持和发展新时代中国特色社会主义的一项重大战略部署。然而，在健康中国建设的进程中，我们面临诸多挑战。首先是面临重大疾病挑战，包括恶性肿瘤、心血管疾病、糖尿病、呼吸系统疾病和神经退行性疾病等。其次就是药物和医疗设备方面的卡脖子问题。除此之外，我国还存在着医学源头创新能力薄弱和产业发展科技支撑不足的问题。

　　创新驱动发展的时代背景下，需要在科技竞争的赛道发力，快速实现科技领跑。我们需要从前沿理论、关键技术和成果转化等方面推进医学科技发展，形成我国的科技制高点。目前，我国创新药物的研发，正在从仿制应用、集成创新，逐步过渡到原创性全新结构、全新靶点的药物创新。

　　细胞死亡一直是新药研发的关键调控靶点，其在维持机体稳态和免疫调控中发挥关键作用，尤其是凋亡、程序化坏死、自噬、焦亡和铁死亡与人类重大疾病密切关联。研究人员和众多药企纷纷致力于调节细胞死亡相关通路的药物靶点研究。铁死亡是近年提出的一种细胞死亡形式，是一种铁依赖性的新型的细胞程序性死亡模式，已成为生命医学世界前沿热点。王福俤教授作为铁死亡领域的全球领军人才，组织了百余位优秀专家学者，在科学出版社的鼎力支持下，辛勤耕耘，历时两载，共同编撰《铁死亡》这一里程碑式的巨著。

　　《铁死亡》著作的出版，将为铁死亡的基础与临床转化研究飞跃发展提供重要支撑。该专著将成为营养代谢、细胞死亡、疾病机制研究、疾病诊治、新药研发、材料化学等领域专家学者的经典工具书。相信广大生命科学和生物医药领域的科技工作者和青年学生会喜欢和欣赏这部学术著作。

中国工程院院士

北京大学博雅讲习教授

北京大学国际癌症研究院院长

印 遇 龙 序

促进人类营养健康的新领域

党的二十大着重强调"推进健康中国建设、把保障人民健康放在优先发展的战略位置",完善人民健康促进政策。随着我国逐步进入深度老龄化社会,以慢性疾病和老年功能减退为代表的健康问题日趋突出,老百姓对健康的需求日益增加,发展大健康产业已经成为国家重大战略。

氧化应激会导致自由基积累过剩,诱使脂质过氧化和蛋白质氧化修饰。细胞的氧化还原状态直接调控蛋白质等生物大分子功能,介导细胞信号转导以及衰老与肿瘤等许多生理和病理过程。铁死亡是一种铁依赖的坏死性细胞死亡方式,它是近几年的热点课题之一,其特征是伴随着铁离子的累积,脂质发生过氧化和线粒体膜皱缩。因此,铁死亡是调控细胞和组织氧化还原稳态及代谢的重要靶点,针对该靶点开展系统而广泛的基础及应用研究非常重要。

所幸,获悉王福俤教授牵头组织全国百余名铁死亡领域的顶尖专家学者,历经多年精心编撰的《铁死亡》巨著即将面世,很是欣慰。

正是基于在该领域内的多年积累与深厚沉淀,王福俤教授研究团队对铁死亡基础研究和相关疾病有着深刻的认识以及独特的理解,最终完成了这项庞大的"工程"。难能可贵的是,该巨著不仅是国内的首部铁死亡专著,而且其内容全面程度、专业水平深度、逻辑关联性、阐述清晰度以及插图精美度等均可谓上乘之佳作!其出版实属铁死亡等相关基础研究领域学者的幸事!

人民健康是民族昌盛和国家富强的重要标志。王福俤教授及其团队一直深耕于人类营养与健康领域,在靶向铁死亡防治心脏和肝脏疾病领域取得系列原创成果。王福俤教授在我的印象中,热情、执着、睿智,还不乏幽默和风趣,是一名纯粹的学者。在这样一位优秀带头人的带领下，其研究团队和全国该领域其他杰出科学家们勠力同心，废寝忘食，才得以让这部科学巨著呈现在你我面前，实属不易！科学上没有平坦的大道，真理的长河中有无数礁石险滩。只有不畏攀登的采药者和不怕巨浪的弄潮儿，才能登上高峰采得仙草和深入水底觅得骊珠。《铁死亡》专著一定是铁死亡促进人类健康道路上的很好的起点！

同时，《铁死亡》专著的面世，将会开启我国基础营养研究领域的新局面，促使营养健康和生物医学领域与农业、精准营养、大数据及人工智能等领域交叉融合，使其值得成为多个学科领域研究生与科研工作者的经典参考书和工具书。

中国工程院院士

陈国强序

　　2010 年，我出任上海交通大学医学院院长之时，着力推动研究生课程改革，倡导名师名医开设研究生读文献和医学科学前沿等课程。其间，我力求身先士卒，沉浸其中。记忆中，2012 年 6 月底，我全程站立大讲台，花了近 3 个小时，给研究生开讲的文献公开课就是当年五月哥伦比亚大学的 Brent Stockwell 教授课题组在 *Cell* 杂志发表的 *Ferroptosis: an iron-dependent form of nonapoptotic cell death* 一文。倏忽之间，已经十年过去了。正如 2021 年，我卸任医学院院长一职时，有感而发：十年饮冰，难凉热血。十年，是修炼，又是坚守，更是一份责任。对于不那么喜欢从事管理工作的我来说，十年够久。可是，在科学研究的时间坐标轴上，十年并不长，而在科学和技术突飞猛进的时代，十年又足够催生一个领域蓬勃发展。铁死亡就是这样一个领域。虽然我没有从事铁死亡的研究，但时常追踪该领域的进展，既感悟其雨后春笋般的突破，亦感受到了后浪翻涌的人才新苗突起。如今，得知该领域杰出学者王福俤教授以及百余位同仁的共襄协作，系统全面地总结该领域的理论与最新成果，完成的专著《铁死亡》即将面世，既令人欣慰又鼓舞了我的科学梦。我有幸先睹为快，并欣然接受为她写上几句邀约，虽不敢为序。

　　迄今为止，铁死亡的研究不断深入，并被证实广泛参与肿瘤、心血管疾病、缺血再灌注损伤、神经退行性疾病、免疫失调等疾病的发生发展。相应地，调控铁死亡有望为这些疾病的诊治提供新的契机。作为我国学者编写的首部铁死亡专著，该书详尽梳理了铁死亡领域的基础理论和最新进展，贯穿铁死亡的发生机制及调控手段，融基础研究与临床应用前景于一体。该专著的出版是及时且迫切的，既是对无数学者不懈深耕的成果总结，亦是开启未来研究方向之基石。该书既具权威性，又具系统性、创新性和前沿性，是总结和传播铁死亡这一前沿科学领域的重要工具书。

　　科技工作者"可以十年不鸣，争取一鸣惊人"。我期待，更深信，《铁死亡》凭借其翔实的内容和新颖的视角将产生一鸣惊人之效，有望启迪读者，进而迸发出更大的创造力；也相信该专著不仅可以推动细胞死亡乃至生命医学领域的科学研究进程，更可作为有志于走进铁死亡领域的再度拓荒者的引路者，为科技强国及创新发展汇入力量。"科技创新与科学普及同等重要"。该专著在有力推动该领域进展的同时，亦可作为普通读者的科普读物。

企盼《铁死亡》专著能别开生面，以飨读者。故乐之聊上几句，以祝贺她的出版。

中国科学院院士

王 锐 序

生物医药原始创新的新战场

生物医药是国家战略性新兴产业之一，是保障国民健康的核心产业。新药创制既是多学科交叉融合的创新高地，又事关国民健康和民生问题，该领域的突破对人类健康与社会进步将带来革命性影响。随着科学的发展和人民生活品质的提高，现代科学对于药物的研创提出了更高的要求，例如，对于药物的作用方式和机制的理解要求更加精准，以期降低药物副作用，提升应用效率，更好地为人类健康服务。在这种背景下，对疾病相关生物学和基础医学问题的深入理解对于新药研发具有极为重要的意义。

铁死亡是 2012 年发现并被提出的一种程序性细胞死亡新模式，已被证实在恶性肿瘤、肝损伤、心肌损伤和阿尔茨海默病等重大疾病中发挥着重要的作用，成为国内外新药创制靶点和源头的竞争焦点之一，有望成为生物医药原始创新的新战场。最近，我非常欣慰地关注到，以王福俤教授为代表的国内外著名学者系统揭示了靶向铁死亡防治心脏疾病、肝脏疾病、肿瘤、神经退行性疾病的致病分子机制，研究成果为相关疾病治疗提供了新靶点、新思路和新策略，为临床转化应用奠定了靶点理论基础并指明了未来的发展方向。我们也期待着多肽药物研发与铁死亡研究能深度融合，其新理论和多肽新药能早日造福广大患者。

更令我振奋的是，王福俤教授带领从事铁死亡研究的一线研究人员，历时两载，精心编撰了首部《铁死亡》专著。该书鸿篇巨制、内容全面详实，系统解读了铁死亡的发展历程、分子机制、新药研发靶点以及临床潜在应用探索。该专著既可作为大专院校、科研院所和医药企业的专业科研工作者的必备工具书，也可作为普通读者的科普参考书。我相信，该书的出版定能切实推动细胞死亡及生物医学的前沿研究和相关新药创制的发展步伐。

中国工程院院士

郭子建序

化学生物学里亦有铁的芬芳

前沿技术的研究绝非一蹴而就。不能走马观花，必须静下心来，朝思暮想，刻苦钻研。选择科研方向，既要"先进"，瞄准和洞悉世界科技发展方向，更要"有用"，服务国家重大需求，为人民群众生命健康作出实际贡献。铁死亡被提出十年，研究人员发现其在诸多重大疾病发生发展中都扮演着关键角色。以王福俤教授团队为代表的研究团队原创性阐述了铁死亡信号调控可作为肝脏疾病、心脏疾病、肿瘤、神经退行性疾病等多种重大疾病诊治的新策略。十年间，经生物学、医学和化学等领域的全球科学家共同努力，铁死亡在人类正常生命活动和疾病中的作用及调控机制正逐一被揭示，并成为生命医学当前的研究热点和前沿方向。

学科交叉是科技创新的主要源泉，是科学时代不可替代的研究范式。我一直从事化学与生物医学的交叉融合，认为化学是医学和生物学的基础，从三羧酸循环到 DNA 双螺旋结构的提出，再到冷冻电镜技术的问世，每一次化学方法的革命都为生物学和医学的发展带来质的飞跃。2022 年诺贝尔化学奖授予在"点击化学和生物正交化学"领域做出贡献的三位科学家。作为一名从事金属及其配合物的化学生物学研究的学者，我深知细胞内化学反应的紊乱是导致细胞异常、死亡和病理损伤的终极诱因。十年来，我欣喜地看到了铁离子芬顿反应、脂质过氧化、氧化还原稳态失衡等铁死亡的基本化学原理正逐步被揭示，erastin、ferrostatin-1 等诸多铁死亡调控的化学小分子相继问世，xCT 转运蛋白复合物等铁死亡关键蛋白冷冻电镜结构被解析，也关注到王福俤教授发现的金诺芬等众多老药可发挥铁死亡调控分子的崭新临床价值。我深信在不久的将来，靶向铁死亡药物定将为患者带来福音。利用这把"双刃剑"，抑制铁死亡既可用于某些病理损伤的治疗，亦可诱发铁死亡"扬眉剑出鞘"精准杀伤肿瘤。

　　《铁死亡》专著由领域杰出科学家王福俤教授带领百余位铁死亡一线优秀专家学者倾注大量心血，精心撰写而成。该专著详细介绍了铁死亡的基本理论、铁死亡在疾病发生发展中的作用等方面的研究进展，并归纳了铁死亡在疾病诊疗中的临床应用价值与前景，是面向生物医学研究者的重要工具书，也是面向广大科技工作者的日读日新的一本科普书籍。十年磨一剑，今朝试锋芒，谨祝愿此书开启铁死亡领域下一个春华秋实的十年，愿化学生物学芬芳常在。

中国科学院院士

彭孝军序

人类健康领域的一颗新星

"没有全民健康，就没有全面小康"。人民健康是现代化最重要的指标，是经济社会发展的基础条件，是民族昌盛和国家富强的重要标志，也是广大人民群众的共同追求。党的十八大以来，以习近平同志为核心的党中央发出建设健康中国的号召，印发《"健康中国 2030"规划纲要》，明确了建设健康中国的行动纲领，为实现"两个一百年"奋斗目标、实现中华民族伟大复兴的中国梦奠定坚实健康基础，具有十分重要的指导意义。

生命蕴藏于细胞，细胞承载着生命。细胞作为人体结构和生理功能的基本单元，其死亡形式与诸多疾病的发生发展密切相关。因此，细胞死亡研究既是重要的基础研究课题，又具有极高应用转化价值。迄今，已有凋亡、坏死、焦亡、自噬等众多细胞死亡形式相继被发现。其中，细胞凋亡和自噬的机制及相关研究分别获得 2002 年和 2016 年诺贝尔生理学或医学奖。细胞铁死亡是铁离子依赖的、以脂质过氧化为标志的新型细胞死亡模式，广泛发生在多种病理过程中，有望用于肿瘤、心血管疾病、神经退行性疾病等疾病的诊断与治疗。自这一概念提出以来，相关基础研究快速发展，并有诸多致力于靶向铁死亡药物研发的初创公司在世界各地应运而生。铁死亡研究仅有十年的历史，关于特异性脂质过氧化物如何诱导细胞铁死亡的准确机制目前仍是该领域的主要科学问题。这一科学问题的解决可从自由基化学的角度，从磷脂自由基、亚细胞器膜以及各类膜蛋白等生物大分子与代谢物的相互作用来探索。同时，利用智能分子工程的概念，开发特异性的铁死亡（荧光）分子探针将有望加速这一领域的进展，这些也是我们团队致力探索的核心科学问题。

铁死亡与细胞生物学、分子生物学、神经科学及免疫学等学科相互渗透与交融，被不同领域学者关注并取得诸多研究成果。细胞铁死亡具有关注度高、知识更新快、多学科交叉的特征，因此亟须出版针对这一主题的系统性书籍。值此历史召唤，铁死亡领域杰出学者王福俤教授带领百余位优秀专家学者编撰首部《铁死亡》中文专著。"志之所趋，无远弗届，穷山距海，不能限也。"在编委团队的共同努力下，完成了这部兼具系统性及应用性的专著，该书不仅涵盖了细胞铁死亡的历史、概念、基本原理和调控机制，而且详尽介绍了铁死亡在临床疾病诊治方面的最新研究进展。此外，还全面介绍了铁死亡的研究方法和各类研究模型，便于初学者参考使用。

《铁死亡》不仅可作为专业科教人员的重要工具书籍，亦可作为对细胞死亡感兴趣的普通读者的科普读物，具有广泛的读者群。相信该书的出版，将有力推动铁死亡以及材料、化学、生物、医学、纳米等领域的基础研究和转化研究，助力成就科技创新和健康中国的伟大事业。

中国科学院院士

陈 子 江 序

生命医学绽放的绚烂玫瑰

当今时代，全球老龄化加剧、恶性肿瘤发病率攀升、新发传染病泛滥等严峻现状不断挑战着现有的卫生医疗体系。在历史长河之中，人类不断经历着"生殖—衰老—死亡"的生命循环，在生命早期维护胚胎发育健康、预防出生缺陷，在生命后期致力于预防疾病发生和延缓疾病发展，保障生活质量。然而目前凸显的人口老龄化和与之伴随的器官退行性疾病剧增，低生育已成为人类面临的重大难题。探索生育问题的科学机制，将助力实现健康老龄化和正常生育，是医疗卫生体系亟待解决的重大任务之一。

铁死亡作为一种依赖铁离子的细胞死亡模式，其机制是通过自氧化或在脂加氧酶作用下，催化细胞膜特异性磷脂发生脂质过氧化，进而破坏细胞膜完整性，从而导致细胞死亡。大量研究报道揭示了铁死亡与肿瘤发展、器官功能损伤、神经退行性疾病和免疫炎症反应等有着密切联系。虽然我们对铁死亡的研究已经有了丰富的成果，但铁死亡与疾病发生的因果关联，我们仍知之甚少。在精准医疗的时代背景之下，积极探寻铁死亡在疾病发生发展中的分子机制可为实施个体化治疗提供坚实的科学依据，解除患者之疾苦。另外，铁死亡在生殖发育中发挥着怎样的作用也值得我们深入探索，以期从新的角度为优生优育提供更好的理论基础，这些都是我团队非常感兴趣的科学问题。

王福俤教授是铁死亡科学领域的领军学者，他带领团队运用涵盖分子生物学、细胞生物学、生物化学及遗传学等多学科在内的前沿实验技术，研究铁等微量元素代谢的分子及遗传机制，揭示了铁死亡参与心脏和肝脏等器官重大疾病的致病关键机制，为临床诊治提供崭新靶点。值此铁死亡提出十周年之际，王福俤教授带领国内该领域的优秀专家学者，历时两载，几经易稿，编著了国内首部《铁死亡》专著，是生物医学界难得的工具书。该专著详细总结了细胞铁死亡发生的生物学和化学机制及其在多种疾病中的作用，从基础理论延伸至前沿解析，内容翔实，是鸿篇巨制。该著作的推出，将有助于生命医学研究者及对铁死亡感兴趣的读者充分了解学科发展的前沿动态，共享科学研究成果，服务医学卫生健康事业高质量发展，提升全民健康水平。

中国科学院院士

李校堃序

新药研发的巨大宝藏

《易经·系辞上》说道:"乐天知命,故不忧",其意为顺应天道自然,知晓生命之始终,然后方无忧。在生命科学领域中,科学家致力于探索和揭示生命的现象和规律,让生命无忧。作为构成生命的基本单位,细胞的生长和死亡不可避免地成为基础医学的研究焦点,破解细胞死亡的奥秘更是人类攻克各类疾病的基石。现代医学发展至今,分子生物学技术的进步使细胞死亡的研究高速发展,随着人们对细胞死亡认识的层层深入,多姿多彩的细胞死亡类型逐步被揭示。铁死亡是以铁依赖和脂质过氧化为主要标志的新型细胞死亡模式,是生命医学的全球热点,以王福俤教授为代表的科学家十年耕耘,在铁死亡基本理论及其在防治心血管疾病、肿瘤、神经退行性疾病新机制领域取得系列突破。

多年来,我所带领的团队一直致力于生物新药研发,特别是围绕成纤维细胞生长因子(fibroblast growth factor,FGF)基因工程蛋白药物的基础研究、关键技术、新药研发和临床应用研究取得了重要进展,在 Nature 等期刊上发表了一系列研究论文,多个新药已用于临床。我虽还没深度开展铁死亡研究,但时刻关注该领域并切身感受到其在生命科学领域中的飞速发展。最近有研究揭示 FGF 家族 FGF21 可调控铁死亡信号并参与肝病发生发展,这也从铁死亡的角度为 FGF 防治疾病提供了全新思路。铁死亡蕴含着丰富的新药靶点,不久的将来一定会有造福患者的新药走向临床。

铁死亡提出十年来,从调控机制研究,到诱导剂、抑制剂化合物开发以及它们在人类疾病防治中的潜在作用,成果层见叠出,迫切需要一部专著总结其基本理论及研究进展,以加强科学知识传播。值此历史召唤,王福俤教授率领百余名优秀专家学者撰写的《铁死亡》长篇专著,内容翔实、系统全面。该专著是一部恰逢其时的前沿书籍,无论是对于初涉细胞死亡领域的新人还是深耕于生物医学的专家学者，都是一部难能可贵的典藏工具书。同时，该书也将是生命健康知识爱好者的必备参考书。

祝贺《铁死亡》专著付梓出版！我相信该匠心巨著必将起到打火石的作用，迸发出耀眼的科学火花和科学成果！

中国工程院院士
温州医科大学校长

任 发 政 序

精准健康之瑰宝

随着工业化、城镇化及人口老龄化进程加速，慢性非传染性疾病高发。通过营养健康食品干预阻控慢性非传染性疾病发生与发展成为国际共识。营养健康产业已成为国家发展战略，强化基础营养学研究及实现精准营养是营养健康食品产业发展的必经之路。

铁，生命必需的微量元素，小到细胞，大到人体，生命活动都离不开铁元素。但是，细胞内铁过载会导致脂质过氧化，从而诱导细胞死亡，这种程序性细胞死亡模式称为铁死亡，铁死亡在多种重大疾病的发生发展中发挥关键作用。除了铁，氨基酸和脂肪酸等营养物质与铁死亡的调控也息息相关。

2012 年，科学家首次提出铁死亡概念，目前铁死亡成为营养学与临床医学领域研究热点，但是学术专著缺乏。《铁死亡》专著由王福俤教授牵头，并率领百余名优秀专家学者精心编撰。王福俤教授在营养学、铁营养、铁死亡领域深耕多年，成果丰硕；编委多是生物医学领域的中青年专家。该书结构完整、体系严谨，介绍了细胞死亡的历史，论述了铁死亡与人体各器官疾病发生的关系，总结了铁死亡的研究方法与模型。该书科学合理、要点突出、可读性强、图文并茂，便于读者形象地理解深奥的科学研究。

《铁死亡》专著可作为营养学及食品科学领域广大同仁的参考书，也可作为生物医学的工具书。值《铁死亡》付梓之际，欣然为序。

任发政

中国工程院院士
中国农业大学营养与健康研究院

自序

魅力无限的铁科学王国

夜阑卧听风吹雨，铁马冰河入梦来！

——陆游《十一月四日风雨大作》

铁，推动人类进化与发展。铁（iron）的拉丁文是 *ferrum*，正是原子符号 Fe 的来源，这个词来自盎格鲁–撒克逊语的 iren，在古语里有"神圣的金属"之意，因为它被用来制造十字军东征中使用的剑。铁在地壳中含量位居第四，仅次于氧、硅、铝；铁在生命起源、生命新陈代谢，以及人类进化中发挥着无可替代的重要作用。铁器时代（Iron Age）是继石器时代、青铜器时代之后人类发展史中一个极为重要的时代。人们最早知晓铁是陨石中的陨铁，所以在古埃及等许多古老的文明里，"铁"的原意就是"来自天堂的金属"。在很久以前人们就曾用这种天然铁制作刀刃和饰物，地球上的天然非氧化铁是少见的，所以铁的冶炼和铁器的制造经历了很长的时期。当人们在冶炼青铜的基础上逐渐掌握了冶炼铁的技术之后，铁器时代就到来了。

"时无片月悬弓影，辄有流星陨铁围"，考古证据表明，人类使用铁约有 5000 年的历史，在元素周期表中，没有任何一种元素能像铁一样与人类文明如此联系密切。关于"铁"的文字被广泛用于人类生活中，作为形容词，蕴含积极正面的寓意，如"钢铁雄心""铁血丹心""铮铮铁骨""团结成一块坚硬的钢铁""钢铁是怎样炼成的"，等等。

铁驱动生命起源。英国牛津大学 Wade 博士等提出早期地球可供生物获取的铁，以及随后地球表面氧化过程中失去的铁，为地球提供了独特的环境压力，从而促进从简单生命前体进化出复杂的生命。对铁的需求是生物进化的重要驱动力，铁促进了地球上的多细胞生命开始蓬勃发展。

铁是生命必需微量元素。早在 1844 年，法国化学家 Gris 在研究石灰性土壤上葡萄叶失绿症时就提出铁是植物正常生长不可缺少的元素。经过近两个世纪的研究，人们逐渐清晰认识到铁参与血红蛋白及多种酶的合成，在氧气运输、免疫调节、核酸合成及基因表达调控等多种生理过程中发挥重要作用。铁稳态代谢的维持对于机体正常生长发育至关重要，铁失衡会引发多种疾病。在这漫长的近两个世纪，人类不断且快速认知铁重要生理作用的过程，我把它定义为**铁生理时代（Iron Physiology Age，IPA）**。2004 年，我作为讲师在哈佛医学院 Nancy Andrews 教授实验室开始铁代谢研究，虽然我的铁征途已经走过近二十载，但这只是人类认识铁的历史瞬间。"男儿铁石志，总是报国心"，在我进入铁领域十周年之际（2014 年），我与青岛大学谢俊霞教授组织编译的《铁与人类健康》出版，此书汇集几十年来铁代谢领域的系列原创发现，对铁代谢调控的分子网络及转化前沿研究进展进行系统总结与展望。"雄关漫道真如铁，而今迈步从头越"，如今，《铁与人类健康》作为科学出版社的重点出版物，已成为国内科研人员参考必备。

> 雨中百草秋烂死，阶下决明颜色鲜
>
> ——杜甫《秋雨叹三首》

开启铁死亡时代！细胞凋亡（apoptosis）、程序性坏死（necroptosis）和细胞焦亡（pyroptosis）是细胞程序性死亡（programmed cell death，PCD）的重要方式。无独有偶，就在《铁与人类健康》编撰成书之际，迎来铁研究的新时代，2012 年铁死亡（ferroptosis）悄然出世，由美国哥伦比亚大学化学生物学家 Brent Stockwell 教授提出。经过十年（2012—2022 年）探索，铁死亡被普遍接受为一种铁依赖的新型细胞程序性死亡方式，以铁离子调控、谷胱甘肽代谢紊乱以及脂质过氧化为三大主要特征。铁死亡将铁代谢与细胞死亡这一重要的生命现象直接联系到一起，迅速成为生命科学和医学的全球热点。除了铁代谢的重要性，谷胱甘肽代谢紊乱和脂质过氧化，也是科学家探索铁死亡的焦点。

"学业攻炉冶，炼尽三山铁"，难以想象，生命必需元素与"死亡"联系起来，这个"死亡"必须有生命必需元素铁的参与。生命的生生死死充满无尽的未知和奥秘。我把铁死亡提出并发展的时期（2012—）定义为**铁死亡时代（Iron Death Age，IDA）**。当然，早在"铁死亡"关键词出现之前，铁过载引发机体组织脂质过氧化和纤维化已被科学界充分认知，其实这些损伤机制也就是今天的"铁死亡"。

"十年磨一剑，霜刃未曾试"，十年来，铁死亡研究领域涌现出一批杰出科学家，他们不仅创造了伟大科学发现，还具有崇高的人格魅力。我们与 Brent 合作解析了 X_c^- 系统冷冻电镜结构（Yan et al.，2022）。Marcus Conrad 教授长期从事铁死亡关键蛋白 GPx4 相关研究，揭示 FSP1/维生素 K 介导的铁死亡通路（Doll et al.，2019；Mishima et al.，2022），他多次撰写评述点评和引用我们的科学发现（Conrad et al.，2019）。美国 Wei Gu（顾伟）教授率先揭示明星分子 p53 在铁死亡中的调控作用（Jiang et al.，2015），我们合作展示铁死亡是心脏疾病防治关键靶点（Fang et al.，2019）；我们曾在他的哥伦比亚大学实验室楼下一起分享"铁死亡风味"培根汉堡。美国 Weiping Zou（邹伟平）教授发现经免疫治疗活化的 T 细胞能够促进肿瘤细胞的铁死亡（Wang et al.，2019），首次揭示铁死亡和免疫系统的联系；2016 年，我在他的密歇根大学医学院办公室里就感受了这些数据未发表时的芳香。美国 MD 安德森癌症中心 Boyi Gan（甘波谊）教授发现线粒体 DHODH 是调控铁死亡重要保护分子（Mao et al., 2021），我们为之喝彩并撰写亮点评述（Wang et al., 2021）；Boyi 妙笔赞叹我们解析的 X$_c^-$ 系统冷冻电镜结构重要成果（Gan, 2022）。德累斯顿工业大学 Andreas Linkermann 教授在肾脏缺血再灌注损伤模型中证实了铁死亡的发生，开辟了肾病铁死亡体内研究的先河（Linkermann et al., 2014），我们合作发表论文多篇；Andreas 曾驾车载我以 280km/h 速度在德国柏林高速飞驰。比利时青年才俊 Tom Vanden Berghe 教授和资深学者 Peter Vandenabeele 教授带领的团队亦是欧洲铁死亡研究的劲旅；我于 2019 年 5 月受邀访问他们的比利时实验室，在学术报告及课题头脑风暴之后，我们在根特小城街头啤酒神侃直至凌晨，微醺中 Peter 和我一起畅想诺贝尔奖的梦幻铃声。美国纪念斯隆·凯特琳癌症中心 Xuejun Jiang（姜学军）教授和空军军医大学陈志南院士发现 Hippo-YAP 信号通路在铁死亡中的关键作用（Wu et al., 2014）。美国匹兹堡大学 Valerian Kagan 教授团队建立氧化磷脂组学检测平台，为解析铁死亡膜生物学变化提供了实用研究手段。国内优秀学者表现卓越，包括空军军医大学陈志南院士、吴佼教授，浙江大学闵军霞教授，重庆大学罗忠教授，暨南大学何蓉蓉教授，四川大学雷鹏教授，哈尔滨工业大学高明辉研究员，西湖大学邹贻龙研究员，青岛大学谢俊霞教授，河北师范大学常彦忠教授，山东大学初波教授，中国科学院生物物理所范克龙研究员，天津大学赵燕军教授，中国科学院广州生物医药与健康研究院刘兴国研究员，武汉大学梁毅教授，华中科技大学王维民教授，苏州大学罗承良教授，中南大学彭军教授、陶永光教授和毛小元教授等。在铁死亡的科学海洋里，太多太多优秀的学者和团队不断涌现，这里不能一一罗列展现，敬请谅解。

铁神奇机制——我们团队坚守近二十年的研究方向。 2004 年我在哈佛医学院开启了铁之旅。早在 2012 年铁死亡提出之前，我们就发表了数十篇铁稳态调控机制以及铁过载损伤机制研究论文，包括 *Nature Genetics*（2005，2007）、*Nature*（2008）、*Blood*（2011）、*Human Molecular Genetics*（2012）、*American Journal of Clinical Nutrition*（2012）、*Haematologica*（2012）、*Hepatology*（2012）。在铁死亡的研究领域，我们重点回答铁是如何诱发铁死亡的，以及铁死亡在心脏、肝脏和肾脏等重要脏器疾病诊治中的作用。先后在 *Hepatology*（2017，封面论文、高被引论文）、*PNAS*（2019，热点论文）、*Blood*（2020，封面论文、高被引论文；2021，封面论文）、*Circulation Research*（2020，高被引论文）、*Signal Transduction and Targeted Therapy*（2020，2021）、*Advanced Science*（2020，内封面论文）、*Science Advances*（2021）和 *Cell Research*（2022）等发表原创论文 30 余篇。受邀为 DOJIN NEWS（同仁新闻，2021）、著名学术期刊 *Cell Death & Differentiation*（2021）、*Nature Reviews Cardiology*（2022，封面论文）、*Journal of Molecular and Cellular Cardiology*（2022，封面论文）分别撰写综述诠释铁死亡在肝脏疾病以及心血管疾病领域的研究成果及前沿方向。

千淘万漉虽辛苦，吹尽狂沙始到金

——刘禹锡《浪淘沙九首之八》

蓦然回首，《铁死亡》巨著已在书案头！不负众望！在百余位编委的共同努力下，历时两年，近160万字《铁死亡》鸿篇巨制，今天终于面世。相信本书的出版将会对国际铁生物学、铁死亡、细胞死亡，乃至生命医学领域的科学研究、新药研发和科普教育发挥积极推动作用；同时为科学强国及创新引领发挥难以替代的中坚力量，正所谓"铁凿金锤殷若雷，八滩九石剑棱摧"。

本书编委会团队阵容强大，汇聚了150位编委成员，他们均在优秀专业期刊发表过研究成果，是铁死亡及细胞命运领域著名的专家学者。编委会作为骨干成员发起并成立了铁死亡科学家世界联盟。

本书分为5篇，共40章，近160万字。第一篇，铁死亡概念及基本理论，包含3章。第二篇，铁死亡生物学调控，包含13章。第三篇，铁死亡关键因子，包含10章；第四篇，铁死亡与疾病诊治，包含11章；第五篇，铁死亡研究方法及模型，包含3章。

作为首部铁死亡中文专著，本书围绕铁死亡主题，系统论述铁死亡领域研究成果和最新研究进展，将基础理论与前沿创新、专业技术与临床应用完美地融合为一体。"猛志逸四海，骞翮思远翥"，我们的目标是打造一部具备前沿性、科学性、权威性和典藏性的专著。

三十个春秋，用心谱写微量元素四部曲。我研究微量元素科学始于1992年（硕士研究生），至今已整整三十个春秋。早在硕士研究生（同济大学医学院，1992—1995）和博士研究生（第二军医大学，1995—1998）学习期间就开启了研究微量元素硒和锌的征程。我与中国医科大学王占友教授组织编译《锌与人类健康》（科学出版社，76万字，2013年），可谓微量元素第一部曲；我与青岛大学谢俊霞教授组织编译《铁与人类健康》（科学出版社，113万字，2014年），为微量元素第二部曲；我与美国康奈尔大学 Xingen Lei（雷新根）教授组织编译《硒：分子生物学与人体健康》（科学出版社，81万字，2018年），为微量元素第三部曲。千呼万唤始出来，《铁死亡》就是我们重磅打造的微量元素第四部曲。

"东风依旧，沉醉如醇酒。千秋乐韵，清风万里心。一曲和寡，纵高山流水难成诗"，难能可贵，本书邀请多位中国工程院和中国科学院院士写序题字，足显分量。钟南山院士、樊代明院士、魏于全院士、杨宝峰院士、唐本忠院士、丛斌院士、詹启敏院士、印遇龙院士、陈国强院士、王锐院士、郭子建院士、彭孝军院士、陈子江院士、李校堃院士、任发政院士，诸位院士不吝溢美之词，且言之凿凿，情真意切，深蕴真知灼见，对吾辈寄予无限之期待；感谢沈倍奋院士、苏国辉院士、饶子和院士、王红阳院士、贺林院士、陈志南院士、吴以岭院士为本书题字以示鼓励，其笔锋力透纸背，字体秀美刚劲，观之令人神往，更为吾等注入无限科学创新之动力。

　　感天地以致和，念时光之倏逝，犹记编委众位成员在一起的日日夜夜，一遍又一遍修改的辛苦、推翻重写终成稿的快乐，所谓"痛并快乐着"不外乎如是[①]。一路走来，有太多的感触、有太多的感谢，感谢科技部国家重点研发计划基项目（2018YFA0507800）、国家自然科学基金项目（31930057，31970689）对本研究工作的支持；感谢编委团队、合作伙伴以及默默支持的朋友们，临出版在即，亦难以自持。提笔自序，正值盛夏，心情澎湃，久难复平，置身南岳衡山跌宕起伏的山峦和花香丛林之中，思绪涌动，落笔留念：

《南岳·铁》

雁飞石鼓逾千年，

大庙金佛铁罗汉；

秋冬春夏无尽处，

死生福地寿南山。

王福俤

2022 年盛夏·南岳衡山

---

　　① 由于本书编写人员较多，其学术水平和写作风格各异，加之文献信息量庞大，难免存在疏漏和缺陷，敬请广大读者和同仁谅解与批评指正。因疏漏，如有同行的成果论文没能引用在本书中，敬请谅解。

参 考 文 献

Conrad M, Proneth B. 2019. Broken hearts: iron overload, ferroptosis and cardiomyopathy. Cell Research, 29(4): 263-264.

Doll S, Freitas F P, Shah R, et al. 2019. FSP1 is a glutathione-independent ferroptosis suppressor. Nature, 575(7784): 693-698.

Fang X X, Wang H, Han D, et al. 2019. Ferroptosis as a novel target for protection against cardiomyopathy. Proceedings of the National Academy of Sciences USA, 116(7): 2672-2680.

Gan B Y. 2022. How erastin assassinates cells by ferroptosis revealed. Protein & Cell, https://doi.org/10.1093/procel/pwac007.

Jiang L, Kon N, Li T Y, et al. 2015. Ferroptosis as a p53-mediated activity during tumour suppression. Nature, 520(7545): 57-62.

Linkermann A, Skouta R, Himmerkus N, et al. 2014. Synchronized renal tubular cell death involves ferroptosis. Proceedings of the National Academy of Sciences USA, 111(47): 16836-16841.

Mao C, Liu X G, Zhang Y L, et al. 2021. DHODH-mediated ferroptosis defence is a targetable vulnerability in cancer. Nature, 593(7860): 586-590.

Mishima E, Ito J, Wu Z, et al. 2022. A non-canonical vitamin K cycle is a potent ferroptosis suppressor. Nature, 608(7924): 778-783.

Wang F, Min J. 2021. DHODH tangoing with GPX4 on the ferroptotic stage. Signal Transduction and Targeted Therapy, 6(1): 244.

Wang W M, Green M, Choi J E, et al. 2019. CD8[+] T cells regulate tumour ferroptosis during cancer immunotherapy. Nature, 569(7755): 270-274.

Wu J, Minikes A M, Gao M H, et al. 2019. Intercellular interaction dictates cancer cell ferroptosis via NF2-YAP signalling. Nature, 572(7769): 402-406.

Yan R H, Xie E J, Li Y N, et al. 2022. The structure of erastin-bound xCT–4F2hc complex reveals molecular mechanisms underlying erastin-induced ferroptosis. Cell Research, 32(7): 687-690.

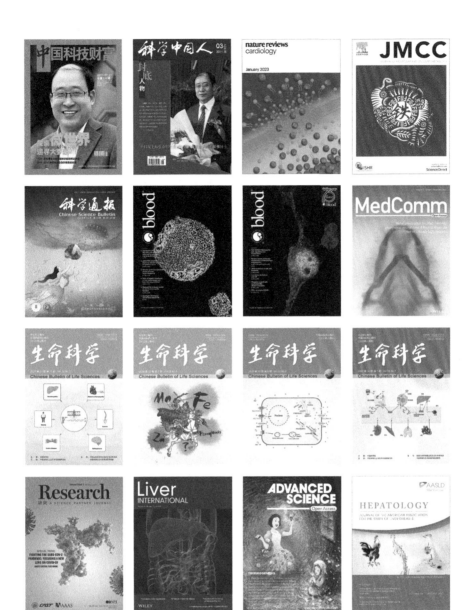

封面人物和封面论文

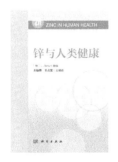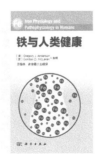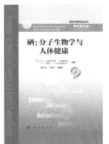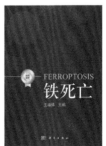

微量元素四部曲

目　　录

第一篇　铁死亡概念及基本理论

第三篇　铁死亡关键因子

第四篇　铁死亡与疾病诊治

第五篇 铁死亡研究方法及模型

第一篇

铁死亡概念及基本理论

第1章

铁死亡的发现与研究发展

王福俤 雷 鹏 闵军霞

摘要：细胞死亡作为每个细胞不可避免的最终命运，在生命发育、稳态维持及多种疾病发生发展过程中发挥重要作用。铁死亡（ferroptosis）是一种铁依赖性的、以脂质过氧化为主要特征的新型程序性细胞死亡形式，自2012年首次提出以来，逐步引起广泛关注并得到快速发展，目前也已成为生命科学及医学领域的研究热点。通过近10年的努力，铁死亡领域取得丰硕研究成果，例如，发现并鉴定了多个铁死亡调控关键蛋白及其分子机制。然而，机遇与挑战并存，铁死亡领域的一些关键核心问题及相关临床转化研究尚待进一步拓展。作为本书开篇，本章旨在向读者介绍铁死亡的发现、发展及研究的重要意义，着重梳理铁死亡研究的主要历程和里程碑节点，并简要概述铁死亡的分子机制及病理学意义。

关键词：铁死亡，细胞死亡，脂质过氧化，铁

Abstract: Cell death, in its different forms, is a fundamental biological process involved in the development, homeostasis maintenance, and various diseases. Ferroptosis is a novel form of nonapoptotic cell death characterized by the iron-dependent accumulation of lipid hydroperoxides. Since its first description in 2012, there has been mounting interest in the function and regulation of ferroptosis. Although much progress has been made, for example, several key ferroptosis regulatory proteins and pathways have been identified and linked to various pathological disorders. In this first chapter, we overview the current knowledge on the discovery and significance of ferroptosis, with focus on highlighting the major milestones in this exciting field. We also briefly introduce the proposed molecular mechanism underlying ferroptosis in the pathogenesis of relevant diseases.

Keywords: ferroptosis, cell death, lipid peroxidation, iron

1.1 细胞死亡是重要的生命现象

死亡是一个细胞不可避免的生命终点。早在19世纪，德国科学家Karl Vogt在观察蝌蚪变态发育时，就首次观察到细胞死亡的现象并做了科学的记录与报道。随着生命科

学的日益发展，细胞死亡被发现与其他生物过程紧密结合，在生命体的生长发育、代谢稳态及疾病发生发展等不同方面发挥至关重要的作用。根据国际细胞死亡命名委员会（Nomenclature Committee on Cell Death，NCCD）的定义，如果死亡是由严重的物理、化学和机械损伤细胞引起而且不能通过药物等方式逆转，就将这种细胞死亡称为意外性细胞死亡（accidental cell death，ACD）或者坏死（necrosis）。与之相对的另一种细胞死亡方式——调节性细胞死亡（regulated cell death，RCD）或程序性细胞死亡（programmed cell death，PCD），则涉及一系列严密的信号转导和调控机制（Galluzzi et al.，2018）。正是由于程序性细胞死亡的这一特性，科学家们以它为靶点开展全方位的研究，并且获得了丰硕的科学成果，尤其是为疾病的诊治奠定了扎实的科学基础。

在当代程序性细胞死亡的研究历史中，1972 年是一个重要的分界线。就是在这一年，阿伯丁大学的三位科学家——John Kerr、Andrew Wyllie 和 Alastair Currie，在研究电镜下的组织变化时首次提出了"apoptosis"的概念，引起了生物学界的广泛关注。"apoptosis"一词来自希腊语，原意是"枯萎的树叶从树上凋落"，因此中文将其翻译为"细胞凋亡"。到了 20 世纪 80 年代，科学家已经发现了第一批与细胞凋亡相关的生化标志物，并开始着手准备探索分子机制。随着分子生物学和生物化学研究手段的飞跃，这一探索在 90 年代之后取得了极大的进展，半胱氨酸蛋白酶（caspase）家族等核心调控元件相继被揭示。

caspase 以半胱氨酸为活性中心，可以识别特定序列的天冬氨酸位点并进行水解，又可以分为炎症 caspase（caspase-1/4/5/11）和凋亡 caspase（caspase-2/3/6/7/8/9/10）。但在很长一段时间里，当提及 caspase 引起的细胞死亡，我们往往只有凋亡一种答案。90 年代已经有科学家发现，多种感染或病理性损伤中 caspase-1 活化可以引起细胞死亡，但仍然认为这种死亡是凋亡的一种类型（Chen et al.，1996）。直到进入 21 世纪，科学家们总结了过去的相关研究，认为炎症过程中 caspase-1 引起的细胞死亡与传统的凋亡是不同的死亡模式（Boise and Collins，2001）。他们仿照"凋亡"的命名，采用了希腊语中"*pyro-*"（意为"火"），用来代表炎症的特征，结合"*-ptosis*"词根，组合成为"pyroptosis"，中文译为"焦亡"（Bergsbaken et al.，2009）。之后，又有 caspase-11 介导的非经典凋亡通路等系列重要发现被报道（Kayagaki et al.，2011）。2015 年，Gasdermin 家族成员 GSDMD 被发现作为最终效应蛋白执行了细胞焦亡（He et al.，2015；Kayagaki et al.，2015；Shi et al.，2015）。GSDMD 自身的 N 端和 C 端结构处于自抑制状态，经炎症 caspase 切割后可以产生 GSDMD-N 和 GSDMD-C 两个肽段。其中 GSDMD-N 可以结合膜脂质，破坏其完整性，使细胞膜破裂引起焦亡。

细胞自噬（autophagy）的发现同样源于电镜技术的进步。有趣的是，"*autophagy*"这个词也源于希腊语，"*auto-*"意为"自己"，"*phagein*"意为"吃掉"，故中文译为"自噬"，由比利时生物化学家 Christian de Duve 教授在 1963 年第一次使用。但此后的几十年，自噬相关研究并没有引起科学家足够的重视。直到 20 世纪 90 年代，大隅良典博士首次报道了酵母细胞在营养缺乏情况下出现了大量的自噬现象，并筛选和鉴定了 15 个对于自噬过程至关重要的基因。自此，对自噬现象的科学认识从"细胞中处理垃圾的非特异性系统"转变为"受到精细调控的细胞死亡方式"。

2005 年，在研究 TNF-α 诱导的细胞死亡时，程序性坏死（necroptosis）被首次定义，并且筛选到了一种小分子化合物（necrostatin-1）可以特异性地抑制其发生（Degterev et al.，2005）。这个发现极大地颠覆了以往细胞坏死不受信号通路调控的传统观念。细胞程序性坏死的形态学表现与坏死类似，主要是细胞肿胀、细胞膜破裂，导致细胞内容物流出，引起炎性反应和周围组织损伤。在调控程序性坏死的信号通路中，最经典的通路由 3 个重要部分组成：受体相互作用蛋白激酶 1（RIPK1）、受体相互作用蛋白激酶 3（RIPK3）和混合系列蛋白激酶样结构域（MLKL）。TNF-α 等刺激可以使细胞募集 RIPK1，后者进一步激活 RIPK3，从而催化 MLKL 磷酸化形成 MLKL 多聚体。该多聚体通过与细胞膜上磷脂酰肌醇磷酸酯结合，导致细胞膜通透性增加，离子内流，细胞内渗透压升高，进而发生细胞死亡，细胞内容物释放，引发炎症反应（Shan et al.，2018）。

1.2　铁死亡的发现历程

程序性细胞死亡的发现之旅并没有就此止步。当其他程序性细胞死亡的研究进行得如火如荼时，哥伦比亚大学的化学生物学家 Brent Stockwell 教授正在带领他的团队探索如何有效克制 *RAS* 基因突变肿瘤细胞。经过多年的努力，他们获得了两种小分子——爱拉斯汀（erastin）和 RSL3，虽然结构上不相关，却都可以特异性地杀死 *RAS* 基因突变的癌细胞（Dolma et al.，2003；Yang and Stockwell，2008）。这些发现对于肿瘤治疗意义重大，但它们如何杀死细胞还是一个谜团，因为细胞凋亡的经典特征，如线粒体细胞色素 c 的释放、caspase 的激活和染色质的破碎等都没有观察到。只有一些证据提示，这种死亡可能与氧化应激或线粒体电压依赖阴离子通道（VDAC2/3）有关（Yagoda et al.，2007）。

Stockwell 教授认为这其中潜藏着一种前人未知的、与其他程序性细胞死亡迥异的新型细胞死亡方式。他首先发现铁离子螯合剂可以有效削弱 erastin 对细胞的杀伤效果，但去除其他金属离子则无此效果，因此这种铁依赖的新型细胞死亡被命名为 ferroptosis；"ferro-"就是"铁"的意思，学术界则翻译为"铁死亡"。接下来，Stockwell 团队还从上万种小分子化合物中筛选到一种可以高效抑制 erastin 诱导的铁死亡的药物，并命名为 ferrostatin-1（Dixon et al.，2012）。特异性抑制剂的发现为铁死亡研究的展开提供了极大的便利，而且分子机制上的突破也接踵而至。erastin 的作用靶点很快被锁定为细胞膜上的胱氨酸/谷氨酸反向转运体（X_c^- 系统）（Dixon et al.，2012）。该转运体由功能亚基 SLC7A11 和调节亚基 SLC3A2 组成，从细胞外环境获得胱氨酸，然后以 1∶1 的比例排出谷氨酸。胱氨酸在胞质中转化为半胱氨酸，后者是谷胱甘肽（GSH）合成的限速前体。所以，经过 erastin 处理的细胞谷胱甘肽合成受限，失去了抗氧化防御能力，被游离铁离子介导的脂质过氧化反应所杀死。分辨率为 3.4Å 的 SLC7A1-SLC3A2（xCT-4F2hc）蛋白复合物结合 erastin 的冷冻电镜结构进一步揭示了 erastin 的结构功能和药理作用机制（Yan et al.，2022）。

Stockwell 团队之前鉴定到的另一种抗肿瘤小分子 RSL3 虽然与 erastin 一样可以诱导细胞铁死亡现象，但分子机制却不同。RSL3 处理后的细胞谷胱甘肽水平并没有显著变化，化学蛋白组学结果提示，RSL3 极可能直接与谷胱甘肽过氧化物酶 4（GPx4）相互作用。GPx4 是一种含有硒代半胱氨酸的谷胱甘肽过氧化物酶；与同家族的其他蛋白质相比，GPx4 可以利用谷胱甘肽特异性地清除细胞膜中复杂脂质底物的过氧化物基团（Seibt et al.，2019）。这一结果得到了后续实验的验证：敲减 *GPx4* 基因可以显著增加癌细胞对

RSL3 的敏感性，而过表达 GPx4 有效抵御了 RSL3 导致的铁死亡（Yang et al.，2014）。

利用 *GPx4* 基因敲除小鼠，研究人员进一步明确了 GPx4/GSH 系统在铁死亡调控中的核心作用，这也是最早在体内水平探索铁死亡功能的研究之一（Friedmann Angeli et al.，2014）。同时，他们继续开展药物筛选并发现了另一种重要的铁死亡特异性抑制剂——liproxstatin-1。这种小分子可以在 *GPx4* 基因敲除小鼠和肝脏缺血再灌注损伤模型中取得显著的抗铁死亡效果（Friedmann Angeli et al.，2014）。

1.3 铁死亡的研究进展

自 2012 年首次提出铁死亡后，十年来相关研究逐年飞速增加，同时也涌现出诸多重大发现（图 1-1）。截至 2021 年 12 月 31 日，该领域已有近 4000 篇论文发表，篇均被引频次为 24.29。与其他类型的细胞死亡方式研究相比，这十年间（2012 年 1 月 1 日—2021 年 12 月 31 日），铁死亡相关论文发表数量及被引频次增幅最大（图 1-2）。其研究方向涵盖了生命科学和医学的各个领域，主要集中在生物化学与分子生物学、细胞生物学、药理学、肿瘤学、基因遗传和神经生物学等领域（图 1-3）。与铁死亡相关的主题词主要集中在铁、凋亡、细胞死亡、活性氧、脂质过氧化和信号转导等（图 1-4）。

1.3.1 铁死亡调控机制主要进展

近年来，随着对铁死亡调控机制的深入研究，发现诸多代谢途径参与了脂质过氧化的发生，并最终影响铁死亡的调控（图 1-5）。自 System X_c^--GSH-GPx4 这一核心轴被揭示之后，它所调控的脂质过氧化过程成为下一个研究重点。Stockwell 团队发现，脂氧合酶驱动多不饱和脂肪酸（PUFA）在双烯丙基位置发生过氧化反应，是铁死亡发生所必需的介质（Yang et al.，2016）。而酰基辅酶 A 合成酶长链家族成员 4（ACSL4）和溶血卵磷脂酰基转移酶 3（LPCAT3）介导的长链脂肪酸合成与活化过程也很快被证实参与并决定了细胞对铁死亡的敏感性（Dixon et al.，2015；Doll et al.，2017；Kagan et al.，2017）。之后，一种名为 PEBP1 的激酶抑制蛋白被证明可以结合并引导脂氧合酶氧化细胞膜上的 PUFA，以促进铁死亡。

铁死亡调控机制研究的另一个突破则是逐渐厘清了铁代谢与铁死亡之间的关联。铁是人体必需微量元素，参与血红蛋白及多种酶的合成，在氧气运输、免疫调节、核酸合成及基因表达调控等多种生理过程中发挥重要作用。但铁过载会导致过度的自由基产生，破坏蛋白质、核酸及细胞膜功能，产生细胞毒性，因此机体存在一套精密的系统来实时调控铁的吸收、储存和转运，其中任何环节的失灵都可能导致铁稳态失衡，从而影响细胞对铁死亡的敏感性。总结目前的研究进展，转铁蛋白、转铁蛋白受体、铁蛋白、血红素加氧酶等铁代谢相关基因被先后证明可以正或负调控铁死亡。在人类血色病小鼠模型中发现肝组织表现出铁死亡特征，通过缺铁饲料或铁死亡特异性抑制剂 ferrostatin-1 能够明显减轻肝脏损伤并逆转肝纤维化进程，提示铁死亡是铁过载病理损伤的重要机制；国际上首次体内证实 Slc7a11 具有保护铁过载引发铁死亡的功能（Wang et al.，2017）。此外，首次利用动物模型展示肝脏的金属离子转运蛋白 Slc39a14 通过吸收非转铁蛋白结合铁而诱发肝实质细胞发生铁死亡，进而导致肝损伤及肝纤维化的发生发展，有望

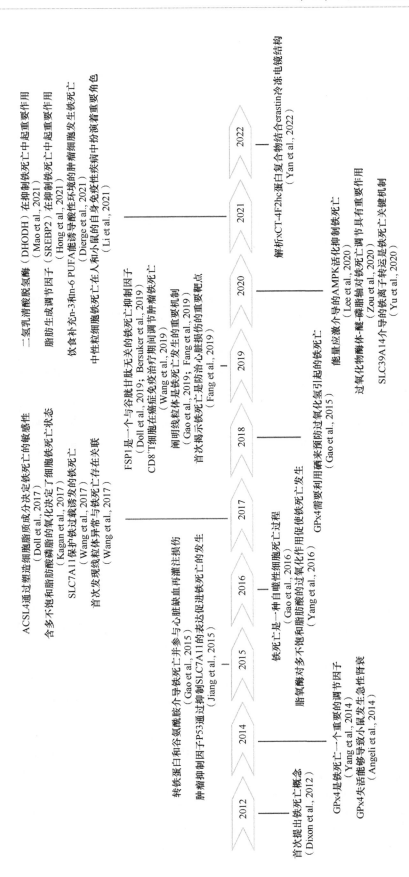

图 1-1 铁死亡研究重大发现时间轴

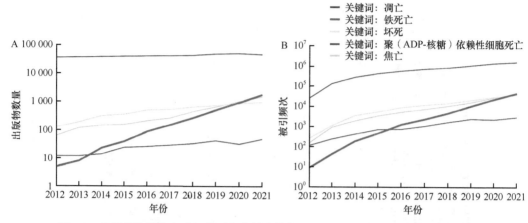

图1-2　各类细胞死亡方式相关研究出版物数量（A）及被引频次（B）年份分布图

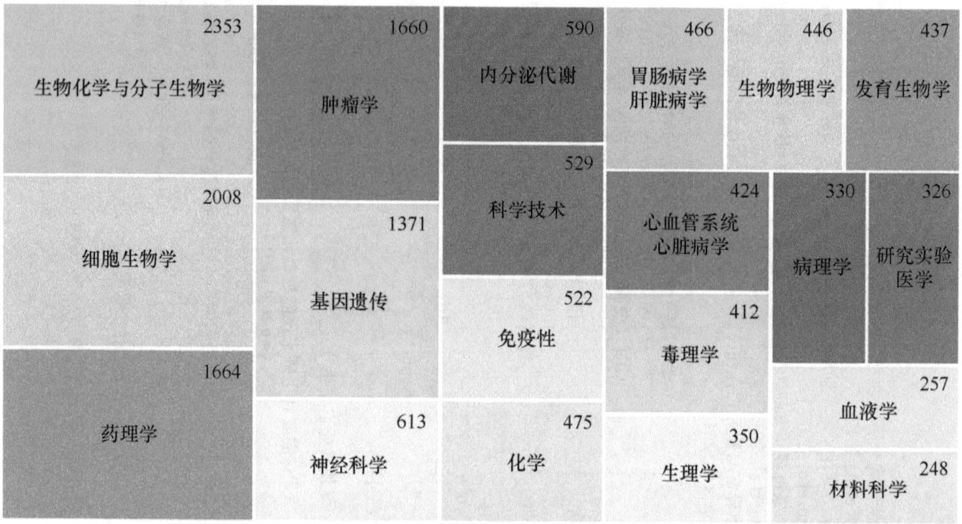

图1-3　铁死亡相关研究方向热点分析（前20）

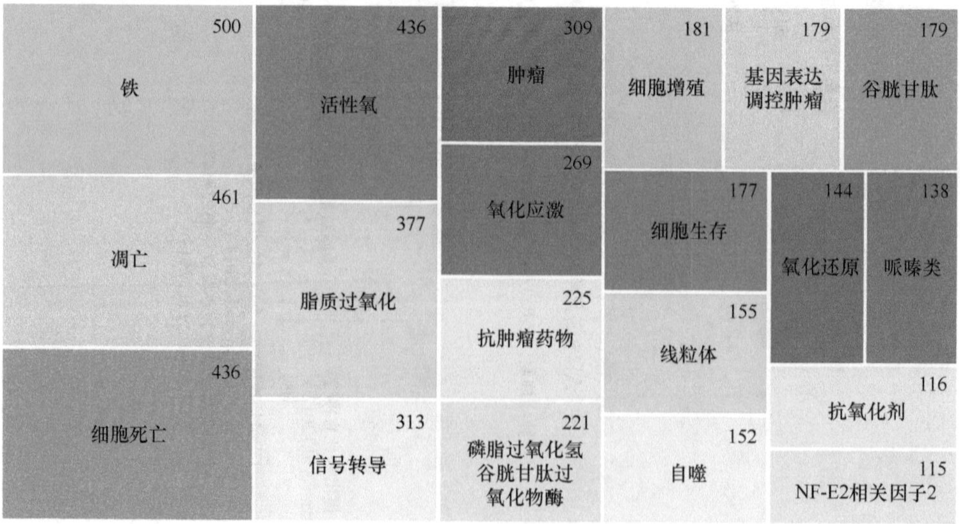

图1-4　铁死亡相关主题词热点分析（前20）

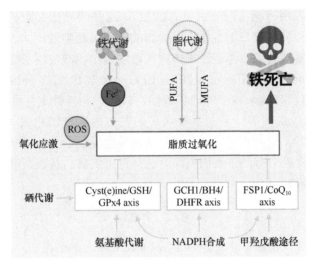

图 1-5　影响细胞对铁死亡敏感性的代谢过程

成为肝脏纤维化防止的新靶点（Yu et al.，2020）。铁代谢调控铁死亡诸多研究成果在本书相应章节中详细阐述。

　　而在上述经典调控机制之外，不依赖于 GPx4 的非经典调控通路相关研究也取得了令人惊喜的突破。线粒体凋亡诱导因子 2（AIFM2）以与 GPx4 蛋白平行的方式参与抑制细胞铁死亡，并给予该蛋白质一个新的名字——铁死亡抑制蛋白 1（FSP1）（Bersuker et al.，2019；Doll et al.，2019）。有趣的是，FSP1 的豆蔻酰化对于其功能非常关键，豆蔻酰化的 FSP1 通过还原辅酶 Q_{10} 来阻止脂质过氧化，进而抑制铁死亡。此外，线粒体酶二氢乳清酸脱氢酶（DHODH）可以通过再生泛醇保护细胞免受脂质过氧化的影响，从而在低表达 GPx4 的肿瘤细胞中抵御铁死亡的发生（Mao et al.，2021）。

1.3.2　铁死亡临床意义主要进展

　　虽然目前铁死亡的生理意义仍然存在争议，但其在多种人类重大疾病中的作用越来越受到重视。如前文所述，铁死亡的研究最早起步于肿瘤细胞实验。毫无疑问，特异性激活肿瘤细胞铁死亡是一个清晰而具有极大诱惑力的癌症治疗思路。一方面，铁死亡已经被发现是索拉非尼等经典抗癌药物的作用机制；另一方面，新型小分子化合物诱导的铁死亡具有强烈抑制肿瘤生长的作用，可显著增强化疗药物敏感性（Hassannia et al.，2019）。

　　与肿瘤治疗的情形相反，其他损伤和疾病中铁死亡的发生往往会加剧组织的损伤与病情的严重程度。铁死亡研究从体外（*in vitro*）水平转向体内（*in vivo*）水平，起始于对脏器缺血再灌注（ischemia/reperfusion）损伤的关注与探索。缺血再灌注损伤是指脏器缺血一段时间后重新恢复血液循环，器官功能障碍及组织结构破坏不但未减轻反而加重的临床现象。Linkermann 等（2014）率先在国际上报道了铁死亡介导小鼠肾脏缺血再灌注损伤的发生。王福俤团队在国际上首次在活体动物水平揭示铁死亡是心脏损伤的重要靶点和分子机制（Fang et al.，2019）。王福俤团队在近期 *Nature Reviews Cardiology* 总结了铁死亡在心脏疾病中的最新研究进展，提出靶向铁死亡防治心血管疾病的新策略，并展望了该领域未来的发展方向（Fang et al.，2022）。这些研究让大家认识到，铁死亡不止发生在肿瘤细胞，还广泛参与了机体疾病损伤的病理生理学过程。近年来，在肝脏、肺脏、大脑和小肠等器官的缺血再灌注损伤或代谢疾病中相继发现了铁死亡的存在（Fang et al.，2019；Friedmann Angeli et al.，2014；Li et al.，2019；Tuo et al.，2017，2022；Xu et al.，2020）。目前已有越来越多的证据表明，铁死亡与神经退行性疾病、心肌病、代谢性肝病、呼吸系统疾病等一系列重要疾病的发生进展密切相关（Jiang et al.，2021；Luoqian et al.，2022）。进一步探究铁死亡与疾病发生发展的具体机制和铁死亡在同一疾病不同阶段的干预措施，有助于我们加深对这些重大疾病的认识，以期为患者提供更精准的预防及治疗新策略。

参 考 文 献

Bergsbaken T, Fink S L, Cookson B T. 2009. Pyroptosis: host cell death and inflammation. Nat Rev Microbiol, 7: 99-109.

Bersuker K, Hendricks J M, Li Z, et al. 2019. The CoQ oxidoreductase FSP1 acts parallel to GPX4 to inhibit ferroptosis. Nature, 575: 688-692.

Boise, L H, Collins C M. 2001. Salmonella-induced cell death: apoptosis, necrosis or programmed cell death? Trends Microbiol, 9: 64-67.

Chen Y, Smith M R, Thirumalai K, et al. 1996. A bacterial invasin induces macrophage apoptosis by binding directly to ICE. EMBO J, 15: 3853-3860.

Degterev A, Huang Z, Boyce M, et al. 2005. Chemical inhibitor of nonapoptotic cell death with therapeutic potential for ischemic brain injury. Nat Chem Biol, 1: 112-119.

Dixon S J, Lemberg K M, Lamprecht M R, et al. 2012. Ferroptosis: an iron-dependent form of nonapoptotic cell death. Cell, 149: 1060-1072.

Dixon S J, Winter G E, Musavi L S, et al. 2015. Human Haploid Cell Genetics Reveals Roles for Lipid Metabolism Genes in Nonapoptotic Cell Death. ACS Chem Biol, 10: 1604-1609.

Doll S, Freitas F P, Shah R, et al. 2019. FSP1 is a glutathione-independent ferroptosis suppressor. Nature, 575: 693-698.

Doll S, Proneth B, Tyurina Y Y, et al. 2017. ACSL4 dictates ferroptosis sensitivity by shaping cellular lipid composition. Nat Chem Biol, 13: 91-98.

Dolma S, Lessnick S L, Hahn W C, et al. 2003. Identification of genotype-selective antitumor agents using synthetic lethal chemical screening in engineered human tumor cells. Cancer Cell, 3: 285-296.

Fang X, Ardehali H, Min J, et al. 2022. The molecular and metabolic landscape of iron and ferroptosis in cardiovascular disease. Nat Rev Cardiol, 4: 1-17.

Fang X, Wang H, Han D, et al. 2019. Ferroptosis as a target for protection against cardiomyopathy. Proc Natl Acad Sci U S A, 116: 2672-2680.

Friedmann Angeli J P, Schneider M, Proneth B, et al. 2014. Inactivation of the ferroptosis regulator Gpx4 triggers acute renal failure in mice. Nat Cell Biol, 16: 1180-1191.

Galluzzi L, Vitale I, Aaronson S A, et al. 2018. Molecular mechanisms of cell death: recommendations of the Nomenclature Committee on Cell Death 2018. Cell Death Differ, 25: 486-541.

Hassannia B, Vandenabeele P, Vanden Berghe T. 2019. Targeting Ferroptosis to Iron Out Cancer. Cancer Cell, 35: 830-849.

He W T, Wan H, Hu L. 2015. Gasdermin D is an executor of pyroptosis and required for interleukin-1beta secretion. Cell Res, 25: 1285-1298.

Jiang X, Stockwell B R, Conrad M. 2021. Ferroptosis: mechanisms, biology and role in disease. Nat Rev Mol Cell Biol, 22: 266-282.

Kagan V E, Mao G, Qu F, et al. 2017. Oxidized arachidonic and adrenic PEs navigate cells to ferroptosis. Nat Chem Biol, 13: 81-90.

Kayagaki N, Stowe I B, Lee B L, et al. 2015. Caspase-11 cleaves gasdermin D for non-canonical inflammasome signalling. Nature, 526: 666-671.

Kayagaki N, Warming S, Lamkanfi M, et al. 2011. Non-canonical inflammasome activation targets caspase-11. Nature, 479: 117-121.

Li Y, Feng D, Wang Z, et al. 2019. Ischemia-induced ACSL4 activation contributes to ferroptosis-mediated tissue injury in intestinal ischemia/reperfusion. Cell Death Differ, 26: 2284-2299.

Linkermann A, Skouta R, Himmerkus N, et al. 2014. Synchronized renal tubular cell death involves ferroptosis. Proc Natl Acad Sci U S A, 111: 16836-16841.

Luoqian J, Yang W, Ding X, et al. 2022. Ferroptosis promotes T-cell activation-induced neurodegeneration in multiple sclerosis. Cell Mol Immunol, 19(8): 913-924.

Mao C, Liu X, Zhang Y, et al. 2021. DHODH-mediated ferroptosis defence is a targetable vulnerability in cancer. Nature, 593: 586-590.

Seibt T M, Proneth B, Conrad M. 2019. Role of GPX4 in ferroptosis and its pharmacological implication. Free Radic Biol Med, 133: 144-152.

Shan B, Pan H, Najafov A, et al. 2018. Necroptosis in development and diseases. Genes Dev, 32: 327-340.

Shi J, Zhao Y, Wang K, et al. 2015. Cleavage of GSDMD by inflammatory caspases determines pyroptotic cell death. Nature, 526: 660-665.

Tuo Q Z, Lei P, Jackman K A, et al. 2017. Tau-mediated iron export prevents ferroptotic damage after ischemic stroke. Mol Psychiatry, 22: 1520-1530.

Tuo Q Z, Liu Y, Xiang Z, et al. 2022. Thrombin induces ACSL4-dependent ferroptosis during cerebral ischemia/reperfusion. Signal Transduct Tar, 7: 59.

Wang H, Zhu Q, Ding L, et al. 2017. Scalable volumetric imaging for ultrahigh-speed brain mapping at synaptic resolution. bioRxiv, 240770.

Xu Y, Li X, Cheng Y, et al. 2020. Inhibition of ACSL4 attenuates ferroptotic damage after pulmonary ischemia-reperfusion. FASEB J, 34: 16262-16275.

Yagoda N, von Rechenberg M, Zaganjor E, et al. 2007. RAS-RAF-MEK-dependent oxidative cell death involving voltage-dependent anion channels. Nature, 447: 864-868.

Yan R, Xie E, Li Y, et al. 2022. The structure of erastin-bound xCT-4F2hc complex reveals molecular mechanisms underlying erastin-induced ferroptosis. Cell Res, 32(7): 687-690.

Yang W S, Kim K J, Gaschler M M, et al. 2016. Peroxidation of polyunsaturated fatty acids by lipoxygenases drives ferroptosis. Proc Natl Acad Sci U S A, 113: E4966-4975.

Yang W S, SriRamaratnam R, Welsch M E, et al. 2014. Regulation of ferroptotic cancer cell death by GPX4. Cell, 156: 317-331.

Yang W S, Stockwell B R. 2008. Synthetic lethal screening identifies compounds activating iron-dependent, nonapoptotic cell death in oncogenic-RAS-harboring cancer cells. Chem Biol, 15: 234-245.

Yu Y, Jiang L, Wang H, et al. 2020. Hepatic transferrin plays a role in systemic iron homeostasis and liver ferroptosis. Blood, 136: 726-739.

第2章

铁死亡基本特征

王福俤　闵军霞　徐　杉　李肖朋　王　雪　徐鹏飞　黄志锋

梁文华　许志宏　黄　海　郑则广　胡　蓉　王　晖　王　宪

摘要：铁死亡的发生依赖于细胞中铁蓄积和脂质过氧化。细胞内多种分子通过影响细胞内铁水平和脂质过氧化状态，调节铁死亡发生。细胞发生铁死亡后，会表现出与凋亡、自噬、坏死等其他死亡形式相比更独特的形态特征。线粒体体积比正常线粒体小、密度增加、电势升高、嵴减少或消失、外膜破裂，是铁死亡的主要特征之一。此外，铁死亡在退行性疾病、癌变、器官损伤等病理过程中表现出了重要作用，值得进一步探索。本章将通过对铁死亡的发生条件、细胞器参与铁死亡的特征、铁死亡与其他形式细胞死亡的区别联系，以及铁死亡在病理生理过程中的作用进行阐述，帮助读者更好地理解铁死亡特征。

关键词：铁死亡，脂质过氧化，铁，活性氧，自噬，凋亡，坏死

Abstract: Ferroptosis depend on iron accumulation and lipid peroxidation. Multiple intracellular molecules modulate ferroptosis by regulating iron content and the oxidation state of cellular lipids. When ferroptosis occur, cells show unique morphological characteristics compared with other death forms such as apoptosis, autophagy and necrosis. As the main characteristics of ferroptosis, mitochondria are smaller than normal mitochondria, with increased density, increased electric potential, decreased or disappeared cristae, and ruptured outer membrane. In addition, ferroptosis plays an important role in degenerative diseases, cancer, organ damage and so on, which deserve further exploration. This chapter attempts to help readers to better understand the characteristics of ferroptosis by elaborating the occurrence conditions of ferroptosis, the characteristics of organelles involved in ferroptosis, the difference between ferroptosis and other forms of cell death, and the role of ferroptosis in the pathophysiological process.

Keywords: ferroptosis, lipid peroxidation, iron, ROS, autophagy, apoptosis, necrosis

2.1　铁死亡的发生条件

2.1.1　铁死亡发生需要铁离子的存在

在"铁死亡"概念正式提出之前，研究人员已经发现，向细胞中加入铁螯合剂或改造细胞基因，降低细胞中铁离子含量，会使该形式的细胞死亡发生受到显著抑制（Yagoda et al.，2007；Yang and Stockwell，2008）。鉴于这种依赖于铁离子的细胞死亡形式十分罕见，"铁死亡"在 2012 年被正式命名。

铁死亡发生首先需要铁离子的存在，众多因素可通过调节铁离子的转运代谢等过程，影响细胞铁死亡的发生（图 2-1）（Djulbegovic and Uversky，2019）。其中，二价金属离子转运蛋白 1（DMT1）可以转运包括铁离子在内的二价金属离子。位于小肠上皮细胞顶膜的 DMT1，通过将食物中的铁转运到细胞中，进行肠道铁吸收，维持机体铁稳态。研究表明，心肌梗死模型中 DMT1 含量显著上调；过表达 DMT1 可以促进缺氧/复氧诱导的心肌细胞铁死亡，而降低 DMT1 含量显著抑制铁死亡的发生（Song et al.，2020）。此外，在肿瘤干细胞中抑制 DMT1 活性，会阻碍溶酶体铁转运，产生活性氧，从而使细胞发生铁死亡（Turcu et al.，2020）。

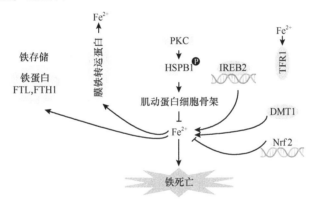

图 2-1　铁死亡过程中的铁代谢通路（Djulbegovic and Uversky，2019）

除了上述从食物中吸收非血红素铁外，机体内很大比例的铁吸收来源于血红素铁。血红素（heme）可以被细胞直接吸收（Wheby et al.，1970），之后被细胞内的血红素氧化酶分解，进而将铁释放出来（Raffin et al.，1974）。研究发现，在人血小板中，血红素可以释放铁离子，介导脂质过氧化，进而调控血小板铁死亡（NaveenKumar et al.，2018）。由于在血红素降解产生游离铁的过程中，需要血红素加氧酶（HO-1）催化反应，因此 HO-1 介导的铁释放，是细胞内不稳定铁的主要来源。与之相对应，许多研究发现 HO-1 能够介导细胞发生铁死亡（Chang et al.，2018；Kwon et al.，2015；Adedoyin et al.，2018）。

铁外排蛋白（ferroportin）介导组织中铁的转出。该蛋白质是目前已知的唯一向细胞外运输非血红素铁的蛋白质，对于维持细胞中铁稳态发挥十分关键的作用。研究发现，在人神经母细胞瘤（SH-SY5Y）细胞中抑制 ferroportin 表达，会加速细胞铁死亡的发生；而过表达 ferroportin，会抑制细胞发生铁死亡（Geng et al.，2018）。此外，在乳腺癌细胞中发现，过表达 ferroportin 会降低细胞中 ROS 含量，从而减轻细胞铁死亡；降低 ferroportin 含量，会使乳腺癌细胞的铁死亡加剧（Ma et al.，2016，2017）。与上述结论一致，在 Sertoli 细胞中改变 ferroportin 含量，同样影响了细胞铁死亡发生（Li et al.，2018）。

转铁蛋白受体（transferrin receptor，TfR，TFRC）是介导铁进入绝大多数细胞的主要受体蛋白，介导了细胞对铁的吸收。TfR 包含了 TfR1 和 TfR2 两个成员，它们通过向细胞内转运结合铁的转铁蛋白（transferrin，TF），将铁运入细胞，维持细胞中铁稳态，对细胞铁死亡的发生起到了重要调控作用。研究表明，小鼠胚胎成纤维细胞（MEF）中敲除 *TfR* 基因，会抑制细胞发生铁死亡。特别是，有研究认为 TfR1 可以作为细胞铁死亡的指示物，TfR1 抗体可以通过免疫荧光技术和流式细胞术，有效检测细胞铁死亡（Feng et al.，2020）。

除了上述介导铁转运的蛋白质，细胞内还有一些分子通过结合或代谢铁，在铁稳态和铁死亡过程中起到关键作用。铁蛋白（ferritin）由轻链和重链组成，是机体用于储存铁离子的主要蛋白质。一个 ferritin 分子可以储存约 4500 个三价铁离子（Harrison and Arosio，1996）。ferritin 在细胞中广谱表达，在各物种间具有很强的序列保守性。鉴于 ferritin 在调节细胞铁含量有直接作用，其在细胞铁死亡过程中的作用被广泛研究。抑制细胞中 ferritin 降解、升高 ferritin 含量，会抑制细胞铁死亡；而促进细胞中 ferritin 降解、减少 ferritin 含量，可以促进细胞铁死亡发生（Hou et al.，2016）。此外，双氢青蒿素（DHA）可加速急性髓系白血病（AML）细胞中的 ferritin 降解，促进细胞中的铁和活性氧（ROS）聚积，最终导致细胞铁死亡（Du et al.，2019）。

还有一些分子通过调节铁代谢相关蛋白活性，间接调节细胞中的铁含量，影响细胞铁死亡的发生。例如，Ⅰ型血色病基因（*HFE*）编码的蛋白质可以与 TfR1 和 TfR2 结合，影响结合铁的转铁蛋白进入细胞的速度，从而调节细胞中铁含量（Feder et al.，1997；Parkkila et al.，1997）。铁调素（hepcidin）是机体铁代谢的一种主要调控分子，它可以结合并诱导 ferroportin 降解，从而抑制 ferroportin 对铁的运输，进而影响细胞中的铁含量（Nemeth et al.，2004；De Domenico et al.，2005，2007；Drakesmith et al.，2005）。研究指出，hepcidin 通过降解 ferroportin，促进 erastin 诱导细胞铁死亡（Geng et al.，2018）。血幼素（hemojuvelin，HJV）通过调控 hepcidin 的表达，影响细胞对铁死亡的敏感性（Wang et al.，2017）。

2.1.2　铁死亡发生依赖于脂质过氧化

铁死亡的直接诱因是细胞膜的脂质过氧化，而影响细胞膜脂质过氧化的因素目前有以下几个。首先是与脂质代谢相关的基因——*ACSL4*（acyl-CoA synthetase long-chain family member 4）和 *LPCAT3*（lysophosphatidylcholine acyltransferase 3），它们编码的酶对于多不饱和脂肪酸（PUFA）酯化和插入膜磷脂（PL）十分重要（Soupene and Kuypers，2008；Shindou and Shimizu，2009）。插入多不饱和脂肪酸的磷脂含有不稳定的二烯丙基氢原子，特别容易发生脂质的过氧化反应，从而执行细胞铁死亡（Yang et al.，2016）。PUFA 在膜磷脂上发生氧化反应，特别是含有磷脂二乙醇胺（PE）的膜磷脂中产生脂质过氧化物，导致细胞铁死亡（Doll et al.，2017；Kagan et al.，2017）。研究发现，在人慢性髓白血病细胞（KBM7 细胞）中敲除 *ACSL4* 和 *LPCAT3*，会抑制 RSL3 诱导的细胞铁死亡（Dixon et al.，2015）；此外，ACSL4 通过激活铁死亡，抑制神经胶质瘤细胞的增殖（Cheng et al.，2020）。上述结果说明，抑制含多不饱和脂肪酸磷脂（PL-PUFA）的合成，可能会对细胞铁死亡的发生起到抑制作用。

PL-PUFA 主要通过 *Alox* 基因编码的脂氧合酶（LOX）发生脂质过氧化。LOX 在人体中具有 6 种亚型，包括 5-LOX、12S-LOX、12R-LOX、15-LOX-1、15-LOX-2 和 eLOX3（Haeggstrom and Funk，2011；Conrad and Pratt，2019）。实验发现，在人胚肾细胞中分别过表达 5-LOX、p12-LOX 和 15-LOX-1，会使细胞更容易发生铁死亡（Shah et al.，2018）。此外，向 HT22 细胞系（小鼠海马神经元细胞）中加入齐留通（Zileuton）以抑制 5-LOX 活性，可以通过减少细胞铁死亡发生，对谷氨酸造成的氧化损伤具有神经保护作用（Liu et al.，2015）。

谷胱甘肽过氧化物酶 4（GPx4）是铁死亡研究领域的明星分子。该分子通过将脂质氢过氧化物转变为类脂醇，抑制脂质活性氧的形成，从而减轻脂质过氧化，抑制细胞铁死亡的发生（Stockwell et al.，2017）。因此，降低 GPx4 的含量或通过药物抑制该分子活性，会使细胞脂质过氧化水平增加，进而发生铁死亡（Dixon et al.，2012；Seiler et al.，2008a）。研究发现，抑制 GPx4 会导致心肌细胞（H9c2）中脂质过氧化物蓄积，引发细胞铁死亡（Park et al.，2019）；在结直肠癌中，RSL3 会使 GPx4 失活，活性氧水平升高，诱发铁死亡（Sui et al.，2018）。由于在上述过程中，GPx4 的合成需要以还原型谷胱甘肽（GSH）为底物。因此，减少胱氨酸等合成 GSH 的原料会降低 GPx4 的含量继而诱发细胞铁死亡。细胞通过细胞膜上 X$_c^-$ 系统摄取胱氨酸，该通道由 SLC7A11 和 SLC3A2 组成。爱拉斯汀（erastin）分子通过抑制 X$_c^-$ 系统，减少胱氨酸的摄入，进而降低 GSH 含量，最终导致细胞铁死亡（Jiang et al.，2015；Dixon et al.，2014b；Gao et al.，2015a）。

FSP1（原名 AIFM2，apoptosis-inducing factor mitochondria-associated 2）是近期发现的不依赖于 GPx4 的、可以抑制脂质过氧化进而抑制铁死亡的分子（Hadian，2020；Bersuker et al.，2019；Doll et al.，2019）。研究分别通过 sgRNA 敲除和 cDNA 过表达技术，在细胞中敲除 *FSP1* 基因或过表达 FSP1 后，进一步敲除 *GPx4* 基因或加入 GPx4 的抑制剂 RSL3，从而得到可以抑制细胞铁死亡的 FSP1 蛋白。之后，研究人员向细胞中过表达外源 FSP1，发现可以使细胞避免因 GPx4 失活导致的细胞铁死亡；而敲除 *FSP1* 基因会增加细胞对铁死亡的敏感性，进一步证实了 FSP1 抑制细胞铁死亡的作用。特别是，实验发现，向 GPx4 正常表达而 FSP1 过表达的细胞中加入 FSP1 的抑制剂，几乎不影响细胞的生存，说明 GPx4 抑制脂质过氧化，进而抑制细胞铁死亡的活性不依赖于 FSP1。机制方面的研究发现，FSP1 通过还原辅酶 Q_{10}（CoQ_{10}）得到还原型 CoQ_{10}，该分子可以减少细胞内过氧化的脂质自由基，从而抑制细胞铁死亡（图 2-2）（Bersuker et al.，2019）。

2.2 众多细胞器参与铁死亡过程

众所周知，细胞膜的结构是磷脂双分子层，也是细胞或细胞器作为物质或能量交换的场所。铁死亡的发生就是细胞内的活性自由基掠夺细胞膜中不饱和脂肪酸的氢质子，造成细胞膜的破坏，进而发生细胞死亡。细胞内多种具有膜结构的细胞器，在铁死亡过程中呈现出了特异变化和重要功能。

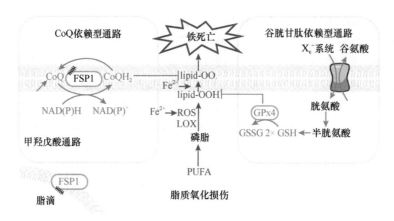

图 2-2　FSP1 和 GPx4 通过诱导脂质过氧化促进铁死亡（Bersuker et al.，2019）

2.2.1 细胞中膜结构的改变

2.2.1.1 细胞膜组成成分

脂类是细胞膜的主要成分，细胞膜的脂类主要分为甘油磷脂（glycerophospholipid，GPL）、鞘脂和甾醇（哺乳动物主要是胆固醇）（图 2-3）（Harayama and Riezman，2018）。它们在结构上高度多样，在生物体、细胞类型、细胞器和膜亚结构域水平上，不同类脂及其种类（膜脂组成）的分布也不同（Harayama and Riezman，2018；Yamashita et al.，2014）。这就决定了不同的细胞或细胞器对铁死亡的敏感性不同。

生物体内细胞膜的组成成分并不是一成不变的。随着时间的变化，不饱和脂肪酸的比例也会改变。在大鼠的模型中，随着年龄的增加（4 ~ 24 个月），肝脏、心脏和大脑线粒体等细胞膜的流动性下降，氧化指数增加，脂质过氧化产物增加（Hulbert et al.，2007）。生活方式会影响机体内细胞膜的功能及脂肪酸的比例。食物中的多不饱和脂肪酸（polyunsaturated fatty acid，PUFA），如 ω-3 和 ω-6 不饱和脂肪酸，可以重塑细胞膜中不饱和脂肪酸的比例（Simopoulos，1991；Joffre et al.，2016；Abbott et al.，2012）。体外研究小鼠红细胞和脑组织发现，低浓度的乙醇增加了细胞膜的流动性（Chin and Goldstein，1977）。

在癌细胞中，脂肪酸生物合成异常活跃，以便提供足够的脂肪酸来产生新的细胞膜（Hilvo et al., 2011）。癌症细胞膜需要低的鞘磷脂和高的磷脂酰乙醇胺来维护细胞的快速分裂状态（Lladó et al., 2014）。长链脂酰辅酶 A 合成酶 4（acyl-CoA synthetase long-chain family member 4，ACSL4）参与多不饱和脂肪酸 ω-6 的合成，敲除 ACSL4 后，细胞对于铁死亡是抵抗的；乳腺癌细胞中高表达的 ACSL4 与铁死亡的发生呈正相关（Doll et al.，2017）。

糖尿病前期的患者，细胞膜上（多）不饱和脂肪酰基链的下降与葡萄糖的摄入及胰岛素敏感性下降直接相关（Weijers，2012）。在西方饮食中，不饱和脂肪酸的摄入比例（ω-3 不饱和脂肪酸）下降（Simopoulos，1991），这可能会影响机体细胞膜的功能，进而影响机体正常的代谢，引发代谢综合征。研究表明，摄入 ω-3 不饱和脂肪酸可以改善机体代谢紊乱综合征（Jang and Park，2020）。改善饮食结构中的脂肪酸，如食用植物油、坚果等，

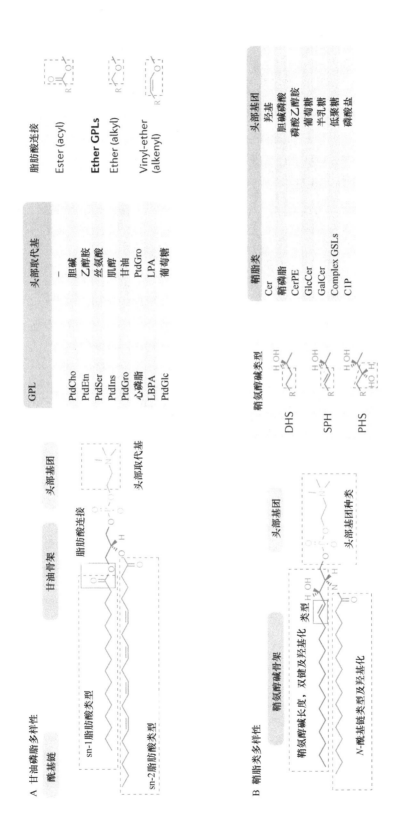

A 甘油磷脂多样性

B 鞘脂类多样性

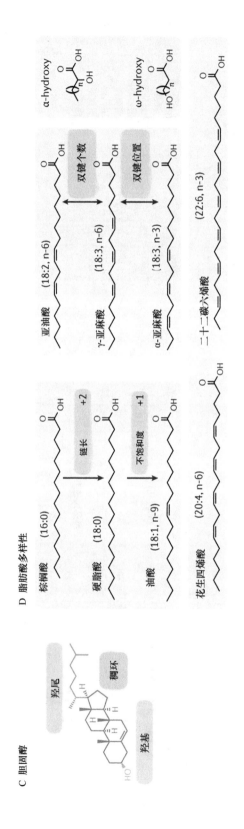

图 2-3　哺乳动物细胞细胞膜脂质的化学多样性（Harayama and Riezman，2018）

可以作为预防 2 型糖尿病的有效手段（Risérus et al.，2009）。

在机体内，磷脂酰胆碱（PC）和磷脂酰乙醇胺（PE）的比例对于维持细胞功能至关重要。磷脂酰胆碱可在磷脂酰乙醇胺 *N*-甲基转移酶（phosphatidyl ethanolamine *N*-methyltransferase，PEMT）的催化下由磷脂酰乙醇胺合成。敲除 *PEMT* 基因，降低 PC/PE 的比例，影响细胞的完整性，造成肝脏更易形成脂肪性肝炎（Li et al.，2006）。由此可见，细胞膜结构的完整性和稳定性对于维持细胞的状态至关重要；不同组织、不同疾病（癌症和糖尿病等）对铁死亡易感程度不同。

2.2.1.2 影响膜结构的 ROS 来源

众所周知，在内质网中，来自细胞色素 P450 家族、NADPH 氧化酶 4（Nox4）和内质网氧化还原素（Ero1）的蛋白质是 ROS 来源（Janikiewicz et al.，2018）。而在线粒体中，线粒体呼吸链是有害自由基的主要来源。此外，溶酶体和过氧化物酶体也参与 ROS 的生成（Holmström and Finkel，2014）（图 2-4）。

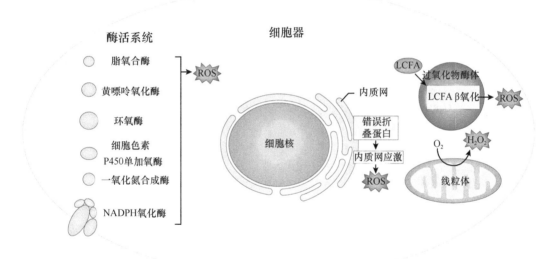

图 2-4　细胞内 ROS 的主要来源（Holmström and Finkel，2014）

2.2.1.3 细胞脂质氧化稳态

正常细胞内脂质的氧化过程是动态稳定的，脂质的氧化和还原反应交互进行，从而避免了脂质过氧化和铁死亡发生，具体过程如下（图 2-5）。ROS 的产生途径详见 2.2.1.2 节（反应 1）。超氧化物自由基被超氧化物歧化酶（SOD）歧化为过氧化氢（反应 2）。以 GSH 作为电子供体的谷胱甘肽过氧化物酶（GPx）是清除过氧化氢最有效的方法（反应 3）。以 NADPH 为电子供体的谷胱甘肽还原酶（Gred）将氧化后的谷胱甘肽（GSSG）还原为 GSH（反应 4）。一些过渡金属（如 Fe^{2+}、Cu^{+} 等）能将过氧化氢分解为活性羟自由基 [芬顿反应（Fenton reaction）]（反应 5）（Jomova and Valko，2011）。羟自由基可以从多不饱和脂肪酸（LH）中提取一个电子，产生碳中心的脂质自由基（反应 6）。脂质自由基

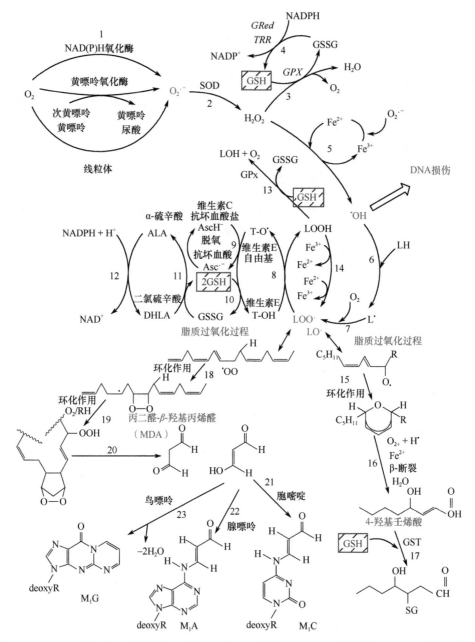

图 2-5　ROS 形成途径、脂质过氧化过程，以及谷胱甘肽（GSH）和其他抗氧化剂（维生素 E、
维生素 C、硫辛酸）在氧化应激管理中的作用（Valko et al.，2007）

可以进一步与分子氧相互作用，生成脂质过氧自由基（反应 7）。如果产生的脂质过氧自由基没有被抗氧化剂减少，脂质过氧化过程就会发生（反应 18 ~ 23 和反应 15 ~ 17）。脂质过氧化自由基在膜内被还原形式的维生素 E（T-OH）还原，形成脂质过氧化氢和维生素 E 自由基（反应 8）。抗坏血酸对维生素 E 具有再生作用：维生素 E 自由基（T-O·）被抗坏血酸还原为维生素 E（T-OH），留下抗坏血酸自由基（反应 9）。GSH 对维生素 E 具有再生作用：氧化的维生素 E 自由基被 GSH 还原（反应 10）。氧化的谷胱甘肽

（GSSG）和抗坏血酸自由基分别被二氢硫辛酸（DHLA）还原为 GSH 和抗坏血酸单阴离子，DHLA 自身转化为 α-硫辛酸（ALA）（反应 11）。NADPH 作为还原动力将 ALA 转化为 DHLA（反应 12）。以 GSH 为电子供体，GPx4 将脂质氢过氧化物还原为醇（反应 13）。脂质氢过氧化物与 Fe^{2+} 反应迅速形成脂质烷氧自由基，与 Fe^{3+} 反应较慢，形成脂质过氧自由基（反应 14）。脂质烷氧自由基，例如，从花生四烯酸衍生，经过环化反应形成六元环过氧化氢（反应 15）。六元环过氧化氢进一步反应（包括 β-断裂）生成 4-羟基壬醛（反应 16）。4-羟基壬醛转化为无害的谷胱甘肽加合物（GST，谷胱甘肽 S-转移酶，反应 17）。位于脂肪酸内部位置的过氧自由基可以通过环合反应生成一个与碳中心自由基相邻的环状过氧化物（反应 18）。然后，这个自由基可以被还原成过氧化氢（反应未显示），也可以进行第二次环化以形成双环过氧化物，该双环过氧化物与氧偶联并还原后生成结构类似于过氧化物的分子（反应 19）。形成的化合物是生产丙二醛的中间产物（反应 20）。丙二醛可与 DNA 碱基胞嘧啶、腺嘌呤、鸟嘌呤反应生成 M1C、M1A 和 M1G 加合物（反应 21、22 和 23）（Valko et al.，2007）。通过上述一系列的反应，细胞中的膜组分维持着正常的氧化还原稳态。

2.2.2　铁死亡过程中含膜细胞器的变化和作用

当脂质氧化稳态受到破坏后，细胞便可能走向铁死亡。在铁死亡发生晚期，细胞肿胀，细胞膜完整性受损（Riegman et al.，2020）。在体外的实验研究发现，已经发生铁死亡的细胞可以引起邻近细胞发生铁死亡，这种传递作用依赖于铁离子和脂质过氧化（Riegman et al.，2020）。脂质过氧化会破坏离子梯度，降低膜流动性，减缓横向扩散，增加膜通透性（Feng and Stockwell，2018b）。铁死亡易发位点常见于易发生形变的细胞膜。甘油磷脂（GPL）中的多不饱和脂肪酸降低了膜的弯曲刚度，这有利于膜发生形变。在小肠和肝实质细胞甘油三酯的形成过程中，内质网的膜弯曲、转运发挥重要作用。缺乏促进膜形变的花生四烯酸，不利于脂蛋白的形成且造成胞质中脂质的积累（Hashidate-Yoshida et al.，2015）。富含不饱和脂肪酸的转运膜体是潜在的铁死亡靶点。转运膜体功能的受损，直接影响到细胞物质转运，从而影响细胞命运（Thiam et al.，2013）。在小肠缺血再灌注模型中，ACSL4 介导的铁死亡参与了器官损伤（Li et al.，2019）。而在肝脏的铁代谢紊乱中，肝脏铁死亡加重（Yu et al.，2020）。

2.2.2.1　线粒体

线粒体在细胞代谢、信号转导和死亡信号的调节中起着中枢作用。相比其他细胞器，线粒体在铁死亡发生过程中的形态变化和作用更为显著。线粒体的主要功能是为细胞提供能量，其正常功能的维持对于细胞命运的选择十分关键。同时，线粒体也是脂肪酸、氨基酸、铁、碳代谢的主要细胞器（Sedlackova and Korolchuk，2019）。线粒体呼吸链一直被认为是有害自由基的主要来源，如超氧阴离子自由基（O_2^{-}）。细胞内和细胞外信号引起的线粒体功能障碍及代谢改变决定了细胞的命运。大量证据表明，铁、脂和氨基酸代谢等多种细胞代谢途径均可诱导铁死亡（Hao et al.，2018）。最近的证据表明，线粒体是一种典型的、包括铁死亡在内的调节性细胞死亡执行细胞器，其功能是释放或吸收特定的细胞死亡促进因子。调节性细胞死亡与线粒体之间的这种联系，是通过线粒体通透性过渡孔（MPTP）的开放以及线粒体外膜通透性的改变来介导的。目前，区别铁死亡与其他类型细胞死亡方式的一大特点便是线粒体形态学的改变。细胞发生铁死亡后，线粒体主要表现为线粒体体积比正常线粒体小、密度增加、电势升高、嵴减少或消失、外膜破裂（图 2-6）（Wang et al.，2020；Dixon et al.，2012）。这些特点与其他类型细胞死亡不相同，成为铁死亡的特征之一。在小鼠胚胎成纤维细胞（MEF）（Pfa1 细胞）中，通过 RSL3 诱导铁死亡发生时，可以观察到线粒体膜具有时间依赖性的破裂（Friedmann Angeli et al.，2014）；ACSL4 是执行铁死亡的重要组成部分，其药理抑制或基因敲除可显著增加线粒体对 RSL3 诱导的外膜破裂的抗性（Doll et al.，2017），说明线粒体在细胞发生铁死亡的过程中发挥了关键作用。

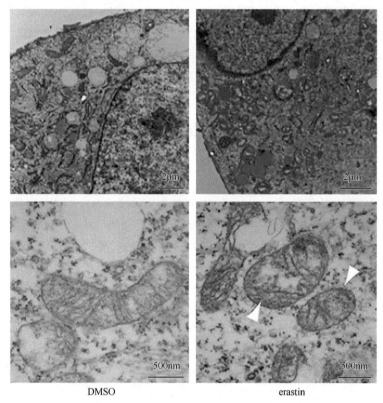

DMSO　　　　　　　　　　　erastin

图 2-6　erastin 诱导细胞铁死亡后线粒体的变化（Dixon et al.，2012）

那究竟是什么原因导致铁死亡过程中线粒体形态的不可逆改变？线粒体是一个高度动态的细胞器，这一动态过程会被氧化应激、线粒体-细胞质的物质运输及 ATP 消耗所诱导，从而使线粒体功能、能量产生和完整性受到影响（Peng et al.，2018；Twig and Shirihai，2011）。VDAC 是一种分布于线粒体外膜的丰富蛋白，调控线粒体阴离子亲水代谢物 ADP、ATP、Pi 和呼吸底物的被动扩散过程（Colombini，2012；Hodge and Colombini，1997）。由细胞内游离微管蛋白调控的 VDAC 的部分关闭，被认为有助于抑制线粒体代谢和降低线粒体膜电位（Maldonado and Lemasters，2012）。实验发现，erastin 及其类似物，拮抗游离微管蛋白对 VDAC 的作用，导致 VDAC 开放，从而导致线粒体膜电位升高，进而增加活性氧的形成；在接下来的几个小时内线粒体发生去极化（DeHart et al.，2018；Gao et al.，2019）。实验确实发现 VDAC 蛋白丰度较高的细胞对 erastin 更敏感（Yagoda et al.，2007）。此外，谷氨酸诱导线粒体 ROS 的增加，促进了线粒体通透性过渡孔（MPTP）的打开，引起线粒体跨膜电位的耗散和后续的 ATP 耗竭（Bernardi and Di Lisa，2015；Novgorodov et al.，2018；Ying and Padanilam，2016）。VDAC 的开放和过多的 ROS 产生导致线粒体 Ca^{2+}（$[Ca^{2+}]_m$）超载，这与线粒体膜电位的消失和 MPTP 的开放有关（Maher et al.，2018）。研究发现，钙螯合剂 BAPTA 对 erastin 诱导的 LUHMES 细胞死亡的抑制效果显著（Do Van et al.，2016）。这些结果可能解释了铁死亡中线粒体的去极化现象。脂质过氧化产物引起的线粒体膜流动性的改变是导致线粒体膜不稳定的重要因素。

尽管线粒体在氧化代谢中起重要作用，但线粒体对细胞铁死亡的作用还存在一些争议。线粒体在铁死亡发生中的特异性形态变化，支持其在铁死亡中发挥作用（Dixon et al.，2012；Doll et al.，2017）。此外，一些有效的铁死亡抑制剂可以巧妙地靶向线粒体发挥作用（Krainz et al.，2016）。谷氨酰胺代谢不仅在半胱氨酸缺乏诱导的铁死亡中必不可少，还在促进细胞线粒体三羧酸循环中发挥重要作用（Gao et al.，2015）。有趣的是，虽然线粒体谷氨酰胺酶（GLS2）和细胞质谷氨酰胺酶（GLS1）都能催化谷氨酰胺分解，但只有 GLS2 在铁死亡过程中发挥作用（Cassago et al.，2012；Gao et al.，2015a；Jennis et al.，2016）。上述结果均提示线粒体参与了细胞铁死亡过程。但也有少量研究认为，线粒体在铁死亡中的作用并不大。例如，实验发现线粒体 DNA 缺失的癌细胞系，与其正常的母系细胞对铁死亡的敏感性没有差异（Dixon et al.，2012）；此外，对一系列 ferrostatin（一种铁死亡抑制剂）类似物的研究发现，化合物的线粒体定位情况与抗铁死亡的效果没有相关性（Gaschler et al.，2018）。因此，线粒体在铁死亡中的作用还存在很大争议。之后有研究认为，线粒体在半胱氨酸含量不足导致的铁死亡过程中发挥关键作用；但通过抑制 GPx4 导致铁死亡时，线粒体在其中发挥的作用不大（Gao et al.，2019）。进一步，他们发现半胱氨酸的减少导致线粒体膜电位超极化以及脂质过氧化积累。抑制线粒体三羧酸循环或电子转移，可减轻线粒体膜电位超极化、降低脂质过氧化积累，从而抑制细胞铁死亡。

2.2.2.2　内质网

内质网应激是在多种病理条件下引起的，与细胞死亡过程密切相关。内质网应激反应基因促进细胞凋亡或自噬过程（Hoyer-Hansen and Jaattela，2007；Jia et al.，2015）。erastin 还能诱导内质网应激，上调内质网应激反应基因（Lee et al.，2019；Hong et al.，2017；Dixon et al.，2014b）。Eif 2α-ATF4 是铁死亡诱导剂在内质网激活的主要信号通路。CHAC1 是 ATF4 的下游分子，它可以促进 GSH 的降解并促进铁死亡的发生（Dixon et al.，2014b；Chen et al.，2017）。*PUMA* 是 ATF4 的另一个下游基因，在铁死亡诱导剂青蒿素（ART）导致的内质网应激过程中，PUMA 也被上调。但在铁死亡诱导剂的处理下，PUMA 激活诱导发生的是凋亡形式的细胞死亡。因此，内质网 PUMA 在铁死亡发生中的作用还未被确定。此外，有证据表明，铁死亡诱导剂诱导的内质网应激不能通过 Fer-1 和 Lip-1 抑制脂质过氧化物来缓解（Hong et al.，2017）。所以，目前还没有证据表明内质网应激反应基因在调控铁死亡过程中的直接作用。在脂质合成方面,内质网是合成脂质的第一个细胞内位点（Gaschler and Hu，2018）。脂质过氧化起始于细胞内质网，进而蔓延到细胞其他区域（Kagan et al.，2017）。在细胞内质网，脂肪氧化酶（15-LOX）可以将花生四烯酸辅酶 A（AA-CoA）氧化为花生四烯酸辅酶 A 过氧化物（AA-OOH-CoA），但 AA-OOH-CoA 对于 RSL3 诱导的铁死亡无影响，提示含有花生四烯酸（C20：4）和肾上腺酸（C22：4）的磷脂酰乙醇胺的氧化直接诱导细胞铁死亡（Kagan et al.，2017）。而非细胞质中不饱和脂肪酸的氧化，是铁死亡的重要反应。在铁死亡过程中，脂质过氧化的起始位点仍不清楚，需要更多的研究来支持（Gaschler and Hu，2018）。

2.2.2.3　溶酶体

溶酶体在铁死亡过程中也发挥了作用。溶酶体是 erastin 或 RSL3 诱导的 HT1080 细胞铁死亡的主要 ROS 来源。而且，溶酶体活性抑制剂可以阻止溶酶体 ROS 和死亡相关的 ROS 暴发（Gao et al.，2016b）。溶酶体活性通过减弱转铁蛋白的细胞内转运或铁蛋白的自噬降解影响细胞内铁的供应，参与稳态调节（Torii et al.，2016）。此外，研究发现，抑制溶酶体组织蛋白酶 B（半胱氨酸蛋白酶），可降低细胞对 erastin 诱导铁死亡的敏感性。在人类胰腺导管腺癌（PDAC）细胞系中，STAT3 通过调节组织蛋白酶 B 的表达，参与铁死亡过程（Gao et al.，2018）。最近的一项研究认为，铁死亡是一种自噬性的细胞死亡，由于溶酶体是自噬降解蛋白聚集物的主要细胞器，因此这进一步揭示了溶酶体在铁死亡过程中可能发挥重要作用（Radisky and Kaplan，1998；De Domenico et al.，2006；Kidane et al.，2006）。通过 ATG13 抑制自噬或敲除 ATG3，可显著抑制半胱氨酸剥夺引起的铁死亡发生（Gao et al.，2016a）。自噬可能促进 ROS 的产生和脂质过氧化物的积累。通过 NCOA4 介导的噬铁作用对铁蛋白的降解，可以将铁释放，从而促进铁死亡的发生。通过敲除 *NCOA4* 基因降低噬铁作用，导致游离铁的减少，从而减少了 ROS 的积累，抑制铁死亡的发生（Hou et al.，2016）。然而，目前仍缺乏证据证明铁死亡是自噬的直接后果。同时，也有研究表明溶酶体可能并不是主要的铁死亡器官。作为铁死亡抑制剂的 ferrostatins 定位于溶酶体，通过结构修饰减少 ferrostatins 在溶酶体的定位，却增强了它们抑制铁死亡的功效（Gaschler and Hu，2018）。

2.2.2.4　高尔基体

高尔基体应激在人细胞的铁死亡过程中发挥作用（Alborzinia et al.，2018）。一些破坏高尔基的化合物如 AMF-26、BFA、GCA 和 AG1478/tyrphostin 可以诱导细胞发生铁死亡。此外，加入许多不同的调节铁死亡的化合物，可以减轻上述物质对高尔基体的破坏，对高尔基体的形态和功能具有保护作用。在应对几种高尔基体应激剂处理时，加入铁死亡抑制剂可以保护细胞免受高尔基体扩散，并抑制相关蛋白质的分泌。亚致死浓度的 erastin，可以减轻高尔基体应激引起的脂质过氧化。作为抑制铁死亡的机制，转硫作用可能在氧化应激后半胱氨酸供应中发挥代偿作用（Garg et al.，2011；Hayano et al.，2016）。当与转硫作用的药理学抑制剂同时应用于细胞时，低剂量的 erastin 与高尔基体应激源联合使用促进细胞生存的效应可以被消除。综上所述，高尔基体参与控制了细胞氧化还原状态和铁死亡的发生（Wu et al.，2020）。

2.2.2.5　细胞核

通常认为，细胞发生铁死亡时细胞核变化不明显，染色质保持完整（Dolma et al.，2003）。但有研究通过透射电子显微镜发现，相比细胞坏死，细胞发生铁死亡时，细胞核会呈现电子透亮（Miyake et al.，2020）。实验利用 erastin 处理 HT1080 和 A549 细胞后，通过透射电子显微镜观察细胞，发现这两种细胞系均出现细胞质扩张，且胞质随着铁死亡程度的增加而呈电子透亮现象。有趣的是，细胞核也呈电子透亮，与坏死细胞核形成鲜明对比；与坏死细胞相反，发生铁死亡的细胞，其细胞核周间隙没有扩张；此外，与坏死细胞的细胞核从细胞质中挤压出来不同，发生铁死亡后，细胞核依旧存在于扩张细胞质中。这些结果表明，在铁死亡发生的相对晚期，虽然细胞质膜的完整性受到影响，但并没有破裂。考虑到 erastin 处理后细胞的细胞核变得电子透亮，研究人员推测，细胞核中的蛋白质可能从发生铁死亡的细胞中释放出来。实验通过检测细胞核定位蛋白 HMGB1，证实了这一猜想。Western blot 检测细胞不同组分蛋白质含量和荧光检测蛋白质定位，一致发现细胞发生铁死亡后，HMGB1 分子逐渐从细胞核释放到细胞质中，最终释放到细胞外间隙。这些结果表明，铁死亡是先引起细胞核膜损伤，再引起细胞质膜损伤。

2.3　铁死亡细胞内分子变化

2.3.1　细胞内活性氧的产生

活性氧（ROS）是部分还原的含氧分子，包括超氧阴离子自由基（$O_2^{\cdot-}$）、过氧化物（H_2O_2 和 ROOH）和自由基（$HO^{\cdot}$ 和 $RO^{\cdot}$）。细胞内正常含量的 ROS 作为次级信使在细胞内信号转导、防御感染和癌细胞凋亡中发挥重要作用（Frey and Reed，2012）。过量的 ROS 可通过抗氧化剂，或者在超氧化物歧化酶、谷胱甘肽过氧化物酶和过氧化氢酶催化的反应中解毒。活性氧的生成和解毒若达不到平衡，便会导致氧化应激，然后产生自由基，破坏 DNA、蛋白质和脂类。具有氧化还原活性的金属，特别是铁，可以在 Fenton 反应中通过催化 H_2O_2 的分解生成羟自由基，促进细胞内 ROS 含量升高。在正常的生理条件下，氧化还原活性铁（Ⅱ）以不稳定铁池（LIP）的形式被维持在 0.2 ～ 0.5μmol/L 的低浓度以维持代谢需求，过量的铁被储存在 ferritin 等蛋白质中（Petrat et al.，1999）；但在氧化应激条件下，高超氧化物水平可诱导含铁化合物，包括 [4Fe-4S] 簇、heme 和 ferritin 释放铁（Ⅱ）。在铁死亡过程中，失活胱氨酸-谷氨酸抗转运体（SLC7A11）、减少谷胱甘肽含量，会引起细胞中铁依赖的 ROS 蓄积（Dixon and Stockwell，2014）。

2.3.2　铁死亡引起的其他分子的改变

信号转换器和转录激活因子 3（STAT3）是多种细胞因子和生长因子受体的信号分子，在肿瘤生物学中发挥重要作用（Yu et al.，2014）。基础和临床研究发现，STAT3 在胰腺导管腺癌（PDAC）中持续性激活，在肿瘤发生和治疗中具有促癌潜能和抗凋亡功能（He et al.，2018；Cowan et al.，2015；Lesina et al.，2011；Gruber et al.，2016）。STAT3 被激活后，从细胞质转移到细胞核中，在细胞核中它控制多个基因的表达。这些基因参与调控细胞的多种过程，包括细胞存活和死亡（Sun et al.，2017；Li et al.，2018；Sargeant et al.，2014；Kreuzaler et al.，2011；Doshi et al.，2017）。因此，STAT3 是包括 PDAC 在内的人类癌症的重要治疗靶点（Yu et al.，2014）。研究发现，erastin 可以促进 PDAC 细胞中 STAT3 的激活，使 STAT3 第 705 位酪氨酸磷酸化；此外，在铁死亡发生过程中，X_c^- 通道系统的抑制不影响 erastin 诱导的 STAT3 磷酸化过程。进一步实验发现，MEK-ERK 信号通路对于铁死亡中 STAT3 的激活发挥了关键作用（Gao et al.，2018）。

凋亡信号调节激酶 1（apoptosis signal-regulated kinase 1，ASK1）作为 MAP3K 家族的新成员（Ichijo et al.，1997），于 1997 年首次被发现。许多研究表明 ASK1 可被多种细胞外/细胞内应激激活，如氧化应激、内质网应激和 UV 照射（Sakauchi et al.，2017）。过氧化氢（H_2O_2）作为一种 ROS，是诱导细胞死亡的 ASK1 激活剂；多项研究表明 ASK1 参与 H_2O_2 诱导的细胞凋亡和坏死（Nagai et al.，2009；Noguchi et al.，2008；Watanabe et al.，2015）。研究发现，在冷刺激诱导发生的铁死亡过程中，ASK1-P38 通路被激活；同样，该通路在冷刺激诱导的铁死亡发生中发挥了重要作用（Hattori et al.，2017）。

随着研究的深入，相信会有更多被铁死亡调控的分子和代谢通路被发现，这将有助于进一步阐明细胞铁死亡的发生发展机制，为控制一些疾病的发展提供更多的思路。

2.4 铁死亡与其他形式细胞死亡的区别及联系

相比铁死亡，凋亡、自噬、坏死等其他细胞死亡形式研究的时间更早，机制也更为清楚。通过比较铁死亡和其他形式的细胞死亡，可以帮助我们更好地理解铁死亡发生机制和独特特征。

2.4.1 细胞凋亡

细胞凋亡（apoptosis）是依赖于能量的一系列程序性事件，其形态学特征包括细胞收缩、染色质凝集和无炎症反应的凋亡小体的存在（Zakeri et al.，1995；Elmore，2007）。导致细胞凋亡的途径主要有三种，包括外源性途径、内源性途径和穿孔素/颗粒酶（perforin/granzyme）途径。caspase 是参与细胞凋亡信号转导的关键分子，所有通路均汇聚于 caspase-3（Romero et al.，2015）。外源性途径由肿瘤坏死因子（TNF）受体家族与配体相互作用启动，配体-受体相互作用后与 procaspase-8 结合激活 caspase-3，诱导凋亡的发生（Ashkenazi and Dixit，1998；Wajant，2002）。内源性途径（线粒体途径）是通过改变线粒体内膜诱导细胞凋亡。Bcl2 家族促凋亡蛋白通过打开线粒体透性转换孔，使促凋亡蛋白进入细胞质，并与凋亡蛋白酶激活因子 1（Apaf-1）和 procaspase-9 相互作用形成凋亡小体（Green and Llambi，2015；Bao and Shi，2007）。凋亡小体的组装导致 caspase-9 的激活，而激活的 caspase-9 进一步激活 caspase-3，实现凋亡（Riedl and Salvesen，2007）。穿孔素/颗粒酶是 CD8[+]细胞毒性 T 细胞诱导凋亡的特殊方式。细胞毒性淋巴细胞通过凋亡清除病毒感染的或转化的细胞株（Trapani and Smyth，2002）。囊泡中的颗粒酶 B 可激活 procaspase-10 或直接激活 caspase-3 执行凋亡过程（Metkar et al.，2003）。而颗粒酶 A 裂解 DNA 酶的抑制复合物来诱导细胞凋亡（Grodzovski et al.，2011）。

2.4.2 细胞坏死

细胞坏死（necrosis）是由外部损伤，如缺氧或炎症引起的另一种不受控制的细胞死亡形式。这个过程通常涉及各种促炎蛋白质和化合物，如核因子 κB（NF-κB）的表达上调，从而引起细胞膜的破裂，细胞内容物向细胞外溢出，导致一连串的炎症和组织损伤反应。与细胞凋亡相比，坏死是一种不依赖能量的细胞死亡形式，在这种情况下，细胞被外界因素，如辐射、热、化学物质、缺氧等强烈刺激，严重破坏了细胞活性，使其丧失原有的功能。在这种情况下，由于细胞在环境中不能维持稳态，细胞通常发生肿胀。PARP1 属于核酶家族，通过 poly ADP-核糖体化调节 DNA 修复、转录调节、染色质修饰和基因组稳定性。PARP1 的过度激活导致 ATP 消耗，从而导致细胞坏死，但抑制能量依赖性的细胞凋亡的发生。

2.4.3 细胞自噬

自噬（autophagy）是细胞自我吞噬的过程，特别是在应激条件下，自噬是一种重要的蛋白质降解途径。自噬是细胞的分解代谢途径，在维持细胞内稳态、保证细胞正常功能和活力方面发挥关键作用（Mei et al.，2016）。自噬同样有三条主要的信号通路，包括大自噬、小自噬和伴侣介导的自噬（Scherz-Shouval and Elazar，2007；Mizushima and Komatsu，2011）。伴侣蛋白介导的自噬由细胞质蛋白穿过溶酶体膜直接转位介导进行；而小自噬通过溶酶体膜向内凹，将一小部分细胞质送入溶酶体腔内，实现自噬过程（Mizushima et al.，2010）。在三种类型的自噬中，研究最广泛的是大自噬，它是由一种称为自噬小体的特殊细胞器介导的。在这个过程中，LC3 分子参与自噬体的形成，是自噬在哺乳动物细胞中发生的生物标记（Schaaf et al.，2016）。有种大自噬形式被称为线粒体自噬，在这种情况下，线粒体是自噬溶酶体降解的特异性靶点（Drake et al.，2017）。线粒体自噬在细胞分化、编程、细胞死亡和免疫反应中发挥重要作用（Um and Yun，2017）。线粒体损伤和线粒体自噬的失调与神经退行性疾病、癌症和心脏病有关（Bernardini et al.，2017；Bian et al.，2018；Fang et al.，2019）。自噬有助于清除受损的线粒体和氧化蛋白，在大多数情况下有利于存活。在正常情况下，ROS 诱导的自噬可以减少氧化应激引起的损伤，保护细胞。例如，自噬通过消除 ROS 来保持线粒体的完整性，防止细胞凋亡，促进抗原提呈，从而起到保护细胞的作用。然而，ROS 诱导的过度自噬在某些情况下也会导致自噬性细胞死亡（Chen et al.，2017）。

2.4.4 铁死亡与细胞凋亡、坏死、自噬的区别

铁死亡与凋亡、坏死以及自噬的主要特征如表 2-1 所示（Latunde-Dada，2017）。在电镜下，发生铁死亡的细胞主要表现为线粒体萎缩和受损，在细胞死亡之前很少有其他明显的形态学变化（Abrams et al.，2016；Dixon et al.，2012；Yagoda et al.，2007）；特别是，铁死亡期间细胞的细胞核保持完整（Dolma et al.，2003；Friedmann Angeli et al.，2014）。相反，细胞凋亡通常涉及染色质的碎裂和边缘化，以及凋亡小体和质膜泡状突起的产生。细胞坏死已被证实会发生细胞肿胀（Vanden et al.，2010），并产生细胞质膜碎片，这些碎片以囊泡的形式从细胞质膜中释放出来；由于 ESCRT-Ⅲ 的激活，这些囊泡可以被

Annexin V 染色，并在细胞膜破裂前释放（Gong et al.，2017）。虽然细胞发生自噬时，细胞膜结构和细胞核形态较为正常，但细胞内溶酶体泡会形成双层膜。另一种形式的调节性细胞坏死是焦亡，这种死亡方式严重依赖于 gasdermin D 蛋白；热腐蚀细胞的延时摄影显示，焦亡细胞会在密集的水泡出现之前，发生迅速的坏死性死亡（Ding et al.，2016）。上述不同类型细胞死亡的形态特征，与铁死亡细胞特征均有所区别。由此可见，铁死亡具有独特的形态特征，具体如表 2-1 中所示。

表 2-1　铁死亡、凋亡、坏死以及自噬的基本特征（Latunde-Dada，2017）

细胞死亡	铁死亡	凋亡	坏死	自噬
定义	铁介导，不依赖于 caspase，需要 ROS 和脂质过氧化	caspase 介导的程序性死亡	RIPK3 依赖的调节性坏死	自噬体和自噬溶酶体分解代谢过程，维持发育和应激条件下的营养物质
形态特征				
细胞膜	正常球状细胞	球状细胞膜出泡	细胞膜破裂	正常膜结构
细胞质	线粒体变小，嵴减少，膜塌陷破裂	细胞收缩，胞质突起消失	细胞质和细胞器肿胀	溶酶体呈双层膜空泡
细胞核	正常	核变小，明显的核 DNA 碎裂和染色质凝集	部分染色质凝集	正常
生化特征				
	X_c^- 系统受到抑制，GSH 和 GPx4 降低；铁、ROS 和脂质过氧化增加，线粒体膜电势耗散	核小体间出现 DNA 片段，caspase 激活，线粒体膜电势耗散	与受体相互作用的蛋白激酶 1 被 RIPK3 招募。激酶细胞毒性增加，ATP 水平降低，出现混合谱系激酶结构域样蛋白 MLKL	微管相关蛋白轻链 3-1 转化为轻链 3-11，底物的分解代谢
核心调节分子	VDAC2/3、Ras、NOX、TFR1、p53 CARS、GPx4 SLC7A11、HSPB1、Nrf2	p53、Bax、Bak、Bcl-2、Bcl-XL 和其他促凋亡 Bcl-2 家族蛋白	RIP1、RIP3、MLKL	ATG5、ATG7、Beclin 1
诱导剂	X_c^- 系统、GCL 及 GPx4 抑制剂	TNF 死亡受体的激活，募集细胞质接头蛋白（如 FADD 和 TRADD），线粒体跨膜电位消失，线粒体外膜通透（MOMP），促凋亡蛋白释放到细胞质中（如细胞色素 c）	TNFR1 激活，招募 TRADD 和 RIPK1	Atg5 和 Atg6 上调、非选择性 PI3K 抑制剂：3-ME、LY294002、Wortmannin；选择性 VPS34 抑制剂：PIK-Ⅲ、化合物 31.SAR 405、VPS34-in1；特异性 ULK1 抑制剂：MRT68921、MRT67307、SBI-0206965
抑制剂	抗脂质氧化剂（如 Fer-1、维生素 E）和铁螯合剂（如 DFO、CPX）	caspase 抑制剂	Nec-1、MLKL 药理抑制剂（Necrosulfonamide）	抗氧化剂（如维生素 E）、PD150606、3-MA、渥曼青霉素
免疫特征	促炎	通常抗炎	通常促炎	通常抗炎

除了上述基本特征的差异外，脂质过氧化在不同形式的细胞死亡中发挥不同的功能（Su et al.，2019）。在细胞凋亡过程中，脂质过氧化发挥了重要作用。脂质过氧化产

物与膜受体和转录因子/抑制因子相互作用，诱导凋亡信号的产生。NF-κB 蛋白家族广泛参与炎症、应激反应、生存和细胞死亡（Hoesel and Schmid，2013）。前期的研究表明，脂质过氧化的产物通过抑制 IκB 降解，增强 NF-κB 活性（Page et al.，1999）。此外，在脂质过氧化的情况下，NF-κB 的其中一条信号通路会磷酸化抗凋亡分子 Bcl2，使其失活，从而影响细胞凋亡的发生（Bodur et al.，2012）。丝裂原活化蛋白激酶（MAPK）在应对包括氧化应激在内的一系列不同刺激时，也负责细胞信号转导（Meng and Zhang，2013）。MAPK 的激活导致蛋白质的丝氨酸、苏氨酸和酪氨酸残基磷酸化，从而执行调节功能。细胞外信号调节激酶（ERK）、p38 和 Jun N 端蛋白激酶（JNK）可以在各种条件下激活 MAPK，影响细胞保护或凋亡信号转导（Yang et al.，2002）。研究表明，脂质过氧化产物与 ERK、JNK 和 p38 形成加合物，激活 MAPK，从而激活 caspase 信号，启动凋亡过程（Forman et al.，2003；Preston et al.，2002；McElhanon et al.，2013）。蛋白激酶 C（PKC）是很多细胞信号转导的关键蛋白，参与调控细胞增殖、分化和凋亡（Giorgi et al.，2010）。在激活的磷脂酶 C（PLC）刺激下，PKC 异构体被生长因子激活，产生肌醇三磷酸（IP_3）和二酰甘油（DAG）（Violin et al.，2003）。许多 PKC 异构体是脂敏感和 Ca^{2+} 依赖的酶。脂质过氧化产物通过激活磷脂酶 C 或影响其亚基的活性间接刺激 PKC（Chiarpotto et al.，1999）。已有研究表明，脂质过氧化的产物可以激活蛋白激酶 C-delta（PKCδ），它是脂质调节丝氨酸/苏氨酸 PKC 家族的成员，可以防止肥胖小鼠中三酰甘油的积累（Zhang et al.，2014）。PKCδ 被 caspase-3 裂解，生成组成型活化的催化片段，放大凋亡级联反应（Zhao et al.，2012）。因此，脂质过氧化可激活 PKC 通路，调节细胞凋亡。

AMPK/mTORC 通路启动自噬。腺苷单磷酸活化蛋白激酶（AMPK）作为哺乳动物雷帕霉素靶蛋白（mTOR）途径的上游调节因子，可以感知营养和能量的消耗，激活结节性硬化症复合体（TSC1-TSC2），导致 mTOR 失活和自噬的启动（Eisenberg-Lerner and Kimchi，2009）。在所有类型的溶酶体中，都存在负调控宏自噬的哺乳动物 TOR（mTOR）信号通路（Dunlop and Tee，2014）。mTORC 的主要敏感抑制剂雷帕霉素，通过抑制 mTORC1 信号通路，导致 LC3-Ⅱ 水平显著升高并导致自噬（Ito et al.，2017）。研究认为，脂质过氧化的产物可能通过直接抑制 AMPK，激活 mTORC1 信号通路。脂质过氧化的产物可以与 AMPK 上游底物肝激酶 B1（LKB1）结合，导致心肌细胞中 mTOR 信号通路的激活（Dolinsky et al.，2009）。JNK-Bcl-2/Beclin 1 通路也启动自噬。MAPK 家族成员 C-Jun N 端蛋白激酶（JNK）介导 Bcl-2 的磷酸化和 Bcl-2 从 Bcl-2/Beclin 1 复合物中分离，该复合物在自噬的溶酶体降解途径中发挥作用（Yan et al.，2016；He et al.，2013）。脂质过氧化的产物可以促进其与 JNK 的相互作用，通过该激酶的核转位促进自噬的发生（Haberzettl and Hill，2013）。

综上，铁死亡是一种新的程序性细胞死亡形式，铁死亡不同于细胞凋亡、自噬等其他细胞死亡模式，其特征是铁依赖性和脂质过氧化增加。铁死亡在细胞增殖、衰老和分化中起重要作用。铁死亡可以被结构上不同的小分子（如 erastin、sulfasalazine 和 RSL3）诱导发生，也可以被亲脂性抗氧化剂[如辅酶 Q_{10}（CoQ_{10}）、维生素 E、ferrostatins 和 liproxstatins]抑制（Dixon et al.，2012；Doll and Conrad，2017；Kagan et al.，2017；Conrad et al.，2018）。细胞内铁离子浓度的升高和抗氧化剂 GSH 的缺失，会导致细胞脂质过氧化，从而导致细胞铁死亡（Stockwell et al.，2017）。磷脂酰乙醇胺（PE）是在体内外特异性介导铁死亡的脂质分子。但脂质过氧化导致铁死亡的具体机制仍然是一个未解之谜，还有待进一步探索（Feng and Stockwell，2018a）。

2.5 铁死亡造成的后果

细胞死亡在哺乳动物发育、体内平衡和疾病的各个方面都至关重要，它与各种生命活动过程紧密结合。作为一种适应性和程序性的细胞死亡形式，铁死亡的正常生理功能（如在发育过程中）尚未被发现。然而，铁死亡的发生与许多病理性的细胞死亡关系密切（图 2-7）（Li et al.，2020）。在哺乳动物中，铁死亡参与了神经退行性疾病（如阿尔茨海默病、亨廷顿病和帕金森病）、癌变、中风、脑出血、外伤性脑损伤、缺血再灌注损伤和肾脏变性相关的病理细胞死亡过程；铁死亡还可以抑制肿瘤的发展，用于癌症的治疗。此外，在植物的热应激中也发现存在铁死亡。

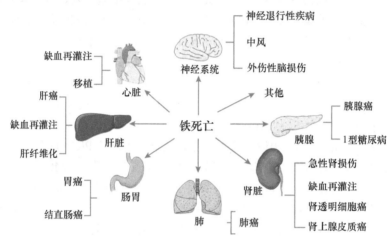

图 2-7 铁死亡在多种器官和疾病中发挥作用

利用 ferrostatins 和 liproxstatins 抑制铁死亡，对小鼠肝、肾、脑和心脏缺血损伤有保护作用（Friedmann Angeli et al.，2014；Gao et al.，2015b；Linkermann et al.，2014；Tuo et al.，2017）；这些抑制剂在退行性脑疾病模型中也有保护作用，包括帕金森病、亨廷顿病、阿尔茨海默病，以及其他形式的神经退行性变、创伤性和出血性脑损伤（Chen et al.，2015；Do Van et al.，2016；Gascon et al.，2016；Guiney et al.，2017；Hambright et al.，2017；Li et al.，2017；Skouta et al.，2014；Zille et al.，2017）；此外，铁死亡还在其他组织和疾病，如肝脏血色沉着病中发挥作用（Wang et al.，2017）；许多痴呆和神经退行性疾病的临床病理特征与铁死亡一致。在衰老和退行性疾病中，脑中铁水平不可避免地会上升，这种铁水平增加可能导致年龄依赖性的铁死亡发生（Belaidi and Bush，2016；Buijs et al.，2017）。遗传学证据也将大脑退化与铁死亡联系在一起，将成年小鼠 GPx4 诱导性敲除，会导致海马神经元的丢失与星形胶质细胞增生，这种现象在阿尔茨海默病中会出现（Yoo et al.，2012）。神经支持细胞（包括星形胶质细胞、小胶质细胞和少突胶质细胞）的存在，使得神经组织中铁死亡的研究变得复杂。支撑细胞发生铁死亡时所引起的损伤，原则上可以传递给神经元（Linkermann et al.，2014）。此外，最近的一项随机对照试验发现，铁螯合剂去铁酮对治疗帕金森病是有益的（Devos et al.，2014）；也有报道称多巴胺可以增强 GPX4 的稳定性（Wang et al.，2016）。考虑到疾病一般具有多种影响因素，优化现有的抑制剂或发现新的抑制剂来阻断铁死亡发生，应该是治疗一些退行性疾病的潜在方法。

癌细胞容易受到硫醇代谢紊乱的影响，且过量铁产生的氧化应激与癌变有关（Toyokuni et al.，2017）。通过胱氨酸/谷氨酸抗转运体（X_c^- 系统）抑制胱氨酸摄取的药物，如磺胺嘧啶，可以抑制肿瘤生长，并在某些情况下诱导铁死亡发生（Toyokuni et al.，2017；Dixon et al.，2014a）。同样，使用胱氨酸降解酶结合物［如 cyst(e)inase］，直接从血浆中去除胱氨酸，会阻止肿瘤生长并引发细胞死亡（Cramer et al.，2017）。与谷胱甘肽结合的药物（如 APR-246），以及谷胱甘肽生物合成的化学或遗传学抑制剂，会破坏肿瘤细胞的生长，并诱导发生铁死亡样的细胞死亡（Liu et al.，2017）。erastin 和 RSL3 最初是在筛选肿瘤细胞选择性杀伤的化合物中发现的。改良的 erastin 类似物溶解度增加，选择性和效果也进一步增强，实验发现其在抑制异种移植肿瘤方面具有良好的效果（Yang et al.，2014）；诱导铁死亡的纳米颗粒在异种移植研究中也显示出了效果（Kim et al.，2016）；有报道称，抑癌基因 *p53* 可以抑制 X_c^- 系统的一个组成部分 SLC7A11，从而在某些情况下诱导铁死亡发生（Jiang et al.，2015）；此外，CD44v 作为一种癌症干细胞标志物，与 X_c^- 系统相关联，并稳定该复合物，这一观察结果提示，CD44v 可能是对 X_c^- 系统抑制因子敏感的肿瘤生物标志物，从而影响肿瘤对铁死亡的敏感性（Toyokuni et al.，2017）。

除了在病理过程中发挥作用，越来越多的研究提示铁死亡也参与了正常生理状态下的发育过程。研究发现，在小鼠中敲除 *GPx4* 可导致 7.5 ～ 8.5 天的胚胎死亡，表明 *GPx4* 在小鼠发育中发挥重要作用（Imai et al.，2003；Yant et al.，2003）。一种可诱导的 *GPx4* 敲除小鼠模型显示，一些细胞和组织，特别是大脑中的神经元，会积累致命的脂质 ROS，而维生素 E 治疗可减少这些脂质 ROS，这表明了在没有 *GPx4* 的情况下体内脂质过氧化的致命性（Seiler et al.，2008b）。此外，还有一项研究发现，条件性敲除小鼠神经元中的 *GPx4*，可通过铁死亡快速诱导运动神经元变性，并最终导致小鼠瘫痪（Chen et al.，2015）。该结果表明，铁死亡可能导致某些类型的运动神经元疾病，其抑制可能在运动神经元的发展和内稳态中十分关键。肾小管细胞也对体内 *GPx4* 缺失引起的铁死亡十分敏感（Friedmann Angeli et al.，2014）；小鼠 T 细胞中 *GPx4* 的条件缺失，导致 T 细胞发生铁死亡，从而降低了 T 细胞对感染的免疫应答，表明 *GPx4* 对 T 细胞介导的功能性免疫反应至关重要（Matsushita et al.，2015）。除了 *GPx4* 缺失导致胚胎死亡外，铁死亡还可能参与哺乳动物肢体发育的正常发育过程。在指状组合型死亡组织中，除了发现凋亡标志物外，还发现 ROS 水平升高、*GPx4* 表达水平降低，提示铁死亡可能被激活（Schnabel et al.，2006）。而 *GPx4* 转基因小鼠的四肢发育正常，又使该结论产生争议（Ran et al.，2004）。因此，铁死亡在发育中的作用，还需要更多的证据。

此外，铁死亡与炎症的关系也是一个研究热点。在晶体（草酸盐）和叶酸诱导的急性肾损伤模型及 *GPx4* 缺失的小鼠模型中，观察到肾脏坏死炎症与铁死亡相关（von Massenhausen et al.，2018）。此外，研究发现在脂质过氧化介导的炎症反应中，*GPx4* 激活会抑制花生四烯酸和 NF-κB 的激活，从而减少细胞中 ROS 水平，并抑制细胞铁死亡的发生（Li et al.，2018）。因此，激活 *GPx4* 可能作为一种新的抗炎或细胞保护疗法。随着研究的深入，在越来越多的疾病的病理生理过程中发现了铁死亡现象，为治疗这些疾病提供了一种新的方法。作为一种新的细胞死亡形式，铁死亡与其他类型的细胞死亡共同在某些疾病中发挥作用，提供了联合应用现有治疗方案的可能性，从而有助于解决一些疾病的耐药问题。相信随着对铁死亡特征的不断深入研究，铁死亡在治疗和预防疾病的发生发展中将呈现更为突出的临床价值。

参 考 文 献

Abbott S K, Else P L, Atkins T A, et al. 2012. Fatty acid composition of membrane bilayers: Importance of diet polyunsaturated fat balance. Biochim Biophys Acta, 1818(5): 1309-1317.

Abrams R P, Carroll W L, Woerpel K A. 2016. Five-membered ring peroxide selectively initiates ferroptosis in cancer cells. ACS Chem Biol, 11(5): 1305-1312.

Adedoyin O, Boddu R, Traylor A, et al. 2018. Heme oxygenase-1 mitigates ferroptosis in renal proximal tubule cells. Am J Physiol Renal Physiol, 314(5): F702-F714.

Alborzinia H, Ignashkova T I, Dejure F R, et al. 2018. Golgi stress mediates redox imbalance and ferroptosis in human cells. Commun Biol, 1: 210.

Ashkenazi A, Dixit V M. 1998. Death receptors: Signaling and modulation. Science, 281(5381): 1305-1308.

Bao Q, Shi Y. 2007. Apoptosome: A platform for the activation of initiator caspases. Cell Death Differ, 14(1): 56-65.

Belaidi A A, Bush A I. 2016. Iron neurochemistry in alzheimer's disease and parkinson's disease: Targets for therapeutics. J Neurochem, 139 Suppl 1: 179-197.

Bernardi P, Di Lisa F. 2015. The mitochondrial permeability transition pore: Molecular nature and role as a target in cardioprotection. J Mol Cell Cardiol, 78: 100-106.

Bernardini J P, Lazarou M, Dewson G. 2017. Parkin and mitophagy in cancer. Oncogene, 36(10): 1315-1327.

Bersuker K, Hendricks J M, Li Z, et al. 2019. The coq oxidoreductase fsp1 acts parallel to GPX4 to inhibit ferroptosis. Nature, 575(7784): 688-692.

Bian X, Teng T, Zhao H, et al. 2018. Zinc prevents mitochondrial superoxide generation by inducing mitophagy in the setting of hypoxia/reoxygenation in cardiac cells. Free Radic Res, 52(1): 80-91.

Bodur C, Kutuk O, Tezil T, et al. 2012. Inactivation of bcl-2 through IκB kinase (ikk)-dependent phosphorylation mediates apoptosis upon exposure to 4-hydroxynonenal (hne). Journal of Cellular Physiology, 227(11): 3556-3565.

Buijs M, Doan N T, van Rooden S, et al. 2017. In vivo assessment of iron content of the cerebral cortex in healthy aging using 7-tesla t2*-weighted phase imaging. Neurobiol Aging, 53: 20-26.

Cassago A, Ferreira A P, Ferreira I M, et al. 2012. Mitochondrial localization and structure-based phosphate activation mechanism of glutaminase c with implications for cancer metabolism. Proc Natl Acad Sci U S A, 109(4): 1092-1097.

Chang L C, Chiang S K, Chen S E, et al. 2018. Heme oxygenase-1 mediates bay 11-7085 induced ferroptosis. Cancer Lett, 416: 124-137.

Chen L, Hambright W S, Na R, et al. 2015. Ablation of the ferroptosis inhibitor glutathione peroxidase 4 in neurons results in rapid motor neuron degeneration and paralysis. J Biol Chem, 290(47): 28097-28106.

Chen M S, Wang S F, Hsu C Y, et al. 2017. Chac1 degradation of glutathione enhances cystine-starvation-induced necroptosis and ferroptosis in human triple negative breast cancer cells via the gcn2-eif2alpha-atf4 pathway. Oncotarget, 8(70): 114588-114602.

Chen Y F, Liu H, Luo X J, et al. 2017. The roles of reactive oxygen species (ros) and autophagy in the survival and death of leukemia cells. Crit Rev Oncol Hematol, 112: 21-30.

Cheng J, Fan Y Q, Liu B H, et al. 2020. Acsl4 suppresses glioma cells proliferation via activating ferroptosis. Oncol Rep, 43(1): 147-158.

Chiarpotto E, Domenicotti C, Paola D, et al. 1999. Regulation of rat hepatocyte protein kinase c beta isoenzymes by the lipid peroxidation product 4-hydroxy-2, 3-nonenal: A signaling pathway to modulate vesicular transport of glycoproteins. Hepatology, 29(5): 1565-1572.

Chin J H, Goldstein D B. 1977. Effects of low concentrations of ethanol on the fluidity of spin-labeled erythrocyte and brain membranes. Mol Pharmacol, 13(3): 435-441.

Colombini M. 2012. Vdac structure, selectivity, and dynamics. Biochim Biophys Acta, 1818(6): 1457-1465.

Conrad M, Kagan V E, Bayir H, et al. 2018. Regulation of lipid peroxidation and ferroptosis in diverse species. Genes Dev, 32(9-10): 602-619.

Conrad M, Pratt D A. 2019. The chemical basis of ferroptosis. Nat Chem Biol, 15(12): 1137-1147.

Cowan R W, Maitra A, Rhim A D. 2015. A new scalpel for the treatment of pancreatic cancer: Targeting stromal-derived stat3 signaling. Gastroenterology, 149(7): 1685-1688.

Cramer S L, Saha A, Liu J, et al. 2017. Systemic depletion of l-cyst(e)ine with cyst(e)inase increases reactive oxygen species and suppresses tumor growth. Nat Med, 23(1): 120-127.

De Domenico I, Vaughn M B, Li L, et al. 2006. Ferroportin-mediated mobilization of ferritin iron precedes ferritin degradation by the proteasome. EMBO J, 25(22): 5396-5404.

De Domenico I, Ward D M, Langelier C, et al. 2007. The molecular mechanism of hepcidin-mediated ferroportin down-regulation. Mol Biol Cell, 18(7): 2569-2578.

De Domenico I, Ward D M, Nemeth E, et al. 2005. The molecular basis of ferroportin-linked hemochromatosis. Proc Natl Acad Sci U S A, 102(25): 8955-8960.

DeHart D N, Lemasters J J, Maldonado E N. 2018. Erastin-like anti-warburg agents prevent mitochondrial depolarization induced by free tubulin and decrease lactate formation in cancer cells. SLAS Discov, 23(1): 23-33.

Devos D, Moreau C, Devedjian J C, et al. 2014. Targeting chelatable iron as a therapeutic modality in parkinson's disease. Antioxid Redox Sign, 21(2): 195-210.

Ding J, Wang K, Liu W, et al. 2016. Erratum: Pore-forming activity and structural autoinhibition of the gasdermin family. Nature, 540(7631): 150.

Dixon S J, Lemberg K M, Lamprecht M R, et al. 2012. Ferroptosis: An iron-dependent form of nonapoptotic cell death. Cell, 149(5): 1060-1072.

Dixon S J, Patel D N, Welsch M, et al. 2014. Pharmacological inhibition of cystine-glutamate exchange induces endoplasmic reticulum stress and ferroptosis. Elife, 3: e02523.

Dixon S J, Stockwell B R. 2014. The role of iron and reactive oxygen species in cell death. Nature Chemical Biology, 10(1): 9-17.

Dixon S J, Winter G E, Musavi L S, et al. 2015. Human haploid cell genetics reveals roles for lipid metabolism genes in nonapoptotic cell death. ACS Chem Biol, 10(7): 1604-1609.

Djulbegovic M B, Uversky V N. 2019. Ferroptosis-an iron- and disorder-dependent programmed cell death. Int J Biol Macromol, 135: 1052-1069.

Do Van B, Gouel F, Jonneaux A, et al. 2016. Ferroptosis, a newly characterized form of cell death in parkinson's disease that is regulated by pkc. Neurobiol Dis, 94: 169-178.

Dolinsky V W, Chan A Y, Robillard Frayne I, et al. 2009. Resveratrol prevents the prohypertrophic effects of oxidative stress on lkb1. Circulation, 119(12): 1643-1652.

Doll S, Conrad M. 2017. Iron and ferroptosis: A still ill-defined liaison. Iubmb Life, 69(6): 423-434.

Doll S, Freitas F P, Shah R, et al. 2019. Fsp1 is a glutathione-independent ferroptosis suppressor. Nature, 575(7784): 693-698.

Doll S, Proneth B, Tyurina Y Y, et al. 2017. Acsl4 dictates ferroptosis sensitivity by shaping cellular lipid composition. Nat Chem Biol, 13(1): 91-98.

Dolma S, Lessnick S L, Hahn W C, et al. 2003. Identification of genotype-selective antitumor agents using synthetic lethal chemical screening in engineered human tumor cells. Cancer Cell, 3(3): 285-296.

Doshi U A, Shaw J, Fox T E, et al. 2017. Stat3 mediates c6-ceramide-induced cell death in chronic lymphocytic leukemia. Signal Transduct Target Ther, 2: 17051.

Drake L E, Springer M Z, Poole L P, et al. 2017. Expanding perspectives on the significance of mitophagy in cancer. Semin Cancer Biol, 47: 110-124.

Drakesmith H, Schimanski L M, Ormerod E, et al. 2005. Resistance to hepcidin is conferred by hemochromatosis-associated mutations of ferroportin. Blood, 106(3): 1092-1097.

Du J, Wang T, Li Y, et al. 2019. Dha inhibits proliferation and induces ferroptosis of leukemia cells through autophagy dependent degradation of ferritin. Free Radic Biol Med, 131: 356-369.

Dunlop E A, Tee A R. 2014. Mtor and autophagy: A dynamic relationship governed by nutrients and energy. Semin Cell Dev Biol, 36: 121-129.

Eisenberg-Lerner A, Kimchi A. 2009. The paradox of autophagy and its implication in cancer etiology and therapy. Apoptosis, 14(4): 376-391.

Elmore S. 2007. Apoptosis: A review of programmed cell death. Toxicol Pathol, 35(4): 495-516.

Fang E F, Hou Y, Palikaras K, et al. 2019. Mitophagy inhibits amyloid-beta and tau pathology and reverses cognitive deficits in models of alzheimer's disease. Nat Neurosci, 22(3): 401-412.

Feder J N, Tsuchihashi Z, Irrinki A, et al. 1997. The hemochromatosis founder mutation in hla-h disrupts beta2-microglobulin interaction and cell surface expression. J Biol Chem, 272(22): 14025-14028.

Feng H, Schorpp K, Jin J, et al. 2020. Transferrin receptor is a specific ferroptosis marker. Cell Reports, 30(10): 3411.

Feng H, Stockwell B R. 2018. Unsolved mysteries: How does lipid peroxidation cause ferroptosis?PLoS Biol, 16(5): e2006203.

Forman H J, Dickinson D A, Iles K E. 2003. Hne—signaling pathways leading to its elimination. Mol Aspects Med, 24(4-5): 189-194.

Frey P A, Reed G H. 2012. The ubiquity of iron. Acs Chemical Biology, 7(9): 1477-1481.

Friedmann Angeli J P, Schneider M, Proneth B, et al. 2014. Inactivation of the ferroptosis regulator gpx4 triggers acute renal failure in mice. Nat Cell Biol, 16(12): 1180-1191.

Gao H, Bai Y S, Jia Y Y, et al. 2018. Ferroptosis is a lysosomal cell death process. Biochem Bioph Res Co, 503(3): 1550-1556.

Gao M H, Monian P, Pan Q H, et al. 2016. Ferroptosis is an autophagic cell death process. Cell Research, 26(9): 1021-1032.

Gao M H, Monian P, Quadri N, et al. 2015a. Glutaminolysis and transferrin regulate ferroptosis. Molecular Cell, 59(2): 298-308.

Gao M, Monian P, Jiang X. 2015b. Metabolism and iron signaling in ferroptotic cell death. Oncotarget, 6(34): 35145-35146.

Gao M, Yi J, Zhu J, et al. 2019. Role of mitochondria in ferroptosis. Mol Cell, 73(2): 354-363 e353.

Garg S K, Yan Z, Vitvitsky V, et al. 2011. Differential dependence on cysteine from transsulfuration versus transport during t cell activation. Antioxid Redox Signal, 15(1): 39-47.

Gaschler M M, Hu F, Feng H, et al. 2018. Determination of the subcellular localization and mechanism of action of ferrostatins in suppressing ferroptosis. ACS Chem Biol, 13(4): 1013-1020.

Gascon S, Murenu E, Masserdotti G, et al. 2016. Identification and successful negotiation of a metabolic checkpoint in direct neuronal reprogramming. Cell Stem Cell, 18(3): 396-409.

Geng N, Shi B J, Li S L, et al. 2018. Knockdown of ferroportin accelerates erastin-induced ferroptosis in neuroblastoma cells. Eur Rev Med Pharmacol Sci, 22(12): 3826-3836.

Giorgi C, Agnoletto C, Baldini C, et al. 2010. Redox control of protein kinase c: Cell- and disease-specific aspects. Antioxid Redox Signal, 13(7): 1051-1085.

Gong Y N, Guy C, Olauson H, et al. 2017. Escrt-iii acts downstream of mlkl to regulate necroptotic cell death and its consequences. Cell, 169(2): 286-300, e216.

Green D R, Llambi F. 2015. Cell death signaling. Cold Spring Harb Perspect Biol, 7(12): a006080.

Grodzovski I, Lichtenstein M, Galski H, et al. 2011. Il-2-granzyme a chimeric protein overcomes multidrug resistance (mdr) through a caspase 3-independent apoptotic pathway. Int J Cancer, 128(8): 1966-1980.

Gruber R, Panayiotou R, Nye E, et al. 2016. Yap1 and taz control pancreatic cancer initiation in mice by direct up-regulation of jak-stat3 signaling. Gastroenterology, 151(3): 526-539.

Guiney S J, Adlard P A, Bush A I, et al. 2017. Ferroptosis and cell death mechanisms in parkinson's disease. Neurochem Int, 104: 34-48.

Haberzettl P, Hill B G. 2013. Oxidized lipids activate autophagy in a jnk-dependent manner by stimulating the endoplasmic reticulum stress response. Redox Biol, 1: 56-64.

Hadian K. 2020. Ferroptosis suppressor protein 1 (fsp1) and coenzyme Q_{10} cooperatively suppress ferroptosis. Biochemistry-Us, 59(5): 637-638.

Haeggstrom J Z, Funk C D. 2011. Lipoxygenase and leukotriene pathways: Biochemistry, biology, and roles in disease. Chem Rev, 111(10): 5866-5898.

Hambright W S, Fonseca R S, Chen L, et al. 2017. Ablation of ferroptosis regulator glutathione peroxidase 4 in forebrain neurons promotes cognitive impairment and neurodegeneration. Redox Biol, 12: 8-17.

Hao S, Liang B, Huang Q, et al. 2018. Metabolic networks in ferroptosis. Oncol Lett, 15(4): 5405-5411.

Harayama T, Riezman H. 2018. Understanding the diversity of membrane lipid composition. Nature Reviews Molecular Cell Biology, 19(5): 281-296.

Harrison P M, Arosio P. 1996. The ferritins: Molecular properties, iron storage function and cellular regulation. Biochim Biophys Acta, 1275(3): 161-203.

Hashidate-Yoshida T, Harayama T, Hishikawa D, et al. 2015. Fatty acid remodeling by lpcat3 enriches arachidonate in phospholipid membranes and regulates triglyceride transport. eLife, 4.

Hattori K, Ishikawa H, Sakauchi C, et al. 2017. Cold stress-induced ferroptosis involves the ask1-p38 pathway. EMBO Rep, 18(11): 2067-2078.

Hayano M, Yang W S, Corn C K, et al. 2016. Loss of cysteinyl-trna synthetase (cars) induces the transsulfuration pathway and inhibits ferroptosis induced by cystine deprivation. Cell Death Differ, 23(2): 270-278.

He C, Wei Y, Sun K, et al. 2013. Beclin 2 functions in autophagy, degradation of g protein-coupled receptors, and metabolism. Cell, 154(5): 1085-1099.

He W, Wu J, Shi J, et al. 2018. Il22ra1/stat3 signaling promotes stemness and tumorigenicity in pancreatic cancer. Cancer Res, 78(12): 3293-3305.

Hilvo M, Denkert C, Lehtinen L, et al. 2011. Novel theranostic opportunities offered by characterization of altered membrane lipid metabolism in breast cancer progression. Cancer Res, 71(9): 3236-3245.

Hodge T, Colombini M. 1997. Regulation of metabolite flux through voltage-gating of vdac channels. J Membrane Biol, 157(3): 271-279.

Hoesel B, Schmid J A. 2013. The complexity of nf-kappab signaling in inflammation and cancer. Mol Cancer, 12: 86.

Holmström K M, Finkel T. 2014. Cellular mechanisms and physiological consequences of redox-dependent signalling. Nature Reviews Molecular Cell Biology, 15(6): 411-421.

Hong S H, Lee D H, Lee Y S, et al. 2017. Molecular crosstalk between ferroptosis and apoptosis: Emerging role of er stress-induced p53-independent puma expression. Oncotarget, 8(70): 115164-115178.

Hou W, Xie Y, Song X, et al. 2016. Autophagy promotes ferroptosis by degradation of ferritin. Autophagy, 12(8): 1425-1428.

Hoyer-Hansen M, Jaattela M. 2007. Connecting endoplasmic reticulum stress to autophagy by unfolded protein response and calcium. Cell Death Differ, 14(9): 1576-1582.

Hulbert A J, Pamplona R, Buffenstein R, et al. 2007. Life and death: Metabolic rate, membrane composition, and life span of animals. Physiol Rev, 87(4): 1175-1213.

Ichijo H, Nishida E, Irie K, et al. 1997. Induction of apoptosis by ask1, a mammalian mapkkk that activates sapk/jnk and p38 signaling pathways. Science, 275(5296): 90-94.

Imai H, Hirao F, Sakamoto T, et al. 2003. Early embryonic lethality caused by targeted disruption of the mouse phgpx gene. Biochem Biophys Res Commun, 305(2): 278-286.

Ito M, Yurube T, Kakutani K, et al. 2017. Selective interference of mtorc1/raptor protects against human disc cellular apoptosis, senescence, and extracellular matrix catabolism with akt and autophagy induction. Osteoarthritis Cartilage, 25(12): 2134-2146.

Jang H, Park K. 2020. Omega-3 and omega-6 polyunsaturated fatty acids and metabolic syndrome: A systematic review and meta-analysis. Clin Nutr, 39(3): 765-773.

Janikiewicz J, Szymański J, Malinska D, et al. 2018. Mitochondria-associated membranes in aging and senescence: Structure, function, and dynamics. Cell Death Dis, 9(3): 332.

Jennis M, Kung C P, Basu S, et al. 2016. An african-specific polymorphism in the tp53 gene impairs p53 tumor suppressor function in a mouse model. Genes Dev, 30(8): 918-930.

Jia X E, Ma K, Xu T, et al. 2015. Mutation of kri1l causes definitive hematopoiesis failure via perk-dependent excessive autophagy induction. Cell Res, 25(8): 946-962.

Jiang L, Kon N, Li T Y, et al. 2015. Ferroptosis as a p53-mediated activity during tumour suppression. Nature, 520(7545): 57.

Joffre C, Grégoire S, De Smedt V, et al. 2016. Modulation of brain pufa content in different experimental models of mice. Prostaglandins Leukot Essent Fatty Acids, 114: 1-10.

Jomova K, Valko M. 2011. Advances in metal-induced oxidative stress and human disease. Toxicology, 283(2): 65-87.

Kagan V E, Mao G, Qu F, et al. 2017. Oxidized arachidonic and adrenic pes navigate cells to ferroptosis. Nat Chem Biol, 13(1): 81-90.

Kidane T Z, Sauble E, Linder M C. 2006. Release of iron from ferritin requires lysosomal activity. Am J Physiol Cell Physiol, 291(3): C445-455.

Kim S E, Zhang L, Ma K, et al. 2016. Ultrasmall nanoparticles induce ferroptosis in nutrient-deprived cancer cells and suppress tumour growth. Nat Nanotechnol, 11(11): 977-985.

Krainz T, Gaschler M M, Lim C, et al. 2016. A mitochondrial-targeted nitroxide is a potent inhibitor of ferroptosis. Acs Central Sci, 2(9): 653-659.

Kreuzaler P A, Staniszewska A D, Li W, et al. 2011. Stat3 controls lysosomal-mediated cell death in vivo. Nat Cell Biol, 13(3): 303-309.

Kwon M Y, Park E, Lee S J, et al. 2015. Heme oxygenase-1 accelerates erastin-induced ferroptotic cell death. Oncotarget, 6(27): 24393-24403.

Latunde-Dada G O. 2017. Ferroptosis: Role of lipid peroxidation, iron and ferritinophagy. Biochim Biophys Acta Gen Subj, 1861(8): 1893-1900.

Lee Y S, Lee D H, Jeong S Y, et al. 2019. Ferroptosis-inducing agents enhance trail-induced apoptosis through upregulation of death receptor 5. J Cell Biochem, 120(1): 928-939.

Lesina M, Kurkowski M U, Ludes K, et al. 2011. Stat3/socs3 activation by il-6 transsignaling promotes progression of pancreatic intraepithelial neoplasia and development of pancreatic cancer. Cancer Cell, 19(4): 456-469.

Li C, Deng X B, Xie X W, et al. 2018. Activation of glutathione peroxidase 4 as a novel anti-inflammatory strategy. Frontiers in Pharmacology, 9.

Li J, Cao F, Yin H L, et al. 2020. Ferroptosis: Past, present and future. Cell Death Dis, 11(2): 88.

Li L, Hao Y, Zhao Y, et al. 2018. Ferroptosis is associated with oxygen-glucose deprivation/reoxygenation-induced sertoli cell death. Int J Mol Med, 41(5): 3051-3062.

Li L, Sun B, Gao Y, et al. 2018. Stat3 contributes to lysosomal-mediated cell death in a novel derivative of riccardin d-treated breast cancer cells in association with tfeb. Biochem Pharmacol, 150: 267-279.

Li Q, Han X, Lan X, et al. 2017. Inhibition of neuronal ferroptosis protects hemorrhagic brain. JCI Insight, 2(7): e90777.

Li Y, Feng D, Wang Z, et al. 2019. Ischemia-induced acsl4 activation contributes to ferroptosis-mediated tissue injury in intestinal ischemia/reperfusion. Cell Death Differ, 26(11): 2284-2299.

Li Z, Agellon L B, Allen T M, et al. 2006. The ratio of phosphatidylcholine to phosphatidylethanolamine influences membrane integrity and steatohepatitis. Cell Metabolism, 3(5): 321-331.

Linkermann A, Skouta R, Himmerkus N, et al. 2014. Synchronized renal tubular cell death involves ferroptosis. Proc Natl Acad Sci U S A, 111(47): 16836-16841.

Liu D S, Duong C P, Haupt S, et al. 2017. Inhibiting the system x((c)over-bar)/glutathione axis selectively targets cancers with mutant-p53 accumulation. Nature Communications, 8.

Liu Y, Wang W, Li Y, et al. 2015. The 5-lipoxygenase inhibitor zileuton confers neuroprotection against glutamate oxidative damage by inhibiting ferroptosis. Biol Pharm Bull, 38(8): 1234-1239.

Lladó V, López D J, Ibarguren M, et al. 2014. Regulation of the cancer cell membrane lipid composition by nacholeate: Effects on cell signaling and therapeutical relevance in glioma. Biochim Biophys Acta, 1838(6): 1619-1627.

Ma S, Dielschneider R F, Henson E S, et al. 2017. Ferroptosis and autophagy induced cell death occur independently after siramesine and lapatinib treatment in breast cancer cells. PLoS One, 12(8): e0182921.

Ma S, Henson E S, Chen Y, et al. 2016. Ferroptosis is induced following siramesine and lapatinib treatment of breast cancer cells. Cell Death Dis, 7: e2307.

Maher P, van Leyen K, Dey P N, et al. 2018. The role of ca(2+) in cell death caused by oxidative glutamate toxicity and ferroptosis. Cell Calcium, 70: 47-55.

Maldonado E N, Lemasters J J. 2012. Warburg revisited: Regulation of mitochondrial metabolism by voltage-dependent anion channels in cancer cells. J Pharmacol Exp Ther, 342(3): 637-641.

Matsushita M, Freigang S, Schneider C, et al. 2015. T cell lipid peroxidation induces ferroptosis and prevents immunity to infection. J Exp Med, 212(4): 555-568.

McElhanon K E, Bose C, Sharma R, et al. 2013. Gsta4 null mouse embryonic fibroblasts exhibit enhanced sensitivity to oxidants: Role of 4-hydroxynonenal in oxidant toxicity. Open J Apoptosis, 2(1).

Mei S Q, Livingston M, Hao J L, et al. 2016. Autophagy is activated to protect against endotoxic acute kidney injury. Sci Rep-Uk, 6.

Meng X, Zhang S. 2013. Mapk cascades in plant disease resistance signaling. Annu Rev Phytopathol, 51: 245-266.

Metkar S S, Wang B, Ebbs M L, et al. 2003. Granzyme b activates procaspase-3 which signals a mitochondrial amplification loop for maximal apoptosis. J Cell Biol, 160(6): 875-885.

Miyake S, Murai S, Kakuta S, et al. 2020. Identification of the hallmarks of necroptosis and ferroptosis by transmission electron microscopy. Biochem Biophys Res Commun, 527(3): 839-844.

Mizushima N, Komatsu M. 2011. Autophagy: Renovation of cells and tissues. Cell, 147(4): 728-741.

Mizushima N, Yoshimori T, Levine B. 2010. Methods in mammalian autophagy research. Cell, 140(3): 313-326.

Nagai H, Noguchi T, Homma K, et al. 2009. Ubiquitin-like sequence in ask1 plays critical roles in the recognition and stabilization by usp9x and oxidative stress-induced cell death. Mol Cell, 36(5): 805-818.

NaveenKumar S K, SharathBabu B N, Hemshekhar M, et al. 2018. The role of reactive oxygen species and ferroptosis in heme-mediated activation of human platelets. ACS Chem Biol, 13(8): 1996-2002.

Nemeth E, Tuttle M S, Powelson J, et al. 2004. Hepcidin regulates cellular iron efflux by binding to ferroportin and inducing its internalization. Science, 306(5704): 2090-2093.

Noguchi T, Ishii K, Fukutomi H, et al. 2008. Requirement of reactive oxygen species-dependent activation of ask1-p38 mapk pathway for extracellular atp-induced apoptosis in macrophage. J Biol Chem, 283(12): 7657-7665.

Novgorodov S A, Voltin J R, Gooz M A, et al. 2018. Acid sphingomyelinase promotes mitochondrial dysfunction due to glutamate-induced regulated necrosis. J Lipid Res, 59(2): 312-329.

Page S, Fischer C, Baumgartner B, et al. 1999. 4-hydroxynonenal prevents nf-kappab activation and tumor necrosis factor expression by inhibiting ikappab phosphorylation and subsequent proteolysis. J Biol Chem, 274(17): 11611-11618.

Park T J, Park J H, Lee G S, et al. 2019. Quantitative proteomic analyses reveal that GPx4 downregulation during myocardial infarction contributes to ferroptosis in cardiomyocytes. Cell Death & Disease, 10(11): 835.

Parkkila S, Waheed A, Britton R S, et al. 1997. Association of the transferrin receptor in human placenta with hfe, the protein defective in hereditary hemochromatosis. Proc Natl Acad Sci U S A, 94(24): 13198-13202.

Peng K, Hu J, Xiao J, et al. 2018. Mitochondrial atp-sensitive potassium channel regulates mitochondrial dynamics to participate in neurodegeneration of parkinson's disease. Biochim Biophys Acta Mol Basis Dis, 1864(4 Pt A): 1086-1103.

Petrat F, Rauen U, de Groot H. 1999. Determination of the chelatable iron pool of isolated rat hepatocytes by digital fluorescence microscopy using the fluorescent probe, phen green sk. Hepatology, 29(4): 1171-1179.

Preston G A, Zarella C S, Pendergraft W F, 3rd, et al. 2002. Novel effects of neutrophil-derived proteinase 3 and elastase on the vascular endothelium involve in vivo cleavage of nf-kappab and proapoptotic changes in jnk, erk, and p38 mapk signaling pathways. J Am Soc Nephrol, 13(12): 2840-2849.

Radisky D C, Kaplan J. 1998. Iron in cytosolic ferritin can be recycled through lysosomal degradation in human fibroblasts. Biochemical Journal, 336: 201-205.

Raffin S B, Woo C H, Roost K T, et al. 1974. Intestinal absorption of hemoglobin iron-heme cleavage by mucosal heme oxygenase. J Clin Invest, 54(6): 1344-1352.

Ran Q, Liang H, Gu M, et al. 2004. Transgenic mice overexpressing glutathione peroxidase 4 are protected against oxidative stress-induced apoptosis. J Biol Chem, 279(53): 55137-55146.

Riedl S J, Salvesen G S. 2007. The apoptosome: Signalling platform of cell death. Nat Rev Mol Cell Biol, 8(5): 405-413.

Riegman M, Sagie L, Galed C, et al. 2020. Ferroptosis occurs through an osmotic mechanism and propagates independently of cell rupture. Nat Cell Biol, 22(9): 1042-1048.

Risérus U, Willett W C, Hu F B. 2009. Dietary fats and prevention of type 2 diabetes. Prog Lipid Res, 48(1): 44-51.

Romero A, Novoa B, Figueras A. 2015. The complexity of apoptotic cell death in mollusks: An update. Fish Shellfish Immunol, 46(1): 79-87.

Sakauchi C, Wakatsuki H, Ichijo H, et al. 2017. Pleiotropic properties of ask1. Biochim Biophys Acta Gen Subj, 1861(1 Pt A): 3030-3038.

Sargeant T J, Lloyd-Lewis B, Resemann H K, et al. 2014. Stat3 controls cell death during mammary gland involution by regulating uptake of milk fat globules and lysosomal membrane permeabilization. Nature Cell Biology, 16(11): 1057.

Schaaf M B, Keulers T G, Vooijs M A, et al. 2016. Lc3/gabarap family proteins: Autophagy-(un)related functions. FASEB J, 30(12): 3961-3978.

Scherz-Shouval R, Elazar Z. 2007. Ros, mitochondria and the regulation of autophagy. Trends Cell Biol, 17(9): 422-427.

Schnabel D, Salas-Vidal E, Narvaez V, et al. 2006. Expression and regulation of antioxidant enzymes in the developing limb support a function of ros in interdigital cell death. Dev Biol, 291(2): 291-299.

Sedlackova L, Korolchuk V I. 2019. Mitochondrial quality control as a key determinant of cell survival. Bba-Mol Cell Res, 1866(4): 575-587.

Seiler A, Schneider M, Forster H, et al. 2008. Glutathione peroxidase 4 senses and translates oxidative stress into 12/15-lipoxygenase dependent- and aif-mediated cell death. Cell Metab, 8(3): 237-248.

Shah R, Shchepinov M S, Pratt D A. 2018. Resolving the role of lipoxygenases in the initiation and execution of ferroptosis. ACS Cent Sci, 4(3): 387-396.

Shindou H, Shimizu T. 2009. Acyl-coa: Lysophospholipid acyltransferases. J Biol Chem, 284(1): 1-5.

Simopoulos A P. 1991. Omega-3 fatty acids in health and disease and in growth and development. The American Journal of Clinical Nutrition, 54(3): 438-463.

Skouta R, Dixon S J, Wang J, et al. 2014. Ferrostatins inhibit oxidative lipid damage and cell death in diverse disease models. J Am Chem Soc, 136(12): 4551-4556.

Song Y, Wang B, Zhu X, et al. 2020. Human umbilical cord blood-derived mscs exosome attenuate myocardial injury by inhibiting ferroptosis in acute myocardial infarction mice. Cell Biol Toxicol, 37(1): 51-64.

Soupene E, Kuypers F A. 2008. Mammalian long-chain acyl-coa synthetases. Exp Biol Med (Maywood), 233(5): 507-521.

Stockwell B R, Friedmann Angeli J P, Bayir H, et al. 2017. Ferroptosis: A regulated cell death nexus linking metabolism, redox biology, and disease. Cell, 171(2): 273-285.

Su L J, Zhang J H, Gomez H, et al. 2019. Reactive oxygen species-induced lipid peroxidation in apoptosis, autophagy, and ferroptosis. Oxid Med Cell Longev, 2019: 5080843.

Sui X B, Zhang R N, Liu S P, et al. 2018. Rsl3 drives ferroptosis through gpx4 inactivation and ros production in colorectal cancer. Frontiers in Pharmacology, 9: 1371.

Sun L, Hu L, Cogdell D, et al. 2017. Mir506 induces autophagy-related cell death in pancreatic cancer cells by targeting the stat3 pathway. Autophagy, 13(4): 703-714.

Thiam A R, Farese Jr R V, Walther T C. 2013. The biophysics and cell biology of lipid droplets. Nature Reviews Molecular Cell Biology, 14(12): 775-786.

Torii S, Shintoku R, Kubota C, et al. 2016. An essential role for functional lysosomes in ferroptosis of cancer cells. Biochem J, 473(6): 769-777.

Toyokuni S, Ito F, Yamashita K, et al. 2017. Iron and thiol redox signaling in cancer: An exquisite balance to escape ferroptosis. Free Radic Biol Med, 108: 610-626.

Trapani J A, Smyth M J. 2002. Functional significance of the perforin/granzyme cell death pathway. Nat Rev Immunol, 2(10): 735-747.

Tuo Q Z, Lei P, Jackman K A, et al. 2017. Tau-mediated iron export prevents ferroptotic damage after ischemic stroke. Mol Psychiatry, 22(11): 1520-1530.

Turcu A L, Versini A, Khene N, et al. 2020. Dmt1 inhibitors kill cancer stem cells by blocking lysosomal iron translocation. Chemistry, 26(33): 7369-7373.

Twig G, Shirihai O S. 2011. The interplay between mitochondrial dynamics and mitophagy. Antioxid Redox Sign, 14(10): 1939-1951.

Um J H, Yun J. 2017. Emerging role of mitophagy in human diseases and physiology. BMB Rep, 50(6): 299-307.

Valko M, Leibfritz D, Moncol J, et al. 2007. Free radicals and antioxidants in normal physiological functions and human disease. The International Journal of Biochemistry & Cell Biology, 39(1): 44-84.

Vanden Berghe T, Vanlangenakker N, Parthoens E, et al. 2010. Necroptosis, necrosis and secondary necrosis converge on similar cellular disintegration features. Cell Death Differ, 17(6): 922-930.

Violin J D, Zhang J, Tsien R Y, et al. 2003. A genetically encoded fluorescent reporter reveals oscillatory phosphorylation by protein kinase c. J Cell Biol, 161(5): 899-909.

von Massenhausen A, Tonnus W, Linkermann A. 2018. Cell death pathways drive necroinflammation during acute kidney injury. Nephron, 140(2): 144-147.

Wajant H. 2002. The fas signaling pathway: More than a paradigm. Science, 296(5573): 1635-1636.

Wang D, Peng Y, Xie Y, et al. 2016. Antiferroptotic activity of non-oxidative dopamine. Biochem Biophys Res Commun, 480(4): 602-607.

Wang H, An P, Xie E, et al. 2017. Characterization of ferroptosis in murine models of hemochromatosis. Hepatology, 66(2): 449-465.

Wang H, Liu C, Zhao Y, et al. 2020. Mitochondria regulation in ferroptosis. Eur J Cell Biol, 99(1): 151058.

Watanabe T, Sekine S, Naguro I, et al. 2015. Apoptosis signal-regulating kinase 1 (ask1)-p38 pathway-dependent cytoplasmic translocation of the orphan nuclear receptor nr4a2 is required for oxidative stress-induced necrosis. J Biol Chem, 290(17): 10791-10803.

Weijers R N M. 2012. Lipid composition of cell membranes and its relevance in type 2 diabetes mellitus. Curr Diabetes Rev, 8(5): 390-400.

Wheby M S, Suttle G E, Ford K T, 3rd. 1970. Intestinal absorption of hemoglobin iron. Gastroenterology, 58(5): 647-654.

Wu Y, Zhang S, Gong X, et al. 2020. The epigenetic regulators and metabolic changes in ferroptosis-associated cancer progression. Mol Cancer, 19(1): 39.

Yagoda N, von Rechenberg M, Zaganjor E, et al. 2007. Ras-raf-mek-dependent oxidative cell death involving voltage-dependent anion channels. Nature, 447(7146): 864-868.

Yamashita A, Hayashi Y, Nemoto-Sasaki Y, et al. 2014. Acyltransferases and transacylases that determine the fatty acid composition of glycerolipids and the metabolism of bioactive lipid mediators in mammalian cells and model organisms. Prog Lipid Res, 53: 18-81.

Yan D, An G, Kuo M T. 2016. C-jun n-terminal kinase signalling pathway in response to cisplatin. J Cell Mol Med, 20(11): 2013-2019.

Yang W S, Kim K J, Gaschler M M, et al. 2016. Peroxidation of polyunsaturated fatty acids by lipoxygenases drives ferroptosis. Proc Natl Acad Sci U S A, 113(34): E4966-4975.

Yang W S, SriRamaratnam R, Welsch M E, et al. 2014. Regulation of ferroptotic cancer cell death by gpx4. Cell, 156(1-2): 317-331.

Yang W S, Stockwell B R. 2008. Synthetic lethal screening identifies compounds activating iron-dependent, nonapoptotic cell death in oncogenic-ras-harboring cancer cells. Chem Biol, 15(3): 234-245.

Yang Z W, Wang J, Zheng T, et al. 2002. Roles of tyrosine kinase-, 1-phosphatidylinositol 3-kinase-, and mitogenactivated protein kinase-signaling pathways in ethanol-induced contractions of rat aortic smooth muscle: Possible relation to alcohol-induced hypertension. Alcohol, 28(1): 17-28.

Yant L J, Ran Q T, Rao L, et al. 2003. The selenoprotein gpx4 is essential for mouse development and protects from radiation and oxidative damage insults. Free Radical Bio Med, 34(4): 496-502.

Ying Y, Padanilam B J. 2016. Regulation of necrotic cell death: P53, parp1 and cyclophilin d-overlapping pathways of regulated necrosis?Cellular and Molecular Life Sciences, 73(11-12): 2309-2324.

Yoo S E, Chen L, Na R, et al. 2012. Gpx4 ablation in adult mice results in a lethal phenotype accompanied by neuronal loss in brain. Free Radic Biol Med, 52(9): 1820-1827.

Yu H, Lee H, Herrmann A, et al. 2014. Revisiting stat3 signalling in cancer: New and unexpected biological functions. Nat Rev Cancer, 14(11): 736-746.

Yu Y, Jiang L, Wang H, et al. 2020. Hepatic transferrin plays a role in systemic iron homeostasis and liver ferroptosis. Blood, 136(6): 726-739.

Zakeri Z, Bursch W, Tenniswood M, et al. 1995. Cell death: Programmed, apoptosis, necrosis, or other? Cell Death Differ, 2(2): 87-96.

Zhang J, Burrington C M, Davenport S K, et al. 2014. Pkcdelta regulates hepatic triglyceride accumulation and insulin signaling in lepr (db/db) mice. Biochem Biophys Res Commun, 450(4): 1619-1625.

Zhao M, Xia L, Chen G Q. 2012. Protein kinase cdelta in apoptosis: A brief overview. Arch Immunol Ther Exp (Warsz), 60(5): 361-372.

Zille M, Karuppagounder S S, Chen Y, et al. 2017. Neuronal death after hemorrhagic stroke in vitro and in vivo shares features of ferroptosis and necroptosis. Stroke, 48(4): 1033-1043.

第 3 章

铁死亡激活剂

雷 鹏 熊 欢

摘要：铁死亡激活剂是一类通过与铁死亡通路相关脂质、蛋白质结合，催化诱导细胞产生大量脂质过氧化物，进而导致出现铁死亡的化合物。目前已发现的可引起铁死亡的激活剂有几十种，本章将基于铁死亡相关信号通路分类介绍这些激活剂，以及其诱导铁死亡的原理和具体应用实例，主要包括：铁代谢相关激活剂，如小分子激活剂和新型纳米粒子；氨基酸代谢相关激活剂，如 X_c^- 系统相关抑制剂或负向调节剂等；谷胱甘肽代谢相关激活剂，如谷胱甘肽调节剂等；脂质过氧化途径相关激活剂，如 GPx4 抑制剂，多不饱和脂肪酸等。

关键词：铁代谢激活剂，氨基酸代谢激活剂，谷胱甘肽代谢激活剂，脂质过氧化途径激活剂

Abstract: Ferroptosis activators are a class of compounds that catalyze the production of plentiful lipid peroxides in cells by binding to lipids and proteins associated with the ferroptosis pathway, thereby leading to ferroptosis. Dozens of agonists can induce ferroptosis, which will be introduced based on ferroptosis-related signaling pathways, as well as their principles and specific application examples. The ferroptosis activators mainly involve iron metabolism-related activators, including small molecule activators and novel nanoparticles; amino acid metabolism-related activators, including X_c^- system-related inhibitors or negative regulators, etc.; glutathione metabolism-related activators, including glutathione modulators, etc.; lipid peroxidation pathway-related activators, including GPx4 inhibitors, polyunsaturated fatty acids, etc.

Keywords: iron metabolism activator, amino acid metabolism activator, glutathione metabolism activator, lipid peroxidation pathway activator

3.1 引言

通过外源性小分子、纳米材料或者调节生理分子浓度，增加可氧化的多不饱和磷脂或干扰铁稳态来破坏脂质平衡，最终使得细胞出现铁死亡或者对铁死亡敏感，这类小

分子、纳米材料即为铁死亡激活剂。研究显示，铁死亡主要涉及铁代谢、谷胱甘肽代谢、氨基酸代谢、脂质过氧化、氧化应激等生物过程（Liang et al.，2019；Stockwell and Jiang，2020）。本章将基于这些生物过程，介绍已报道的铁死亡诱导剂及其应用。

3.2 铁代谢相关激活剂

铁具有重要的生理作用，铁的缺乏或过量都会对细胞造成伤害（Hare et al.，2013），因此，细胞中不稳定铁（即可自由利用的 Fe^{2+}）的生成、存储和运输需要紧密调控。在哺乳动物细胞中，存在着一个复杂的信号网络调节细胞铁稳态。简单来讲，细胞外铁可通过转铁蛋白（transferrin，TF）及转铁蛋白受体（transferrin receptor，TrR）转入胞内。转入的铁以铁-蛋白质复合物［主要是铁蛋白（ferritin）］的形式存储和运输，该铁蛋白复合体主要由铁蛋白轻链（ferritin light chain，FTL）和铁蛋白重链 1（ferritin heavy chain 1，FTH1）组成（Imai et al.，2017）。铁转运蛋白（ferroportin，FPN）可以将细胞内的铁输出至胞外，这是哺乳动物中唯一已知的可将铁转出至胞外的蛋白质（Trujillo-Alonso et al.，2019）。

目前认为铁在铁死亡中起多种作用（Yan et al.，2021）。首先，铁是代谢酶和产生能量的蛋白质复合物的重要组成部分，对于这些基于氧化的代谢过程［细胞活性氧（reactive oxygen species，ROS）产生的来源］来说，铁是必不可少的。其次，铁是脂氧合酶（LOX）和细胞色素 P450 的辅因子，LOX 和 P450 是磷脂过氧化物生物合成的必需酶。最后，铁可以通过催化非酶性芬顿反应（Fenton reaction）来促进脂质过氧化（Braughler et al.，1986）。此反应在某些情况下会导致磷脂过氧化物的快速产生，并最终导致铁死亡。实验证明，铁摄取的增加或铁转出的减少都会使细胞对氧化损伤和铁死亡敏感（Yang and Stockwell，2008），且细胞和亚细胞水平的铁过载是铁死亡的重要指标（Stockwell et al.，2017）。激活剂种类如下。

3.2.1 小分子化合物

3.2.1.1 氯化亚铁

氯化亚铁（$FeCl_2$）是溶于水、乙醇等多种溶剂的无机物,可解离出亚铁离子。研究显示，在培养的离体海马脑片中给予 0.2mmol/L $FeCl_2$ 后培养 3 天，可以导致明显的铁沉积及神经元死亡，铁死亡相关脂质 ROS 抑制剂 Fer-1（ferrostatin-1）处理可明显抑制铁死亡（Li et al.，2017）。$FeCl_2$ 结构式如图 3-1 所示。

3.2.1.2 硫酸亚铁铵

硫酸亚铁铵［ferrous ammonium sulfate，$(NH_4)_2Fe(SO_4)_2$］是一种溶于水但几乎不溶于乙醇的无机复盐，研究显示 IMR-32 细胞在依次加入 75μmol/L、150μmol/L、300μmol/L、600μmol/L $(NH_4)_2Fe(SO_4)_2$ 时，细胞死亡率逐渐上升，而加入铁死亡抑制剂 Fer-1 后，IMR-32 细胞不出现死亡（Hassannia et al.，2018）。$(NH_4)_2Fe(SO_4)_2$ 结构式如图 3-1 所示。

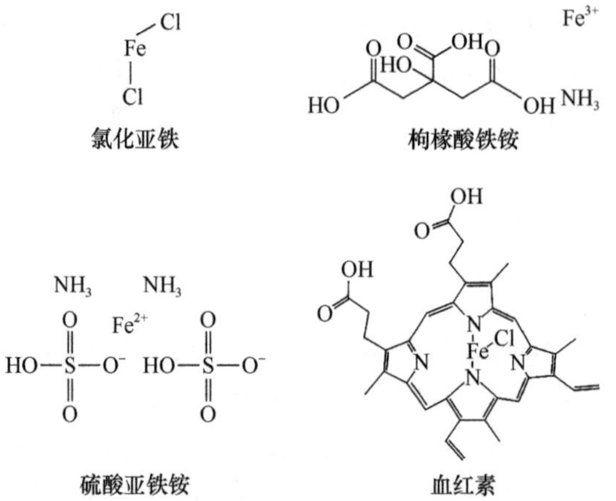

图 3-1 释放铁离子或亚铁离子诱导铁死亡的小分子铁死亡激活剂化学结构式

3.2.1.3 枸橼酸铁铵

枸橼酸铁铵（ferric ammonium citrate，FAC）是除铁蛋白以外铁存在的另一种生理状态，可以作为补铁的食品或药品。研究显示，5mmol/L FAC 可以诱导 AML12 和 HT-1080 细胞铁离子过载，5mmol/L FAC 处理的 HT-1080 细胞在 24h 后发生大量铁死亡，存活细胞仅 20%，而 15mmol/L FAC 处理的 AML12 细胞 24h 时几乎不死亡。另一种可以穿透细胞膜的 8-羟基喹啉含铁复合物（ferric 8-hydroxyquinoline complex，Fe-8HQ）在 10μmol/L 处理 15min 时就可增加 HT-1080 和 AML12 细胞内铁的含量，5μmol/L 处理 10h 将导致细胞坏死而不发生铁死亡，说明铁离子含量增加诱导的细胞死亡方式可能与细胞类型及细胞内铁累积速率等因素相关（Fang et al.，2018）。FAC 结构式如图 3-1 所示。

3.2.1.4 血红蛋白

血红蛋白（hemoglobin，Hb）是血液的主要成分，可以被胶质细胞摄取，通过代谢释放出亚铁离子或铁离子，是体内铁运输的主要媒介。Hb 的毒性作用与铁代谢密切相关。1μmol/L、3μmol/L、10μmol/L Hb 可导致 C57 小鼠皮层神经元 ROS 水平的升高及死亡率的逐渐上升，而同浓度 Hb 处理 *IRP2* 基因敲除小鼠的皮层神经元则不会出现此现象（Regan et al.，2008）。此外，*IRP2* 基因敲除可使脑出血（intracerebral hemorrhage，ICH）后富含 Hb 的血肿周围铁蛋白表达增加和细胞活力增强（Chen et al.，2010）。在 ICH 模型、培养的离体海马脑片或体外培养的人诱导多能干细胞（hiPSC）分化而来的神经元中，给予 Hb（5μmol/L、10μmol/L、20μmol/L 或 50μmol/L）可以诱导明显的脂质过氧化现象及神经元死亡，给予 Fer-1 可以部分减少神经元的死亡（Li et al.，2017）。使用牛主动脉内皮细胞（BAEC）的研究表明，血红蛋白会耗尽内皮细胞中的还原型谷胱甘肽（GSH）（D'Agnillo et al.，2000）。

3.2.1.5 血红素

血红素（hemin）可以导致不稳定的亚铁离子增加，进而引起细胞铁死亡。给予 IMR-32 细胞 6μmol/L、12μmol/L、25μmol/L、50μmol/L 血红素，可导致细胞死亡比例逐渐升高，给予血红素的同时给予 Fer-1 则可抑制细胞死亡（Hassannia et al.，2018）。此外，10μmol/L 或 20μmol/L 血红素可以导致人单核细胞白血病（THP-1）细胞死亡及 ROS 的产生，使用 Fer-1 治疗可抑制血红素诱导的细胞死亡。另一种铁死亡激活剂 erastin 则会增强血红素诱导的细胞死亡和 ROS 产生（Imoto et al.，2018）。给予 1μmol/L、5μmol/L、10μmol/L、25μmol/L 血红素处理可以逐渐增加人源血小板的死亡率，凋亡或坏死抑制剂均不能抑制 25μmol/L 血红素诱导的细胞死亡，结合电子显微镜观察、铁离子含量检测、脂质相关代谢产物检测，确定血红素导致的人源血小板死亡符合铁死亡的特征，且使用铁离子螯合剂 DFO 或铁死亡抑制剂 Fer-1 均可抑制血红素诱导的血小板死亡（NaveenKumar et al.，2018）。给予 CD-1 小鼠原代胶质细胞 5～75μmol/L 血红素后细胞死亡率逐渐升高。100～150μmol/L 坏死性凋亡抑制剂 necrostatin-1 或者铁离子螯合剂 DFO 均可以抑制 30μmol/L 血红素诱导的胶质细胞死亡。进一步机制研究发现，血红素导致的细胞铁死亡可能与胞内 GSH 的快速耗竭有关（Laird et al.，2008）。血红素结构式如图 3-1 所示。

3.2.1.6 西拉美新和拉帕替尼联用

西拉美新（Siramesine）是一种 σ-2 受体配体，是溶酶体亲和剂，最初用于治疗抑郁症（Heading，2001）。包括乳腺癌细胞在内的多种癌细胞中，西拉美新被证明可诱导非凋亡性细胞死亡，该死亡可能与溶酶体损伤导致的 ROS 增加有关，脂质抗氧化剂（α-生育酚和 γ-生育酚）可以有效抑制西拉美新诱导的细胞形态变化和死亡（Ostenfeld et al.，2005）。

拉帕替尼（Lapatinib）是酪氨酸激酶 ErbB1 和 ErbB2 受体的双重抑制剂，已被批准用于治疗 ErbB2 阳性乳腺癌和其他过度表达 ErbB2 的癌症，尤其是 ErbB2 阳性的难治性晚期癌症或转移性乳腺癌（Rusnak et al.，2001；Wood et al.，2004），但是单用拉帕替尼治疗通常仅在中等的 ErbB2 阳性乳腺癌细胞中表现出适度的活性（Wetterskog et al.，2014）。

当 10μmol/L 西拉美新与 0.5μmol/L 拉帕替尼合用时，比单独使用二者之一更明显地增加了不同乳腺癌细胞（MDA-MB-231、MCF-7、ZR-75、SKBR3）的死亡率。使用铁死亡抑制剂 0.1mmol/L DFO、1mmol/L 半胱氨酸或 10μmol/L α-生育酚抑制西拉美新与拉帕替尼的作用，均可明显降低癌细胞 ROS 产生及死亡率，这可能与两种药物合用时上调转铁蛋白而下调铁转运蛋白，进而增加铁离子浓度有关（Pachima et al.，2016）。西拉美新和拉帕替尼的结构式如图 3-2 所示。

3.2.1.7 沙利霉素及其合成衍生物铁霉素

沙利霉素（salinomycin）是一种针对癌症干细胞（CSC）的抑制剂。CSC 代表肿瘤内表现出自我更新特性和接种肿瘤能力的细胞子集，通常对常规治疗无效，且与转移和复发有关。人乳腺癌 CSC 之一 HMLER CD24^{low} 是转染了 HMLER CD44^{high}/CD24^{low} 的人乳腺上皮细胞，HMLER CD24^{high} 是其同基因的对照细胞系。研究显示，HMLER CD24^{low} 对沙利霉素及其合成衍生物铁霉素（ironomycin，AM5）均较敏感，与对照组相比，沙利霉素与铁霉素对 HMLER CD24^{low} 的半数致死浓度均较低，且铁霉素 1mg/(kg·d) 腹腔

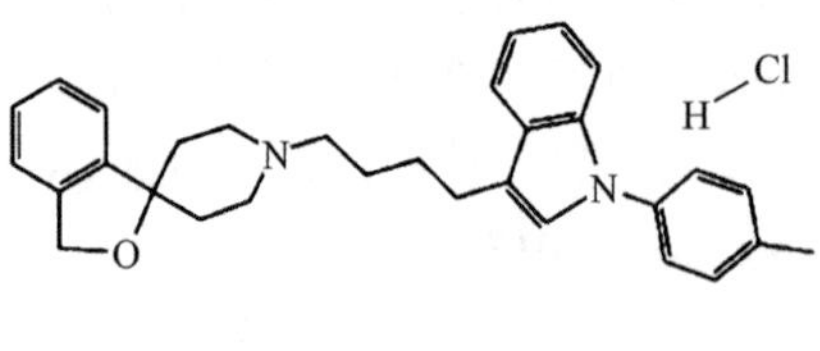

西拉美新

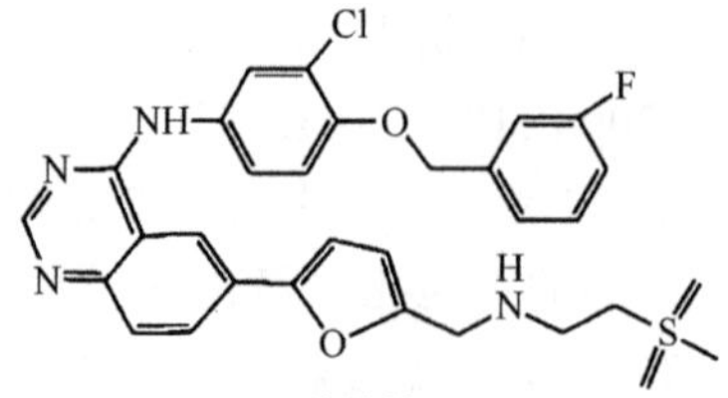

拉帕替尼

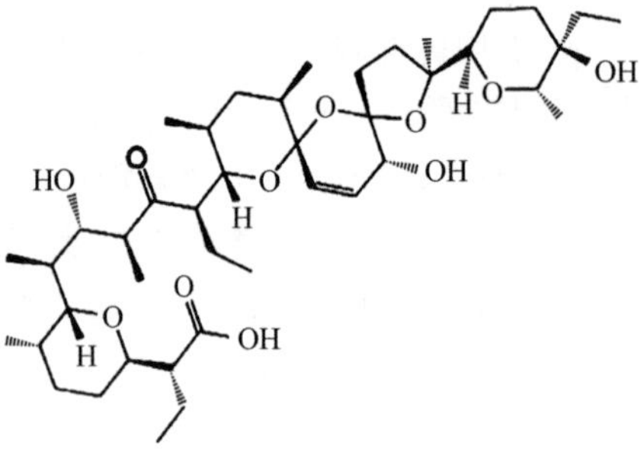

沙利霉素

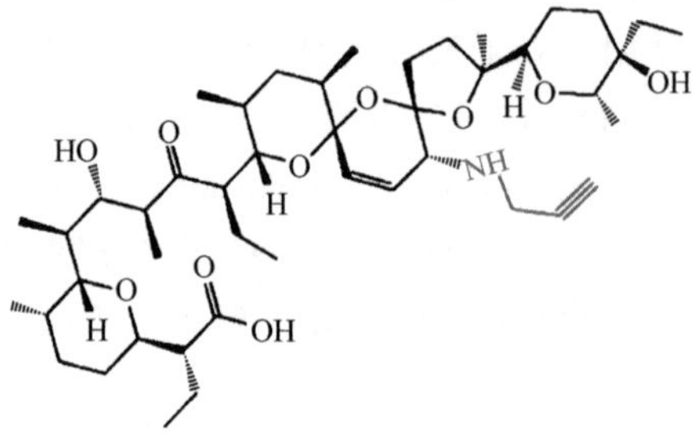

铁霉素

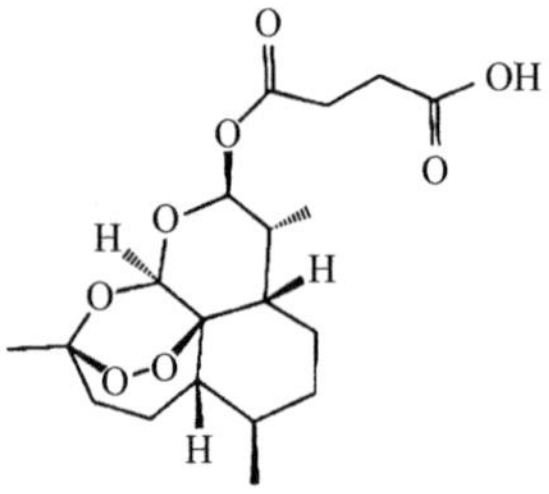

青蒿琥酯

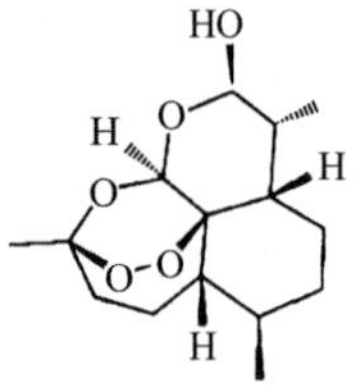

双氢青蒿素

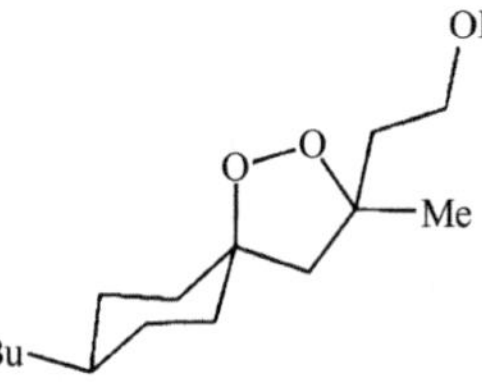

$FINO_2$

图 3-2 不含铁离子的铁代谢相关铁死亡激活剂化学结构式

红色表示沙利霉素衍生物铁霉素与沙利霉素在结构上的差异

注射可抑制人乳腺癌 MCF-7 细胞移植小鼠的肿瘤生长，并无明显毒副作用，而当剂量增加至 5mg/(kg·d) 时则出现了毒性作用。将人源乳腺癌细胞异种移植至免疫缺陷小鼠脂肪垫内得到异种移植肿瘤（PDX），沙利霉素与铁霉素均能抑制肿瘤的生长、减少肿瘤干细胞的数量。进一步研究显示，沙利霉素和铁霉素对乳腺癌干细胞的毒性作用与溶酶体内铁沉积促进 ROS 产生以及溶酶体功能紊乱有关，与细胞铁死亡的特点一致（Mai et al., 2017）。沙利霉素及其合成衍生物铁霉素的结构式如图 3-2 所示。

3.2.1.8 青蒿琥酯

青蒿琥酯（artesunate，ART）是一种起源于青蒿素的、广为人知的抗疟疾药物，据报道其对许多癌细胞具有抗癌潜力。50μmol/L ART 可诱导肾癌 Caki 细胞产生非凋亡性死亡，且损伤细胞期间可诱导 ROS 和 GSH 降低、氧化型谷胱甘肽（GSSG）增加，200μmol/L 抗氧化剂 Trolox 或 2mmol/L 谷胱甘肽乙酯（glutathione ethyl ester，GEE）均可以抑制 ART 引起的 Caki 细胞死亡。此外，在其他肿瘤细胞系 ACHN 和 A498 细胞中均观察到 50μmol/L ART 诱导的可被 Trolox 或 GEE 逆转的细胞非凋亡死亡（Chauhan et al.，2017）。50μmol/L ART 可以诱导 Panc-1 细胞发生铁离子依赖的程序性死亡，且该程序性死亡是 ROS 依赖的，与 20μg/mL 铁离子饱和的转铁蛋白（holo-transferrin，HTF）联用后可增加 ROS 及细胞死亡率，给予 0.1mmol/L DFO 或 20μmol/L Fer-1 可以降低死亡率，而给予 0.5mmol/L Trolox 仅部分降低细胞死亡率和 ROS 水平。ART 诱导的 Panc-1 细胞死亡现象与 erastin 是一致的，且在其他胰腺导管腺癌细胞（pancreatic ductal adenocarcinoma，PDAC）如 COLO357、BxPC-3 和 AsPC-1 中均可诱导能被 Fer-1 与 Trolox 逆转的铁死亡（Eling et al.，2015）。50μmol/L ART 亦可通过诱导铁依赖的、ROS 积累的铁死亡通路选择性地杀死头颈癌（head and neck cancer，HNC）细胞，而不杀死正常细胞。抑制 Nrf2-ARE 途径可增强细胞对 ART 的敏感性，并逆转耐药 HNC 细胞的抗铁死亡作用（Roh et al.，2017）。青蒿琥酯的结构式如图 3-2 所示。

3.2.1.9　双氢青蒿素

双氢青蒿素（dihydroartemisinin，DHA）是青蒿素的半合成衍生物，其含有一个内过氧化物桥，可被 Fe^{2+} 裂解产生毒性自由基，据报道可抑制淋巴细胞白血病、乳腺癌、宫颈癌和肝癌等癌细胞的生长。研究显示，DHA 可诱导头颈鳞状细胞癌（head and neck squamous cell carcinoma，HNSCC）细胞系如 HEP-2、5-8F、CNE-1、CNE-2、CNE-2Z 发生铁死亡和凋亡，但是不影响正常上皮细胞 NP-69 和 HL-7702 的存活，这可能与 FOXM1（forkhead box protein M1）蛋白介导的细胞周期停滞有关（Lin et al.，2016）。此外，DHA 可以抑制急性髓性白血病（acute myeloid leukemia，AML）细胞系如 HL-60、KG1、THP-1 的存活，并将细胞周期阻滞在 G_0/G_1 期，半数致死浓度约 10μmol/L。50mg/kg DHA 腹腔注射可以抑制转染人源 HL-60 裸鼠肿瘤的生长，10μmol/L DHA 可明显抑制 AML 患者原代骨髓细胞的增殖。进一步研究发现 DHA 可以通过诱导自噬加速铁蛋白降解，增加不稳定铁的量，促进 ROS 的积累并最终导致细胞铁死亡。铁-硫簇装配酶（ISCU，线粒体蛋白）的过表达通过调节铁代谢减轻 DHA 引起的铁死亡，且 FTH 重构的 AML 细胞还表现出降低的脂质过氧化物含量，并逆转 DHA 引起的铁死亡（Du et al.，2019）。双氢青蒿素的结构式如图 3-2 所示。

3.2.1.10　FINO₂

$FINO_2$ 是一种含有过氧键的 1,2-二氧戊环结构，是基于天然产物 Plakinic acid 的类似物开发的化合物，其中一种异构体 (−)-$FINO_2$ 具有相对更强的抑癌作用（Abrams et al.，2016）。3～6μmol/L $FINO_2$ 可诱导急性淋巴细胞白血病模型 RS4；11 细胞发生具有铁死亡相关特征的非凋亡性、自噬性及坏死性死亡（Abrams et al.，2016）。10μmol/L $FINO_2$ 可诱导 HT-1080 细胞死亡，使用铁死亡抑制剂如 Fer-1、Trolox 等均可以剂量依赖性地抑制 $FINO_2$ 诱导的细胞死亡，而凋亡或坏死抑制剂 zVAD-FMK 或 necrostatin-1 则无此细胞死亡抑制作用。100μmol/L 铁离子螯合剂 DFO 也可抑制 10μmol/L $FINO_2$ 诱导的过氧化。$FINO_2$ 诱导铁死亡与其间接抑制谷胱甘肽过氧化物酶 4（GPx4）的酶促功能、直接氧化铁，及引起广泛的脂质过氧化密切相关（Gaschler et al.，2018）。$FINO_2$ 的结构式如图 3-2 所示。

3.2.1.11　低温等离子体

等离子体是物理状态超出正常固、液、气相的第四种状态,并且是气体、自由基、电子、阳离子、阴离子、紫外线的混合物。低温等离子体(nonthermal plasma,NTP)在人体温度下可以释放多种化学物质,包括羟自由基、过氧化氢、超氧化物、一氧化氮、电子和紫外线,主要的物质是羟自由基和紫外线(Okazaki et al.,2014)。在给予人源肺成纤维细胞 IMR-90-SV 及其瘤样亚型细胞 SM2 和上皮样亚型 EM2 细胞 NTP 60s 后,SM2 和 EM2 细胞均发生明显的死亡。SM2 细胞在给予 30s NTP 刺激后未发生死亡,但若同时给予 6.6 ～ 19.9μg/mL FAC 则可以明显增加细胞死亡,而长时间(90s)NTP 刺激引起的细胞大量死亡可明显被 12.5 ～ 50μmol/L DFO 逆转,结合铁死亡相关脂质过氧化物和铁离子检测,确定 NTP 可诱导成皮瘤细胞铁死亡(Shi et al.,2017)。研究显示,NTP 作为肿瘤细胞中的铁死亡诱导剂,可能与铁蛋白受刺激释放亚铁离子引起的 Fenton 反应有关(Furuta et al.,2018)。

3.2.2　纳米颗粒

铁基纳米材料是癌症靶向治疗的理想载体,因为这些材料可以通过被动或主动靶向积聚在肿瘤部位,然后在酸性环境中释放出亚铁离子(Fe^{2+})或铁离子(Fe^{3+}),通过参与 Fenton 反应,诱导细胞发生铁死亡。

3.2.2.1　诱导铁死亡的纳米颗粒

1)αMSH-PEG-C′ dots

近年来纳米材料在生物医学研究中广为应用,基于铁基纳米材料设计,可将外源铁运输到细胞中。具有荧光核、聚乙二醇(PEG)涂层和 α- 黑素细胞刺激素(αMSH)修饰的超小 αMSH-PEG-C′ dots(6nm)就是这样一种铁基纳米材料。15μmol/L αMSH-PEG-C′ dots 可以诱导氨基酸缺乏条件下 M21、BxPC3、H1650、HT-1080 等肿瘤细胞的铁死亡。完全培养基加 15μmol/L αMSH-PEG-C′ dots 共培养的 M21 细胞,移植至裸鼠诱导产生肿瘤,与不加 αMSH-PEG-C′ dots 培养的 M21 细胞注射诱导产生的肿瘤相比,前者体积明显小于后者。静脉注射 12nmol/L αMSH-PEG-C′ dots 3 次至 786-O 或 HT-1080 肿瘤细胞异种移植的裸鼠,可以明显抑制肿瘤体积的增大,该抑制效应在 liproxstatin-1 的协同注射下消失。进一步研究显示,αMSH-PEG-C′ dots 在营养剥夺条件下诱导的铁死亡,主要与铁吸收进入细胞、GSH 抑制和脂质 ROS 积累有关(Kim et al.,2016)。

2)FePt-PTTA-Eu^{3+}-FA

通过将发光的镧系元素络合物 PTTA-Eu^{3+} 和叶酸(FA)应用于 FePt(iron-platinum)纳米粒子,设计出一种新型的铁死亡诱导剂 FePt-PTTA-Eu^{3+}-FA(FPEF)。在肿瘤细胞的低 pH 微环境中,FePt 纳米颗粒释放出高活性的铁离子,这些离子可催化 H_2O_2 分解为细胞内的 ROS,并进一步诱导癌细胞如 MCF-7、4T1、HeLa、HepG2 的铁死亡,以及抑制4T1 异种移植小鼠肿瘤细胞的增长。FePt 纳米粒子有效增强了其对叶酸受体阳性肿瘤细胞产生毒性的能力,但对叶酸受体阴性正常细胞没有明显的毒性。此外,FePt 纳米粒子的分解可显著降低磁共振成像（MRI）T2 加权信号并增加 ROS 信号，从而实现原位 Fe 可视化和癌症抑制（Yue et al.，2018）。

3）FeGd-HN@Pt@LF/RGD2

FeGd-HN@Pt@LF/RGD2 是顺铂（CDDP）负载的 Fe_3O_4/Gd_2O_3 杂化纳米颗粒与乳铁蛋白（LF）和 RGD 二聚体（RGD2）结合的磁性纳米颗粒，在体内摄取和降解后可释放出 Fe^{2+}、Fe^{3+} 和 CDDP，Fe^{2+} 和 Fe^{3+} 可以直接参与 Fenton 反应，顺铂可以间接产生 H_2O_2 以进一步加速 Fenton 反应。FeGd-HN@Pt@LF/RGD2 可以诱导 U-87 MG 细胞（而不诱导 MCF-7 细胞）铁死亡，可能与整合素 $\alpha_v\beta_3$ 介导的内吞作用有关。DFO 或 ROS 清除剂 N-乙酰-L-半胱氨酸（NAC）可以部分逆转 FeGd-HN@Pt@LF/RGD2 诱导的铁死亡。此外，FeGd-HN@Pt@LF/RGD2 的直径仅 6.6nm，可通过 LF 受体介导的转胞吞作用穿过血脑屏障，减缓 2U-87 MG 细胞异种移植至裸鼠产生的肿瘤生长速度（Shen et al.，2018）。

4）非氧化的零价铁纳米颗粒

非氧化的零价铁纳米颗粒（zero-valent iron nanoparticle，ZVI NP）可以通过 Fenton 反应和其他氧化还原反应降解污染物，常用于处理受污染的地下水。研究发现，铁死亡是控制 ZVI NP 治疗功效和耐药性的主要机制。在 ZVI 敏感的口腔鳞状细胞癌细胞系 OC3、SCC9、OEC-M1 中，ZVI NP 引起的铁死亡特征主要是线粒体脂质过氧化作用和亚细胞器中谷胱甘肽过氧化物酶（GPx）含量降低。但是，具有抗性的细胞如 HSC-3、KOSC-3、SAS3、OC-2 可以减弱 ZVI 诱导的氧化应激和 GPx 降低。将 SAS3 细胞异种移植至裸鼠皮下，待肿瘤长至一定大小后，隔天静脉注射给予 25mg/kg ZVI NP，共注射 4 次，可以发现肿瘤体积明显较对照组小。转录组比较和定量聚合酶链反应（qPCR）分析表明，抗 ZVI 的癌细胞表达的基因集与 NADPH 的供应增加、活性氧的解毒能力提高，以及对铁死亡诱导剂（FIN）的敏感性降低有关（Huang et al.，2019）。

3.2.2.2 同时诱导铁死亡和凋亡的纳米粒子

1）DGU:Fe/Dox

DGU:Fe/Dox 是一种具有典型结构的纳米递药系统，其主要是在凝胶粒子（Fe^{3+} 交联的氧化淀粉）中包含一个上转化纳米粒子（up-conversion nanoparticle，UCNP）核心。阿霉素（doxorubicin，Dox）可诱导肿瘤细胞凋亡，可能的机制是在弱酸性的微环境中，DGU:Fe/Dox 的表面电荷可发生转化，在延长循环时间并产生增强渗透和滞留效应的同时，使肿瘤细胞能够更有效地吸收并诱导溶酶体逃逸。UCNP 作为核心成分，在近红外光刺激下可产生紫外光（UV），UV 可以使溶酶体发生解构，并使 Fe^{3+} 还原为 Fe^{2+}。DGU:Fe/Dox 网络结构破坏导致 Fe^{2+} 和 Dox 的快速释放，继而 Fe^{2+} 引起 Fenton 反应，产生诱导铁死亡的有效活性氧，Dox 进入细胞核协同诱导细胞凋亡。在近红外光照射下，DGU:Fe/Dox 浓度增加可逐渐提高 4T1（DGU:Fe/Dox 换算成 Dox 浓度为 2 ~ 20μg/mL）和 MCF-7（DGU:Fe/Dox 换算成 Dox 浓度为 1 ~ 10μg/mL）细胞的死亡率。4T1 细胞异种移植进裸鼠腹侧乳腺脂肪垫后，100μL 100μg/mL 的 DGU:Fe/Dox 可明显抑制肿瘤细胞的生长（Bao et al.，2019）。

2）FeCO-DOX@MCN

介孔碳纳米颗粒（mesoporous carbon nanoparticle，MCN）共载疏水性羰基铁（FeCO）和 Dox 后形成 FeCO-DOX@MCN 纳米颗粒。近红外光被吸收后产生的高热可触发 CO 和酸性肿瘤环境中 Dox 的释放，释放的 CO 分子通过抑制胱硫醚 β 合成酶（CBS）的活性，促进 GSH/GSSG 降低，破坏氧化还原稳态，使乳腺癌细胞对 Dox 敏感。在近红外光照射下，$6.25 \sim 100\mu g/mL$ 的 FeCO-DOX@MCN 可以浓度依赖的抑制 MCF-7 细胞，增加光照强度时抑制效果更明显。此外，$100\mu g/mL$ FeCO-DOX@MCN 诱导的 MCF-7、A549 细胞死亡可以被 Fer-1 部分抑制，但是 HeLa 细胞的死亡不能被 Fer-1 抑制。MCF-7 细胞异种移植的裸鼠静脉注射 $100\mu L$ $8mg/mL$ FeCO-DOX@MCN 后，可以明显抑制肿瘤的增长，而同时给予 Fer-1 时生长抑制作用消失（Yao et al.，2019）。

3）MON-p53

基于 p53 的氧化应激调节能力和金属有机网络（metal-organic network，MON）的 Fenton 反应诱导能力，设计包裹有 p53 质粒的 MON（MON-p53）有机载体，该 MON-p53 可以通过铁死亡和凋亡途径共同抑制癌细胞。MON-p53 内化后，铁离子诱导 Fenton 反应产生 ROS，而细胞内高浓度 ROS 会导致生物膜中脂质严重过氧化，且 GSH 含量会降低，溶质载体家族 7 成员 11（SLC7A11）和 GPx4 会被下调。同时，表达的 P53 蛋白进一步抑制脂质过氧化物的消除。使用肿瘤细胞系研究发现，MON-p53 可诱导 HT1080、SCC-7、4T1 细胞大量死亡，而对 COS-7 细胞的抑制作用不明显。MON-p53 诱导的 HT-1080 细胞铁死亡可被 Fer-1 抑制。一项为期 75 天的抗癌实验表明，MON-p53 处理不仅抑制了 HT1080 异种移植肿瘤的生长，而且延长了荷瘤小鼠的寿命。由于具有促进细胞氧化应激的能力，MON-p53 减少了血液、肺和肝的转移（Zheng et al.，2017）。

4）PSAF NC

在酸性肿瘤微环境下，聚乙二醇化单原子含铁纳米催化剂（PSAF NC）可以有效地触发原位肿瘤特异性 Fenton 反应，且光热可以进一步增强 Fenton 反应，通过 Fenton 反应选择性地产生大量有毒的羟自由基，这些产生的自由基不仅可以导致恶性肿瘤细胞凋亡，而且可以诱导脂质过氧化物积累，引起肿瘤细胞铁死亡。4T1 肿瘤细胞给予 $100 \sim 400\mu g/mL$ PSAF NC 和 $100\mu mol/L$ 模拟肿瘤高过氧化物水平的 H_2O_2 后，细胞死亡率明显增加，这一现象在酸性培养基中更明显。$300\mu g/mL$ PSAF NC 和 $100\mu mol/L$ H_2O_2 存在条件下给予抗氧化剂 $500 \sim 1000\mu mol/L$ 抗坏血酸或 $250 \sim 1000\mu mol/L$ α-生育酚均可降低细胞死亡率，给予 $125\mu mol/L$ 或 $250\mu mol/L$ 的铁死亡抑制剂 Fer-1 或凋亡抑制剂 Ac-DEVD-CHO 也可降低死亡率，而给予 $250\mu mol/L$ 或 $500\mu mol/L$ 的坏死性凋亡抑制剂 necrostatin-1 或自噬抑制剂 3-methyladenine（3-MA）则没有抑制细胞死亡的效果。4T1 细胞异种移植的裸鼠经瘤内或静脉注射 $20mg/kg$ PSAF NC 后，肿瘤体积较对照组增长慢，且瘤内注射的效果更明显（Huo et al.，2019）。

5）SRF@Fe^{III}TA

Fe^{3+} 离子和天然鞣酸（TA）自发在索拉非尼（SRF）纳米核上形成网状冠，形成的

SRF@Fe^{III}TA 纳米颗粒可在溶酶体酸性环境下解离网状冠，从而导致 SRF 释放以抑制 GPx4 酶活性，进而引起铁死亡。TA 可以将游离的和 Fenton 反应产生的 Fe^{3+} 化学还原为 Fe^{2+}，提供铁的氧化还原循环，从而更有效地产生铁死亡所需的脂质过氧化物。持续的 Fe^{2+} 供应会导致长期的细胞毒性，这种细胞毒性具有高 H$_2$O$_2$ 水平的癌细胞特异性，而在正常细胞中基本没有。含 10μmol/L SRF 的 SRF@Fe^{III}TA 结合 10μmol/L H$_2$O$_2$ 可诱导 CT26、HepG2、4T1、HT1080 和 SCC-7 细胞 ROS 含量明显升高、GSH 含量降低和死亡，以及 3T3、COS7、NCTC1469 细胞的明显死亡。给予 Fer-1、α-生育酚、Ac-DEVD-CHO 或 DFO 则可部分抑制细胞死亡。4T1 细胞异种移植的裸鼠在静脉注射 20mg/kg SRF@Fe^{III}TA 后，肿瘤体积较对照组增长更慢，且装载亚甲基蓝的 SRF@Fe^{III}TA 纳米颗粒在光照条件下肿瘤抑制效果更好（Liu et al.，2018）。

6）Pa-M/Ti-NC

Pa-M/Ti-NC 是一种可以促进肿瘤铁死亡和免疫调节的仿生磁小体，该磁小体由 Fe$_3$O$_4$ 磁性纳米簇（NC）作为核心、预先设计的白细胞膜（M）作为外衣组成，其中 TGF-β 抑制剂（Ti）可以负载在膜内部，而 PD-1 抗体（Pa）可以锚定在膜表面。Pa-M/Ti-NC 静脉注射后，膜的伪装有利于长循环，具有磁化作用和超顺磁性的 NC 磁芯可通过 MRI 引导进行磁靶向。一旦进入肿瘤，Pa 和 Ti 便会协同作用，创造一个免疫原性的微环境，从而增加极化 M1 巨噬细胞中 H$_2$O$_2$ 的量，促进 NC 释放的铁离子发生 Fenton 反应。产生的羟自由基随后导致肿瘤细胞致死性铁死亡，而暴露的肿瘤抗原反过来又改善了微环境的免疫原性。这种免疫调节和铁死亡以周期性方式产生的协同作用将对肿瘤产生有效的治疗效果。一周两次 Pa-M/Ti-NC（1mg/kg Ti 和 0.5mg/kg Pa）可抑制 4T1 肿瘤细胞移植小鼠及 B16F10 肿瘤细胞移植小鼠的肿瘤生长，还能抑制培养的 4T1 和 B16F10 细胞的生长（Zhang et al.，2019）。

3.3　谷胱甘肽代谢相关激活剂

GSH 是哺乳动物主要的细胞内抗氧化剂，它是以谷氨酸、半胱氨酸和甘氨酸为原料，在胞质内由谷氨酸-半胱氨酸连接酶（GCL）和谷胱甘肽合成酶（GSS）催化的两步反应生成的。因此，胱氨酸或半胱氨酸的获得可影响 GSH 的生物合成。GSH 是 GPx4 催化反应的底物，可以作为电子供体将有毒的磷脂氢过氧化物还原为无毒的磷脂醇，并且产生副产物 GSSG，抑制 GSH 的生物合成可影响无毒磷脂醇的转化，进而导致铁死亡（Shah et al.，2017）。调控 GSH 促进铁死亡的化合物总结如下。

3.3.1　GSH 调节剂

3.3.1.1　丁胱亚磺酰亚胺

丁胱亚磺酰亚胺（buthionine sulfoximine，BSO）通过抑制 γ-谷氨酸半胱氨酸合成酶（GSH 合成限速酶）进而抑制 GSH 合成。100μmol/L BSO 可以明显降低致癌 HRAS 阳性细胞的 GSH 含量，从而增加脂质过氧化物含量。同时，BSO 完全抑制致癌 HRAS 阳性的 BJeLR 细胞和 DRD 细胞的生长，但不影响致癌 HRAS 阴性的 BJeH 细胞和 BJeHLT

细胞的生长；HT-1080 细胞给予 BSO 的同时给予 FIN，可增加细胞死亡敏感性（Yang et al.，2014）。5μmol/L BSO 即可明显抑制 HT-1080 细胞或 B16 细胞的存活率，同时给予铁死亡抑制剂 10μmol/L Fer-1 则不影响细胞存活（Wang et al.，2019）。BSO 结构式如图 3-3 所示。

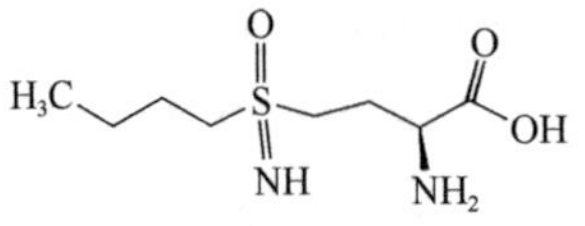

丁胱亚磺酰亚胺 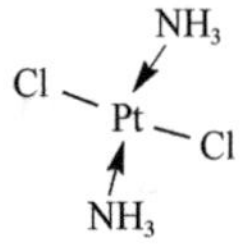　　　　　　顺铂

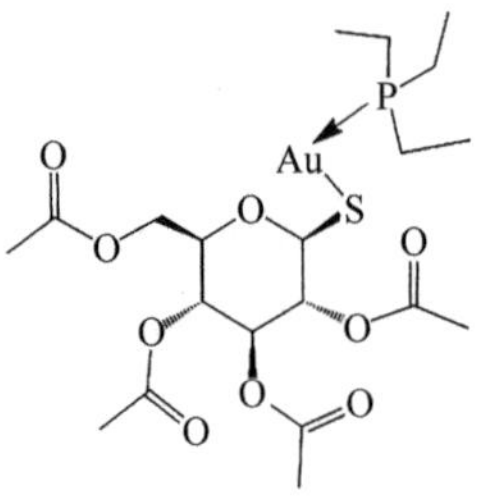

金诺芬 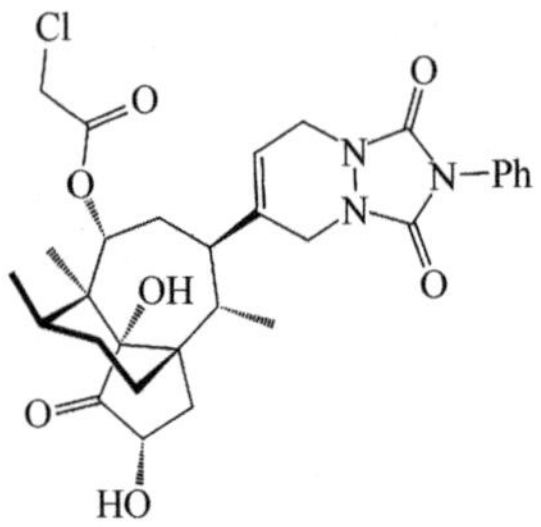　　　　　　　ferroptocide

图 3-3　小分子类 GSH 调控相关铁死亡激活剂的化学结构式

3.3.1.2　顺铂

顺铂（cisplatin）是一种用于治疗多种癌症的化疗药物，部分作用是通过与 DNA 结合抑制其复制，近年来发现其抑制癌细胞的作用可能部分与铁死亡相关。5μg/mL 顺铂可以诱导非小细胞肺癌细胞系 A549 细胞和人大肠癌细胞系 HCT116 细胞发生铁死亡及凋亡，0.5μmol/L Fer-1、20μmol/L Z-VAD-FMK 或 50μmol/L DFO 可以部分抑制细胞铁死亡；在另外几种癌细胞系如 Calu-1、H358、H460 和 HT-1080 细胞中则只诱导凋亡，不能诱导可被 Fer-1 抑制的铁死亡。其主要机制可能是还原型 GSH 的耗竭和谷胱甘肽过氧化物酶的失活，导致脂质过氧化物累积。此外，顺铂和 erastin 联合治疗可显示出协同抗肿瘤活性作用（Guo et al.，2018）。顺铂结构式如图 3-3 所示。

3.3.1.3　金诺芬

金诺芬（Auranofin，AUR）是一种 FDA 批准的用于抗风湿性关节炎的药物，研究显示其可以上调铁调素的表达，改善血色素沉着症中的铁过载现象（Yang et al.，2020）。5mg/kg AUR 急性处理 C57 小鼠可以明显增加铁调素的表达且影响铁离子代谢，改善全身铁过载现象。大剂量 AUR（25mg/kg）会引起血色素沉着症小鼠（Hfe$^{-/-}$）死亡，2.5μmol/L AUR 可以诱导 Huh7 细胞明显的脂质过氧化与死亡，且脂质过氧化和部分细胞死亡可以明显被 Fer-1 抑制，Nec-1 和 Z-VAD 则不具有此抑制脂质过氧化的效应。进一步研究显示，AUR 主要是通过抑制硫氧蛋白还原酶（TXNRD）活性而引起脂质过氧化，进而导致铁死亡（Yang et al.，2020）。AUR 结构式如图 3-3 所示。

3.3.1.4 ferroptocide

ferroptocide 是在对二萜天然产物截短侧耳素（pleuromutilin）进行反应序列相关环系多样性化合物合成后的筛选中发现的，经过生物学评估确认其可以迅速诱导癌细胞铁死亡。多种肿瘤细胞系及原代肿瘤细胞在数微摩尔的 ferroptocide 作用下即可导致半数致死，进一步使用电镜、脂质过氧化物检测等发现，10μmol/L ferroptocide 可导致 ES-2 细胞明显的脂质过氧化、ROS 累积及铁死亡，且该现象可被铁死亡抑制剂 trolox、Fer-1 或 DFO 抑制，进一步在 HCT116 和 A549 细胞中均观察到了 ferroptocide 的铁死亡诱导作用，可能是通过调节氧硫还原蛋白的抗氧化活性实现的。在 4T1 肿瘤细胞异种移植中观察到 ferroptocide 抑制肿瘤的作用与免疫系统有关（Llabani et al.，2019）。ferroptocide 结构式如图 3-3 所示。

3.3.1.5 Cyst(e)inase

Cyst(e)inase 是一种可以耗尽半胱氨酸和胱氨酸的酶类药物，进而导致 GSH 耗竭。胰腺导管腺癌（PDAC）细胞系如 PANC1、BxPC3、S2013 和 AsPC1 给予 100nmol/L Cyst(e)inase 后，细胞存活率明显降低。以 AsPC1 细胞为例，给予 90nmol/L Cyst(e)inase，以及铁死亡抑制剂 DFO、Fer-1 和 trolox 等共处理后，细胞存活率与正常对照组无差异。PDAC 模型 KPC 小鼠腹腔注射 100mg/kg Cyst(e)inase 3 次及以上，肿瘤体积增长明显较对照组缓慢（Badgley et al.，2020）。此外，研究显示，使用 Cyst(e)inase 耗竭半胱氨酸，可以协同增强 T 细胞介导的肿瘤细胞铁死亡（Wang et al.，2019）。

3.3.1.6 富含精氨酸的硅酸锰纳米气泡

富含精氨酸的硅酸锰纳米气泡（arginine-rich manganese silicate nanobubble，AMSN）是以精氨酸（Arg）作为肿瘤归巢表面配体而合成的，其具有高效的 GSH 消耗能力，继而降低 GPx4 的活性来诱导铁死亡，通过 GSH 耗竭诱导的铁死亡具有显著的肿瘤抑制作用。此外，在 GSH 耗竭期间，AMSN 的降解也有助于增强 T1 加权 MRI，以及用于协同癌症治疗的化疗药物的按需释放。肝癌细胞系 Huh7 在给予 AMSN/DOX（换算成 Dox 浓度为 25 ~ 100μg/mL）后，死亡率逐渐增加，给予铁死亡抑制剂 12.5 ~ 50μmol/L Fer-1、GSH 和维生素 E 后均可以部分逆转 Huh7 细胞的死亡。而正常肝细胞系 LO2 给予相同浓度的 AMSN/DOX 后基本不发生死亡。GPx4 敲除的 Huh7 细胞对 AMSN 的损伤作用更敏感（Wang et al.，2018）。

3.3.1.7 脂肪酸二十二碳六烯酸纳米颗粒

天然 ω-3 脂肪酸二十二碳六烯酸（LDL-DHA）重构的低密度脂蛋白纳米颗粒可选择性杀死大鼠肝癌细胞并减少原位肝肿瘤的生长（Wen et al.，2016）。研究显示，LDL-DHA 纳米颗粒对大鼠肝癌和人类肝细胞癌（HCC）细胞系均具有细胞毒性。20μmol/L 及以上浓度的 LDL-DHA 纳米颗粒处理后，大鼠和人类 HCC 细胞如 H4IIE、PLC/PRF/5 和 HepG2 细胞在死亡前均经历明显的脂质过氧化、GSH 耗竭和进一步的 GPx4 失活。给予铁死亡抑制剂 Fer-1、DFP 或 ROS 清除剂 NAC 后，HCC 细胞的死亡均被部分逆转。

这些标志性特征均符合铁死亡的特点。人类 HCC 肿瘤细胞异种移植的小鼠经瘤内长期注射 LDL-DHA 纳米颗粒，会导致瘤内脂质氢过氧化物水平升高和 GPx4 表达抑制，严重抑制肿瘤的生长（Ou et al.，2017）。

3.3.2 核因子 E2 相关因子 2 拮抗剂

核因子 E2 相关因子 2（nuclear factor erythroid 2-related factor 2，Nrf2）拮抗剂是抗氧化反应的关键调节因子。非应激条件下，低水平的 Nrf2 主要由 Kelch 样 ECH 相关蛋白 1（Keap1）介导的蛋白酶体降解来维持；应激条件下，Nrf2 蛋白则会稳定并启动多步激活途径。Nrf2 可以调控 GSH 合成、GPx4 合成，在铁死亡中发挥重要作用（Stockwell et al.，2017；Dodson et al.，2019）。抑制 Nrf2 可能是诱导铁死亡的途径之一，目前 Nrf2 拮抗剂主要有以下两种。

3.3.2.1 葫芦巴碱

葫芦巴碱（trigonelline）是一种从多种植物、咖啡豆中提取出来的生物碱，其结构可以看成是烟酸（维生素 B_3）的氮原子甲基化形成的两性离子。trigonelline 是一种有效的 Nrf2 拮抗剂，据报道，它可以通过抑制 *Nrf2* 转录因子增强化学抗性胰腺结肠细胞系对抗癌药物的敏感性（Arlt et al.，2013）。肝癌细胞系如 HepG2、Hepa1-6 在给予铁死亡诱导剂如 erastin、BSO、Sorafenib 诱导细胞死亡后，检测到 Nrf2 表达量的增加（Sun et al.，2016）。RNA 干扰 *Nrf2* 基因的表达或药物 trigonelline 抑制 Nrf2 功能，则可明显抑制 erastin、Sorafenib 诱导的细胞死亡。在体外和肿瘤异种移植模型中，HCC 细胞中抑制 *Nrf2* 基因表达或药物抑制 Nrf2 活性可增强 erastin 和 Sorafenib 的抗癌活性（Sun et al.，2016）。0.5μmol/L trigonelline 可以增强 HCC 细胞中 erastin 和 Sorafenib 的抗癌活性，1mg/kg trigonelline 与 30mg/kg erastin 或 10mg/kg Sorafenib 联用可明显减缓 HCC 异种移植肿瘤的生长（Sun et al.，2016）。研究显示 ART 可以通过激活 HNC 细胞中的 Nrf2-抗氧化反应元件（ARE）途径促进铁死亡作用，增加 Nrf2 的活性可降低 HNC 细胞的 ART 敏感性。trigonelline 可逆转顺铂耐药的 HNC 细胞对体内、外实验中 ART 的抗性（Roh et al.，2017）。对两种 HNC 耐药细胞系——顺铂耐药（HN3R）和获得性 RSL3 耐药（HN3-rslR）细胞，以及相应的小鼠异种移植模型的研究显示，RSL3 或 ML-162 处理增加了化学耐药性 HN3R 和 HN3-rslR 细胞中 p62 和 Nrf2 的表达，trigonelline 使 HN3R 移植的小鼠模型中化学抗性的 HNC 细胞对 RSL3 敏感，逆转了 HNC 对铁死亡的抗性（Shin et al.，2018）。

3.3.2.2 鸦胆子苦醇

鸦胆子苦醇（brusatol）是一种来自鸦胆子（*Brucea sumatrana*）种子的类茜素类化合物，具有有效的抑癌作用并可改善疾病的预后。brusatol 可以通过增强蛋白质泛素化来抑制 Nrf2（Cai et al.，2019）。FOCAD 依赖于 NRF2 复制蛋白 A1（RPA1）-抗氧化反应元件（ARE）复合物，Nrf2-FOCAD 信号通路可在人类非小细胞肺癌（NSCLC）模型中调节铁死亡。与单一治疗相比，brusatol 和 erastin 联合治疗对 NSCLC 的体外和体内模型治疗效果更好，治疗功能的改善部分取决于 FOCAD-FAK 信号的激活，即 FOCAD 可促进黏着斑激酶（FAK）的活性，通过促进三羧酸（TCA）循环和线粒体电子转运链中复合物 I 的活性，进一步增强 NSCLC 细胞对半胱氨酸剥夺诱导的铁死亡的敏感性。但是，FOCAD 不会影响 GPx4 抑制引起的铁死亡（Liu et al.，2020）。

3.3.3 Nrf2 相关通路调控剂 BAY 11-7085

BAY 11-7085 是一种已知的 IκBα 抑制剂，它以不依赖 NF-κB 的方式诱导肿瘤细胞如 MDA-MB-231、MDAMB-468、MCF-7、SKBR3、A549、HuH-7、DBTRG-05MG 和 SKOV3 的铁死亡，进而抑制癌细胞的生存力。清除活性氧、减轻脂质过氧化、补充 GSH 和含硫醇的试剂以及铁螯合，均可以挽救 BAY 11-7085 诱导的细胞死亡。进一步研究显示，BAY 11-7085 诱导的细胞死亡可能与通过 NRF2-SLC7A11-HMOX-1（血红素加氧酶-1）通路上调 HMOX-1 有关（Chang et al.，2018）。

3.4 氨基酸代谢调控剂

营养物质（如糖、脂肪和氨基酸）不能直接扩散到细胞中，它们必须在特定转运蛋白的帮助下跨细胞膜转运。胱氨酸/谷氨酸反向转运体（cystine/glutamate transporter，System X_c^-，X_c^- 系统）就是这种转运蛋白之一，它是由调节亚基溶质载体家族 3 成员 2（SLC3A2）和催化亚基溶质载体家族 7 成员 11（SLC7A11）以二硫键连接而成的异二聚体。X_c^- 系统可促进胱氨酸和谷氨酸在质膜上交换，前者转入、后者转出。一旦胱氨酸被转入细胞，就被还原为半胱氨酸。胞内半胱氨酸的另一个来源是胱硫醚，而胱硫醚也可以通过 X_c^- 系统转入或由甲硫氨酸（Met）的转硫途径产生。胱氨酸/胱硫醚与谷氨酸的交换是铁死亡的最上游事件。此外，半胱氨酸可以通过丙氨酸-丝氨酸-半胱氨酸（ASC）系统直接转入胞内（Doll and Conrad，2017）。胱氨酸或半胱氨酸的获得可影响 GSH 的生物合成，阻止细胞外环境中胱氨酸的获取可导致铁死亡（Shah et al.，2017）。可调控氨基酸代谢引起铁死亡的化合物汇总如下。

3.4.1 X_c^- 系统抑制剂

X_c^- 系统抑制剂可抑制胱氨酸的摄取，并干扰控制蛋白质折叠的细胞机制。折叠不完全的蛋白质在细胞中积聚并诱导细胞应激（ER 应激和 CHAC1 上调），进一步导致铁死亡。抑制 X_c^- 系统时，SLC7A11 将补偿性上调，这可以作为药理生物标志物，用于鉴定 X_c^- 系统的抑制作用和铁死亡（Long et al.，2007）。典型的 X_c^- 系统抑制剂将在下面讨论。

3.4.1.1 爱拉斯汀

通过高通量筛选上万种能杀死瘤细胞而不杀死正常细胞的合成化合物，鉴定了具有基因型选择活性的已知和新型化合物，其中一种新型化合物即为爱拉斯汀（erastin），其不引起细胞凋亡，但是会通过一种新的方式引起非凋亡性死亡（Dolma et al.，2003）。

随后研究显示 erastin 是原型铁死亡诱导剂，可通过直接抑制 X_c^- 系统来降低 GSH 水平。erastin 的结构分析表明，喹唑啉酮骨架对于药物的致死性至关重要。减弱哌嗪连接基的刚性会降低药物活性。此外，对部分结构的细微修改也将降低甚至失去 X_c^- 系统抑制能力。

唯一的氯原子是 erastin 与周围环境相互作用的重要结合位点。其他基团（如溴、苯基或呋喃基）可以极大地改善 erastin 对 X_c^-系统的抑制效果（Dixon et al.，2014）。研究显示，RAF/MEK/ERK 信号通路的激活对于在 RAS 的肿瘤细胞中触发促红细胞生成素的增生具有重要意义，线粒体电压依赖性阴离子系统（VDAC）也是 erastin 的分子靶标（Yagoda et al.，2007）。除了可以激活铁死亡用于治疗癌症外，在某些癌细胞系中，erastin 可以增强传统抗癌药物（如阿霉素、顺铂、替莫唑胺、阿糖胞苷等）的化学治疗作用（Yamaguchi et al.，2013；Chen et al.，2015；Yu et al.，2015）。erastin 可以引起 HT-1080 细胞和 U-2 OS 细胞内 GSH 含量的剂量依赖性降低，致癌 HRAS 阳性的 BJ 细胞内 GSH 含量也会降低（Yang et al.，2014）。erastin 作为经典的铁死亡诱导剂，其毒性作用被铁死亡的研究者们作为检验新型化合物或者已有药物铁死亡诱导效果的标准参照。erastin 化学结构式如图 3-4 所示。

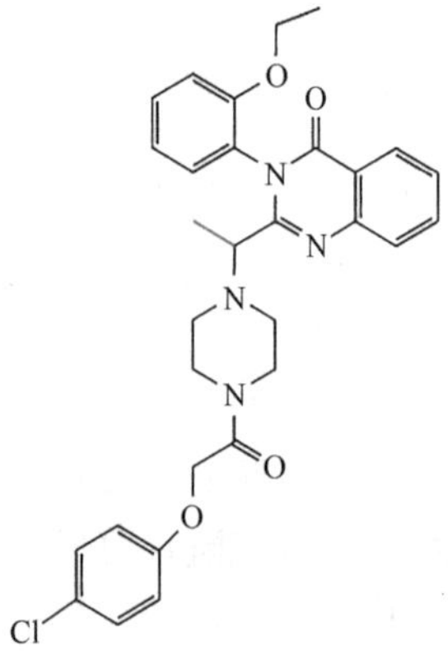
爱拉斯汀

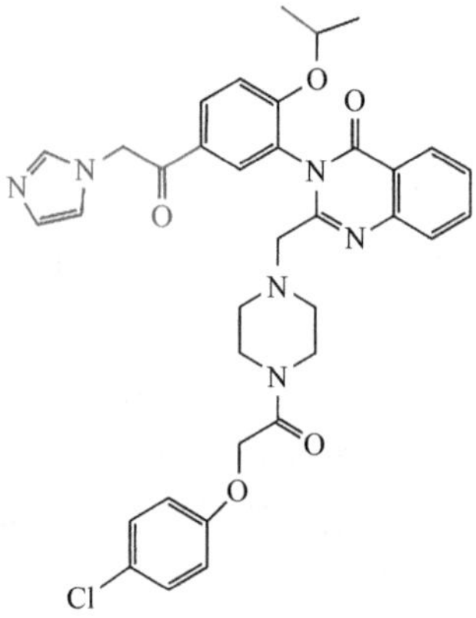
IKE

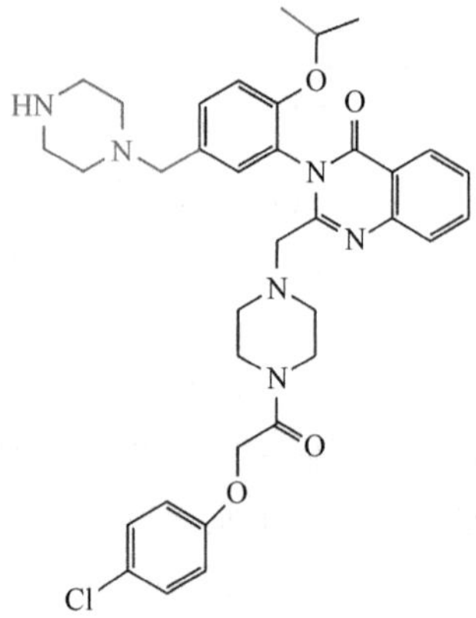
PE

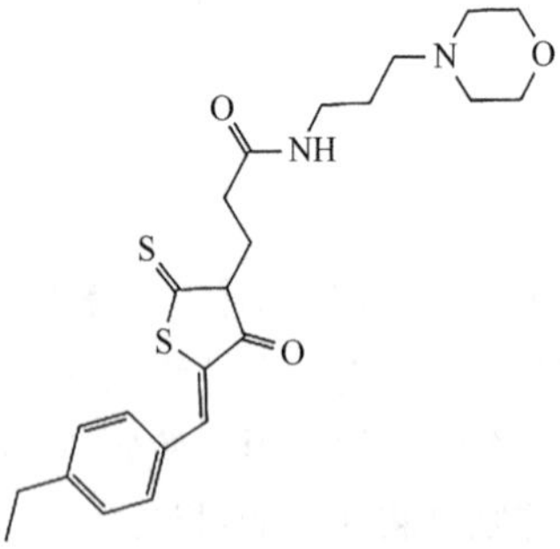
DPI2

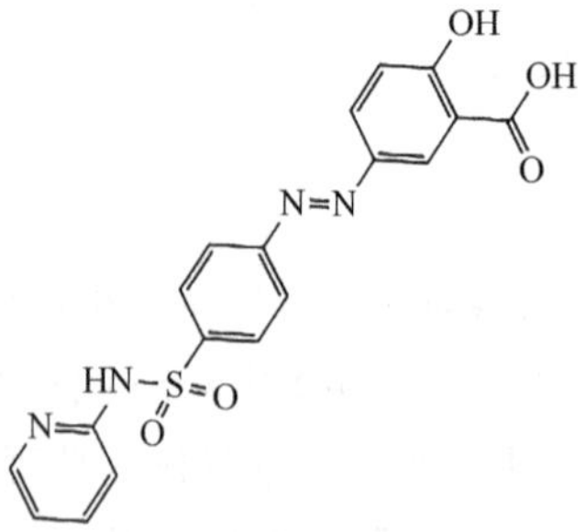
柳氮磺吡啶

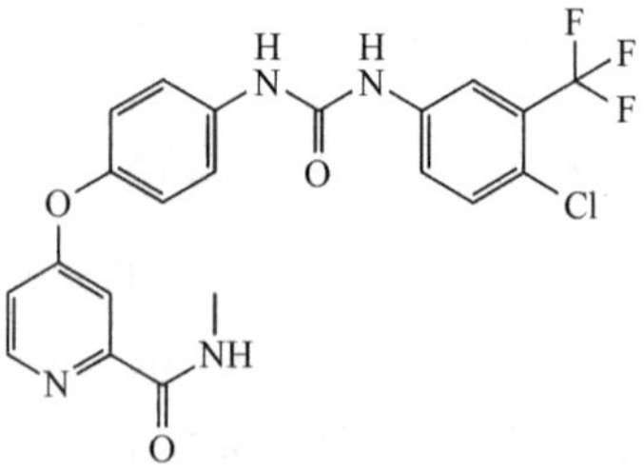
索拉非尼

图 3-4　典型 X_c^-系统抑制剂的化学结构式

红色部分表示爱拉斯汀及其类似物 IKE 和 PE 在结构上的差异

3.4.1.2　erastin 衍生物

尽管 erastin 有抑制 X_c^-系统的作用，但它的水溶性差和代谢不稳定特性限制了其在体内的应用。在哌啶的苯胺环上引入哌嗪基会产生一种名为哌嗪 erastin（PE）的衍生物，该衍生物在 NRAS 突变型 HT-1080 癌细胞系上的功能与 erastin 类似。但是 PE 在生理环境中的水溶性和稳定性要比其原型 erastin 好得多（水溶性：erastin 为 0.086×10^{-3}mol/L，PE 为 1.4×10^{-3}mol/L）（Yang et al.，2014）。PE 会导致致癌 HRAS 阳性 BJ 细胞胞内 GSH 含量降低（Yang et al.，2014）。

近来，另一种代谢稳定的 erastin 衍生物咪唑酮 erastin（IKE），进一步改善了原型的水溶性和抗癌性能，其溶解度为 erastin 的 3 倍（0.25×10^{-3}mol/L）。IKE 对 BJeLR 细胞的半数致死浓度（IC_{50}）仅 3×10^{-9}mol/L，而 erastin 的 IC_{50} 为 6.25×10^{-7}mol/L。目前 IKE 已成功应用于 SUDHL6 异种移植动物模型中的弥漫性大 B 细胞淋巴瘤（DLBCL）的抑制（Zhang et al.，2019）。IKE 亦可以导致胰腺导管腺癌（PDAC）细胞系剂量正相关的死亡（Badgley et al.，2020）。erastin 衍生物 PE 和 IKE 的化学结构式如图 3-4 所示。

3.4.1.3　DPI2

FIN（ferroptosis-inducing compound）是一类铁死亡诱导剂的统称，而 DPI2 是一种在基于 LC-MS 的测定中不会抑制 GPx4 的 FIN 化合物，同时将 GSH 耗竭剂丁胱亚磺酰亚胺（buthionine sulfoximine，BSO）和 erastin 作为阳性对照，而星孢菌素（staurosporine）作为阴性对照。与未处理的 BJeLR 细胞相比，DPI2 消耗了 90% 的胞内 GSH，这表明它通过与 erastin 相似的机制诱导细胞铁死亡（Yang et al.，2014）。DPI2 化学结构式如图 3-4 所示。

3.4.1.4　柳氮磺吡啶

柳氮磺吡啶（sulfasalazine，SAS）（商品名有 Azulfdine、Salazopyrin、Sulazine 等）被广泛用作抗炎药，已获得美国食品药品监督管理局（FDA）的批准作为类风湿关节炎的一线治疗药物（Chande et al.，2013，2016）。SAS 通过与 erastin 类似的方式抑制 X_c^- 系统来诱发铁死亡。但是，与 erastin 相比，SAS 的效果要差得多（某些 erastin 的效果是 SAS 的 1000 倍以上）。已有证据显示，SAS 可以在一系列癌细胞系（HT-1080、Calu-1、143B、BJeLR、BJeHLT）中诱导铁死亡（Dixon et al.，2014）。SAS 也已通过联合使用的方法增强其他化学疗法对神经胶质瘤的治疗效果（Sehm et al.，2016）。SAS 化学结构式如图 3-4 所示。

3.4.1.5　索拉非尼

索拉非尼（Sorafenib）是一种临床认可的多激酶抑制剂，可用于治疗晚期癌症（如肾细胞癌、肝细胞癌和甲状腺癌）（Dixon et al.，2014）。Sorafenib 诱导的铁死亡与 p53、RAS、RAF 和 PIK3CA（磷脂酰肌醇-4,5-双磷酸 3 激酶催化亚基 α）的致癌状态无关（Lachaier et al.，2014）。对 87 个 Sorafenib 类似物的致死活性分析进一步表明，两种潜在的机制可能是 Sorafenib 抑制 X_c^- 系统的原因：①系统活性必需的激酶失活；②与 Sorafenib 敏感激酶相似的结合位点同非激酶靶标相互作用（Dixon et al.，2014）。然而，在某些癌细胞系中 Sorafenib 介导的的癌症治疗已观察到耐药性。视网膜母细胞瘤（Rb）蛋白的表达可以抑制 Sorafenib 诱导的肝细胞癌的铁死亡（Louandre et al.，2015）。金属硫蛋白-1G（MT-1G）是细胞内氧化还原调节剂 NRF2 的转录靶标，在抗药性癌细胞中观察到了 MT-1G 的上调，这一现象可能与 Sorafenib 耐药有关（Ma，2013）。金属硫蛋白与二价重金属离子具有高亲和力，可以保护细胞免受重金属和氧化损伤。因此，在 Sorafenib 治疗期间抑制 MT-1G 途径可降低化学耐药风险并提高治疗效果（Arlt et al.，2013）。Sorafenib 化学结构式如图 3-4 所示。

3.4.2　X_c^- 系统负向调节剂

3.4.2.1　谷氨酸

谷氨酸（glutamate）既与兴奋性神经递质结合位点结合，又与脑神经元上 Cl⁻ 依赖的半胱氨酸和胱氨酸抑制的转运位点结合。X_c^- 系统可以促进谷氨酸转出和胱氨酸转入。神经母细胞瘤原代视网膜杂交细胞（N18-RE105）对谷氨酸诱导的细胞毒性敏感。谷氨酸和半胱氨酸结合的 Cl⁻ 依赖性转运位点对胱氨酸的亲和力高于对谷氨酸的亲和力。降低细胞培养基中胱氨酸的浓度会导致细胞毒性。谷氨酸诱导的细胞毒性与其抑制胱氨酸摄取的能力成正比，暴露于谷氨酸盐（或降低的胱氨酸）会导致 GSH 水平降低和细胞内过氧化物的积累。像 N18-RE-105 细胞一样，培养的原代大鼠海马神经元（而非胶质细胞）在胱氨酸浓度降低的培养基中会退化。因此，谷氨酸诱导的细胞毒性主要归因于胱氨酸摄取的抑制，这将导致 GSH 水平降低，从而导致氧化应激和细胞死亡（Murphy et al.，1989）。

3.4.2.2　γ-干扰素

肿瘤相关免疫治疗研究显示，CD8⁺ T 细胞可增强肿瘤细胞中铁死亡特异的脂质过氧化作用。进一步研究显示 CD8⁺ T 细胞释放的 γ-干扰素（INF-γ）可以下调 SLC3A2 和 SLC7A11（谷氨酸-胱氨酸反转运蛋白 X_c^- 系统的两个亚基）的表达，抑制肿瘤细胞对胱氨酸的摄取，导致 GSH 减少和氧化膜脂质（包括磷脂酰乙醇胺和磷脂酰胆碱）增加，并因此促进肿瘤细胞脂质过氧化和铁死亡（Wang et al.，2019；Tang et al.，2020）。在体外和体内小鼠肿瘤模型中，抑制铁死亡途径均可消除 IFN-γ 对肿瘤细胞死亡的协同作用，且回顾性分析表明 X_c^- 系统的表达与 CD8⁺ T 细胞信号、IFN-γ 表达和癌症患者预后呈负相关。在纳武利尤单抗（nivolumab）治疗之前和治疗期间进行的转录组分析显示，SLC3A2 的表达减少以及 IFN-γ 和 CD8 的增加均与癌症临床结局有关（Wang et al.，2019）。

3.5　脂质过氧化途径相关激活剂

经过氧化应激产生的脂质过氧化物通过两种机制对细胞产生毒性作用。在分子水平上，脂质过氧化物进一步分解成可以消耗核酸和蛋白质的活性产物，驱动细胞发生铁死亡。在结构上，脂质的广泛过氧化作用引起生物膜变薄和曲率增加，引起进一步的氧化并最终导致膜的不稳定和胶束的形成（Gaschler and Stockwell，2017；Feng and Stockwell，2018）。尽管 Fenton 反应能解释某些诱导剂诱导的铁死亡，但含铁酶（花生四烯酸脂氧合酶，ALOX）介导的脂质过氧化被证明是铁死亡的主导机制（Doll and Conrad，2017）。Raf 激酶抑制蛋白 1（RKIP1）通过与脂氧合酶 ALOX15 结合来正向调节铁死亡（Wenzel et al.，2017）。GPx4 作为铁死亡的主要下游调控因子，通过使用两个 GSH 分子作为电子供体，将有毒的磷脂氢过氧化物还原为无毒的磷脂醇（PE-AA-OH、PE-AdA-OH），并产生 GSSG（Wenzel et al.，2017），干预 GPx4 可调控铁死亡。脂质过氧化途径相关的铁死亡激活剂介绍如下。

3.5.1 GPx4 抑制剂

某些细胞可绕过 X_c^- 系统并通过转硫途径从甲硫氨酸合成半胱氨酸。因此，X_c^- 系统抑制剂不适合在这些细胞中引发铁死亡（Stockwell et al.，2017），但可以通过其他机制来引发。GPx4 以 GSH 为辅因子，将脂质 ROS 还原为相应的脂质醇，从而限制了脂质 ROS 的积累，这一通路相关 ROS 的累积在诱导铁死亡中尤为重要（Friedmann Angeli et al.，2014）。即使细胞中的半胱氨酸和 GSH 水平正常，也可以通过使 GPx4 失活来诱发铁死亡（Gao et al.，2016）。先前的研究发现，对药物耐受并持续存在的恶性肿瘤高度依赖 GPx4。GPx4 的失活可以在体外根除这些癌细胞并在体内防止肿瘤复发（Hangauer et al.，2017）。根据 177 个癌细胞系的敏感性分布，发现肾细胞癌和弥漫性大 B 细胞淋巴瘤对 GPx4 诱导的铁死亡特别敏感（Yang et al.，2014）。

3.5.1.1 (1*S*,3*R*)-RSL3

采用新的筛选流程对 4 万多个化合物进行细胞增殖相关的基因选择性筛选，筛选出了两个小分子化合物，分别命名为 RSL3（ras-selective-lethal compound 3）和 RSL5，两者均在致癌 RAS 存在下具有高致死性，进一步确认 RSL3 而不是 RSL5 可以激活铁死亡（Yang and Stockwell，2008）。RSL3 通过直接靶向且共价抑制 GPx4 诱导铁死亡。根据基于化学蛋白质组学的亲和力分析，RSL3 结构中的氯乙酰胺部分对其活性至关重要。RSL3 靶向具有亲核位点（如半胱氨酸、丝氨酸、硒代半胱氨酸等）的酶，通过硒代半胱氨酸的烷基化直接使 GPx4 失活。在 RSL3 的 4 个非对映异构体中，只有 (1*S*,3*R*)-RSL3 对 BJ 衍生的含 HRAS 细胞系表现出选择性和强大的杀伤力。这可能是由于 (1*S*,3*R*)-RSL3 与 HRAS 表达的 BJ 细胞中的一种或多种蛋白质结合所致。荧光素标签可以通过聚乙二醇（PEG）接头与 (1*S*,3*R*)-RSL3 的苯基连接。三维结构影响了 RSL3 的致癌 HRAS 选择性，其中 (1*S*,3*R*)-RSL3 保留，而 (1*S*,3*R*)-RSL3 失去 HRAS 选择性（Yang et al.，2014）。进一步使用细胞系 HT-1080、143B、B16、BT474、PC9 等细胞研究均发现 RSL3 的铁死亡诱导作用，在免疫相关铁死亡诱导剂 IFN-γ 等联用的情况下，细胞铁死亡敏感性增加（Dixon et al.，2012；Hangauer et al.，2017；Wang et al.，2019）。

3.5.1.2 GPx4 含氯乙酰胺抑制剂

GPx4 的抑制剂有多种，包括 DPI7/ML162、DPI6、DPI8、DPI9、DPI12、DPI13、DPI15 和 DPI19 等，其中 DPI3、DPI4、DPI7/ML162、DPI6、DPI8、DPI9、DPI12、DPI13、DPI18 和 DPI19 属于氯乙酰胺类，DPI15 和 DPI17 属于氯甲基三嗪（chloromethyltriazine）类，而 ML210/DPI10 则属于硝基异恶唑类。

已证明 DPI7/ML162、DPI6、DPI8、DPI9、DPI12、DPI13、DPI15 和 DPI19 等在 BJ 衍生的细胞系中均表现出对对苯酚（BHT）敏感和 BSO 增强的细胞杀伤作用，以及 C11-BODIPY 氧化的诱导作用，所有这些都是铁死亡的标志（Yang et al.，2014）。已确认 DPI7/ML162、DPI12、DPI13 和 DPI19 抑制 BJeLR 细胞裂解物中的 GPx4 活性（Yang et al.，2014），这些化合物的特征与 RSL3 不同。用 8 种 FIN 化合物（DPI7、DPI10、DPI12、DPI13、DPI17、DPI18、DPI19 和 RSL3）中的任何一种处理的 BJeLR 细胞缺乏 GPx4 活性，无法还原外源 PC-OOH（Yang et al.，2014）。DPI7、DPI10、DPI12、DPI13、DPI17、DPI18、DPI19 和 RSL3 的化学结构式如图 3-5 所示。

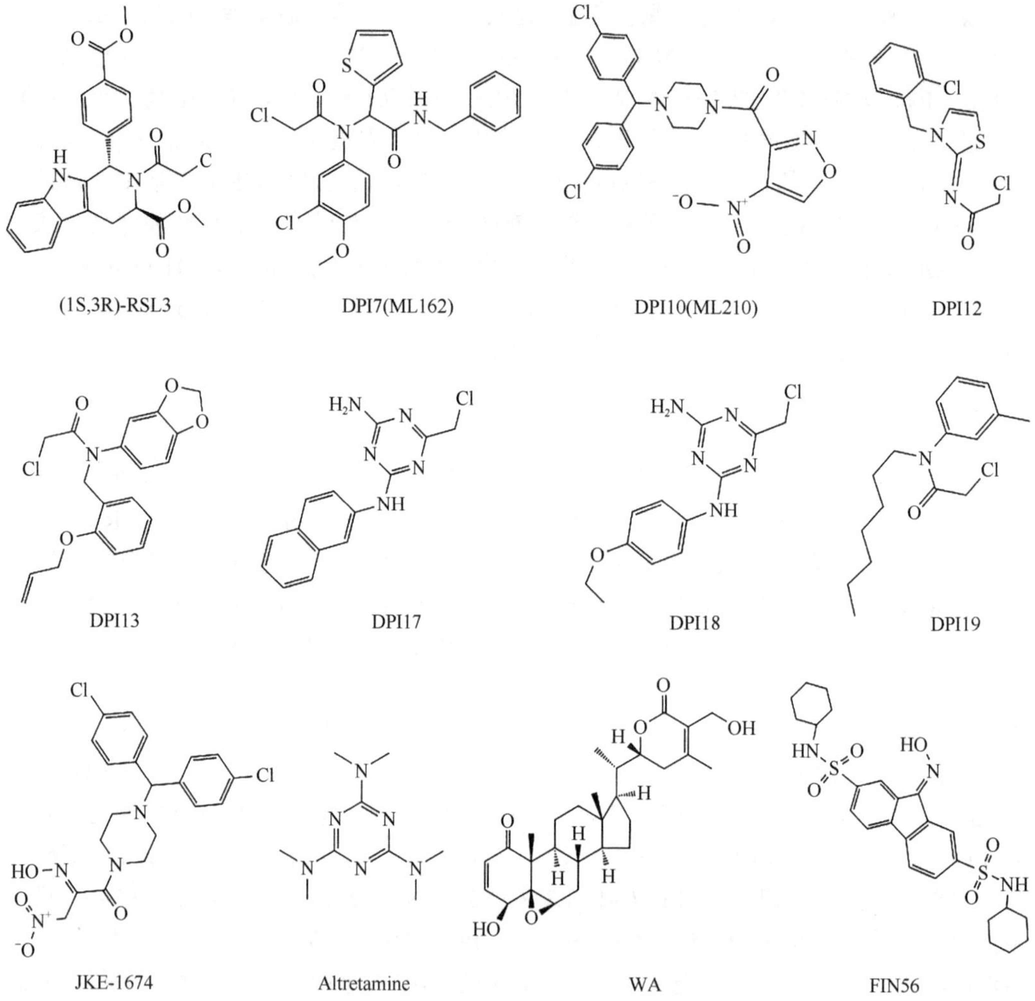

图 3-5 部分 GPx4 抑制剂的化学结构式

DPI7/ML162 是这些含氯乙酰胺 GPx4 抑制剂中最具特色的，可用于验证 RSL3 对 GPx4 的依赖性。DPI7/ML162 是从美国国立卫生研究院-分子图书馆小分子储存库（NIH-MLSMR）的 303 282 种化合物中，通过对表达 HRAS[G12V] 的永生化 BJ 成纤维细胞进行高通量合成致死筛选（synthetic lethal screening），然后在缺乏 HRAS[G12V] 癌基因的一系列同基因细胞中对致死性化合物进行反筛选，最终鉴定出的两种新型分子探针（ML162/DPI7 和 ML210/DPI10）之一，具有特异的癌细胞杀伤作用（Weiwer et al.，2012）。除了 BJ 成纤维细胞，后续在 B16（Wang et al.，2019）细胞中也观察到 DPI7/ML162 和 ML210/DPI10 诱导的 GPx4 抑制与脂质过氧化现象，以及 HT1080、Karpas299（Garcia-Bermudez et al., 2019）和 KBM7（Dixon et al., 2015）细胞中观察到 DPI7/ML162 诱导的 GPx4 抑制、脂质过氧化和进一步的细胞铁死亡，给予铁死亡抑制剂可部分逆转细胞死亡。

处于高间充质耐药性的肿瘤细胞对铁死亡有选择敏感性，使用 GPx4 抑制剂对 HER2 放大乳腺癌细胞系 BT474 亲代细胞筛选的多种化合物进行研究，发现 GPx4 抑制剂 RSL3 和 ML210/DPI10 是对耐药细胞最致命的化合物，对亲代细胞或未转化的 MCF10A 细胞影响最小（Hangauer et al., 2017）。肿瘤细胞如 BT474 给予 100nmol/L ML210/DPI10 可导致半数致死，A375、PC9 和 Kuramochi 在给予 200nmol/L 及以上 ML210/DPI10 时可逐渐导致细胞死亡（Hangauer et al., 2017）。

3.5.1.3　ML210 代谢产物 JKE-1674

研究发现 ML210 是药物作用的前体，其进入细胞后转化为氧化腈亲电体，进而共价抑制 GPx4。通过一些反应将 ML210 快速转化为其相应的 α-硝基酮肟产物 JKE-1674，细胞靶标结合试验中显示 JKE-1674 与 ML210 具有相同的活性，JKE-1674 的炔烃类似物（JKE-1674-yne）也能降低 GPx4 活性，且其化学选择性类似于 ML210。JKE-1674 以与 ML210 等价的方式杀死 LOX-IMVI 细胞，并被铁死亡抑制剂逆转（Eaton et al., 2020）。进一步研究表明 JKE-1674 是 ML210 发挥作用的关键代谢产物。但是，像 ML210 一样，需要对 JKE-1674 进行额外的细胞活化才能产生蛋白反应性亲电试剂（Eaton et al., 2020）。JKE-1674 化学结构式如图 3-5 所示。

3.5.1.4　Altretamine

全基因组范围内鉴定小分子化合物的激活机制（MoA），可以表征出该小分子化合物的靶标、效应和活性调节剂的作用机理，对评估化合物的功效和毒性具有至关重要的意义。未知化合物的 MoA 分析显示抗癌药物 Altretamine 是具有脂质修复活性的 GPx4 的抑制剂。0.5mmol/L Altretamine 可明显增加 U-2932 细胞脂质过氧化物的含量，但是不影响 GSH 含量（Woo et al., 2015）。Altretamine 化学结构式如图 3-5 所示。

3.5.1.5　Withaferin A

Withaferin A（WA）是神经母细胞瘤中天然的铁死亡诱导剂，它通过一种新型的双重机制发挥作用。WA 剂量依赖性地靶向 Kelch 样 ECH 相关蛋白 1，激活核因子 E2 相关因子 2（非典型铁死亡诱导通路）或使 GPx4 失活（典型铁死亡诱导通路）。非典型铁死亡诱发的特征是在血红素加氧酶 1 过度活化后使细胞内不稳定 Fe^{2+} 增加，进而诱导铁死亡。这种双重机制可能解释了与依托泊苷（etoposide）或顺铂相比，WA 在杀死高危神经母细胞瘤细胞如 SK-N-SH 和 IMR-32，以及抑制神经母细胞瘤异种移植肿瘤的生长和复发率方面的优越功效。纳米靶向的 WA 允许全身应用，可通过肿瘤内的积累增加而抑制肿瘤的生长（Hassannia et al., 2018）。WA 化学结构式如图 3-5 所示。

3.5.1.6　FIN56

FIN56 是通过对 56 种不依赖 caspase-3/7 的致死化合物进行调节分析而发现的。在 FIN56 的结构中，肟部分对于铁死亡诱导特性是必不可少的，并且通过哌啶部分的疏水性影响铁死亡的诱导效力。两条不同的途径促进了 FIN56 的促铁死亡能力。首先，FIN56 促进 GPx4 的降解，这需要乙酰辅酶 A 羧化酶（ACC）。其次，FIN56 结合并激活角鲨烯合酶（SQS），导致内源性抗氧化剂辅酶 Q_{10}（CoQ_{10}）耗尽，此过程与 GPx4 降解无关而与甲羟戊酸途径有关。GPx4 是一种硒蛋白，在酶的活性位点含有硒代半胱氨酸（Sec），活化后的 GPx4 才具有促进脂质过氧化物醇化的作用，硒蛋白的生物合成受到甲羟戊酸途径的调节。研究 FIN56 诱导铁死亡机制的过程中，发现甲羟戊酸途径可参与铁死亡。进一步研究发现 FIN56 可以结合并激活胆固醇合成相关的鲨烯合酶（squalene synthase，SQS），SQS 促进甲羟戊酸途径产物异戊烯焦磷酸（isopentenyl pyrophosphate，IPP）向合成胆固醇转化，进而减少 CoQ_{10} 的生成，增强细胞对铁死亡的敏感性（Shimada et al.，2016；Hassannia et al.，2019）。研究显示，0.1μmol/L 及以上浓度的 FIN56 可导致 BJ 细胞系 BJeLR、DRD 半数及以上致死。HT1080 细胞给予 FIN56 的同时给予铁死亡抑制剂 100μmol/L α-生育酚、3.8μmol/L U0126，可以明显抑制细胞死亡（Shimada et al.，2016）。FIN56 化学结构式如图 3-5 所示。

3.5.1.7　他汀类药物

他汀类药物（statins）是 HMG-CoA 还原酶的化学抑制剂，是一类降低血脂的药物，可降低心血管疾病高危人群的患病率和死亡率。HMG-CoA 还原酶可以促进甲羟戊酸（MVA）的合成，他汀类药物则可以通过抑制 MVA 合成阻断 CoQ_{10} 的合成，同时干扰 GPx4 的成熟。给予 HT1080 细胞 1μmol/L 辛伐他汀（simvastatin）、洛伐他汀酸（lovastatin acid）、西伐他汀（cerivastatin）处理后，均会导致细胞约半数及以上死亡，其中西伐他汀的半数致死浓度最低，补充 MVA 则可明显抑制西伐他汀的作用，但是这些并没有影响 GPx4 的丰度（Shimada et al.，2016）。他汀类药物阻断 CoQ_{10} 合成的作用可以增强 FIN56 肿瘤细胞杀伤力。

3.5.2　多不饱和脂肪酸

多不饱和脂肪酸（PUFA）是人体必需的营养物质，只能从外界摄取，其在微生物体内主要由乙酰辅酶 A 和丙二酸单酰辅酶 A 通过多种酶催化的多次循环缩合延长而成。PUFA 相关的磷脂中，含有花生四烯酸（AA）或肾上腺酸（AdA）的磷脂酰乙醇胺（PE）被证明是铁死亡中发生氧化的主要底物（Kagan et al.，2017）。

与单不饱和脂肪酸相比，多不饱和脂肪酸（PUFA）更容易发生脂质过氧化，为细胞提供 PUFA 可以提高细胞对铁死亡的敏感性。铁死亡中的脂质过氧化涉及磷酸化酶激酶 G2（PHKG2）调节脂氧合酶的铁利用率，进而通过 PUFA 的双烯丙基的过氧化来驱动铁死亡（Yang et al.，2016）。使用 80μmol/L 在过氧化位点含有重氢同位素氘的 PUFA（D-PUFA）预处理 G-401 细胞可防止 PUFA 氧化，并阻止铁死亡诱导剂如 erastin、RSL3、FIN 诱导的铁死亡，使用 80μmol/L 非同位素标记的正常 PUFA 预处理细胞则可提高 erastin、RSL3 诱导铁死亡的敏感性（Yang et al.，2016）。激活酰基辅酶 A 合成酶长链家族成员 4（ACSL4），可以将游离的 PUFA 酯化，酯化的 PUFA 借助溶血磷脂酰胆碱酰基转移酶 3（LPCAT3）掺入膜磷脂中，进一步诱导脂质过氧化发生铁死亡。ACSL4 的上调被认为是铁死亡的生物标志物和促成因素（Yuan et al.，2016）。

3.6　其他激活剂

3.6.1　线粒体复合物 I 抑制剂 BAY 87-2243

线粒体复合物 I 抑制剂 BAY 87-2243（BAY）是线粒体呼吸链复合物 I 的抑制剂，它可以触发 $BRAF^{V600E}$ 黑色素瘤细胞系（G361 和 SK-MEL-28）的死亡，并抑制体内肿瘤的生长。进一步使用细胞程序性死亡相关检测方法检测 BAY 作用于黑色素瘤细胞时引起的胞内变化，发现 BAY 诱导黑素瘤细胞死亡的机制可能与其使线粒体膜电位去极化、减少 ATP、增加细胞 ROS 水平、刺激脂质过氧化和减少 GSH 有关。而且，BAY 诱导的细胞死亡可被抗氧化剂 α-生育酚或铁螯合剂 Fer-1 部分逆转；自噬相关抑制剂亦可减少自噬体的形成，部分逆转 BAY 诱导的细胞死亡（Basit et al.，2017）。

3.6.2　不依赖半胱天冬酶 3 和 7 的致死化合物家族

在对 3169 种诱导非凋亡性细胞死亡的致死性小分子进行的 HT-1080 和 BJeLR 细胞致死测试中，发现了 451 种可以诱导细胞死亡但是不依赖半胱天冬酶 3 和 7 的致死化合物家族（caspase-3/7 independent lethal compound，CIL）。进一步对它们的结构和致死能力进行分析，筛选出其中 56 种 CIL，再进行分析筛选，观察到其中 10 种 CIL（CIL79/75/69，CIL56/70/41，CIL52/13/64，CIL62）可以诱导药理或基因可调控的非凋亡性细胞死亡。其中 CIL52/13/64 是金属螯合剂，其诱导细胞死亡的作用可以被钴抑制，CIL62 可诱导能被抑制剂 necrostatin-1 抑制的细胞坏死性凋亡，余下 6 种 CIL 则可诱导铁死亡。其中，CIL79/75/69 具有亲电子特性，与已知的铁死亡诱导剂 RSL3 的特性很接近；CIL56/70/41 不具有亲电子特性，CIL41/70 诱导 ROS 聚集，其诱导的细胞死亡可以被 DFO 或 α-Toc 抑制，且在 BJ 癌细胞系中不具有 RAS 基因选择性；CIL56 的铁死亡诱导效应大于 CIL41/70 且保留了 RAS 基因选择性（Shimada et al.，2016）。前文介绍的 FIN56 就是衍生自 CIL56 的铁死亡诱导剂。

3.7　总结与展望

上述已介绍的铁死亡激活剂汇总如图 3-6 所示。铁死亡作为调节生物体内平衡的重要细胞死亡方式之一，在人类健康中发挥错综复杂的作用，一方面可能引起疾病，另一方面在抗肿瘤中具有极大的潜力。如何提高铁死亡激活剂的特异性和控制剂量，对于减少其对健康组织的不良影响至关重要。同时，铁死亡与其他细胞死亡方式之间存在串扰，进一步阐明这种相互关系也是探索机制和开发新的铁死亡激活剂的必要条件。随着铁死亡机制更广泛深入的研究，以及化学合成、小分子筛选等相关技术的发展，越来越多的铁死亡激活剂将被发现，且被应用于肿瘤等疾病的治疗。

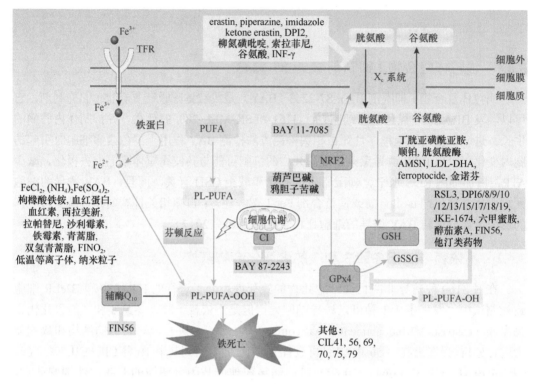

图 3-6　铁死亡激活剂作用位点汇总

图中带"⊥"的图标表示抑制作用。PUFA，多不饱和脂肪酸；PL-PUFA，磷脂多不饱和脂肪酸；PL-PUFA-OOH，磷脂氢过氧化物；PL-PUFA-OH，磷脂醇；CI，呼吸链复合物 I；GPx4，谷胱甘肽过氧化物酶 4；GSH，还原型谷胱甘肽；GSSG，氧化型谷胱甘肽；NRF2，核因子类红细胞 2 相关因子 2；INF-γ，γ-干扰素；LDL-DHA，脂肪酸二十二碳六烯酸；AMSN，富含精氨酸的锰硅酸锰纳米气泡；RSL3，RAS 选择性致死复合物 3；CIL，不依赖半胱天冬酶 3 和 7 的致死化合物

参 考 文 献

Abrams R P, Carroll W L, Woerpel K A. 2016. Five-membered ring peroxide selectively initiates ferroptosis in cancer cells. ACS Chem Biol, 11(5): 1305-1312.

Arlt A, Sebens S, Krebs S, et al. 2013. Inhibition of the Nrf2 transcription factor by the alkaloid trigonelline renders pancreatic cancer cells more susceptible to apoptosis through decreased proteasomal gene expression and proteasome activity. Oncogene, 32(40): 4825-4835.

Badgley M A, Kremer D M, Maurer H C, et al. 2020. Cysteine depletion induces pancreatic tumor ferroptosis in mice. Science, 368(6486): 85-89.

Bao W, Liu X, Lv Y, et al. 2019. Nanolongan with multiple on-demand conversions for ferroptosis-apoptosis combined anticancer therapy. ACS Nano, 13(1): 260-273.

Basit F, van Oppen L M, Schockel L, et al. 2017. Mitochondrial complex I inhibition triggers a mitophagy-dependent ROS increase leading to necroptosis and ferroptosis in melanoma cells. Cell Death Dis, 8(3): e2716.

Braughler J M, Duncan L A, Chase R L. 1986. The involvement of iron in lipid peroxidation. Importance of ferric to ferrous ratios in initiation. J Biol Chem, 261(22): 10282-10289.

Cai S J, Liu Y, Han S, et al. 2019. Brusatol, an NRF2 inhibitor for future cancer therapeutic. Cell Biosci, 9: 45.

Chande N, Townsend C M, Parker C E, et al. 2016. Azathioprine or 6-mercaptopurine for induction of remission in Crohn's disease. Cochrane Database Syst Rev, 10: CD000545.

Chande N, Tsoulis D J, MacDonald J K. 2013. Azathioprine or 6-mercaptopurine for induction of remission in Crohn's disease. Cochrane Database Syst Rev, (4): CD000545.

Chang L C, Chiang S K, Chen S E, et al. 2018. Heme oxygenase-1 mediates BAY 11-7085 induced ferroptosis. Cancer Lett, 416: 124-137.

Chauhan A K, Min K J, Kwon T K. 2017. RIP1-dependent reactive oxygen species production executes artesunate-induced cell death in renal carcinoma Caki cells. Mol Cell Biochem, 435(1-2): 15-24.

Chen L, Li X, Liu L, et al. 2015. Erastin sensitizes glioblastoma cells to temozolomide by restraining X_c^- and cystathionine-gamma-lyase function. Oncol Rep, 33(3): 1465-1474.

Chen M, Awe O O, Chen-Roetling J, et al. 2010. Iron regulatory protein-2 knockout increases perihematomal ferritin expression and cell viability after intracerebral hemorrhage. Brain Res, 1337: 95-103.

D'Agnillo F, Wood F, Porras C, et al. 2000. Effects of hypoxia and glutathione depletion on hemoglobin- and myoglobin-mediated oxidative stress toward endothelium. Biochim Biophys Acta, 1495(2): 150-159.

Dixon S J, Lemberg K M, Lamprecht M R, et al. 2012. Ferroptosis: an iron-dependent form of nonapoptotic cell death. Cell, 149(5): 1060-1072.

Dixon S J, Patel D N, Welsch M, et al. 2014. Pharmacological inhibition of cystine-glutamate exchange induces endoplasmic reticulum stress and ferroptosis. Elife, 3: e02523.

Dixon S J, Winter G E, Musavi L S, et al. 2015. Human haploid cell genetics reveals roles for lipid metabolism genes in nonapoptotic cell death. ACS Chem Biol, 10(7): 1604-1609.

Dodson M, Castro-Portuguez R, Zhang D D. 2019. NRF2 plays a critical role in mitigating lipid peroxidation and ferroptosis. Redox Biol, 23: 101107.

Doll S, Conrad M. 2017. Iron and ferroptosis: A still ill-defined liaison. IUBMB Life, 69(6): 423-434.

Dolma S, Lessnick S L, Hahn W C, et al. 2003. Identification of genotype-selective antitumor agents using synthetic lethal chemical screening in engineered human tumor cells. Cancer Cell, 3(3): 285-296.

Du J, Wang T, Li Y, et al. 2019. DHA inhibits proliferation and induces ferroptosis of leukemia cells through autophagy dependent degradation of ferritin. Free Radic Biol Med, 131: 356-369.

Eaton J K, Furst L, Ruberto R A, et al. 2020. Selective covalent targeting of GPx4 using masked nitrile-oxide electrophiles. Nat Chem Biol, 16(5): 497-506.

Eling N, Reuter L, Hazin J, et al. 2015. Identification of artesunate as a specific activator of ferroptosis in pancreatic cancer cells. Oncoscience, 2(5): 517-532.

Fang S, Yu X, Ding H, et al. 2018. Effects of intracellular iron overload on cell death and identification of potent cell death inhibitors. Biochem Biophys Res Commun, 503(1): 297-303.

Feng H, Stockwell B R. 2018. Unsolved mysteries: How does lipid peroxidation cause ferroptosis? PLoS Biol, 16(5): e2006203.

Friedmann Angeli J P, Schneider M, Proneth B, et al. 2014. Inactivation of the ferroptosis regulator Gpx4 triggers acute renal failure in mice. Nat Cell Biol, 16(12): 1180-1191.

Furuta T, Shi L, Toyokuni S. 2018. Non-thermal plasma as a simple ferroptosis inducer in cancer cells: A possible role of ferritin. Pathol Int, 68(7): 442-443.

Gao M, Monian P, Pan Q, et al. 2016. Ferroptosis is an autophagic cell death process. Cell Res, 26(9): 1021-1032.

Garcia-Bermudez J, Baudrier L, Bayraktar E C, et al. 2019. Squalene accumulation in cholesterol auxotrophic lymphomas prevents oxidative cell death. Nature, 567(7746): 118-122.

Gaschler M M, Andia A A, Liu H, et al. 2018. FINO2 initiates ferroptosis through GPx4 inactivation and iron oxidation. Nat Chem Biol, 14(5): 507-515.

Gaschler M M, Stockwell B R. 2017. Lipid peroxidation in cell death. Biochem Biophys Res Commun, 482(3): 419-425.

Guo J, Xu B, Han Q, et al. 2018. Ferroptosis: a novel anti-tumor action for cisplatin. Cancer Res Treat, 50(2): 445-460.

Hangauer M J, Viswanathan V S, Ryan M J, et al. 2017. Drug-tolerant persister cancer cells are vulnerable to GPx4 inhibition. Nature, 551(7679): 247-250.

Hare D, Ayton S, Bush A, et al.2013. A delicate balance: Iron metabolism and diseases of the brain. Front Aging Neurosci, 5: 34.

Hassannia B, Vandenabeele P, Vanden Berghe T. 2019. Targeting ferroptosis to iron out cancer. Cancer Cell, 35(6): 830-849.

Hassannia B, Wiernicki B, Ingold I, et al. 2018. Nano-targeted induction of dual ferroptotic mechanisms eradicates high-risk neuroblastoma. J Clin Invest, 128(8): 3341-3355.

Heading C. 2001. Siramesine H Lundbeck. Curr Opin Investig Drugs, 2(2): 266-270.

Huang K J, Wei Y H, Chiu Y C, et al. 2019. Assessment of zero-valent iron-based nanotherapeutics for ferroptosis induction and resensitization strategy in cancer cells. Biomater Sci, 7(4): 1311-1322.

Huo M, Wang L, Wang Y, et al. 2019. Nanocatalytic tumor therapy by single-atom catalysts. ACS Nano, 13(2): 2643-2653.

Imai H, Matsuoka M, Kumagai T, et al. 2017. Lipid peroxidation-dependent cell death regulated by GPx4 and ferroptosis. Curr Top Microbiol Immunol, 403: 143-170.

Imoto S, Kono M, Suzuki T, et al. 2018. Haemin-induced cell death in human monocytic cells is consistent with ferroptosis. Transfus Apher Sci, 57(4): 524-531.

Kagan V E, Mao G, Qu F, et al. 2017. Oxidized arachidonic and adrenic PEs navigate cells to ferroptosis. Nat Chem Biol, 13(1): 81-90.

Kim S E, Zhang L, Ma K, et al. 2016. Ultrasmall nanoparticles induce ferroptosis in nutrient-deprived cancer cells and suppress tumour growth. Nat Nanotechnol, 11(11): 977-985.

Lachaier E, Louandre C, Godin C, et al. 2014. Sorafenib induces ferroptosis in human cancer cell lines originating from different solid tumors. Anticancer Res, 34(11): 6417-6422.

Laird M D, Wakade C, Alleyne C H, Jr., et al. 2008. Hemin-induced necroptosis involves glutathione depletion in mouse astrocytes. Free Radic Biol Med, 45(8): 1103-1114.

Li Q, Han X, Lan X, et al. 2017. Inhibition of neuronal ferroptosis protects hemorrhagic brain. JCI Insight, 2(7): e90777.

Liang C, Zhang X, Yang M, et al. 2019. Recent progress in ferroptosis inducers for cancer therapy. Adv Mater, 31(51): e1904197.

Lin R, Zhang Z, Chen L, et al. 2016. Dihydroartemisinin (DHA) induces ferroptosis and causes cell cycle arrest in head and neck carcinoma cells. Cancer Lett, 381(1): 165-175.

Liu P, Wu D, Duan J, et al. 2020. NRF2 regulates the sensitivity of human NSCLC cells to cystine deprivation-induced ferroptosis via FOCAD-FAK signaling pathway. Redox Biol, 37: 101702.

Liu T, Liu W, Zhang M, et al. 2018. Ferrous-supply-regeneration nanoengineering for cancer-cell-specific ferroptosis in combination with imaging-guided photodynamic therapy. ACS Nano, 12(12): 12181-12192.

Llabani E, Hicklin R W, Lee H Y, et al. 2019. Diverse compounds from pleuromutilin lead to a thioredoxin inhibitor and inducer of ferroptosis. Nat Chem, 11(6): 521-532.

Long X, Deng S, Mattner J, et al. 2007. Synthesis and evaluation of stimulatory properties of Sphingomonadaceae glycolipids. Nat Chem Biol, 3(9): 559-564.

Louandre C, Marcq I, Bouhlal H, et al. 2015. The retinoblastoma (Rb) protein regulates ferroptosis induced by sorafenib in human hepatocellular carcinoma cells. Cancer Lett, 356(2 Pt B): 971-977.

Lu B, Chen X B, Ying M D, et al. 2017. The role of ferroptosis in cancer development and treatment response. Front Pharmacol, 8: 992.

Ma A, Kapilian J, Firl C E M, et al. 2020. Cysteine depletion induces pancreatic tumor ferroptosis in mice. Science, 368(6486): 85-89.

Ma Q. 2013. Role of nrf2 in oxidative stress and toxicity. Annu Rev Pharmacol Toxicol, 53: 401-426.

Ma S, Henson E S, Chen Y, et al. 2016. Ferroptosis is induced following siramesine and lapatinib treatment of breast cancer cells. Cell Death Dis, 7: e2307.

Mai T T, Hamai A, Hienzsch A, et al. 2017. Salinomycin kills cancer stem cells by sequestering iron in lysosomes. Nat Chem, 9(10): 1025-1033.

Murphy T H, Miyamoto M, Sastre A, et al. 1989. Glutamate toxicity in a neuronal cell line involves inhibition of cystine transport leading to oxidative stress. Neuron, 2(6): 1547-1558.

NaveenKumar S K, SharathBabu B N, Hemshekhar M, et al. 2018. The role of reactive oxygen species and ferroptosis in heme-mediated activation of human platelets. ACS Chem Biol, 13(8): 1996-2002.

Okazaki Y, Wang Y, Tanaka H, et al. 2014. Direct exposure of non-equilibrium atmospheric pressure plasma confers simultaneous oxidative and ultraviolet modifications in biomolecules. J Clin Biochem Nutr, 55(3): 207-215.

Ostenfeld M S, Fehrenbacher N, Hoyer-Hansen M, et al. 2005. Effective tumor cell death by sigma-2 receptor ligand siramesine involves lysosomal leakage and oxidative stress. Cancer Res, 65(19): 8975-8983.

Ou W, Mulik R S, Anwar A, et al. 2017. Low-density lipoprotein docosahexaenoic acid nanoparticles induce ferroptotic cell death in hepatocellular carcinoma. Free Radic Biol Med, 112: 597-607.

Pachima Y I, Zhou L Y, Lei P, et al.2016. Microtubule-tau interaction as a therapeutic target for Alzheimer's disease. J Mol Neurosci, 58(2): 145-152.

Peguero-Pereira M A, Fomich J D, Daniels A V, et al.2018. FINO$_2$ initiates ferroptosis through GPx4 inactivation and iron oxidation. Nat Chem Biol, 14(5): 507-515.

Regan R F, Chen M, Li Z, et al. 2008. Neurons lacking iron regulatory protein-2 are highly resistant to the toxicity of hemoglobin. Neurobiol Dis, 31(2): 242-249.

Roh J L, Kim E H, Jang H, et al. 2017. Nrf2 inhibition reverses the resistance of cisplatin-resistant head and neck cancer cells to artesunate-induced ferroptosis. Redox Biol, 11: 254-262.

Rusnak D W, Lackey K, Affleck K, et al. 2001. The effects of the novel, reversible epidermal growth factor receptor/ErbB-2 tyrosine kinase inhibitor, GW2016, on the growth of human normal and tumor-derived cell lines in vitro and in vivo. Mol Cancer Ther, 1(2): 85-94.

Sehm T, Fan Z, Ghoochani A, et al. 2016. Sulfasalazine impacts on ferroptotic cell death and alleviates the tumor microenvironment and glioma-induced brain edema. Oncotarget, 7(24): 36021-36033.

Shah R, Margison K, Pratt D A. 2017. The potency of diarylamine radical-trapping antioxidants as inhibitors of ferroptosis underscores the role of autoxidation in the mechanism of cell death. ACS Chem Biol, 12(10): 2538-2545.

Shen Z, Liu T, Li Y, et al. 2018. Fenton-reaction-acceleratable magnetic nanoparticles for ferroptosis therapy of orthotopic brain tumors. ACS Nano, 12(11): 11355-11365.

Shi L, Ito F, Wang Y, et al. 2017. Non-thermal plasma induces a stress response in mesothelioma cells resulting in increased endocytosis, lysosome biogenesis and autophagy. Free Radic Biol Med, 108: 904-917.

Shimada K, Skouta R, Kaplan A, et al. 2016. Global survey of cell death mechanisms reveals metabolic regulation of ferroptosis. Nat Chem Biol, 12(7): 497-503.

Shin D, Kim E H, Lee J, et al. 2018. Nrf2 inhibition reverses resistance to GPx4 inhibitor-induced ferroptosis in head and neck cancer. Free Radic Biol Med, 129: 454-462.

Stockwell B R, Friedmann Angeli J P, Bayir H, et al. 2017. Ferroptosis: a regulated cell death nexus linking metabolism, redox biology, and disease. Cell, 171(2): 273-285.

Stockwell B R, Jiang X. 2020. The chemistry and biology of ferroptosis. Cell Chem Biol, 27(4): 365-375.

Sun X, Ou Z, Chen R, et al. 2016. Activation of the p62-Keap1-NRF2 pathway protects against ferroptosis in hepatocellular carcinoma cells. Hepatology, 63(1): 173-184.

Tang R, Xu J, Zhang B, et al. 2020. Ferroptosis, necroptosis, and pyroptosis in anticancer immunity. J Hematol Oncol, 13(1): 110.

Trujillo-Alonso V, Pratt E C, Zong H, et al. 2019. FDA-approved ferumoxytol displays anti-leukaemia efficacy against cells with low ferroportin levels. Nat Nanotechnol, 14(6): 616-622.

Wang S, Li F, Qiao R, et al. 2018. Arginine-rich manganese silicate nanobubbles as a ferroptosis-inducing agent for tumor-targeted theranostics. ACS Nano, 12(12): 12380-12392.

Wang W, Green M, Choi J E, et al. 2019. CD8(+) T cells regulate tumour ferroptosis during cancer immunotherapy. Nature, 569(7755): 270-274.

Weiwer M, Bittker J A, Lewis T A, et al. 2012. Development of small-molecule probes that selectively kill cells induced to express mutant RAS. Bioorg Med Chem Lett, 22(4): 1822-1826.

Wen X, Reynolds L, Mulik R S, et al. 2016. Hepatic arterial infusion of low-density lipoprotein docosahexaenoic acid nanoparticles selectively disrupts redox balance in hepatoma cells and reduces growth of orthotopic liver tumors in rats. Gastroenterology, 150(2): 488-498.

Wenzel S E, Tyurina Y Y, Zhao J, et al. 2017. PEBP1 wardens ferroptosis by enabling lipoxygenase generation of lipid death signals. Cell, 171(3): 628-641 e626.

Wetterskog D, Shiu K K, Chong I, et al. 2014. Identification of novel determinants of resistance to lapatinib in ERBB2-amplified cancers. Oncogene, 33(8): 966-976.

Woo J H, Shimoni Y, Yang W S, et al. 2015. Elucidating compound mechanism of action by network perturbation analysis. Cell, 162(2): 441-451.

Wood E R, Truesdale A T, McDonald O B, et al. 2004. A unique structure for epidermal growth factor receptor bound to GW572016 (Lapatinib): relationships among protein conformation, inhibitor off-rate, and receptor activity in tumor cells. Cancer Res, 64(18): 6652-6659.

Xia J, Deng H, Feng Y, et al. 2002. A novel locus for autosomal dominant nonsyndromic hearing loss identified at 5q31. 1-32 in a Chinese pedigree. J Hum Genet, 47(12): 635-640.

Yagoda N, von Rechenberg M, Zaganjor E, et al. 2007. RAS-RAF-MEK-dependent oxidative cell death involving voltage-dependent anion channels. Nature, 447(7146): 864-868.

Yamaguchi H, Hsu J L, Chen C T, et al. 2013. Caspase-independent cell death is involved in the negative effect of EGF receptor inhibitors on cisplatin in non-small cell lung cancer cells. Clin Cancer Res, 19(4): 845-854.

Yan H F, Zou T, Tuo Q Z, et al.2021. Ferroptosis: mechanisms and links with diseases. Signal Transduct Target Ther, 6(1): 49.

Yang L, Wang H, Yang X, et al. 2020. Auranofin mitigates systemic iron overload and induces ferroptosis via distinct mechanisms. Signal Transduct Target Ther, 5(1): 138.

Yang W S, Kim K J, Gaschler M M, et al. 2016. Peroxidation of polyunsaturated fatty acids by lipoxygenases drives ferroptosis. Proc Natl Acad Sci U S A, 113(34): E4966-4975.

Yang W S, SriRamaratnam R, Welsch M E, et al. 2014. Regulation of ferroptotic cancer cell death by GPx4. Cell, 156(1-2): 317-331.

Yang W S, Stockwell B R. 2008. Synthetic lethal screening identifies compounds activating iron-dependent, nonapoptotic cell death in oncogenic-RAS-harboring cancer cells. Chem Biol, 15(3): 234-245.

Yao X, Yang P, Jin Z, et al. 2019. Multifunctional nanoplatform for photoacoustic imaging-guided combined therapy enhanced by CO induced ferroptosis. Biomaterials, 197: 268-283.

Yu Y, Xie Y, Cao L, et al. 2015. The ferroptosis inducer erastin enhances sensitivity of acute myeloid leukemia cells to chemotherapeutic agents. Mol Cell Oncol, 2(4): e1054549.

Yuan H, Li X, Zhang X, et al. 2016. Identification of ACSL4 as a biomarker and contributor of ferroptosis. Biochem Biophys Res Commun, 478(3): 1338-1343.

Yue L, Dai Z, Chen X, et al. 2018. Development of a novel FePt-based multifunctional ferroptosis agent for high-efficiency anticancer therapy. Nanoscale, 10(37): 17858-17864.

Zhang F, Li F, Lu G H, et al. 2019. Engineering magnetosomes for ferroptosis/immunomodulation synergism in cancer. ACS Nano, 13(5): 5662-5673.

Zhang Y, Tan H, Daniels J D, et al. 2019. Imidazole ketone erastin induces ferroptosis and slows tumor growth in a mouse lymphoma model. Cell Chem Biol, 26(5): 623-633 e629.

Zheng D W, Lei Q, Zhu J Y, et al. 2017. Switching apoptosis to ferroptosis: metal-organic network for high-efficiency anticancer therapy. Nano Lett, 17(1): 284-291.

第二篇

铁死亡生物学调控

第4章

铁死亡抑制剂

王福佛　闵军霞　蔡昭贤　陈峻逸

摘要：铁死亡的分子调控网络极其复杂，氧化应激调控通路、脂质过氧化调控通路、机体铁稳态调控通路相互间精密调节着各项生命活动。铁死亡抑制剂在靶向铁死亡的医学研究中至关重要，本章以铁死亡的调控脉络为线索，以铁死亡的调控靶点为依据（谷胱甘肽过氧化物酶4、X$_c^-$系统、辅酶Q$_{10}$、磷酸戊糖途径、线粒体、溶酶体等），系统阐述了针对不同靶点的铁死亡抑制剂的研究进展，为铁死亡抑制剂的进一步研究打下了坚实的基础，也为铁死亡这一研究领域的发展提供了科学证据。

关键词：铁死亡，氧化应激，谷胱甘肽过氧化物酶4，X$_c^-$系统，辅酶Q$_{10}$，脂质过氧化，磷酸戊糖途径，铁代谢，线粒体，溶酶体

Abstract: The molecular regulation network of ferroptosis is extremely complex, including oxidative stress pathway, lipid peroxidation pathway and iron homeostasis pathway, which regulate various life activities, precisely. Ferroptosis inhibitors are indispensable in the study of ferroptosis. This chapter takes the regulatory context of ferroptosis as the clue and the regulatory targets of ferroptosis as the basis (Gpx4, X$_c^-$ system, CoQ$_{10}$, PPP pathway, mitochondrial, lysosome) to systematically expounded the research progress of ferroptosis inhibitors, laying a solid foundation for the development of ferroptosis inhibitors and providing scientific evidence for the ferroptosis.

Keywords: ferroptosis, oxidative stress, GPx4, system X$_c^-$, CoQ$_{10}$, lipid peroxidation, pentose phosphate pathway, iron metabolism, mitochondrial, lysosome

4.1　引言

　　细胞命运的调控过程在生命的各个阶段和周期中广泛存在，在20世纪中叶，研究者们就发现生命体存在多种细胞死亡方式，并且在生长发育、组织损伤等生理病理过程中普遍发生（图4-1）（Green，2019）。目前的研究表明，细胞死亡方式可以分为程序性细胞死亡和非程序性细胞死亡（Galluzzi et al.，2018）。铁死亡（ferroptosis）作为一种"年轻"的程序性细胞死亡方式，于2012年由Brent R. Stockwell教授发现并定义（Dixon et al.，

2012)。目前，铁死亡的研究方向主要集中在分子调控网络的深入研究、相关疾病的探索，以及与其他细胞死亡方式的相互调控研究等方面。铁死亡网络主要可以分为三大分支：氧化应激调控通路、脂质过氧化调控通路、机体铁稳态调控通路（Stockwell，2022；Stockwell et al.，2017）。在过去的 10 年中，千余篇文章从不同的方面深入铁死亡的谜团，一步步探索其中的细节，摸索其中的变化规律，而几乎所有的研究性论文都用到铁死亡的经典或新型的抑制剂以证实假设从而回答相关科学问题，甚至有一部分论文专门针对铁死亡新型抑制剂进行研究和开发。铁死亡抑制剂的研究正被全世界的科学家们关注着，抑制剂的治疗效果也被认为是铁死亡相关证据的金标准。本章就目前报道的铁死亡抑制剂进行总结和阐述，对每一个抑制剂的来龙去脉进行分析和讨论（表 4-1）。

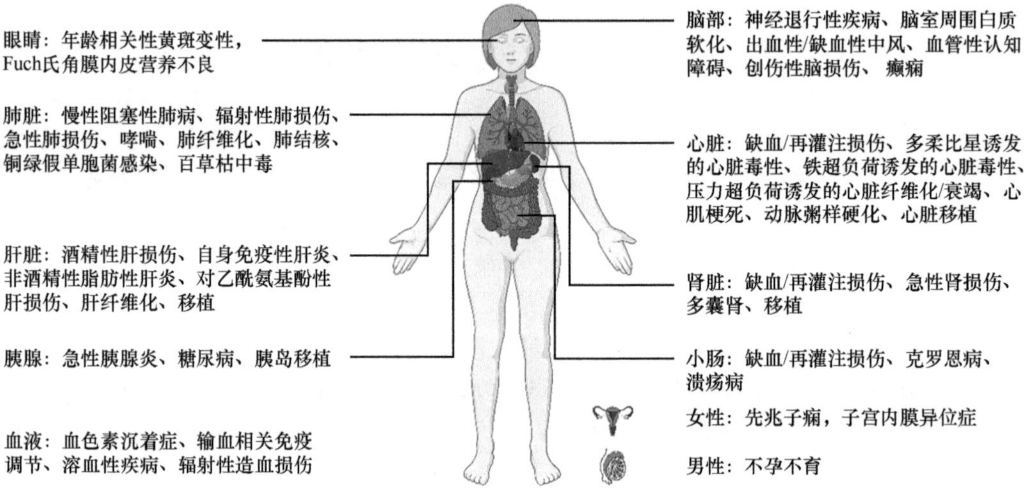

眼睛：年龄相关性黄斑变性，Fuch氏角膜内皮营养不良

脑部：神经退行性疾病、脑室周围白质软化、出血性/缺血性中风、血管性认知障碍、创伤性脑损伤、癫痫

肺脏：慢性阻塞性肺病、辐射性肺损伤、急性肺损伤、哮喘、肺纤维化、肺结核、铜绿假单胞菌感染、百草枯中毒

心脏：缺血/再灌注损伤、多柔比星诱发的心脏毒性、铁超负荷诱发的心脏毒性、压力超负荷诱发的心脏纤维化/衰竭、心肌梗死、动脉粥样硬化、心脏移植

肝脏：酒精性肝损伤、自身免疫性肝炎、非酒精性脂肪性肝炎、对乙酰氨基酚性肝损伤、肝纤维化、移植

肾脏：缺血/再灌注损伤、急性肾损伤、多囊肾、移植

胰腺：急性胰腺炎、糖尿病、胰岛移植

小肠：缺血/再灌注损伤、克罗恩病、溃疡病

血液：血色素沉着症、输血相关免疫调节、溶血性疾病、辐射性造血损伤

女性：先兆子痫，子宫内膜异位症

男性：不孕不育

图 4-1　铁死亡可能参与不同器官的疾病（Zheng and Conrad，2020）

表 4-1　通过不同途径针对各靶点的抑制剂

抑制途径	靶点	名称
氧化应激	GPx4	多巴胺
		香芹酚
		硒
		GPx4 变构激活剂（PKUMDL-LC-101-D04）
	xCT 系统	环己酰亚胺
		β-巯基乙醇
		谷胱甘肽
		N-乙酰半胱氨酸
	CoQ_{10}	辅酶 Q_{10}
		艾地苯醌
	NAPDH/NADP$^+$	二苯基碘
		GKT137831
		维达列汀
		利格列汀
		阿格列汀

续表

抑制途径	靶点	名称
氧化应激	其他	天麻苷
		甘草素
脂质过氧化	脂氧合酶	AA-861
		齐留通
		3,4-二羟基-α-氰基肉桂酸肉桂基酯
		PD-146176
		黄芩素
	多不饱和脂肪酸	氘化多不饱和脂肪酸
	Acsl4	罗格列酮
		吡格列酮
		曲格列酮
	自由基	ferrostatin-1
		SRS11-92
		SRS16-86
		UAMC
		liproxsatain-1
		生育酚
		Trolox
		丁基羟基甲苯
		丁基羟基茴香醚
		吲哚马来酰亚胺
		依达拉奉
		槲皮素
		葛根素
		山奈素
		山奈酚
		羟查尔酮
		表没食子儿茶素没食子酸酯
		姜黄素
		阿特匹林C
		酚噻嗪类化合物51
		巴多昔芬
细胞色素 P450		利福平
		异丙嗪
		奥美拉唑
		吲哚-3-甲醇

续表

抑制途径	靶点	名称
细胞色素 P450		卡维地洛
		普萘洛尔
		雌二醇
		甲状腺激素
铁代谢稳态	游离铁	去铁胺
		去铁酮
		去铁斯若
		右雷佐生
	游离铁	环吡酮
		硫辛酸
		葛根素
		表没食子儿茶素没食子酸脂
		姜黄素
线粒体功能	自由基	四甲基哌啶氧化物
		线粒体靶向四甲基哌啶氧化物
		XJB-5-131
		JP4-039
		硫辛酸
溶酶体功能	活性氧	PepA-Me
		BafA$_1$

4.2　调节氧化应激相关抑制剂

氧化应激（oxidative stress，OS）是指体内氧化与抗氧化作用失衡的一种状态，在外界刺激的情况下，细胞内还原性受到挑战，导致一系列氧化还原反应从而产生大量氧化中间产物。氧化应激是由自由基在体内产生的一种负面作用，并被认为是导致衰老和疾病的一个重要因素。

4.2.1　靶点 GPx4

谷胱甘肽过氧化物酶 4（glutathione peroxidase 4，GPx4）是谷胱甘肽过氧化物酶 GPx 家族 8 个成员之一，但在哺乳动物中该家族只存在 7 个成员，其中 GPx4 属于硒蛋白（Brigelius-Flohe and Maiorino，2013；Lim et al.，2007）。GPx4 在 1982 年首次被 Ursini 及其同事发现并报道，是一种能利用谷胱甘肽高效防止脂质体和细胞膜氧化分解的酶类物质（Ursini et al.，1982）。GPx4 负责清除 H_2O_2、催化有机过氧化物还原成 H_2O

及参与对酒精的代谢。催化超氧化物主要消耗的是谷胱甘肽（glutathione，GSH），作为电子供体参与氧化还原反应（Flohe et al.，2011）。GPx4 是 GPx 家族中唯一能将脂质过氧化物（PL-OOH）还原成醇类物质（PL-OH）的关键还原酶，从而抑制铁死亡的发生（Dixon et al.，2012；Yang and Stockwell，2008）。在肾脏中，GPx4 的缺失会导致肾脏肾小管上皮细胞的混乱和死亡（Friedmann Angeli et al.，2014）。对于肿瘤的研究中，GPx4 对癌细胞的生存和敏感性产生重要调节作用（Yang et al.，2014）。从众多 GPx4 的研究中可以发现，GPx4 功能非常的强大和广泛，具有保护组织免受损伤的作用。

4.2.1.1 多巴胺

多巴胺（dopamine），由脑内分泌，是下丘脑和脑垂体腺中的一种关键神经递质（图 4-2），在神经系统和免疫系统中有许多功能。Arvid Carlsson 确定多巴胺为脑内信息传递者并因此获得 2000 年诺贝尔生理学或医学奖。

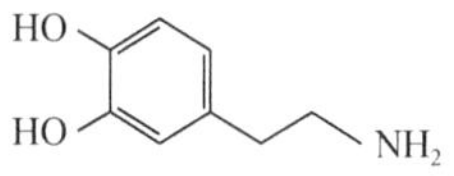

图 4-2　多巴胺化学结构式

之前章节介绍过铁死亡诱导剂 erastin，利用此化合物在癌症细胞系 PANC1 和 HEY，以及非癌症细胞系 MEF 和 HEK293 中诱导铁死亡，然而加入多巴胺可以避免这些细胞发生铁死亡，并且呈现浓度依赖性（Wang et al.，2016）。多巴胺从减少亚铁离子的蓄积、缓解谷胱甘肽的消耗、减轻丙二醛（malondialdehyde，MDA）的产生方面起到抑制铁死亡发生的作用。在后续的机制研究中发现，多巴胺能稳定 GPx4，以保护细胞膜发生脂质过氧化为目的来使细胞抵抗铁死亡的发生（Hauser et al.，2013）。

在帕金森病（Parkinson's disease，PD）患者中，发现缺乏多巴胺能神经元（Jenner et al.，1992），并且在大脑中会出现铁元素蓄积导致的多巴胺含量下降（Ayton and Lei，2014；Dexter et al.，1991，1989；Good et al.，1992；Hirsch et al.，1991；Lei et al.，2012；Linert et al.，1996；Sofic et al.，1988）。在神经系统疾病的发生发展过程中，GPx4 发挥着举足轻重的作用（Wu et al.，2018），多巴胺可以在一定程度上稳定 GPx4 的抗氧化功能，提示多巴胺可能作为一种铁死亡抑制剂在许多铁死亡参与的神经系统疾病中发挥作用。

4.2.1.2 香芹酚

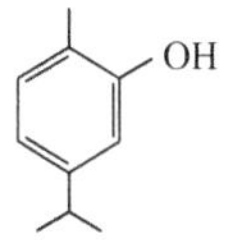

图 4-3　香芹酚化学结构式

香芹酚（carvacrol）是一种单萜酚（图 4-3），作为一种食品添加剂在食品工业行业有着广泛的应用（Andre et al.，2016）。近年来，它的多种功能在不同领域得到了广泛的研究，结果表明，香芹酚具有抗增殖、抗凋亡和神经保护等功能（Dati et al.，2017；Khalil et al.，2017；Li et al.，2016；Wang et al.，2017a，2017b）。有研究发现，在脑缺血模型中，香芹酚可以有效减少缺血脑组织的细胞死亡范围，并且通过上调 *GPx4* 的表达从而减缓脂质过氧化的发生发展，逆转疾病模型中发生的海马神经元的死亡以及记忆和学习缺陷（Guan et al.，2019）。随着研究者对香芹酚进行更深入的研究，越来越多的证据表明其通过抑制铁死亡的发生，具有治疗脑缺血的潜力，并且在体内、体外研究中均具有针对神经退行性疾病的神经保护功能（Li et al.，2016；Suo et al.，2014）。

4.2.1.3　硒

硒（selenium，Se）是一种非金属元素，在自然界中以两种方式存在：无机硒和植物活性硒。无机硒一般指亚硒酸钠和硒酸钠，后者是通过生物转化与氨基酸结合而成，一般以硒代甲硫氨酸的形式存在。硒对于 GPx 家族的酶活性是必不可少的（Ingold et al.，2018；Xu et al.，2010）。硒缺乏直接影响硒蛋白的抗氧化活性，尽管在硒缺乏的情况下对 GPx4 功能的确切影响尚待阐明（Ingold et al.，2018）。同样，有报道称硒补充对恢复 GPx4 活性有积极作用（Cardoso et al.，2017；Sies et al.，1997；Xu et al.，2010）。

4.2.1.4　GPx4 变构激活剂 PKUMDL-LC-101-D04

GPx4 由于其蛋白表面缺少疏水的药物结合口袋，因此大多作用于 GPx4 的化合物是通过共价结合的方式调控酶的活性。2019 年有研究团队通过计算的方法对 GPx4 结构进行研究，发现了一个潜在的变构位点，并设计出 8 个相应的 GPx4 变构激活剂以非还原剂或铁螯合剂的形式，其中 PKUMDL-LC-101-D04 能够上调 GPx4 的活性（图 4-4），抑制铁死亡的发生（Li et al.，2019a）。这为铁死亡抑制剂的开发设计提供了新的思路。

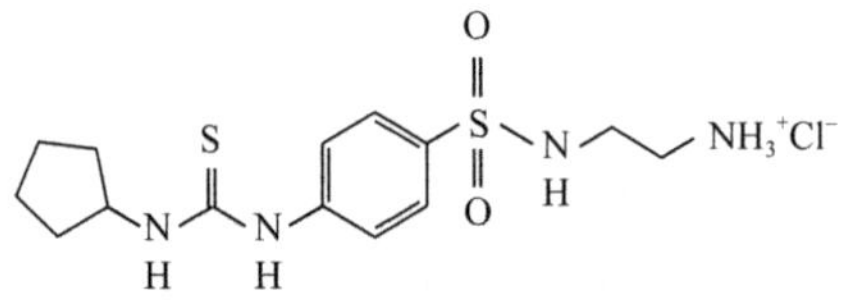

图 4-4　GPx4 变构激活剂 PKUMDL-LC-101-D04 化学结构式

4.2.2　xCT 系统

xCT 系统是一个不依赖于钠的丝氨酸和谷氨酸反载体。这种转运系统以 1∶1 的比例吸收胞外的胱氨酸来交换胞内的谷氨酸（Bannai，1986）。xCT 系统包括两个亚基，即轻链亚基 Slc7a11 和重链亚基 Slc3a2。Slc7a11 是一个 12 通道的跨膜蛋白，N 端和 C 端都位于细胞质内；而 Slc3a2 是一个单一的跨膜蛋白，具有胞内 N 端和细胞外严重糖基化 C 端（Yan et al.，2022；Sato et al.，1999）。这两个亚基由共价二硫键连接起来。轻链亚基 Slc7a11 负责主要的转运活性，并对胱氨酸和谷氨酸具有高度特异性；而重链亚基 Slc3a2 主要作为伴侣蛋白，Slc3a2 的缺失会导致 Slc7a11 的蛋白水平显著下降，对调节 Slc7a11a 在质膜上的转运功能至关重要（Nakamura et al.，1999；Yan et al.，2022）。xCT 系统已经被发现广泛表达于不同的细胞类型中（Allen et al.，2001；Bannai，1986；Burdo et al.，2006；Cho and Bannai，1990；Gochenauer and Robinson，2001；Hosoya et al.，2002；Kato et al.，1993；Lim et al.，2007；Murphy et al.，1990；Piani and Fontana，1994；Sasaki et al.，2002；Sato et al.，1999；Ye et al.，1999），大多数细胞都依赖 xCT 系统从细胞外摄取半胱氨酸，但是由于细胞外的氧化环境，半胱氨酸不稳定并被迅速氧化为胱氨酸，但当被转运进入细胞后，由于高还原性环境而转变成半胱氨酸参与细胞活动（Stipanuk，2004）。xCT 系统为细胞提供半胱氨酸以合成谷胱甘肽，阻止细胞内脂质过氧化物的积累，起到抗氧化作用，保护细胞免受铁死亡（Conrad and Sato，2012；Dixon et al.，2012；Stockwell et al.，2017）。

4.2.2.1 环己酰亚胺

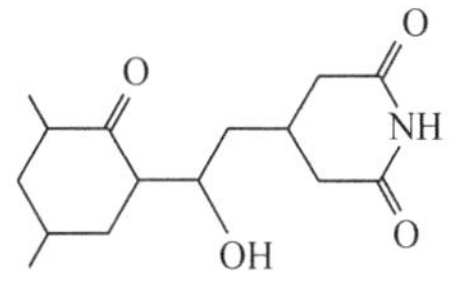

环己酰亚胺（cycloheximide）（图 4-5），又称放线菌酮，可用作选择性抗生素，抑制霉菌、真菌等真核生物的蛋白质合成，通过与 80S 核糖体结合发挥作用。在 erastin 诱导的肝细胞铁死亡中，环己酰亚胺可以通过上调 RNA 结合蛋白 ZFP36 来保护细胞以免发生 ZFP36 依赖的吞噬作用引发的铁死亡（Zhang et al.，2020b）。

图 4-5 环己酰亚胺化学结构式

4.2.2.2 β-巯基乙醇

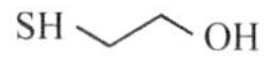

图 4-6 β-巯基乙醇化学结构式

β-巯基乙醇（β-mercaptoethanol，β-ME）是一种具有较强烈刺激性气味的挥发性液体，通常用于二硫键的还原，可以作为生物学实验中的抗氧化剂（图 4-6）。

小鼠淋巴瘤细胞系 L1210 摄取胱氨酸的能力很弱，但 β-巯基乙醇可以帮助该细胞摄取培养基中的胱氨酸，帮助其生存（Ishii et al.，1981）。研究者发现，$xCT^{-/-}$ 小鼠尽管外型正常健康可育，但是血浆中的胱氨酸浓度较高。对于 $xCT^{-/-}$ 小鼠来源的胚胎成纤维细胞（embryonic fibroblast，MEF）而言，细胞不能单独生存下来，但 β-巯基乙醇可以一定程度上挽救细胞活力（Sato et al.，2005）。有趣的是，β-巯基乙醇可以抑制 erastin 引发的细胞致死，但是对于 RSL3 没有这样的效果，提示 β-巯基乙醇可能是通过 xCT 系统调控铁死亡，而不是通过 GPx4 发挥功能（Dixon et al.，2014）。

4.2.2.3 谷胱甘肽

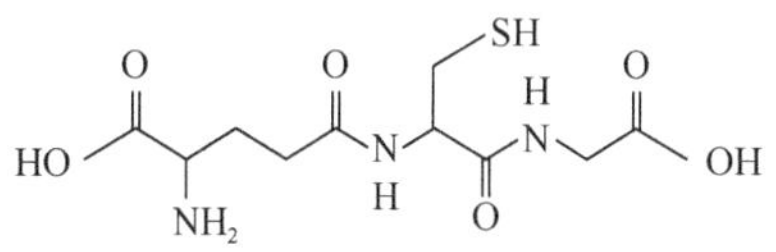

谷胱甘肽（glutathione，GSH）是一种含有 γ-酰胺键和巯基的三肽，由谷氨酸、半胱氨酸及甘氨酸组成，存在于身体的几乎每一个细胞（图 4-7）。谷胱甘肽能帮助保持正常的免疫系统功能，并具有抗氧化作用，整合解毒作用。谷胱甘肽有还原型（GSH）和氧化型（GSSG）两种形式。在生理条件下，还原型谷胱甘肽占绝大多数，谷胱甘肽还原酶可以催化两型间的转换。

图 4-7 谷胱甘肽化学结构式

xCT 系统负责向细胞内输入 GSH 合成的前体氨基酸，GSH 是 GPx4 活性的还原底物，是 GPx4 正常功能所必需的辅助因子，对预防铁死亡是必不可少的（Chen et al.，2020a）。erastin 能导致细胞内的 GSH 活性水平下降，使得 GPx4 失活，从而使得细胞抵抗氧化状态的能力大大削弱（Dixon et al.，2012；Yang et al.，2014）。

4.2.2.4 N-乙酰半胱氨酸

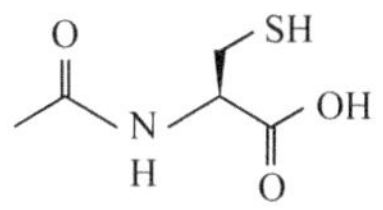

图 4-8 N-乙酰半胱氨酸化学结构式

N-乙酰半胱氨酸（N-acetyleysteine），是一种临床批准的、含硫醇的氧化还原调节化合物（图 4-8），是一种半胱氨酸前药，目前在很多神经和精神疾病的实验中都有运用，通常被称为抗氧化剂（Green et al.，2013）。

N-乙酰半胱氨酸可以增加细胞半胱氨酸水平，为谷胱甘肽的合成提供限速前驱物（Ratan et al.，1994）。在用 hemin 处理神经元细胞建立的出血性脑卒中模型，以及向纹状体注射胶原酶建立的大、小鼠脑出血模型中，N-乙酰半胱氨酸作为谷胱甘肽的前体，与谷胱甘肽转移酶 GST 等一起，通过中和由花生四烯酸依赖的 ALOX5 产生的毒性脂质产物，阻止铁死亡的发生（Karuppagounder et al.，2018）。在人成纤维细胞系 BJeLR 中，N-乙酰半胱氨酸可以显著抑制由 erastin 引起的铁死亡，提示该抑制剂能挽救以 xCT 系统为靶点诱发的铁死亡（Yang et al.，2014）。

4.2.3 辅酶 Q_{10} 系统

1957 年，美国 Frederick Crane 研究者从牛心脏线粒体中提取到一种醌类物质，是人类首次发现辅酶 Q_{10}（CoQ_{10}）的存在（Ernster and Dallner，1995）。CoQ_{10} 作为机体中的必需物，在电子传递链中扮演着至关重要的角色。作为一种中间载体，其在膜上承载电子，维持膜两侧的电子浓度梯度，控制着线粒体渗透性，把控线粒体的消亡进程，在传递电子的过程中还能够减少电子传递链的漏电现象所导致的线粒体 ROS 的产生，避免线粒体 DNA 和线粒体膜因受到 ROS 的攻击导致的恶性循环，减缓细胞能量供应不足和调控细胞生命进程（Awad et al.，2018；Zhang et al.，1995）。CoQ_{10} 在细胞外，主要是在血管中，通过与低密度脂蛋白（LDL）结合，降低血液中脂质过氧化物的产生，减少 NO 的消耗以保护机体免于过氧化物的损伤（Alleva et al.，1997）。

在正常成人中，CoQ_{10} 的总量估计为 0.5 ~ 1.5 g（Greenberg and Frishman，1990）。大约 95% 的 CoQ_{10} 在人体中作为完全还原形式的泛醇存在，以心脏、肾脏、肝脏、肌肉中的含量最多（Aberg et al.，1992）。

4.2.3.1 辅酶 Q_{10}（CoQ_{10}）

CoQ_{10} 是有效的抗氧化剂和自由基清除剂（图 4-9），作为线粒体呼吸链的组成部分包埋在线粒体内膜脂质双分子中，起到电子传递的作用，减少线粒体内膜的脂质过氧化物反应。CoQ_{10} 携带电子将 NAD⁺ 和 NADP⁺ 还原成 NADH 和 NADPH，以代替其他途径为细胞补充还原力，中和脂自由基介导的自氧化作用，抑制铁死亡最后执行者即细胞膜磷脂过氧化，并且这一过程不依赖 GPx4 对铁死亡产生抑制作用（Bersuker et al.，2019；Doll et al.，2019）。补充 CoQ_{10} 可以维持细胞膜流动性，减少氧化应激，降低机体组织 MDA 和 4-HNE 水平，保护磷脂膜，使得机体中氧化还原平衡失控得到缓解，特别是在富含线粒体的组织器官中阻止铁死亡的发生（Jelinek et al.，2018；Santoro，2020），以保护心血管疾病、神经退行性疾病、糖尿病等（Adarsh et al.，2008；Caso et al.，2007；Cooper et al.，2008；Golbidi et al.，2011；Henchcliffe and Beal，2008；Lee et al.，2009；Rosenfeldt et al.，2007；Stack et al.，2008）。单独服用 CoQ_{10} 或与维生素 E 联用，能有效抗氧化以保护心脏。

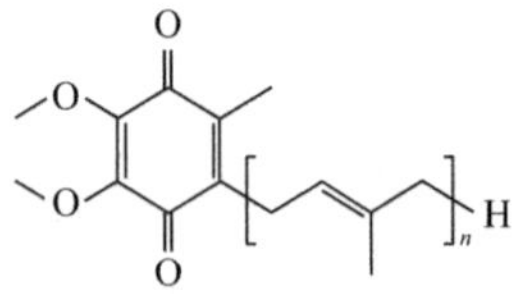

图 4-9　辅酶 Q_{10} 化学结构式

4.2.3.2 艾地苯醌

艾地苯醌（Idebenone）为脂溶性化合物（图 4-10），是从 CoQ_{10} 衍生物合成转化而来（Parkinson et al.，2013）。它作用于细胞内的线粒体能量代谢链上，可作为慢性脑血管病及脑外伤等引起的脑功能损伤及精神症状的治疗药物，能够改善脑缺血时的能量代谢及脑内葡萄糖利用率，也是神经退行性疾病阿尔茨海默病的用药，具有增加脑细胞内的 ATP 产生及抑制脑细胞线粒体生成过氧化脂质等功效，也是常用的抗氧化药物，能有效地清除导致机体衰老病变的自由基（Mancuso et al.，2010）。

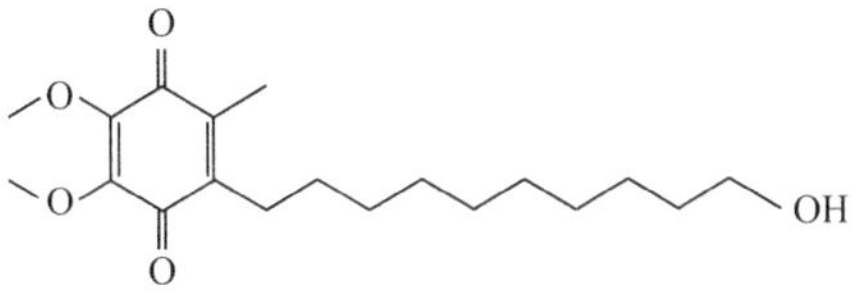

图 4-10　艾地苯醌化学结构式

在多囊肾病中，艾地苯醌作为一种抗氧化剂抑制 tBHP 诱导的脂质过氧化，稳定细胞的膜结构，这与 Fer-1 在多囊肾缓解组织中铁含量和 4-HNE 的效果相同；类似于 CoQ_{10}，艾地苯醌可以减缓囊腔的扩张，通过抑制铁死亡来有效缓解多囊肾的发生发展（Schreiber et al.，2019）。

4.2.4　NADPH 氧化酶途径

NADPH 氧化酶（NADPH oxidase，NOX）通过消耗 NADPH 产生超氧阴离子和氧化自由基，是氧化自由基的重要来源。NOX 的过表达使得 NADPH 耗竭，细胞内氧化自由基积累，增加了细胞对铁死亡的敏感性；抑制 NOX 的表达或活性能够使细胞对铁死亡抵抗或不敏感。

二苯基碘（diphenyleneiodonium，DPI）和 GKT137831 为 NOX 抑制剂（图 4-11，图 4-12），能有效抑制 NOX 活性，抑制铁死亡（Dixon et al.，2012）。

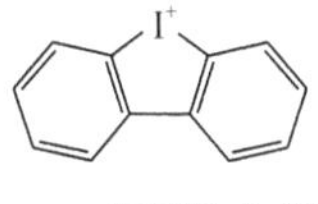

图 4-11　二苯基碘化学结构式

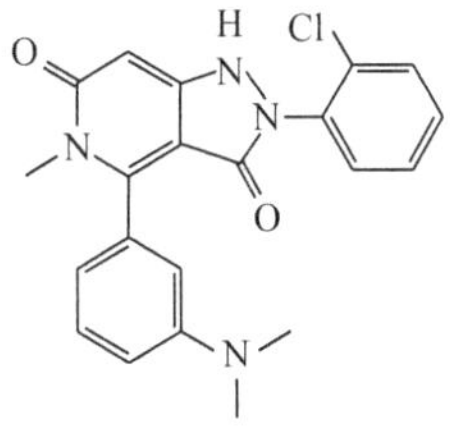

图 4-12　GKT137831 化学结构式

二肽基肽酶 4（dipeptidyl peptidase 4，DPP4）在 *p53* 敲除的情况下，与 NOX1 结合，增强 NOX1 活性，进而诱发细胞发生铁死亡。DPP4 抑制剂维达列汀（vildagliptin）、利格列汀（linagliptin）和阿格列汀（alogliptin）（图 4-13 ～图 4-15）能抑制 erastin 诱导的 *p53* 缺失细胞的铁死亡（Xie et al.，2017）。

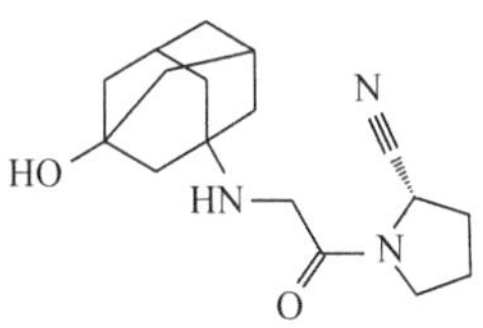

图 4-13　维达列汀化学结构式

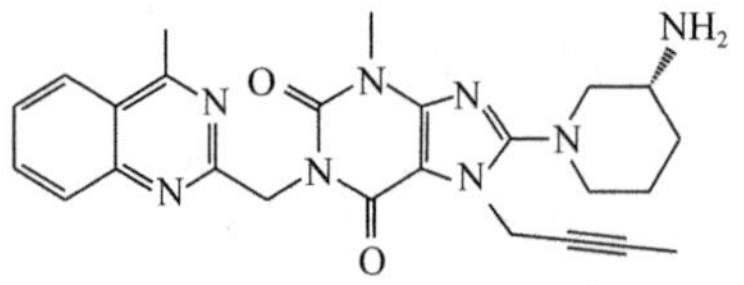

图 4-14 利格列汀化学结构式

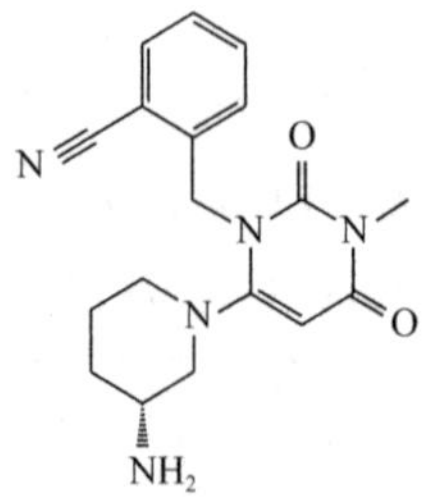

图 4-15 阿格列汀化学结构式

4.3 抗糖脂过氧化相关抑制剂

4.3.1 脂质过氧化途径

脂质过氧化物的累积可以由 GPx4 的酶活性降低或丧失而引起（Seiler et al.，2008）。此外，多不饱和脂肪酸（polyunsaturated fatty acid，PUFA）的过氧化也被证明也是铁死亡的主要驱动因素。脂氧合酶催化氧化 PUFA 导致过氧化物的积累，这可能有助于脂过氧化分解产物的产生。含有亚油酸和花生四烯酸的 PUFA 可刺激细胞对 RSL3 诱导的铁死亡产生抑制作用，而油酸这种单不饱和脂肪酸（monounsaturated fatty acid，MUFA）也具有铁死亡抑制作用（Yang et al.，2014）。酰基辅酶 A 合成酶长链家族成员 4（acyl-CoA synthetase long-chain family member 4，ACSL4）通过氧化细胞膜磷脂来驱动铁死亡（Doll et al.，2017）。随后，ACSL4 产生的致命脂质——氧化磷脂酰乙醇胺（PE）是铁死亡发生的关键诱因（D'Herde and Krysko，2017；Kagan et al.，2017）。

从本质上讲，抑制 GPx4 活性、耗竭谷胱甘肽、脂氧合酶氧化 PUFA 活性增加、脂肪酸自由基累积生成 MDA 和 4-HNE 都会诱导铁死亡，引起相关疾病的发生。

4.3.1.1 脂氧合酶抑制剂

在铁死亡发生过程中，脂质过氧化扮演着重要的作用。在铁死亡发生发展过程中，PUFA 通常为脂质过氧化的底物，由脂氧合酶（5-LOX、12-LOX，15-LOX 等）介导它们的过氧化。因此，脂氧合酶抑制剂能有效抑制铁死亡。

AA-861（5-LOX 特异性抑制剂）、齐留通（zileuton，5-LOX 特异性抑制剂）、3,4-二羟基-α-氰基肉桂酸肉桂基酯（cinnamyl-3,4-dihydroxy-alpha-cyanocinnamate，CDC，12-LOX 特异性抑制剂）、PD-146176（15-LOX 特异性抑制剂）（图 4-16～图 4-19）已经被证实能够有效抑制 erastin 或 RSL3 等多种铁死亡诱导剂诱导的铁死亡（Yang et al.，2016）。AA-861 是一种类似 CoQ₁₀ 的亲脂醌类化合物，能被还原为氢醌；3,4-二羟基-α-氰基肉桂酸肉桂基酯含有亲脂的邻二苯酚基团；黄芩素本身为黄酮类化合物，并且具有亲脂的连苯三酚。因此，这些脂氧合酶抑制剂也能通过捕获自由基抑制铁死亡。

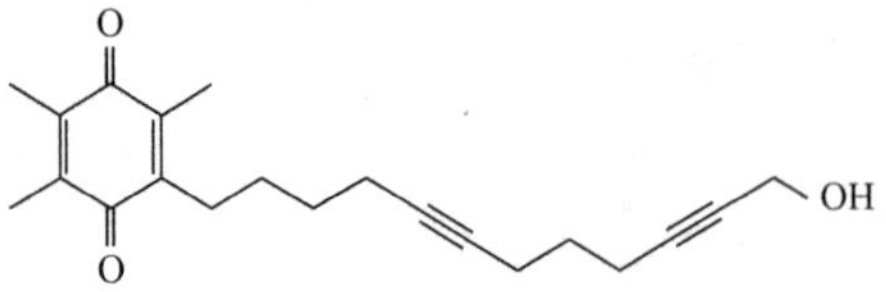

图 4-16 AA-861 化学结构式

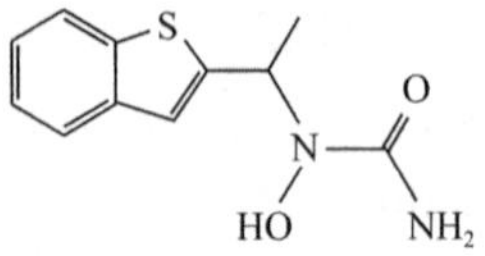

图 4-17 齐留通化学结构式

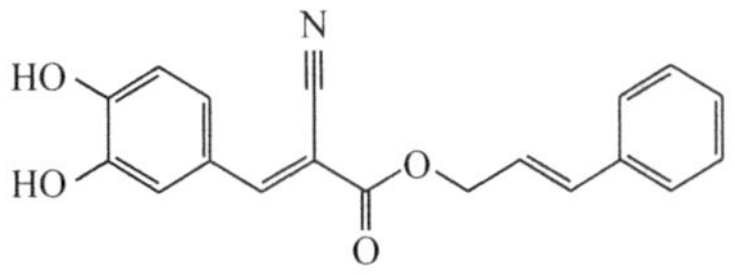

图 4-18　3,4-二羟基-α-氰基肉桂酸肉桂基酯化学结构式 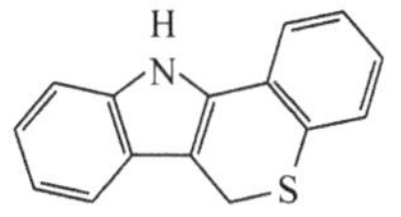　　　　图 4-19　PD-146176 化学结构式

4.3.1.2　氘化多不饱和脂肪酸

由于 PUFA 中存在易发生脱氢反应的双丙烯基质子，使得 PUFA 更容易产生自由基和促进脂质过氧化（Yang et al.，2016），将天然的 PUFA 中双丙烯基氢替换为氘，氘化（deuterated）PUFA（D-PUFA）中的氘能够减慢脱氢反应以及之后的自由基产生，因此用 D-PUFA 处理细胞能够阻止 PUFA 氧化和阻断铁死亡（Yang et al.，2016）。

4.3.1.3　酰基辅酶 A 合成酶长链家族成员 4 抑制剂

酰基辅酶 A 合成酶长链家族成员 4（acyl-CoA synthetase long-chain family member 4，ACSL4）能催化长链脂肪酸和辅酶 A 形成长链脂酰辅酶 A。花生四烯酸和肾上腺酸等多不饱和脂肪酸通常为 ACSL4 的底物，形成长链多不饱和脂酰辅酶 A，长链多不饱和脂酰辅酶 A 插入到细胞膜后增加膜表面的氧化磷脂含量，因而增加了细胞对铁死亡的敏感性，ACSL4 抑制剂能够有效抑制这一过程（Doll et al.，2017）。

罗格列酮（rosiglitazone）、吡格列酮（pioglitazone）和曲格列酮（troglitazone）为噻唑烷二酮（thiazolidinedione）类化合物（图 4-20～图 4-22），是过氧化物酶体增殖物激活受体 γ（peroxisome proliferator-activated receptorγ，PPARγ）的激动剂，临床上作为治疗 2 型糖尿病的药物。同时，这类化合物也被发现能够选择性抑制 ACSL4，从而抑制铁死亡（Askari et al.，2007；Doll et al.，2017）。在多种细胞模型和小鼠脏器损伤模型中，这三个噻唑烷二酮类药物均通过抑制 ACSL4 而抑制铁死亡，延长模型小鼠生存时间，而非作用于 PPARγ（Doll et al.，2017）。

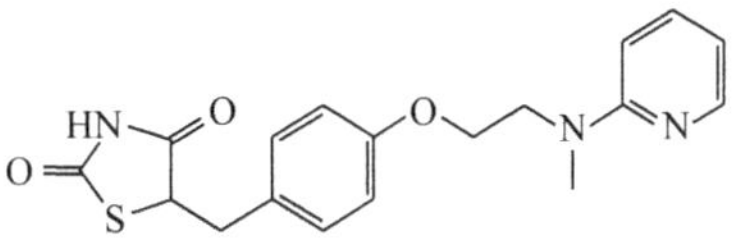

图 4-20　罗格列酮化学结构式

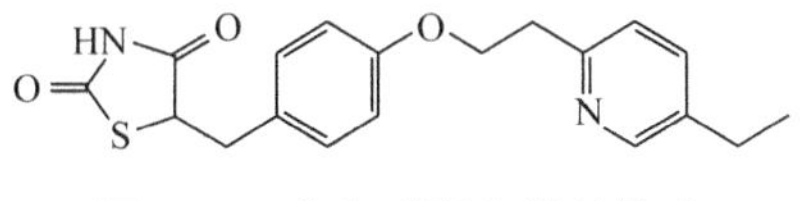

图 4-21　吡格列酮化学结构式 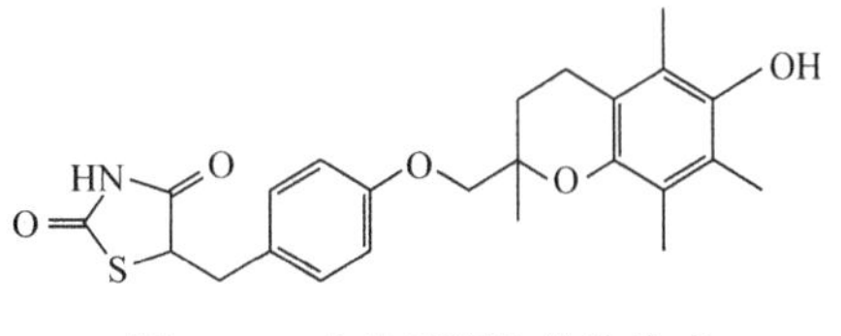　　　　　　图 4-22　曲格列酮化学结构式

4.3.1.4　脂质过氧化阻断剂

以 ferrostatin-1 和 liproxstatin-1 为代表的自由基捕获剂是目前研究最多的一类铁死亡抑制剂，其抑制铁死亡作用已在多种细胞系、组织类型和疾病模型中得到证实。这一类化合物通常为亲脂抗氧化物，通过捕获游离自由基来抑制脂质过氧化和自由基链式反应，而不是通过铁死亡通路中的蛋白质发生相互作用而实现的。

1）ferrostatin-1 及其衍生物

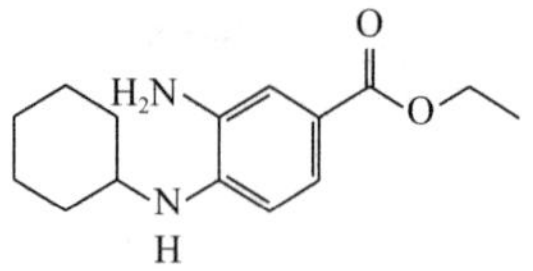

图 4-23　ferrostatin-1 化学结构式

ferrostatin-1（Fer-1）是一个含芳烷胺的抗氧化物（图 4-23），是最早被发现具有特异性抑制铁死亡活性的化合物之一（Dixon et al.，2012）。Fer-1 分子通过插入到疏水的磷脂双分子层中清除自由基，从而抑制铁死亡，在这一过程中 Fer-1 苯环上的共轭胺被认为起着关键作用（Shah et al.，2018；Zilka et al.，2017）。在不同细胞系中通过不同遗传学、物理或者化学手段诱导铁死亡的过程中，Fer-1 都能在微摩尔级别甚至纳摩级别非常明显地下调铁死亡相关标志物和细胞死亡；在心脏、肝脏、肾脏等小鼠脏器损伤模型中，Fer-1 也能有效缓解脏器的损伤和组织坏死，延长实验小鼠的生命周期（Fang et al.，2019；Skouta et al.，2014；Stockwell et al.，2017；Zeng et al.，2020）。但由于 Fer-1 的理化性质并不太理想，其酯键容易断裂而转化为无活性的水解产物，使其仍然未走向临床研究，目前仅作为研究铁死亡的工具化合物。

由于 Fer-1 较差的理化性质和代谢不稳定性，人们对 Fer-1 的结构改造和优化做出了许多尝试，其中大多是针对苯环上胺基和酯基侧链进行官能团取代。SRS11-92（图 4-24）和 SRS16-86（图 4-25）分别作为第二代和第三代 ferrostatins，与 Fer-1 相比有更好的代谢稳定性和脏器损伤保护能力（Skouta et al.，2014）。

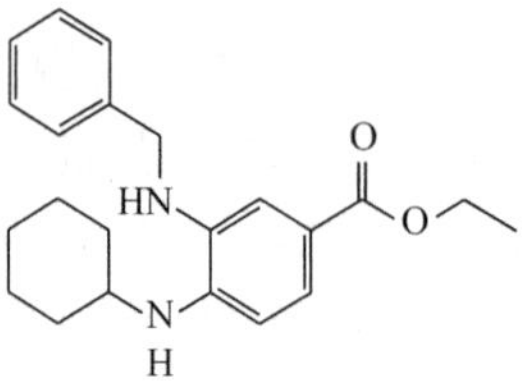

图 4-24　SRS11-92 化学结构式

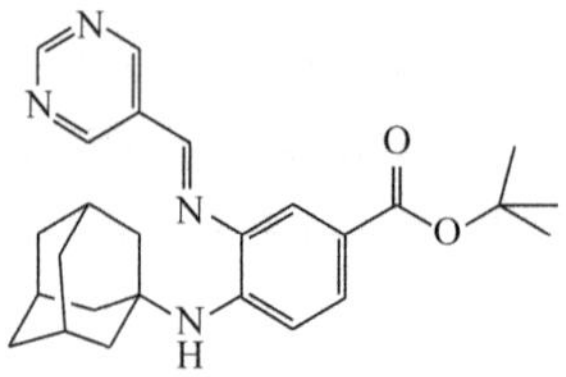

图 4-25　SRS16-86 化学结构式

UAMC 这一系列化合物有着更好的代谢动力学特征和水溶性，其中 UAMC-3203（图 4-26）尤为突出。与前体药物 Fer-1 相比，UAMC-3203 对微粒体代谢更稳定、血浆保留时间更长，并且 IC_{50} 为 Fer-1 的 1/3（12nmol/L）。因而 UAMC-3203 具有良好的应用前景（Devisscher et al.，2018）。

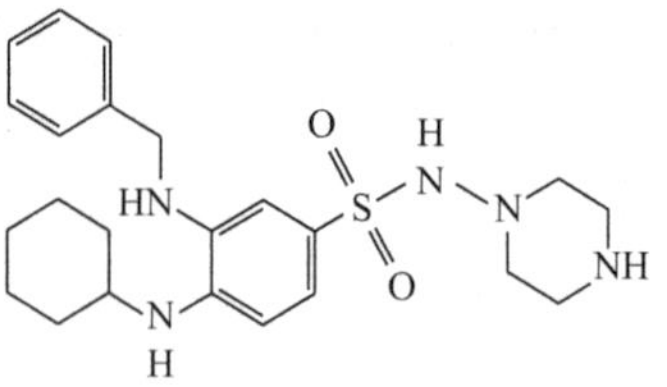

图 4-26　UAMC-3203 化学结构式

2）liproxstatin-1

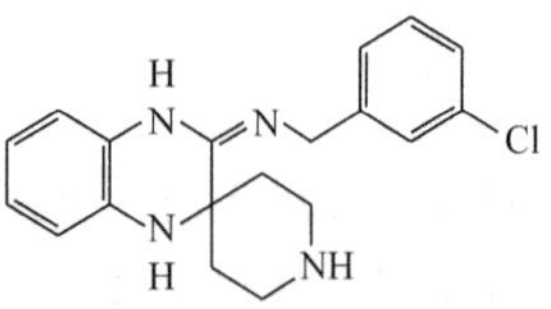

图 4-27　liproxstatin-1 化学结构式

liproxstatin-1（Lip-1）为含酰胺和磺酰胺亚基的化合物（图 4-27），是在铁死亡小分子抑制剂筛选中发现的。Lip-1 的作用机制与 Fer-1 一致，但是与 Fer-1 相比具有更好的理化性质，因此体内稳定性及药物的吸收分布更好，被广泛用于体内铁死亡的研究（Friedmann Angeli et al.，2014）。

3）生育酚及其类似物

生育酚（tocopherol）即维生素 E，是一类含苯并二氢吡喃的化合物，根据其芳香环上的取代不同，可分为 α、β、γ 和 δ 四种结构；根据其侧链饱和度又可分为生育酚（图 4-28）和生育三烯酚（图 4-29）。其中，α-生育酚的抗氧化活性最高同时也是自然界中主要形式，是人们饮食中抗氧化剂的主要来源（Niki and Traber，2012）。生育酚具有较弱的抑制铁死亡活性，与 Fer-1 和 Lip-1 类似，α-生育酚也是插入到磷脂双分子层中执行其自由基捕获功能（Devisscher et al.，2018；Dixon et al.，2012；Zilka et al.，2017）。尽管在有机溶液中，α-生育酚与过氧自由基的反应速度比 Fer-1 和 Lip-1 的反应速度快大约 10 倍，但在磷脂双分子层中，α-生育酚的反应速度明显低于 Fer-1 和 Lip-1，这也说明了 α-生育酚铁死亡抑制活性低的原因（Zilka et al.，2017）。

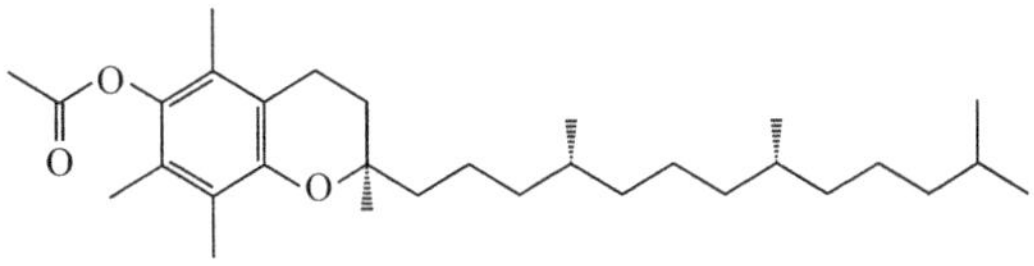

图 4-28　生育酚化学结构式

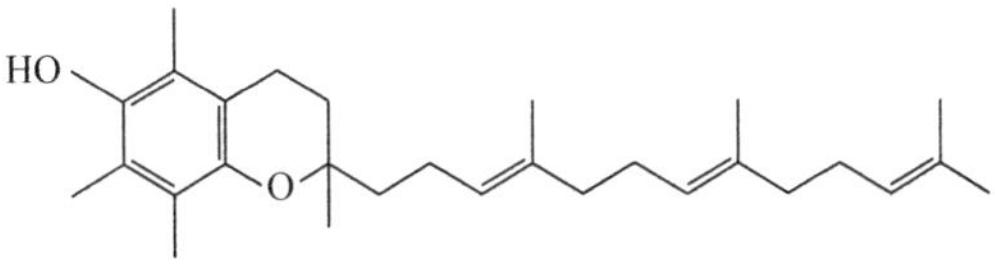

图 4-29　生育三烯酚化学结构式

trolox 为水溶性的维生素 E 类似物（图 4-30）。Trolox 相比于维生素 E 在结构上少了烷基侧链，具有更好的水溶性，因此被更广泛地用于铁死亡及相关脏器损伤研究中（Dixon et al.，2012）。

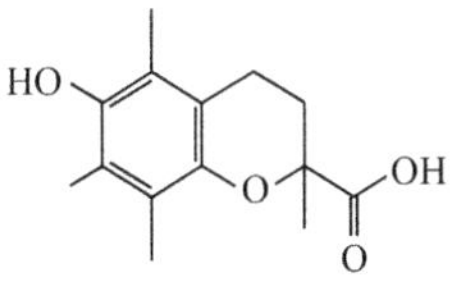

图 4-30　trolox 化学结构式

4）丁基羟基甲苯和丁基羟基茴香醚

丁基羟基甲苯（butylated hydroxytoluene，BTH）和丁基羟基茴香醚（butylated hydroxyanisole，BTA）皆为人工合成的抗氧化剂（图 4-31、图 4-32），被广泛用于食品添加剂等。与 α-生育酚类似，BTH 和 BTA 的水溶性差、抗铁死亡活性低，通常是通过膳食的方式给予实验动物（Dixon et al.，2012）。

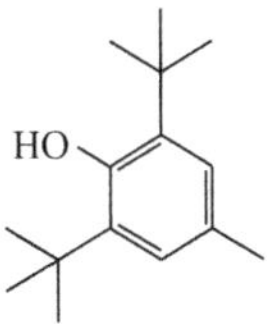

图 4-31　丁基羟基甲苯化学结构式

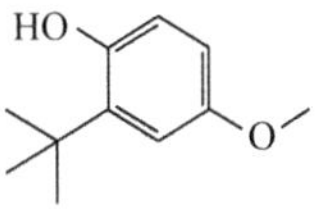

图 4-32　丁基羟基茴香醚化学结构式

5）酚噻嗪类化合物 51

酚噻嗪类化合物（phenothiazine）已被报道能够抑制脂质过氧化，并且能够抑制铁死

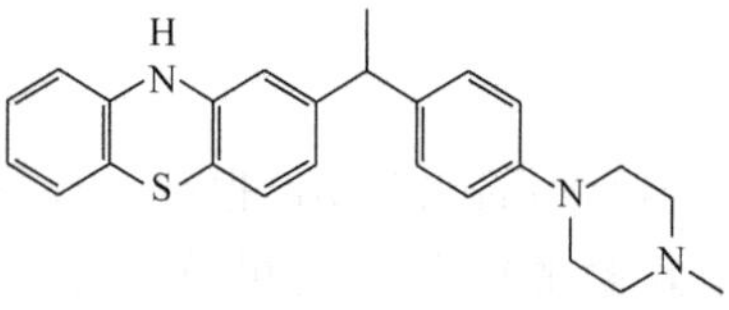

图 4-33　酚噻嗪类化合物 51 化学结构式

亡（Keynes et al.，2019；Moosmann et al.，2001；Shah et al.，2017；Yu et al.，1992）。药物化学家对这类化合物进行构效关系研究后，合成得到了化合物 51（Yang et al.，2021）。酚噻嗪类化合物 51（图 4-33）通过清除脂质过氧化特异地抑制铁死亡，是目前报道的抑制铁死亡活性最好的化合物（EC_{50} 为 0.5nmol/L），并且具有良好的药物代谢动力学性质和体内活性（Yang et al.，2021）。

6）吲哚马来酰亚胺及其衍生物

吲哚马来酰亚胺（indolymaleimide，IM）类化合物 IM-12、IM-17 和 IM-54 等能够有效抑制细胞坏死。通过对这类化合物进行结构优化得到一系列衍生物，其中 IM-93（图 4-34）具有最强的细胞死亡抑制活性及良好的水溶性。在体外细胞试验中，IM-93 与 Fer-1 一样能够抑制细胞的脂质过氧化，抑制铁死亡。不仅如此，IM-93 还能同时抑制中性粒细胞参与的一种细胞坏死形式——NETosis（Dodo et al.，2019）。

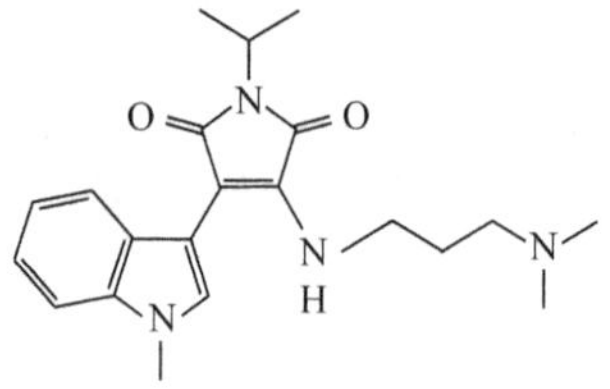

图 4-34　吲哚马来酰亚胺化合物 93 化学结构式

7）FDA 批准的具有抑制铁死亡活性的药物

除了重新设计和开发新的具有铁死亡抑制活性的化合物，从已批准上市的药物中筛选具有抗铁死亡活性的药物也是一种发现铁死亡抑制剂的策略。通过对作为细胞色素 P450 底物的已上市药物进行筛选，发现利福平（rifampicin）、异丙嗪（promethazine）、奥美拉唑（omeprazole）、吲哚-3-甲醇（indole-3-carbinol）、卡维地洛（carvedilol）、普萘洛尔（propranolol）、雌二醇（estradiol）和甲状腺激素（thyroid hormones）等不同适应证的药物，能够有效清除脂质过氧化物，抑制不同细胞发生铁死亡，并且缓解多种小鼠多种脏器损伤（Mishima et al.，2020）。依达拉奉（edaravone）作为一种清除自由基的药物被发现能够有效抑制细胞铁死亡，这可能是依达拉奉治疗肌萎缩侧索硬化症和缺血性脑卒中的作用机制之一（Homma et al.，2019）。巴多昔芬（bazedoxifene）为一种选择性雌激素受体调节剂，用于治疗骨质疏松，在药物筛选中被发现能够通过清除过氧化物抑制铁死亡（Conlon et al.，2021）（图 4-35 ～图 4-44）。

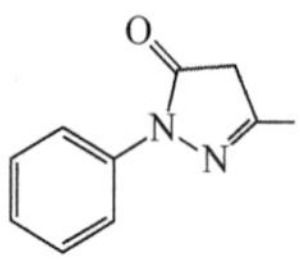

图 4-35　依达拉奉

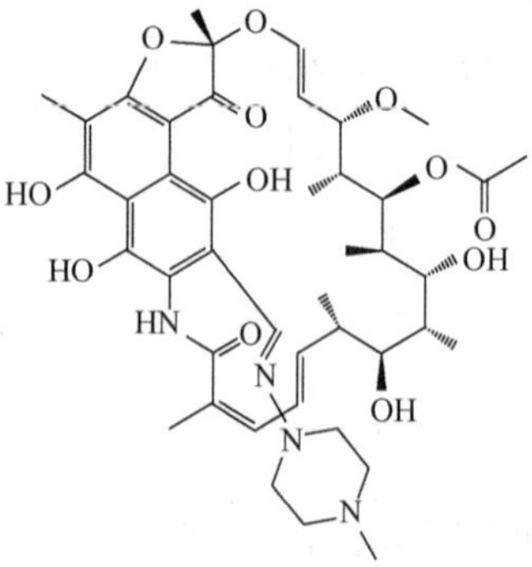

图 4-36　利福平化学结构式

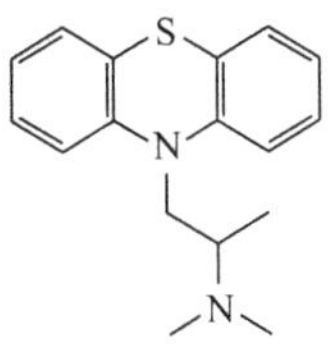

图 4-37　异丙嗪化学结构式

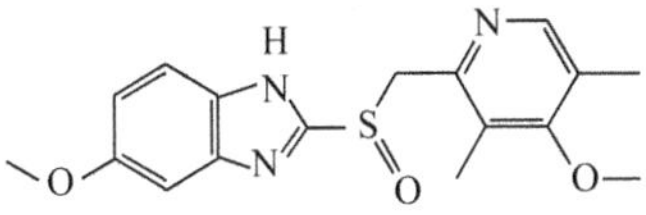

图 4-38　奥美拉唑化学结构式

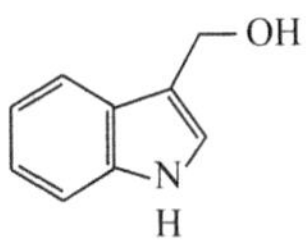

图 4-39　吲哚-3-甲醇化学结构式

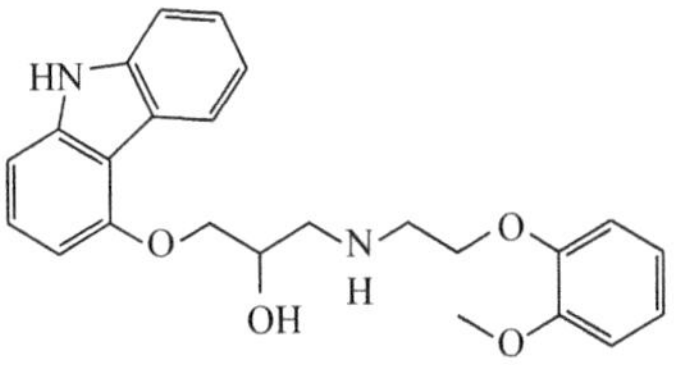

图 4-40　卡维地洛化学结构式

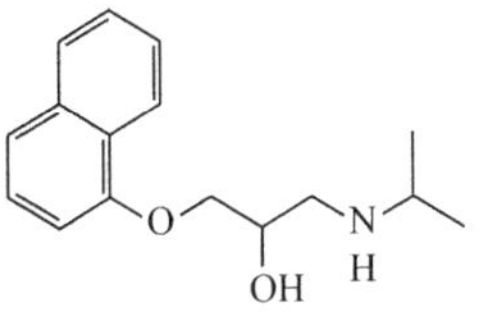

图 4-41　普萘洛尔化学结构式

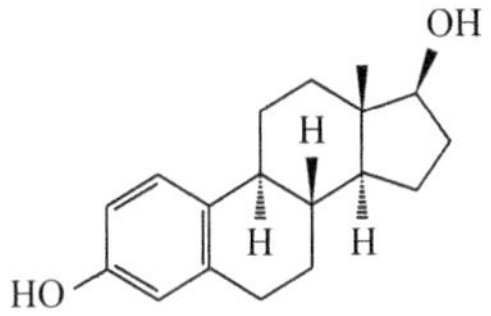

图 4-42　雌二醇化学结构式

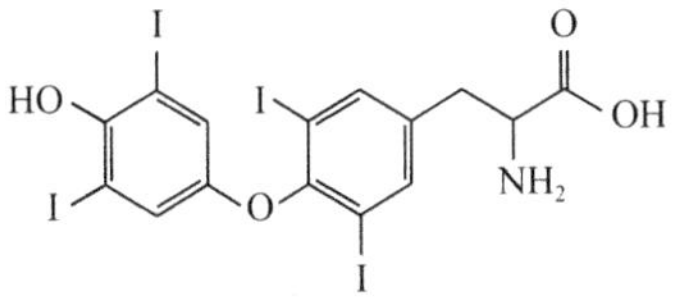

图 4-43　甲状腺激素化学结构式

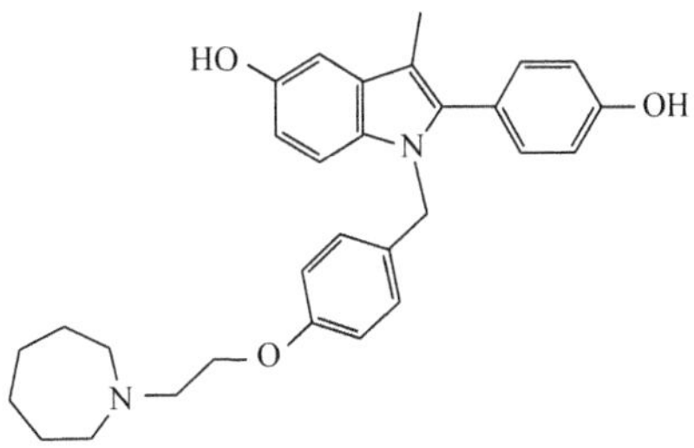

图 4-44　巴多昔芬化学结构式

4.3.2　糖酵解途径

对于 MEF 细胞, 加入葡萄糖会显著加重 erastin 诱导死亡的程度 (Lee et al., 2020)。在肾上腺皮质癌中, 胰岛素可以在一定程度上挽救肾上腺皮质癌特效药米托坦 (mitotane) 的细胞杀伤力, 并且可以使得铁死亡的相关基因表达发生明显变化 (Belavgeni et al., 2019), 提示胰岛素可能参与铁死亡并一定程度上调控细胞死亡。但是, 在多囊卵巢综合征 (polycystic ovary syndrome, PCOS) 中, 胰岛素却能降低 GPx4 的表达, 降低 GSH 水平等抑制铁死亡的因素, 加速铁死亡刺激疾病的进程 (Zhang et al., 2020a)。因此, 靶向糖酵解途径抑制铁死亡的研究仍存在很多谜团, 不同的细胞类型、器官组织对于糖酵解等糖代谢通路的响应各不相同, 而其在铁死亡中的作用更需要深入分析。

4.3.3　磷酸戊糖途径

磷酸戊糖途径 (pentose phosphate pathway, PPP) 又称己糖磷酸旁路, 是葡萄糖-

6-磷酸代谢产生 NADPH 和核酸-5-磷酸的途径。该途径包括氧化和非氧化两个阶段：在氧化阶段，葡萄糖-6-磷酸转化为核酮糖-5-磷酸和 CO_2，并生成两分子的 NADPH；在非氧化阶段，核酮糖-5-磷酸异构化生成核糖-5-磷酸或转化为糖酵解中的两个中间代谢物果糖-6-磷酸和甘油醛-3-磷酸。磷酸戊糖途径的氧化阶段的两步脱氢反应在生理条件下是不可逆的，为整个磷酸戊糖途径的限速反应，催化这两步反应的 6-磷酸葡糖脱氢酶（G6PD）和 6-磷酸葡糖酸内酯酶（6PGDH）都是该途径的限速酶。磷酸戊糖途径不仅受这两个限速酶的制约，而且也受细胞内 NADPH 的调节，当 [NADPH]/[NADP$^+$] 比率过高时，会抑制磷酸戊糖途径的进程。

磷酸戊糖途径最主要的一个功能是可以产生大量的 NADPH，NADPH 是所有生物体中必不可少的电子供体，为细胞的各种合成反应以及生命进程提供所需的还原力。NADPH 可以通过谷胱甘肽二硫还原酶（GSR）将 GSSG 还原为 GSH，进而对铁死亡产生抑制作用，同样，铁死亡诱导剂 erastin、RSL3、FIN56 能导致 NADPH 和 NADH 水平的下降，因此 NADPH 水平的降低在一定情况下可以作为一种生物特征指标反映铁死亡的敏感性（Ding et al.，2020；Shimada et al.，2016）。在一定程度上激活磷酸戊糖途径可以提高细胞中 NADPH 的浓度，增强细胞抗氧化的能力，从而抵制细胞中铁死亡的发生。

4.4 铁元素调控相关抑制剂

尽管铁是机体中含量最高、对细胞正常功能的发挥十分重要的微量元素，但是过量的铁也会引起毒副作用。在氧气充足的条件下，二价铁离子和三价铁离子之间可以互相转化，同时会产生一定量的活性氧自由基（Emerit and Michelson，1982）。为了防止高活性的自由基对机体产生负面影响，重要的保护方式之一是严格控制铁的储存、运输和分布。铁死亡是一种铁依赖的新型细胞死亡方式，机体铁蓄积会导致细胞内产生大量的自由基，使得很多大多数生物分子发生过氧化而损伤（Crichton and Pierre，2001）。因此，阻止机体发生铁蓄积，调控和平衡细胞与机体的铁稳态，是抑制铁死亡发生的途径之一。

在设计研究能够为临床所用的铁螯合剂的时候，是以铁离子选择性结合的稳定性为重要考量因素。从理论上来说，铁螯合剂既能结合二价铁离子，也能结合三价铁离子，但是往往二价铁离子结合的配体都有着重要的生理功能，并且一种配体与多种二价阳离子有很好的亲和力。因此，设计无毒副作用并且具有很好选择性的二价铁离子螯合剂是十分困难的，甚至不可能的。相较之下，三价铁离子的选择性配体种类更多，尽管也可能与其他金属元素结合，但都是一些对于细胞生存来说影响不大的，因此，以三价铁离子作为铁螯合剂的设计靶点更为可靠（Harris and Aisen，1973）。同时，高亲和力三价铁离子螯合剂的另一个优点是在有氧条件下，不仅能螯合三价铁，而且通过氧化反应使得二价铁氧化为三价铁被清除（Hider and Kong，2010）。

4.4.1 铁离子螯合剂

细胞中游离的铁催化芬顿反应（Fenton reaction）使得 H_2O_2 生成羟自由基和氢氧化物。芬顿反应和一些铁依赖的酶在细胞中会产生活性氧，从而触发细胞中分子如蛋白质、DNA 和脂质的氧化或变性。因此，螯合作用导致细胞中铁消耗，从源头避免大多数依赖铁的自由基来源，保护细胞可以正常发挥生理功能，很大程度上防止细胞死亡。

4.4.1.1 去铁胺

去铁胺（deferoxamine，DFO）是一种铁螯合剂（图 4-45），自 20 世纪 60 年代以来就已经用于治疗输血性铁超载，但近代有效的铁螯合疗法开始于 40 年前，通过皮下便携式泵输入 DFO（Hershko et al.，1998）。Ferrioxamine 是 DFO 与铁离子形成的复合物，由于其自身的惰性及低亲脂性而不能进入细胞，从而减少了铁进行再分布的可能性。

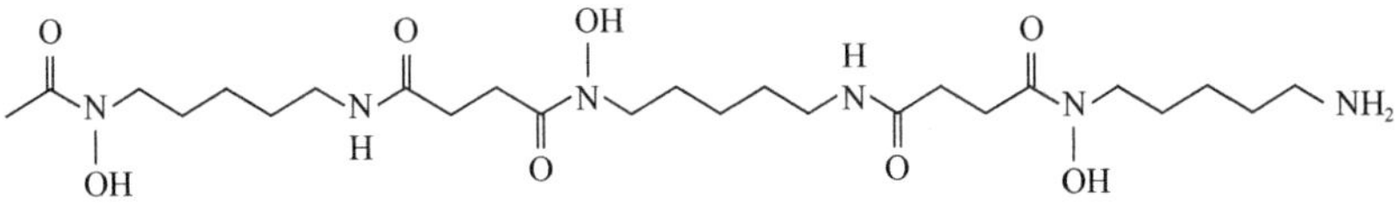

图 4-45 去铁铵化学结构式

早在 2008 年，在 Brent R. Stockwell 还没有提出铁死亡这个概念的时候，就发现 RSL3 和 RSL5 导致的细胞死亡中存在细胞内铁稳态的变化，芬顿反应产生 ROS 促进细胞死亡，而这种死亡形式不能被凋亡抑制剂所挽救，铁螯合剂 DFO 和抗氧化维生素 E 可以逆转这样的致死作用（Yang and Stockwell，2008）。在铁死亡概念提出之后，DFO 就被当作铁死亡的一种抑制剂被广泛应用到神经退行性疾病（Singh et al.，2019）、心血管疾病（Fang et al.，2019；Jansova and Simunek，2019）、血液病（Allali et al.，2017）、肿瘤（Raza et al.，2014）。

4.4.1.2 去铁酮

去铁酮（deferiprone，DFP），是第一个自 20 世纪 80 年代以来在长期临床试验中使用的口服铁螯合剂（Kontoghiorghes et al.，1987）（图 4-46）。与 DFO 相比，DFP 因为分子质量更小且亲水性更弱，因此能够比 DFO 更快地进入细胞中（Hershko et al.，1991）。DFP 与 DFO 在清除肝脏铁沉积的效果方面是不明显的，但是从心肌细胞中清除铁的能力强于 DFO（Hoffbrand et al.，2003），DFO 减少心脏铁及预防心力衰竭的能力可以通过其防止心肌细胞重摄取铁而不是加强铁从心肌细胞中的释放（Glickstein et al.，2006）。

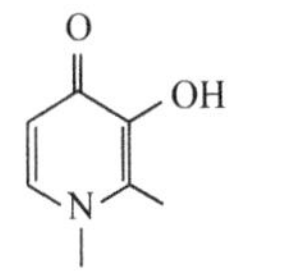

图 4-46 去铁酮化学结构式

在溃疡性结肠炎（ulcerative colitis，UC）中，产生炎症引起的组织损伤，与组织细胞中铁蓄积和 ROS 的致死积累密不可分。这种炎症介质改变引起的损伤可以被 Fer-1、Lip-1、DFP 挽救，使得细胞的铁稳态得到调整，并且阻止过氧化的发生（Chen et al.，2020b）。

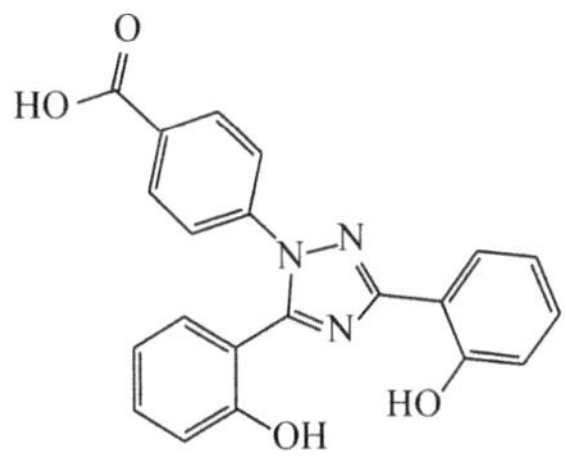

4.4.1.3 去铁斯若

图 4-47 去铁斯若化学结构式

去铁斯若（deferasirox，DFS），也称地拉罗斯，是一种选择性三价铁人工螯合剂（图 4-47）。离体试验（Glickstein et al.，2006）和动物研究（Wood et al.，2005）表明，DFS 能有效降低患者心脏的铁蓄积（Pennell et al.，2011，2012；

Pennell et al.，2010），并且通过随访研究发现，患者的心脏功能和身体机能都在正常范围内。

DFS 几乎可以完全挽救 erastin 对于心肌细胞的杀伤作用，并且在急性心肌梗死模型中，DFS 还可以减少梗死面积，阻止梗死的进一步发生发展（Nishizawa et al.，2020）。

4.4.1.4 右雷佐生

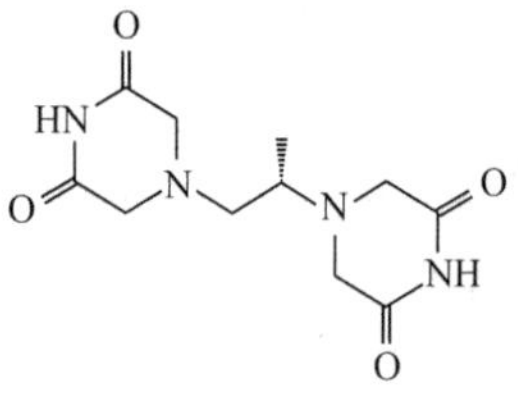

图 4-48 右雷佐生化学结构式

右雷佐生（dexrazoxane，DXZ）是一种铁螯合剂（图 4-48），作为 FDA 唯一批准的针对阻止阿霉素（doxorubicin，DOX）治疗癌症产生的心脏毒性的药物。DXZ 在脓毒症诱导的心肌毒性模型中，可以很好地抑制心肌细胞的死亡（Zeng et al.，2020）。在 DOX 导致的心脏损伤中，DXZ 可以抑制心脏炎症，并且通过抑制坏死和凋亡的发生，保护心脏的副作用（Yu et al.，2020）。但是，同样在 DOX 导致的心肌损伤模型中，铁死亡也发挥了举足轻重的作用（Fang et al.，2019）。DXZ 通过螯合 DOX 导致的心脏铁蓄积的表型，靶向抑制线粒体损伤以阻止心脏铁死亡的发生发展。

4.4.2 环吡酮

很多疾病，包括神经退行性疾病和心血管疾病都与铁蓄积有关（Gao et al.，2015b；NaveenKumar et al.，2018），而对于这些疾病而言，除了可利用脂质过氧化抑制剂可以缓解疾病的发生发展，同样的，也可利用铁螯合剂如环吡酮（cyclipirox）（图 4-49）和去铁胺都降低机体中的铁蓄积情况，从而阻止细胞中过氧化的发生，对机体起到保护作用。

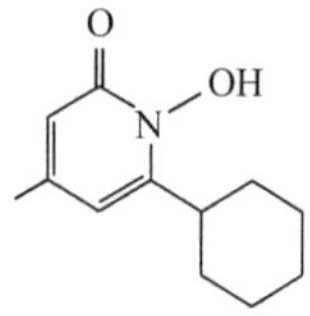

图 4-49 环吡酮化学结构式

4.5 其他途径抑制剂

4.5.1 线粒体功能调节

线粒体在氧化代谢中起到核心的作用，但对于其在富含氧化应激和过氧化损伤的铁死亡中是否也起到核心作用仍未知。在铁死亡的发展进程中，同样也观察到了线粒体形态的剧烈变化，包括线粒体的膨大化和碎片化（Dixon et al.，2012；Doll et al.，2017）。在一些与铁死亡相关的代谢通路中，都需要线粒体的参与，提供能量或者原料（Cassago et al.，2012；Gao et al.，2015a，2015b；Jennis et al.，2016）。当然，也出现一些铁死亡抑制剂靶向线粒体（Krainz et al.，2016）。这些发现都认为线粒体参与铁死亡的发生发展。但是，同样有强有力的研究发现，线粒体 DNA 耗尽的癌细胞系与其亲代细胞系之间的比较并未显示出铁死亡敏感性的显著差异（Dixon et al.，2012），并且很多铁死亡抑制剂的研究并没有涉及线粒体相关的机制部分（Gaschler et al.，2018）。综上，线粒体是否在铁死亡中发挥举足轻重的作用仍有待证实。

四甲基哌啶氧化物（2,2,6,6-tetramethylpiperidinooxy，TEMPO）是一种哌啶类氮氧化物（图 4-50），能够有效清除从呼吸链中逃逸的电子、超氧化物和烷基自由基。TEMPO的靶向线粒体衍生物 Mito-TEMPO（图 4-51）能够清除线粒体产生的过量自由基，因此被用于研究线粒体中铁死亡发生的铁死亡抑制剂（Fang et al.，2019）。

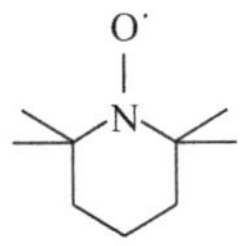

图 4-50　TEMPO 化学结构式

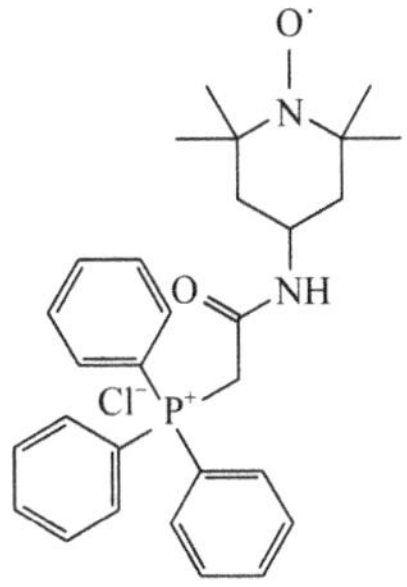

图 4-51　Mito-TEMPO 化学结构式

XJB-5-131 和 JP4-039 也是哌啶类氮氧化物（图 4-52、图 4-53），其核心结构与TEMPO 一致，由于其侧链基团的存在，这两个化合物也具有线粒体靶向性。XJB-5-131中的烯烃肽电子等排结构和 β 折叠结构使得 XJB-5-131 在线粒体中的富集浓度约为细胞质中的 600 倍；JP4-039 作为 XJB-5-131 的侧链简化后的衍生物具有更好的理化性质，但在线粒体中的富集浓度仅为细胞质中的 20-30 倍（Yang and Stockwell，2016）。在 HT-1080 细胞中，XJB-5-131 抑制 erastin 诱导的铁死亡与 Fer-1 相当，而抑制 RSL3 诱导的铁死亡效果略弱于 Fer-1；JP4-039 在两种情况下抑制铁死亡的能力比 XJB-5-131 和 Fer-1低 20～30 倍，这与两者在线粒体中富集浓度差异一致（Krainz et al.，2016）。XJB-5-131 和 JP4-039 的一系列衍生物也被合成用于研究线粒体中自由基在铁死亡发生过程中的作用（Krainz et al.，2016）。这两种化合物在线粒体中的富集程度以及抑制铁死亡活性的不同，提示细胞对于铁死亡的抵抗与抑制线粒体内的脂质过氧化密切相关（Jiang et al.，2008，2007；Rwigema et al.，2011；Shinde et al.，2016；Wipf et al.，2005）。XJB-5-131和 JP4-039 等新型同类型合成化合物在 HT1080、BJeLR 及 PANC1 细胞中都可以减轻线粒体中的脂质过氧化，抑制铁死亡的发生（Krainz et al.，2016）。

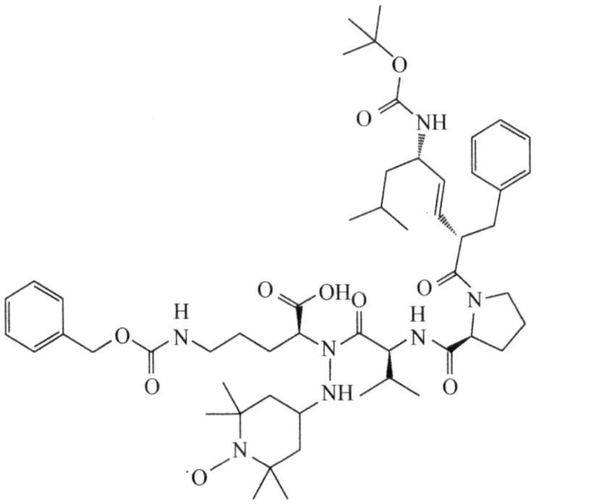

图 4-52　XJB-5-131 化学结构式

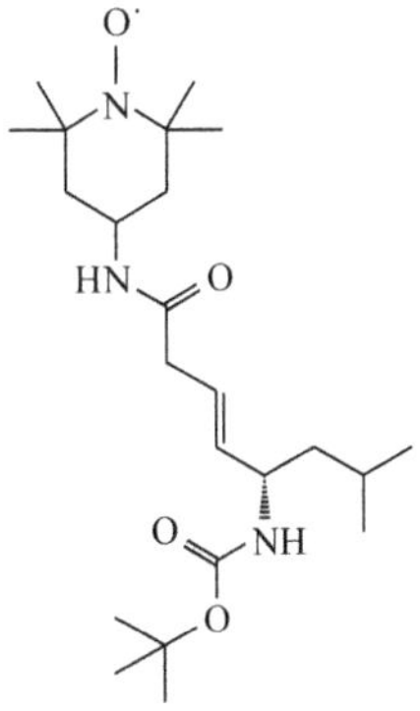

图 4-53　JP4-039 化学结构式

有趣的是，不仅仅是抗氧化物可以作用于线粒体抑制铁死亡，铁螯合剂也可以抑制线粒体损伤，阻止铁死亡的发生（Fang et al.，2019）。DXZ 作为铁螯合剂也能靶向线粒体抑制铁死亡，可以与 Fer-1 一样有效地抑制 DOX 诱导的心脏铁死亡的发生。

硫辛酸（α-lipoic acid）是一种存在于线粒体的辅酶（图 4-54），类似维生素，属于 B 族维生素中的一类化合物，含有双硫五元环结构，具有显著的亲电性和自由基反应能力，同时也有文献发现硫辛酸还具有螯合铁的能力（Moreira et al.，2007；Persson et al.，2003）。在阿尔茨海默病小鼠模型中，硫辛酸抑制 tau 蛋白的超磷酸化和随之引起的认知能力下降。同时，tau 蛋白引起的大脑铁蓄积、脂质过氧化及炎症反应等都被硫辛酸显著抑制，这些病理特征都参与了铁死亡的发生（Zhang et al.，2018）。

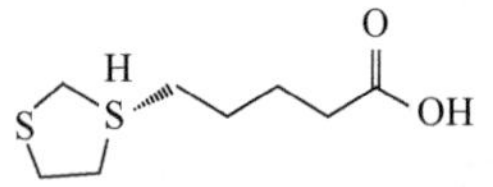

图 4-54　硫辛酸化学结构式

线粒体对于铁死亡网络而言，不仅在氧化应激方面起到举足轻重的作用，同样在铁代谢这一途径中也扮演角色。但是，其对铁死亡发生过程的影响和具体的作用机制还需要更多的研究去探索和证明。

4.5.2　溶酶体功能调节

溶酶体是分解蛋白质、核酸、多糖等生物大分子的细胞器。溶酶体是单细胞膜结构，内含许多水解酶，分解从外界进入到细胞内的物质，也可消化细胞自身的局部细胞质或细胞器。当细胞衰老时，溶酶体破裂释放水解酶，消化整个细胞而使细胞自溶死亡。

在 erastin 和 RSL3 诱导 HT1080 发生铁死亡的过程中，多种溶酶体抑制剂 PepA-Me 和 BafA$_1$ 可以抑制铁死亡的发生。用 ROS 传感器进行的荧光分析显示，溶酶体中生成了活性氧，而溶酶体抑制剂的处理降低了溶酶体的活性氧程度。这些抑制剂通过减少细胞从外界摄取铁并且减少铁蛋白的自噬降解，部分地阻止了细胞内铁供应，防止出现铁蓄积，表明溶酶体活性通过调节细胞铁平衡和 ROS 的生成参与脂质过氧化介导的细胞铁死亡过程中（Torii et al.，2016）。

4.6　天然产物

天然产物是药物发现的重要组成部分，其来源主要以植物为主。植物通过一级和二级代谢得到的代谢产物（如黄酮类、多酚类以及萜类等化合物）受到了大量的青睐，同时也被证明具有多种生物活性。这些天然化合物由于自身结构特点，大多具有内在抗氧化活性，其中一部分已经被证实能作为自由基捕获剂清除自由基和阻断脂质过氧化，从而阻断铁死亡。

4.6.1　黄酮类

槲皮素（quercetin）具有捕获自由基、抑肿瘤以及抗炎等多种生物活性（图 4-55），骨髓间充质肝细胞在槲皮素处理后能抑制 erastin 诱导的铁死亡（Li et al.，2020）。

葛根素（puerarin）已被批准上市用于治疗心血管疾病（图 4-56），在大鼠心肌细胞及大鼠动脉结扎模型中能有效抑制铁过载和脂质过氧化、抑制铁死亡、缓解心脏损伤（Liu et al.，2018）。

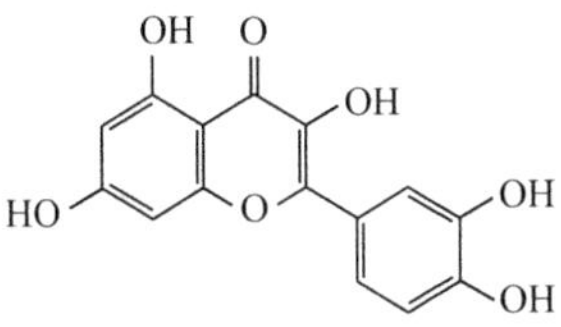

图 4-55　槲皮素化学结构式

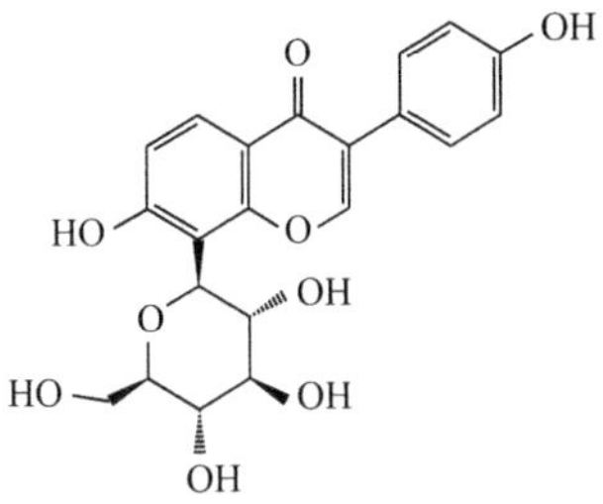

图 4-56　葛根素化学结构式

已发现山柰素（kaempferide）和山柰酚（kaempferol）（图 4-57 和图 4-58）能清除自由基，同时激活抗氧化元件介导的转录活性，进而抑制铁死亡（Takashima et al.，2019）。

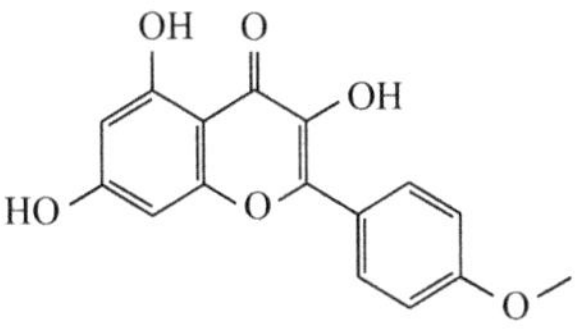

图 4-57　山柰素化学结构式

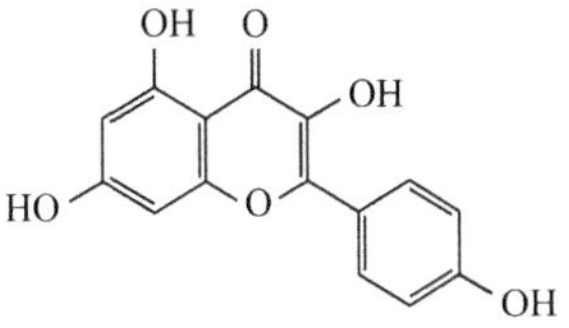

图 4-58　山柰酚化学结构式

羟查尔酮（hydroxylated chalcones）衍生物三羟查尔酮（图 4-59）能有效清除脂质过氧化抑制铁死亡，同时还能够抑制 β-淀粉样蛋白的异常聚集（Cong et al.，2019）。

黄芩素（baicalein）作为一种黄酮类天然产物，被筛选出能够抑制 12/15-LOX 进而抑制铁死亡（Li et al.，2019b；Xie et al.，2016），并且在氯化铁诱导的创伤后癫痫小鼠模型中表现出显著的神经元保护作用（图 4-60）。值得注意的是，这些脂氧合酶抑制剂近期被发现其本身具有较强的捕获自由基的能力（Shah et al.，2018），理论上也可以通过阻断脂质过氧化而抑制铁死亡。

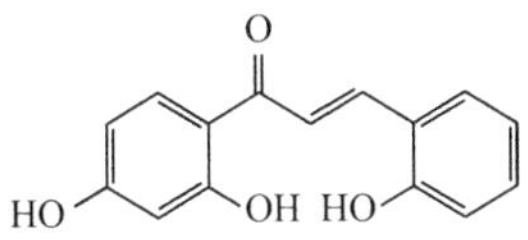

图 4-59　三羟查尔酮化学结构式

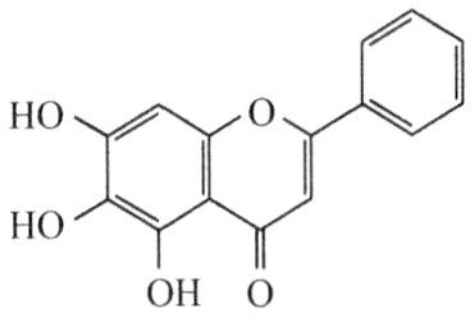

图 4-60　黄芩素化学结构式

4.6.2　多酚类

天麻苷（gastrodin）常用于神经退行性疾病的研究中，能显著减弱神经毒性的炎症介质和炎症因子水平（图 4-61）。天麻苷在 HT-22 细胞中通过上调 Nrf2、HO-1 和 GPx4，降低了细胞的氧化应激水平和过氧化物水平，进而抑制谷氨酸诱导的铁死亡（Jiang

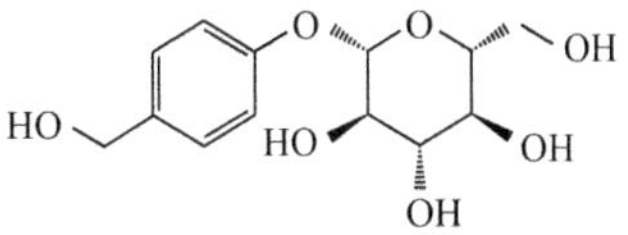

图 4-61　天麻苷化学结构式

et al.，2020）。尽管天麻素在体外细胞实验中有较好的抗铁死亡效果，仍缺少在体内实验来证明。

表没食子儿茶素没食子酸酯 [(–)-epigallocatechin-gallate，EGCG] 和姜黄素（curcumin）

都为多酚类化合物（图 4-62 和图 4-63），研究表明两者都有一定螯合铁及清除自由基的作用，抑制铁死亡的发生（Guerrero-Hue et al.，2019；Kose et al.，2019）。

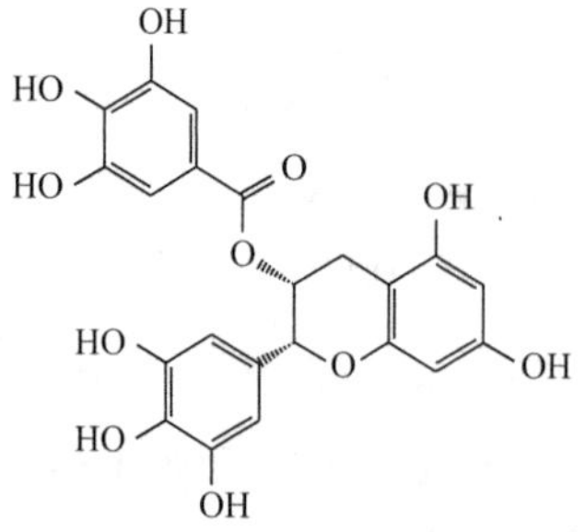

图 4-62　表没食子儿茶素没食子酸酯化学结构式

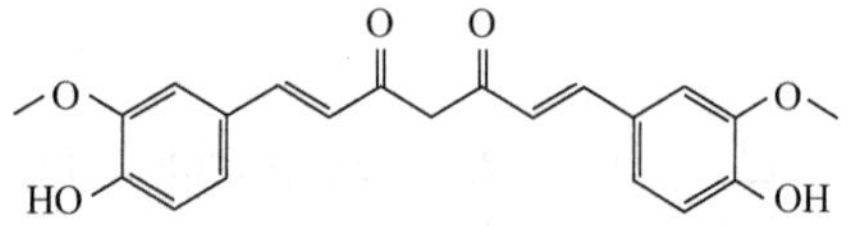

图 4-63　姜黄素化学结构式

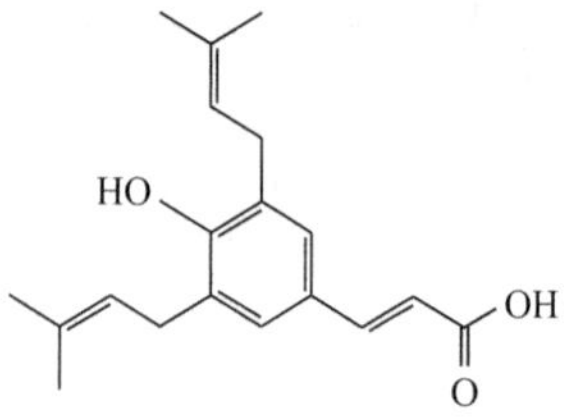

图 4-64　阿特匹林 C 化学结构式

阿特匹林 C（artepillin C）通过清除氧化自由基，对神经元有保护作用（Takashima et al.，2019）（图 4-64）。

4.7　萜类

甘草素（glycyrrhizin）是高迁移率族蛋白 B1（high mobility group box 1，HMGB1）的抑制剂（图 4-65），同时也是天然的抗氧化物，具有保护肝脏的作用，被广泛用于慢性肝炎的治疗。甘草素通过调控细胞内 Fe^{2+} 浓度、上调 GPx4 和 Nrf2/HO-1 水平，同时抑制 HMGB1 降低细胞内活性氧簇的蓄积，最终抑制铁死亡。急性肝损伤小鼠模型中，甘草素可显著提升小鼠抗氧化能力，降低铁死亡的指标，缓解肝脏损伤（Wang et al.，2019）。

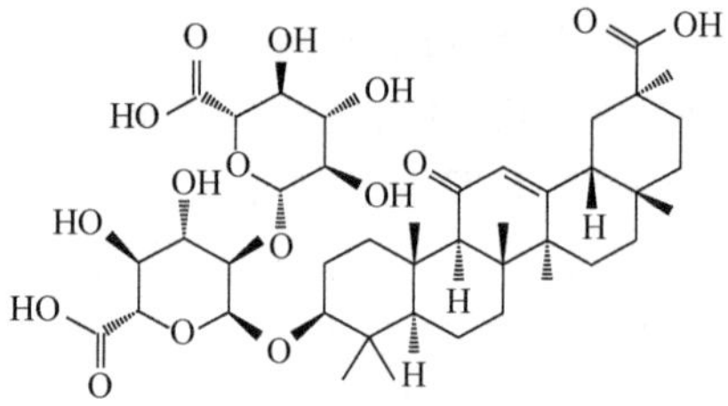

图 4-65　甘草素化学结构式

4.8　总结与展望

铁死亡自 2012 年被发现定义后，已经历了 10 年的风雨。不同于 20 世纪 60 年代提出的自噬、70 年代提出的凋亡以及 80 年代提出的坏死，铁死亡以其年轻的姿态迫切地需要研究者们揭开面纱，探索方方面面。

铁死亡是细胞代谢过程中的不平衡所诱发的，依据现在的研究，铁死亡与许多疾病和器官损伤都息息相关。在多种疾病中，铁死亡往往是疾病发生发展的始作俑者，针对这类疾病治疗而言，靶向铁死亡具有很大的临床转化潜力，对于疾病的精准防控至关重要。在此过程中，除了需要进一步完善铁死亡分子调控体系，以寻找更多治疗靶点外，铁死亡抑制剂的开发和相关药物理化性质或药代动力学的研究也要紧跟发展需求。目前，针对铁死亡调控不同的通路、重要的基因靶点的开发正处于积极研究之中，但很多研究仅仅停留在细胞铁死亡抑制的层面，仍迫切需要探索其动物甚至临床的作用机制细节。从技术层面而言，如何能准确、快速地定位抑制剂的作用靶点、评估作用效果，结合各类探针的开发和应用是其重要的方面。

迄今为止，对铁死亡网络的深入了解使我们有依据去做出科学假设：是否有抑制剂能同时靶向铁死亡几个不同的重要靶点进行干预？是否有抑制剂可以同时针对不同形式的细胞死亡方式进行阻断？最近的研究表明，抑制其他细胞生命过程也可以抑制铁死亡，包括谷氨酰胺分解、铁蛋白自噬、溶酶体活性抑制和各类信号转导通路等。然而，这些事件的特征和机制细节仍然不清晰，需要更多的研究来评估其真正的抗铁死亡潜力。从疾病本身而言，大多数疾病的发生发展过程存在多种细胞死亡方式，期望能有一种抑制剂同时干预多种细胞死亡方式，以更好地达到治疗和预防疾病发生发展的目的。

目前对铁死亡的研究仍是冰山一角，铁死亡的抑制剂相关研究仍处在起步阶段，亟待待各位研究者去发现和探索。

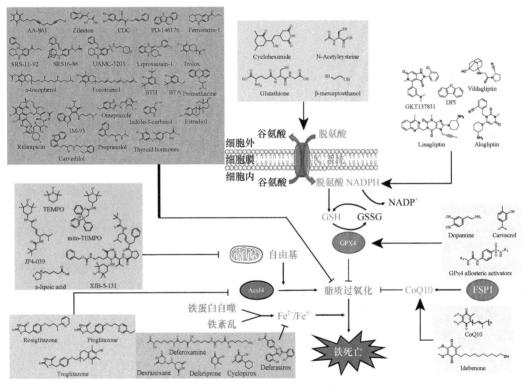

图 4-66　代表性铁死亡抑制剂及其作用靶点

参 考 文 献

Aberg F, Appelkvist E L, Dallner G, et al. 1992. Distribution and redox state of ubiquinones in rat and human tissues. Arch Biochem Biophys, 295(2): 230-234.

Adarsh K, Kaur H, Mohan V. 2008. Coenzyme Q_{10} (CoQ_{10}) in isolated diastolic heart failure in hypertrophic cardiomyopathy (hcm). Biofactors, 32(1-4): 145-149.

Allali S, De Montalembert M, Brousse V, et al. 2017. Management of iron overload in hemoglobinopathies. Transfus Clin Biol, 24(3): 223-226.

Allen J W, Shanker G, Aschner M. 2001. Methylmercury inhibits the *in vitro* uptake of the glutathione precursor, cystine, in astrocytes, but not in neurons. Brain Res, 894(1): 131-140.

Alleva R, Tomasetti M, Bompadre S, et al. 1997. Oxidation of ldl and their subfractions: Kinetic aspects and CoQ$_{10}$ content. Mol Aspects Med, 18 Suppl: S105-112.

Andre W P, Ribeiro W L, Cavalcante G S, et al. 2016. Comparative efficacy and toxic effects of carvacryl acetate and carvacrol on sheep gastrointestinal nematodes and mice. Vet Parasitol, 218: 52-58.

Askari B, Kanter J E, Sherrid A M, et al. 2007. Rosiglitazone inhibits acyl-coa synthetase activity and fatty acid partitioning to diacylglycerol and triacylglycerol via a peroxisome proliferator-activated receptor-gamma-independent mechanism in human arterial smooth muscle cells and macrophages. Diabetes, 56(4): 1143-1152.

Awad A M, Bradley M C, Fernandez-Del-Rio L, et al. 2018. Coenzyme Q$_{10}$ deficiencies: Pathways in yeast and humans. Essays Biochem, 62(3): 361-376.

Ayton S, Lei P. 2014. Nigral iron elevation is an invariable feature of Parkinson's disease and is a sufficient cause of neurodegeneration. Biomed Res Int, 2014: 581256.

Bannai S. 1986. Exchange of cystine and glutamate across plasma membrane of human fibroblasts. J Biol Chem, 261(5): 2256-2263.

Belavgeni A, Bornstein S R, Von Massenhausen A, et al. 2019. Exquisite sensitivity of adrenocortical carcinomas to induction of ferroptosis. Proc Natl Acad Sci U S A, 116(44): 22269-22274.

Bersuker K, Hendricks J M, Li Z, et al. 2019. The coq oxidoreductase fsp1 acts parallel to gpx4 to inhibit ferroptosis. Nature, 575(7784): 688-692.

Brigelius-Flohe R, Maiorino M. 2013. Glutathione peroxidases. Biochim Biophys Acta, 1830(5): 3289-3303.

Burdo J, Dargusch R, Schubert D. 2006. Distribution of the cystine/glutamate antiporter system X_c^- in the brain, kidney, and duodenum. J Histochem Cytochem, 54(5): 549-557.

Cardoso B R, Hare D J, Bush A I, et al. 2017. Glutathione peroxidase 4: a new player in neurodegeneration? Mol Psychiatry, 22(3): 328-335.

Caso G, Kelly P, Mcnurlan M A, et al. 2007. Effect of coenzyme Q$_{10}$ on myopathic symptoms in patients treated with statins. Am J Cardiol, 99(10): 1409-1412.

Cassago A, Ferreira A P, Ferreira I M, et al. 2012. Mitochondrial localization and structure-based phosphate activation mechanism of glutaminase c with implications for cancer metabolism. Proc Natl Acad Sci U S A, 109(4): 1092-1097.

Chen X, Li J, Kang R, et al. 2020a. Ferroptosis: machinery and regulation. Autophagy, 1-28.

Chen Y, Zhang P, Chen W, et al. 2020b. Ferroptosis mediated dss-induced ulcerative colitis associated with nrf2/ho-1 signaling pathway. Immunol Lett, 225: 9-15.

Cho Y, Bannai S. 1990. Uptake of glutamate and cysteine in c-6 glioma cells and in cultured astrocytes. J Neurochem, 55(6): 2091-2097.

Cong L, Dong X, Wang Y, et al. 2019. On the role of synthesized hydroxylated chalcones as dual functional amyloid-beta aggregation and ferroptosis inhibitors for potential treatment of Alzheimer's disease. Eur J Med Chem, 166: 11-21.

Conlon M, Poltorack C D, Forcina G C, et al. 2021. A compendium of kinetic modulatory profiles identifies ferroptosis regulators. Nat Chem Biol, 17(6): 665-674.

Conrad M, Sato H. 2012. The oxidative stress-inducible cystine/glutamate antiporter, system X_c^-: Cystine supplier and beyond. Amino Acids, 42(1): 231-246.

Cooper J M, Korlipara L V, Hart P E, et al. 2008. Coenzyme Q$_{10}$ and vitamin e deficiency in friedreich's ataxia: Predictor of efficacy of vitamin e and coenzyme Q$_{10}$ therapy. Eur J Neurol, 15(12): 1371-1379.

Crichton R R, Pierre J L. 2001. Old iron, young copper: From mars to venus. Biometals, 14(2): 99-112.

D'herde K, Krysko D V. 2017. Ferroptosis: oxidized pes trigger death. Nat Chem Biol, 13(1): 4-5.

Dati L M, Ulrich H, Real C C, et al. 2017. Carvacrol promotes neuroprotection in the mouse hemiparkinsonian model. Neuroscience, 356: 176-181.

Devisscher L, Van Coillie S, Hofmans S, et al. 2018. Discovery of novel, drug-like ferroptosis inhibitors with in vivo efficacy. J Med Chem, 61(22): 10126-10140.

Dexter D T, Carayon A, Javoy-Agid F, et al. 1991. Alterations in the levels of iron, ferritin and other trace metals in parkinson's disease and other neurodegenerative diseases affecting the basal ganglia. Brain, 114 (Pt 4): 1953-1975.

Dexter D T, Wells F R, Lees A J, et al. 1989. Increased nigral iron content and alterations in other metal ions occurring in brain in parkinson's disease. J Neurochem, 52(6): 1830-1836.

Ding C C, Rose J, Sun T, et al. 2020. Mesh1 is a cytosolic nadph phosphatase that regulates ferroptosis. Nat Metab, 2(3): 270-277.

Dixon S J, Lemberg K M, Lamprecht M R, et al. 2012. Ferroptosis: an iron-dependent form of nonapoptotic cell death. Cell, 149(5): 1060-1072.

Dixon S J, Patel D N, Welsch M, et al. 2014. Pharmacological inhibition of cystine-glutamate exchange induces endoplasmic reticulum stress and ferroptosis. Elife, 3: e02523.

Dodo K, Kuboki E, Shimizu T, et al. 2019. Development of a water-soluble indolylmaleimide derivative im-93 showing dual inhibition of ferroptosis and netosis. ACS Med Chem Lett, 10(9): 1272-1278.

Doll S, Freitas F P, Shah R, et al. 2019. Fsp1 is a glutathione-independent ferroptosis suppressor. Nature, 575(7784): 693-698.

Doll S, Proneth B, Tyurina Y Y, et al. 2017. Acsl4 dictates ferroptosis sensitivity by shaping cellular lipid composition. Nat Chem Biol, 13(1): 91-98.

Emerit J, Michelson A M. 1982. Free radicals in medicine and biology. Sem Hop, 58(45): 2670-2675.

Ernster L, Dallner G. 1995. Biochemical, physiological and medical aspects of ubiquinone function. Biochim Biophys Acta, 1271(1): 195-204.

Fang X, Wang H, Han D, et al. 2019. Ferroptosis as a target for protection against cardiomyopathy. Proc Natl Acad Sci U S A, 116(7): 2672-2680.

Flohe L, Toppo S, Cozza G, et al. 2011. A comparison of thiol peroxidase mechanisms. Antioxid Redox Signal, 15(3): 763-780.

Friedmann Angeli J P, Schneider M, Proneth B, et al. 2014. Inactivation of the ferroptosis regulator gpx4 triggers acute renal failure in mice. Nat Cell Biol, 16(12): 1180-1191.

Fulda S, Gascón S, Hatzios S K, et al. 2017. Ferroptosis: a regulated cell death nexus linking metabolism, redox biology, and disease. Cell, 171, 273-285.

Galluzzi L, Vitale I, Aaronson S A, et al. 2018. Molecular mechanisms of cell death: recommendations of the nomenclature committee on cell death 2018. Cell Death Differ, 25, 486-541.

Gao M, Monian P, Jiang X. 2015a. Metabolism and iron signaling in ferroptotic cell death. Oncotarget, 6(34): 35145-35146.

Gao M, Monian P, Quadri N, et al. 2015b. Glutaminolysis and transferrin regulate ferroptosis. Mol Cell, 59(2): 298-308.

Gaschler M M, Hu F, Feng H, et al. 2018. Determination of the subcellular localization and mechanism of action of ferrostatins in suppressing ferroptosis. ACS Chem Biol, 13(4): 1013-1020.

Glickstein H, El R B, Link G, et al. 2006. Action of chelators in iron-loaded cardiac cells: Accessibility to intracellular labile iron and functional consequences. Blood, 108(9): 3195-3203.

Gochenauer G E, Robinson M B. 2001. Dibutyryl-camp (dbcamp) up-regulates astrocytic chloride-dependent l-[3h] glutamate transport and expression of both system X_c^- subunits. J Neurochem, 78(2): 276-286.

Golbidi S, Ebadi S A, Laher I. 2011. Antioxidants in the treatment of diabetes. Curr Diabetes Rev, 7(2): 106-125.

Good P F, Olanow C W, Perl D P. 1992. Neuromelanin-containing neurons of the substantia nigra accumulate iron and aluminum in parkinson's disease: A lamma study. Brain Res, 593(2): 343-346.

Green D R. 2019. The coming decade of cell death research: five riddles. Cell, 177, 1094-1107.

Green J L, Heard K J, Reynolds K M, et al. 2013. Oral and intravenous acetylcysteine for treatment of acetaminophen toxicity: a systematic review and meta-analysis. West J Emerg Med, 14(3): 218-226.

Greenberg S, Frishman W H. 1990. Co-enzyme Q_{10}: A new drug for cardiovascular disease. J Clin Pharmacol, 30(7): 596-608.

Guan X, Li X, Yang X, et al. 2019. The neuroprotective effects of carvacrol on ischemia/reperfusion-induced hippocampal neuronal impairment by ferroptosis mitigation. Life Sci, 235: 116795.

Guerrero-Hue M, Garcia-Caballero C, Palomino-Antolin A, et al. 2019. Curcumin reduces renal damage associated with rhabdomyolysis by decreasing ferroptosis-mediated cell death. FASEB J, 33(8): 8961-8975.

Harris D C, Aisen P. 1973. Facilitation of fe(ii) autoxidation by fe(3) complexing agents. Biochim Biophys Acta, 329(1): 156-158.

Hauser D N, Dukes A A, Mortimer A D, et al. 2013. Dopamine quinone modifies and decreases the abundance of the mitochondrial selenoprotein glutathione peroxidase 4. Free Radic Biol Med, 65, 419-427.

Henchcliffe C, Beal M F. 2008. Mitochondrial biology and oxidative stress in parkinson disease pathogenesis. Nat Clin Pract Neurol, 4(11): 600-609.

Hershko C, Konijn A M, Link G. 1998. Iron chelators for thalassaemia. Br J Haematol, 101(3): 399-406.

Hershko C, Link G, Pinson A, et al. 1991. Iron mobilization from myocardial cells by 3-hydroxypyridin-4-one chelators: Studies in rat heart cells in culture. Blood, 77(9): 2049-2053.

Hider R C, Kong X. 2010. Chemistry and biology of siderophores. Nat Prod Rep, 27(5): 637-657.

Hirsch E C, Brandel J P, Galle P, et al. 1991. Iron and aluminum increase in the substantia nigra of patients with parkinson's disease: An x-ray microanalysis. J Neurochem, 56(2): 446-451.

Hoffbrand A V, Cohen A, Hershko C. 2003. Role of deferiprone in chelation therapy for transfusional iron overload. Blood, 102(1): 17-24.

Homma T, Kobayashi S, Sato H, et al. 2019. Edaravone, a free radical scavenger, protects against ferroptotic cell death in vitro. Exp Cell Res, 384(1): 111592.

Hosoya K, Tomi M, Ohtsuki S, et al. 2002. Enhancement of l-cystine transport activity and its relation to X_c^- gene induction at the blood-brain barrier by diethyl maleate treatment. J Pharmacol Exp Ther, 302(1): 225-231.

Ingold I, Berndt C, Schmitt S, et al. 2018. Selenium utilization by gpx4 is required to prevent hydroperoxide-induced ferroptosis. Cell, 172(3): 409-422 e421.

Ishii T, Bannai S, Sugita Y. 1981. Mechanism of growth stimulation of 11210 cells by 2-mercaptoethanol in vitro. Role of the mixed disulfide of 2-mercaptoethanol and cysteine. J Biol Chem, 256(23): 12387-12392.

Jansova H, Simunek T. 2019. Cardioprotective potential of iron chelators and prochelators. Curr Med Chem, 26(2): 288-301.

Jelinek A, Heyder L, Daude M, et al. 2018. Mitochondrial rescue prevents glutathione peroxidase-dependent ferroptosis. Free Radic Biol Med, 117: 45-57.

Jenner P, Dexter D T, Sian J, et al. 1992. Oxidative stress as a cause of nigral cell death in parkinson's disease and incidental lewy body disease. The royal kings and queens parkinson's disease research group. Ann Neurol, 32 Suppl: S82-87.

Jennis M, Kung C P, Basu S, et al. 2016. An african-specific polymorphism in the tp53 gene impairs p53 tumor suppressor function in a mouse model. Genes Dev, 30(8): 918-930.

Jiang J, Belikova N A, Hoye A T, et al. 2008. A mitochondria-targeted nitroxide/hemigramicidin s conjugate protects mouse embryonic cells against gamma irradiation. Int J Radiat Oncol Biol Phys, 70(3): 816-825.

Jiang J, Kurnikov I, Belikova N A, et al. 2007. Structural requirements for optimized delivery, inhibition of oxidative stress, and antiapoptotic activity of targeted nitroxides. J Pharmacol Exp Ther, 320(3): 1050-1060.

Jiang T, Cheng H, Su J, et al. 2020. Gastrodin protects against glutamate-induced ferroptosis in ht-22 cells through nrf2/ho-1 signaling pathway. Toxicol In Vitro, 62: 104715.

Kagan V E, Mao G, Qu F, et al. 2017. Oxidized arachidonic and adrenic pes navigate cells to ferroptosis. Nat Chem Biol, 13(1): 81-90.

Karuppagounder S S, Alin L, Chen Y, et al. 2018. N-acetylcysteine targets 5 lipoxygenase-derived, toxic lipids and can synergize with prostaglandin e2 to inhibit ferroptosis and improve outcomes following hemorrhagic stroke in mice. Ann Neurol, 84(6): 854-872.

Kato S, Ishita S, Sugawara K, et al. 1993. Cystine/glutamate antiporter expression in retinal muller glial cells: Implications for dl-alpha-aminoadipate toxicity. Neuroscience, 57(2): 473-482.

Keynes R G, Karchevskaya A, Riddall D, et al. 2019. N(10)-carbonyl-substituted phenothiazines inhibiting lipid peroxidation and associated nitric oxide consumption powerfully protect brain tissue against oxidative stress. Chem Biol Drug Des, 94(3): 1680-1693.

Khalil A, Kovac S, Morris G, et al. 2017. Carvacrol after status epilepticus (se) prevents recurrent se, early seizures, cell death, and cognitive decline. Epilepsia, 58(2): 263-273.

Kontoghiorghes G J, Aldouri M A, Hoffbrand A V, et al. 1987. Effective chelation of iron in beta thalassaemia with the oral chelator 1, 2-dimethyl-3-hydroxypyrid-4-one. Br Med J (Clin Res Ed), 295(6612): 1509-1512.

Kose T, Vera-Aviles M, Sharp P A, et al. 2019. Curcumin and (-)-epigallocatechin-3-gallate protect murine min6 pancreatic beta-cells against iron toxicity and erastin-induced ferroptosis. Pharmaceuticals (Basel), 12(1): 26.

Krainz T, Gaschler M M, Lim C, et al. 2016. A mitochondrial-targeted nitroxide is a potent inhibitor of ferroptosis. ACS Cent Sci, 2(9): 653-659.

Lee H, Zandkarimi F, Zhang Y, et al. 2020. Energy-stress-mediated ampk activation inhibits ferroptosis. Nat Cell Biol, 22(2): 225-234.

Lee J, Boo J H, Ryu H. 2009. The failure of mitochondria leads to neurodegeneration: Do mitochondria need a jump start?Adv Drug Deliv Rev, 61(14): 1316-1323.

Lei P, Ayton S, Finkelstein D I, et al. 2012. Tau deficiency induces parkinsonism with dementia by impairing app-mediated iron export. Nat Med, 18(2): 291-295.

Li C, Deng X, Zhang W, et al. 2019a. Novel allosteric activators for ferroptosis regulator glutathione peroxidase 4. J Med Chem, 62(1): 266-275.

Li Q, Li Q Q, Jia J N, et al. 2019b. Baicalein exerts neuroprotective effects in fecl3-induced posttraumatic epileptic seizures via suppressing ferroptosis. Front Pharmacol, 10: 638.

Li X, Zeng J, Liu Y, et al. 2020. Inhibitory effect and mechanism of action of quercetin and quercetin diels-alder anti-dimer on erastin-induced ferroptosis in bone marrow-derived mesenchymal stem cells. Antioxidants (Basel), 9(3): 205.

Li Z, Hua C, Pan X, et al. 2016. Carvacrol exerts neuroprotective effects via suppression of the inflammatory response in middle cerebral artery occlusion rats. Inflammation, 39(4): 1566-1572.

Lim J, Li L, Jacobs M D, et al. 2007. Mapping of glutathione and its precursor amino acids reveals a role for glyt2 in glycine uptake in the lens core. Invest Ophthalmol Vis Sci, 48(11): 5142-5151.

Linert W, Herlinger E, Jameson R F, et al. 1996. Dopamine, 6-hydroxydopamine, iron, and dioxygen—their mutual interactions and possible implication in the development of parkinson's disease. Biochim Biophys Acta, 1316(3): 160-168.

Liu B, Zhao C, Li H, et al. 2018. Puerarin protects against heart failure induced by pressure overload through mitigation of ferroptosis. Biochem Biophys Res Commun, 497(1): 233-240.

Mancuso M, Orsucci D, Volpi L, et al. 2010. Coenzyme Q_{10} in neuromuscular and neurodegenerative disorders. Curr Drug Targets, 11(1): 111-121.

Mishima E, Sato E, Ito J, et al. 2020. Drugs repurposed as antiferroptosis agents suppress organ damage, including aki, by functioning as lipid peroxyl radical scavengers. J Am Soc Nephrol, 31(2): 280-296.

Moosmann B, Skutella T, Beyer K, et al. 2001. Protective activity of aromatic amines and imines against oxidative nerve cell death. Biol Chem, 382(11): 1601-1612.

Moreira P I, Harris P L, Zhu X, et al. 2007. Lipoic acid and n-acetyl cysteine decrease mitochondrial-related oxidative stress in alzheimer disease patient fibroblasts. J Alzheimers Dis, 12(2): 195-206.

Murphy T H, Schnaar R L, Coyle J T. 1990. Immature cortical neurons are uniquely sensitive to glutamate toxicity by inhibition of cystine uptake. FASEB J, 4(6): 1624-1633.

Nakamura E, Sato M, Yang H, et al. 1999. 4f2 (cd98) heavy chain is associated covalently with an amino acid transporter and controls intracellular trafficking and membrane topology of 4f2 heterodimer. J Biol Chem, 274(5): 3009-3016.

Naveenkumar S K, Sharathbabu B N, Hemshekhar M, et al. 2018. The role of reactive oxygen species and ferroptosis in heme-mediated activation of human platelets. ACS Chem Biol, 13(8): 1996-2002.

Niki E, Traber M G. 2012. A history of vitamin e. Ann Nutr Metab, 61(3): 207-212.

Nishizawa H, Matsumoto M, Shindo T, et al. 2020. Ferroptosis is controlled by the coordinated transcriptional regulation of glutathione and labile iron metabolism by the transcription factor bach1. J Biol Chem, 295(1): 69-82.

Parkinson M H, Schulz J B, Giunti P. 2013. Co-enzyme Q_{10} and idebenone use in friedreich's ataxia. J Neurochem, 126 Suppl 1: 125-141.

Pennell D J, Porter J B, Cappellini M D, et al. 2011. Continued improvement in myocardial t2* over two years of deferasirox therapy in beta-thalassemia major patients with cardiac iron overload. Haematologica, 96(1): 48-54.

Pennell D J, Porter J B, Cappellini M D, et al. 2012. Deferasirox for up to 3 years leads to continued improvement of myocardial t2* in patients with beta-thalassemia major. Haematologica, 97(6): 842-848.

Pennell D J, Porter J B, Cappellini M D, et al. 2010. Efficacy of deferasirox in reducing and preventing cardiac iron overload in beta-thalassemia. Blood, 115(12): 2364-2371.

Persson H L, Yu Z, Tirosh O, et al. 2003. Prevention of oxidant-induced cell death by lysosomotropic iron chelators. Free Radic Biol Med, 34(10): 1295-1305.

Piani D, Fontana A. 1994. Involvement of the cystine transport system X_c^- in the macrophage-induced glutamate-dependent cytotoxicity to neurons. J Immunol, 152(7): 3578-3585.

Ratan R R, Murphy T H, Baraban J M. 1994. Macromolecular synthesis inhibitors prevent oxidative stress-induced apoptosis in embryonic cortical neurons by shunting cysteine from protein synthesis to glutathione. J Neurosci, 14(7): 4385-4392.

Raza M, Chakraborty S, Choudhury M, et al. 2014. Cellular iron homeostasis and therapeutic implications of iron chelators in cancer. Curr Pharm Biotechnol, 15(12): 1125-1140.

Rosenfeldt F L, Haas S J, Krum H, et al. 2007. Coenzyme Q_{10} in the treatment of hypertension: A meta-analysis of the clinical trials. J Hum Hypertens, 21(4): 297-306.

Rwigema J C, Beck B, Wang W, et al. 2011. Two strategies for the development of mitochondrion-targeted small molecule radiation damage mitigators. Int J Radiat Oncol Biol Phys, 80(3): 860-868.

Santoro M M. 2020. The antioxidant role of non-mitochondrial CoQ$_{10}$: Mystery solved! Cell Metab, 31(1): 13-15.

Sasaki H, Sato H, Kuriyama-Matsumura K, et al. 2002. Electrophile response element-mediated induction of the cystine/glutamate exchange transporter gene expression. J Biol Chem, 277(47): 44765-44771.

Sato H, Shiiya A, Kimata M, et al. 2005. Redox imbalance in cystine/glutamate transporter-deficient mice. J Biol Chem, 280(45): 37423-37429.

Sato H, Tamba M, Ishii T, et al. 1999. Cloning and expression of a plasma membrane cystine/glutamate exchange transporter composed of two distinct proteins. J Biol Chem, 274(17): 11455-11458.

Schreiber R, Buchholz B, Kraus A, et al. 2019. Lipid peroxidation drives renal cyst growth in vitro through activation of tmem16a. J Am Soc Nephrol, 30(2): 228-242.

Seiler A, Schneider M, Forster H, et al. 2008. Glutathione peroxidase 4 senses and translates oxidative stress into 12/15-lipoxygenase dependent- and aif-mediated cell death. Cell Metab, 8(3): 237-248.

Shah R, Margison K, Pratt D A. 2017. The potency of diarylamine radical-trapping antioxidants as inhibitors of ferroptosis underscores the role of autoxidation in the mechanism of cell death. ACS Chem Biol, 12(10): 2538-2545.

Shah R, Shchepinov M S, Pratt D A. 2018. Resolving the role of lipoxygenases in the initiation and execution of ferroptosis. ACS Cent Sci, 4(3): 387-396.

Shimada K, Hayano M, Pagano N C, et al. 2016. Cell-line selectivity improves the predictive power of pharmacogenomic analyses and helps identify nadph as biomarker for ferroptosis sensitivity. Cell Chem Biol, 23(2): 225-235.

Shinde A, Berhane H, Rhieu B H, et al. 2016. Intraoral mitochondrial-targeted gs-nitroxide, jp4-039, radioprotects normal tissue in tumor-bearing radiosensitive fancd2(-/-) (c57bl/6) mice. Radiat Res, 185(2): 134-150.

Sies H, Sharov V S, Klotz L O, et al. 1997. Glutathione peroxidase protects against peroxynitrite-mediated oxidations. A new function for selenoproteins as peroxynitrite reductase. J Biol Chem, 272(44): 27812-27817.

Singh Y P, Pandey A, Vishwakarma S, et al. 2019. A review on iron chelators as potential therapeutic agents for the treatment of alzheimer's and parkinson's diseases. Mol Divers, 23(2): 509-526.

Skouta R, Dixon S J, Wang J, et al. 2014. Ferrostatins inhibit oxidative lipid damage and cell death in diverse disease models. J Am Chem Soc, 136(12): 4551-4556.

Sofic E, Riederer P, Heinsen H, et al. 1988. Increased iron (iii) and total iron content in post mortem substantia nigra of parkinsonian brain. J Neural Transm, 74(3): 199-205.

Stack E C, Matson W R, Ferrante R J. 2008. Evidence of oxidant damage in huntington's disease: Translational strategies using antioxidants. Ann N Y Acad Sci, 1147: 79-92.

Stipanuk M H. 2004. Sulfur amino acid metabolism: Pathways for production and removal of homocysteine and cysteine. Annu Rev Nutr, 24: 539-577.

Stockwell B R, Friedmann Angeli J P, Bayir H, et al. 2017. Ferroptosis: a regulated cell death nexus linking metabolism, redox biology, and disease. Cell, 171(2): 273-285.

Suo L, Kang K, Wang X, et al. 2014. Carvacrol alleviates ischemia reperfusion injury by regulating the pi3k-akt pathway in rats. PLoS One, 9(8): e104043.

Takashima M, Ichihara K, Hirata Y. 2019. Neuroprotective effects of brazilian green propolis on oxytosis/ferroptosis in mouse hippocampal ht22 cells. Food Chem Toxicol, 132: 110669.

Torii S, Shintoku R, Kubota C, et al. 2016. An essential role for functional lysosomes in ferroptosis of cancer cells. Biochem J, 473(6): 769-777.

Ursini F, Maiorino M, Valente M, et al. 1982. Purification from pig liver of a protein which protects liposomes and biomembranes from peroxidative degradation and exhibits glutathione peroxidase activity on phosphatidylcholine hydroperoxides. Biochim Biophys Acta, 710(2): 197-211.

Wang D, Peng Y, Xie Y, et al. 2016. Antiferroptotic activity of non-oxidative dopamine. Biochem Biophys Res Commun, 480(4): 602-607.

Wang L, Liu H, Zhang L, et al. 2017a. Neuroprotection of dexmedetomidine against cerebral ischemia-reperfusion injury in rats: Involved in inhibition of nf-kappab and inflammation response. Biomol Ther (Seoul), 25(4): 383-389.

Wang P, Luo Q, Qiao H, et al. 2017b. The neuroprotective effects of carvacrol on ethanol-induced hippocampal neurons impairment via the antioxidative and antiapoptotic pathways. Oxid Med Cell Longev, 2017: 4079425.

Wang Y, Chen Q, Shi C, et al. 2019. Mechanism of glycyrrhizin on ferroptosis during acute liver failure by inhibiting oxidative stress. Mol Med Rep, 20(5): 4081-4090.

Wipf P, Xiao J, Jiang J, et al. 2005. Mitochondrial targeting of selective electron scavengers: Synthesis and biological analysis of hemigramicidin-tempo conjugates. J Am Chem Soc, 127(36): 12460-12461.

Wood J C, Otto-Duessel M, Aguilar M, et al. 2005. Cardiac iron determines cardiac t2*, t2, and t1 in the gerbil model of iron cardiomyopathy. Circulation, 112(4): 535-543.

Wu J R, Tuo Q Z, Lei P. 2018. Ferroptosis, a recent defined form of critical cell death in neurological disorders. J Mol Neurosci, 66(2): 197-206.

Xie Y, Song X, Sun X, et al. 2016. Identification of baicalein as a ferroptosis inhibitor by natural product library screening. Biochem Biophys Res Commun, 473(4): 775-780.

Xie Y, Zhu S, Song X, et al. 2017. The tumor suppressor p53 limits ferroptosis by blocking dpp4 activity. Cell Rep, 20(7): 1692-1704.

Xu X M, Turanov A A, Carlson B A, et al. 2010. Targeted insertion of cysteine by decoding uga codons with mammalian selenocysteine machinery. Proc Natl Acad Sci U S A, 107(50): 21430-21434.

Yang W, Liu X, Song C, et al. 2021. Structure-activity relationship studies of phenothiazine derivatives as a new class of ferroptosis inhibitors together with the therapeutic effect in an ischemic stroke model. Eur J Med Chem, 209: 112842.

Yang W S, Kim K J, Gaschler M M, et al. 2016. Peroxidation of polyunsaturated fatty acids by lipoxygenases drives ferroptosis. Proc Natl Acad Sci U S A, 113(34): E4966-4975.

Yang W S, Sriramaratnam R, Welsch M E, et al. 2014. Regulation of ferroptotic cancer cell death by gpx4. Cell, 156(1-2): 317-331.

Yang W S, Stockwell B R. 2008. Synthetic lethal screening identifies compounds activating iron-dependent, nonapoptotic cell death in oncogenic-ras-harboring cancer cells. Chem Biol, 15(3): 234-245.

Yang W S, Stockwell B R. 2016. Ferroptosis: Death by lipid peroxidation. Trends Cell Biol, 26(3): 165-176.

Ye Z C, Rothstein J D, Sontheimer H. 1999. Compromised glutamate transport in human glioma cells: Reduction-mislocalization of sodium-dependent glutamate transporters and enhanced activity of cystine-glutamate exchange. J Neurosci, 19(24): 10767-10777.

Yu M J, Mccowan J R, Thrasher K J, et al. 1992. Phenothiazines as lipid peroxidation inhibitors and cytoprotective agents. J Med Chem, 35(4): 716-724.

Yu X, Ruan Y, Huang X, et al. 2020. Dexrazoxane ameliorates doxorubicin-induced cardiotoxicity by inhibiting both apoptosis and necroptosis in cardiomyocytes. Biochem Biophys Res Commun, 523(1): 140-146.

Zeng T, Deng G, Zhong W, et al. 2020. Indoleamine 2, 3-dioxygenase 1enhanceshepatocytes ferroptosis in acute immune hepatitis associated with excess nitrative stress. Free Radic Biol Med, 152: 668-679.

Zhang Y, Aberg F, Appelkvist E L, et al. 1995. Uptake of dietary coenzyme q supplement is limited in rats. J Nutr, 125(3): 446-453.

Zhang Y, Hu M, Jia W, et al. 2020a. Hyperandrogenism and insulin resistance modulate gravid uterine and placental ferroptosis in pcos-like rats. J Endocrinol, 246(3): 247-263.

Zhang Y H, Wang D W, Xu S F, et al. 2018. Alpha-lipoic acid improves abnormal behavior by mitigation of oxidative stress, inflammation, ferroptosis, and tauopathy in p301s tau transgenic mice. Redox Biol, 14: 535-548.

Zhang Z, Guo M, Li Y, et al. 2020b. RNA-binding protein zfp36/ttp protects against ferroptosis by regulating autophagy signaling pathway in hepatic stellate cells. Autophagy, 16(8): 1482-1505.

Zheng J, Conrad M. 2020. The metabolic underpinnings of ferroptosis. Cell Metab, 32(6): 920-937.

Zilka O, Shah R, Li B, et al. 2017. On the mechanism of cytoprotection by ferrostatin-1 and liproxstatin-1 and the role of lipid peroxidation in ferroptotic cell death. ACS Cent Sci, 3(3): 232-243.

第5章

铁代谢与铁死亡

王福俤　闵军霞　余盈盈　蒋　丽　吴晓甜　孟红恩

陈峻逸　苏韵星　张丽红　王　卓　郑　璇　覃　思

摘要: 铁元素不仅是血红蛋白和肌红蛋白合成的主要原料，也是多种氧化还原酶类的辅因子。作为人体含量最多的必需微量元素，铁离子稳态代谢对于维持生命健康至关重要。为了维持铁离子代谢平衡从而保障细胞和组织功能，多种参与铁代谢的关键基因受到精密而复杂的调控。原发性遗传性血色病是铁过载人类遗传病，主要由 *HFE*、*HJV*、*TFR2*、*HAMP* 或 *FPN* 等铁代谢调控基因突变引发多器官铁蓄积，常累及心脏、肝脏和胰腺等重要脏器，晚期患者多并发心脏病、肝硬化或糖尿病等疾病，严重危害机体健康。此外，继发性铁过载是临床常见并发症，由于基因缺陷或病理情况引发的铁过载也会对机体多个器官的功能造成严重威胁。近年，多项研究表明铁过载引发的铁死亡在心脏、肝脏、肾脏、胰腺甚至大脑等多个组织器官病变过程中发挥重要作用。本章系统性阐述了铁代谢紊乱与铁死亡在疾病发生中的功能及其调控机制，旨在为铁过载性铁死亡相关疾病的发病机理及防治策略提供新思路。

关键词: 铁代谢，稳态，紊乱，铁死亡，铁螯合剂

Abstract: Iron is not only an important component for the synthesis of hemoglobin and myoglobin, but also a cofactor of many oxidoreductases. As one of the essential trace elements, iron metabolism and its homeostasis are pivotal for maintaining human health. At the cellular level, iron homeostasis is tightly regulated by various critical genes related to iron metabolism. Primary hereditary hemochromatosis (HH) is an autosomal recessive human genetic disease with iron overload, which is mainly caused by mutations in iron regulatory genes, such as *HFE, HJV, TFR2, HAMP* or *FPN*. The excess iron deposits in the tissues could lead to multiple organ damage, including heart, liver, pancreas and etc. In addition, secondary iron overload is a common clinical complication, and could be caused by either gene defects or pathological conditions that impair functions of multiple organs. In recent years, many studies have shown that iron overload-triggered ferroptosis plays an important role in the pathological process of many diseases. This chapter systematically describes the mechanisms of dysregulated iron metabolism and ferroptosis, as well as their functions in the progression of related diseases, aiming to provide novel insights into the pathogenesis and prevention strategies for the diseases involving iron overload-induced ferroptosis.

Keywords：iron metabolism, iron homeostasis, ferroptosis, iron chelators

5.1 机体铁代谢稳态调控

哺乳动物铁稳态的维持存在复杂的调控机制，包括铁的吸收、转运、储存、利用和铁循环等过程。通常，机体所需要的铁有 5% ～ 10% 是来自膳食吸收的铁，膳食铁被还原后通过二价金属转运体（divalent metal transporter 1，DMT1）转运进入十二指肠上皮细胞中，通过位于基底膜的泵铁蛋白（ferroportin，FPN）将铁排入血液中，被氧化后的三价铁主要与转铁蛋白（transferrin，TF）结合，通过血液循环被运送至机体的需铁部位，如供骨髓造血；同时将多余的铁储存在含有铁蛋白（ferritin）的组织脏器中，如肝脏。此外，机体 90% 左右的铁均来自巨噬细胞对红细胞中铁的循环回收。巨噬细胞通过吞噬衰老破碎红细胞、分解血红素并释放铁，再由 FPN 将铁转运出巨噬细胞，随即转铁蛋白运输铁供机体利用（Hentze et al.，2010；Muckenthaler et al.，2017）。

肝脏作为机体最大的储铁器官，在铁代谢中发挥重要作用。肝脏合成和分泌的铁调素 hepcidin，是含有 25 个氨基酸的成熟短肽（Krause et al.，2000；Park et al.，2001）。hepcidin 是维持机体铁稳态代谢的核心调控因子，主要通过与膜蛋白 FPN 结合使其内吞降解，从而抑制小肠铁吸收和巨噬细胞铁外排来调控机体铁稳态（Nemeth et al.，2004；Zhang et al.，2011，2012）。hepcidin-FPN 调控系统对维持机体铁稳态至关重要。hepcidin 主要在肝脏表达，最初被认为是一种抗菌肽，但后续研究发现其表达与机体铁代谢相关。膳食铁引起肝脏铁含量增加时，hepcidin 表达迅速升高，反之，低铁饮食则降低 hepcidin 的表达（Pigeon et al.，2001；Frazer et al.，2002）。hepcidin 与 FPN 结合可诱导其内吞、降解，调节巨噬细胞释放铁和小肠铁吸收。近期研究表明，E3 泛素连接酶 RNF217 在 hepcidin 诱导的 FPN 降解中发挥关键作用（Jiang et al.，2021）。除受到铁调控外，当机体处于炎症状态时，hepcidin 水平上调；而机体缺氧或者贫血都可抑制 hepcidin 的表达，增加肠道对铁的吸收（Nicolas et al.，2002；Frazer et al.，2004）（图 5-1）。

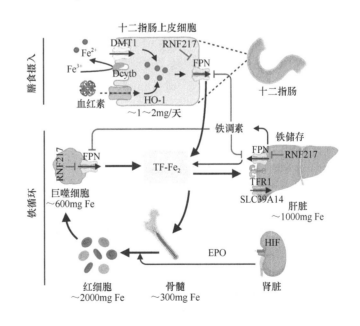

图 5-1 机体铁代谢调控（Chen et al.，2022）

5.2 机体铁动态平衡的分子调控

为了维持铁离子的动态平衡，机体内铁的吸收、运输、利用及储存受一系列基因的精密调控。从而确保体内铁离子水平在满足生命活动所需的同时，又不会引起铁过载产生氧化损伤。

5.2.1 铁的吸收

DMT1 可介导多种金属离子转运，如 Zn^{2+}、Mn^{2+}、Fe^{2+}、Cd^{2+}、Cu^{2+} 等（Yanatori and Kishi，2019），肠道中的三价铁被十二指肠细胞色素 b（Dcytb）还原成二价铁后，可被 DMT1 转运至肠上皮细胞内（McKie et al.，2001；Su and Asard，2006）。DMT1 有四种亚型：DMT1A-I 在十二指肠和肾脏高表达，可从食物和尿液中吸收非血红素铁；DMT1B-I 主要在网状内皮系统表达，将晚期内吞泡或溶酶体的铁排至细胞质；DMT1A-II 主要表达在十二指肠，但与其他亚型相比，DMT1A-II 的表达水平十分低；DMT1B-II 多在外周组织表达，吸收从循环内体释放的铁（Hubert and Hentze，2002；Yanatori and Kishi，2019）。

此外，近年来科学家们发现某些其他二价金属离子转运蛋白也行使向细胞内转运铁的功能，如溶质载体 39 家族成员 14（solute carrier family 39 member 14，Slc39a14）、溶质载体 39 家族成员 8（solute carrier family 39 member 8，Slc39a8）。血液中的游离铁可通过组织（肝脏、心脏、肾脏、胰腺等）细胞膜上的 Slc39a14 或 Slc39a8 吸收进入组织中储存（Liuzzi et al.，2006；van Raaij et al.，2019；Yu et al.，2020）。

5.2.2 铁的转运

机体内介导铁转运的蛋白质主要有：转铁蛋白；转运蛋白受体（transferrin receptor，TfR）；介导血红素铁转运的血红素转运蛋白（heme carrier protein，HCP1）、乳腺癌抑制蛋白 ABCG2、猫白血病病毒 C 受体蛋白（feline leukemia virus C receptor protein，FLVCR）；线粒体铁转运蛋白（mitoferrin）；自然抵抗相关巨噬细胞蛋白（natural resistance-associated macrophage protein，NRAMP）。

铁离子经过小肠吸收进入血液循环，可与 TF 结合，被运送到体内各需要铁的部位或铁存储部位。TF 主要由肝脏合成，是由单条肽链构成的约 80kDa 大小的铁运输蛋白，可分为两个小叶——N-lobe 和 C-lobe，可结合两个三价铁离子（Cheng et al.，2004）。因此，TF 可以以空载的形式（apo-TF）、结合单个铁离子的形式（mono-TF）和满载铁的形式（holo-TF）存在。正常情况下血液循环中绝大多数 TF 以 mono-TF 形式存在，但在铁积累人群，如血色病患者中，血液循环中的 TF 多以 holo-TF 形式存在（Fletcher，1970）。铁离子与 TF 的结合是可逆的，并且依赖于 pH。在 pH 大于 7 的碱性环境下铁离子与 TF 结合，在 pH 小于 6.5 的酸性环境下铁离子与 TF 解离（Cheng et al.，2004）（详见第 25 章）。

TfR 是介导铁进入绝大多数细胞的主要受体蛋白，目前共有两个成员，即 TfR1 和 TfR2。TfR1 广泛表达，介导细胞对铁的吸收，满足细胞生长、增殖等基本需求。TfR2 主要表达在肝脏肝实质细胞（Kawabata et al.，1999；Zhang et al.，2004）和正常及癌化的造血细胞（Kawabata et al.，2001）。TfR1 在膜上以同源二聚体的形式存在（Aisen，2004；Cheng et al.，2004）。在生理 pH 下（pH 7.4），膜上的 TfR1 与循环中结合铁的 TF 结合，形成的复合物被内吞，募集至 V 型质子泵酸化，TF 在此将结合的铁释放。此时在内吞泡的酸性条件下，不含铁的 TF 仍与 TfR 结合，空载的 TF/TfR1 复合物被运输到细胞膜表面（pH 7.4）后，空载的 TF 与 TfR1 分离，重新回到血液循环中（Lebron et al.，1998；Hentze et al.，2004）。TfR1 与 TF 结合的区域主要集中在胞外域的螺旋结构域，人 TfR1 的 L619A、Y643A、G647A 突变会降低其与 TF 的结合（Giannetti et al.，2003；Cheng et al.，2004）。TfR2 也可以与满载铁的 TF 结合，但结合力低于 TfR1 与载铁 TF 的结合（Kawabata et al.，2000）。但满载铁的 TF 与 TfR2 结合，可增强后者在膜上的稳定性，从而在蛋白质水平上调 TfR2（Johnson and Enns，2004；Robb and Wessling-Resnick，2004；Chen and Enns，2007）。

除了非血红素铁，血红素也能被直接吸收，在细胞内被血红素氧化酶分解，将铁释放出（Wheby et al.，1970；Raffin et al.，1974）。目前关于血红素铁的运输的研究较少，已知的血红素转运蛋白 HCP1 负责将血红素运至细胞内，可参与肠道铁吸收和肝脏铁代谢（Wheby et al.，1970；Li et al.，2020a）；ABCG2 和 FLVCR 则介导血红素向细胞外运输（Krishnamurthy et al.，2004；Quigley et al.，2004）。其中 FLVCR 有两个亚型——FLVCR1 和 FLVCR2。FLVCR1 又分为 FLVCR1a 和 FLVCR1b，FLVCR1a 位于细胞膜上，行驶血红素外排功能，FLVCR1b 位于线粒体膜，将线粒体内合成的血红素排至细胞质（Quigley et al.，2004；Muckenthaler et al.，2017）。FLVCR2 定位于细胞膜，值得注意的是，FLVCR2 在细胞膜上行使将血红素内运的功能（Duffy et al.，2010）。

5.2.3　铁外排

FPN 也被称为铁调控转运蛋白 1（iron regulated transporter 1，IREG1）、溶质相关载体家族 40 成员 1（solute linked carrier family 40 member 1，SLC40A1），是目前为止唯一已知往细胞外运输非血红素铁的蛋白质，参与小肠上皮细胞中的铁外排进入血液循环、巨噬细胞铁的外排、肝脏铁动员及胎盘滋养层铁的运输（Donovan et al.，2000）。FPN 定位于细胞膜上，在极化的上皮细胞中，如十二指肠和胎盘，其在极化细胞的基底层表达，介导机体铁的吸收（Donovan et al.，2000；McKie et al.，2000）。FPN 负责将铁转出循环利用的巨噬细胞中，其定位于胞内的膜泡上，在负荷铁或吞噬红细胞后（Delaby et al.，2005，2008；Knutson et al.，2005），迅速定位到细胞膜上，将铁排出至血液循环中。FPN 排出的二价铁需被铁氧化酶［如亚铁氧化酶（hephaestin）和血浆铜蓝蛋白（ceruloplasmin）］氧化成三价铁，再与转铁蛋白结合。此外，FPN 在红细胞中也有表达。红细胞膜上的 FPN 调节红细胞铁的利用和循环，同时参与维持血液循环中的铁离子水平，并保护红细胞免于氧化损伤（Zhang et al.，2018a，b）。

5.2.4　铁储存

铁离子进入细胞后一部分被用于血红素、含铁酶类的合成等生理活动，另一部分则可由铁蛋白（ferritin）储存。ferritin 以空心球状蛋白形式存在，由轻链（L-ferritin）和重链（H-ferritin）组成，可储存约 4500 个三价铁离子。H-ferritin 参与将二价铁离子氧化为三价铁离子，而 L-ferritin 主要协助蛋白质形成球状结构（Harrison and Arosio，1996）。ferritin 在所有类型的细胞中均有表达，在肝脏、脾脏等铁储存器官中，ferritin 含 L-ferritin 亚基多，其含铁量也相对较高；在含铁量相对较少的心脏和脑组织中，ferritin 含 H-ferritin 亚基多。在健康人群中，血清 ferritin 含量与组织铁含量呈正相关，组织中铁含量每增加 8 ～ 10mg，血清中 ferritin 约增加 1µg/L（Walters et al.，1973；Cook，1999）。在组织铁超载的情况下，胞内的 ferritin 可被转换成另一种储存形式，即血铁质（hemosiderin）（Wixom et al.，1980）。Hemosiderin 在溶酶体降解 ferritin 的过程中形成（Wixom et al.，1980；Richter，1984），粒子大小比胞浆中的 ferritin 小（Andrews et al.，1988）。典型的 hemosiderin 一般不可溶（Weir et al.，1984），主要成分为氧化的铁复合物及降解的蛋白质。2001 年，Sonia 等人发现一种新的 ferritin 形式——线粒体 ferritin，它由染色体 5q23 上的一个不含内含子的基因编码（Levi et al.，2001；Drysdale et al.，2002）。线粒体 ferritin 与胞浆中的 H-ferritin 有 79% 的同源性，具有氧化活力（Levi et al.，2001）。线粒体 ferritin mRNA 在代谢旺盛的组织如睾丸等处高表达（Santambrogio et al.，2007），可能在这些代谢旺盛的细胞中发挥结合多余的游离铁离子、防止线粒体氧化损伤的作用。

5.2.5　铁代谢基因表达调控

机体铁稳态受到一系列相关蛋白的调控；反之，许多参与铁代谢的基因在转录后水平受到细胞内铁含量的调控，这种调控由 IRP 蛋白和靶基因的 IRE 序列相互作用实现。胞浆内具有两种形式的铁调节蛋白 IRP1 和 IRP2，细胞内铁缺乏时，两种 IRP 都可以与 IRE 序列结合，促进细胞铁的吸收。IRP1 在结构上与线粒体顺乌头酸酶非常相似（Rouault et al.，1991），都含有铁硫簇。缺铁时，IRP1 与 IRE 紧密结合；细胞铁含量充足时，IRP1 与 IRE 分离，在胞浆内发挥顺乌头酸酶活性。当胞内铁含量高时，IRP1 的铁硫簇结构稳定，可插入 IRP1 与 IRE 结合的口袋部位，阻碍两者的结合；当铁含量降低时，铁硫簇第 4 位的铁与铁硫簇分离，铁硫簇分解，IRP1 与 IRE 结合（Hentze and Kuhn，1996；Eisenstein and Blemings，1998；Cairo and Pietrangelo，2000）。IRP2 在细胞内的表达低于 IRP1，两者高度同源，但 IRP2 无顺乌头酸酶活性，IRP2 N 端比 IRP1 多出 73 个氨基酸（Cairo and Pietrangelo，2000）。细胞内铁含量降低时，IRP2 合成增加；铁含量升高时，IRP2 则被蛋白酶体降解（Iwai et al.，1998）。

DMT1A/B-I 的 3′UTR 区域含 IRE，当机体铁缺乏时，IRP 与 IRE 结合，提高 mRNA 稳定性，DMT1 上调，促进铁的吸收。DMT1A/B-II 不含 IRE，可将内吞泡中 TF 释放的铁排到细胞质（Yanatori and Kishi，2019）。低氧诱导因子 HIF-2α 通过响应细胞内低铁或低氧压力，可与 DMT1 启动子结合，上调 DMT1 的表达，促进铁的吸收（Mastrogiannaki et al.，2009；Shah et al.，2009）。

TfR1 在 3′UTR 区域有 IRE，其 mRNA 水平受到铁含量调控（Casey et al.，1988）。铁缺乏时，IRP 与 IRE 结合，保护 mRNA 不被核酸内切酶降解，TfR1 mRNA 上调。相反，在铁超载时，TfR1 mRNA 稳定性降低，进而降低 TfR1 的表达，限制过多的铁吸收（Casey et al.，1988；Mullner and Kuhn，1988；Mullner et al.，1989）。而 TfR2 mRNA 不含 IRE 序列，因此其 mRNA 水平不受铁含量影响（Kawabata et al.，1999）。

FPN 的表达受到铁含量和铁调素 hepcidin 的调控。FPN 在 5′ UTR 有 IRE，IRP 与 5′

UTR 的 IRE 结合可抑制 mRNA 翻译。细胞内铁含量较高时，铁与 IRP 结合，使得 IRP 与 IRE 分离，促进 FPN 的表达（Abboud and Haile，2000）。但肠道 FPN 不受 IRE/IRP 系统调控，十二指肠 FPN 在缺铁时表达上调，保证肠道不会在机体缺铁时抑制铁吸收，在铁超载时十二指肠 FPN 表达下调，有利于维持机体铁稳态（Zhang et al.，2009）。铁调素 hepcidin 可与 FPN 直接结合，迅速诱导其内吞，并进一步被 E3 泛素连接酶 RNF217 降解（Nemeth et al.，2004）。hepcidin 被释放到血液循环中后，首先作用于负责调控铁回收利用的巨噬细胞，通过降低巨噬细胞 FPN 的表达，降低血清铁含量。同时，hepcidin 也可通过对十二指肠 FPN 的调节减少机体铁的吸收。

　　铁诱导 ferritin 表达属于转录后调控，H-ferritin、L-ferritin mRNA 5′ 端有 IRE 序列（Aziz and Munro，1987；Hentze et al.，1987；Leibold and Munro，1987），铁含量低时，IRP 与 IRE 结合，抑制蛋白质的翻译，ferritin 蛋白含量降低；铁含量升高时，铁与 IRP 结合，IRP 结构改变，与 IRE 分离，蛋白质翻译恢复，ferritin 增加（Muckenthaler et al.，1998）。但线粒体 ferritin 的 mRNA 5′ 端不含 IRE 序列（Levi et al.，2001）（图 5-2）。

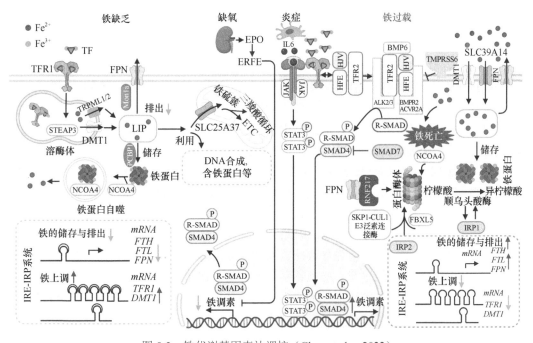

图 5-2　铁代谢基因表达调控（Chen et al.，2022）

5.3　机体铁稳态失衡与疾病

　　机体铁调节系统一旦发生紊乱，则会导致相应疾病发生。①铁缺乏性疾病。铁是人体所必需的微量元素，人体自身不能合成铁。因此，如果机体不能有效地循环利用、回收铁，那么机体内铁含量就完全取决于食物中铁的摄入量。而铁吸收障碍则会引发血红蛋白合成不足，导致机体缺铁性贫血。②铁过载的风险。当机体肠道上皮细胞摄入过量的铁时，它通过大大增加铁的外排来平衡肠道上皮细胞内铁的稳态。这些过量的铁进入血液循环具有铁毒性，其毒性主要来源于非转铁蛋白结合铁（non-transferrin bound iron，

NTBI)（Brissot et al.，2012b）。当血浆转铁蛋白饱和度超过45%时，NTBI很可能会很快出现在血液中。NTBI也可以看成是一种高动态的铁离子，非常容易被实质细胞（主要是肝细胞）捕获，同时也不受IRP/IRE系统的调控，所以会导致即使当细胞内铁负荷很高时，仍然会有过量的铁继续在细胞内积累这一现象。NTBI表征尚未完全解析，但其能够与包括柠檬酸盐和乙酸盐在内的小分子以及白蛋白结合。而当转铁蛋白饱和度大于75%～80%时，NTBI会转化为LPI（labile plasma iron）或RPI（reactive plasma iron）。RPI代表循环铁的潜在毒性形式，因为它倾向于通过哈伯-韦斯反应（Haber-Weiss reaction）和芬顿（Fenton reaction）产生氧自由基，进而破坏细胞膜、细胞内的细胞器（包括线粒体和细胞核）以及DNA（Troadec et al.，2017）。

5.3.1　肠胃外过量铁摄入所致铁超载：获得性（"医源性"）铁过载

5.3.1.1　输血导致铁过载

每输血一个单位的红细胞可向体内引入约250mg的铁，这相当于正常个体每日铁吸收量的100倍以上。鉴于人体无法大幅增加铁外排，输血引发铁过载发展非常迅速。12个红细胞单位的输血量即可提供体内总铁存储量的等效值（约3g）。由输血提供的铁经历了红细胞吞噬并释放铁的过程，其主要的细胞目的地是巨噬细胞，主要是脾脏还有小部分的肝脏巨噬细胞（肝脏中的库普弗细胞）（Porter and Garbowski，2014）。因此，与铁调素缺乏相关的铁过载相比，输血所致的铁过载主要来源于脾脏。而铁调素缺乏相关的铁过载，过量的铁基本沉积在肝细胞中，由于铁转运蛋白的增加，激活了巨噬细胞的铁输出，从而导致脾脏铁的外排，脾脏内铁降低。

随后，由于脾中储存的铁逐渐释放，铁在细胞内的分布发生了变化。进入血液中的铁，会促使血浆转铁蛋白饱和，最终导致在血浆中出现NTBI。需要注意的是，与HFE相关的血色素沉着病相比，输血铁过载表现出明显的NTBI水平更高的情况。因为肝细胞和腺泡细胞等对NTBI蓄积更为易感，因此输血所致铁过载不仅会伤及肝细胞，还伤及胰腺和心脏细胞。所以，输血会先导致脾脏的铁过载，随后进一步发展会强烈导致肝的铁过载，以及其他脏器的铁过载。必须特别强调的是，在造血干细胞移植中，需要进行多次这种输血。而这种类型的输血导致的铁过载不易被发现，直到几年后高铁蛋白血症才被发现（Brissot et al.，2012a）。

5.3.1.2　肠胃外过量补充铁所致铁超载

过量的静脉注射氢氧化铁-蔗糖或羧基麦芽糖铁，尤其是在慢性肾衰竭伴血液透析的情况下，会导致慢性铁过载（Rostoker，2017）。这一类铁过载首先会影响巨噬细胞系统。同时由于静脉注射后立即观察到很高的高铁血症，会有NTBI快速产生的风险，最终NTBI靶向伤害组织脏器。

5.3.2　肠内铁过多吸收所致铁过载：铁调素缺乏相关

5.3.2.1　遗传所致铁调素缺乏：血色素沉着病

与铁调素缺乏相关的具有遗传性的铁过载，即为"遗传性血色素沉着病"（Brissot

et al.，2018b）。血色素沉着病（hemochromatosis）包括以下四种。

（1）1 型血色素沉着病：与 *HFE* 基因突变相关的血色素沉着病，这是迄今为止最常见的形式，在欧美人群中发生率较高。1 型血色素沉着病又可以细分为：C282Y 纯合所致的 1a 型；C282Y/H63A 杂合突变的 1b 型，此类通常只在有其他并发症时发生；像 S65C 一样的 *HFE* 基因的其他突变形式 1c 型，这些突变基本上不会影响机体的表型。

（2）2 型血色素沉着病：也就是所谓的青少年血色素沉着病，包括由血幼素（*HJV*）基因突变的 2A 型血色素沉着病，以及铁调素（HAMP）突变的 2B 型血色素沉着病。

（3）3 型血色素沉着病，由转铁蛋白受体 2（*TFR2*）基因突变而导致的血色素沉着病。

（4）4 型血色素沉着病，由铁外排蛋白基因（*SLC40A1*）突变引起的血色素沉着病，在极少数情况下，这些突变会导致铁调素抵抗的状态。

值得注意的是，1 型血色素沉着病直接与 *HFE* 基因相关，主要在欧美人群中发生，突变率约为 1/200；而 2 型、3 型和 4 型血色素沉着病，是非 *HFE* 基因相关的血色素沉着病，它们的突变在欧美以外的人群中也被报道。*HFE* 基因相关和非基因 *HFE* 相关的血色素沉着病，即使严重程度可能存在很大差异，它们的临床情况仍非常相似，包括高铁血症、转铁蛋白饱和度增加和实质细胞的铁过载（主要是肝细胞）。*HFE* 基因相关和非基因 *HFE* 相关的血色素沉着病均导致铁调素缺乏，从而导致铁更多地从脾脏巨噬细胞和小肠细胞释放到血浆中，进一步引发血浆铁和转铁蛋白饱和度增加、NTBI 的产生。血浆铁水平的升高导致 NTBI 向实质细胞（尤其是肝细胞、胰腺细胞和心肌细胞）的转运增加，从而导致肝脏、胰腺和心脏铁蓄积，这也就是为什么在血色素沉着病患者中存在诸如肝纤维化、肝硬化、肝细胞癌、糖尿病和心力衰竭等主要并发症。转铁蛋白饱和度是指血浆转铁蛋白上被铁结合的位点数占总结合位点数的比值，该参数的增加（> 45%）对于血色素沉着病的诊断至关重要。同时，血清铁蛋白的量对血色素沉着病的诊断也很重要。通常，血色素沉着病患者多年无症状，大多数非 HFE 血色素沉着病直至青春期或成年才出现症状，而在 HFE 相关的血色素沉着病患者中，男性在 30～40 岁左右、女性在 40～50 岁才出现症状。而当症状表现出来时，它们可能是广发性的，并影响多个器官系统。

5.3.2.2　继发性铁调素缺乏所致铁超载：红细胞生成异常相关铁过载

值得注意的是，在涉及促红细胞减少的各种情况下，可以观察到铁超载，其表型与"血色素沉着病"的表型相同（Tanno and Miller，2010；Camaschella and Nai，2016）。地中海贫血（thalassaemia）就是这种疾病类型，包括输血前的重型地中海贫血，以及中间型地中海贫血（不需要输血）。地中海贫血属于遗传性血红蛋白疾病的一种，是全球最常见的单基因疾病之一。临床上比较常见的是 α 地中海贫血、β 地中海贫血，以及 β 地中海贫血/血红蛋白 E 的共遗传所致的血红蛋白 E/β 地中海贫血。该类疾病的基本特征包括 α/β-珠蛋白链比例不平衡、红细胞生成不足、慢性溶血性贫血、造血细胞代偿性扩张、过度凝血以及肠道铁吸收增加等。在大多数重度地中海贫血患者中，需要进行输血治疗，而输血会进一步引起铁过载，这些病理机制导致许多器官系统进一步发生铁过载并发症，最终使得地中海贫血患者在基本病理表征的基础上其临床表型进一步复杂化。常规治疗策略主要依靠输血和铁螯合疗法，以及在特定情况下进行脾切除术（Taher et al.，2018）。

对参与疾病进程的分子机制和致病因素的深入了解为开发新的治疗方法提供了途径，目前已有几种药物在进行临床前模型和临床试验评估。2019 年，欧盟批准了 Bluebird bio 针对 β 地中海贫血患者的基因疗法 Zynteglo（Lenti Globin）（Harrison，2019）。

骨髓增生异常综合征也如地中海贫血一样，即使不进行输血，同样会导致铁过载（Moukalled et al.，2018）。几种引起甲状腺功能低下症的髓样因子如 GDF15、TWSG1（Tanno et al.，2009；Kautz et al.，2014）、ERFE（Ganz，2011；Kautz and Nemeth，2014）表达异常也能发展成低铁调素血症，疾病发展与促红细胞生成不足有关。

5.3.3　遗传缺陷引起的细胞铁过度释放的铁过载疾病：铁外排蛋白相关疾病

这种形式的铁过载具有与遗传或获得性铁过载相反的病理生理基础，在这种形式下铁会过多地进入细胞，导致细胞内铁的滞留。在这种情况下，铁外排蛋白 FPN 基因的突变会影响该蛋白质的细胞定位或输出特性，而不是影响与 HAMP 的结合特性，这是与 4 型血色素沉着病不同的地方。由于铁外排蛋白的活性特别存在于巨噬细胞中，此种形式的铁过载主要是在脾脏中，然后是肝脏。而铁仅部分释放到血液中，所以血浆铁和转铁蛋白饱和度不会升高，甚至可能很低。总的来说，该表型与血色素沉着病相反：血清铁不升高、转铁蛋白饱和度不升高，主要是脾脏铁过多。另外，由于过量铁在巨噬细胞时比在实质细胞对人体的伤害更小，因此此类铁过载对内脏的损害相对有限（Le Lan et al.，2011）。

5.3.4　遗传性铁代谢基因异常所致伴贫血的铁过载

许多铁代谢途径的基因突变不仅会导致铁过载，同时还伴有贫血症状。这可能是由于血浆铁无法进入骨髓或髓内线粒体铁代谢异常，从而导致血红蛋白合成异常所致。因此，遗传性铁代谢基因异常所致伴贫血的铁过载（iron overload）疾病具有明显的血液学表征（Brissot et al.，2018a）。

5.3.4.1　机体铁代谢相关基因的遗传缺陷

1）铁摄取不足：*SLC11A2* 基因（DMT1）的突变

这类突变可导致低色素性小细胞性贫血（由于 DMT1 在十二指肠细胞顶端的铁摄取中的作用）和内脏铁过载（因为该蛋白质也参与了内体铁的胞质输出）（Iolascon et al.，2008；Bardou-Jacquet et al.，2011）。

2）血浆铁运输不足：遗传性转铁蛋白血症

由于转铁蛋白（TF）基因的突变，这种疾病会引起小细胞性贫血（铁无法转运至骨髓）和铁过载（NTBI 的增多）（Trombini et al.，2007）。

3）内体对铁的分泌缺陷：*STEAP3* 基因突变所致

由于这种金属还原酶参与了内体铁的外排之前的步骤，因此其突变可能会导致铁过量，并导致低色素性、中度小细胞性贫血（Grandchamp et al.，2011）。

4）细胞排铁缺陷

铜蓝蛋白（CP）基因的突变是遗传性铜蓝蛋白血症的原因。此病表型与小细胞性贫血和低铁血症相似，伴随着转铁蛋白饱和度的降低，而与高铁蛋白血症则明显不同（Brissot and Loreal，2016）。

5）贫血和铁外排蛋白异常疾病

尽管在正常状态下，铁外排蛋白异常疾病与贫血无关，但是在出血治疗期间，患有铁外排蛋白异常疾病的患者可能发生贫血。为防止过多出血，铁回收机制的不允许释放足够的储存铁，同时过多的铁到达骨髓后会促使产生补偿性红细胞，以减少过量铁的流失。

5.3.4.2　铁线粒体代谢因子缺乏：先天性铁粒幼细胞性贫血（congenital sideroblastic anemia，CSA）

这类疾病的共同点是存在促红细胞线粒体铁超载，在铁染色（Perls 着色）中形成围绕核的蓝色沉积物，接着形成"环状铁粒母细胞"。

1）与直接参与铁代谢的基因突变相关的 CSA："单症状" CSA

这些 CSA 在传统上被视为"非综合征" CSA。但是，由于它们症状与贫血综合征相对应，因此最好将它们称为"单症状" CSA。而另一类除了血液综合征表现外，还包括血液外综合征症状的 CSA，即为"多综合征" CSA（polysyndromic CSA）（Brissot et al.，2018a）。

（1）X 染色体相关 CSA

该疾病与 *ALAS2* 基因突变有关。ALAS2 蛋白是血红素合成链中的第一个酶，该病表型与低色素性小细胞性贫血和铁过载有关（Le Rouzic et al.，2017）。

（2）*SLC25A38* 基因突变相关 CSA

该病与 X 染色体相关 CSA 一起，是最常见的 CSA。SLC25A38 蛋白是红系特异性线粒体载体蛋白质。该病的病理表现为严重的小细胞性贫血和铁过载有关，通常其发生与输血和促红细胞生成相关（Le Rouzic et al.，2017）。

（3）*GLRX5* 基因突变相关 CSA

GLRX5（glutaredoxin 5）是一种线粒体蛋白，参与铁硫簇的组成。当其发生突变时，伴随着铁过载会产生小细胞性贫血病症（Ye et al.，2010）。

（4）*FECH* 基因突变相关 CSA：促红细胞原卟啉症

铁螯合酶在血红素合成链的最后阶段起作用，当其发生突变时，会导致线粒体铁过载，临床上表现为光过敏、肝功能衰竭和小细胞性贫血（Caudill et al.，2008）。

2）非铁代谢直接相关基因突变所致 CSA：多综合征 CSA

多综合征 CSA 包括：CSA 伴共济失调（ABCB7 突变）（D'Hooghe et al.，2012），伴有肌病和乳酸酸中毒（PUS1）（Bykhovskaya et al.，2004），伴有胰腺骨髓综合征（皮尔

逊综合征)(Sato et al., 2015),伴有免疫缺陷细胞 B、周期性发烧和发育迟缓(TRNT1)(Chakraborty et al., 2014),伴硫胺素反应性巨幼细胞性贫血(Oishi and Diaz, 1993)。对于大多数多症状的 CSA,其表型相关的基因型仍有待于进一步探索(Iolascon, 2014)。

综上所述,造成机体铁过载的因素很多。具有遗传性、系统性的铁过载相关疾病,包括铁调素缺乏导致的血色素沉着病、铁外排蛋白疾病、遗传性铜蓝蛋白血症,以及遗传性转铁蛋白血症。获得性铁过载主要是由于输血和红细胞生成异常。先天性铁粒幼细胞性贫血的基本特征为线粒体铁过载,同时表现为全身性铁过载。明确了解并掌握铁过载性疾病分型是临床上进行精准治疗的重要前提和基础。

5.4 铁代谢稳态调控与铁死亡

5.4.1 铁死亡

铁死亡(ferroptosis)是由哥伦比亚大学团队发现的一种新型细胞死亡方式(Dixon et al., 2012)。科学家在观察小分子化合物 erastin 杀死 RAS 突变的肿瘤细胞时,发现细胞死亡展现出不同于凋亡、坏死或自噬的特殊细胞死亡方式。它可以被铁离子螯合剂(DFO)有效抑制,因此将这种铁离子依赖的细胞死亡命名为铁死亡(Xie et al., 2016;Stockwell et al., 2017;Li et al., 2020b;Zheng and Conrad, 2020)。

5.4.2 铁死亡的分子调控网络

随着研究的深入,科学家发现铁死亡存在复杂而精细的调控网络,包括抑制铁死亡通路和激活铁死亡通路(图 5-3)。

5.4.2.1 抑制铁死亡通路

抑制铁死亡通路包括经典的 GPx4 调控系统,以及不依赖于 GPx4 的抵抗铁死亡通路。

(1)细胞质和线粒体中的 GSH-GPx4 抗氧化系统是细胞抵抗铁死亡的重要途径之一。细胞膜上的胱氨酸/谷氨酸逆向转运体(SLC7A11/SLC3A2,又称为 System X_c^-)向细胞内 1:1 转入胱氨酸、向细胞外排出谷氨酸(Zhang et al., 2018c;Wang et al., 2019)。胱氨酸一旦进入细胞,可被氧化成半胱氨酸(cysteine),进一步通过谷氨酸半胱氨酸连接酶(glutamate cysteine ligase, GCL)和谷胱甘肽合成酶(GSH synthetase, GSS),以还原型烟酰胺腺嘌呤二核苷酸磷酸(reduced form of nicotinamide adenine dinucleotide phosphate, NADPH)作为重要还原力(Fan et al., 2014),合成谷胱甘肽(GSH)。通过使用 GSH 作为还原性辅助因子,细胞质中和线粒体中的谷胱甘肽过氧化物酶 GPx4 能够将脂质过氧化物还原为脂质醇(Yang et al., 2014;Maiorino et al., 2018;Gaschler et al., 2018)。

(2)不依赖于 GPx4 的抵抗铁死亡通路——细胞膜上的铁死亡抑制蛋白 1-辅酶 Q_{10}(FSP1-CoQ$_{10}$)途径。豆蔻酰化的 FSP1(又称为凋亡诱导因子线粒体 2,AIFM2)在质

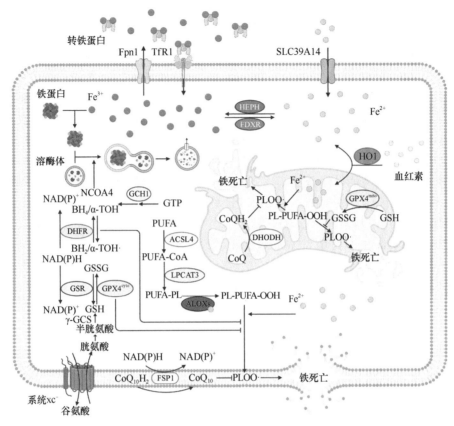

图 5-3　铁死亡调控网络

膜上作为 CoQ_{10} 的氧化还原酶，在捕获亲脂自由基和阻止脂质过氧化物的生成中发挥重要作用（Doll et al.，2019；Bersuker et al.，2019）。

（3）不依赖于 GPx4 的抵抗铁死亡通路——细胞质中 GTP 环氢化酶 1-四氢生物蝶呤（GCH1-BH4）通路。GCH1 及其代谢衍生物四氢生物蝶呤/二氢生物蝶呤（BH4/BH2），通过选择性地抑制含有两个多不饱和脂肪酰基的磷脂消耗来保护铁死亡（Kraft et al.，2020；Soula et al.，2020）。

（4）不依赖于 GPx4 的抵抗铁死亡通路——线粒体中的二氢乳酸脱氢酶（DHODH-CoQH2）途径。二氢乳清酸脱氢酶（dihydroorotate dehydrogenase，DHODH）是定位于线粒体内膜的黄素依赖酶，其主要功能是催化嘧啶核苷酸合成（pyrimidine biosynthesis）途径的第四步反应，即将二氢乳清酸（dihydroorotate，DHO）氧化为乳清酸（orotate，OA），与此同时将电子传递给线粒体内膜中的泛醌，使其被还原成为二氢泛醌（CoQH2），在线粒体中抵抗铁死亡中发挥作用。同时发现在 GPx4 低表达的情况下，DHODH 可以抑制线粒体中的脂质过氧化和铁死亡的发生；在 GPx4 高表达的情况下，联合铁死亡诱导剂 sulfasalazine 等与 DHODH 抑制剂能够激活铁死亡。这一发现体现了 DHODH 的干预对于治疗有不同 GPx4 表达水平的实体瘤有重要意义，为癌症治疗中如何靶向铁死亡提供了新策略（Mao et al.，2021）。

5.4.2.2　激活铁死亡通路

脂质过氧化是铁死亡发生的最终执行者。乙酰 CoA 羧化酶（acetyl-CoA carboxylase，ACAC）介导的脂肪酸合成或噬脂（lipophagy）介导脂肪酸的释放诱导细胞内游离脂肪酸积累，从而诱发铁死亡（Bai et al.，2019；Lee et al.，2020）；长链脂肪酸辅酶 A 连接酶 4（acyl-CoA synthetase long-chain family member 4，ACSL4）连接多不饱和脂肪酸（polyunsaturated fatty acid，PUFA），包括花生四烯酸和二十二碳四烯酸等（Doll et al.，2017）；再由溶血磷脂酰基转移酶 5（lysophospholipid acyltransferase 3，LPCAT3）将 PUFA 整合进入磷脂，形成含有多不饱和脂肪酸的磷脂（polyunsaturated fatty acid binding phospholipids，PUFA-PL），PUFA-PL 易受脂氧合酶（arachidonate lipoxygenase，ALOX）介导的自由基诱发的脂质过氧化，在诱导铁死亡的发生中起重要作用（Dixon et al.，2015；Kagan et al.，2017；Wenzel et al.，2017）。

铁离子参与是铁死亡的基本特征。铁通过 Fenton 反应催化生成不稳定的羟自由基，参与多不饱和脂肪酸的脂质氧化，产生共轭二烯，进一步导致脂质过氧化产物 4-羟基壬烯酸（4-HNE）和丙二醛（MDA）等的生成，使得整个细胞各种膜的脆性增加，细胞功能减退，最终促发细胞铁死亡（Bacon and Britton，1990；Wang et al.，2017）。可见，铁和铁代谢通路在铁死亡中的生物学作用是一个重要领域，其深层机制需要进一步探索。

5.4.3　铁死亡是铁过载诱发机体组织损伤和疾病的重要机制

遗传性血色病（hemochromatosis）是常见的慢性铁负荷过多的常染色体遗传疾病。由于过多铁储存于肝脏、心脏和胰腺等实质性细胞，最终导致组织器官退行性变病变，是引发肝病、糖尿病、心脏病等慢病的重要病因。血色病在欧美白人中发病率极高（1/200），是排名第一的肝脏遗传病；该疾病在我国发病率也逐年上升。有研究利用多种遗传性血色病小鼠模型（Hfe[−/−]、Hjv[−/−]、Smad4[Alb/Alb]）发现，Hjv[−/−] 和 Smad4[Alb/Alb] 小鼠表现出铁死亡水平明显升高；通过缺铁饲料或者铁死亡抑制剂（ferrostatin-1）清除铁死亡能明显改善肝纤维化等铁过载引发的病理损伤。结果提示，铁死亡是铁过载病理损伤的重要机制。通过基因芯片筛选发现 Slc7a11 是调控"铁过载-铁死亡"的关键基因，铁通过 ROS-Nrf2-ARE 调控 Slc7a11 的转录，并且通过 Slc7a11 敲除小鼠发现 Slc7a11 能抑制铁过载引发的细胞铁死亡（Wang et al.，2017）。

除了非血红素铁，血红素铁的代谢失衡同样激发铁死亡。有研究发现，铁死亡是化疗药物阿霉素（DOX）产生心脏毒性和心脏损伤的重要机制。与其他细胞死亡抑制剂相比，只有铁死亡特异性抑制剂 ferrostatin-1 可以显著降低 DOX 导致的心脏毒性并有效提高小鼠存活率。进一步通过 RNA-seq 分析发现，Hmox1 的 RNA 水平明显上调。Hmox1 主要通过分解血红素释放游离铁，游离铁离子进一步蓄积在心肌细胞的线粒体中，从而诱发了铁死亡（Fang et al.，2019）。

这些研究均发现了铁稳态失衡是诱发铁死亡的分子机制，即铁过载会导致铁死亡。因此，以铁死亡为靶点能有效治疗铁代谢紊乱等引发的疾病。

5.4.4 铁代谢相关的蛋白参与铁死亡调控网络

铁代谢通路在铁死亡中的生物学作用不容忽视。截至目前，铁代谢相关的蛋白质也陆续被报道在一些疾病中或者病理情况下通过铁死亡发挥作用。

5.4.4.1 转铁蛋白

正常人体血清中的铁均与转铁蛋白（TF）结合，称为转铁蛋白结合铁（transferrin-bound iron，TBI），转铁蛋白饱和度为 30% 左右；在病理情况下（如遗传性血色病、地中海贫血或病理性铁过载），转铁蛋白饱和度超过 75%，此时血清中出现大量非转铁蛋白结合铁（non transferrin-bound iron，NTBI）。NTBI 毒性强，可促进细胞组织发生氧化损伤（Gosriwatana et al.，1999；Brissot et al.，2012b）。通常情况下，转铁蛋白受体介导的转铁蛋白铁的内吞被认为是铁死亡发生的存在条件。

转铁蛋白结合铁，通过细胞膜上的转铁蛋白受体（TfR1）介导的胞吞途径进入细胞内，这几乎是所有细胞获得铁的基本方式。体外研究发现，在氨基酸饥饿的情况下，血清里存在一种大分子，即转铁蛋白，可以激活细胞铁死亡。用抗体中和血清中的转铁蛋白，发现细胞铁死亡减少。加入 Holo-TF（转铁蛋白结合铁），会促进细胞大量发生铁死亡，并且存在一定的剂量效应关系。那么转铁蛋白是否通过这个途径促进细胞发生死亡呢？研究发现抑制 TfR1，细胞铁死亡减少、存活增加，并且该条件下再加入 Apo-TF 并不能使细胞发生铁死亡。此外，阻断细胞外的铁，也会抑制细胞发生死亡。一系列的实验证明，转铁蛋白结合铁通过 TfR1 进入细胞，在细胞应激情况下，介导细胞发生铁死亡（Gao et al.，2015）。因此，转铁蛋白和转铁蛋白受体介导了细胞铁的摄入，这是铁死亡发生所需的铁最基本的来源途径之一。

那么机体在没有转铁蛋白的情况下，对铁死亡的响应到底是怎么样的呢？肝脏是转铁蛋白合成和分泌的主要场所，血清中有 90% ~ 96% 的转铁蛋白均来源于肝脏。研究者构建了转铁蛋白肝细胞特异性敲除小鼠（*Tf*-LKO），当小鼠缺乏肝脏来源的转铁蛋白的情况下，表现为明显的肝脏铁蓄积和脂质过氧化损伤，在 12 月龄出现肝损伤。在慢性膳食铁负荷和 CCl_4 诱导的肝损伤情况下，小鼠表现出对肝损伤易感。重要的是，铁死亡抑制剂 ferrostatin-1 能明显保护 *Tf*-LKO 小鼠肝损伤，提示铁死亡是 *Tf*-LKO 在诱因下发生肝纤维化的重要机制，为铁死亡相关的肝损伤提供潜在的治疗策略（Yu et al.，2020）。

此外，有研究报道了黑色素瘤中的转铁蛋白和铁死亡的关联。他们发现血液循环中的黑色素瘤细胞（CTC）高表达的固醇调控元件结合转录因子 2（sterol regulatory element binding transcription factor 2，SREBF2）可以直接促进转铁蛋白的转录。高水平的转铁蛋白会螯合细胞内铁池，抑制活性氧（ROS）和脂质过氧化，因而抵抗铁死亡的发生。内源性转铁蛋白的敲除会促进黑色素瘤铁死亡进而抑制黑色素瘤发生进展。并且，他们发现高 SREBP2 与不良的黑色素瘤患者生存预后相关（Hong et al.，2021）。因此，转铁蛋白驱动的铁稳态途径可通过铁死亡影响癌症进展、耐药性和转移。

5.4.4.2 转铁蛋白受体 1

目前还没有可靠的方法来选择性染色组织切片中发生铁死亡的细胞，以判断动物模型或患者样本中铁死亡的程度。有研究者用经过铁死亡诱导剂 erastin 处理的淋巴瘤细胞的细胞膜来免疫小鼠，并筛选产生约 4750 个单克隆抗体，以选择性检测发生铁死亡的细胞。研究者发现一种抗体 3F3-FMA（3F3 ferroptotic membrane antibody），这是一种有效的铁死亡选择性染色试剂。3F3-FMA 抗原经鉴定为人转铁蛋白受体 1（TfR1）。通过验证实验发现，抗 TfR1 和抗丙二醛抗体在多种细胞培养及组织环境下对发生铁死亡的肿瘤细胞呈有效选择性染色，可见 TfR1 升高可作为筛选铁死亡发生的潜在生物学标志物（Feng et al.，2020）。

实际上，在细胞和组织中，TfR1 的调控非常精密。当细胞或组织高铁蓄积时，由于受到 IRE-IRP 系统的调控，通常 TfR1 水平下降，而此时细胞组织高铁蓄积反而使细胞对铁死亡更为易感。在一些病理性条件下，如没有转铁蛋白，TfR1 水平下降，但铁依然可以大量进入到肝细胞中，说明在机体内，细胞存在非 TfR1 依赖的铁转运通道，并且可诱发铁死亡介导的肝纤维化损伤（Yu et al.，2020）。

5.4.4.3 SLC39A14

铁在人体内主要以二价铁和三价铁两种形式存在。在生理情况下，转铁蛋白与血清中的三价铁结合，缓解铁毒性；病理情况下，转铁蛋白饱和度升高，二价铁水平增高，即非转铁蛋白结合铁浓度增高。多年来，NTBI 如何进入组织一直是热门的未解之谜。研究者构建了 Trf-LKO 小鼠模型，该小鼠模型可作为研究组织 NTBI 转运体的经典模型。先前的研究发现，SLC39A14 是潜在介导 NTBI 转运的候选蛋白（Jenkitkasemwong et al.，2015）。为进一步探究，研究者构建了 Trf 和 SLC39A14 在肝实质细胞特异性双基因敲除小鼠（Trf-Slc39a14-LKO）。检测发现，和 Trf-LKO 小鼠相比，Trf-Slc39a14-LKO 小鼠在本底情况下能明显降低肝脏铁水平，并且在高铁膳食诱导和 CCl₄ 药物诱导的情况下，抑制肝脏的 SLC39A14 能缓解肝脏铁蓄积、脂质过氧化损伤，保护肝纤维化损伤，并且抑制肝脏 SLC39A14 和给予铁死亡抑制剂的处理效果相似，提示在没有肝脏来源的转铁蛋白的情况下，铁主要通过肝脏 SLC39A14 大量进入肝脏，诱发铁死亡介导的肝纤维化损伤（Yu et al.，2020）。这些结果进一步提示了在没有转铁蛋白的情况下，小鼠对非转铁蛋白结合铁途径依然能够诱发铁死亡介导的肝损伤；而 SLC39A14 是诱发铁死亡的关键分子，也提示了 SLC39A14 是临床上肝脏高铁慢性蓄积促发肝损伤的根本原因。

5.4.4.4 铁外排蛋白

阿尔茨海默病（AD）是老年人中最常见的神经退行性疾病。研究者发现，随着年龄增长，铁外排蛋白（Fpn）在 APP/PS1 小鼠海马组织中的表达逐渐下调，而铁离子明显蓄积。此外，AD 患者脑组织中，Fpn 水平明显降低，且与患者 MMSE 行为学评分呈现正相关关系。为进一步研究，研究者构建了海马及皮层兴奋性神经元中特异性敲除膜泵铁蛋白 FPN 的小鼠模型（Fpn^{fl/fl}、nex cre），发现该敲除小鼠海马区的重量显著下降及海马体萎缩，且伴有侧脑室扩大、皮质明显变薄及神经元丢失。此外，Fpn^{fl/fl}、nex cre 小鼠海马区和皮质区的组织铁水平明显升高，可观察到明显的铁死亡形态学、生化及分子特征。

这些结果提示 AD 模型鼠的海马神经元呈现明显的铁死亡特征。铁死亡在 AD 神经元丢失及发病进程中，很有可能起到重要作用。通过体内外给予铁死亡抑制剂处理以及体内 Fpn 过表达发现，在 AD 中抑制铁死亡及靶向 Fpn 的异常表达具有潜在的治疗价值（Bao et al.，2021）。

除了 AD，研究者指出脑出血发生后，溢出的血红蛋白被降解，释放出大量的铁离子，聚集在血肿周围的脑组织中。这些过量的铁离子蓄积，会进而导致氧化应激增加，诱导细胞功能受损，最终引起神经元凋亡铁死亡。miR-124/ferroportin 信号通路对脑出血中铁离子沉积及神经元凋亡和铁死亡的调控作用，揭示了该信号通路对灶周神经元细胞凋亡及铁死亡通路的影响，为该疾病的治疗提供了新的靶点（Bao et al.，2020）。

5.4.4.5　铁蛋白重链（Fth）

在心肌细胞特异性敲除 Fth 后，小鼠心脏铁代谢发生明显紊乱，并在 6 月龄时观察到轻度心脏损伤。为了进一步明确 Fth 在心肌细胞铁稳态中的功能，研究者们给小鼠增加了一定的铁负荷压力，即高铁饲料（high-iron diet，HID）喂养小鼠 4 周后，心肌细胞特异性 Fth 敲除小鼠出现心肌肥大并伴有严重的心肌损伤，呈现典型肥厚型心肌病表现。给 HID 饲喂疾病模型小鼠腹腔注射铁死亡抑制剂 Fer-1（ferrostatin-1），发现 Fer-1 治疗组小鼠的心脏肥大显著减轻，心脏功能障碍也得到明显缓解，明确铁死亡是 HID 导致心肌细胞 Fth 敲除小鼠的心脏结构和功能发生异常的关键机制。进一步通过转录组测序（RNA-seq）筛选发现"铁死亡"及其密切相关的"谷胱甘肽代谢"通路在 Fth 敲除的心肌中显著上调。Slc7a11 过表达通过增加细胞内的胱氨酸促进 GSH 合成，从而成功逆转了 Fth 心肌细胞敲除小鼠的铁死亡及其诱发的系列心衰表型（Fang et al.，2020）。

此外，有研究者发现铁蛋白重链 Fth 基因的神经元特异性敲除小鼠（Fth-KO）脑皮质铁代谢稳态紊乱。在脑外伤模型中，Fth-KO 表现为明显的铁超载、脂质过氧化损伤、神经元细胞铁死亡和神经退行性改变。有趣的是，研究者发现褪黑素的治疗效果与铁死亡抑制剂的效果相似，均能改善脑外伤引起的神经功能障碍。这些结果提示褪黑素可能通过抑制铁死亡来保护神经元，有望成为脑损伤治疗的重要靶点（Rui et al.，2021）。

5.4.4.6　铁伴侣分子结合蛋白

铁伴侣分子结合蛋白 [iron chaperones poly (rC)-binding protein 1，PCBP1] 是一种多功能蛋白，在哺乳动物细胞中作为胞质铁伴侣，与铁结合并将铁转移给铁蛋白，因而 PCBP1 在细胞中对于分配铁起重要作用，但具体病理机制不明。有研究发现，肝细胞中特异性缺乏 PCBP1 的小鼠出现肝脏铁稳态缺陷，表现为肝脏铁水平低，细胞自主铁调节系统失调。病理分析发现这些小鼠自发发展为肝脏脂肪变性、炎症和退行性肝病。转录组分析表明，脂质生物合成和氧化应激反应途径的激活，包括抗铁代谢重要基因 Gpx4 明显升高。同时，肝脏 PCBP1 缺失的小鼠出现脂质过氧化损伤，提示对铁死亡易感。有趣的是，虽然 PCBP1 缺失导致肝脏缺铁，但膳食补铁并不能预防脂肪变性；相反，饮食限制铁和维生素 E 的抗氧化疗法可以预防脂肪肝的发生发展。

因此，肝细胞中的 PCBP1 限制细胞质中的毒性铁水平、抑制脂质过氧化损伤、保护肝脏发生脂肪变性的过程中发挥重要作用。此外，有研究发现，肝脏的 PCBP1 对于保护脂质过氧化和铁死亡紊乱相关的肝脏疾病至关重要（Protchenko et al.，2021）。

5.4.4.7 核受体共激活因子 4

在生理水平上，细胞铁对维持多种代谢途径至关重要，而过量的游离铁可能导致氧化损伤和（或）引起细胞死亡。因此，铁的体内平衡必须被严格控制。研究发现，在缺氧条件下，原代人巨噬细胞游离铁水平减少和铁蛋白水平增加以储存铁。与此同时，核受体共激活因子 4（nuclear receptor coactivator 4，NCOA4），作为铁蛋白自噬的主要调节因子，其表达水平明显下降，并被证明直接调节线粒体铁蛋白（mitochondrial ferritin，FTMT）的表达。进一步研究发现，NCOA4 表达降低的原因是在低氧条件下其转录水平下降和 mRNA 的降解增加，后者受到 JNK（c-jun N-terminal kinase）的调控。在缺氧条件下，NCOA4 表达水平降低，可抑制铁蛋白自噬的过程，增加 FTMT 生成，从而抑制巨噬细胞发生铁死亡。因此，该研究将 NCOA4 参与铁蛋白自噬来调控线粒体铁蛋白水平的平衡和巨噬细胞对铁死亡的敏感性联系起来（Fuhrmann et al.，2020）。

实际上，自噬是一种进化上保守的降解途径，维持体内代谢稳态。然而，自噬和铁死亡在遗传水平上的关系尚不清楚。有研究发现自噬通过降解成纤维细胞和癌细胞中的铁蛋白促进铁死亡。敲除 Atg5（autophagy-related 5）和 Atg7 抑制了 erastin 诱导的铁死亡，伴随细胞内亚铁水平降低和脂质过氧化水平升高。值得注意的是，NCOA4 是铁蛋白选择性自噬（即铁蛋白自噬）的选择性转运受体。抑制 NCOA4 可减少铁蛋白降解，缓解脂质过氧化产生，进而阻断铁死亡。相反，过表达 NCOA4 可增加铁蛋白降解并促进铁死亡。这些发现为自噬和调控细胞铁死亡之间的相互作用提供了新的见解，铁死亡被认为是一个自噬样的细胞死亡过程，而 NCOA4 是参与铁蛋白自噬调控铁代谢稳态和铁死亡发生之间重要的桥梁分子（Hou et al.，2016；Gao et al.，2016）。

可见，参与铁代谢稳态调控的相关蛋白均通过影响铁代谢调控铁死亡，在血色病、脑出血、心脏衰竭、神经退行性疾病、脂肪肝等疾病中扮演重要角色。这些研究都进一步丰富了铁死亡的分子机制调控网络。

5.5 潜在的铁死亡抑制剂——铁螯合剂的应用

细胞铁蓄积，尤其是心肌细胞铁蓄积，导致的心脏相关疾病是地中海贫血患者最主要的致死原因（Neufeld，2006）。而随着研究的深入，铁死亡被报道是组织高铁蓄积相关的疾病的重要机制，因此铁螯合剂有可能通过螯合铁，抑制铁死亡，成为临床铁死亡相关疾病的潜在治疗药物。重要的铁螯合剂如祛铁铵（desferrioxamine，DFO）、祛铁酮（deferiprone，DFP）和地拉罗司（deferasirox，DFX）是 FDA 批准的用于治疗铁过载相关疾病的药物，同时还有一系列化合物正在进行临床试验或者临床前研究，这些药物都可能用于治疗铁过载相关疾病，以及心脏铁蓄积所致的疾病。

5.5.1 祛铁铵

祛铁铵（DFO）自 20 世纪 70 年代以来一直在临床中作为祛铁剂的标准药物，用于治疗严重地中海贫血及相关的铁过载疾病。DFO 对 Fe^{3+} 有很高的选择性和亲和性，并且以 1∶1 的比例与 Fe^{3+} 结合。DFO 具有较强的亲水性和较大的分子质量，一般认为 DFO 只能螯合祛除外周血液循环中及肝脏中的游离铁离子，而不能有效地螯合心脏等其他组织器官或者细胞内的铁离子。然而通过中心静脉导管持续输注高剂量 DFO 的方式能够显著地逆转地中海贫血铁过载导致的心脏毒性（Davis and Porter，2000），因而持续给予高剂量的 DFO 在临床上可作为心脏铁过载的标准初始治疗方法。在体外，DFO 能够明显地保护 H9c2 细胞免受多种氧化应激引起的死亡（Bendova et al.，2010），在 Doxorubicin（DOX）诱导以及蒽醌类化疗药物引起的心肌病动物模型中，DFO 对引起的急性心脏毒性有一定的保护作用（Saad et al.，2001）。

5.5.2 祛铁酮

祛铁酮（DFP）因为其亲脂性和较低的分子质量能够透过细胞膜，所以具有口服活性。DFP 与 Fe^{3+} 以 3∶1 的比例形成的复合物不带电荷并可透过细胞膜，能够非常有效地祛除组织和细胞内的铁离子（Hoffbrand et al.，2003）。DFP 能显著降低地中海贫血患者心脏铁水平，同时恢复患者的射血分数（Anderson et al.，2002；Piga et al.，2003；Borgna-Pignatti et al.，2006；Tanner et al.，2007；Pennell et al.，2014）。有临床研究表明，相比其他祛铁剂（DFO、DFX），DFP 能够更好地降低心肌细胞的铁负荷和左心室收缩功能（Pepe et al.，2011）。DOX 诱导的体外模型中，DFP 能够抑制由 Dox 导致的心肌细胞死亡（Barnabe et al.，2002；Xu et al.，2006），在缺血再灌注（ischemia/reperfusion，I/R）模型中，DFP 能改善心脏功能，以及减少脂质过氧化物的生成和乳酸脱氢酶的释放（van der Kraaij et al.，1989）。

5.5.3 地拉罗司

地拉罗司（DFX）具有很高的亲脂性，对铁有很高的亲和性而对铜和锌等二价离子亲和性低，以 2∶1 比例与铁离子形成的复合物不带电荷，能够有效螯合血液循环和组织细胞内的铁（Mattioli et al.，2015）。DFX 能够有效降低地中海贫血患者的铁负荷和血清铁水平，并且逆转或者稳定输血治疗的地中海贫血患者的肝纤维化进程以及缓解心脏铁蓄积（Cappellini et al.，2011；Deugnier et al.，2011；Wood et al.，2011；Pennell et al.，2012，2014）。

5.5.4 左丙亚胺

左丙亚胺（DXZ）目前在临床用于缓解 DOX 等化疗药物引起的心脏毒性（Swain and Vici，2004）。DXZ 通过在体内开环得到水解产物 ADR-925，ADR-925 具有与 EDTA 相似的结构，能够非常强地结合金属离子（Hasinoff，1989）。DXZ 能够保护新生大鼠原代心肌细胞免受低氧-复氧损伤，同时可以减少开胸大鼠的心肌梗死面积。

5.5.5 CN128

CN128 是一类新型 3-羟基-吡啶-4-酮铁螯合剂 CN128（Chen et al.，2020），已经被批准用于治疗铁过载的地中海贫血患者和其他铁过载需要祛铁治疗的患者。目前已完成临床 I 期试验（NCT03673085/ NCT03935633），正在开展临床 II 期研究（NCT04614779），现有的临床试验结果显示 CN128 具有良好的安全性和耐受性。

5.5.6 其他祛铁剂

吡哆醛异烟腙类祛铁剂（pyridoxal isonicotinoyl hydrazine，PIH）相比于锌离子、钙离子、镁离子及二价铁离子等，对三价铁离子有较高的亲和性（Richardson and Ponka，1998），目前有用于治疗输血引起的铁过载的临床研究。也有实验表明 PIH 能够有效抑制由氧化应激引起的 H9c2 细胞死亡和 DOX 诱导的动物模型死亡（Simunek et al.，2005；Bendova et al.，2010）。SIH 和 HAPI 与 PIH 结构相似，能抑制由氧化应激引起的 H9c2 细胞死亡和 DOX 诱导的动物模型死亡（Buss et al.，2002；Bendova et al.，2010）。通过在 SIH 和 HAPI 中加入硼酸或硼酸酯修饰得到的前药——BSIH、BSIH-PD、BASIH 和 BHAPI，相对于其母体结构，具有更好的稳定性和安全性（Richardson and Ponka，1998；Lovejoy et al.，2006）。

相比单用某种祛铁剂，联用祛铁剂能够更好地祛除非结合的游离铁和改善心脏功能（Origa et al.，2005）。药物联用包括 DFO+DFP（NCT00800761）、DFO+DFX（NCT01254227）、DFP+DFX（NCT01709032），也有报道可以治疗地中海贫血等铁过载引起的铁过载。

5.5.7 铁螯合剂在神经退行性疾病中的应用

在神经退行性疾病如帕金森病、阿尔茨海默病、肌萎缩侧索硬化和弗里德赖希共济失调中，特定脑区的铁代谢失常、铁蓄积和铁死亡被认为是潜在病理机制之一（Wilson，2006；Stankiewicz et al.，2007；Mezzaroba et al.，2019）。因此，许多用于治疗全身性铁过载相关疾病的祛铁剂都被应用到不同的神经退行性疾病模型中。

向 PD 大鼠注射 DFO 能够降低神经元中的游离铁水平和挽救神经元死亡（Lan and Jiang，1997；Jiang et al.，2006），DFP 和 DFX 同样也能保护高铁诱导的多巴胺能神经元退化（Molina-Holgado et al.，2008；Dexter et al.，2011）。但是 DFO 受限于亲水的理化性质，不易穿过细胞膜和线粒体膜祛除细胞及线粒体内蓄积的铁，因而在神经退行性疾病中的应用受到限制。DFP 因为具有跨膜的能力，能够透过血脑屏障螯合黑质致密部、壳核及细胞铁池中的铁，现已有用于治疗 PD（NCT00943748、NCT01539837）和 ALS（NCT02880033、NCT02164253、NCT03293069）的临床试验。PIH 类祛铁剂也有临床试验用于治疗弗里德赖希共济失调，在体内、体外以及临床试验中都能有效祛除脑中的铁蓄积（Brittenham，1990；Whitnall and Richardson，2006）。此外，体内、外试验也证明了 CN128 可以有效地抑制神经元细胞铁死亡，通过螯合患者脑黑质铁沉积用于 PD 治疗也已经完成临床前研究（Sun et al.，2020）。

5.6　总结与展望

铁死亡是近几年新发现的一种依赖于铁和致死性脂质过氧化积累的细胞死亡方式。大量的研究报道铁死亡在神经退行性疾病、肾病、肝病和心脏疾病的发生中发挥重要作用。铁是促进脂质过氧化物积累和铁死亡发生所必需的要素，反过来，铁死亡也可以被铁螯合剂 DFO 等抑制。可见，铁代谢途径在铁死亡新兴领域中具有重要作用。

转铁蛋白结合铁，通过细胞膜上 TfR1 介导的胞吞途径进入细胞内，这几乎是所有细胞获得铁的基本方式。这也使得在铁死亡诱因的情况下，细胞对铁死亡易感。在铁死亡发生的情况下，TfR1 和 Fth 分别被报道上调和下降，提示细胞摄取铁水平增加和储存铁的能力下降，使得更多游离铁激发致死性脂质过氧化的蓄积，这些研究均进一步解析铁代谢通路在铁死亡调控网络中的重要作用。

值得注意的是，在细胞铁代谢紊乱的情况下，在细胞内低铁时，由于存在 IRE-IRP 系统的调控，TfR1 和 Fth 水平很可能上升和下降，细胞选择性增加铁吸收和减少铁储存，以适应细胞生长对铁的需求。相反，在细胞高铁蓄积时，TfR1 和 Fth 水平很可能下降和上升，细胞选择性抑制铁吸收和增加铁储存，以减少细胞内的铁水平，缓解铁毒性。但在细胞内高铁的情况下，细胞本身也对铁死亡更为易感。因此，检测铁代谢途径相关蛋白的表达水平，结合细胞内二价铁、三价铁水平，以及铁死亡其他代谢途径的基因表达和代谢物水平，来综合判断铁死亡在生理和病理复杂情况下的发生趋势极其重要。

综合目前铁代谢相关蛋白和铁死亡相关的研究结果，进一步提示了在不同的疾病状态下，干预铁代谢相关蛋白的水平，对机体组织的铁稳态进行管理，有望成为治疗铁死亡诱发的疾病的潜在治疗方式。

参 考 文 献

Abboud S, Haile D J. 2000. A novel mammalian iron-regulated protein involved in intracellular iron metabolism. J Biol Chem, 275(26): 19906-19912.

Aisen P. 2004. Transferrin receptor 1. Int J Biochem Cell Biol, 36(11): 2137-2143.

Anderson L J, Wonke B, Prescott E, et al. 2002. Comparison of effects of oral deferiprone and subcutaneous desferrioxamine on myocardial iron concentrations and ventricular function in beta-thalassaemia. Lancet, 360(9332): 516-520.

Andrews S C, Brady M C, Treffry A, et al. 1988. Studies on haemosiderin and ferritin from iron-loaded rat liver. Biol Met, 1(1): 33-42.

Aziz N, Munro H N. 1987. Iron regulates ferritin mRNA translation through a segment of its 5′ untranslated region. Proc Natl Acad Sci U S A, 84(23): 8478-8482.

Bacon B R, Britton R S. 1990. The pathology of hepatic iron overload: A free radical—mediated process? Hepatology, 11(1): 127-137.

Bai Y, Meng L, Han L, et al. 2019. Lipid storage and lipophagy regulates ferroptosis. Biochem Biophys Res Commun, 508(4): 997-1003.

Bao W D, Pang P, Zhou X T, et al. 2021. Loss of ferroportin induces memory impairment by promoting ferroptosis in Alzheimer's disease. Cell Death Differ, 28(5): 1548-1562.

Bao W D, Zhou X T, Zhou L T, et al. 2020. Targeting mir-124/ferroportin signaling ameliorated neuronal cell death through inhibiting apoptosis and ferroptosis in aged intracerebral hemorrhage murine model. Aging Cell, 19(11): e13235.

Bardou-Jacquet E, Island M L, Jouanolle A M, et al. 2011. A novel n491s mutation in the human slc11a2 gene impairs protein trafficking and in association with the g212v mutation leads to microcytic anemia and liver iron overload. Blood Cells Mol Dis, 47(4): 243-248.

Barnabe N, Zastre J A, Venkataram S, et al. 2002. Deferiprone protects against doxorubicin-induced myocyte cytotoxicity. Free Radic Biol Med, 33(2): 266-275.

Bendova P, Mackova E, Haskova P, et al. 2010. Comparison of clinically used and experimental iron chelators for protection against oxidative stress-induced cellular injury. Chem Res Toxicol, 23(6): 1105-1114.

Bersuker K, Hendricks J M, Li Z, et al. 2019. The coq oxidoreductase fsp1 acts parallel to GPx4 to inhibit ferroptosis. Nature, 575(7784): 688-692.

Boelaert J R, Vandecasteele S J, Appelberg R, et al. 2007. The effect of the host's iron status on tuberculosis. J Infect Dis, 195(12): 1745-1753.

Borgna-Pignatti C, Cappellini M D, De Stefano P, et al. 2006. Cardiac morbidity and mortality in deferoxamine- or deferiprone-treated patients with thalassemia major. Blood, 107(9): 3733-3737.

Brissot E, Savani B N, Mohty M. 2012a. Management of high ferritin in long-term survivors after hematopoietic stem cell transplantation. Semin Hematol, 49(1): 35-42.

Brissot P, Bernard D G, Brissot E, et al. 2018a. Rare anemias due to genetic iron metabolism defects. Mutat Res Rev Mutat Res, 777: 52-63.

Brissot P, Loreal O. 2016. Iron metabolism and related genetic diseases: A cleared land, keeping mysteries. J Hepatol, 64(2): 505-515.

Brissot P, Pietrangelo A, Adams P C, et al. 2018b. Haemochromatosis. Nat Rev Dis Primers, 4: 18016.

Brissot P, Ropert M, Le Lan C, et al. 2012b. Non-transferrin bound iron: A key role in iron overload and iron toxicity. Biochim Biophys Acta, 1820(3): 403-410.

Brittenham G M. 1990. Pyridoxal isonicotinoyl hydrazone. Effective iron chelation after oral administration. Ann N Y Acad Sci, 612: 315-326.

Buss J L, Hermes-Lima M, Ponka P. 2002. Pyridoxal isonicotinoyl hydrazone and its analogues. Adv Exp Med Biol, 509: 205-229.

Bykhovskaya Y, Casas K, Mengesha E, et al. 2004. Missense mutation in pseudouridine synthase 1 (pus1) causes mitochondrial myopathy and sideroblastic anemia (mlasa). Am J Hum Genet, 74(6): 1303-1308.

Cairo G, Pietrangelo A. 2000. Iron regulatory proteins in pathobiology. Biochem J, 352 Pt 2: 241-250.

Camaschella C, Nai A. 2016. Ineffective erythropoiesis and regulation of iron status in iron loading anaemias. Br J Haematol, 172(4): 512-523.

Cappellini M D, Bejaoui M, Agaoglu L, et al. 2011. Iron chelation with deferasirox in adult and pediatric patients with thalassemia major: Efficacy and safety during 5 years' follow-up. Blood, 118(4): 884-893.

Casey J L, Hentze M W, Koeller D M, et al. 1988. Iron-responsive elements: Regulatory rna sequences that control mrna levels and translation. Science, 240(4854): 924-928.

Caudill J S, Imran H, Porcher J C, et al. 2008. Congenital sideroblastic anemia associated with germline polymorphisms reducing expression of fech. Haematologica, 93(10): 1582-1584.

Chakraborty P K, Schmitz-Abe K, Kennedy E K, et al. 2014. Mutations in trnt1 cause congenital sideroblastic anemia with immunodeficiency, fevers, and developmental delay (sifd). Blood, 124(18): 2867-2871.

Chen J, Enns C A. 2007. The cytoplasmic domain of transferrin receptor 2 dictates its stability and response to holo-transferrin in hep3b cells. J Biol Chem, 282(9): 6201-6209.

Chen J, Li X, Ge C, et al. 2022. The multifaceted role of ferroptosis in liver disease. Cell Death Differ, 29(3): 467-480.

Chen W, Yuan X, Li Z, et al. 2020. Cn128: A new orally active hydroxypyridinone iron chelator. J Med Chem, 63(8): 4215-4226.

Cheng Y, Zak O, Aisen P, et al. 2004. Structure of the human transferrin receptor-transferrin complex. Cell, 116(4): 565-576.

Cook J D. 1999. Defining optimal body iron. Proc Nutr Soc, 58(2): 489-495.

D'hooghe M, Selleslag D, Mortier G, et al. 2012. X-linked sideroblastic anemia and ataxia: A new family with identification of a fourth abcb7 gene mutation. Eur J Paediatr Neurol, 16(6): 730-735.

Davis B A, Porter J B. 2000. Long-term outcome of continuous 24-hour deferoxamine infusion via indwelling intravenous catheters in high-risk beta-thalassemia. Blood, 95(4): 1229-1236.

Delaby C, Pilard N, Goncalves A S, et al. 2005. Presence of the iron exporter ferroportin at the plasma membrane of macrophages is enhanced by iron loading and down-regulated by hepcidin. Blood, 106(12): 3979-3984.

Delaby C, Pilard N, Puy H, et al. 2008. Sequential regulation of ferroportin expression after erythrophagocytosis in murine macrophages: Early mrna induction by haem, followed by iron-dependent protein expression. Biochem J, 411(1): 123-131.

Deugnier Y, Turlin B, Ropert M, et al. 2011. Improvement in liver pathology of patients with beta-thalassemia treated with deferasirox for at least 3 years. Gastroenterology, 141(4): 1202-1211, 1211 e1201-1203.

Dexter D T, Statton S A, Whitmore C, et al. 2011. Clinically available iron chelators induce neuroprotection in the 6-ohda model of parkinson's disease after peripheral administration. J Neural Transm (Vienna), 118(2): 223-231.

Dixon S J, Lemberg K M, Lamprecht M R, et al. 2012. Ferroptosis: An iron-dependent form of nonapoptotic cell death. Cell, 149(5): 1060-1072.

Dixon S J, Winter G E, Musavi L S, et al. 2015. Human haploid cell genetics reveals roles for lipid metabolism genes in nonapoptotic cell death. ACS Chem Biol, 10(7): 1604-1609.

Doll S, Freitas F P, Shah R, et al. 2019. Fsp1 is a glutathione-independent ferroptosis suppressor. Nature, 575(7784): 693-698.

Doll S, Proneth B, Tyurina Y Y, et al. 2017. Acsl4 dictates ferroptosis sensitivity by shaping cellular lipid composition. Nat Chem Biol, 13(1): 91-98.

Donovan A, Brownlie A, Zhou Y, et al. 2000. Positional cloning of zebrafish ferroportin1 identifies a conserved vertebrate iron exporter. Nature, 403(6771): 776-781.

Drysdale J, Arosio P, Invernizzi R, et al. 2002. Mitochondrial ferritin: A new player in iron metabolism. Blood Cells Mol Dis, 29(3): 376-383.

Duffy S P, Shing J, Saraon P, et al. 2010. The fowler syndrome-associated protein flvcr2 is an importer of heme. Mol Cell Biol, 30(22): 5318-5324.

Duncombe V M, Bolin T D, Davis A, et al. 1979. The effect of iron and protein deficiency on the development of acquired resistance to reinfection with nippostrongylus brasiliensis in rats. Am J Clin Nutr, 32(3): 553-558.

Eisenstein R S, Blemings K P. 1998. Iron regulatory proteins, iron responsive elements and iron homeostasis. J Nutr, 128(12): 2295-2298.

Fan J, Ye J, Kamphorst J J, et al. 2014. Quantitative flux analysis reveals folate-dependent nadph production. Nature, 510(7504): 298-302.

Fang X, Cai Z, Wang H, et al. 2020. Loss of cardiac ferritin h facilitates cardiomyopathy via slc7a11-mediated ferroptosis. Circ Res, 127(4): 486-501.

Fang X, Wang H, Han D, et al. 2019. Ferroptosis as a target for protection against cardiomyopathy. Proc Natl Acad Sci U S A, 116(7): 2672-2680.

Feng H, Schorpp K, Jin J, et al. 2020. Transferrin receptor is a specific ferroptosis marker. Cell Rep, 30(10): 3411-3423 e3417.

Fletcher J. 1970. Iron transport in the blood. Proc R Soc Med, 63(12): 1216-1218.

Frazer D M, Inglis H R, Wilkins S J, et al. 2004. Delayed hepcidin response explains the lag period in iron absorption following a stimulus to increase erythropoiesis. Gut, 53(10): 1509-1515.

Frazer D M, Wilkins S J, Becker E M, et al. 2002. Hepcidin expression inversely correlates with the expression of duodenal iron transporters and iron absorption in rats. Gastroenterology, 123(3): 835-844.

Fuhrmann D C, Mondorf A, Beifuss J, et al. 2020. Hypoxia inhibits ferritinophagy, increases mitochondrial ferritin, and protects from ferroptosis. Redox Biol, 36: 101670.

Ganz T. 2011. Hepcidin and iron regulation, 10 years later. Blood, 117(17): 4425-4433.

Gao M, Monian P, Pan Q, et al. 2016. Ferroptosis is an autophagic cell death process. Cell Res, 26(9): 1021-1032.

Gao M, Monian P, Quadri N, et al. 2015. Glutaminolysis and transferrin regulate ferroptosis. Mol Cell, 59(2): 298-308.

Gaschler M M, Andia A A, Liu H, et al. 2018. Fino2 initiates ferroptosis through gpx4 inactivation and iron oxidation. Nat Chem Biol, 14(5): 507-515.

Giannetti A M, Snow P M, Zak O, et al. 2003. Mechanism for multiple ligand recognition by the human transferrin receptor. PLoS Biol, 1(3): E51.

Gosriwatana I, Loreal O, Lu S, et al. 1999. Quantification of non-transferrin-bound iron in the presence of unsaturated transferrin. Anal Biochem, 273(2): 212-220.

Grandchamp B, Hetet G, Kannengiesser C, et al. 2011. A novel type of congenital hypochromic anemia associated with a nonsense mutation in the steap3/tsap6 gene. Blood, 118(25): 6660-6666.

Harrison C. 2019. First gene therapy for beta-thalassemia approved. Nat Biotechnol, 37(10): 1102-1103.

Harrison P M, Arosio P. 1996. The ferritins: Molecular properties, iron storage function and cellular regulation. Biochim Biophys Acta, 1275(3): 161-203.

Hasinoff B B. 1989. The interaction of the cardioprotective agent icrf-187 [+)-1, 2-bis(3, 5-dioxopiperazinyl-1-yl) propane]; its hydrolysis product (icrf-198); and other chelating agents with the fe(iii) and cu(ii) complexes of adriamycin. Agents Actions, 26(3-4): 378-385.

Hentze M W, Caughman S W, Rouault T A, et al. 1987. Identification of the iron-responsive element for the translational regulation of human ferritin mrna. Science, 238(4833): 1570-1573.

Hentze M W, Kuhn L C. 1996. Molecular control of vertebrate iron metabolism: Mrna-based regulatory circuits operated by iron, nitric oxide, and oxidative stress. Proc Natl Acad Sci U S A, 93(16): 8175-8182.

Hentze M W, Muckenthaler M U, Andrews N C. 2004. Balancing acts: Molecular control of mammalian iron metabolism. Cell, 117(3): 285-297.

Hentze M W, Muckenthaler M U, Galy B, et al. 2010. Two to tango: Regulation of mammalian iron metabolism. Cell, 142(1): 24-38.

Hoffbrand A V, Cohen A, Hershko C. 2003. Role of deferiprone in chelation therapy for transfusional iron overload. Blood, 102(1): 17-24.

Hong X, Roh W, Sullivan R J, et al. 2021. The lipogenic regulator srebp2 induces transferrin in circulating melanoma cells and suppresses ferroptosis. Cancer Discov, 11(3): 678-695.

Hou W, Xie Y, Song X, et al. 2016. Autophagy promotes ferroptosis by degradation of ferritin. Autophagy, 12(8): 1425-1428.

Hubert N, Hentze M W. 2002. Previously uncharacterized isoforms of divalent metal transporter (dmt)-1: Implications for regulation and cellular function. Proc Natl Acad Sci U S A, 99(19): 12345-12350.

Iolascon A. 2014. Transfer RNA and syndromic sideroblastic anemia. Blood, 124(18): 2763-2764.

Iolascon A, Camaschella C, Pospisilova D, et al. 2008. Natural history of recessive inheritance of dmt1 mutations. J Pediatr, 152(1): 136-139.

Iwai K, Drake S K, Wehr N B, et al. 1998. Iron-dependent oxidation, ubiquitination, and degradation of iron regulatory protein 2: Implications for degradation of oxidized proteins. Proc Natl Acad Sci U S A, 95(9): 4924-4928.

Jenkitkasemwong S, Wang C Y, Coffey R, et al. 2015. Slc39a14 is required for the development of hepatocellular iron overload in murine models of hereditary hemochromatosis. Cell Metab, 22(1): 138-150.

Jiang H, Luan Z, Wang J, et al. 2006. Neuroprotective effects of iron chelator desferal on dopaminergic neurons in the substantia nigra of rats with iron-overload. Neurochem Int, 49(6): 605-609.

Jiang L, Wang J, Wang K, et al. 2021. Rnf217 regulates iron homeostasis through its e3 ubiquitin ligase activity by modulating ferroportin degradation. Blood.

Johnson M B, Enns C A. 2004. Diferric transferrin regulates transferrin receptor 2 protein stability. Blood, 104(13): 4287-4293.

Kagan V E, Mao G, Qu F, et al. 2017. Oxidized arachidonic and adrenic pes navigate cells to ferroptosis. Nat Chem Biol, 13(1): 81-90.

Kautz L, Jung G, Valore E V, et al. 2014. Identification of erythroferrone as an erythroid regulator of iron metabolism. Nat Genet, 46(7): 678-684.

Kautz L, Nemeth E. 2014. Molecular liaisons between erythropoiesis and iron metabolism. Blood, 124(4): 479-482.

Kawabata H, Germain R S, Vuong P T, et al. 2000. Transferrin receptor 2-alpha supports cell growth both in iron-chelated cultured cells and in vivo. J Biol Chem, 275(22): 16618-16625.

Kawabata H, Nakamaki T, Ikonomi P, et al. 2001. Expression of transferrin receptor 2 in normal and neoplastic hematopoietic cells. Blood, 98(9): 2714-2719.

Kawabata H, Yang R, Hirama T, et al. 1999. Molecular cloning of transferrin receptor 2. A new member of the transferrin receptor-like family. J Biol Chem, 274(30): 20826-20832.

Khan F A, Fisher M A, Khakoo R A. 2007. Association of hemochromatosis with infectious diseases: Expanding spectrum. Int J Infect Dis, 11(6): 482-487.

Knutson M D, Oukka M, Koss L M, et al. 2005. Iron release from macrophages after erythrophagocytosis is up-regulated by ferroportin 1 overexpression and down-regulated by hepcidin. Proc Natl Acad Sci U S A, 102(5): 1324-1328.

Kraft V a N, Bezjian C T, Pfeiffer S, et al. 2020. GTP cyclohydrolase 1/tetrahydrobiopterin counteract ferroptosis through lipid remodeling. ACS Cent Sci, 6(1): 41-53.

Krause A, Neitz S, Magert H J, et al. 2000. Leap-1, a novel highly disulfide-bonded human peptide, exhibits antimicrobial activity. FEBS Lett, 480(2-3): 147-150.

Krishnamurthy P, Ross D D, Nakanishi T, et al. 2004. The stem cell marker bcrp/abcg2 enhances hypoxic cell survival through interactions with heme. J Biol Chem, 279(23): 24218-24225.

Lan J, Jiang D H. 1997. Desferrioxamine and vitamin e protect against iron and mptp-induced neurodegeneration in mice. J Neural Transm (Vienna), 104(4-5): 469-481.

Le Lan C, Mosser A, Ropert M, et al. 2011. Sex and acquired cofactors determine phenotypes of ferroportin disease. Gastroenterology, 140(4): 1199-1207 e1191-1192.

Le Rouzic M A, Fouquet C, Leblanc T, et al. 2017. Non syndromic childhood onset congenital sideroblastic anemia: A report of 13 patients identified with an alas2 or slc25a38 mutation. Blood Cells Mol Dis, 66: 11-18.

Lebron J A, Bennett M J, Vaughn D E, et al. 1998. Crystal structure of the hemochromatosis protein hfe and characterization of its interaction with transferrin receptor. Cell, 93(1): 111-123.

Lee H, Zandkarimi F, Zhang Y, et al. 2020. Energy-stress-mediated ampk activation inhibits ferroptosis. Nat Cell Biol, 22(2): 225-234.

Leibold E A, Munro H N. 1987. Characterization and evolution of the expressed rat ferritin light subunit gene and its pseudogene family. Conservation of sequences within noncoding regions of ferritin genes. J Biol Chem, 262(15): 7335-7341.

Levi S, Corsi B, Bosisio M, et al. 2001. A human mitochondrial ferritin encoded by an intronless gene. J Biol Chem, 276(27): 24437-24440.

Li H, Wang D, Wu H, et al. 2020a. Slc46a1 contributes to hepatic iron metabolism by importing heme in hepatocytes. Metabolism, 110: 154306.

Li J, Cao F, Yin H L, et al. 2020b. Ferroptosis: Past, present and future. Cell Death Dis, 11(2): 88.

Liuzzi J P, Aydemir F, Nam H, et al. 2006. Zip14 (slc39a14) mediates non-transferrin-bound iron uptake into cells. Proc Natl Acad Sci U S A, 103(37): 13612-13617.

Lovejoy D B, Kalinowski D, Bernhardt P V, et al. 2006. Pcth: A novel orally active chelator for the treatment of iron overload disease. Hemoglobin, 30(1): 93-104.

Maiorino M, Conrad M, Ursini F. 2018. Gpx4, lipid peroxidation, and cell death: Discoveries, rediscoveries, and open issues. Antioxid Redox Signal, 29(1): 61-74.

Mao C, Liu X, Zhang Y, et al. 2021. Dhodh-mediated ferroptosis defence is a targetable vulnerability in cancer. Nature, 593(7860): 586-590.

Mastrogiannaki M, Matak P, Keith B, et al. 2009. Hif-2alpha, but not hif-1alpha, promotes iron absorption in mice. J Clin Invest, 119(5): 1159-1166.

Mattioli F, Puntoni M, Marini V, et al. 2015. Determination of deferasirox plasma concentrations: Do gender, physical and genetic differences affect chelation efficacy?Eur J Haematol, 94(4): 310-317.

Mcdermid J M, Jaye A, Schim Van Der Loeff M F, et al. 2007. Elevated iron status strongly predicts mortality in west african adults with hiv infection. J Acquir Immune Defic Syndr, 46(4): 498-507.

Mckie A T, Barrow D, Latunde-Dada G O, et al. 2001. An iron-regulated ferric reductase associated with the absorption of dietary iron. Science, 291(5509): 1755-1759.

Mckie A T, Marciani P, Rolfs A, et al. 2000. A novel duodenal iron-regulated transporter, ireg1, implicated in the basolateral transfer of iron to the circulation. Mol Cell, 5(2): 299-309.

Mezzaroba L, Alfieri D F, Colado Simao A N, et al. 2019. The role of zinc, copper, manganese and iron in neurodegenerative diseases. Neurotoxicology, 74: 230-241.

Molina-Holgado F, Gaeta A, Francis P T, et al. 2008. Neuroprotective actions of deferiprone in cultured cortical neurones and shsy-5y cells. J Neurochem, 105(6): 2466-2476.

Moukalled N M, El Rassi F A, Temraz S N, et al. 2018. Iron overload in patients with myelodysplastic syndromes: An updated overview. Cancer, 124(20): 3979-3989.

Muckenthaler M, Gray N K, Hentze M W. 1998. Irp-1 binding to ferritin mrna prevents the recruitment of the small ribosomal subunit by the cap-binding complex eif4f. Mol Cell, 2(3): 383-388.

Muckenthaler M U, Rivella S, Hentze M W, et al. 2017. A red carpet for iron metabolism. Cell, 168(3): 344-361.

Mullner E W, Kuhn L C. 1988. A stem-loop in the 3′ untranslated region mediates iron-dependent regulation of transferrin receptor mrna stability in the cytoplasm. Cell, 53(5): 815-825.

Mullner E W, Neupert B, Kuhn L C. 1989. A specific mrna binding factor regulates the iron-dependent stability of cytoplasmic transferrin receptor mrna. Cell, 58(2): 373-382.

Nemeth E, Tuttle M S, Powelson J, et al. 2004. Hepcidin regulates cellular iron efflux by binding to ferroportin and inducing its internalization. Science, 306(5704): 2090-2093.

Neufeld E J. 2006. Oral chelators deferasirox and deferiprone for transfusional iron overload in thalassemia major: New data, new questions. Blood, 107(9): 3436-3441.

Nicolas G, Chauvet C, Viatte L, et al. 2002. The gene encoding the iron regulatory peptide hepcidin is regulated by anemia, hypoxia, and inflammation. J Clin Invest, 110(7): 1037-1044.

Oishi K, Diaz G A. 2003. Thiamine-responsive megaloblastic anemia syndrome. In: Adam M P, Ardinger H H, Pagon R A, et al. GeneReviews®, Seattle (WA): 1993-2022.

Origa R, Bina P, Agus A, et al. 2005. Combined therapy with deferiprone and desferrioxamine in thalassemia major. Haematologica, 90(10): 1309-1314.

Park C H, Valore E V, Waring A J, et al. 2001. Hepcidin, a urinary antimicrobial peptide synthesized in the liver. J Biol Chem, 276(11): 7806-7810.

Pennell D J, Porter J B, Cappellini M D, et al. 2012. Deferasirox for up to 3 years leads to continued improvement of myocardial t2* in patients with beta-thalassemia major. Haematologica, 97(6): 842-848.

Pennell D J, Porter J B, Piga A, et al. 2014. A 1-year randomized controlled trial of deferasirox vs deferoxamine for myocardial iron removal in beta-thalassemia major (cordelia). Blood, 123(10): 1447-1454.

Pepe A, Meloni A, Capra M, et al. 2011. Deferasirox, deferiprone and desferrioxamine treatment in thalassemia major patients: Cardiac iron and function comparison determined by quantitative magnetic resonance imaging. Haematologica, 96(1): 41-47.

Piga A, Gaglioti C, Fogliacco E, et al. 2003. Comparative effects of deferiprone and deferoxamine on survival and cardiac disease in patients with thalassemia major: A retrospective analysis. Haematologica, 88(5): 489-496.

Pigeon C, Ilyin G, Courselaud B, et al. 2001. A new mouse liver-specific gene, encoding a protein homologous to human antimicrobial peptide hepcidin, is overexpressed during iron overload. J Biol Chem, 276(11): 7811-7819.

Porter J B, Garbowski M. 2014. The pathophysiology of transfusional iron overload. Hematol Oncol Clin North Am, 28(4): 683-701, vi.

Protchenko O, Baratz E, Jadhav S, et al. 2021. Iron chaperone poly rc binding protein 1 protects mouse liver from lipid peroxidation and steatosis. Hepatology, 73(3): 1176-1193.

Quigley J G, Yang Z, Worthington M T, et al. 2004. Identification of a human heme exporter that is essential for erythropoiesis. Cell, 118(6): 757-766.

Raffin S B, Woo C H, Roost K T, et al. 1974. Intestinal absorption of hemoglobin iron-heme cleavage by mucosal heme oxygenase. J Clin Invest, 54(6): 1344-1352.

Rawat R, Humphrey J H, Ntozini R, et al. 2009. Elevated iron stores are associated with hiv disease severity and mortality among postpartum women in zimbabwe. Public Health Nutr, 12(9): 1321-1329.

Richardson D R, Ponka P. 1998. Pyridoxal isonicotinoyl hydrazone and its analogs: Potential orally effective iron-chelating agents for the treatment of iron overload disease. J Lab Clin Med, 131(4): 306-315.

Richter G W. 1984. Studies of iron overload. Rat liver siderosome ferritin. Lab Invest, 50(1): 26-35.

Robb A, Wessling-Resnick M. 2004. Regulation of transferrin receptor 2 protein levels by transferrin. Blood, 104(13): 4294-4299.

Rostoker G. 2017. The changing landscape of iron overload disorders at the beginning of the 21st century. Presse Med, 46(12 Pt 2): e269-e271.

Rouault T A, Stout C D, Kaptain S, et al. 1991. Structural relationship between an iron-regulated rna-binding protein (ire-bp) and aconitase: Functional implications. Cell, 64(5): 881-883.

Rui T, Wang H, Li Q, et al. 2021. Deletion of ferritin h in neurons counteracts the protective effect of melatonin against traumatic brain injury-induced ferroptosis. J Pineal Res, 70(2): e12704.

Saad S Y, Najjar T A, Al-Rikabi A C. 2001. The preventive role of deferoxamine against acute doxorubicin-induced cardiac, renal and hepatic toxicity in rats. Pharmacol Res, 43(3): 211-218.

Santambrogio P, Biasiotto G, Sanvito F, et al. 2007. Mitochondrial ferritin expression in adult mouse tissues. J Histochem Cytochem, 55(11): 1129-1137.

Sato T, Muroya K, Hanakawa J, et al. 2015. Clinical manifestations and enzymatic activities of mitochondrial respiratory chain complexes in pearson marrow-pancreas syndrome with 3-methylglutaconic aciduria: A case report and literature review. Eur J Pediatr, 174(12): 1593-1602.

Shah Y M, Matsubara T, Ito S, et al. 2009. Intestinal hypoxia-inducible transcription factors are essential for iron absorption following iron deficiency. Cell Metab, 9(2): 152-164.

Simunek T, Klimtova I, Kaplanova J, et al. 2005. Study of daunorubicin cardiotoxicity prevention with pyridoxal isonicotinoyl hydrazone in rabbits. Pharmacol Res, 51(3): 223-231.

Soula M, Weber R A, Zilka O, et al. 2020. Metabolic determinants of cancer cell sensitivity to canonical ferroptosis inducers. Nat Chem Biol, 16(12): 1351-1360.

Stankiewicz J, Panter S S, Neema M, et al. 2007. Iron in chronic brain disorders: Imaging and neurotherapeutic implications. Neurotherapeutics, 4(3): 371-386.

Stockwell B R, Friedmann Angeli J P, Bayir H, et al. 2017. Ferroptosis: A regulated cell death nexus linking metabolism, redox biology, and disease. Cell, 171(2): 273-285.

Su D, Asard H. 2006. Three mammalian cytochromes b561 are ascorbate-dependent ferrireductases. FEBS J, 273(16): 3722-3734.

Sun Y, Pham A N, Hider R C, et al. 2020. Effectiveness of the iron chelator cn128 in mitigating the formation of dopamine oxidation products associated with the progression of parkinson's disease. ACS Chem Neurosci, 11(21): 3646-3657.

Swain S M, Vici P. 2004. The current and future role of dexrazoxane as a cardioprotectant in anthracycline treatment: Expert panel review. J Cancer Res Clin Oncol, 130(1): 1-7.

Taher A T, Weatherall D J, Cappellini M D. 2018. Thalassaemia. Lancet, 391(10116): 155-167.

Tanner M A, Galanello R, Dessi C, et al. 2007. A randomized, placebo-controlled, double-blind trial of the effect of combined therapy with deferoxamine and deferiprone on myocardial iron in thalassemia major using cardiovascular magnetic resonance. Circulation, 115(14): 1876-1884.

Tanno T, Miller J L. 2010. Iron loading and overloading due to ineffective erythropoiesis. Adv Hematol, 2010: 358283.

Tanno T, Porayette P, Sripichai O, et al. 2009. Identification of twsg1 as a second novel erythroid regulator of hepcidin expression in murine and human cells. Blood, 114(1): 181-186.

Troadec M B, Loreal O, Brissot P. 2017. The interaction of iron and the genome: For better and for worse. Mutat Res Rev Mutat Res, 774: 25-32.

Trombini P, Coliva T, Nemeth E, et al. 2007. Effects of plasma transfusion on hepcidin production in human congenital hypotransferrinemia. Haematologica, 92(10): 1407-1410.

Van Der Kraaij A M, Van Eijk H G, Koster J F. 1989. Prevention of postischemic cardiac injury by the orally active iron chelator 1, 2-dimethyl-3-hydroxy-4-pyridone (l1) and the antioxidant (+)-cyanidanol-3. Circulation, 80(1): 158-164.

Van Raaij S E G, Srai S K S, Swinkels D W, et al. 2019. Iron uptake by zip8 and zip14 in human proximal tubular epithelial cells. Biometals, 32(2): 211-226.

Walters G O, Miller F M, Worwood M. 1973. Serum ferritin concentration and iron stores in normal subjects. J Clin Pathol, 26(10): 770-772.

Wang H, An P, Xie E, et al. 2017. Characterization of ferroptosis in murine models of hemochromatosis. Hepatology, 66(2): 449-465.

Wang W, Green M, Choi J E, et al. 2019. Cd8(+) t cells regulate tumour ferroptosis during cancer immunotherapy. Nature, 569(7755): 270-274.

Weir M P, Gibson J F, Peters T J. 1984. Biochemical studies on the isolation and characterization of human spleen haemosiderin. Biochem J, 223(1): 31-38.

Wenzel S E, Tyurina Y Y, Zhao J, et al. 2017. Pebp1 wardens ferroptosis by enabling lipoxygenase generation of lipid death signals. Cell, 171(3): 628-641 e626.

Wheby M S, Suttle G E, Ford K T, 3rd. 1970. Intestinal absorption of hemoglobin iron. Gastroenterology, 58(5): 647-654.

Whitnall M, Richardson D R. 2006. Iron: A new target for pharmacological intervention in neurodegenerative diseases. Semin Pediatr Neurol, 13(3): 186-197.

Wilson R B. 2006. Iron dysregulation in friedreich ataxia. Semin Pediatr Neurol, 13(3): 166-175.

Wixom R L, Prutkin L, Munro H N. 1980. Hemosiderin: Nature, formation, and significance. Int Rev Exp Pathol, 22: 193-225.

Wood J C, Glynos T, Thompson A, et al. 2011. Relationship between labile plasma iron, liver iron concentration and cardiac response in a deferasirox monotherapy trial. Haematologica, 96(7): 1055-1058.

Xie Y, Hou W, Song X, et al. 2016. Ferroptosis: Process and function. Cell Death Differ, 23(3): 369-379.

Xu L J, Jin L, Pan H, et al. 2006. Deferiprone protects the isolated atria from cardiotoxicity induced by doxorubicin. Acta Pharmacol Sin, 27(10): 1333-1339.

Yanatori I, Kishi F. 2019. Dmt1 and iron transport. Free Radic Biol Med, 133: 55-63.

Yang W S, Sriramaratnam R, Welsch M E, et al. 2014. Regulation of ferroptotic cancer cell death by gpx4. Cell, 156(1-2): 317-331.

Ye H, Jeong S Y, Ghosh M C, et al. 2010. Glutaredoxin 5 deficiency causes sideroblastic anemia by specifically impairing heme biosynthesis and depleting cytosolic iron in human erythroblasts. J Clin Invest, 120(5): 1749-1761.

Yu Y, Jiang L, Wang H, et al. 2020. Hepatic transferrin plays a role in systemic iron homeostasis and liver ferroptosis. Blood, 136(6): 726-739.

Zhang A S, Xiong S, Tsukamoto H, et al. 2004. Localization of iron metabolism-related mrnas in rat liver indicate that hfe is expressed predominantly in hepatocytes. Blood, 103(4): 1509-1514.

Zhang D L, Ghosh M C, Ollivierre H, et al. 2018a. Ferroportin deficiency in erythroid cells causes serum iron deficiency and promotes hemolysis due to oxidative stress. Blood, 132(19): 2078-2087.

Zhang D L, Hughes R M, Ollivierre-Wilson H, et al. 2009. A ferroportin transcript that lacks an iron-responsive element enables duodenal and erythroid precursor cells to evade translational repression. Cell Metab, 9(5): 461-473.

Zhang D L, Wu J, Shah B N, et al. 2018b. Erythrocytic ferroportin reduces intracellular iron accumulation, hemolysis, and malaria risk. Science, 359(6383): 1520-1523.

Zhang Y, Shi J, Liu X, et al. 2018c. Bap1 links metabolic regulation of ferroptosis to tumour suppression. Nat Cell Biol, 20(10): 1181-1192.

Zhang Z, Zhang F, An P, et al. 2011. Ferroportin1 deficiency in mouse macrophages impairs iron homeostasis and inflammatory responses. Blood, 118(7): 1912-1922.

Zhang Z, Zhang F, Guo X, et al. 2012. Ferroportin1 in hepatocytes and macrophages is required for the efficient mobilization of body iron stores in mice. Hepatology, 56(3): 961-971.

Zheng J, Conrad M. 2020. The metabolic underpinnings of ferroptosis. Cell Metab, 32(6): 920-937.

第6章

谷胱甘肽代谢与铁死亡

吴　佼　裴　卓　李　勇　王　珂

摘要：谷胱甘肽（glutathione，GSH）作为生物体中最重要的抗氧化剂之一，调节细胞的增殖、凋亡和坏死，其在体内的代谢过程保证了稳定的氧化还原环境。该过程与肿瘤、神经系统疾病、局部缺血再灌注损伤、心脏损伤、血液疾病等许多疾病的病理生理进程相关。谷胱甘肽与细胞铁死亡关系密切，能够避免由于脂质过氧化物累积触发的铁死亡，调控谷胱甘肽代谢可改变细胞的铁死亡敏感性，从而影响肿瘤及其他疾病的发生发展。本章将从结构、理化性质、来源及代谢等方面总结谷胱甘肽的生理功能，并探讨其对铁死亡的调控机制。以谷胱甘肽为铁死亡调节靶点的治疗策略有望在多种疾病中发挥关键性作用，为肿瘤及其他代谢性疾病的患者带来新的希望。

关键词：铁死亡，谷胱甘肽，脂质过氧化，谷胱甘肽过氧化物酶，谷胱甘肽还原酶

Abstract: As one of the most important antioxidants in organisms, glutathione (GSH) regulates cell proliferation, apoptosis and necrosis, and its metabolic process *in vivo* ensures a stable redox environment in the body. The GSH-centered redox system participates in the cellular antioxidant process, which is closely related to the pathophysiological process of many diseases, such as tumors, nervous system diseases, ischemia-reperfusion injury, heart injury and blood diseases. GSH is closely related to ferroptosis in cells, which can avoid ferroptosis triggered by lipid peroxide accumulation, and the regulation of GSH metabolism can change the sensitivity of cells to ferroptosis, thus affecting the occurrence and development of tumors and other diseases. In this chapter, we will summarize the physiological functions of GSH from the aspects of its structure, physicochemical properties, source and metabolism, and discuss the effect and regulatory mechanism of GSH on ferroptosis. The development of GSH-based ferroptosis-regulating drugs has a broad prospect in the future, and therapeutic strategies targeting ferroptosis regulation by GSH are expected to play a key role in a variety of diseases and bring new hope to patients with tumors and other metabolic diseases.

Keywords: ferroptosis, glutathione, lipid peroxidation, glutathione peroxidase, glutathione reductase

6.1 谷胱甘肽的生理功能及代谢

6.1.1 谷胱甘肽的结构与理化性质

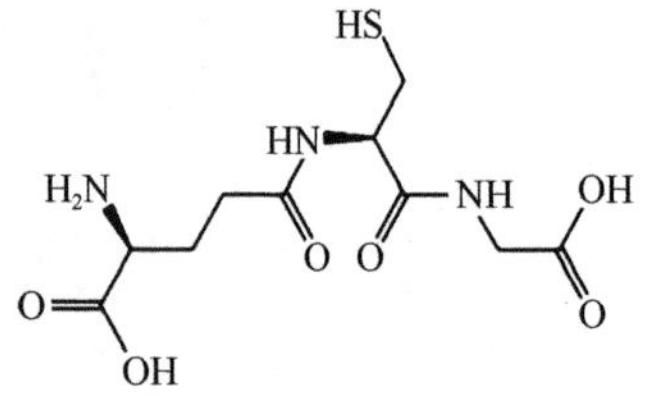

图 6-1 谷胱甘肽的化学结构式

谷胱甘肽（glutathione/γ-glutamyl-cysteinyl-glycine，GSH）是动物细胞中含量最多的低分子巯基化合物，谷胱甘肽/谷胱甘肽二硫化物（还原型谷胱甘肽/氧化型谷胱甘肽）是其主要的氧化还原偶联形式（图 6-1）。谷胱甘肽是以谷氨酸、半胱氨酸和甘氨酸为原料，经两种胞质酶 γ-谷氨酰半胱氨酸连接酶和谷胱甘肽合成酶依次催化而合成的，合成的同时保留了半胱氨酸的还原性巯基，使得谷胱甘肽具有一定的还原性，在抗氧化防御、营养代谢和调节细胞生命活动（包括基因表达、DNA 和蛋白质合成、细胞增殖和凋亡、信号转导、细胞因子产生和免疫反应、蛋白质谷胱甘肽化）中发挥重要作用。大量证据表明，谷胱甘肽的合成主要受 γ-谷氨酰半胱氨酸连接酶活性、半胱氨酸可用性和谷胱甘肽反馈抑制的调控。动物和人类研究表明，适当的蛋白质营养对维持谷胱甘肽稳态至关重要。此外，肠内或肠外的胱氨酸、甲硫氨酸、N-乙酰半胱氨酸和 L-2-氧代四氢噻唑-4-羧酸盐是半胱氨酸合成谷胱甘肽的有效前体。谷胱甘肽缺乏常常会导致氧化应激，氧化应激在衰老和许多疾病（包括恶性营养不良、癫痫发作、阿尔茨海默病、帕金森病、肝脏疾病、囊性纤维化、镰状细胞贫血、艾滋病、癌症、心脏病、中风和糖尿病）的发病机制中扮演关键角色。对谷胱甘肽代谢调节机制的充分认识对于改善健康和探寻治疗这些疾病的有效方法是至关重要的（Lv et al.，2019；Dalton et al.，2004；Sies，1999）。

6.1.2 谷胱甘肽的来源

6.1.2.1 谷胱甘肽的肝肠循环

机体组织中的 GSH 主要来源于肝细胞，并且肝细胞只能合成而不能降解谷胱甘肽。肝脏合成的谷胱甘肽一部分通过胆管排出到胆汁中，另一部分则通过肝细胞的运输蛋白经肝血窦排出到血液当中，其中后者占主要部分。分泌到胆汁的谷胱甘肽可被位于胆管上皮细胞或小肠上皮细胞表面的降解酶水解并运输到小肠上皮，水解产生的半胱氨酸可被小肠吸收，重新利用其合成谷胱甘肽或直接入血，再次被肝脏吸收并利用后即形成谷胱甘肽的肝肠循环。参与谷胱甘肽降解的酶主要是 γ-谷氨酰转移酶（γ-glutamyltransferase，GGT）和二肽酶（dipeptidase，DP），主要分布在上皮细胞的刷状缘，如胆小管、小肠和肾近曲小管上皮细胞（Lv et al.，2019；Anderson et al.，1980；Dieter et al.，1979）。

6.1.2.2 基本氨基酸的合成

从生物化学的本质上来讲，谷胱甘肽是一种由 L-谷氨酸、半胱氨酸和甘氨酸连接而成的三肽，如图 6-2 所示。以这三种基本氨基酸为原料，谷胱甘肽可以通过依赖于 ATP 的连续两步酶促反应催化合成（Hatem et al.，2017）。谷氨酰胺经跨膜的 Na^+ 依赖性氨基酸转运体（alanine-serine-cysteine transporter 2，ASCT2）吸收进入细胞后，被谷氨酰胺酶（glutaminase 1/2，GLS1/2）水解形成谷氨酸。而半胱氨酸既可以被氨基酸转运体（amino acid transporter，ASC）直接吸收，也可以通过 X_c^- 系统吸收的胱氨酸还原得到。胞内甘氨酸可通过胞膜上的甘氨酸转运体直接摄取获得。在此基础上，谷胱甘肽可以由谷氨酸-半胱氨酸连接酶（glutamate-cysteine ligase，GCL）和谷胱甘肽合成酶（glutathione synthetase，GS）参与的两步酶促反应合成。第一步，GCL 催化半胱氨酸与谷氨酸脱水缩合生成 γ-谷氨酰半胱氨酸，需要注意的是，此步骤产生的是 γ 羧基而非通常情况的 α 羧基。第二步，在 GS 的催化下，γ-谷氨酰半胱氨酸与甘氨酸再次经历脱水缩合生成谷胱甘肽。由于当 GS 存在时，γ-谷氨酰半胱氨酸的浓度可以忽略不计，因此 GCL 决定了这个过程中谷胱甘肽的合成速率，即限速酶（Ursini and Maiorino，2020；Lv et al.，2019；Dalton et al.，2004；Anderson，1998.）。谷胱甘肽主要有还原型谷胱甘肽（GSH）和氧化型谷胱甘肽（oxidized glutathione，GSSG）两种形式，两种不同的形式可在参与细胞内的氧化还原反应时发生转化，生理条件下以还原型谷胱甘肽为主，大于 98%，而氧化型谷胱甘肽则小于 1%。半胱氨酸巯基残基的连接可以将两分子的还原型谷胱甘肽氧化成为一分子的氧化型谷胱甘肽，谷胱甘肽的含量通过合成、利用、代谢和外排的调节而处于一个动态平衡（Lu，2013）。

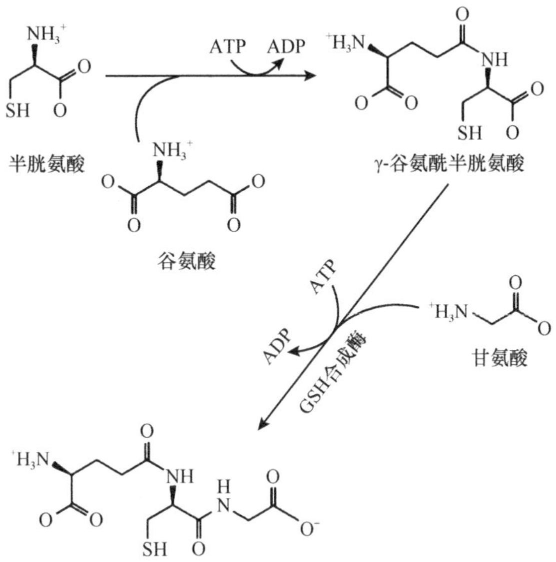

图 6-2　GSH 的生物合成

6.1.2.3　外源性补充谷胱甘肽

口服谷胱甘肽作为一种最简单的外源性补给方式曾被不同的研究者所研究，但口服谷胱甘肽是否会被消化肽酶降解尚存在争议。一方面，有文献显示短期或长期口服补充谷胱甘肽并没有改变机体的谷胱甘肽水平或氧化应激参数；另一方面，有研究证明以 250mg/d 或 1000mg/d 口服谷胱甘肽可使不吸烟的成年人以剂量依赖的方式显著增加谷胱甘肽的体内储存，而且在 6 个月时，氧化应激的标记物和全血中 GSSG/GSH 比值也有所降低（Minich and Brown，2019；Richie et al.，2014）。

虽然口服谷胱甘肽的数据是混合的和不确定的，但最近的研究表明，当谷胱甘肽以脂质体或舌下的形式服用时，它可能更具有生物利用性，并有利于改善系统谷胱甘肽水平。在一项小型研究中，12 名中年不吸烟健康受试者每天服用 500mg 或 1000mg 脂质体谷胱甘肽，为期 4 周，可以观察到身体不同部位谷胱甘肽水平有增加趋势，且氧化型谷胱甘肽与还原型谷胱甘肽的比率也有改善。在另一项研究中，16 名有心血管危险因素的健康男性在每天两次舌下服用 100mg 谷胱甘肽后，可检测到动脉硬度的显著降低。有研究者将谷胱甘肽静脉注射给 9 名帕金森病患者（600mg，每天 2 次，持续 30 天），报道指出其显著改善了患者症状并在治疗结束后可维持一段时间。总的来说，口服、舌下、脂质体或者静脉注射是否是谷胱甘肽的最佳的给药方式一直存在争议，但由于静脉、舌下和脂质体传递可以绕过可能发生在消化道的分解，提高了生物利用度，因此可能优于口服补充（Minich and Brown，2019）。

6.1.3　谷胱甘肽的代谢及去向

6.1.3.1　谷胱甘肽的细胞内分布

以谷胱甘肽为中心的氧化还原系统参与氧化还原信号网络并控制细胞生长、发育和氧化防御。通常来讲，谷胱甘肽主要分布于细胞质中。除了细胞质外，谷胱甘肽存在于各种亚细胞器中，包括细胞核、线粒体和内质网等，这些亚细胞器中谷胱甘肽的分布存在显著差异。谷胱甘肽在不同时间间隔的分布是至关重要的，因为它建立了一个动态的氧化还原环境并影响细胞代谢和信号转导，细胞核、线粒体、内质网和其他细胞器以及细胞外环境的氧化还原稳态的维持与谷胱甘肽是不可分割的（Lv et al.，2019）。

在哺乳动物细胞中，谷胱甘肽完全在细胞质中合成，且大约 85% 保留在细胞质中。在胞浆中，谷胱甘肽主要以还原形式存在，而其氧化形式 GSSG 只占很少一部分，保守估计细胞质中 GSH∶GSSG 的比值为 10 000∶1 ～ 50 000∶1。研究证明细胞质中的 GSH 可以与 Fe^{2+} 形成 Fe-S 复合物，与 poly（rC）结合蛋白（PCBP）家族结合形成 PCBP1-Fe-GSH 复合体，控制细胞内不稳定性铁池的氧化还原活性并抑制铁死亡。有报道显示胞浆中 GSH 的浓度高达 10mmol/L，而胞浆中 GSSG 的浓度只有纳摩尔级。胞浆中含有最大的 GSH 池，这与 GSH 在其他亚细胞器中的分布并不矛盾。由于细胞器中缺少谷胱甘肽合成酶，因此 GSH 必须从细胞质中导入亚细胞细胞器。除了上述的还原型与氧化型两种谷胱甘肽的存在形式外，GSH 还可以与蛋白质反应，以蛋白质谷胱甘肽二硫化物（protein-GSH mixed disulfides，PSSG）的形式所存在。除非是发生氧化应激，否则 PSSG 在胞浆中的产生是短暂的（Hülya et al.，2020；Lv et al.，2019；Morgan et al.，2013；Forman et al.，2008）。

线粒体 GSH 池仅占细胞内总 GSH 池的 10% ～ 15%，主要以还原状态存在。考虑到线粒体体积，每个线粒体中 GSH 的浓度与胞浆内相似，且线粒体内膜间隙不存在浓度梯度。因为缺乏谷胱甘肽合成酶，线粒体不能合成 GSH，但它们可以从细胞质中吸收 GSH，胞浆中的 GSH 通过线粒体内膜和线粒体外膜两层可到达线粒体中。由于线粒体外膜上的孔蛋白可以允许小于 5kDa 的分子自由通过，因此 GSH 可直接通过线粒体外膜进入膜间隙，与细胞质的浓度相等。但 GSH 穿过线粒体内膜进入线粒体基质时，则需要内膜上的两个阴离子转运体发挥作用，即二羧酸盐载体（dicarboxylate carrier，DCC）和 2-酮戊二酸载体（2-oxoglutarate carrier，OGC）。它们可以将线粒体基质内特定的阴离子（Pi^{2-} 和 $2-OG^{2-}$）与膜间隙的 GSH 进行交换，运输 GSH 进入基质。众所周知，线粒体是有氧呼吸和产生 ROS（如 O_2^-）的主要部位，尽管线粒体内的超氧化物歧化酶和过氧化氢酶可以将 ROS 还原，但由于过氧化氢酶含量较低，为了减轻自由基对细胞的氧化损伤，仍需要一定量的 GSH 来维持氧化还原平衡。谷胱甘肽过氧化物酶（glutathione peroxidase，GPx）将 GSH 氧化为 GSSG 的同时，可以将超氧化物歧化酶产生的 H_2O_2 还原为 H_2O，减少自由基的损伤并保护细胞。

尽管细胞核中 GSH 的浓度极低，但研究证实了细胞核中 GSH 在细胞周期中的重要作用，并且有证据表明准备分裂的细胞有更高水平的核 GSH。因此，研究 GSH 与细胞周期的关系可能有助于我们更好地了解细胞生理和代谢过程。另外，低、中水平的 ROS 通常被认为可以诱导有丝分裂，对细胞生长具有有益作用，而过量的 ROS 则会引起 DNA 链断裂和突变，进而导致氧化应激。除此之外，GSH 中的巯基在维持细胞核中 DNA 修复和表达的状态中起着至关重要的作用。在核糖核酸还原过程中，GSH 可以作为氢供体，催化核糖核酸还原为脱氧核糖核酸，促进 DNA 的合成。

内质网在细胞质中交错，发挥多种功能，包括蛋白质生物合成、折叠、易位、糖基化和二硫键的形成。在内质网中 GSH：GSSG 的比例可达 1～15∶1。在细胞发生氧化应激过程中，GSSG 可以与蛋白质的巯基发生二硫键交换反应，形成蛋白质混合二硫键，即生成 PSSG，而 PSSG 也能够与另一蛋白质的巯基进一步交换产生蛋白质二硫键。这些反应实际上相当缓慢，除非有一种酶催化，如蛋白质二硫异构酶（protein disulfide isomerase，PDI），这种重要的酶在蛋白质折叠发生的内质网中特别丰富。这同时也就解释了为何内质网的囊泡是细胞中 GSSG/GSH 比例较高的部分。二硫键的形成不仅是内质网合成蛋白质的关键过程，也对内质网的高氧化环境有利，而高氧化环境是内质网执行其功能的必要条件。内质网氧化还原状态的变化会显著影响二硫键的形成，在此过程中 GSH 则被氧化为 GSSG（Lv et al.，2019；Forman et al.，2008）。

6.1.3.2 谷胱甘肽的分解代谢

如图 6-3 所示，谷胱甘肽的分解代谢主要有两种途径。一种方式发生在细胞外，GSH 被仅在特定细胞外表面表达的 γ-谷氨酰转移酶（γ-glutamyltransferase，GGT）降解，在其他酶的协助下最终降解成为单个氨基酸；另一个新发现的途径则发生在细胞质中，GSH 可以被阳离子转运调节样蛋白 1（cation transport regulator like protein 1，ChaC1）和 2（ChaC2）降解。谷胱甘肽的结构在谷氨酸和半胱氨酸的缩合过程中是独特的，它产生的是一种叔羧基（γ 羧基）而不是通常的 α 羧基。但是大多数酶并不能水解叔羧基，而 GGT 是唯一一种在特定细胞表面表达且能够水解这一特殊基团的酶。GSH 经细胞转运至 GGT 活性部位，可被首先降解为 L-谷氨酸和半胱氨酸甘氨酸（cysteinylglycine）或胱氨酸甘氨酸（cystinylglycine），进一步可在膜表面二肽酶（dipeptidase，DP）的催化下释放为谷氨酸、半胱氨酸、胱氨酸和甘氨酸。细胞分解产生的这些单个氨基酸或二肽可以被细胞重新吸收进行 GSH 的合成。

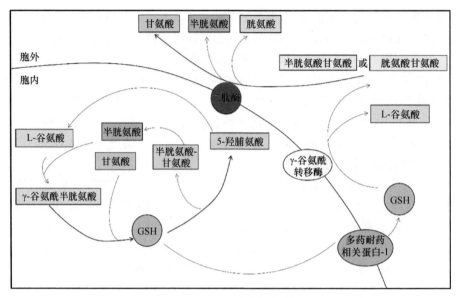

图 6-3　GSH 的分解代谢

谷胱甘肽代谢的细胞质途径是近年来发现的 GSH 降解新途径。与 GGT 不同，新发现的 ChaC 家族可以酶解定位在细胞质中的 GSH。ChaC1 存在于细菌 BtrG 蛋白和哺乳动物中，它们水解 GSH 产生半胱氨酸-甘氨酸（Cys-Gly）和 5-羟脯氨酸，随后的酶促反应可以将前者分解为半胱氨酸和甘氨酸，而后者则可被转化为 L-谷氨酸，分解最终产生的氨基酸可再次参与 GSH 的合成。值得注意的是，ChaC1 只对还型原 GSH 起作用。ChaC2 是 ChaC 家族的另一成员，见于大肠杆菌、酵母和人类。其对 GSH 的特异性与 ChaC1 相似，产生 Cys-Gly 和 5-羟脯氨酸。酶动力学研究表明，两者的催化活性有显著差异，其中 ChaC2 酶解 GSH 的效率是 ChaC1 的 1/20 ～ 1/10。GSH 代谢在维持谷胱甘肽稳态、营养物质循环和恢复以及信号转导等方面发挥着关键作用。

除了以上两种分解途径可以减少细胞内的 GSH 外，细胞膜上的多药耐药相关蛋白-1（multidrug resistance-associated protein-1，MRP-1）可以直接将细胞内的 GSH 转运到细胞外，减少 GSH 的水平。MRP-1 是 ATP 结合盒（ATP binding cassette，ABC）-家族转运蛋白的成员，将肿瘤的药物敏感性与 GSH 的细胞内水平联系起来（Rajiv and Ratan，2020；Lv et al.，2019）。

活性氧（reactive oxygen species，ROS）是正常的细胞代谢产物，参与细胞的生理生化过程。因此，平衡 ROS 的产生和消除对维持良好的生理适宜环境具有重要意义。当正常的氧化/抗氧化平衡状态被破坏时，就会引起氧化应激。一般来说，细胞能够应对轻度氧化应激，而超出细胞抗氧化能力的严重氧化应激则会导致脂质、蛋白质和 DNA 受损，甚至导致细胞死亡。诱导细胞发生氧化应激主要有两种可能的方式：一种是直接提高 ROS 水平，增强氧化损伤的刺激因素；另一种是损害抗氧化防御系统，破坏细胞的保护机制。谷胱甘肽系统是对抗 ROS 的重要抗氧化防线之一，对维持细胞氧化还原平衡及正常生理活动至关重要，即维持 NAD^+/NADH、$NADP^+$/NADPH 和 GSH/GSSG 这些氧化还原调节分子比例的平衡。谷胱甘肽系统在调整细胞的氧化还原状态时会发生两种不同类型的 GSH 的相互转化，这种转化依赖于 GPx 和谷胱甘肽还原酶（glutathione reductase，GR）。而在正常的生理条件下，绝大部分的谷胱甘肽是还原形式。

线粒体是细胞氧化呼吸的场所，ROS 可以通过酶促或非酶促反应而在此产生，超氧阴离子自由基 O_2^- 经进一步转化可形成 H_2O_2。H_2O_2 是有氧代谢的产物，主要被 GPx 还原，在还原过程中，还原型谷胱甘肽 GSH 可被氧化为 GSSG。GPx 是一种重要的过氧化物降解酶，它能催化 GSH 向 GSSG 的转化，并同时将有毒过氧化物还原为无毒的羟基化合物，促进 H_2O_2 的分解，从而保护细胞膜的结构和功能不受过氧化氢的干扰和破坏。转化产生的 GSSG 又可以通过谷胱甘肽还原酶再次还原为 GSH，谷胱甘肽还原酶的这一还原过程与烟酰胺腺嘌呤二核苷酸磷酸（NADPH）紧密相关，NADPH 被氧化为 $NADP^+$，从而形成一个循环，防止氧化损伤。同时，GPx 可以以 GSH 为底物，将脂质过氧化物（lipid-OOH）还原为无毒的脂质醇（lipid-OH），避免细胞脂质过氧化物的大量积累以造成后续不可逆的损伤。这种氧化还原分子相互转化的循环使细胞中自由基的不断清除得以实现。GSH 稳态的改变对细胞生理有着深远的影响，已被证明在许多病理条件下发挥作用，包括糖尿病、神经退行性疾病和癌症等（Kuang et al.，2020；Lv et al.，2019；Nicola et al.，2013）。

6.1.3.3　肾脏的摄取

就哺乳动物而言，肝细胞合成的 GSH 被排出到血液中后，主要被肾脏所摄取，这一比例可占血浆中 GSH 的 80%。肾脏摄取 GSH 的方式主要有两种：其一是过滤机制，大约有 3/8 的 GSH 会被肾小球滤过，进而被位于肾小管细胞刷状缘的 GGT 和 DP 快速分解，分解产生的半胱氨酸会重新被肾近曲小管细胞吸收，用于合成蛋白质或 GSH；其二是非过滤机制，大约 5/8 的 GSH 会在肾近曲小管细胞基底膜侧被特定的吸收转运体以完整的三肽形式所吸收。参与 GSH 非过滤摄取的转运体主要有两种，其区别在于是否依赖 Na^+。有机阴离子转运体 1（organic anion transporter 1，OAT1）和 OAT3 可以通过交换 2-酮戊二酸（2-oxoglutarate，2OG）来吸收 GSH，另外，丙磺舒和对氨基马尿酸是两种经典的 OAT 抑制剂，可以显著抑制 GSH 的摄取。另外一种依赖 Na^+ 的 GSH 转运体是钠依赖性二羧酸转运蛋白 2（sodium dependent dicarboxylate transporter protein，SDCT2），其底物丁二酸二甲酯（dimethyl succinate，DMS）可显著抑制近端小管细胞对 GSH 的吸收。Na^+-GSH 共运的化学计量表明，在通过 SDCT-2 载体的运输过程中，每个 GSH 分子至少需要两个 Na^+ 偶联才能被吸收（Lv et al.，2019）。

6.2　谷胱甘肽与铁死亡的关系

6.2.1　谷胱甘肽与铁死亡的研究历史

20 世纪 50 年代，Harry Eagle（1955）和他的同事进行了开创性的研究，探究了氨基酸、维生素和其他一些营养物质与细胞生长和增殖的关系，发现胱氨酸对于细胞的正常生长和增殖是重要且必需的。如果培养基中缺失胱氨酸，那么细胞将不能正常生长，除非在极高密度下培养。根据这些观察结果，1977 年 Shiro Banni 和他的同事在研究中发现，将体外培养的人肺成纤维细胞的培养基中胱氨酸剥夺，会导致与其相关的细胞内 GSH 的快速消耗，并引起细胞死亡。然而，在亲脂性抗氧化剂 α-生育酚（维生素 E）存在的情况下，细胞则可以避免死亡，但并不提高 GSH 的水平。这些结果表明，细胞内 GSH 的水平需要细胞外胱氨酸的维持，并且实验结果也表明这种细胞死亡是由脂质 ROS 的积累引起的。随后几年，由胱氨酸缺失诱导的人胚胎成纤维细胞、神经杂交瘤细胞和大鼠少突胶质细胞死亡的研究均证实了 GSH 缺失在细胞死亡中的重要性，并证明亲脂性抗氧化剂和铁螯合剂都可以阻止这一过程的发生。综上所述，早期的实验确立了许多哺乳动物细胞需要持续摄取胱氨酸和合成 GSH 来防止毒性脂质 ROS 的积累，避免可能发生的细胞死亡。现在已经明确，这种依赖 GSH 水平，由脂质 ROS 积累所触发的细胞死亡形式是铁死亡（Cao and Dixon，2016）。

6.2.2　谷胱甘肽抑制铁死亡的分子机制

X_c^- 系统是细胞表面的一种氨基酸逆向转运体，是一种异源二聚体，由十二次跨膜转运蛋白 SLC7A11（xCT）通过二硫键桥连接到单次跨膜调节蛋白 SLC3A2（4F2hc，CD98hc）而组成。X_c^- 系统可运输胞外的胱氨酸进入细胞并同时交换细胞内的谷氨酸。进入细胞内的胱氨酸经硫氧还蛋白还原酶 1（thioredoxin reductase 1，TXNRD1）作用后可转变成半胱氨酸，作为 GSH 的合成原料调节其在细胞内的水平，如图 6-4 所示。铁死亡是一种程序性细胞死亡，其特征是铁依赖和脂质过氧化物积累，GSH 合成抑制或 GPx4 受损或某些生理条件均可导致铁死亡。半胱氨酸饥饿和谷胱甘肽的耗竭能够协同提高脂质 ROS。而胱氨酸剥夺不仅使细胞摄入胱氨酸减少，也会诱导 GSH 外排和细胞外降解，以平衡细胞内半胱氨酸的水平。通过抑制 X_c^- 系统抑制胱氨酸摄取，降低细胞内 GSH 水平是 erastin 诱导铁死亡的主要原因。erastin 通过间接抑制 GPx4 活性而损害细胞的抗氧化防御，导致细胞质脂质 ROS 积累增加，触发铁死亡。

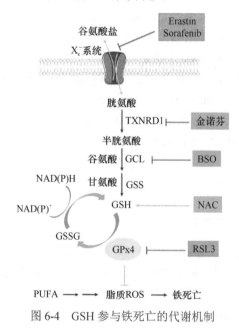

图 6-4　GSH 参与铁死亡的代谢机制

目前发现，细胞可以通过以 GPx4 或 FSP1 酶为核心的两条平行机制抵抗铁死亡，而 GSH 所参与的作用是在 GPx4 将有毒的脂质过氧化物转化为无毒的脂质醇时作为该酶的底物，协助其发挥还原性作用，保护细胞。需要知道的一点是，GSH 缺失的一个后果可能是 GPx 的失活。RSL3 是一种经典的铁死亡诱导剂，但与 erastin 相不同，RSL3 诱导铁死亡的机制不是通过减少 GSH，而是通过灭活 GPx4。它能够共价靶向 GPx4 的硒半胱氨酸活性位点，导致脂质 ROS 的积累。因此，即使细胞半胱氨酸和 GSH 水平正常，直接失活 GPx4 也可诱导细胞铁死亡。总而言之，GPx4 是铁死亡的关键调节因子，而 GSH 抗氧化系统在 GPx4 控制的铁死亡的调节中发挥核心作用（Kuang et al.，2020；Ursini and Maiorino，2020；Zheng and Conrad，2020；Bersuker et al.，2019；Doll et al.，2019）。

6.2.3 基于谷胱甘肽的铁死亡调控性分子或药物

在前期的铁死亡研究中，研究者发现 erastin 可触发细胞死亡，并判定这是新的细胞死亡形式，即铁死亡。早期化学蛋白组学研究使用与固体载体基质结合的 erastin 类似物确定了线粒体电压依赖性阴离子通道 2 和 3（voltage dependent anion channel 2/3，VDAC/VDAC3）是 erastin 的直接作用靶点。而且，将纯化的人 VDAC2 重组成人工脂质体的实验证实，erastin 可以结合这个靶点并调节该通道转运通量。erastin 可以改变线粒体的膜电位并破坏其膜完整性，进而引起线粒体的氧化应激，产生脂质过氧化物进而导致细胞铁死亡。更多的研究发现，erastin 触发铁死亡的能力主要是通过抑制另一个不同的靶点，即 X_c^- 系统的胱氨酸/谷氨酸转运功能来决定的，并随后影响 GSH 水平和 GPX4 活性来触发铁死亡。但是，如果在培养基中添加 GSH 或 N-乙酰半胱氨酸（N-acetylcysteine，NAC）——一种 GSH 的生物合成前体，则可以抑制 erastin 诱导的细胞死亡。与 erastin 相类似，还有一些分子或药物可以通过抑制 X_c^- 系统，进而抑制 GSH 的合成和 GPx4 的活性来调节铁死亡，如柳氮磺胺吡啶（sulfasalazine）、谷氨酸盐和索拉非尼（Sorafenib）等。

除了上述的通过影响 X_c^- 系统进而影响 GSH 的合成来调节铁死亡的方式之外，另有一些其他分子可以通过其他方式改变 GSH 水平影响细胞的铁死亡，如图 6-4。前面已经提到，谷氨酸-半胱氨酸连接酶（glutamate-cysteine ligase，GCL）是谷胱甘肽生物合成途径中的限速酶，因此对其活性的调控可以明显影响 GSH 的水平，丁硫氨酸-亚砜亚胺（buthionine sulfoximine，BSO）就是一个 GCL 的有效抑制剂。不同癌症细胞系的研究表明，BSO 可以抑制这些细胞内 GSH 的水平并诱导脂质过氧化，从而抑制细胞活力。同时，BSO 降低细胞活力的作用可以被特异性的铁死亡抑制剂所削弱，这表明 BSO 可以通过抑制细胞内 GSH 的合成从而促进细胞的铁死亡。有研究者对 5 种经典化疗药物的抗肿瘤效果进行深入研究后发现，除了原有的抗肿瘤机制之外，顺铂（cisplatin）被发现可以诱导肿瘤细胞系 A549 和 HCT116 的铁死亡，而其主要的分子调节机制就是引起的还原型谷胱甘肽的消耗和谷胱甘肽过氧化物酶的失活。值得一提的是，对 A549/HCT116 细胞进行顺铂和 erastin 联合治疗，发现二者的抗肿瘤活性具有显著的协同作用。这些结果都说明，顺铂可以通过影响 GSH 水平而诱导铁死亡，其他研究者后续的实验也佐证了这一结论。除了以上两种铁死亡诱导药物之外，还有另一种铁死亡诱导复合物——DPI2 也被证明可以降低细胞内 GSH 的水平。不同于顺铂的一点是，DPI2 虽可以大幅度降低细胞内

GSH，但却没有改变 GPx4 的活性，这一点与 erastin 是相似的（Xu et al.，2019；Cao and Dixon，2016；Yang et al.，2014）。

6.3　谷胱甘肽代谢调控铁死亡相关疾病

6.3.1　谷胱甘肽代谢调控肿瘤铁死亡敏感性

以往研究表明，GSH 水平升高与肿瘤的化疗耐药性之间存在一定的关系，认为谷胱甘肽抗氧化防御系统可使癌细胞对现有化疗药物不敏感。因此，癌细胞 GSH 的缺失会使其对氧化应激和化疗更加敏感，这提示我们适度降低 GSH 水平将是提高癌细胞对化疗敏感性的有效策略。相一致地，大量研究证明，调节细胞内的 GSH 水平可以调控癌细胞铁死亡的发生，影响肿瘤的发生发展进程。需要指出的一点是，虽然 GSH 缺失可以促进癌细胞发生铁死亡，抑制其进程，但同时也会伴随有其他不同形式的程序性细胞死亡，如细胞凋亡、坏死和自噬。

前面已经提到，X_c^- 系统在细胞膜上形成谷氨酸/半胱氨酸的转运体，由 SLC3A2 和 SLC7A11 两种跨膜蛋白组成，它可以影响细胞内 GSH 的合成。已有研究证实，SLC7A11 表达升高已在多种癌症中被证实，并与肿瘤患者的化疗耐药性和不良预后有关。抑制 SLC7A11 表达可导致胞外胱氨酸摄取的减少，引发细胞内的半胱氨酸缺乏，随后诱导癌细胞的生长停滞。因此，调控 SLC7A11 的表达被认为是一种很有前途的癌症治疗靶点。erastin 是 X_c^- 系统的有效抑制剂，可导致 GSH 的消耗。咪唑酮 erastin（imidazole ketone erastin，IKE）是羰基 erastin 类似物，也表现出对 X_c^- 系统抑制活性，并且比 erastin 对癌细胞的选择性杀伤更有效。索拉非尼可以通过抑制 X_c^- 系统和消耗 GSH 的能力促进肝细胞癌的铁死亡。索拉非尼还能够通过抑制 X_c^- 系统增强顺铂对耐药头颈部癌细胞的细胞毒性作用。磺胺嘧啶是一种抗炎药物，可用于治疗炎症性肠病和类风湿关节炎，也被证明是 X_c^- 系统的有效抑制剂。它不仅能使癌细胞对化疗敏感，还能使癌细胞对放射治疗敏感。土槿乙酸（pseudolaric acid B，PAB）是从山奈的根和树皮中分离得到的天然二萜酸，也可以通过抑制 SLC7A11 而消耗细胞的 GSH，从而引发胶质瘤细胞的铁死亡。X_c^- 系统的表达或功能破坏不仅能够在体内延缓肿瘤的生长，同时还可以抑制癌细胞的侵袭和转移，其对癌细胞的抑制作用可以归因于 SLC7A11 功能障碍导致 GSH 的快速消耗，从而引起脂质 ROS 积累和铁死亡的发生。

如前所述，GCL 是 GSH 生物合成中的限速酶，由催化亚基 GCLC 和修饰亚基 GCLM 组成，在细胞 GSH 的合成和维持中起关键作用。GCL 的过表达会增加细胞 GSH 的水平，使细胞对氧化应激表现出更强的抵抗力。相反，GCLC 敲除可提高细胞脂质过氧化物的积累和铁死亡敏感性。BSO 作为一种 GCL 的抑制剂，已被证明可以诱导肝癌等肿瘤细胞的铁死亡，同时也有文献报道其可以提高硝呋替莫（nifurtimox）对癌细胞的疗效，成为 GSH 介导的化疗耐药性的有效调节剂。矛盾的是，BSO 对于肿瘤的铁死亡调控并非如此简单。在一项早期临床试验中，BSO 被确认在持续输注时可降低肿瘤的谷胱甘肽水平，但没有显示出临床疗效。但是，通过 GCLC 抑制剂敏感性识别且标记为敏感的癌细胞却对 BSO 有明显的反应。一项结直肠癌的研究表明，在结直肠癌患者当中存在一个低 GSH 水平的结直肠肿瘤群体，研究者认为肿瘤低 GSH 水平可能作为 GCLC 抑制剂的敏感性标志，可以考虑使用 GCL 抑制剂——BSO 治疗肿瘤（Anandhan et al.，2020；Lv et al.，2019；Stockwell et al.，2017）。

6.3.2　谷胱甘肽代谢通过调控铁死亡调节缺血再灌注损伤

缺血再灌注损伤（ischemia-reperfusion injury，IRI）是一类发生在全身多个器官的病理过程，常常伴有严重的细胞损伤和死亡。其对于细胞和组织产生损害主要包括两个过程：一是缺血缺氧过程中细胞的代谢失衡与损伤；二是缺血区域组织的血流再灌注，有可能会导致组织的进一步破坏。以往的研究已经证明，IRI 过程中的细胞死亡途径，主要包括坏死、凋亡和自噬等。研究者发现，内源性或外源性抗氧化剂能够保护肝脏、肾脏、心脏和大脑等器官免受 IRI。不仅如此，人们也在 IRI 过程中观察到脂质过氧化和铁水平升高等细胞铁死亡的特点，铁螯合剂和脂质氧化抑制剂均能有效抑制 IRI。GSH 作为一种有效的内源性抗氧化剂在预防和治疗 IRI 方面存在巨大的潜力（Yan et al.，2020）。

在大鼠以及小鼠的心肌 IRI 模型中，心肌细胞均存在 GSH 水平降低和铁死亡的现象，且在大鼠模型 IRI 中已经明确 GSH 水平的降低是由于 *p53* 基因上调从而抑制了 SLC7A11 的表达。相应地，通过上调 SLC7A11 的表达可以升高心肌细胞内的 GSH 从而抑制其铁死亡的发生，进而抑制心肌 IRI（Ma et al.，2020；Chen et al.，2021）。与之相似，Yuan 等（2021）在体外模拟脑 IRI 模型发现，经历了氧葡萄糖剥夺-再恢复的神经元中 SLC7A11 和 GPx4 的水平均有所下降，并且其内源性抗氧化剂，包括 NADPH、GSH 和超氧化物歧化酶（SOD）的水平也降低。在小鼠睾丸细胞的氧葡萄糖剥夺-再恢复实验中，由于 GSH 的消耗导致 GPx4 的失活，从而引起了细胞内脂质过氧化物的积累和铁死亡的发生。因此，改善 GSH 水平或许是挽救睾丸细胞铁死亡和 IRI 的方法与途径（Li et al.，2018）。在缺血再灌注引发的在体急性肾损伤模型中，研究者证明天然黄酮类化合物槲皮素可以改善小鼠的肾损伤症状。进一步研究发现，槲皮素能够提高肾近端小管上皮细胞中 GSH 水平，抑制脂质 ROS 的水平和铁死亡的发生，由此可见 GSH 水平在调节肾 IRI 中的重要作用（Wang et al.，2020）。

6.3.3　谷胱甘肽代谢通过调控铁死亡调节脑卒中

脑卒中是脑部血管破裂或阻塞引起的一种常见而严重的神经系统疾病，每年造成数百万人死亡和残疾，对于人类有极大的危害。根据病因不同，一般可分为出血性脑卒中和缺血性脑卒中，其发病机制和治疗方法有很大不同。研究发现，脑内出血后，细胞内的 GSH 和 GSH/GSSG 比值均会显著降低，同时细胞会因为脂质 ROS 的积累引发铁死亡。相应地，GSH 治疗在脑出血后表现出有效的神经保护作用，且在脑出血急性期，GSH 能够降低死亡率和脑损伤，减轻神经功能损害、脑水肿和血脑屏障破坏。作为 GSH 的合成前体物质，NAC 也能够通过升高 GSH 的水平发挥神经保护作用，改善小鼠脑出血的症状和预后。

而在缺血性脑卒中中，外源性 GSH 同样具有抑制脑梗死和细胞死亡的作用。前面已经提及，GSH 是铁死亡过程中重要的抗氧化剂，GPx4 可依赖其抑制铁死亡；而在缺血性脑卒中的神经元中，GSH 和 GPx4 的水平及活性表现出一定程度上的降低。X$_c^-$ 系统作为胱氨酸/谷氨酸的转运体在半胱氨酸的产生和 GSH 的合成中发挥重要作用，其在摄入胱氨酸的同时也需要运输谷氨酸于细胞外，因此细胞外的谷氨酸浓度升高会抑制 X$_c^-$ 系统的转运功能。研究表明，缺血性脑卒中后，细胞内谷氨酸摄入量会减少，而细胞外谷氨酸的释放量和水平则增加，这会抑制 X$_c^-$ 系统，并触发铁死亡。L-2-氧代噻唑烷-4-羧酸可以作为半胱氨酸的前体物质发挥功能，可以通过增加 GSH 的水平抑制神经元在氧葡萄糖剥夺-再恢复后的铁死亡，以及减少缺血性卒中模型中的脑梗死体积并改善症状（Xu et al.，2022；Diao et al.，2019；Liu et al.，2020）。

6.3.4　谷胱甘肽代谢调节其他铁死亡相关疾病

随着铁死亡研究的不断深入，人们对于铁死亡与人体疾病的联系的理解也不断加深，陆续发现多种疾病与铁死亡有着密不可分的联系，包括癌症、2 型糖尿病、心血管疾病、缺血再灌注损伤、神经退行性变、阿尔茨海默病和纤维化等。以 GPx4 为核心的抗氧化系统在多种细胞的铁死亡发生中有着不容忽略的地位与作用。显然，GSH 作为 GPx4 还原性底物在调节铁死亡相关的疾病中扮演着关键角色。最新的研究发现，细胞中 GSH 水平的高低会影响 COVID-19 患者的症状和预后，而 NAC 也被用于 COVID-19 患者的预防和辅助治疗。实际上，GSH 缺乏之前已被报道在一些病毒感染（如艾滋病病毒）中发挥关键作用。除了上文提及的肿瘤抑制、缺血再灌注损伤、脑卒中之外，肝纤维化、帕金森病和肠道炎症等多种铁死亡相关疾病大部分都与 GSH 有着千丝万缕的联系。以 GSH 为铁死亡调节靶点的策略将有望在多种疾病治疗中发挥关键性作用（Cominacini，2021；Gao et al.，2021；Anandhan et al.，2020；Lv et al.，2019；Stockwell et al.，2017；Yang et al.，2014）。

参 考 文 献

Anandhan A, Dodson M, Schmidlin C J, et al. 2020. Breakdown of an ironclad defense system: the critical role of NRF2 in mediating ferroptosis. Cell Chemical Biology, 27(4): 436-447.

Anderson M E. 1998. Glutathione: an overview of biosynthesis and modulation. Chemico Biological Interactions, 111-112: 1-14.

Anderson M E, Bridges R J, Meister A. 1980. Direct evidence for inter-organ transport of glutathione and that the non-filtration renal mechanism for glutathione utilization involves γ-glutamyl transpeptidase. Biochem Biophys Res Commun, 96(2): 848-853.

Bannai S, Tsukeda H, Okumura H. 1977. Effect of antioxidants on cultured human diploid fibroblasts exposed to cystine-free medium. Biochemical & Biophysical Research Communications, 74(4): 1582-1588.

Bersuker K, Hendricks J M, Li Z, et al. 2019. The CoQ oxidoreductase FSP1 acts parallel to GPX4 to inhibit ferroptosis. Nature, 575(7784): 687-692.

Cao J Y, Dixon S J. 2016. Mechanisms of ferroptosis. Cellular and Molecular Life Sciences, 73(11): 2195-2209.

Chen H Y, Xiao Z Z, Ling X, et al. 2021. ELAVL1 is transcriptionally activated by FOXC1 and promotes ferroptosis in myocardial ischemia/reperfusion injury by regulating autophagy. Molecular Medicine, 27(1).10.1186/s10020-021-00271-w.

Cominacini L. 2021. Is ferroptosis a key component of the process leading to multiorgan damage in COVID-19?. Antioxidants, 10(11): 1677.

Dalton T P, Chen Y, Schneider S N, et al. 2004. Genetically altered mice to evaluate glutathione homeostasis in health and disease. Free Radical Biology & Medicine, 37(10): 1511-1526.

Diao X, Zhou Z, Xiang W, et al. 2019. Glutathione alleviates acute intracerebral hemorrhage injury via reversing mitochondrial dysfunction. Brain Research, 1727: 146514.

Dieter H, Axel W, Sies H.1979. Assessment of the kidney function in maintenance of plasma glutathione concentration and redox state in anaesthetized rats. Febs Letters, 108(2): 335-340.

Doll S, Freitas F P, Shah R, et al. 2019. FSP1 is a glutathione-independent ferroptosis suppressor. Nature, 575(7784): 693-698.

Eagle H. 1955. Nutrition needs of mammalian cells in tissue culture. ence, 122(3168): 501-514.

Forman H J, Zhang H, Rinna A. 2008. Glutathione: overview of its protective roles, measurement, and biosynthesis. Molecular Aspects of Medicine, 30(1-2): 1-12.

Gao W, Zhang T, Wu H. 2021. Emerging pathological engagement of ferroptosis in gut diseases. Oxid Med Cell Longev, 4246255. 10.1155/2021/4246255.

Hatem E, El Banna N, Huang M E. 2017. Multifaceted roles of glutathione and glutathione-based systems in carcinogenesis and anticancer drug resistance. Antioxid Redox Signal, 1217-1234.

Hülya B, Anthonymuthu T S, Tyurina Y Y, et al. 2020. Achieving life through death: redox biology of lipid peroxidation in ferroptosis. Cell Chemical Biology, 27(4): 387-408.

Kuang F, Liu J, Tang D, et al. 2020. Oxidative damage and antioxidant defense in ferroptosis. Front Cell Dev Biol 8, 586578. 10.3389/fcell.2020.586578.

Li L, Hao Y, Zhao Y, et al.2018.Ferroptosis is associated with oxygen-glucose deprivation/reoxygenation-induced Sertoli cell death. International Journal of Molecular Medicine, 41, 3051-3062.

Liu Y, Min J, Feng S, et al. 2020. Therapeutic role of a cysteine precursor, OTC, in ischemic stroke is mediated by improved proteostasis in mice. Transl Stroke Res 11, 147-160. 10.1007/s12975-019-00707-w.

Lu S C. 2013. Glutathione synthesis. Biochimica Et Biophysica Acta, 1830(5): 3143-3153.

Lv H, Zhen C, Liu J, et al. 2019. Unraveling the potential role of glutathione in multiple forms of cell death in cancer therapy. Oxidative Medicine and Cellular Longevity, 2019: 3150145.

Ma S, Sun L, Wu W, et al.2020. USP22 protects against myocardial ischemia–reperfusion injury via the SIRT1-p53/SLC7A11–dependent inhibition of ferroptosis–induced cardiomyocyte death. Frontiers in Physiology, 11. 551318.

Minich D M, Brown B I. 2019. A review of dietary (Phyto)nutrients for glutathione support. Nutrients, 11(9): 2073.

Morgan B, Ezerina D, Amoako T N E, et al. 2013. Multiple glutathione disulfide removal pathways mediate cytosolic redox homeostasis. Nature Chemical Biology, 9(2): 119-125.

Nicola T, Roberta R, Mariapaola N, et al. 2013. Role of glutathione in cancer progression and chemoresistance. Oxidative Medicine & Cellular Longevity, 2013: 972913.

Ratan R R. 2020. The chemical biology of ferroptosis in the central nervous system. Cell Chem Biol, 27(5): 479-498.

Richie J P, Nichenametla S, Neidig W, et al. 2014. Randomized controlled trial of oral glutathione supplementation on body stores of glutathione. European Journal of Nutrition, 54(2): 251-263.

Sies H. 1999. Glutathione and its role in cellular functions. Free Radical Biology & Medicine, 27(9-10): 916.

Stockwell B R, Friedmann Angeli J P, et al. 2017. Ferroptosis: a regulated cell death nexus linking metabolism, redox biology, and disease. Cell, 171(2): 273-285.

Ursini F, Maiorino M.2020.Lipid peroxidation and ferroptosis: The role of GSH and GPx4. Free Radical Biology and Medicine, 152: 175-185.

Wang Y, Quan F, Cao Q, et al. 2020. Quercetin alleviates acute kidney injury by inhibiting ferroptosis. Journal of Advanced Research, 28: 231-243.

Xu T, Ding W, Ji X Y, et al. 2019. Molecular mechanisms of ferroptosis and its role in cancer therapy. J Cell Mol Med, 23(8): 4900-4912.

Xu Y, Li K, Zhao Y, et al. 2022. Role of ferroptosis in stroke. Cell Mol Neurobiol, 10.1007/s10571-022-01196-6.

Yan H F, Tuo Q Z, Yin Q Z, et al. 2020. The pathological role of ferroptosis in ischemia/reperfusion-related injury. Zoological Research, v.41(3): 10-20.

Yang W, Sriramaratnam R, Welsch M, et al. 2014. Regulation of ferroptotic cancer cell death by GPX4. Cell, 156(1-2): 317-331.

Yuan Y, Zhai Y, Chen J, et al. 2021. Kaempferol ameliorates oxygen-glucose deprivation/reoxygenation-induced neuronal ferroptosis by activating Nrf2/SLC7A11/GPX4 Axis. Biomolecules, 11(7): 923.

Zheng J, Conrad M. 2020. The metabolic underpinnings of ferroptosis. Cell Metabolism, 32(6): 920-937.

第7章

脂质过氧化与铁死亡

赵燕军　何蓉蓉　田进伟　杨　文　何　翔　彭　向　欧阳淑桦

摘要: 细胞铁死亡的 "执行分子" 是含有多不饱和脂肪链的特异性脂质过氧化物及过氧自由基,其可影响细胞质膜及细胞器膜的流动性、完整性和稳定性。本章主要介绍脂质过氧化的化学基础、诱发细胞铁死亡的特殊磷脂的化学本质及其自氧化和酶催化的过氧化过程与关键分子,以及细胞清除脂质过氧化物及过氧自由基的三大主要抗氧化系统和作用机制。此外,本章介绍了研究细胞铁死亡的荧光探针、试剂盒及工作原理,以及液相色谱-质谱技术在氧化脂质组学中的应用。本章还针对铁死亡的级联过程介绍了不同的脂质过氧化抑制方法、磷脂重塑过程及其对细胞铁死亡的影响。最后,本章简要汇总了通过调控脂质过氧化来诱发或抑制细胞铁死亡在防治不同类型疾病中的作用。

关键词: 脂质过氧化,多不饱和脂肪酸,自氧化,酶促氧化,氧化还原稳态

Abstract: The key to ferroptosis is a group of tailored polyunsaturated fatty acid-containing phospholipids. The corresponding lipid peroxides and peroxyl radicals are the execution molecules of ferroptosis. These special radicals can modify the fluidity, integrity and stability of plasma membrane and organelle membrane. The focus of this chapter is to introduce the fundamentals of lipid peroxidation, chemical nature of ferroptosis-inducing lipid peroxides, the process and the key molecules of autoxidation and enzymatic oxygenation, as well as the major intracellular antioxidant systems against these tailored lipid radicals and their mechanisms of action. Besides, the principles by which fluorescent ferroptosis probes and assay kits are briefly introduced and the application of liquid chromtography mass specrometry is discussed. Various types of ferroptosis-inhibiting strategies are presented and compared. The influence of lipid remodeling on ferroptosis potency is also highlighted. The last part of this chapter summarizes the strategies of ferroptosis manipulation on treating various diseases.

Keywords: lipid peroxidation, polyunsaturated fatty acid, autooxidation, enzymatic oxygenation, redox homeostasis

7.1　脂质过氧化的化学基础

磷脂（phospholipid，PL）通常由亲水磷酸基团和疏水脂肪链构成，因此具有两亲性。磷脂与蛋白质、糖脂、胆固醇共同构成磷脂双分子层，即生物膜结构。磷脂中的磷酸基团可以被甘油、胆碱、乙醇胺、丝氨酸等有机小分子修饰。生物膜上常见的磷脂包括磷脂酸（phosphatidic acid，PA）、磷脂酰胆碱（phosphatidylcholine，PC）、磷脂酰乙醇胺（phosphatidyletanolamine，PE）、磷脂酰丝氨酸（phosphatidylserine，PS）、磷脂酰肌醇（phosphatidylinositol，PI）、磷脂酰甘油（phosphatidylglycerol，PG）、心磷脂（cardiolipin，CL）等（图7-1）。脂肪酸链通过酯键或醚键连接在主链甘油基团的第一个和第二个碳原子上，分别表示为 *sn*-1 和 *sn*-2 位酰化脂肪链（Zerouga et al.，1995；Niebylski and Salem，1994；Slater et al.，1994）（图7-1）。

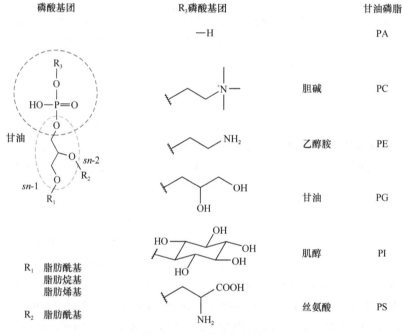

图 7-1　主要磷脂的结构

含有不饱和双键的磷脂或其他脂类分子在氧气存在的条件下可发生自氧化反应（autoxidation）。自氧化是一种自由基链式反应（图7-2）。首先，二价铁或其他类似的低价金属离子可促使过氧化物 O—O 键的裂解生成具有高度活性的羟基自由基（HO·），其进一步从不饱和脂质中夺氢，生成脂质自由基（L·），引发或起始（initiation）自由基链式反应。随后，L· 接收分子氧生成脂质过氧自由基（LOO·），LOO· 进一步进攻另一不饱和脂质分子生成 L· 和脂质过氧化物（LOOH），进入自由基传播或扩增反应（propagation）阶段。此外，LOOH 还可通过脂加氧酶对不饱和脂质的酶催化作用获得。自由基链式反应的扩增速率常数与脂质分子的不饱和度（即双键数目）直接相关，不饱和度越高，扩增速率常数越大，自由基链式反应越剧烈（Conrad and Pratt，2019）。最后，两分子 LOO· 反应终止自由基链式反应。在引发或起始反应阶段，含有多不饱和脂肪酸侧链的磷脂（PL-PUFA）可被自由基攻击（非酶促反应）或被氧化相关的酶催化（酶促反应）。在终止反应阶段，维生素 E 等可向氢过氧化物提供一个氢原子，形成非自由基产物。由于磷脂氧化的传播或扩增反应是不依赖酶的随机过程，因此一般在区分非酶促氧化和酶促氧化时，只讨论磷脂氧化的起始反应过程（图 7-3）。

$$LOOH \xrightarrow{Fe^{2+}} LO\cdot + HO\cdot \qquad L\cdot + O_2 \longrightarrow LOO\cdot \qquad 2LOO\cdot \longrightarrow [LOO{-\!-}OOL]$$

$$LH + HO\cdot \longrightarrow L\cdot + H_2O \qquad LOO\cdot + LH \longrightarrow LOOH + L\cdot \qquad [LOO{-\!-}OOL] \longrightarrow LCHO + LOH + O_2$$

起始反应 **传播反应** **终止反应**

图 7-2 不饱和脂质自由基链式反应示意图

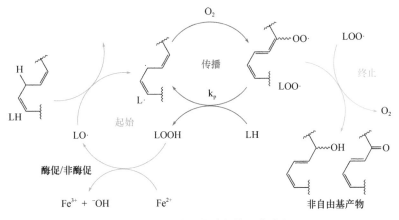

图 7-3 脂质过氧化过程的三个阶段

①起始（initiation），LH+X·──L·+XH；②传播（propagation），L·+O₂──LOO·；LOO·+LH──LOOH+L·；③终止（termination），LOO·+LOO·──非自由基产物+O₂。在上述过程中，X 代表自由基或氧化相关酶，L 代表脂质

7.2 铁死亡的执行分子前体

自 2012 年 Stockwell 首次提出了铁死亡的概念后（Dixon et al.，2012），2017 年 Conrad 和 Bayir 等人应用定量脂质组学、反向遗传学、生物信息学和系统生物学的工具发现铁死亡的"执行分子"是特异性的脂质过氧自由基（Kagan et al.，2017）。这些特殊的磷脂主要包括含有花生四烯酸（arachidonic acid，AA）或肾上腺酸（adrenic acid，AdA）的 PE，即 PE-AA（PE-C18:0/C20:4）和 PE-AdA（PE-C18:0/C22:4）（图 7-4）。这些特异性脂质可通过自氧化或酶催化的方式形成脂质过氧化物（PE-AA-OOH 和 PE-AdA-OOH），随后在二价铁离子的作用下转化至脂质过氧自由基（PE-AA-OO· 和 PE-AdA-OO·），进而进攻氧化细胞膜及亚细胞器膜的其他磷脂，造成膜流动性的改变、膜通透性的增加以及其他级联反应，最终导致细胞铁死亡。最近的研究发现，其他磷脂的过氧化物也可诱发细胞铁死亡，如 PE-C18:1/C20:4、PE-C18:1/C22:6、PC-C18:0/C22:6 和 PC-C18:1/C20:4（Zou et al.，2020a）。铁死亡的主要标志是线粒体碎片化、线粒体膜密度增加、嵴减少，但细胞核形态变化不明显。特异性脂质过氧化如何导致线粒体的这些变化还有待进一步研究。最近，Overholtzer 等人发现细胞铁死亡涉及渗透压的作用，并伴随有细胞膨胀、膜开孔和波浪式向其他周边细胞传播的现象，并且这一现象发生在细胞

破裂之前（Riegman et al.，2020）。因此提示铁死亡过程中线粒体碎片化可能是由于脂质过氧化引发的线粒体内外渗透压的变化引起的。

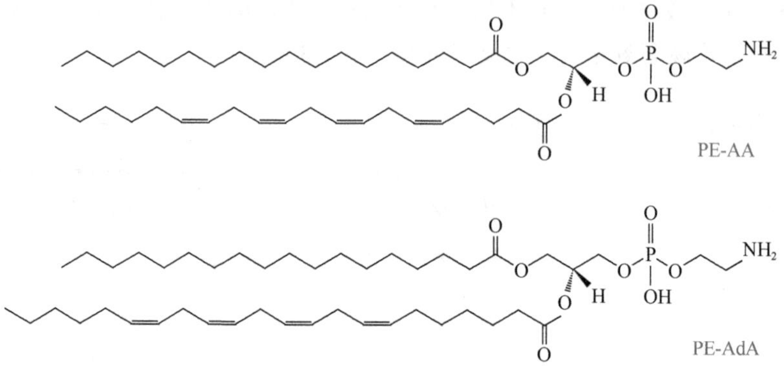

PE-AA

PE-AdA

图 7-4　细胞铁死亡的（部分）执行分子前体

PE-AA 和 PE-AdA 的生成、过氧化、过氧化物的消除涉及多个关键酶，包括长链脂酰辅酶 A 合成酶 4（long-chain-fatty-acid-CoA ligase 4，ACSL4）、谷胱甘肽过氧化物酶 4（phospholipid hydroperoxide glutathione peroxidase，GPx4）、溶血卵磷脂酰基转移酶 3（lysophospholipid acyltransferase 5，LPCAT3）、脂肪酸延长酶 5（elongase5）、脂加氧酶（polyunsaturated fatty acid lipoxygenase ALOX15，15-LOX）和磷脂酰乙醇胺结合蛋白-1（phosphatidylethanolamine-binding protein 1，PEBP1）。ACSL4 催化 AA 与辅酶 A（CoA）的反应形成中间产物 AA-CoA，这一过程需要消耗三磷酸腺苷（adenosine triphosphate，ATP）。脂肪酸延长酶作用于 AA-CoA 增加两个碳得到 AdA-CoA（Doll et al.，2017）。AA-CoA 和 AdA-CoA 在 LPCAT3 的作用下酯化到磷脂酰乙醇胺脂肪链，形成铁死亡的执行分子前体，即 PE-AA 和 PE-AdA（Dixon et al.，2015）。随后，这些特异性不饱和磷脂可通过自氧化或在 15-LOX 的催化作用下形成 PE-AA-OOH 和 PE-AdA-OOH（Yang et al.，2016）。GPx4 可将这类脂质过氧化物还原为相应的醇类（Yang et al.，2014）（图 7-5）。此外，还原型辅酶 Q_{10}（CoQ_{10}）等抗氧化分子也可抑制脂质过氧化物的氧化过程。

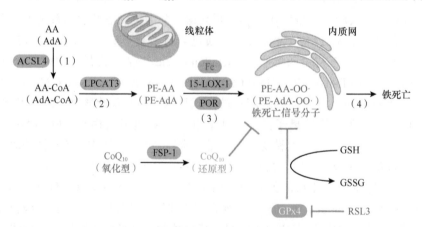

图 7-5　细胞铁死亡的机理及关键分子

AA，花生四烯酸；AdA，肾上腺酸；ACSL4，长链脂酰辅酶 A 合成酶 4；LPCAT3，溶血卵磷脂酰基转移酶 3；15-LOX-1，15-脂加氧酶；POR，细胞色素 P450 氧化还原酶；GPx4，谷胱甘肽过氧化物酶 4；GSH，谷胱甘肽；RSL3，GPx4 抑制剂；FSP-1，铁死亡抑制蛋白-1；CoQ_{10}，辅酶 Q_{10}

AA 在细胞膜上的浓度很低（纳摩尔级），但 ACSL4 对 AA 有较高的专属性和亲和性，因此会优先使用 AA 合成磷脂（Doll et al.，2017），所以 ACSL4 的含量直接决定了特异性脂质过氧化物的浓度，进而间接影响细胞对铁死亡的敏感性。PEBP1 是脂质过氧化的另一个关键蛋白（Wenzel et al.，2017），通过与 15-LOX 形成复合物，帮助 15-LOX 识别 PE-AA 和 PE-AdA，从而促进二者的过氧化，最终引起细胞铁死亡。

PE-AA 和 PE-AdA 的过氧化虽然都可诱发细胞铁死亡，但细胞内 PE-AA 的含量显著高于 PE-AdA（Kagan et al.，2017）。至于二者是否有协同作用，尚无文献报道。PE 作为铁死亡致死信号相关磷脂，可能是由于其主要存在于细胞膜脂双层的内层，有利于与脂加氧酶的作用。存在于脂双层的外层 PC 则不利于其与脂加氧酶的氧化。此外，磷脂是一类两亲性分子，其组装形态由临界堆积参数（critical packing parameter，CPP）来控制。多数磷脂一般组装为脂双层，而 PE-AA 和 PE-AdA 则可组装为六角相（hexagonal phase）（Lee，2004）。这一行为有利于其与脂加氧酶的结合，为随后的酶催化提供条件。同步递送铁死亡诱发剂和脂加氧酶抑制剂可限制 PE-AA 和 PE-AdA 的过氧化，进而有效抑制铁死亡。最近，Schreiber 等人发现细胞色素 P450 氧化还原酶（cytochrome P450 oxidoreductase，POR）是除 15-LOX-1 之外的另一种可催化 PE-AA 和 PE-AdA 脂质过氧化的酶，进一步丰富了铁死亡脂质过氧化的理论（Zou et al.，2020b）。

特异性脂质过氧化物和过氧化自由基诱发细胞铁死亡的机理主要涉及以下几个方面（Stockwell et al.，2017）。首先，脂质过氧化物在细胞膜及亚细胞器膜的累积可改变膜的流动性、渗透性和完整性。其次，脂质过氧化物可破坏嵌于双层磷脂膜的蛋白质等生物大分子。最后，脂质过氧化物的降解副产物（如丙二醛和 4-羟基壬烯醛）可损害细胞内的蛋白质和核酸等多类重要生物大分子。诱发铁死亡的脂质过氧化过程可发生在细胞质膜，以及线粒体、内质网和脂滴的外层膜上（Kagan et al.，2017）。其中，线粒体作为内源性活性氧的主要来源之一，对脂质过氧化非常敏感。PE-AA-OOH 和 PE-AdA-OOH 在线粒体外膜的累积可导致膜通透性增加、线粒体膨胀及最终的外膜破裂，但特异性脂质过氧化物引发线粒体碎片化的机理尚不清楚。

7.3　特异性磷脂的氧化过程

多不饱和脂肪酸（polyunsaturated fatty acid，PUFA）参与脂质代谢并被整合到生物膜中，形成 PL-PUFA（Hulbert et al.，2014），用于改善生物膜流动性，保障物质运输、信息传递、能量转换、细胞免疫等正常细胞功能（张玲等，2001）。磷脂氧化主要包括酶促和非酶促两大类氧化机制。不饱和磷脂的氧化可改变生物膜流动性和渗透性，以及膜蛋白的酶活性和受体功能等（Farooqui and Horrocks，1998）（图 7-6）。有研究表明，氧化型心磷脂（oxCL）、氧化型磷脂酰胆碱（oxPC）和氧化型磷脂酰乙醇胺（oxPE）分别是细胞凋亡、炎症和铁死亡的重要生物标志物（Kagan et al.，2020；Matsura，2014；Bratton and Henson，2005）。这些氧化磷脂信号分子在多种疾病的发生发展过程中发挥重要作用（Li L et al.，2019）。

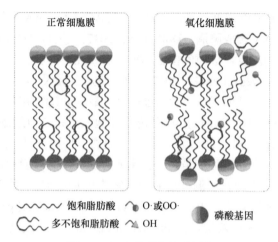

图 7-6　细胞膜磷脂的过氧化

多不饱和脂肪酸（PUFA，棕色长链）是自由基攻击的主要目标，不饱和双键被氧化成 oxPUFA（红色圆圈）可导致活性氧的释放和膜结构的破坏等。oxPUFA 也可在还原酶的作用下生成脂醇（绿色三角）

7.3.1　磷脂的非酶促自氧化

通常认为非酶促磷脂过氧化作用是芬顿（Fenton）反应产生的 HO· 进攻不饱和脂质的结果（Lai and Piette，1978）。在此过程中，初级氧化产物可以通过三个途径进一步氧化生成次级氧化产物。途径一是过氧自由基和氢过氧化物引入额外氧原子生成具有不同官能团的各类氧化磷脂（oxPL），如羟基产物（hydroxy-PL）、氢过氧基产物（hydroperoxy-PL）、酮基产物（keto-PL）、环氧产物（epoxy-PL）。途径二是过氧自由基环化产生环状过氧化物，其经历内环化和重排产生双环内过氧化物（bicyclic endoperoxide），如异前列腺素（isoprostanes）、异丁烷（isothromboxane，isoTx）和异戊二烯（isolevuglandin，isoLG），或氧化引入另外的（非）环状过氧化物基团分子，并进一步氧化产生异呋喃。途径三是氢过氧化物经氧化/裂解或聚合/裂解产生末端带醛基的 γ-羟基-α,β-不饱和 oxPL、带有末端呋喃基团的不饱和 oxPL 和带有末端羧基的饱和 oxPL。前两种途径产生的氧化产物为非片段化 oxPL，途径三产生的氧化产物为片段化 oxPL（Bochkov et al.，2010）（图 7-7）。线粒体电子传递链能产生各种形式的活性氧，继而与磷脂反应生成过氧化磷脂（Zorov et al.，2014）。铁是参与能量代谢和氧化过程的关键酶或蛋白质复合体的重要成分，也可通过催化芬顿反应来促进磷脂过氧化（Stockwell and Jiang，2020）。因此，铁死亡与磷脂非酶促氧化机理可能是通过线粒体的活性氧和铁的催化作用而相互联系的。

7.3.2　磷脂的酶促氧化反应

磷脂的酶促氧化反应是一个高度受控的过程，主要通过两种途径产生，即酶对磷脂的直接氧化和间接氧化（O'Donnell et al.，2019）。与非酶促氧化作用相比，磷脂的直接酶氧化主要发生在 sn-2 位酰化脂肪链，并具有高区域选择性和立体选择性（Bochkov et al.，2010；Kühn et al.，1994）。PL-PUFA，特别是含有 AA 的 PC 和 PE，可通过 15-LOX（人类）或 12/15-LOX（小鼠）（均通过 ALOX15 基因编码）直接催化氧化生成游

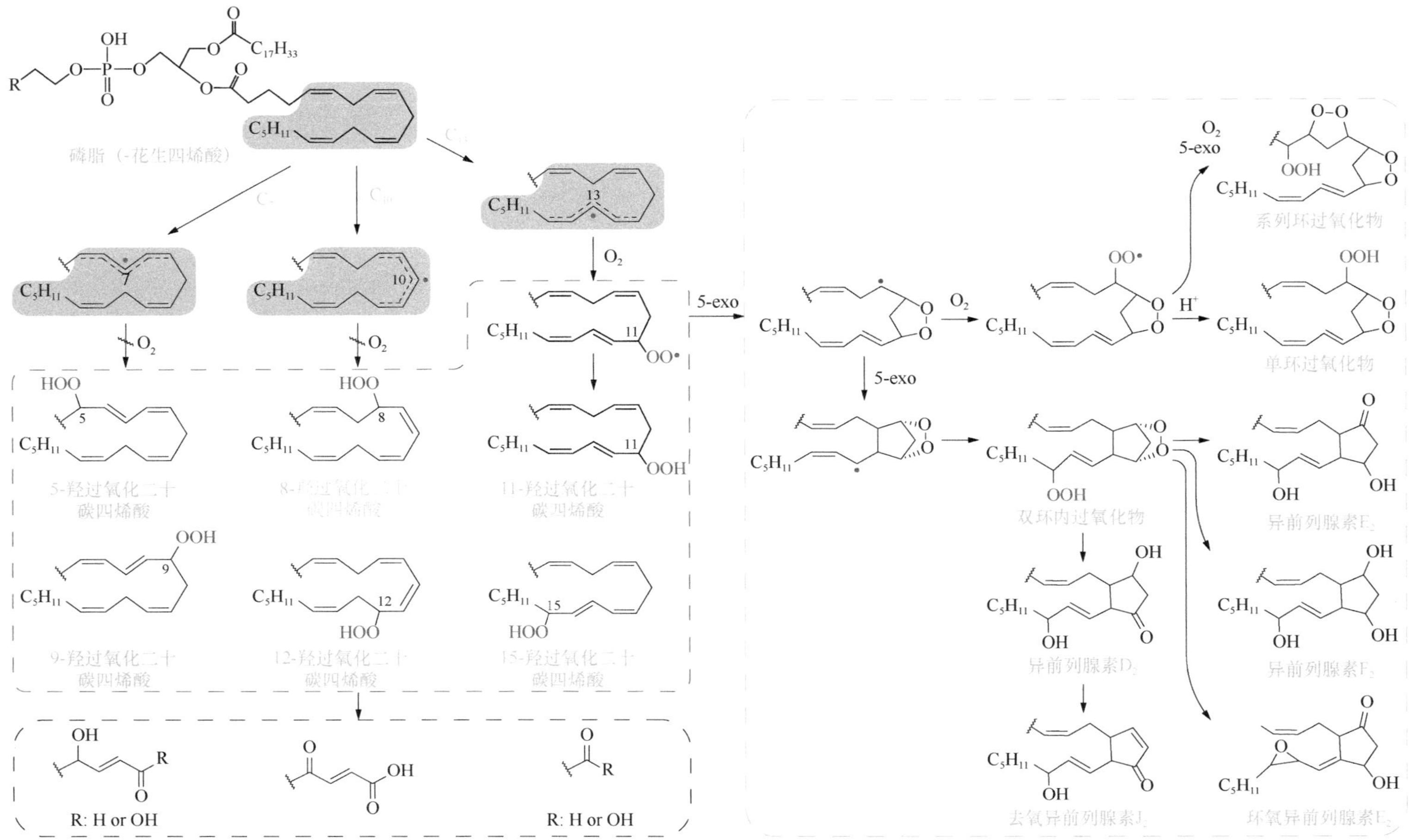

图 7-7　磷脂多不饱和脂肪链非酶促氧化反应示意图

磷脂的初级氧化产物（红色背景）可以通过三种途径进一步氧化生成次级氧化产物。途径一是过氧自由基和氢过氧化物引入额外氧原子生成具有官能团的各种氧化磷脂如 HpETE 等（红色虚线框）。途径二是过氧自由基过氧化产生环状过氧化物，或氧化引入另外的非环状或环状过氧化物基团分子（蓝色虚线框）。途径三是氢过氧化物经氧化/裂解或裂解或聚合/裂解产生的片段化 oxPL

离的磷脂-15-氢过氧二十二碳四烯酸（15-HpETE）（Singh and Rao，2019；Wenzel et al.，2017）（图 7-8）。此外，线粒体中的细胞色素 c（cytochrome c，Cyt c）常作为生物氧化过程中的电子传递体，Cyt c/CL 或 Cyt c/PS 复合物从线粒体释放到细胞质中，被微量的 PUFA-OOH 或 H_2O_2 活化后，激活其过氧化物酶活性并产生过氧化的 CL 和 PS（Hüttemann et al.，2011；Kagan et al.，2005）（图 7-9）。

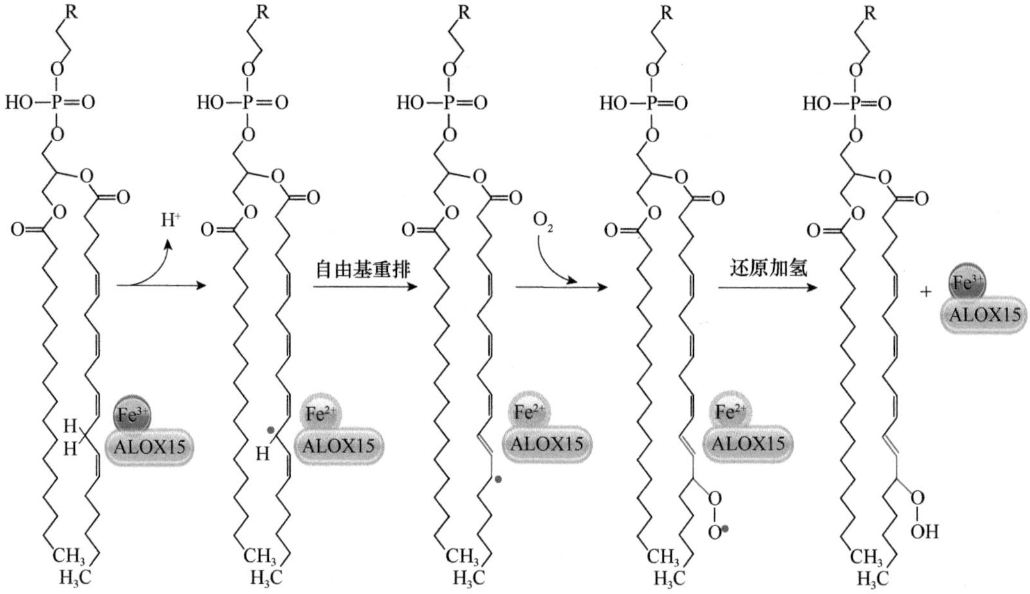

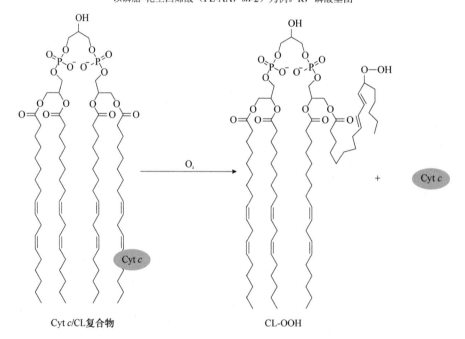

图 7-8　ALOX15（即 15-LOX）介导磷脂多不饱和脂肪酸发生直接酶促氧化过程

以磷脂-花生四烯酸（PL-AA，sn-2）为例。R，磷酸基团

图 7-9　Cyt c 介导心磷脂多不饱和脂肪酸发生直接酶促氧化过程

　　磷脂的间接酶氧化是通过类花生酸和前列腺素途径与脱酰化和再酰化的偶联实现的。此过程包括：①磷脂被磷脂酶 A$_2$（phospholipase A2，PLA$_2$）切除 *sn*-2 位上的脂肪酰基链，生成游离的脂肪酸和 Lyso-PL（Frasch and Bratton，2012）；② PUFA 中的氢原子通过 LOX 与 COX 中的铁或酪氨酰基消除，形成特殊的空间结构，由于分子氧的插入位点被限制，形成了具有区域选择性和异构性的脂质过氧化物（通常为类二十烷酸或前列腺素），此外，POR 也能氧化膜上的 PUFA 形成 oxFA（Zou et al.，2020b）；③脂肪酸氧化产物-CoA 通过 LPCAT3 酯化形成 oxPL（Murphy and Folco，2019；O'Donnell et al.，2019；Zhao et al.，2008）（图 7-10）。

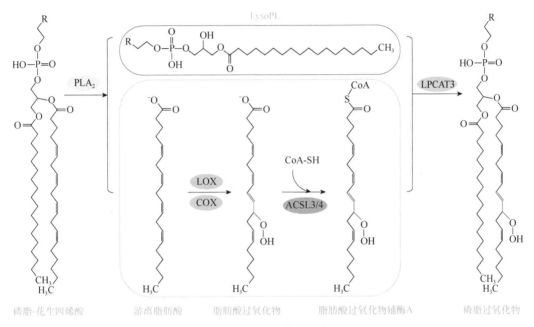

图 7-10　磷脂的间接酶促氧化

以磷脂-花生四烯酸为例。R，磷酸极性基团。脂肪酸氧化产物以过氧化物为例

7.4　特异性磷脂的还原过程

　　铁死亡是指依赖于铁并因脂质过氧化物积累而导致的一种细胞死亡形式。脂质过氧化物的积累是导致铁死亡的重要因素，而细胞进化出了多种途径还原脂质过氧化物来维持细胞的稳态，包括 GPx4/GSH、FSP1/CoQ$_{10}$ 和 GCH1/BH$_4$。了解脂质过氧化物的还原过程有助于理解铁死亡及其生理意义，并有利于开发新的应对铁死亡相关疾病的药物。

7.4.1　谷胱甘肽过氧化物酶 4 和谷胱甘肽

　　GPx4 能催化所有种类的脂质过氧化物，包括脂肪酸过氧化物、磷脂氢过氧化物、胆固醇酯氢过氧化物，并将它们还原成相应的无毒醇类脂质。GPx4 包括三种亚型——线粒体型 GPx4（mGPx4）、细胞质型 GPx4（cGPx4）、核型 GPx4（nGPx4）；包含一个保守的催化三联体（以 cGPx4 为例）——硒代半胱氨酸（U46）-谷氨酰胺（Q81）-色氨酸（W136）（Scheerer et al.，2007）。硒代半胱氨酸对于 GPx4 的功能至关重要；与半胱氨酸相比，硒代半胱氨酸的亲核性更强，pK_a 值更低，如果将其突变为半胱氨酸，则 GPx4 的活性将降低 70%（Ingold et al.，2018）。谷胱甘肽（glutathione，GSH）是由谷氨酸、半胱氨酸和甘氨酸组成的三肽化合物，其活性中心为其半胱氨酸残基上的巯基基团。

GPx4 的催化方式遵循的是"乒乓机制"，共有三个氧化还原阶段（图 7-11）（Flohé et al.，1972）：催化反应从 GPx4 的还原态（GPx4-SeH）开始，活性中心的硒醇（SeH）首先被过氧化磷脂氧化成亚硒酸（GPx4-Se-OH），随后被 GSH 还原为硒硫化物（GPx4-Se-SG），最后 GPx4-Se-SG 的 -Se-S- 键经另一分子的 GSH 还原为最初的还原态 GPx4-SeH，同时释放一分子的氧化型谷胱甘肽（GSSG）。在整个催化循环过程中，反应最快的步骤是 GPx4-SeH 被氧化，而 GPx4-Se-SG 被 GSH 还原为 GPx4-SeH 的反应是限速步骤。由于催化活性中心的 Sec 位于蛋白质疏水区凹槽较为暴露处，使得各种类型的过氧化磷脂容易接近并快速被氧化，因此 GPx4 对底物专一性较差。

$$GPx4\text{-}SeH + L\text{-}OOH \longrightarrow GPx4\text{-}Se\text{-}OH + L\text{-}OH$$

$$GPx4\text{-}Se\text{-}OH + GSH \longrightarrow GPx4\text{-}Se\text{-}SG + H_2O$$

$$GPx4\text{-}Se\text{-}SG + GSH \longrightarrow GPx4\text{-}SeH + GSSG$$

图 7-11　GPx4 的催化机制

7.4.2　铁死亡抑制蛋白 1 和辅酶 Q_{10}

GPx4/GSH 曾一度被认为是唯一的抑制铁死亡的还原系统，然而仍存在一些癌细胞系能够抵御 GPx4 抑制剂诱导的铁死亡（Zou et al.，2019），这提示了细胞中还有其他的抑制铁死亡的系统。2019 年，Doll 以及 Bersuker 等人分别发现了 AIFM2 蛋白（apoptosis-inducing factor mitochondrial 2，AIFM2）能够独立于 GPx4 发挥抑制铁死亡的功能。为了避免后续研究与其名称所指代的意义混淆，作者们将该蛋白质改名为铁死亡抑制蛋白 1（ferroptosis suppressor protein 1，FSP1）（Bersuker et al.，2019；Doll et al.，2019）。

FSP1 是一种 NAD(P)H 依赖的 CoQ_{10} 氧化还原酶（Marshall et al.，2005）。CoQ_{10} 也叫泛醌，在线粒体呼吸链中起传递电子的作用，还可作为自由基捕获剂来抗氧化。

$FSP1/CoQ_{10}$ 系统对脂质活性氧的还原过程包含以下两个要素。

（1）FSP1 通过豆蔻酰化（N-myristoylation）定位于细胞质膜和脂滴，并只有在细胞质膜上的 FSP1 才能够发挥直接抵御铁死亡的作用（Bersuker et al.，2019）。①通过荧光共定位实验发现 FSP1 可以与细胞质膜和脂滴有共定位，但是不能定位到线粒体或内质网。②豆蔻酰化是一种酰化翻译后修饰，对于蛋白膜定位具有重要作用。FSP1 的 N 端序列具备经典的豆蔻酰化的氨基酸序列模式。FSP1（G2A）可以破坏蛋白质的豆蔻酰化翻译后修饰，不能定位到脂滴，并且在细胞质膜上的定位也显著减少。③ FSP（G2A）不能抵御铁死亡。将 FSP（G2A）与各细胞器定位序列进行融合，发现定位到脂滴、内质网和线粒体的 FSP（G2A）仍然不能抵御铁死亡，而只有定位在细胞质膜的 FSP（G2A）能够显著抑制铁死亡。因此，FSP1 定位于细胞质膜才能发挥其抑制铁死亡的作用。

（2）FSP1 利用 CoQ_{10} 发挥抑制铁死亡的作用（图 7-12）。①在 HT-1080 细胞中过表达绿色荧光蛋白标记的 FSP1（FSP1-GFP）可以很好地抑制铁死亡，然而一旦细胞敲除 COQ2 基因（催化合成 CoQ_{10} 的关键基因），则细胞即使过表达 FSP1-GFP 也不能抵御铁死亡。②体外酶动力学实验表明 FSP1 可以还原 CoQ_{10}，但不能还原脱氢抗坏血酸（dehydroascorbate）、氧化型谷胱甘肽以及叔丁基过氧化氢（tert-butyl hydroperoxide，t-BHP）。③体外实验进一步发现，单独添加 FSP1 或者 FSP1 和 NAD(P)H 并不能有效抑制脂质过氧化物，而只有在加入 CoQ_{10} 的情况下才能还原脂质过氧化物，这说明 FSP1 利用 NAD(P)H 为辅酶将 CoQ_{10} 转化为还原型 $CoQ_{10}H_2$，其作为抗氧化剂抑制脂质过氧化（Doll et al.，2019）。还原型 $CoQ_{10}H_2$ 容易发生自氧化，而且在脂质双分子层中的动力学较差（Niki，1997）。此外，维生素 E（α-tocopherol，α-TOH）可以帮助重新生成还原型 $CoQ_{10}H_2$（Doll et al.，2019）。

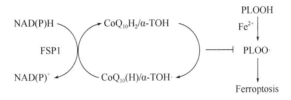

图 7-12 FSP1/CoQ_{10} 抑制铁死亡的模式图（修改自 Doll et al.，2019）

还原型 $CoQ_{10}H_2$ 可以捕获导致铁死亡的脂质过氧化物自由基，并通过 FSP1 将 NAD(P)H 的还原当量转移使其再生

7.4.3 GTP 环化水解酶 1 和四氢生物蝶呤

Kraft 以及 Soula 等人分别独立发现了不同于 GPx4/GSH 和 FSP1/CoQ_{10} 的脂质过氧化物的第三套还原系统，即 GTP 环化水解酶 1（guanosine triphosphate cyclohydrolase-1，GCH1）和四氢生物蝶呤（tetrahydrobiopterin，BH_4）（图 7-13）。Kraft 等人通过 CRISPR 激活系统分别筛选铁死亡诱导剂 RSL3（抑制 GPx4 活性）和 IKE（抑制 X_c^- 系统）处理的细胞以及可诱导 *Gpx4* 敲除小鼠成纤维细胞系，筛选了细胞参与抵御铁死亡的基因，并在这三个独立筛选体系中共同筛选到了 *GCH1* 基因（Kraft et al.，2020）。Soula 等人则通过 CRISPR 敲除代谢相关基因筛选铁死亡诱导剂 erastin 和 RSL3 处理的 Jurkat 细胞系参与铁死亡的基因，发现在 RSL3 处理组中，BH_4 生物合成途径中的多个相关基因都是维持细胞存活的必需基因（Soula et al.，2020）。Soula 等人还发现 GCH1 的过表达只对 RSL3 诱导的铁死亡有抵御作用，却对 erastin 的诱导无效。

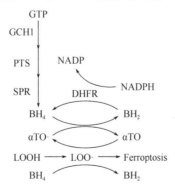

图 7-13 GCH1/BH_4 抑制铁死亡的模式图（修改自 Soula et al.，2020）

GCH1 是 BH_4 从头合成途径的关键酶，BH_4 可以在脂质双分子层中捕获一到两个脂质来源的过氧化物自由基并终止脂质的过氧化，通过 DHFR 重新产生 BH_4 后维持其抵御铁死亡的功能

GCH1 是 BH_4 从头合成途径的起始酶，也是该途径的限速酶，而 BH_4 是生物体内的抗氧化剂以及一些酶的辅因子（Werner et al.，2011）。GCH1 催化 GTP 形成 7,8-三磷酸二氢新蝶呤，并通过 6-丙酮酰四氢蝶呤合酶（6-pyruvoyltetrahydropterin synthase，PTS）和墨蝶呤还原酶（sepiapterin reductase，SPR）的作用合成 BH_4。GCH1 的过表达可以促进 BH_4 的合成，但是不会影响已知的铁死亡相关蛋白的表达水平或者谷胱甘肽浓度。

在铁死亡过程中，BH_4 并不是作为酶的辅因子发挥功能，而是直接作为抗氧化剂还原脂质过氧化物（Kraft et al.，2020；Soula et al.，2020）。BH_4 是水溶性的抗氧化物，在中性 pH 环境下不带电荷。为了研究 BH_4 是否直接抑制脂质过氧化物，Soula 等人使用了融合有 STY-BODIPY 探针的脂质体，该探针可以检测自由基捕获抗氧化物的活性，结果发现 BH_4 可以在脂质双分子层中捕获一到两个脂质来源的过氧化物自由基并终止脂质过氧化。由于 BH_4 在细胞培养中很容易被氧化，实验发现在细胞中补充 BH_2 就足以提高 GCH1 敲除细胞内 BH_4 的量，并且能够抵御 RSL3 和 ML210 诱导的铁死亡。

BH_4 能够被氧化为 BH_3、BH_2 和醌类-BH_2 等多种形式，并通过二氢叶酸还原酶（dihydrofolate reductase，DHFR）重新产生 BH_4 后维持其抵御铁死亡的功能。DHFR 和醌类二氢蝶啶还原酶（quinoid dihydropteridine reductase，QDPR）都能够将 BH_2 还原成 BH_4（Curtiusc et al.，1985；Armarego et al.，1984）。实验表明，只有加入 DHFR 才能增加 BH_2 作为自由基捕获抗氧化物的活性，加入 DHFR 的抑制剂甲氨蝶呤则完全抑制该过程，而加入 QDPR 则不能提高 BH_2 的活性。在 GCH1 敲除细胞中补加 BH_2 可以使细胞抵御 RSL3 诱导的铁死亡，但是 DHFR 抑制剂甲氨蝶呤可使 BH_2 失活，这说明在体内真正具有抑制脂质过氧化作用的是 BH_4，而 DHFR 是 BH_4 再生的关键酶（Soula et al.，2020）。类似于 α-TOH 和还原型 CoQ_{10} 的作用，α-TOH 对 BH_4 也具有协同作用。

综上所述，铁死亡过程中脂质过氧化物可被三种还原系统清除：GPx4/GSH、FSP1/CoQ_{10} 和 GCH1/BH_4。对于铁死亡的还原系统仍有一些问题有待进一步探究。例如，不同的还原系统在铁死亡的过程中是如何相互影响的？在铁死亡过程中，BH_4 和 CoQ_{10} 如何相互作用？铁死亡过程中是否还存在其他的有效消除脂质过氧化物的还原系统？不同的癌细胞在不同环境条件下如何选择相应的脂质过氧化物的还原系统？如何更有效地针对不同的癌细胞及其还原体系，设计更有效的药物进行治疗？因此，对铁死亡细胞中特异性磷脂的还原过程进行深入细致的探究会使我们更加完整地理解铁死亡的发生发展机制，为铁死亡相关疾病提供更为精准的治疗方案。

7.5　脂质过氧化物的检测

磷脂过氧化的过程会产生许多不同的脂质过氧化物，如早期磷脂氧化物、断裂产物及脂质氧化终末产物等（Reis and Spickett，2012）（图 7-14），对这些脂质过氧化物的检测有助于研究和理解脂质过氧化参与调控细胞及机体的病理生理过程的作用和机制。目前，针对这些脂质过氧化物的检测方法主要包括：化学发光法、免疫分析法、荧光探针检测法、高效液相色谱法、高分辨液相色谱-串联质谱分析方法（liquid chromatography-tandem mass spectrometry，LC-MS/MS）等。荧光检测、化学发光、免疫分析等方法为实验室提供了检测脂质过氧化常规且重要的手段，而 MS 技术则可以准确地鉴定和检测脂

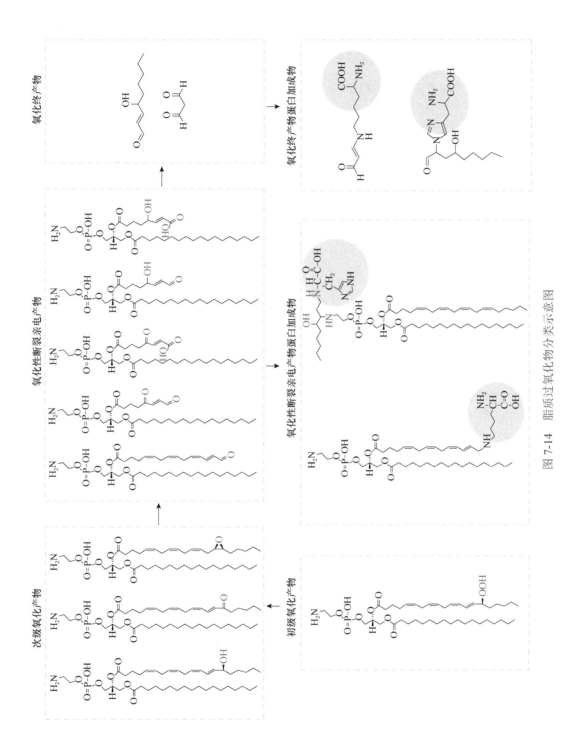

图 7-14　脂质过氧化物分类示意图

质氧化过程中不同阶段的氧化磷脂产物，并且能够对脂质氧化产物修饰的蛋白质及修饰位点进行分析，是揭示参与调控细胞及机体病理生理过程中特异性脂质过氧化物及过氧自由基的强大工具。

7.5.1 荧光探针检测脂质过氧化物

本节着重介绍目前用于检测脂质过氧化物的荧光探针（表 7-1）。

表 7-1　检测脂质过氧化物的荧光探针特性

荧光探针	检测到的氧化产物	定位	特点	不足之处
DCFH-DA	单线态氧、超氧阴离子、羟自由基、各类过氧化物和氢过氧化物	细胞内	可检测细胞中总 ROS	对脂质过氧化物的检测不具有特异性
C11-Bodipy$^{581/59}$	对各种脂溶性氧自由基和过氧亚硝酸盐灵敏，对超氧化物、一氧化氮、过渡铁离子和氢过氧化物不灵敏	细胞内	亲脂性强，可轻松进入膜；低毒性	定量不准确；与过氧化物酶的催化作用有关，与脂质过氧化特性无关
DPPP	脂质过氧化物	细胞内	对脂质过氧化物具有选择性	具有较短的激发波长(352nm)，对活细胞有损伤作用
Spy-LHP	脂质过氧化物	细胞内	对脂质过氧化物具有选择性，可定量	在低毒性的溶剂中溶解性差
Liperfluo	脂质过氧化物	细胞膜	溶解性较好；特异性检测细胞膜中的脂质过氧化物	不能区分不同类型的脂质过氧化物
MitoDPPP	脂质过氧化物	线粒体	特异性检测线粒体中的脂质过氧化物	不能区分不同类型的脂质过氧化物

2′,7′-二氯荧光素二乙酸（2′,7′-dichlorodihydrofluorescin diacetate，DCFH-DA）是检测细胞内 ROS 的常用荧光探针（LeBel et al.，1992）。DCFH-DA 嵌入细胞后被酯酶水解生成 DCFH，随后非选择性地与 ROS 反应而被氧化生成带荧光的 DCF。由于 DCFH 可与位于胞浆和膜中的 ROS 反应，因此可用于检测细胞中的总自由基水平，但其对脂质过氧化物的检测不具有特异性（Wardman et al.，2002）。近年来，Bodipy 荧光探针也开始广泛用于研究模式膜系统和活细胞内的脂质过氧化能力（Lin et al.，2019；Tarangelo et al.，2018）。C11-Bodipy$^{581/591}$ 可用作亲脂性荧光探针（Drummen et al.，2002）。在正常状态时，C11-Bodipy$^{581/591}$ 显示为亮红色荧光，但当其丁二烯基团与过氧化物反应后，会形成氧化型的 Bodipy 发色团，致使荧光团的荧光发射峰从 590nm 移位到 510nm，从而使荧光颜色从红色转变为绿色（图 7-15）。C11-Bodipy$^{581/591}$ 的荧光颜色的变化程度与其在脂溶性膜中被氧化的程度有关（MacDonald et al.，2007）。此外，C11-Bodipy$^{581/591}$ 不容易被一些超氧化物、一氧化氮、过渡金属铁离子（如 Fe^{2+}）和氢过氧化物等直接氧化，但对脂溶性膜内各种氧自由基和过氧亚硝酸盐较为敏感（Drummen et al.，2004）。因此，C11-Bodipy$^{581/591}$ 荧光探针对细胞中脂质过氧化物的检测也不具有特异性。

二苯基-1-芘基（diphenyl-1-pyrenylphosphine，DPPP）是最早被认为可作为脂质过氧化物检测的特异性荧光探针（图 7-16）（Okimoto et al.，2000），但由于 DPPP 的激发波长较短（约 352nm），容易对活细胞造成损伤，并且它的荧光成像需要特定电荷耦合器件摄像机，从而限制了 DPPP 的应用。为了克服 DPPP 的不足之处，研究者们随后设计了

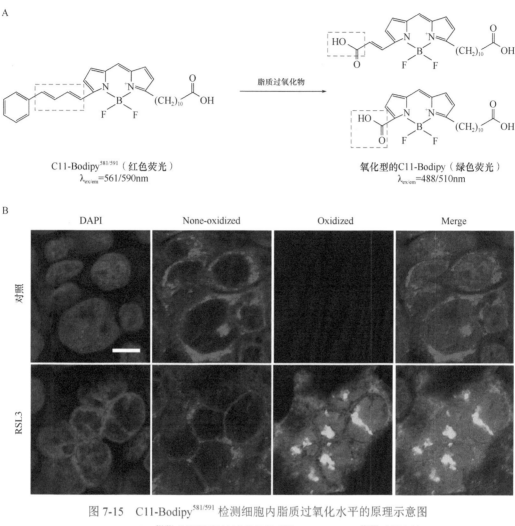

图 7-15 C11-Bodipy$^{581/591}$ 检测细胞内脂质过氧化水平的原理示意图

A. C11-Bodipy$^{581/591}$ 检测脂质过氧化物的原理图；B. C11-Bodipy$^{581/591}$ 应用实例

图 7-16 DPPP 检测细胞内脂质过氧化水平的原理示意图

DPPP 能与氢过氧化物发生反应，生成具有荧光的物质

一种名为 Spy-LHP 的荧光染料用于脂质氢过氧化物的检测（Soh et al.，2007）。Spy-LHP 具有 2 个烷基链可提高与脂质双层膜的结合能力，同时其不能与过氧化氢、羟自由基、超氧阴离子、一氧化氮、过氧亚硝酸盐以及烷基过氧自由基等反应，而能选择性地与脂质氢过氧化物反应形成带荧光的 Spy-LHPOx，并可在较长的波长（激发波长 524nm，发射波长 535nm）中进行检测（图 7-17）。基于 Spy-LHP 的特性，研究人员可通过激光共

聚焦扫描显微镜较为直观和准确地观察活细胞中脂质氢过氧化物的水平。但 Spy-LHP 不易溶于低细胞毒性的溶剂（如甲醇和 DMSO），这使得 Spy-LHP 荧光探针在活细胞的应用中存在一定的局限性。为了能够更好地检测活细胞中的脂质过氧化物，Yamanaka 等优化了 Spy-LHP 的溶解性问题，并开发出 Spy-LHP 的衍生物 Liperfluo（Yamanaka et al.，2012）。

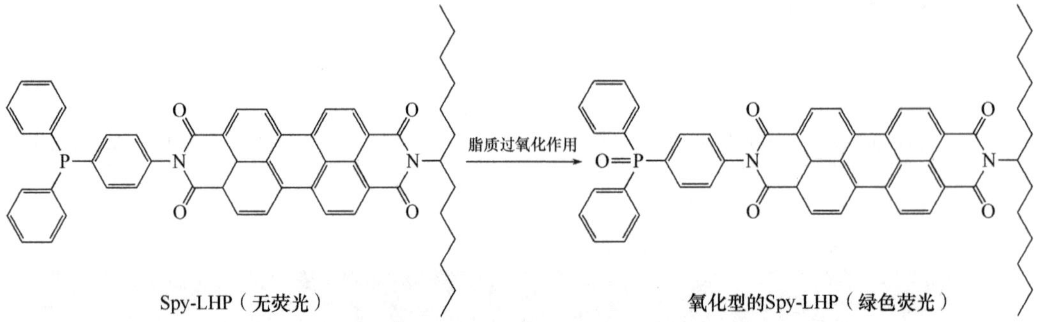

图 7-17　Spy-LHP 检测细胞内脂质过氧化水平的原理示意图

Spy-LHP 能与氢过氧化物发生反应，生成具有绿色荧光的物质

Liperfluo 在二异喹啉环的一个末端连接有四乙二醇基团，这能够使 Liperfluo 的水溶性显著提高。Liperfluo 的三苯基膦基团与脂质过氧化物作用产生带绿色荧光的氧化型 Liperfluo（Kagan et al.，2017）。氧化型的 Liperfluo 在水溶液中几乎没有荧光，但在细胞膜等脂溶性高的部位中会产生较强的绿色荧光，因此可用于检测细胞膜部位的脂质过氧化水平（图 7-18）。Liperfluo 同样也有不足之处：一是 Liperfluo 检测的是细胞中总的脂质过氧化物水平；二是不能区分不同类别的脂质过氧化物，如不饱和脂肪酸过氧化物、磷脂过氧化物、胆固醇过氧化物等。对于第一点不足之处，Shioji 等通过将三苯基膦基团引入到四苯基芘荧光母体上构建了可特异性检测线粒体内亲脂性过氧化物的荧光探针 MitoDPPP（Shioji et al.，2010）（图 7-19）。利用该荧光探针能直接观测线粒体中脂质过氧化水平。在未来的荧光探针研究开发过程中，获得可特异性检测细胞中不同亚细胞器的脂质过氧化物，将有助于促进不同亚细胞器中的脂质过氧化水平的研究。对于第二点不足之处，目前 Kagan 等人已开发出高分辨 LC-MS 方法，用于快速和准确定量分析细胞中不同类型的脂质过氧化物，但实验条件要求较高、分析方法较复杂，具体的检测和分析方法详见 7.5.3 节中介绍。

氧化型的 Liperfluo（绿色荧光）

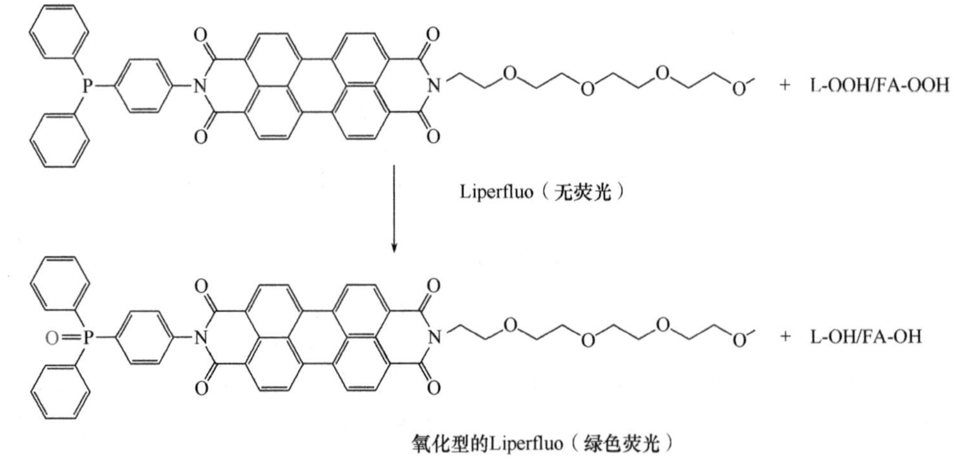

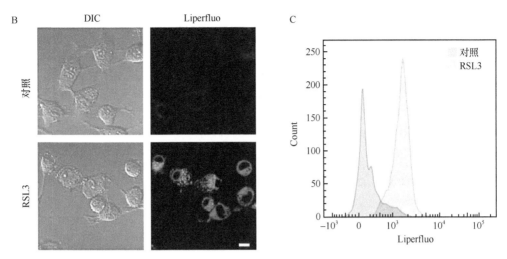

图 7-18 Liperfluo 检测细胞内脂质过氧化水平的原理示意图

A. Liperfluo 的三苯基膦基团与脂质过氧化物作用产生带绿色荧光的氧化型 Liperfluo 以及还原脂质过氧化物。氧化型的 Liperfluo 在水溶液中几乎没有荧光，但在细胞膜等脂溶性高的部位会产生较强的绿色荧光。B. 激光共聚焦显微镜观察 Liperfluo 水平反映细胞内脂质过氧化水平的应用实例。C. 流式细胞术检测 Liperfluo 水平反映细胞内脂质过氧化水平的应用实例

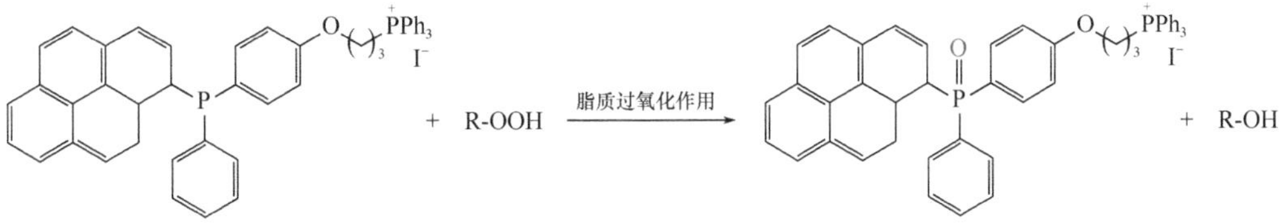

图 7-19 MitoDPPP 检测线粒体脂质过氧化物的反应示意图

7.5.2 脂质过氧化产物丙二醛、4-羟基壬烯醛的检测方法

在脂质过氧化过程中，LOOH 会逐渐分解成一系列复杂的醛类化合物，如丙二醛（malondialdehyde，MDA）、丙醛、己醛和 4-羟基壬烯醛（4-hydroxynonenal, 4-HNE）。在这些醛类化合物中，MDA 和 4-HNE 最为丰富（Esterbauer and Zollner，1989；Cheeseman et al.，1988；Winkler et al.，1984；Esterbauer et al.，1982；Benedetti et al.，1980）。本节将主要介绍脂质过氧化产物 MDA 及 4-HNE 的形成过程，以及针对这些脂质过氧化断裂产物的检测方法（表 7-2）。

表 7-2 MDA 及 4-HNE 检测方法汇总

检测物质	检测方法	检测原理	优点	不足之处
MDA	TBARS 法	在较高温度及酸性条件下，容易与 TBA 发生亲核加成反应，形成红色的 MDA-TBA 加合物	操作简单 价格便宜	特异性不强，容易出现假阳性
	GC-MS	MDA 与赖氨酸残基和交联蛋白形成席夫碱加合物	准确性好 特异性强	需要柱前衍生化；需要特殊仪器及人员，操作较为复杂

检测物质	检测方法	检测原理	优点	不足之处
	HPLC-MS	基于液相-质谱联用方法准确测定 MDA 及 MDA 加合物	准确性好 特异性强	需要特殊仪器及人员，操作较为复杂
4-HNE	醛基探针（DNPH、CHD）	4-HNE 被醛反应探针识别	操作简单	特异性不强，不能区分不同的醛类化合物，需联用 HPLC 进行鉴定分析
	免疫检测法（Western blot、ELISA、免疫染色）	基于对 4-HNE 特异的单克隆抗体的免疫化学反应来检测 4-HNE-蛋白质加合物	操作简单 特异性强	灵敏度不高，不能确定修饰的蛋白质以及修饰的准确位置
	HPLC-MS	基于液相-质谱联用方法准确测定 4-HNE 及 4-HNE 加合物	特异性强，可对 4-HNE 修饰蛋白及位点进行准确鉴定	需要特殊仪器及人员，操作较为复杂

7.5.2.1　丙二醛

丙二醛（MDA）是花生四烯酸以及其他不饱和脂肪酸通过酶促和非酶促方式分解的最终产物（Esterbauer et al.，1991）。其中，酶促途径形成的 MDA 主要是花生四烯酸生物活性代谢物血栓烷（thromboxane A2，TXA2）在生物合成过程中的副产物（Tsikas et al.，2012；Hecker and Ullrich，1989），而非酶促途径形成的 MDA 则来自于自由基参与的花生四烯酸代谢产物中氢过氧化物的环化裂解过程（Ayala et al.，2014；Esterbauer et al.，1991）。MDA 还可以被酶解或作用于细胞、组织的蛋白质或基因形成 MDA-加合物，进一步引起生物损伤（Pizzimenti et al.，2013；Traverso et al.，2004）。

多种方法已经被开发用于检测 MDA 的含量，主要包括：紫外分光光度法、荧光光谱法、高效液相色谱法、气相色谱-质谱法（GC-MS）及新型光谱检测法等。硫代巴比妥酸反应物测试法（thiobarbituric acid reactive substance assay，TBARS）操作方法简单，价格便宜，是目前用于检测脂质过氧化水平最为常用的一种方法（Tsikas，2017；Pryor，1989）。MDA 在较高温度及酸性条件下，容易与 TBA 发生亲核加成反应，形成红色的 MDA-TBA 加合物（反应的原理如图 7-20 所示），MDA-TBA 加合物在 535nm 处有最大吸收，根据这个可以采用比色法进行检测。此外，该加合物也可以被 535nm 激光激发，发射谱最大吸收在 553nm，因此也可以进行荧光检测。但由于 TBA 缺乏反应的特异性，非脂类相关材料以及 MDA 以外的脂肪过氧化物衍生的分解产物均可表现为 TBA 阳性（Knight et al.，1988），这也成为制约该方法准确性和特异性的一个重要因素。随着质谱

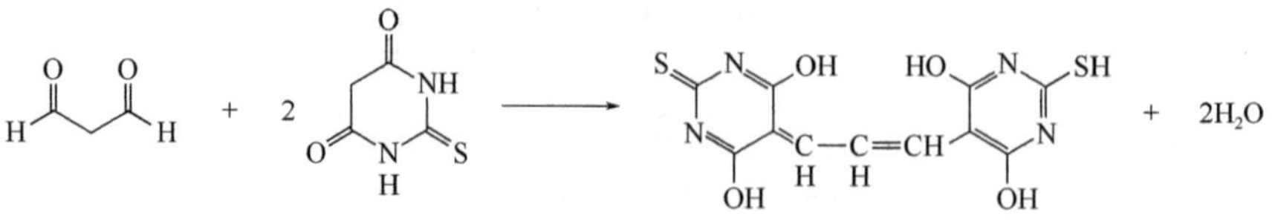

图 7-20　TBARS 法检测 MDA 的原理示意图

MDA 在较高温度及酸性条件下，容易与 TBA 发生亲核加成反应，形成红色的 MDA-TBA 加合物。通过比色法可检测 MDA 的水平，以反映细胞内的脂质过氧化水平

技术的发展与普及，GC-MS、LC-MS 及其衍生出来的方法也已经逐步应用于精确分析 MDA 及其加成物的含量（Giera et al.，2012）。

MDA 作为脂质过氧化的指标物质仍然缺乏一定的特异性，所得的结果仅能当作参考数据，在实际应用中，仍需要结合其他的检测方法来进一步评估脂质过氧化水平。

7.5.2.2 4-羟基壬烯醛

4-羟基壬烯醛（4-HNE）是脂质过氧化产物中的主要生物活性标记物和信号分子，参与调控细胞增殖和分化，以及细胞存活、自噬、衰老、凋亡及坏死等过程（Ayala et al.，2014）。4-HNE 主要来自于 15-LOX 促多不饱和脂肪酸转化的脂质过氧化过程（Riahi et al.，2010；Schneider et al.，2001）。4-HNE 非酶氧自由基依赖的形成途径则包括过氧化氢、烷氧基、环氧化物和脂肪酰基的交联反应。

目前有多种方法可用于检测 4-HNE 的水平，根据反应性不同，可分为游离 4-HNE 以及 4-HNE 加合物两种检测形式。游离的 4-HNE 在 UV（220～223nm）范围内有吸收，在无蛋白的样品中，微摩尔含量范围的 4-HNE 通过 HPLC 分离后就可以直接检测得到（Spickett，2013；Cheeseman et al.，1988）。而在生物样品中，使用醛反应探针可以实现对 4-HNE 进行检测，其中最常用的醛反应探针为 2,4-二硝基苯肼（2,4-dinitrophenylhydrazine，DNPH）和 1,3-环己二酮（1,3-cyclohexanedione，CHD）（Yan and Forster，2011）。DNPH 可以与 4-HNE 反应，形成稳定的 2,4-二硝基苯基腙，该物质能够吸收紫外光，可通过分光光度法进行检测。但由于这些探针本身无法区分醛的种类，因此，使用该方法检测复杂的生物样品中 4-HNE 水平时，还需要通过高效液相色谱法来进行进一步分析。GC-MS 也可以用于检测 4-HNE 的水平，但待测样品需要先进行衍生化。LC-MS 检测 4-HNE 的优点是不需要通过衍生手段来获得挥发性化合物（Zanardi et al.，2002；Gioacchini et al.，1999）。由于 4-HNE 具有高反应性，很大一部分 4-HNE 可以与生物分子如蛋白质、DNA 或氨基磷脂结合后以加合物的形式存在（Aldini et al.，2006；Uchida，2003）。

目前免疫检测法和质谱技术是针对 4-HNE-蛋白质加合物检测的两种重要手段。酶联免疫吸附法（enzyme linked immunosorbent assay，ELISA）可定量分析 4-HNE-蛋白质加合物（Uchida et al.，1995）。ELISA 的特点就是检测速度快、操作简单、测定成本低、自动化程度高等。蛋白质免疫印迹法（Western blot）和免疫染色法（免疫组织化学法和免疫荧光法）利用 4-HNE 特异性的抗体，也可以检测和定量 4-HNE-蛋白质加合物（Tanaka et al.，2001）。这类型的方法虽然特异性强，但它们都仅能反映 4-HNE-蛋白质加合物的整体变化情况，而不能确定修饰的蛋白质以及修饰的准确位置（图 7-21）。

LC-MS 方法主要被用来研究 4-HNE 与单个蛋白质的体外反应，以及鉴定生物样品中的 4-HNE 修饰蛋白质。4-HNE 通过羰基与蛋白质中的氨基酸形成共价键，利用 MS/MS 碎片分析可推断氨基酸序列中发生 4-HNE 羰基化的位点。通过 LC-MS 技术与蛋白质组学、蛋白质免疫印迹法等技术的联用，已成功对各种 4-HNE 羰基化修饰的蛋白质进行定性和定量（Zhang et al.，2019）。

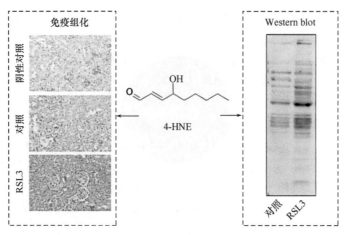

图 7-21　免疫检测法测定 4-HNE 的示例图

7.5.3　LC/MS 技术在氧化脂质组学中的应用

LC-MS 具有灵敏度高和特异性强的优点，基于 LC-MS 的氧化脂质研究采用的色谱分离模式主要有正相、反相和亲水作用色谱。正相液相色谱（LC）根据分析物和极性固定相之间的极性相互作用分离化合物。在分离脂质时，正相 LC 通常根据脂质分子头部的极性官能团的数量和性质（如磷酸根、羟基、胺基）分离组分，将磷脂按照不同类别进行分离，不能将同一类型的磷脂分子分开（图 7-22）。近年有研究团队采用正相 LC 和高分辨静电场轨道阱（orbitrap）串联质谱建立了氧化 PS 组学分析方法，利用 MS/MS 鉴定原型 PS 和过氧化 PS（oxPS），首次发现 oxPS 是细胞凋亡的信号分子（Tyurin et al.，2014）。随后，该团队又对氧化磷脂组学分析方法进行了优化，对更多复杂多样的痕量氧化磷脂进行了表征（Kagan et al.，2017；Wenzel et al.，2017）。

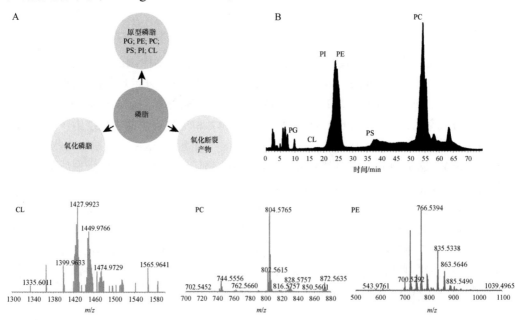

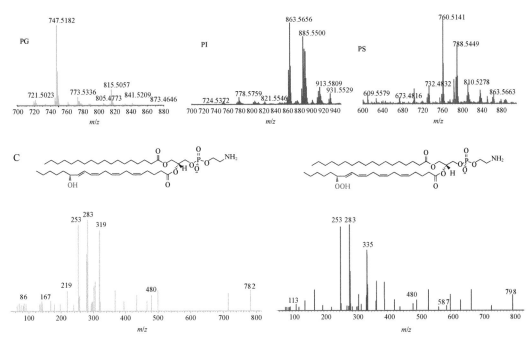

图 7-22　脂质组学 LC-MS 分析方法的建立与应用

A. 脂质组成示意图；B. 正相系统分离检测磷脂；C. MS^2 质谱鉴定氧化磷脂结构

反相 LC 具有分离不同氧化位点的氧化磷脂的能力。脂质被氧化，脂肪链基团引入氧原子后极性增强，因而氧化脂质在反相 LC 中保留通常弱于其前体。最早有学者利用离子阱质谱建立了反相 LC-MS^n 方法，通过多级碎片分析，成功区分了异前列腺素（IsoPs）酯化磷脂和羟基二十碳四烯（HETE）酯化磷脂的异构体（Yin et al.，2009）。随后通过方法改进并结合多级质谱分析，在微量的冠状动脉疾病患者低密度脂蛋白样品中测定到 169 种氧化磷脂（Lee et al.，2013，2015）。近几年来才开始采用 LC-Q-TOF-MS 采集氧化磷脂的碎片离子，灵敏度可达 10 fmol，该方法实现了对 6 种羟化 PC-16:0/20:4 异构体的区分（Aoyagi et al.，2017）。最新的研究报道了采取反相 LC-离子迁移-Q-TOF-MS 技术，可通过比较不同氧化脂质的碰撞横截面积来区分氧化磷脂位置异构体（Hinz et al.，2019）。

亲水作用色谱（hydrophilic interaction chromatography，HILIC）是一种在反相流动相体系中实现类似正相色谱分离的色谱模式。在氧化磷脂分析中，HILIC 的分离通常取决于分析物的极性和溶剂化程度，同时也受到流动相添加剂的影响。目前该方法已经广泛应用于非靶向氧化磷脂分析研究中。总体而言，氧化磷脂的数据解析依赖于生物信息学工具，LC-MS 方法在新型氧化磷脂及其衍生物的发现、鉴定和测定工作中发挥着重要作用。

7.6　脂质过氧化的抑制

7.6.1　铁螯合

铁螯合剂通过对不同形式铁的螯合调控铁稳态，降低体内铁负荷，从而有效地抑制脂质过氧化及其相关的氧化损伤。铁螯合剂可作用于不同的铁池：①转铁或非转铁蛋白的结合铁；②铁蛋白或含铁血黄素中的储铁；③胞质中的可变铁池。铁螯合剂可将游离铁结合在一个稳定复合物中，以防止其参与化学反应。随后，水溶性螯合物经肾脏或通过胆汁经粪便排泄，从而降低铁负荷（Crisponi et al.，2019）。膜不可渗透性铁螯合剂如去铁胺（deferoxamine，DFO）及膜渗透性铁螯合剂如环吡酮（ciclopirox，CPX）和去铁酮（defriprone，DFP）可通过降低铁负荷从而抑制铁死亡（Dixon et al.，2012）。此外，生物活性物质姜黄素可独立于铁调素（hepcidin）螯合铁及调节氧化还原状态，水飞蓟素、葡萄籽提取物等也具有良好的铁螯合性及抗氧化性能（Imam et al.，2017）。

7.6.2　铁代谢调控

　　铁代谢的重要生理过程受到严格的调控（Papanikolaou and Pantopoulos，2005；Emerit et al.，2001）。体内铁主要来源于饮食中的铁，此外还可以从肝脏和衰老的红细胞等体内储存中回收。Fe^{2+} 吸收入十二指肠小细胞，通过基底外侧膜经铁转运蛋白（ferroportin 1，Fpn1）排出肠小细胞，游离铁与转铁蛋白（transferrin，TF）结合运输至各组织，经转铁蛋白受体（TfR）进入细胞，而过剩的细胞内铁通过 Fpn1 输出，或是在铁蛋白（ferritin）中以 Fe^{3+} 形式储存。具有抗氧化特性的化合物的代谢与铁稳态密切相关，如血清维生素 A_1 水平与血清铁、转铁蛋白饱和度水平呈正相关（Bloem et al.，1990；Mejia and Chew，1988）；维生素 A 可影响肠道铁吸收及 TfR 的表达（Garcia-Casal et al.，1998），且维生素 A 对 Fpn1 表达的调控参与了维生素 A 相关的铁稳态监管体系，包括铁调素非依赖性铁吸收及铁调素依赖性铁动员（Citelli et al.，2012）。同样，维生素 C 通过影响肠道铁吸收前的还原状态及改变铁调素的表达调节铁稳态（Chiu et al.，2012；Kohgo et al.，2008；Beard et al.，1996）。一些生物活性物质可通过调控铁代谢来抑制脂质过氧化损伤。黄芩素通过铁的清除抑制芬顿反应，从而减少氧化损伤（Perez et al.，2009）。塞拉多植物抗氧化活性较高，其被证明可通过降低肝铁利用率，从而抑制铁调素表达来保护组织免受氧化损伤。葡萄籽活性化合物花青素通过降低 hepcidin 及增加 Fpn1 的表达从而减少氧化损伤（Shin et al.，2016）。

7.6.3　自由基捕获抗氧化剂

　　自由基捕获抗氧化剂（radical trapping antioxidants，RTA）是一类能够抑制自由基扩增反应（propagation）的分子（图 7-23），主要包括酚类和芳香胺类两种类型（Conrad and Pratt，2019）。前者主要包括维生素 E、还原型 CoQ_{10} 和二叔丁基对甲酚。此外，还有 CoQ_{10} 类似物艾地苯（Idebenone）以及维生素 E 衍生物 trolox 和 tetrahydronaphthyridinol（THN）。典型的芳香胺类 RTA 主要有 ferrostatin-1（Fer-1）和 liproxstatin-1（Lip-1）（Zilka et al.，2017）。上述 RTA 的主要特点是含有较弱的 O—H 和 N—H 键，二者能在过氧自由基的进攻下进行快速的氢原子转移。其中，在脂双层微环境条件下，维生素 E 抑制脂质过氧化的效率低于 Fer-1 和 Lip-1，这主要是由于维生素 E 分子中的 O—H 键比 Fer-1 和 Lip-1 中的 N—H 键更弱。此外，酚类分子 RTA 在脂双层中可以与磷脂的极性基团形成氢键，进而限制氢原子转移，导致其自由基捕获性能降低（Shah et al.，2019）。而在溶液状态下，由于没有氢键的作用，酚类 RTA 的效能高于芳香胺类 RTA。例如，THN 在有机溶剂中比在脂双层中捕获自由基的效率高约 1000 倍（Conrad and Pratt，2019）。另外，芳香胺类 RTA 与过氧化自由基反应后得到的中间产物是氮氧自由基，其能够继续捕获过氧自由基。还原型 CoQ_{10} 是一类特殊的酚类 RTA，FSP1 催化氧化型和还原型 CoQ_{10} 之间的转化（Doll et al.，2019）。此外，还原型 CoQ_{10} 还能促进维生素 E 和其对应自由基之间的循环（Ingold et al.，1993）。一般来讲，上述 RTA 并不能够抑制脂加氧酶的活性（Shah et al.，2018）。亲核有机硫和有机磷化合物可促进氢过氧化物的分解，进而抑制脂质自氧化（initiation）的速率，是一类间接的自由基捕获剂（Conrad and Pratt，2019）。此外，部分脂加氧酶的抑制剂也具有一定程度的自由基捕获能力。

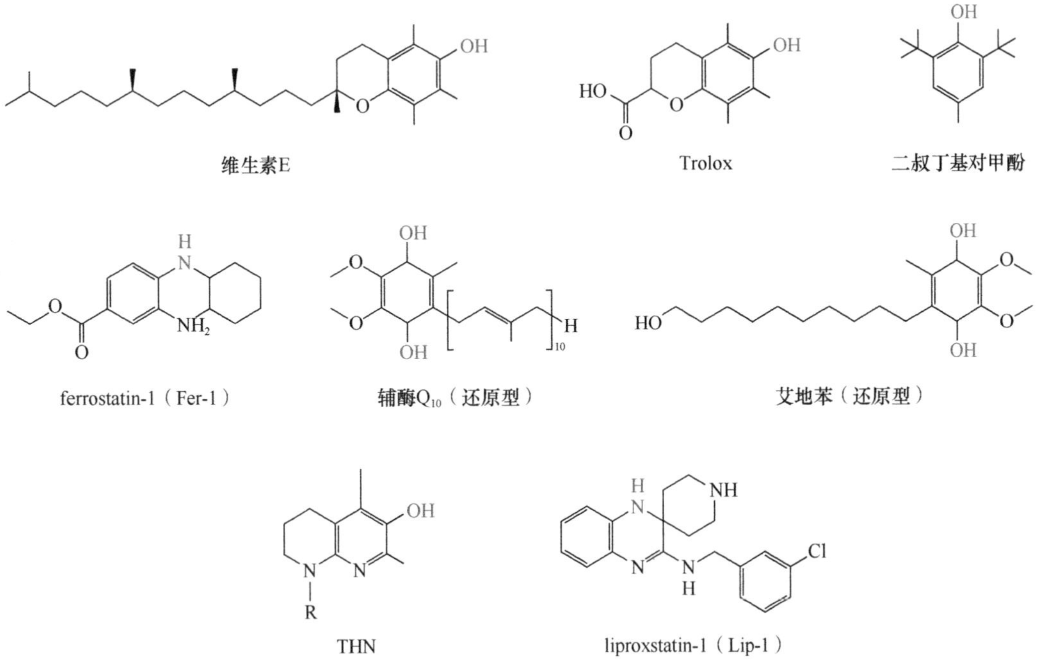

图 7-23　酚类和芳香胺类自由基捕获抗氧化剂

7.6.4　脂氧合酶/P450 氧化还原酶抑制剂

7.6.4.1　脂氧合酶抑制剂

脂氧合酶（lipoxygenase，LOX）是一种不含血红素铁的双氧合酶，是催化 PUFA 的关键酶。含有（1-顺式，4-顺式）-戊二烯的不饱和脂肪酸是 LOX 的主要底物，如花生四烯酸、亚油酸和其他不饱和脂肪酸（Brash，1999）。LOX 具有 3 个主要的结构特征：含有非血红素铁离子、疏水性口袋、羧酸结合位点。15-LOX 结构中的氧化还原活性的非血红素铁由 4 个组氨酸（His361、His366、His541、His545）和 C 端的异亮氨酸（Ile663）组成（Kuhn et al.，2002），图 7-24 中所示为 15-LOX 的晶体结构以及 15-LOX 抑制剂在 15-LOX 活性口袋的结合模式。

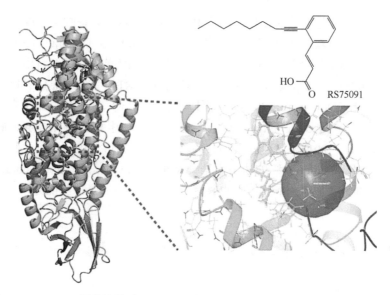

图 7-24　15-LOX 晶体结构以及 15-LOX 抑制剂在 15-LOX 活性口袋中的结合模式

　　LOX 抑制剂的作用机制包括：①具有氧化还原活性的 LOX 抑制剂，通过还原活性铁或捕获自由基中间产物，从而使酶催化循环解偶联；②铁螯合抑制剂，含有螯合活性部位铁的异羟肟酸或 N-羟基脲基团；③非氧化还原型抑制剂，与脂肪酸链底物竞争性地结合 LOX 的活性位点，但不具有氧化还原特性；④具有其他不同作用方式的新型抑制剂（Pergola and Werz，2010）。以 5-LOX 为例，5-LOX 结构中氧化还原活性的非血红素铁是由 3 个组氨酸（His367、His372、His550）以及 Ile673 末端的游离羧酸根和 Asn 的酰胺侧基配位（Gilbert et al.，2011）。其中，脂肪酸底物是位于深处的亲脂性口袋中，该口袋位于 C 端活性位点，并由一些亲脂性氨基酸如 Phe177、Leu607、Ile406、Phe169 的侧基组成（Gilbert et al.，2012）。在 5-LOX 的 C 端结构域中还存在一个特定的富含赖氨酸的序列，使该酶具有不稳定性（Sinha et al.，2019）。虽然不同的 LOX 与底物花生四烯酸具有不同的结合活性位点，但其中都包含了高度保守的核心氨基酸（Newcomer and Brash，2015），这给研发特异性 LOX 抑制剂带来了较大的困难。因此，目前公认的 LOX 抑制剂主要以 LOX 家族非特异性选择抑制剂居多。

　　目前已报道的天然 LOX 抑制剂有多酚类的姜黄素（curcumin）、木质素类的咖啡酸苯乙酯（caffeic acid phenethyl ester，CAPE）、黄酮类的黄芩素（baicalein）和儿茶酸（catehin），以及香豆素类的散形花醚（umbelliprenin）。随后研究者也设计了一系列化学合成的 LOX 抑制剂，如喹啉类衍生物 BAY-X-1005、吲哚类衍生物 MK886、羟基脲类衍生物齐留通（Zileuton）及阿曲留通（Atreleuton）等，具体的 LOX 抑制剂见表 7-3（Orafaie et al.，2020；Sadeghian and Jabbari，2016；Wisastra and Dekker，2014）。

表 7-3　LOX 抑制剂汇总

来源	分类	名称	结构	靶点	作用机制
天然	多酚类	Curcumin		5-LOX	抗氧化作用
	木质素	CAPE		5-LOX	自由基捕获
	黄酮类	Catehin		5-LOX 12-LOX	自由基捕获
		Baicalein		5-LOX 12-LOX	捕获自由基、增加抗氧化作用、抑制铁螯合作用
	香豆素类	Umbelliprenin		12-LOX 5-LOX	抗氧化
化学合成	喹啉类衍生物	BAY-X-1005		5-LOX	抑制 5-LOX 激活蛋白
	吲哚类衍生物	PD 146176		12-LOX 15-LOX	抗氧化
		MK 886		5-LOX 激活蛋白	抑制 5-LOX 激活蛋白
	羟基脲衍生物	Zileuton		5-LOX	抑制铁螯合作用
		Atreleuton		5-LOX	抑制铁螯合作用

7.6.4.2　P450 氧化还原酶抑制剂

P450 氧化还原酶（POR）是参与类固醇和药物代谢的一种关键酶类（Pandey and Flück，2013），参与微粒体细胞色素 P450（cytochrome，P450）、细胞色素 $b5$、鲨烯单加氧酶和血红素加氧酶间的电子传递过程（Riddick et al.，2013）。最近研究表明 POR 活性与磷脂过氧化作用密切相关，POR 可作用铁死亡抑制药物的潜在靶点（Zou et al.，2020b）。目前关于 POR 抑制剂的相关研究仍相对较少，已报道的 POR 抑制剂有蒽醌衍生物丹蒽醌（Chou et al.，2018）、多酚化合物单宁酸（Pillai and Mehvar，2011）、硫芥子类似物 2-氯乙基乙基硫化物（Dzoyem et al.，2016）、黄素蛋白抑制剂硫酸二苯二铵（McGuire et al.，1998）、谷胱甘肽二硫化物（Scholz et al.，1996）等。

7.6.5　氘代磷脂

细胞铁死亡的"执行分子"前体（PE-AA 和 PE-AdA）的一条脂肪链含有多个不饱和双键，可通过自氧化或酶催化形成特异性脂质过氧化物（PE-AA-OOH 和 PE-AdA-OOH），进而诱发铁死亡。PE-AA 和 PE-AdA 的不饱和脂肪链的双烯丙基碳是脂质过氧化的活性位点，因为双烯丙基的 C-H 键能非常低，仅为约 76kcal/mol（Conrad and Pratt，2019）。在自氧化起始阶段，羟基自由基或烷氧基自由基等的进攻导致双烯丙基失掉一个氢原子，进而与氧气反应生成过氧化脂质自由基，随后开始自由基传播反应并从其他脂质夺氢后生成脂质过氧化物（Firsov et al.，2019）。与自氧化类似，上述三步骤也可在脂氧合酶的催化作用下完成。然而，当双烯丙基位置的氢被其同位素氘替换后，由于同位素效应会显著降低上述级联三步骤中第一步的反应速率，进而抑制脂质过氧化和细胞铁死亡（Yang et al.，2016）。在体外细胞培养基中添加氘代磷脂可抑制不同类型细胞的脂质过氧化，但这一策略抑制细胞铁死亡的体内效能尚不明确（Angeli et al.，2017）。

7.6.6　长链脂酰辅酶 A 合成酶 4 抑制剂

长链脂酰辅酶 A 合成酶 4 抑制剂（ACSL4）的作用是催化 AA/AdA 形成 AA-CoA/AdA-CoA，并在 LPCAT3 的作用下最终形成了容易诱发细胞铁死亡的 PE-AA 和 PE-AdA。因此 ACSL4 对于形成可诱导铁死亡的多不饱和磷脂具有重要的作用，敲除 ACSL4 可以导致铁死亡耐药性（Doll et al.，2017）。噻唑烷二酮类（thiazolidinediones）是一类通过激活过氧化物酶体增殖物激活受体-γ（peroxisome proliferator-activated receptor-γ，PPARγ）增加胰岛素敏感性的药物，同时它还可抑制 ACSL4 的活性。Conrad 团队测试了三种噻唑烷二酮类试剂：rosiglitazone（Rosi），pioglitazone（Pio）、troglitazone（Tro）。研究发现这三种试剂都能抑制铁死亡和脂质过氧化物的积累，并且它们抑制铁死亡的活性与其抑制 PPARγ 的活性无关。其中，Tro 的抑制效果最好，推测可能是其所含有的苯甲酚基团具有抗氧化的活性（Doll et al.，2017）。利用铁死亡的动物模型（*GPx4* 敲除的小鼠）发现 Rosi 可以显著延长小鼠的存活时间（Doll et al.，2017）。因此，开发具有高特异性 ACSL4 抑制剂将有助于治疗铁死亡相关疾病。

7.6.7　鲨烯

Garcia-Bermudez 等研究一种胆固醇依赖的癌细胞 ALK$^+$ anaplastic large cell lymphoma（ALCL）时发现，这类癌细胞之所以缺失胆固醇的合成能力，主要是因为其缺失了鲨烯单加氧酶的活性，而该酶的缺失会导致上游代谢物鲨烯（squalene）的积累（Garcia-Bermudez et al.，2019）（图 7-25）。在 ALCL 细胞中敲除鲨烯合酶基因（*FDFT1*）或者过表达鲨烯单加氧酶（squalene monooxygenase，SQLE），都会减少鲨烯的水平，并且细胞对 ML162 和 RSL3 诱导的铁死亡更加敏感。在细胞中敲除鲨烯合酶基因 *FDFT1*，不会改变细胞中 GPx4 蛋白水平或者 CoQ$_{10}$ 的量，细胞在铁死亡诱导剂 ML162 作用下能产生更多的脂质过氧化物，而相应的多不饱和脂肪酸如 AA、AdA 等也明显减少。然而，由体外向细胞中补充鲨烯的实验并不能使细胞产生抵御铁死亡的表型，推测这可能与鲨烯在细胞内的分布和浓度有关。因此，在 ALCL 细胞中，鲨烯作为一种亲脂代谢物得到积累，并通过改变膜的脂质组分或者避免多不饱和脂肪酸被氧化，从而使细胞在氧化压力下具备生存优势。

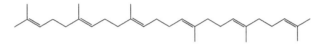

图 7-25　鲨烯结构式

7.6.8　诱导性一氧化氮合酶

一氧化氮（nitric oxide，NO）为一种水溶液中的双原子自由基，其半衰期为 2s，可经一氧化氮合酶（nitric oxide synthase，NOS）产生。NOS 包括神经性 NOS（neuronal NO synthase，nNOS）、诱导性 NOS（inducible NO synthase，iNOS）和内皮性 NOS（eNOS），其中 iNOS 产生的 NO 与肿瘤发展存在关联性。活化型巨噬细胞的细胞毒性和潜在致癌作用与相对高水平的 NO 相关（Girotti and Korytowski，2020）。光动力疗法（photodynamic therapy，PDT）通过照射在癌细胞膜中产生自由基介导的链式氧化反应，而活化型巨噬细胞经 iNOS 产生高水平 NO，使肿瘤细胞对 PDT 抵抗性增强（Girotti and Korytowski，2020）。巨噬细胞表型相关的铁死亡敏感性与 iNOS/NO· 相关，M1 型巨噬细胞中 iNOS 高表达，产生大量 NO·，而 NO· 可通过膜扩散，对小鼠肺上皮细胞产生远端铁死亡保护效应（Kapralov et al.，2020）。综上所述，iNOS/NO 系统在脂质过氧化的非酶防御机制中起重要作用。

7.7　脂质重塑与铁死亡

7.7.1　磷脂酶介导的磷脂重塑

在磷脂的从头合成（*de novo* synthesis）过程中，3-磷酸甘油酰基转移酶和溶血磷脂酸酰基转移酶通常优先选择饱和或单不饱和脂肪酸结合到新生磷脂中。然而，细胞膜磷脂的实际结构中含有大量的多不饱和脂肪酸（PUFA），这些 PUFA 的掺入是通过"磷脂重塑"来实现的。磷脂重塑是指磷脂生物合成之后通过各种酶作用进行脂肪酸链交换而增加磷脂种类多样性的过程，也称为 Land's 循环。在这一循环中，磷脂酶 PLA$_2$ 将饱和或者氧化的脂肪酸从磷脂的 *sn*-2 位置水解，由此产生 2-溶血磷脂（Lyso-PL）。在溶血磷脂转移酶（LPCAT）的催化下 Lyso-PL 与 PUFA 相连，因此形成了丰富的多不饱和磷脂（PL-PUFA）。以 AA 为例，在 ACSL4 催化下转化为 AA-CoA，在 LPCAT3 作用下与 Lyso-PL 合成具有重要生理功能的 PL-AA。其他高度不饱和的 PUFA（如 EPA 和 DHA）也具有不依赖 CoA 的重塑途径，磷脂重塑过程使不同磷脂分子之间进行较为活跃的 PUFA 交换。总体上，磷脂重塑的结果是将 PUFA 掺入各类磷脂中，以维持细胞膜的物理特性和膜蛋白功能，进而影响细胞信号转导等多种生物过程（Wang et al.，2019）。

　　生物膜内磷脂的不饱和脂肪酸链处于被氧化和被修复的动态平衡中。如果发生氧化的磷脂修复不及时，会使得磷脂过氧化物大量堆积，导致细胞死亡从而引发疾病。过氧化磷脂酰乙醇胺（PE-AA-OOH）是铁死亡的主要执行分子，其累积程度与细胞铁死亡发生直接相关。因此，细胞内存在高效有序地将 PE-AA-OOH 中的过氧化脂肪链修复的过程。具体如图 7-26 所示，PE-AA 可被 15-LOX/PEBP1 过氧化生成 PE-AA-OOH，GPx4 可将 PE-AA-OOH 还原为毒性较小的羟基磷脂 PE-AA-OH。磷脂酶（PLA$_2$）可以从甘油骨架上优先切割 *sn*-2 位的氧化脂肪链，生成溶血磷脂 Lyso-PL，后者又可继续在 LPCAT3 作用下与 AA-CoA 发生反应合成新的磷脂，完成磷脂重塑过程。匹兹堡大学 Kagan 教授与暨南大学何蓉蓉教授合作研究结果显示，在氧化磷脂修复过程中钙非依赖磷脂酶 A2β（calcium-independent phospholipase A$_2$，iPLA$_2$β）发挥了重要作用。磷脂酶 iPLA$_2$β 对铁死亡信号分子过氧化磷脂酰乙醇胺 PE-AA-OOH 的选择性较高，iPLA$_2$β 发生突变或者活性下降，会导致 PE-AA-OOH 在细胞内堆积，引发神经元细胞铁死亡，导致帕金森病等神经退行性疾病（Sun et al.，2021）。该发现随后也被其他实验室证实，iPLA$_2$β 介导的磷脂重塑过程参与了铁死亡调控过程，有望成为新的铁死亡调控靶标（Chen et al.，2021）。

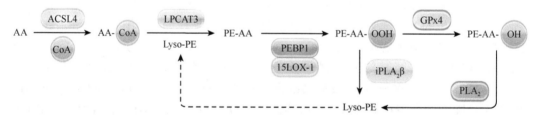

图 7-26　磷脂酶 iPLA2β 介导的磷脂酰乙醇胺重塑过程

以花生四烯酸（AA）为代表的多不饱和脂肪酸（PUFA）在过酰基辅酶 A 合成酶（ACSL4）作用下转化为 AA-CoA，随后在溶血磷脂酸酰基转移酶（LPCAT3）作用下与溶血磷脂（Lyso-PE）合成新的磷脂（PE-AA）。PE-AA 可以在 15-脂加氧酶/磷脂酰乙醇胺结合蛋白 1 复合物（15-LOX/PEBP1）的作用下转化为脂质过氧化物（PE-AA-OOH），并在谷胱甘肽过氧化物酶（GPx4）作用下转化为脂质醇 PE-AA-OH。磷脂酶（iPLA2β）可以从这些脂质氧化物的甘油骨架上切割 *sn*-2 位的氧化脂肪链，生成溶血磷脂 Lyso-PL。PE-AA-OH 也可以在各种磷脂酶（PLA2）作用下水解成 Lyso-PE。后者又可继续在 LPCAT3 作用下与 AA-CoA 反应，将 AA 重新偶联生成新的磷脂，完成磷脂重塑过程

7.7.2　E3 泛素-蛋白连接酶 MDM2/MDMX 与脂质重塑

　　E3 泛素-蛋白连接酶 MDM2 和 MDMX 是肿瘤抑制因子 p53 的负调控因子，然而 MDM2/MDMX 复合体促进细胞铁死亡的作用不依赖 p53（Venkatesh et al.，2020）（图 7-27）。MDM2 是一个 E3 连接酶，而 MDMX 常与 MDM2 形成异源二聚体提高了其

E3 连接酶活性（Karni-Schmidt et al.，2016）。MDM2 抑制剂（Mdm2 E3 ligase inhibitors 23，MEL23）能破坏 MDM2/MDMX 复合体（Herman et al.，2011），实验发现 MEL23 可以有效抑制 erastin 诱导的铁死亡。敲除 MDM2/MDMX 能增加细胞单不饱和脂肪酸含量，以及导致 FSP1 和还原型 CoQ_{10} 水平上升，而这两点都具有抑制铁死亡的功能（Doll et al.，2019；Magtanong et al.，2019）。erastin 诱导的铁死亡，其细胞中三酰甘油和二酰甘油略微升高，而 MDM2/MDMX 抑制剂处理的细胞能使得这两类脂质保持正常水平。MDM2/MDMX 复合物通过改变过氧化物酶体增殖剂激活受体 α（peroxisome proliferators-activated receptor α，PPARα）活性来调节脂质。PPARα 是一种转录因子，具有调控脂质稳态的作用，在一定条件下可以被 MDM2/MDMX 所调控。研究发现，过表达 PPARα 能够抑制铁死亡，而敲低 PPARα 则会使细胞对铁死亡更加敏感。但是，在敲低 PPARα 的细胞中加入 MDM2/MDMX 抑制剂并不能抵抗 erastin 诱导的铁死亡（Venkatesh et al.，2020）。

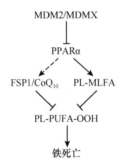

图 7-27　MDM2/MDMX 通过脂质重塑调控铁死亡

MDM2/MDMX 通过 PPARα 抑制铁死亡信号通路。抑制 MDM2/MDMX 的活性可以产生多不饱和脂肪酸，从而抑制铁死亡。PL-MLFA，单不饱和脂肪酰磷脂；PL-PUFA-OOH，多不饱和脂肪酰磷脂氢过氧化物

7.7.3　能量压力

细胞存活和生长需要充足的营养与能量，其中涉及的关键分子是葡萄糖。葡萄糖进入细胞后经过糖酵解或三羧酸循环产生 ATP，ATP 通过水解生成二磷酸腺苷（ADP），ADP 进一步转化为单磷酸腺苷（adenosine 5'-monophosphate，AMP），在这一过程中释放能量，以维持细胞各项生命活动。当葡萄糖缺乏时，细胞内能量代谢不足导致 ATP 浓度下降，AMP/ATP 比例升高，进而激活 AMP 依赖的蛋白激酶（AMP-activated protein kinase，AMPK）。AMPK 是细胞能量代谢平衡的关键分子。AMPK 可显著影响大量消耗 ATP 的合成代谢通路，其中包括脂肪酸合成通路。乙酰辅酶 A 羧化酶（acetyl CoA carboxylase，ACC）是脂肪酸合成的关键分子，其主要催化乙酰辅酶 A 向丙二酰辅酶 A 转化，后者是脂肪酸合成的主要"原材料"之一。最近，甘波谊等人发现肿瘤细胞在能量压力下通过激活 AMPK 来抑制铁死亡（Lee et al.，2020a）。脂质代谢组学分析发现 AMPK 通过阻断 ACC 调控的多聚不饱和脂肪酸合成，进而抑制细胞铁死亡的"执行分子"前体（PE-AA 和 PE-AdA）的产生。相反，通过多种工具抑制 AMPK 活性则可增敏细胞铁死亡。在铁死亡相关的小鼠缺血再灌注肾损伤模型中，AMPK 激活的缺血再灌注导致的肾组织损伤较弱（Lee et al.，2020b）。因此，细胞可在能量压力下可通过 AMPK 来进行脂质重塑，进而降低细胞的铁死亡敏感性。

7.8　脂质过氧化与疾病防治

铁死亡在多种疾病的病理生理发生发展中发挥重要作用。调控铁死亡对于相关疾病的防治具有重要意义。

7.8.1　诱发铁死亡治疗疾病

肿瘤的快速增长建立在肿瘤微环境中的铁需求得以满足的前提下，而对铁的高度依赖性也使得肿瘤细胞更易受到铁超载及脂质过氧化损害的影响，因此铁死亡有望成为新的有效抗癌机制。在肿瘤治疗中，青蒿素通过干扰细胞内氧化还原平衡诱导氧化损伤。同时，青蒿素的铁依赖性也使得在富铁的肿瘤细胞中具有靶向特异性，其作为铁死亡诱导剂可抑制胰腺导管细胞癌以及急性髓系白血病的发展。硫氧化还原蛋白在抗氧化系统中起重要作用。而铁死亡诱导剂 ferroptocide 通过靶向共价修饰硫氧化还原蛋白的活性位点及邻近的半胱氨酸，导致氧化还原失衡及脂质过氧化，最终诱导铁死亡的发生，发挥抗癌作用（Liang et al.，2019）。此外，肿瘤细胞相较正常组织有更高的半胱氨酸代谢需求以应对 ROS 及随之而来的脂质过氧化损害。因此，高水平 ROS 的诱导也可使肿瘤组织对铁死亡敏感性增强（Badgley et al.，2020）。此外，索拉菲尼已被监管机构批准用于治疗肝癌、肾癌和甲状腺癌，研究发现其还可以通过抑制 GSH 的生物合成来诱发肿瘤细胞铁死亡（Hassannia et al.，2019）。纳米载体有利于提高铁死亡诱导剂在肿瘤组织中的有效浓度并降低其对于正常组织的副作用，这为肿瘤治疗带来新的方法（Liang et al.，2019）。总之，铁死亡疗法为耐药肿瘤的治疗提供了新思路，有望降低恶性肿瘤的死亡率。

7.8.2　抑制铁死亡治疗疾病

铁死亡与多类疾病的发生发展密切相关，一方面脂质过氧化物会直接导致组织和细胞损伤，另一方面由细胞铁死亡所释放的损伤相关模式分子会导致组织炎症及细胞因子介导的氧化应激状态，这进一步促进了疾病的发展。

就神经系统而言，癫痫、卒中等谷氨酸神经系统兴奋毒性相关疾病，以及亨廷顿舞蹈症（Huntington's disease，HD）、脑室周围白质软化（periventricular leukomalacia，PVL）等退化性疾病，均可通过阻断铁死亡的发生发展而得到改善（Dixon et al.，2012）。HD 模型小鼠纹状体神经元存在脂质过氧化产物，而铁死亡特异性抑制剂 Fer-1 及铁螯合剂可抑制神经元死亡。PVL 的主要特征是少突胶质细胞（oligodendrocytes，OL）减少；抑制 GSH 生物合成可诱导 OL 细胞死亡，且在 PVL 患者脑脊液中存在脂质过氧化产物蓄积，而 Fer-1 及维生素 E 可逆转上述效应（Skouta et al.，2014）。在高浓度细胞外铁条件下，谷氨酸受体过度激活，促进神经元铁吸收及脂质过氧化物的产生。缺血性脑卒中后 24h 可观察到铁水平的升高，而出血性脑卒中导致细胞外血红蛋白及血红素铁的蓄积，进而引起脂质过氧化和铁死亡（DeGregorio-Rocasolano et al.，2019）。阿霉素以及缺血再灌注诱导的心肌病小鼠模型中，转录因子 NF-E2 相关因子 2（nuclear factor-erythroid 2-related factor 2，Nrf2）介导 HO-1 显著上调，使得血红素降解，进而释放铁离子来诱发心肌细胞铁死亡；此外，过量游离铁在线粒体中累积，使得线粒体膜发生脂质过氧化导致线粒体氧化损伤，而靶向抑制脂质过氧化及心肌细胞铁死亡可作为预防心肌病的一种心脏保护策略（Fang et al.，2019）。具有持续透析需求的急性肾损伤患者，其尿液样本的微球细胞中 PUFA-PE 氧化产物高于肾功能恢复患者。而 PEBP1/15-LOX 依赖的 PE-AA 的过氧化反应也在哮喘相关的 T2 气道炎症中起重要作用。抑制脂质过氧化和细胞铁死亡也可用来调控泌尿及呼吸系统病理过程。

除了细胞铁死亡本身所造成的损害外，铁死亡后释放的损伤相关模式分子（damage associated molecular patterns，DAMP）也可引发脂质过氧化相关的病理损害。DAMP 与内皮细胞上表达的 Toll 样受体-4（TLR-4）结合，通过 β-干扰素 TIR 结构域衔接蛋白（TIR-domain-containing adaptor inducing interferon-β，TRIF）使 α-干扰素（IFN-α）表达增加，导致中性粒细胞黏附聚集，进而诱发炎症反应（Li et al.，2019）。而铁死亡致使 ROS 蓄积，二甲基精氨酸二甲基氨基分解酶（dimethylarginine dimethylaminohydroxylase 2，DDAHII）降解不对称二甲基精氨酸（asymmetric dimethylarginine，ADMA）功能受损，引发过多的 ADMA 竞争结合 NOS，减少抑炎因子 NO 生成（Chen et al.，2020）。可见，铁死亡通过 TLR4/TRIF 依赖性途径诱发炎症反应，ROS 的蓄积激活了 ROS/ADMA/DDAHII/eNOS/NO 途径，损伤炎症抑制功能。铁死亡已然成为组织炎症损伤的关键起因之一。炎症因子的释放加重氧化应激状态，进一步加剧损害。另外，慢性阻塞性肺疾病（chronic obstructive pulmonary disease，COPD）中上皮细胞铁死亡，DAMP 的释放同样导致坏死性炎症，诱发 COPD 一系列临床表型（Yoshida et al.，2019）。

7.9　总结与展望

细胞膜及细胞器膜上的多类特异性脂质过氧化物（如 PE-AA-OOH 和 PE-AdAOOH）的过度累积是细胞铁死亡的直接诱因。这些特异性磷脂的胞内合成涉及多种关键酶，包括 ACSL4、LPCAT3 和 PEBP1 等。脂质过氧化包括自氧化及酶催化（如 LOX 和 POR）氧化。这些脂质过氧化物会引发细胞膜膜裂、细胞溶胀和线粒体碎片化，进而导致细胞铁死亡。线粒体碎片化是铁死亡的主要生物标志之一，但上述特异性脂质过氧化物导致线粒体碎片化的具体机制目前尚不清楚。细胞在压力应激的情况下还会发生脂质重塑以调控细胞应对脂质过氧化物及过氧自由基对细胞膜和细胞器膜的损伤。同时，细胞进化出了多种还原脂质过氧化物的方式以抑制脂质过氧化物的积累对细胞造成的损伤，主要包括 GPx4/GSH、FSP1/CoQ$_{10}$ 和 GCH1/BH$_4$。GPx4/GSH 系统的作用机制是将脂质过氧化物还原为脂肪醇。FSP1/CoQ$_{10}$ 和 GCH1/BH$_4$ 两类系统分别以还原型 CoQ$_{10}$ 和 BH$_4$ 为自由基捕获剂来清除过氧自由基，进而抑制细胞铁死亡。此外，多种内源性或外源性自由基捕获抗氧化剂均可清除上述脂质过氧化物，进而抑制铁死亡。通过调控脂质代谢、铁代谢、氨基酸代谢等则可诱发/促进/抑制细胞铁死亡。细胞铁死亡具有重要的生理和病理意义，与肿瘤、神经退行性疾病、缺血再灌注损伤等疾病的防治密切相关。虽然目前仍缺乏单一的铁死亡标记物，借助于荧光探针和高分辨质谱等工具可对脂质过氧化物及相关降解产物进行定量分析，结合多组学研究将有助于我们理解细胞铁死亡的精准机理和生理功能，并为铁死亡相关疾病的防治提供理论指导。

参 考 文 献

张玲, 孙树秦, 沈晓京, 等. 2001. 膜流动性与动脉粥样硬化. 医学综述, 7(1): 56-58.

Aldini G, Dalle-Donne I, Colombo R, et al. 2006. Lipoxidation-derived reactive carbonyl species as potential drug targets in preventing protein carbonylation and related cellular dysfunction. Chem Med Chem, 1(10): 1045-1058.

Angeli J P F, Shah R, Pratt D A, et al. 2017. Ferroptosis inhibition: mechanisms and opportunities. Trends Pharmacol Sci, 38(5): 489-498.

Aoyagi R, Ikeda K, Isobe Y, et al. 2017. Comprehensive analyses of oxidized phospholipids using a measured ms/ms spectra library. J Lipid Res, 58(11): 2229-2237.

Armarego W L F, Randles D, Waring P. 1984. Dihydropteridine reductase (DHPR), its cofactors, and its mode of action. Med Res Rev, 4(3): 267-321.

Ayala A, Munoz M F, Argueelles S. 2014. Lipid peroxidation: production, metabolism, and signaling mechanisms of malondialdehyde and 4-hydroxy-2-nonenal. Oxid Med Cell Longev, 2014: 360438.

Badgley M A, Kremer D M, Maurer H C, et al. 2020. Cysteine depletion induces pancreatic tumor ferroptosis in mice. Science, 368(6486): 85-89.

Beard J L, Dawson H, Pinero D J. 1996. Iron metabolism: a comprehensive review. Nutr Rev, 54(10): 295-317.

Benedetti A, Comporti M, Esterbauer H. 1980. Identification of 4-hydroxynonenal as a cytotoxic product originating from the peroxidation of liver microsomal lipids. Biochim Biophys Acta, 620(2): 281-296.

Bersuker K, Hendricks J M, Li Z, et al. 2019. The CoQ oxidoreductase FSP1 acts parallel to GPx4 to inhibit ferroptosis. Nature, 575(7784): 688-692.

Bloem M W, Wedel M, van Agtmaal E J, et al. 1990. Vitamin A intervention: short-term effects of a single, oral, massive dose on iron metabolism. Am J Clin Nutr, 51(1): 76-79.

Bochkov V N, Oskolkova O V, Birukov K G, et al. 2010. Generation and biological activities of oxidized phospholipids. Antioxid Redox Signal, 12(8): 1009-1059.

Brash A R. 1999. Lipoxygenases: Occurrence, functions, catalysis, and acquisition of substrate. J Biol Chem, 274(34): 23679-23682.

Bratton D L, Henson P M. 2005. Autoimmunity and apoptosis: refusing to go quietly. Nat Med, 11(1): 26-27.

Cheeseman K H, Beavis A, Esterbauer H. 1988. Hydroxyl-radical-induced iron-catalysed degradation of 2-deoxyribose. Quantitative determination of malondialdehyde. Biochem J, 252(3): 649-653.

Chen D, Chu B, Yang X, et al. 2021. iPLA2β-mediated lipid detoxification controls p53-driven ferroptosis independent of GPx4. Nat Commun, 12(1): 3644.

Chen X, Li H, Wang Z, et al. 2020. Quercetin protects the vascular endothelium against iron overload damages via ROS/ADMA/DDAH/eNOS/NO pathway. Eur J Pharmacol, 868: 172885.

Chiu P F, Ko S Y, Chang C C. 2012. Vitamin C affects the expression of hepcidin and erythropoietin receptor in HepG2 cells. J Ren Nutr, 22(3): 373-376.

Chou Y T, Hsu F F, Hu D Y, et al. 2018. Identification of danthron as an isoform-specific inhibitor of heme oxygenase-1/cytochrome p450 reductase interaction with anti-tumor activity. J Biomed Sci, 25(1): 1-9.

Citelli M, Bittencourt L L, da Silva S V, et al. 2012. Vitamin A modulates the expression of genes involved in iron bioavailability. Biol Trace Elem Res, 149(1): 64-70.

Conrad M, Pratt DA. 2019. The chemical basis of ferroptosis. Nat Chem Biol, 15(12): 1137-1147.

Crisponi G, Nurchi V M, Lachowicz J I. 2019. Iron chelation for iron overload in thalassemia. Met Ions Life Sci, 19, 49-86.

Curtiusc H C, Heintel D, Ghisla S, et al. 1985. Tetrahydrobiopterin biosynthesis. Eur J Biochem, 148(3): 413-419.

DeGregorio-Rocasolano N, Martí-Sistac O, Gasull T. 2019. Deciphering the iron side of stroke: neurodegeneration at the crossroads between iron dyshomeostasis, excitotoxicity, and ferroptosis. Front in Neurosci, 13: 85.

Dixon S J, Lemberg K M, Lamprecht M R, et al. 2012. Ferroptosis: an iron-dependent form of nonapoptotic cell death. Cell, 149(5): 1060-1072.

Dixon S J, Winter G E, Musavi L S, et al. 2015. Human haploid cell genetics reveals roles for lipid metabolism genes in nonapoptotic cell death. ACS Chem Biol, 10(7): 1604-1609.

Doll S, Freitas F P, Shah R, et al. 2019. FSP1 is a glutathione-independent ferroptosis suppressor. Nature, 575(7784): 693-698.

Doll S, Proneth B, Tyurina Y Y, et al. 2017. ACSL4 dictates ferroptosis sensitivity by shaping cellular lipid composition. Nat Chem Biol, 13(1): 91-98.

Drummen G P C, Gadella B M, Post J A, et al. 2004. Mass spectrometric characterization of the oxidation of the fluorescent lipid peroxidation reporter molecule c11-bodipy581/591. Free Radic Biol Med, 36(12): 1635-1644.

Drummen G P C, van Liebergen L C M, Op den Kamp J A F, et al. 2002. C11-bodipy581/591, an oxidation-sensitive fluorescent lipid peroxidation probe: (micro)spectroscopic characterization and validation of methodology. Free Radic Biol Med, 33(4): 473-490.

Dzoyem J P, Donfack A R, Tane P, et al. 2016. Inhibition of nitric oxide production in lps-stimulated raw 264. 7 macrophages and 15-lox activity by anthraquinones from pentas schimperi. Planta Med, 82(14): 1246-1251.

Emerit J, Beaumont C, Trivin F. 2001. Iron metabolism, free radicals, and oxidative injury. Biomed Pharmacother, 55(6): 333-339.

Esterbauer H, Cheeseman K H, Dianzani M U, et al. 1982. Separation and characterization of the aldehydic products of lipid peroxidation stimulated by adp-Fe^{2+} in rat liver microsomes. Biochem J, 208(1): 129-140.

Esterbauer H, Schaur R J, Zollner H. 1991. Chemistry and biochemistry of 4-hydroxynonenal, malonaldehyde and related aldehydes. Free Radic Biol Med, 11(1): 81-128.

Esterbauer H, Zollner H. 1989. Methods for determination of aldehydic lipid peroxidation products. Free Radic Biol Med, 7(2): 197-203.

Fang X, Wang H, Han D, et al. 2019. Ferroptosis as a target for protection against cardiomyopathy. Proc Natl Acad Sci USA, 116(7): 2672-2680.

Farooqui A A, Horrocks L A. 1998. Lipid peroxides in the free radical pathophysiology of brain diseases. Cell Mol Neurobiol, 18(6): 599-608.

Firsov A M, Fomich M A, Bekish A V, et al. 2019. Threshold protective effect of deuterated polyunsaturated fatty acids on peroxidation of lipid bilayers. FEBS J, 286(11): 2099-2117.

Flohé L, Loschen G, Günzler W A, et al. 1972. Glutathione Peroxidase, V. The kinetic mechanism. Biol Chem, 353(1): 987-1000.

Frasch S C, Bratton D L. 2012. Emerging roles for lysophosphatidylserine in resolution of inflammation. Prog Lipid Res, 51(3): 199-207.

Garcia-Bermudez J, Baudrier L, Bayraktar E C, et al. 2019. Squalene accumulation in cholesterol auxotrophic lymphomas prevents oxidative cell death. Nature, 567(7746): 118-122.

Garcia-Casal M N, Layrisse M, Solano L, et al. 1998. Vitamin A and beta-carotene can improve nonheme iron absorption from rice, wheat and corn by humans. J Nutr, 128(3): 646-650.

Giera M, Lingeman H, Niessen W M A. 2012. Recent advancements in the lc- and gc-based analysis of malondialdehyde (mda): A brief overview. Chromatographia, 75(9-10): 433-440.

Gilbert N C, Bartlett S G, Waight M T, et al. 2011. The structure of human 5-lipoxygenase. Science, 331(6014): 217-219.

Gilbert N C, Rui Z, Neau D B, et al. 2012. Conversion of human 5-lipoxygenase to a 15-lipoxygenase by a point mutation to mimic phosphorylation at serine-663. FASEB J, 26(8): 3222-3229.

Gioacchini A M, Calonghi N, Boga C, et al. 1999. Determination of 4-hydroxy-2-nonenal at cellular levels by means of electrospray mass spectrometry. Rapid Commun. Mass Spectrom, 13(15): 1573-1579.

Girotti A W, Korytowski W. 2020. Nitric oxide inhibition of chain lipid peroxidation initiated by photodynamic action in membrane environments. Cell Biochem Biophys, 78(2): 149-156.

Hassannia B, Vandenabeele P, Vanden Berghe T. 2019. Targeting ferroptosis to iron out cancer. Cancer Cell, 35(6): 830-849.

Hecker M, Ullrich V. 1989. On the mechanism of prostacyclin and thromboxane a2 biosynthesis. J Biol Chem, 264(1): 141-150.

Herman A G, Hayano M, Poyurovsky M V, et al. 2011. Discovery of Mdm2-MdmX E3 Ligase Inhibitors Using a Cell-Based Ubiquitination Assay. Cancer Discov, 1(4): 312 LP-325.

Hinz C, Liggi S, Mocciaro G, et al. 2019. A comprehensive uhplc ion mobility quadrupole time-of-flight method for profiling and quantification of eicosanoids, other oxylipins, and fatty acids. Anal Chem, 91(13): 8025-8035.

Hulbert A J, Kelly M A, Abbott S K. 2014. Polyunsaturated fats, membrane lipids and animal longevity. J Comp Physiol B, 184(2): 149-166.

Hüttemann M, Pecina P, Rainbolt M, et al. 2011. The multiple functions of cytochrome c and their regulation in life and death decisions of the mammalian cell: From respiration to apoptosis. Mitochondrion, 11(3): 369-381.

Imam M U, Zhang S, Ma J, et al. 2017. Antioxidants mediate both iron homeostasis and oxidative stress. Nutrients, 9(7): 671.

Ingold I, Berndt C, Schmitt S, et al. 2018. Selenium utilization by GPx4 is required to prevent hydroperoxide-induced ferroptosis. Cell, 172(3): 409-422. e21.

Ingold K U, Bowry V W, Stocker R, et al. 1993. Autoxidation of lipids and antioxidation by alpha-tocopherol and ubiquinol in homogeneous solution and in aqueous dispersions of lipids: unrecognized consequences of lipid particle size as exemplified by oxidation of human low density lipoprotein. Proc Natl Acad Sci USA, 90(1): 45-49.

Kagan V E, Mao G, Qu F, et al. 2017. Oxidized arachidonic and adrenic PEs navigate cells to ferroptosis. Nat Chem Biol, 13(1): 81-90.

Kagan V E, Tyurin V A, Jiang J, et al. 2005. Cytochrome c acts as a cardiolipin oxygenase required for release of proapoptotic factors. Nat Chem Biol, 1(4): 223-232.

Kagan V E, Tyurina Y Y, Sun W Y, et al. 2020. Redox phospholipidomics of enzymatically generated oxygenated phospholipids as specific signals of programmed cell death. Free Radic Biol Med, 147: 231-241.

Kapralov A A, Yang Q, Dar H H, et al. 2020. Redox lipid reprogramming commands susceptibility of macrophages and microglia to ferroptotic death. Nat Chem Biol, 16(3): 278-290.

Karni-Schmidt O, Lokshin M, Prives C. 2016. The Roles of MDM2 and MDMX in Cancer. Annu Rev Pathol Mech Dis, 11(1): 617-644.

Knight J A, Pieper R K, McClellan L. 1988. Specificity of the thiobarbituric acid reaction: Its use in studies of lipid peroxidation. Clin Chem, 34(12): 2433-2438.

Kohgo Y, Ikuta K, Ohtake T, et al. 2008. Body iron metabolism and pathophysiology of iron overload. Int J Hematol, 88(1): 7-15.

Kraft V A N, Bezjian C T, Pfeiffer S, et al. 2020. GTP Cyclohydrolase 1/tetrahydrobiopterin counteract ferroptosis through lipid remodeling. ACS Cent Sci, 6(1): 41-53.

Kühn H, Belkner J, Zaiss S, et al. 1994. Involvement of 15-lipoxygenase in early stages of atherogenesis. J Exp Med, 179(6): 1903-1911.

Kuhn H, Walther M, Kuban R J. 2002. Mammalian arachidonate 15-lipoxygenases structure, function, and biological implications. Prostaglandins other lipid mediat, 68-69: 263-290.

Lai C S, Piette L H. 1978. Spin-trapping studies of hydroxyl radical production involved in lipid peroxidation. Arch Biochem Biophys, 190(1): 27-38.

LeBel C P, Ischiropoulos H, Bondy S C. 1992. Evaluation of the probe 2′,7′-dichlorofluorescin as an indicator of reactive oxygen species formation and oxidative stress. Chem Res Toxicol, 5(2): 227-231.

Lee A G. 2004. How lipids affect the activities of integral membrane proteins. Biochim Biophys Acta, 1666(1-2): 62-87.

Lee H, Zandkarimi F, Zhang Y, et al. 2020a. Energy-stress-mediated AMPK activation inhibits ferroptosis. Nat Cell Biol, 22(2): 225-234.

Lee H, Zhuang L, Gan B. 2020b. Energy stress inhibits ferroptosis via AMPK. Mol Cell Oncol, 7(4): 1761242.

Lee J Y, Byeon S K, Moon M H. 2015. Profiling of oxidized phospholipids in lipoproteins from patients with coronary artery disease by hollow fiber flow field-flow fractionation and nanoflow liquid chromatography-tandem mass spectrometry. Anal Chem, 87(2): 1266-1273.

Lee J Y, Lim S, Park S, et al. 2013. Characterization of oxidized phospholipids in oxidatively modified low density lipoproteins by nanoflow liquid chromatography-tandem mass spectrometry. J Chromatogr A, 1288: 54-62.

Li L, Zhong S, Shen X, et al. 2019. Recent development on liquid chromatography-mass spectrometry analysis of oxidized lipids. Free Radic Biol Med, 144: 16-34.

Li W, Feng G, Gauthier J M, et al. 2019. Ferroptotic cell death and TLR4/Trif signaling initiate neutrophil recruitment after heart transplantation. J Clin Invest, 129(6): 2293-2304.

Liang C, Zhang X, Yang M, et al. 2019. Recent progress in ferroptosis inducers for cancer therapy. Adv Mater, 31(51): e1904197.

Lin L-S, Huang T, Song J, et al. 2019. Synthesis of copper peroxide nanodots for h2o2 self-supplying chemodynamic therapy. J Am Chem Soc, 141(25): 9937-9945.

MacDonald M L, Murray I V J, Axelsen P H. 2007. Mass spectrometric analysis demonstrates that bodipy 581/591 c11 overestimates and inhibits oxidative lipid damage. Free Radic Biol Med, 42(9): 1392-1397.

Magtanong L, Ko P-J, To M, et al. 2019. Exogenous monounsaturated fatty acids promote a ferroptosis-resistant cell state. Cell Chem Biol, 26(3): 420-432. e9.

Marshall K R, Gong M, Wodke L, et al. 2005. The human apoptosis-inducing protein AMID is an oxidoreductase with a modified flavin cofactor and DNA binding activity. J Biol Chem, 280(35): 30735-30740.

Matsura T. 2014. Oxidized phosphatidylserine: production and bioactivities. Yonago Acta Med, 57(4): 119-127.

McGuire J J, Anderson D J, McDonald B J, et al. 1998. Inhibition of nadph-cytochrome p450 reductase and glyceryl trinitrate biotransformation by diphenyleneiodonium sulfate. Biochem Pharm, 56(7): 881-893.

Mejia L A, Chew F. 1988. Hematological effect of supplementing anemic children with vitamin A alone and in combination with iron. Am J Clin Nutr, 48(3): 595-600.

Murphy R C, Folco G. 2019. Lysophospholipid acyltransferases and leukotriene biosynthesis: Intersection of the lands cycle and the arachidonate pi cycle. Prog Lipid Res, 60(2): 219-226.

Newcomer M E, Brash A R. 2015. The structural basis for specificity in lipoxygenase catalysis. Protein Sci, 24(3): 298-309.

Niebylski C D, Salem N Jr. 1994. A calorimetric investigation of a series of mixed-chain polyunsaturated phosphatidylcholines: Effect of sn-2 chain length and degree of unsaturation. Biophys J, 67(6): 2387-2393.

Niki E. 1997. Mechanisms and dynamics of antioxidant action of ubiquinol. Mol Aspects Med, 18, 63-70.

O'Donnell V B, Aldrovandi M, Murphy R C, et al. 2019. Enzymatically oxidized phospholipids assume center stage as essential regulators of innate immunity and cell death. Sci Signal, 12(574): eaau2293.

Okimoto Y, Watanabe A, Niki E, et al. 2000. A novel fluorescent probe diphenyl-1-pyrenylphosphine to follow lipid peroxidation in cell membranes. FEBS Lett, 474(2-3): 137-140.

Orafaie A, Mousavian M, Orafai H, et al. 2020. An overview of lipoxygenase inhibitors with approach of in vivo studies. Prostaglandins Other Lipid Mediat, 148: 106411.

Pandey A V, Flück C E. 2013. Nadph p450 oxidoreductase: Structure, function, and pathology of diseases. Pharmacol Ther, 138(2): 229-254.

Papanikolaou G, Pantopoulos K. 2005. Iron metabolism and toxicity. Toxicol Appl Pharmacol, 202(2): 199-211.

Perez C A, Wei Y, Guo M. 2009. Iron-binding and anti-Fenton properties of baicalein and baicalin. J Inorg Biochem, 103(3): 326-332.

Pergola C, Werz O. 2010. 5-lipoxygenase inhibitors: a review of recent developments and patents. Expert. Opin Ther Pat, 20(3): 355-375.

Pillai V C, Mehvar R. 2011. Inhibition of nadph-cytochrome p450 reductase by tannic acid in rat liver microsomes and primary hepatocytes: Methodological artifacts and application to ischemia-reperfusion injury. J Pharm Sci, 100(8): 3495-3505.

Pizzimenti S, Ciamporcero E, Daga M, et al. 2013. Interaction of aldehydes derived from lipid peroxidation and membrane proteins. Front Physiol, 4: 242.

Pryor W A. 1989. On the detection of lipid hydroperoxides in biological samples. Free Radic Biol Med, 7(2): 177-178.

Reis A, Spickett C M. 2012. Chemistry of phospholipid oxidation. Biochim Biophys Acta Bioenerg, 1818(10): 2374-2387.

Riahi Y, Cohen G, Shamni O, et al. 2010. Signaling and cytotoxic functions of 4-hydroxyalkenals. Am J Physiol Endocrinol Metab, 299(6): E879-E886.

Riddick D S, Ding X, Wolf C R, et al. 2013. Nadph-cytochrome p450 oxidoreductase: Roles in physiology, pharmacology, and toxicology. Drug Metab Dispos, 41(1): 12-23.

Riegman M, Sagie L, Galed C, et al. 2020. Ferroptosis occurs through an osmotic mechanism and propagates independently of cell rupture. Nat Cell Biol, 22(9): 1042-1048.

Sadeghian H, Jabbari A. 2016. 15-lipoxygenase inhibitors: A patent review. Expert. Opin Ther Pat, 26(1): 65-88.

Scheerer P, Borchert A, Krauss N, et al. 2007. Structural basis for catalytic activity and enzyme polymerization of phospholipid hydroperoxide glutathione peroxidase-4 (GPx4). Biochemistry, 46(31): 9041-9049.

Schneider C, Tallman K A, Porter N A, et al. 2001. Two distinct pathways of formation of 4-hydroxynonenal. Mechanisms of non-enzymatic transformation of the 9- and 13-hydroperoxides of linoleic acid to 4-hydroxyalkenals. J Biol Chem, 276(34): 32392-32392.

Scholz R W, Reddy P V, Liken A D, et al. 1996. Inhibition of rat liver microsomal nadph cytochrome p450 reductase by glutathione and glutathione disulfide. Biochem Biophys Res Commun, 226(2): 475-480.

Shah R, Farmer L A, Zilka O, et al. 2019. Beyond DPPH: use of fluorescence-enabled inhibited autoxidation to predict oxidative cell death rescue. Cell Chem Biol, 26(11): 1594-1607.

Shah R, Shchepinov M S, Pratt D A. 2018. Resolving the role of lipoxygenases in the initiation and execution of ferroptosis. ACS Cent Sci, 4(3): 387-396.

Shin J H, Jeon H J, Park J, et al. 2016. Epigallocatechin-3-gallate prevents oxidative stress-induced cellular senescence in human mesenchymal stem cells via Nrf2. Int J Mol Med, 38(4): 1075-1082.

Shioji K, Oyama Y, Okuma K, et al. 2010. Synthesis and properties of fluorescence probe for detection of peroxides in mitochondria. Bioorg. Med Chem Lett, 20(13): 3911-3915.

Singh N K, Rao G N. 2019. Emerging role of 12/15-lipoxygenase (alox15) in human pathologies. Prog Lipid Res, 73: 28-45.

Sinha S, Doble M, Manju S L. 2019. 5-lipoxygenase as a drug target: A review on trends in inhibitors structural design, sar and mechanism based approach. Bioorg Med Chem, 27(17): 3745-3759.

Skouta R, Dixon S J, Wang J, et al. 2014. Ferrostatins inhibit oxidative lipid damage and cell death in diverse disease models. J Am Chem Soc, 136(12): 4551-4556.

Slater S J, Kelly M B, Taddeo F J, et al. 1994. The modulation of protein kinase c activity by membrane lipid bilayer structure. J Biol Chem, 269(7): 4866-4871.

Soh N, Ariyoshi T, Fukaminato T, et al. 2007. Swallow-tailed perylene derivative: A new tool for fluorescent imaging of lipid hydroperoxides. Org Biomol Chem, 5(23): 3762-3768.

Soula M, Weber R A, Zilka O, et al. 2020. Metabolic determinants of cancer cell sensitivity to canonical ferroptosis inducers. Nat Chem Biol.

Spickett C M. 2013. The lipid peroxidation product 4-hydroxy-2-nonenal: advances in chemistry and analysis. Redox Biol, 1(1): 145-152.

Stockwell B R, Friedmann Angeli J P, Bayir H, et al. 2017. Ferroptosis: a regulated cell death nexus linking metabolism, redox biology, and disease. Cell, 171(2): 273-285.

Stockwell B R, Jiang X. 2020. The chemistry and biology of ferroptosis. Cell Chem Biol, 27(4): 365-375.

Sun W Y, Tyurin V A, Mikulska-Ruminska K, et al. 2021. Phospholipase iPLA2β averts ferroptosis by eliminating a redox lipid death signal. Nat Chem Biol, 17(4): 465-476.

Tanaka N, Tajima S, Ishibashi A, et al. 2001. Immunohistochemical detection of lipid peroxidation products, protein-bound acrolein and 4-hydroxynonenal protein adducts, in actinic elastosis of photodamaged skin. Arch Dermatol Res, 293(7): 363-367.

Tarangelo A, Magtanong L, Bieging-Rolett K T, et al. 2018. P53 suppresses metabolic stress-induced ferroptosis in cancer cells. Cell Rep, 22(3): 569-575.

Traverso N, Menini S, Maineri E P, et al. 2004. Malondialdehyde, a lipoperoxidation-derived aldehyde, can bring about secondary oxidative damage to proteins. J Gerontol A Biol Sci Med Sci, 59(9): 890-895.

Tsikas D. 2017. Assessment of lipid peroxidation by measuring malondialdehyde (mda) and relatives in biological samples: analytical and biological challenges. Anal Biochem, 524: 13-30.

Tsikas D, Suchy M T, Niemann J, et al. 2012. Glutathione promotes prostaglandin H synthase (cyclooxygenase)-dependent formation of malondialdehyde and 15(s)-8-iso-prostaglandin f-2 alpha. FEBS Lett, 586(20): 3723-3730.

Tyurin V A, Balasubramanian K, Winnica D, et al. 2014. Oxidatively modified phosphatidylserines on the surface of apoptotic cells are essential phagocytic 'eat-me' signals: Cleavage and inhibition of phagocytosis by lp-pla(2). Cell Death Differ, 21(5): 825-835.

Uchida K. 2003. 4-hydroxy-2-nonenal: A product and mediator of oxidative stress. Prog Lipid Res, 42(4): 318-343.

Uchida K, Osawa T, Hiai H, et al. 1995. 4-hydroxy-2-nonenal-trapping elisa: direct evidence for the release of a cytotoxic aldehyde from oxidized low density lipoproteins. Biochem Biophys Res Commun, 212(3): 1068-1073.

Venkatesh D, O'Brien N A, Zandkarimi F, et al. 2020. MDM2 and MDMX promote ferroptosis by PPARα-mediated lipid remodeling. Genes Dev, 34(7-8): 526-543.

Wang B, Tontonoz P. 2019. Phospholipid remodeling in physiology and disease. Annu Rev Physiol, 81: 165-188.

Wardman P, Burkitt M J, Patel K B, et al. 2002. Pitfalls in the use of common luminescent probes for oxidative and nitrosative stress. J Fluoresc, 12(1): 65-68.

Wenzel S E, Tyurina Y Y, Zhao J, et al. 2017. PEBP1 wardens ferroptosis by enabling lipoxygenase generation of lipid death signals. Cell, 171(3): 628-641.

Werner E R, Blau N, Thöny B. 2011. Tetrahydrobiopterin: biochemistry and pathophysiology. Biochem J, 438(3): 397-414.

Winkler P, Lindner W, Esterbauer H, et al. 1984. Detection of 4-hydroxynonenal as a product of lipid peroxidation in native ehrlich ascites tumor cells. Biochim Biophys Acta, 796(3): 232-237.

Wisastra R, Dekker F J. 2014. Inflammation, cancer and oxidative lipoxygenase activity are intimately linked. Cancers, 6(3): 1500-1521.

Yamanaka K, Saito Y, Sakiyama J, et al. 2012. A novel fluorescent probe with high sensitivity and selective detection of lipid hydroperoxides in cells. Rsc Advances, 2(20): 7894-7900.

Yan L-J, Forster M J. 2011. Chemical probes for analysis of carbonylated proteins: a review. J Chromatogr B, 879(17-18): 1308-1315.

Yang W S, Kim K J, Gaschler M M, et al. 2016. Peroxidation of polyunsaturated fatty acids by lipoxygenases drives ferroptosis. Proc Natl Acad Sci USA, 113(34): E4966-E4975.

Yang W S, SriRamaratnam R, Welsch M E, et al. 2014. Regulation of ferroptotic cancer cell death by GPx4. Cell, 156(1-2): 317-331.

Yin H, Cox B E, Liu W, et al. 2009. Identification of intact oxidation products of glycerophospholipids in vitro and in vivo using negative ion electrospray iontrap mass spectrometry. J Mass Spectrom, 44(5): 672-680.

Yoshida M, Minagawa S, Araya J, et al. 2019. Involvement of cigarette smoke-induced epithelial cell ferroptosis in COPD pathogenesis. Nat Commun, 10(1): 3145.

Zanardi E, Jagersma C G, Ghidini S, et al. 2002. Solid phase extraction and liquid chromatography-tandem mass spectrometry for the evaluation of 4-hydroxy-2-nonenal in pork products. J Agric Food Chem, 50(19): 5268-5272.

Zerouga M, Jenski L J, Stillwell W. 1995. Comparison of phosphatidylcholines containing one or two docosahexaenoic acyl chains on properties of phospholipid monolayers and bilayers. Biochim Biophys Acta, 1236(2): 266-272.

Zhang S, Fang C, Yuan W, et al. 2019. Selective identification and site-specific quantification of 4-hydroxy-2-nonenal-modified proteins. Anal Chem, 91(8): 5235-5243.

Zhao Y, Chen Y Q, Bonacci T M, et al. 2008. Identification and characterization of a major liver lysophosphatidylcholine acyltransferase. J Biol Chem, 283(13): 8258-8265.

Zilka O, Shah R, Li B, et al. 2017. On the mechanism of cytoprotection by ferrostatin-1 and liproxstatin-1 and the role of lipid peroxidation in ferroptotic cell death. ACS Cent Sci, 3(3): 232-243.

Zorov D B, Juhaszova M, Sollott S J. 2014. Mitochondrial reactive oxygen species (ros) and ros-induced ros release. Physiol Rev, 94(3): 909-950.

Zou Y, Palte M J, Deik A A, et al. 2019. A GPx4-dependent cancer cell state underlies the clear-cell morphology and confers sensitivity to ferroptosis. Nat Commun, 10(1): 1617.

Zou Y, Henry W S, Ricq E L, et al. 2020a. Plasticity of ether lipids promotes ferroptosis susceptibility and evasion. Nature, 585(7826): 603-608.

Zou Y, Li H, Graham E T, et al. 2020b. Cytochrome P450 oxidoreductase contributes to phospholipid peroxidation in ferroptosis. Nat Chem Biol, 16(3): 302-309.

第8章

氧化应激与铁死亡

王　祥　蔡　露

摘要： 氧化应激是机体内活性氧自由基的产生超过其清除而引起的细胞及组织损害。铁死亡是近年被系统性阐述的一种新的程序性细胞死亡，这一细胞死亡形式不同于凋亡、坏死等其他形式的细胞死亡。从本质上而言，铁死亡是由于铁介导活性氧自由基的产生增加，而清除不足，引起的致命性脂质过氧化致使细胞死亡。氧化应激贯穿铁死亡发生的整个病理过程：疾病状态下出现的细胞膜磷脂重构、游离铁浓度增加均促进脂质过氧化连锁反应的发生，导致脂质过氧化物产生增加；而抗氧化系统功能不足造成脂质过氧化物清除减少，这一失衡造成脂质过氧化物蓄积是铁死亡发生的直接诱因。目前研究发现铁死亡在肿瘤、神经系统疾病、心血管疾病等疾病中具有重要意义，但仍有诸多参与此过程的机制亟待后续实验进一步阐明。

关键词： 氧化应激，活性氧自由基，铁死亡，脂质过氧化，铁代谢，多不饱和脂肪酸

Abstract: Oxidative stress is defined as the imbalance in the production and elimination of reactive oxygen species which result in cellular and tissue damage. Ferroptosis is a newly illustrated kind of programmed cell death, which is different from apoptosis, necrosis and other forms of cell death. In essence, ferroptosis occurs due to both increased intracellular free iron mediated production of reactive oxygen species and the dysfunction of the antioxidant system. Oxidative stress is involved in the whole pathological process of ferroptosis: the remodeling of phospholipid in cell membrane and the increase of free iron in diseased state can promote the chain reaction of lipid peroxidation; while the dysfunction of the antioxidant system furtherly aggregates the accumulation of lipid peroxides, which finally result in ferroptosis. It has been found that ferroptosis plays a pivotal role in cancer, nervous system diseases, cardiovascular diseases and other diseases. However, underlying mechanism involved in ferroptosis remains to be defined by future preclinical and clinical studies.

Keywords: oxidative stress, reactive oxygen species, ferroptosis, lipid peroxidation, iron metabolism, polyunsaturated fatty acid

8.1　引言

30 余年前，Helmut Sies 首先定义氧化应激为"促氧化-抗氧化系统失衡引起的活性氧自由基蓄积及细胞损害"（Sies，1991），简而言之，氧化应激是活性氧自由基（reactive oxygen species，ROS）的产生超过其清除而引起的氧化损伤（Poljsak et al.，2013），这一过程参与众多疾病的致病机制（Sies，2015）。铁死亡是近年被系统性阐述的一种新的程序性细胞死亡，这一细胞死亡形式不同于凋亡、坏死等其他形式的细胞死亡（Dixon et al.，2012）。在形态学上，铁死亡亦区别于以往发现的死亡方式，表现为细胞膜完整，细胞内无气泡，细胞核大小正常，无染色质凝聚，伴有特征性的线粒体缩小及膜密度增加（Stockwell et al.，2017）。铁死亡可由多种小分子物质（如 erastin 等）诱发，也可被铁螯合剂（如去铁胺等）、亲脂性抗氧化剂（如维生素 E）及单不饱和脂肪酸（如油酸等）所抑制（Dixon et al.，2012；Doll and Conrad，2017；Kagan et al.，2017）。从本质上而言，铁死亡是由于细胞内铁浓度升高导致 ROS 产生增加而清除不足，引起的致命性脂质过氧化致使细胞死亡（Stockwell et al.，2017）。因此，氧化应激贯穿铁死亡的整个病理过程（Dixon et al.，2012），在此我们将对氧化应激与铁死亡的关系进行全面阐述。

8.2　氧化应激

ROS 是正常生理活动的产物，是一类化学性质活泼、具有较高氧化活性的分子和离子的总称，在细胞信号转导和组织稳态中发挥重要作用（Ferreira et al.，2018）。本质上而言，ROS 是部分还原的含氧分子，也就是自由基和（或）氧衍生物，包括超氧阴离子（$O_2^{\cdot-}$）、过氧化物（H_2O_2 和 LOOH）以及自由基（$HO\cdot$ 和 $LO\cdot$）。线粒体在电子传递链的正常代谢和供能中产生大量的 ROS，也可以通过微粒体、烟酰胺腺嘌呤二核苷酸磷酸（nicotinamide adenine dinucleotide phosphate，NADPH）氧化酶（NADPH oxidase，NOX）、黄嘌呤氧化酶（xanthine oxidase，XO）、过氧化物酶等产生内源性 ROS（Guerriero et al.，2014；Sakellariou et al.，2013）。机体本身存在维持内稳态的 ROS 清除系统，包括酶类抗氧化剂和非酶类抗氧化剂，能清除过多的 ROS。生理状况下，机体内 ROS 的水平被控制在一定范围，在抗感染、抑制肿瘤、细胞内信号转导等方面具有重要作用。病理状态下，ROS 的生成和清除速率的不平衡导致自由基的蓄积，从而损害 DNA、蛋白质和脂质的结构与功能，进而导致氧化应激的发生（Latunde-Dada，2017）。其中，脂质过氧化是铁死亡的关键过程。

8.2.1　ROS 的来源

线粒体是机体 ROS 的主要来源。生理条件下，在大多数细胞中，超过 90% 的氧是在线粒体中消耗的，其中 2% 的氧在线粒体内膜和基质中被转变成为氧自由基。在氧化磷酸化过程中，部分电子会从电子传递链上泄漏，与周围的氧气结合产生 $O_2^{\cdot-}$ 等活性氧。线粒体电子传递链是由线粒体内膜上一组酶的复合体构成，包括复合体 Ⅰ（又称为 NADH 脱氢酶）、复合体 Ⅱ（又称为琥珀酸脱氢酶）、复合体 Ⅲ（又称为泛醌-细胞色素 c 还原酶）和复合体 Ⅳ（又称为细胞色素 c 氧化酶）。复合体 Ⅰ 中的黄素单核苷酸、泛醌，

复合体 Ⅱ 中的黄素腺嘌呤二核苷酸，复合体 Ⅲ 中的 Q 循环系统——Qo 氧化位点是线粒体中活性氧生成的主要位点。此外，甘油-3-磷酸脱氢酶、电子转运黄素蛋白-泛醌氧化还原酶、丙酮酸脱氢酶及铁硫簇均在线粒体活性氧的产生中发挥一定作用（Bertero and Maack，2018）。

除线粒体外，微粒体中的细胞色素 P450（cytochrome P450，CYP450）也是体内活性氧的重要来源之一。CYP450 代表着一个庞大的、可自身氧化的亚铁血红素蛋白家族，属于单氧酶的一类，因其在 450nm 处有特异吸收峰而得名。在 CYP450 中通过 Fe^{3+} 和 Fe^{2+} 之间的转化，传递还原型 NADPH 所提供的电子，促进内源性和外源性物质的代谢，并在此过程中产生活性氧。CYP450 参与代谢的反应式为：NADPH+H^++O_2+LH(底物) $\longrightarrow$ $NADP^+$+H_2O+LOH。另外，细胞色素 P450 也可以在没有底物存在的情况下直接催化 NADPH 和氧气，生成 $NADP^+$ 和 $O_2^{\cdot-}$（Hrycay and Bandiera，2015）。

NOX 是细胞膜内的单电子传递体系，参与活性氧产生。迄今为止，发现 NOX 至少由以下几种蛋白质（gp91^{phox}、p22^{phox}、p47^{phox}、p67^{phox}、p40^{phox}），以及小分子三磷酸尿苷结合蛋白 Rac 组成。gp91^{phox} 和 p22^{phox} 是细胞膜镶嵌蛋白，二者形成催化亚单位；p47^{phox}、p67^{phox}、p40^{phox} 和 Rac 是细胞质因子。在刺激因素作用下，细胞质因子移向细胞膜，与膜性成分装配成完整的、具有活性的 NOX 复合体。NOX 将电子从胞质羧基端的 NADPH 传递给黄素腺嘌呤二核苷酸，再传递给跨膜结构域中的血红素，最后再传递给氧气，从而生成 $O_2^{\cdot-}$，其反应式为：NADPH+$2O_2$+H^+ $\longrightarrow$ $NADP^+$+$2O_2^{\cdot-}$+$2H^+$（Svegliati et al.，2018）。

XO 是一种黄素蛋白酶，存在于各种生物体中，可催化体内的嘌呤底物形成尿酸。XO 由 1330 个氨基酸构成，其氨基酸序列在鼠和人之间具有 90% 的同源性，它由两个完全对称的结构单元构成，其催化中心包括一个钼蝶呤中心、两个铁-硫中心和一个黄素腺嘌呤二核苷酸，其中钼蝶呤中心是黄嘌呤氧化酶催化黄嘌呤生成尿酸的关键位点（Luna et al.，2019）。在黄嘌呤至尿酸的反应中，钼上的氧先是转移至黄嘌呤分子上，然后，水分子与活性中间体进行加成，使活性的钼中心得到再生。需要注意的是，XO 催化嘌呤底物形成尿酸的过程中伴随产生的 H_2O_2 和 $O_2^{\cdot-}$ 是 ROS 的重要来源。黄嘌呤氧化酶催化的反应如下：次黄嘌呤+H_2O+O_2 $\longrightarrow$ 黄嘌呤+H_2O_2；黄嘌呤+H_2O+O_2 $\longrightarrow$ 尿酸+H_2O_2；黄嘌呤+H_2O+$2O_2$ $\longrightarrow$ 尿酸+$2O_2^{\cdot-}$+$2H^+$（Doehner，2011）。

过氧化物酶是一类含血红素酶，在体内分布广泛。过氧化物酶是以 H_2O_2 为电子受体催化底物氧化的酶，主要存在于载体的过氧化物酶体中。过氧化物酶以铁卟啉为辅基，可催化 H_2O_2、氧化酚类和胺类化合物，并清除其毒性（底物+H_2O_2 $\longrightarrow$ 氧化底物+$2H_2O$）。现已知的过氧化物酶家族成员包括：髓过氧化物酶、甲状腺过氧化物酶、唾液过氧化物酶、胃过氧化物酶、子宫过氧化物酶、乳过氧化物酶、血管过氧化物酶等（Sirokmány and Geiszt，2019）。

需要注意的是，$O_2^{\cdot-}$ 作为分子氧一价还原的产物，主要来源于 NOX（Panday et al.，2015）以及从线粒体电子传递链中泄漏的电子（Loschen，1974；Murphy，2009；Quinlan et al.，2013），是启动铁死亡脂质过氧化连锁反应的重要分子。$O_2^{\cdot-}$ 可以自发或酶催化还原为 H_2O_2，然后通过 Fenton 反应，生成 HO·，这是迄今为止由氧不完全还原产生的最强氧化剂（Lipinski，2011）。作为一种强亲电体，HO· 几乎可以与任何生物分子以扩散限制速率反应。然而，正是这种极高的反应速率使得插入膜磷脂的多不饱和脂肪酸（PUFA）的亚甲基碳迅速氧化，引起脂质过氧化氢（LOOH）的蓄积（Loschen，1974），而 LOOH 的蓄积是铁死亡发生的关键过程。

8.2.2　ROS 的清除系统

机体抗氧化系统分为内源性抗氧化系统和抗氧化修复系统。内源性抗氧化系统可以直接清除 ROS，并阻断 ROS 生成的连锁反应。而抗氧化修复系统主要对因氧化应激受损的蛋白质和 DNA 进行修复，在此不作赘述。一般内源性抗氧化系统包括：①酶类抗氧化剂，包括超氧化物歧化酶（superoxide dismutase，SOD）、过氧化氢酶（catalase，CAT），谷胱甘肽过氧化物酶（glutathione peroxidase，GPx）和硫氧化还原蛋白（thioredoxin，Trx）；②非酶类抗氧化剂，包括维生素及其类似物（例如，维生素 A、C 和 E，辅酶 Q_{10}，类黄酮）、矿物质（如硒和锌）和代谢物（如胆红素和褪黑素）。

8.2.2.1　酶类抗氧化系统

酶类抗氧化剂通过催化降解 ROS 而发挥抗氧化作用（He et al.，2017）。其中，SOD 是活细胞的重要组成部分，因为绝大多数的 ROS 是由超氧化物产生的。根据其所含的金属离子和在细胞中的定位，SOD 可分为三种亚型，分别是胞浆铜/锌 SOD、线粒体锰 SOD 和细胞外 SOD，SOD 能催化超氧物转化为 O_2 和 H_2O_2（Wang et al.，2018）。CAT 是血红素酶，不同的来源有不同的结构，在不同的组织中其活性水平高低也不同，其中肝脏的 CAT 含量最高。CAT 可以将 H_2O_2 分解成分子 O_2 和 H_2O，防止其转化成毒性更强的 $HO\cdot$（Li et al.，2018；Zamponi et al.，2018）。GPx 广泛存在于机体内各个组织，由具有不同亚细胞位置的多种同工酶组成，表现出不同的组织特异性，包括胞浆 GPx、血浆 GPx、磷脂氢过氧化物 GPx 及胃肠道专属性 GPx。它的生理功能主要是催化谷胱甘肽（GSH）参与过氧化反应，清除在细胞呼吸代谢过程中产生的过氧化物和羟自由基，从而减轻细胞膜多不饱和脂肪酸的过氧化作用（Halušková et al.，2009），其中 GPx4 是抑制铁死亡发生的主要酶（Bela et al.，2015）。Trx 抗氧化系统由 NADPH、硫氧化还原蛋白还原酶（TrxR）和 Trx 组成。Trx 和 TrxR 催化氧化型 Trx 中活性中心二硫醚的 NADPH 依赖性还原，在还原型 Trx 中生成二硫醇。NADPH 可维持 CAT 的活性，并用作 Trx 和 GSH 还原酶的辅助因子，它将谷胱甘肽二硫化物（GSSG）转化为 GSH，而 GSH 是 GPx 发挥作用的底物。TrxR1/Trx1 系统可以在缺乏 GSH 还原酶的情况下维持还原型 GSH 水平，从而与 GSH 系统相辅相成，共同发挥氧化应激毒性产物清除效应（Prigge et al.，2017）。

8.2.2.2　非酶类抗氧化系统

非酶类抗氧化剂可以直接与自由基相互作用并清除自由基。维生素 A 是一种在肝脏中合成的类胡萝卜素，包括维生素 A_1（视黄醇）和维生素 A_2（3-脱氢视黄醇），其中维生素 A_2 的生理活性为维生素 A_1 的 40%。维生素 A 能直接与过氧自由基相互作用形成以碳为中心的自由基加合物，在过氧自由基传播到脂质之前通过电子转移清除过氧自由基（Rozanowska et al.，2005）。维生素 C（抗坏血酸）具有很强的还原性，很容易被氧化成脱氢维生素 C，此过程具有可逆性，且此二者均具有清除多种氧自由基的生理效应（Miranda-Diaz et al.，2020）。维生素 E（α-生育酚）是一种脂溶性抗氧化剂，它可以保护细胞膜磷脂中 PUFA 的氧化，调节 ROS 的产生及信号转导（Lee and Han，2018）并抑制铁死亡的发生（Dixon et al.，2012；Friedmann Angeli et al.，2014；Seiler et al.，2008）。辅酶 Q_{10} 是一种亲脂性抗氧化剂，又称泛醌。辅酶 Q_{10} 是线粒体电子传递链中的重要递氢体，它从复合体 I 和复合体 II 接受氢，将质子释放至线粒体基质内，将电子传递给细胞色素 c，通过该过程促进氧化磷酸化及 ATP 合成。在人体内，辅酶 Q_{10} 存在氧化型（CoQ_{10}）和还原型（$CoQ_{10}H_2$）两种状态，其中还原型辅酶 Q_{10} 极易被氧化，它能够通过自身氧化还原状态的改变将 $O_2^{\bullet-}$ 转化成 H_2O_2（$CoQ_{10}H_2+O_2^{\bullet-} \longrightarrow CoQ_{10}^{\bullet-}+H_2O_2$）。另外，$CoQ_{10}H_2$ 可防止脂质过氧化自由基的氧化损伤并改善线粒体的生成（Bullon et al.，2015；Grenier-Larouche，2015），是有效的铁死亡抑制剂（Shimada et al.，2016b）。类黄酮广泛存在于自然界的植物中，属植物次生代谢产物。黄酮类化合物是以黄酮（2-苯基色原酮）为母核而衍生的一类黄色色素，其中包括黄酮的同分异构体及其氢化和还原产物，即以 C_6-C_3-C_6 为基本碳架的一系列化合物。它们通过抑制负责产生超氧化物的酶和 NOX 发挥作用（Hossain et al.，2016）。硒和锌因为能维持多种酶（GPx 和 SOD 等）的活性而具有抗氧化功能。锌是 SOD 的组成部分，并且可以通过抑制 NOX 活性，诱导合成金属硫蛋白（metallothionein，MT），减少 ROS 产生（Marreiro et al.，2017），其中 MT 可以通过提高细胞内 GSH 水平发挥抑制铁死亡的作用（Sun et al.，2016）。硒是体内抗氧化系统如 GPx 和 TrxR 的重要组成部分，也是维持 GPx4 活性的重要离子，在 GPx4 介导的铁死亡抑制中具有重要作用（Friedmann Angeli and Conrad，2018；Green，2018；Ingold et al.，2018）。血红蛋白的代谢物如胆红素也具有清除经 NOX 衍生的 ROS 的功能（Idelman et al.，2015）。褪黑素通过提高 GSH 水平，以及诱导 GPx 和 SOD 表达来抑制过氧化（Blasiak et al.，2016；Hardeland，2017）。

综上，当 ROS 的产生与清除失衡时，便会引起 ROS 的蓄积，引起氧化应激及细胞损伤或死亡，包括脂质过氧化物蓄积引起的铁死亡。

8.3 铁死亡的关键特征

铁死亡是铁依赖性脂质过氧化引起的一种新的程序性细胞死亡。铁死亡的生化基础主要包括：铁代谢异常引起游离铁浓度增高；膜磷脂重构（含 PUFA 的磷脂含量增加）使得对过氧化连锁反应的敏感性增加；铁介导的类 Fenton 反应促进脂质自由基和脂质过氧化物的产生；脂质过氧化物清除系统功能障碍致使其清除不足。这一系列过程最终导致脂质过氧化物蓄积并致使细胞死亡。因此，应用铁螯合剂（如去铁胺）抑制游离铁浓度增加；或抑制介导脂质重构的关键酶——酰基辅酶 A 合成酶 4（ACSL4）；或予以自由基清除剂，如 N-乙酰半胱氨酸；或增加脂质过氧化物清除系统功能，如高表达 GPx4 和 SLC7A11；以上均可以减少脂质过氧化物蓄积，从而抑制铁死亡发生（Conrad and Pratt，2019；Nishizawa et al.，2018；Yang and Stockwell，2016）。我们对铁死亡的关键要素在图 8-1 中进行了描述，并在表 8-1 中总结了铁死亡常见的诱导剂和抑制剂。

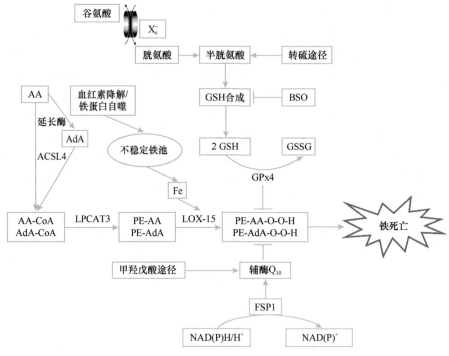

图 8-1　铁死亡的关键要素

细胞膜磷脂重构、游离铁浓度增加以及脂质过氧化清除系统的功能不足是铁死亡发生的关键要素。酰基辅酶 A 合成酶长链家族成员 4（ACSL4）催化花生四烯醇（AA）或肾上腺素基（AdA）的连接以产生 AA 或 AdA 酰基 CoA 衍生物，然后由溶血磷脂酰转移酶 3（LPCTA3）酯化成磷脂酰乙醇胺（AA-PE 和 AdA-PE）。随后，AA-PE 和 AdA-PE 被脂氧合酶-15（LOX-15）氧化生成 LOOH（PE-AA-O-O-H/PE-AdA-O-O-H）并促使铁死亡的发生。血红素的降解和铁蛋白的自噬性降解均能升高不稳定铁池水平，并促进 LOOH 的生成。谷胱甘肽过氧化物酶 4（GPx4）是体内主要的清除 LOOH 的抗氧化酶，它能以谷胱甘肽（GSH）作为底物将 LOOH 还原为醇类从而清除其毒性，而 GSH 则变成氧化型谷胱甘肽二硫醚（GSSG）。X_c^- 系统是细胞膜上胱氨酸-谷氨酸反转运体，它介导的胱氨酸转运可提高细胞内半胱氨酸浓度从而提高 GSH 水平，而细胞内转硫途径也可以通过增加细胞内半胱氨酸浓度促进 GSH 合成。丁硫氨酸亚砜肟（BSO）可通过抑制 GSH 合成，促进铁死亡的发生。新型铁死亡抑制因子 1(FSP1) 在细胞膜上利用 NADPH 将辅酶 Q_{10} 还原为泛醇，减少 LOOH 蓄积，进而抑制铁死亡发生。甲羟戊酸途径通过促进辅酶 Q_{10} 的合成，减轻脂质过氧化和抑制铁死亡

表 8-1　铁死亡的常见诱导剂和抑制剂

分类	药物	机制	参考文献
诱导剂	erastin 及其类似物	抑制 X_c^-，VDAC2/3	Dixon et al.，2012
	RSL3	抑制 GPx4	Dixon et al.，2012
	索拉非尼	抑制 X_c^-	Dixon et al.，2014
	柳氮磺胺吡啶	抑制 X_c^-，GPx4	Lei et al.，2020
	FIN56	降解 GPx4，并降低辅酶 Q_{10} 水平	Shimada et al.，2016b
	FINO2	抑制 GPx4	Gaschler et al.，2018
	西拉美辛和拉帕蒂尼	升高游离铁	Ma et al.，2016
	青蒿素及其类似物	消耗 GSH，升高游离铁	Li et al.，2020；Roh et al.，2017
抑制剂	甲磺酸去铁胺及其他铁螯合剂	降低细胞内铁	Dixon et al.，2012
	维生素 E	抗氧化剂	Dixon et al.，2012；Friedmann Angeli et al.，2014；Seiler et al.，2008
	liproxststatin-1，ferrostatin-1	烷自由基清除剂	Dixon et al.，2012

　　GPx4，谷胱甘肽过氧化物酶 4；GSH，谷胱甘肽；VDAC，电压依赖性阴离子通道；X_c^-，胱氨酸/谷氨酸盐反转运体，由 SLC7A11 和 SLC3A2 构成。

8.4　ROS 产生及铁死亡过程中铁的作用与调控

铁在铁死亡中占据主导地位。铁介导的 Fenton 反应（$H_2O_2+Fe^{2+} \longrightarrow Fe^{3+}+OH\cdot+$ OH^-；$Fe^{3+}+H_2O_2 \longrightarrow Fe^{2+}+O_2+2H^+$；$Fe^{2+}+O_2 \longrightarrow Fe^{3+}+O_2^{\cdot-}$）和 Haber-Weiss 反应（铁催化下 $O_2^{\cdot-}+H_2O_2 \longrightarrow OH^-+O_2+OH\cdot$）是铁死亡中 ROS 产生的主要来源。简而言之，在铁离子介导下，$O_2^{\cdot-}$ 和 H_2O_2 能转变成活性更高的 HO·，引起蛋白质、DNA 以及脂质的氧化损伤，从而导致细胞死亡（Liu，2009）。相应的，LOOH 可以在铁的介导下发生类似反应产生脂质自由基，并启动脂质过氧化连锁反应，导致脂质过氧化物的蓄积。就实验证据而言，铁螯合剂能有效抑制铁死亡的发生，明确了铁在铁死亡中的关键位置（Dixon et al.，2012）。另一方面，铁死亡特异性抑制剂 ferrostatin-1 能减轻铁过载动物模型中出现的组织损伤，也佐证了铁与铁死亡的紧密关系（Fang et al.，2020；Hao et al.，2017）。

铁是许多重要生理过程所必需的，如 DNA、血红素以及铁硫簇合物的合成（Yien et al.，2018；Zhang and Chen，2018）。另外，铁在维持多种酶的活性中也发挥重要作用，如脂氧合酶、XO、NOX 以及线粒体复合物 I 和 II（Silva et al.，2018；Stehling et al.，2009）。由于过量的铁会增加 ROS 的产生，导致细胞及组织损伤，因此，细胞中的铁水平需要精准调控。生理状态下，血液循环中的 Fe^{3+} 与转铁蛋白（TF）结合并运输，通过细胞膜上的转铁蛋白受体（TfR）进入细胞内，Fe^{3+} 在细胞内被还原为 Fe^{2+} 后，通过二价金属转运蛋白 1（divalent metal transporter 1，DMT1）转运并释放到细胞质"不稳定铁池"（liable iron pool，LIP）中，而过量的铁则以 Fe^{3+} 形式被储存到铁蛋白中（Chen and Paw，2012；Gao et al.，2015；Liu，2009；Yang and Stockwell，2008）。LIP 是细胞中介导 ROS 生成的主要铁来源（Krijt et al.，2018）。溶酶体可以回收铁蛋白和线粒体等内源性铁源，因此也是 LIP 的重要组成部分（Lv，2018；Krijt et al.，2018）。LIP 中铁介导的类 Fenton 反应在脂质过氧化及铁死亡中具有不可或缺的作用（Kakhlon and Cabantchik，2002）。

铁的摄入、排出、储存和周转都会影响铁死亡的敏感性（Dixon et al.，2012；Stoyanovsky et al.，2019；Yang and Stockwell，2008）。高铁饮食在铁蛋白重链（FTH）敲除时增加游离铁水平，促进铁死亡发生（Fang et al.，2020），而较高水平的铁转运蛋白则可促进细胞铁的摄入，促进铁死亡（Gao et al.，2015；Ward and Kaplan，2012）。铁调节蛋白 2（iron regulatory protein 2，IRP2）从基因转录及转录后修饰上控制细胞内铁水平，并影响铁死亡。IRP2 与铁反应元件（iron response element，IRE）结合抑制铁蛋白和转铁蛋白 mRNA 的翻译，同时抑制 TfR 和 DMT1 mRNA 的泛素化。因此，shRNA 敲低 TfR1 抑制了铁死亡。相反，介导 IRP2 泛素化的 E3 泛素连接酶 FBXL5 的敲低则促进了铁死亡（Dixon et al.，2012）。血红素加氧酶-1（heme oxygenase，HO-1）通过释放血红素分解代谢产生的铁，增加游离铁水平，促进铁死亡（Chiang et al.，2018；Rouault，2019），这一现象在阿霉素诱导的心肌病和缺血再灌注心肌损伤的动物模型中得到证实（Fang，2019）。铁蛋白的选择性自噬，也称为铁蛋白自噬，通过调节游离铁水平，影响铁死亡的发生（Gao et al.，2015，2016；Hou et al.，2016；Wang et al.，2016）。铁蛋白的自噬性降解，是在机体缺铁时维持体内铁稳态的重要机制。在游离铁水平降低时，该途径由核受体共活化子 4（NCOA4）介导，后者作为自噬货物载体与 FTH1 结合形成自噬体，并被输送到溶酶体中进行降解以释放铁满足生理需要。然而，当细胞中的铁水平较高时，NCOA4 选择性地与 HERC2 结合，启动其泛素化和降解（Dowdle et al.，2014；Hou et al.，2016；Mancias et al.，2014）。铁死亡的启动触发铁蛋白自噬，增加游离铁水平，促进 ROS 的产生以及铁死亡。自噬抑制剂或基因敲除 NCOA4 能抑制铁死亡的发生进一步证实了铁死亡是一种自噬性细胞死亡过程（Gao et al.，2016；Wan et al.，2016）。此外，热休克蛋白 B1（heat shock protein B1，HSPB1）可抑制 TfR 循环，从而降低细胞内铁浓度（Arrigo et al.，2005；Chen et al.，2006）。因此，HSPB1 的失活可增加铁的积累，并能促进 erastin 诱导的铁死亡（Sun et al.，2015）。CDGSH 铁硫结构域 1（CISD1，又称 mitoNEET）是一种含铁的线粒体外膜蛋白，可抑制线粒体内游离铁蓄积及脂质过氧化，从而抑制铁死亡的发生（Yuan et al.，2016）。需要注意的是，铁螯合物（如 DFO）可以靶向细胞中任何一种含铁或铁依赖性蛋白质，因此某些参与自由基生成的酶，如 NOX、XO、CYP450 等，也可能因此而受到抑制。

综上所述，在复杂的代谢调节框架中，LIP 中铁水平是铁死亡的重要调节因子。毫无疑问，铁对铁死亡是必不可少的，但增加还原铁量是否能作为一种激动剂引发铁死亡还很难确定。

8.5 氧化应激是铁死亡发生的重要机制

铁介导的脂质过氧化物蓄积是铁死亡发生的关键事件，而外源性抗氧化剂或内源性抗氧化系统能抑制氧化应激从而阻止铁死亡的发生，进一步证明了氧化应激对于铁死亡的重要性（Stockwell et al.，2020）。

8.5.1 脂质过氧化与铁死亡

脂质过氧化是指各种类型的自由基，如氧自由基、过氧自由基和羟自由基等从脂质中夺走电子，产生可进行进一步反应的活性中间体，从而启动脂质过氧化连锁反应。由于分子氧的溶解度高，生物膜中自由基的生成非常高。而且，结合 PUFA 的膜磷脂对自由基的损害极为敏感，从而易于造成脂质过氧化物（如 LOOH）的蓄积（Gaschler and Stockwell，2017；Spiteller and Afzal，2014；Tang et al.，2000）。细胞膜脂质过氧化的产物能形成许多亲电物质，如丙二醛（MDA）、异丙醇和 4-羟基壬烯酸（4-HNE）等，可使细胞膜的流动性与通透性发生改变，最终导致细胞结构与功能的改变，乃至细胞死亡（Gaschler and Stockwell，2017；Michalski et al.，2008；Zarkovic et al.，2017）。需要注意的是，这些物质既是氧化应激的良好指标，也是已知的铁死亡的良好标志物（Dixon et al.，2012）。

8.5.1.1 ACSL4 的作用

ACSL4 可通过促进 PUFA 结合到膜磷脂，从而增加细胞膜磷脂的氧化来驱动铁死亡发生（Doll et al.，2017）。随后，氧化磷脂酰乙醇胺（PE）被证实是 ACSL4 介导产生的致命脂质，也即铁死亡的直接诱导因子（D'Herde and Krysko，2017；Kagan et al.，2017）。在细胞研究中利用 CRISPR 技术发现，敲除 *ACSL4* 基因后，细胞内脂质过氧化物的生成和铁死亡的发生受到抑制，随后利用噻唑烷二酮抑制 ACSL4 在 GPx4 条件敲除的动物模型中进行了验证（Doll et al.，2017）。机制研究发现，ACSL4 催化花生四烯醇（AA）或肾上腺素基（AdA）的连接以产生 AA 或 AdA 酰基 CoA 衍生物，然后由溶血磷脂酰转移酶 3（LPCTA3）酯化成磷脂酰乙醇胺（AA-PE 和 AdA-PE）。随后，AA-PE 和 AdA-PE 被脂氧合酶-15（LOX-15）氧化生成 LOOH，这是铁死亡的最终触发者（Seiler et al.，2008）。因此，包括亚油酸和花生四烯酸在内的 PUFA 能在 ACSL4 的介导下促进铁死亡的发生，而单不饱和脂肪酸（油酸）则对铁死亡具有显著的抑制作用（Yang et al.，2014）。

8.5.1.2　脂氧合酶的作用

脂氧合酶（LOX）介导酶促过氧化作用，参与 LOOH 的形成及铁死亡发生（Kagan et al.，2017；Wan et al.，2016）。脂质过氧化涉及一个高度有序的氧化中心，其中的氧化多发生在含 PUFA 的磷脂（Kagan et al.，2017）。花生四烯酸和亚油酸是最丰富的 PUFA，它们作为 LOX 的底物，利用分子氧在酰基链的不同碳位形成过氧化氢基（Kuhn et al.，2015）。LOX-15 可以直接氧化含有 PUFA 的磷脂，而不需要事先通过磷脂酶 A2 释放酯化 PUFA（Kuhn，1990）。已有证据表明，脂氧合酶-5 和血小板型脂氧合酶-12 能通过提供氧化酰基前体来生成氧化的磷脂（Morgan et al.，2010；Stephen et al.，2010）。因此，脂氧合酶是磷脂发生脂质过氧化的重要参与者。需要注意的是，由于某些抗氧化剂能抑制 LOX 的活性（Arai，1995），因此，需要考虑抗氧化剂对铁死亡的抑制是否由抑制 LOX 引起（Shah et al.，2018）。然而，两种典型的铁死亡抑制剂 ferrostatin-1 和 liproxstatin-1 都不能有效抑制 LOX 的活性，但却能阻止脂质过氧化及铁死亡的发生（Zilka et al.，2017），进一步说明了两种铁死亡抑制剂并非通过抑制 LOX 阻止铁死亡的发生，其具体机制将在下文具体介绍。

8.5.1.3　脂质过氧化连锁反应

脂质过氧化连锁反应是脂质过氧化物迅速增加并蓄积的重要源头，LOOH 是启动脂质过氧化连锁反应的关键分子（Tang et al.，2000）。脂质过氧化连锁反应分为以下三个阶段。

（1）起始阶段。碳中心自由基（L'·）的生成。LOOH 与另一个 LOOH 发生共价均解（2LOOH $\longrightarrow$ LO·+LOO·+H_2O）对于启动大量脂肪酸的自氧化是至关重要的（Ursini and Maiorino，2020），但对于启动膜磷脂过氧化来说，则主要通过从还原型金属（Fe^{2+}）到 LOOH 的电子转移（类 Fenton 反应）来完成，产生初始烷氧自由基（LO·）（LOOH+Fe^{2+} $\longrightarrow$ LO·+Fe^{3+}+H_2O），LO· 从邻近脂质（L'H）中获得 H，形成碳中心自由基（L'·），反应式为：LO·+L'H $\longrightarrow$ LOH+L'·（Tang et al.，2000）。

（2）放大阶段。L'· 容易与分子氧反应，形成脂质过氧自由基（LOO·），反应式为：L'·+O_2 $\longrightarrow$ LOO·（Lal，1988；Yin et al.，2011）。一方面，LOO· 的传播反应包括从邻近脂质分子中夺取氢形成 LOOH。当 H 由脂质中酯化的不饱和脂肪酸的二乙烯基甲烷部分的甲基碳提供时则会形成 L'·，新形成的 L'· 加氧，从而扩大脂质过氧化（LOO·+L'H $\longrightarrow$ LOOH+L'·）。抗氧化剂（Aox—OH，如 α-生育酚或辅酶 Q）亦可作为 H 供体，但由于抗氧剂自由基（Aox—O·）在反应动力学上不足以有效地传播过氧化连锁反应（LOO·+Aox—

OH ⟶ LOOH+Aox—O·），因此会造成反应的终止（Burton，1989）。此外，将 LOO·添加到另一个磷脂的双烯丙基位置，形成 LOOL· 二聚体（Gardner，1989），在 Fenton 反应过程中，发生还原裂解生成 LO·（Gardner，1989）。

（3）终止阶段。两个自由基相互反应产生脂肪酸链的羟基和酮衍生物（LOH 和 L=O），而分子氧以电子激发状态发射光子而衰减，从而终止反应，反应式为：$2LOO· ⟶ LOH+L=O+O_2$（Miyamoto et al.，2014；Pratt et al.，2011）。

8.5.2 内源性抗氧化系统与铁死亡

铁死亡的发生是脂质过氧化物蓄积所致，因此，内源性抗氧化系统功能不足或受抑制造成的脂质过氧化物清除障碍在铁死亡中具有重要意义（Stockwell et al.，2017）。

GPx 是机体重要的内源性抗氧化酶，其中 GPx4 介导的酶促抗氧化反应是中和脂质过氧化物的重要机制，也是铁死亡最主要的内源性抑制剂（Yang et al.，2014）。已有大量证据表明，抑制 GPx4 可导致 ROS 增加及脂质过氧化（Jelinek et al.，2018），而增加 GPx4 表达则能减少 ROS 并抑制细胞铁死亡（Kinowaki et al.，2018；Yang et al.，2014）。GPx4 能够利用还原型 GSH 作为辅助因子，催化脂质过氧化物的还原反应将 LOOH 转化为 LOH 进而抑制铁死亡的发生（Friedmann Angeli and Conrad，2018）。此反应中生成的氧化型谷胱甘肽二硫醚（GSSG）随后被 GSH 还原酶和 $NADPH/H^+$ 还原为还原型 GSH（Calabrese et al.，2017）。该反应的催化位点在 GPx4 的硒代半胱氨酸残基上，因此 Ras 选择性致死小分子（RSL3）与硒代半胱氨酸亲核部分在 GPx4 的活性位点上的配体结合可直接失活或抑制 GPx4 活性（Wan et al.，2016）。另外，硒对 GPx4 活性的维持具有重要作用（Friedmann Angeli and Conrad，2018；Ingold，2018；Yang，2016）。在硒元素缺乏的条件下，GPx4 将因催化活性部位硫氰酸盐的不可逆过氧化失去活性，从而导致细胞对氧化损伤高度敏感（Green，2018）。FIN56 不是胱氨酸-谷氨酸逆向转运体（由 SLC7A11 和 SLC3A2 构成，也称为 System X_c^-）抑制剂，因为它不影响谷胱甘肽水平，但是 FIN56 可通过翻译后降解，降低 GPx4 蛋白水平，并阻止甲羟戊酸盐衍生的亲脂性抗氧化剂（还原型辅酶 Q_{10}）的产生，从而诱导铁死亡的发生（Shimada et al.，2016b）。

GSH 是机体内源性抗氧化系统的重要组成部分，也是 GPx4 抑制脂质过氧化的关键辅助因子。GSH 由谷氨酸、半胱氨酸及甘氨酸介导合成，其细胞内水平受系统 SLC7A11 转运胱氨酸能力的影响（Seiler et al.，2008）。SLC7A11 是血浆膜转运体的一员，负责细胞外胱氨酸和细胞内谷氨酸的交换（Koppula et al.，2018）。研究表明，药物抑制 SLC7A11 或基因敲除 SLC7A11 可降低细胞内半胱氨酸浓度，从而影响 GSH 水平（Wang，2017）。erastin 是 SLC7A11 的选择性抑制剂，能抑制胱氨酸的输入（Dixon et al.，2012，2014），与 erastin 类似，柳氮磺吡啶和谷氨酸也可通过抑制 SLC7A11，降低细胞内半胱氨酸浓度，耗尽细胞内 GSH，从而诱导氧化应激及铁死亡（Kim et al.，2018；Nagakannan et al.，2019）。转硫途径通过影响半胱氨酸合成，从而影响铁死亡。甲硫氨酸通过转硫途径，转化为同型半胱氨酸，后者经半胱氨酸，最后转化为胱氨酸（McBean，2012）。S-腺苷甲硫氨酸的调节表明，转硫途径的主要作用是平衡甲硫氨酸或同型半胱氨酸的降解与甲硫氨酸的有效性，而不是半胱氨酸的生物合成。显然，通过转硫途径合成半胱氨酸可被视为硫转化为硫酸盐和牛磺酸的载体（Stipanuk and Ueki，

2011）。然而，在寻找铁死亡抑制基因的实验中发现，当半胱氨酸 tRNA 合成酶被敲低时，转硫途径被激活，从而防止 SLC7A11 抑制剂诱导的铁死亡，进一步证明了该途径在铁死亡中的作用（Hayano et al.，2016；Hayes et al.，2005）。另一方面，细胞中谷氨酸半胱氨酸连接酶（GCL）和谷胱甘肽合成酶（GSS）催化的 GSH 生物合成是维持 GSH 水平和还原稳态的必要条件（Musgrave et al.，2013）。丁硫氨酸亚砜肟（BSO）是 GCL 的抑制剂，可因此抑制 GSH 合成，从而诱导铁死亡的发生（Nishizawa et al.，2018；Yang and Stockwell，2016）。

其他内源性抗氧化剂或抗氧化系统也可调节细胞对铁死亡的敏感性。甲羟戊酸途径产生的辅酶 Q_{10}，通过细胞膜中的抗氧化功能，成为一种内源性铁死亡抑制剂（Dixon et al.，2012；Shimada et al.，2016b）。FIN56 通过调节角鲨烯合酶（squalene synthetase，SQS）活性消耗辅酶 Q_{10}，在一定程度上推动了致命性脂质过氧化及铁死亡（Shimada et al.，2016b）。他汀类药物抑制 HMG-CoA 还原酶（甲羟戊酸途径的限速酶）能增加细胞对铁死亡的敏感性，可能的机制包括消耗辅酶 Q_{10} 以及抑制 GPx4 的生物合成（Fradejas et al.，2013；Shimada et al.，2016b；Viswanathan et al.，2017）。NADPH 的水平也影响铁死亡的敏感性。NADPH 是一种必需的细胞内还原剂，参与清除脂质过氧化物。事实上，NADPH 水平是许多癌症细胞系铁死亡敏感性的生物标志物（Shimada et al.，2016a）。据报道，新型铁死亡抑制因子 1（FSP1）在细胞膜上利用 NADPH 将辅酶 Q_{10} 还原为泛醇，减少细胞膜脂质过氧化，进而抑制铁死亡（Bersuker et al.，2019；Doll，2019）。MT 是一种富含半胱氨酸的短肽，对多种重金属有高度亲和性。需要注意的是，MT 是一种强效的自由基清除剂，其清除羟自由基的能力约为 SOD 的数千倍，而清除氧自由基的能力约是 GSH 的 25 倍，因此具有很强的抗氧化能力。现有研究表明 MT 能通过上调细胞内 GSH 水平，抑制氧化应激及铁死亡的发生（Sun et al.，2016）。此外，多种基因或转录因子能通过调节内源性抗氧化系统活性抑制铁死亡的发生。其中，Nrf2 是重要的氧化应激和铁死亡的负性调节者（Sun，2016）：Nrf2 调控多种抗氧化基因的表达，如重要的内源性抗氧剂 MT 的表达受 Nrf2 调节；铁代谢中关键蛋白（铁蛋白和转铁蛋白）的表达也受 Nrf2 调节（Dodson et al.，2019）。此外，编码负责 GSH 合成的蛋白质的基因，包括 SLC7A11、GCL 和 GSS 也是 Nrf2 的靶基因（Song and Long，2020）。

8.5.3 外源性抗氧化剂与铁死亡

外源性抗氧化剂可以通过直接阻断脂质过氧化连锁反应或间接减少自氧化磷脂的供应来阻止脂质过氧化反应的扩大（Conrad and Pratt，2019）。自由基捕获抗氧化剂（radical trapping antioxidant，RTA）作为脂质自氧化抑制剂，可以直接阻断脂质过氧化连锁反应的传播（Conrad and Pratt，2019）。酚类（如丁基羟基甲苯）和芳香胺（如烷基化二苯胺）可以与烷自由基快速发生氢原子转移反应，是常见的 RTA（Conrad and Pratt，2019）。ferrostatin-1、liproxstatin-1，以及 1,8-四氢萘啶醇作为 RTA 的代表，也是典型的铁死亡抑制剂（Shah et al.，2017；Zilka et al.，2017）。维生素 E 作为一种天然的 RTA，可直接清除羟自由基，抑制铁死亡的发生。此外，维生素 E 被证明通过竞争底物结合位点来抑制 LOX 活性及铁死亡（Kagan et al.，2017），而且已在体外试验（Dixon et al.，2012；Friedmann Angeli et al.，2014；Seiler et al.，2008）和体内试验（Carlson et al.，2016；

Wortmann et al.，2013）中证实了其有效的铁死亡抑制作用。姜黄素（Guerrero-Hue et al.，2019；Kose et al.，2019）和表没食子儿茶素没食子酸酯（EGCG）可通过减轻铁蓄积、挽救 GPx4 失活和 GSH 耗竭，从而减轻氧化应激和铁死亡（Kose et al.，2019）。葛根素亦称葛根黄素，是从中药葛根中分离的异黄酮类衍生物，是有效的抗氧化剂，已有研究表明，其能降低细胞内游离铁水平，抑制脂质过氧化及铁死亡的发生（Liu et al.，2018）。褪黑素作为经典抗氧化剂，也能抑制铁死亡的发生（Gou et al.，2020）。

8.6　总结与展望

　　铁死亡是近年发现的重要的细胞死亡机制，是氧化应激全程参与的细胞死亡过程。铁介导的脂质过氧化增加及抗氧化系统功能不足造成的脂质过氧化物蓄积是铁死亡发生的生化基础。现有的研究已证明了铁死亡在肿瘤、肾脏疾病、脑卒中、心肌损伤等一系列病理过程中的重要意义。然而，到目前为止，铁死亡的机制尚未完全阐明，比如：铁死亡是正常的生理过程还是氧化代谢紊乱？铁死亡是否是一种与不同调节成分的组织特异性表达相关的病理过程？铁死亡的最终执行分子是什么？ROS 诱导的脂质过氧化在铁死亡级联反应中的作用是什么？如何在癌症、神经退行性疾病、心脏缺血再灌注损伤和急性肾功能衰竭等疾病的治疗中应用铁死亡？因此，铁死亡的机制及应用仍需大量实验进一步阐明。

参 考 文 献

Arai H, Nagao A, Terao J, et al. 1995. Effect of d-alpha-tocopherol analogues on lipoxygenase-dependent peroxidation of phospholipid-bile salt micelles. Lipids, 30: 135-140.

Arrigo A P, Virot S, Chaufour S, et al. 2005. Hsp27 consolidates intracellular redox homeostasis by upholding glutathione in its reduced form and by decreasing iron intracellular levels. Antioxidants & Redox Signaling, 7: 414-422.

Bela K, Horvath E, Galle A, et al. 2015. Plant glutathione peroxidases: emerging role of the antioxidant enzymes in plant development and stress responses. Journal of Plant Physiology, 176: 192-201.

Bersuker K, Hendricks J M, Li Z. et al. 2019. The CoQ oxidoreductase FSP1 acts parallel to GPX4 to inhibit ferroptosis. Nature, 575: 688-692.

Bertero E, Maack C. 2018. Calcium Signaling and Reactive Oxygen Species in Mitochondria. Circulation Research, 122: 1460-1478.

Blasiak J, Reiter R. J, Kaarniranta K. 2016. Melatonin in Retinal Physiology and Pathology: The Case of Age-Related Macular Degeneration. Oxidative Medicine and Cellular Longevity, 2016: 6819736.

Bullon P, Roman-Malo L, Marin-Aguilar F. 2015. Lipophilic antioxidants prevent lipopolysaccharide-induced mitochondrial dysfunction through mitochondrial biogenesis improvement. Pharmacological Research, 91: 1-8.

Burton G W, Ingold K U. 1989. Vitamin E as an in vitro and in vivo antioxidant. Ann N Y Acad Sci, 570: 7-22.

Calabrese G, Morgan B, Riemer J. 2017. Mitochondrial Glutathione: Regulation and Functions. Antioxidants & Redox Signaling, 27: 1162-1177.

Carlson B A, Tobe R, Yefremova E, et al. 2016. Glutathione peroxidase 4 and vitamin E cooperatively prevent hepatocellular degeneration. Redox Biology, 9: 22-31.

Chen C, Paw B H. 2012. Cellular and mitochondrial iron homeostasis in vertebrates. Biochimica et Biophysica

Acta, 1823: 1459-1467.

Chen H, Zheng C, Zhang Y, et al. 2006. Heat shock protein 27 downregulates the transferrin receptor 1-mediated iron uptake. The International Journal of Biochemistry & Cell Biology, 38: 1402-1416.

Chiang S K, Chen S E, Chang L C. 2018. A Dual Role of Heme Oxygenase-1 in Cancer Cells. International Journal of Molecular Sciences, 20.

Conrad M, Pratt D A. 2019. The chemical basis of ferroptosis. Nature Chemical Biology, 15: 1137-1147.

D'Herde K, Krysko D V. 2017. Ferroptosis: Oxidized PEs trigger death. Nature Chemical Biology, 13: 4-5.

Dixon S J, Lemberg K M, Lamprecht M R. et al. 2012. Ferroptosis: an iron-dependent form of nonapoptotic cell death. Cell, 149: 1060-1072.

Dixon S J, Patel D N, Matthew W, et al. 2014. Pharmacological inhibition of cystine-glutamate exchange induces endoplasmic reticulum stress and ferroptosis. Elife, 3: e02523.

Dodson M, Castro-Portuguez R., Zhang D D. 2019. NRF2 plays a critical role in mitigating lipid peroxidation and ferroptosis. Redox Biology, 23: 101-107.

Doehner W, Landmesser U. 2011. Xanthine oxidase and uric acid in cardiovascular disease: clinical impact and therapeutic options. Seminars in Nephrology, 31: 433-440.

Doll S, Conrad M. 2017. Iron and ferroptosis: A still ill-defined liaison. IUBMB Life, 69: 423-434.

Doll S, Freitas F P, Shah R, et al. 2019. FSP1 is a glutathione-independent ferroptosis suppressor. Nature, 575: 693-698.

Doll S, Proneth B, Tyurina Y Y, et al. 2017. ACSL4 dictates ferroptosis sensitivity by shaping cellular lipid composition. Nature Chemical Biology, 13: 91-98.

Dowdle W E, Nyfeler B, Nagel J, et al. 2014. Selective VPS34 inhibitor blocks autophagy and uncovers a role for NCOA4 in ferritin degradation and iron homeostasis in vivo. Nature Cell Biology, 16: 1069-1079.

Fang X, Cai Z, Wang H, et al. 2020. Loss of Cardiac Ferritin H Facilitates Cardiomyopathy via Slc7a11-Mediated Ferroptosis. Circulation Research, 127: 486-501.

Fang X, Wang H, Han D, et al. 2019. Ferroptosis as a target for protection against cardiomyopathy. Proceedings of the National Academy of Sciences of the United States of America, 116: 2672-2680.

Ferreira C A, Ni D, Rosenkrans Z T, et al. 2018. Scavenging of reactive oxygen and nitrogen species with nanomaterials. Nano Research, 11: 4955-4984.

Fradejas N, Carlson B A, Rijntjes E, et al. 2013. Mammalian Trit1 is a tRNA([Ser]Sec)-isopentenyl transferase required for full selenoprotein expression. The Biochemical Journal, 450: 427-432.

Friedmann Angeli J P, Conrad M. 2018. Selenium and GPX4, a vital symbiosis. Free Radical Biology and Medicine, 127: 153-159.

Friedmann Angeli J P, Schneider M, Proneth B, et al. 2014. Inactivation of the ferroptosis regulator Gpx4 triggers acute renal failure in mice. Nature Cell Biology, 16: 1180-1191.

Gao M, Monian P, Pan Q, et al. 2016. Ferroptosis is an autophagic cell death process. Cell Research, 26: 1021-1032.

Gao M, Monian P, Quadri N, et al. 2015. Glutaminolysis and Transferrin Regulate Ferroptosis. Molecular Cell, 59: 298-308.

Gardner H W. 1989. Oxygen radical chemistry of polyunsaturated fatty acids. Free Radical Biology & Medicine, 7: 65-86.

Gaschler M M, Andia A A, Liu H, et al. 2018. FINO2 initiates ferroptosis through GPX4 inactivation and iron oxidation. Nature Chemical Biology, 14: 507-515.

Gaschler M M, Stockwell B R. 2017. Lipid peroxidation in cell death. Biochemical and Biophysical Research Communications, 482: 419-425.

Giulia Guerriero S T, Fagr K Abdel-Gawad, Gaetano C. 2014. Roles of reactive oxygen species in the spermatogenesis regulation. Frontiers in Endocrinology, 5: 56.

Gou Z, Su X, Hu X, et al. 2020. Melatonin improves hypoxic-ischemic brain damage through the Akt/Nrf2/Gpx4 signaling pathway. Brain Research Bulletin, 163: 40-48.

Green D R. 2018. An Element of Life. Cell, 172: 389-390.

Grenier-Larouche T, Galinier A, Casteilla L, et al. 2015. Omental adipocyte hypertrophy relates to coenzyme Q_{10} redox state and lipid peroxidation in obese women. J Lipid Res, 56: 1985-1992.

Guerrero-Hue M, Garcia-Caballero C, Palomino-Antolin A, et al. 2019. Curcumin reduces renal damage associated with rhabdomyolysis by decreasing ferroptosis-mediated cell death. FASEB journal: official publication of the Federation of American Societies for Experimental Biology, 33: 8961-8975.

Halušková L U, Valentovičová K, Huttová J, et al. 2009. Effect of abiotic stresses on glutathione peroxidase and glutathione S-transferase activity in barley root tips. Plant Physiology and Biochemistry, 47: 1069-1074.

Hao W, Xie E, Wu Q, et al. 2017. Characterization of ferroptosis in murine models of hemochromatosis. Hepatology, 66: 449-465.

Hardeland R. 2017. Melatonin and the electron transport chain. Cellular and Molecular Life Sciences, 74: 3883-3896.

Hayano M, Yang W S, Corn C K, et al. 2016. Loss of cysteinyl-tRNA synthetase (CARS) induces the transsulfuration pathway and inhibits ferroptosis induced by cystine deprivation. Cell Death and Differentiation, 23: 270-278.

Hayes D, Wießner M, Rauen T, et al. 2005. Transport of l-[14C]cystine and l-[14C]cysteine by subtypes of high affinity glutamate transporters over-expressed in HEK cells. Neurochemistry International, 46: 585-594.

He L, He T, Farrar S. 2017. Antioxidants maintain cellular redox homeostasis by elimination of reactive oxygen species. Cellular Physiology and Biochemistry, 44: 532-553.

Hossain K M, Dayem A A, Han J, et al. 2016. Molecular mechanisms of the anti-obesity and anti-diabetic properties of flavonoids. International Journal of Molecular Sciences, 17: 569.

Hou W, Xie Y, Song X, et al. 2016. Autophagy promotes ferroptosis by degradation of ferritin. Autophagy, 12: 1425-1428.

Hrycay E, Bandiera S. 2015. Involvement of cytochrome P450 in reactive oxygen species formation and cancer. Advances in Pharmacology, 74: 35-84.

Idelman G, Smith D L H, Zucker S D. 2015. Bilirubin inhibits the up-regulation of inducible nitric oxide synthase by scavenging reactive oxygen species generated by the toll-like receptor 4-dependent activation of NADPH oxidase. Redox Biology, 5: 398-408.

Ingold I, Berndt C, Schmitt S, et al. 2018. Selenium utilization by GPX4 is required to prevent hydroperoxide-induced ferroptosis. Cell, 172: 409-422 e421.

Ingold I, Conrad M. 2018. Selenium and iron, two elemental rivals in the ferroptotic death process. Oncotarget, 9: 22241-22242.

Jelinek A, Heyder L, Daude M, et al. 2018. Mitochondrial rescue prevents glutathione peroxidase-dependent ferroptosis. Free Radical Biology & Medicine, 117: 45-57.

Kagan V E, Mao G, Qu F, et al. 2017. Oxidized arachidonic and adrenic PEs navigate cells to ferroptosis. Nature Chemical Biology, 13: 81-90.

Kakhlon O, Cabantchik Z I. 2002. The labile iron pool: characterization, measurement, and participation in cellular processes(1). Free Radical Biology & Medicine, 33: 1037-1046.

Kim E H, Shin D, Lee J, et al. 2018. CISD2 inhibition overcomes resistance to sulfasalazine-induced ferroptotic cell death in head and neck cancer. Cancer Letters, 432: 180-190.

Kinowaki Y, Kurata M, Ishibashi S, et al. 2018. Glutathione peroxidase 4 overexpression inhibits ROS-induced cell death in diffuse large B-cell lymphoma. Laboratory Investigation, 98: 609-619.

Koppula P, Zhang Y, Zhuang L, et al. 2018. Amino acid transporter SLC7A11/X_c^- at the crossroads of regulating redox homeostasis and nutrient dependency of cancer. Cancer communications, 38: 12.

Kose T, Vera-Aviles M, Sharp P A, et al. 2019. Curcumin and (−)-epigallocatechin-3-gallate protect murine MIN6 pancreatic beta-cells against iron toxicity and erastin-induced ferroptosis. Pharmaceuticals, 12: 26.

Krijt M, Jirkovska A, Kabickova T, et al. 2018. Detection and quantitation of iron in ferritin, transferrin and labile iron pool (LIP) in cardiomyocytes using 55Fe and storage phosphorimaging. Biochimica et Biophysica Acta (BBA)-General Subjects, 1862: 2895-2901.

Kuhn H, Banthiya S, van Leyen K. 2015. Mammalian lipoxygenases and their biological relevance. Biochimica et Biophysica Acta, 1851: 308-330.

Kuhn H, Belkner J, Wiesner R, et al. 1990. Oxygenation of biological membranes by the pure reticulocyte lipoxygenase. The Journal of Biological Chemistry, 265: 18351-18361.

Lal M, Schöneich C, Mönig J, et al. 1988. Rate constants for the reactions of halogenated organic radicals. Int J Radiat Biol, 54: 773-785.

Latunde-Dada G O. 2017. Ferroptosis: role of lipid peroxidation, iron and ferritinophagy. Biochimica et Biophysica Acta General Subjects, 1861: 1893-1900.

Lee G Y, Han S N. 2018. The Role of Vitamin E in Immunity. Nutrients, 10.

Lei G, Zhang Y, Koppula P, et al. 2020. The role of ferroptosis in ionizing radiation-induced cell death and tumor suppression. Cell Research, 30: 146-162.

Li S, Yang X, Feng Z, et al. 2018. catalase enhances viability of human chondrocytes in culture by reducing reactive oxygen species and counteracting tumor necrosis factor-alpha-induced apoptosis. Cellular Physiology and Biochemistry, 49: 2427-2442.

Li Z, Dai H, Huang X, et al. 2020. Artesunate synergizes with sorafenib to induce ferroptosis in hepatocellular carcinoma. Acta Pharmacologica Sinica, 42(2): 301-310.

Lipinski B. 2011. Hydroxyl radical and its scavengers in health and disease. Oxidative Medicine and Cellular Longevity, 2011: 1-9.

Liu B, Zhao C, Li H, et al. 2018. Puerarin protects against heart failure induced by pressure overload through mitigation of ferroptosis. Biochemical and Biophysical Research Communications, 497: 233-240.

Liu Q, Tan Y, Wang G, et al. 2009. Role of iron deficiency and overload in the pathogenesis of diabetes and diabetic complications. Curr Med Chem, 16: 113-129.

Loschen G, Azzi A, Richter C, et al. 1974. Superoxide radicals as precursors of mitochondrial hydrogen peroxide. FEBS Lett, 42: 68-72.

Luna G, Dolzhenko A V, Mancera R L. 2019. Inhibitors of Xanthine Oxidase: Scaffold Diversity and Structure-Based Drug Design. ChemMedChem, 14: 714-743.

Lv H, Shang P. 2018. The significance, trafficking and determination of labile iron in cytosol, mitochondria and lysosomes. Metallomics, 10: 899-916.

Ma S, Henson E S, Chen Y, et al. 2016. Ferroptosis is induced following siramesine and lapatinib treatment of breast cancer cells. Cell Death & Disease, 7: e2307.

Mancias J D, Wang X, Gygi S P, et al. 2014. Quantitative proteomics identifies NCOA4 as the cargo receptor mediating ferritinophagy. Nature, 509: 105-109.

Marreiro D D, Cruz K J, Morais J B, et al. 2017. Zinc and oxidative stress: current mechanisms. Antioxidants, 6: 24.

McBean G J. 2012. The transsulfuration pathway: a source of cysteine for glutathione in astrocytes. Amino Acids, 42: 199-205.

Michalski M C, Calzada C, Makino A, et al. 2008. Oxidation products of polyunsaturated fatty acids in infant formulas compared to human milk—a preliminary study. Molecular Nutrition & Food Research, 52: 1478-1485.

Miranda-Diaz A G, Garcia-Sanchez A, Cardona-Munoz E G. 2020. Foods with potential prooxidant and antioxidant effects involved in Parkinson's disease. Oxidative Medicine and Cellular Longevity, 2020: 6281454.

Miyamoto S, Martinez G R, Medeiros M H, et al. 2014. Singlet molecular oxygen generated by biological hydroperoxides. Journal of Photochemistry and Photobiology B, Biology, 139: 24-33.

Morgan L T, Thomas C P, Kuhn H. et al, 2010. Thrombin-activated human platelets acutely generate oxidized docosahexaenoic-acid-containing phospholipids via 12-lipoxygenase. The Biochemical Journal, 431: 141-148.

Murphy M P. 2009. How mitochondria produce reactive oxygen species. The Biochemical Journal, 417: 1-13.

Musgrave W B, Yi H, Kline D, et al. 2013. Probing the origins of glutathione biosynthesis through biochemical analysis of glutamate-cysteine ligase and glutathione synthetase from a model photosynthetic prokaryote. The Biochemical Journal, 450: 63-72.

Nagakannan P, Islam M I, Karimi-Abdolrezaee S, et al. 2019. Inhibition of VDAC1 protects against glutamate-induced oxytosis and mitochondrial fragmentation in hippocampal HT22 cells. Cellular and Molecular Neurobiology, 39: 73-85.

Nishizawa S, Araki H, Ishikawa Y, et al. 2018. Low tumor glutathione level as a sensitivity marker for glutamate-cysteine ligase inhibitors. Oncology Letters, 15: 8735-8743.

Panday A, Sahoo M K, Osorio D, et al. 2015. NADPH oxidases: an overview from structure to innate immunity-associated pathologies. Cellular & Molecular Immunology, 12: 5-23.

Poljsak B, Suput D, Milisav I. 2013. Achieving the balance between ROS and antioxidants: when to use the synthetic antioxidants. Oxidative Medicine and Cellular Longevity, 2013: 956792.

Pratt D A, Tallman K A, Porter N A. 2011. Free radical oxidation of polyunsaturated lipids: New mechanistic insights and the development of peroxyl radical clocks. Accounts of Chemical Research, 44: 458-467.

Prigge J R, Coppo L, Martin S S, et al. 2017. Hepatocyte hyperproliferation upon liver-specific co-disruption of thioredoxin-1, thioredoxin reductase-1, and glutathione reductase. Cell Reports, 19: 2771-2781.

Quinlan C L, Perevoshchikova I V, Hey-Mogensen M, et al. 2013. Sites of reactive oxygen species generation by mitochondria oxidizing different substrates. Redox Biology, 1: 304-312.

Roh J L, Kim E H, Jang H, et al. 2017. Nrf2 inhibition reverses the resistance of cisplatin-resistant head and neck cancer cells to artesunate-induced ferroptosis. Redox Biology, 11: 254-262.

Rouault T A. 2019. The indispensable role of mammalian iron sulfur proteins in function and regulation of multiple diverse metabolic pathways. Biometals, 32: 343-353.

Rozanowska M, Cantrell A, Edge R. 2005. Pulse radiolysis study of the interaction of retinoids with peroxyl radicals. Free Radical Biology and Medicine, 39: 1399-1405.

Sakellariou G K, Jackson M J, Vasilaki A. 2013. Redefining the major contributors to superoxide production in contracting skeletal muscle. The role of NAD(P)H oxidases. Free Radical Research, 48: 12-29.

Seiler A, Schneider M, Forster H, et al. 2008. Glutathione peroxidase 4 senses and translates oxidative stress into 12/15-lipoxygenase dependent- and AIF-mediated cell death. Cell Metabolism, 8: 237-248.

Shah R, Margison K, Pratt D A. 2017. The Potency of diarylamine radical-trapping antioxidants as inhibitors of ferroptosis underscores the role of autoxidation in the mechanism of cell death. ACS Chemical Biology, 12: 2538-2545.

Shah R, Shchepinov M S, Pratt D A. 2018. Resolving the role of lipoxygenases in the initiation and execution of ferroptosis. ACS Central Science, 4: 387-396.

Shimada K, Hayano M, Pagano N C, et al. 2016a. Cell-line selectivity improves the predictive power of pharmacogenomic analyses and helps identify NADPH as biomarker for ferroptosis sensitivity. Cell Chemical Biology, 23: 225-235.

Shimada K, Skouta R, Kaplan A, et al. 2016b. Global survey of cell death mechanisms reveals metabolic regulation of ferroptosis. Nature Chemical Biology, 12: 497-503.

Sies H. 1991. Oxidative stress: from basic research to clinical application. Am J Med, 91: 31S-38S.

Sies H. 2015. Oxidative stress: a concept in redox biology and medicine. Redox Biology, 4: 180-183.

Silva I, Rausch V, Peccerella T, et al. 2018. Hypoxia enhances H_2O_2-mediated upregulation of hepcidin: Evidence for NOX4-mediated iron regulation. Redox Biology, 16: 1-10.

Sirokmány G, Geiszt M. 2019. The relationship of NADPH oxidases and heme peroxidases: Fallin' in and out. Frontiers in Immunology, 10: 394.

Song X, Long D. 2020. Nrf2 and ferroptosis: a new research direction for neurodegenerative diseases. Frontiers in Neuroscience, 14.

Spiteller G, Afzal M. 2014. The action of peroxyl radicals, powerful deleterious reagents, explains why neither cholesterol nor saturated fatty acids cause atherogenesis and age-related diseases. Chemistry, 20: 14928-14945.

Stehling O, Sheftel A D, Lill R. 2009. Chapter 12 controlled expression of iron-sulfur cluster assembly components for respiratory chain complexes in mammalian cells. Methods Enzymol, 456: 209-231.

Stephen R, Clark C J G, Scurr M J, et al. 2010. Esterified eicosanoids are acutely generated by 5-lipoxygenase in primary human neutrophils and in human and murine infection. Blood, 117: 2033-2043.

Stipanuk M H, Ueki I. 2011. Dealing with methionine/homocysteine sulfur: cysteine metabolism to taurine and inorganic sulfur. Journal of Inherited Metabolic Disease, 34: 17-32.

Stockwell B R, Angeli J P F, Bayir H, et al. 2017. Ferroptosis: a regulated cell death nexus linking metabolism, redox biology, and disease. Cell, 171: 273-285.

Stockwell B R, Jiang X, Gu W. 2020. Emerging mechanisms and disease relevance of ferroptosis. Trends in Cell Biology, 30(6): 478-490.

Stoyanovsky D A, Tyurina Y Y, Shrivastava I, et al. 2019. Iron catalysis of lipid peroxidation in ferroptosis: Regulated enzymatic or random free radical reaction? Free Radical Biology & Medicine, 133: 153-161.

Sun X, Chen R, Niu X, et al. 2016. Activation of the p62-Keap1-NRF2 pathway protects against ferroptosis in hepatocellular carcinoma cells. Hepatology, 63: 173-184.

Sun X, Niu X, Chen R, et al. 2016. Metallothionein-1G facilitates sorafenib resistance through inhibition of ferroptosis. Hepatology, 64: 488-500.

Sun X, Ou Z, Xie M, et al. 2015. HSPB1 as a novel regulator of ferroptotic cancer cell death. Oncogene, 34: 5617-5625.

Svegliati S, Spadoni T, Moroncini G, et al. 2018. NADPH oxidase, oxidative stress and fibrosis in systemic sclerosis. Free Radical Biology & Medicine, 125: 90-97.

Tang L X, Zhang Y, Qian Z M, et al. 2000. The mechanism of Fe(2+)-initiated lipid peroxidation in liposomes: the dual function of ferrous ions, the roles of the pre-existing lipid peroxides and the lipid peroxyl radical. The Biochemical Journal, 352: 27-36.

Ursini F, Maiorino M. 2020. Lipid peroxidation and ferroptosis: The role of GSH and GPx4. Free Radical Biology & Medicine, 152: 175-185.

Viswanathan V S, Ryan M J, Dhruv H D, et al. 2017. Dependency of a therapy-resistant state of cancer cells on a lipid peroxidase pathway. Nature, 547: 453-457.

Wan S Y, Kim K J, Gaschler M M, et al. 2016. Peroxidation of polyunsaturated fatty acids by lipoxygenases drives ferroptosis. Proceedings of the National Academy of Sciences of the United States of America, 113: E4966-4975.

Wang Y Q, Chang S Y, Wu Q, et al. 2016. The protective role of mitochondrial ferritin on erastin-induced ferroptosis. Frontiers in Aging Neuroscience, 8: 308.

Wang Y, Branicky R, Noe A, et al. 2018. Superoxide dismutases: dual roles in controlling ROS damage and regulating ROS signaling. The Journal of Cell Biology, 217: 1915-1928.

Ward D M, Kaplan J. 2012. Ferroportin-mediated iron transport: expression and regulation. Biochimica et Biophysica Acta, 1823: 1426-1433.

Wortmann M, Schneider M, Pircher J, et al. 2013. Combined deficiency in glutathione peroxidase 4 and vitamin E causes multiorgan thrombus formation and early death in mice. Circulation Research, 113: 408-417.

Yang O, Li D, Chu B, et al. 2016. Activation of SAT1 engages polyamine metabolism with p53-mediated ferroptotic responses. Proceedings of the National Academy of Sciences of the United States of America, 113: E6806-E6812.

Yang W S, SriRamaratnam R, Welsch M E, et al. 2014. Regulation of ferroptotic cancer cell death by GPx4. Cell, 156: 317-331.

Yang W S, Stockwell B R. 2008. Synthetic lethal screening identifies compounds activating iron-dependent, nonapoptotic cell death in oncogenic-RAS-harboring cancer cells. Chemistry & Biology, 15: 234-245.

Yang W S, Stockwell B R. 2016. Ferroptosis: death by lipid peroxidation. Trends in Cell Biology, 26: 165-176.

Yien Y Y, Shi J, Chen C, et al. 2018. FAM210B is an erythropoietin target and regulates erythroid heme synthesis by controlling mitochondrial iron import and ferrochelatase activity. The Journal of Biological Chemistry, 293: 19797-19811.

Yin H, Xu L, Porter N A. 2011. Free radical lipid peroxidation: mechanisms and analysis. Chemical Reviews, 111: 5944-5972.

Yuan H, Li X M, Zhang X Y, et al. 2016. CISD1 inhibits ferroptosis by protection against mitochondrial lipid peroxidation. Biochemical and Biophysical Research Communications, 478: 838-844.

Zamponi E, Zamponi N, Coskun P, et al. 2018. Nrf2 stabilization prevents critical oxidative damage in down syndrome cells. Aging Cell, 17: e12812.

Zarkovic K, Jakovcevic A, Zarkovic N. 2017. Contribution of the HNE-immunohistochemistry to modern pathological concepts of major human diseases. Free Radical Biology & Medicine, 111: 110-126.

Zhang J, Chen X. 2018. p53 tumor suppressor and iron homeostasis. The FEBS Journal, 286: 620-629.

Zilka O, Shah R, Li B, et al. 2017. On the mechanism of cytoprotection by ferrostatin-1 and liproxstatin-1 and the role of lipid peroxidation in ferroptotic cell death. ACS Central Science, 3: 232-243.

第9章

硒与铁死亡

田进伟　彭　向　王雅妮

摘要：硒是机体必需的微量元素，人体中硒的含量可根据组织的需要进行调配，并根据其对细胞活力和功能的重要性进行分配，进而合成硒蛋白。硒蛋白作为硒元素生理及毒性效应的主要实施介质，参与多种分子途径并发挥不同的生物学功能。谷胱甘肽过氧化物酶4（GPx4）作为硒蛋白中的独特成员，参与体内氧化防御体系的重要构成，发挥其氧化还原作用。硒蛋白GPx4抵御磷脂过氧化的功能不足以应对细胞内过氧化反应产物水平的增加为铁死亡的标志性事件。多种铁死亡相关的病理过程，可通过硒含量的调控影响硒蛋白的表达或功能，进而间接调控铁死亡的发生。

关键词：硒，硒蛋白，谷胱甘肽过氧化物酶，铁死亡，脂质过氧化

Abstract: Selenium is an essential microelement in organism. The regulation of systemic selenium transport selenium into relevant tissues based on the requirement of it, and the distribution of selenium in various tissues is contributed to synthesis selenoprotein according to the importance of selenium for cellular activity and function. Selenoprotein, as a dominant performer on physiological and toxic effects of selenium, participates in various molecular pathways and then exerts different biological function. Glutathione peroxidase 4 (GPx4) is a distinct member in selenoprotein, which participate in constituting anti-oxidative defense system and then exert the effect of redox reaction. The characteristic event in ferroptosis is that the effect of GPx4 on defensing lipid peroxidation is insufficient to cope with the increasing products of cellular peroxidation. As a result, the ferroptosis related pathological process can receive therapeutic effects by regulating the level of selenium or the function of selenoprotein to some degree.

Keyword: selenium, selenoprotein, glutathione peroxidase, ferroptosis, lipid peroxidation

9.1　硒元素存在形式与分布

硒元素（Se）于1817年由瑞典科学家Jöns Jacob Berzelius首次分离鉴定，并以希腊神话中月亮女神（Selene）命名。硒为一种多价态的氧族元素，以四种价态存在于自然界中，

包括氧化态的亚硒酸盐［Se（Ⅳ）］及硒酸盐［Se（Ⅵ）］、零价的单质硒［Se（0）］、硒化物［Se（－Ⅱ）］（Oremland et al.，2004）。单质硒为红色或灰色粉末并带有灰色金属光泽的准金属，在地壳中的含量为0.05mg/kg。零价的单质硒高度不溶于水且基本没有毒性，而氧化态的亚硒酸盐及硒酸盐则具有高度的水溶性。矿物中的主要存在形式——亚硒酸盐在硒元素的四种价态中毒性最强。硒化物同样具有极高的毒性和活性，但易被氧化为无毒的零价单质硒（Turner et al.，1998）。硒化物主要以硒代甲硫氨酸和硒代半胱氨酸等有机硒形式存在，另外两种硒化物存在形式为位于岩石和沉积物中的金属硒化物，以及具有挥发性的甲基化硒。由此可见，硒元素在这四种价态中具有的毒性与可溶性和生物利用度有关。

硒元素作为必需的微量元素具有抗肿瘤、抗衰老、抗氧化、抗炎症等生理学作用以维持人类的健康。然而硒元素在地球环境中的分布并不均衡。海洋可将硒元素转移至大气，并由大气转移至陆地，为陆地硒元素的重要来源。可溶性硒酸盐及亚硒酸盐主要存在于海洋中的好氧区域，单质硒则存在于厌氧区域（Stolz and Oremland，1999）。土壤中硒元素地区分布不均，导致部分地区人类经由食物链获取硒含量受限或是过度，对人类健康存在直接影响。WHO将我国归为40个缺硒国家之一，总体上我国属于严重缺硒国家。据《中华人民共和国地方疾病与环境因素图集》显示，从东北三省起斜穿至云贵高原，占中国国土面积72%的地区存在一条低硒地带，其中30%为严重缺硒地区，粮食等天然食物硒含量较低，华北、东北、西北等地区大中城市都属于缺硒地区（Foster and Zhang，1995）。目前我国缺硒国土面积由72%降至51%，但仍存在39%～61%的人口每日硒摄入量低于WHO的推荐值（26～34μg/d）（Dinh et al.，2018）。缺硒带人群由于硒元素的缺乏导致克山病、大骨节病等地方病，以及心血管疾病、糖尿病等慢性疾病的进展，还存在肺癌、肝癌及其他食道癌等肿瘤高发现象。因此，对硒元素及其与疾病关系的研究具有重要的公共卫生意义。

硒元素对于人类健康所发挥的生物学效应，包括硒的抗氧化作用、免疫调节作用、对毒素的拮抗作用以及对信号通路的调控作用主要通过硒蛋白的形式进行。此外，硒还参与不同的表观修饰途径以影响基因表达。

9.2　硒元素体内代谢及调节

人体可以通过消化道、呼吸道、皮肤、皮下肌肉和静脉来吸收硒，吸收的硒可以是有机硒（主要是硒代半胱氨酸和硒代甲硫氨酸），也可以是无机硒（主要是硒酸钠和亚硒酸钠），有机硒的吸收率大于无机硒（Gammelgaard et al.，2012）。通常情况下，我们主要通过食物来摄取硒，主要的吸收部位在十二指肠。硒被十二指肠吸收进入血液，首先结合血浆中的各种蛋白质，如白蛋白、α-球蛋白，此外还可以与红细胞相结合，通过血液运输至血流丰富的地方，然后再按照器官与硒的亲和力选择性分布，主要分布的部位为肝脏、肾脏、脾脏。硒吸收入体内后被关键性肝酶等调控因子所调节，用以维持并调节在不同细胞微环境中胞内硒蛋白的表达量以及规避毒性。人体中硒的含量可根据组织的需要进行调配，并根据其对细胞活力和功能的重要性进行分配，进而合成硒蛋白。而肝脏作为调控硒的中枢器官，可分泌大量的硒来应对硒缺乏状态（Burk and Hill，2015）。

总而言之，吸收入整个身体的硒被转移到需要的细胞中，进而转移到细胞中存在重要生物学功能的硒蛋白中，为细胞提供所需的硒，形成一个全身硒蛋白体系（Raymond and Hill，2015）。

9.2.1　饮食形式的初始代谢

以硒代甲硫氨酸、硒代半胱氨酸以及硒酸钠和亚硒酸钠形式吸收的硒元素几乎占据了饮食来源所有的硒，这些形式的吸收不受调节，且存在很高的生物利用度。

硒代甲硫氨酸由植物合成，并且植物中多达 90% 的硒是以硒代甲硫氨酸形式存在，因此硒代甲硫氨酸是大多数人类及其他动物的饮食中硒的主要化学形式（Holger et al.，2011）。摄入硒代甲硫氨酸后，通过肠道甲硫氨酸转运体被吸收并进入体内甲硫氨酸池。随后硒代甲硫氨酸的去向包括：①随机插入蛋白质中的甲硫氨酸位点，其浓度与甲硫氨酸浓度成比例，这一储存硒的途径不受限制，具有甲硫氨酸浓度依赖性（Raymond et al.，2001）。此外，结合有硒代甲硫氨酸的蛋白质降解后释放的硒代甲硫氨酸也将重新进入游离甲硫氨酸池进行周转，参与硒含量的调节。②经甲硫氨酸循环或是转硫作用生成硒代半胱氨酸。硒代半胱氨酸可被硒代半胱氨酸裂解酶分解为硒化物及丙氨酸，因此，硒代半胱氨酸成为可调控的硒代谢途径入口点（Nobuyoshi et al.，1981）。③肝脏中的 γ-硒代甲硫氨酸裂解酶可将硒代甲硫氨酸代谢为亚硒酸甲酯，但其代谢条件尚待进一步明确（Tomofumi et al.，2005）。另外，亚硒酸甲酯可经去甲基化酶生成硒化物从而进入可调控的硒代谢途径。总之，硒代甲硫氨酸可作为一个不受管制的硒储备池，在甲硫氨酸池的周转过程中，硒元素被释放入特定的硒代谢途径；而含有硒代甲硫氨酸的蛋白质也可在硒缺乏的条件下将硒释入含有硒代甲硫氨酸的硒池中进而进入相应的硒代谢途径（图 9-1）。

硒代半胱氨酸在植物蛋白中的含量远低于硒代甲硫氨酸，而由于硒半胱氨酸是动物硒蛋白中硒的形式，因此它存在于含有动物产品的饮食中。硒代半胱氨酸可抑制胱氨酸的吸收，并被肠道转运体吸收到细胞的双碱性和中性氨基酸中，游离的硒代半胱氨酸与蛋白质的结合将导致蛋白质受损并降解（Sabbagh and Van Hoewyk，2012）。而硒代半胱氨酸的毒性可经甲基化产生硒-甲基半胱氨酸以消除游离硒代半胱氨酸、减少硒代半胱氨酸的生成，起到解毒作用（Sabbagh and Van Hoewyk，2012）。另外，硒代半胱氨酸裂解酶也可通过降解硒代半胱氨酸为硒化物使游离半胱氨酸维持较低水平，以最大限度地减少不必要的副反应（图 9-1）。

大多数的硒补充剂为无机硒。亚硒酸盐与硒酸盐均可被有效吸收，但二者的代谢特性略有不同。亚硒酸盐受饮食成分的影响，其吸收率在 50%～90% 范围内变化，而硒酸盐几乎完全吸收（Neuhierl et al.，1999）。无机硒被吸收后，硒酸盐需被还原为亚硒酸盐才能够参与进一步代谢。在进入下一步代谢之前，大量的硒酸盐经尿液丢失，这一过程使得来自硒酸盐与亚硒酸盐的硒元素生物利用率大致相当。接着，在硫氧化还原蛋白（TRXR）或谷胱甘肽的作用下，亚硒酸盐还原为硒化物（Ganther，1971；Van Dael et al.，2001）（图 9-1）。鉴于氧化态的硒酸盐和亚硒酸盐具有高度水溶性和毒性，因此，所摄入的亚硒酸盐在生理条件下将在肠黏膜细胞中代谢为硒化物，而不会以亚硒酸盐的形式存在于机体。

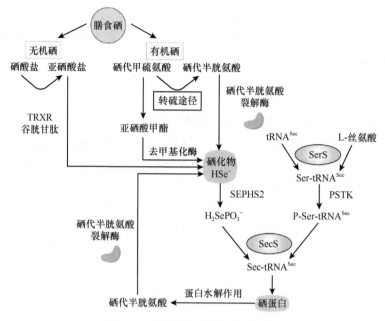

图 9-1 硒代谢及硒蛋白合成机制

膳食硒主要分为两种：包括硒酸盐及亚硒酸盐在内的无机硒；包括硒代甲硫氨酸及硒代半胱氨酸在内的有机硒。硒化物（HSe⁻）来源如下：①硒代甲硫氨酸经转硫途径生成硒代半胱氨酸，进而经硒代半胱氨酸裂解酶生成硒化物；②硒代甲硫氨酸经裂解酶作用生成亚硒酸甲酯，随后经去甲基化酶作用生成硒化物；③无机硒中硒酸盐需代谢为亚硒酸盐后发挥作用，亚硒酸盐在硫氧化还原蛋白（TRXR）或谷胱甘肽的作用下还原为硒化物。硒化物经硒磷酸合成酶 2（SEPHS2）生成单硒磷酸盐 $H_2SePO_3^-$。L-丝氨酸与硒代半胱氨酸特异性转运 RNA（tRNA^Sec），在丝氨酸-tRNA 合成酶（SerS）的作用下形成丝氨酰基-tRNA^Sec（Ser-tRNA^Sec）。后者在磷酸丝氨酰-tRNA 激酶（PSTK）催化下发生磷酸化，形成 P-Ser-tRNA^Sec。P-Ser-tRNA^Sec 与 $H_2SePO_3^-$ 在硒代半胱氨酸合酶（SecS）的作用下生成 Sec-tRNA^Sec，进而参与硒蛋白的合成。已合成的硒蛋白经蛋白水解作用释放硒代半胱氨酸。硒代半胱氨酸经裂解酶作用产生硒化物，构成细胞内的硒循环

9.2.2 细胞中的硒代谢

硒在细胞内循环利用以维持硒蛋白的合成，这一过程称为细胞内的硒循环。动物体中，硒代半胱氨酸经硒代半胱氨酸裂解酶作用生成的硒化物，为硒磷酸合成酶 2（SEPHS2）的首选底物，参与单硒磷酸盐的生成（Tamura et al.，2004；Omi et al.，2010）。值得注意的是，小鼠的硒磷酸合成酶已被证明与半胱氨酸裂解酶免疫共沉淀，表明经硒代半胱氨酸裂解酶产生的硒化物可直接被硒磷酸合成酶催化，从而提高单硒磷酸的合成效率，并防止了硒化物的副反应（Tobe et al.，2009）。另外，游离的硒化物也可代谢为单硒磷酸盐。单硒磷酸盐介导丙烯酰胺基-tRNA^Sec 向硒代半胱氨酸-tRNA^Sec 的转化，而后者作为硒代半胱氨酸的供体在翻译过程中插入硒蛋白，对硒蛋白的合成与生物学功能有重要作用。其具体的参与过程如下：L-丝氨酸（L-Ser）与硒代半胱氨酸特异性转运 RNA（tRNA^Sec）在丝氨酸-tRNA 合成酶（SerS）的作用下结合，形成丝氨酰-tRNA^Sec（Ser-tRNA^Sec）。随后 Ser-tRNA^Sec 在磷酸丝氨酰-tRNA 激酶（PSTK）催化下发生磷酸化，形成 P-Ser-tRNA^Sec。另一方面，硒化物（HSe）在 SEPHS2 的催化下，硒化物（HSe）转化为单硒磷酸（$H_2SePO_3^-$）。单硒磷酸盐作为活跃的硒供体，参与 P-Ser-tRNA^Sec 向硒代半胱氨酸-tRNA^Sec（Sec-tRNA^Sec）的转化。$H_2SePO_3^-$ 在硒代半胱氨酸合酶（SelA/SecS）的作用下与 P-Ser-tRNA^Sec 结合形成 Sec-tRNA^Sec。可特异性识别 Sec-tRNA^Sec 的翻译因子 SelB 通过核糖体 RNA（mRNA）

的茎环结构识别硒代半胱氨酸密码子 UGA，进而参与硒代半胱氨酸蛋白的合成（Stolz et al.，2006；Labunskyy et al.，2014）。总而言之，硒代半胱氨酸经硒代半胱氨酸裂解酶生成的硒化物或是经无机硒代谢生成的硒化物，通过 SEPHS2 合成单硒磷酸盐，进而参与生成硒代半胱氨酸-tRNA^{Sec} 以及硒蛋白的合成。有趣的是，硒代半胱氨酸由已合成硒蛋白的蛋白水解作用释放，构成了细胞内的硒循环（图 9-1）。而当硒化物的生成超过硒蛋白合成的需要量时，可通过相继的甲基化作用或是与 N-乙酰半乳糖结合以及随后的甲基化，产生小分子硒代谢物排出体外，从而规避了硒化物的毒性效应（Mozier et al.，1988）。

9.2.3 硒代谢的调节

9.2.3.1 肝脏对硒排泄的调节

硒在体内的调节被认为主要通过硒元素的排泄而非吸收。在充分合成硒蛋白后，硒元素的膳食摄入量仍进一步增加时，所增加的摄入量几乎完全被排泄所抵消，使得机体仅被允许增加微量硒含量（Ewan et al.，1967；Burk et al.，1972）。人体可以通过尿液、粪便或者呼气排泄硒，其中主要的排出途径为经尿液排出。少量未被吸收的食物中的硒和胆汁、胰液、肠液中的硒可以经由消化道由粪便排出。因此，在硒的生理摄入量范围内，硒的排泄主要经由尿液和粪便排出。在尿液中已明确的排泄形式为三甲基亚硒铵离子和亚硒糖（Byard，1969）。粪便中唯一的硒排泄形式为硒糖（Suzuki et al.，2010）。随摄入量的增加，尿液排泄与粪便排泄也逐渐变得饱和，并开始经由呼吸排出具有挥发性的二甲基硒化物（Pedrosa et al.，2012）。硒代谢物经由尿液、粪便和呼吸排出，对减少硒池外硒的累积具有重要的调控意义。

硒在小肠被吸收后首先进入肝脏，因此肝脏内富含硒元素。另外，由于肝脏中的转硫途径较其他组织更为活跃，肝脏也因此成为从硒代甲硫氨酸中获取硒进入特定硒池的主要器官。肝硒化物一方面可进入硒蛋白合成途径，另一方面生成硒排泄代谢物，即硒化物的去向分配决定了体内储存以及排泄的硒含量。而硒化物在体内储存以及排泄途径的分配机制仍待探究，但有研究表明，这一机制可能与 SEPHS2 和硒化物的结合力相关。在硒缺乏条件下，硒化物更多地流向硒蛋白合成途径，可以预见，只有硒蛋白合成得到充分支持后，硒化物才会用于合成硒排泄代谢物（Burk and Hill，2015）。此外，对于人体内的硒多久可以排出体外，我们一般通过半衰期来表示。硒在人体不同部位代谢情况不同，在肌肉、肝脏、肾脏的半衰期分别为 100 天、50 天、30 天，但总体来说人体对硒的代谢是比较快的，同时这也提示我们需要不断地从外界摄取适量的硒。

9.2.3.2 硒转移的调节

比较大鼠心脏、肝脏、肾脏中谷胱甘肽过氧化物酶 GPx1 和 GPx4 在缺硒条件下的活性，可见 GPx1 活性显著下降，而 GPx4 的活性仍可得到较好的维持（Burk and Hill，2015）。这也引出了硒蛋白在细胞内层次结构的概念。当硒供应不足时，无法支持所有的硒蛋白充分表达，因此其中一些硒蛋白表达被下调，从而维持其他硒蛋白的表达。普遍认为，GPx4 接近于硒蛋白层次结构的顶部，而在缺硒状态下更易于牺牲 GPx1，因此其排名更接近于底部。肝脏中的硒有近 50% 存在于硒蛋白 GPx1 中，当硒摄入量受限导致体内硒缺乏时，肝脏 GPx1 急剧下降，释放出其他的硒元素供其他肝脏硒蛋白的合成，其中包括硒蛋白 P（Sepp1）（Lei et al.，1995）。

硒化物在肝脏进行硒储存及排泄的分配后，肝脏通过向循环中分泌 Sepp1 向其他组织供应硒元素。小鼠血浆中 90% 以上的 Sepp1 来源于肝脏，而每 24 小时以 Sepp1 形式通过小鼠血浆的硒通量估计为全身硒含量的 17%（Burk et al.，1972；Hill et al.，2012）。因此，肝脏储存有丰富的硒含量，在硒供应受限时可以 Sepp1 的形式动员到其他组织供全身利用。Sepp1 作为肝外组织硒摄取的主要供给者，经由低密度脂蛋白受体家族中的载脂蛋白 E 受体（apoER2）和 megalin 结合促进 Sepp1 内吞作用。其中，apoER2 介导 Sepp1 从体循环中的摄取，而 megalin 介导 Sepp1 从肾小球滤过液中的摄取。当循环中的 Sepp1 结合于细胞表面时可能发生蛋白水解作用，使得 Sepp1 的羧基端通过 apoER2 进行内吞作用，而氨基端保留于细胞外空间（Kurokawa et al.，2012）。经由 apoER2 介导的内吞作用后，Sepp1 在溶酶体中被降解，进而释放硒进行硒蛋白的合成。Sepp1 与 apoER2 结合是向全身组织供应硒的关键步骤，并在很大程度上决定了硒元素的组织层次，且 apoER2 在硒缺乏条件下的表达不受硒状态的调控（Burk et al.，2014）。肾近曲小管细胞表达的 megalin 负责从肾小球滤液中重吸收 Sepp1 蛋白和其他配体，野生型小鼠的肾近曲小管细胞中可检测到含有 Sepp1 的囊泡，而 megalin 敲除小鼠则检测不出 Sepp1 囊泡，表明 megalin 介导被滤过的 Sepp1 的内吞作用，可防止尿液中 Sepp1 的丢失（Olson et al.，2008）。此外，血浆中 GPx3 的合成主要由肾近曲小管细胞分泌的 GPx 提供硒（Avissar et al.，1994）。因此，对于体内硒含量的维持以及为 GPx3 的合成提供硒元素，megalin 介导的 Sepp1 内吞作用有重要的生物学意义。除 Sepp1 外，非 sepp1 形式可以向组织提供有限的硒，使得适度高硒饮食下 Sepp1 敲除小鼠出现的神经功能障碍致死现象得到明显改善。其中，硒糖除了作为硒的主要排泄代谢物外，也具有中等的生物利用度，可能是硒的小分子转运形式。

在脂多糖模拟的应激条件下，参与小鼠硒蛋白合成的关键性肝酶被下调，减少了 Sepp1 的合成。其意义可能在于防止感染体从体循环中获取硒元素（Renko et al.，2009）。而应激性脓毒症和其他严重急性疾病患者血浆中的硒和 Sepp1 的浓度通常会低于可维持健康状态的生理水平的 50%（Hawker et al.，1990）。也就是说，应激状态可影响对硒元素的调控。

9.3　硒蛋白的分类及生物学效应

硒作为包括人类在内的许多生物体内必需的一种微量营养元素，用以支持各种重要的细胞及机体功能，并与许多病理生理过程相关。硒的生物学效应主要由具有不同生物学功能或是参与不同分子途径的硒蛋白介导。由于所有的硒蛋白在其序列中都存在硒代半胱氨酸残基，且该氨基酸大多位于含硒酶的活性位点，用以参与氧化还原反应，因此硒蛋白均具有氧化还原功能（Arner，2010）。对于人类硒蛋白的 25 种编码基因以及硒蛋白种类的认识已逐渐清晰，主要包括谷胱甘肽过氧化物酶（glutathione peroxidase，GPx）家族、硫氧还蛋白还原酶（TR）等。在硒领域的研究进展也为硒与硒蛋白生物学效应的进一步探索提供了重要的信息，帮助解析多种硒蛋白相关的生物学特性及病理生理过程。

9.3.1 谷胱甘肽过氧化物酶家族

谷胱甘肽过氧化物酶（GPx）家族在生物体中具有参与过氧化氢信号转导、氢过氧化物解毒作用，以及维持细胞氧化还原稳态等重要的生物学效应。在哺乳动物体内，GPx1、GPx2、GPx3、GPx4 和 GPx6 这 5 种 GPx 同源物在其活性部位均含有硒代半胱氨酸残基，而在部分哺乳动物中 GPx6 的同源物并非硒蛋白。GPx1 是一个四聚体蛋白，存在 4 个相同亚基，每个亚基均含有一个硒代半胱氨酸残基（Epp et al.，1983）。GPx2 也为四聚体，约有 65% 的氨基酸序列和 60% 的核苷酸序列与 GPx1 一致（Chu et al.，1993）。GPx1 与 GPx2 具有相似的底物特异性，可快速降解过氧化氢或脂肪酸氢过氧化物，但不能减少磷脂氢过氧化物。GPx3 与 GPx1 具有 40% ~ 50% 的同源性，是一种具有细胞外功能的糖蛋白，存在于血浆及细胞外液体中（Takahashi et al.，1987）。GPx4 是一种单体，较四聚体 GPx 更广泛地与底物结合；与 GPx1 和 GPx2 相比，GPx4 还可以与广泛的还原性底物及谷胱甘肽相互作用（Maiorino et al.，1991）。

GPx1 被认为是主要的抗氧化酶之一，可与过氧化氢酶和过氧化物酶一起降解具有细胞毒性的过氧化氢，保护细胞免受氧化损伤。GPx1 在过表达条件下，可保护细胞免受过氧化氢、脂质氢过氧化物等活性氧化剂的损害，并具有抑制过氧化氢诱导的细胞凋亡效应，而 GPx1 敲除小鼠对氧化应激的敏感性增加。过氧化氢或肿瘤坏死因子 TNF-a 可诱导 NF-κB 激活，GPx1 过表达可逆转此效应，并增强对细胞损伤的抵抗力。但在某些条件下，GPx1 具有促氧化作用。过表达 GPx1 后，由于过度消耗细胞内的谷胱甘肽使得小鼠对于对乙酰氨基酚的肝毒性更为敏感（Mirochnitchenko et al.，1999）；敲除 GPx1 后，使得原代肝细胞免受过氧亚硝酸盐诱导的细胞毒性及细胞凋亡（Zhu and Lei，2006）。因此，GPx1 过表达以及敲除模型展现了其对于氧化应激损伤的保护效应，但在特定条件下 GPx-1 可发挥其对于氧化应激损伤的进一步毒性效应。值得注意的是，GPx1 作为硒的储存形式对硒缺乏条件下组织中硒蛋白的表达具有重要意义。GPx2 主要表达于胃肠道上皮细胞中，在肿瘤的发生发展中具有预防和促进的双重作用。GPx2 敲除小鼠对紫外线诱导皮肤癌的敏感性增加（Walshe et al.，2007），GPx1 和 GPx2 双敲除小鼠可观察到自发性结肠炎及肠癌的发生（Chu et al.，2004）。然而 GPx2 的敲减引起大鼠及人类癌细胞的生长抑制并诱导凋亡的发生。GPx3 被认为是一种抗氧化剂，且与 GPx1 相比具有抗磷脂过氧化物活性，对细胞膜可起到更为直接的保护效应。由于肾脏为 GPx3 合成与分泌的重要来源，可保护近端肾小管减少局部过氧化物所引起的氧化损伤（Avissar et al.，1994）。另外，GPx3 还可控制甲状腺激素合成所需的过氧化氢水平。GPx4 可将磷脂氢过氧化物转化为相应的醇，以控制进行性链式反应的发生，同时作为 12/15-脂氧合酶的拮抗剂，可抑制脂质过氧化反应以及脂质过氧化物诱导的细胞死亡（Schnurr et al.，1996）。另外，低谷胱甘肽水平使得 GPx4 功能抑制，这与许多退行性疾病相关。GPx4 还参与调控与体内 H_2O_2 信号转导相关的蛋白酪氨酸磷酸酶（PTP）（Conrad et al.，2010）。对脂质过氧化的抑制效应被认为是 GPx4 在除睾丸外的大多数组织中所起的主要作用，而在精子成熟过程的早期阶段 GPx4 高水平表达并具有催化活性，在成熟精子细胞中 GPx4 活性丧失但通过氧化交联形成高分子聚合物，发挥其作为精子结构蛋白的功能（Ursini et al.，

1999）。GPx4 参与线粒体及胞质中过氧化氢代谢（Maiorino et al.，1998）和控制白三烯代谢（Brigelius-Flohe et al.，1997）的调节，有助于抑制细胞凋亡以及转录因子 IL-1 的激活。

9.3.2　硫氧还蛋白还原酶

硫氧还蛋白还原酶（TR）作为氧化还原酶，与硫氧化还原蛋白（TRX）共同参与构成细胞的二硫化物还原体系，与由谷氧还蛋白（GRX）和谷胱甘肽还原酶（GR）组成的谷胱甘肽还原系统共同调节胞质、胞核和线粒体中的信号通路，并在细胞还原反应以及氧化还原反应调控中发挥重要效应（Dagnell et al.，2018）。在哺乳动物体内存在 TR1、TR2、TR3 三种 TR 同工酶，于羧基末端倒数第二个位置存在硒代半胱氨酸残基。TR1 定位于胞质及胞核，以胞质中的 TRX1 为主要底物，也可作用于多种低分子质量化合物。TR3 定位于线粒体，以线粒体中 TRX1 和 GRX2 为底物。TR2 在青春期后于睾丸高表达，与 TR1、TR2 相比，含有一个额外的 GRX 结构域并具有 GRX 活性，可同时参与 TRX 及 GRX 系统（Labunskyy et al.，2014）。整个 TRX 系统由依赖于 NADPH 的氧化还原酶推动，主要是胞质 TR1 和线粒体 TR3；且由于存在可被催化的硒代半胱氨酸残基，该系统也依赖于硒调控。

核糖核苷酸还原酶需要从 TRX 系统获得还原物质以维持其调控 DNA 前体合成的功能，进而通过 TRX 系统的抗氧化和氧化还原调节功能支持细胞生长与存活；抗氧化蛋白被认为是重要的抗氧化酶以及氧化暴发相关细胞内信号转导的调节因子，可有效地降低过氧化氢水平，而线粒体中抗氧化蛋白的抗氧化功能需要 TRX2 和 TR3 以及谷胱甘肽依赖的 GRX2 过氧化物酶活性的支持。另外，由 TRX 和 TR 支持的酶系统还包括通过过氧化物酶和甲硫氨酸亚砜还原酶进行抗氧化防御，以及许多转录因子的氧化还原调节。这些功能在维持细胞活力与细胞增殖等方面具有至关重要的作用，且通过上调或下调 *TR1* 和 *TR3* 基因表达，可观察到包括脂肪形成、胰岛素反应、糖原积累、促进增殖和胚胎发育畸形等低活性状态的影响，以及增殖减少、寿命延长和癌症预后恶化有关的高活性状态的影响（Dagnell et al.，2018）。在 TR1 或 TR3 过表达细胞中，除氧化还原活性外，同时具有与低分子质量底物耦合的促氧化性氧化还原循环能力，而过表达后对增殖的抑制作用可能是由于 TR1 或 TR3 促氧化活性导致氧化应激的增加而非是还原能力的增强所致的细胞毒性引起。为应对氧化应激状态，TR1 或 TR3 可通过 Nrf2 使得内源性表达水平上调，且在多种肿瘤组织中高表达并与不良预后相关。另外，TR1 和 TR3 编码基因可产生数个不同的剪接变体，其中 TXNRD1_v2 靶向于细胞核，可与雌激素受体相互作用调控雌激素信号（Arner，2009），另一变体 TXNRD1_v3 靶向于细胞膜，与受体连接或细胞间介导的信号转导事件相关（Arner，2010；Cebula et al.，2013）。内源性下调中，TR1 和 TR3 编码基因的丢失分别造成促分化、影响心脏发育、血细胞生成等效应（Conrad et al.，2004）。条件性敲除肝细胞中 TR1 编码基因后，观察到代谢明显向糖原累积转换，同时有显著的 Nrf2 激活（Prigge et al.，2012）。缺乏 TR1 编码基因的小鼠胚胎成纤维细胞增加脂肪形成及胰岛素反应（Peng et al.，2016）。软骨细胞中 TR3 编码基因的缺乏可促进增殖、分化及凋亡（Yan et al.，2016）。总而言之，TR 参与调控还原酶和抗氧化防御功能，并起着信号通路的关键调节作用，对于细胞表型及细胞功能具有至关重要的作用。

9.3.3 其他

碘化甲状腺氨酸脱碘酶家族在哺乳动物中由 DI1、DI2 和 DI3 三种同源蛋白组成。DI1 与 DI3 定位于质膜，而 DI2 定位于内质网，三者的氨基末端均存在硒代半胱氨酸残基，参与调控甲状腺激素浓度。大部分甲状腺激素以非活跃形式的甲状腺素（T4）分泌，可经 DI1 和 DI2 催化后转化为活性甲状腺激素三碘甲状腺氨酸（T3），而 DI3 具有灭活 DI1 和 DI2 的作用（Bianco et al.，2002），可见脱碘酶在维持甲状腺素水平和活性方面具有重要意义。DI1 活性主要调节循环中甲状腺激素水平，DI2 和 DI3 以组织特异性方式在不影响 T3 总血清水平下微调细胞内局部 T3 浓度（Gereben et al.，2008），这种局部调节对损伤后组织再生等许多生理过程十分关键，如 DI2 活性在损伤后的肌肉中增加，并与肌肉分化和再生所需的 T3 依赖基因的转录增强相关，而 DI2 敲除小鼠则具有损伤后肌肉修复延迟的特点（Dentice et al.，2010）。

甲硫氨酸-r-亚砜还原酶 1（MsrB1/SELENOP）是一种非必需的硒蛋白，其表达受硒含量的有效调控（Novoselov et al.，2005）。MsrB1 被认为是参与蛋白修复的重要抗氧化酶。甲硫氨酸是最易被氧化的含硫氨基酸之一，蛋白质中甲硫氨酸残基的氧化可导致蛋白结构与功能的破坏，而 MsrB1 可催化甲硫氨酸亚砜还原为甲硫氨酸，作为一种保护机制抑制蛋白质的氧化损伤（Levine et al.，2000；Labunskyy et al.，2014）。而硒蛋白在小鼠中的表达随衰老的进程而减少，MsrB1 含量减少导致巨噬细胞中肌动蛋白聚合依赖过程的破坏，进而造成先天免疫功能的减弱（Lee et al.，2013）。因此，MsrB1 可在一定程度上解释硒缺乏相关免疫功能减弱以及年龄相关免疫功能下降现象。

硒蛋白除具有抗氧化酶功能外，还参与调节氧化还原信号、修复蛋白质氧化损伤、调控肌动蛋白细胞骨架组装、参与硒元素的转运、控制酶或激素的活性状态等。硒蛋白作为人体发育及健康维持的重要参与者，可为多种病理状态的治疗提供潜在靶点以进一步完善相应的治疗方案。

9.4 硒蛋白与铁死亡

人体必需的微量元素硒在氧化应激过程中对细胞氧化还原起着重要的调节作用。硒是硒代半胱氨酸在抗氧化酶催化位点的组成部分，如 GPx、TXNRD 及 MsrB1。硒元素的过量或缺乏，可直接或间接影响到硒蛋白的表达及功能，硒蛋白的不足或失活进一步导致多种人类疾病的发生。在条件性敲除硒代半胱氨酸特异性 tRNA 基因 Trsp 小鼠模型中，胚胎于早期便无法存活，GPx4 作为硒蛋白中的独特成员，具有其他硒蛋白均不能表现出的与 Trsp 缺陷小鼠一致的早期胚胎致死表型。另外，硒蛋白参与体内氧化防御体系的重要构成并发挥其氧化还原功能。铁死亡的标志性事件为硒蛋白抵御磷脂过氧化的功能不足以应对细胞内过氧化反应产物水平的增加，最终导致细胞发生铁死亡。

铁死亡作为由多种代谢过程参与的细胞死亡方式，其代谢失衡可导致细胞发生铁死亡进而导致组织损伤。同时，硒元素与铁死亡进程及其调控之间可通过硒蛋白建立高度相关的联系。因此对于硒元素参与铁死亡的调控的研究，在人类疾病的发生发展以及疾病防治中具有重要意义。

9.4.1　硒蛋白生物合成及重要性

硒代半胱氨酸（在某些特定情况下还包括半胱氨酸），与其他氨基酸不同，是真核生物中唯一在其自身 tRNA 上进行生物合成的氨基酸。硒代半胱氨酸与蛋白质的结合是一个高度复杂并需要能量支持的过程。在此过程中，硒化物（HSe^-）作为硒元素供体，须经 SEPHS2 作用下转化为 $H_2SePO_3^-$，进而将硒合并到作为硒加载支架的磷酸化丝氨酰基-$tRNA^{Sec}$ 中，生成终产物硒代半胱氨酸-$tRNA^{Sec}$，从而介导硒蛋白的生物合成。在自身 tRNA 上合成硒代半胱氨酸的内在固有优势是可以避免游离硒代半胱氨酸的累积所产生的细胞毒性。如前所述，硒代半胱氨酸裂解酶也可降解游离硒代半胱氨酸。因此，游离的硒代半胱氨酸几乎无法被检测出。硒代半胱氨酸的脱水缩合并入新生多肽链是一个极其低效的过程，最初的报道显示其并入效率为 4% ～ 5%（Suppmann et al.，1999），而最近的研究结果表明在哺乳动物中其并入效率根据硒蛋白的不同可高达 60%（Fradejas-Villar et al.，2017），这也进一步强调了硒蛋白在硒元素利用方面的重要性和必要性。在硒蛋白合成过程中起关键作用的 SEPHS2 同时也可利用硫化物（HS^-）形成硫代磷酸酯（$H_2SPO_3^-$），进而以半胱氨酸替代硒代半胱氨酸，形成的最终产物为半胱氨酸-$tRNA^{Sec}$（Friedmann Angeli and Conrad，2018）。在缺硒条件下可见小鼠体内部分硫氧还蛋白还原酶 1 中以半胱氨酸取代硒代半胱氨酸。本质上，硒代半胱氨酸与半胱氨酸二者相类似，差别仅在于以硫取代硒。无脊椎动物主要利用脂质双分子层中的饱和脂肪酸和单不饱和脂肪酸；高等植物及真菌等生物则利用更易获得的硫来表达半胱氨酸同源物；而在哺乳动物、鱼类、鸟类、两栖动物等生物中仍保持着需要耗费较高能量且低效的硒蛋白表达（Lobanov et al.，2007），且大多数的硒蛋白也以含有半胱氨酸的同源物存在，然而硒酸盐相对于硫代盐催化作用存在的优势仍处于待探索领域。

鉴于 GPx4 缺失所致的胚胎死亡与 Trsp 敲除小鼠早期胚胎致死的发育阶段几乎一致（Yant et al.，2003），且在神经元及上皮细胞中 GPx4 的缺陷可引起条件性敲除 Trsp 的生物学效应，将以硒代半胱氨酸作为 GPx4 的活性位点靶向突变为半胱氨酸的小鼠研究硒酸盐以及硫代盐催化作用的相关性并对比二者的优势，以帮助进一步理解硒对于小鼠生理需求的重要性。$Gpx4^{Cys/Cys}$ 小鼠表现为严重的自发性癫痫或过度兴奋表征。作为皮层网络兴奋性的关键调节因子的小清蛋白（parvalbumin，PV）阳性的中间神经元经 PV 染色后可见 $Gpx4^{Cys/Cys}$ 小鼠大脑皮层中 PV^+ 细胞明显减少，表明含有硒代半胱氨酸的 GPx4 对 PV^+ 的中间神经元存活以及大脑发育具有不可或缺的作用（Ingold et al.，2018）。而 PV^+ 中间神经元对于野生型 GPx4 的依赖性可能是其在出生后成熟，并作为抑制性神经元对于能量的高度需求导致过氧化氢产生增多所致（Kann，2016）。另外，神经元中存在高含量的 PUFA 以支持迁移及突触形成，脂质过氧化底物的增加也体现了其对于含硒 GPx4 的依赖性。含有半胱氨酸的 GPx4 在脂质过氧化底物浓度过高的条件下出现过度氧化及不可逆性失活，时间依赖性实验表明突变的 GPx4 不可逆性氧化发生得极快，表明了含半胱氨酸 GPx4 的细胞对于过氧化物诱导的细胞死亡极为敏感（Ingold et al.，2018）。野生型 GPx4 可在低水平甚至无谷胱甘肽存在的条件下形成亚硒酰胺，以防治其不可逆性过度氧化，然而半胱氨酸突变的 GPx4 则不具有形成亚硒酰胺中间体的能力（Orian et al.，2015）。含有突变的 GPx4 的细胞在线粒体复合物Ⅰ抑制剂鱼藤酮作用

下，促进细胞内 H_2O_2 的形成进而引发铁死亡。这也反映了突变的 GPx4 对线粒体复合物
Ⅰ具有较高的敏感性（Ingold et al，2018）。这也进一步证明了基于硒酸盐的催化作用与
基于硫代盐催化作用相比，关键性优势在于前者的抗氧化特性。

9.4.2 硒蛋白与脂质过氧化

脂质过氧化是氧与脂质结合，通过过氧化自由基的过渡形式形成脂质氢过氧化物的
过程。过氧化自由基反应生成的脂质氢过氧化物可被谷胱甘肽、GPx4 及细胞抗氧化防御
体系中其他成分解毒（Conrad et al.，2018）。铁死亡以独特的代谢失衡为特征且可被调控。
磷脂双分子层中通过铁依赖性脂质过氧化造成的磷脂氧化修饰是铁死亡的标志性事件。
ROS 蓄积及 PUFA 底物增加是脂质过氧化关键的两方面因素。GPx4 可直接作用于过氧
化磷脂成分，有效地将毒性过氧化产物还原为相应的醇，从而抑制脂质过氧化及铁死亡
进程（Friedmann Angeli et al.，2014）。

氧合作用使得氧在地球上累积，并开启了复杂的真核生物及多细胞生命形式纪元，而
这些具有复杂细胞网络和神经系统的生物体发育的先决条件是富含 PUFA 磷脂的存在，其
表达在进化过程中的丰富对于突触形成以及复杂大脑功能的维系至关重要（Conrad et al.，
2018）。除脑组织外，肝脏、肾脏和睾丸等具有高含量 PUFA 的组织对 GPx4 均表现为高
度依赖性（Conrad et al.，2018）。由于 PUFA 作为主要的过氧化底物，其易发生过氧化
反应并造成氧化损伤甚至细胞死亡。鉴于含有硒代半胱氨酸的 GPx4 相对于半胱氨酸突
变的 GPx4 的抗氧化功能优势，以及在生物进化过程中哺乳动物等仍保留着需要高耗能
且低效并入新生多肽链的含有硒代半胱氨酸 GPx4，可以推测，在进化过程中存在一种选
择压力，可保留含硒代半胱氨酸的 GPx4，使得复杂生命体中支持复杂生物学功能存在的
PUFA 需求增加，同时高含量的 PUFA 经脂质过氧化反应产生的过氧化毒性产物可被解
毒，进而避免引发细胞损害或是铁死亡的诱发。也就是说，随着 PUFA 含量增加而增加
的膜功能化带来的是针对脂质过氧化以及铁死亡敏感性增强的固有负担。高水平的脂质
过氧化作用阻止了由神经胶质细胞向神经元转化的重编程而诱导细胞死亡，铁死亡抑制
剂通过抑制这一转换过程中的脂质过氧化作用可显著增加神经元重编程，逆转细胞死亡
（Gascon et al.，2016）。另一方面，肿瘤细胞也通过 PUFA 表达的增加以及 GPx4 高度依
赖性所致的细胞状态可塑性驱动肿瘤对于抗肿瘤治疗的耐药机制。对于 GPx4 的这种高
度依赖性是基于 PUFA 合成的促进以及脂质过氧化产物的显著增加（Viswanathan et al.，
2017）。有意思的是，与磷脂插入相关的 ACSL4 在含有半胱氨酸突变 GPx4 的细胞中表
达下调，而 ACSL4 的下调或敲除可使细胞膜中 PUFA 的含量显著减低，从而使得脂质
过氧化反应毒性代谢产物减少以代偿突变后的 GPx4 抗氧化功能的缺失，因此可起到降
低铁死亡致死信号的代偿效应。内源性突变 GPx4 的细胞可通过下调 ACSL4 的表达以代
偿 PUFA 对铁死亡的高度敏感性，外源性增加 PUFA 处理 GPx4 活性位点半胱氨酸突变
细胞可见 PUFA 对铁死亡的敏感性增强，CRISPR/Cas9 介导的 ACSL4 敲除细胞对于过
氧化诱导的细胞死亡更具抗性（Ingold et al.，2018），即在药理或遗传手段的诱导下，表
达 ACSL4的细胞及其容易发生脂质过氧化，导致细胞铁死亡，而敲除 ACSL4 的细胞则
表现得尤为耐药（Doll et al.，2017）。由此可见，含有硒代半胱氨酸的 GPx4 对于脂质过
氧化强有力的抑制作用，使得生物进化过程中对于复杂生物学效应起支持作用的高含量

PUFA 在生物体中的存在成为可能，并由此具有使细胞免受由脂质过氧化介导的铁死亡的保护效应。

9.4.3　硒蛋白调控铁死亡

25 种人类同源硒蛋白之一的硒依赖性 GPx4 经由其强大的抗氧化效应起到脂质过氧化及铁死亡调控的作用，同时也由硒蛋白 GPx4 构建了人体必需微量元素硒和铁死亡之间的联系桥梁。因此，对以 GPx4 为核心的铁死亡相关通路，以及硒与铁死亡的联系，进行重点讨论。

铁死亡的诱导可通过直接或间接抑制 GPx4 而使抗氧化防御削弱造成脂质活性氧 ROS 蓄积引起。①经由铁死亡经典通路胱氨酸/谷氨酸逆向转运体（X_c^-系统）间接抑制 GPx4 氧化防御效应。胱氨酸通过 X_c^- 系统入胞后代谢为半胱氨酸，在谷氨酸-半胱氨酸连接酶（GCL）催化下与胞内的谷氨酸相互作用生成 γ-谷氨酸-半胱氨酸，随即在谷胱甘肽合成酶（GS）及甘氨酸（Gly）作用下合成 GSH，GSH 作为关键协同分子协同 GPx4 发挥活性效应以起到抗氧化防御作用（Yang et al.，2014b）。而 X_c^- 系统的抑制减少谷胱甘肽的合成，使得 GPx4 活性减低，导致细胞清除 ROS 能力削弱，最终发生脂质过氧化及铁死亡（Yang and Stockwell，2008；Friedmann Angeli and Conrad，2018）。②经由 RSL3 对 GPx4 的直接抑制作用诱导铁死亡。经小分子化合物筛选发现的 RSL3 可诱导与 erastin 性质类似的非凋亡性、铁依赖性、氧化性细胞铁死亡，并可高度致死 RAS 突变的肿瘤细胞。RSL3 与 GPx4 活性位点的硒代半胱氨酸相结合，直接抑制 GPx4 抗氧化活性，从而诱导铁死亡的发生（Yang and Stockwell，2008；Yang et al.，2014b）。③甲羟戊酸途径参与 GPx4 合成从而遏制铁死亡。乙酰辅酶 A 经 3-羟基-3-甲基戊二酸单酰辅酶 A 还原酶（HMG-CoA 还原酶）合成甲羟戊酸，异戊烯基焦磷酸（IPP）作为甲羟戊酸的直接代谢产物促进丝氨酸-硒代半胱氨酸 tRNA 异戊烯化而成熟，硒代半胱氨酸-tRNA 的成熟是硒代半胱氨酸与硒蛋白 GPx4 结合所必需的（Yang and Stockwell，2016）。此外，位于 IPP 下游的角鲨烯合酶（SQS）参与胆固醇合成，辅酶 Q_{10}（CoQ_{10}）同样位于 IPP 下游参与维持线粒体呼吸功能。抑制 SQS 的活性可阻断铁死亡，而抑制 CoQ_{10} 的产生则会导致线粒体呼吸功能异常及氧化损伤，进而促进铁死亡进程（Hassannia et al.，2019）。FIN56 通过乙酰辅酶 A 羧化酶促进 GPx4 蛋白降解诱导铁死亡，而他汀类药物可通过抑制 HMG-CoA 还原酶使细胞对 FIN56 诱导的铁死亡敏感（Hassannia et al.，2019）。因此可认为除 GPx4 经典的 RSL3 相关直接抑制或 X_c^- 系统相关间接抑制途径外，干扰甲羟戊酸途径也可导致 GPx4 表达下降。值得注意的是，独立于 GPx4 介导的铁死亡抗性机制中，存在 NADH-FSP1-CoQ_{10} 途径以及 GCH1-BH_4-磷脂轴协同 GPx4 共同抑制铁死亡。CoQ_{10} 作为线粒体呼吸链的电子载体，是有效清除自由基的抗氧化剂（Crane，2007）。经甲羟戊酸途径合成的 CoQ_{10} 可由氧化还原酶铁死亡抑制蛋白 1（FSP1）转化为其还原形式泛素（CoQ_{10}-H_2），从而抑制脂质过氧化并诱导对铁死亡的抗性。GCH1-BH_4-磷脂轴也通过使 CoQ_{10} 水平减低而抑制铁死亡。鸟苷酸环化水解酶 GCH1 可促进四氢生物蝶呤 BH_4 的生物合成，使得 CoQ_{10}-H_2 富集，进而保护 PUFA 不受过氧化作用。经典的 GPx4 途径和这两个与 CoQ_{10}-H_2 相关的新型通路协同作用，共同增加细胞的抗氧化防御能力（图 9-2）。

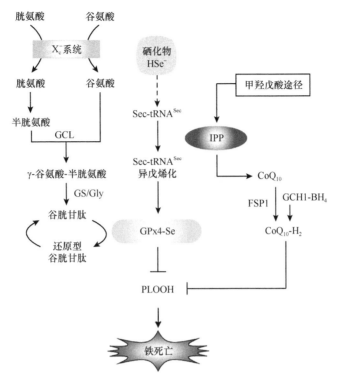

图 9-2　硒蛋白 GPx4 相关铁死亡抑制通路

①胱氨酸经胱氨酸/谷氨酸逆向转运体（X_c^-系统）转运入胞内，代谢为半胱氨酸。半胱氨酸与胞内的谷氨酸由谷氨酸-半胱氨酸连接酶（GCL）催化生成 γ-谷氨酸-半胱氨酸。后者在谷胱甘肽合成酶（GS）及甘氨酸（Gly）的作用下生成谷胱甘肽。具有氧化谷胱甘肽成为氧化型谷胱甘肽作用的谷胱甘肽过氧化酶（GPX4-Se），在辅因子谷胱甘肽的协助下抑制磷脂氢过氧化物（PLOOH）的累积，最终抑制铁死亡的发生。②硒化物合成硒代半胱氨酸-tRNA（Sec-tRNA^{Sec}）后，经甲羟戊酸途径代谢物异戊烯基焦磷酸（IPP）异戊烯化成熟，合成硒蛋白 GPx4。③甲羟戊酸途径代谢物 IPP 参与合成辅酶 Q_{10}（CoQ_{10}），在氧化还原酶铁死亡抑制蛋白 1（FSP1）的作用下生成其还原形式泛素（CoQ_{10}-H_2），或是经鸟苷酸环化水解酶（GCH1）可促进四氢生物蝶呤（BH$_4$）的生物合成，使得 CoQ_{10}-H_2 富集，从而抑制 PLOOH 的累积以及铁死亡的发生

　　对于肿瘤治疗，这些途径为 GPx4 介导的肿瘤细胞铁死亡耐药机制提供了代偿效应及平行作用。以硒为侧重点对铁死亡相关通路的介绍明确了硒、硒蛋白及铁死亡之间的联系，为铁死亡的调控增添了微量元素硒这一关键的调节因子，从而进一步完善铁死亡相关病理过程的防治手段。

　　除经甲羟戊酸途径成熟的硒代半胱氨酸 tRNA 对 GPx4 合成的重要作用可促进铁死亡进程外，GPx4 在缺乏谷胱甘肽或是高稳态过氧化水平条件下，细胞内脂质过氧化水平将进一步升高，促进铁死亡。生理情况下，含有硒代半胱氨酸的 GPx4（GPx4-Se$^-$）可经两分子谷胱甘肽实现 GPx4 的循环利用，即 GPx4 催化底物磷脂氢过氧化物（PLOOH）为磷脂醇（PLOH），在此过程中 GPx4 转化为硒酸盐形式，再经两分子谷胱甘肽实现 GPx4 的循环利用。然而在活性位点含有半胱氨酸突变的 GPx4（GPx4-S$^-$）在催化 LOOH 转化为 LOH 后形成突变 GPx4 的亚砜形式（GPx-SOH），GPx-SOH 具有可被过氧化诱导的进一步过氧化倾向，在高浓度过氧化物存在的条件下生成亚砜形式和磺酸形式（GPx4SO$_{2/3}$H）。这些形式为不可逆的过氧化形式，因而突变 GPx4 无法进行自身的循环利用，导致 PLOOH 的累积以及铁死亡的发生。另一方面，含有硒代半胱氨酸的野生

型 GPx4 将 PLOOH 代谢为 PLOH 后转化为其硒酸盐形式（GPx-SeOH），在低谷胱甘肽水平或是高稳态过氧化水平条件下，GPx-SeOH 发生 β-裂解后形成脱氢丙氨酸（DHA），GPx4-DHA 是一种酶失活形式，导致 GPx4 活性以及功能受抑，无法起到抑制 PLOOH 的累积以及铁死亡的作用（Conrad and Proneth，2020）。综上，野生型 GPx4 可在两分子谷胱甘肽的作用下，实现自身的循环利用。而突变的 GPx4 以及在谷胱甘肽水平较低或是过氧化水平较高条件下形成的 GPx4-DHA 导致 GPx4 无法完成自身循环，进而导致 PLOOH 的累积以及铁死亡的发生（图 9-3）。

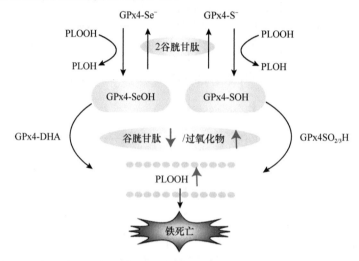

图 9-3　低谷胱甘肽水平/高过氧化物水平条件下 GPx4 相关促铁死亡机制

①生理条件下，含有硒代半胱氨酸的 GPx4（GPX4-Se⁻）可催化底物磷脂氢过氧化物（PLOOH）为磷脂醇（PLOH），而其自身被转化为硒酸盐形式 GPx-SeOH，在 2 分子谷胱甘肽作用下实现 GPx4 的循环利用。在谷胱甘肽水平较低或是过氧化物水平较高时，GPx-SeOH 发生 β-裂解后形成脱氢丙氨酸（DHA），即 GPx4 的失活形式 GPx4-DHA，造成 PLOOH 的累积以及引发铁死亡。②生理条件下，含有半胱氨酸突变的 GPx4（GPx4-S⁻）在催化 LOOH 转化为 LOH 后形成突变 GPx4 的亚砜形式（GPx-SOH），在 2 分子谷胱甘肽作用下实现 GPx4 的循环利用。在谷胱甘肽水平较低或是过氧化物水平较高时，GPx-SOH 生成亚砜形式和磺酸形式（GPx4SO₂/₃H）。这些形式为不可逆的过氧化形式，使得突变 GPx4 无法进行自身的循环利用，造成 PLOOH 的累积以及引发铁死亡

　　鉴于硒对于硒蛋白 GPx4 生物学功能发挥的必要性，以及 GPx4 在脂质过氧化和铁死亡的抑制作用中发挥极为重要的抗氧化防御效应，可预见硒酶抑制剂对于铁死亡相关疾病以及耐药性肿瘤治疗的潜在开发前景。

　　除 GPx4 外，其他硒蛋白是否参与铁死亡的调控仍有待研究。与铁死亡特异性抑制剂 ferrostatin-1 一致的是，在硒补充（亚硒酸钠）处理后，GPx4、MsrB1、TXNRD、GPx3 等含硒蛋白基因转录上调，同时抑制脑出血疾病模型中同型半胱氨酸及血红素诱导的铁死亡（Alim et al.，2019）。GPx4 过表达和敲低调节了 12 种铁死亡诱导剂的致死率，但对 11 种具有其他致死机制的化合物没有影响（Yang et al.，2014）。铁死亡诱导剂 erastin 诱导的小鼠原代皮层神经元铁死亡可被硒补充处理阻断，然而，RSL3 及 FIN56 等对神经元铁死亡的诱导效应无法经由硒补充抑制。一种可能的解释为 GPx4 并非 RSL3 的唯一靶点。同时，RSL3 还具有与其他硒蛋白结合的能力，包括 TXNRD1、SELENOK/SELK（selenoprotein K）、SELENOT/SELT（selenoprotein T）等，这也进一步增加了其他硒蛋白参与调控铁死亡的可能性（Gao et al.，2018）。与这一假设一致的是，硫氧还

蛋白抑制剂 ferroptocide 可诱导卵巢癌细胞铁死亡（Llabani et al.，2019）。黄曲霉毒素 B₁ 触发活性氧 ROS 的累积，可导致心肌损伤以及细胞死亡。黄曲霉毒素 B₁ 影响心脏铁代谢相关基因的 mRNA 丰度，从而导致铁超载及铁死亡的发生。硒对于黄曲霉毒素 B₁ 诱导心脏毒性的保护效应，以及硒基因组在这一领域的重要性与贡献已逐步被揭示。以硒缺乏饲粮敏感的肉鸡作为实验对象发现，硒缺乏可上调铁代谢基因 SLC11A2 以及转铁蛋白以及脂质过氧化相关基因 ACSL4 的表达，然而对心肌细胞铁蓄积和摄取具有负性调控作用的 HSPB1 表达水平在硒缺乏背景中下调。硒缺乏除了造成抗氧化系统中 GPx4 表达减少外，还参与了黄曲霉毒素 B₁ 诱导的心肌细胞铁死亡及心脏毒性。而硒缺乏对于硒蛋白基因表达的影响也在黄曲霉毒素 B₁ 的心脏毒性背景下予以揭示，GPx1、DIO2 和 SELENOI 被证明在其中发挥保护作用。此外，GPx3、TXNRD3、SELENOK 和 SPS2 这 4 个硒蛋白的基因也可能通过调节氧化还原稳态和铁死亡信号转导而实现硒补充治疗减少黄曲霉毒素 B₁ 造成的心脏毒性（Zhao et al.，2021）。因此，硒蛋白在铁死亡调控网络中存在潜在的相互作用，且不同硒蛋白之间的互补效应共同维系着铁死亡巨大调控网络中的协调与平衡（Chen et al.，2020）。

9.5 铁死亡相关疾病中的硒治疗

鉴于硒以及硒蛋白在铁死亡相关通路中所起的重要调控作用，铁死亡相关疾病的治疗中硒元素所起的效应也引起了广泛的关注及研究热潮。

9.5.1 基于转录水平硒治疗

除前文所提及的在翻译后水平调节硒蛋白的表达量及活性影响铁死亡的进程外，硒在转录水平也具有重要的调控铁死亡相关疾病发生发展的关键效应。与高血压、脑淀粉样血管病、动静脉畸形等相关的卒中亚型——脑内出血（ICH）在人群中具有很高的发病率及死亡率。而 ICH 所致的继发性损伤是由于血红蛋白降解后导致的铁超载状态及氧化应激条件等共同造成的脂质过氧化引发的细胞铁死亡所致。在小鼠及人发生 ICH 后，可见脂氧合酶或是脂质过氧化的增加，而铁死亡诱导剂在体内实验或是由氯高铁血红素诱导的体外 ICH 模型中可起到保护作用（Li et al.，2017）。铁死亡启动后，可诱导适应性转录反应。利用谷氨酸模拟物 HCA 或是氯高铁血红素作用于神经元模拟 ICH 条件，可见含有硒元素的抗氧化酶表达增加，如 GPx4、GPx3、TR1 和硒蛋白 P（SelP）等，这些硒酶在人 ICH 的纹状体中表达也被诱导升高，而典型的超氧化物歧化酶、过氧化氢酶等抗氧化酶的表达未能被铁死亡诱导。GPx4 对铁死亡具有保护作用，利用腺病毒 AAV8 介导神经元在 ICH 处理前两周过表达 GPx4 可减少细胞死亡（Alim et al.，2019）。因此可推测，硒蛋白基因在铁死亡启动后被诱导表达是细胞为了保护自身而发生的不充分代偿效应。利用亚硒酸钠处理细胞可向细胞提供硒元素。而硒含量的补充可抑制 HCA 或氯高铁血红素诱导的铁死亡，并能够增加上述硒蛋白基因的转录，表明硒可增强铁死亡启动的适应性硒蛋白基因的转录。然而，硒的补充无法逆转 GPx4 抑制剂 RSL3 所诱导的铁死亡，也由此证明了细胞铁死亡效应的阻断由硒依赖性 GPx4 发挥不可或缺的作用。进一步研究硒对于铁死亡启动的 GPx4 适应性转录的作用机制发现，硒处理后显著增加了

GPx4 硒反应区 TFAP2c 的占用率，除 TFAP2c 外，硒还可通过增加 Sp1 在 GPx4 硒反应区的占用率诱导 GPx4 表达的增加（Alim et al.，2019）。也就是说，硒或促铁死亡刺激可通过激活 TFAP2c 和 Sp1 调控硒蛋白基因表达，从而发挥铁死亡的保护效应。而这也表明细胞内游离硒或硒代半胱氨酸的水平与细胞或组织对铁死亡的敏感性具有可预测性及可调控性。体内硒含量有限的条件下，在男性群体中硒优先供应大脑及睾丸（Schomburg and Schweizer，2009），实际上，在去除雄性小鼠体内含硒蛋白酶的表达后，硒更多地富集在小鼠脑组织，减弱缺硒环境对神经发育及神经退行性变的影响（Pitts et al.，2015）。在纹状体出血后 2h 进行脑室内注射硒，可减少细胞铁死亡，这也是脑室内硒的补充治疗 ICH 后继发性损伤的基础依据。然而考虑到脑室内注射的感染风险，以及体外试验中硒在神经元中的添加呈抛物线剂量反应，且治疗窗口较窄，这种治疗方式易引发硒毒性（Alim et al.，2019）。一种策略是利用 Tat 多肽连接到位于 SelP 多肽羧基端的氨基酸上，构建 Tat-连接的 SelP 多肽（Tat SelPep）在体内循环调控硒的分布，以实现利用全身给药 Tat SelPep 治疗的有效性以及安全性的增加（Burk and Hill，2005）。在 ICH 发生后给予 Tat SelPep 可促进小鼠 GPx4 表达并抑制细胞铁死亡，促进神经功能及行为的恢复。总之，硒在体内、体外调控细胞死亡转录产生铁死亡抗性的这一效应为 GPx4 功能障碍及铁死亡相关疾病的硒治疗提供了重要的理论支持并赋予广泛的研究以及应用前景。

9.5.2　转录后水平相关硒治疗

硒具有保护多种细胞免受不同铁死亡刺激的重要功能。利用 RNA 测序对暴露于保护剂量硒的神经元分析显示，存在 238 个明显上调或下调的差异表达基因。线粒体 GPx4 靶向序列存在于含有 1a 外显子的 GPx4 转录本中，利用亚细胞分离研究显示经硒处理后的神经元线粒体中 GPx4 蛋白水平显著增加。除线粒体 GPx4 外，对核 GPx4 表达相关的 1b 外显子分析显示，单独硒刺激或是硒联合促铁死亡刺激可显著被诱导，且通过免疫荧光证实核 GPx4 染色明显增加（Alim et al.，2019）。由此可见，硒对于细胞核及线粒体 GPx4 的诱导与铁死亡的保护作用相关。利用加权基因共表达网络分析（WGCNA）这一方法明确了与线粒体 GPx4 诱导表达相关的 1a 外显子共同调控的基因网络（Zhang and Horvath，2005），可见除对 GPx4 的诱导作用外，硒处理可使得神经保护或是参与病毒防御反应调节相关的基因显著上调，而与 ATP 代谢或是转录因子激活活性相关的基因表达减低。其中包括内质网应激相关基因表达以抑制内质网应激所致的损害。例如，硒可诱导 Git1 而抑制内质网钙释放，从而减少内质网应激（Lee et al.，2015）；参与内质网降解错误折叠糖基化蛋白作用的硒蛋白 K 也可被硒诱导（Lee et al.，2015）；硒的补充可明显抑制由毒胡萝卜素或衣霉素诱导的内质网应激引发的神经元死亡（Alim et al.，2019）。值得注意的是，过表达 GPx4 对内质网应激诱导的细胞死亡无明显的挽救效应（Alim et al.，2019）。

因此，硒处理不仅能够诱导胞核及线粒体 GPx4 表达，也能够对内质网应激起到保护效应。皮层神经元中，铁死亡可诱导转录反应，包括亮氨酸拉链转录因子 ATF4，还能够上调与细胞死亡相关的基因，包括与降解谷胱甘肽的蛋白酶相关的 CHAC1（Karuppagounder et al.，2016）。有研究表明，铁死亡诱导剂 erastin 可使内质网应激标志物 ATF4、CHAC1、HSPA5、CHOP 和 PUMA 上调，且不能被铁死亡抑制剂恢复，即 erastin 未能诱发铁蛋白作用可能与应激及未折叠蛋白反应（UPR）的保护作用有关。UPR 的持续激发通过去除对 B 细胞淋巴瘤 2（Bcl-2）的抑制而促进细胞凋亡，Bcl-2 相关 X 蛋白/Bcl-2 同源拮抗剂（Bax/Bak）通过上调位于 ATF4 下游的 CHOP-PUMA 轴发挥作用。伴随而来的是，TRAIL-DRs（死亡受体）促进了促凋亡蛋白 BID 的转化作用，以允许 Bax/Bak 插入线粒体，促进线粒体通透性，最终导致细胞凋亡（Hong et al.，2017）。促铁死亡刺激不仅可诱发铁死亡，还可通过对内质网应激的诱导发生细胞损害以及其他的细胞死亡形式。由此可见，硒对于内质网应激的抑制作用在对病理过程发生发展的阻断及疾病的防治方面有着广泛的作用。有意思的是，抑制兴奋性毒性相关的保护性基因在硒处理后也出现了上调，NAPB、Nsmf、NMUR1 以及具有 DNA 修复作用的 Parp11 均发现表达增加，可见硒具有对成熟神经元的兴奋性毒性损害保护效应。而硒对于这一兴奋神经毒性的保护作用与在内质网应激的抑制作用一致，过表达的 GPx4 无法有效抑制这一毒性效应（Alim et al.，2019）。这些数据结果表明，硒在神经保护方面的贡献，不仅可由 GPx4 在核内外的诱导介导，还可通过对内质网应激的抑制，以及对兴奋性神经毒性的保护效应进行共同调控。

9.5.3　翻译后水平硒治疗

考虑到硒蛋白 GPx4 在耐药性肿瘤实体中表达的需要，硒酶抑制剂已成为了有巨大应用前景的耐药性肿瘤治疗的新药物候选者。一类由 RSL3 和 ML162 组成的化合物已被开发，其利用氯乙酰胺的一部分共价酰基化可起催化作用的硒代半胱氨酸残基，导致 GPx4 失活及随后的细胞铁死亡。另外，ML210 包含有一个二酰基呋喃取代基，具有 GPx4 的不可逆抑制效应。然而，尽管 GPx4 抑制剂对耐药性肿瘤的治疗存在有益效应，但在实际应用过程中仍存在不足。首先，由于这类化合物本身的代谢不稳定性，导致其在体内的使用受限（Viswanathan et al.，2017）。其次，对 RSL3 的潜在硒蛋白靶点利用化学-蛋白质组学进行研究，发现 RSL3 不仅可共价修饰 GPx4 活性位点中的硒代半胱氨酸使得 GPx4 失活，还可非特异性地修饰几乎所有的硒蛋白（Gao et al.，2018）。另外，含有氯乙酰胺反应基团的铁死亡诱导剂 Ferroptocide 不仅可作用于含有硒代半胱氨酸的蛋白酶，还能靶向识别含有高反应性半胱氨酸的硫氧化还原蛋白（Llabani et al.，2019）。也就是说，GPx4 抑制剂一定程度上缺乏特异性。再者，由于铁死亡诱导剂以及 GPx4 抑制剂 RSL3、ML162 和 ML210 的作用与肿瘤细胞中 FSP1 的表达水平相关，因此对于 GPx4 抑制处理后疗效不佳的耐药性肿瘤治疗，可与 FSP1 抑制剂 iFSP1 联用，协同发挥抗肿瘤效应。

硒在皮肤稳态中发挥重要作用。一项对 61 名健康受试者和 506 名各种皮肤病患者进行的血浆谷胱甘肽过氧化物酶（GPxs）水平检测表明，在银屑病、湿疹、特应性皮炎、疱疹样皮炎患者中可见 GPx4 水平减低，而同时这些与炎症性疾病相关的系统性疾病，包括多发性肌炎、类风湿关节炎、硬皮病和系统性红斑狼疮患者中也发现了低水平的 GPx。当对这些存在低水平 GPx 的患者进行亚硒酸盐及琥珀酸生育酚治疗后，GPx 水平在 6 ～ 8 周内缓慢上升，可观察到确切的临床疗效（Juhlin et al.，1982）。神经酰胺在人类皮肤病中可观察到其合成的缺失，而小鼠中神经酰胺的敲除则出现皮肤炎症和脱发的表征（Choi and Maibach，2005）。在银屑病动物模型中，利用神经酰胺类似物——火蚁毒液（solenopsin A）可下调谷胱甘肽过氧化物酶家族和超氧化物歧化酶，这些蛋白质的下调与铁死亡相关，且在银屑病和皮肤癌中均有上升的白细胞介素-22 也可被 Solenopsin 减少。因此推测，神经酰胺及其类似物可生理性协调减少硒蛋白，促进脂质过氧化及铁死亡的发生，从而保护皮肤免受炎症及肿瘤的损害。分析比较银屑病患者及正常人的临床皮肤样本基因表达谱发现，银屑病皮损患者中 GPx4 表达显著降低，而 Nrf2 下游靶点如血红素加氧酶（HO-1）、超氧化物歧化酶 2 等抗氧化相关分子表达明显升高。此外，银屑病患者转铁蛋白受体基因表达显著增加，且组分 SLC7A11 和 SLC3A2 上调（Arbiser et al.，2018）。这些基因表达谱在银屑病患者中的差异表达表明铁死亡的存在。这种由神经酰胺及其类似物引起的生理性铁死亡，可以抑制皮肤上 GPx4 的表达及依赖于 GPx4 抗氧化功能的皮肤炎症性损害及肿瘤的发生。除此之外，其他硒蛋白，包括 TXNRD、GPx1、GPx2、GPx3、GPx5 可在银屑病患者皮损样本中代偿性上调，而 GPx8 与谷胱甘肽还原酶是其中被下调的硒代谢相关基因。在其他表达水平改变的多种硒蛋白与铁死亡之间的相互调控关系以及延伸的治疗效应亟待进一步探索。与这一设想一致的是，铁代谢对于硒蛋白表达水平的影响也在缺铁条件下 GPx3 的上调中被初步验证。参与铁代谢的铁氧化酶——铜蓝蛋白，为 GPx3 的下游调控分子的人类同源物（Arbiser et al.，2018）。由此可以推测，硒元素含量的限制可导致硒蛋白相关的氧化还原活性抑制，从而通过诱导铁死亡效应而改善皮肤炎症及恶性肿瘤的治疗，这也进一步增进了我们对硒蛋白在皮肤调节中所起的作用的理解。

HMG-CoA 还原酶抑制剂他汀类药物的长期使用可通过甲羟戊酸途径中 IPP 合成受限导致硒代半胱氨酸-tRNA 的成熟障碍，造成硒蛋白翻译过程产生系统性抑制，且他汀类药物的长期使用与在硒蛋白合成障碍动物模型中的肌病、肝毒性等表型相关（Moosmann and Behl，2004；Russo et al.，2014）。由此可见，铁死亡抑制剂与他汀类药物的合用可能成为一种具有潜在临床益处的联合治疗方案，以减弱或是阻断他汀类药物的长期应用所带来的 GPx4 合成障碍以及细胞铁死亡相关的副作用。对于他汀类药物所诱导的肌病，CoQ_{10} 的补充具有改善效应，而这一有益效应的机制被认为在一定程度上与铁死亡的抑制相关（Mas and Mori，2010）。抗氧化剂维生素 E 的补充可通过保护肝细胞免受脂质过氧化作用以弥补和代偿肝细胞中 GPx4 条件性敲除所致的铁死亡效应，有理由推测，他汀类药物的肝毒性在 GPx4 或是 Trsp 合成障碍或缺陷的肝脏中与维生素 E 水平存在一定的相关性（Carlson et al.，2016）。硒通过对硒蛋白合成过程中关键靶点的调控作用起到铁死亡相关通路抑制作用，不仅能够针对 GPx4 表达减少造成的细胞损伤或是包括铁死亡在内的细胞死亡进行多个表达水平上的调控，还能够通过药物的联用对其他疾病治疗过程中所造成的铁死亡相关损害予以减少及规避，使得硒治疗的应用及研究范围进一步得到扩充。

9.6　总结与展望

微量元素硒在维系人体健康中发挥重要效应，硒缺乏或是硒过量均可导致多种病理过程的发生发展。而无论是生理效应或是毒性效应，硒蛋白为主要的硒元素效应实施介质。硒蛋白大多具有氧化还原酶活性，以起到抗氧化防御效应，其中 GPx4 作为极为主要的抗氧化体系组成成分与铁依赖性的、脂质过氧化介导的铁死亡具有密不可分的联系。铁死亡发生的本质为基于 GPx4 抗氧化功能与过氧化反应产物产生之间的失衡而引起的细胞内环境氧化紊乱。由此可建立硒与铁死亡之间联系的桥梁。而铁死亡参与包括神经退行性变、心血管系统疾病、肿瘤发生发展等多种病理过程，铁死亡相关疾病的内在机制也随研究的深入逐渐明晰。其中以硒为讨论重点，铁死亡相关机制包括直接或间接抑制 GPx4 的表达或活性、与 GPx4 活性位点硒代半胱氨酸 tRNA 异戊烯化成熟相关的甲羟戊酸途径，以及独立于 GPx4 的 NADH-FSP1-CoQ$_{10}$ 途径和 GCH1-BH$_4$-磷脂轴。对于硒含量的调控，可通过影响 GPx4 及其他硒蛋白的表达，进而间接调控铁死亡在细胞的发生或阻断，最终获得 GPx4 合成障碍或是铁死亡相关疾病的治疗效应。另外，硒酶抑制剂与其他药物的联用可被考虑以获得联合治疗的最优解。特别是肿瘤治疗中，通过 GPx4 依赖性以及 GPx4 非依赖性途径获得的铁死亡抗性的耐药性肿瘤细胞，可考虑铁死亡诱导剂、硒酶抑制剂以及 FSP1 抑制剂联合治疗，共同诱发肿瘤细胞铁死亡以治疗难治性肿瘤。总之，硒、硒蛋白与铁死亡之间联系的存在已十分明确，然而硒对于铁死亡调控的具体参与机制仍未建立一个完善的调控机制体系，尚待今后的进一步探索。

参 考 文 献

Alim I, Caulfield J T, Chen Y, et al. 2019. Selenium drives a transcriptional adaptive program to block ferroptosis and treat stroke. Cell, 177(5): 1262-1279 e1225.

Amaral A F, Cantor K P, Silverman D T, et al. 2010. Selenium and bladder cancer risk: a meta-analysis. Cancer Epidemiol Biomarkers Prev, 19(9): 2407-2415.

Arbiser J L, Bonner M Y, Ward N, et al. 2018. Selenium unmasks protective iron armor: A possible defense against cutaneous inflammation and cancer. Biochim Biophys Acta Gen Subj, 1862(11): 2518-2527.

Arner E S. 2009. Focus on mammalian thioredoxin reductases—important selenoproteins with versatile functions. Biochim Biophys Acta, 1790(6): 495-526.

Arner E S. 2010. Selenoproteins-What unique properties can arise with selenocysteine in place of cysteine? Exp Cell Res, 316(8): 1296-1303.

Avery J C, Hoffmann P R. 2018. Selenium, selenoproteins, and immunity. Nutrients, 10(9): 1203.

Avissar N, Ornt D B, Yagil Y, et al. 1994. Human kidney proximal tubules are the main source of plasma glutathione peroxidase. Am J Physiol, 266(2 Pt 1): C367-375.

Bersuker K, Hendricks J M, Li Z, et al. 2019. The CoQ oxidoreductase FSP1 acts parallel to GPX4 to inhibit ferroptosis. Nature, 575(7784): 688-692.

Bianco A C, Salvatore D, Gereben B, et al. 2002. Biochemistry, cellular and molecular biology, and physiological roles of the iodothyronine selenodeiodinases. Endocr Rev, 23(1): 38-89.

Bleys J, Navas-Acien A, Laclaustra M, et al. 2009. Serum selenium and peripheral arterial disease: results from the national health and nutrition examination survey, 2003-2004. American Journal of Epidemiology, 169(8): 996-1003.

Brigelius-Flohe R, Friedrichs B, Maurer S, et al. 1997. Interleukin-1-induced nuclear factor kappa B activation is inhibited by overexpression of phospholipid hydroperoxide glutathione peroxidase in a human endothelial cell line. Biochem J, 328 (Pt 1): 199-203.

Burk R F, Brown D G, Seely R J, et al. 1972. Influence of dietary and injected selenium on whole-blody retention, route of excretion, and tissue retention of 75 SeO$_3$ 2- in the rat. J Nutr, 102(8): 1049-1055.

Burk R F, Hill K E. 2005. Selenoprotein P: an extracellular protein with unique physical characteristics and a role in selenium homeostasis. Annu Rev Nutr, 25: 215-235.

Burk R F, Hill K E. 2015. Regulation of selenium metabolism and transport. Annu Rev Nutr, 35: 109-134.

Burk R F, Hill K E, Motley A K, et al. 2014. Selenoprotein P and apolipoprotein E receptor-2 interact at the blood-brain barrier and also within the brain to maintain an essential selenium pool that protects against neurodegeneration. FASEB J, 28(8): 3579-3588.

Byard J L. 1969. Trimethyl selenide. A urinary metabolite of selenite. Arch Biochem Biophys, 130(1): 556-560.

Carlson B A, Tobe R, Yefremova E, et al. 2016. Glutathione peroxidase 4 and vitamin E cooperatively prevent hepatocellular degeneration. Redox Biol, 9: 22-31.

Cebula M, Moolla N, Capovilla A, et al. 2013. The rare TXNRD1_v3 ("v3") splice variant of human thioredoxin reductase 1 protein is targeted to membrane rafts by N-acylation and induces filopodia independently of its redox active site integrity. J Biol Chem, 288(14): 10002-10011.

Chan J M, Oh W K, Xie W, et al. 2009. Plasma selenium, manganese superoxide dismutase, and intermediate- or high-risk prostate cancer. J Clin Oncol, 27(22): 3577-3583.

Chen X, Li J, Kang R, et al. 2020. Ferroptosis: machinery and regulation. Autophagy, 17(9): 2054-2081.

Choi M J, Maibach H I. 2005. Role of ceramides in barrier function of healthy and diseased skin. Am J Clin Dermatol, 6(4): 215-223.

Chu F F, Doroshow J H, Esworthy R S. 1993. Expression, characterization, and tissue distribution of a new cellular selenium-dependent glutathione peroxidase, GSHPx-GI. J Biol Chem, 268(4): 2571-2576.

Chu F F, Esworthy R S, Chu P G, et al. 2004. Bacteria-induced intestinal cancer in mice with disrupted Gpx1 and Gpx2 genes. Cancer Res, 64(3): 962-968.

Conrad M, Jakupoglu C, Moreno S G, et al. 2004. Essential role for mitochondrial thioredoxin reductase in hematopoiesis, heart development, and heart function. Mol Cell Biol, 24(21): 9414-9423.

Conrad M, Kagan V E, Bayir H, et al. 2018. Regulation of lipid peroxidation and ferroptosis in diverse species. Genes Dev, 32(9-10): 602-619.

Conrad M, Sandin A, Forster H, et al. 2010. 12/15-lipoxygenase-derived lipid peroxides control receptor tyrosine kinase signaling through oxidation of protein tyrosine phosphatases. Proc Natl Acad Sci U S A, 107(36): 15774-15779.

Conrad M, Proneth B. 2020. Selenium: tracing another essential element of ferroptotic cell death. Cell Chem Biol, 27(4): 409-419.

Crane F L. 2007. Discovery of ubiquinone (coenzyme Q) and an overview of function. Mitochondrion, 7 Suppl: S2-7.

Dagnell M, Schmidt E E, Arner E S J. 2018. The A to Z of modulated cell patterning by mammalian thioredoxin reductases. Free Radic Biol Med, 115: 484-496.

Dai X, Li Y, Zhang R, et al. 2016. Effects of sodium selenite on c-Jun N-terminal kinase signalling pathway induced by oxidative stress in human chondrocytes and c-Jun N-terminal kinase expression in patients with Kashin-Beck disease, an endemic osteoarthritis. Br J Nutr, 115(9): 1547-1555.

Dentice M, Marsili A, Ambrosio R, et al. 2010. The FoxO3/type 2 deiodinase pathway is required for normal mouse myogenesis and muscle regeneration. J Clin Invest, 120(11): 4021-4030.

Dinh Q T, Cui Z, Huang J, et al. 2018. Selenium distribution in the Chinese environment and its relationship with human health: A review. Environ Int, 112: 294-309.

Doll S, Freitas F P, Shah R, et al. 2019. FSP1 is a glutathione-independent ferroptosis suppressor. Nature, 575(7784): 693-698.

Doll S, Proneth B, Tyurina Y Y, et al. 2017. ACSL4 dictates ferroptosis sensitivity by shaping cellular lipid composition. Nat Chem Biol, 13(1): 91-98.

Epp O, Ladenstein R, Wendel A. 1983. The refined structure of the selenoenzyme glutathione peroxidase at 0.2-nm resolution. Eur J Biochem, 133(1): 51-69.

Ewan R C, Pope A L, Baumann C A. 1967. Elimination of fixed selenium by the rat. J Nutr, 91(4): 547-554.

Foster H D, Zhang L. 1995. Longevity and selenium deficiency: evidence from the People's Republic of China. Sci Total Environ, 170(1-2): 133-139.

Fradejas-Villar N, Seeher S, Anderson C B, et al. 2017. The RNA-binding protein Secisbp2 differentially modulates UGA codon reassignment and RNA decay. Nucleic Acids Res, 45(7): 4094-4107.

Friedmann Angeli J P, Schneider M, Proneth B, et al. 2014. Inactivation of the ferroptosis regulator Gpx4 triggers acute renal failure in mice. Nat Cell Biol, 16(12): 1180-1191.

Friedmann Angeli J P, Conrad M. 2018. Selenium and GPX4, a vital symbiosis. Free Radic Biol Med, 127: 153-159.

Galluzzi L, Vitale I, Aaronson S A, et al. 2018. Molecular mechanisms of cell death: recommendations of the Nomenclature Committee on Cell Death 2018. Cell Death Differ, 25(3): 486-541.

Gammelgaard B, Rasmussen L H, Gabel-Jensen C, et al. 2012. Estimating intestinal absorption of inorganic and organic selenium compounds by in vitro flux and biotransformation studies in Caco-2 cells and ICP-MS detection. Biol Trace Elem Res, 145(2): 248-256.

Ganther H E. 1971. Reduction of the selenotrisulfide derivative of glutathione to a persulfide analog by glutathione reductase. Biochemistry, 10(22): 4089-4098.

Gao J, Yang F, Che J, et al. 2018. Selenium-encoded isotopic signature targeted profiling. ACS Cent Sci, 4(8): 960-970.

Gascon S, Murenu E, Masserdotti G, et al. 2016. Identification and successful negotiation of a metabolic checkpoint in direct neuronal reprogramming. Cell Stem Cell, 18(3): 396-409.

Gereben B, Zavacki A M, Ribich S, et al. 2008. Cellular and molecular basis of deiodinase-regulated thyroid hormone signaling. Endocr Rev, 29(7): 898-938.

Hassannia B, Vandenabeele P, Vanden Berghe T. 2019. Targeting ferroptosis to iron out cancer. Cancer Cell, 35(6): 830-849.

Hawker F H, Stewart P M, Snitch P J. 1990. Effects of acute illness on selenium homeostasis. Crit Care Med, 18(4): 442-446.

Hazane-Puch F, Arnaud J, Trocme C, et al. 2016. Sodium selenite decreased HDAC activity, cell proliferation and induced apoptosis in three human glioblastoma cells. Anticancer Agents Med Chem, 16(4): 490-500.

Hea S L, Tana W H, Zhanga Z T, et al. 2013. Mitochondrial-related gene expression profiles suggest an important role of PGC-1alpha in the compensatory mechanism of endemic dilated cardiomyopathy. Exp Cell Res, 319: 2604-2616.

Hill K E, Wu S, Motley A K, et al. 2012. Production of selenoprotein P (Sepp1) by hepatocytes is central to selenium homeostasis. J Biol Chem, 287(48): 40414-40424.

Hoffmann F W, Hashimoto A C, Shafer L A, et al. 2010. Dietary selenium modulates activation and differentiation of CD4+ T cells in mice through a mechanism involving cellular free thiols. J Nutr, 140(6): 1155-1161.

Hong S H, Lee D H, Lee Y S, et al. 2017. Molecular crosstalk between ferroptosis and apoptosis: emerging role of ER stress-induced p53-independent PUMA expression. Oncotarget, 8(70): 115164-115178.

Hu C, Liu M, Zhang W, et al. 2015. Upregulation of KLF4 by methylseleninic acid in human esophageal squamous cell carcinoma cells: Modification of histone H3 acetylation through HAT/HDAC interplay. Mol Carcinog, 54(10): 1051-1059.

Hulbert A J, Rana T, Couture P. 2002. The acyl composition of mammalian phospholipids: an allometric analysis. Comp Biochem Physiol B Biochem Mol Biol, 132(3): 515-527.

Ingold I, Berndt C, Schmitt S, et al. 2018. Selenium utilization by GPX4 is required to prevent hydroperoxide-induced ferroptosis. Cell, 172(3): 409-422 e421.

Jablonska E, Reszka E. 2017. Selenium and epigenetics in cancer: focus on DNA methylation. Adv Cancer Res, 136: 193-234.

Juhlin L, Edqvist L E, Ekman L G, et al. 1982. Blood glutathione-peroxidase levels in skin diseases: effect of selenium and vitamin E treatment. Acta Derm Venereol, 62(3): 211-214.

Kann O. 2016. The interneuron energy hypothesis: implications for brain disease. Neurobiol Dis, 90: 75-85.

Karuppagounder S S, Alim I, Khim S J, et al. 2016. Therapeutic targeting of oxygen-sensing prolyl hydroxylases abrogates ATF4-dependent neuronal death and improves outcomes after brain hemorrhage in several rodent models. Sci Transl Med, 8(328): 328ra329.

Kassam S, Goenaga-Infante H, Maharaj L, et al. 2011. Methylseleninic acid inhibits HDAC activity in diffuse large B-cell lymphoma cell lines. Cancer Chemother Pharmacol, 68(3): 815-821.

Kraft V A N, Bezjian C T, Pfeiffer S, et al. 2020. GTP cyclohydrolase 1/tetrahydrobiopterin counteract ferroptosis through lipid remodeling. ACS Cent Sci, 6(1): 41-53.

Kurokawa S, Hill K E, McDonald W H, et al. 2012. Long isoform mouse selenoprotein P (Sepp1) supplies rat myoblast L8 cells with selenium via endocytosis mediated by heparin binding properties and apolipoprotein E receptor-2 (ApoER2). J Biol Chem, 287(34): 28717-28726.

Labunskyy V M, Hatfield D L, Gladyshev V N. 2014. Selenoproteins: molecular pathways and physiological roles. Physiol Rev, 94(3): 739-777.

Lee B C, Peterfi Z, Hoffmann F W, et al. 2013. MsrB1 and MICALs regulate actin assembly and macrophage function via reversible stereoselective methionine oxidation. Mol Cell, 51(3): 397-404.

Lee J H, K J Park, J K Jang, et al. 2015. Selenoprotein S-dependent selenoprotein K binding to p97(VCP) protein is essential for endoplasmic reticulum-associated degradation. J Biol Chem, 290(50): 29941-29952.

Lei X G, Evenson J K, Thompson K M, et al. 1995. Glutathione peroxidase and phospholipid hydroperoxide glutathione peroxidase are differentially regulated in rats by dietary selenium. J Nutr, 125(6): 1438-1446.

Levine R L, Moskovitz J, Stadtman E R. 2000. Oxidation of methionine in proteins: roles in antioxidant defense and cellular regulation. IUBMB Life, 50(4-5): 301-307.

Li Q, Han X, Lan X, et al. 2017. Inhibition of neuronal ferroptosis protects hemorrhagic brain. JCI Insight, 2(7): e90777.

Liu H, Li X, Qin F, et al. 2014. Selenium suppresses oxidative-stress-enhanced vascular smooth muscle cell calcification by inhibiting the activation of the PI3K/AKT and ERK signaling pathways and endoplasmic reticulum stress. J Biol Inorg Chem, 19(3): 375-388.

Liu J, Wang L, Guo X, et al. 2014. The role of mitochondria in T-2 toxin-induced human chondrocytes apoptosis. PLoS One, 9(9): e108394.

Liu Y R, Sun B, Zhu G H, et al. 2018. Selenium-lentinan inhibits tumor progression by regulating epithelial-mesenchymal transition. Toxicol Appl Pharmacol, 360: 1-8.

Llabani E, Hicklin R W, Lee H Y, et al. 2019. Diverse compounds from pleuromutilin lead to a thioredoxin inhibitor and inducer of ferroptosis. Nat Chem, 11(6): 521-532.

Lobanov A V, Fomenko D E, Zhang Y, et al. 2007. Evolutionary dynamics of eukaryotic selenoproteomes: large selenoproteomes may associate with aquatic life and small with terrestrial life. Genome Biol, 8(9): R198.

Maciel-Dominguez A, Swan D, Ford D, et al. 2013. Selenium alters miRNA profile in an intestinal cell line: Evidence that miR-185 regulates expression of GPX2. Mol Nutr Food Res, 57(12): 2195-2205.

Maiorino M, Aumann K D, Brigelius-Flohe R, et al. 1998. Probing the presumed catalytic triad of a selenium-containing peroxidase by mutational analysis. Z Ernahrungswiss, 37 Suppl 1: 118-121.

Maiorino M, Thomas J P, Girotti A W, et al. 1991. Reactivity of phospholipid hydroperoxide glutathione peroxidase with membrane and lipoprotein lipid hydroperoxides. Free Radic Res Commun, 12-13 Pt 1: 131-135.

Margaret P R, Saverio S, Bruce A G, et al. 2011. Effect of supplementation with high-selenium yeast on plasma lipids. Ann Intern Med, 154(10): 656-665.

Mas E, Mori T A. 2010. Coenzyme Q(10) and statin myalgia: what is the evidence? Curr Atheroscler Rep, 12(6): 407-413.

Mirochnitchenko O, Weisbrot-Lefkowitz M, Reuhl K, et al. 1999. Acetaminophen toxicity. Opposite effects of two forms of glutathione peroxidase. J Biol Chem, 274(15): 10349-10355.

Moosmann B, Behl C. 2004. Selenoprotein synthesis and side-effects of statins. Lancet, 363(9412): 892-894.

Mozier N M, McConnell K P, Hoffman J L. 1988. S-adenosyl-L-methionine: thioether S-methyltransferase, a new enzyme in sulfur and selenium metabolism. J Biol Chem, 263(10): 4527-4531.

Narayan V, Ravindra K C, Liao C, et al. 2015. Epigenetic regulation of inflammatory gene expression in macrophages by selenium. J Nutr Biochem, 26(2): 138-145.

Neuhierl B, Thanbichler M, Lottspeich F, et al. 1999. A Family of S-methylmethionine-dependent thiol/selenol methyltransferases. J Biol Chem, 274(9): 5407-5414.

Nobuyoshi E, Takeshi N, Hidehiko T, et al. 1981. Enzymatic synthesis of selenocysteine in rat liver. Biochemistry, 20(15): 4492-4496.

Novoselov S V, Calvisi D F, Labunskyy V M, et al. 2005. Selenoprotein deficiency and high levels of selenium compounds can effectively inhibit hepatocarcinogenesis in transgenic mice. Oncogene, 24(54): 8003-8011.

Olson G E, Winfrey V P, Hill K E, et al. 2008. Megalin mediates selenoprotein P uptake by kidney proximal tubule epithelial cells. J Biol Chem, 283(11): 6854-6860.

Omi R, Kurokawa S, Mihara H, et al. 2010. Reaction mechanism and molecular basis for selenium/sulfur discrimination of selenocysteine lyase. J Biol Chem, 285(16): 12133-12139.

Oremland R S, Herbel M J, Blum J S, et al. 2004. Structural and spectral features of selenium nanospheres produced by Se-respiring bacteria. Appl Environ Microbiol, 70(1): 52-60.

Orian L, Mauri P, Roveri A, et al. 2015. Selenocysteine oxidation in glutathione peroxidase catalysis: an MS-supported quantum mechanics study. Free Radic Biol Med, 87: 1-14.

Pedrosa L F, Motley A K, Stevenson T D, et al. 2012. Fecal selenium excretion is regulated by dietary selenium intake. Biol Trace Elem Res, 149(3): 377-381.

Peng X, Gimenez-Cassina A, Petrus P, et al. 2016. Thioredoxin reductase 1 suppresses adipocyte differentiation and insulin responsiveness. Sci Rep, 6: 28080.

Pilsner J R, Hall M N, Liu X, et al. 2011. Associations of plasma selenium with arsenic and genomic methylation of leukocyte DNA in Bangladesh. Environ Health Perspect, 119(1): 113-118.

Pitts M W, Kremer P M, Hashimoto A C, et al. 2015. Competition between the brain and testes under selenium-compromised conditions: insight into sex differences in selenium metabolism and risk of neurodevelopmental disease. J Neurosci, 35(46): 15326-15338.

Prigge J R, Eriksson S, Iverson S V, et al. 2012. Hepatocyte DNA replication in growing liver requires either glutathione or a single allele of txnrd1. Free Radic Biol Med, 52(4): 803-810.

Raymond F B, Hill K E. 2015. Regulation of selenium metabolism and transport. Annu Rev Nutr, 35: 109-134.

Raymond F B, Hill K E, Motley A K. 2001. Plasma selenium in specific and non-specific forms. Biofactors, 14(1-4): 107-114.

Renko K, Hofmann P J, Stoedter M, et al. 2009. Down-regulation of the hepatic selenoprotein biosynthesis machinery impairs selenium metabolism during the acute phase response in mice. FASEB J, 23(6): 1758-1765.

Russo M W, Hoofnagle J H, Gu J, et al. 2014. Spectrum of statin hepatotoxicity: experience of the drug-induced liver injury network. Hepatology, 60(2): 679-686.

Sabbagh M, Van Hoewyk D. 2012. Malformed selenoproteins are removed by the ubiquitin-proteasome pathway in stanleya pinnata. Plant and Cell Physiology, 53(3): 555-564.

Schnurr K, Belkner J, Ursini F, et al. 1996. The selenoenzyme phospholipid hydroperoxide glutathione peroxidase controls the activity of the 15-lipoxygenase with complex substrates and preserves the specificity of the oxygenation products. J Biol Chem, 271(9): 4653-4658.

Schomburg L, Schweizer U. 2009. Hierarchical regulation of selenoprotein expression and sex-specific effects of selenium. Biochim Biophys Acta, 1790(11): 1453-1462.

Short S P, Williams C S. 2017. Selenoproteins in tumorigenesis and cancer progression. Adv Cancer Res, 136: 49-83.

Shu-Lan Hea, Wu-Hong Tana, Zeng-Tie Zhanga, et al. 2013. Mitochondrial-related gene expression profiles suggest an important role of PGC-1alpha in the compensatory mechanism of endemic dilated cardiomyopathy. Exp Cell Res, 319: 2604-2616.

Steinbrenner H, Speckmann B, Pinto A, et al. 2011. High selenium intake and increased diabetes risk: experimental evidence for interplay between selenium and carbohydrate metabolism. J Clin Biochem Nutr, 48(1): 40-45.

Stolz J F, Basu P, Santini J M, et al. 2006. Arsenic and selenium in microbial metabolism. Annu Rev Microbiol, 60: 107-130.

Stolz J F, Oremland R S. 1999. Bacterial respiration of arsenic and selenium. FEMS Microbiol Rev, 23(5): 615-627.

Suppmann S, Persson B C, Bock A. 1999. Dynamics and efficiency in vivo of UGA-directed selenocysteine insertion at the ribosome. EMBO J, 18(8): 2284-2293.

Surendran-Nair M, Kollanoor-Johny A, Ananda-Baskaran S, et al. 2016. Selenium reduces enterohemorrhagic Escherichia coli O157: H7 verotoxin production and globotriaosylceramide receptor expression on host cells. Future Microbiol, 11: 745-756.

Suzuki Y, Hashiura Y, Matsumura K, et al. 2010. Dynamic pathways of selenium metabolism and excretion in mice under different selenium nutritional statuses. Metallomics, 2(2): 126-132.

Takahashi K, Avissar N, Whitin J, et al. 1987. Purification and characterization of human plasma glutathione peroxidase: a selenoglycoprotein distinct from the known cellular enzyme. Arch Biochem Biophys, 256(2): 677-686.

Tamura T, Yamamoto S, Takahata M, et al. 2004. Selenophosphate synthetase genes from lung adenocarcinoma cells: Sps1 for recycling L-selenocysteine and Sps2 for selenite assimilation. Proc Natl Acad Sci U S A, 101(46): 16162-16167.

Tobe R, Mihara H, Kurihara T, et al. 2009. Identification of proteins interacting with selenocysteine lyase. Biosci Biotechnol Biochem, 73(5): 1230-1232.

Tomofumi O, Motobayashi S, Hitoshi U, et al. 2005. Purification and characterization of mouse hepatic enzyme that converts selenomethionine to methylselenol by its α, γ-Elimination. Biol Trace Elem Res, 106(1): 77-94.

Turner R J, Weiner J H, Taylor D E. 1998. Selenium metabolism in *Escherichia coli*. Biometals, 11(3): 223-227.

Ursini F, Heim S, Kiess M, et al. 1999. Dual function of the selenoprotein PHGPx during sperm maturation. Science, 285(5432): 1393-1396.

Van Dael P, Davidsson L, Munoz-Box R, et al. 2001. Selenium absorption and retention from a selenite- or selenate-fortified milk-based formula in men measured by a stable-isotope technique. Br J Nutr, 85(2): 157-163.

Viswanathan V S, Ryan M J, Dhruv H D, et al. 2017. Dependency of a therapy-resistant state of cancer cells on a lipid peroxidase pathway. Nature, 547(7664): 453-457.

Walshe J, Serewko-Auret M M, Teakle N, et al. 2007. Inactivation of glutathione peroxidase activity contributes to UV-induced squamous cell carcinoma formation. Cancer Res, 67(10): 4751-4758.

Wu R, Zhang R, Xiong Y, et al. 2019. The study on polymorphisms of Sep15 and TrxR2 and the expression of AP-1 signaling pathway in Kashin-Beck disease. Bone, 120: 239-245.

Xing Y J, Liu Z W, Yang G, et al. 2015. MicroRNA expression profiles in rats with selenium deficiency and the possible role of the Wnt/β-catenin signaling pathway in cardiac dysfunction. Int J Mol Med, 35: 143-152.

Xu T J, Liu Y, Li P, et al. 2016. Insulin in combination with selenium inhibits HG/Pal-induced cardiomyocyte apoptosis by Cbl-b regulating p38MAPK/CBP/Ku70 pathway. Eur Rev Med Pharmacol Sci, 20(15): 3297-3303.

Yan J, Xu J, Fei Y, et al. 2016. TrxR2 deficiencies promote chondrogenic differentiation and induce apoptosis of chondrocytes through mitochondrial reactive oxygen species. Exp Cell Res, 344(1): 67-75.

Yang G, Zhu Y, Dong X, et al. 2014a. TLR2-ICAM1-Gadd45alpha axis mediates the epigenetic effect of selenium on DNA methylation and gene expression in Keshan disease. Biol Trace Elem Res, 159(1-3): 69-80.

Yang W S, SriRamaratnam R, Welsch M E, et al. 2014b. Regulation of ferroptotic cancer cell death by GPX4. Cell, 156(1-2): 317-331.

Yang W S, Stockwell B R. 2008. Synthetic lethal screening identifies compounds activating iron-dependent, nonapoptotic cell death in oncogenic-RAS-harboring cancer cells. Chem Biol, 15(3): 234-245.

Yang W S, Stockwell B R. 2016. Ferroptosis: death by lipid peroxidation. Trends Cell Biol, 26(3): 165-176.

Yant L J, Ran Q, Rao L, et al. 2003. The selenoprotein GPX4 is essential for mouse development and protects from radiation and oxidative damage insults. Free Radic Biol Med, 34(4): 496-502.

Zhang B, Horvath S. 2005. A general framework for weighted gene co-expression network analysis. Stat Appl Genet Mol Biol, 4: Article17.

Zhao H, Whitfield M L, Xu T, et al. 2004. Diverse effects of methylseleninic acid on the transcriptional program of human prostate cancer cells. Mol Biol Cell, 15(2): 506-519.

Zhao L, Feng Y, Xu Z J, et al. 2021. Selenium mitigated aflatoxin B1-induced cardiotoxicity with potential regulation of 4 selenoproteins and ferroptosis signaling in chicks. Food Chem Toxicol, 154: 112320.

Zhu J H, Lei X G. 2006. Double null of selenium-glutathione peroxidase-1 and copper, zinc-superoxide dismutase enhances resistance of mouse primary hepatocytes to acetaminophen toxicity. Exp Biol Med (Maywood), 231(5): 545-552.

Zhuo H J, Smith A H, Steinmaus C. 2004. Selenium and lung cancer: a quantitative analysis of heterogeneity in the current epidemiological literature. Cancer Epidemiol Biomarkers Prev, 13(5): 771-778.

第 10 章

氨基酸代谢与铁死亡

王 欢 王一鸣 郑 晗

摘要: 氨基酸代谢为人生命延续提供蛋白质、能量底物、谷胱甘肽和神经递质等。氨基酸代谢通过调节多个脂质抗氧化系统而调节铁死亡。半胱氨酸代谢与铁死亡的关系最为密切,它通过合成谷胱甘肽、辅酶 A、谷胱甘肽过氧化物酶 4、铁硫簇、硫化氢等代谢通路抑制铁死亡。甲硫氨酸通过转硫途径和多胺合成来调节铁死亡。甲羟戊酸途径参与硒代半胱氨酸和辅酶 Q_{10} 的合成,这些产物分别是谷胱甘肽过氧化物酶 4 的催化中心和抑制脂质过氧化的还原剂。谷氨酰胺分解代谢促进半胱氨酸剥夺引起的铁死亡。总之,诸多氨基酸的代谢,包括半胱氨酸、谷氨酰胺、甲硫氨酸、硒代半胱氨酸和精氨酸等,参与铁死亡的调控,而其中可能发掘出治疗铁死亡诱导的疾病的新靶点。

关键词: 谷胱甘肽合成,辅酶 A/Q_{10} 合成,转硫途径,多胺途径,甲羟戊酸途径

Abstract: Amino acid metabolism sustains human life by serving as protein subunit, energy substrate, glutathione and neurotransmitters. Amino acid metabolism regulates ferroptosis through multiple anti-lipid peroxidation systems. Metabolism of cysteine is the most important to ferroptosis and it regulates synthesis of glutathione, coenzyme A, glutathione peroxidase 4 (GPx4), iron-sulfur cluster, hydrogen sulfide to inhibit ferroptosis. Methionine regulates ferroptosis through transsulfuration and polyamine pathways. The mevalonate pathway participates in synthesis of selenocysteine and coenzyme Q_{10}, which is part of the catalytic domain of GPx4 and a reducer of lipid peroxides respectively. Glutaminolysis promotes cystine deprivation-induced ferroptosis. In summary, metabolism of multiple amino acids, such as cysteine, glutamine, methionine, selenocysteine and arginine, regulates ferroptosis and there might be potential drug targets within these pathways.

Keywords: glutathione synthesis, CoA or CoQ$_{10}$ synthesis, transsulfuration, polyamine synthesis, the mevalonate pathway

在探索生命起源的实验中,科学家将氨气、氢气、甲烷和水蒸气混合在一个容器中,并引入电火花,他们发现反应产生了 11 种氨基酸(Miller, 1953)。氨基酸被推测产生于距今 35 亿~40 亿年前的冥古宙时代,首先由化学反应产生,而后演化为以酶促反应为

主的代谢过程。虽然氨基酸与生命起源的关系仍是未解之谜，但氨基酸是生命的组成单元这一事实是不容置疑的。对于高等动物而言，氨基酸也是从环境中摄入的、生命延续所必需的物质，如人的 9 种必需氨基酸。然而，自然界中不同的生物体所必需的氨基酸不同，与其生存环境相关。同时也存在共生体互相为对方提供必需氨基酸的奇妙现象（Feng et al.，2019）。在人体中，氨基酸不仅可作为能量底物，也参与蛋白质、短肽（如谷胱甘肽）和激素（如肾上腺素）的合成，并且一些氨基酸是重要的激活型和抑制型神经递质（如谷氨酸和 γ-胺基丁酸）。

氨基酸拥有特异性的化学结构，它由一个胺基（—NH_2）、一个羧基（—COOH）和一个侧链基团（—R）连接着一个碳原子组成（除了环状结构的脯氨酸，它不含一级胺—NH_2，而是二级胺—NH—）。可见组成它们的基本化学元素是碳、氮、氢、氧，偶尔含有其他元素，如硫和硒。氨基酸可以根据侧链所连接的碳原子位置而划分为 α、β、γ 或 δ 类型；也可以根据其本身或侧链的理化性质来划分。自然界中有 500 多种氨基酸，其中 4.4%（22 种）是组成人类蛋白质的单元。虽然氨基酸可以以左旋或者右旋的立体异构体存在（除甘氨酸），但是组成蛋白质的氨基酸基本都是左旋的。氨基酸通常通过核糖体和转运核糖核酸的协作而合成结构多样、行使各项生理功能的蛋白质，然而谷胱甘肽这一重要短肽的合成却并不依赖这一机制。谷胱甘肽（glutathione，GSH）由 3 种氨基酸——半胱氨酸（cysteine）、谷氨酸（glutamate）和甘氨酸（glycine）通过两步三磷酸腺苷依赖的酶促反应合成，它对细胞、组织乃至机体的抗氧化应激都至关重要，也是调控铁死亡的枢纽因子。

铁死亡是一种依赖于多不饱和脂肪酸磷脂的过氧化、具有氧化还原活性的铁离子库和谷胱甘肽过氧化物酶 4 系统缺陷的细胞死亡（Dixon et al.，2019）。铁死亡存在于动物和植物细胞中，暗示它是一种进化保守的死亡形式（Distéfano et al.，2017）。对该死亡形式的研究最早可追溯到 20 世纪 50 年代，并且与氨基酸有着千丝万缕的联系（Hirschhorn，2019）。1955 年，最早的铁死亡被发现是由于细胞缺乏了胱氨酸（Eagle，1955）。1989 年，研究者发现谷氨酸过载抑制神经细胞胱氨酸摄取，进而引起的活性氧过载的死亡，此死亡特征与铁死亡相似（Murphy et al.，1989）。2003 年，第一个铁死亡的诱导剂 erastin 被发现，而 erastin 的靶点是一种胞膜上的氨基酸转运体，即胱氨酸-谷氨酸反向转运体 X$_c^-$ 系统；它将一个谷氨酸转运到胞外，同时将一个胱氨酸转运到胞内（Dolma et al.，2003）。当胱氨酸被转运到细胞内，它被还原为半胱氨酸。这些半胱氨酸是合成谷胱甘肽的限速性底物，同时也参与合成硒代半胱氨酸，进而参与谷胱甘肽过氧化酶 4（glutathione peroxidase 4，GPx4）催化单元的形成（Zhang et al.，2021）。由于谷胱甘肽和谷胱甘肽过氧化酶 4 介导脂质过氧化物的还原以抑制铁死亡，因此胱氨酸和谷氨酸是调控铁死亡的重要因子。而氨基酸的含量由它的转运、合成和分解代谢的动态平衡来决定，所以氨基酸的代谢过程通过调控氨基酸含量来调节铁死亡。

本章将围绕调控铁死亡的氨基酸及其代谢过程而展开，主要探讨以下几个问题：①哪些氨基酸调控铁死亡？②参与铁死亡的氨基酸的基本生理代谢过程是怎样的？③哪些氨基酸的代谢过程调控铁死亡？④这些氨基酸代谢调控铁死亡的机制是什么？通过对这些问题的解答，我们可以进一步加深对以下三个方面的理解：氨基酸所调控的一种新的生物过程——铁死亡；铁死亡被调控的机制；氨基酸代谢与铁死亡的关系。通过对本章的学习，希望可以启发大家思考，如何利用氨基酸代谢来调节铁死亡以缓解与铁死亡相关的人类疾病（如急性肾病、心血管疾病、神经退行性疾病、肝病等），以及氨基酸代谢与铁死亡的关系在物种进化中的意义。

10.1　半胱氨酸与铁死亡

10.1.1　半胱氨酸的生理功能

10.1.1.1　半胱氨酸的结构与理化性质

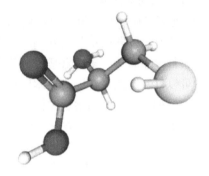

图 10-1　L-半胱氨酸的结构

红色原子是氧，黄色原子是硫，灰色原子是碳，白色原子是氢，蓝色原子是氮。图片来自 PubChem 数据库

L-半胱氨酸是一种含硫 α-氨基酸，存在于生物体内的许多蛋白质及谷胱甘肽中，是一种半必需氨基酸。其分子式为 $C_3H_7NO_2S$，分子量为 121.16，结构如图 10-1。在人体内，带有巯基的 L-半胱氨酸是生理条件下非常活跃的氨基酸。两个半胱氨酸可以形成二硫键而被氧化为 L-胱氨酸。蛋白质中的半胱氨酸也易形成二硫键，这对于蛋白质折叠非常重要。半胱氨酸的巯基具有还原性，容易与氧化剂反应，所以参与生物酶催化，这也是常发生蛋白质翻译后修饰的位点。

10.1.1.2　半胱氨酸的来源

机体内的半胱氨酸主要有三个来源，分别是饮食来源、甲硫氨酸的转硫合成，以及谷胱甘肽的分解。

1）饮食来源

蛋白质的分解产物 95% ～ 99% 被小肠上皮吸收，半胱氨酸和胱氨酸作为膳食蛋白质的分解产物，同样在小肠内被机体摄取。常见食物中胱氨酸的含量见表 10-1。小肠黏膜上的各种 L-氨基酸和肽转运系统负责吸收半胱氨酸和胱氨酸或含有这些氨基酸的短肽。其中，半胱氨酸的转运是由 Na^+ 依赖的中性氨基酸转运体完成的，包括肠黏膜细胞顶膜中的 $B^{0,+}$ 系统和 ASC 系统，以及位于基底膜中的 L 系统和 A 系统（L 系统不依赖于 Na^+）。而胱氨酸的转运是基于不依赖 Na^+ 的系统，主要包括位于肠黏膜顶膜中 $b^{0,+}$ 系统和其他组织的 X_c^- 系统（Stipanuk，2004）。正常人血浆含胱氨酸约 40μmol/L（约 10mg/L 血液）和半胱氨酸约 8μmol/L（约 1mg/L 血液）（Jones et al.，2000；Jones et al.，2002）。机体中不同来源的半胱氨酸，通过血液运送到全身，主要被肝脏组织吸收并用于合成谷胱甘肽。肝脏合成的谷胱甘肽被分泌到血液中，再运输到身体其他组织被利用。除了膳食蛋白质的摄入外，机体蛋白质和肽库的周转也会释放出游离半胱氨酸进入体内。体蛋白和肽库每天周转大约 4.6mg（约 38mmol）的半胱氨酸。

表 10-1　常见食物中胱氨酸的含量				（单位：g/100g）
食物种类	牛肉	黄豆	大米	玉米	面粉
胱氨酸含量	0.47	0.59	0.18	0.20	0.27

2）甲硫氨酸的转硫合成

除了饮食摄入半胱氨酸，在体内，半胱氨酸还可通过甲硫氨酸转硫作用合成。据估计，用于肝脏谷胱甘肽合成的半胱氨酸中，约有 50% 来自转硫作用。

甲硫氨酸被 ATP 激活，在甲硫氨酸腺苷转移酶的催化下形成 S-腺苷甲硫氨酸（S-adenosyl methionine，SAM）。S-腺苷甲硫氨酸作为一种高能含硫化合物，主要作为甲基供体，被多种甲基转移酶催化，参与体内多种细胞成分的生物合成，如肌酸、肾上腺素、肉碱、磷脂、蛋白质、脱氧核糖核酸和核糖核酸。S-腺苷甲硫氨酸转化甲基化的副产物 S-腺苷同型半胱氨酸（S-adenosyl homocysteine，SAH），被 S-腺苷同型半胱氨酸水解酶进行水解代谢，形成腺苷和同型半胱氨酸。其中，腺苷通过腺苷激酶或腺苷脱氨酶代谢，同型半胱氨酸则被转硫或再甲基化代谢。

在转硫代谢过程中，同型半胱氨酸在胱硫醚 β-合酶（cystathionine β-synthase，CBS）催化下，与丝氨酸缩合生成胱硫醚。胱硫醚经胱硫醚 γ-裂解酶（cystathionine γ-lyase，CTH）水解后生成半胱氨酸、α-酮丁酸盐和氨。在此过程中，胱硫醚 β-合酶和胱硫醚 γ-裂解酶都为磷酸吡哆醛依赖的酶，而胱硫醚 β-合酶的活性还受到 S-腺苷甲硫氨酸的变构调节与细胞氧化还原状态的影响。

除了被转硫代谢，同型半胱氨酸还可被再甲基化，从 5-甲基四氢叶酸（5-methyltetrahydrofolate）或甜菜碱（betaine）中获得一个甲基，形成甲硫氨酸。

3）谷胱甘肽分解

谷胱甘肽是半胱氨酸的储备池，当半胱氨酸供应不足时，在某些细胞膜上，γ-谷氨酰转移酶（γ-glutamyltransferase，γ-GGT）能够催化细胞外谷胱甘肽的裂解，最终释放半胱氨酸供细胞摄取。在小鼠和人中，γ-谷氨酰转移酶对维护血浆半胱氨酸稳态发挥重要作用，其中遗传性 γ-谷氨酰转移酶缺乏会导致血浆半胱氨酸严重缺乏。组成谷胱甘肽的三种氨基酸中，只有半胱氨酸是一种半必需氨基酸，存在摄入不足的可能，一旦饮食中含硫氨基酸摄入不足，会导致体内半胱氨酸水平下降，而谷胱甘肽的分解对于半胱氨酸摄入不足起到代偿作用。

10.1.1.3　半胱氨酸的去向

1）合成谷胱甘肽

L-半胱氨酸是合成谷胱甘肽的限速性底物。谷胱甘肽通过两个连续的 ATP 依赖的酶促反应合成。首先，在谷氨酸-半胱氨酸连接酶（glutamate cysteine ligase，GCL）的催化下，L-半胱氨酸和 L-谷氨酸偶联形成二肽 γ-谷氨酰半胱氨酸，这是谷胱甘肽合成的限速反应。然后，谷胱甘肽合成酶（GSH synthetase，GSS）将 γ-谷氨酰半胱氨酸和 L-甘氨酸合成为谷胱甘肽（Chen et al.，2013；Yin et al.，2016）。调控谷胱甘肽合成速率的因素包括 GCL 的表达量、L-半胱氨酸的含量，以及谷胱甘肽对 GCL 的反馈抑制（Chen et al.，2013）。因此，L-半胱氨酸和谷氨酸-半胱氨酸连接酶共同调节谷胱甘肽的合成。

2）合成辅酶 A

半胱氨酸是合成辅酶 A（coenzyme A，CoA）的底物，主要形成辅酶 A 分子的半胱胺部分。辅酶 A 的合成起始于泛酸（pantothenate，或 vitamin B$_5$），在泛酸激酶的催化下生成 4'-磷酸泛酸。接着，半胱氨酸与 4'-磷酸泛酸反应生成 4'-磷酸泛酰半胱氨酸，在 4'-磷酸泛酰半胱氨酸脱羧酶的催化下生成磷酸泛酰巯基乙胺。磷酸泛酸腺苷酸基转移酶将 ATP 的单磷酸腺苷转移到磷酸泛酰巯基乙胺上，生成去磷酸化辅酶 A，最后在去磷酸化辅酶 A 激酶的催化下生成辅酶 A，而辅酶 A 是很多生物代谢反应的辅助因子。因此，生成辅酶 A 需要 1 个泛酸分子、4 个 ATP 分子和 1 个半胱氨酸，而此合成过程的第一步是限速反应（Stipanuk et al.，2006）。

3）合成蛋白质

半胱氨酸在半胱氨酰转运核糖核酸合成酶（cysteinyl-tRNA synthetase，CARS）的催化下形成半胱氨酰转运核糖核酸，进而参与核糖体介导的蛋白质合成。

4）合成硫化氢

在正常人体中，L-半胱氨酸参与合成约 70% 的硫化氢（H$_2$S）（McBean，2012）。催化 L-半胱氨酸合成硫化氢的生物活性酶主要为胱硫醚 β-合酶、胱硫醚 γ-裂解酶、3-巯基丙酮酸硫基转移酶（3-mercaptopyruvate sulfurtransferase，3-MST）。这些酶促反应在不同人体组织中对硫化氢生成的贡献尚不清楚，但与酶的表达量、底物浓度、酶活调节因子的浓度（如吡哆醛对胱硫醚 β-合酶和胱硫醚 γ-裂解酶的调控、S-腺苷甲硫氨酸对胱硫醚 β-合酶的激活等）、酶促反应的动能参数都息息相关（Stipanuk et al.，1982；Shibuya and Kimura，2013）。

胱硫醚 β-合酶在体内主要催化丝氨酸和同型半胱氨酸的 β 置换，形成胱硫醚，释放 H$_2$O。L-半胱氨酸在结构上与丝氨酸类似，相当于丝氨酸的羟基被巯基取代。因此，胱硫醚 β-合酶也可以使用 L-半胱氨酸和同型半胱氨酸作为底物，形成胱硫醚并释放硫化氢（Stipanuk et al.，2011）。

胱硫醚 γ-裂解酶可以以 L-半胱氨酸为底物，催化其 α，β 消除而转化为硫化氢、丙酮酸和氨；也可以以同型半胱氨酸为底物，催化其 α，γ 消除而产生硫化氢、α-酮丁酸和氨。基于化学反应动能参数的模拟预测表明，当两种底物同时存在时，以 L-半胱氨酸为底物的反应产生的硫化氢约占硫化氢生成总量的 70%，而以同型半胱氨酸为底物的反应仅占 29%（Chiku et al.，2009）。当在大鼠细胞中，抑制胱硫醚 γ-裂解酶的酶活时，HS$^-$ 的生成量降低了 50%，说明胱硫醚 γ-裂解酶是介导内源性硫化氢生成的主要酶（Stipanuk et al.，1990）。

在 3-巯基丙酮酸硫基转移酶介导的硫化氢生成途径中，L-半胱氨酸首先在半胱氨酸氨基转移酶（或天冬氨酸氨基转移酶）的作用下，与 α-酮戊二酸发生转氨作用，形成 3-巯基丙酮酸（3-mercaptopyruvate，3-MP）和谷氨酸。D-半胱氨酸也反应产生 3-巯基丙酮酸（Shibuya et al.，2013）。3-巯基丙酮酸的巯基通过二硫键共价连接到 3-巯基丙酮酸硫基转移酶活性部位的半胱氨酸残基上生成 3-巯基丙酮酸硫基转移酶过硫化物。接着，该过硫化物被还原剂，如硫氧还原蛋白（thioredoxin）或谷胱甘肽还原而产生硫化氢（Yadav et al.，2013）。

5）分解代谢

半胱氨酸分解代谢的最终产物有牛磺酸和无机硫。半胱氨酸在 L-半胱氨酸双加氧酶（L-cysteine dioxygenase，CDO）的催化下，被氧化为半胱氨酸亚磺酸（cysteine sulfinic acid）。半胱氨酸亚磺酸在半胱氨酸亚磺酸脱羧酶（cysteine sulfinic acid decarboxylase，CSAD）催化下生成亚牛磺酸，进而被氧化成牛磺酸。半胱氨酸亚磺酸盐也可通过天冬氨酸转氨酶形成丙酮酸和亚硫酸盐（Stipanuk et al.，1990）。此外，半胱氨酸的分解代谢可通过对半胱氨酸进行脱硫来生成丙酮酸盐和还原硫（Bagley et al.，1994）（图 10-2）。

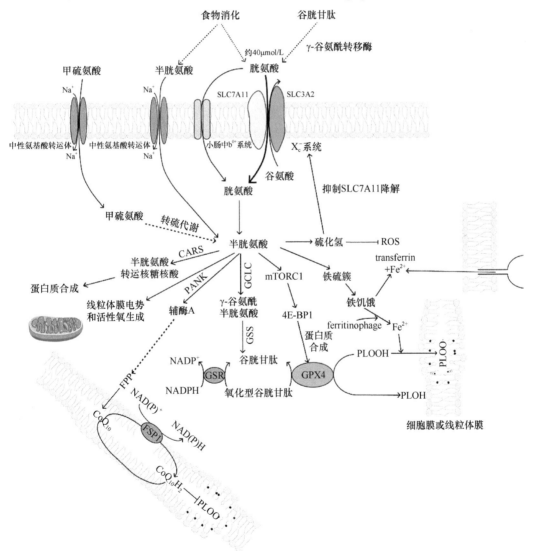

图 10-2　半胱氨酸在机体内的转运、合成、分解及参与铁死亡的代谢通路示意图

10.1.2　半胱氨酸缺乏诱导细胞的铁死亡

10.1.2.1　半胱氨酸参与谷胱甘肽合成而抑制铁死亡

铁死亡发生的必要条件是脂质过氧化物的过度积累破坏膜的完整性，导致细胞破裂死亡。而谷胱甘肽与谷胱甘肽过氧化物酶 4 是细胞中还原脂质过氧物以保护细胞免于铁死亡的重要分子。细胞内游离半胱氨酸的水平决定了谷胱甘肽的合成水平，因此，半胱氨酸通过调节谷胱甘肽的合成而调控铁死亡（Fujii et al.，2019）。细胞内半胱氨酸水平取决于其摄取和分解代谢。对于人体的大部分组织（除肝脏）和病变的肿瘤，转硫合成都不是提供半胱氨酸的主要代谢途径（Zhang et al.，2020；Poltorack et al.，2022）。胞内半胱氨酸主要来自于 X_c^- 系统对胱氨酸的摄取，而 X_c^- 系统由 SLC7A11 和 SLC3A2 两个基因所编码的蛋白质组成。敲除 SLC7A11 可以抑制胱氨酸摄取和谷胱甘肽合成，进而抑制皮肤癌细胞的迁移、胰腺导管腺癌移植后的存活和诱导其铁死亡（Daher et al.，2019；Sato et al.，2020；Badgley et al.，2020）。环境中胱氨酸饥饿或对 X_c^- 系统转运的抑制，限制了胱氨酸的摄取而导致胞内谷胱甘肽降低和铁死亡（Zhang et al.，2012，2014，2019）。由于半胱氨酸也可能来自于胞外谷胱甘肽的分解，所以运用半胱氨酸/胱氨酸酶（cyst(e)inase）——一种降解胞外半胱氨酸或胱氨酸的酶，可以诱导胰腺导管腺癌细胞体外和体内的铁死亡（Badgley et al.，2020）。半胱氨酸摄取的缺陷足以诱导铁死亡，说明半胱氨酸是体内重要的铁死亡抑制剂。然而胞内储备的半胱氨酸浓度却相当低，可能是因为其可以迅速地从胱氨酸转化或从胞外摄取，同时也为了限制高浓度半胱氨酸的毒性。此外，对于半胱氨酸下游哪些代谢途径与铁死亡相关也存在争议。大部分研究认为半胱氨酸参与谷胱甘肽的合成就足以调控铁死亡，但是单独抑制谷胱甘肽的合成不足以诱导铁死亡，暗示半胱氨酸参与的其他代谢途径也调控铁死亡。

10.1.2.2　半胱氨酸参与谷胱甘肽过氧化物酶 4 合成

转入胞内的胱氨酸被迅速还原为半胱氨酸，而这些半胱氨酸不仅参与谷胱甘肽的合成，也激活哺乳类雷帕霉素靶蛋白复合物 1（mammalian target of rapamycin complex 1，mTORC1），并通过 Rag-mTORC1-4EBP 轴促进谷胱甘肽过氧化物酶 4 蛋白质合成。当胱氨酸被剥夺，哺乳类雷帕霉素靶蛋白复合物 1 被抑制，谷胱甘肽过氧化物酶 4 的蛋白水平下降，细胞变得对铁死亡更敏感（Zhang et al.，2021）。当哺乳类雷帕霉素靶蛋白复合物 1 抑制剂与 IKE（imidazole ketone erastin，一种生物利用率高的铁死亡诱导剂）联合使用时，从患者移植入鼠的肺癌受到增效性抑制。

10.1.2.3　半胱氨酸剥夺与谷氨酸蓄积

当 X_c^- 系统被抑制时，谷氨酸向胞外的运输也大幅度降低，这些蓄积的谷氨酸可能影响细胞的代谢稳态，甚至产生毒性。研究发现，一组非小细胞肺癌细胞系虽然在半胱氨酸剥夺的条件下表现出相似的胞内半胱氨酸缺乏和谷胱甘肽合成受阻，但是却有不同的铁死亡反应。通过比较代谢组学的研究，作者发现半胱氨酸剥夺的细胞蓄积了 γ-谷氨酰二肽或三肽，而此代谢物的水平与细胞对铁死亡的敏感度成反比。虽然 γ-谷氨酰二肽或三肽不直接保护细胞免于半胱氨酸剥夺而引起的铁死亡，但是它的产生会使胞内蓄积的谷氨酸水平下降，而胞内的谷氨酸可能通过谷氨酰胺分解途径而促进铁死亡。谷氨酰半胱氨酸连接酶催化亚基（glutamate-cysteine ligase catalytic subunit，GCLC）可以催化谷胱甘肽合成和 γ-谷氨酰二肽或三肽的合成。在半胱氨酸剥夺的情况下，胞内谷氨酸的蓄积使细胞对铁死亡更敏感，而谷氨酰半胱氨酸连接酶可以通过催化谷氨酸合成 γ-谷氨酰二肽或三肽而缓解细胞的敏感性（Kang et al.，2021）。

10.1.2.4 半胱氨酸代谢物辅酶 A 抑制铁死亡

半胱氨酸剥夺会诱导小鼠胰腺癌细胞的铁死亡，而半胱氨酸的代谢物辅酶 A 也参与了调控。通过 ^{13}C 标记的胱氨酸追踪外源性胱氨酸的代谢，研究者发现进入细胞的胱氨酸除了快速进入谷胱甘肽池，也在 24h 内转化为辅酶 A，却没有代谢为牛磺酸、乳酸、柠檬酸或谷氨酸。当胱氨酸摄取被抑制时，胞内辅酶 A 的水平减少而其上游代谢物（泛酸）的水平上升，说明辅酶 A 的合成降低是由于胱氨酸来源的半胱氨酸缺乏而非其他底物。添加外源性辅酶 A 处理胰腺癌细胞，可抑制 IKE（imidazole ketone erastin，一种胱氨酸摄取的抑制剂）诱导的铁死亡，而抑制辅酶 A 合成途径的泛酸激酶（pantothenate kinase，PANK）可以加重 IKE 诱导的铁死亡，说明辅酶 A 直接抑制铁死亡。此外，抑制辅酶 A 合成通路的泛酸激酶和抑制谷胱甘肽合成可以有效地促进 IKE 诱导的铁死亡。该实验说明，胞内半胱氨酸代谢产生的辅酶 A 和谷胱甘肽能够联合抑制铁死亡（Badgley et al.，2020）。由于辅酶 A 也是合成辅酶 Q_{10} 的前体而铁死亡抑制蛋白 1（ferroptosis suppressor protein 1，FSP1）和辅酶 Q_{10} 是平行于 GPX4/GSH 的脂质过氧化物还原系统（Bersuker et al.，Doll et al.，2019），所以辅酶 A 的水平也可能通过调控辅酶 Q_{10} 的水平来调节细胞还原脂质过氧化物的水平和铁死亡。另一项研究发现辅酶 A 在多种细胞株中抑制谷氨酸过载、erastin 或半胱氨酸剥夺所引起的铁死亡，也可通过调控 p53 活性来调节细胞对铁死亡的敏感度（Leu et al.，2019）。

10.1.2.5 半胱氨酸通过调节铁离子代谢而调控铁死亡

半胱氨酸也可以通过调节铁代谢来调控铁死亡。半胱氨酸去硫化酶 1（cysteine desulfurase，NFS1）催化硫从半胱氨酸中脱离而用于合成铁硫簇，参与合成人 48 种含铁硫中心和易被氧化抑制的蛋白质，包括线粒体呼吸链上的多种蛋白质。当 erastin 抑制胱氨酸摄取，降低了胞内硫的生成进而抑制铁硫簇合成，引起细胞的铁饥饿反应，从而增加游离二价铁离子浓度。因为二价铁离子是催化脂质过氧化的芬顿反应的催化剂，所以高浓度的铁离子会增加细胞对铁死亡诱导剂的敏感性。为了进一步研究半胱氨酸参与铁硫簇合成对铁死亡的影响，作者敲除了半胱氨酸去硫化酶 1，这不会造成胞内谷胱甘肽下降或引起活性氧类增加，所以不会造成铁死亡。但是，半胱氨酸去硫化酶 1 的敲除会引起铁饥饿，表现为转铁蛋白 1（transferrin receptor 1，TfR1）的表达上调和储存铁离子的铁蛋白重链（ferritin heavy chain1，FTH1）的转录下调，使胞内游离二价铁离子上调，细胞对铁死亡诱导因素，如谷胱甘肽合成抑制和活性氧水平升高更加敏感（Alvarez et al.，2017）。除了对铁硫簇合成的影响，半胱氨酸也可能通过调节谷胱甘肽的水平而调节铁离子浓度。谷胱甘肽与二价铁离子结合而降低其浓度。当半胱氨酸缺乏而诱导谷胱甘肽水平降低时，游离二价铁离子增加，提高了细胞对铁死亡的敏感度（Poltorack et al.，2022）。

10.1.2.6　半胱氨酸可通过硫化氢调控铁死亡

半胱氨酸在多种酶的催化下生成硫化氢［见 10.1.1.3 节"4）合成硫化氢"］，而硫化氢是一种铁死亡的抑制剂。外源添加硫化氢（通过 NaSH 或 GYY4137）可以通过增加谷胱甘肽过氧化物酶 4 和 SLC7A11 的表达量来降低氧化应激和铁死亡（Wang et al.，2021；Li et al.，2022）。在直肠癌细胞中，硫化氢通过对去泛素化酶含 OTU 结构域的泛素醛结合蛋白 1（OTU Domain-containing ubiquitin aldehyde-binding protein 1，OTUB1）在 91 位半胱氨酸的过硫基化而提高（Chen et al.，2021）SLC7A11 蛋白质稳态。抑制胱硫醚 γ-裂解酶介导的内源性硫化氢合成和半胱氨酸剥夺对诱导直肠癌细胞的铁死亡有增效作用。在骨骼肌细胞中，硫化氢可以通过抑制花生四烯酸 12-脂氧合酶（arachidonate 12-lipoxygenase，ALOX12）的乙酰化而抑制脂质过氧化水平和降低由谷胱甘肽过氧化物酶 4 抑制剂诱导的铁死亡（Wang et al.，2021），并且硫化氢可以逆转谷胱甘肽过氧化物酶 4 抑制剂所造成的线粒体分裂蛋白 dynamin 相关蛋白 1（dynamin-related protein 1，Drp1）的上调、线粒体损伤和脂质代谢紊乱。硫化氢在铁死亡发生过程中的变化情况还存在争议。运用一种双光子探针技术，作者发现多硫化氢（H_2S_n），作为硫化氢与活性氧类的反应产物，在 erastin 诱导 12h 的 Hela 细胞铁死亡中被上调；此上调可被铁死亡的抑制剂 Deferoxamine（一种铁离子螯合剂）所抑制（Di et al.，2021）。而研究表明，C2C12 成肌细胞被谷胱甘肽过氧化物酶 4 抑制剂 RSL3 处理 24h 后，胞内硫化氢的含量和生成速度均降低（Wang et al.，2021）。硫化氢有可能在铁死亡的初期被代偿性地上调，而在后期由于底物和酶的缺乏而降低，这还有待进一步研究。硫化氢可能对治疗由铁死亡介导的 1 型糖尿病引起的抑郁焦虑（Wang et al.，2021）、急性肺损伤等发挥作用，并且特异性清除硫化氢的纳米粒也表现出较低的在体毒性，可诱导直肠癌细胞发生铁死亡和抑制在体肿瘤生长（Pan et al.，2021）。

10.1.2.7　半胱氨酸缺乏通过线粒体紊乱调控铁死亡

在半胱氨酸缺乏所诱导的铁死亡中，线粒体发挥着关键作用。在用 erastin 处理 HT1080 细胞和小鼠胚胎成纤维细胞后，氧化探针首先出现在与线粒体显著共定位的区域中，说明线粒体是产生活性氧类的重要细胞器。半胱氨酸剥夺会引起线粒体膜电位的超极化和脂质过氧化物的堆积，但这些都可以被三羧酸循环或电子传递链的抑制剂所挽救。当半胱氨酸剥夺或 erastin 处理细胞后，线粒体缺失使细胞的脂质过氧化物积累水平降低。当延胡索酸水化酶的功能丧失，它会阻断三羧酸循环的进程，也会抑制半胱氨酸剥夺引起的铁死亡。这说明线粒体功能在铁死亡中发挥重要作用（Gao et al.，2019；Yi et al.，2019；Shi et al.，2021）（图 10-2）。

10.2　甲硫氨酸与铁死亡

10.2.1　甲硫氨酸的生理功能

10.2.1.1　甲硫氨酸的结构与理化性质

甲硫氨酸（L-methionine）为人体必需的含硫氨基酸，是编码真核生物蛋白质的启动子氨基酸，是生成体内重要的甲基供体（S-腺苷甲硫氨酸）的底物。其分子式为$C_5H_{11}O_2NS$，分子量为149，结构如图10-3所示。甲硫氨酸对热及空气稳定，但在强酸下会导致脱甲基作用。

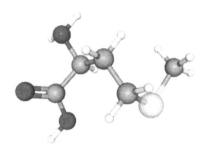

图 10-3　L-甲硫氨酸的结构

红色原子是氧，黄色原子是硫，灰色原子是碳，白色原子是氢，蓝色原子是氮。图片来自 PubChem 数据库

10.2.1.2　甲硫氨酸的来源

由于体内不能从头合成甲硫氨酸，因此甲硫氨酸必须由外部摄入。常见食物中甲硫氨酸的含量见表10-2。饮食摄入的甲硫氨酸在小肠中被吸收，主要通过中性和碱性氨基酸转运系统（$B^{0,+}$、ASC、L 和 y^+L）运输或以含有甲硫氨酸的肽段通过肽段转运系统进行转运。除此之外，机体蛋白周转每天释放约 4.8mg（约 32mmol）甲硫氨酸。

表 10-2　常见食物中甲硫氨酸的含量　　　　　　　（单位：g/100g）

食物种类	牛肉	黄豆	大米	玉米	面粉
甲硫氨酸含量	0.90	0.49	0.19	0.14	0.15

10.2.1.3　甲硫氨酸的去向

甲硫氨酸参与蛋白质合成，也是体内重要甲基供体 S-腺苷甲硫氨酸的合成底物。S-腺苷甲硫氨酸通过对脱氧核糖核酸、核糖核酸、组蛋白等甲基化来调节基因表达。并且，甲硫氨酸的浓度降低会导致 S-腺苷甲硫氨酸的浓度降低，这会被 S-腺苷甲硫氨酸感受器蛋白（S-adenosylmethionine sensor upstream of mTORC1，SAMTOR）所感知，进而抑制哺乳类雷帕霉素靶蛋白复合物 1 介导的蛋白质合成途径（Gu et al.，2017）。S-腺苷甲硫氨酸也参与多胺的合成，如亚精胺（spermidine）和精胺（spermine）的合成。甲硫氨酸通过生成同型半胱氨酸而参与叶酸循环，进而调节嘌呤和嘧啶的合成。甲硫氨酸通过转硫途径生成半胱氨酸和谷胱甘肽。另外，甲硫氨酸也可以通过分解代谢为硫化氢而调控一些生理功能（Sanderson et al.，2019）。

1）参与生物大分子甲基化反应

在甲硫氨酸腺苷转移酶（methionine adenosyltransferase 1A，MAT1A）的催化下，甲硫氨酸与三磷酸腺苷反应而生成 *S*-腺苷甲硫氨酸，*S*-腺苷甲硫氨酸基本上是所有已知的生物甲基化反应的甲基供体。在不同的甲基转移酶催化下，甲基从 *S*-腺苷甲硫氨酸转移到一个氮、氧或硫原子上。在众多的 *S*-腺苷甲硫氨酸依赖的甲基转移酶中，甘氨酸 *N*-甲基转移酶、磷脂酰乙醇胺 *N*-甲基转移酶催化的甲基化反应对甲基转移通量贡献最大（Mato et al.，2008）。基本上所有这些酶都对共同底物 *S*-腺苷甲硫氨酸具有较高亲和力，受到共同产物 *S*-腺苷同型半胱氨酸的抑制。

2）多胺合成和甲硫氨酸挽救途径

S-腺苷甲硫氨酸除了作为甲基供体外，还可脱羧形成去羧基的 *S*-腺苷甲硫氨酸（decarboxylated s-adenosylmethionine，dSAM）。dSAM 可作为氨丙基的供体进入多胺合成途径生成亚精胺、精胺和 5′-甲硫腺苷（5′-methylthioadenosine，MTA）。虽然 *S*-腺苷甲硫氨酸脱羧酶与 *S*-腺苷甲硫氨酸甲基转移酶对共同的底物 *S*-腺苷甲硫氨形成了竞争，但脱羧酶反应通常仅消耗可用 *S*-腺苷甲硫氨酸的 10% ～ 30%（Martínez et al.，2017）。5′-甲硫腺苷由甲硫腺苷磷酸化酶（methylthioadenosine phosphorylase，MTAP）催化的反应进入甲硫氨酸挽救途径而被回收生成甲硫氨酸。

3）一碳循环、转硫途径生成半胱氨酸和三羧酸循环底物

当甲硫氨酸被代谢为 *S*-腺苷甲硫氨酸后，*S*-腺苷甲硫氨酸通过甲基转移反应而生成 *S*-腺苷同型半胱氨酸。接着，*S*-腺苷同型半胱氨酸在 *S*-腺苷同型半胱氨酸水解酶的作用下，生成同型半胱氨酸。同型半胱氨酸可进入两条代谢途径。第一，同型半胱氨酸在 5′-甲基四氢叶酸-同型半胱氨酸甲基转移酶（5′-methyltetrahydrofolate-homocysteine methyltransferase，MTR）或甜菜碱-同型半胱氨酸 *S*-甲基转移酶（betaine-homocysteine S-methyltransferase，BHMT）的催化下，从不同的底物中获得甲基而生成甲硫氨酸，实现甲硫氨酸的再合成。而其中第一种酶促反应也参与叶酸循环和一碳循环。第二，同型半胱氨酸进入转硫途径，在胱硫醚 β-合酶催化下，与丝氨酸发生不可逆的缩合反应形成胱硫醚。胱硫醚经胱硫醚 γ-裂解酶水解生成半胱氨酸、α-酮丁酸和氨。α-酮丁酸通过氧化脱羧进一步分解为丙酰辅酶 A，再转化为琥珀酰辅酶 A，进入三羧酸循环。生成的半胱氨酸还可以像本章 10.1.1.3 节所叙述的，进一步代谢，如合成谷胱甘肽。因此，转硫途径是将甲硫氨酸或其下游代谢物同型半胱氨酸转化为半胱氨酸的过程。

4）参与蛋白质合成

甲硫氨酸在甲硫氨酰转运核糖核酸合成酶（methionyl-tRNA synthetase，MARS）的催化下形成甲硫氨酰转运核糖核酸，进而参与核糖体介导的蛋白质合成，并且甲硫氨酸是真核生物中蛋白质翻译的起始氨基酸（图 10-4）。

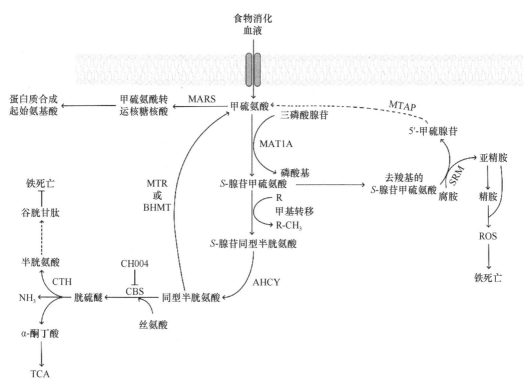

图 10-4　甲硫氨酸在体内的转运、合成、分解及参与铁死亡的代谢通路示意图

10.2.2　甲硫氨酸代谢与铁死亡

10.2.2.1　转硫途径与铁死亡

甲硫氨酸经过转硫途径生成半胱氨酸的关键酶与铁死亡密切相关。在转硫过程中，胱硫醚 β-合酶是其中较为重要的酶，该酶主要催化同型半胱氨酸与丝氨酸不可逆缩合成胱硫醚。胱硫醚 β-合酶敲除小鼠表现出血清和多组织的铁过载及造血功能缺陷的血色病（Zhou et al.，2018），同时也会产生高同型半胱氨酸血症和脂肪肝，因为同型半胱氨酸无法被代谢降低（Robert et al.，2005），而蓄积的同型半胱氨酸可以引起氧化应激反应、脂质过氧化物堆积和炎症反应。由此可见，胱硫醚 β-合酶敲除的致病机制与铁死亡的特征有诸多相似之处。

此外，胱硫醚 β-合酶介导的代谢反应对 erastin 和谷氨酸过载诱导的铁死亡起抑制作用（Hayano et al.，2016；Yang et al.，2016）。通过全基因组核糖核酸干扰筛选，研究者发现 11 个基因是铁死亡发生所必需的，其中半胱氨酰转运核糖核酸合酶（cysteinyl-tRNA synthetase，CARS）的敲低对铁死亡的抑制作用最明显。erastin 通过抑制 X_c^- 系统而降低胞内半胱氨酸和谷胱甘肽水平，进而诱导铁死亡。在 5 种对 erastin 诱导的铁死亡敏感的细胞系中，半胱氨酰转运核糖核酸合酶敲低都会抑制胱氨酸剥夺诱导的铁死亡，但不能抑制谷胱甘肽过氧化物酶 4 抑制剂引起的铁死亡，说明这个基因作用于 X_c^- 系统下游和谷胱甘肽过氧化物酶 4 上游。宏代谢组的研究发现，敲低半胱氨酰转运核糖核酸合酶后，细胞中半胱氨酸-谷胱甘肽二硫化物升高，这很可能是由于当半胱氨酸转运核糖核酸的合成受阻时，半胱氨酸水平升高。同时，转硫途径的中间产物胱硫醚含量也增多，并且转硫途径的相关基因（如 *CBS*、*CTH*）表达上调。为了证明转硫途径介导半胱氨酰转运核糖核酸合酶敲低对铁死亡的抑制，研究者在半胱氨酰转运核糖核酸合酶敲低的背景下使用胱硫醚 γ-裂解酶的小分子抑制剂，发现这样处理使细胞对 erastin 诱导的铁死亡重新敏感。该研究还发现，敲低组胺酰转运核糖核酸合酶（histidyl-tRNA synthetase，HARS）或谷氨酰-脯氨酰-转运核糖核酸合酶（glutamyl-prolyl-tRNA synthetase，EPRS）同样可以抑制铁死亡，并且也引起全部或部分转硫途径的相关基因表达上调；然而抑制这些转运核糖核酸合酶导致转硫途径上调的机制仍不清楚。该项研究发现半胱氨酰转运核糖核酸合酶抑制可以通过上调转硫途径而保护细胞免于铁死亡，半胱氨酰转运核糖核酸合酶可能成为治疗一些由铁死亡引起的神经退行性疾病的靶点。

另一项研究支持转硫途径中胱硫醚 β-合酶是铁死亡的负调控因子（Wang et al.，2018；Cai et al.，2018）。研究者通过高通量筛选发现了一种具有体外和体内活性的人胱硫醚 β-合酶抑制剂CH004。它表现出对胱硫醚 β-合酶的特异性抑制而不会抑制胱硫醚 γ-裂解酶。CH004 结合在胱硫醚 β-合酶与丝氨酸的结合域附近，并且其结合亲和力与该结构域第 222 位的谷氨酰胺密切相关。CH004 通过抑制胱硫醚 β-合酶活性，升高细胞内同型半胱氨酸水平，并以剂量依赖的方式抑制胞内或体内硫化氢的产生。同时，CH004 通过抑制胱硫醚 β-合酶，引起胞内胱硫醚和谷胱甘肽水平降低及脂质过氧化物升高。CH004 诱导的细胞死亡可以被铁死亡的抑制剂（ferrostatin-1）而非细胞凋亡的抑制剂（Z-VAD-FMK）或坏死抑制剂（necrostatin-1）所抑制，所以它引发了铁死亡。并且，CH004 可以抑制移植入小鼠的肝癌细胞的生长而对小鼠毒性较小，此药也许对抑制胱硫醚 β-合酶依赖性的癌症有疗效（Wang et al.，2018；Cai et al.，2018）。

在转硫途径上的另外一种酶 *S*-腺苷同型半胱氨酸水解酶（*S*-adenosylhomocysteine hydrolase，AHCY）也参与调节胱氨酸剥夺诱导的铁死亡。作者选择性地研究 DJ-1 基因对铁死亡的调控，因为它有很强的抗氧化作用。在诸多肿瘤细胞系当中，敲低 DJ-1 会增加 erastin 引起的脂质过氧化水平，加剧多种药物（包括 erastin、sorafenib 和 RSL3 等）引发的铁死亡。在进一步研究 DJ-1 的作用机制中，研究发现 DJ-1 并非通过 NRF-2、SLC7A11 和谷胱甘肽等通路诱导铁死亡发生。代谢物补偿的实验表明，同型半胱氨酸的补偿，而不是上游代谢物甲硫氨酸、*S*-腺苷甲硫氨酸或 *S*-腺苷同型半胱氨酸，会遏制 DJ-1 降低背景下 erastin 诱导的铁死亡。这说明 DJ-1 可能作用于转硫途径中由 *S*-腺苷同型半胱氨酸水解酶催化的反应步骤。DJ-1 的缺失能够促进 *S*-腺苷同型半胱氨酸水解酶与它的抑制蛋白相结合，降低 *S*-腺苷同型半胱氨酸水解酶四聚体的形成，进而降低其活性，抑制同型半胱氨酸的生成，从而导致转硫途径生成的半胱氨酸减少，诱发更显著的铁死亡（Cao et al.，2020；Chen et al.，2020）。

10.2.2.2　多胺合成途径与铁死亡

虽然半胱氨酸是非必需氨基酸，但是很多肿瘤细胞还是对半胱氨酸剥夺敏感。研究发现，一批对半胱氨酸剥夺敏感性不同的肿瘤细胞中，转硫途径酶的表达量与其对半胱氨酸剥夺的敏感性不相关，这说明其他途径可能调控此敏感性。当补充同型半胱氨酸或胱硫醚，而不是甲硫氨酸时，可以逆转这些细胞中半胱氨酸剥夺诱导的死亡。所以，细胞摄取的甲硫氨酸可能流入了其他代谢通路而非转硫途径来调控铁死亡。同位素示踪实验表明，甲硫氨酸参与了多胺和 5'-甲硫腺苷的合成。虽然 5'-甲硫腺苷可以被甲硫氨酸挽救途径回收，但是一些细胞释放了很多 5'-甲硫腺苷到胞外，暗示 5'-甲硫腺苷未被回收。胞外的 5'-甲硫腺苷水平与细胞对半胱氨酸剥夺诱导的铁死亡的敏感性成正相关，而 5'-甲硫腺苷本身不会改变细胞对铁死亡的敏感性。胞外 5'-甲硫腺苷浓度取决于两个方面：由亚精胺合酶（spermidine synthase，SRM）催化的多胺合成反应；由甲硫腺苷磷酸化酶催化的甲硫氨酸挽救反应。为了研究高浓度 5'-甲硫腺苷为何与半胱氨酸剥夺的铁死亡相关，作者测量了多胺合成途径对铁死亡的影响。添加多胺代谢的产物（亚精胺或精胺）会增加胞内活性氧类，显著提高细胞对半胱氨酸剥夺诱导的铁死亡的敏感性。同时，对多胺合成途径的抑制会降低活性氧类，抑制半胱氨酸剥夺诱导的铁死亡（Zhang et al.，2020），但是效果是短暂的，可能因为多胺对细胞存活是必需的。当这些对半胱氨酸剥夺敏感的细胞被培养在甲硫氨酸缺乏的培养基中，细胞变得对铁死亡抵抗，说明甲硫氨酸流入多胺途径的影响（促进铁死亡）大于其流入转硫途径（抑制铁死亡）。总之，一些肿瘤细胞在半胱氨酸剥夺的条件下，不能利用甲硫氨酸的转硫途径而生成半胱氨酸，却让甲硫氨酸流入多胺合成途径，而多胺的生成提高了细胞对铁死亡的敏感性（图 10-4）。

10.3　硒代半胱氨酸与铁死亡

10.3.1　硒代半胱氨酸的生理功能

10.3.1.1　硒代半胱氨酸的结构与理化性质

硒代半胱氨酸（selenocysteine，Sec）的结构和半胱氨酸类似，只是后者的硫原子被硒取代（图 10-5），其分子量为 168。包含硒代半胱氨酸残基的蛋白质都称为硒蛋白，硒蛋白广泛地存在于古细菌界、细菌界和真核生物界。人类蛋白质组由 25 种不同的硒蛋白组成，小鼠中有 24 种（Hatfield et al.，2014），其中大约一半属于谷胱甘肽过氧化物酶（glutathione peroxidase）、硫氧还蛋白还原酶（thioredoxin reductase）、碘化甲状腺原氨酸脱碘酶（iodothyronine deiodinase）、甲酸脱氢酶（formate dehydrogenase）等蛋白质家族的成员。

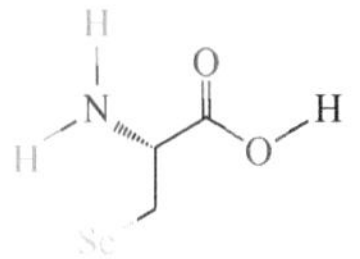

图 10-5　硒代半胱氨酸的结构

来自 PubChem 数据库

10.3.1.2　硒代半胱氨酸转运核糖核酸的合成途径

硒代半胱氨酸被合成入硒蛋白是一个高度复杂的过程，与一般转运核糖核酸编码的蛋白质翻译过程不同。首先，硒代半胱氨酸在信使核糖核酸上是由终止密码子 UGA 来编码。当然，不是所有的 UGA 都会编码硒代半胱氨酸，只有 3' 端非编码区有一个顺式作用的硒代半胱氨酸插入序列（Sec insertion sequence，SECIS）的核糖核酸才可以（这是在古菌和真核生物界的规律）。SECIS 形成一个类似茎环的结构，可以与编码硒代半胱氨酸的转运核糖核酸以及其他蛋白质［如 SECIS 结合蛋白 2（SBP2）、硒代半胱氨酸特异性翻译延伸因子（eEFSec）和其他三种蛋白］结合为复合体以促进硒代半胱氨酸插入。硒代半胱氨酸转运核糖核酸（Sec-tRNA$^{[Ser]Sec}$）也需要经过一个特殊的过程合成。首先，转运核糖核酸与丝氨酸相连；其次，丝氨酸被磷酸化为磷酸化丝氨酸；最后，在硒代半胱氨酰转运核糖核酸合酶的作用下，磷酸化丝氨酸被替换成硒代半胱氨酸而生成硒代半胱氨酰转运核糖核酸（Hatfield et al.，2014）。总之，硒代半胱氨酸被翻译和插入蛋白质序列是一个高度调控和耗能的过程，而大部分硒蛋白都是氧化还原酶，发挥着重要的生理功能。

10.3.2　硒代半胱氨酸与铁死亡

10.3.2.1　硒代半胱氨酸是谷胱甘肽过氧化物酶 4 的活性中心

硒代半胱氨酸构成谷胱甘肽过氧化物酶 4 的活性中心。当谷胱甘肽充足时，谷胱甘肽过氧化物酶 4，将磷脂氢过氧化物还原为磷脂醇，抑制铁死亡（Yang et al.，2014）。若谷胱甘肽过氧化物酶 4 中的硒代半胱氨酸被替换为半胱氨酸，它的催化效率显著降低，细胞也变得对过氧化氢诱导的铁死亡更加敏感，说明硒代半胱氨酸对于谷胱甘肽过氧化物酶 4 的催化功能至关重要（Ingold et al.，2018）。

10.3.2.2　甲羟戊酸途径与铁死亡

甲羟戊酸途径（mevalonate pathway）可能通过调节硒蛋白谷胱甘肽过氧化物酶 4 合成而调控铁死亡（尚属科学假设）。转运核糖核酸一个普遍存在的修饰是 37 位的腺嘌呤被异戊烯化（isopentenylation），而这一修饰在硒代半胱氨酰转运核糖核酸（Sec-tRNA$^{[Ser]Sec}$）中也存在。当 Sec-tRNA$^{[Ser]Sec}$ 的 37 位腺嘌呤被突变而导致其异戊烯化修饰缺失时，硒蛋白碘化甲腺原氨酸脱碘酶的表达量显著下降，而不影响其信使核糖核酸的表达、翻译启动或蛋白质降解过程（Warner et al.，2000）。这说明异戊烯化的修饰对于 Sec-tRNA$^{[Ser]Sec}$ 行使蛋白中硒代半胱氨酸的插入非常重要。而异戊烯化的修饰反应依赖于底物异戊烯基焦磷酸（isopentenyl pyrophosphate，IPP），这是甲羟戊酸途径的重要产物。因此，甲羟戊酸途径的抑制剂（如 lovastatin）可降低异戊烯基焦磷酸的产量，降低 Sec-tRNA$^{[Ser]Sec}$ 在 37 位腺嘌呤的异戊烯化修饰，可能降低硒蛋白谷胱甘肽过氧化物酶 4 的表达，进而降低细胞拮抗脂质过氧化诱导铁死亡的能力（Yang et al.，2016）。另一项研究发现，甲羟戊酸途径的产物法尼基焦磷酸（farnesyl pyrophosphate，FPP）可以抑制 FIN56（一种诱发谷胱甘肽过氧化物酶 4 蛋白质降解的铁死亡诱导剂）引起的铁死亡（Shimada et al.，2016）。对法尼基焦磷酸上游的、由 3-羟基-3-甲基戊二酰辅酶 A（3-hydroxy-3-methylglutaryl-CoA，HMG-CoA）向甲羟戊酸（mevalonic acid）反应的抑制，降低了法尼基焦磷酸及其下游产物，抗脂质过氧化的辅酶 Q_{10} 的生成，加剧 FIN56 诱导的铁死亡。因此，甲羟戊酸途径可能通过调节异戊烯基焦磷酸和法尼基焦磷酸的生成而调节铁死亡。

10.4　谷氨酰胺与铁死亡

10.4.1　谷氨酰胺的生理功能

10.4.1.1　谷氨酰胺的结构与理化性质

谷氨酰胺（glutamine）是谷氨酸的酰胺。1949 年和 1956 年，先后有两位科学家 Ehrensvard 和 Eagle 发现并阐明了谷氨酰胺在细胞生存和增殖中的重要作用。谷氨酰胺含有一个手性碳原子，其分子质量为 146.15Da（图 10-6），各元素组成及占比为：碳 41.09%、氢 6.90%、氧 32.84%、氮 19.17%。根据其在机体生理状态下的 pH，谷氨酰胺属于中性氨基酸，等电点（isoelectric point，pI）为 5.89；根据人体的营养需求，谷氨酰胺属于非必需氨基酸。

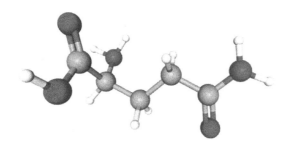

图 10-6　L-谷氨酰胺分子结构式

红色原子是氧，灰色原子是碳，白色原子是氢，蓝色原子是氮。来自 PubChem 数据库

谷氨酰胺具有两个氨基，即 α-氨基和易水解的酰胺侧链基团，使得谷氨酰胺可作为氮的供体或是氨的载体。在生物学功能上，谷氨酰胺参与蛋白质、多肽、糖、嘌呤及嘧啶的合成；在一些细胞中，谷氨酰胺还可以参与能量代谢和三磷酸腺苷合成。

10.4.1.2　谷氨酰胺的食物来源

在植物蛋白和动物蛋白含量丰富的食物中，谷氨酰胺的含量也较为丰富。谷氨酰胺在几种常见食物中的含量见表 10-3（Cruzat et al.，2018）。

表 10-3　常见食物中谷氨酰胺含量　　　　　　　　　　（单位：g/100g）

食物种类	牛肉	脱脂牛奶	大米	玉米	豆腐	鸡蛋
谷氨酰胺含量	1.2	0.3	0.3	0.4	0.6	0.6

10.4.1.3　谷氨酰胺的体内分布

谷氨酰胺是机体内细胞外基质中含量最为丰富的游离 α-氨基酸，其在细胞外的浓度为 0.7mmol/L，存在于骨骼肌、肠、肝脏、肾脏等多种组织和器官中。一个体重 70kg 的健康成年人体内大约含有 70 ～ 80g 的谷氨酰胺。使用同位素示踪技术，研究者发现内源性谷氨酰胺的产量为 40 ～ 80g/d。根据抽取的血液样本，在空腹 12h 后，血浆中谷氨酰胺的含量为 500 ～ 800μmol/L，约占血液中所有游离氨基酸总量的 20%，其浓度是其他氨基酸的 10 ～ 100 倍。在组织器官，如肝脏、骨骼肌组织中，谷氨酰胺的浓度甚至要高于在血浆中的浓度，约占总氨基酸的 40% ～ 60%。

在不同器官中，谷氨酰胺参与了不同的生理功能。在肠道中，谷氨酰胺可作为快速增殖细胞（如肠黏膜上皮细胞）的能量来源；在肝脏中，其作为底物参与尿素的生成；在肾脏中，谷氨酰胺被降解，参与氨的生成；在脑中，其发挥着清除氨的作用，并参与谷氨酰胺/谷氨酸循环。此外，小肠内腔和血液中的谷氨酰胺均可参与调节关键的细胞信号通路，以及参与产生抗氧化剂谷胱甘肽，去除胞内的活性氧类（reactive oxygen species，ROS）。

10.4.1.4　谷氨酰胺的转运

作为谷氨酰胺代谢的前提，谷氨酰胺需要先被运送至相应的细胞中。因此，谷氨酰胺的氨基酸转运蛋白直接影响了谷氨酰胺在细胞内的水平。

在不同的组织中，谷氨酰胺转运蛋白的种类也不尽相同。这些氨基酸转运蛋白总共可以分为钠离子依赖性转运蛋白和钠离子非依赖性转运蛋白。在钠离子依赖性转运蛋白中，主要有 system A、system N 和 system ASC2 转运蛋白（ASCT2）；而在钠离子非依赖性转运蛋白中，主要有 system L 转运蛋白。

在 system A 转运蛋白中，最广为人知的是钠偶联中性氨基酸转运蛋白 1（SNAT1），它主要与神经元谷氨酰胺的摄取有关；钠偶联中性氨基酸转运蛋白 2（SNAT2）也是一类转运蛋白，其在包括脂肪组织在内的大多数组织中均有表达。

system N 转运蛋白对谷氨酰胺的亲和力在所有类别的转运蛋白中最高，钠偶联中性氨基酸转运蛋白 3（SNAT3）即属于这一类，其在多数组织中均有表达，主要参与骨骼肌细胞、星形胶质细胞和肝细胞中谷氨酰胺的释放，并在基底外侧膜肾细胞和门静脉周肝细胞中参与谷氨酰胺的吸收。

system ASC2 转运蛋白主要参与骨骼肌细胞、上皮细胞、脂肪细胞和肿瘤细胞中谷氨酰胺的摄取。此外，system ASC2 转运蛋白还与哺乳类雷帕霉素靶蛋白（mammalian target of rapamycin，mTOR）途径相关联。

在 system L 转运蛋白中，目前已知的有 LAT1 和 LAT2 蛋白，主要在脂肪组织、肠和肾脏中表达，参与该部位细胞谷氨酰胺的吸收。此外，LAT1 也被证实与哺乳类雷帕霉素靶蛋白信号调节通路有关。

外源性谷氨酰胺经由肠道摄取吸收至不同的组织器官中，需要经过多种不同的转运蛋白转运。其中，在肠道上皮的转运蛋白主要有 SNAT3/5、B0AT1 和 ASCT2。谷氨酰胺经由这些转运蛋白吸收进入肠上皮黏膜细胞，并经由 SNAT1/2、LAT1 转运蛋白转出肠上皮细胞，进入血液中；在血液里，谷氨酰胺可分别被肝脏、脑、肾脏及其他组织吸收。在肝细胞中，主要的转运蛋白是 SNAT1/2 和 SNAT3/5/7；在肾小管上皮细胞中，主要是 SNAT3/5/7 和 LAT1；在脑及其他细胞中，主要的转运蛋白有 SNAT3/5/7、ASCT2 和 SNAT1/2。

10.4.1.5　谷氨酰胺的合成与代谢

在人体中，谷氨酰胺的浓度取决于其合成与分解的速率，以及人体内器官组织的摄取效率。肺、肝、脑、骨骼肌和脂肪组织均具备组织器官特异性的谷氨酰胺合成活性。另外，一些主要的谷氨酰胺消耗组织，如肠黏膜、白细胞和肾小管细胞，均具有高谷氨酰胺分解活性和降解谷氨酰胺的辅因子。肝脏为谷氨酰胺消耗的一大主要器官，骨骼肌则为谷氨酰胺合成、储存和释放的主要部位。在一些特定情况下，例如，碳水化合物摄取减少、氨基酸摄取减少、高分解代谢状态、应激反应和一些疾病中，谷氨酰胺的合成会有所减少。此外，一些激素，如糖皮质激素、甲状腺激素、生长激素和胰岛素，也可调节谷氨酰胺代谢。

1）参与谷氨酰胺合成和代谢的酶

谷氨酰胺代谢中涉及几种酶，即谷氨酰胺合酶（glutamine synthetase，GS）和磷酸盐依赖性谷氨酰胺酶（phosphate-dependent glutaminase，GLS）。谷氨酰胺酶包含肾脏类型的谷氨酰胺酶 1（GLS1）和肝脏类型的谷氨酰胺酶 2（GLS2），其中，后者在肝脏中表达最量，而前者在肾脏、小肠和脑等多组织表达。谷氨酰胺合酶主要分布在细胞质中，负责将铵离子和谷氨酸合成谷氨酰胺，为细胞质内蛋白质和核苷酸的合成提供原料；谷氨酰胺酶的活性形式主要分布在线粒体内，负责将谷氨酰胺水解为谷氨酸和铵离子，谷氨酸进一步代谢为 α-酮戊二酸而进入三羧酸循环参与能量的生成。两种酶的分布位置与其功能相适应。谷氨酰胺在组织和血液中的浓度取决于谷氨酰胺合酶和谷氨酰胺酶的活性。

2）谷氨酰胺的合成

谷氨酰胺可以由 α-酮戊二酸或谷氨酸合成而来。α-酮戊二酸经由谷氨酸脱氢酶 1（glutamate dehydrogenase 1，GLUD1）或转氨酶（transaminase）的催化生成谷氨酸。随后，在谷氨酰胺合酶的作用下，谷氨酸与氨反应生成谷氨酰胺。

3）细胞质中谷氨酰胺的代谢

在细胞质内，谷氨酰胺通过贡献其酰胺氮而参与嘌呤和嘧啶核苷酸的从头合成，并生成谷氨酸。此外，谷氨酰胺可被谷氨酰胺：果糖-6-磷酸酰胺基转移酶（glutamine:fructose-6-phosphate amidotransferase，GFAT）催化，将谷氨酰胺的酰胺基转移到果糖-6-磷酸上，生成 D-氨基葡萄糖-6-磷酸和谷氨酸。D-氨基葡萄糖-6-磷酸是蛋白质和脂类糖基化反应的前体，而谷氨酸则与半胱氨酸和甘氨酸合成谷胱甘肽，其是一种重要的内源性抗氧化剂。

4）线粒体中的谷氨酰胺分解代谢参与能量供给和生物大分子合成

谷氨酰胺进入线粒体，在谷氨酰胺酶催化下转化为谷氨酸和氨。生成的谷氨酸可以进一步被谷氨酸脱氢酶 1 或转氨酶转化为 α-酮戊二酸，α-酮戊二酸可以作为三羧酸循环的中间产物，参与能量合成并产生三磷酸腺苷。α-酮戊二酸也可经由三羧酸循环产生柠檬酸和乙酰辅酶 A，用于脂质合成。此外，在低氧或线粒体缺陷的情况下，谷氨酰胺衍生的 α-酮戊二酸可在异柠檬酸脱氢酶（isocitrate dehydrogenase，IDH）催化下发生还原性羧化，生成柠檬酸并参与后续的脂肪酸合成。经由转氨酶催化的谷氨酸除了转化为 α-酮戊二酸之外，原本谷氨酸上的氮原子也转移到非必需氨基酸（nonessential amino acid，NEAA）的各种氨基酸库中，参与各种氨基酸的代谢（图 10-7）。

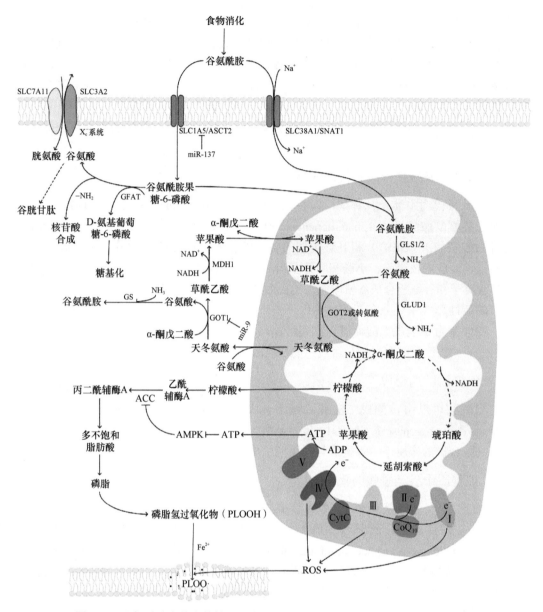

图 10-7 谷氨酰胺在体内的转运、合成、分解及参与铁死亡的代谢通路示意图

10.4.1.6 参与调节谷氨酰胺在机体内稳态的器官

1) 肠道

小肠和大肠均可代谢由食物或血液中摄取的谷氨酰胺。在肠道中，作为能量底物，谷氨酰胺比葡萄糖更加重要。例如，在肠上皮细胞中，谷氨酰胺的碳可以经由两大途径代谢：参与合成 Δ1-吡咯啉-5-羧酸盐，主要用于形成脯氨酸、瓜氨酸、鸟氨酸等，肠道中约有 10% 的谷氨酰胺参与了这一途径；参与合成 α-酮戊二酸，作为三羧酸循环的中间产物，用于能量的产生，约有 75% 的谷氨酰胺进入了这一途径。剩余的 10% ~ 15% 的谷氨酰胺则参与组织中的蛋白质合成。

尽管谷氨酰胺在肠道中的浓度并不高，但肠道是谷氨酰胺消耗的主要部位。这主要是因为肠道中谷氨酰胺酶的活性（$3 \sim 6\mu mol/g/mg$ 蛋白质）和对谷氨酰胺的亲和力很高。在肠道细胞中，几乎所有的谷氨酰胺酶都结合在线粒体膜上。谷氨酰胺酶活性的调节对维持组织完整性、保证营养物质的充分吸收和防止细菌入侵都十分重要。长时间禁食或营养不良与谷氨酰胺酶活性的降低有关；在餐后或是向肠内注射支链氨基酸和 L-丙氨酰基-L-谷氨酰胺后，谷氨酰胺酶的活性会增加。

2）骨骼肌

机体内谷氨酰胺的活性和代谢与骨骼肌直接相关。尽管谷氨酰胺合酶酶活性在单位质量的肌肉内相对较低，但从总量上看，骨骼肌是谷氨酰胺储备、合成和释放最重要的部位。由于骨骼肌是人体中最丰富的组织之一，其在谷氨酰胺代谢中起着基本作用。谷氨酰胺在骨骼肌中的含量相当于骨骼肌中所有游离氨基酸总量的 $50\% \sim 60\%$。在机体内，大约有 80% 谷氨酰胺存在于骨骼肌中，其浓度要比血浆中的浓度高 30 倍。

谷氨酰胺除了可从细胞外转运进来之外，也可由谷氨酸直接合成，或通过转氨作用由其他氨基酸转化而来。此外，肌蛋白也可直接生成谷氨酰胺。在骨骼肌中，谷氨酰胺的合成速率要高于其他的氨基酸（约 50mmol/h）。骨骼肌内的谷氨酰胺合成代谢水平取决于机体的营养供给情况、健康水平和激素水平等。

3）肝脏

肝脏具有多种功能，如较强的新陈代谢能力，解毒来自消化道的血液，协助胆汁生成，代谢碳水化合物、脂质、蛋白质和药物，平衡血液 pH，合成血浆蛋白，以及合成和储存糖原、脂质等多种功能。肝脏中不同部位的细胞，其对谷氨酰胺的合成代谢和功能也不同。位于门静脉周的肝细胞获取来自肠道的血液和营养物质，并且主要负责谷氨酰胺的分解代谢，参与尿素的合成。而在肝静脉附近的外周肝细胞则主要利用血液中剩余的铵离子，以谷氨酸为底物，在谷氨酰胺合酶催化下重新合成并释放谷氨酰胺至循环系统中，这不仅清除了血液中多余的氨和铵离子，还补充了尿素合成中被消耗的谷氨酰胺。肝脏在不同区域内进行的不同代谢主要取决于这些部位谷氨酰胺合成代谢酶的活性。在门静脉周的肝细胞内，谷氨酰胺酶具有高活性。而在所有肝细胞中，大约只有 7% 的肝细胞被发现有谷氨酰胺合酶活性，且这些肝细胞都分布在肝静脉的周围（图 10-7）。

10.4.2　谷氨酰胺与铁死亡

10.4.2.1　谷氨酰胺分解代谢与铁死亡

在快速增长的细胞内，如在肿瘤细胞中，谷氨酰胺的分解代谢可以提供氮源参与核苷酸合成，进入三羧酸循环而产生能量或生成柠檬酸作为脂质合成的底物。谷氨酰胺的分解代谢主要发生在线粒体中，经谷氨酰胺酶 1 或 2 催化转化为谷氨酸，再经由谷氨酸脱氢酶 1 或转氨酶生成 α-酮戊二酸，进入三羧酸循环。研究发现，谷氨酰胺分解代谢促进氨基酸剥夺引起的铁死亡（Gao et al.，2015；Monian et al.，2015；Dixon et al.，2012）。在小鼠胚胎成纤维细胞中，使用药物抑制谷氨酰胺转运蛋白 SLC38A1/SNAT1 和 SLC1A5/ASCT2 可以有效地抑制氨基酸缺乏诱导的铁死亡，说明谷氨酰胺向胞内的转运对于铁死亡是必需的。抑制谷氨酰胺被转化为谷氨酸或谷氨酸被转化为 α-酮戊二酸，也可以抑制铁死亡，说明谷氨酰胺在线粒体中的分解代谢对铁死亡是必需的。谷氨酰胺分解可以推动三羧酸循环以提供多不饱和脂肪酸（polyunsaturated fatty acid，PUFA）合成的底物（柠檬酸）和促进活性氧类生成。当谷氨酰胺缺失时，其分解代谢的产物 α-酮戊二酸、琥珀酸、延胡索酸、苹果酸都能替代谷氨酰胺而促进脂质过氧化物积累，使细胞对半胱氨酸缺乏的铁死亡重新敏感（Gao et al.，2019）。这些发现在头颈癌细胞中也得到证实。在半胱氨酸剥夺下，谷氨酰胺分解代谢可通过增加线粒体电子传递链活性和活性氧类生成而促进铁死亡（Shin et al.，2020；Yao et al.，2021）。谷氨酰胺对于半胱氨酸缺乏而诱导的铁自噬和游离二价铁离子浓度增加也是必需的（Hayashima et al.，2021）。可见，谷氨酰胺的分解代谢可以从多个方面调控铁死亡。

　　然而，谷氨酰胺分解在铁死亡中的调节作用也存在未解之谜。例如，谷氨酰胺脱氢酶 1 和转氨酶（如谷草转氨酶 2）都可将谷氨酸去氨基而转化为 α-酮戊二酸，但抑制转氨酶而不是谷氨酰胺脱氢酶 1 的表达，抑制氨基酸饥饿诱导的铁死亡（Gao et al.，2015）。此外，谷氨酰胺酶 1 和谷氨酰胺酶 2 都可以催化谷氨酰胺转化为谷氨酸，但只有谷氨酰胺酶 2 对于鼠胚胎成纤维细胞中氨基酸饥饿诱导的铁死亡是必需的，这可能与谷氨酰胺酶 2 在这种细胞中高表达相关。但是谷氨酰胺酶 2 对于铁死亡是促进还是抑制作用仍存在争议。谷氨酰胺酶 2 为 p53 的转录靶标，并且在 p53 介导的铁死亡过程中表达上调（Hu et al.，2010；Xu et al.，2019）。过表达的谷氨酰胺酶 2 可以提高线粒体内的谷氨酸和 α-酮戊二酸水平，进而促进三羧酸循环、线粒体呼吸和三磷酸腺苷的产出。此外，过表达的谷氨酰胺酶 2 可提高谷胱甘肽水平、降低活性氧类水平，进而起到抗氧化的保护作用。此研究表明，谷氨酰胺酶 2 是谷氨酰胺代谢通路上抑制铁死亡的酶。但是，更多的研究支持谷氨酰胺酶 2 催化的谷氨酰胺分解代谢反应促进铁死亡（Gao et al.，2015）。这其中的分歧可能由于谷氨酰胺参与多个代谢途径：当谷氨酰胺更多地参与多不饱和脂肪酸的合成、活性氧类生成和铁自噬时，它的分解是加重铁死亡的；当谷氨酰胺更多地参与谷胱甘肽的生成时（Sappington et al.，2016；Stegen et al.，2020），它的分解是抑制铁死亡的。这一假设也有待进一步验证。在皮肤癌细胞中，微小核糖核酸 miR-137 可以通过抑制谷氨酰胺转运体 SLC1A5 的表达，抑制谷氨酰胺摄取和脂质过氧化物的生成而抑制铁死亡。当运用微小核糖核酸的拮抗剂抑制 miR-137 时，体外肿瘤细胞和在体移植的肿瘤都变得对 erastin 和 RSL3 诱导的铁死亡更加敏感（Luo et al.，2018）。还有一些研究发现 X_c^- 系统的活性调控细胞对谷氨酰胺的依赖性。一些三阴性的乳腺癌细胞比基底乳腺癌和正常乳腺上皮细胞摄取更多谷氨酰胺且更加依赖谷氨酰胺。这是由于细胞高表达了胱氨酸谷氨酸转运体亚基（SLC7A11）。为了将更多胱氨酸转入细胞，细胞需要排出更多谷氨酸，而谷氨酰胺的摄取和分解代谢是提供外排谷氨酸的重要来源（Timmerman et al.，2013）。所以，对于这些高表达 SLC7A11 的肿瘤细胞来说，抑制谷氨酰胺摄取或代谢是诱导死亡的潜在靶点。

10.4.2.2　谷草转氨酶 1 和铁死亡

　　谷草转氨酶 1 在细胞质中催化天冬氨酸将胺基转移到 α-酮戊二酸上而生成草酰乙酸和谷氨酸，草酰乙酸接着转化为苹果酸，再通过苹果酸-天冬氨酸循环为线粒体提供可进入三羧酸循环的反应底物。在胰腺导管腺癌细胞中，敲低谷草转氨酶 1 抑制体外和在体的肿瘤细胞增殖。这些敲低谷草转氨酶 1 的肿瘤细胞对半胱氨酸剥夺、抑制谷胱甘肽合成或抑制谷胱甘肽过氧化物酶 4 诱导的铁死亡尤为敏感；谷草转氨酶 1 的抑制对铁死亡的促进作用可以被脂质过氧化物抑制剂或铁离子螯合剂所抑制。当细胞的谷草转氨酶 1 被抑制时，其线粒体耗氧量降低，细胞进入一种以分解代谢为主的状态。谷草转氨酶 1 的抑制通过激活铁自噬而增加游离二价铁离子浓度，使细胞对铁死亡更加敏感（Kremer et al.，2021）。但是，在皮肤癌细胞中，一种微小核糖核酸 miR-9 可以通过抑制谷草转氨酶 1 而抑制铁死亡（Zhang et al.，2018）。在小鼠胚胎成纤维细胞中，敲低谷草转氨酶 1 也会抑制氨基酸饥饿诱导的铁死亡（Gao et al.，2015）。这些发现与之前的研究存在分歧，所以谷草转氨酶 1 对铁死亡是促进还是抑制作用还有待进一步厘清。除了胞质中的谷草转氨酶 1，线粒体中表达的谷草转氨酶 2 对铁死亡是促进还是抑制作用也是值得探究的。

10.4.2.3　谷氨酰胺与单磷酸腺苷依赖的蛋白激酶

研究发现，由葡萄糖饥饿引起的单磷酸腺苷依赖的蛋白激酶（adenosine 5′-monophosphate（AMP）-activated protein kinase，AMPK）的激活可催化乙酰辅酶 A 羧化酶（acetyl-CoA carboxylase，ACC）的磷酸化而抑制铁死亡（Lee et al.，2020；Zandkarimi et al.，2020；Li et al.，2020）。单磷酸腺苷依赖的蛋白激酶的激活可以同时抑制乙酰辅酶 A 羧化酶 1 和乙酰辅酶 A 羧化酶 2，进而抑制乙酰辅酶 A 合成丙二酰辅酶 A，抑制脂肪酸的合成，减少脂质过氧化和细胞对铁死亡的敏感程度。使用单磷酸腺苷依赖的蛋白激酶激活剂 A769662 处理小鼠胚胎成纤维细胞后，细胞内多不饱和脂肪酸的含量出现下调，而在抑制单磷酸腺苷依赖的蛋白激酶基因的表达后，多不饱和脂肪酸的含量出现了上调，细胞更易产生脂质过氧化物的蓄积且对铁死亡更敏感。另外，谷氨酰胺可以通过多条代谢途径产生三磷酸腺苷而抑制单磷酸腺苷依赖的蛋白激酶和激活哺乳类雷帕霉素靶蛋白（Bodineau et al.，2021）。目前尚不清楚抑制谷氨酰胺代谢是否能令细胞出现能量应激而激活单磷酸腺苷依赖的蛋白激酶，进而通过此机制抑制铁死亡过程（图 10-7）。

10.5　谷氨酸与铁死亡

10.5.1　谷氨酸的生理功能

10.5.1.1　谷氨酸的结构与理化性质

谷氨酸（glutamic acid）是一种非必需氨基酸，于 1866 年由 H. Ritthausen 发现，与谷氨酰胺、脯氨酸、组氨酸、精氨酸和鸟氨酸同属于谷氨酸家族的一员。谷氨酸属于脂肪族酸性氨基酸，有一个手性碳原子，其中较为重要的是 L-谷氨酸，等电点为 3.22，结构如图 10-8 所示。其在生物体的核苷酸、葡萄糖、氨基酸、蛋白质的合成，以及谷胱甘肽稳态的维持、能量生成方面发挥着重要的作用。在中枢神经系统中，谷氨酸还作为一种兴奋性神经递质，参与大脑的认知、记忆和学习，以及神经细胞的分化、细胞迁移和程序性死亡（Magi et al.，2019）。

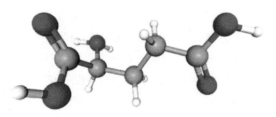

图 10-8　L-谷氨酸分子结构式

红色原子是氧，灰色原子是碳，白色原子是氢，蓝色原子是氮。来自 PubChem 数据库

10.5.1.2　谷氨酸的来源与摄取

1）食物来源

平均每 100g 蛋白质可提供 4～12g 谷氨酸。谷氨酸在植物蛋白中的含量要略微高于动物蛋白，在动物蛋白中每单位质量大约含有 11%～22% 的谷氨酸，在植物蛋白中的比例可达到 40%，在麦醇溶蛋白（gliadin）中，谷氨酸的含量最高（45.7g/100g）。

谷氨酸在一些常见食物中的含量见表 10-4（Cruzat et al.，2018）。

表 10-4　常见食物中谷氨酸含量　　　　　　　　　　　　（单位：g/100g）

食物种类	牛肉	脱脂牛奶	大米	玉米	豆腐	鸡蛋
谷氨酸含量	2.7	0.4	0.2	0.05	0.7	1.0

2）体内分布

谷氨酸是细胞内含量最为丰富的氨基酸，在细胞内的浓度为 2～20μmol/L（Newsholme et al.，2003）。在肠黏膜细胞中，谷氨酸主要转化为丙氨酸和葡萄糖，在肝脏中主要转化为乳酸。在脑中，谷氨酸是含量最为丰富的氨基酸，并且作为一种主要的兴奋性神经递质在中枢神经系统中发挥作用。脑中绝大部分的谷氨酸来源于谷氨酰胺的分解代谢及三羧酸循环中间产物的合成。其通过促进钙离子的转运，在神经分化、神经细胞迁移和存活中发挥着重要作用。

10.5.2　谷氨酸的转运、代谢及去路

10.5.2.1　谷氨酸的转运

谷氨酸需要通过转运体的主动运输才可通过细胞膜。除去一部分依赖谷氨酸进行代谢的细胞，如中枢神经系统、肝脏、肠道和肾脏的一些细胞，通常细胞膜上参与转运谷氨酸的氨基酸转运体的数量并不多。关于谷氨酸转运体的研究主要集中于中枢神经系统中。

目前已发现有 5 种细胞膜上谷氨酸的转运体，即兴奋性氨基酸转运体（excitatory amino acid transporter，EAAT），也分别被称为 GLAST/GLT-1/EAAC1/EAAT4/EAAT5。EAAT1/GLAST（glutamate/aspartate transporter，GLAST）是小脑星形胶质细胞（Takatsuru et al.，2007）、内耳（Takumi et al.，1997）、血管（Berger，2000）、视网膜（Pow et al.，1999）中谷氨酸的主要转运体。EAAT2/GLT-1（glutamate transporter 1）则广泛分布于端

脑、小脑和脊髓中，且为胶质细胞中常见的谷氨酸转运体（Furuta et al.，1997）。在脑中，EAAT1/GLAST 和 EAAT2/GLT-1 负责突触间隙内 80%～90% 的谷氨酸的回收。EAAT3/EAAC1（excitatory amino acid carrier 1）是一种神经递质转运体，在胶质细胞中不存在，而主要存在于中枢神经系统中绝大多数神经元内（Shashidharan et al.，1997）。EAAT4 主要分布于小脑浦肯野细胞中，也存在于少数端脑神经元中（Dehnes et al.，1998）。EAAT5 在脑中的表达很低，主要分布于视网膜光感受器细胞和双极细胞上（Pow et al.，2000）。这几类谷氨酸转运体除可参与谷氨酸的转运之外，同时也介导天冬氨酸的转运；EAAT3/EAAC1 负责胱氨酸的转运。谷氨酸转运体为钠离子依赖性转运体，转入一分子谷氨酸的同时，也转入三个钠离子和一个氢离子，同时转出一个钾离子。

10.5.2.2　谷氨酸的合成与代谢

在细胞内，谷氨酸主要有以下几种代谢途径。

（1）发生脱羧反应，生成 γ-氨基丁酸（γ-aminobutyric acid，GABA），这一反应经由谷氨酸脱羧酶催化，主要发生在脑内。

（2）作为原料参与谷胱甘肽的合成，参与细胞内的抗氧化作用。

（3）被胺化，合成谷氨酰胺。

（4）进入三羧酸循环，参与能量代谢。

（5）参与转氨作用，生成其他氨基酸。

（6）参与糖异生与葡萄糖的合成，主要发生在肾脏中。

谷氨酸可以由谷氨酰胺分解代谢而来，也可由其他支链氨基酸经转氨作用合成。谷氨酸主要参与谷氨酰胺的合成还是分解代谢主要取决于机体的不同器官组织。其中，谷氨酰胺分解产生谷氨酸主要发生在肠上皮细胞、肾脏、脑和门静脉周围肝细胞；而谷氨酸合成谷氨酰胺的反应主要见于脑、肝静脉周肝细胞、骨骼肌和脂肪细胞中。

10.5.2.3　谷氨酸在肠道中的摄取

肠是摄取谷氨酸的主要部位。谷氨酸经过肠上皮细胞膜上的钠离子依赖性转运体转运进入细胞后，发生转氨作用而生成丙氨酸，这是谷氨酸在肠道内发生的最主要的反应之一。当谷氨酸达到一定浓度时，由于转氨作用达到饱和，在门静脉中也可检测到少量谷氨酸的存在。经由肠道吸收的谷氨酸和经转氨作用后生成的丙氨酸主要通过门静脉进入肝脏中（Newsholme et al.，2003；Cynober，2018）。

10.5.2.4　谷氨酸在肝脏中的代谢

肝脏是体内含氮物质代谢的主要部位。与谷氨酰胺在肝脏中的代谢类似，在肝脏中，谷氨酸的代谢途径也主要分成两类（Newsholme et al.，2003）。在门静脉周的肝细胞内，谷氨酸主要参与转氨作用生成其他氨基酸，或是进入三羧酸循环参与能量代谢；而在肝静脉周的肝细胞内，谷氨酸可经细胞内的谷氨酰胺合酶催化生成谷氨酰胺：

$$谷氨酸 + NH_3 + ATP \rightarrow 谷氨酰胺 + ADP + P_i$$

10.5.2.5　谷氨酸在骨骼肌中的代谢

在骨骼肌细胞中，谷氨酸代谢主要有两种途径：一是参与转氨反应，例如，谷氨酸可与丙酮酸发生转氨作用，生成丙氨酸和 α-酮戊二酸，随后，α-酮戊二酸又可与支链氨基酸发生转氨作用，重新生成谷氨酸；二是被胺化，生成谷氨酰胺，当肌细胞内谷氨酸的浓度增加时，生成的谷氨酰胺水平也会增加。

10.5.2.6　谷氨酸在肾脏中参与氨的生成

在肾脏中，谷氨酸参与肾脏中氨的生成与排泄，由于生成的氨与氢离子紧密结合生成铵离子而被肾脏排出，细胞内氨的含量降低，推动了谷氨酸分解代谢成 α-酮戊二酸和氨的过程。

10.5.2.7　谷氨酸在中枢神经系统中的代谢

在中枢神经系统中，谷氨酸作为一种兴奋性递质，参与神经元的信号传递、细胞分化等过程。在中枢神经系统中存在谷氨酸-谷氨酰胺循环。在星形胶质细胞中，细胞吸收释放到突触间隙中的谷氨酸，其作为底物参与谷氨酰胺的合成，合成的谷氨酰胺在神经元中被再次代谢成谷氨酸，形成这一循环。

10.5.3　谷氨酸与铁死亡

10.5.3.1　谷氨酸是合成谷胱甘肽的原料，也参与谷氨酰胺分解代谢

谷氨酸是谷胱甘肽合成中第二步反应的原料，参与细胞质内谷胱甘肽的合成和细胞内抗氧化应激的调节过程。同时，谷氨酸可以在谷氨酸脱氢酶 1 的催化下生成 α-酮戊二酸，进入三羧酸循环。谷氨酸可能通过对三羧酸循环的促进而增加活性氧类和脂质合成的底物（柠檬酸）为铁死亡提供必要的因素。因此，谷氨酸可能通过这些代谢过程调节铁死亡。但是，哪一条途径在哪些特定的细胞中发挥更重要的作用，还有待进一步的研究。

10.5.3.2　氧化谷氨酸的神经系统毒性与铁死亡

在一些神经细胞内，高浓度的谷氨酸会抑制胱氨酸/谷氨酸反转运 X_c^- 系统，致使胱氨酸进入细胞的途径受阻，导致细胞内谷胱甘肽合成受阻、含量降低，活性氧未能得到及时清除而随时间逐渐累积，最终激活细胞内的一系列信号通路，并发生钙依赖性的细胞死亡。这种现象称为氧化谷氨酸的毒性（oxidative glutamate toxicity，OGT）（Murphy et al.，1989）。

值得一提的是，虽然氧化谷氨酸对细胞的毒性中包括了因谷胱甘肽合成不足而致的活性氧积累，但并不是细胞内活性氧的堆积直接导致了细胞的死亡。在这一过程中，谷胱甘肽含量的降低导致了活性氧的累积和谷胱甘肽过氧化物酶 4 活性的抑制，从而激活了 12/15-脂氧合酶（12/15 lipoxygenase，12/15-LOX）的功能（Imai and Nakagawa，2003）。12/15-脂氧合酶的激活可产生多种代谢产物，其中就包括 12-羟基二十烷四烯酸（12-hydroxyeicosatetraenoic acid，12-HETE）和 15-羟基二十烷四烯

酸（15-hydroxyeicosatetraenoic acid，15-HETE），导致细胞内钙离子浓度升高。活化的
12/15-脂氧合酶整合到内质网和线粒体等细胞器膜上，进一步加重了脂质过氧化和活性
氧的产生。当活性氧的累积和胞内钙离子的浓度都达到一定程度之后，BH3 相互作用域
死亡激动剂（BH3 interacting domain death agonist，BID）转移到线粒体，这些被 BH3 相
互作用域死亡激动剂结合的线粒体失去了其膜完整性，并且聚集在细胞核周围。此外，
凋亡诱导因子（apoptosis inducing factor，AIF）从线粒体内转移至细胞核，在核内迅速
诱导含半胱氨酸的天冬氨酸蛋白水解酶（cysteinyl aspartate specific proteinase，caspase）
依赖性的细胞死亡。

从某些方面来看，铁死亡与氧化谷氨酸毒性有一些相似之处。与氧化谷氨酸毒性类
似，抑制半胱氨酸/谷氨酸反转运 X_c^- 系统也可以抑制半胱氨酸入胞而诱发细胞的铁死亡，
但目前的研究普遍认为氧化谷氨酸毒性与铁死亡是两种不同的细胞死亡方式。氧化谷氨
酸毒性被认为发生在一些神经细胞中，伴随有大量的钙离子内流进入细胞质中，并激活
大量的水解酶，如丝氨酸蛋白酶、钙蛋白酶及磷脂酶等。细胞质内高浓度的钙离子同样
可以破坏线粒体的正常功能，导致凋亡诱导因子从线粒体转至细胞核内，诱发细胞死亡。
然而，这一系列的生物学改变在铁死亡中并不是必须存在的（Yang et al.，2016）。钙离
子在铁死亡中的作用及重要程度尚且值得进一步研究。因此，虽然铁死亡和氧化谷氨酸
毒性的发生过程十分相似，但并不完全相同，也许可将它们归类为"氧化病"（oxytosis）
这一类（Tan et al.，2001）。

10.6　其他氨基酸代谢与铁死亡

除了参与谷胱甘肽和谷胱甘肽过氧化物酶 4 合成的氨基酸，还有一些氨基酸与铁死
亡相关。当测试 14 种不同的氨基酸被剥夺对铁死亡的影响时，作者发现缺乏谷氨酰胺、
赖氨酸、缬氨酸、甲硫氨酸和精氨酸都可以抑制由 erastin2 诱导的铁死亡，然而甘氨酸、
色氨酸、苯丙氨酸和丝氨酸的缺乏却没有影响（Conlon et al.，2021）。这些氨基酸对铁
死亡的调控作用与其物化结构和代谢功能没有明显的相关性，不过与它们对细胞周期的
调控相关。抑制铁死亡的氨基酸都是那些去除后可以抑制细胞增殖的，暗示这些氨基酸
可能通过调控细胞周期而抑制铁死亡。对这些氨基酸的代谢过程会如何影响铁死亡还
有待未来的研究。支链氨基酸氨基转移酶 2（branched-chain amino acid aminotransferase
2，BCAT2）将胞内支链氨基酸（亮氨酸、异亮氨酸和缬氨酸）中的氨基转移至 α-酮戊
二酸而生成谷氨酸。它的高表达可通过恢复胞内谷氨酸和谷胱甘肽的水平而抑制药物诱
导的铁死亡。多种 X_c^- 系统的抑制剂可以通过铁自噬-AMPK-SREBP1（sterol-regulatory
element-binding protein 1）轴而抑制支链氨基酸氨基转移酶 2 的表达，进而提高铁死亡的
敏感性，但是支链氨基酸氨基转移酶 2 催化的酶促反应对铁死亡的影响仍有待进一步地
厘清（Wang et al.，2021）。

10.7　总结与展望

与铁死亡相关的氨基酸代谢过程非常多，因为拮抗铁死亡的抗氧化系统（谷胱甘肽

过氧化物酶 4/谷胱甘肽和辅酶 Q_{10} 系统），的合成都受到氨基酸代谢的调控。半胱氨酸是其中最重要的氨基酸之一，它作为谷胱甘肽合成的限速性底物，不仅促进谷胱氨肽的合成，也促进谷胱甘肽过氧化物酶 4 的合成。它也参与铁硫簇蛋白合成而调控胞内游离二价铁离子浓度。它也通过生成辅酶 A，进而生成辅酶 Q_{10} 而抑制脂质过氧化。半胱氨酸也参与蛋白质和硫化氢的合成，后者可以通过抑制活性氧类或 X_c^- 系统亚基的降解而抑制铁死亡。当半胱氨酸形成半胱氨酰转运核糖核酸受阻时，细胞上调转硫途径而抑制铁死亡。胞内的半胱氨酸主要由胱氨酸转化而来，而胱氨酸通过 X_c^- 系统或者小肠细胞的 $b^{0,+}$ 系统摄取。胞外少量的半胱氨酸可以通过中性氨基酸转运体进入胞质。甲硫氨酸是与半胱氨酸关系密切的氨基酸，因为它的转硫代谢可以补充半胱氨酸的缺乏。所以，转硫途径上的多种酶，包括胱硫醚 β-合酶、胱硫醚 γ-裂解酶、S-腺苷同型半胱氨酸水解酶等，对铁死亡有抑制作用。当然，在一些特定细胞中，转硫途径并不能代偿半胱氨酸剥夺诱导的铁死亡，相反，转硫途径的上游产物 S-腺苷甲硫氨酸，被用于合成多胺而加重铁死亡。硒蛋白（包括谷胱甘肽过氧化物酶 4）的合成需要硒代半胱氨酰转运核糖核酸的第 37 位腺嘌呤被异戊烯化，而此修饰依赖于甲羟戊酸途径的代谢产物异戊烯基焦磷酸。所以，甲羟戊酸途径的抑制剂，如他汀类药物，可以通过抑制异戊烯基焦磷酸而抑制硒蛋白合成，进而调节铁死亡。

　　谷氨酸家族氨基酸中，谷氨酰胺和谷氨酸可以通过其分解代谢促进线粒体三羧酸循环和电子传递链的活性而促进活性氧类的生成，并且提供脂质（包括多不饱和脂肪酸）合成的底物，以及促进铁自噬介导的游离铁离子浓度升高，这些都是铁死亡发生的必要因素。同时，谷氨酰胺代谢可生成三磷酸腺苷。在依赖谷氨酰胺获取能量的细胞中，谷氨酰胺剥夺可能造成能量应激和单磷酸腺苷依赖的蛋白激酶激活，进而抑制铁死亡。而谷氨酰胺的摄取不仅仅受到其转运体的调节，也受到 X_c^- 系统的间接调节。当 X_c^- 系统过量表达时，胞质中大量的谷氨酸被置换到胞外，细胞摄取更多谷氨酰胺以补充谷氨酸的流失。参与谷氨酰胺或谷氨酸代谢的谷草转氨酶 1 也参与铁死亡调节，但是在一些癌细胞中，谷草转氨酶 1 发挥正向调节作用；而另一些细胞中，发挥反向调节作用。所以，其中的机制还有待进一步研究。谷氨酸作为谷胱甘肽合成的底物，可以调控其合成量，虽然它没有半胱氨酸重要。在脑中，谷氨酸是一种重要的神经递质，它的转运、代谢和合成受到严密的调控。谷氨酸过载会抑制 X_c^- 系统的氨基酸转运，引起神经元细胞的死亡。虽然此过程也伴随谷胱甘肽下降和活性氧类增加，但是它与铁死亡不完全相同，因为胞质的钙离子浓度急剧上升诱导了多种水解酶激活而介导的细胞死亡。所以，谷氨酰胺代谢与谷氨酸毒性和铁死亡的关系有待进一步研究。

　　如果把读这本书比作吃年夜饭，那么你觉得读完这个章节像是吃了年夜饭里的一道什么菜？一个观点是，氨基酸在铁死亡的研究中就如同饺子，因为饺子在北方人春节年夜饭里非常重要，而氨基酸代谢是铁死亡领域最早的发现，特别是半胱氨酸，也是目前铁死亡研究机制过程中非常值得关注的一个方向。另一个观点认为，氨基酸在铁死亡的研究中的地位有点像甫田年夜饭的第一道菜焖豆腐，因为它们是引起铁死亡发生的一个诱因。你觉得像什么呢？可以闭上眼睛想一想。接着，美食过后最重要的是消化和吸收，这需要很长的一段时间，尝试把这个章节与其他章节联系起来，尝试把这里学到的知识与其他书中学习到的知识联系起来，或尝试把书里的知识和你做的课题实践联系起来，思考并且拿去实践。在这里我们仅提供几个未来的研究问题，而更多的吸收和再创造在于你的无限思考和推理。

（1）是否有其他的氨基酸参与铁死亡调节（如赖氨酸、精氨酸和缬氨酸）？是直接参与还是因为与已知铁死亡相关氨基酸（胱氨酸、甲硫氨酸、谷氨酰胺等）代谢通路网络而间接相关？

（2）谷氨酰胺在诱发铁死亡过程中更多地发挥促进作用还是抑制作用？其调节作用是否存在细胞特异性或代谢环境特异性？

（3）人体不同组织对氨基酸的代谢水平不同，会如何影响不同组织细胞对铁死亡的敏感性？例如，肝脏主要消耗谷氨酰胺而骨骼肌合成谷氨酰胺，因为谷氨酰胺的分解代谢可促进脂质合成和活性氧类生成，从而促进铁死亡。那么肝脏和骨骼肌对谷氨酰胺的代谢通路偏向性是否影响两种组织细胞对铁死亡的敏感性？

（4）目前对氨基酸代谢与铁死亡的研究主要关注于肿瘤细胞，可是与这些氨基酸代谢相关的通路存在于人体各组织细胞中。在生理状态下，各组织氨基酸代谢与铁死亡的关系还有待探索。

（5）氨基酸的转运体纷繁复杂，而且有些转运体的选择特异性不强，给研究带来困难。但是氨基酸转运体却行使着非常重要的生理功能，也可能是潜在的药物靶点。那么这些转运体的表达量、活性、分布会如何影响氨基酸的摄取和代谢而调控铁死亡？

（6）可否设计出调控氨基酸代谢的药物来调节铁死亡依赖的疾病？

（7）部分氨基酸代谢紊乱会引起铁死亡，铁死亡又由二价铁离子催化的芬顿反应而加剧，那么，氨基酸代谢与铁离子的代谢如何协同地调控铁死亡？

（8）氨基酸代谢调控铁死亡的起源和演化历史。

你有怎样的问题和思考？欢迎电子邮件联系我们（huan_sharon_wang@pku.edu.cn）。

参 考 文 献

Alvarez S W, Sviderskiy V O, Terzi E M, et al. 2017. NFS1 undergoes positive selection in lung tumours and protects cells from ferroptosis. Nature, 551(7682): 639-643.

Badgley M A, Kremer D M, Maurer H C, et al. 2020. Cysteine depletion induces pancreatic tumor ferroptosis in mice. Science, 368: 85-89.

Bagley P J, Stipanuk M H. 1994. The activities of rat hepatic cysteine dioxygenase and cysteinesulfinate decarboxylase are regulated in a reciprocal manner in response to dietary casein level. J Nutr, 124: 2410-21.

Berger U V, Hediger M A. 2000. Distribution of the glutamate transporters GLAST and GLT-1 in rat circumventricular organs, meninges, and dorsal root ganglia. J Comp Neurol, 421: 385-99.

Bersuker K, Hendricks J M, Li Z, et al. 2019. The CoQ oxidoreductase FSP1 acts parallel to GPX4 to inhibit ferroptosis. Nature, 575(7784): 688-692.

Bodineau C, Tomé M, Courtois S, et al. 2021. Two parallel pathways connect glutamine metabolism and mTORC1 activity to regulate glutamoptosis. Nat Commun, 12(1): 4814.

Bröer S. 2008. Amino acid transport across mammalian intestinal and renal epithelia. Physiol Rev, 88(1): 249-86.

Cao J, Chen X, Jiang L, et al. 2020. DJ-1 suppresses ferroptosis through preserving the activity of S-adenosyl homocysteine hydrolase. Nat Commun, 11: 1251.

Chen S, Bu D, Zhu J, et al. 2021. Endogenous hydrogen sulfide regulates xCT stability through persulfidation of OTUB1 at cysteine 91 in colon cancer cells. Neoplasia, 23(5): 461-472.

Chen Y, Dong H, Thompson D C, et al. 2013. Glutathione defense mechanism in liver injury: insights from animal models. Food Chem Toxicol, 60: 38-44.

Chen Y, Shertzer H G, Schneider S N, et al. 2005. Glutamate cysteine ligase catalysis: dependence on ATP and modifier subunit for regulation of tissue glutathione levels. J Biol Chem, 280: 33766-33774.

Chiku T, Padovani D, Zhu W, et al. 2009. H_2S biogenesis by human cystathionine gamma-lyase leads to the novel sulfur metabolites lanthionine and homolanthionine and is responsive to the grade of hyperhomocysteinemia. J Biol Chem, 24;284(17): 11601-11612.

Conlon M, Poltorack C D, Forcina G C, et al. 2021. A compendium of kinetic modulatory profiles identifies ferroptosis regulators. Nat Chem Biol, 17(6): 665-674.

Cruzat V, Macedo R M, Noel K K, et al. 2018. Glutamine: metabolism and immune function, supplementation and clinical translation. Nutrients, 23; 10(11): 1564.

Cynober L. 2018. Metabolism of dietary glutamate in adults. Ann Nutr Metab, 73 Suppl 5: 5-14.

Daher B, Parks S K, Durivault J, et al. 2019. Genetic ablation of the cystine transporter xCT in PDAC cells inhibits mTORC1, growth, survival, and tumor formation via nutrient and oxidative stresses. Cancer Res, 79(15): 3877-3890.

Dehnes Y, Chaudhry F A, Ullensvang K, et al. 1998. The glutamate transporter EAAT4 in rat cerebellar Purkinje cells: a glutamate-gated chloride channel concentrated near the synapse in parts of the dendritic membrane facing astroglia. J Neurosci, 18: 3606-3619.

Distéfano A M, Martin M V, Córdoba J P, et al. 2017. Heat stress induces ferroptosis-like cell death in plants. J Cell Biol, 216(2): 463-476.

Dixon S J, Lemberg K M, Lamprecht M R, et al. 2012. Ferroptosis: an iron-dependent form of nonapoptotic cell death. Cell, 149: 1060-1072.

Dixon S J, Stockwell B R, 2019. The hallmarks of ferroptosis. Annual Review of Cancer Biology 3: 35-54.

Di X, Ge C, Liu Y, et al. 2021. Monitoring hydrogen polysulfide during ferroptosis with a two-photon fluorescent probe. Talanta, 232: 122467.

Doll S, Freitas F P, Shah R, et al. 2019. FSP1 is a glutathione-independent ferroptosis suppressor. Nature, 575(7784): 693-698.

Dolma S, Lessnick S L, Hahn W C, et al. 2003. Identification of genotype-selective antitumor agents using synthetic lethal chemical screening in engineered human tumor cells. Cancer Cell, 3: 285-296.

Dixon S J, Patel D N, Welsch M, et al. 2014. Pharmacological inhibition of cystine-glutamate exchange induces endoplasmic reticulum stress and ferroptosis. eLife, 3, e02523.

Eagle H. 1955. Nutrition needs of mammalian cells in tissue culture. Science, 122: 501-514.

Feng H, Edwards N, Anderson C M H, et al. 2019. Trading amino acids at the aphid-Buchnera symbiotic interface. Proc Natl Acad Sci U S A. 116(32): 16003-16011.

Fujii J, Homma T, Kobayashi S. 2020. Ferroptosis caused by cysteine insufficiency and oxidative insult. Free Radic Res. 54(11-12): 969-980.

Furuta A, Rothstein J D, Martin L J. 1997. Glutamate transporter protein subtypes are expressed differentially during rat CNS development. J Neurosci, 17: 8363-8375.

Gao M, Monian P, Quadri N, et al. 2015. Glutaminolysis and transferrin regulate ferroptosis. Mol Cell, 59: 298-308.

Gao M, Yi J, Zhu J, et al. 2019. Role of mitochondria in ferroptosis. Mol Cell, 73(2): 354-363.

Gu X, Orozco J M, Saxton R A, et al. 2017. SAMTOR is an S-adenosylmethionine sensor for the mTORC1 pathway. Science, 358(6364): 813-818.

Hayano M, Yang W S, Corn C K, et al. 2016. Loss of cysteinyl-tRNA synthetase (CARS) induces the transsulfuration pathway and inhibits ferroptosis induced by cystine deprivation. Cell Death Differ, 23: 270-278.

Hayashima K, Kimura I, Katoh H. 2021. Role of ferritinophagy in cystine deprivation-induced cell death in glioblastoma cells. Biophys Res Commun, 539: 56-63.

Hatfield D L, Tsuji P A, Carlson B A, et al. 2014. Selenium and selenocysteine: roles in cancer, health, and development. Trends Biochem Sci., 39(3): 112-120.

Hirschhorn T, Stockwell B R. 2019. The development of the concept of ferroptosis. Free Radic Biol Med, 133: 130-143.

Hu W, Zhang C, Wu R, et al. 2010. Glutaminase 2, a novel p53 target gene regulating energy metabolism and antioxidant function. Proc Natl Acad Sci U S A, 107: 7455-7460.

Huang C S, Chang L S, Anderson M E, et al. 1993. Catalytic and regulatory properties of the heavy subunit of rat kidney gamma-glutamylcysteine synthetase. J Biol Chem, 268: 19675-19680.

Imai H, Nakagawa Y. 2003. Biological significance of phospholipid hydroperoxide glutathione peroxidase (PHGPx, GPx4) in mammalian cells. Free Radic Biol Med, 34: 145-169.

Ingold I, Berndt C, Schmitt S, et al. 2018. Selenium utilization by GPX4 is required to prevent hydroperoxide-induced ferroptosis. Cell, 172(3): 409-422.

Jones D P, Carlson J L, Mody V C, et al. 2000. Redox state of glutathione in human plasma. Free Radic Biol Med, 28(4): 625-635.

Jones D P, Mody V C Jr, Carlson J L, et al. 2002. Redox analysis of human plasma allows separation of pro-oxidant events of aging from decline in antioxidant defenses. Free Radic Biol Med, 33(9): 1290-1300.

Kang Y P, Mockabee-Macias A, Jiang C, et al. 2021. Non-canonical glutamate-cysteine ligase activity protects against ferroptosis. Cell Metab, 33(1): 174-189. e7.

Kremer D M, Nelson B S, Lin L, et al. 2021. GOT1 inhibition promotes pancreatic cancer cell death by ferroptosis. Nat Commun, 12(1): 4860.

Lee H, Zandkarimi F, Zhang Y, et al. 2020. Energy-stress-mediated AMPK activation inhibits ferroptosis. Nat Cell Biol, 22: 225-234.

Leu J I, Murphy M E, George DL. 2019. Mechanistic basis for impaired ferroptosis in cells expressing the African-centric S47 variant of p53. Proc Natl Acad Sci U S A, 116(17): 8390-8396.

Li C, Dong X, Du W, et al. 2020. LKB1-AMPK axis negatively regulates ferroptosis by inhibiting fatty acid synthesis. Signal Transduct Target Ther, 5(1): 187.

Li J, Li M, Li L, et al. 2022. Hydrogen sulfide attenuates ferroptosis and stimulates autophagy by blocking mTOR signaling in sepsis-induced acute lung injury. Mol Immunol, 141: 318-327.

Luo M, Wu L, Zhang K, et al. 2018. miR-137 regulates ferroptosis by targeting glutamine transporter SLC1A5 in melanoma. Cell Death Differ, 25(8): 1457-1472.

Magi S, Piccirillo S, Amoroso S. 2019. The dual face of glutamate: from a neurotoxin to a potential survival factor-metabolic implications in health and disease. Cell Mol Life Sci, 76: 1473-88.

Maher P, van Leyen K, Dey P N, et al. 2018. The role of Ca(2+) in cell death caused by oxidative glutamate toxicity and ferroptosis. Cell Calcium, 70: 47-55.

Mato J M, Martínez-Chantar M L, Lu S C. 2008. Methionine metabolism and liver disease. Annu Rev Nutr, 28: 273-293.

Martínez Y, Li X, Liu G, et al. 2017. The role of methionine on metabolism, oxidative stress, and diseases. Amino Acids, 49(12): 2091-2098.

McBean G J. 2012. The transsulfuration pathway: a source of cysteine for glutathione in astrocytes. Amino Acids, 42(1): 199-205.

Miller S L. 1953. A production of amino acids under possible primitive earth conditions. Science, 117: 528-529.

Murphy T H, Miyamoto M, Sastre A, et al. 1989. Glutamate toxicity in a neuronal cell line involves inhibition of cystine transport leading to oxidative stress. Neuron, 2: 1547-1558.

Newsholme P, Procopio J, Lima M M, et al. 2003. Glutamine and glutamate-their central role in cell metabolism and function. Cell Biochem Funct, 21: 1-9.

Pan X, Qi Y, Du Z, et al. 2021. Zinc oxide nanosphere for hydrogen sulfide scavenging and ferroptosis of colorectal cancer. J Nanobiotechnology, 19(1), 392.

Poltorack C D, Dixon S J. 2022. Understanding the role of cysteine in ferroptosis: progress & paradoxes. FEBS J, 289(2): 374-385.

Pow D V, Barnett N L. 1999. Changing patterns of spatial buffering of glutamate in developing rat retinae are mediated by the Müller cell glutamate transporter GLAST. Cell Tissue Res, 297: 57-66.

Pow D V, Barnett N L. 2000. Developmental expression of excitatory amino acid transporter 5: a photoreceptor and bipolar cell glutamate transporter in rat retina. Neurosci Lett, 280: 21-24.

Robert K, Nehmé J, Bourdon E, et al. 2005. Cystathionine beta synthase deficiency promotes oxidative stress, fibrosis, and steatosis in mice liver. Gastroenterology, 128(5): 1405-1415.

Sanderson S M, Gao X, Dai Z, et al. 2019. Methionine metabolism in health and cancer: a nexus of diet and precision medicine. Nat Rev Cancer, 19(11): 625-637.

Sappington D R, Siegel E R, Hiatt G, et al. 2016. Glutamine drives glutathione synthesis and contributes to radiation sensitivity of A549 and H460 lung cancer cell lines. Biochim Biophys Acta, 1860(4): 836-843.

Sato M, Onuma K, Domon M, et al. 2020. Loss of the cystine/glutamate antiporter in melanoma abrogates tumor metastasis and markedly increases survival rates of mice. Int J Cancer, 147(11): 3224-3235.

Shashidharan P, Huntley G W, Murray J M, et al. 1997. Immunohistochemical localization of the neuron-specific glutamate transporter EAAC1 (EAAT3) in rat brain and spinal cord revealed by a novel monoclonal antibody. Brain Res, 773: 139-148.

Shin D, Lee J, You J H, et al. 2020. Dihydrolipoamide dehydrogenase regulates cystine deprivation-induced ferroptosis in head and neck cancer. Redox Biol, 30: 101418.

Shi Z, Naowarojna N, Pan Z, et al. 2021. Multifaceted mechanisms mediating cystine starvation-induced ferroptosis. Nat Commun, 12(1): 4792.

Shi Z Z, Habib G M, Rhead W J, et al. 1996. Mutations in the glutathione synthetase gene cause 5-oxoprolinuria. Nat Genet, 14: 361-365.

Shibuya N, Kimura H. 2013. Production of hydrogen sulfide from d-cysteine and its therapeutic potential. Front Endocrinol (Lausanne), 4: 87.

Shimada K, Skouta R, Kaplan A, et al. 2016. Global survey of cell death mechanisms reveals metabolic regulation of ferroptosis. Nat Chem Biol, 12(7): 497-503.

Stegen S, Rinaldi G, Loopmans S, et al. 2020. Glutamine metabolism controls chondrocyte identity and function. Dev Cell, 53(5): 530-544. e8.

Stipanuk M H. 2004. Sulfur amino acid metabolism: pathways for production and removal of homocysteine and cysteine. Annu Rev Nutr, 24: 539-577.

Stipanuk M H, Beck P W. 1982. Characterization of the enzymic capacity for cysteine desulphhydration in liver and kidney of the rat. Biochem J, 206: 267-277.

Stipanuk M H, De la Rosa J, Hirschberger L L. 1990. Catabolism of cyst(e)ine by rat renal cortical tubules. J Nutr, 120: 450-458.

Stipanuk M H, Dominy J E Jr, Lee J I, et al. 2006. Mammalian cysteine metabolism: new insights into regulation of cysteine metabolism. J Nutr, 136(6 Suppl): 1652S-1659S.

Stipanuk M H, Ueki I. 2011. Dealing with methionine/homocysteine sulfur: cysteine metabolism to taurine and inorganic sulfur. J Inherit Metab Dis, 34: 17-32.

Takatsuru Y, Iino M, Tanaka K, et al. 2007. Contribution of glutamate transporter GLT-1 to removal of synaptically released glutamate at climbing fiber-Purkinje cell synapses. Neurosci Lett, 420: 85-89.

Takumi Y, Matsubara A, Danbolt N C, et al. 1997. Discrete cellular and subcellular localization of glutamine synthetase and the glutamate transporter GLAST in the rat vestibular end organ. Neuroscience, 79: 1137-1144.

Tan S, Schubert D, Maher P. 2001. Oxytosis: A novel form of programmed cell death. Curr Top Med Chem, 1: 497-506.

Timmerman L A, Holton T, Yuneva M, et al. 2013. Glutamine sensitivity analysis identifies the xCT antiporter as a common triple-negative breast tumor therapeutic target. Cancer Cell, 24(4): 450-465.

Wang K, Zhang Z, Tsai H I, et al. 2021. Branched-chain amino acid aminotransferase 2 regulates ferroptotic cell death in cancer cells. Cell Death Differ, 28(4): 1222-1236.

Wang L, Cai H, Hu Y, et al. 2018. A pharmacological probe identifies cystathionine β-synthase as a new negative regulator for ferroptosis. Cell Death Dis, 26;9(10): 1005.

Wang Y, Wang S, Xin Y, et al. 2021. Hydrogen sulfide alleviates the anxiety-like and depressive-like behaviors of type 1 diabetic mice via inhibiting inflammation and ferroptosis. Life Sci, 278: 119551.

Wang Y, Yu R, Wu L, et al. 2021. Hydrogen sulfide guards myoblasts from ferroptosis by inhibiting ALOX12 acetylation. Cellular signal, 78: 109870.

Ward N P, DeNicola G M. 2019. Sulfur metabolism and its contribution to malignancy. Int Rev Cell Mol Biol, 347: 39-103.

Warner G J, Berry M J, Moustafa M E, et al. 2000. Inhibition of selenoprotein synthesis by selenocysteine tRNA[Ser]Sec lacking isopentenyladenosine. J Biol Chem, 275(36): 28110-28119.

Xu T, Ding W, Ji X, et al. 2019. Molecular mechanisms of ferroptosis and its role in cancer therapy. J Cell Mol Med, 23: 4900-4912.

Yadav P K, Yamada K, Chiku T, et al. 2013. Structure and kinetic analysis of H2S production by human mercaptopyruvate sulfurtransferase. J Biol Chem, 288(27): 20002-20013.

Yan N, Meister A. 1990. Amino acid sequence of rat kidney gamma-glutamylcysteine synthetase. J Biol Chem, 265: 1588-1593.

Yang W S, Stockwell B R. 2016. Ferroptosis: death by lipid peroxidation. Trends Cell Biol, 26: 165-176.

Yang W S, SriRamaratnam R, Welsch M E, et al. 2014. Regulation of ferroptotic cancer cell death by GPX4. Cell, 156(1-2): 317-331.

Yao X, Li W, Fang D, et al. 2021. Emerging roles of energy metabolism in ferroptosis regulation of tumor cells. Adv Sci. 8(22): e2100997.

Yin J, Ren W, Yang G, et al. 2015. L-Cysteine metabolism and its nutritional implications. Mol Nutr Food, 60(1): 134-146.

Yu H, Guo P, Xie X et al. 2017. Ferroptosis, a new form of cell death, and its relationships with tumourous diseases. J Cell Mol Med, 21: 648-657.

Zhang K, Wu L, Zhang P, et al. 2018. miR-9 regulates ferroptosis by targeting glutamic-oxaloacetic transaminase GOT1 in melanoma. Mol Carcinog, 57(11): 1566-1576.

Zhang T, Bauer C, Newman A C, et al. 2020. Polyamine pathway activity promotes cysteine essentiality in cancer cells. Nature Metab, 2(10): 1062-1076.

Zhang Y, Swanda R V, Nie L, et al. 2021. mTORC1 couples cyst(e)ine availability with GPX4 protein synthesis and ferroptosis regulation. Nat Commun, 12(1): 1589.

Zhang Y, Tan H, Daniels J D, et al. 2019. Imidazole ketone erastin induces ferroptosis and slows tumor growth in a mouse lymphoma model. Cell Chem Biol, 26(5): 623-633. e9.

Zhou Y F, Wu X M, Zhou G, et al. 2018. Cystathionine β-synthase is required for body iron homeostasis. Hepatology, 67(1): 21-35.

第11章

辅酶 Q_{10} 与 NADPH 在铁死亡中的作用

吕　斌　王佳鑫　高明辉　谈　颖　罗旭灵

吴　瑾　卢俊婉　高斐然　龙　麟

摘要：目前已发现铁死亡的敏感性与许多生物过程密切相关，如辅酶 Q_{10}（coenzyme Q_{10}，CoQ）和 NADPH 的生物合成等。辅酶 Q_{10} 作为线粒体中三磷酸腺苷（adenosine triphosphate，ATP）生成和抗氧化还原作用的主要参与者，对涉及代谢的基因表达、细胞转运、转录调控和细胞信号转导都具有重要作用。NADPH 即为还原型烟酰胺腺嘌呤二核苷酸磷酸，参与多种合成代谢反应，如脂类、脂肪酸和核苷酸的合成。本章主要介绍辅酶 Q_{10} 和 NADPH 的生理功能及它们与铁死亡的关系和调控机制，并阐述其在心血管疾病等重大慢性疾病中的最新研究进展和潜在的作用机制，为重大慢性疾病的防治提供有力的科学依据。

关键词：铁死亡，辅酶 Q_{10}，NADPH，FSP1

Abstract: So far, it has been found that the sensitivity to ferroptosis is tightly linked to numerous biological processes, including the biosynthesis of coenzyme Q_{10} and NADPH etc. Coenzyme Q_{10} is mainly involved in the generation of ATP in mitochondria and the antioxidant and reduction action and affects many metabolic biological processes, such as gene expression, cell transport, transcriptional regulation, and cell signal transduction. NADPH, also known as reduced nicotinamide adenine dinucleotide phosphate which involved in a variety of anabolic reactions, such as the synthesis of lipids, fatty acids and nucleotides. In this section, we mainly introduces the physiological functions of coenzyme Q_{10} and NADPH, their relationship with ferroptosis and their regulatory mechanism. We also draw attention to the possible clinical impact of this recently emerged ferroptosis modalities, in order to provide a strong scientific basis for the prevention and treatment of major chronic diseases.

Keywords: ferroptosis, CoQ_{10}, NADPH, FSP1

11.1　辅酶 Q_{10} 的生理功能

生物体内所有生化反应都是在酶的催化作用下实现的，而许多酶需要辅酶存在才能发挥其催化活性。辅酶 Q_{10} 是广泛存在于动植物细胞中的一种小分子有机物，又称泛醌。最早于 1957 年在美国被发现。1958 年，辅酶 Q_{10} 的"研究之父"卡鲁福鲁卡斯博士明确了其化学结构，并提出了其对心脏功能的重要作用，因此获得了美国化学学会的最高荣誉。1978 年，英国爱丁堡大学米切尔博士发现了辅酶 Q_{10} 的作用并获得诺贝尔奖（黄钰清，2017）。科学家们不断探索辅酶 Q_{10} 与心血管疾病等之间的关系，目前临床上已将其应用于心肌梗死、高血压和急慢性病毒性肝炎等疾病的辅助治疗（Yang et al.，2015）。随着辅酶 Q_{10} 介导铁死亡的相关基础研究的进一步深入，这类化合物已被认为是一种新型辅助性抗癌药，再次受到广泛重视。

11.1.1 辅酶 Q_{10} 的结构与功能

11.1.1.1 辅酶 Q_{10} 的结构

不同来源的辅酶 Q 其侧链聚异戊烯基的聚合度不同，在人类和哺乳动物体内的辅酶 Q 是 10 个异戊烯单位，故称辅酶 Q_{10}，它是一种醌类化合物，其结构类似于维生素 K（Zhang et al.，1995）。辅酶 Q_{10} 的化学名是 2,3-二甲氧基-5 甲基-1,4-苯醌，分子式为 $C_{59}H_{90}O_4$，相对分子质量为 863.34。辅酶 Q_{10} 中的醌式结构使其易于存在三种化学形式，即完全还原型（泛醇）、完全氧化型（泛醌）和自由基中间型（泛半醌自由基），其化学结构式如图 11-1 所示。在细胞内这三种形式可通过氧化还原反应发生相互转变，从而参加生物体内氧化还原反应（Raizner et al.，2019）。

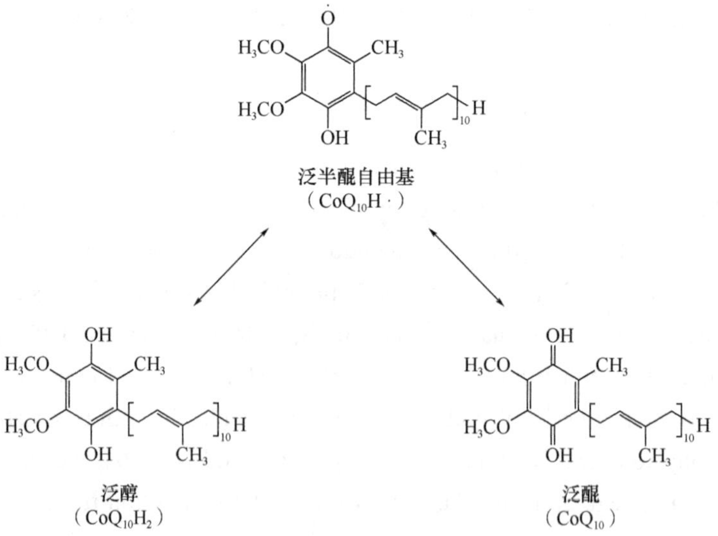

图 11-1 辅酶 Q_{10} 的三种形态的化学结构

11.1.1.2 辅酶 Q_{10} 的理化性质

辅酶 Q_{10} 是一种脂溶性化合物，在室温下是一种黄色或淡黄色的结晶物，其熔点 49℃，无臭无味。在光照下，易于分解生成微红色物，在碱性条件下也不稳定易降解，在酸性、一定湿度和高温环境下较稳定。辅酶 Q_{10} 具有较长的类异二戊烯侧链，使其易溶于氯仿和苯，微溶于乙醇，可溶于丙酮、石油醚和乙醚，不溶于水和甲醇（黄钰清，2017）。辅酶 Q_{10} 还具有苯醌环，这两种结构使其具有氧化还原功能和疏水性。辅酶 Q_{10} 主要存在于线粒体内膜上，其脂溶性使其具有高度流动性，能够作为一种具有流动性的电子传递体。

11.1.1.3　辅酶 Q_{10} 在人体细胞和组织中的分布

在人体内，辅酶 Q_{10} 总含量约为 0.5 ~ 1.5g，在心脏组织中的含量最高，在肝、脾、肾、肌肉等组织中含量较高，在肺和血浆中含量较低。辅酶 Q_{10} 在人体组织中的分布及含量如表 11-1 所示（Greenberg and Frishman，1990；Zhang et al.，1995）。约 95% 的辅酶 Q_{10} 以还原形式泛醇存在；但在脑、肺和肠等组织中，其主要以氧化形式泛醌存在（Aberg et al.，1992）。在细胞中，其主要分布在线粒体，约占总量的 40% ~ 50%，在细胞核占比 25% ~ 30%、在微粒体占比 15% ~ 20% 以及在细胞质占比 5% ~ 10%（Ernster and Dallner，1995）。人类年龄达到 20 岁左右时，体内中辅酶 Q_{10} 浓度达到峰值，随着年龄的增长，身体内自体合成的辅酶 Q_{10} 逐渐减少（黄钰清，2017）。

表 11-1　泛醌和泛醇在人体组织中的分布及含量（Martelli et al.，2020）

组织名称	泛醌含量（μg/g）	泛醇含量（μg/g）
心脏	132	61
肾脏	77	75
肝脏	63.6	95
肌肉	39.7	65
脑	13.4	23
胰腺	32.7	
脾	24.6	
肺	7.9	25
甲状腺	24.7	
睾丸	10.5	
肠	11.5	95
结肠	10.7	
心室	11.8	
血浆（μmol/mL）	1.1	96

11.1.2　辅酶 Q_{10} 的生理功能

辅酶 Q_{10} 作为生物体代谢过程的关键因素，其所具有的生理活性对生物体非常重要。其中，最重要的生理功能是参与呼吸作用的能量传递。线粒体内膜上的辅酶 Q_{10} 通过氧化型的泛醌和还原型的泛醇之间的转化，实现质子和电子的传递，产生跨膜质子梯度（黄钰清，2017）。此外，研究发现辅酶 Q_{10} 在生物体内还具有抗氧化、清除自由基、增强免疫力和调控细胞基因表达等生理作用（黄钰清，2017）。具体而言，辅酶 Q_{10} 具有下列几种生理功能。

11.1.2.1　清除自由基和抗氧化功能

辅酶 Q_{10} 是体内重要的可再生脂溶性抗氧化剂，作为体内天然存在的高效抗氧化剂，体内辅酶 Q_{10} 在细胞膜中大部分以还原型泛醇形式存在，可直接与过氧化物自由基反应，从而清除体内自由基，控制细胞内脂类物质的氧化反应（Zhang et al.，1995）。在低浓度情况下，辅酶 Q_{10} 也具有较强清除自由基的能力（袁军辉，2018）。此外，辅酶 Q_{10} 还能与维生素 E 和抗坏血酸共同清除自由基，发挥协同抗氧化作用（Zhang et al.，1995）。

11.1.2.2　调控胞内线粒体功能

首先，辅酶 Q_{10} 具有增强线粒体呼吸功能的作用。辅酶 Q_{10} 是线粒体电子传递链的重要成员之一，对于细胞内能量合成至关重要（Zhang et al.，1995）。在线粒体中，辅酶 Q_{10} 由于其较好的脂溶性可以在线粒体内膜上移动，将复合体 I 和复合体 II 上的电子传递到复合体III上（Awad et al.，2018）。在电子传递的过程中，辅酶 Q_{10} 在氧化型和还原型之间循环转化，依靠电子传递链，完成细胞生物体内的能量转化和 ATP 的形成。当辅酶 Q_{10} 不足或损伤时，会导致有氧呼吸功能减弱，使得细胞发生死亡。

其次，辅酶 Q_{10} 在线粒体电子传递的过程中既是递氢体又是递电子体，能够维持膜两侧的质子浓度梯度，调控线粒体通透性转换孔和线粒体凋亡进程。另外，辅酶 Q_{10} 作为 ATP 的限速酶，参与氧化还原反应的调节，避免线粒体 DNA 和线粒体膜进一步受到线粒体氧自由基的攻击，调节线粒体产生能量的速度。

11.1.2.3　增强免疫功能

辅酶 Q_{10} 可以通过提高体液免疫、细胞免疫以及非特异性免疫功能增强机体的免疫功能。在提高体液免疫功能方面，实验研究证实，在给予羊血球细胞免疫后静脉注射辅酶 Q_{10}，会增加正常小鼠第 4、6 和 8 天血清抗体效价。辅酶 Q_{10} 可使免疫反应抗体效价提高 1～32 倍（韩长日，2000）。在提高细胞免疫功能方面，采用肥大细胞瘤细胞作为同种异系抗原可诱导 C57BL/6 小鼠出现腹腔免疫。经免疫诱导后的小鼠胸淋巴细胞被诱导出较强的细胞毒性，该效应可以用于检测细胞免疫功能，且 T 细胞为其效应细胞。当给予小鼠诱导腹腔免疫的同时，合并肌肉注射辅酶 Q_{10}，可显著提高细胞毒性（韩长日，2000）。

另外，辅酶 Q_{10} 也可以增强机体的非特异性免疫功能。一些实验和临床研究已经证实，经肿瘤种植后的荷瘤动物的巨噬细胞功能出现显著下降。给予静脉注射 500μg/ 只辅酶 Q_{10}，48h 后小鼠单核-巨噬系统吞噬能力提高约 1 倍（韩长日，2000）。

11.1.2.4　参与基因调控功能

辅酶 Q_{10} 促进体内许多基因的表达，这些基因与细胞代谢、细胞信号转导、转录调控和氧化磷酸化关系密切。此外，辅酶 Q_{10} 能够激活线粒体生物合成的关键调节分子过氧化物酶体增殖物激活受体 γ 共激活因子-1α、核转录因子-2 和抗氧化因子的转录，调节生物能量的合成与细胞氧化还原状态（Raizner，2019）。

11.1.3　辅酶 Q_{10} 体内分布代谢情况

11.1.3.1　辅酶 Q_{10} 的合成

辅酶 Q 的生物合成途径已被证明至少涉及 14 种核编码蛋白质，该过程受到多种基因的调控（Awad et al.，2018）。辅酶 Q 在酵母和人类细胞中的生物合成依赖于高分子质量的多亚基复合物，包括几种辅酶 Q 的基因产物，以及辅酶 Q 本身和辅酶 Q 中间体。目前认为辅酶 Q_{10} 主要在内质网-高尔基体中合成。辅酶 Q_{10} 分子的合成主要包括 3 个步骤，即由 4-羟基苯甲酸盐（由酪氨酸或苯丙氨酸衍生）合成苯醌结构，由乙酰辅酶 A（Acetyl-CoA，CoA）经甲羟戊酸（mevalonic acid，MVA）途径合成聚异戊二烯侧链，这两个结构再缩合形成辅酶 Q_{10}（Hargreaves et al.，2020）。

人类细胞中辅酶 Q_{10} 的生物合成至少涉及 17 步化学过程，需要至少 7 种维生素以及一些微量元素。人体内辅酶 Q_{10} 生物合成过程具体如下（图 11-2）：酵母菌从分支酸盐从头合成 4-羟基苯甲酸（4-hydroxybenzoic acid，4HB），也可从酪氨酸代谢获得 4HB（或依赖苯丙氨酸和苯丙氨酸羟化酶产生酪氨酸）。以 Coq1 产生的异戊烯基焦磷酸（isopentenyl pyrophosphate，IPP）和二甲基烯丙基焦磷酸盐（dimethylallylpyrophosphate，DMAPP）作为前体，形成六戊烯基二磷酸（$n=6$），通过异戊二烯基（十异戊二烯）二磷酸合成酶亚基 1［prenyl (decaprenyl) diphosphate synthase, subunit 1，PDSS1］/异戊二烯基（十异戊二烯）二磷酸合成酶亚基 2［prenyl (decaprenyl) diphosphate synthase, subunit 2，PDSS2］生成癸戊烯基二磷酸（$n=10$）。CoQ2 将聚异戊烯尾部连接到 4HB 上。在此步骤之后的三个中间体被鉴定六戊烯基中间体：3-六异戊二烯-4-羟基苯甲酸（3-hexaprenyl-4-hydroxy benzoic acid，HHB）、3-六异戊二烯-4,5-二羟基苯甲酸（3-hexaprenyl-4,5-dihydroxybenzoic acid，DHHB）和 3-六异戊二烯-4-羟基-5-甲氧苯甲酸（3-hexaprenyl-4-hydroxy-5-methoxybenzoic acid，HMHB）。接下来的中间体是 4-氨基-3-六异戊二烯-5-甲氧基苯酚（4-amino-3-hexaprenyl-5-methoxyphenol，IDDMQH2）和 4-氨基-3-六异戊二烯-2-甲基-5-甲氧基苯酚（4-amino-3-hexaprenyl-2-methyl-5-methoxyphenol，IDMQH2），以最终产生最终还原产物 CoQnH2，CoQnH2 和 CoQn 的相互转换是通过可逆的双电子还原和氧化来显示的（Awad et al.，2018）。

辅酶 Q_{10} 几乎在人体所有组织中都可以从头合成，身体通常不依赖辅酶 Q_{10} 的外源性供给（Raizner，2019）。但是，辅酶 Q_{10} 的内源性生物合成随着年龄的增长而下降。而且，组织中辅酶 Q_{10} 可能在许多病理生理状态下受到损害。因此，在上述情况下可能需要外源性补充辅酶 Q_{10} 来维持正常的血液和组织水平。

11.1.3.2　辅酶 Q_{10} 的吸收与转运

由于辅酶 Q_{10} 具有脂溶性，其吸收类似于胃肠道中的脂质，当其与脂肪类食物一起摄入，会增加人体对其的吸收。在胰腺和胆汁分泌的帮助下，辅酶 Q_{10} 被小肠吸收入血。吸收后，辅酶 Q_{10} 被还原为泛醇，并被运输到肝脏。肝脏快速将还原型辅酶 Q_{10} 结合到极低密度脂蛋白或低密度脂蛋白颗粒中，并重新释放到血液循环中（Raizner，2019）。

辅酶 Q_{10} 补充剂有片剂、粉末填充胶囊和包裹油悬浮液的软胶囊。口服给药后，血液中的含量在 6 ～ 8h 达到峰值，其半衰期超过 30h（Raizner，2019）。值得注意的是，口服摄入辅酶 Q_{10} 的吸收率比较低，为了提高辅酶 Q_{10} 的吸收率，研究人员在辅酶 Q_{10} 补充剂中添加乳化剂聚山梨酯 80（Chopra et al.，1998）。辅酶 Q_{10} 的两种形式［还原形式（泛醇）和氧化形式（泛醌）］都已用于临床研究，有研究表明辅酶 Q_{10} 的泛醇比泛醌具有更高的生物利用度（Langsjoen and Langsjoen，2014）。

11.1.3.3　辅酶 Q_{10} 的代谢

辅酶 Q_{10} 的代谢在人体内还没有得到很好的研究，但是动物模型的研究表明辅酶 Q_{10} 在所有组织内都有代谢。它的主要代谢途径是胆汁和粪便排泄，还有一小部分通过尿液排泄（Bhagavan and Chopra，2006）（图 11-2）。

11.1.4　辅酶 Q_{10} 相关铁死亡的调节机制

辅酶 Q_{10} 是由 MVA 途径合成，也被称为异戊二烯或 3-羟基-3-甲基戊二酸单酰辅酶 A 还原酶（3-hydroxy-3-methyl glutaryl coenzyme A reductase，HMGR，又称 HMG-CoA）途径，该途径产生 IPP 和 DMAPP，它们是合成大量生物分子如胆固醇、维生素 K 或泛醌（辅酶 Q_{10}）的必要前体。辅酶 Q_{10} 的还原形式是一种有效的亲脂性抗氧化剂，能够捕获脂质过氧化基，抑制脂质过氧化，而脂质过氧化是诱导铁死亡的重要因素（Awad et al.，2018；Bersuker et al.，2019）。

11.1.4.1　FSP1/辅酶 Q_{10} 调节铁死亡的机制

FSP1 是谷胱甘肽非依赖性铁死亡抑制蛋白（ferroptosis-suppressor-protein 1），也叫线粒体相关凋亡诱导因子 2 ［apoptosis inducing factor (AIF) homologous mitochondrion associated inducer of death，AIFM2］，但由于其没有 N 端线粒体靶向序列，因此其既不定位于线粒体，也不促进凋亡，但其能够充分抵抗谷胱甘肽过氧化物酶（glutathioneperoxidase 4，GPx4）缺失引起的铁死亡。Kirill Bersuker 等的研究和相关论文也确定 FSP1 是一种有效的铁死亡抑制剂，FSP1 敲除细胞系对谷胱甘肽过氧化物酶 4 抑制剂的敏感性显著增加（Bersuker et al.，2019），而且 FSP1 敲除小鼠可以存活，并且没有显示明显的突变表型（Nguyen et al.，2017），与 GPx4 对脂质过氧化的补偿性抑制一致。

2019 年，有研究发现在数百种癌细胞系中，FSP1 的表达与铁死亡抵抗呈正相关，并且 FSP1 抑制肺癌细胞系和小鼠肿瘤移植瘤中的铁死亡，提示 FSP1 是一种有效的抗铁死亡因子，并其可通过辅酶 Q_{10} 发挥作用，其具体作用机制为：肉豆蔻酰化将 FSP1 招募到质膜上，作为氧化还原酶，还原辅酶 Q_{10}，产生亲脂性自由基捕获抗氧化剂（lipophilic free radicals capture antioxidants，RTA），阻止脂质过氧化物的增加（图 11-3 所示）（Bersuker et al.，2019），FSP1 对脂滴中亲脂性自由基捕获抗氧化剂的调节对于在脂质长期储存期间维持脂质质量是重要的，类似于辅酶 Q_{10} 和 α-生育酚（α-tocopherol，α-TOH）在防止循环脂蛋白颗粒氧化中的作用（Righini et al.，1991；Misaki et al.，2003）。同时，Doll S 等人也提出 FSP1 抑制铁死亡是由辅酶 Q_{10} 介导的，为了研究 FSP1 和辅酶 Q_{10} 之间的可能联系，研究人员通过敲除催化辅酶 Q_{10} 生物合成第一步的酶 4-羟基苯甲酸聚戊烯基转移酶来产生辅酶 Q_{10} 缺陷型 HT1080 细胞。当补充尿苷、辅酶 Q_{10} 或癸基泛醌时，缺失

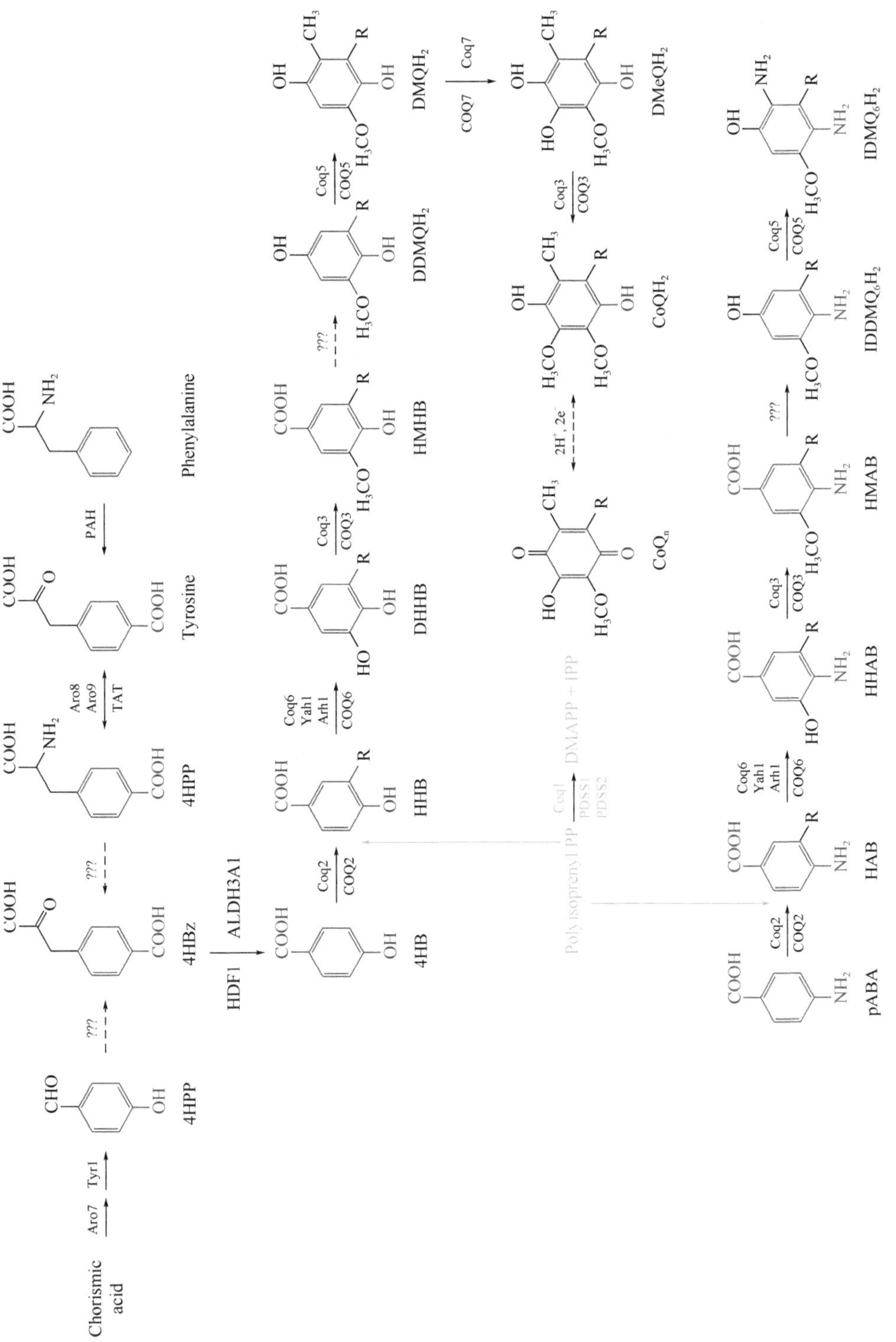

图 11-2　在酵母和人体内辅酶 Q₁₀ 的合成途径

辅酶 Q_{10} 的细胞正常增殖。重要的是，虽然 FSP1 在亲代 HT1080 细胞中的过表达抑制了铁死亡，但在辅酶 Q_{10} 敲除细胞中却没有抑制铁死亡。以上研究发现 FSP1/辅酶 Q_{10}/NAD(P)H 作为独立的平行系统，可与 GPx4 和还原型谷胱甘肽（glutathione，GSH）协同抑制磷脂过氧化（phospholipid peroxidation，pLPO）和铁死亡（Doll et al.，2019）。

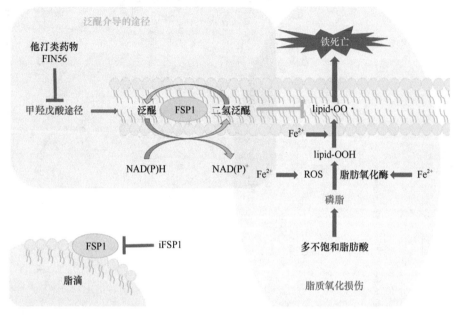

图 11-3　FSP1 抑制铁死亡作用机制的模型

11.1.4.2　BH_4/辅酶 Q_{10} 调节铁死亡的机制

最近，通过一项全基因组 CRISPR-Cas9 介导的激活剂筛选得到鸟苷三磷酸环水解酶 1（GTP cyclohydrolase Ⅰ，GCH1），这是一种合成抗氧化四氢生物蝶呤（tetrahydrobiopterin，BH_4）的限速酶，也作为一种独立于 GPx4-GSH 半胱氨酸轴的抑制铁蛋白作用的替代途径（Kraft et al.，2020）。它抑制脂质过氧化的机制可能是基于 BH_4 的直接抗氧化功能，选择性地防止含有两个不饱和酰基链的磷脂的氧化。此外，BH_4 还可能通过减轻氧化应激来防止辅酶 Q_{10} 的衰竭和通过将苯丙氨酸转化为酪氨酸来促进其合成，酪氨酸可以进一步转化为辅酶 Q_{10} 的前体：4HB，进而通过辅酶 Q_{10} 降低脂质过氧化水平。发现铁死亡以来，其他几个影响细胞对铁死亡的敏感性或抗性的重要分子和关键机制已被报道，如游离或蛋白结合形式的铁的作用（Conrad and Pratt，2019；Hassannia et al.，2019）。

11.1.4.3　非线粒体池辅酶 Q_{10} 与铁死亡

虽然细胞中线粒体氧化还原的功能已被阐明，但细胞是否包含两个独立的辅酶 Q_{10} 库，或者它们是否共享一个共同的生物合成途径呢？一些体内实验表明，辅酶 Q_{10} 的合成也可能发生在高尔基体和内质网膜中，提供了细胞膜辅酶 Q_{10} 库，这就是调节辅酶 Q_{10} 非线粒体（如质膜）池氧化还原循环的途径（Kalén et al.，1990），通过在高尔基体中产生辅酶 Q_{10} 来分布到整个细胞的非线粒体膜，辅酶 Q_{10} 作为唯一内源性合成的脂溶性抗氧化剂，在高尔基体膜中的浓度甚至高于线粒体和质膜中的浓度（Kalen et al.，1987；Crane，

2001；Bentinger et al.，2008）。并且可以通过 ubi A prenyltransfera se domain-containing protein 1（UBIAD1）（一种与合成辅酶 Q_{10} 的非线粒体池相关的高尔基体/ER 定位的异戊烯转移酶）来催化辅酶 Q_{10} 的形成（Mugoni et al.，2013）。

有文章提出 FSP1 是在质膜上降低辅酶 Q_{10} 的氧化还原酶（Santoro，2020）。这个 FSP1/辅酶 Q_{10}/NADH 系统单独就足以抑制脂质过氧化和铁死亡。这些发现首次明确表明辅酶 Q_{10} 在细胞的质膜中起保护作用。此外，Bersuker 等揭示了非线粒体辅酶 Q_{10} 的一个基本作用是作为抗氧化剂防止脂质损伤，从而抑制铁死亡，不需要将 FSP1 定位在脂滴上来防止铁死亡（Bersuker et al.，2019）。

关于辅酶 Q_{10} 相关铁死亡的调控机制尚有许多问题需要解决，科学家需将其放在人类疾病的背景下，以产生对这一发现的重要治疗见解。

11.2　辅酶 Q_{10} 与铁死亡相关疾病

铁死亡与多种疾病病理过程相关联的证据日益增多，而辅酶 Q_{10} 与铁死亡相关疾病也有着密切的相关（Wang et al.，2020）。

例如在心血管疾病当中，ROS 带来的氧化损伤是促进铁死亡发生的关键因素（图 11-4 所示），而目前已知在心血管系统中发挥重要抗氧化作用的分子是辅酶 Q_{10}，通过抗氧化作用从而调节心血管稳态（Pepe et al.，2007；Kumar et al.，2009）。辅酶 Q_{10} 是一种可移动的亲脂性电子载体，对于维持线粒体膜上进行电子传递呼吸链活性以及在高尔基体和血浆膜中用于 NAD(P)H 氧化还原酶依赖性反应的活性至关重要，如一氧化氮（nitric oxide，NO）合成（Navas et al.，2007），而内皮型一氧化氮合酶（endothelial nitric oxide synthase，eNOS）作为心血管功能的关键调节因子，其生成的 NO 是维持心血管稳态的重要介质，由此可以看出辅酶 Q_{10} 与心血管疾病之间的有着密切的关系（Alp and Channon，2004；Förstermann and Sessa，2012）。

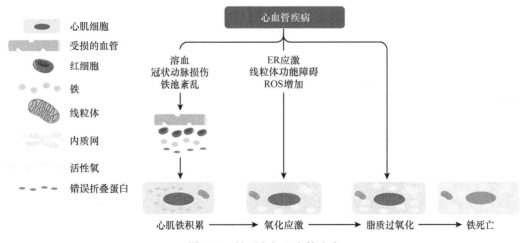

图 11-4　铁死亡与心血管疾病

此外 Kirill Bersuker 等的研究表明 FSP1 的表达量对于预测能够诱导铁死亡的抗癌药物的临床疗效是非常重要的，并且强调了 FSP1 抑制剂作为克服多种类型癌症中铁死亡抗性治疗策略的应用潜力，药理性抑制 FSP1 可能增加癌细胞对铁死亡诱导剂的敏感性（Doll et al.，2019）。有研究发现 FSP1 高表达的 H460 肺癌细胞在 GPx4 敲除后正常存活，而 GPx4 和 FSP1 双敲细胞则快速死亡。过表达 FSP1 后 ACSL4 和 GSH 表达无明显变化，即 NADH-FSP1-辅酶 Q_{10} 途径独立于经典的铁死亡相关机制，但其也可与 GPx4 协同作用发挥抑制铁死亡作用。尽管已经有研究显示抑制 GPx4 可以促进肿瘤细胞发生铁死亡，然而 GPx4 抑制剂的敏感性在癌细胞系之间差异很大（Zou et al.，2019），这表明存在额外的因素调控铁死亡的抗性。进一步发现，FSP1 的表达与数百种癌细胞的铁死亡抵抗呈正相关，并且 FSP1 介导了肺癌细胞和小鼠肿瘤异种移植瘤对铁死亡的抵抗。另外一项研究发现 Kelch 样环氧氯丙烷相关蛋白 1（Kelch-like ECH-associated protein 1，Keap1）在肺癌中经常发生突变或失活，且使肿瘤细胞具有难治性，而靶向辅酶 Q-FSP1 轴可以通过诱导铁死亡使 Keap1 突变型肺癌细胞或肿瘤对辐射敏感（Koppula et al.，2022）。FSP1 使用 NADH 作为辅助因子，以抑制脂质过氧化和诱导铁死亡抵抗（Moosmann and Behl，2004）。在这个过程中，FSP1 通过特定 N 端序列的十四烷酰化定位于质膜并发挥催化作用（Bersuker et al.，2019）。有研究报道，FSP1-CoQ$_{10}$-NADH 和 GSH-GPx4 途径在碘酸钠（sodium iodate，SIO）诱导的视网膜变性病理过程中抑制视网膜铁死亡，延缓视网膜色素上皮退化（Yang et al.，2022）。尽管铁死亡的复杂机制给学者们带来了许多挑战，但它们有助于回答许多疾病和疾病治疗的潜在问题。因此，FSP1 是非线粒体辅酶 Q 抗氧化系统的关键组成部分，该系统与典型的基于 GSH 的 GPx4 途径有着平行作用。这些发现明确了铁死亡抑制途径，并表明 FSP1 的药理抑制可能提供了一种有效的策略来增强癌细胞对铁死亡诱导化疗药物的敏感性（Bersuker et al.，2019）。

GCH1-BH$_4$ 磷脂轴也通过辅酶 Q_{10} 发挥抗铁死亡作用。GCH1 在 MF 肿瘤细胞（即 T 细胞起源的恶性肿瘤）中选择性过表达，明显促进了 BH$_4$ 合成丰富的辅酶 Q_{10}-H2，保护双尾 PUFA 磷脂酰胆碱不受过氧化作用（Hadian and Stockwell，2020）。与 NADH-FSP1-辅酶 Q_{10} 通路相似，该轴不依赖已知的铁死亡相关蛋白并且 GCH1 保护的特定脂质证明两个尾随 PUFA 磷脂酰胆碱在过氧化和执行性铁死亡的反应中扮演着关键角色（Kraft et al.，2020）。

除了辅酶 Q_{10}-H2，蛋白分选复合体-Ⅲ（endosomal sorting complex required for transport-Ⅲ，ESCRT-Ⅲ）介导的膜修复机制所需要的核内体分选复合体通过膜出芽和裂变抵抗脂质过氧化和铁死亡作用，这些过程均依赖于 FSP1 依赖的 ESCRT-Ⅲ 通路膜来招募血浆（Dai et al.，2020b）。

在肿瘤治疗中，这些通路对 GPx4 介导的铁死亡抵抗具有代偿作用或平行作用，参与的分子有可能作为评价耐药和选择化疗药物的生物标志物。比如有效的 FSP1 抑制剂 iFSP1（Doll et al.，2019）的发现对开发治疗和研究方法具有重要意义。可渗透膜的 BH$_4$ 和 GCH1 诱导的致密三维球状体对邻近细胞的保护，进一步补充了肿瘤中铁死亡抵抗的机制（Kraft et al.，2020）。

鼠双微体 2（mouse double minute-2，MDM2）和鼠双微体 X（mouse double minute-X，MDMX）是抑癌基因 p53 的负调控因子，MDM2 在依赖于 p53 的细胞、组织和动物中也具有促肿瘤作用。利用小分子、RNA 干扰试剂和 MDMX 的突变形式，发现 MDM2 和 MDMX 可能以复合物的形式引起铁死亡。其能通过改变细胞的脂质分布，促进铁死亡的发生。抑制 MDM2 或 MDMX 会导致 FSP1 蛋白水平升高，从而增加内源性亲脂性抗氧化剂辅酶 Q_{10} 的水平。FSP1/AIFM2 可以通过增加辅酶 Q_{10} 的还原量来阻断不依赖于 GPx4 的铁死亡，抑制 MDM2/MDMX 导致 FSP1 水平增加，而 FSP1 可能会重新调节辅酶 Q_{10} 的含量来阻断铁死亡（Venkatesh et al.，2020）。

11.3 辅酶 Q_{10} 相关铁死亡治疗

FIN56 是一种特异性的铁死亡诱导剂，它不仅可以通过诱导 GPx4 降解进而促进铁死亡的发生。并且他汀类药物（经典的 HMG-CoA 还原酶抑制剂和降胆固醇药物）已被证明可使细胞对 FIN56 诱导的铁蛋白作用敏感（图 11-3）（Shimada et al.，2016），FIN56 结合并激活角鲨烯合成酶（一种参与胆固醇合成并且抑制非类固醇代谢产物），进而抑制 MVA 途径生成辅酶 Q_{10}，以一种独立于 GPx4 降解的方式增强对 FIN56 诱导的铁死亡的敏感性（Viswanathan et al.，2017）。

铁死亡是由 PLPO 驱动的，FSP1 单独或与其还原共底物 NAD(P)H 结合都不能有效地抑制 PLPO，而辅酶 Q_{10} 的加入以剂量依赖的方式大大延迟了磷脂酰胆碱的自氧化。这些结果表明，辅酶 Q_{10} 通过 FSP1 帮助 NAD(P)H 中的还原物穿梭到脂质双层中，从而抑制脂质过氧化的扩散。NAD(P)H-FSP1-辅酶 Q_{10} 是抑制 PLPO 和铁死亡的有效通路（Doll et al.，2019）。最新研究报道，Li 等发现了一种基于金属有机框架（MOF）的纳米系统，可以有效地掺入 Au 纳米颗粒（NPs）和 RSL3，该纳米系统可以表现出酶样活性，有效抑制肿瘤细胞中 GPx4 和 FSP1 介导的抗铁死亡机制。其破坏了 $NADP^+$/NADPH 值，进一步阻碍了辅酶 Q_{10} 到 $CoQ_{10}H2$ 的循环，从而抑制 FSP1 介导的脂质过氧自由基清除，这些作用为临床应用铁死亡疗法提供了强有力的理论基础（Li et al.，2022）。

在本章中，我们介绍了辅酶 Q_{10} 参与铁死亡的途径，铁死亡与多种疾病之间的关系，同时简要探讨了目前已使用的、与辅酶 Q_{10} 有关的铁死亡相关治疗方法。综上所述，辅酶 Q_{10} 在铁死亡发生发展的过程中发挥着重要的作用，因此深入探究辅酶 Q_{10} 与铁死亡之间的关系，对各种相关疾病的治疗有着重要意义。

11.4 还原型辅酶 II NADPH 与铁死亡

烟酰胺腺嘌呤二核苷酸（NADH/NAD^+）及其磷酸化形式（NADPH/$NADP^+$），作为生物体内两对最重要的辅酶和核心代谢物，常被用作评价细胞代谢状态的关键指标，与衰老及相关疾病如癌症、糖尿病、肥胖症、心脑血管疾病、神经性退行性疾病等的发生发展密切相关（Choi et al.，2012；Gray et al.，2013；Ju et al.，2020）。

11.4.1 NADPH 的生理功能

11.4.1.1 合成脂类

NADPH 在脂类合成中扮演着重要的角色。脂肪酸是人体的关键营养物质。人体内的脂肪酸大部分来源于食物，为外源性脂肪酸，在体内改造加工被人体利用。同时机体还可以利用糖和蛋白转变为脂肪酸称为内源性脂肪酸，用于甘油三酯的生成，贮存能量。

在这一过程中，乙酰辅酶 A 与碳酸氢根、ATP 反应，羧化生成丙二酸单酰辅酶 A，由乙酰辅酶羧化酶 A（acetyl-CoA carboxylase，ACC）催化。此反应是脂肪酸合成的限速步骤，被柠檬酸别构激活，受软脂酰辅酶 A 抑制。该反应的产物丙二酸单酰辅酶 A 在脂肪酸合成酶复合物（fatty acid synthase complex，FAS）的催化下，进一步聚合，从而形成脂肪酸。其中，该反应中的还原力来自于 NADPH（Jeon et al.，2012）。

11.4.1.2　合成氨基酸

不仅仅细胞内脂肪酸的合成依赖 NADPH，某些氨基酸的合成也依赖于 NADPH。在 20 种基本氨基酸中，人类可以合成其中的 11 种。另外 9 种氨基酸必需从食物中摄取。其中谷氨酸的合成是由 α-酮戊二酸与氨经谷氨酸脱氢酶催化完成，消耗 NADPH。NADPH 作为辅酶因子参与由乙醛脱氢酶 18 家族成员 A1（aldehyde dehydrogenase 18 family member A1，ALDH18A1）和吡咯啉-5-羧酸还原酶-1（pyrroline-5-carboxylate reductase-1，PYCR1）介导的催化反应（Christensen et al.，2017）。

11.4.1.3　维持红细胞膜完整性

红细胞内利用葡萄糖的 5%～10% 通过磷酸戊糖通路代谢，为红细胞提供另一种还原力 NADPH。NADPH 在红细胞氧化还原系统中发挥重要作用，具有保护膜蛋白、血红蛋白及酶蛋白的巯基不被氧化，还原高铁血红蛋白等多种功能。NADPH 的这一重要功能是通过维持 GSH 的还原性来实现的（Glatzle et al.，1968）。此外，NADPH 还有助于还原高铁血红蛋白（Kaplan and Beutler，1967）。

11.4.1.4　体内药物代谢

药物进入体内之后，在一系列酶的催化下转化为极性分子，从而发挥药效或者被正常代谢体系排出体外的过程就是药物代谢，这是机体的一种自我保护方式。细胞色素酶 P450（cytochrome P450 enzyme system，CYP450）主要存在于肝脏和其他组织的内质网中，是一类血红蛋白偶联单加氧酶，其发挥作用需要辅酶 NADPH 和分子氧的共同参与（Pandey and Fluck，2013），主要参与药物的生物转化中氧化反应，包括失去电子、脱氢反应和氧化反应，CYP450 是主要的药物代谢酶系。

11.4.2　NADPH 的来源

11.4.2.1　饮食来源

由于 NADPH 具有还原性、不稳定的特征，一般很难从食物中直接获取。但是 NADH 的前体物 β-烟酰胺单核苷酸（nicotinamide mononucleotide，NMN）即烟酰胺单核苷酸是可以通过食物获取的，亦可以通过商业化的 NMN 片剂补充。NMN 进入细胞后，在烟酰胺单核苷酸腺苷转移酶（nicotinamide mononucleotide adenylyl transferase，NMNAT）的催化下转化为 NAD^+，并进一步在 NAD 激酶（NADK）的催化下转化为 $NADP^+$，之后再通过氧化还原催化为 NADPH（Pollak et al.，2007）。

11.4.2.2　磷酸戊糖途径

磷酸戊糖途径（pentose phosphate pathway PPP，pathway）是在动植物和微生物中普遍存在，是体内葡萄糖代谢的一条重要途径。主要包含氧化阶段和非氧化阶段两个代谢阶段。NADPH 产生于氧化阶段，由 6-磷酸葡萄糖在 6-磷酸葡萄糖脱氢酶的作用下形成 5-磷酸核酮糖，脱下的氢变转移到 $NADP^+$ 上，从而形成 NADPH（Patra and Hay，2014；Wasylenko et al.，2015）。

11.4.2.3　柠檬酸-丙酮酸循环

柠檬酸-丙酮酸循环也是细胞内 NADPH 生成的重要途径。在这一过程中，线粒体内乙酰辅酶 A 和草酰乙酸形成柠檬酸，柠檬酸转移到胞液中，在柠檬酸裂解酶作用下分解为乙酰辅酶 A 和草酰乙酸，乙酰辅酶 A 用于合成软脂酸。草酰乙酸在苹果酸脱氢酶的作用下变为苹果酸，苹果酸在苹果酸酶的作用下进一步脱羧形成丙酮酸，在此过程中由 $NADP^+$ 上形成 NADPH。

11.4.2.4　NADK 介导的 NADPH 合成调控

细胞内可以通过由 NADK 磷酸化 NAD^+ 的方式合成 $NADP^+$，然而进一步还原为 NADPH（Pollak et al.，2007）。NADK 在细胞内主要存在于胞质和线粒体中。由 2 个分子量 50kDa 的单体组成二聚体的形式，在催化 $NADP^+$ 形成的反应中利用 ATP 和锰离子作辅助因子。

11.4.3　NADPH 与铁死亡

NADPH 作为体内至关重要的抗氧化剂还原剂可参与体内多种代谢反应，越来越多的研究报道发现 NADPH 与铁死亡的发生密切相关，但是其作用方式展现出两面性。

一方面，NADPH 的产生促进铁死亡的发生。PPP 是胞质中产生 NADPH 的一种主要方式。这一反应过程的主要限速酶为葡萄糖-6-磷酸脱氢酶（glucose 6-phosphate dehydrogenase，G6PDH）和 6-磷酸葡萄糖酸脱氢酶（6-Phosphogluconate dehydrogenase，6PGDH），其中 G6PDH 介导 G-6-P 脱氢生成 6-磷酸葡糖酸内酯与 NADPH 的反应，6PGDH 负责 6-磷酸葡糖酸氧化脱羧生成 5-磷酸核酮糖与 NADPH 的产生。研究发现，细胞中利用 shRNA 手段敲低 G6PD 或 6PGD 能够显著抑制 erastin 诱导的铁死亡（Dixon et al.，2012），提示 PPP 途径产生的 NADPH 可能参与铁死亡的发生。利用 PPP 途径的特异性抑制剂 6-氨基烟酰胺（6-aminonicotinamide，6-AN），其能够抑制 NADPH 的合成，实验发现 6-AN 能够缓解 erastin 导致的铁死亡。以上研究进一步说明了 NADPH 在铁死亡过程中的促进作用。

另一方面，NADPH 能够促进一系列抗氧化产物的产生，进而抑制铁死亡。谷胱甘肽还原酶（glutathione reductase，GR）能够利用 NADPH 将氧化型谷胱甘肽（glutathione oxidized，GSSG）催化反应为 GSH。GSH 是体内非常重要的还原产物，是 GPx4 的唯一底物，GPx4 利用 GSH 消除膜脂上的过氧化产物，阻断细胞膜的损伤，从而抑制铁死亡的发生（Yang et al.，2014）。抑制胞质 NAD（H）激酶 NADK，可以消除 MESH1 耗竭的保护作用。研究阐明了胞浆中 NADPH 水平的重要性及其对铁死亡诱导的调节作用（Ding et al.，2020）。敲低核转录因子 E2 相关因子 2（nuclear factor erythroid 2-related factor 2，Nrf2）可增强肝癌细胞对铁死亡诱导剂 erastin 和肝癌一线化疗药物 sorafenib 的敏感性。NRF2 作为肝癌细胞中铁死亡的负性调控因子，参与 NADPH 产生，随后影响 GSH 功能，进而参与铁死亡应答调控（Yan et al.，2021）。除此之外，位于胞质中的 FSP1 也需要利用 NADPH 发挥铁死亡抑制功能（Doll et al.，2019）。

　　致谢：感谢国家自然科学基金（项目编号：31871388）和黑龙江省科学基金（项目编号：YQ2020C031）对本工作的资金支持。

参 考 文 献

韩长日, 宋小平. 2000. 药物制造技术. 北京: 中国科学技术出版社: 401-402.

黄钰清. 2017. 辅酶 Q_{10} 提取分离工艺研究. 浙江大学硕士学位论文.

袁军辉. 2018. 辅酶 Q_{10} 提取新工艺的开发. 浙江工业大学硕士学位论文.

Alp N J, Channon K M. 2004. Regulation of endothelial nitric oxide synthase by tetrahydrobiopterin in vascular disease. Arterioscler. Thromb. Vasc. Biol. 24: 413-420.

Awad A M, Bradley M C, Fernandez-Del-Rio L, et al. 2018. Coenzyme Q_{10} deficiencies: pathways in yeast and humans. Essays Biochem, 62, 361-376.

Bentinger M, Tekle M, Brismar K, et al. 2008. Stimulation of coenzyme Q synthesis. Biofactors 32, 99-111.

Bersuker K, Hendricks J M, Li Z, et al. 2019. The CoQ oxidoreductase FSP1 acts parallel to GPX4 to inhibit ferroptosis. Nature, 575, 688-692.

Bhagavan H N, Chopra R K. 2006. Coenzyme Q_{10}: absorption, tissue uptake, metabolism and pharmacokinetics. Free Radic Res, 40, 445-453.

Choi D H, Cristovao A C, Guhathakurta S, et al. 2012. NADPH oxidase 1-mediated oxidative stress leads to dopamine neuron death in Parkinson's disease. Antioxid Redox Signal, 16, 1033-1045.

Chopra R K, Goldman R, Sinatra S T, et al. 1998. Relative bioavailability of coenzyme Q_{10} formulations in human subjects. Int J Vitam Nutr Res, 68, 109-13.

Christensen E M, Patel S M, Korasick D A, et al. 2017. Resolving the cofactor-binding site in the proline biosynthetic enzyme human pyrroline-5-carboxylate reductase 1. J Biol Chem, 292, 7233-7243.

Conrad M, Pratt D A. 2019. The chemical basis of ferroptosis. Nat Chem Biol, 15, 1137-1147.

Crane F L. 2001. Biochemical functions of coenzyme Q_{10}. J. Am. Coll. Nutr. 20, 591-598.

Dai E, Meng L, Kang R, et al. 2020a. ESCRT-Ⅲ-dependent membrane repair blocks ferroptosis. Biochemical and biophysical research communications, 522, 415-421.

Ding C C, Rose J, Sun T, et al. 2020. MESH1 is a cytosolic NADPH phosphatase that regulates ferroptosis. Nat Metab, 2, 270-277.

Dixon S J, Lemberg K M, Lamprecht M R, et al. 2012. Ferroptosis: an iron-dependent form of nonapoptotic cell death. Cell, 149, 1060-1072.

Doll S, Freitas F P, Shah R, et al. 2019. FSP1 is a glutathione-independent ferroptosis suppressor. Nature, 575, 693-698.

Elguindy M M, Nakamaru-Ogiso E. 2015. Apoptosis-inducing Factor (AIF) and Its Family Member Protein, AMID, Are Rotenone-sensitive NADH: Ubiquinone Oxidoreductases (NDH-2). J Biol Chem, 290, 20815-20826.

Ernster L, Dallner G. 1995. Biochemical, physiological and medical aspects of ubiquinone function. Biochim Biophys Acta, 1271, 195-204.

Förstermann U, Sessa W C. 2012. Nitric oxide synthases: regulation and function. Eur Heart J, 33, 829-837, 837a-837d.

Glatzle D, Weber F, Wiss O. 1968. Enzymatic test for the detection of a riboflavin deficiency. NADPH-dependent glutathione reductase of red blood cells and its activation by FAD in vitro. Experientia, 24, 1122.

Gray S P, Di Marco E, Okabe J, et al. 2013. NADPH oxidase 1 plays a key role in diabetes mellitus-accelerated atherosclerosis. Circulation, 127, 1888-1902.

Greenberg S, Frishman W H. 1990. Co-enzyme Q_{10}: a new drug for cardiovascular disease. J Clin Pharmacol, 30, 596-608.

Hadian K, Stockwell B R. 2020. SnapShot: Ferroptosis. Cell, 181, 1188-1188 e1181.

Haidasz E A, Van Kessel A T, Pratt D A. 2016. A continuous visible light spectrophotometric approach to accurately determine the reactivity of radical-trapping antioxidants. J Org Chem, 81, 737-744.

Hargreaves I, Heaton R A, Mantle D. 2020. Disorders of human coenzyme Q_{10} metabolism: an overview. Int J Mol Sci, 21, 6695.

Hassannia B, Vandenabeele P, Vanden Berghe T. 2019. Targeting ferroptosis to iron out cancer. Cancer Cell, 35, 830-849.

Jeon S M, Chandel N S, Hay N. 2012. AMPK regulates NADPH homeostasis to promote tumour cell survival during energy stress. Nature, 485, 661-665.

Ju H Q, Lin J F, Tian T, et al. 2020. NADPH homeostasis in cancer: functions, mechanisms and therapeutic implications. Signal Transduct Target Ther, 5, 231.

Kalén A, Appelkvist E L, Dallner G. 1987. Biosynthesis of ubiquinone in rat liver. Acta Chem. Scand. A 41, 70-72.

Kalén A, Appelkvist E L, Chojnacki T, et al. 1990. Nonaprenyl-4-hydroxybenzoate transferase, an enzyme involved in ubiquinone biosynthesis, in the endoplasmic reticulum-Golgi system of rat liver. J. Biol. Chem. 265, 1158-1164.

Kaplan J C, Beutler E. 1967. Electrophoresis of red cell NADH- and NADPH-diaphorases in normal subjects and patients with congenital methemoglobinemia. Biochem Biophys Res Commun, 29, 605-610.

Koppula P, Lei G, Zhang Y, et al. 2022. A targetable CoQ-FSP1 axis drives ferroptosis- and radiation-resistance in KEAP1 inactive lung cancers. Nat Commun, 13, 2206.

Kraft V A N, Bezjian C T, Pfeiffer S, et al. 2020. GTP cyclohydrolase 1/tetrahydrobiopterin counteract ferroptosis through lipid remodeling. ACS Cent Sci, 6, 41-53.

Kumar A, Kaur H, Devi P, et al. 2009. Role of coenzyme Q_{10} (CoQ_{10}) in cardiac disease, hypertension and Meniere-like syndrome. Pharmacol Ther, 124, 259-268.

Langsjoen P H, Langsjoen A M. 2014. Comparison study of plasma coenzyme Q_{10} levels in healthy subjects supplemented with ubiquinol versus ubiquinone. Clin Pharmacol Drug Dev, 3, 13-17.

Li K, Lin C, Li M, et al. 2022. Multienzyme-like reactivity cooperatively impairs glutathione peroxidase 4 and ferroptosis suppressor protein 1 pathways in triple-negative breast cancer for sensitized ferroptosis therapy. ACS Nano, 16, 2381-2398.

Misaki K, Takitani K, Ogihara T, et al. 2003. A-tocopherol content and a-tocopherol transfer protein expression in leukocytes of children with acute leukemia. Free Radic Res, 37, 1037-1042.

Moosmann B, Behl C. 2004. Selenoproteins, cholesterol-lowering drugs, and the consequences: revisiting of the mevalonate pathway. Trends Cardiovasc Med, 14, 273-281.

Mugoni V, Postel R, Catanzaro V, et al. 2013. Ubiad1 is an antioxidant enzyme that regulates eNOS activity by CoQ_{10} synthesis. Cell, 152, 504-518.

Navas P, Villalba J M, de Cabo R. 2007. The importance of plasma membrane coenzyme Q in aging and stress responses. Mitochondrion Suppl, 7, S34-S40.

Nguyen T B, Louie S M, Daniele J R, et al. 2017. DGAT1-dependent lipid droplet biogenesis protects mitochondrial function during starvation-induced autophagy. Dev Cell, 42, 9-21 e25.

Pandey A V, Fluck C E. 2013. NADPH P450 oxidoreductase: structure, function, and pathology of diseases. Pharmacol Ther, 138, 229-254.

Patra K C, Hay N. 2014. The pentose phosphate pathway and cancer. Trends Biochem Sci, 39, 347-354.

Pepe S, Marasco S F, Haas S J, et al. 2007. Coenzyme Q_{10} in cardiovascular disease. Mitochondrion Suppl. 7, S154-S167.

Pollak N, Niere M, Ziegler M. 2007. NAD kinase levels control the NADPH concentration in human cells. J Biol Chem, 282, 33562-33571.

Raizner A E. 2019. Coenzyme Q_{10}. Methodist Debakey Cardiovasc J, 15, 185-191.

Righini E R, Tosatti S, Chieregato A, et al. 1991. Protective effects of a-tocopherol in acute renal ischemia. Electron microscopy analysis. Minerva Anestesiol, 57, 887-888.

Santoro M M. 2020. The antioxidant role of non-mitochondrial CoQ_{10}: mystery solved! Cell Metabolism, 31, 13-15.

Shimada K, Skouta R, Kaplan A, et al. 2016. Global survey of cell death mechanisms reveals metabolic regulation of ferroptosis. Nat Chem Biol, 12, 497-503.

Venkatesh D, O'Brien N, Zandkarimi F, et al. 2020. MDM2 and MDMX promote ferroptosis by PPARα-mediated lipid remodeling. Genes & Development, 34, 526-543.

Viswanathan V, Ryan M, Dhruv H, et al. 2017. Dependency of a therapy-resistant state of cancer cells on a lipid peroxidase pathway. Nature, 547, 453-457.

Wang Y, Peng X, Zhang M, et al. 2020. Revisiting Tumors and the Cardiovascular System: Mechanistic Intersections and Divergences in Ferroptosis. Oxid Med Cell Longev, 2020, 9738143.

Wasylenko T M, Ahn W S, Stephanopoulos G. 2015. The oxidative pentose phosphate pathway is the primary source of NADPH for lipid overproduction from glucose in Yarrowia lipolytica. Metab Eng, 30, 27-39.

Yan H F, Zou T, Tuo Q Z, et al. 2021. Ferroptosis: mechanisms and links with diseases. Signal Transduct Target Ther, 6, 49.

Yang M, Tsui M G, Tsang J K W, et al. 2022. Involvement of FSP1-CoQ_{10}-NADH and GSH-GPx-4 pathways in retinal pigment epithelium ferroptosis. Cell Death Dis, 13, 468.

Yang W S, SriRamaratnam R, Welsch M E, et al. 2014. Regulation of ferroptotic cancer cell death by GPX4. Cell, 156, 317-331.

Yang Y K, Wang L P, Chen L, et al. 2015. Coenzyme Q_{10} treatment of cardiovascular disorders of ageing including heart failure, hypertension and endothelial dysfunction. Clin Chim Acta, 450, 83-89.

Zhang Y, Aberg F, Appelkvist E L, et al. 1995. Uptake of dietary coenzyme Q supplement is limited in rats. J Nutr, 125, 446-453.

Zou Y, Palte M J, Deik A A, et al. 2019. A GPX4-dependent cancer cell state underlies the clear-cell morphology and confers sensitivity to ferroptosis. Nat Commun, 10, 1617.

第12章

细胞自噬与铁死亡

戚世乾　刘兴国　高明辉　罗心梅　袁义琼　郑开旋　王译唱

摘要：自噬是一种溶酶体依赖的、通过降解细胞内损伤大分子或细胞器，维持细胞内稳态的生理过程。自噬通过调节细胞内铁存储及氧化应激水平调控铁死亡。其中，铁自噬、脂自噬、钟自噬和伴侣蛋白介导的自噬，分别通过降解铁蛋白、脂滴、ARNTL 和 GPx4 等抗铁死亡分子，提高细胞对铁死亡的敏感性。通常，自噬和铁死亡交互对话，在癌症、神经退行性疾病、缺血再灌注损伤等人类重大疾病的发生发展过程中发挥着关键性的作用。本章将简要介绍自噬与铁死亡的关系。

关键词：自噬，铁死亡，铁离子，自噬依赖性铁死亡

Abstract: Autophagy is a lysosomal-dependent physiological process that maintains cellular homeostasis by degrading the intracellular damaged macromolecules or organelles. Autophagy is involved in the induction and regulation of ferroptosis by regulating iron or oxidative stress levels. Typically, ferritinophagy, lipophgy, clockophagy, and chaperone-mediated autophagy, facilitate the cell susceptibility to ferroptosis by degrading ferritin, lipid droplets, ARNTL, or GPx4, respectively. Usually, the cross-talk of autophagy and ferritinophagy plays a critical role in human diseases such as cancer, neurodegenerative diseases, and ischemia-reperfusion injury. This chapter will briefly introduce the relationship between autophagy and ferroptosis.

Keywords: autophagy, ferroptosis, iron concentration, autophagy-dependent ferroptosis

12.1 细胞自噬

12.1.1 细胞自噬的分类

自噬（autophagy）是一种分解代谢过程，主要通过溶酶体降解途径，清除包括异常的蛋白质聚集体和受损细胞器在内的各种大的细胞质成分，对细胞的稳态和生存至关重要（Galluzzi and Green，2019）。巨自噬（macroautophagy，一般自噬指代巨自噬）通过形成双层膜结构的自噬体（autophagosome）与溶酶体融合，水解自噬体内容物产生氨基酸、脂肪酸和能生成 ATP 的代谢产物，这些物质可以被细胞循环利用合成新的蛋白质、高能

磷酸盐和其他细胞成分。巨自噬参与细胞多种重要的生理调节过程，例如，在正常条件下参与细胞结构蛋白和细胞器的再循环；在饥饿条件下为细胞提供基本物质和能量来源；在胚胎发育过程中参与组织重塑；在免疫过程中参与抗原提呈和病原体破坏；还负责清除降解受损的细胞器等（Dong et al.，2010；Seranova et al.，2020）。

哺乳动物细胞巨自噬过程起始于吞噬体（phagophore）的形成。吞噬体是一种从内质网、反式高尔基体、循环核内体、质膜和线粒体膜域分离的膜结构。吞噬体膨胀形成自噬体，从而将自噬物质隔离在自噬体的双层膜结构中。自噬体的外层膜通过与溶酶体融合而形成自噬溶酶体，其内层膜及其内容物在溶酶体消化酶的作用下降解。自噬体与溶酶体融合是一个多步骤的过程，其中自噬体可与晚期内体融合，形成两性体的杂交细胞器，作为自噬体和吞噬物质向溶酶体输送的通道；另外，自噬体也可以直接与溶酶体融合（Byun et al.，2017；Peker and Gozuacik，2020）。

除了以自噬体隔离细胞器和蛋白质为特征的巨自噬，还有另外两种自噬方式，即微自噬和分子伴侣自噬。微自噬（microautophagy）是一种非选择性溶酶体降解过程，它无需预先将细胞质组分隔离到自噬体中，而是直接通过溶酶体膜内陷和囊泡脱落，将待降解物转移到溶酶体中（Oku and Sakai，2018）。微自噬的主要功能是维持细胞器大小、膜的稳态和氮限制下细胞存活（Li et al.，2012b）。分子伴侣自噬（chaperone-mediate autophagy，CMA）可直接向溶酶体靶向传递待降解的胞质蛋白质，其显著特点是底物通过溶酶体膜上的蛋白质转位复合物到达溶酶体腔，因此无需囊泡或膜内陷。CMA 是一种独特的选择性自噬形式，对胞浆可溶性蛋白具有极强的选择性，它能使特定的胞浆蛋白一个接一个地穿过溶酶体膜进行降解（Wu et al.，2019；Zhang et al.，2017）。CMA 的固有选择性也可降解在压力下受损的蛋白质，但不会干扰功能正常的同一蛋白质的水平。

三种自噬途径相互协调和补充。通常，巨自噬和 CMA 以同步或顺序的方式起作用。例如，在饥饿状态下，巨自噬首先被激活；当饥饿持续时，细胞从这种整体降解转变为选择性降解，通过选择性靶向降解非必需蛋白质，以获得合成必需蛋白质所需的氨基酸（Sun et al.，2019；Wu et al.，2019；Xilouri and Stefanis，2015）。近年来的研究证明，除了常见的几种自噬类型以外，还存在对底物降解具有专一性的选择性自噬的形式，包括线粒体自噬（mitophagy）、过氧化物酶体自噬（pexophagy）、聚集体自噬（aggrephagy）、内质网自噬（reticulophagy）和核糖体自噬（ribophagy）等。

12.1.2 自噬调控的分子机制

自噬形成过程受一系列蛋白质复合体的精密调控。在哺乳动物细胞中，调控自噬的核心蛋白和复合体包括：ULK1（Unc-51-like kinase 1 complex）复合体，PI3K 复合体（phosphatidylinositol 3-kinase complex），ATG2-WIPI 复合体，膜蛋白 ATG9，LC3 和 ATG12 类泛素连接系统（ubiquitin-like conjugation systems）等。这些由不同自噬相关蛋白组成的核心蛋白和复合体，形成了自噬的核心机制，对自噬起始、自噬体形成、自噬体运输，以及自噬体与溶酶体融合进行调控（图 12-1）（Dong et al.，2019）。

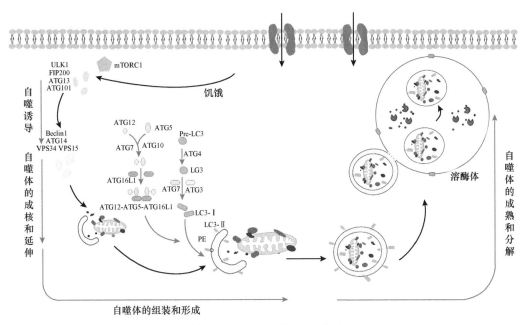

图 12-1 调控自噬形成的分子机制及形成过程（修改自 Lahiri et al.，2019）

12.1.2.1 自噬诱导

细胞内外多种信号可诱导自噬发生，例如，营养物质（氨基酸、葡萄糖、铁、锌、磷酸盐等）缺乏，异常蛋白聚集或细胞器受损，应激（内质网应激、氧化应激、缺氧、DNA 损伤等），微生物感染等。这些信号分别经过不同的上游信号通路汇聚至 mTORC1，通过磷酸化或去磷酸化作用，激活下游自噬起始复合物，诱导自噬发生。在哺乳动物细胞中，自噬发生主要通过由 ULK1（酵母 Atg1 同系物）、FIP200（酵母 Atg7 同系物）、ATG13 和 ATG101 四种蛋白质组成的 ULK1 复合体与 mTORC1 之间相互作用来实现。当能量充足时，mTORC1 会通过高度磷酸化 ULK1 复合体中的 ULK1 和 ATG13 亚基抑制细胞自噬；当能量缺乏时，mTORC1 激酶活性受到抑制，导致 ATG13 与 ULK1 的磷酸化水平改变，进而 ULK1 复合体进入激活状态，从而启动自噬体成核和延伸（Byun et al.，2017）。随后，两种不同的、具有合成 3-磷酸磷脂酰肌醇活性的蛋白酶复合体加入自噬体成核，这两种复合体是由 Beclin1、VPS34、VPS15 和 ATG14 组成的 PI3KC3-C1 复合体，以及由 Beclin1、VPS34、VPS15 和 UVRAG 组成的 PI3KC3-C2 复合体（Hardie，2007；Parzych and Klionsky，2014），它们分别在自噬体的延伸、自噬体与溶酶体融合过程中发挥作用。

12.1.2.2 自噬体的延伸和形成

自噬体的延伸和形成是自噬最复杂的阶段。自噬被诱导后，膜泡扩张并将底物包绕，形成自噬体。这个过程主要涉及两种泛素样蛋白（ubiquitin-like protein，UBL）偶联系统（Weidberg et al.，2011）。第一个系统是 ATG12-ATG5-ATG16L1（ATG16L 为酵母 Atg16 同系物）系统。泛素样蛋白 ATG12 在 E1 激活酶 ATG7 和 E2 偶联酶 ATG10 的作用下，与 ATG5 共价偶联。ATG12-ATG5 结合后，ATL16L1 与 ATG5 非共价结合并二聚化，形成更大的复合物，该复合物结合在吞噬体膜上，直到自噬体完成后解离（Mizushima et al.，2003）。第二个泛素样蛋白偶联系统是 LC3/Atg8 系统，该系统与吞噬体扩张有关。在哺乳动物细胞中，该过程涉及 ATG4 和 LC3/GABARAP（酵母 Atg8 的同系物）蛋白的参与。在自噬膜延伸过程中，ATG4 降解 LC3 并暴露其 C 端甘氨酸残基形成 LC3 I，后者与 ATG7 共价结合并被激活，激活后的 LC3 I 与 ATG3 形成 LC3 I-ATG3 复合物，在 ATG12-ATG5-ATG16L1 的帮助下，LC3 I 与磷脂酰乙醇胺（phosphatidyl ethanolamine，PE）以酰胺键形式结合形成 LC3 II-PE 多聚体，与自噬体内膜紧密连接。

12.1.2.3 自噬体成熟及分解

自噬体的成熟主要是指自噬体通过微管骨架与溶酶体融合形成自噬溶酶体的过程。自噬体与溶酶体融合的确切机制仍然未得到阐释，目前已知有三个细胞内膜转运相关蛋白家族参与这一过程：Rab GTPase（members of the Ras superfamily of monomeric G protein）、膜牵引因子（membrane-tethering factor）和 SNARE 蛋白（soluble-*N*-ethylmalei-mide-sensitive factor attachment protein receptor）（Stenmark，2009）。Rab 能结合货物接头蛋白和肌动蛋白等特异性的效应因子，调控初始转运囊泡转运至目的膜组分上，促进自噬体与溶酶体的融合。膜牵引因子能够促进自噬体膜和溶酶体膜的结合及融合，并促进 SNARE 复合体形成（Brocker et al.，2010）。SNARE 是一类由多个亚基组成的膜锚定蛋白复合体，定位于运输囊泡上的 R-SNARE 通过和靶位膜上的 Q-SNARE 结合，形成 SNARE 复合体，参与膜融合过程。已有研究证实，在自噬体与溶酶体膜融合过程中，SNARE 复合体中的 VAM7 和 VAM9 亚基是关键蛋白；另一个 SNARE 复合体亚基 syntaxin 17，则是通过与 SNAP29 相互作用，参与内体/溶酶体融合。在哺乳动物细胞中，自噬体可直接与溶酶体融合；在某些情况下，也可先与内体融合，再与溶酶体融合形成自溶酶体。当自噬体的外膜与溶酶体或液泡膜融合后，自噬体内膜和内含物被溶酶体中的各种水解酶降解，生成氨基酸、脂肪酸等小分子化合物，这些小分子通过溶酶体膜或液泡膜上的转运体运输至细胞质中被再次利用（Levine and Kroemer，2019）。

12.2 细胞自噬与铁死亡的关系

在细胞中，不同程度的自噬，会提高细胞在压力状态下存活的能力或诱导细胞进入自噬性死亡。铁死亡是新发现的一种依赖胞内铁离子浓度和脂质过氧化的程序性细胞死亡（programmed cell death，PCD）。虽然两者都是细胞面对各种应激产生的不同的生理调控方式，但越来越多的研究表明，自噬和铁死亡存在密切且复杂的关系：铁自噬、脂自噬、钟自噬和伴侣介导的自噬的过度激活，会分别降解铁蛋白、脂滴、昼夜节律调节因子、GPx4 等，从而促进铁死亡；自噬调节因子（如 BECN1、STING1/TMEM173、CTSB、HMGB1、PEBP1、MTOR、AMPK 和 DUSP1）也在一定情况下，影响铁死亡进程，如 BECN1 被 MAPK 激酶磷酸化后，能与 X_c^- 系统复合体中的亚基 SLCA711 直接结合，阻断 X_c^- 系统复合体转运半胱氨酸能力，抑制胞内谷胱甘肽（GSH）合成，促进铁死亡（Kang et al.，2018；Song et al.，2018）。最重要的是，ROS（reactive oxygen species，活性氧）是铁死亡的直接诱导者，因此线粒体功能紊乱和内质网应激是铁死亡重要的诱导因素；而 ROS 亦能诱导自噬发生，且功能紊乱的线粒体和内质网亦是自噬调控细胞内稳态的对象。因此，在某些特殊应激条件下，如在 erastin 诱导的铁自噬依赖的铁死亡过程中，介导产生的 ROS（Gao et al.，2016；Hou et al.，2016），调控自噬与铁死亡的分子机制，以及对二者产生的协同生物学效应均是未来研究和探讨的重要方向。

12.2.1 自噬依赖性铁死亡

目前，人们通常将具有自噬调控特点的这部分铁死亡称为自噬依赖性铁死亡。根据诱导自噬类型的不同，将具有自噬依赖性特点的铁死亡分为铁自噬依赖的铁死亡、脂自噬依赖的铁死亡、生物钟自噬依赖的铁死亡及分子伴侣自噬依赖的铁死亡等（图 12-2）。

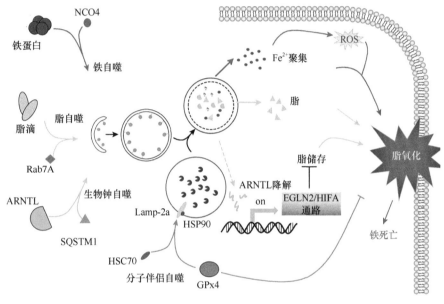

图 12-2　自噬依赖性铁死亡

铁自噬依赖的铁死亡过程为红色；脂自噬依赖的铁死亡过程为黄色；生物钟自噬依赖的铁死亡过程为绿色；
分子伴侣自噬依赖的铁死亡过程为蓝色

12.2.1.1 铁自噬依赖的铁死亡

铁自噬（ferritinophagy）是一个通过降解铁离子负载蛋白——铁蛋白（ferritin），调控细胞内的铁离子水平的生理过程，是机体调控铁代谢的重要途径之一（Dowdle et al.，2014；Mancias et al.，2014）。铁蛋白是由 24 个铁蛋白亚基组成的大分子蛋白，能够储存高达 4500 个亚铁离子，其中 24 个亚基包括重链 1（FTH 1）和轻链（FTL）两种类型。在细胞内铁代谢异常的情况下，核受体共刺激因子 4（nuclear receptor coactivator 4，NCO4）通过其 C 端基序，选择性识别铁蛋白中的 FTH1 亚基，促使铁蛋白进入自噬泡（phagophore），与溶酶体融合后释放亚铁离子进入胞质。

在最初发现铁死亡这一现象的研究中，研究者并未在电镜下观察到与自噬泡形态结构类似的亚细胞显微结构（Dixon et al.，2012）。但在随后的研究过程中，Hou 等和 Gao 等分别发现靶向 Ras 抗肿瘤小分子抑制剂 erastin 能够在小鼠胚胎成纤维细胞（MEF）及人纤维瘤细胞（HT1080）中诱导细胞自噬，且通过基因（*atg3*、*atg5*、*atg7*、*atg13*）

敲除实验，发现 erastin 诱导的自噬促进了铁死亡发生（Gao et al., 2016; Hou et al., 2016）。目前，大家认为 erastin 处理细胞后，胞质内的 NCO4 蛋白携载铁蛋白转运至自噬泡，随后与溶酶体融合，铁蛋白被降解，促使细胞内铁离子水平升高，进而诱导铁死亡。后续的研究表明，升高的铁离子是导致铁死亡的主要原因：一方面，可能是通过芬顿反应使胞内产生了大量的 ROS，ROS 是铁死亡的直接执行者；另一方面，可能是铁离子水平升高，促使含铁脂氧化蛋白酶的活性升高，加速脂氧化导致细胞铁死亡。铁自噬依赖铁死亡现象的发现，解释了铁死亡中铁离子水平升高的分子机制。由此，研究者们认为铁死亡是细胞自噬死亡的亚型。

从目前报道的有关铁自噬依赖的铁死亡研究来看，能够发生铁自噬依赖铁死亡的细胞，主要集中在小鼠胚胎成纤维细胞 MEF、人纤维肿瘤细胞 H1080、肺癌细胞 Calu-1、胰腺癌细胞 PANC1、结肠癌细胞 HCT116、乳腺癌细胞 MDA-MB-231、肝癌细胞 HSC-LX2 等这一系列类型的细胞中（Gao et al., 2016; Hou et al., 2016; Liu et al., 2020b; Ma et al., 2017; Park and Chung, 2019; Zhang et al., 2018）。这提示铁自噬依赖铁死亡可能具有细胞及组织特异性。

12.2.1.2　脂自噬依赖的铁死亡

脂自噬（lipophgy）是在肥胖和代谢综合征患者的肝细胞中，因脂质过量累积被鉴定并命名的一种选择性自噬。后续的研究证实，除肝细胞外，脂自噬在成纤维细胞、神经元及肝星形细胞中也普遍存在（Liu and Czaja, 2013; Singh et al., 2009）。以往研究认为，细胞内脂质代谢途径只能通过胞内的中性脂酶水解胞内存储的三酰甘油或固醇脂，为细胞提供能量和供给脂肪酸。脂自噬的发现改变了传统观点，确认了脂自噬是细胞脂质代谢的另一条重要途径。不仅如此，后来的研究中还发现，脂自噬在调控细胞特定的生理过程中同样起着重要的作用，如脂肪细胞分化、下丘脑能量感知等。异常的脂自噬还会引起多种细胞病变，如脂肪肝、巨噬细胞介导的动脉粥样硬化、抗细胞死亡和病毒感染等（Liu and Czaja, 2013）。

在 Bai 等的研究中，用靶向谷胱甘肽过氧化物酶 GPx4 的小分子抑制剂 RSL3 处理小鼠原代肝细胞和人肿瘤肝细胞后，细胞内的脂滴水平随处理时间的延长先升高后下降（Bai et al., 2019）。随后通过分别敲除自噬相关蛋白 atg5 和脂自噬底物受体（cargo receptor）Rab7A 证明，erastin 诱导肝细胞脂自噬后，通过降解胞内脂滴（lipid droplet, LD），丰富了胞内不饱和脂肪酸供给，促进脂氧化，加剧铁死亡发生。

脂自噬作为新近发现的脂代谢的重要途径之一，与机体多种生理过程及病理发生有着密切关系。脂自噬依赖的铁死亡在个体生长发育过程中的生理功能还有待探索；在与脂类代谢相关的组织中，脂自噬依赖的铁死亡的生理功能及病理作用等也有待进一步的探究。

12.2.1.3　生物钟自噬依赖的铁死亡

生物体昼夜节律（circadian rhythm）是机体通过激活/调控生物钟有关的基因/蛋白质产生的随时间（solar cycle, 24h）变化的内在节律，是机体适应环境变化的重要调节机制。生物钟调控的内在节律是由两条连锁转录/翻译反馈回路（transcription/translation feedback loops，TTFL）交互作用调控。其中，BMAL1（brain and muscle ARNT-like 1，或称 ARNTL）是 TTFL 中的核心激活因子之一，通过基因转录调控其他生物钟相关蛋白的表达，调节生物节律（Partch et al.，2014）。

最新的研究发现，ARNTL 蛋白水平在 RSL3 或 FIN56 诱导的铁死亡过程中下调，而进一步的研究发现自噬可降解 ARNTL。通过自噬抑制剂或基因敲除自噬相关基因（*atg5*、*atg7*）均能阻断 RSL3 或 FIN56 诱导的 ARNTL 蛋白水平下调，进而阻断铁死亡发生。作者将这一发现命名为生物钟自噬（clockophagy）。ARNTL 作为转录因子，通过结合基因启动子 E-box 基序（E-box motif）CAGCTG 或 CACGTG，实现调控目的基因的转录。作者利用生物信息学分析，在基因、mRNA 及蛋白质水平证实，EGLN2/HTF1A 通路是生物钟自噬的下游调控通路。在肿瘤细胞中，作者证明，RSL3 或 FIN56 诱导了生物钟自噬，生物钟自噬通过 EGLN2/HIFA 通路，动态影响胞内脂存储，导致胞内脂质水平改变，最终促进脂氧化和铁死亡（Liu et al.，2019；Yang et al.，2019）。

众所周知，生物体昼夜节律的正常与机体健康状况密切相关，生物体昼夜节律通过特定的分子机制，如对进食调控，代谢调控及受损 DNA 修复调控等，为机体适应环境变化提供了必要的物质和生理条件。当前，生物体昼夜节律与细胞命运联系的分子机理还不甚清楚，生物钟自噬依赖性铁死亡的发现，为生物体昼夜节律参与细胞命运决定调控提供了新思路和研究方向。

12.2.1.4 分子伴侣自噬依赖的铁死亡

分子伴侣自噬（CMA）是以不形成自噬泡为特征的，通过溶酶体膜上的蛋白质转位复合物，将底物直接送到溶酶体腔降解的一种细胞自噬。CMA 的底物的主要特征是含有五肽 CMA 靶向基序（KFERQ-like motif），其与分子伴侣 HSC70 结合后，通过 LAMP2a（lysosome-associated membrane protein type 2a，溶酶体相关膜蛋白Ⅱa 型）转入溶酶体被降解。

最新的研究发现非抗氧化性抑制剂 CDDO 能够同时抑制坏死性凋亡（necroptosis）和铁死亡（Wu et al.，2019）。CDDO 通过靶向抑制大分子热休克蛋白 HSP90 发挥作用。在胞内，HSP90 的结合蛋白（client protein）具有普遍性和多样性的特点，其中 RIPK1 激酶（receptor interacting protein kinase 1）和 LAMP2a 属于 HSP90 结合蛋白。CDDO 通过靶向 HSP90 抑制了 RIPK1 激酶活性，进而抑制 RIPK1-RIKK3-MLKL 通路，减少坏死性凋亡发生；此外，在靶蛋白进入溶酶体的过程中，LAMP2a 始终与 HSP90 结合，并严格受到 HSP90 的调控。CDDO 能够抑制 HSP90 活性，间接作用于 LAMP2a，进而抑制分子伴侣自噬过程。

铁死亡诱导剂能够通过诱导分子伴侣自噬介导多种底物降解，如 GADPH 和 GPx4（glutathione peroxidase 4，谷胱甘肽过氧化物酶 4）。其中，GPx4 作为调控铁死亡的关键分子之一，其蛋白质一级序列中存在 KFERQ-like 基序，是分子伴侣自噬的重要底物。加入铁死亡诱导剂后，GPx4 在分子伴侣 HSC70 的介导下，通过 LAMP2a 进入溶酶体被降解。在 CDDO 阻断分子伴侣自噬进程中，待降解的 GPx4 不能顺利进入溶酶体，致使具有抗脂氧化酶活性的 GPx4 在胞内稳定存在，抑制胞内脂氧化，阻碍 erastin 诱导的铁死亡（Wu et al.，2019）。

目前的研究进展表明，铁死亡通路与其他细胞死亡通路存在着密切关系，但其具体的分子机制尚不清楚。根据上述研究结果可知，在特定情况下诱导的分子伴侣自噬可作为诱导细胞铁死亡过程中的重要一环。不仅如此，分子伴侣自噬过程中的关键蛋白还可以作为接头蛋白，参与其他类型的细胞死亡的调控，例如，HSP90 分子不仅通过分子伴侣自噬调控铁死亡，还参与细胞坏死性死亡的调控过程。分子伴侣自噬依赖铁死亡的发现，虽不足以完全阐明铁死亡与细胞凋亡之间的关系，但在一定程度上为铁死亡与其他细胞死亡在分子水平上关系的研究奠定了基础。

12.2.1.5 诱发自噬依赖铁死亡的机制

目前有关 erastin 等铁死亡诱导剂诱导自噬依赖铁死亡的分子机制还没有完全阐明。本小结将对铁死亡诱导剂诱导自噬依赖铁死亡的机制进行简要介绍。

在肝癌细胞中，erastin 等铁死亡诱导剂通过抑制泛素-蛋白酶降解系统，稳定了胞内 ELAVL1 蛋白（ELAV like RNA binding protein 1）水平，使 ELAVL1 蛋白与 BECN1mRNA 结合，增强 BECN1 mRNA 的稳定性，进而促进自噬发生（Zhang et al., 2018）。另外，在人和鼠的成纤维细胞中，erastin 首先诱导细胞产生大量 ROS，胞内聚集 ROS 激发铁自噬，提高胞内亚铁离子水平从而引发铁死亡（Park and Chung, 2019）。然而，在使用 siramesine[①] 和 lapatinib[②] 联合处理乳腺癌细胞后，胞内产生的 ROS 诱导自噬发生，铁离子水平升高诱导铁死亡，两个过程相互独立（Ma et al., 2017）。而在最新的研究中亦证明，靶向谷胱甘肽过氧化物酶 GPx4 的铁死亡诱导剂 RSL3，在胰腺癌细胞中会出现脱靶效应，作用于自噬上游调控通路中的 mTOR，进而在诱导铁死亡的同时，诱导自噬发生（Liu et al., 2020b）。因此，铁死亡诱导剂的工作机制以及其特异性还有待深入探讨，且开发高特异性的铁死亡诱导剂具有良好的基础和临床应用前景。

12.2.2 细胞自噬与铁死亡信号通路的交互调控

无论是自噬或铁死亡，都依赖细胞内信号通路网络的调控。在信号通路网络中，自噬和铁死亡在分子机制层面上通过交互对话相互调控。目前关于这方面的研究还不够深入，下面对已证明或潜在的调控自噬和铁死亡交互对话关键蛋白进行介绍。

12.2.2.1 调控细胞自噬与铁死亡的关键蛋白

1）BECN1

BECN1（重组人自噬效应蛋白，或称 beclin1；酵母 Atg6 同源蛋白）作为 beclin 家族的一员，是调控自噬和铁死亡交互对话的重要分子。一方面，BECN1 是诱导自噬的执行分子之一，另一方面还直接参与了对铁死亡的调控。BECN1 通过与抗凋亡 BCL2/BCL2L1/MCL1 BCL2 家族蛋白相互作用，使自噬泡组装起始复合物不能组装，从而抑制自噬发生。在营养缺失的情况下，JNK1 磷酸化 BCL2 导致其与 BECN1 分离，BECN1

---

① 或称西拉美新，一种 sigma-2 受体激动剂，具有抗肿瘤活性。化学名称为 1'-(4-(1-(4-氟苯基)-1 氢-3-吲哚) 丁基)-3 氢-螺环 [异苯并呋喃-1,4'-哌啶]，化学式 $C_{30}H_{31}FN_2O$。

② 或称拉帕替尼，是一种作用于 ErbB-2 和 EGFR 酪氨酸激酶结构域的抗肿瘤小分子抑制剂。化学名称为氮-(3-氯-4-((3-氟苄基) 氧) 苯基)-6-(5-(((2-(甲磺酰基) 乙基) 胺) 甲基)-2-呋喃) -4-喹唑啉胺，化学式 $C_{29}H_{26}ClFN_4O_4S$。

与 Vps34、Vps15 和 Atg14 形成 PIK3C3 复合物（磷脂酰肌醇-3-磷酸激酶复合物，或称 PtdIins3K 复合物），促进自噬泡形成。

最新的研究发现，在铁死亡中，BECN1 被 MAPK 激酶磷酸化后，能与 X_c^- 系统复合物体中的亚基 SLCA711 直接结合，阻断 X_c^- 系统复合物体转运半胱氨酸能力，抑制胞内谷胱甘肽（GSH）合成，促进铁死亡（Kang et al.，2018；Song et al.，2018）。

综上，BECN1 通过与不同的效应蛋白结合实现协调自噬和铁死亡水平。值得一提的是，BECN1 对自噬或铁死亡都起着正向调节作用。从疾病治疗的角度出发，BECN1 有可能成为自噬和铁死亡药物联合治疗的协同靶点（图 12-3）。

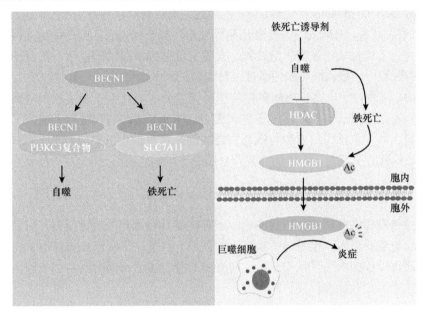

图 12-3　自噬和铁死亡信号通路中的交联分子

左：BECN1；右：HMGB1

2）HMGB1

HMGB1（high mobility group box 1）是一种核蛋白，其主要作用是参与染色质重塑、DNA 修复、转录和复制。在某些情况下，HMGB1 也可以被迅速移位至胞质、质膜以及胞外，发挥其他细胞调节功能，如调节自噬和铁死亡。HMGB1 不直接参与自噬体的形成过程，但能够通过多种间接的方式诱导自噬。有趣的是，HMGB1 也是通过间接的方式在多个方面调节铁死亡。

已有研究证明，胞内不同位置的 HMGB1 分别以不同方式诱导自噬。核内的 HMGB1 在静止情况下，与 HPSB1（小分子热休克蛋白）保持结合的状态。当线粒体发生损伤时，HMGB1 与 HPSB1 解离并移位至胞质内，诱发细胞产生线粒体自噬，实现对线粒体的质量监控（Tang et al.，2011）。在细胞应激状态下，核内的 HMGB1 移位至胞质内，与 Bcl-2 竞争结合 BECN1，并将 BECN1 定位到自噬体膜上，促进自噬体的形成，帮助细胞在应激状态下的存活（Tang et al.，2010b）。在肿瘤细胞中，HMGB1 可帮助肿瘤细胞产生对抗癌药物的耐药性。抗癌药物如 melphalan 和 paclitaxel 在杀死肿瘤细胞后，会诱导肿瘤细胞释放还原型 HMGB1。还原型 HMGB1 在肿瘤微环境中与邻近肿瘤细胞的

AGER 受体（advanced glycosylation end-product specific receptor）结合，诱导该细胞发生 BECN1 依赖的自噬，促进细胞在抗癌药物压力下的存活（Tang et al.，2010a）。

在铁死亡的研究中发现，erastin 处理白血病细胞后，HMGB1 从核移位至胞质或胞外，并通过 Ras-JNK/p38 通路上调 TfR1（转铁蛋白受体 1）表达，促进 erastin 诱导的铁死亡。敲除 *HMGB1* 基因可在一定程度上阻断 erastin 诱导急性髓性白血病来源细胞（HL-60/NRAS^{Q61L} 细胞系）的铁死亡（Ye et al.，2019）。在探究铁死亡细胞释放 HMGB1 机制的过程中，研究者发现自噬和铁死亡可通过 HMGB1 在分子水平上发生相互作用，铁死亡的细胞可将乙酰化的 HMGB1 释放至胞外，而后者在组织微环境中以 DAMP 分子（damage associated molecular pattern）的角色，通过招募巨噬细胞引发炎症反应（Wen et al.，2019）。此外，HMGB1 的乙酰化和释放均依赖于胞内去乙酰化酶的活性，而自噬是调控该类去乙酰化酶活性的关键过程。自噬关键基因敲除实验证明，在 erastin 诱导细胞铁死亡的过程中，去乙酰化酶的活性在自噬缺失型细胞中下调（图 12-3）。

HMGB1 作为一个生物学功能多样的信号调控分子，可以在细胞的不同部位发挥相应的功能。正是通过在细胞不同部位的流通，HMGB1 从时间和空间上调控了细胞的各项生理机能，其中包括调节自噬与铁死亡之间的交互对话。虽然我们已知 HMGB1 能够调控自噬与铁死亡交互对话，然而，其背后的分子机制还有待进一步探究。

12.2.2.2　潜在的调控细胞自噬与铁死亡的关键蛋白

在调控自噬和铁死亡的信号通路中，还存在着其他重要的关键蛋白，它们不仅在自噬过程中起着重要作用，也参与了铁死亡的调控。目前还未有研究直接证实这些蛋白在自噬和铁死亡过程中的交互作用，但这些潜在的关键蛋白都同时具备调节胞内铁离子水平、ROS 水平、脂代谢及抗氧化的能力。

1）CISD1

CDGSH 铁硫结构域 1（CISD1，也称为 mitoNEET 或 mNT）是一种含铁的线粒体外膜跨膜蛋白，参与调控线粒体铁离子和活性氧代谢。研究发现，CISD1 表达水平降低可诱发乳腺癌细胞线粒体内铁离子和 ROS 水平升高，诱导自噬发生（Sohn et al.，2013）；另外，在神经元中，提高 CISD1 的表达水平会抑制细胞自噬，并导致神经损伤（Zhang et al.，2021）。而在肝癌细胞中，抑制 CISD1 则会导致线粒体铁离子水平和膜脂氧化升高，进而促进 erastin 诱导的铁死亡（Yuan et al.，2016）。

2）Nrf2

核红细胞 2 相关因子 2（Nrf2）是一种调控抗氧化功能蛋白表达（HO-1、Nqo-1、Trx）的转录因子。研究发现自噬能够降解 KEAP1 蛋白，间接调控与 KEAP1 结合而被抑制的 Nrf2。自噬通过该途径释放 Nrf2，帮助细胞在氧化应激条件下存活（Komatsu et al.，2010）。在肝癌细胞中的研究发现，激活 Nrf2 转录调控活性能有效阻断 erastin 诱导的铁死亡（Sun et al.，2016）。

3）HSPB1

HSPB1 是一种小分子热休克蛋白。在前面的部分中已经介绍了 HSPB1 通过与

HMGB1 作用，调控线粒体自噬（Tang et al.，2011）。在肝细胞中，HSPB1 还能通过诱导自噬对脂滴进行分解代谢（Shen et al.，2016）。在铁死亡中，HSPB1 与蛋白酶 C 结合，调控细胞铁代谢，负调控 erastin 诱导的铁死亡（Sun et al.，2015）。

4）ACSL4

ACSL4（酰基辅酶 A 合成酶长链家族成员 4）是一种将长碳链酰基转移至质膜的磷脂合成酶。研究发现，ACSL4 可以作为 mTORC（Ⅰ/Ⅱ）上游的调控因子，负调控细胞自噬形成（Doll et al.，2017）。在铁死亡中，ACSL4 是为脂氧化提供不饱和脂肪酸（unsaturated fatty acid，PUFA）的重要蛋白转移酶。

5）p53

p53 是在自噬调控研究中被广泛关注的分子之一，通过转录依赖、非转录依赖和亚细胞定位的方式，对自噬起着多重调控的作用。在铁死亡中，p53 亦作为转录因子，上调 SLC7A11、SAT1 和 GLS2 蛋白表达，促进脂氧化和铁死亡（Jiang et al.，2015；Ou et al.，2016；Wang et al.，2016）。

在自噬与铁死亡的调控过程中，所涉及信号通路十分复杂，此处能列举的潜在关键节点蛋白只是其中的冰山一角。随着对自噬和铁死亡的深入研究，相信越来越多的关键节点蛋白会被发现。

12.2.3　细胞自噬与铁死亡在 ROS 产生、内质网应激及线粒体紊乱中的关系

在 ROS 产生、内质网应激和线粒体紊乱的情况下，自噬通过各种不同的机制被激活。在铁死亡过程中，细胞也会呈现 ROS 累积、脂代谢紊乱和线粒体膜电位异常等多种应激现象。由于应激情况下，细胞的调控途径十分复杂，在这些应激情况下研究自噬和铁死亡关系的难度就更大。本节分别从 ROS、内质网应激及线粒体紊乱的角度，对自噬和铁死亡的关系进行简单阐述。

12.2.3.1　自噬与铁死亡在 ROS 中的关系

铁死亡是以细胞内 ROS 累积和脂质过氧化为主要特点的一种新的程序性细胞死亡。使用抗氧化剂或者抑制过氧化物酶，都能分别起到抑制或者促进 erastin 等铁死亡诱导剂诱导的铁死亡。在前面的小节中，已经介绍了在铁自噬依赖的铁死亡中，自噬能够通过降解铁蛋白，释放铁离子至胞质，通过某种机理（如文献报道的 Fenton 反应）介导 ROS 产生（Gao et al.，2016；Hou et al.，2016）。更多的情况是，细胞在受到外界物理化学刺激时也会产生 ROS。在一定情况下，ROS 可通过氧化应激途径诱导自噬发生，如 ROS 造成胞内蛋白质损伤或细胞器损伤后，进而诱导细胞自噬。ROS 还能通过氧化/脂氧化途径，激活自噬通路中的信号调控分子，如肝激酶 B1（liver kinase B1）、JNK（C-JUN N terminal protein kinase）等间接调控自噬的发生（Su et al.，2019）。在今后的研究中，进一步探讨 ROS 诱导自噬的分子机制，以及铁死亡过程中 ROS 产生的分子机制，可能有助于阐明自噬与铁死亡在 ROS 产生过程中交互对话的调控机制。

12.2.3.2　自噬与铁死亡在内质网应激中的关系

当某些细胞内外因素使细胞内质网生理功能发生紊乱、钙稳态失衡，以及未折叠和错误折叠的蛋白质在内质网腔内超量积累时，细胞会激活相关的信号通路，引发内质网应激。研究发现，erastin 诱导的铁死亡能通过 PERK- eIF2α-ATF 通路（未折叠蛋白质应答反应 UPR 途径之一）引发内质网应激（Lee et al.，2018）。在乳腺癌细胞中发现，上调定位于内质网的分子伴侣 HSPA5，可以阻断 erastin 诱导的铁死亡（Zhu et al.，2017）。而自噬作为维持胞内稳态的重要细胞生理过程，能够通过特异性底物受体蛋白形成内质网自噬体，靶向待清除的内质网部分结构。截至目前，还未检索到在发生内质网应激的情况下，对自噬与铁死亡关系的深入研究。从两者调控内质网应激的共同关键蛋白着手，可能有助于了解两者相互的关系。

12.2.3.3　自噬与铁死亡在线粒体应激中的关系

线粒体是体内活性氧类及铁离子主要富集的细胞器。在最初发现铁死亡的报道中提到，线粒体是铁死亡过程中唯一观察到的、具有细胞形态学异常的细胞器。很多研究证明，线粒体功能紊乱在诱导自噬和铁死亡过程中都起着重要作用，但其具体细节也有待进一步研究。最新的研究发现，在胰腺癌细胞中，抗艾滋病药物 zalcitabine[①] 能够引起线粒体损伤，并通过 STING1/TMEM173 介导 DNA 感应通路，诱导自噬依赖性铁死亡（Li et al.，2021）。靶向线粒体的药物是目前研究的热点，揭示线粒体功能紊乱情况下自噬与铁死亡的关系，有望为线粒体靶向药物研发提供更多的理论基础。

12.3　细胞自噬、铁死亡与疾病的发生

细胞自噬与多种疾病的发生发展相关，而且越来越多的证据表明，自噬依赖性铁死亡与哺乳动物神经退行性疾病（如阿尔茨海默病、亨廷顿病和帕金森病）、器官的局部缺血、再灌注损伤等疾病相关；另外，自噬依赖性铁死亡也具有肿瘤抑制功能，是癌症治疗的潜在靶点（Stockwell et al.，2017）。

12.3.1　自噬依赖性铁死亡与疾病

12.3.1.1　自噬依赖性铁死亡与肿瘤的发生

肿瘤（tumor）是机体在致癌因子作用下，局部组织细胞增生形成的赘生物（neoplasm）。根据对机体的危害，可将其分为良性肿瘤及恶性肿瘤，其中恶性肿瘤也俗称为癌症（cancer）。癌症具有细胞分化和增殖异常、生长失控、浸润性和转移性等生物学特征。癌症的发生是一个多因子、多步骤的复杂过程，分为致癌、促癌、演进三个过程，与吸烟、环境污染、不合理膳食、遗传因素等密切相关。恶性肿瘤因其生长迅速、侵袭性生长以及易发生转移等特点，常导致人类死亡，是人类健康的最大"杀手"。众多研究报道证明，自噬和铁死亡在肿瘤的发病过程中起着重大作用。

---

① 又称扎西他滨化。化学名称为 2′,3′-二脱氧胞苷。化学式 $C_9H_{13}N_3O_3$。

迄今为止，自噬在癌症病发和抑制中的双重作用仍然存在争议。自噬在癌症发展的不同阶段起着抑制肿瘤或促进癌细胞生长的作用。在早期癌症发生中，自噬作为一种生存途径和质量控制机制，可以防止癌症的发生并抑制癌症的进展。一旦癌症进展到晚期并受到环境压力，自噬作为动态降解和再循环系统，有助于癌细胞的存活和生长，能促进癌细胞转移而提高癌症的侵袭性。这表明靶向自噬通路是癌症治疗的潜在策略（Li et al.，2020）。

erastin 是第一代铁死亡诱导剂，最初是作为靶向 Ras 突变体的抗肿瘤小分子抑制剂，但体外试验证明，erastin 能够诱导 Ras 突变的癌细胞铁死亡。后来研究进一步发现，在多种癌细胞中，包括人纤维瘤细胞 HT1080、肺癌细胞 Calu-1、胰腺癌细胞 PANC1、结肠癌细胞 HCT116、乳腺癌细胞 H1080、肺癌细胞 HSC-LX2 等，erastin、siramesine 及 lapatib 等多种不同类型的铁诱导剂，都可以诱导自噬依赖性铁死亡的发生（表 12-1）。

表 12-1　在肿瘤中能够诱导自噬依赖性铁死亡的化合物

	靶标	机理	参考文献
erastin	X_c 系统；ferritin 和 TfR1	降解铁蛋白；上调 TfR1 表达，脂质过氧化积累	Li et al.，2021；Sun et al.，2018；Yang et al.，2020
FIN56	HMGB1	脂质过氧化，诱导自噬和铁死亡的同时释放 HMGB1	Wen et al.，2019
索拉非尼	cIARS	cIARS 通过抑制 ALKBH5 介导的自噬调控铁死亡	Liu et al.，2020
扎西他滨	线粒体 DNA	激活 STING1/TMEM173 介导的 DNA 感受通路；脂质过氧化	Li et al.，2021
FTY720	PP2A/AMPK 通路	通过 PP2A/AMPK 途径相互促进铁细胞凋亡和自噬	Zhong et al.，2020
BAY87-2243	线粒体呼吸链	以线粒体依赖的方式增加细胞脂质 ROS 水平	Basit et al.，2017
ATPR	PP2A/AMPK 途径	通过调节铁稳态诱导自噬和铁死亡	Du et al.，2020
双氢青蒿素	ARNTL	降解 ARNTL；促进 EGLN2 表达上调；破坏 HIF1A 稳定性	Yang et al.，2019
香蒲新甙	N/A	AMPK 信号的激活；铁蛋白降解；活性氧积累	Zhu et al.，2019
槲皮苷	N/A	促进溶酶体介导的铁蛋白降解；改善脂质 ROS 和铁的水平	Li et al.，2020
姜黄素	N/A	抑制铁吸收；脂质过氧化物；上调 SLC7A11 表达；激活自噬	Guerrero-Hue et al.，2019

在肿瘤微环境中，癌细胞以 DAMP（damage-associated molecular pattern）的方式诱发炎症反应（Li et al.，2012a）。最新的研究发现，在人白血病细胞和胰腺癌细胞中，细胞发生铁死亡后，以依赖细胞自噬的方式释放了乙酰化的 DAMP 高迁移率族蛋白 B1（HMGB1），并介导炎症反应的发生（Wen et al.，2019）。

在肿瘤免疫中，巨噬细胞在肿瘤的发生发展过程中起着重要作用。巨噬细胞分为两种类型：M1 型和 M2 型（Mills et al.，2000）。M1 型巨噬细胞可以抑制肿瘤细胞生长

（Watkins et al.，2007），M2 型巨噬细胞对肿瘤细胞生长有保护作用（Mills et al.，1992）。有研究证明，在人胰腺导管腺癌（PDAC）细胞内，氧化应激可以诱导自噬依赖性铁死亡的发生，并伴随致癌 KRas^{G12D} 蛋白的释放，通过外泌体作用于巨噬细胞，驱动其极化为 M2 型巨噬细胞，下调免疫应答，对肿瘤细胞生长起到一定的保护作用（Dai et al.，2020）。

12.3.1.2 自噬依赖性铁死亡与急性肾损伤

急性肾损伤（acute kidney injury，AKI）是一种常见的疾病，其发病率和死亡率很高，在所有住院患者中占 5%～7%，而在重症监护病房中最多可达到 57%。急性肾损伤由多因素诱导，其发病机制非常复杂。可引起急性肾损伤的因素包括但不局限于包括血管收缩、活性氧形成、细胞死亡和免疫调节的异常（Borawski and Malyszko，2020）。当前研究提示，细胞自噬和铁死亡失调可能在急性肾损伤中发挥着重要作用。

铁死亡一般发生在急性肾损伤的早期，可触发炎症反应和继发性坏死性细胞死亡，从而诱发肾功能损伤（Martin-Sanchez et al.，2017）。在缺血再灌注损伤（IRI）和草酸盐晶体诱发的急性肾损伤模型中，铁死亡直接导致肾小管坏死（Linkermann et al.，2014）。在肾脏缺血再灌注损伤中，坏死蛋白 MLKL 的基因缺失会促进长链脂酰 CoA 合成酶 4（ACSL4）表达的增加，ACSL4 可以作为 mTORC（Ⅰ/Ⅱ）上游的调控因子，负调控自噬信号通路；当坏死受到抑制时，会促进自噬依赖性铁死亡的发生（Tang and Xiao，2020）。最新的研究表明，在双侧肾动脉缺血再灌注损伤或叶酸诱导发生急性肾损伤的小鼠模型（天冬酰胺内肽酶野生型：*lgmn^{WT}* 和天冬酰胺内肽酶敲除型：*lgmn^{KO}*）中，豆荚蛋白（legumain）通过促进 HSC70、HSP90 与 GPx4 结合，参与分子伴侣介导的自噬，从而调控肾小管细胞的铁死亡（Chen et al.，2021）。

自噬在急性肾损伤发生发展过程中的作用，一直未被确切证明。最近研究报道指出，在急性肾损伤发生时，肾小管近端 *atg5* 和 *atg7* 基因表达升高，并通过自噬作用对肾脏起到保护作用，减轻肾脏受到的损害。但亟待解决的问题是：当发生急性肾损伤时，上调自噬是否会产生副作用；另外，大多数实验都是在成年小鼠中进行，而急性肾损伤常多发于青少年，因此，自噬在急性肾损伤中的作用是否与年龄相关还需进一步证明。

12.3.1.3 自噬依赖性铁死亡与神经性疾病

1）自噬依赖性铁死亡与帕金森病

帕金森病（Parkinson's diease，PD）是一种常见的、进行性神经退行性疾病，常见的并发症有震颤、肌肉僵直、运动迟缓和精神障碍。近些年，帕金森病发病机理的研究已经取得巨大的进步，研究表明，在细胞水平上多种病理生理过程之间存在动态相互作用，包括氧化应激、线粒体功能障碍、自噬失调，以及蛋白质聚集和神经炎症等（Chen et al.，2020；Huang et al.，2017；Mahoney-Sanchez et al.，2020）。

细胞自噬在多个方面的失调都会导致帕金森病的发生。例如，与线粒体自噬相关的基因（*PARKIN*、*PINK1* 等），发生突变可以导致遗传性帕金森病；溶酶体相关基因突变导致自噬紊乱及溶酶体储存障碍，也会诱发帕金森病的发生。

研究还发现，通过调节自噬亦可以阻碍帕金森病的发病过程。多巴胺受体 2（DRD2）和多巴胺受体 3（DRD3）可以通过 BECN1 诱导细胞自噬的发生，减少帕金森病患者细胞中 α 突触核蛋白的积累（Wang et al.，2015）。miRNA 是神经元细胞以及未成熟神经元分化和存活的关键组成成分，其中 miR-142-5p 可以通过靶向 BECN1 对自噬起到抑制作用，调节神经元细胞的分化，影响帕金森病的发病进程（Chen et al.，2020）。

前面小结提到，BECN1 在铁死亡过程中也是一个关键的调节基因。在铁死亡中，BECN1 被 MAPK 激酶磷酸化后，能与 X_c^- 系统复合物中的 SLCA711 蛋白亚基直接结合，阻断 X_c^- 系统复合物转运半胱氨酸能力，抑制胞内谷胱甘肽（GSH）合成，从而促进铁死亡（Kang et al.，2018；Song et al.，2018）。

神经炎症是帕金森病进程中重要的病理特征。HMGB1 在细胞外释放时，作为 DAMP 发挥作用，与模式识别受体相互作用诱发炎症反应。HMGB1 可由炎症细胞主动分泌，也可由坏死细胞被动释放。HMGB1 在帕金森病患者大脑中高表达，可能对 α 突触核蛋白诱导的小胶质细胞介导的神经毒性至关重要。

HMGB1 的 23 位和 45 位的半胱氨酸氧化是 BECN1 结合所必需的，在自噬发生时，其在细胞质中与自噬蛋白 BECN1 结合，导致 BECN1-Bcl2 解离，BECN1 进而转运至自噬体，并通过 BENC1-Vps34 复合物诱发自噬；此外，HMGB1 可以和 α 突触核蛋白结合，对 α 突触核蛋白诱导的自噬起到抑制作用（Angelopoulou et al.，2018）。同时，释放的 HMGB1 还可以通过作用于 Ras-JNK/p38 通路上调 TfR1（转铁蛋白受体 1）表达，促进 erastin 诱导的铁死亡（Ye et al.，2019）。

HMGB1 还可以与 Mac1（macrophage antigen complex 1，巨噬细胞抗原复合物 1）结合，然后激活小胶质细胞中的 NADPH 氧化酶和 NF-κB 信号通路，诱导神经毒性和促炎症分子的产生，包括 TNF-α、IL-1β 和 NO 等。此外，HMGB1-Mac1 的相互作用会增强树突状细胞的退化，降低多巴胺的摄取，减少多巴胺能神经元的数量，在帕金森病发病过程中发挥重要作用。

综上所述，如 BECN1 和 HMGB1 这类同时存在于自噬和铁死亡调控过程中的关键调控分子，对帕金森病的发生发展有着十分重要的作用。这些节点分子是否可以作为调控自噬和铁死亡来治疗帕金森病的潜在靶点，还需要进一步的研究。探究自噬和铁死亡在帕金森病发病过程中的关系无疑可以为了解帕金森病的发病机制，以及治疗帕金森病提供了新的思路。

2）自噬依赖性铁死亡与阿尔茨海默病

阿尔茨海默病（Alzheimer's disease，AD）是世界上第一大神经退行性疾病，目前还没有有效的治疗方法，主要的临床表现为记忆障碍、失语、失认、执行功能障碍等。HMGB1 蛋白是神经炎症反应的诱导者，参与了包括阿尔茨海默病在内的多种神经退行性疾病的发病过程。靶向 HMGB1、RAGE 和 TLR4，可以抑制神经炎症、减少淀粉样蛋白的产生，改善阿尔茨海默病（Paudel et al.，2020）。

3）自噬依赖性铁死亡与亨廷顿病

亨廷顿病（Huntington's disease，HD）是常染色体显性遗传性和致命性神经退行性疾病，由亨廷顿基因中的 CAG 重复异常引起。常见的临床表现主要分为运动障碍、认知功能障碍和精神障碍，一般在发病 15～20 年后死亡。尽管其遗传起源明确，但是其导致神经元死亡的分子机制尚不清楚，因此没有有效的策略来阻止或推迟亨廷顿病的进程（Mi et al.，2019）。

许多研究结果表明，星形胶质细胞中促炎细胞因子和趋化因子的分泌增加，在亨廷顿病的神经变性中起着诱发神经炎症的作用，这些免疫炎症反应将加剧神经元中线粒体功能障碍和氧化还原状态的失调（Wild et al.，2011）。此外，铁死亡的神经元本身也可能释放出促炎性损伤的相关分子（DAMP），然后触发脑组织中的先天免疫系统进一步引起神经元的死亡（Proneth and Conrad，2019）。在亨廷顿病的发病过程中，mHtt 蛋白的裂解会抑制蛋白酶体和自噬的发生，进一步会导致线粒体功能障碍，最终诱发铁死亡（Choo et al.，2004；Ross and Tabrizi，2011）。其中，HMGB1 能与 Huntingtin N17 区域相互作用，并且这种相互作用因 ROS 的存在和 N17 区域关键丝氨酸残基的磷酸化而增强。所以，HMGB1 是一个 Huntingtin N17/PY-NLS ROS 依赖性的相互作用蛋白，这种蛋白桥接对于 Huntingtin 在 ROS 胁迫期间继 ROS 感应到其入核是至关重要的（Son et al.，2019）。以上研究都表明了自噬依赖性铁死亡和亨廷顿病的发生有着重要联系，自噬依赖性铁死亡是参与亨廷顿病发病的机制之一。

12.4　总结与展望

近年来，基于多种疾病和模型，研究人员对自噬和铁死亡相互作用进行了广泛的探索。从目前的研究进展来看，氧化和抗氧化系统在调节自噬小体形成过程及铁死亡的脂质过氧化过程中都发挥了关键作用，但自噬介导的铁死亡机制以及这类细胞死亡在疾病的发生发展中的作用仍知之甚少。自噬作为促细胞存活的应激机制，是如何被调控转变为促进细胞死亡的机制也尚不清楚。今后，通过对细胞、动物模型及人类疾病样本的动态研究，将进一步揭示自噬与铁死亡交互调控的分子机制。在不久的将来，自噬依赖性铁死亡与人类疾病之间的关联会更加清晰，从而为我们预防和治疗相关疾病提供更优、更精准的策略。

致谢：感谢国家自然科学基金（项目编号：31871388）和黑龙江省科学基金（项目编号：YQ2020C031）对本工作的资金支持。

参 考 文 献

Angelopoulou E, Piperi C, Papavassiliou A G. 2018. High-mobility group box 1 in Parkinson's disease: from pathogenesis to therapeutic approaches. J Neurochem, 146: 211-218.

Bai Y, Meng L, Han L, et al. 2019. Lipid storage and lipophagy regulates ferroptosis. Biochem Biophys Res Commun, 508: 997-1003.

Basit F, van Oppen L M, Schockel L, et al. 2017. Mitochondrial complex I inhibition triggers a mitophagy-dependent ROS increase leading to necroptosis and ferroptosis in melanoma cells. Cell Death Dis, 8: e2716.

Borawski B, Malyszko J. 2020. Iron, ferroptosis, and new insights for prevention in acute kidney injury. Adv Med Sci, 65: 361-370.

Brocker C, Engelbrecht-Vandre S, Ungermann C. 2010. Multisubunit tethering complexes and their role in membrane fusion. Curr Biol, 20: R943-52.

Byun S, Lee E, Lee K W. 2017. Therapeutic implications of autophagy inducers in immunological disorders, infection, and cancer. Int J Mol Sci, 18.

Chen C, Wang D, Yu Y, et al. 2021. Legumain promotes tubular ferroptosis by facilitating chaperone-mediated autophagy of GPX4 in AKI. Cell Death Dis, 12: 65.

Chen J, Jiang C, Du J, et al. 2020. MiR-142-5p protects against 6-OHDA-induced SH-SY5Y cell injury by downregulating BECN1 and autophagy. Dose Response, 18: 1559325820907016.

Choo Y S, Johnson G V, MacDonald M, et al. 2004. Mutant huntingtin directly increases susceptibility of mitochondria to the calcium-induced permeability transition and cytochrome c release. Hum Mol Genet, 13: 1407-1420.

Dai E, Han L, Liu J, et al. 2020. Autophagy-dependent ferroptosis drives tumor-associated macrophage polarization via release and uptake of oncogenic KRAS protein. Autophagy, 1-15.

Dixon S J, Lemberg K M, Lamprecht M R, et al. 2012. Ferroptosis: an iron-dependent form of nonapoptotic cell death. Cell, 149: 1060-1072.

Doll S, Proneth B, Tyurina Y Y, et al. 2017. ACSL4 dictates ferroptosis sensitivity by shaping cellular lipid composition. Nat Chem Biol, 13: 91-98.

Dong Y, Chen H, Gao J, et al. 2019. Molecular machinery and interplay of apoptosis and autophagy in coronary heart disease. J Mol Cell Cardiol, 136: 27-41.

Dong Y, Undyala V V, Gottlieb R A, et al. 2010. Autophagy: definition, molecular machinery, and potential role in myocardial ischemia-reperfusion injury. J Cardiovasc Pharmacol Ther, 15: 220-230.

Dowdle W E, Nyfeler B, Nagel J, et al. 2014. Selective VPS34 inhibitor blocks autophagy and uncovers a role for NCOA4 in ferritin degradation and iron homeostasis *in vivo*. Nat Cell Biol, 16: 1069-1079.

Du Y, Bao J, Zhang M J, et al. 2020. Targeting ferroptosis contributes to ATPR-induced AML differentiation via ROS-autophagy-lysosomal pathway. Gene, 755: 144889.

Galluzzi L, Green D R. 2019. Autophagy-independent functions of the autophagy machinery. Cell, 177: 1682-1699.

Gao M, Monian P, Pan Q, et al. 2016. Ferroptosis is an autophagic cell death process. Cell Res, 26: 1021-1032.

Guerrero-Hue M, Garcia-Caballero C, Palomino-Antolin A, et al. 2019. Curcumin reduces renal damage associated with rhabdomyolysis by decreasing ferroptosis-mediated cell death. FASEB J, 33: 8961-8975.

Hardie D G. 2007. AMP-activated/SNF1 protein kinases: conserved guardians of cellular energy. Nat Rev Mol Cell Biol, 8: 774-785.

Hou W, Xie Y, Song X, et al. 2016. Autophagy promotes ferroptosis by degradation of ferritin. Autophagy, 12: 1425-1428.

Huang J, Yang J, Shen Y, et al. 2017. HMGB1 mediates autophagy dysfunction via perturbing beclin1-Vps34 complex in dopaminergic cell model. Front Mol Neurosci, 10: 13.

Jiang L, Kon N, Li T, et al. 2015. Ferroptosis as a p53-mediated activity during tumour suppression. Nature, 520: 57-62.

Kang R, Zhu S, Zeh H J, et al. 2018. BECN1 is a new driver of ferroptosis. Autophagy, 14: 2173-2175.

Komatsu M, Kurokawa H, Waguri S, et al. 2010. The selective autophagy substrate p62 activates the stress responsive transcription factor Nrf2 through inactivation of Keap1. Nat Cell Biol, 12: 213-223.

Lahiri V, Hawkins W D, Klionsky D J. 2019. Watch what you (self-) eat: autophagic mechanisms that modulate metabolism. Cell Metab, 29: 803-826.

Lee Y S, Lee D H, Choudry H A, et al. 2018. Ferroptosis-induced endoplasmic reticulum stress: cross-talk between ferroptosis and apoptosis. Mol Cancer Res, 16: 1073-1076.

Levine B, Kroemer G. 2019. Biological functions of autophagy genes: a disease perspective. Cell, 176: 11-42.

Li C F, Zhang Y, Liu J, et al. 2021. Mitochondrial DNA stress triggers autophagy-dependent ferroptotic death. Autophagy, 17: 948-960.

Li D, Jiang C, Mei G, et al. 2020. Quercetin alleviates ferroptosis of pancreatic beta cells in type 2 diabetes. Nutrients, 12.

Li T, Kon N, Jiang L, et al. 2012a. Tumor suppression in the absence of p53-mediated cell-cycle arrest, apoptosis, and senescence. Cell, 149: 1269-1283.

Li W W, Li J, Bao J K. 2012b. Microautophagy: lesser-known self-eating. Cell Mol Life Sci, 69: 1125-1136.

Li X, He S, Ma B. 2020c. Autophagy and autophagy-related proteins in cancer. Mol Cancer, 19: 12.

Linkermann A, Skouta R, Himmerkus N, et al. 2014. Synchronized renal tubular cell death involves ferroptosis. Proc Natl Acad Sci U S A, 111: 16836-16841.

Liu J, Yang M, Kang R, et al. 2019. Autophagic degradation of the circadian clock regulator promotes ferroptosis. Autophagy, 15: 2033-2035.

Liu K, Czaja M J. 2013. Regulation of lipid stores and metabolism by lipophagy. Cell Death Differ, 20: 3-11.

Liu Y, Wang Y, Liu J, et al. 2020a. Interplay between MTOR and GPX4 signaling modulates autophagy-dependent ferroptotic cancer cell death. Cancer Gene Ther, doi: 10.1038.

Liu Z, Wang Q, Wang X, et al. 2020b. Circular RNA cIARS regulates ferroptosis in HCC cells through interacting with RNA binding protein ALKBH5. Cell Death Discov, 6: 72.

Ma S, Dielschneider R F, Henson E S, et al. 2017. Ferroptosis and autophagy induced cell death occur independently after siramesine and lapatinib treatment in breast cancer cells. PLoS One, 12: e0182921.

Mahoney-Sanchez L, Bouchaoui H, Ayton S, et al. 2020. Ferroptosis and its potential role in the physiopathology of Parkinson's disease. Prog Neurobiol, 101890.

Mancias J D, Wang X, Gygi S P, et al. 2014. Quantitative proteomics identifies NCOA4 as the cargo receptor mediating ferritinophagy. Nature, 509: 105-109.

Martin-Sanchez D, Ruiz-Andres O, Poveda J, et al. 2017. Ferroptosis, but not necroptosis, is important in nephrotoxic folic acid-induced AKI. J Am Soc Nephrol, 28: 218-229.

Mi Y, Gao X, Xu H, et al. 2019. The emerging roles of ferroptosis in Huntington's disease. Neuromolecular Med, 21: 110-119.

Mills C D, Kincaid K, Alt J M, et al. 2000. M-1/M-2 macrophages and the Th1/Th2 paradigm. J Immunol, 164: 6166-6173.

Mills C D, Shearer J, Evans R, et al. 1992. Macrophage arginine metabolism and the inhibition or stimulation of cancer. J Immunol, 149: 2709-2714.

Mizushima N, Kuma A, Kobayashi Y, et al. 2003. Mouse Apg16L, a novel WD-repeat protein, targets to the autophagic isolation membrane with the Apg12-Apg5 conjugate. J Cell Sci, 116: 1679-1688.

Oku M, Sakai Y. 2018. Three distinct types of microautophagy based on membrane dynamics and molecular machineries. Bioessays, 40: e1800008.

Ou Y, Wang S J, Li D, et al. 2016. Activation of SAT1 engages polyamine metabolism with p53-mediated ferroptotic responses. Proc Natl Acad Sci U S A, 113: E6806-6812.

Park E, Chung S W. 2019. ROS-mediated autophagy increases intracellular iron levels and ferroptosis by ferritin and transferrin receptor regulation. Cell Death Dis, 10: 822.

Partch C L, Green C B, Takahashi J S. 2014. Molecular architecture of the mammalian circadian clock. Trends Cell Biol, 24: 90-99.

Parzych K R, Klionsky D J. 2014. An overview of autophagy: morphology, mechanism, and regulation. Antioxid Redox Signal, 20: 460-473.

Paudel Y N, Angelopoulou E, Piperi C, et al. 2020. Impact of HMGB1, RAG E, and TLR4 in Alzheimer's disease (AD): from risk factors to therapeutic targeting. Cells, 9.

Peker N, Gozuacik D. 2020. Autophagy as a cellular stress response mechanism in the nervous system. J Mol Biol, 432: 2560-2588.

Proneth B, Conrad M. 2019. Ferroptosis and necroinflammation, a yet poorly explored link. Cell Death Differ, 26: 14-24.

Ross C A, Tabrizi S J. 2011. Huntington's disease: from molecular pathogenesis to clinical treatment. Lancet Neurol, 10: 83-98.

Seranova E, Palhegyi A M, Verma S, et al. 2020. Human induced pluripotent stem cell models of neurodegenerative disorders for studying the biomedical implications of autophagy. J Mol Biol, 432: 2754-2798.

Shen L, Qi Z, Zhu Y, et al. 2016. Phosphorylated heat shock protein 27 promotes lipid clearance in hepatic cells through interacting with STAT3 and activating autophagy. Cell Signal, 28: 1086-1098.

Singh R, Kaushik S, Wang Y, et al. 2009. Autophagy regulates lipid metabolism. Nature, 458: 1131-1135.

Sohn Y S, Tamir S, Song L, et al. 2013. NAF-1 and mitoNEET are central to human breast cancer proliferation by maintaining mitochondrial homeostasis and promoting tumor growth. Proc Natl Acad Sci U S A, 110: 14676-14681.

Son S, Bowie L E, Maiuri T, et al. 2019. High-mobility group box 1 links sensing of reactive oxygen species by huntingtin to its nuclear entry. J Biol Chem, 294: 1915-1923.

Song X, Zhu S, Chen P, et al. 2018. AMPK-Mediated BECN1 phosphorylation promotes ferroptosis by directly blocking system Xc(-) activity. Curr Biol, 28: 2388-2399 e5.

Stenmark H. 2009. Rab GTPases as coordinators of vesicle traffic. Nat Rev Mol Cell Biol, 10: 513-525.

Stockwell B R, Friedmann Angeli J P, Bayir H, et al. 2017. Ferroptosis: a regulated cell death nexus linking metabolism, redox biology, and disease. Cell, 171: 273-285.

Su L J, Zhang J H, Gomez H, et al. 2019. Reactive oxygen species-induced lipid peroxidation in apoptosis, autophagy, and ferroptosis. Oxid Med Cell Longev, 2019: 5080843.

Sun L, Lian Y, Ding J, et al. 2019. The role of chaperone-mediated autophagy in neurotoxicity induced by alpha-synuclein after methamphetamine exposure. Brain Behav, 9: e01352.

Sun X, Ou Z, Chen R, et al. 2016. Activation of the p62-Keap1-NRF2 pathway protects against ferroptosis in hepatocellular carcinoma cells. Hepatology, 63: 173-184.

Sun X, Ou Z, Xie M, et al. 2015. HSPB1 as a novel regulator of ferroptotic cancer cell death. Oncogene, 34: 5617-5625.

Sun Y, Zheng Y, Wang C, et al. 2018. Glutathione depletion induces ferroptosis, autophagy, and premature cell senescence in retinal pigment epithelial cells. Cell Death Dis, 9: 753.

Tang D, Kang R, Cheh C W, et al. 2010a. HMGB1 release and redox regulates autophagy and apoptosis in cancer cells. Oncogene, 29: 5299-5310.

Tang D, Kang R, Livesey K M, et al. 2010b. Endogenous HMGB1 regulates autophagy. J Cell Biol, 190: 881-892.

Tang D, Kang R, Livesey K M, et al. 2011. High-mobility group box 1 is essential for mitochondrial quality control. Cell Metab, 13: 701-711.

Tang S, Xiao X. 2020. Ferroptosis and kidney diseases. Int Urol Nephrol, 52: 497-503.

Wang J D, Cao Y L, Li Q, et al. 2015. A pivotal role of FOS-mediated BECN1/Beclin 1 upregulation in dopamine D2 and D3 receptor agonist-induced autophagy activation. Autophagy, 11: 2057-2073.

Wang S J, Li D, Ou Y, et al. 2016. Acetylation is crucial for p53-mediated ferroptosis and tumor suppression. Cell Rep, 17: 366-373.

Watkins S K, Egilmez N K, Suttles J, et al. 2007. IL-12 rapidly alters the functional profile of tumor-associated and tumor-infiltrating macrophages in vitro and in vivo. J Immunol, 178: 1357-1362.

Weidberg H, Shvets E, Elazar Z. 2011. Biogenesis and cargo selectivity of autophagosomes. Annu Rev Biochem, 80: 125-156.

Wen Q, Liu J, Kang R, et al. 2019. The release and activity of HMGB1 in ferroptosis. Biochem Biophys Res Commun, 510: 278-283.

Wild E, Magnusson A, Lahiri N, et al. 2011. Abnormal peripheral chemokine profile in Huntington's disease. PLoS Curr, 3: RRN1231.

Wu Z, Geng Y, Lu X, et al. 2019. Chaperone-mediated autophagy is involved in the execution of ferroptosis. Proc Natl Acad Sci U S A, 116: 2996-3005.

Xilouri M, Stefanis L. 2015. Chaperone mediated autophagy to the rescue: A new-fangled target for the treatment of neurodegenerative diseases. Mol Cell Neurosci, 66: 29-36.

Yang M, Chen P, Liu J, et al. 2019. Clockophagy is a novel selective autophagy process favoring ferroptosis. Sci Adv, 5: eaaw2238.

Yang Y, Luo M, Zhang K, et al. 2020. Nedd4 ubiquitylates VDAC2/3 to suppress erastin-induced ferroptosis in melanoma. Nat Commun, 11: 433.

Ye F, Chai W, Xie M, et al. 2019. HMGB1 regulates erastin-induced ferroptosis via RAS-JNK/p38 signaling in HL-60/NRAS(Q61L) cells. Am J Cancer Res, 9: 730-739.

Yuan H, Li X, Zhang X, et al. 2016. CISD1 inhibits ferroptosis by protection against mitochondrial lipid peroxidation. Biochem Biophys Res Commun, 478: 838-844.

Zhang J, Johnson J L, He J, et al. 2017. Cystinosin, the small GTPase Rab11, and the Rab7 effector RILP regulate intracellular trafficking of the chaperone-mediated autophagy receptor LAMP2A. J Biol Chem, 292: 10328-10346.

Zhang Z, Yao Z, Wang L, et al. 2018. Activation of ferritinophagy is required for the RNA-binding protein ELAVL1/HuR to regulate ferroptosis in hepatic stellate cells. Autophagy, 14: 2083-2103.

Zhang Z B, Xiong L L, Xue L L, et al. 2021. MiR-127-3p targeting CISD1 regulates autophagy in hypoxic-ischemic cortex. Cell Death Dis, 12: 279.

Zhong Y, Tian F, Ma H, et al. 2020. FTY720 induces ferroptosis and autophagy via PP2A/AMPK pathway in multiple myeloma cells. Life Sci, 260: 118077.

Zhu H Y, Huang Z X, Chen G Q, et al. 2019. Typhaneoside prevents acute myeloid leukemia (AML) through suppressing proliferation and inducing ferroptosis associated with autophagy. Biochem Biophys Res Commun, 516: 1265-1271.

Zhu S, Zhang Q, Sun X, et al. 2017. HSPA5 regulates ferroptotic cell death in cancer cells. Cancer Res, 77: 2064-2077.

第13章

内质网应激与铁死亡

吕　斌　陈凌燕　陈　婷　邓　瑶　单　双　鲁晓昂

摘要： 内质网应激（endoplasmic reticulum stress，ERS）是指内质网（endoplasmic reticulum，ER）受到外在刺激后，腔内错误折叠或未折叠蛋白聚集而启动的保护程序。活性氧簇（reactive oxygen species，ROS）作为氧正常代谢的天然副产物，在细胞信号转导和体内代谢平衡中发挥重要作用。ROS 蓄积不仅能激活 ERS 反应，同时还会导致细胞内脂质过氧化增加，最后促进细胞发生铁死亡。目前，关于诱发铁死亡的具体分子机制仍需进一步研究。ROS 是否为 ERS 诱导铁死亡的关键呢？本章主要详细阐述 ERS 与铁死亡之间的关系。

关键词： 内质网应激，铁死亡，活性氧簇，脂质过氧化

Abstract: Endoplasmic reticulum stress (ERS) is a protective process initiated by the accumulation of misfolded or unfolded proteins in the endoplasmic reticulum (ER). Reactive oxygen species (ROS), as natural by products of oxygen metabolism, play a critical role in intracellular signal transduction and metabolic homeostasis *in vivo*. Previous studies revealed that the accumulation of ROS activates ERS. Simultaneously, the accumulation of intracellular ROS leads to lipid peroxidation and then triggers ferroptosis. However, the underlying mechanism of ERS inducing ferroptosis still remains largely unknown. Is ROS the key link between ERS and ferroptosis? This chapter mainly focuses on the cross talk between ERS and ferroptosis.

Keywords: endoplasmic reticulum stress, ferroptosis, reactive oxygen species, lipid peroxidation

13.1　铁死亡分子机制及潜在生物学指标

铁死亡在形态学上与凋亡和自噬都有较大差别（Coker-Gurkan et al.，2019）。其异常主要体现在细胞结构上。例如，当细胞发生凋亡时，细胞的染色质固缩和边缘化；当细胞发生自噬时，细胞双层膜结构出现自噬小泡，细胞器肿胀，却未出现核膜和细胞膜溶解。然而，当细胞发生铁死亡时，其形态学主要表现为线粒体缩小、线粒体嵴减少、线粒体

密度增加和线粒体膜破裂增加。

铁死亡发生的机制主要有三条途径，它们都能使细胞内 ROS 水平增加，进而促进细胞发生铁死亡（Chen et al.，2020）。胱氨酸/谷氨酸反向转运体（cystine/glutamate antiporter，X_c^- 系统）作为细胞氨基酸逆向转运体，主要参与细胞内重要的抗氧化代谢。它广泛分布于神经细胞膜表面，由溶质载体家族 7 成员 11（solute carrier family 7 member 11，SLC7A11）和溶质载体家族 3 成员 2（solute carrier family 3 member 2，SLC3A2）两个亚单位组成。X_c^- 系统将胱氨酸（cystine，Cys-Cys）转至细胞内，并将谷氨酸（glutamate，Glu）转至细胞外。Cys-Cys 被 X_c^- 系统摄取后还原为半胱氨酸（cysteine，Cys），并与甘氨酸（glycine，Gly）和 Glu 共同参与谷胱甘肽（glutathione，GSH）的合成。GSH 是一种常见的抗氧化物质，具有清除体内 ROS 的重要作用。还原型 GSH 可在谷胱甘肽过氧化物酶 4（glutathione peroxidase 4，GPx4）作用下转化成为磷脂氢过氧化物，生成脂醇，最终抑制细胞发生铁死亡（Latunde-Dada，2017）。多种癌细胞能通过 X_c^- 系统介导的胞外转运体系摄取 Cys-Cys，从而还原生成 Cys。目前，广泛应用的铁死亡诱导剂 erastin 则是通过抑制 X_c^- 系统介导的 Cys 转运体系途径诱导细胞发生铁死亡，另一诱导剂 RSL3 通过直接与 GPx4 亚基蛋白结合的方式抑制谷氨酰胺（Glutamine，Gln）的合成（Latunde-Dada，2017）。研究显示，肿瘤抑制因子 p53 可通过下调 SLC7A11 进而抑制细胞对 Cys 的摄取，使 GSH 合成减少，导致细胞内 ROS 累积增加，最后诱导细胞发生铁死亡（Jiang et al.，2015）。烟酰胺腺嘌呤二核苷酸磷酸（nicotinamide adenine dinucleotide phosphate，NADPH）作为 GSH 还原酶的辅酶（Belarbi et al.，2017），对维持细胞内 GSH 水平发挥重要作用。它通过维持 GSH 还原状态参与调控铁死亡，并可作为评估不同类型细胞对铁死亡诱导剂敏感性的生物指标。通过对人纤维肉瘤细胞系、人骨肉瘤细胞系和人横纹癌细胞系等 12 种不同细胞系的研究发现，铁死亡经典诱导剂（erastin、RSL-3 和 FIN56）能明显降低胞内 NAD（H）和 NADP（H）水平，导致 ROS 积聚。NADPH 消耗增加是细胞发生脂质过氧化的结果。因此，NADPH 也可以作为检测细胞对铁死亡诱导剂敏感性的生物指标。此外，GPx4 敲除小鼠会出现与铁死亡相关的急性肾损伤（Au et al.，2017）。在该研究中，作者发现铁死亡脂抑素（liproxstatin-1，Lip-1）具有拮抗铁死亡的作用，主要通过阻断 GSH 的合成抑制铁死亡的发生（Au et al.，2017）。

膜蛋白转铁蛋白受体（transferrin receptor，TfR）通过转运二价铁离子进入细胞使铁蛋白及其相关基因铁蛋白轻链（ferritin light chain，FTL）和铁蛋白重链 1（ferrtin heavy chain 1，FTH1）发挥调控储存铁离子的作用。热休克蛋白 B1（heat shock protein B1，HSPB1）通过抑制 TfR 表达而降低细胞内铁离子浓度。因此，过表达 HSPB1 会抑制铁死亡（Calfon et al.，2002）。研究发现，抑制铁代谢的主要转录因子铁反应元件结合蛋白 2（iron response element binding protein 2，IREB2）可显著增加 FTL 和 FTH1 水平，从而抑制 erastin 诱导的铁死亡（Calfon et al.，2002）。TfR 能将血液中的二价铁离子转运至细胞表面，通过 TfR 经胞吞途径进入细胞内。转染 TfR 小干扰 RNA 降低细胞内 TfR 表达能明显抑制细胞铁死亡的发生（Calfon et al.，2002）。因此，TfR 的含量与铁死亡严重程度呈正相关。并且，TfR 的胞吞过程对于铁死亡的发生不可或缺。含铁血红素氧化酶-1（heme oxygenase-1，HO-1）是一类氧化酶，可使血红素在细胞内被分解成为卟啉和铁。最新研究发现，HO-1 抑制剂锌原卟啉 ZnPP 能抑制 erastin 诱导的铁死亡（Fernandez-

Mendivil et al., 2021）。并且，HO-1 的反应产物可以加强 erastin 的杀伤效果。因此，血红素的分解代谢可能具有促进细胞发生铁死亡的作用。

除了细胞内铁的积累能诱导铁死亡以外，细胞内 Gln 等氨基酸代谢，包括 Gln 分解代谢和 X_c^- 系统也是铁死亡过程中的关键步骤，所以有些学者倾向于将铁死亡命名为"血清依赖性细胞死亡"或"代谢性死亡"。由此可知，这种新发现的细胞死亡模式受氨基酸代谢和铁代谢共同调控，并最终导致 ROS 累积，促进细胞发生铁死亡。细胞外调节蛋白激酶（extracellular regulated protein kinases，ERK）通路的激活被认为是铁死亡的标志之一。ERK 的磷酸化程度与铁死亡严重程度呈正相关。细胞凋亡是一个非炎症性质的过程，而铁死亡多伴有炎症性表现。因此，可以根据细胞内或局部组织中是否发生炎症反应来区分凋亡和铁死亡。例如，因神经组织中多伴有星形胶质细胞和小胶质细胞的增殖聚集，可以通过测定胶质纤维酸性蛋白和离子钙接头蛋白分子-1 的表达程度确定是否存在炎症反应（Shi et al., 2020）。铁死亡抑制素（ferrostatin-1，Fer-1）及 Lip-1 被证实为铁死亡的强效抑制剂。其中，Fer-1 是一种可以抑制铁死亡的小分子化合物，但其具体作用机制及靶点尚不明确。Fer-1 并非通过抑制 ERK 磷酸化途径抑制铁死亡，但其却能减少由 ERK 磷酸化所导致的 ROS 蓄积。

长链脂酰辅酶 A 合成酶 4（acyl-CoA synthetase long-chain family member 4，ACSL4）是长链脂酰辅酶 A 合成酶家族成员。ACSL4 通过催化花生四烯酸和肾上腺酸生成花生四烯酰 CoA 和肾上腺酰 CoA，从而参与磷脂酰乙醇胺（phosphatidyl ethanolamine，PE）或磷脂酰肌醇（phosphatidyl inositol，PI）等带负电膜磷脂的合成，是脂质代谢途径中的重要酶类。通过敲除小鼠和人类细胞中 *ACSL4* 基因，能有效减少 erastin 和 RSL-3 诱导的细胞死亡（Lei et al., 2020）。与 HepG2 和 HL60 等铁死亡敏感细胞相比，ACSL4 在抵抗铁死亡的细胞系（LNCaP 和 K562）中的表达显著下调（Lei et al., 2020）。应用 CRISPR/Cas9 实施全基因组筛选和基因芯片分析发现，ACSL4 是铁死亡发生的关键因素，它的缺失使细胞具有强大的抵抗铁死亡的潜力（Lei et al., 2020）。环加氧酶-2（cyclooxygenase-2，COX-2）是催化体内花生四烯酸合成前列腺素初始步骤中的关键限速酶。通过建立胶原酶诱导的脑出血小鼠模型，前列腺素内由过氧化物合酶 2 编码的 COX-2 在脑出血后神经元中高度表达，抑制 COX-2 可减少脑出血后的继发性脑损伤。使用铁死亡抑制剂 Lip-1 处理后，小鼠脑神经功能出现明显改善，这可为临床脑出血患者提供潜在的新治疗策略（Ahmad et al., 2014）。

细胞间液的 Gln 被转运至胞内后发生的一系列化学反应被称为 Gln 分解代谢。在这个反应中，Gln 被分解为 Glu、天冬氨酸（aspartic acid，Asp）、丙氨酸（alanine，Ala）及三羧酸循环中的某些中间产物。左旋 Gln 也是 Gln 分解代谢过程中的关键中间产物，它能通过增加 ROS 蓄积从而诱导细胞发生铁死亡。目前，对铁死亡的研究仍处于初级阶段，深入阐明其在不同临床疾病模型中的分子机制有利于寻找相关疾病的治疗新靶点及新药物的研发。

13.2 ERS 经典信号通路简介

ER 的内环境稳态一旦被打破，将激活一系列的级联反应通路，主要包括蛋白激酶样 ER 激酶（protein kinase RNA-like ER kinase，PERK）/真核起始因子 2α（eukaryotic initiation factor 2α，eIF2α）通路、肌醇需要蛋白 1（inositol-requiring enzyme 1，IRE1）/X 盒结合蛋白 1（X-box binding protein 1，XBP1）通路及激活转录因子 6（activating transcription factor-6，ATF6）介导的信号通路（Acosta-Alvear et al.，2007）。ERS 激活的信号通路主要有：①未折叠蛋白反应（unfolded protein response，UPR）；②内质网超负荷反应（endoplasmic reticulum overload response，EOR）；③固醇调节级联反应。其中，UPR 与 EOR 由蛋白质加工紊乱所致，固醇调节级联反应由 ER 表面合成的胆固醇损耗激发。蛋白质在 ER 内的正确折叠需要许多分子伴侣的协助，当 ER 中未折叠或错误折叠的蛋白质增多时，应激信号通过 ER 膜传递到细胞核，继而引起一系列特定的靶基因转录和蛋白质翻译水平下调，以使细胞继续存活，这种反应称为 UPR（Walter and Ron，2011）。UPR 是细胞对抗 ERS 的一种自身保护机制，它的发生有助于细胞维持内环境稳定。

UPR 至少含有 4 种机制：①减弱翻译能力，减少新蛋白合成，防止未折叠蛋白进一步积聚；②上调 ER 分子伴侣等保护性基因的表达及升高 GSH 水平，增强 ER 蛋白折叠能力，ER 伴侣蛋白主要包括葡萄糖调节蛋白 78（glucose-regulated protein 78，GRP78）和葡萄糖调节蛋白 94（glucose-regulated protein 94，GRP94）；③活化核转录因子 NF-κB，提高 ER 免疫调节和抗凋亡能力；④诱导细胞凋亡，当 ER 功能严重受损时，机体以凋亡方式清除受损细胞以保护器官维持其正常功能（Wu et al.，2020）。UPR 是一种机体对抗 ERS 的保护机制，通过引发 ER 内未折叠或错误折叠蛋白的正确折叠，以及调节细胞内钙浓度，促使细胞恢复正常功能（Harding et al.，2000）。如果 ERS 过强或时间过长，将会诱导细胞发生凋亡。IRE1、PERK、ATF6 是 ER 膜的三种具有信号转导作用的跨膜蛋白，它们均对腔内未折叠蛋白的聚集起作用。IRE1 和 PERK 是 ER 膜上的跨膜蛋白激酶。在正常生理情况下，IRE1、PERK 和 GRP78/结合免疫球蛋白（binding immunoglobulin protein，Bip）形成稳定的复合物，而当蛋白错误折叠或未折叠蛋白增多时促使 GRP78/Bip 与其解离，然后 IRE1 和 PERK 的寡聚化及其自身磷酸化刺激下游信号的激活。ATF6 是含有 bZip 转录因子结构域的 II 型跨膜蛋白。当未折叠蛋白在 ER 聚集增多时，ATF6 向高尔基体转位，被 S1P 和 S2P 酶切成 p50bZip 转录因子运输到细胞核，并激活 XBP1 转录增加，导致 UPR 活化（Yamamoto et al.，2007）。

EOR 是指正确折叠蛋白在 ER 上过度积聚而引起 ER 超负荷，从而导致一系列信号物质被激活。EOR 也是机体自我保护性反应之一，它也具有激活核转录因子 NF-κB 的作用。EOR 能被抗氧化剂和钙拮抗剂所抑制，也能被促使钙离子释放的药物所激活，这表明 EOR 可能与钙储存释放及 ROS 产生有关（Lin et al.，2009）。ER 膜上含有固醇调节元件结合蛋白，其无活性的前体大分子与 ER 膜和核膜相连。当细胞发生 ERS 时，ER 膜上的固醇被耗竭，导致 SREBP 与 ER 膜和核膜结合的裂解，从而激活引导固醇生物合成的启动子，即固醇调节因子，促进细胞内脂肪酸和胆固醇的合成。ER 腔内未折叠蛋白增多或钙失衡，引起 ERS 反应信号，经其膜上的三种跨膜蛋白激酶 IRE、PERK、ATF6 传导到核内，使 Bip 等伴侣蛋白表达增加，恢复蛋白质正确构象（Lin et al.，2009）。eIF2α 磷酸化可抑制蛋白质翻译，减少蛋白质在内质网腔内的堆积，从而对细胞起保护作用，但 ERS 反应时间过长或过于强烈则引起一系列级联反应，导致细胞凋亡。

13.3　ERS 调控铁死亡的分子机制

13.3.1　ERS 概述

ER 是哺乳动物细胞中一种重要的细胞器，其膜结构占细胞内膜的一半，是细胞内其他膜性细胞器的重要来源，在内膜系统中占有中心地位。ER 是细胞的钙储存库，ER 钙离子浓度高达 5.0mmol/L，而胞浆中为 0.1μmol/L，ER 具有调节并维持细胞内钙平衡的作用。ER 是分泌性蛋白和膜蛋白合成、折叠、运输及修饰的场所。ER 通过内部质量调控机制筛选出正确折叠的蛋白质，并将其运至高尔基体，禁锢未折叠或错误折叠的蛋白质以进一步完成折叠或进行降解处理。ER 还参与固醇激素的合成、糖类和脂类代谢，ER 膜上含有固醇调节元件结合蛋白，对固醇和脂质合成起调节作用。ER 对影响细胞内能量水平、氧化状态或钙离子浓度异常的应激反应极度敏感。当细胞受到缺氧、药物毒性等外源性刺激后，ER 腔内氧化环境被破坏，钙代谢失调，ER 功能发生紊乱，蛋白质发生突变或者阻止蛋白质二硫键的形成，导致未折叠蛋白或错误折叠蛋白在 ER 腔内发生积聚以及钙平衡失调的状态，即 ERS。ER 巨大的膜结构为细胞内活性物质的反应提供了一个广阔的平台，它在许多信号调控中起到关键作用。ERS 是细胞凋亡调节中的重要环节。当细胞遭遇毒性药物、感染、缺氧等刺激时，ER 腔中未折叠蛋白增多和细胞内钙离子超载，引起 caspase-12 活化，继而激活下游的 caspase，导致细胞凋亡。早期 ERS 是机体自身代偿的过程，对细胞具有保护作用；如果这种失衡超过了机体自身调节的能力，最终的结局将是导致细胞死亡。ERS 的确切机制目前尚不明确。深入研究 ER 及 ERS，对于完善细胞损伤和凋亡理论具有重要意义，有助于进一步认识疾病发生发展的机制，为临床疾病预防和治疗提供新的理论依据。

13.3.2　ERS 与铁死亡发生途径

13.3.2.1　ERS 与铁代谢途径

铁作为生命必需的微量元素之一，主要以二价和三价铁离子的形式存在于机体内。当小肠吸收或红细胞降解释放出的亚铁离子（Fe^{2+}）经铜蓝蛋白（cerulophasmin，CP）氧化为三价铁离子（Fe^{3+}），与膜上的转铁蛋白（transferrin，TF）结合成 TF-Fe^{3+} 形式，通过 TfR 形成复合物内吞进入胞体，胞内 Fe^{3+} 被前列腺 6 次跨膜上皮抗原 3（six-transmembrane epithelial antigen of the prostate 3，STEAP3）还原成 Fe^{2+}，二价金属离子转运蛋白 1（divalent metal transporter 1，DMT1）或锌铁调控蛋白家族 8/14（ZRT/IRT-like proteins 8/14，ZIP8/14）介导 Fe^{2+} 储存到细胞质中不稳定铁池（labile iron pool，LIP）、FTL 与 FTH1 组成的铁储存蛋白复合物中，多余部分亚铁离子由膜铁转运蛋白（ferroportin，Fpn）将 Fe^{2+} 氧化成 Fe^{3+} 输出至胞外，参与体内铁再循环，维持细胞内的铁稳态。

病理状态下，HSPB1 表达异常升高，导致 TfR 水平降低，抑制蛋白激酶 C 介导的 HSPB1 磷酸化及铁代谢主要转录因子 IREB2 的表达（Tanoue and Nishida，2002），进而显著增加铁储蛋白亚基 FTL 和 FTH1 表达，最后降低细胞内亚铁离子浓度和脂质 ROS 水平。而 HO-1 则通过补充细胞内铁离子及产生 ROS，加速 erastin 诱导的铁死亡。

13.3.2.2　ERS 与 X_c^-/GPx4 途径

X_c^- 系统是由机体细胞膜上 SLC7A11 和 SLC3A2 两个亚基组成的重要抗氧化体系，可按 1∶1 比例将细胞外 Cys 摄取入胞内，并被迅速还原成 Cys-Cys，参与胞内重要自由基清除剂 GSH 的合成。

GPx4 作为哺乳动物中修复脂质细胞氧化损伤的硒蛋白，将胞内 GSH 转化为氧化型 GSH，同时将细胞内毒性脂质过氧化氢转化为无毒脂醇，促进 H_2O_2 分解，保护细胞膜结构和功能不受过氧化氢物的干扰及损害。研究发现，通过敲除小鼠 GPx4 或直接使用 GPx4 抑制剂 RSL-3 可促进细胞发生脂质过氧化及 ROS 蓄积（Hambright et al.，2017）。当线粒体内 ROS 蓄积增多时，其诱发的 ERS 能通过激活 GRP78-PERK-eIF2α-ATF4-CHOP 通路促进细胞自噬发生 GPx4 依赖性铁死亡（Zhao et al.，2021）。因此，GPx4 是铁死亡发生的关键调控者之一。

13.3.2.3　ERS 与脂质代谢途径

铁死亡的灵敏度与脂质代谢失衡密切相关，包含多不饱和脂肪酸（polyunsaturated fatty acid，PUFA）的磷脂生物合成，并将磷脂作为 ACSL4 和磷脂胆碱酰基转移酶 3（phosphatidylcholinyl-transferase 3，LPCAT3）促脂质过氧化反应的底物（Yang et al.，2016），这是脂肪氧合酶对多不饱和脂肪酸-PE 的选择性氧化作用。通过脂质组学研究发现，含有花生四烯酸（C20∶4）或其延长产物肾上腺酸（C22∶4）的 PE 是脂质氧化作用并驱使细胞朝向铁死亡发生的关键磷脂（Yang et al.，2016），而 ACSL4 和 LPCAT3 参与多不饱和脂肪酸的生物合成和重塑，通过补充花生四烯酸或其他多不饱和脂肪酸增加使细胞对铁死亡的敏感性，这是铁死亡发生的重要步骤（Dixon et al.，2015）。因此，GPx4 表达下调诱导的铁死亡取决于 ACSL4 的活性。相反，当 ACSL4 表达缺失时，细胞能显著抵抗 GPx4 介导的铁死亡的发生。脂氧合酶（lipoxygenase，LOX）通过分解 PUFA 加速脂质过氧化过程诱导细胞发生铁死亡。研究发现，花生四烯酸 12-脂氧合酶（arachidonate 12-lipoxygenase，ALOX12）表达增加能显著增强细胞内的应激反应。因此，ALOX12 不仅能加速机体的炎症反应，它还参与 p53 介导的铁死亡。虽然 ALOX12 表达缺失对 p53 表达水平及其下游转录因子如 SLC7A11、Mdm2 和 p21 的表达无明显影响，ALOX12 却是 ROS 应激条件下 p53 介导的铁死亡的必要条件，它的缺失能显著逆转 p53 介导的、不依赖于 GPx4 方式的铁死亡（Chu et al.，2019）。相同地，iPLAβ 作为 p53 介导的铁死亡的主要抑制蛋白，当其内源性表达缺失时，肿瘤细胞对 ROS 诱导的铁死亡敏感性增加，从而促进细胞发生 GPx4 非依赖性铁死亡。相反，iPLAβ 过表达能通过降低细胞内 ROS 诱导的脂质过氧化水平抑制 p53 介导的铁死亡（Chen et al.，2021a）。此外，在 ERS 过程中，IRE1α 通过介导 XBP1 调控 ALOX12 诱导 GPx4 依赖性铁死亡的发生（Tak et al.，2022）。并且，齐留酮作为花生四烯酸 5-脂氧合酶（arachidonate 5-lipoxygenase，ALOX5）抑制剂，在临床上广泛应用于控制慢性期哮喘。ALOX5 在缺血的神经组织中表达丰富，因其能大幅度减少 ROS 生成，随后被证明能通过抑制 ROS 诱导的铁死亡发挥神经保护作用（Sun et al.，2019）。例如，下调 ALOX5 表达能通过减少 ERS 导致的铁死亡抑制褪黑素介导的创伤性脑损伤（Wu et al.，2022a）。

13.3.2.4 ERS 与其他铁死亡发生途径

p62-Keap1-NRF2、p53-SAT1-ALOX15、ATG5-ATG7-NCOA4 及 Gln 代谢途径均能有效调控胞内铁离子及 ROS 的形成（Lane et al., 2018），发挥出铁死亡的致死效应。此外，干扰素反应刺激因子 cGAMP 相互作用因子 1（stimulator of interferon response cGAMP interactor 1，STING1）是免疫细胞与非免疫细胞 ER 中高度保守的跨膜蛋白。它作为一种适应性蛋白，能直接被细菌环二核苷酸和第二信使环鸟苷-磷酸腺苷-磷酸激活，通过产生 Ⅰ 型干扰素和促炎性因子参与细胞的炎症及免疫反应（Li et al., 2021）。在外界刺激条件下，GPx4 能启动 STING1 介导的免疫反应。因此，GPx4 缺失导致的脂质过氧化能显著抑制 STING1 介导的免疫反应（Li et al., 2021）。此外，线粒体或基因组 DNA 应激能通过激活胰腺癌细胞中 STING1 依赖性自噬促进脂质过氧化，从而诱发铁死亡（Jia et al., 2020）。基于以上分析，铁死亡作为一种铁依赖性脂质过氧化和 ROS 积累诱导的新型调节性细胞死亡，受到多种生物学途径的有效调控。

13.4 ERS 相关信号通路与铁死亡

13.4.1 UPR 与铁死亡

13.4.1.1 UPR 概述

UPR 是机体缓解 ERS 的一种自身保护机制（Chinta et al., 2008）。ER 是真核细胞中控制蛋白质合成、折叠和加工的主要细胞器。当新合成的未折叠蛋白异常积累和（或）错误折叠蛋白超过 ER 处理能力时，细胞 ER 则通过 UPR 信号转导途径抑制蛋白质合成，促进蛋白质折叠、运输和降解以恢复细胞内环境的稳定。UPR 可协调许多不同的细胞过程，如维持细胞内钙水平和合成脂质；在炎症及多种病理过程中，使蛋白质折叠环境发生改变，从而开启多种细胞信号转导过程，其中包括炎症、凋亡、甚至癌变等。同样的，在衰老过程中，持续的 ERS 和慢性炎症也会激活 UPR，从而直接导致机体损伤的积累和并发症的加重。

13.4.1.2 UPR 主要信号转导通路

在脊椎动物中，UPR 的 ER 跨膜传感器由三种不同的蛋白质组成，分别是 IRE1、ATF6 和 PERK。在基础条件下，IRE1、ATF6 和 PERK 的结构域被分子伴侣 Bip 结合而不具有活性。当发生错误折叠蛋白或未折叠蛋白异常聚集时，Bip 会从三种蛋白质的结构域解离，并使三种传感器接收到这种异常信号，激活 UPR（图 13-1）。

IRE1 是 Ⅰ 型跨膜蛋白，胞浆面含有丝氨酸/苏氨酸激酶和核糖核酸内切酶结构域。哺乳动物的 IRE1 有 2 个同源异构体，分别是 IRE1α 和 IRE1β。IRE1α 表达比较广泛，主要在胎盘内高表达，而 IRE1β 主要表达在呼吸道上皮细胞内。当 ER 中未折叠蛋白积累时，IRE1α 的内腔结构域出现改变，导致 IRE1 发生二聚化和反式自磷酸化，从而诱导构象变化，激活其核糖核酸酶结构域以催化切除 XBP1 mRNA 内 26 个碱基的内含子。剪切后的 XBP-1 是一种活性转录因子，能促进 ERS 反应元件（endoplasmic reticulum stress

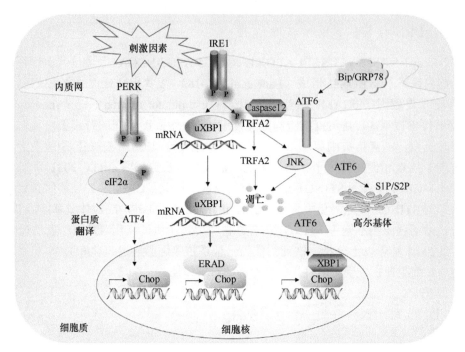

图 13-1　ER 主要信号转导通路示意图

responsive element，ERSE）和 UPR 靶分子的基因转录，从而促进 ER 蛋白折叠、分泌，激活磷脂生物合成和内质网相关的降解途径（ER-associated degradation，ERAD）。若应激持续产生或加剧，IRE1α 则进一步被激活。过度活化的 IRE1α 使肿瘤坏死因子受体相关因子 2（tumor necrosis factor receptor-associated factor 2，TRAF2）磷酸化并与之结合，随后 caspase-12 与 TRAF2 解离并激活，引起细胞凋亡。此外，IRE1α 与 TRAF2 的复合物还可将信号进一步传递给凋亡信号调节激酶 1（apoptosis signal-regulating kinase 1，ASK1），并使其下游靶分子 c-Jun 氨基末端激酶（c-Jun N-terminal kinase，JNK）通路激活，最终导致细胞凋亡（Ventura et al.，2006；Yenki et al.，2013）。

与 IRE1α 相类似，PERK 也是一种定位在 ER 上的 I 型跨膜蛋白，其 N 端定位在 ER 内，C 端定位在细胞质中。PERK 的 C 端是它的主要功能区，其具备 eIF2α 蛋白激酶活性。PERK 能在 ER 应激条件下发生寡聚化和反式自磷酸化，通过磷酸化 eIF2α 上的第 51 位丝氨酸来抑制蛋白质翻译，从而减少蛋白质进入超负荷的 ER，同时编码激活转录因子-4（activating transcription factor-4，ATF4）mRNA 的选择性翻译，有助于增强细胞对抗氧化剂的反应能力及 ER 的折叠能力，最终缓解 ERS 程度。短暂激活的 PERK 信号通路可通过抑制蛋白质合成和减少内质网未折叠蛋白来保护细胞；而 PERK 长期处于激活状态则会损害细胞的活力。持续活化的 PERK 信号通路可诱导 CHOP 的积聚，促使细胞死亡（Wu et al.，2020）。在某些细胞类型里，CHOP 直接诱导 Bcl-2 蛋白家族凋亡成员 BIM 的转录，其能通过促进线粒体外膜发生通透化而导致细胞死亡（Ma et al.，2016）。PERK-CHOP-BIM 信号轴可以连接 ER 中蛋白质的错误折叠和线粒体内凋亡机制的激活。

ATF6 是定位于 ER 上的 II 型跨膜蛋白，其 N 端含有环磷腺苷效应元件结合蛋白（c

AMP-response element binding protein，CREB）/ATF 碱性锌指结构（basic leucine zipper，b ZIP）转录因子结构域，存在 ATF6α 和 ATF6β 两种构型。它存在三个结构域，分别位于细胞质、跨膜区和 ER 腔内，其定位在 ER 膜腔上的羧基端具有两个结合高尔基体定位信号（golgi-localization signals，GLS）和多个 GRP78 的结合位点。在 ERS 条件下，ATF6 会从 GRP78 复合物上解离下来，随后以囊泡转移的方式转移至高尔基体内。在高尔基体内，失去活性的 ATF6 先后被位点 1 蛋白酶（site-1 protease，S1P）和位点 2 蛋白酶（site-2 protease，S2P）裂解，最后释放出具有转录活性的 ATF6，具有活性的 ATF6 会先释放至细胞质中，随后会进入到细胞核内，通过与剪切后的 XBP1 异二聚化结合启动 *ERSE* 基因启动子起始转录，导致 ERS 相关蛋白（如 GRP78、PDI 和 ERp72）表达增多，这些蛋白质能促进未折叠或错误折叠蛋白的正确折叠和转运，进而缓解 ERS 和维持 ER 的正常功能（Haze et al.，1999）。但过强或持续时间过久的 ERS 会诱导未折叠或错误折叠蛋白不能及时地被正确折叠或降解，细胞则开始启动凋亡信号。近几年来，关于 ATF6 在肿瘤发生发展中的作用已经成为一个热点。ATF6 不仅可以通过上调 GRP78 和 PDI 的表达促进癌细胞存活，也可以通过激活 caspase-12 和 CHOP、抑制 Mcl-1 的表达诱导癌细胞发生凋亡（Kohl et al.，2015）。这种截然不同的结果可能与 ERS 强度和持续时间有关。

13.4.1.3　UPR 诱导铁死亡途径

在某些疾病情况下，ERS 促进了铁死亡的发生（Ayton et al.，2013）。例如，铁死亡是溃疡性结肠炎（ulcerative colitis，UC）中引起结肠上皮细胞死亡的重要途径（Xu et al.，2020）。在 UC 患者的结肠黏膜细胞及葡聚糖硫酸钠（dextran sulfate sodium，DSS）诱导的 UC 小鼠模型中，都发现了明显的铁沉积、脂类自由基积累、线粒体缩小等铁死亡特征。并且，ERS 标记分子 GRP78 及 PERK-ATF4-CHOP 通路在 UC 小鼠的结肠上皮细胞中被显著激活，经 PERK 的抑制剂 GSK414 处理后，能显著抑制因 DSS 导致的铁死亡，小鼠结肠上皮细胞铁水平及脂质过氧化水平明显下降（Xu et al.，2020）。此外，香烟烟雾冷凝液（whole cigarette smoke condensates，WCSC）也能通过激活 ERS 过程中 PERK、IRE1α 通路和铁死亡通路导致人支气管上皮细胞发生损伤。进一步通过基因芯片结果分析发现，ERS 导致人支气管上皮细胞发生了铁死亡（Park et al.，2019）。因此，在 UC 或 WCSC 诱导的肺损伤中，ERS 的激活加剧了细胞的铁死亡（Davidson and Wood，2020）。目前，关于 ERS 调控铁死亡的分子机制研究尚浅，并且在其他疾病条件下是否依然存在这种相互作用关系也仍需进一步探讨。

13.4.2　EOR 与铁死亡

13.4.2.1　EOR 概述

细胞发生 ERS 时，正确折叠的蛋白质在 ER 内过度堆积，当应激程度超过 ER 的处理能力则会引起 EOR，活化核因子 NF-κB（Ghosh et al.，2012），进而诱导细胞产生炎性蛋白、干扰素及白细胞介素等细胞因子，最终启动细胞存活、凋亡、炎症反应、分化等相关信号通路（So，2018）。

13.4.2.2　EOR 机制

在人体复杂的防御机制过程中，EOR 某些方面与 UPR 一致，它们都是机体的一种自我保护机制，但两者在信号转导方面却存在着明显的实质性差异。EOR 信号通路的特点是 ER 腔释放出 Ca^{2+} 诱导大量 ROS 的产生，ROS 的积累可诱导炎症因子 NF-κB 活化，该通路称为 EOR-Ca^{2+}-ROS-NF-κB 信号通路（Reverendo et al.，2019）。正常状况下，NF-κB 与 NF-κB 抑制性蛋白（inhibitor-κB，IκB）相结合构成的复合物位于细胞质，防止 NF-κB 活化和核易位。ERS 时，下游信号通路中的 IRE1α 通过降解 IκB 蛋白引起 NF-κB 核易位及活化，而另一条 PERK 通路则可通过抑制 IκB 翻译而激活 NF-κB，并显露其 p50 亚基的易位信号和 p65 亚基的 DNA 结合位点，使 p50-p65 复合物转入细胞核诱导炎症基因的转录，从而促进炎症因子如 IL-1、TNF-α 的表达。因此，ERS 能够与细胞内炎症反应信号转导通路偶联，表明其与炎症相关疾病的发病机制有关。

13.4.2.3　EOR 诱导铁死亡途径

ERS 破坏 ER 中的 Ca^{2+} 动态平衡，进一步导致线粒体钙超载并增加 ROS 产生，触发 EOR。铁死亡的实质是氧化应激损伤。在正常生理条件下，LIP 形成的 Fe^{2+} 浓度维持在 $0.2 \sim 0.5$ mol/L，以维持代谢需要，过量的 Fe^{2+} 在蛋白质（包括铁蛋白）中被隔离，以免毒性反应。但在氧化应激条件下，高浓度的超氧化物可诱导 4Fe-4S 团簇、血红素、铁蛋白等释放 Fe^{2+}，继而 Fe^{2+} 以类似芬顿反应的方式氧化脂质产生大量 ROS，促使细胞发生铁死亡。

近年来，人们发现铁死亡激动剂可以显著降低心肌细胞中 GPx4 表达，导致心肌细胞铁代谢和脂质过氧化失调，从而导致大鼠心力衰竭（Doll et al.，2017）。应用铁死亡抑制剂 Fer-1 后，DIR 大鼠的 ERS 程度和损伤程度均有所减轻；而 erastin 促进铁死亡可直接降低细胞存活率、SOD 和 GPx4 水平，升高 LDH、MDA、ROS、细胞内 Fe^{2+} 和 ACSL4 水平（Doll et al.，2017）。抑制铁死亡可以减轻高糖诱导的 H9c2 细胞损伤过程中的细胞损伤，其细胞损伤机制与 ROS 产生增多有关；与单用 ERS 激动剂组相比，联合应用铁死亡抑制剂和 ERS 激动剂可减少 ERS、氧化应激损伤和心肌细胞损伤的发生；与单用 ERS 抑制剂组相比，铁死亡激动剂和 ERS 抑制剂联合应用可加重 ERS、氧化应激损伤和心肌细胞损伤的发生。以上结果提示，铁死亡可加速与 ERS 途径相关的糖尿病病程进展。因此，ERS 在铁死亡过程中可能与 ROS 相互作用，但具体机制有待进一步探讨。

13.4.3　固醇调节级联反应与铁死亡

13.4.3.1　固醇调节级联反应概述

ER 膜含有固醇调节元件结合蛋白（sterol regulatory element binding protein，SREBP）和 SREBP 裂解激活蛋白（SREBP cleavage activating protein，SCAP）。SREBP 含有 SREBP1 和 SREBP2 两种异构体。SREBP 位于 N2 端含螺旋-环-螺旋激活结构域内，中间有两个跨膜结构域，C2 端是调节结构域。SREBP 通过两个跨膜结构域锚定在 ER 上，当膜上胆固醇水平升高时，SREBP 和 SCAP 结构形成复合物而抑制胆固醇合成。

当胆固醇耗竭时，将引发 SREBP 参与介导的应激反应及固醇调节级联反应。SREBP-SCAP 复合物被释放并转移到高尔基体而被 S1P 酶切，成为活性因子易位到胞核而激活靶基因转录。

13.4.3.2 固醇调节级联反应机制

正常情况下，失去活性的 SREBP 前体与 SCAP 在 ER 膜上结合。当细胞受到刺激导致胞浆内胆固醇减少或缺乏时，会引发脂质及 Ca^{2+} 平衡紊乱，诱发 ERS。ERS 通过 ATF6、PERK 及 IRE1 信号通路激活 SREBP（Guo et al.，2019），其中 SREBP-1c 和 SREBP-2 表达上调可增强脂肪酸、甘油三酯、胆固醇合成。并且，SREBP-1c 和 SREBP-2 常与 SCAP 结合成复合物（SREBPs/SCAP）分布在 ER 中。在 ERS 时，此复合物与 ER 上的胰岛素诱导基因（insulin-induced gene，INSIG）分离，通过包被蛋白 II（coat protein II，COP-II）小泡转移至高尔基体，在高尔基体上的 SREBP 被 S1P 和 S2P 切割，其活性端将被释放入细胞核，增强脂质合成相关基因的转录活性。但当胆固醇合成达到一定的峰值后，胆固醇又可通过调控 INSIG、SCAP/SREBP 的相互作用关系，阻止 SREBP 向高尔基体的转运及活性形式的形成。因此，胆固醇可通过作用于 INSIG 或 SCAP 的固醇感受区来负反馈调控 SREBP 活化水平，从而维持细胞内脂质代谢稳态。

13.4.3.3 固醇调节级联反应诱导铁死亡途径

PUFA 含有不稳定的碳碳双键，容易发生脂质过氧化，也是发生铁死亡的关键因素之一。ACSL4 和 LPCAT3 是铁死亡过程中合成 PUFA 的两种关键酶。当 ACSL4 和 LPCAT3 敲除后，PUFA 合成减少，从而抑制铁死亡的发生；相反，当花生四烯酸及其他 PUFA 足够丰富时，铁死亡诱导剂将会催化生成更多的过氧化脂质，使细胞发生更剧烈的铁死亡反应，这都证明了 PUFA 是铁死亡中脂质过氧化的重要靶点（Zou et al.，2020）。此外，LOX 能促进 PUFA 的过氧化，减少 LOX 的表达也能有效改善由 erastin 诱导的铁死亡（Chu et al.，2019）。并且，游离的 PUFA 是脂质发生过氧化反应的底物。因此，PUFA 的含量和定位将影响细胞内脂质过氧化程度，从而决定了铁死亡的剧烈程度，这是深入研究铁死亡调节机制的另一个潜在方向，未来的研究可能会通过作用于 PUFA 膜磷脂合成的调节酶来诱发或抑制铁死亡的发生。

13.5 caspase-12 激活与铁死亡

13.5.1 caspase-12 概述

半胱氨酸蛋白酶 12（caspase-12）属于半胱氨酸蛋白酶家族成员之一，它主要定位于 ER 中，是介导程序性细胞死亡或凋亡的关键介质。高钙浓度、低氧水平或低葡萄糖水平通过钙激活蛋白酶使氨基末端 T132 和 K158 位点发生剪切，从而激活 caspase-12。caspase-12 通常被认为是炎症反应的负调节剂，因为它抑制炎症小体复合物中 caspase-1 的活化，从而调节 IL-1β 和 IL-18 的产生（Kachapati et al.，2006）。小鼠中的 caspase-12 基因位于染色体 9A1 上，而在人类中，其位于染色体 11q22.3 上。在人半胱天冬酶基因座上游，有三个编码 caspase-1 相关的 CARD 蛋白的基因，即 *ICEBERG*、*INCA*（抑制性 CARD）和 *COP*。小鼠 caspase-12、caspase-1 和 caspase-11 的一级结构具有高度同源性（Scott and Saleh，2007）。几乎所有小鼠组织中均存在 *caspase-12* mRNA。然而，其蛋白质的表达却仅限于骨骼肌、心脏、大脑、肝脏、眼睛和睾丸。尽管在淋巴结、胸腺和脾脏中检测到高水平 *caspase-12* mRNA，但在这些器官中却仅能检测到极少量的蛋白质。人 *CASPASE-12* 基因存在不同的突变，导致 caspase-12 蛋白出现异常表达（Kim et al.，2018）。大多数个体表达的 caspase-12 的截短形式只有一个 CARD 域，缺乏催化活性。只有大约 20% 的非洲人后裔全长表达了 caspase-12 变体（caspase-12-L），这是由于单核苷酸多态性（single nueleotide polymorphism，SNP）改变了 C 残基在 125 位的 T 残基，外显子 4 上的 SNP 将 TGA 终止密码子转变为编码精氨酸的密码子（CGA），从而导致全长蛋白质的合成。由于 caspase-12-L 的催化活性被突变为 SHS，SHG 盒对 caspase 的酶促活性至关重要，因此 caspase-12-L 无催化活性，但是与鼠 caspase-12 的氨基酸序列有 61% 相似的人 caspase-4 在 ER 介导的细胞凋亡中起重要作用（Matsuzawa et al.，2002）。caspase-12 在全身很多器官组织中都能表达，刚出生 4 天的小鼠体内都可以检测到，主要在肺部和骨骼肌表达。caspase-12 的激活是 ERS 引起的凋亡途径之一，它可以引起其他 caspase 家族活化（Fischer et al.，2002）。被激活的 caspase-12 从 ER 进入到细胞液中作用于 caspase-9，激活 caspase-3 最后引起细胞凋亡。

13.5.2　caspase-12 激活方式与铁死亡

13.5.2.1　钙蛋白酶活化和铁死亡

钙蛋白酶家族中至少含有 6 个成员，根据分布情况主要分为两种，即全身分布的钙蛋白酶和组织特异性分布的钙蛋白酶。钙蛋白酶和 caspase 都是以酶原的形式存在于细胞中。钙蛋白酶被激活前存在于细胞液中，其活性受到机体的严格调控（Zhu et al.，2017），一般通过 Ca^{2+} 激活及自活化表现出蛋白水解酶的活性。ER 是细胞内存放 Ca^{2+} 的重要容器。当细胞受害时，ER 储存钙的能力失衡，引发钙离子大量释放，从而引起钙蛋白酶的激活。钙蛋白酶的激活与很多疾病的形成有关，如缺血性脑损伤、阿尔茨海默病等。而钙蛋白酶具备这些功能的主要原因是它具有 caspase-12 激活的作用（Scott and Saleh，2007）。激活后的钙蛋白酶能从细胞液转移至膜系统，从而发挥水解蛋白的作用，切割 procaspase-12 形成 caspase-12，最后激活 caspase-12（Kalai et al.，2003）。

低氧及低葡萄糖能激活神经胶质细胞中的钙蛋白酶和 caspase-12，当使用钙蛋白酶抑制剂后，caspase-12 的切割也被阻断（Steele et al.，2007），这说明钙蛋白酶具有激活 caspase-12 的作用。同时，在皮质神经元细胞中也能观察到相同现象（Saleh et al.，2006）。在体外试验中，用鼠大脑皮质的 S-100 作为一种钙蛋白酶切割 caspase-12，发现 caspase-12 能被 m-钙蛋白酶切割而不能被 u-钙蛋白酶切割（Saleh et al.，2006）。m-钙蛋白酶至少在 caspase-12 的 T132/A133 和 K158/T159 两个位点对其进行切割，去掉了前区域，主要形成分子质量为 35kDa 的三个片段，该片段还会继续自活化为 20kDa 和 10kDa 两个小片段（caspase-12 的大亚基和小亚基），形成成熟的 caspase-12。

13.5.2.2　TRAF2 依赖性机制与铁死亡

TRAF2 是肿瘤坏死因子受体相关因子家族的一员，它能够传递 IRE1 传导的信号。当 ERS 时，可能与 IRE1 结合在一起的 JNK 除了激活 JNK 途径外，还使 TRAF2 发生磷酸化，使 TRAF2 与 JNK、IRE1 组成复合物（Ventura et al.，2006；Urano et al.，2000）。当三种物质形成复合物后，原本与 TRAF2 结合在一起的 procaspase-12 脱离 TRAF2 而形成二聚体，寡聚化后发生自切割，其活性部分相互结合在一起，最后导致 caspase-12 发生片段化。procaspase-12 切割与 TRAF2 活性密切相关，TRAF2 在 caspase-12 介导的细胞凋亡途径中发挥关键作用（Ventura et al.，2006；Urano et al.，2000）。

13.5.2.3　caspase 7 的转位与铁死亡

caspase-7 能够激活 caspase-12，在研究布雷菲德菌素 A 和毒胡萝卜素作用于 293T 细胞的过程中，单独转染 caspase-12 并不能引起细胞凋亡，但是 caspase-12 与 caspase-7 共同转染时则明显引起细胞凋亡，说明 caspase-7 可能具有激活 caspase-12 的作用（de la Cadena et al.，2014）。

当细胞未发生 ERS 时，caspase-7 表达在细胞液中；当细胞发生 ERS 后，caspase-7 能转移至 ER 的一侧。但是，caspase-7 在这一转变过程中是否发生变化还需要进一步研究。caspase 到达 ER 膜之后，切割 procaspase-12 的 Asp-94 区域，去掉前区域，产生了全长 42kDa、具有活性的 caspase-12，而具有活性的 caspase-12 又继续在 Asp-341 区域发生自切割，产生全长 35kDa 的 caspase-12 和小亚基两部分，最终促进 caspase-12 发生活化。

13.5.2.4　GRP78、caspase-7、caspase-12 复合物途径与铁死亡

ERS 诱导伴侣蛋白 GRP78 在 ER 膜上与 caspase-7 和 caspase-12 形成复合物，阻止 caspase-12 从 ER 膜释放，脱氧腺苷三磷酸（deoxyadenosine triphosphate，dATP）可解离这种复合物，促使 caspase-12 向细胞质转位并发生活化。

热休克蛋白（heat shock protein，HSP）是高度保守的分子伴侣家族，具有抗应激、抗氧化、参与免疫应答和抗原提呈等免疫功能，使细胞对不同类型的死亡方式具有抵抗力，包括铁死亡。尤其是 HSPB1（也称为 HSP25 或 HSP27），它通过保护肌动蛋白细胞骨架减少铁的摄取和氧化损伤，最终抑制铁死亡的发生。HSPB1 也可以通过减少细胞内铁的含量及促进 ROS 累积抑制人宫颈癌细胞、前列腺癌细胞和骨肉瘤细胞中 erastin 诱导的铁死亡（Choi et al.，2019）。HSPA5（也称为 Bip 或 GRP78）定位于 ER 上，可结合并稳定 GPx4，增加细胞抗氧化能力（Abdel-Nour et al.，2019）。

细胞凋亡是一种由基因调控的程序性细胞死亡，对组织内正常细胞的稳定、机体的免疫和防御反应、胚胎的生长发育、肿瘤的发生发展及中毒引起的细胞损伤等都具有至关重要的作用。铁死亡和细胞凋亡联系密切，细胞凋亡可在一定条件下转化为铁死亡，铁死亡会促进细胞对凋亡的敏感性。抑癌基因 p53 除了通过细胞周期停滞和细胞凋亡来清除肿瘤细胞外，还可以在某些条件下诱导肿瘤细胞发生铁死亡（Choi et al.，2019）。

13.6　钙稳态与铁死亡

13.6.1　ER 钙稳态重要性

钙离子参与维持细胞膜生物电位和神经传导，同时是真核细胞内重要的第二信使，调控细胞生长、增殖、凋亡、分化、代谢和基因转录等（Mesaeli et al.，1999）。当细胞在各种应激条件下，会使钙离子从细胞外进入或者从细胞内钙库释放，引发细胞内钙离子浓度迅速增加，从而引发一系列反应，导致细胞损害，严重时导致细胞凋亡。因此，维持钙稳态具有极其重要的生理意义。

钙离子在细胞内外及不同细胞器中的分布极不均一，静息状态时细胞质中钙离子的浓度为 $0.1\mu mol/L$ 左右，与细胞外相差 4 个数量级。ER 和线粒体是细胞内重要的钙库，钙库中的钙离子浓度比细胞质中高出数倍。当细胞受到刺激时，钙离子从细胞外进入或从钙库中释放，以增加细胞质中钙浓度；静息时，钙库内钙离子聚积增多，降低细胞质中钙水平，以适应细胞机能。因此，钙库主要参与维持细胞内钙稳态。

ER 是具有特化的细胞内膜状结构的细胞器，负责蛋白质的合成、折叠、组装及转运，蛋白质折叠和修饰需要分子伴侣参与，而许多分子伴侣是钙结合蛋白，故 ER 中富集了大量的游离钙，形成了高钙的特殊环境，这是 ER 成为钙库的物质基础。ER 上的蓝尼啶受体（ryanodine receptor，RyR）、1,4,5-三磷酸肌醇受体（inositol-1,4,5-triphosphate receptor，IP3R）和肌浆网钙泵等蛋白质负责 ER 中钙离子的释放及摄取。在生理状态下，钙泵从胞浆中摄取钙离子进入 ER，而 ER 通过 RyR 和 IP3R 将钙离子释放到胞浆，以维持细胞内 Ca^{2+} 的动态平衡（Jiang et al.，2018）。位于 ER 膜上的 I 型跨膜蛋白基质相互作用分子 1（stromal interaction molecule，STIM1）是 ER 钙库中的钙离子感受器。STIM1 表达降低会大幅度减少钙内流，进而导致细胞内钙稳态失衡（Cheng et al.，2021）。此外，ER 内的钙结合蛋白对钙水平的变化非常敏感，并通过调控 IP3R 影响 ER 的储钙能力。总之，ER 通过一系列复杂的信号通路和调节蛋白参与调控及维持细胞内的钙稳态。在应激条件下，如低氧、葡萄糖缺乏、钙平衡失调、氧化应激、炎症等，会影响蛋白质的加工过程，使未折叠或错误折叠的蛋白质在 ER 中积累，发生 UPR，进而引起 ERS。

当细胞发生 ERS 时，钙结合蛋白与 Ca^{2+} 结合激活 IP3R 和 RyR 通道，使 ER 内的钙离子大量释放入细胞质，进而激活一系列钙依赖的降解酶，导致细胞膜或细胞器膜的破坏，最终促进细胞发生凋亡（Jiang et al.，2018）。其中，RyR 通道通过介导胞浆内钙离子向 ER 释放破坏 ER 内的钙稳态平衡，从而参与 ERS 反应过程。当 ERS 发生时，STIM1 发生移位，通过与钙释放激活钙通道蛋白 1 相互作用，促进钙池操纵性钙通道蛋白发生活化，引起钙离子大量内流，从而导致细胞钙超载，诱导细胞凋亡（Cheng et al.，2021）。当 ER 通过钙通道释放大量的钙离子进入细胞质时，线粒体中的钙离子水平显著升高，作用于底物 Bcl-2 相关 X 蛋白或 Bcl-2 同源结构域 3 相互作用基团死亡促进因子（BH3 interacting domain death agonist，Bid），导致线粒体结构破坏，释放细胞色素 c 和细胞凋亡诱导因子，诱导线粒体凋亡。此外，ERS 发生还能加重细胞内铁离子负荷，并升高 ROS 及脂质过氧化水平，最终导致细胞发生铁死亡。据报道，RyR 钙通道介导的 ER 钙释放还能引起血浆内钙离子水平升高（Wu et al.，2022b）。总之，ER 作为细胞内重要钙库，对于维持钙稳态具有极其重要的意义，一旦 ER 的功能失调导致钙稳态失衡，会引发一系列的病理变化，导致细胞死亡。因此，维持 ER 的正常功能，使其能正常发挥钙库的作用具有十分重要的意义。

13.6.2　激活中性蛋白酶与铁死亡

13.6.2.1　钙蛋白酶诱导铁死亡可能途径

钙激活中性蛋白酶（calpain）家族是一组与钙浓度有关的半胱氨酸蛋白酶类，最初以分子质量为 110kDa 的酶原形式存在。它由两个亚基构成，包括结构不同、起催化作用的大催化亚基（80kDa）和结构相同、起调节酶活性的小调节亚基（30kDa）（Carafoli and Molinari，1998）。Calpain 小亚基在激活 Ca^{2+} 浓度条件下出现自我蛋白水解，转化为分子质量 27 ~ 17kDa 的中间水解产物。两种形式的 calpain 均在中枢神经系统广泛存在，但位于不同的神经细胞群。Calpain Ⅰ广泛分布于神经元的各个部位，包括树突、胞体和轴突。在兔海马，calpain Ⅰ主要位于 CA1 和 CA3 区椎神经元和齿状回的颗粒细胞内；而 calpain Ⅱ主要位于抑制性的联络神经元和胶质细胞。Calpain 可通过有限的蛋白水解作用对多种蛋白质进行修饰，从而调节这些蛋白质的生物活性。它的已知底物有细胞骨架蛋白、细胞转录因子、p53、生长因子受体和细胞黏附分子等。Calpain 参与细胞与钙浓度有关的一些功能，如信号转导、细胞增殖、分化、凋亡，但其在铁死亡方面的相关研究甚少。

Calpain 可通过降解 p53 诱导铁死亡（Kubbutat and Vousden，1997）。在人结直肠癌细胞中，p53 一方面通过转录依赖的方式诱导铁死亡，另一方面又具有抑制 erastin 诱导的铁死亡的作用。用 erastin 处理后，$p53^{-}$ 的 CRC 细胞中脂质氧化水平进一步增强，GSH 下调更加明显；将 p53 cDNA 导入 $p53^{-}$ 的 CRC 细胞后，脂质氧化水平和 GSH 均得以恢复（Kubbutat and Vousden，1997）。p53 缺失诱导的铁死亡与二肽基-肽酶-4（dipeptidyl peptidase-4，DPP4）活性受限有关。DPP4 是一种膜结合的二聚肽酶，广泛表达于不同细胞类型，具有降解生物活性肽的作用。DPP4 对许多肿瘤的致瘤作用已被报道，其异常表达与肿瘤侵袭相关。p53 缺失时 DPP4 的核定位减少，CRC 细胞中与质膜相关的 DPP4 依赖的脂质过氧化增加，脂质过氧化诱导的铁死亡增加。p53 可通过促进 DPP4 进入细胞核，并形成 DPP4-p53 复合物，从而抑制 CRC 细胞的铁死亡，解除 DPP4-p53 复合物可恢复 CRC 细胞对 erastin 的敏感性（Chu et al.，2019）。当细胞中 p53 表达水平降低时，DPP4 可以自由地与 NADPH 氧化酶 1（NADPH oxidase 1，NOX1）相互作用并形成一个复合物，导致脂质过氧化和铁死亡的增加。因此，抑制 DPP4 可显著抑制铁死亡，尤其在 p53 敲除的细胞中。

Calpain 可能通过降解细胞骨架蛋白，进而诱导铁死亡。Ca^{2+} 与 calpain 催化区的特异性钙调蛋白样位点结合引起构象改变，从而使其激活，这种结合能导致异聚体发生解离，催化亚单元使其产生蛋白自溶活化，裂解细胞骨架成分，也可能转变线粒体渗透性。在应激情况下，胞质中钙离子浓度增加，calpain 被激活，可能通过调控 p53 水平，使 DPP4 能够与 NOX1 形成一个复合物，导致脂质过氧化，进而诱导铁死亡。Calpain 也可通过降解细胞骨架蛋白，从而使细胞骨架成分裂解，导致线粒体渗透压发生改变，进而诱导铁死亡。

13.6.2.2　钙蛋白酶抑制剂与铁死亡

在体内, calpain 的活性由钙蛋白酶抑制基因编码的钙蛋白酶抑制蛋白控制, 此肽是迄今为止唯一的特异性 calpain 家族抑制剂 (Metwally et al., 2020)。钙蛋白酶抑制蛋白的特异性是由于 3 个钙蛋白酶抑制蛋白亚区与钙激活中性蛋白酶的 II、IV 及 VI 区结合决定的。合成的 calpain 抑制剂分为两类: 肽类与非肽类。肽类又分为可逆的与不可逆的, 但是它们的作用机制是一样的, 都是活性部位上的巯基 (-SH) 与抑制剂的亲电中心形成共价键。关于抑制剂的选择性, 与丝氨酸蛋白酶相比, 环氧化物类及缩肽醛类对半胱氨酸蛋白酶有一定的选择性, 但对半胱氨酸蛋白酶以外的酶没有选择性。肽基酮酰胺类是为了提高作用强度、细胞通透性及选择性而开发的第 3 代钙激活中性蛋白酶抑制剂。吗啉衍生物 AK257 和 AK295 及色酮对钙激活中性蛋白酶的选择性高于对半胱氨酸蛋白酶的选择性。

第 4 代钙激活中性蛋白酶抑制剂是由非肽类钙激活中性蛋白酶抑制剂组成的, 比肽类抑制剂具有更好的稳定性、选择性及药理学特性。这类化合物属于可逆的非竞争性抑制剂, 它们并不直接拮抗活性位点, 而是与钙激活中性蛋白酶相关的活性位点作用。尽管钙激活中性蛋白酶抑制剂的神经保护作用已经得到认可, 但由于其穿透血-脑屏障的能力问题, 治疗人慢性疾病受到限制。与脑组织中一些特异的、有转运功能的分子结合, 是克服血-脑屏障进入中枢神经系统的策略之一。Calpain 抑制剂亮肽素与牛磺酸合用, 通过牛磺酸传递系统更容易进入脑及脊髓组织。由于钙激活中性蛋白酶抑制剂可以降低癌症的病变程度, 改善和提高正常组织的功能。因此, 它还能预防心脏、脑、肝及肾细胞的缺血性细胞凋亡。

13.7　ERS 与铁死亡相关疾病

13.7.1　神经系统疾病

阿尔茨海默病 (Alzheimer's disease, AD)、脑卒中等神经系统疾病患者人数逐年增加, 给家庭和社会造成了极大的负担 (Alim et al., 2019)。但是, 由于这些疾病的发病机制尚不明确, 缺乏可靠的诊疗方法, 亟需深入研究。先前铁死亡的研究多集中于肿瘤领域, 近年来研究发现, 神经系统疾病中也有铁死亡发生。

AD 是一种常见的神经退行性疾病, 患者临床表现为认知障碍、记忆力衰退、执行能力下降、人格改变等 (Lewerenz and Maher, 2015)。其病理特征为胞外 β 淀粉样蛋白沉积形成的老年斑、Tau 蛋白异常磷酸化形成的神经纤维缠结、神经元损伤、突触功能异常等 (Panza et al., 2019)。多年研究表明, AD 患者大脑中存在显著的线粒体异常 (Tyumentsev et al., 2018)。因此, 线粒体功能障碍被认为是 AD 的早期和显著特征, 这表明 AD 可能与能量代谢受损有关。在发病初始, AD 患者海马和皮层中的葡萄糖代谢受到明显抑制 (Gordon et al., 2018)。另外, 还有研究也发现 AD 与线粒体生物能量代谢紊乱和氧化应激密切相关 (Wang et al., 2014)。例如, 过氧化物酶体增殖物激活受体 γ 辅激活因子-1α (peroxisome proliferator-activated receptor-gamma coactivator-1 alpha, PGC-1α) 作为葡萄糖转运蛋白和线粒体基因的转录共调节因子, 在 AD 患者和 AD 小鼠模型中的表达量显著降低（Qin et al.，2009）。因此，导致 AD 发生发展的主要机制可能与有丝分裂吞噬、线粒体生物发生受损、ER-线粒体相互作用紊乱及线粒体异常融合或分裂有关（Goldsteins et al.，2022）。在 AD 患者或小鼠大脑中可检测到铁死亡相关表征，如铁代谢紊乱、谷氨酸兴奋性毒性、脂质 ROS 积累等（Ahmad et al.，2014）。AD 患者大脑中铁蛋白与脑脊液中载脂蛋白的含量有关，铁蛋白增多伴随 AD 风险基因 *APOE-ε4* 表达水平升高，表明大脑中铁含量的升高影响 AD 进程，铁离子水平可作为 AD 的风险因素之一（Alim et al.，2019）。Glu 兴奋性毒性也是 AD 发病机制之一，而铁死亡中 X_c^- 系统功能紊乱可以导致细胞外 Glu 浓度升高，造成兴奋性毒性（Alim et al.，2019）。此外，氧化应激与 AD 存在重要关联，氧化应激可促进寡聚的 Aβ 紊乱及 tau 蛋白缠结引起的神经毒性（Wang et al.，2014）。铁死亡中脂质 ROS 积累可引起细胞发生氧化性损伤，导致神经元受损，影响 AD 的发生发展。在小鼠大脑神经元中特异性敲除 GPx4，神经元发生退化，并伴有小鼠认知功能障碍，而给予小鼠铁死亡抑制剂 Lip-1，可显著改善小鼠的认知功能障碍（Wang et al.，2014）。

帕金森病（Parkinson's disease，PD）是一种老年多发的神经系统变性疾病，临床表现为静止性震颤、运动迟缓、肌强直和姿势步态障碍，并伴随记忆力衰退、智力下降、情感障碍等；病理特征是中脑黑质区多巴胺（dopamine，DA）能神经元变性死亡、纹状体 DA 浓度降低及路易小体形成（Ross and Tabrizi，2011）。PD 患者黑质致密区铁含量增加，羟基自由基水平升高，DA 能神经元氧化损伤。此外，在 PD 患者中可观察到铁死亡特征（Do Van et al.，2016），如黑质区 GSH 耗竭等。PD 患者黑质区中血浆铜蓝蛋白铁氧化酶活性的缺失会导致过氧化铁的积累，当给予 PD 小鼠铁螯合剂后，可以逆转铜蓝蛋白缺失引起的铁离子积累（Chen et al.，2013），显著改善小鼠运动能力，有效地减轻 MPTP 造成的神经损伤。结合体外脑片检测和体内 MPTP 小鼠模型证实，PKCα 活化后，引起 MEK 激活，进而引发铁死亡（Do Van et al.，2016）。因此，铁螯合剂、Fer-1 及 PKC 抑制剂可能是通过调控铁死亡治疗 PD 的潜在药物（Skouta et al.，2014）。

脑卒中发病率高、致死率高、致残率高，分为出血性和缺血性两类（Brouns and De Deyn，2009）。其中，缺血性脑卒中是由于颈动脉和椎动脉狭窄或闭塞、脑供血不足，造成氧气和营养物质耗尽，引起级联反应导致氧化应激和线粒体损伤，最终引发细胞死亡（Volpe，2001）。铁死亡可能与缺血性脑卒中密切相关。例如，小鼠缺血性脑卒中模型中，GSH 含量明显减少，脂质 ROS 含量增加（Li et al.，2018）。铁死亡可引起缺血性脑卒中后神经元死亡，而抑制剂 Fer-1 或 Lip-1 在小鼠缺血性脑卒中模型中可以起到保护作用（Li et al.，2018）。利用透射电子显微镜对脑出血患者组织标本的超微结构进行分析发现，铁死亡可与细胞凋亡、坏死和自噬共存；组合使用这几种细胞死亡形式的抑制剂比单独使用某种死亡形式的抑制剂能更好地减少神经元损伤（Tian et al.，2020）。此外，硒离子通过激活转录因子 TFAP2c 和 Sp1，增强 GPx4 表达，抑制铁死亡；在小鼠脑卒中模型中，加入硒离子可增强抗氧化剂 GPx4 的表达，保护神经元，改善小鼠行为缺陷（Weiland et al.，2019）。最近，有一项研究表明，在小鼠没有营养缺乏的情况下，补充硒元素能通过对抗 ER 诱导的 GPx4 依赖性铁死亡保护神经元免受损伤（Alim et al.，2019）。此外，ERS 和 ROS 驱动的线粒体氧化磷酸化复合物的减少通过促进炎症反应诱导铁死亡相关因子表达，从而增加促血栓形成因子的表达水平，提高血管栓塞的可能性

（Shao et al.，2021）。因此，抑制 ER 诱导的铁死亡可能作为治疗脑卒中、血管栓塞及神经元损伤等疾病的潜在有效策略。

13.7.2　肿瘤相关性疾病

近年来，铁死亡在肿瘤领域中研究较多，许多肿瘤都与铁死亡相关。卵巢癌是女性中最危险的妇科恶性肿瘤（Inder et al.，2002）。大多数患者出现复发、化疗耐药和最终的绝症。肿瘤干细胞（cancer stem cell，CSC）与卵巢癌复发和治疗耐药有关。并且，卵巢癌 CSC 的增殖和逃避依赖于铁（Mai et al.，2017）。然而，这一现象为临床上考虑使用铁死亡诱导剂来治疗肿瘤奠定了基础。与非癌症干细胞相比，CSC 对 erastin 治疗更敏感。

抗氧化酶 GPx4 因具有抑制磷脂过氧化氢还原为羟基磷脂的作用，从而使其成为肿瘤细胞铁死亡过程中主要的抑制因子。GPx4 表达水平与肿瘤患者预后之间的关系取决于肿瘤的类型。例如，GPx4 的高表达水平与乳腺癌患者的预后呈负相关，却与胰腺癌患者的预后呈正相关。GPx4 在铁死亡过程中的表达及活性还依赖于 GSH 和硒元素的水平（Chen et al.，2021c）。*RAS* 家族的癌基因（包括 *HRAS*、*NRAS* 和 *KRAS*）是所有人类癌症中最常见的突变。铁死亡诱导剂 erastin 和 RSL-3 对 *RAS* 突变的肿瘤细胞具有选择性杀伤作用（Chen et al.，2021c）。乳腺癌细胞对铁诱导剂，如 erastin、RSL3，似乎不那么敏感。然而，溶酶体干扰剂和酪氨酸激酶抑制剂均可诱导乳腺癌细胞发生铁死亡（Ayton et al.，2015）。西拉敏和拉帕替尼通过上调转铁蛋白表达和下调运铁素 1 表达来提高细胞铁水平（Ayton et al.，2015）。铁蛋白抑制剂能明显抑制细胞发生死亡。过表达运铁素 1 却不影响伊拉斯汀诱导的细胞死亡。此外，西拉明诱导溶酶体释放组织蛋白酶 B，这是一种消耗细胞半胱氨酸的半胱氨酸酶。拉帕替尼是表皮生长因子受体（epidermal growth factor receptor，EGFR）和原癌基因人类表皮生长因子受体 2（proto oncogene human epidermal growth factor receptor 2，HER2）的抑制剂。然而，沉默 EGFR 和 HER2 不能使拉帕替尼诱导的铁死亡得以恢复（Ayton et al.，2015）。这说明拉帕替尼诱导铁死亡过程中可能存在不同的作用靶点。

KRAS 突变的胰腺导管腺癌细胞具有高度抗细胞凋亡特性，是目前几乎不可治愈的一种恶性肿瘤。胰腺癌细胞似乎对普通的铁死亡抑制剂不敏感。青蒿琥酯（artesunate，ART）却能以 ROS 和铁依赖的方式诱导胰腺导管腺癌细胞发生铁死亡（Chen et al.，2021b）。铁死亡抑制剂 Fer-1 可阻断 ART 诱导的胰腺导管腺癌细胞的脂质过氧化和细胞死亡（Chen et al.，2021b）。这可能为临床上治疗胰腺导管腺癌提供希望。

13.7.3　脂质代谢相关性疾病

心脑血管疾病是以血管异常为诱因、以动脉粥样硬化为病理基础的一类疾病。高血压、血脂异常、糖尿病等均会增加心脑血管疾病的发病率（Pichler et al.，2013）。动脉斑块的形成与血管内皮细胞的脂质过氧化、铁沉积及其损伤后的脂质沉积、微血管生成等有关（Lipton，1999）。此外，过表达 GPx4 可抑制 *ApoE*$^{-}$ 小鼠斑块形成；GPx4 缺失可诱导人脐静脉内皮细胞死亡，并且铁死亡强效抑制剂 Fer-1 能显著逆转因 GPx4 缺失导致的细胞死亡（Bai et al.，2020）。因此，铁死亡可能参与动脉粥样硬化发生发展过程。长期以来，依赖半胱氨酸蛋白酶的细胞凋亡被认为是心肌细胞死亡的主要形式。心肌梗死是心肌细胞死亡、心室重塑和心力衰竭的根本原因。铁死亡是心肌梗死区细胞死亡的重要原因，mTOR 可通过调节 ROS 和铁的代谢来抑制成年小鼠心肌细胞的铁死亡过程（Li et al.，2020）。

心肌缺血再灌注会诱发继发性心肌细胞死亡，是一种更为常见的心肌受损形式（Li et al.，2020）。大鼠心脏经缺血再灌注或心肌细胞低氧复氧处理后伴随铁死亡标志蛋白 ACSL4 表达水平的升高（Au et al.，2017），并可通过去铁胺螯合铁或抑制 Gln 代谢来抑制铁死亡的发生。在心脏移植或心脏冠状动脉闭塞导致的再灌注损伤中，心肌细胞会发生铁死亡并释放炎症介质，激活 TLR4/TRIF/I 型 IFN 炎症信号通路，促进中性粒细胞与冠状动脉内皮细胞的黏附募集，加重心脏损伤。使用铁死亡抑制剂 Fer-1 后，可降低移植心脏中心肌细胞的 PE 水平，减少心肌细胞铁死亡，缩小冠状动脉结扎诱导的心脏梗死面积，改善左室收缩功能并减少左室重构（Ponikowski et al.，2016）。

心力衰竭是心血管疾病的最后阶段，以心肌细胞死亡为主要特征。在压力超负荷介导的心力衰竭大鼠模型中，葛根素可通过诱导铁蛋白 FTH1 和 GPx4 的生成以及降低 ROS、NOX4 的产生抑制心肌细胞的铁死亡，从而改善大鼠模型的心脏功能（Yenki et al.，2013）。此外，铁死亡在多柔比星诱导的心力衰竭中起关键作用。多柔比星可诱导细胞内氧化磷脂的积累，同时通过作用于 Nrf2 上调 HO-1 的表达，降解心脏血红素，释放游离铁，从而使终末分化的心肌细胞发生铁死亡，最后导致心力衰竭（Huang et al.，2021）。铁死亡抑制剂 Fer-1 和铁螯合剂右雷佐生通过维持线粒体代谢平衡和调节细胞内抗氧化反应有效减少多柔比星诱导的心脏损伤、心肌缺血再灌注（Wu et al.，2021）。心肌病是一种心脏功能进行性障碍的病变。地中海贫血患者中心肌病的发病率会升高，这是由于地中海贫血患者需依靠反复输血来维持生命，而反复输血会导致血铁含量升高，当超过主要储铁器官肝脏的承受能力时，铁会渗透到心脏和内分泌器官，造成心脏衰竭和节律紊乱。研究发现，铁离子治疗不仅能够显著缓解心力衰竭患者的临床症状和改善其预后，还是心肌病、心肌梗死、心肌缺血再灌注损伤等多种心血管疾病的潜在治疗策略（Mordi et al.，2018；Wu et al.，2021）。

13.8 总结与展望

目前对铁死亡的研究仍然处于初始阶段，许多疑问亟待解决。对于铁死亡诱发原因的研究目前主要集中在氧化损伤信号通路、铁代谢通路及相关靶点涉及的信号通路研究。例如，激活 p62-Keap1-NRF2 抗氧化信号通路可抑制肝癌细胞铁死亡的发生；erastin 在诱导铁死亡发生过程中，可以通过抑制转硫信号通路从而阻止 X$_c^-$ 系统对 Cys 的摄取以达到杀伤癌细胞的作用。此外，甲戊二羟酸途径可调控 GPx4 生物合成，从而参与铁死亡的发生过程。因此，甲戊二羟酸途径相关的疾病如骨质疏松症、高胆固醇血症、肿瘤等是否参与铁死亡过程仍需进一步深入研究。诱发铁死亡的相关分子机制体系尚不完善，特别是脂质过氧化的下游分子机制。并且，在铁死亡发生过程中寻找类似于细胞凋亡家族的标志物可能存在重大意义，它可能是连接 ERS 与铁死亡的纽带。铁死亡作为一种新的程序性死亡方式，对其研究的逐渐深入可能为攻克世界难治性疾病带来新的曙光。

参 考 文 献

Abdel-Nour M, Carneiro L A M, Downey J, et al. 2019. The heme-regulated inhibitor is a cytosolic sensor of protein misfolding that controls innate immune signaling. Science, 365.

Acosta-Alvear D, Zhou Y, Blais A, et al. 2007. XBP1 controls diverse cell type- and condition-specific transcriptional regulatory networks. Mol Cell, 27: 53-66.

Ahmad S, Elsherbiny N M, Haque R, et al. 2014. Sesamin attenuates neurotoxicity in mouse model of ischemic brain stroke. Neurotoxicology, 45: 100-110.

Alim I, Caulfield J T, Chen Y, et al. 2019. Selenium drives a transcriptional adaptive program to block ferroptosis and treat stroke. Cell, 177: 1262-1279 e1225.

Au A, Griffiths L R, Irene L, et al. 2017. The impact of APOA5, APOB, APOC3 and ABCA1 gene polymorphisms on ischemic stroke: Evidence from a meta-analysis. Atherosclerosis, 265: 60-70.

Ayton S, Faux N G, Bush A I, et al. 2015. Ferritin levels in the cerebrospinal fluid predict Alzheimer's disease outcomes and are regulated by APOE. Nat Commun, 6: 6760.

Ayton S, Lei P, Duce J A, et al. 2013. Ceruloplasmin dysfunction and therapeutic potential for Parkinson disease. Ann Neurol, 73: 554-559.

Bai T, Li M, Liu Y, et al. 2020. Inhibition of ferroptosis alleviates atherosclerosis through attenuating lipid peroxidation and endothelial dysfunction in mouse aortic endothelial cell. Free Radic Biol Med, 160: 92-102.

Belarbi K, Cuvelier E, Destee A, et al. 2017. NADPH oxidases in Parkinson's disease: a systematic review. Mol Neurodegener, 12: 84.

Brouns R, De Deyn P P. 2009. The complexity of neurobiological processes in acute ischemic stroke. Clin Neurol Neurosurg, 111: 483-495.

Calfon M, Zeng H, Urano F, et al. 2002. IRE1 couples endoplasmic reticulum load to secretory capacity by processing the XBP-1 mRNA. Nature, 415: 92-96.

Carafoli E, Molinari M. 1998. Calpain: a protease in search of a function? Biochem Biophys Res Commun, 247: 193-203.

Chen D, Chu B, Yang X, et al. 2021a. iPLA2beta-mediated lipid detoxification controls p53-driven ferroptosis independent of GPX4. Nat Commun, 12: 3644.

Chen J, Marks E, Lai B, et al. 2013. Iron accumulates in Huntington's disease neurons: protection by deferoxamine. PLoS One, 8: e77023.

Chen J, Wang X, Zhang Y, et al. 2021b. A redox-triggered C-centered free radicals nanogenerator for self-enhanced magnetic resonance imaging and chemodynamic therapy. Biomaterials, 266: 120457.

Chen X, Kang R, Kroemer G, et al. 2021c. Broadening horizons: the role of ferroptosis in cancer. Nat Rev Clin Oncol, 18: 280-296.

Chen X, Li J, Kang R, et al. 2020.Ferroptosis: machinery and regulation. Autophagy, 17: 2054-2081.

Cheng P, Tian X, Tang W, et al. 2021. Direct control of store-operated calcium channels by ultrafast laser. Cell Res, 31: 758-772.

Chinta S J, Rane A, Poksay K S, et al. 2008. Coupling endoplasmic reticulum stress to the cell death program in dopaminergic cells: effect of paraquat. Neuromolecular Med, 10: 333-342.

Choi S, Chen M, Cryns V L, et al. 2019. A nuclear phosphoinositide kinase complex regulates p53. Nat Cell Biol, 21: 462-475.

Chu B, Kon N, Chen D, et al. 2019. ALOX12 is required for p53-mediated tumour suppression through a distinct ferroptosis pathway. Nat Cell Biol, 21: 579-591.

Coker-Gurkan A, Ayhan-Sahin B, Keceloglu G, et al. 2019. Atiprimod induce apoptosis in pituitary adenoma: Endoplasmic reticulum stress and autophagy pathways. J Cell Biochem, 120: 19749-19763.

Davidson A J, Wood W. 2020. Igniting the spread of ferroptotic cell death. Nat Cell Biol, 22: 1027-1029.

de la Cadena S G, Hernandez-Fonseca K, Camacho-Arroyo I, et al. 2014. Glucose deprivation induces reticulum stress by the PERK pathway and caspase-7- and calpain-mediated caspase-12 activation. Apoptosis, 19: 414-427.

Dixon S J, Winter G E, Musavi L S, et al. 2015. Human haploid cell genetics reveals roles for lipid metabolism genes in nonapoptotic cell death. ACS Chem Biol, 10: 1604-1609.

Do Van B, Gouel F, Jonneaux A, et al. 2016. Ferroptosis, a newly characterized form of cell death in Parkinson's disease that is regulated by PKC. Neurobiol Dis, 94: 169-178.

Doll S, Proneth B, Tyurina Y Y, et al. 2017. ACSL4 dictates ferroptosis sensitivity by shaping cellular lipid composition. Nat Chem Biol, 13: 91-98.

Fernandez-Mendivil C, Luengo E, Trigo-Alonso P, et al. 2021. Protective role of microglial HO-1 blockade in aging: Implication of iron metabolism. Redox Biol, 38: 101789.

Fischer H, Koenig U, Eckhart L, et al. 2002. Human caspase 12 has acquired deleterious mutations. Biochem Biophys Res Commun, 293: 722-726.

Ghosh G, Wang V Y, Huang D B, et al. 2012. NF-kappaB regulation: lessons from structures. Immunol Rev, 246: 36-58.

Goldsteins G, Hakosalo V, Jaronen M, et al. 2022. CNS Redox Homeostasis and Dysfunction in Neurodegenerative Diseases. Antioxidants (Basel), 11: 405.

Gordon B A, Blazey T M, Su Y, et al. 2018. Spatial patterns of neuroimaging biomarker change in individuals from families with autosomal dominant Alzheimer's disease: a longitudinal study. Lancet Neurol, 17: 241-250.

Guo D, Wang Y, Wang J, et al. 2019. RA-XII suppresses the development and growth of liver cancer by inhibition of lipogenesis via SCAP-dependent SREBP supression. Molecules, 24: 1829.

Hambright W S, Fonseca R S, Chen L, et al. 2017. Ablation of ferroptosis regulator glutathione peroxidase 4 in forebrain neurons promotes cognitive impairment and neurodegeneration. Redox Biol, 12: 8-17.

Harding H P, Zhang Y, Bertolotti A, et al. 2000. Perk is essential for translational regulation and cell survival during the unfolded protein response. Mol Cell, 5: 897-904.

Haze K, Yoshida H, Yanagi H, et al. 1999. Mammalian transcription factor ATF6 is synthesized as a transmembrane protein and activated by proteolysis in response to endoplasmic reticulum stress. Mol Biol Cell, 10: 3787-3799.

Huang W P, Yin W H, Chen J S, et al. 2021. Fenofibrate attenuates doxorubicin-induced cardiac dysfunction in mice via activating the eNOS/EPC pathway. Sci Rep, 11: 1159.

Inder T, Mocatta T, Darlow B, et al. 2002. Elevated free radical products in the cerebrospinal fluid of VLBW infants with cerebral white matter injury. Pediatr Res, 52: 213-218.

Jia M, Qin D, Zhao C, et al. 2020. Redox homeostasis maintained by GPX4 facilitates STING activation. Nat Immunol, 21: 727-735.

Jiang H, Guan Q, Xiao Y, et al. 2018. Strontium alleviates endoplasmic reticulum stress in a nonalcoholic fatty liver disease model. J Med Food, doi: 10.1089.

Jiang L, Kon N, Li T, et al. 2015. Ferroptosis as a p53-mediated activity during tumour suppression. Nature, 520: 57-62.

Kachapati K, O'Brien T R, Bergeron J, et al. 2006. Population distribution of the functional caspase -12 allele. Hum Mutat, 27: 975.

Kalai M, Lamkanfi M, Denecker G, et al. 2003. Regulation of the expression and processing of caspase -12. J Cell Biol, 162: 457-467.

Kim J Y, Garcia-Carbonell R, Yamachika S, et al. 2018. ER stress drives lipogenesis and steatohepatitis via caspase-2 activation of S1P. Cell, 175: 133-145 e115.

Kohl S, Zobor D, Chiang W C, et al. 2015. Mutations in the unfolded protein response regulator ATF6 cause the cone dysfunction disorder achromatopsia. Nat Genet, 47: 757-765.

Kubbutat M H, Vousden K H. 1997. Proteolytic cleavage of human p53 by calpain: a potential regulator of protein stability. Mol Cell Biol, 17: 460-468.

Lane D J R, Ayton S, Bush A I. 2018. Iron and Alzheimer's disease: an update on emerging mechanisms. J Alzheimers Dis, 64: S379-S395.

Latunde-Dada G O. 2017. Ferroptosis: role of lipid peroxidation, iron and ferritinophagy. Biochim Biophys Acta Gen Subj, 1861: 1893-1900.

Lei G, Zhang Y, Koppula P, et al. 2020. The role of ferroptosis in ionizing radiation-induced cell death and tumor suppression. Cell Res, 30: 146-162.

Lewerenz J, Maher P. 2015. Chronic glutamate toxicity in neurodegenerative diseases-what is the evidence? Front Neurosci, 9: 469.

Li C, Zhang Y, Liu J, et al. 2021. Mitochondrial DNA stress triggers autophagy-dependent ferroptotic death. Autophagy, 17: 948-960.

Li Q, Weiland A, Chen X, et al. 2018. Ultrastructural characteristics of neuronal death and white matter injury in mouse brain tissues after intracerebral hemorrhage: coexistence of ferroptosis, autophagy, and necrosis. Front Neurol, 9: 581.

Li W, Li W, Leng Y, et al. 2020. Ferroptosis is involved in diabetes myocardial ischemia/reperfusion injury through endoplasmic reticulum stress. DNA Cell Biol, 39: 210-225.

Lin J H, Li H, Zhang Y, et al. 2009. Divergent effects of PERK and IRE1 signaling on cell viability. PLoS One, 4: e4170.

Lipton P. 1999. Ischemic cell death in brain neurons. Physiol Rev, 79: 1431-1568.

Ma Y M, Peng Y M, Zhu Q H, et al. 2016. Novel CHOP activator LGH00168 induces necroptosis in A549 human lung cancer cells via ROS-mediated ER stress and NF-kappaB inhibition. Acta Pharmacol Sin, 37: 1381-1390.

Mai T T, Hamai A, Hienzsch A, et al. 2017. Salinomycin kills cancer stem cells by sequestering iron in lysosomes. Nat Chem, 9: 1025-1033.

Matsuzawa A, Nishitoh H, Tobiume K, et al. 2002. Physiological roles of ASK1-mediated signal transduction in oxidative stress- and endoplasmic reticulum stress-induced apoptosis: advanced findings from ASK1 knockout mice. Antioxid Redox Signal, 4: 415-425.

Mesaeli N, Nakamura K, Zvaritch E, et al. 1999. Calreticulin is essential for cardiac development. J Cell Biol, 144: 857-868.

Metwally E, Zhao G, Wang Q, et al. 2020. Ttm50 facilitates calpain activation by anchoring it to calcium stores and increasing its sensitivity to calcium. Cell Res, 31: 433-449.

Mordi I R, Tee A, Lang C C. 2018. Iron therapy in heart failure: ready for primetime? Card Fail Rev, 4: 28-32.

Panza F, Lozupone M, Logroscino G, et al. 2019. A critical appraisal of amyloid-beta-targeting therapies for Alzheimer disease. Nat Rev Neurol, 15: 73-88.

Park E J, Park Y J, Lee S J, et al. 2019. Whole cigarette smoke condensates induce ferroptosis in human bronchial epithelial cells. Toxicol Lett, 303: 55-66.

Pichler I, Del Greco M F, Gogele M, et al. 2013. Serum iron levels and the risk of Parkinson disease: a Mendelian randomization study. PLoS Med, 10: e1001462.

Ponikowski P, Voors A A, Anker S D, et al. 2016. 2016 ESC guidelines for the diagnosis and treatment of acute and chronic heart failure: the task force for the diagnosis and treatment of acute and chronic heart failure of the european society of cardiology (ESC)Developed with the special contribution of the heart failure association (HFA) of the ESC. Eur Heart J, 37: 2129-2200.

Qin W, Haroutunian V, Katsel P, et al. 2009. PGC-1alpha expression decreases in the Alzheimer disease brain as a function of dementia. Arch Neurol, 66: 352-361.

Reverendo M, Mendes A, Arguello R J, et al. 2019. At the crossway of ER-stress and proinflammatory responses. FEBS J, 286: 297-310.

Ross C A, Tabrizi S J. 2011. Huntington's disease: from molecular pathogenesis to clinical treatment. Lancet Neurol, 10: 83-98.

Saleh M, Mathison J C, Wolinski M K, et al. 2006. Enhanced bacterial clearance and sepsis resistance in caspase -12-deficient mice. Nature, 440: 1064-1068.

Scott A M, Saleh M. 2007. The inflammatory caspase s: guardians against infections and sepsis. Cell Death Differ, 14: 23-31.

Shao Y, Saredy J, Xu K, et al. 2021. Endothelial immunity trained by coronavirus infections, DAMP stimulations and regulated by anti-oxidant NRF2 may contribute to inflammations, myelopoiesis, COVID-19 cytokine storms and thromboembolism. Front Immunol, 12: 653110.

Shi Z, Xu L, Xie H, et al. 2020. Attenuation of intermittent hypoxia-induced apoptosis and fibrosis in pulmonary tissues via suppression of ER stress activation. BMC Pulm Med, 20: 92.

Skouta R, Dixon S J, Wang J, et al. 2014. Ferrostatins inhibit oxidative lipid damage and cell death in diverse disease models. J Am Chem Soc, 136: 4551-4556.

So J S. 2018. Roles of endoplasmic reticulum stress in immune responses. Mol Cells, 41: 705-716.

Steele A D, Hetz C, Yi C H, et al. 2007. Prion pathogenesis is independent of caspase-12. Prion, 1: 243-247.

Sun Q Y, Zhou H H, Mao X Y. 2019. Emerging roles of 5-lipoxygenase phosphorylation in inflammation and cell death. Oxid Med Cell Longev, 2019: 2749173.

Tak J, Kim Y S, Kim T H, et al. 2022. Galpha12 overexpression in hepatocytes by ER stress exacerbates acute liver injury via ROCK1-mediated miR-15a and ALOX12 dysregulation. Theranostics, 12: 1570-1588.

Tanoue T, Nishida E. 2002. Docking interactions in the mitogen-activated protein kinase cascades. Pharmacol Ther, 93: 193-202.

Tian X S, Xu H, He X J, et al. 2020. Endoplasmic reticulum stress mediates cortical neuron apoptosis after experimental subarachnoid hemorrhage in rats. Int J Clin Exp Pathol, 13: 1569-1577.

Tyumentsev M A, Stefanova N A, Muraleva N A, et al. 2018. Mitochondrial dysfunction as a predictor and driver of Alzheimer's disease-like pathology in OXYS rats. J Alzheimers Dis, 63: 1075-1088.

Urano F, Wang X, Bertolotti A, et al. 2000. Coupling of stress in the ER to activation of JNK protein kinases by transmembrane protein kinase IRE1. Science, 287: 664-666.

Ventura J J, Hubner A, Zhang C, et al. 2006. Chemical genetic analysis of the time course of signal transduction by JNK. Mol Cell, 21: 701-710.

Volpe J J. 2001. Neurobiology of periventricular leukomalacia in the premature infant. Pediatr Res, 50: 553-562.

Walter P, Ron D. 2011. The unfolded protein response: from stress pathway to homeostatic regulation. Science, 334: 1081-1086.

Wang X, Wang W, Li L, et al. 2014. Oxidative stress and mitochondrial dysfunction in Alzheimer's disease. Biochim Biophys Acta, 1842: 1240-1247.

Weiland A, Wang Y, Wu W, et al. 2019. Ferroptosis and its role in diverse brain diseases. Mol Neurobiol, 56: 4880-4893.

Wu C, Du M, Yu R, et al. 2022a. A novel mechanism linking ferroptosis and endoplasmic reticulum stress via the circPtpn14/miR-351-5p/5-LOX signaling in melatonin-mediated treatment of traumatic brain injury. Free Radic Biol Med, 178: 271-294.

Wu H, Guo H, Liu H, et al. 2020. Copper sulfate-induced endoplasmic reticulum stress promotes hepatic apoptosis by activating CHOP, JNK and caspase -12 signaling pathways. Ecotoxicol Environ Saf, 191: 110236.

Wu T, Wang X, Cheng J, et al. 2022b. Nitrogen-doped graphene quantum dots induce ferroptosis through disrupting calcium homeostasis in microglia. Part Fibre Toxicol, 19: 22.

Wu X, Li Y, Zhang S, et al. 2021. Ferroptosis as a novel therapeutic target for cardiovascular disease. Theranostics, 11: 3052-3059.

Xu M, Tao J, Yang Y, et al. 2020 Ferroptosis involves in intestinal epithelial cell death in ulcerative colitis. Cell Death Dis, 11: 86.

Yamamoto K, Sato T, Matsui T, et al. 2007. Transcriptional induction of mammalian ER quality control proteins is mediated by single or combined action of ATF6alpha and XBP1. Dev Cell, 13: 365-376.

Yang W S, Kim K J, Gaschler M M, et al. 2016. Peroxidation of polyunsaturated fatty acids by lipoxygenases drives ferroptosis. Proc Natl Acad Sci U S A, 113: E4966-4975.

Yenki P, Khodagholi F, Shaerzadeh F. 2013. Inhibition of phosphorylation of JNK suppresses Abeta-induced ER stress and upregulates prosurvival mitochondrial proteins in rat hippocampus. J Mol Neurosci, 49: 262-269.

Zhao C, Yu D, He Z, et al. 2021. Endoplasmic reticulum stress-mediated autophagy activation is involved in cadmium-induced ferroptosis of renal tubular epithelial cells. Free Radic Biol Med, 175: 236-248.

Zhu S, Zhang Q, Sun X, et al. 2017. HSPA5 regulates ferroptotic cell death in cancer cells. Cancer Res, 77: 2064-2077.

Zou Y, Henry W S, Ricq E L, et al. 2020. Plasticity of ether lipids promotes ferroptosis susceptibility and evasion. Nature, 585: 603-608.

第14章
细胞器与铁死亡

高明辉　刘兴国　郭璟祎

摘要: 铁死亡是一种铁依赖的由细胞内脂质过氧化物驱动的调节性细胞死亡形式。研究发现,各种细胞器在铁死亡的发生发展中发挥了关键的调控作用。线粒体是细胞的能量中心,同时是细胞内关键营养物质的代谢中心。一方面,线粒体通过调控氨基酸代谢、脂代谢以及葡糖糖代谢调控铁死亡;另一方面,线粒体通过调控ROS来调节铁死亡。此外,线粒体还可以通过铁离子和钙离子代谢对铁死亡产生调控作用。溶酶体通过自噬介导的铁结合蛋白ferritin降解,进而增加胞内自由铁离子浓度,从而实现对铁死亡的调控。内质网通过脂肪酸合成在铁死亡中扮演着重要的角色。过氧化物酶体在脂质过氧化物形成中发挥了关键的作用。在本章中,我们将对线粒体、溶酶体、内质网和过氧化物酶体等细胞器在铁死亡中的作用进行详细阐述。

关键词: 铁死亡, 线粒体, 溶酶体, 内质网, 过氧化物酶体

Abstract: Ferroptosis is a newly identified form of cell death driven by iron dependent lipid peroxidation.The regulatory function of cellular organellein ferroptosis are crucial. Mitochondria is the central player of nutrient metabolism and energy production. Mitochondria play vital roles in ferroptosis. The mitochondrial metobolism of amino acid, lipid and glucose are essential for ferroptosis. Furthermore, the mitochondrial ROS play important roles in ferroptosis. Iron and calcium signaling in mitochondria are also important for ferroptosis. Lysosome play important roles in ferroptosis through regulating labile iron level via autophagy mediated ferritin degradation. Endoplasmic reticulum regulates ferroptosis by regulation of fatty acid metabolism. Peroxisome regulates ferroptosis through regulation of lipid oxidation. In this chapter, a detail summarization of the function of mitochondria, lysosome, endoplasmic reticulum and peroxisome in ferroptosis will be provided to help readers to better understand the function of different organelles in ferroptosis.

Keywords: ferroptosis, mitochondrion, lysosome, endoplasmic reticulum, peroxisome

14.1 线粒体与铁死亡

14.1.1 线粒体膜和铁死亡

细胞发生铁死亡时，脂质过氧化可以发生在细胞膜或线粒体、内质网、溶酶体和脂滴的膜上（Gaschler et al.，2018b；Kagan，2017）。

14.1.1.1 线粒体膜脂与铁死亡

膜脂的主要成分是磷脂（phospholipid，PL）、鞘脂和固醇。磷脂是两亲性分子，其疏水性长烃基链的一端包含饱和或不饱和脂肪酰基，而另一端则包含由磷脂酰胆碱（phosphatidylcholine，PC）、磷脂酰乙醇胺（phosphatidyletanolamine，PE）等组成的亲水头部（van Meer et al.，2008）。细胞铁死亡时，脂质过氧化优先发生在多不饱和脂肪酸（polyunsaturated fatty acid，PUFA）上，多不饱和脂肪酸是具有两个或多个双键且碳链长度为 18 ～ 22 个碳原子的直链脂肪酸。PUFA-PL 上的过氧化作用会导致脂膜结构和流动性的改变，并可能形成亲水性孔，从而破坏脂膜屏障（Boonnoy et al.，2017）。

发生铁死亡的 $GPx4^{-/-}$ 小鼠肾脏细胞中存在氧化的 PUFA-PC 和 PUFA-PE 的积累（Friedmann Angeli et al.，2014）。RSL3 引发的小鼠胚胎成纤维细胞（MEF）的铁死亡，PE 上发生的氧化反应是特异性地由两种脂肪酰基——花生四烯酸（arachidonic acid，AA）和肾上腺酸（adrenic acid，AdA）催化形成的（Kagan，2017）。由于线粒体膜上含有高水平的 PE，脂质过氧化有可能首先发生在线粒体膜上。此外，还观察到 $GPx4^{-/-}$ 小鼠肾脏中的线粒体特异的磷脂——心磷脂（cardiolipin，CL）的氧化修饰，氧化的磷脂和心磷脂主要位于铁死亡细胞中线粒体的内膜上（Friedmann Angeli et al.，2014；Gaschler et al.，2018b；Kagan，2017）。然而，氧化的心磷脂也被认为是促凋亡信号，可以促进细胞色素 c 从线粒体释放到胞质中，从而执行内源性细胞凋亡（Tyurina et al.，2018）。亲脂性抗氧化剂 ferrostatin-1（Fer-1）并不能抑制心磷脂的氧化积累，这表明心磷脂氧化不足以诱导铁死亡。因此，线粒体膜上的心磷脂氧化是否会导致铁死亡需要更多研究证实。以上这些研究表明，线粒体膜脂的过氧化可能对铁死亡的发生有重要的作用。

14.1.1.2 线粒体膜蛋白与铁死亡

电压依赖性阴离子通道（voltage-dependent anion channel，VDAC），也称为线粒体孔蛋白，位于线粒体外膜上，调节一些细胞代谢物进出线粒体，VDAC 被认为是由多种配体或蛋白质介导的细胞生存和死亡信号的交汇点（Shoshan-Barmatz et al.，2010）。VDAC 的开放将导致线粒体活性氧（reactive oxygen species，ROS）升高、线粒体功能障碍，以及随后氧化应激诱导的细胞死亡（DeHart et al.，2018）。据报道，VDAC 高表达的 *RAS* 突变细胞对 erastin 更为敏感，通过 RNA 干扰敲除 VDAC2 或 VDAC3 可以抑制 erastin 诱导的铁死亡。此外，erastin 可直接结合到 VDAC2（Yagoda et al.，2007）。以上研究表明，VDAC 可以作为抗癌药物的潜在靶点。

铁死亡细胞的线粒体外膜破裂与胞质、线粒体基质和线粒体膜中的其他蛋白质有关。线粒体分裂受细胞质中动力蛋白相关蛋白 1（dynamin-related protein 1，DRP1）的调节，DRP1 可以与线粒体裂变蛋白 1（mitochondrial Fission 1，FIS1）结合。FIS1 缺失表明铁螯合与线粒体伸长之间的关系，而细胞铁过载与 DRP1 上 Ser637 位点去磷酸化有关。另一方面，线粒体融合是由线粒体外膜上的线粒体融合蛋白 1 和 2（mitofusin 1/2，MFN1/2）以及内膜上的视神经萎缩 1（optic atrophy 1，OPA1）介导的。MFN2 的缺失与线粒体铁过载有关，并且在细胞铁过载时出现 OPA1 剪切（Ward and Cloonan，2019）。

14.1.1.3 线粒体脂代谢与铁死亡

定位于内质网和线粒体外膜上的酰基辅酶 A 合成酶长链家族（acyl-CoA synthetase long chain family，ACSL）催化脂肪酸形成酰基辅酶 A，它是脂质代谢的中间产物，参与脂质的生物合成和脂肪酸降解（Yan et al.，2015）。事实证明，ACSL 的失调是抑制还是促进细胞凋亡，主要取决于细胞类型（Yuan et al.，2016b）。ACSL4 倾向催化多不饱和脂肪酸，因此涉及类花生酸的代谢。长链脂肪酸 AA 和 AdA 被 ACSL4 催化形成 AA-CoA 和 AdA-CoA，然后它们被溶血磷脂酰胆碱酰基转移酶（Lysophosphatidylcholine acyltransferase 3，LPCAT3）酯化为 PL（Grevengoed et al.，2014）。ACSL4 是引起铁死亡的重要因素之一，优先表达 ACSL4 的乳腺癌细胞系对铁死亡更敏感（Doll et al.，2017）。此外，调节线粒体脂肪酸代谢的酰基辅酶 A 合成家族成员 2（acyl-CoA syntheses family member 2，ACSF2）和柠檬酸合酶（citrate synthase，CS）均参与 erastin 诱导的铁死亡（Dixon et al.，2012）。

14.1.2 线粒体能量代谢和铁死亡

14.1.2.1 线粒体氧化磷酸化与铁死亡

细胞主要依靠线粒体的氧化磷酸化（OXPHOS）为细胞过程产生能量，但是大多数癌细胞依靠糖酵解提供能量，被称为 "Warburg 效应"（Warburg effect）（Vander Heiden et al.，2009）。己糖激酶 Ⅱ（hexokinase Ⅱ，HK Ⅱ）、血小板型磷酸果糖激酶（platelet-type phosphofructokinase，PFKP）和丙酮酸激酶 M2（pyruvate kinase，M2PKM2）是癌细胞糖酵解过程中的关键限速酶（Li et al.，2015）。神经胶质瘤细胞 RSL3 处理后，HK Ⅱ、PFKP 和 PKM2 的表达水平均下调，表明了 RSL3 会导致糖酵解功能障碍（Wang et al.，2019）。

线粒体呼吸作用涉及的多种酶都参与了铁死亡的调控，如顺乌头酸酶、柠檬酸合酶、细胞色素 c 氧化酶 2、富马酸水合酶（Gao et al.，2019）。烟酰胺腺嘌呤二核苷酸磷酸（NADPH）依赖的 ROS 产生对于诱导铁死亡也很重要，尤其是在中枢神经系统中（Dixon et al.，2012）。有趣的是，线粒体功能缺陷的细胞仍然对诱导铁死亡的分子敏感，但是对半胱氨酸剥夺引起的铁死亡耐受（Wang et al.，2020）。

erastin 诱导的铁死亡使细胞糖酵解通量下降，这是由 ATP 合成和 OXPHOS 增加引起的（Dixon et al.，2012）。VDAC 开放介导大部分代谢物进入线粒体，增加线粒体 OXPHOS 从而生成更多 ROS，进而导致线粒体功能障碍（Wang et al.，2020）。糖酵解状态可影响三羧酸（tricarboxylic acid，TCA）循环的中间代谢产物，如柠檬酸，它是 α-酮戊二酸（α-ketoglutarate，α-KG）的上游产物。在谷氨酰胺（glutamine，Gln）不足的情况下，

Gln 分解的下游代谢产物，包括 α-KG、富马酸和苹果酸显著减少（Gao et al.，2019）。

细胞代谢由糖酵解转向 OXPHOS 的细胞易发生铁死亡。当 Nrf2 重新激活 OXPHOS 时，破坏半胱氨酸转运体 SLC7A11 将导致谷胱甘肽（glutathione，GSH）耗竭和随后的癌细胞铁死亡。这一结果表明，在铁死亡细胞中，OXPHOS 的激活与线粒体的氧化损伤有关（Ždralević et al.，2018）。

辅酶 Q_{10}（CoQ_{10}）是线粒体电子传递链（electron transfer chain，ETC）中的电子载体，也是细胞内源性亲脂性抗氧化剂。FIN56 是特异性铁死亡诱导剂，它可以激活角鲨烯合酶来抑制 CoQ_{10}，从而提高对 FIN56 诱导的铁死亡的敏感性（Shimada et al.，2016）。此外，铁死亡抑制蛋白 1（ferroptosis suppressor protein 1，FSP1）作为一种氧化还原酶可以还原 CoQ_{10}，CoQ_{10} 作为一种亲脂性的自由基捕获抗氧化剂，可抑制脂质过氧化。研究表明，FSP1-CoQ_{10}-NAD(P)H 通路是一个与 GSH-GPx4 通路平行的铁死亡调节通路（Bersuker et al.，2019）。

此外，线粒体在半胱氨酸剥夺引起的铁死亡中扮演重要作用。抑制线粒体 ETC 或 TCA 循环可以缓解半胱氨酸剥夺引起的线粒体膜电位超极化、脂质过氧化和铁死亡（Gao et al.，2019）。

14.1.2.2 线粒体 ROS 与铁死亡

已经证实，在神经退行性疾病中，线粒体是发生铁死亡的细胞 ROS 产生的主要来源（Wu et al.，2018）。此外，使用线粒体靶向抗氧化剂可以拯救脂质过氧化引起细胞损伤。线粒体靶向抗氧化剂 MitoTEMPO 可以抑制阿霉素（doxorubicin，DOX）诱导的心肌细胞铁死亡，这表明线粒体可能是 DOX 诱导的铁死亡的一个重要因素（Fang et al.，2019）。另一种以线粒体氮氧自由基为靶点的化合物可以有效抑制多种细胞铁死亡，提示线粒体脂质过氧化在铁死亡中起关键作用（Krainz et al.，2016）。

此外，p53 通过促进 ROS 的产生成为促进铁死亡的正向调控因子。p53 通过直接调控细胞代谢转变，即通过促进线粒体 OXPHOS，导致 ROS 产生增加。而在轻度应激下，p53 可以通过消除 ROS 来保护细胞。p53 介导 ROS 产生的细胞反应机制还有待进一步研究（Zhang et al.，2018）。

14.1.2.3 线粒体氨基酸代谢与铁死亡

谷氨酰胺分解代谢始于 Gln 通过谷氨酰胺酶（glutaminases，GLS）转化为谷氨酸（glutamate，Glu），谷氨酸最终在线粒体中转化为 TCA 循环中的代谢产物（Yang et al.，2017）。谷氨酰胺分解和转铁蛋白（transferrin，TRF）是氨基酸剥夺引起的铁死亡所必需的。在正常情况下，Gln 和 TRF 是细胞生存和生长所必需的，但在氨基酸饥饿状态下，Gln 和 TRF 会导致细胞铁死亡（Gao et al.，2015）。

半胱氨酸（cysteine，Cys）是一种独特的氨基酸，具有很高的氧化还原性，同时也是合成 GSH 的原料。由于 Cys 具有细胞毒性，细胞内 Cys 通常维持在较低的水平，但 Cys 仍是合成 GSH 必需的，用以维持细胞氧化还原稳态，也能转化为一系列生物活性分子，如牛磺酸、CoA、铁硫簇（iron-sulfur clusters，Fe-S）等（Netz et al.，2014）。Fe-S 合成所需的硫是由 Cys 通过脱硫酶复合物 NFS1-ISD11 提供的（Stehling et al.，2014）。此外，线粒体已被证明在 Cys 剥夺导致的铁死亡中发挥重要作用，而非谷胱甘肽依赖性过氧化物酶（glutathione-dependent peroxidase 4，GPx4）抑制剂导致的铁死亡（Gao et al.，2019）。

erastin 诱导的铁死亡中，胱氨酸谷氨酸逆向转运体（systerm X_c^-，X_c^- 系统）直接被抑制，导致 GSH 减少，GPx4 失活，脂质过氧化物累积并持续攻击生物膜。erastin 处理的细胞表现出线粒体膜电势增加、膜密度增加和相应的体积减小（Dixon et al.，2012）。与铁死亡密切相关的脂类组分的增加会导致氧化物进入生物膜内部的可及性增大和膜曲率增加。当这种情况发生时，氧化物的可及性和膜曲率将进一步加剧这种情况，导致更多的氧化，从而增加可及性和膜曲率。如果没有 GPx4，就会出现失控的反馈循环，破坏膜的稳定性，导致膜穿孔和胶束化（Agmon et al.，2018）。

14.1.2.4　线粒体 Ca^{2+} 与铁死亡

细胞内 Ca^{2+} 浓度增加和过量的 ROS 会导致线粒体内 Ca^{2+} 增加、线粒体碎片化及可能的线粒体膜破裂。钌红是一种线粒体 Ca^{2+} 摄取抑制剂，它可以阻止 ROS 生成，这表明线粒体内 Ca^{2+} 有助于 ROS 的产生。最近的研究表明，通过阻断线粒体 ROS 产生或减少线粒体 Ca^{2+} 内流从而抑制氧化性谷氨酸毒性的化合物以保护细胞免受 erastin、sulfasalazine 或其他 X_c^- 系统抑制剂引起的铁死亡（Maher et al.，2018）。

Dox 可触发铁介导的 ROS 产生、线粒体功能障碍以及内质网 Ca^{2+} 流失调，从而引起心脏毒性反应（Thorn et al.，2011）。在帕金森病模型里，一种钙螯合剂 BAPTA，可以有效抑制 erastin 诱导的 Lund 人中脑细胞的铁死亡（Do Van et al.，2016）。

14.1.3　线粒体铁代谢与铁死亡

14.1.3.1　线粒体铁与铁死亡

细胞中铁代谢受到严格的生理控制，主要通过铁调节蛋白（iron regulatory protein，IRP）/铁反应元件（iron-responsive element，IRE）系统进行，该系统调节铁代谢相关的蛋白质的表达，包括铁转运蛋白（ferroportin，FPN）、转铁蛋白受体 1（transferrin receptor，TfR1）和二价金属转运蛋白 1（divalent metal transporter 1，DMT1）（Jiang et al.，2021）。

线粒体内铁含量约占细胞总铁含量的 20% ～ 50%，在整个细胞的铁代谢中起着重要作用。此外，线粒体还提供了一种区隔化作用，这对严格调控细胞内铁稳态具有重要意义。重要的是，线粒体是血红素合成的唯一位点，也是 Fe-S 合成的主要位点（Ward and Cloonan，2019）。

线粒体中多余的铁可以储存在线粒体铁蛋白（mitochondrial ferritin，MtFT）中，这是线粒体所特有的铁蛋白形式。线粒体是 ROS 的主要产生位点，ROS 可以与 Fe-S 相互作用，催化线粒体内的 Fenton 反应，从而产生更多的 ROS。因此，线粒体中高水平的铁及其产生 ROS 的高倾向使线粒体成为执行铁死亡的理想部位（Thomas et al.，2009）。

2,2-联吡啶（2,2-bipyridyl，2,2-BP）是一种膜透性铁螯合剂，可以穿过线粒体膜螯合线粒体内的铁，从而保护细胞免受 erastin 诱导的铁死亡（Dixon et al.，2012）。另一项研究也报道了 2,2-BP 可以抑制谷氨酰胺分解诱导的铁死亡（Gao et al.，2015）。在缺血再灌注（ischemia-reperfusion，I/R）损伤的小鼠模型中，DFO 和 2,2-BP 均能显著降低细胞内铁含量。但是 2,2-BP 而非 DFO 可以减少线粒体内游离铁含量并保护心肌细胞免受 I/R 的氧化损伤（Chang et al.，2016）。这些研究表明，靶向线粒体游离铁可以保护细胞以对抗铁死亡。

线粒体外膜蛋白 mitoNEET［也称为 CDGSH 铁硫结构域 1（CDGSH iron sulfur domain 1，CISD1）］，在调节线粒体功能、铁代谢和 ROS 稳态中起重要作用（Geldenhuys et al.，2014）。CISD1 的缺失可导致线粒体铁蓄积、氧化损伤，最终导致 erastin 诱导的肿瘤细胞铁死亡。在人肝细胞癌（human hepatocellular carcinoma，HCC）细胞中，CISD1 通过减少线粒体铁蓄积来抑制线粒体损伤，从而抑制铁死亡（Yuan et al.，2016a）。在人类乳腺癌上皮细胞，CISD1 和 CISD2 表达水平升高，通过 shRNA 抑制 CISD1 和 CISD2 表达会增加线粒体内铁含量和 ROS 累积，从而显著减少肿瘤细胞的生长（Sohn et al.，2013）。此外，沉默 *CISD2* 基因可以增加线粒体铁含量和脂质过氧化水平，来克服头颈部肿瘤细胞对 sulfasalazine 诱导的铁死亡的抗性（Kim et al.，2018）。

14.1.3.2　铁硫簇与铁死亡

Fe-S 是许多蛋白质参与众多生物学过程的必要辅助因子，包括能量代谢、DNA 稳态维持、脂质合成、铁代谢等，线粒体是 Fe-S 合成的主要场所（Ward and Cloonan，2019）。

Fe-S 首先在由支架蛋白 ISCU、辅因子蛋白 ISD11 和半胱氨酸脱硫酶 NFS1 组成的复合物上合成，该过程需要铁、Cys 和电子。在从头组装完成后，[2Fe-2S] 从 ISCU 释放，转移到谷胱甘肽相关蛋白 5（glutaredoxin-related protein 5，GLRX5）上，接下来 [2Fe-2S] 可直接插入 [2Fe-2S] 蛋白或进入后期 [4Fe-4S] 合成。此外，Fe-S 可以通过铁硫簇输出装置 ABCB7 从线粒体输出到细胞质中（Wachnowsky et al.，2018）。

在 Fe-S 合成的第一阶段，硫通过 NFS1 从 Cys 中释放出来，和铁从头合成 Fe-S。当硫供应不足时，将导致线粒体中游离的不稳定铁过量积累。据报道，NFS1 可以抑制肺肿瘤细胞的铁死亡。NFS1 对于维持 Fe-S 水平至关重要，Fe-S 缺乏会激活细胞缺铁反应，与 GSH 耗竭一起引发铁死亡（Alvarez et al.，2017）。

ISCU 是 Fe-S 合成中起关键作用的支架蛋白。ISCU 过表达可以恢复线粒体功能、调节铁代谢和增加细胞 GSH 水平，从而显著抑制二氢青蒿素（dihydroartemisinin，DHA）诱导的铁死亡（Du et al.，2019）。

共济蛋白（frataxin，FXN）定位于线粒体基质，是一种铁供体蛋白，它将铁转移到 ISCU，用于 [2Fe 2S] 的组装。它不仅可以转移铁，还是控制硫生成的调控因子（Colin et al.，2013）。弗里德赖希共济失调（Friedreich's ataxia，FRDA）是一种常染色体隐性神经退行性疾病，以中枢和周围神经系统的进行性退行性病变及心肌病为特征，FRDA 是由 *FXN* 基因沉默引起的（Gomes and Santos，2013）。FXN 的减少与线粒体功能障碍、铁蓄积和氧化应激增加有关，导致患者细胞对 erastin 诱导的铁死亡更为敏感（Cotticelli et al.，2019）。

14.1.4　线粒体 DNA 与铁死亡

人类线粒体 DNA（mtDNA）是一个 16 569 碱基对的环状 DNA，编码的 13 个多肽是线粒体 ETC 和 ATP 合成酶的重要组成部分。线粒体 DNA 缺陷可损害线粒体呼吸功能，并引起一系列病理、衰老和死亡（Reznik et al.，2016）。例如，mtDNA 突变的积累会通过损害卵母细胞中的 NADH/NAD$^+$氧化还原状态而降低雌性小鼠的生育能力（Yang et al.，2020a）。mtDNA 和线粒体融合的相互作用调控的"初始代谢补偿"是一种线粒体功能恢复的新策略（Yang et al.，2015，2016）。此外，与 mtDNA D-loop 区结合的 OPA1-exon4b 介导的 mtDNA 转录增强也可恢复线粒体呼吸功能（Yang et al.，2020b）。

有研究表明，与 mtDNA 野生型细胞相比，mtDNA 缺失（ρ0）细胞系对 erastin 和 RSL3 诱导的铁死亡不敏感（Dixon et al.，2012）。然而，也有强有力的证据显示 mtDNA 缺失与铁死亡密切相关。

线粒体 DNA 缺失综合征（mitochondrial DNA depletion syndrome，MDS）是一组常染色体隐性遗传疾病，其特征是受累组织和器官 mtDNA 含量严重减少（El-Hattab and Scaglia，2013）。脱氧鸟苷激酶（deoxyribonucleoside kinase，DGUOK）突变的 MDS 患者通常在 2 岁前死于严重的肝衰竭。除肝移植外，目前尚无有效的治疗方法，患者预后不良。在最近的研究中，利用 iPSC 建立的 3D 肝类器官疾病模型，发现 mtDNA 缺失的肝细胞对铁过载诱导的铁死亡更为敏感，揭示了线粒体和溶酶体的细胞器互作事件引发铁死亡的全新病理。mtDNA 缺失、ROS 增加、GSH 耗竭以及 NCOA4 介导的铁蛋白在溶酶体降解，大量铁释放到细胞质中，导致脂质过氧化和最终的铁死亡。N-乙酰半胱氨酸（N-acetylcysteine，NAC）作为 GSH 的前体，可以显著抑制患者肝细胞的铁死亡（Guo et al.，2021）。另一项研究表明，一种治疗人类免疫缺陷病毒感染的抗病毒药物——扎西他宾（Zalcitabine）可以通过诱导铁死亡抑制人胰腺癌细胞生长。Zalcitabine 通过诱导 mtDNA 应激，激活 cGAS-cGAMP-STING1 通路，引起自噬依赖的铁死亡（Li et al.，2020）。

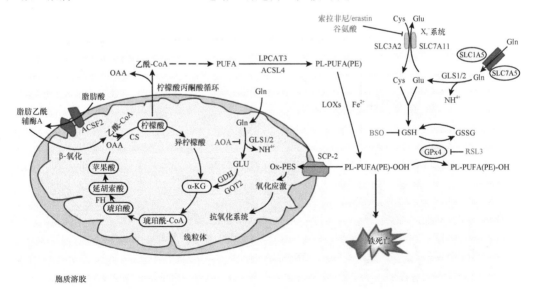

图 14-1　线粒体功能与铁死亡（Wang et al.，2020）

14.2　溶酶体与铁死亡

14.2.1　溶酶体简介

溶酶体（lysosome）由比利时细胞生物学家 Christian René de Duve 在 20 世纪 50 年代发现，并因此获得了 1974 年的诺贝尔生理学或医学奖。溶酶体是细胞内具有单层膜囊状结构的细胞器。溶酶体内含有许多种水解酶类，能够分解细胞内的大分子物质或受损的细胞器，如受损的线粒体、蛋白质、核酸、多糖等，其被比喻为细胞内的"酶仓库"或"消化系统"。溶酶体内的酶都是水解酶，而且一般最适 pH 为 5。

14.2.2　溶酶体与铁死亡

目前发现，溶酶体调节铁死亡主要是通过调控铁离子代谢的机制。细胞内铁代谢主要通过 3 个层次：摄取、运输/存储和外排。血液里的铁离子往往与转铁蛋白（transferrin）结合并通过转铁蛋白受体（TfR）借助细胞的内吞作用进入细胞内。由于多余的铁离子对细胞是有毒性的，需要与铁蛋白（ferritin）相结合从而储存起来。膜铁转运蛋白（ferroportin）是目前已知的负责细胞内铁离子外排的蛋白质。正常情况下，三者相互作用，从而维持细胞内铁离子的平衡，既能满足细胞对铁离子的需要，又能防止铁离子的毒性。当诱导细胞发生铁死亡时，溶酶体通过介导发生铁自噬进而降解细胞里的储铁蛋白，从而提高细胞内游离铁离子的水平，进而推动铁死亡的发生（Zhou et al., 2019）（图 14-2）。

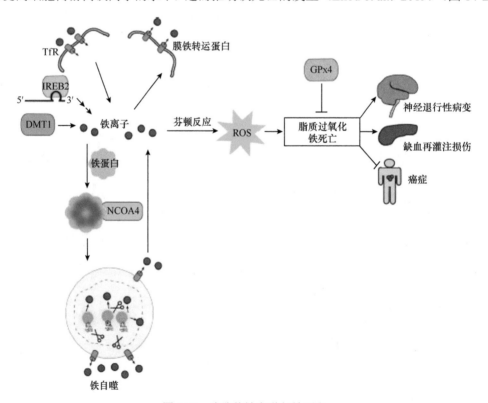

图 14-2　溶酶体铁自噬与铁死亡

多项研究表明，溶酶体的抑制剂巴佛洛霉素 A1（bafilomycin A1）和氯喹（chloroquine）通过抑制 NCOA4 介导的铁蛋白自噬来抑制铁离子的释放，从来抑制铁死亡的发生（Gao et al.，2018）。此外，溶酶体介导的昼夜节律蛋白自噬也参与了铁死亡的调控（Yang et al.，2019）。

14.3　内质网与铁死亡

14.3.1　内质网简介

内质网是由一层单位膜所形成的囊状、泡状和管状结构，并形成一个连续的网膜系统。由于它靠近细胞质的内侧，故称为内质网。根据其表面是否有核糖体附着，内质网分为糙面内质网和滑面内质网两种类型。其中，糙面内质网表面有核糖体附着，其主要功能是负责分泌型蛋白和膜蛋白的翻译、合成后修饰与加工以及运输；而滑面内质网表面没有核糖体附着，其主要生物学功能是负责类固醇、脂类和多糖的合成与运输。

14.3.2　内质网与铁死亡

Stockwell 实验室最早于 2014 年报道了铁死亡诱导剂 erastin 能够激活内质网应激反应（Dixon et al.，2014）。在该报道中，研究人员利用基因表达芯片发现，erastin 处理细胞之后，能够大幅上调内质网应激的标志物 CHAC1 的表达，而铁死亡抑制剂 β 巯基乙醇可以逆转 erastin 诱导的 CHAC1 上调。此外，erastin 处理还能大幅上调 CHOP、REDD1、ATF3 等内质网应激相关基因的表达。有意思的是，CHAC1 的表达上调被 SLC7A11 的抑制剂如 erastin 或 SAS 等诱导，但是直接作用于 GPx4 的铁死亡诱导剂 RSL3 却不能上调 CHAC1 的表达。

脂肪酸的合成主要在内质网内完成，而铁死亡是一种脂质过氧化物驱动的细胞死亡，因此内质网通过调控脂肪酸的合成可以间接调节铁死亡。有研究证明，铁死亡发生时，可以在内质网中观察到大量的脂质过氧化物积累（Doll et al.，2017）。

14.4　过氧化物酶体与铁死亡

14.4.1　过氧化物酶体简介

过氧化物酶体（peroxisome）由 J. Rhodin（1954 年）首次在鼠肾小管上皮细胞中发现，是一种具有异质性的细胞器，在不同生物及不同发育阶段有所不同。其直径 0.2 ～ 1.5μm，通常为 0.5μm，呈圆形、椭圆形或哑铃形不等，由单层膜围绕而成。共同特点是内含一至多种依赖黄素（flavin）的氧化酶和过氧化氢酶，已发现 40 多种氧化酶，如 L-氨基酸氧化酶、D-氨基酸氧化酶等，其中尿酸氧化酶（urate oxidase）的含量极高，以至于在有些种类形成酶结晶的核心。过氧化物酶体的主要功能包括：清除细胞内有害的活性氧物质和催化脂肪酸的 β-氧化，将极长链脂肪酸（very long chain fatty acid，VLCFA）分解为短链脂肪酸，继而催化脂肪酸降解的副产物 H_2O_2 分解。

14.4.2 过氧化物酶体与铁死亡

铁死亡是一种铁离子依赖的脂质过氧化物驱动的程序性细胞坏死（图 14-3）。尽管过氧化物酶体在细胞内活性氧代谢中发挥了重要的作用，但直到最近才有研究表明过氧化物酶体在铁死亡中发挥着重要的调控作用。2020 年，Schreiber 实验室和 Weinberg 实验室的 Yilong Zou 博士利用全基因组 CRISPR-Cas9 筛选技术发现过氧化物酶体形成的关键蛋白 PEX10、PEX3 和 PEX12 敲除后，肾癌肿瘤细胞和心肌细胞对铁死亡的敏感性显著下降，敲除过氧化物酶体的相关酶如烷基甘油酮磷酸合酶（alkylglycerone phosphate synthase，AGPS）、脂肪乙酰辅酶 A 还原酶 1（fatty acyl-CoA reductase 1，FAR1）也会显著降低细胞对铁死亡的敏感性（Zou et al.，2020）。这些结果充分证明过氧化物酶体在铁死亡发生中发挥了关键的作用。有趣的是，并不是所有的过氧化物酶体里面的调控活性氧代谢的酶都参与铁死亡。例如，超氧化物歧化酶（SOD）和过氧化氢酶（CAT）敲除后并不影响细胞对铁死亡的敏感性，这提示过氧化物酶体调控铁死亡可能是通过调控特殊的信号通路来调节铁死亡。为了回答这一问题，Yilong Zou 博士利用脂质组学技术发现，过氧化物酶体调节铁死亡是通过调控多聚不饱和乙醚磷脂（polyunsaturated ether phospholipid，PUFA-ePL）的合成来调节铁死亡。研究者进一步发现细胞铁死亡敏感性与细胞内多聚不饱和乙醚磷脂的水平密切相关。与未分化的神经细胞相比，分化的神经细胞内的多聚不饱和乙醚磷脂水平明显升高，其对铁死亡的敏感性也更高。由 iPSC 分化的心肌细胞比未分化的 iPSC 细胞的多聚不饱和乙醚磷脂水平显著升高，同时对铁死亡的敏感性也更高。

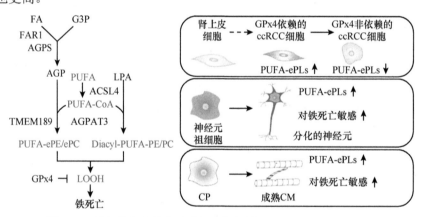

图 14-3　过氧化物酶体酯质过氧化物与铁死亡（Zou et al.，2020）

14.5　总结与展望

铁死亡的发生需要细胞内多个细胞器的协同参与，这些细胞器通过调控细胞内脂质代谢、铁离子代谢等，在多个层次上对铁死亡的发生进行了严密的调控，既有正调控作用，也有抑制作用，保证了细胞在需要发生死亡的时候促进死亡，同时又能及时防止细胞死亡的过分发生，从而保证机体的健康。当铁死亡发生不受调控时，会导致各种疾病发生，如癌症、器官损伤、神经退行性病变等。通过进一步研究铁死亡的分子机制，尤其是搞清楚各个细胞器如何协同作用调控铁死亡，对于开发针对铁死亡的临床药物具有重要的指导意义。

致谢：感谢国家自然科学基金（项目编号：31871388）和黑龙江省科学基金（项目编号：YQ2020C031）对本工作的资金支持。

参 考 文 献

Agmon E, Solon J, Bassereau P, et al. 2018. Modeling the effects of lipid peroxidation during ferroptosis on membrane properties. Sci Rep, 8: 5155.

Alvarez S W, Sviderskiy V O, Terzi E M, et al. 2017. NFS1 undergoes positive selection in lung tumours and protects cells from ferroptosis. Nature, 551: 639-643.

Bersuker K, Hendricks J, Li Z, et al. 2019. The CoQ oxidoreductase FSP1 acts parallel to GPX4 to inhibit ferroptosis. Nature, 575(7784): 688-692.

Boonnoy P, Karttunen M, Wong-Ekkabut J. 2017. Alpha-tocopherol inhibits pore formation in oxidized bilayers. Physical Chemistry Chemical Physics, 19: 5699-5704.

Chang H C, Wu R, Shang M, et al. 2016. Reduction in mitochondrial iron alleviates cardiac damage during injury. EMBO Mol Med, 8: 247-267.

Colin F, Martelli A, Clémancey M, et al. 2013. Mammalian frataxin controls sulfur production and iron entry during de novo Fe4S4 cluster assembly. J Am Chem Soc, 135: 733-740.

Cotticelli M, Xia S, Lin D, et al. 2019. Ferroptosis as a novel therapeutic target for Friedreich's ataxia. The Journal of Pharmacology and Experimental Therapeutics, 369: 47-54.

DeHart D N, Fang D, Heslop K, et al. 2018. Opening of voltage dependent anion channels promotes reactive oxygen species generation, mitochondrial dysfunction and cell death in cancer cells. Biochem Pharmacol, 148: 155-162.

Dixon S J, Patel D N, Welsch M, et al. 2014. Pharmacological inhibition of cystine-glutamate exchange induces endoplasmic reticulum stress and ferroptosis. eLife, 3, e02523.

Dixon S J, Lemberg K M, Lamprecht M R, et al. 2012. Ferroptosis: an iron-dependent form of nonapoptotic cell death. Cell, 149: 1060-1072.

Do Van B, Gouel F, Jonneaux A, et al. 2016. Ferroptosis, a newly characterized form of cell death in Parkinson's disease that is regulated by PKC. Neurobiology of disease, 94: 169-178.

Doll S, Proneth B, Tyurina Y Y, et al. 2017. ACSL4 dictates ferroptosis sensitivity by shaping cellular lipid composition. Nature Chemical Biology, 13: 91-98.

Dolma S, Lessnick S L, Hahn W C, et al. 2003. Identification of genotype-selective antitumor agents using synthetic lethal chemical screening in engineered human tumor cells. Cancer Cell, 3: 285-296.

Du J, Wang T, Li Y, et al. 2019. DHA inhibits proliferation and induces ferroptosis of leukemia cells through autophagy dependent degradation of ferritin. Free Radical Biology & Medicine, 131: 356-369.

El-Hattab A W, Scaglia F. 2013. Mitochondrial DNA depletion syndromes: review and updates of genetic basis, manifestations, and therapeutic options. Neurotherapeutics, 10: 186-198.

Fang X, Wang H, Han D, et al. 2019. Ferroptosis as a target for protection against cardiomyopathy. Proceedings of the National Academy of Sciences of the United States of America, 116: 2672-2680.

Friedmann Angeli J P, Schneider M, Proneth M, et al. 2014. Inactivation of the ferroptosis regulator Gpx4 triggers acute renal failure in mice. Nat Cell Biol, 16: 1180-1191.

Gao H, Bai Y, Jia Y, et al. 2018. Ferroptosis is a lysosomal cell death process. Biochemical and Biophysical Research Communications, 503: 1550-1556.

Gao M, Monian P, Quadri N, et al. 2015. Glutaminolysis and transferrin regulate ferroptosis. Molecular Cell, 59: 298-308.

Gao M, Yi J, Zhu J, et al. 2019. Role of mitochondria in ferroptosis. Molecular Cell, 73: 354-363 e353.

Gaschler M, Hu F, Feng H, et al. 2018a. Determination of the subcellular localization and mechanism of action of ferrostatins in suppressing ferroptosis. ACS Chemical Biology 13: 1013-1020.

Gaschler M M, Andia A A, Liu H, et al. 2018b. FINO$_2$ initiates ferroptosis through GPX4 inactivation and iron oxidation. Nat Chem Biol, 14(5): 507-515.

Geldenhuys W J, Leeper T C, Carroll R T. 2014. MitoNEET as a novel drug target for mitochondrial dysfunction. Drug Discovery Today, 19: 1601-1606.

Gomes C M, Santos R. 2013. Neurodegeneration in Friedreich's ataxia: from defective frataxin to oxidative stress. Oxidative medicine and cellular longevity, 2013, 487534.

Grevengoed T J, Klett E L, Coleman R A. 2014. Acyl-CoA metabolism and partitioning. Annual Review of Nutrition, 34: 1-30.

Guo J, Duan L, He X, et al. 2021. A combined model of human iPSC-derived liver organoids and hepatocytes reveals ferroptosis in DGUOK mutant mtDNA depletion syndrome. Advanced Science, 2004680.

Jiang X, Stockwell B R, Conrad M. 2021. Ferroptosis: mechanisms, biology and role in disease. Nat Rev Mol Cell Biol, 22(4): 266-282.

Kagan V E. 2017. Oxidized arachidonic and adrenic PEs navigate cells to ferroptosis. Nat Chem Biol, 13(1): 81-90.

Kim E H, Shin D, Lee J, et al. 2018. CISD2 inhibition overcomes resistance to sulfasalazine-induced ferroptotic cell death in head and neck cancer. Cancer Lett, 432: 180-190.

Krainz T, Gaschler M M, Lim C, et al. 2016. A mitochondrial-targeted nitroxide is a potent inhibitor of ferroptosis. ACS Central Science, 2: 653-659.

Li C F, Zhang Y, Liu J, et al. 2020. Mitochondrial DNA stress triggers autophagy-dependent ferroptotic death. Autophagy, 1-13.

Li J, Cao F, Yin H L, et al. 2020. Ferroptosis: past, present and future. Cell Death Dis, 11: 88.

Li X B, Gu J D, Zhou Q H. 2015. Review of aerobic glycolysis and its key enzymes-new targets for lung cancer therapy. Thoracic Cancer, 6: 17-24.

Maher P, van Leyen K, Dey P N, et al. 2018. The role of Ca(2+) in cell death caused by oxidative glutamate toxicity and ferroptosis. Cell Calcium, 70: 47-55.

Netz D J, Mascarenhas J, Stehling O, et al. 2014. Maturation of cytosolic and nuclear iron-sulfur proteins. Trends Cell Biol, 24: 303-312.

Reznik E, Miller M L, Şenbabaoğlu Y, et al. 2016. Mitochondrial DNA copy number variation across human cancers. eLife: 5.

Shimada K, Skouta R, Kaplan A, et al. 2016. Global survey of cell death mechanisms reveals metabolic regulation of ferroptosis. Nat Chem Biol, 12: 497-503.

Shoshan-Barmatz V, De Pinto V, Zweckstetter M, et al. 2010. VDAC, a multi-functional mitochondrial protein regulating cell life and death. Molecular aspects of medicine, 31: 227-285.

Sohn Y S, Tamir S, Song L, 2013. NAF-1 and mitoNEET are central to human breast cancer proliferation by maintaining mitochondrial homeostasis and promoting tumor growth. Proc Natl Acad Sci U S A, 110: 14676-14681.

Stehling O, Wilbrecht C, Lill R. 2014. Mitochondrial iron-sulfur protein biogenesis and human disease. Biochimie, 100: 61-77.

Thomas C, Mackey M M, Diaz A A, et al. 2009. Hydroxyl radical is produced via the Fenton reaction in submitochondrial particles under oxidative stress: implications for diseases associated with iron accumulation. Redox Report: Communications in Free Radical Research, 14: 102-108.

Thorn C F, Oshiro C, Marsh S, et al. 2011. Doxorubicin pathways: pharmacodynamics and adverse effects. Pharmacogenetics and genomics, 21: 440-446.

Tyurina Y Y, Shrivastava I, Tyurin V A, et al. 2018. Only a Life Lived for Others Is Worth Living: redox signaling by oxygenated phospholipids in cell fate decisions. Antioxid Redox Signal, 29: 1333-1358.

van Meer G, Voelker D, Feigenson G. 2008. Membrane lipids: where they are and how they behave. Nature Reviews Molecular Cell Biology, 9: 112-124.

Vander Heiden M G, Cantley L C, Thompson C B. 2009. Understanding the Warburg effect: the metabolic requirements of cell proliferation. Science, 324: 1029-1033.

Wachnowsky C, Fidai I, Cowan J A. 2018. Iron-sulfur cluster biosynthesis and trafficking-impact on human disease conditions. Metallomics, 10: 9-29.

Wang H, Liu C, Zhao Y, et al. 2020. Mitochondria regulation in ferroptosis. Eur J Cell Biol, 99: 151058.

Wang X, Lu S, He C, et al. 2019. RSL3 induced autophagic death in glioma cells via causing glycolysis dysfunction. Biochem Biophys Res Commun, 518: 590-597.

Ward D M, Cloonan S M. 2019. Mitochondrial iron in human health and disease. Annu Rev Physiol, 81: 453-482.

Wu C, Zhao W, Yu J, et al. 2018. Induction of ferroptosis and mitochondrial dysfunction by oxidative stress in PC12 cells. Sci Rep, 8: 574.

Yagoda N, von Rechenberg M, Zaganjor E, et al. 2007. RAS-RAF-MEK-dependent oxidative cell death involving voltage-dependent anion channels. Nature, 447: 864-868.

Yan S, Yang X F, Liu H L, 2015. Long-chain acyl-CoA synthetase in fatty acid metabolism involved in liver and other diseases: an update. World J Gastroenterol, 21: 3492-3498.

Yang L, Lin X, Tang H, et al. 2020a. Mitochondrial DNA mutation exacerbates female reproductive aging via impairment of the NADH/NAD(+) redox. Aging Cell, 19: e13206.

Yang L, Long Q, Liu J, et al. 2015. Mitochondrial fusion provides an 'initial metabolic complementation' controlled by mtDNA. Cell Mol Life Sci, 72: 2585-2598.

Yang L, Mei T, Lin X, et al. 2016. Current approaches to reduce or eliminate mitochondrial DNA mutations. Science China Life sciences, 59: 532-535.

Yang L, Tang H, Lin X, et al. 2020b. OPA1-Exon4b binds to mtDNA D-loop for transcriptional and metabolic modulation, independent of mitochondrial fusion. Frontiers in Cell and Developmental Biology 8: 180.

Yang L, Venneti S, Nagrath D. 2017. Glutaminolysis: a hallmark of cancer metabolism. Annual Review of Biomedical Engineering, 19: 163-194.

Yang M, Chen P, Liu J, et al. 2019. Clockophagy is a novel selective autophagy process favoring ferroptosis. Sci Adv, 5: eaaw2238.

Yuan H Li X Zhang X, et al. 2016a. CISD1 inhibits ferroptosis by protection against mitochondrial lipid peroxidation. Biochemical and Biophysical Research Communications, 478: 838-844.

Yuan H, Li X, Zhang X, et al. 2016b. Identification of ACSL4 as a biomarker and contributor of ferroptosis. Biochemical and Biophysical Research Communications, 478: 1338-1343.

Ždralević M, Vučetić M, Daher B, et al. 2018. Disrupting the 'Warburg effect' re-routes cancer cells to OXPHOS offering a vulnerability point via 'ferroptosis'-induced cell death. Advances in Biological Regulation, 68: 55-63.

Zhang W, Gai C, Ding D, et al. 2018. Targeted p53 on small-molecules-induced ferroptosis in cancers. Frontiers in Oncology, 8: 507.

Zhou B, Liu J, Kang R, et al. 2019. Ferroptosis is a type of autophagy-dependent cell death. Semin Cancer Biol, 66: 89-100.

Zou Y, Henry W S, Ricq E L, et al. 2020. Plasticity of ether lipids promotes ferroptosis susceptibility and evasion. Nature, 585: 603-608.

第15章

脂代谢与铁死亡

邹贻龙　李咏生　雷　鹏　赵化侃　庹清章　潘子健

　　摘要：铁死亡的特征之一是毒性脂质活性氧簇（lipid ROS）在细胞膜系统的异常累积。由于细胞膜系统中的脂质尤其是多不饱和磷脂是发生脂质过氧化和铁死亡的必要底物，脂类代谢对于铁死亡的调控起着至关重要的作用，也是细胞对铁死亡敏感性的代谢基础。由于细胞内脂质种类繁多，调控网络复杂，且对环境变化高度敏感，与脂代谢相关的细胞过程分别对铁死亡有着怎样的影响仍不明确。本章将探讨脂质与脂类代谢通路在铁死亡启动、执行和抑制中的作用及相关机制，主要内容包括：参与铁死亡的主要脂质类型，细胞对参与铁死亡过程的脂质的主要调控方式，细胞修复脂质损伤的主要方式与代偿机制，脂质代谢，铁死亡与细胞命运之间的紧密关联。

　　关键词：多不饱和脂肪酸，脂代谢，脂质过氧化，细胞器，脂质活性氧簇，铁死亡

　　Abstract: The accumulation of toxic lipid reactive oxygen species (lipid ROS) is a feature of ferroptosis. While membrane lipids, particularly polyunsaturated phospholipids, are the key substrates of lipid peroxidation and ferroptosis, the cellular lipidome composition has significant influence on ferroptosis sensitivity and execution. Regulation of the lipidome involves a complex molecular network, yet how components of this network regulate ferroptosis remains poorly understood. In this chapter, we introduce the role of cellular lipids and lipid metabolic pathways in the regulation of ferroptosis initiation, execution and evasion. Specifically, we discuss the lipid species that directly contribute to lipid peroxidation and ferroptosis, how cells regulate the abundances of these pro-ferroptosis lipids, and how cells repair lipid damage under ferroptotic conditions. Finally, we discuss the intertwined relationship between lipid metabolism, ferroptosis and cell fate regulation.

　　Keywords: polyunsaturated fatty acid, lipid metabolism, lipid peroxidation, organelles, lipid ROS, ferroptosis

　　生物膜是界定生命体与非生命体的重要特征，其主要组成成分为脂质，即一类包含碳、氢元素的疏水化合物分子。在哺乳动物细胞中，脂质在膜结构和功能、信号转导、生物能、增殖及应激反应中具有多种关键作用（van Meer et al.，2008；Nakamura et al.，

2014；Okazaki and Saito，2014；Shimizu，2009；Storck et al.，2018）。细胞膜是防止细胞外物质自由进入细胞的屏障，它保证了细胞内环境的相对稳定，使各种生化反应能够有序运行。脂质作为细胞膜的主要成分，将细胞内部的生化过程与细胞外环境区分开来。破坏膜的完整性对于所有形式的调节性细胞死亡（包括凋亡、坏死、焦亡和铁死亡等）的执行至关重要（Magtanong et al.，2016）。铁死亡（ferroptosis）是一种由高度不饱和磷脂的过氧化修饰异常聚集而引起的应激性细胞死亡途径（Dixon et al.，2012），其形态变化、死亡历程和分子机制均有别于常见的细胞凋亡和坏死等通路（Conrad and Pratt，2019；Dixon et al.，2012）。尽管脂质过氧化在铁死亡中的关键作用已经明确，但在铁死亡过程中形成的具体脂质过氧化物种类、它们的产生方式和亚细胞定位，以及脂质过氧化损伤所触发的细胞响应机制仍知之甚少。本章将就上述问题进行深入探讨，并阐述脂质及脂质代谢网络在铁死亡发生、执行和抑制中的作用。

15.1　脂质

脂质是一类不溶或低溶于水而易溶于脂肪溶剂等非极性溶剂的生物有机分子。脂质在水中的不溶性是由于它们所含的极性基团比其非极性部分小得多。在哺乳动物细胞中主要存在六大类结构和化学特性不同的脂质，分别是脂肪酸类、甘油脂类、甘油磷脂类、鞘脂类、固醇脂类和孕烯醇酮脂类（Fahy et al.，2011）。在可变的烃链长度、生化转化以及糖残基或其他官能团的修饰等诸多因素的影响下，脂质显示出结构多样性。但由于解析脂质结构多样性的技术限制，目前尚不清楚哺乳动物细胞中存在的离散脂质种类的确切数目（Fahy et al.，2011）。

15.1.1　细胞膜中脂质的组成和功能

脂质是细胞膜的主要成分。膜中脂质的确切组成因生物体、细胞类型、细胞器和膜小叶的不同而存在差异（Harayama and Riezman，2018）。膜脂质的组成极其多样，但是主要由甘油磷脂（以下称为磷脂）、鞘脂和固醇组成。磷脂由疏水的二酰甘油区域（该区域包含不同长度的饱和或不饱和脂肪酰基链）和亲水性头基组成。该头基包含磷脂酰胆碱（PC）、磷脂酰乙醇胺（PE）、磷脂酰丝氨酸（PS）、磷脂酰肌醇（PI）和磷脂酸（PA）（van Meer et al.，2008）。鞘脂是一类独特的结构脂质，具有疏水性神经酰胺骨架和饱和或反式不饱和尾基。与磷脂一样，鞘脂具有广泛的结构多样性，是膜的重要组成部分和信号分子（Hannun and Obeid，2018）。固醇包括对膜结构和功能至关重要的非极性脂质。胆固醇是脊椎动物的主要固醇，与细胞膜中的磷脂含量相当（Dufourc，2008）。

15.1.2　脂质过氧化的作用

脂质的过氧化损伤会产生潜在毒性的脂质氢过氧化物（以下称为脂质过氧化物或LOOH）。脂质过氧化优先发生在多不饱和脂肪酸（PUFA）上，多不饱和脂肪酸是一类含有至少两个碳-碳双键的长链脂肪酸，常见种类包括亚油酸、花生四烯酸和二十二碳六烯酸（DHA）（图15-1）。进化过程中，PUFA 的引入对于增加生物膜的流动性及其功能的多样性至关重要，但具有（1Z，4Z）戊二烯部分的 PUFA 的双烯丙基氢极易被过氧化

（Gaschler and Stockwell，2017）。其他不饱和脂质（如胆固醇）也可以被氧化为氢过氧化物，但不如 PUFA 容易（Schaefer et al.，2020）。过氧化作用可同时发生在 PUFA 游离脂肪酸和含 PUFA 的膜磷脂（即 PUFA-PL）上（图 15-2）。PUFA-PL 的过氧化可改变脂质

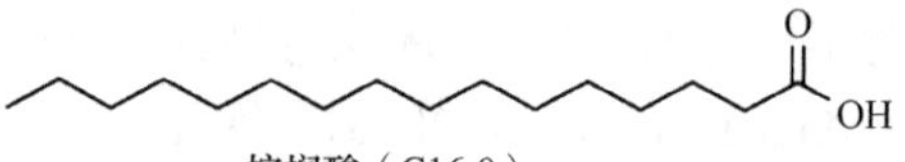

棕榈酸（C16:0）

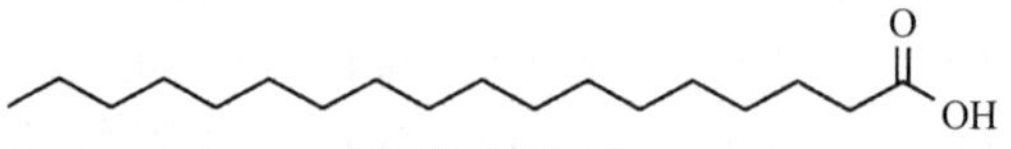

硬脂酸（C18:0）

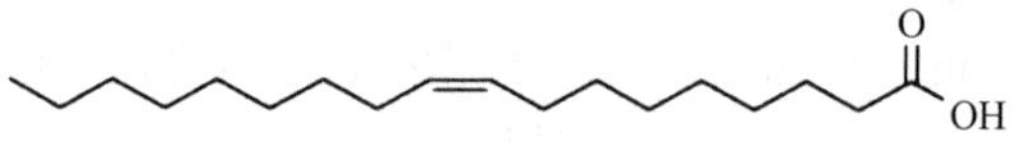

油酸（C18:1）

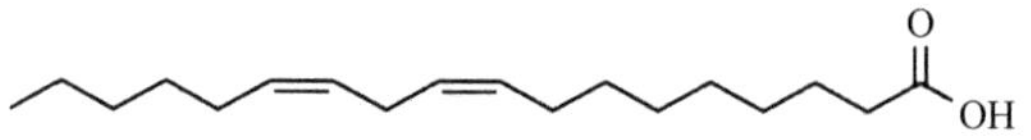

亚油酸（C18:2）

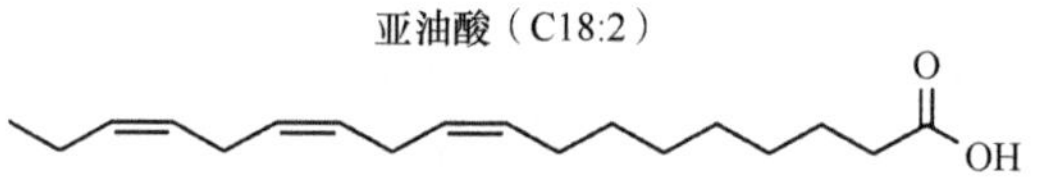

α-亚麻酸（C18:3）

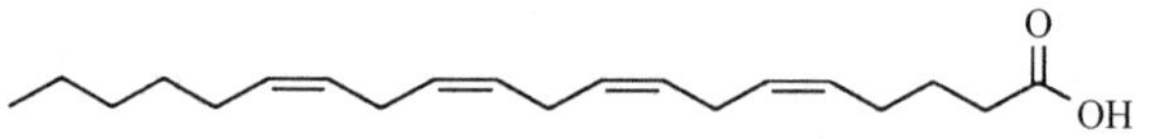

花生四烯酸（C20:4）

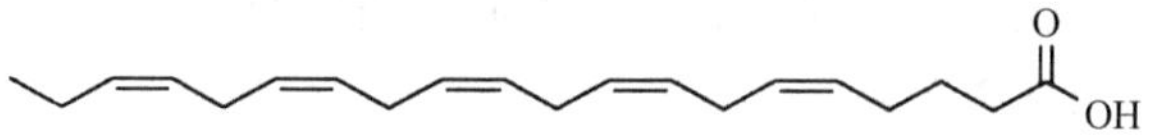

二十碳五烯酸（C20:5）

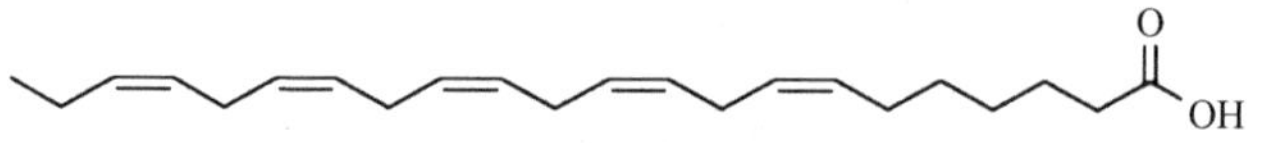

二十二碳五烯酸（C22:5）

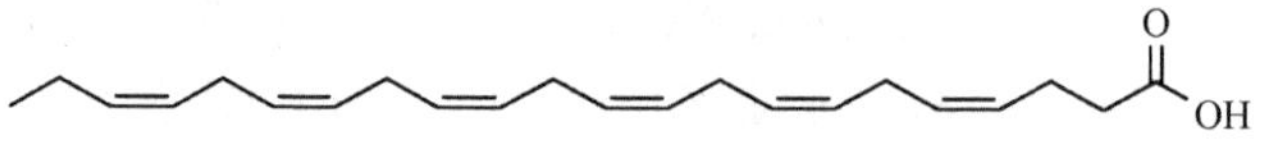

二十二碳六烯酸（C22:6）

图 15-1　生命体中常见脂肪酸的化学结构

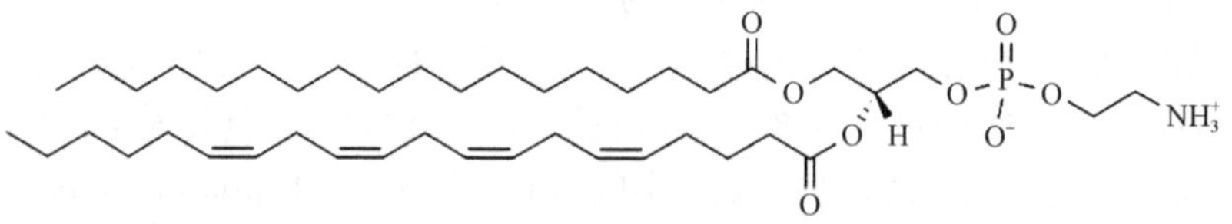

一种常见磷脂酰乙醇胺（PE）

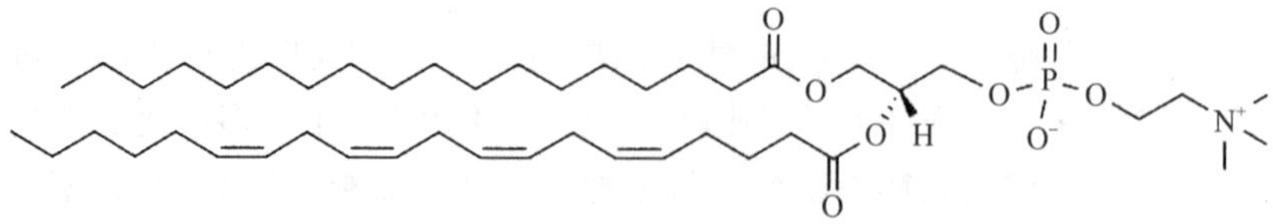

一种常见磷脂酰胆碱（PC）

图 15-2　常见磷脂（如 PE 和 PC）的结构示意图

双层的结构和几何形状，可能破坏细胞膜的结构和动力学，并对细胞产生毒性作用。膜中的氧化脂质簇也可以形成亲水性孔，破坏膜的屏障功能（Boonnoy et al.，2017）。此外，LOOH 可以与氧化还原活性过渡金属（如 Fe^{2+}）反应生成脂质活性氧簇（lipid ROS），脂质活性氧簇具有高度反应活性，并可进一步促发脂质过氧化反应或分解为有害的活性产物，从而破坏必需的蛋白质或 DNA（Gaschler and Stockwell，2017），影响细胞正常的生理功能，并对生物体在有氧环境中生存带来一定的威胁。

LOOH 可以通过受控的酶促反应或自发的非酶促过程形成。催化 LOOH 产生的主要酶包括脂氧合酶（LOX）、环氧合酶（COX）和 P450（CYP）酶。这些酶均能催化调节细胞信号转导的生物活性 LOOH 形成，尤其是 LOX 家族的酶，并与多种病理状态有关，包括神经退行性病变、缺血再灌注损伤、感染、炎症和糖尿病（Kuhn et al.，2015）。LOOH 的非酶促合成是通过起始、传播和终止三步反应发生的，在起始阶段，自由基通常是通过"不稳定"或松散连接的铁催化的氧化还原反应从非自由基分子产生的。不稳定的铁池催化过氧化氢产生以氧为中心的自由基，这一过程称为"Fenton 反应"。通过 Fenton 反应产生的自由基可以从非自由基脂质上的烯丙基碳中提取氢，从而形成一个共振稳定、以碳为中心的脂质自由基（L·）。当脂质自由基与分子氧反应形成脂质过氧自由基（LOO·）时，反应进入传播阶段。

脂质过氧自由基可以从另一个脂质中提取氢，生成脂质氢过氧化物（LOOH）和新的 LOO· 来传播链式反应。当脂质自由基的浓度变得足够高，以至于两个自由基可以结合并形成非自由基分子，或抗氧化剂向脂质过氧自由基提供氢时，反应就会终止（Ayala et al.，2014；Gaschler and Stockwell，2017）。铁死亡即是一种脂质过氧化物累积引起的细胞死亡方式。

15.2 脂质与铁死亡

膜脂的氧化损伤是执行铁死亡的关键。硒蛋白谷胱甘肽过氧化物酶 4（GPx4）通常保护膜免受氧化损伤，从而阻止这一过程的发生（Conrad and Friedmann Angeli，2015）。GPx4 利用谷胱甘肽（GSH）将 LOOH 簇还原为无毒脂质醇（LOH）簇。谷胱甘肽的耗竭或 GPx4 的直接失活可导致 GPx4 活性丧失和 LOOH 积累，进而引起铁死亡的发生（Yang et al.，2014）。已经鉴定出多种可以诱导铁死亡的化合物，包括降解限速的 GSH 生物合成前体半胱氨酸（如半胱氨酸酶）、抑制质膜半胱氨酸/谷氨酸逆转运系统 X_c^- 活性的化合物（如 erastin、sorafenib）、抑制限速的谷胱甘肽生物合成酶谷氨酸半胱氨酸连接酶（如 BSO）、破坏调节 GPx4 合成或稳定性的途径（如他汀类、FIN56、FINO2），或共价抑制 GPx4 本身的活性（如 RSL3、ML162 和 ML210）（Cramer et al.，2017；Dixon et al.，2012，2014；Gao et al.，2015；Gaschler et al.，2018；Lachaier et al.，2014；Shimada et al.，2016；Weïwer et al.，2012；Yang et al.，2016；Zhang et al.，2019）。

GPx4 失活后，尽管可能会产生其他氧化脂质，如胆固醇和鞘脂，但在铁死亡中形成的大多数 LOOH 都起源于含有 PUFA 酰基链的磷脂。此外，也可以通过药理或基因干预来抑制铁死亡，铁死亡的主要药理抑制剂是铁螯合剂和亲脂性抗氧化剂。尽管铁在铁死亡中的确切作用尚未确定，但铁螯合剂可能通过螯合具有氧化还原活性的、不稳定的铁来抑制铁催化的脂质 ROS 的形成，进而抑制死亡发生。另外，铁螯合剂可通过从催化膜脂氧化的含铁酶的活性位点去除铁来抑制死亡（Cao and Dixon，2016）。多种内源性和合成的亲脂性抗氧化剂，包括 α-生育酚（即维生素 E）、曲洛酮、ferrostatin-1（Fer-1）和 liproxstatin-1（Lip-1）也可以通过防止脂质 ROS 的积累来抑制铁死亡（Stockwell et al.，2017）。

15.2.1　脂质和脂代谢在铁死亡中的作用

铁死亡是一种由 LOOH 的毒性积累引起的新型细胞死亡形式（Dixon et al.，2012；Friedmann Angeli et al.，2014；Gaschler et al.，2018）。氘化的 PUFA（D-PUFA）中氘取代双烯丙基氢减慢了脱氢速率，从而抑制了脂质自由基的产生，铁死亡也相应地受到抑制，这很好地证明了铁死亡过程中形成 LOOH 的必要性。在 G-401 细胞中，用 D-PUFA 取代天然 PUFA 能显著抑制由 erastin 或 RSL3 诱导的铁死亡（Yang et al.，2016）。Fer-1 能够有效抑制炔烃-亚油酸（LA）和 erastin 处理的细胞中 LA 氧化分解产物的积累（Skouta et al.，2014）。外源性单不饱和脂肪酸（MUFA）油酸（OA，C18:1）通过与 PUFA 竞争插入磷脂，有效地抑制了 erastin 诱导的铁死亡，从而进一步证明了 PUFA 活化和插入磷脂在执行铁死亡过程中的必要性。在 HT-1080 纤维肉瘤细胞中，OA 处理降低了含 PUFA 的 PL 的丰度及质膜上 LOOH 的积累。外源性 OA 抑制脂质过氧化和铁死亡的能力取决于脂酰辅酶 A 合成酶长链家族成员 3（ACSL3），其可将 MUFA 游离脂肪酸活化为 MUFA-CoA，这是将它们插入膜 PL 中的必要步骤（Magtanong et al.，2019）。因此，减少膜 PL 上可氧化的 PUFA 酰基链的数量可以抑制铁死亡。

15.2.2　铁死亡的细胞脂质特征

确定哪些脂质在铁死亡过程中受到调节可深化对潜在致死机制的了解，目前利用各种分析技术已鉴定了铁死亡细胞的脂质特征（表 15-1）。erastin 处理后的癌细胞缺乏 PUFA 游离脂肪酸（Skouta et al.，2014）和 PUFA-PC（Yang et al.，2016）。小鼠肾脏中 *Gpx4* 缺失引起的铁死亡会导致氧化的 PUFA-PC 和 PUFA-PE 以及游离 PUFA 的氧化衍生物蓄积（Friedmann Angeli et al.，2014）。经 RSL3 处理的小鼠胚胎成纤维细胞（MEF）特异性累积了 4 种氧化的 PUFA-PE（Kagan et al.，2017）。用 FINO2（一种抑制 GPx4 活性的铁死亡诱导剂）处理的人类癌细胞累积了大量的氧化 PL，其中包含 PE、PS、PI 和心磷脂（CL）头基。但是，亲脂性抗氧化剂 Fer-1 仅抑制了 PE 和 PI 的氧化，这表明 PS 和 CL 的氧化可能不会导致铁死亡。总之，不同的铁死亡诱导方法可以产生不同类型的氧化 PL，并且这些氧化产物中只有一部分直接导致细胞死亡（Gaschler et al.，2018）。

表 15-1　铁死亡细胞的脂质特征

模型	分析方法	诱导方式	脂质特征	参考文献
HT-1080 人纤维肉瘤细胞系	LC-MS/MS 分析脂质代谢物	erastin	Lyso-PC 增加	Yang et al.，2014
小鼠肾脏 *Gpx4* 诱导缺失	LC-MS/MS 氧化脂质组学分析	*Gpx4* 敲除	氧化 PC 和 PE 增加；游离亚油酸（C18:2-OOH）、花生四烯酸（C20:4-OOH）和二十二碳六烯酸（C22:6-OOH）的氢过氧化物增加	Friedmann Angeli et al.，2014

续表

模型	分析方法	诱导方式	脂质特征	参考文献
HT-1080 人纤维肉瘤细胞系	GC/MS 和 LC-MS/MS	erastin	游离 PUFA 以及 PUFA 衍生物的消耗，包括二十碳五烯酸盐（20:5n3）、亚油酸盐（18:2n6）、二十二碳六烯酸盐（22:6n3）	Skouta et al.，2014
HT-1080 人纤维肉瘤细胞系	LC-MS/MS 分析脂质代谢物	erastin	含 PUFA 酰基链的磷脂酰胆碱减少；神经酰胺增加；溶血磷脂酰胆碱增加	Yang et al.，2016
$Gpx4^{fl/f}$ 小鼠胚胎成纤维细胞	LC-MS/MS	RSL3	RSL3 导致含氧酯化 PUFA 的积累；RSL3 处理导致氧化 PL（包括 PC、PE、PS、PG 和 PI）的水平增加	Kagan et al.，2017
HT-1080 人纤维肉瘤细胞系	LC-MS 检测氧化和酯化磷脂	erastin FINO$_2$	erastin 引起了 1 种氧化 PE 的增加；FINO$_2$ 引起 21 种氧化 PE 的增加，以及含有 PUFA 酰基链的 PS、PI 和 CL 增加	Gaschler et al.，2018
弥漫性大 B 细胞淋巴瘤细胞系	LC-MS 非靶向脂质组学	erastin	PC 和 PE 种类减少；三酰甘油（TAG）下降；游离脂肪酸、磷脂和二酰甘油（DAG）增加	Zhang et al.，2019

如上所述，含有 PUFA 的 PE 的氧化在铁死亡中具有关键作用。PE 的优先氧化可以通过其分子几何结构来解释。与圆柱形的 PC 相比，PE 由于头基的尺寸较小，因此呈现出圆锥的形状。这种几何形状决定了 PE 可以在膜中采用非双层排列，包括形成负曲率的瞬时局部区域的六边形（van den Brink-vander et al.，2004）。非双层结构的形成可能导致单个 PE 上的 PUFA 酰基链更易被氧化剂或氧化酶所利用。计算机模拟也显示六边形脂质确实是 15-脂氧合酶（15-LOX）的优先底物，而 15-LOX 与铁死亡密切相关（Kagan et al.，2017）。体外试验验证了这些计算机模拟的预测结果，并表明与双层排列的 PL 相比，六边形的 PL 是更好的 15-LOX 底物（Kagan et al.，2017）。在真核生物中，PE 主要富集在质膜的内膜上，这表明它们也可能更容易被胞质氧化酶或 ROS 所利用，从而促进膜脂的自氧化（Verkleij et al.，1973；Zwaal et al.，1973）。

细胞发生铁死亡的第二个脂质特征是溶血磷脂的积累。含有 PC 的溶血磷脂（即溶血 PC）在经过 erastin 类似物处理的人癌细胞（Yang et al.，2016；Zhang et al.，2019）和 Gpx4 诱导性缺失的小鼠肾脏（Friedmann Angeli et al.，2014）中积累。当磷脂的一个酰基链被水解时，产生溶血磷脂。在生理条件下，溶血磷脂通常只占膜脂的一小部分，并迅速被酰化或代谢（Robertson and Lands，1964）。溶血磷脂的积累可归因于磷脂酶选择性地从磷脂中切割 PUFA 酰基链（Parthasarathy et al.，1985）。此过程可能会通过减少膜中可氧化的 PUFA 的数量来减缓铁死亡过程中脂质的过氧化作用。然而，在人成纤维细胞中，溶血 PC 的治疗也显示会产生 ROS 并破坏质膜完整性（Colles and Chisolm，2000），因此不能排除溶血磷脂在促进铁死亡中的积极作用。在一项研究中，外源给予溶血 PC 不足以调节 RSL3 对人癌细胞的致死性，这表明具有 PC 头基的溶血磷脂不会促进铁死亡（Yang et al.，2016）。目前尚不清楚外源给予其他溶血磷脂（如溶血 PE）是否会导致铁死亡易感性。总体而言，这些脂质特征表明，铁死亡刺激物会导致含有 PUFA 酰基链的 PE 发生过氧化，从而耗尽细胞中的 PUFA-PE，并诱导氧化的 PUFA-PE 衍生物蓄积（图 15-3）。同时，细胞可通过增加磷脂酶介导的氧化性酰基链从 PL 的裂解来响应氧化还原失衡，从而驱动溶血磷脂的积累。

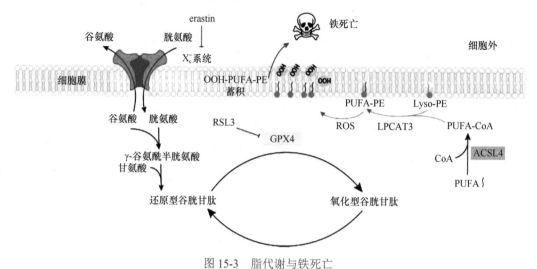

图 15-3　脂代谢与铁死亡

脂酰辅酶 A 合成酶长链家族成员 4（ACSL4）是长链脂酰 CoA 合成酶（ACSL）家族的一个重要成员，在体内催化合成脂酰 CoA，作为脂肪酸分解代谢的第一步反应。ACSL4 能够将长链多不饱和脂肪酸（PUFA）活化，以参与膜磷脂的合成。其中，ACSL4 能将花生四烯酸和肾上腺酸分别合成为花生四烯酰 CoA 和肾上腺酰 CoA，这些底物再通过溶血磷脂酰胆碱酰基转移酶（LPCAT3）的催化参与磷脂酰乙醇胺或磷脂酰肌醇等带负电膜磷脂的合成，但这些膜上的长链多不饱和脂肪酸常常容易被氧化，生成有害的脂质过氧化物 OOH-PUFA-PE，OOH-PUFA-PE 的累积可引发细胞的铁死亡

15.2.3　其他脂质在铁死亡中的作用

除了 MUFA 和 PUFA 等通过对脂质过氧化的影响来对抗或促进铁死亡外，其他类型的脂质也可能直接或间接参与该过程。与 PUFA 类似，包括胆固醇在内的固醇脂质可以在膜上或低密度脂蛋白颗粒中被氧化（Girotti and Korytowski，2017），而且胆固醇酯类可以被脂氧合酶氧化（Belkner et al.，1991），同时氧化的胆固醇也是 GPx4 过氧化物酶活性的底物（Thomas et al.，1990）。因此，胆固醇氧化可能与铁死亡有关。然而，外源性给予胆固醇不足以调节 RSL3 对人癌细胞系的致死性（Yang et al.，2016）。

胆固醇是甲羟戊酸途径的终产物，这种脂代谢途径的其他产物可能调节铁死亡，尤其是胆固醇前体角鲨烯。某些淋巴瘤细胞胆固醇中角鲨烯的积累与抵御 GPx4 抑制剂诱导铁死亡相关（Garcia-Bermudez et al.，2019）。虽然角鲨烯的保护作用机理尚不清楚，但既往研究表明角鲨烯是一种有效的氧清除剂，可以阻止自由基反应的扩散（Kohno et al.，1995）。因此，角鲨烯可以保护膜脂在铁死亡期间免于过氧化。角鲨烯能够影响膜中脂质的空间结构，从而促进双分子层的紧密组装（Gilmore et al.，2013）。哺乳动物细胞中高水平的角鲨烯可能有助于维持膜结构，并避免在铁死亡发生过程中 LOOH 积累相关的膜流动性或通透性的变化。值得注意的是，人细胞系中角鲨烯通常是不可检测的，并且在某些细胞或环境中只有高浓度的角鲨烯才能发挥保护作用。

FIN56 能够通过角鲨烯合成酶（SQS）的激活同时伴随 GPx4 失活诱导铁死亡的发生，

研究发现 FIN56 处理的细胞中也存在角鲨烯累积现象（Shimada et al.，2016）。SQS 通过偶联两分子的法尼基焦磷酸（FPP）合成角鲨烯，而 FPP 也是内源性抗氧化剂辅酶 Q_{10}（CoQ_{10}）的前体。因此，SQS 激活会导致辅酶 Q_{10} 耗尽，这可能是导致 FIN56 致死性的原因。甲羟戊酸酯途径上游酶的抑制剂能够通过进一步消耗 CoQ_{10} 或防止角鲨烯合成来增强 FIN56 的致死性，而 SQS 下游的角鲨烯单加氧酶（SQLE）抑制剂可抑制 FIN56 的致死性。抑制 SQLE 可以促进具有活性 SQS 的细胞中角鲨烯的积累（Shimada et al.，2016），这进一步表明高浓度的角鲨烯具有铁死亡内源性抑制剂的作用。

酸性鞘磷脂酶（ASM）能够催化鞘磷脂产生神经酰胺，谷氨酸诱导的胱氨酸/谷氨酸逆转运体（X_c^- 系统）活性抑制引起的铁死亡导致了 ASM 活性依赖的神经酰胺和鞘氨醇水平升高（Novgorodov et al.，2018）。下调 ASM 或应用 ASM 抑制剂治疗可明显抑制谷氨酸诱导的铁死亡，这表明鞘氨醇和神经酰胺可能在铁死亡进展中发挥重要作用。在 HT-1080 细胞中，erastin 处理能导致神经酰胺水平升高（Yang et al.，2016），但外源性给予神经酰胺不会调节 RSL3 对人癌细胞的致死性。仅仅给予 C2-神经酰胺处理不足以诱导脂质过氧化，但 C2-神经酰胺处理结合谷胱甘肽耗竭会增加线粒体内过氧化氢的产生并诱导脂质过氧化（García-Ruiz et al.，1997）。因此，谷胱甘肽耗竭可能导致 ASM 依赖的神经酰胺积累和过氧化氢的产生。ROS 的升高可能通过铁催化的 Fenton 反应增加自由基的产生，并加速其他细胞腔隙中的脂质过氧化。然而，在没有谷胱甘肽耗竭的情况下，鞘磷脂的积累不足以诱导脂质过氧化。因此，虽然鞘磷脂可以增强铁死亡，但它们对于铁死亡的执行既不是必需的，也不具备足够的能力。

尽管脂质过氧化对于铁死亡的发生起着重要的作用，铁死亡过程中直接导致细胞死亡的分子机制仍然不明确。解决这一问题需要有高度灵敏的组织原位代谢质谱分析技术等的辅助。

15.3　细胞对参与铁死亡过程的脂质的主要调控方式

由于多不饱和脂肪酸（polyunsaturated fatty acids，PUFA）独特的化学结构及其对于脂质过氧化的必要意义，可以预见在细胞中参与 PUFA 的合成、转运和降解代谢的酶、调控因子及细胞结构均会对铁死亡的敏感性及其发生的进程造成影响。这一预测在多种有针对性地寻找铁死亡的调控因子的全基因组筛选实验中被证实。其中对细胞的铁死亡敏感性产生最直接和最广泛影响的基因与通路包括 ACSL4、LPCAT3、AGPAT3 等，以及为脂质合成、降解和存储提供平台的细胞器如内质网、过氧化物酶体和线粒体等。

15.3.1　参与铁死亡的脂质的合成通路

15.3.1.1　ACSL4

脂酰辅酶 A 合成酶长链家族成员 4（acyl-coenzyme A synthetase long-chain family member 4，ACSL4；fatty acid-coenzyme A ligase，long-chain 4，FACL4）。其主要作用是通过将辅酶 A（coenzyme A，CoA）添加到游离脂肪酸的羧基端而合成脂酰辅酶 A（图 15-4 和图 15-5）。不同于其他的 ACSL 家族成员，ACSL4 对于游离脂肪酸的类型具有很强的

选择性，可以优先催化长链的多不饱和脂肪酸与辅酶 A 反应。将游离脂肪酸活化为脂酰辅酶 A 是合成各种复杂脂质的关键步骤。ACSL4 则是细胞合成含有 PUFA 的复杂脂质的重要调控因子。

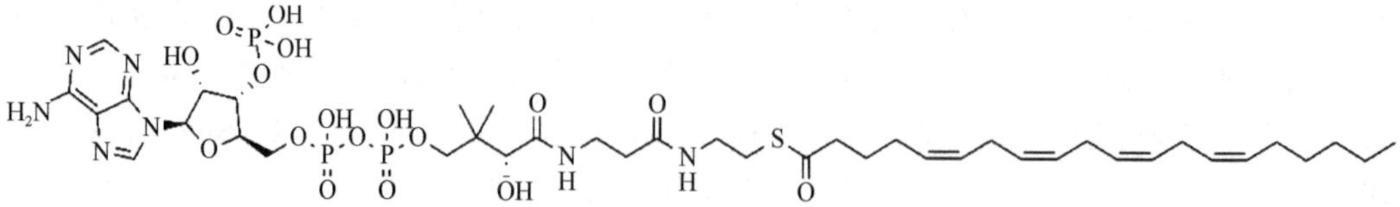

花生四烯酰-辅酶A

图 15-4　脂酰辅酶 A 的化学结构

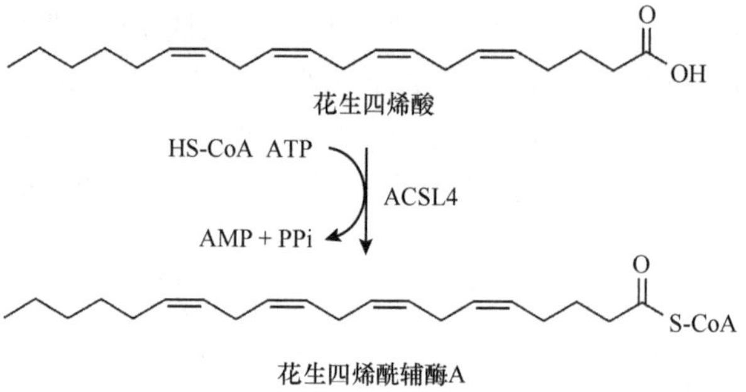

花生四烯酸

HS-CoA　ATP

ACSL4

AMP + PPi

花生四烯酰辅酶A

图 15-5　ACSL4 催化脂肪酸活化反应示意图

由于直接参与调控细胞的多不饱和脂质水平，ACSL4 对于细胞铁死亡的敏感性调节起着突出的作用。在多个铁死亡诱导压力下进行的全基因组 CRISPR 筛选中，ACSL4 都是非常显著的铁死亡促进因子（Doll et al.，2017；Zou et al.，2020a）。在以上研究中，ACSL4 的过表达促进了抗药性细胞系的铁死亡易感性，而 ACSL4 的敲低或缺失则可降低铁死亡的敏感性。$GPx4^{fl/fl}$ 小鼠胚胎成纤维细胞（MEF）中 $Acsl4$ 的缺失可抑制因 $GPx4$ 缺失而导致的细胞死亡（Doll et al.，2017）。

ACSL4 对于铁死亡调控的重要作用在一定程度上可能是由于其酶促活性无法被其他的 ACSL 家族成员或者其他脂代谢相关酶补偿所致。这一独特活性也让 ACSL4 成为干预细胞铁死亡敏感性的重要靶点。例如，通过 rosiglitazone 化合物抑制 ACSL4 的活性可以阻断肿瘤细胞对于铁死亡的敏感性（Doll et al.，2017），也可以减少在缺血性再灌注中铁死亡引起的组织损伤（Li et al.，2019）。

细胞是如何通过调节 ACSL4 的表达或活性水平而影响多不饱和脂质的仍然不清楚。近期研究表明，ACSL4 的酶促活性受到 PKCβⅡ 介导的磷酸化的直接调控（Zhang et al.，2022）。被磷酸化的 ACSL4 蛋白呈现出更高的促进多不饱和脂酰辅酶 A 合成的活性，从而促进细胞铁死亡的发生（Zhang et al.，2022）。可以预见，其他能够直接影响 ACSL4 表达与活性的因素也会对铁死亡造成影响。

15.3.1.2　LPCAT3

溶血磷脂酰胆碱酰基转移酶（lysophosphatidylcholine acyltransferase 3，LPCAT3），

其主要作用是将 PUFA-CoA 与溶血磷脂酰胆碱（lysophosphatidylcholine）结合，形成 PUFA-磷脂。LPCAT3 对于铁死亡的重要贡献也是由全基因组 CRISPR 筛选所揭示（Dixon et al.，2015）。早期研究表明 LPCAT3 更倾向于使用 PUFA-CoA 而不是其他 MUFA-或者 SFA-CoA 作为酯酰供体（Shindou and Shimizu，2009），虽然这一底物选择性的生化基础有待被进一步验证。尽管最初认为 LPCAT3 是 RSL3 诱导死亡的必要条件（Dixon et al.，2015），但对小鼠 *Gpx4*$^{fl/fl}$ MEF 的后续研究发现，敲除 *Lpcat3* 只对 RSL3 或 *Gpx4* 缺失引起的细胞铁死亡有轻微的保护作用（Kagan et al.，2017）。同时，敲除 *Lpcat3* 可以部分保护小鼠肺上皮细胞和 MEF 免受 RSL3 诱导的铁死亡的侵害（Doll et al.，2017）。这些结果表明，LPCAT3 对铁死亡的必要性可能与物种或细胞类型有关。因此，与 ACSL4 类似，要阐明 LPCAT3 在铁死亡中的作用，有必要仔细调研所采用的细胞或组织类型与状态。对 LPCAT3 表达水平的调控方式目前知之甚少，此前的初步研究表明 LPCAT3 的表达也可以被辐射所诱导（Wang et al.，2022b），并与小肠损伤（intestinal injury）过程中铁死亡的敏感性有关联，但是 LPCAT3 在这一过程中的直接参与程度尚不明确。

15.3.1.3　AGPAT3

酰基甘油-3-磷酸酰基转移酶（1-acylglycerol-3-phosphate-*O*-acyltransferase 3，AGPAT3；lysophosphatidic acid acyltransferase gamma，LPAAT3），其参与铁死亡调控这一作用由多个全基因组 CRISPR 筛选所揭示（Dixon et al.，2015；Zou et al.，2020a）。AGPAT3 的主要生化作用是将溶血磷脂酸与 PUFA-CoA 结合，从而将其转变为 PUFA-磷脂酸。体外酶活实验及细胞内的基因敲除结合脂质组学分析均表明 AGPAT3 选择性地使用 PUFA-CoA 作为底物（Lu et al.，2005；Yuki et al.，2009；Zou et al.，2020a）。在多个肿瘤细胞系中，敲除 AGPAT3 均能通过降低细胞整体的 PUFA-磷脂的水平而显著抑制细胞对于铁死亡的敏感性。

15.3.1.4　SCD1

硬脂酰辅酶 A 去饱和酶 1 [stearoyl-CoA desaturase（delta-9-desaturase），SCD1] 可以通过调节细胞的单不饱和脂肪酸（MUFA）水平而影响细胞对铁死亡的敏感性。近期的研究表明，外源性 MUFA 的增加会竞争性减少 PUFA-磷脂的合成，从而降低细胞对铁死亡的敏感性（Magtanong et al.，2019）。与此相关，ACSL3 会选择性地介导 MUFA-CoA 的合成，也可以直接影响细胞对铁死亡的敏感性（Magtanong et al.，2019）。SCD1 的表达可以直接受到 SREBP 介导的转录调控（Shimomura et al.，1998；Tabor et al.，1999；Yi et al.，2020）。

15.3.1.5　FADS2

脂肪酸去饱和酶 2（fatty acid desaturase 2，FADS2）。FADS2 是细胞自主合成长链多不饱和脂肪酸的主要酶。哺乳动物不能从头合成 PUFA，而是需要从外界摄取的 α-亚麻酸开始在去饱和酶（desaturase）和延伸酶（elongase）的作用下来完成 PUFA 合成。当然，动物也可以直接摄取食物中的长链多不饱和脂肪酸。因此，通常认为 FADS2 水平的增加可能会通过上调细胞的 PUFA-lipid 的水平而导致细胞对铁死亡更加敏感。与此相符，敲除与过表达实验均证实 FADS2 可以对细胞的铁死亡敏感性产生重要的影响（Yamane et al.，2021），甚至于影响丙肝病毒（HCV）在宿主细胞中的复制效率。

15.3.2 通过调控脂质代谢而影响铁死亡的主要细胞器

除了直接参与 PUFA 合成的生物酶，为细胞内 PUFA-脂质合成提供场所与能量支持的细胞器也是铁死亡调节的重要节点，如内质网和过氧化物酶体等。

15.3.2.1 内质网

内质网（endoplasmic reticulum）通常被认为是脂质过氧化发生的最早期也是最主要的场所（Kagan et al.，2017）。通过使用 BODIPY-C11 和 Liperfluo 等荧光探针对小鼠胚胎成纤维细胞（mouse embryonic fibroblast Pfa1）的脂质过氧化过程进行观察，发现内质网是最早出现脂质过氧化信号的场所之一。内质网膜脂质的不饱和水平在各种细胞内膜中是最高的（Harayama and Riezman，2018），因此可能导致内质网膜极易发生过氧化，从而触发细胞铁死亡。脂质过氧化在内质网中起始之后，随着链式反应的进行导致氧化脂质快速积累，并迅速传播到其他细胞器如线粒体和细胞质膜等膜结构，加剧细胞死亡的过程。

除了提供铁死亡所必需的多不饱和脂质底物，内质网同时也是参与调控脂质过氧化的细胞色素 P450 氧化还原酶（cytochrome P450 oxidoreductase，POR）和 CYB5R1（NADH-cytochrome b5 reductase 1）的主要作用场所，虽然内质网定位并不是 POR 促进铁死亡发生的必要条件（Yan et al.，2021；Zou et al.，2020b）。内质网参与调控铁死亡的其他方式仍有待进一步研究。

15.3.2.2 线粒体

线粒体（mitochondria）除了是细胞主要的活性氧自由基（ROS）来源，也是细胞内心磷脂（cardiolipin）所在的主要细胞器。关于线粒体是如何通过调控 ROS 和细胞代谢来影响铁死亡的敏感性和进程，已在其他章节进行深入探讨。总体而言，线粒体对于铁死亡的贡献程度还不是太明确，在不同的细胞品系中，线粒体参与铁死亡调控的主要机制仍有待进一步研究揭示。

15.3.2.3 质膜

质膜（plasma membrane）的破裂通常是细胞死亡过程变得不可逆转（irreversible）的关键环节。近期的研究表明质膜拥有独特的抗氧化损伤机制，包括铁死亡抑制蛋白 FSP1 介导的质膜辅酶 Q_{10}（CoQ_{10}）的循环再生（Bersuker et al.，2019；Doll et al.，2019）。多不饱和脂肪酸在质膜上的分布特征还不是太清楚，通常认为内侧半膜脂质的不饱和水平要远高于外侧半膜。至于质膜上 PUFA-磷脂是否会像脂筏（lipid raft）上的胆固醇和鞘脂（SM）的分布那样不均一甚至形成微区域，尚没有足够的研究。

15.3.2.4　过氧化物酶体

过氧化物酶体（peroxisome）是由单层生物膜包裹的重要细胞器，其在细胞代谢中起到多重作用，包括生成与消除过氧化氢（H_2O_2）、合成部分脂质，以及起始降解长链和支链脂肪酸。过氧化物酶体是 SOD1/2（superoxide dismutase），catalase 等氧化还原平衡相关重要生物酶执行功能的主要场所，对于活性氧自由基的终端代谢起到关键的作用。

近期研究发现，虽然 SOD1、CAT 的敲除并不显著影响所测试的细胞对铁死亡的敏感性（Zou et al.，2020a），过氧化物酶体可以通过 FAR1/AGPS/GNPAT 酶促通路介导合成醚基脂质，尤其是缩醛磷脂来影响细胞对铁死亡的敏感性（Cui et al.，2021；Zou et al.，2020a）。缩醛磷脂是一种富集于细胞内膜体系的特殊磷脂类型，其与其他常见磷脂的差异在于使用一个醚键（ether bond）而不是常见的酯键（ester bond）来连接处于甘油磷脂第一位的脂肪酸，而且紧邻醚键的碳碳链接通常是一个不饱和双键而不是在其他磷脂中更为常见的饱和键。由于这一特殊的化学结构，缩醛磷脂前体的合成需在过氧化物酶体中独立进行，待前体合成之后再转运到内质网中进行进一步的合成反应。另外，由于缩醛磷脂中连结于二位碳的通常是一个高度不饱和脂肪酸，过氧化物酶体提供的缩醛磷脂很可能是脂质过氧化（lipid peroxidation）与铁死亡的重要底物。

15.3.2.5　溶酶体

溶酶体（lysosome）是细胞内主要的生物分子降解场所，其内环境呈酸性且含有大量的水解酶。溶酶体参与铁死亡调控的主要方式可能是调节铁代谢，从而为胞内环境提供不稳定铁（labile iron）（Torii et al.，2016）。其他研究提出溶酶体可以通过参与细胞自噬（autophagy）的过程而影响铁死亡的启动和执行（Gao et al.，2018；Wu et al.，2019）。值得一提的是，在神经细胞中通过敲除鞘脂激活蛋白原（prosaposin）抑制溶酶体功能，会通过触发脂褐素（lipofuscin）的形成而引起活性氧的富集和铁死亡（Tian et al.，2021）。

15.3.2.6　脂滴

脂滴（lipid droplets）在大多数细胞中是最主要的存储多余脂质并且规避自由脂肪酸所带来的细胞毒性的特殊细胞器。不同于其他膜包被的细胞器，脂滴表面只有半层由磷脂组成的半膜，其亲水端朝外，疏水端朝向里侧富集的三羧酸甘油酯、酯化胆固醇等。可能由于脂滴的特殊结构，尤其是脂质的不规则排布，通常认为脂滴可以保护富余的脂质不被过度氧化攻击。当然，这一结论目前并没有得到明确的验证，不过 DGAT1/2 的抑制可以阻断三羧酸甘油酯的合成，引起更多脂肪酸被导入到磷脂的合成中，从而间接促进铁死亡的发生（Dierge et al.，2021）。脂滴内脂质的水解通常由各种脂质水解酶来介导，可能也会因为提供更多的磷脂合成所需要的多不饱和脂肪酸原材料而促进铁死亡的发生（Petan，2020）。

多不饱和脂肪酸是脂质过氧化和铁死亡发生的关键底物。细胞内对多不饱和脂肪酸的丰度产生影响的代谢通路与细胞器均有可能对铁死亡的敏感性或执行效率产生不同程度的影响。由于不同细胞器的脂质组成与代谢功能不尽相同，不同的细胞器可能采用不同的机制来维持其氧化还原平衡。目前，每个细胞器实现这一平衡的具体机制仍然有待进一步研究揭示。

15.4　细胞修复脂质损伤的主要方式

生物膜内磷脂的 PUFA 链处于不断被氧化损伤，又不断被修复的稳态中，一旦不能及时修复则诱发磷脂过氧化物大量堆积，会破坏细胞膜结构的流动性和稳定性，从而使细胞膜通透性增加及膜结构破损，最终导致铁死亡（Ursini and Maiorino, 2020）。目前，细胞修复脂质损伤的方式主要有：①酶促反应介导的脂质过氧化物清除；② NAD(P)H-二氢泛醌通路介导的脂质过氧化物清除；③ Nrf2-ARE 氧化还原系统；④脂溶性抗氧化剂介导的清除脂质过氧化物（图 15-6）。

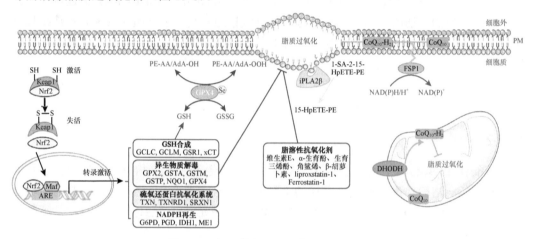

图 15-6　细胞修复脂质损伤的主要方式

谷胱甘肽过氧化物酶 4（GPx4）和钙非依赖磷脂酶 A2β（iPLA2β）介导酶促反应清除脂质过氧化物：GPx4 是胞内最重要的抗脂质过氧化酶，可催化膜脂中的脂质过氧化氢产物转变为类脂醇；iPLA2β 可水解氧化磷脂，进而清除膜氧化磷脂。泛醌存在于细胞的胞膜或线粒体内膜上，经铁死亡抑制蛋白 1（FSP1）或二氢乳清酸脱氢酶（DHODH）介导生成的二氢泛醌（CoQH2），可作为一种亲脂性自由基捕获抗氧化剂在细胞膜或线粒体膜上来阻止脂质过氧化。Nrf2-ARE 氧化还原系统可激活 GSH 合成、GPx4、II 相解毒酶、硫氧还蛋白（TXN）及 NADPH 等靶基因的表达，进而通过 GSH-PGPx4 通路、NAD（P）H-二氢泛醌通路及调控脂质过氧化产物的解毒等促进细胞修复脂质损伤。内源性或外源性的脂溶性抗氧化剂如维生素 E、α-生育酚、生育三烯酚、角鲨烯、β-胡萝卜素、liproxstatin-1 及 ferrostatin-1 等可提供 H 原子以淬灭脂质氧自由基，或者与膜磷脂双分子层的 PUFA 紧密结合，终止脂质过氧化反应

15.4.1　酶促反应介导的脂质过氧化物清除

GPx4 是一种含硒的磷脂过氧酶，是细胞内最重要的抗脂质过氧化酶，可催化膜脂中的脂质过氧化氢产物转变为类脂醇，从而限制脂质过氧化在膜内的传播（Imai and Nakagawa, 2003）。GPx4 的催化中心是由天冬酰胺、谷氨酰胺、色氨酸、硒代半胱氨酸（selenocysteine, Sec）中残基和 N 原子之间的氢键组成的四元体，其介导的催化循环分为两个阶段，使酶的活性位点在氧化态和还原态之间穿梭：第一阶段通过被氧化的活性位点 Sec 还原脂质过氧化氢产物；第二阶段通过使用还原性底物（如 GSH）来补充活性位点残基，从而减少了活性位点残基的损耗，同时导致还原性底物 GSH 被氧化（Yang et al., 2014）。在多种细胞或疾病模型中，GPx4 缺失或失活造成膜脂中活性氧自由基的

积累，并导致随后的铁死亡（Friedmann Angeli et al., 2014; Gaschler et al., 2018; Imai et al., 2017）。

钙非依赖磷脂酶 A2β（Ca^{2+}-independent phospholipase, iPLA2β）是一种特异性水解磷脂的 sn-2 酰基键的蛋白质，释放出游离不饱和脂肪酸和溶血磷脂，对细胞膜氧化磷脂清除和磷脂的重构具有重要作用（Malley et al., 2018）。研究发现铁死亡过程中磷脂过氧化信号分子 15-HpETE-PE 的大量堆积，是细胞发生铁死亡的重要信号分子（Sun et al., 2021）。当 iPLA2β 蛋白锚定到细胞膜后，磷脂容易进入其活性口袋并接近活性中心位点，有利于酶催化反应；并且其对氧化磷脂 1-SA-2-15-HpETE-PE 的催化活性显著高于非氧化磷脂 1-SA-2-ETE-PE。然而，iPLA2β（R747W）突变导致活性口袋缩小，磷脂难以接近活性中心位点，使得酶催化反应受阻，其水解氧化磷脂的活力下降（Sun et al., 2021）。此外，iPLA2β 抗铁死亡功能主要是清除 1-SA-2-15-HpETE-PE，而 iPLA2β 功能缺失诱发多巴胺能神经元中 ox-PE 堆积，能够导致多巴胺能神经元铁死亡"易感"。

15.4.2 NAD(P)H-二氢泛醌通路介导的脂质过氧化物清除

泛醌（ubiquinone）又称辅酶 Q（CoQ 或 CoQ$_{10}$），为一类脂溶性醌类化合物，带有不同数目（6～10）异戊二烯单位组成的侧链，其苯醌结构能可逆地加氢还原成对苯二酚化合物，是呼吸链中的氢传递体（Wang and Hekimi, 2016）。泛醌存在于细胞的线粒体内膜或胞膜上，不仅协助营养物质在线粒体内转化为能量，而且具有显著的抗脂质过氧化作用。

铁死亡抑制蛋白 1（ferroptosis suppressor protein 1, FSP1）属于Ⅱ型 NADH: 醌氧化还原酶 NDH-2 家族，主要定位于脂滴和质膜，是一种清除有害脂质过氧化物的系统，以 GSH 非依赖性方式抑制铁死亡（Doll et al., 2019; Marshall et al., 2005）。从机制上讲，其在细胞膜上能够利用 NAD(H)P 将泛醌还原为二氢泛醌（ubiquinol, or CoQH$_2$），并由后者作为一种亲脂性自由基捕获抗氧化剂（radical trapping antioxidant）在细胞膜上阻止脂质过氧化，从而抑制铁死亡发生。此外，二氢乳清酸脱氢酶（dihydroorotate dehydrogenase, DHODH）是定位于线粒体内膜的黄素依赖酶，其主要功能是催化二氢乳清酸（dihydroorotate, DHO）氧化为乳清酸（orotate, OA），同时将电子传递给线粒体内膜中的 CoQ，使其被还原成为 CoQH$_2$。DHODH 通过调控线粒体内膜中的二氢泛醌生成，可抑制线粒体中的脂质过氧化反应，进而抵抗铁死亡发生（Mao et al., 2021）。

15.4.3 Nrf2-ARE 氧化还原系统

机体为控制 ROS 水平并防止其积累，形成了一套复杂的抗氧化防御体系，其中核因子 NF-E2 相关因子（nuclear factor-erythroid 2-related factor 2, Nrf2）是维持胞内氧化还原稳态的中枢调节者，其通过诱导调控Ⅱ相解毒酶和抗氧化酶的组成型及诱导型表达，可以减轻活性氧和亲电体引起的细胞损伤，维持细胞的氧化还原稳态（Kansanen et al., 2013）。在正常生理条件下，Nrf2 被 Kelch 样 ECH 相关蛋白 1（Kelch-like ECH-associated protein 1, Keap1）锚定在胞浆中，而 Keap1 作为滞蛋白 3（cullin3, Cul3）依赖性 E3 泛素连接酶复合物的作用底物，促使 Nrf2 被泛素化修饰并被蛋白酶体迅速降解（Itoh et al., 1999）。然而，当细胞受到 ROS 或亲电体的攻击时，Keap1 结构上的半胱氨酸残基与亲电试剂结合导致 Keap1 构象发生改变，引起 Nrf2 与 Keap1 解离并迅速入核，先与小 Maf 蛋白形成异二聚体后，再与靶基因启动子区域的抗氧化反应元件（Antioxidant response element，ARE）结合，转录激活受 Nrf2 调控的抗氧化酶和 Ⅱ 相解毒酶基因的表达（Tonelli et al.，2018）。

Nrf2-ARE 系统通过多种途径抑制或修复脂质过氧化损伤（Dodson et al.，2019；Zakharova et al.，2018）。① GSH-GPx4 通路的关键合成酶基因都受到 Nrf2 的正向调控，如 Nrf2 是促进 GSH 生物合成关键酶（谷氨酸-半胱氨酸连接酶、GSH 合成酶和 SLC7A11）、GSH 还原酶及 GPx4 等基因转录的关键调控因子（Dixon et al.，2012）；Nrf2 还可激活硫氧还蛋白（thioredoxin，TXN）系统来代偿 GSH 系统（Kim et al.，2001）。② Nrf2 是稳态和应激条件下 NAD（P）H：醌氧化还原酶 1（NAD（P）H:quinone oxidoreductase 1，NQO1）表达的中心控制因子（Tanigawa et al.，2007）。NQO1 是一种同源二聚体黄素酶，通过单步双电子还原反应，可催化醌还原成氢醌；NQO1 还通过维持泛醌和 α-生育酚醌的还原形式，在保护内源性抗氧化剂中起重要作用。③ Nrf2 可调控脂质过氧化下游产物的解毒过程，如通过转录激活醛酮还原酶家族（AKR1C1-3）和乙醛脱氢酶家族（ALDH3A1）等的表达（Dodson et al.，2019；Zakharova et al.，2018）。

15.4.4　脂溶性抗氧化剂介导的脂质过氧化物清除

细胞可合成或摄取多种脂溶性抗氧化剂来协助修复胞膜脂质过氧化损伤，如维生素 E、角鲨烯及 β-胡萝卜素等（Krinsky，1988；Niki，1987）。这些脂溶性抗氧化剂含有多个共轭双键，可提供 H 原子以淬灭氧自由基，避免了其对脂类分子的攻击；或者与膜磷脂双分子层的 PUFA 紧密结合，终止脂质过氧化的反应。此外，通过人工合成的方法制备的脂溶性抗氧化剂 ferrostatin-1、liproxstatin-1，具有在脂质双层中捕获带有酰基链的过氧自由基、终止脂质过氧化反应的功能（Friedmann Angeli et al.，2014；Skouta et al.，2014）。

脂溶性维生素 E（vitamin E），包括生育酚（tocopherol，Toc）和三烯生育酚两类共 8 种化合物，即 α、β、γ、δ-生育酚和 α、β、γ、δ-三烯生育酚，是机体内源性的抗氧化剂（Munné-Bosch et al.，2022）。维生素 E 的抗氧化作用，主要是遏制脂质过氧化反应，这是因为维生素 E 存在于细胞膜上，阻止膜脂质过氧化的反应。在脂质过氧化的过程中，由于 α-生育酚的 O-H 键较弱，容易向过氧自由基和其他自由基输送氢原子，例如，可将氢离子传递给 LOO·，而 LOO· 本身变成 α-Toc· 形成 LOOH；α-Toc· 与另一个 LOO· 发生自由基-自由基偶联，生成反应性差的非自由基加合物，进而阻断脂质过氧化链式反应（Head and Traber，2021）。因此，一分子维生素 E 可以捕获两分子的过氧自由基。此外，维生素 E 亦可抑制 LOX 活性，进而抑制 LOX 催化磷脂 PUFA 的过氧化反应（Jiang et al.，2011）。在多种模型中，维生素 E 被证实具有清除脂质过氧化物的作用，并抑制铁死亡的发生。

角鲨烯是一种在机体胆固醇合成等代谢过程中产生的多不饱和烃类，具有抗氧化作用，可保护膜脂免于过氧化；此外，角鲨烯也能够影响膜中脂质的空间结构，从而促进双分子层的紧密组装（Gilmore et al.，2013）。哺乳动物细胞中高水平的角鲨烯可能有助于维持膜结构，并避免在铁死亡发生过程中 LOOH 积累相关的膜流动性或通透性的变化。

β-胡萝卜素是常见的脂溶性抗氧化剂，抗氧化作用与其分子中含有一个带有 9 个双键异戊二烯链有关，不仅可淬灭氧自由基，避免了对脂类分子的攻击，而且 β-胡萝卜素可与膜磷脂双分子层的脂肪酸结合，并终止脂质过氧化反应（Paiva and Russell，1999）。

　　细胞处于脂质氧化和还原的动态之中，一旦脂质过氧化程度超过细胞修复脂质过氧化损伤的能力，将破坏细胞膜结构的流动性和稳定性，从而使细胞膜通透性增加及膜结构破损，最终导致铁死亡。虽然关于脂质损伤修复的机制和调节因素尚不完全清楚，但人们已经可以通过改变细胞的脂质损伤修复能力来调控细胞对铁死亡的敏感性。目前，多种铁死亡调节剂正在进行开发，我们列举了一些可以影响细胞的脂质损伤修复能力的策略（表 15-2）。随着对细胞脂质损伤修复机制认识的不断深入，必将为靶向铁死亡的治疗策略提供更有力的支撑。

表 15-2　影响细胞脂质损伤修复的化合物及作用原理

名称	增强/减弱 脂质损伤修复能力	特性	方式	参考文献
硒	增强	增强 GPx4 的活性	促进 GPx4 酶促反应	Ingold et al.，2018
GSH	增强	增强 GPx4 的活性	促进 GPx4 酶促反应	Ursini and Maiorino，2020
RSL3	减弱	抑制 GPx4 的活性	抑制 GPx4 酶促反应	Yang et al.，2014
(S)-溴烯醇内酯	减弱	iPLA2β 抑制剂	抑制 iPLA2β 介导的酶促反应	Fensome-Green et al.，2007
FKGK18	减弱	iPLA2β 抑制剂	抑制 iPLA2β 介导的酶促反应	Ali et al.，2013
辅酶 Q_{10}、idebenone	增强	辅酶 Q_{10} 或辅酶 Q_{10} 类似物	促进 NADPH-二氢泛醌途径	Bersuker et al.，2019；Doll et al.，2019
iFSP1	减弱	FSP1 抑制剂	抑制 FSP1 介导的膜脂 NADPH-二氢泛醌途径	Doll et al.，2019
farudodstat	减弱	DHODH 抑制剂	抑制 DHODH 介导的线粒体 NADPH-二氢泛醌途径	Zhou et al.，2020
ferrostatin-1	增强	脂溶性抗氧化剂	在脂质双层中捕获带有酰基链的过氧自由基	Skouta et al.，2014
liproxstatin-1	增强	脂溶性抗氧化剂	在脂质双层中捕获带有酰基链的过氧自由基	Friedmann Angeli et al.，2014
vitamin E、α-生育酚、三烯生育酚	增强	脂溶性抗氧化剂、LOX 抑制剂	清除脂质过氧化物	Munné-Bosch et al.，2022
角鲨烯	增强	脂溶性抗氧化剂	清除脂质过氧化物、促进双分子层的紧密组装	Gilmore et al.，2013
β-胡萝卜素	增强	脂溶性抗氧化剂	清除脂质过氧化物	Paiva and Russell，1999

15.5 脂质代谢、铁死亡与细胞命运调控

虽然铁死亡在个体发育与正常生理过程中的作用仍然不太明确,但外界刺激因素可以通过改变细胞的代谢状态而触发铁死亡。不同的组织器官对铁死亡的敏感性差异较大,其中细胞脂质组成的差异,尤其是多不饱和磷脂含量的不同,可能是一个重要的贡献因素。由于脂质代谢调控是一个非常动态的过程,细胞本身的代谢状态对于细胞对铁死亡的敏感性及执行过程均会产生影响。脂质组的重编程也会改变既定细胞对于铁死亡的敏感性。比较关键的一点是,尽管 PUFA 对于铁死亡的敏感性和执行过程至关重要,细胞如何选择性地调控其 PUFA 水平,以及环境因子如何影响细胞脂质的不饱和水平仍然不清楚。

15.5.1 肿瘤形成与耐药性的获得

肿瘤细胞因其通常较高的多不饱和脂肪酸脂质含量而具有更高的对铁死亡的敏感性,从而为治疗肿瘤提供了一定的契机。有些肿瘤会因为上调特定的脂质类群而对铁死亡更加敏感,如透明细胞肾癌(clear-cell renal cell carcinoma,ccRCC)会因为 AGPS 的上调而富集多不饱和醚基磷脂(Saito et al.,2016;Zou et al.,2019,2020a)。含高度不饱和脂肪酸的缩醛磷脂不仅在处于静息状态的癌细胞对于铁死亡的敏感性中起到关键作用,其在肿瘤细胞选择性逃逸铁死亡的过程中也发挥了独特的作用。近期研究发现,肿瘤细胞可能通过主动调节多不饱和脂肪酸脂质的含量来逃逸铁死亡(Zou et al.,2020a)。

不同来源的肿瘤细胞对于铁死亡的敏感性也差异极大,其中最核心的一个贡献因素可能是肿瘤细胞本底的多不饱和磷脂水平的不同(Zou et al.,2019)。在同一种原发性肿瘤中,如乳腺癌细胞系内,低表达 ACSL4 的细胞系比高表达的细胞系对铁死亡更不敏感。在小细胞肺癌(small cell lung cancer,SCLC)中,非神经内分泌型(non-neuroendocrine)SCLC 获得更高水平的多不饱和脂质而对铁死亡更敏感(Bebber et al.,2021),这一特征与神经内分泌型(neuroendocrine)SCLC 亚类不同。

另一方面,铁死亡也可能是机体采用的一种内生性的抑癌机制。例如,p53 这一最常见的抑癌基因可以通过抑制 *SLC7A11* 的转录而引发癌变前体细胞的铁死亡(Jiang et al.,2015);另一近期发现的染色体表观遗传调控分子 BAP1 也可以通过类似的机制抑制肿瘤发生(Zhang et al.,2018)。GPx4 的杂合缺失小鼠(*Gpx4*[+/-])比野生型小鼠存活时间更长,其原因也可能与更强的抑癌作用有关,包括降低自发性鼠淋巴癌的发生率。

肿瘤细胞对铁死亡的敏感性也可能随着细胞状态(cell state)的变化而改变。例如,体外培养的多种肿瘤细胞在有靶向药物长期存在而获得耐药性的过程中,会伴随着对铁死亡敏感性的增加(Hangauer et al.,2017;Tsoi et al.,2018;Viswanathan et al.,2017)。虽然这一现象背后的分子机制尚未被探明,但是目前主导的假说是耐药性细胞在状态转变过程中获得了更高水平的不饱和脂质。

15.5.2 细胞分化与衰老

细胞分化与衰老是一个复杂的生理过程,细胞代谢状态的改变是其中的重要参与因素。在年老和疾病状态下,神经组织是最频繁受到铁死亡破坏的组织之一。这似乎与神

经细胞普遍拥有高水平的多不饱和磷脂这一特征密不可分（Nobuta et al.，2019）。同时，在体外诱导的神经细胞重编程过程中，铁死亡抑制剂可以极大地提高干细胞分化为神经细胞的效率，虽然其分子机制尚不明确（Gascón et al.，2016）。

此外，高度不饱和缩醛磷脂（PUFA-plasmalogen）在干细胞定向分化为神经元（neuron）和心肌细胞（cardiomyocyte）的过程中均有特异性上调。缩醛磷脂水平的增加同时也伴随着细胞对于铁死亡敏感性的增强（Zou et al.，2020a）。事实上，神经细胞和心肌细胞是机体内缩醛磷脂含量最高的两种细胞类型，同时也是在应激条件下最容易发生铁死亡的细胞类型。目前，细胞是如何实现对缩醛磷脂的特异性调控仍然未知，缩醛磷脂在特定细胞中高度富集的生物学意义也非常值得探讨。

15.5.3　病理条件

缺血再灌注（ischemia/reperfusion injury，IRI）是触发多种组织器官发生铁死亡的主要病理因素之一（Jiang et al.，2021）。IRI 引发铁死亡的具体机制仍然不太清楚，多数研究认为 IRI 是通过快速增加组织内的氧自由基而引发过量脂质过氧化反应（Li et al.，2021）。值得注意的是，肾脏组织的 IRI 会引起脂质合成酶包括 ACSL4 蛋白表达水平的快速增加（Müller et al.，2017），这一变化预计会同时改变肾脏细胞的脂质组成，从而进一步增强细胞对铁死亡的敏感性。这一现象指示细胞内的氧化还原代谢系统与脂质代谢系统存在紧密的交叉。

15.5.4　判断组织或细胞对铁死亡的敏感性

由于缺乏参照和更好的计算生物学手段来预测细胞或者组织铁死亡的敏感性，如何根据细胞综合的脂质组状态来界定铁死亡是否容易发生仍然是一个重要挑战。近期出现的一些新型技术包括质谱成像、激光诱导脂质过氧化技术（PALP）也许为解决这一问题提供了一些思路：PALP 方法可以使用高功率激光诱导细胞或组织样本局部多不饱和脂肪酸酰基发生脂质过氧化，并在原位指示细胞或组织对铁死亡诱导剂的敏感性（Wang et al.，2022a）。然而，彻底解决铁死亡分子标记物和敏感性预测等问题仍然需要大量的研究。

人体的生命周期，从早期发育到衰老，伴随着多种细胞命运的改变，这种改变背后的代谢基础尚未被彻底揭示。近年的研究发现细胞对于铁死亡的敏感性也会随着细胞状态的转变而出现变化，这种弹性和可塑性的分子机制值得被进一步研究，并需要在合理设计和利用铁死亡靶向药物来治疗疾病的过程中被慎重考虑。

15.6　总结与展望

大多数细胞死亡是由特定的促死亡蛋白执行，但铁死亡是由脂代谢产物 LOOH 执行。脂质过氧化在铁死亡中的作用毋庸置疑，但特定脂质和酶的作用可能会因环境或细胞类型不同而存在差异。例如，LOX 对于某些细胞的铁死亡发生可能是必不可少的，而对于其他类型细胞则不是（Noguchi et al.，2002）。同样，线粒体脂质氧化可能是促进半胱氨酸剥夺引起的铁死亡必不可少的因素，但对于其他铁死亡诱导剂引起的铁死亡并非必需

（Dixon et al.，2012；Shimada et al.，2016）。我们对脂代谢在铁死亡中的作用仍知之甚少，未来脂质组学、脂质代谢组学、化学探针及计算机模拟技术的发展可能促使我们对该领域的深入探索，并进一步加深我们对脂代谢在铁死亡中作用的认识。这些研究也必将促使我们对铁死亡机理的进一步探索，并最终有助于铁死亡相关人类疾病治疗策略的发展。

参 考 文 献

Ali T, Kokotos G, Magrioti V, et al. 2013. Characterization of FKGK18 as inhibitor of group VIA Ca^{2+}-independent phospholipase A2 (iPLA2β): candidate drug for preventing beta-cell apoptosis and diabetes. PLoS One, 8: e71748.

Ayala A, Muñoz M F, Argüelles S. 2014. Lipid peroxidation: production, metabolism, and signaling mechanisms of malondialdehyde and 4-hydroxy-2-nonenal. Oxid Med Cell Longev, 2014: 360438.

Bebber C M, Thomas E S, Stroh J, et al. 2021. Ferroptosis response segregates small cell lung cancer (SCLC) neuroendocrine subtypes. Nat Commun, 12: 2048.

Belkner J, Wiesner R, Kühn H, et al. 1991. The oxygenation of cholesterol esters by the reticulocyte lipoxygenase. FEBS Lett, 279: 110-114.

Bersuker K, Hendricks J M, Li Z, et al. 2019. The CoQ oxidoreductase FSP1 acts parallel to GPX4 to inhibit ferroptosis. Nature, 575: 688-692.

Boonnoy P, Karttunen M, Wong-Ekkabut J. 2017. Alpha-tocopherol inhibits pore formation in oxidized bilayers. Phys Chem Chem Phys, 19: 5699-5704.

Cao J Y, Dixon S J. 2016. Mechanisms of ferroptosis. Cell Mol Life Sci, 73: 2195-2209.

Colles S M, Chisolm G M. 2000. Lysophosphatidylcholine-induced cellular injury in cultured fibroblasts involves oxidative events. J Lipid Res, 41: 1188-1198.

Conrad M, Friedmann Angeli J P. 2015. Glutathione peroxidase 4 (Gpx4) and ferroptosis: what's so special about it? Mol Cell Oncol, 2: e995047.

Conrad M, Pratt D A. 2019. The chemical basis of ferroptosis. Nat Chem Biol, 15: 1137-1147.

Cramer S L, Saha A, Liu J, et al. 2017. Systemic depletion of L-cyst(e)ine with cyst(e)inase increases reactive oxygen species and suppresses tumor growth. Nat Med, 23: 120-127.

Cui W, Liu D, Gu W, et al. 2021. Peroxisome-driven ether-linked phospholipids biosynthesis is essential for ferroptosis. Cell Death Differ, 28: 2536-2551.

Dierge E, Debock E, Guilbaud C, et al. 2021. Peroxidation of n-3 and n-6 polyunsaturated fatty acids in the acidic tumor environment leads to ferroptosis-mediated anticancer effects. Cell Metab, 33: 1701-1715. e5.

Dixon S J, Lemberg K M, Lamprecht M R, et al. 2012. Ferroptosis: an iron-dependent form of nonapoptotic cell death. Cell, 149: 1060-1072.

Dixon S J, Patel D N, Welsch M, et al. 2014. Pharmacological inhibition of cystine-glutamate exchange induces endoplasmic reticulum stress and ferroptosis. Elife, 3: e02523.

Dixon S J, Winter G E, Musavi L S, et al. 2015. Human haploid cell genetics reveals roles for lipid metabolism genes in nonapoptotic cell death. ACS Chem Biol, 10: 1604-1609.

Dodson M, Castro-Portuguez R, Zhang D D. 2019. NRF2 plays a critical role in mitigating lipid peroxidation and ferroptosis. Redox Biol, 23: 101107.

Doll S, Proneth B, Tyurina Y Y, et al. 2017. ACSL4 dictates ferroptosis sensitivity by shaping cellular lipid composition. Nat Chem Biol, 13: 91-98.

Doll S, Freitas F P, Shah R, et al. 2019. FSP1 is a glutathione-independent ferroptosis suppressor. Nature, 575: 693-698.

Dufourc E J. 2008. Sterols and membrane dynamics. J Chem Biol, 1: 63-77.

Fahy E, Cotter D, Sud M, et al. 2011. Lipid classification, structures and tools. Biochim. Biophys Acta, 1811: 637-647.

Fensome-Green A, Stannard N, Li M, et al. 2007. Bromoenol lactone, an inhibitor of Group VIA calcium-independent phospholipase A2 inhibits antigen-stimulated mast cell exocytosis without blocking Ca^{2+} influx. Cell Calcium, 41: 145-153.

Friedmann Angeli J P, Schneider M, Proneth B, et al. 2014. Inactivation of the ferroptosis regulator Gpx4 triggers acute renal failure in mice. Nat Cell Biol, 16: 1180-1191.

Gao H, Bai Y, Jia Y, et al. 2018. Ferroptosis is a lysosomal cell death process. Biochem Biophys Res Commun, 503: 1550-1556.

Gao M, Monian P, Quadri N, et al. 2015. Glutaminolysis and transferrin regulate ferroptosis. Mol Cell, 59: 298-308.

Garcia-Bermudez J, Baudrier L, Bayraktar E C, et al. 2019. Squalene accumulation in cholesterol auxotrophic lymphomas prevents oxidative cell death. Nature, 567: 118-122.

García-Ruiz C, Colell A, Marí M, et al. 1997. Direct effect of ceramide on the mitochondrial electron transport chain leads to generation of reactive oxygen species. Role of mitochondrial glutathione. J Biol Chem, 272: 11369-11377.

Gaschler M M, Stockwell B R. 2017. Lipid peroxidation in cell death. Biochem Biophys Res Commun, 482: 419-425.

Gaschler M M, Andia A A, Liu H, et al. 2018. FINO initiates ferroptosis through GPX4 inactivation and iron oxidation. Nat Chem Biol, 14: 507-515.

Gascón S, Murenu E, Masserdotti G, et al. 2016. Identification and successful negotiation of a metabolic checkpoint in direct neuronal reprogramming. Cell Stem Cell, 18: 396-409.

Gilmore S F, Yao A I, Tietel Z, et al. 2013. Role of squalene in the organization of monolayers derived from lipid extracts of Halobacterium salinarum. Langmuir 29: 7922-7930.

Girotti A W, Korytowski W. 2017. Cholesterol hydroperoxide generation, translocation, and reductive turnover in biological systems. Cell Biochem Biophys, 75: 413-419.

Hangauer M J, Viswanathan V S, Ryan M J, et al. 2017. Drug-tolerant persister cancer cells are vulnerable to GPX4 inhibition. Nature, 551: 247-250.

Hannun Y A, Obeid L M. 2018. Sphingolipids and their metabolism in physiology and disease. Nat Rev Mol Cell Biol, 19: 175-191.

Harayama T, Riezman H. 2018. Understanding the diversity of membrane lipid composition. Nat Rev Mol Cell Biol, 19: 281-296.

Head B, Traber M G. 2021. Expanding role of vitamin E in protection against metabolic dysregulation: Insights gained from model systems, especially the developing nervous system of zebrafish embryos. Free Radic Biol Med, 176: 80-91.

Imai H, Matsuoka M, Kumagai T, et al. 2017. Lipid peroxidation-dependent cell death regulated by GPx4 and ferroptosis. Curr Top Microbiol Immunol, 403: 143-170.

Ingold I, Berndt C, Schmitt S, et al. 2018. Selenium utilization by GPX4 is required to prevent hydroperoxide-induced ferroptosis. Cell, 172: 409-422. e21.

Itoh K, Wakabayashi N, Katoh Y, et al. 1999. Keap1 represses nuclear activation of antioxidant responsive elements by Nrf2 through binding to the amino-terminal Neh2 domain. Genes Dev, 13: 76-86.

Jiang L, Kon N, Li T, et al. 2015. Ferroptosis as a p53-mediated activity during tumour suppression. Nature, 520: 57-62.

Jiang X, Stockwell B R, Conrad M. 2021. Ferroptosis: mechanisms, biology and role in disease. Nat Rev Mol Cell Biol, 22: 266-282.

Jiang Z, Yin X, Jiang Q. 2011. Natural forms of vitamin E and 13'-carboxychromanol, a long-chain vitamin E metabolite, inhibit leukotriene generation from stimulated neutrophils by blocking calcium influx and suppressing 5-lipoxygenase activity, respectively. J Immunol, 186: 1173-1179.

Kagan V E, Mao G, Qu F, et al. 2017. Oxidized arachidonic and adrenic PEs navigate cells to ferroptosis. Nat Chem Biol, 13: 81-90.

Kansanen E, Kuosmanen S M, Leinonen H, et al. 2013. The keap1-Nrf2 pathway: mechanisms of activation and dysregulation in cancer. Redox Biol, 1: 45-49.

Kim Y C, Masutani H, Yamaguchi Y, et al. 2001. Hemin-induced activation of the thioredoxin gene by Nrf2. A differential regulation of the antioxidant responsive element by a switch of its binding factors. J Biol Chem, 276: 18399-18406.

Kohno Y, Egawa Y, Itoh S, et al. 1995. Kinetic study of quenching reaction of singlet oxygen and scavenging reaction of free radical by squalene in n-butanol. Biochim. Biophys Acta, 1256: 52-56.

Krinsky N I. 1988. Membrane antioxidants. Ann N Y Acad Sci, 551: 17-32.

Kuhn H, Banthiya S, van Leyen K. 2015. Mammalian lipoxygenases and their biological relevance. Biochim Biophys Acta, 1851: 308-330.

Lachaier E, Louandre C, Godin C, et al. 2014. Sorafenib induces ferroptosis in human cancer cell lines originating from different solid tumors. Anticancer Res, 34: 6417-6422.

Li X, Ma N, Xu J, et al. 2021. Targeting ferroptosis: pathological mechanism and treatment of ischemia-reperfusion injury. Oxid Med Cell Longev, 2021: 1587922.

Li Y, Feng D, Wang Z, et al. 2019. Ischemia-induced ACSL4 activation contributes to ferroptosis-mediated tissue injury in intestinal ischemia/reperfusion. Cell Death Differ, 26: 2284-2299.

Lu B, Jiang Y J, Zhou Y, et al. 2005. Cloning and characterization of murine 1-acyl-sn-glycerol 3-phosphate acyltransferases and their regulation by PPARalpha in murine heart. Biochem J, 385: 469-477.

Magtanong L, Ko P J, Dixon S J. 2016. Emerging roles for lipids in non-apoptotic cell death. Cell Death Differ, 23: 1099-1109.

Magtanong L, Ko P-J, To M, et al. 2019. Exogenous monounsaturated fatty acids promote a ferroptosis-resistant cell state. Cell Chem Biol, 26: 420-432. e9.

Malley K R, Koroleva O, Miller I, et al. 2018. The structure of iPLA β reveals dimeric active sites and suggests mechanisms of regulation and localization. Nat Commun, 9: 765.

Mao C, Liu X, Zhang Y, et al. 2021. DHODH-mediated ferroptosis defence is a targetable vulnerability in cancer. Nature, 593: 586-590.

Marshall K R, Gong M, Wodke L, et al. 2005. The human apoptosis-inducing protein AMID is an oxidoreductase with a modified flavin cofactor and DNA binding activity. J Biol Chem, 280: 30735-30740.

Müller T, Dewitz C, Schmitz J, et al. 2017. Necroptosis and ferroptosis are alternative cell death pathways that operate in acute kidney failure. Cell Mol Life Sci, 74: 3631-3645.

Munné-Bosch S, Puig S, Fenollosa E, et al. 2022. Vitamin E protects from lipid peroxidation during winter stress in the seagrass Cymodocea nodosa. Planta, 255: 41.

Nakamura M T, Yudell B E, Loor J J. 2014. Regulation of energy metabolism by long-chain fatty acids. Prog Lipid Res, 53: 124-144.

Niki E. 1987. Antioxidants in relation to lipid peroxidation. Chem Phys Lipids, 44: 227-253.

Nobuta H, Yang N, Ng Y H, et al. 2019. Oligodendrocyte death in pelizaeus-merzbacher disease is rescued by iron chelation. Cell Stem Cell, 25: 531-541. e6.

Noguchi N, Yamashita H, Hamahara J, et al. 2002. The specificity of lipoxygenase-catalyzed lipid peroxidation and the effects of radical-scavenging antioxidants. Biol Chem, 383: 619-626.

Novgorodov S A, Voltin J R, Gooz M A, et al. 2018. Acid sphingomyelinase promotes mitochondrial dysfunction due to glutamate-induced regulated necrosis. J Lipid Res, 59: 312-329.

Okazaki Y, Saito K. 2014. Roles of lipids as signaling molecules and mitigators during stress response in plants. Plant J, 79: 584-596.

Paiva S A, Russell R M. 1999. Beta-carotene and other carotenoids as antioxidants. J Am Coll Nutr, 18: 426-433.

Parthasarathy S, Steinbrecher U P, Barnett J, et al. 1985. Essential role of phospholipase A2 activity in endothelial cell-induced modification of low density lipoprotein. Proc Natl Acad Sci U S A, 82: 3000-3004.

Petan T. 2020. Lipid droplets in cancer. Rev Physiol Biochem Pharmacol, doi: 10. 1007/112_2020_51.

Robertson A F, Lands W E. 1964. Metabolism of phospholipids in normal and spherocytic human erythrocytes. J Lipid Res, 5: 88-93.

Saito K, Arai E, Maekawa K, et al. 2016. Lipidomic signatures and associated transcriptomic profiles of clear cell renal cell carcinoma. Sci Rep, 6: 28932.

Schaefer E L, Zopyrus N, Zielinski Z A M, et al. 2020. On the products of cholesterol autoxidation in phospholipid bilayers and the formation of secosterols derived there from. Angew Chem Int Ed Engl, 59: 2089-2094.

Shimada K, Skouta R, Kaplan A, et al. 2016. Global survey of cell death mechanisms reveals metabolic regulation of ferroptosis. Nat Chem Biol, 12: 497-503.

Shimizu T. 2009. Lipid mediators in health and disease: enzymes and receptors as therapeutic targets for the regulation of immunity and inflammation. Annu Rev Pharmacol Toxicol, 49: 123-150.

Shimomura I, Shimano H, Korn B S, et al. 1998. Nuclear sterol regulatory element-binding proteins activate genes responsible for the entire program of unsaturated fatty acid biosynthesis in transgenic mouse liver. J Biol Chem, 273: 35299-35306.

Shindou H, Shimizu T. 2009. Acyl-CoA: lysophospholipid acyltransferases. J Biol Chem, 284: 1-5.

Skouta R, Dixon S J, Wang J, et al. 2014. Ferrostatins inhibit oxidative lipid damage and cell death in diverse disease models. J Am Chem Soc, 136: 4551-4556.

Stockwell B R, Friedmann Angeli J P, Bayir H, et al. 2017. Ferroptosis: a regulated cell death nexus linking metabolism, redox biology, and disease. Cell, 171: 273-285.

Storck E M, Özbalci C, Eggert U S. 2018. Lipid cell biology: a focus on lipids in cell division. Annu Rev Biochem, 87: 839-869.

Sun W-Y, Tyurin V A, Mikulska-Ruminska K, et al. 2021. Phospholipase iPLAβ averts ferroptosis by eliminating a redox lipid death signal. Nat Chem Biol, 17: 465-476.

Tabor D E, Kim J B, Spiegelman B M, et al. 1999. Identification of conserved cis-elements and transcription factors required for sterol-regulated transcription of stearoyl-CoA desaturase 1 and 2. J Biol Chem, 274: 20603-20610.

Tanigawa S, Fujii M, Hou D-X. 2007. Action of Nrf2 and Keap1 in ARE-mediated NQO1 expression by quercetin. Free Radic Biol Med, 42: 1690-1703.

Thomas J P, Geiger P G, Maiorino M, et al. 1990. Enzymatic reduction of phospholipid and cholesterol hydroperoxides in artificial bilayers and lipoproteins. Biochim Biophys Acta, 1045: 252-260.

Tian R, Abarientos A, Hong J, et al. 2021. Genome-wide CRISPRi/a screens in human neurons link lysosomal failure to ferroptosis. Nat Neurosci, 24: 1020-1034.

Tonelli C, Chio I I C, Tuveson D A. 2018. Transcriptional regulation by Nrf2. antioxid. Redox Signal, 29: 1727-1745.

Torii S, Shintoku R, Kubota C, et al. 2016. An essential role for functional lysosomes in ferroptosis of cancer cells. Biochem. J, 473: 769-777.

Tsoi j, robert l, paraiso k, et al. 2018. multi-stage differentiation defines melanoma subtypes with differential vulnerability to drug-induced iron-dependent oxidative stress. Cancer Cell, 33: 890-904. e5.

Ursini F, Maiorino M. 2020. Lipid peroxidation and ferroptosis: the role of GSH and GPx4. Free Radic Biol Med, 152: 175-185.

van den Brink-van der Laan E, Killian J A, de Kruijff B. 2004. Nonbilayer lipids affect peripheral and integral membrane proteins via changes in the lateral pressure profile. Biochim Biophys Acta, 1666: 275-288.

van Meer G, Voelker D R, Feigenson G W. 2008. Membrane lipids: where they are and how they behave. Nat Rev Mol Cell Biol, 9: 112-124.

Verkleij A J, Zwaal R F, Roelofsen B, et al. 1973. The asymmetric distribution of phospholipids in the human red cell membrane. A combined study using phospholipases and freeze-etch electron microscopy. Biochim Biophys Acta, 323: 178-193.

Viswanathan V S, Ryan M J, Dhruv H D, et al. 2017. Dependency of a therapy-resistant state of cancer cells on a lipid peroxidase pathway. Nature, 547: 453-457.

Wang F, Graham E T, Naowarojna N, et al. 2022a. PALP: A rapid imaging technique for stratifying ferroptosis sensitivity in normal and tumor tissues in situ. Cell Chemical Biology, 29: 157-170. e6.

Wang L, Wang A, Fu Q, et al. 2022b. Ferroptosis plays an important role in promoting ionizing radiation-induced intestinal injuries. Biochem Biophys Res Commun, 595: 7-13.

Wang Y, Hekimi S. 2016. Understanding ubiquinone. Trends Cell Biol, 26: 367-378.

Weïwer M, Bittker J A, Lewis T A, et al. 2012. Development of small-molecule probes that selectively kill cells induced to express mutant RAS. Bioorg Med Chem Lett, 22: 1822-1826.

Wu Z, Geng Y, Lu X, et al. 2019. Chaperone-mediated autophagy is involved in the execution of ferroptosis. Proc. Natl Acad Sci U S A, 116: 2996-3005.

Yamanaka, K, Saito Y, Sakiyama J, et al. 2012. A novel fluorescent probe with high sensitivity and selective detection of lipid hydroperoxides in cells. RSC Adv, 2: 7894-7900.

Yamane D, Hayashi Y, Matsumoto M, et al. 2021. FADS2-dependent fatty acid desaturation dictates cellular sensitivity to ferroptosis and permissiveness for hepatitis C virus replication. Cell Chem Biol, 29(5): 799-810.

Yan B, Ai Y, Sun Q, et al. 2021. Membrane damage during ferroptosis is caused by oxidation of phospholipids catalyzed by the oxidoreductases POR and CYB5R1. Mol Cell, 81: 355-369. e10.

Yang W S, Kim K J, Gaschler M M, et al. 2016. Peroxidation of polyunsaturated fatty acids by lipoxygenases drives ferroptosis. Proc Natl Acad Sci U S A, 113: E4966-E4975.

Yang W S, SriRamaratnam R, Welsch M E, et al. 2014. Regulation of ferroptotic cancer cell death by GPX4. Cell, 156: 317-331.

Yi J, Zhu J, Wu J, et al. 2020. Oncogenic activation of PI3K-AKT-mTOR signaling suppresses ferroptosis via SREBP-mediated lipogenesis. Proc Natl Acad Sci U S A, 117: 31189-31197.

Yuki K, Shindou H, Hishikawa D, et al. 2009. Characterization of mouse lysophosphatidic acid acyltransferase 3: an enzyme with dual functions in the testis. J Lipid Res, 50: 860-869.

Zakharova E T, Sokolov A V, Pavlichenko N N, et al. 2018. Erythropoietin and Nrf2: key factors in the neuroprotection provided by apo-lactoferrin. Biometals, 31: 425-443.

Zhang H-L, Hu B-X, Li Z-L, et al. 2022. PKCβII phosphorylates ACSL4 to amplify lipid peroxidation to induce ferroptosis. Nat Cell Biol, 24: 88-98.

Zhang Y, Shi J, Liu X, et al. 2018. BAP1 links metabolic regulation of ferroptosis to tumour suppression. Nat Cell Biol, 20: 1181-1192.

Zhang Y, Tan H, Daniels J D, et al. 2019. Imidazole ketone erastin induces ferroptosis and slows tumor growth in a mouse lymphoma model. Cell Chem Biol, 26: 623-633. e9.

Zhou J, Yiying Quah J, Ng Y, et al. 2020. ASLAN003, a potent dihydroorotate dehydrogenase inhibitor for differentiation of acute myeloid leukemia. Haematologica, 105: 2286-2297.

Zou Y, Henry W S, Ricq E L, et al. 2020a. Plasticity of ether lipids promotes ferroptosis susceptibility and evasion. Nature, 585: 603-608.

Zou Y, Li H, Graham E T, et al. 2020b. Cytochrome P450 oxidoreductase contributes to phospholipid peroxidation in ferroptosis. Nat Chem Biol, 16: 302-309.

Zou Y, Palte M J, Deik A A, et al. 2019. A GPX4-dependent cancer cell state underlies the clear-cell morphology and confers sensitivity to ferroptosis. Nat Commun, 10: 1617.

Zwaal R F, Roelofsen B, Colley C M. 1973. Localization of red cell membrane constituents. Biochim Biophys Acta, 300: 159-182.

第16章

铁死亡与表观遗传学调控

陈扬超　　汪少文

摘要：表观遗传学是研究不影响遗传物质 DNA 序列的可遗传表型变化的科学，目前已知的主要机制包括 DNA 甲基化修饰、组蛋白修饰、染色质重塑及非编码 RNA 转录。表观遗传学的调节已被证实与基因转录、细胞命运决定、生长发育和免疫微环境等许多重要生理过程密不可分。在铁死亡中，目前淋巴细胞特异性解旋酶（lymphocyte-specific helicase，LSH）、去泛素化酶（deubiquitinase）、BRD4（bromodomain-containing protein 4）蛋白、组蛋白去甲基化酶 KDM3B（lysine Demethylase 3B）、硒元素、非编码 RNA 等都被报道参与了其表观遗传学的调控。同时，随着这一领域的研究逐渐增多，铁死亡的表观遗传学调控机制也将会越来越清晰。

关键词：铁死亡，表观遗传学，淋巴细胞特异性解旋酶，去泛素化酶，非编码 RNA

Abstract: Epigenetics is the study of heritable phenotype changes that do not require the alteration of the DNA sequence, which mainly consists of the DNA methylation, the histone modifications, the chromatin remodeling and the non-coding RNAs. It has been proved that epigenetic regulation involves in the determination of the gene transcription, cellular fate, developmental process, immune microenvironment, etc. In ferroptosis, the lymphocyte-specific helicase (LSH), the deubiquitinase, the bromodomain-containing protein 4 (BRD4), the lysine Demethylase 3B (KDM3B), the selenium, the non-coding RNA, etc. are all reported to regulate this process. With more scientists focusing on this area, we can anticipate that the epigenetic regulation of ferroptosis will become more lucid gradually.

Keywords: ferroptosis, epigenetics, LSH, deubiquitinase, non-coding RNA

大至恐龙，小至蚂蚁，死亡是所有生物的最终归途。尽管同归，但死亡的过程却不尽相同。从凋亡的发现到现在，人们对于死亡的研究愈加深入，随之，对其了解亦日渐成熟。很多广泛存在的死亡机制，如凋亡（apoptosis）、自噬（autophagy）、坏死性凋亡（necroptosis）、铁死亡（ferroptosis）、焦亡（pyroptosis）等逐渐被发现。其中，铁死亡是一种铁离子依赖的新型死亡方式。在亚铁离子的催化下，细胞膜中多聚不饱和脂肪酸被过氧化，超过活性氧清除速度，最终引发炎症性细胞死亡。

表观遗传学（epigenetics）作为一种有别于传统遗传学的学科，是指在不影响遗传物质 DNA 序列的前提下，机体通过对 DNA、RNA、组蛋白修饰，以及对非编码 RNA 转录以调控 mRNA 的转录翻译的过程，甚至达到改变机体某种表型的目的，并且这些修饰是可以遗传的。表观遗传调节方式丰富了机体调节基因表达的手段，也增强了机体对环境的适应能力。

铁死亡作为近些年来新兴的研究热点，也被认为与表观遗传的调节有着密不可分的联系。本章将简要介绍表观遗传学的类别及其意义，并重点对近些年发现的铁死亡中表观遗传学机制进行介绍，系统性地总结此领域目前已有的研究成果。

16.1　表观遗传学的类别及其意义

每一立方厘米的组织中含有 10 万个细胞，而每个细胞包含有约 2m 长的 DNA。细胞中的 DNA 被包装在组蛋白上共同构成染色质。尽管同一个体的体细胞所含 DNA 一致，但却表现出空间和时间功能的差异，说明除了 DNA 序列外，还存在其他调节细胞功能的机制，即表观遗传学。目前发现普遍的表观遗传学调控主要包括 DNA 的甲基化修饰、组蛋白修饰、染色质重塑，以及非编码 RNA 的转录等方式。

16.1.1　DNA 的甲基化调节

DNA 的甲基化研究最早可以上溯到 1975 年，两篇论著报道了 CpG 双核苷酸上的胞嘧啶甲基化可以作为脊椎动物的表观遗传学标记。随着研究方法的不断更新，如检测 5-甲基胞嘧啶和羟甲基胞嘧啶的亚硫酸氢盐法，全基因甲基组学的研究越来越多（Holliday and Pugh, 1975; Riggs, 1975）。目前的研究表明，甲基化位点与其对基因的调控紧密相关。例如，转录起始位点附近的甲基化被认为可以抑制基因转录的发生，而基因主体的甲基化则不会，甚至有些研究表明基因主体甲基化可以促进基因的转录延伸。本节将从转录起始位点的甲基化、基因本体甲基化、增强子甲基化和绝缘子甲基化等方面来总结目前的研究成果（图 16-1）。

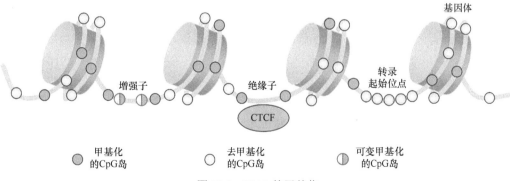

图 16-1　DNA 的甲基化

16.1.1.1　转录起始位点的甲基化

1）含有 CpG 岛的转录起始位点的甲基化

体细胞内大部分基因上的 CpG 岛区一般都处于非甲基化状态。处于转录激活状态的转录起始位点含 CpG 岛的基因启动子常常是不含核小体的，并且这些核小体缺乏区（nucleosome-depleted region）两侧常常包含组蛋白变异体 H2A.Z，同时两侧的组蛋白 H3 的 4 号赖氨酸会被三甲基化（H3K4me3）（Kelly et al.，2010）。相对的，CpG 岛也可发生基因失活性的修饰。有文献报道，控制胚胎发育的基因 *MYOD1* 或者 *PAX6* 可以被 polycomb 蛋白抑制。其特点与激活基因相反，转录起始位点富含核小体，其组蛋白 H3 则常常会发生 27 号赖氨酸的三甲基化（H3K27me3）修饰（Taberlay et al.，2011）。尽管如此，一些处于抑制状态的基因也确实含有甲基化的 CpG 岛，而且这一类基因往往处于长期抑制的状态。最常见的例子有 X 染色体上不表达的基因和体细胞中只在精子细胞中表达的基因。至于为什么少部分的 CpG 岛区会甲基化而大部分则不会甲基化，此现象仍然需进一步探究。

2）不含 CpG 岛的转录起始位点的甲基化

与起始位点含有 CpG 岛的基因相比，缺乏 CpG 岛的基因启动子的甲基化水平往往有很大的变数。在原始生殖细胞中表达的此类基因，通常起始位点是非甲基化的状态，但是组织特异性表达的基因往往在精细胞中呈现甲基化的状态（Farthing et al.，2008）。其中最有名的例子是，编码维持干细胞状态的基因 *OCT4* 和 *NANOG* 的启动子区，它们通常表现出去甲基化的激活状态（Bhutani et al.，2010；Popp et al.，2010）。由于目前更多的研究往往集中在 CpG 岛的甲基化状态，不含 CpG 岛的转录起始位点的甲基化调控仍需更多的研究。

16.1.1.2　基因体的甲基化

大多数基因体都是不含 CpG 岛的，而且广泛地被甲基化。同时，基因体一般包含许多重复的转座子。基因外显子 CpG 岛的甲基化可以导致胞嘧啶突变为胸腺嘧啶，久而久之，足够多的、类似的突变可以引发致病性的突变（Rideout et al.，1990）。尽管绝大多数 CpG 岛都位于基因的启动子区，但是基因体和基因荒漠区（gene desert）仍然有一些 CpG 岛被发现（Widschwendter et al.，2007）。由于此前缺乏对它们功能的研究，近些年来越来越多的科学家把研究方向瞄准在基因体的 CpG 岛区。以前的观点认为该处 CpG 岛一般处于非甲基化的状态，然而有研究发现的一些现象对这一观点带来了挑战，例如，人脑中约 34% 的基因中的 CpG 岛区处于甲基化状态（Maunakea et al.，2010；Smith，1985）。

不同于基因启动子的甲基化，基因体的甲基化往往不会抑制基因的表达。很早就有研究表明基因体的甲基化是转录基因的特征之一。随机鸟枪法-亚硫酸氢盐法测序也表明基因的转录激活与基因体的甲基化成正相关。尽管基因体的 CpG 岛的甲基化伴随着组蛋白 H3 上 9 号赖氨酸的三甲基化（H3K9me3）以及 CpG 岛甲基结合蛋白（MECP2）的结合，但这也不会影响转录的延长（Nguyen et al.，2001）。这似乎有些矛盾，同样的 CpG

岛的甲基化,在启动子区可抑制基因的表达,而在基因体则与表达成正相关。针对此现象,有一种说法认为,DNA 甲基化可以影响转录起始,但不影响转录的延长。然而在粗糙脉孢菌(*Neurospora crassa*)中,CpG 岛的甲基化却是抑制转录的延长,与转录起始无关(Rountree and Selker,1997)。因此,CpG 岛甲基化的具体作用应结合特定的基因组和细胞微环境来分析。

除了基因体 CpG 岛的甲基化外,基因体非 CpG 区甲基化的功能是什么呢?科学界最初认为此区域的甲基化主要是用来沉默重复的 DNA 元件(DNA element),如逆转录病毒的 Alu 元件、LINE1 元件等(Yoder et al.,1997)。通过对重复元件的甲基化使其转录无法发生,同时有利于宿主基因的转录。还有学者提出转录的延长这一过程,本身就可以促进 DNA 的甲基化(Hahn et al.,2011)。全基因组研究还表明基因体的甲基化还有其他的功能,例如,外显子和内含子交界处的甲基化可能与转录的剪接相关(Laurent et al.,2010)。全基因组核小体位置分布的数据表明外显子与核小体结合要比内含子多,同时核小体也是甲基化的高发区(Schwartz et al.,2009)。有研究表明,受 DNA 甲基化调控的 CTCF 的结合可以导致 RNA 聚合酶 II(RNA polymerase II)停止执行功能。由于 RNA 聚合酶 II 可以影响剪接,这在一定程度上为 DNA 甲基化可影响剪接这一过程提供了证据(Shukla et al.,2011)。总体来看,DNA 甲基化除了可以调控基因的表达外,还存在其他的功能等待发掘。

16.1.1.3　增强子的甲基化

增强子(enhancer)是位于基因上可与蛋白质结合并控制基因表达的一段 DNA 序列,其与启动子的距离变化较大,既可位于其上游,也可位于其下游。通常增强子区域是 CpG 岛含量较低的区域(Lister et al.,2009;Cokus et al.,2008;Lister et al.,2008)。全甲基化组学分析结果显示增强子的甲基化修饰变化较大。实际上,Stadler 等是基于增强子的甲基化状态既不是 100% 也不是 0% 的特性识别出了小鼠基因组中的增强子,并将这些区域命名为低甲基化的区域(low-methylated region)(Stadler et al.,2011)。这也许是因为其 CpG 岛可能处于一种动态的变化中,即在特定的时刻,部分处于甲基化而部分处于非甲基化。另外一种解释是,增强子甲基化的状态在细胞分裂时可能没有受到精准地调控,因此子代细胞可能因此获得了这样的部分甲基化区域。另外一个学者 Schmidl 的研究表明,不同的 T 细胞亚群中与分化相关的基因的增强子甲基化程度差异也较大(Schmidl et al.,2009)。他的研究结果告诉我们,增强子上 CpG 岛的甲基化可能导致增强子活动的减弱。除此之外,也有一些研究表明增强子的甲基化状态与增强功能之间具有一定的关联。例如,糖皮质激素受体可以通过与相关调控元素结合来促进增强子 CpG 岛的去甲基化,最后导致增强子的激活(Wiench et al.,2011)。但对于低 CpG 岛含量的增强子如何参与调控基因则缺乏足够的研究。

16.1.1.4　绝缘子的甲基化

基因中的绝缘子指的是 DNA 上的一类调控元件,可以阻止增强子和启动子的相互作用。最具有代表性的绝缘子即是 CTCF 蛋白所结合的 DNA 序列。有文献报道,CTCF 蛋白可以与 IGF2-H19 区域中的绝缘子序列结合来控制增强子与启动子的相互作用,而这段序列的甲基化则会导致 CTCF 无法与之结合（Bell and Felsenfeld，2000）。此外，还有研究表明，CTCF 结合的绝缘子的甲基化也参与了编码 *CD45* 基因的转录（Shukla et al.，2011）。但是也有实验表明 CTCF 与 CpG 岛缺乏的绝缘子区域结合时并不会受甲基化影响，反而是引发该处的去甲基化（Stadler et al.，2011）。目前，对于绝缘子如何发挥作用仍然没有统一的结论，而且主要的研究都是围绕着 CTCF 结合的绝缘子开展的。因此，更多绝缘子调控方式仍需要去研究探索。

16.1.2　组蛋白修饰

大约 146 个碱基对的 DNA 片段缠绕在每个组蛋白八聚体上（即 2 对组蛋白分子 H2A、H2B、H3、H4），两者共同构成了染色体的最基本单位——核小体（Luger et al.，1997）。核小体上 DNA 分子的起始和终止位点会与组蛋白 H1 结合，起到稳定核小体和增加染色体紧密性的作用（Fyodorov et al.，2018）。大部分染色体中的组蛋白都是在细胞周期中的 S 期发生复制并被整合到新复制的子代染色体上的（Sauer et al.，2018）。编码组蛋白的基因通常是不含内含子的组蛋白基因簇，并且它们的表达通常与转录和翻译水平调控紧密关联。然而也有例外，如少许编码组蛋白的基因位于经典的组蛋白基因簇之外。这一类组蛋白基因往往含有内含子，与一般基因结构差别不大，而且据研究内含子可以调控其转录同分异构体的产生（Talbert and Henikoff，2010）。有意思的是，这些基因的表达与细胞周期无明显关联，它们的分布和循环利用主要受到细胞内特异性伴侣蛋白和染色质重塑复合物的调控。组蛋白的翻译后修饰一般发生在其游离的 N 端，包括甲基化（methylation）、乙酰化（acetylation）、磷酸化（phosphorylation）、单泛素化（monoubiquitination）、类泛素化（sumoylation）、羰基化（carbonylation）、糖基化（glycosylation）、生物素化（biotinylation）、二磷酸腺苷核糖基化（ADPribosylation）、脱亚胺基作用（deimination）、脯氨酸异构化（proline isomerization）、赖氨酸巴豆酰化（lysine crotonylation）、琥珀酰化（succinylation）、乳酰化（lactylation）等。接下来主要从研究较广泛的组蛋白甲基化、乙酰化、泛素化和类泛素化等方面对组蛋白表观遗传修饰进行简要介绍。

16.1.2.1　组蛋白甲基化

组蛋白甲基化修饰过程指的是辅酶 *S*-腺苷甲硫氨酸将甲基转移至组蛋白 H3 和 H4 的赖氨酸和精氨酸残基上。在这一过程中，赖氨酸可以发生单甲基化、双甲基化或者三甲基化三种修饰。总体上来看，精氨酸的甲基化一般作为转录激活信号的标志，而赖氨酸的甲基化功能往往因不同的甲基化位点而有所区别。组蛋白的甲基化调控是一个可逆的过程。精氨酸的甲基化一般是由蛋白质精氨酸甲基转移酶（protein arginine methyltransferase）家族催化，而赖氨酸的甲基化一般是由含 SET 结构域的组蛋白甲基转移酶（histone methyltransferase）来诱导。甲基化的组蛋白可以被组蛋白甲基化阅读器（reader）识别从而引发下游的一系列信号转导与调控。对应的，也存在一类组蛋白甲基化去修饰酶（eraser）可以抵消组蛋白甲基化的作用。组蛋白的甲基化修饰被证实可以调控人的长期记忆与学习。不正常的组蛋白甲基化也被证实可以导致肿瘤的形成、退行性神经疾病和智力障碍等疾病（Jambhekar et al.，2019）。

16.1.2.2　组蛋白乙酰化

组蛋白乙酰化一般发生在可组成核小体的组蛋白的赖氨酸残基上。组蛋白的乙酰化在一些文献中被报道可以通过中和赖氨酸残基的带电电荷以及打开染色质进而激活转录。参与组蛋白乙酰化的酶有组蛋白乙酰基转移酶（histone acetyltransferase）和组蛋白去乙酰化酶（histone deacetylase）。组蛋白乙酰化修饰的识别是由布罗莫结构域（Bromodomain）来识别。到目前为止，组蛋白的乙酰化已被证明与哮喘、慢性阻塞性肺气肿、癌症和一些药物的成瘾性等显著相关（Liu et al.，2018）。

16.1.2.3　组蛋白单泛素化

组蛋白的单泛素化修饰一般发生在组蛋白 H2A 和 H2B 上。单泛素化可以显著改变组蛋白的质量，影响核小体的动力学，促进染色质的转录激活或者抑制。单泛素化除可以直接进行表观遗传学调控以外，还可以促进组蛋白的甲基化进而间接地调控转录这一过程。举个例子，组蛋白 H2B 的单泛素化就可以促进组蛋白 H3 的 4 号位赖氨酸（H3K4）以及 79 号位赖氨酸（H3K79）的三甲基化，从而促进转录激活。参与单泛素化的酶有泛素激活酶 E1、泛素结合酶 E2 以及泛素连接酶 E3。根据目前的研究，组蛋白的单泛素化修饰主要与转录的延长、DNA 损伤的应答和癌症的发生有一定的关系。更多的组蛋白单泛素化位点和受其调控的基因仍有待于被发现（Hicke，2001）。

16.1.2.4　组蛋白类泛素化

类泛素化（sumoylation）同样作为一种组蛋白翻译后的修饰方式，指的是将一个 10kDa 类泛素化分子（small ubiquitin-like modifier）共价连接到蛋白质的赖氨酸残基上。其实，类泛素化与泛素化修饰过程十分相似，也是涉及类泛素激活酶 E1、类泛素结合酶 E2、类泛素连接酶 E3。类泛素化同样也可以通过影响组蛋白修饰的过程来间接地调控 RNA 的转录，例如，类泛素连接酶 E3 中的 AtSIZ1 可以使 CMT3 发生类泛素化从而增加 DNA 的甲基化。再者，组蛋白去乙酰化酶（histone deacetylase 1）也被证实受到类泛素化修饰的调控。类泛素化修饰在病毒感染、1 型糖尿病、阿尔茨海默病和帕金森病等疾病中也发挥着十分重要的作用（Nathan et al.，2006）。

16.1.3　染色质重塑

染色体作为遗传物质的携带者，其发挥作用往往涉及基因组信息的压缩储存与解压获取。这一动态平衡的维持离不开染色质重塑因子。染色质重塑因子通过利用 ATP 水解获得的能量去改变核小体的位置或者结构，进而改变染色质的压缩状态。重塑因子与增强子、启动子和复制起始位点共同调控机体的 DNA 转录、复制、修复和重组。染色质的重塑因子一般都会有以下 5 个特性：①对核小体具有较 DNA 本身更强的亲和力；②可识别组蛋白共价修饰的结构域；③相似的 DNA 依赖的 ATP 酶结构域；④调控 ATP 酶结构域的蛋白质或者其他结构域；⑤与其他转录因子或者染色质相互作用的结构域或蛋白质。目前已知的染色质重塑因子有 SWI/SNF（switching defective/sucrose nonfermenting）家族重塑因子、ISWI（imitation switch）家族重塑因子、CHD（chromodomain, helicase,

DNA binding）家族重塑因子、INO80 家族重塑因子（inositol requiring 80）。染色质的重塑不仅可以调控基因的表达，还可以影响卵细胞的 DNA 复制、修复、凋亡，以及染色体的分离和细胞的多能性等过程。染色质重塑过程若不正常，则会导致癌症、衰老和一些罕见病如 ATRX 综合征（α-thalassemia X-linked mental retardation）（Clapier and Cairns，2009）。

16.1.4　非编码 RNA

非编码 RNA，顾名思义，即不能翻译成蛋白质的一类 RNA，包括转运 RNA（transfer RNA）、核糖体 RNA（ribosomal RNA，rRNA）、微小 RNA（microRNA，miRNA）、小干扰 RNA（small interfering RNA，siRNA）、piRNA（piwi-interacting RNA）、小核仁 RNA（small nucleolar RNA，snoRNA）、小核 RNA（small nuclear RNA，snRNA）、细胞外的 RNA（extracellular RNA）、长链非编码 RNA（long noncoding RNA，lncRNA）、环状 RNA（circular RNA，circRNA）等。尽管如此，也有一些非编码 RNA 被观察到有编码蛋白质的能力。转运 RNA 与核糖体 RNA 主要是参与将 RNA 翻译成蛋白质这一过程，而小核 RNA 的主要功能则是参与前体 RNA 的加工成熟，也有研究表明其具有维持端粒的长度等其他功能。目前认为小核仁 RNA 主要参与核糖体 RNA、转运 RNA 与小核 RNA 的修饰。小干扰 RNA 是一种非编码的双链 RNA，通过完全互补配对的方式来沉默过度表达的目标 mRNA。MiRNA、lncRNA 和 circRNA 这三种非编码 RNA 是近些年来研究比较多的非编码 RNA，大量的研究已将它们影响机体基因发挥功能的机制逐步阐述清楚，接下来将会简要介绍下这三种非编码 RNA 影响表观遗传学调控的机制。

16.1.4.1　miRNA 的表观遗传学调控

miRNA 一般是从前体 miRNA（pri-miRNA）加工形成的、21 ～ 24 个核苷酸长度的 RNA 分子，既可以是前体 miRNA 的 5′ 端，也可是其 3′ 端加载到 AGO（argonaute）蛋白家族上形成 miRISC（miRNA-induced silencing complex）最终发挥作用。该复合物可以通过与 mRNA 的 3′UTR 区部分互补配对从而降低 mRNA 的稳定性，使其降解或者抑制其翻译，最终减少该基因的翻译产物蛋白。每个 miRNA 可以结合许多个不同的 mRNA 的 3′UTR 区，一些 mRNA 的 3′UTR 区也可以被多个 miRNA 调控。经典的 miRNA 与靶向序列的结合通常是其第 2 ～ 8 个核苷酸与靶向序列的严格互补配对，这几个核苷酸也被称为种子区域（seed region），而 miRNA 的靶基因中与种子区域配对的序列前面往往紧挨着一个可以被 AGO 蛋白识别的腺苷酸（adenine opposite miRNA nucleotide 1）。随着研究的增多，这一规律也并不完全适用。不过往往具有经典结构的 mRNA 更容易被 miRNA 调控。也有研究表明 AGO 可通过不依赖 miRNA 与靶基因碱基配对的方式来调控 mRNA 的表达，但这一机制存在较多争议。此外，miRNA 还存在非经典调控方式，有些 miRNA 的前体 miRNA 可以被翻译为多肽从而发挥一些功能，如 miR-22、miR-200a 和 miR-200b 等。部分 miRNA 被报道可以与非 AGO 家族的功能蛋白结合发挥其他的功能，如 miR-328 可以与白血病相关的癌基因 CEBPA 竞争与 hnRNP E2 的结合，从而间接促进 CEBPA 的转录。此外，miRNA 还被证实具有激活某些受体、提高蛋白表达、直接激活基因转录、调控线粒体基因等作用。随着科研技术的不断进步，未来或许有更多其他的 miRNA 作用方式会被发现（Fuertes et al.，2020；Xue et al.，2017）。

16.1.4.2　lncRNA 的表观遗传学调控

lncRNA 即一种长度大于 200 个核苷酸的、不编码蛋白质的 RNA 分子，包括基因间的转录本、增强子 RNA（enhancer RNA）及基因反义链和有义链的部分转录本等。它们通过顺式（*cis*）或者反式（*trans*）的方式调节 RNA 转录及蛋白质和细胞核某些结构域的功能。

lncRNA 顺式调控即其对邻近基因的调控。顺式调控中，有些 lncRNA 是靠自身特异性的序列来调控。这一机制研究最多的是 lncRNA XIST（X-inactive-specific transcript）对 X 染色体上基因表达的沉默。该 lncRNA 含有 6 个重复的结构域，通过聚集在需要沉默的 X 染色体周围，招募 PRC2（polycomb repressive complex 2）和 SHARP（SMART/HDAC1-associated repressor protein）到其重复的结构域。SHARP 可以再招募 SMRT（silencing mediator for retinoid and thyroid hormone receptor）及其共同发挥作用的下游分子 HDAC3（histone deacetylase 3）；最终导致 X 染色体上组蛋白去乙酰化，X 染色体沉默。第二种被发现的 lncRNA 顺式调控机制是 lncRNA 本身的转录即可以沉默其母本基因。例如，lncRNA airn 位于 *Igf2R* 基因的反义链上，其全长覆盖了 *Igf2R* 的编码区。无论怎么改变 lncRNA airn 的编码序列，只要不破坏其与 Igf2r 启动子区域，这样的沉默效应都会持续存在。除此之外，lincRNA1319 可以影响 RNA 聚合酶 II 与邻近基因启动子的结合、染色质的状态、转录因子与启动子和增强子的结合从而调控 Sfmbt2 的表达。第三种目前已知的 lncRNA 的顺式作用机制指的是 lncRNA 序列上含有一些 DNA 调控元件，例如，lincRNA-p21 含有一个 p53 来源的增强子 RNA 序列，从而可以调控 CDKN1A 基因的转录（Kopp and Mendell，2018；Xue et al.，2017；Huarte，2015）。

lncRNA 反式调控与顺式调控相对应，是对非邻近的基因的调控，途径大致也可被分为三类。第一种是 lncRNA 对距其转录位点较远的染色质状态和基因表达的调控，最早被发现可通过此途径来发挥作用的 lncRNA 是 HOTAIR。HOTAIR 是 HOX 家族反义链上的 lncRNA，可以通过招募 PRC2 到 HOXD 附近催化组蛋白 H3 第 27 号位赖氨酸的三甲基化修饰，进而抑制 HOX 家族的转录。第二类调控手段则是通过调控细胞核的结构来调控相关基因的表达。例如，MALAT1（metastasis-associated lung adenocarcinoma transcript 1）是一个 8kb 长度的 lncRNA，在许多脊椎动物的核斑（nuclear speckles）中广泛表达。其可以帮助核斑定位到新生的前体 RNA 中来促进前体 RNA 的加工成熟。最后一种已知的反式调控即是通过直接与特定的蛋白质或者 RNA 相互结合从而发挥调控作用，例如，lncRNA NORAD 可以作为分子诱饵（molecular decoy），其富含可与 RNA 结合蛋白 PUMILIO1 和 PUMILIO2 结合的 PRE（PUMILIO response element）序列，从而阻止这两种蛋白质与其靶向的 mRNA 结合，最终使这些 mRNA 得以正常转录和翻译。另外，很多 lncRNA 也被证实可以通过 ceRNA（competing endogenous RNA）机制来竞争性地与 miRNA 结合，从而保护 miRNA 靶向的 mRNA 不被降解（Huarte，2015）。

尽管 lncRNA 的研究近些年来已经趋于白热化，其几乎被报道参与了各种各样的生命进程和疾病发展过程，但仍有许多 lncRNA 的功能及其可能发挥作用的新途径在不久的将来可能会被发现。

16.1.4.3　circRNA 的表观遗传学调控

circRNA 是一种通过反向剪接形成的环状 RNA 分子。最早发现的环状 RNA 分子是 40 年前发现的类病毒（viroids）的遗传物质。随后，circRNA 的存在在各种各样的生物体中被广泛发现。circRNA 虽然缺乏帽状结构，也缺乏多聚 A 尾，但其主要在细胞质中发挥功能。大多数 circRNA 只包含一个或者多个外显子，但有的 circRNA 既包含外显子也包含内含子，被称为 exon-intron circRNA，有的则仅包含内含子，被称为 ciRNA。后两种 circRNA 主要存在于细胞核内，促进其所在基因本体的转录。circRNA 作为非编码 RNA 的新兴热点，目前已知的发挥功能的主要方式是与 lncRNA 类似的、通过和 miRNA 或者蛋白质结合或者翻译蛋白发挥调节作用。但相较于检测 lncRNA，circRNA 需要多一步验证其环状结构。随着 circRNA 的面纱逐步被揭开，不仅能够丰富疾病发生发展的机制，同时也为新的治疗手段的产生提供了方向（Kristensen et al.，2019）。

16.2　铁死亡中的表观遗传学调节

铁死亡作为一种近年来系统性归类的新型死亡方式，自然也离不开表观遗传学的调节，很多与铁死亡相关的基因都被发现受到各式各样表观遗传学调控。本节接下来将会归纳总结近年来发现的铁死亡中表观遗传学的调节机制。

16.2.1　淋巴细胞特异性解旋酶对铁死亡的表观遗传学抑制

淋巴细胞特异性解旋酶（lymphocyte-specific helicase，LSH）是一种 ATP 依赖的解旋酶，属于 SNF2（sucrose nonfermenting 2）家族的一员，参与了正常细胞的发育和代谢过程，也与癌症的发生发展有一定的关联。Jiang 等（2017）发现 LSH 可以通过影响染色质的修饰相关基因来抑制肺癌的铁死亡，从而促进肺癌发展。LSH 可以使一些组蛋白发生甲基化修饰的改变，包括转录激活修饰 H3K4Me3 的增加、转录抑制信号 H3K27Me3 的减少，这些修饰导致的染色质改变可以促进 WDR76（WD repeat domain 76）招募到包括 SCD1（stearoyl-CoA desaturase 1）和 FADS2（fatty acid desaturase 2）等代谢相关基因的启动子上，进而上调 SCD1 和 FADS2 的表达。SCD1 和 FADS2 的上调可以减少脂质 ROS 和细胞内铁的累积，发挥抑制铁死亡的作用。而 LSH 的上游调控分子则是 EGLN（Egl nine homolog）和 c-Myc，其中 EGLN 可以降解与 LSH 启动子区结合的 HIF-1α，从而可以促进 c-Myc 与 LSH 启动子区结合，增加 LSH 的转录和表达。此外，Tesfay 等（2019）的研究表明除了上述机制，SCD1 还可以增加辅酶 Q_{10}（coenzyme Q-binding protein 10）这种细胞内抗氧化剂的的合成来抑制细胞发生铁死亡（Tesfay et al.，2019）。因此，靶向 LSH 也许可以作为一种抗癌治疗的新方法。

16.2.2　去泛素化酶可以促进铁死亡的发生

去泛素化酶（deubiquitinase）是一种常见的抑癌基因，在葡萄膜黑色素瘤（uveal melanoma）、肾细胞癌（renal cell carcinoma）、间皮瘤（mesothelioma）和胆管癌（cholangiocarcinoma）等癌症中都呈现出表达下调（Carbone et al.，2013）。BAP1（BRCA1-associated protein）可以在细胞核中编码去泛素化酶。Zhang 等（2018b）对 BAP1 的研究指出其可以减少染色质上组蛋白 H2A 的泛素化。H2A 的去泛素化会减少泛素化的 H2A 与胱氨酸/谷氨酸反向转运子编码基因 *SLC7A11* 的启动子结合，通过此种途径抑制 *SLC7A11* 的表达，导致细胞发生胱氨酸饥饿，最终发生铁死亡。有意思的是，该篇研究同时也发现泛素化连接酶 PRC1 虽然可以增加组蛋白 H2A 的单泛素化，增加其与 SLC7A11 启动子区的结合，其功能也是抑制 SLC7A11 的表达，促进铁死亡。这也说明组蛋白 H2A 泛素化的动态调节对癌细胞中 SLC7A11 表达的调节和铁死亡调控具有十分重要的作用。相反，Liu 等（2019）发现了一种去泛素化酶 OTUB1，可以通过介导 SLC7A11 的去泛素化来增加其稳定性。癌细胞中的 OTUB1 往往处于高表达状态以避免发生铁死亡。而 OTUB1 与 SLC7A11 的相互作用又受到 CD44 分子的共同调控。

　　另外一个组蛋白的表观遗传学修饰，即组蛋白 H2B 第 120 号赖氨酸的单泛素化（H2Bub1），也被报道与铁死亡的调控紧密相关。H2Bub1 被认为是转录激活的一个表观遗传学标记。H2Bub1 可以负向调控肿瘤细胞的 Warburg 效应和肿瘤的形成。例如，H2Bub1 可以通过调控糖酵解的关键限速酶丙酮酸激酶（pyruvate kinase M2，PKM2）来调控线粒体内氧化磷酸化过程（Jing et al.，2020）。有意思的是，Wang 等（2019c）发现肺癌细胞系 H1299 和肝癌细胞系 Hep3B 在 erastin 处理 24h 后，p53 可以通过促进去泛素化酶 USP7 的核内转移来减少 H2Bub1 修饰。H2Bub1 修饰的减少则会使得其 *SLC7A11* 基因的调控区域结合减少，进而减少 SLC7A11 的表达，达到促进铁死亡的作用。以上这些研究为蛋白质的去泛素化对铁死亡的调节提供了新的、有力的证据。

16.2.3　BRD4 与铁死亡的表观遗传学调控

　　BRD4（bromodomain-containing protein 4）蛋白是 BET（bromodomain and extraterminal domain）家族的一员。Bromodomain 结构包含 4 个由多个环状区域分开的 α 螺旋结构，其可以识别乙酰化位点并招募转录因子来发挥表观遗传学调节作用。BET 家族可以促进癌细胞发生发展早已经被报道过。Sui 等（2019）在一篇研究报告中介绍了 BRD4 与铁死亡也有着密不可分的关系。由于 BRD4 的癌组织广泛高表达，且其高表达可以预示较差的预后，这促使作者探究其可能的机制。通过用 JQ1 来特异性地抑制 BRD4 的表达，不论是小鼠腋下成瘤实验还是细胞系实验均证实了 JQ1 可以诱导肺腺癌和三阴性乳腺癌发生铁死亡。ROS 和胞内铁的增加以及 ferrostatin-1 的拯救实验更好地论证了这一点。深入研究其机制发现，JQ1 可以抑制组蛋白甲基转移酶（histone methyltransferase）G9 和促进组蛋白去乙酰化酶（histone deacetylase）SIRT1 的表达，从而抑制 BRD4 的表达，减少其对 GPx4、SLC7A11、SLC3A2 以及铁自噬（ferritinophagy）相关基因的激活，最终达到诱发癌细胞铁死亡的目的。

16.2.4　组蛋白去甲基化酶 KDM3B 与铁死亡表观遗传学调控

　　Wang 等（2020）报道了 KDM3B（lysine demethylase 3B）参与第一类铁死亡诱导剂 erastin 诱导的铁死亡。KDM3B 是一种组蛋白去甲基化酶，可以催化组蛋白 H3 的第 9 号赖氨酸的去甲基化。该篇研究通过测序结果发现 KDM3B 可以强力抑制 erastin 而不是 Rsl-3 诱发的铁死亡。有意思的是，该篇文章显示 KDM3B 的稳定过表达并没有增加 H3

第 9 号赖氨酸的去甲基化，也并没有深究具体的原因。此后只是论证了 KDM3B 可以与 ATF4 协同增加 SLC7A11 的启动子区的活化，也可拮抗 p53 对 SLC7A11 的抑制。有趣的是，作者并没有深究 KDM3B 如何与 p53 以及 ATF4 来作用，具体调控的上下游关系也并没有说清楚。因此，还需要更多的实验来论证 KDM3B 调控铁死亡的机制。

16.2.5　硒元素与铁死亡的表观遗传学调控

硒是人体所必需的一种重要元素，对于维持机体的健康和安全息息相关。硒蛋白（selenoprotein）是一种含硒的蛋白质，主要的硒蛋白都含有硒代半胱氨酸（selenocysteine）氨基酸残基，例如，机体主要抗氧化蛋白谷胱甘肽过氧化物酶（glutathione peroxidase）家族和硫氧化还原蛋白还原酶（thioredoxin reductase，TrxR/TXNRD）家族都属于硒蛋白。正如前文所提及的，GPx4 是铁死亡的一种强力保护酶，其表达可以受到硒元素的调控。Alim 等（2019）发现了硒元素的补充可以促进转录因子 TFAP2c 和 Sp1 与 GPx4 启动子区在不同的时间段结合，增加 GPx4 的转录，减少神经元细胞发生铁死亡。该作者通过小鼠颅内出血模型脑室内注射硒和细胞实验，从体内和体外论证了硒元素在铁死亡中的表观遗传学调控意义。这也为脑卒中的治疗提供了一种可行的治疗方向，但仍然需要更多的实验来进行转化。

16.2.6　miRNA 与铁死亡

miRNA 的主要作用机制前文已经提及，主要通过调控 3′UTR 区来负向调控靶基因的表达。迄今为止，已经有很多 miRNA 被证实可以通过调控胱氨酸代谢、脂质代谢、铁代谢通路来影响机体的氧化还原平衡。我们将对这些调控铁死亡的 miRNA 进行简要介绍（表 16-1）。

表 16-1　调控铁死亡相关基因的 miRNA

机制	miRNA	靶点	影响的疾病或其他过程	参考文献
（半）胱氨酸转运	miR-26b	SLC7A11	乳腺癌	Liu et al.，2011
	miR-27a		膀胱癌细胞顺铂耐药性	Drayton et al.，2014
	miR-375		口腔鳞状细胞癌	Wu et al.，2017a
转硫作用	miRNA-6852	CBS	肺癌	Wang et al.，2019b
谷胱甘肽合成	miR-433	GCL	血管内皮细胞纤维化	Espinosa-Diez et al.，2015
谷胱甘肽的利用	miR-514	GPX4	肝癌	Xu et al.，2020
谷氨酰胺的分解	miR-137	SLC1A5	黑色素瘤	Luo et al.，2018
	miR-593	SLC38A1	肝癌	Yang et al.，2016
	miR-150		肺纤维化	Yang et al.，2020
	miR-16	GSL2	膀胱癌	Li et al.，2015
	miR-103a		胃癌	Niu et al.，2019
	miR-9	GOT1	胰腺癌与黑色素瘤	Zhang et al.，2018；Wang et al.，2019a

续表

机制	miRNA	靶点	影响的疾病或其他过程	参考文献
脂质合成	miR-34a	ACSL4	结直肠癌与主动脉狭窄	Kaller et al.，2011；Ooi et al.，2017
	miR-548		肝癌	Zhou and Hussain，2017
	miR-205		肝癌	Cui et al.，2014
	miR-347		局灶性大脑缺血	Gubern et al.，2013
	miR-224		小鼠脂肪合成	Peng et al.，2013
	miR-17-92 簇	A20	血管内皮细胞铁死亡	Xiao et al.，2019a
脂质氧化	miR-106a	12-LOX 和 15-LOX	糖尿病周围性神经病变小鼠模型	Wu et al.，2017b
	miR-522	15-LOX	胃癌	Zhang et al.，2020a
	miR-219	5-LOX	炎症	Fredman et al.，2012
	miR-19a		炎症与免疫	Busch et al.，2015
	miR-125b			
	miR-216a		结肠癌	Wang et al.，2018
铁代谢	miR-7	TFR1	胰腺癌	Miyazawa et al.，2018
	miR-141			
	miR-320		白血病	Schaar et al.，2009
	miR-210		乳腺癌	Yoshioka et al.，2012
	miR-152		肝癌	Kindrat et al.，2016
	miR-148a		肝癌	Babu and Muckenthaler，2019
	let-7d	DMT1	白血病	Andolfo et al.，2010
	miR-29a	IREB2	衰老	Ripa et al.，2017
	miR-485	FPN	白血病与肝癌	Sangokoya et al.，2013
	miR-20		非小细胞肺癌	Babu and Muckenthaler，2016
	miR-200b	FTH1	乳腺癌	Ryu et al.，2011
其他	miR-144	NRF2	急性髓系白血病与镰状细胞贫血	Liu et al.，2011
	miR-153		大脑缺血性损伤	Liu et al.，2014；Narasimhan et al.，2014；Ji et al.，2017
	miR-365a		肺癌	Gai et al.，2020
	miR-28		乳腺癌	Yang et al.，2011
	miR-93		乳腺癌	Singh et al.，2013
	miR-212	COX-2	创伤性脑损伤	Xiao et al.，2019b
	miR-4715	AURKA	上消化道肿瘤	Gomaa et al.，2019

16.2.6.1 miRNA 与胱氨酸代谢

胱氨酸的摄入与铁死亡息息相关。细胞膜上负责转运胱氨酸的蛋白质叫做胱氨酸/谷氨酸反向转运体，是由 SLC7A11 与 SLC3A2 共同组成的蛋白质。胱氨酸通过该转运子与谷氨酸交换进入细胞内，进而被还原为半胱氨酸合成谷胱甘肽。不论是将培养基的（半）胱氨酸消耗完毕，还是使用药物如 erastin、sulfasalazine 和 sorafenib，都可以通过抑制 SLC7A11 的表达来促进铁死亡的发生。Liu 等（2011）发现 SLC7A11 在乳腺癌细胞系和临床样本中都上调，而 miR-26b 则会下调。miR-26b 的过表达可以直接抑制 SLC7A11 在乳腺癌细胞系中的表达。Drayton 等（2014）则发现顺铂（cisplatin）耐药的膀胱癌细胞存在着 SLC7A11 的表达增加，miR-27a 则表达降低。miR-27a 的过表达或者 SLC7A11 表达敲低都可以增加膀胱癌细胞系对顺铂的敏感性。此外，miR-375 曾被报道可以通过调控 ErbB2、YAP1、ATG7、PDK1 等分子来影响凋亡、自噬和坏死等重要的生物学进程。有意思的是，Wu 等（2017a）发现 miR-375 也可以直接调控 SLC7A11 的表达，只是该篇文章中发现 miR-375 的过表达和 SLC7A11 表达的敲低影响的是口腔鳞状细胞癌的增殖、转移、细胞周期阻滞和凋亡，并未探究铁死亡，考虑到 miR-375 靶点很多，与多种生理过程有关，不同癌症特点也不一样，作者也没有研究其是否影响铁死亡表型，因此仍需要进一步的实验来探究其在口腔鳞状细胞癌中的具体作用机制（Wu et al.，2017a）。当胱氨酸供给缺乏时，很多癌细胞可以上调转硫作用相关的酶，如胱硫醚-β-合成酶（CBS）和胱硫醚-γ-裂解酶，从而以甲硫氨酸为原料合成半胱氨酸。miRNA-6852 可以直接降低 CBS 的翻译表达抑制半胱氨酸的合成，从而促进肺癌细胞铁死亡。

进入细胞内的胱氨酸被还原成半胱氨酸以后，可以在谷氨酸半胱氨酸连接酶（glutamate-cysteine ligase，GCL）和谷胱甘肽合成酶（GSH synthetase）的作用下合成 GSH。GCL 是此反应中的限速酶，是由具有催化活性的部分（catalytic subunit，GCLC）和调节作用的部分（modulatory subunit，GCLM）组成的异二聚体。miR-433 被证实可以在内皮细胞直接抑制 GCLC 和 GCLM 的合成来抑制 GSH 的从头合成，促进其纤维化这一病理过程（Espinosa-Diez et al.，2015）。GPx4 是依赖 GSH 来保护细胞免受铁死亡的关键酶，有趣的是，其 3′UTR 区仅仅含有 263 个碱基，也许是因为比较短，目前发现可以直接调控 GPx4 的 miRNA 仅有肝癌细胞中的 miR-514（Xu et al.，2020）。

16.2.6.2 miRNA 与谷氨酰胺的分解

谷氨酸与谷氨酰胺的代谢过程也可以调控铁死亡。谷氨酰胺的分解（glutaminolysis）可以为三羧酸循环和脂质的合成提供原料。抑制谷氨酰胺的分解过程可以减少细胞膜脂质的合成，由于可被过氧化的底物减少，铁死亡也随之受到抑制。SLC1A5/SLC38A1 异二聚体是细胞内介导谷氨酰胺运输的转运子。miR-137 可以直接抑制黑色素瘤中 SLC1A5 的表达负向调控铁死亡（Luo et al.，2018）。而肝癌细胞系 HepG2 中 SLC38A1 则可以被 miR-593 抑制（Yang et al.，2016b）。在肺纤维化的过程中，miR-150 也被报道可以直接调控 SLC38A1（Yang et al.，2020）。转运进细胞内的谷氨酰胺会被谷氨酰胺酶 2（GLS2）催化转换成谷氨酸。然后谷氨酸再由天冬氨酸转氨酶（GOT1）转换为 α-酮戊二酸，后者可以促进 ROS 的累积，但具体机制未被完全阐述清楚。在膀胱癌细胞系中的一系列实验证实了 GSL2 可以被 miR-16 调控，GSL2 在胃癌中则被证实可被 miR-103a 调控（Niu et al.，2019；Li et al.，2015）。GOT1 在胰腺癌细胞系和黑色素瘤中被证实可以被 miR-9 直接调控（Wang et al.，2019a；Zhang et al.，2018a）。

16.2.6.3 miRNA 与脂质的代谢与氧化

ACSL4（acyl-CoA synthetase long-chain family member 4）和 LPCAT3（lysophosphatidylcholine acyltransferase 3）这两个分子已经被报道过可以通过调控多聚不饱和脂肪酸磷脂的合成和重塑来促进铁死亡（Doll et al.，2017）。几位学者通过细胞实验和小鼠实验相继证实 miR-34a 可以在结直肠癌和主动脉狭窄疾病模型中直接调控 ACSL4 的表达（Ooi et al.，2017；Kaller et al.，2011）。此外，还有很多可以调控 ACSL4 表达的 miRNA 相继被发现，例如，肝癌细胞中 miR-205 和 miR-548 都被证实可以直接作用于 ACSL4 来减少脂质的合成（Zhou and Hussain，2017；Cui et al.，2014）。在神经元细胞中，miR-347 也通过调控 ACSL4 参与了其脂质的合成，还有小鼠 3T3-L1 细胞系的脂肪形成终末分化阶段也是受 miR-224-ACSL4 通路调控的（Gubern et al.，2013；Peng et al.，2013）。一篇研究血管内皮细胞死亡的文章通过免疫共沉淀技术发现锌指蛋白 A20 可以直接促进 ACSL4 的表达，而 miR-17-92 簇则可以负向调控锌指蛋白 A20，进而增加血管内皮细胞对铁死亡诱导剂 erastin 的敏感性（Xiao et al.，2019a）。但对于 LPCAT3 分子，目前尚未有实验证实有可以调控其表达的 miRNA 分子，探索其上游可能的 miRNA 调控仍值得进一步研究。

前面已经讲过 LOX 家族可以催化脂肪的氧化，促进铁死亡。糖尿病周围性神经病变（DPN）小鼠模型中 MDA、12-LOX 和 15-LOX 与 miR-106a 变化呈负相关，miR-106a 可以通过直接靶向 12-LOX 和 15-LOX 调控 DPN 小鼠的铁死亡（Wu et al.，2017b）。另外一篇研究表明肿瘤微环境中胃癌相关的成纤维细胞可以通过分泌包含 miR-522 的外泌体来抑制肿瘤 15-LOX 的表达，保护胃癌细胞免受铁死亡（Zhang et al.，2020a）。5-LOX 作为 LOX 家族的一员，也与膜脂质的氧化过程息息相关，同时其也参与了白三烯的生物合成。到目前为止已发现的调控有：miR-219 可以调控巨噬细胞中 5-LOX 的表达，miR-19a 与 miR-125b 可以调控 T 淋巴细胞中该酶的表达（Busch et al.，2015；Fredman et al.，2012）。有意思的是，尽管结肠癌细胞中 miR-216a 可以负向调控 5-LOX，但是其过表达可以抑制结肠癌细胞系的增殖。这可能是因为该篇研究中 miR-216a 可同时靶向环氧化酶（COX-2）与 5-LOX 的 3′UTR 区，而且 5-LOX 参与合成的白三烯可以促进肿瘤的发展，最终表现出来 miR-216a 可以抑制肿瘤生长（Wang et al.，2018）。

16.2.6.4 miRNA 与铁代谢

除了靶向脂质氧化与脂质抗氧化过程，靶向铁代谢相关的 miRNA 也可以影响铁死亡这一过程。例如，在胰腺癌中，miR-7 和 miR-141 可以通过结合 *TFR1* 基因的铁应答元件来抑制转铁蛋白受体蛋白 1（TfR1）的合成，阻断铁离子进入细胞内（Miyazawa et al.，2018）。在 HL-60 人白血病细胞中，miR-320 则被验证过可以调控 TfR1 的蛋白质水平（Schaar et al.，2009）。而缺氧条件下，人乳腺癌细胞系中 miR-210 会上调，使 TfR1 的表达减少（Yoshioka et al.，2012）。TCGA 肝癌数据库中 miR-152 与 TfR1 表达呈负相关，而这一反向调控关系也被相关学者在肝癌细胞系中证实了（Kindrat et al.，2016）。此外，肝癌细胞系中 miR-148a 也被报道可以直接调控 TfR1 的表达（Babu and Muckenthaler，2019）。除了影响铁元素的输入外，调节铁代谢、铁输出和铁储备的

miRNA 也被证实与铁死亡紧密相关。红细胞和白血病细胞系 K562 中的 miRNA Let-7d 可以靶向 DMT1 来减少内体中亚铁离子进入细胞质的 LIP，引发功能性缺铁（Andolfo et al.，2010）。MiR-29a 被证实可以与 IREB2 的 3′UTR 区结合，减少细胞对缺铁的应答，进而保护神经元免受氧化应激引发的损害（Ripa et al.，2017）。对于机体内铁的运输，如前面介绍铁死亡标志中提及的，最重要的就是 FPN。MiR-485 与 miR-20 可以降低 FPN 的表达，减少细胞内多余铁的运出，只是尚未有研究继续研究铁死亡与这两条 miRNA 的关系，而且 miR-20 还可通过细胞内铁促进非小细胞肺癌的增殖（Babu and Muckenthaler，2016；Sangokoya et al.，2013）。这可能是因为除了与铁死亡有关，铁也是很多肿瘤所需要的重要微量元素。最后是铁的储存相关的 miRNA 的调控，最重要的储铁蛋白 ferritin 由重链（FTH1）和轻链（FTL）共 24 个亚单元构成。储铁蛋白可以与铁元素结合防止 LIP 中的铁对细胞造成损害。在具有间充质表型的乳腺癌细胞系 Hs578T、BT549 和 MDA-MB-231 中，miR-200b 呈现出低表达，且人为提高 miR-200b 的表达可以显著降低 FTH1。有意思的是，miR-200b 尽管没有 FTL 的结合位点，却也能降低其表达，而且其还可以降低锌元素的表达（Ryu et al.，2011）。具体的机制以及两者之间是否存在关联仍需要进一步的实验来进行证明。

16.2.6.5　miRNA 与其他铁死亡相关的基因

前面主要讲述了 miRNA 对三个经典的铁死亡标志中某一条的调控。而 Nrf2 作为 GPx4、SLC7A11、FTH1、HMOX1 和 NQO1 多个铁死亡相关基因的上游分子，很多 miRNA 也被证实可以通过调控其表达来影响铁死亡通路。第一个被发现的可调控 Nrf2 的 miRNA 叫做 miR-144。该 miRNA 与 Nrf2 的 3′UTR 区有两个结合位点，在人髓系白血病细胞系 K562 和镰状细胞贫血患者来源的红细胞中下调 Nrf2 分子的表达，损害细胞对氧化应激的耐受能力（Liu et al.，2011）。MiR-144 和 miR-153 还被发现在大鼠缺血性脑损伤的海马体中上调，降低 Nrf2 的表达（Liu et al.，2014）。另外一篇研究证实，过氧化氢处理过的神经纤维母细胞瘤细胞系中，miR-153 与 Nrf2 呈负向调控关系（Narasimhan et al.，2014）。MiR-153 在缺血再灌注损伤神经细胞培养模型（即糖与氧缺乏条件下培养再恢复）中被进一步证实可以下调 Nrf2，促进神经细胞氧化损伤（Ji et al.，2017）。肺癌细胞中的 miR-365a 可以靶向下调 Nrf2 的表达，增加肺癌细胞对铁死亡的敏感性（Gai et al.，2020）。在乳腺癌细胞系和 17β-雌二醇诱导的大鼠乳腺癌模型中，miR-28 和 miR-93 也分别被证实可以直接调控 Nrf2 的表达（Singh et al.，2013；Yang et al.，2011）。还有学者发现 miR-212 可以通过靶向 COX-2 来抑制创伤性脑损伤神经元细胞的铁死亡（Xiao et al.，2019b）。AURKA（aurora kinase A）也被报道可以作为 GPx4 的上游发挥抑制铁死亡的作用，并且受到 miR-4715 的直接调控，只是作者并未去验证 AURKA 具体如何调控 GPx4，这仍有待于更多的研究（Gomaa et al.，2019）。

16.2.7　lncRNA、circRNA 与铁死亡

前面已经简单介绍了 lncRNA 与 circRNA 常见的表观遗传学调节方式，例如，直接与 DNA、RNA 或者蛋白质结合来影响染色质的结构、转录和翻译等过程。尽管对于可以调节铁死亡的 lncRNA 和 circRNA 的研究相对较少，但仍有一些 lncRNA 和 circRNA

被证明与铁死亡发生紧密关联，下面将简要总结它们如何在铁死亡的过程中发挥调节功能。LncRNA ZFAS1 可以通过竞争性结合 miR-150-5p 来保护其靶向的 SLC38A1 降解，进而通过促进脂质合成原料谷氨酰胺的运输来促进肺纤维化和铁死亡的发生（Yang et al.，2020）。在肺癌的发生发展过程中，LINC00336 作为上文提及的 LSH 的下游分子，通过 LSH-p53-ELAVL1-LINC00336-miR-6852-CBS（cystathionine-β-synthase）轴，发挥内源性竞争与 miR-6852 结合的作用，减少半胱氨酸合成中重要酶 CBS 的降解，从而抑制肺癌细胞的铁死亡并促进其发展（Wang et al.，2019b；Zhu et al.，2019）。另外一篇关于肺癌的研究告诉我们，LncRNA p53RRA 可以与 p53 竞争同 Ras G3BP1（GTPase-activating protein-binding protein 1）的结合，使 p53 更多地留在细胞核内促进 p53 野生型癌症的铁死亡（Mao et al.，2018）。还有一篇关于肺癌的研究发现，包含 lncRNA MT1DP 的叶酸修饰的脂质体可以通过 MT1DP-miR-365a-NRF2 轴发挥稳定 miR-365a 的作用，从而降低 Nrf2 的表达，增加肺癌细胞对 erastin 的敏感性（Gai et al.，2020）。而肝癌细胞系在经过第一类铁死亡诱导剂 erastin 处理后，其 lncRNA GABPB1-AS1 可以显著上调并抑制 GABPB1 编码的过氧化物酶 5（PRDX5）的表达，降低肝癌细胞系抗氧化能力，诱发铁死亡，并且肝癌患者 GABPB1-AS1 的高表达或者 GABPB1 的低表达在临床样本中表现出更好的预后（Qi et al.，2019）。对于缺血再灌注损伤中铁死亡的调控，lncRNA PVT1 可以通过 miRNA 海绵的吸附作用，减少 miR-214 与 TfR1 和 p53 的结合来促进铁死亡这一过程。

除了上述 lncRNA 外，少数 circRNA 分子也被发现直接参与了各种疾病模型中铁死亡的进程，进而影响这些疾病的发生发展。胃癌中 circ_0008035 可以通过吸附 miR-599 减少真核起始因子 4A1（EIF4A1）的降解来抑制肿瘤凋亡和铁死亡，只是此研究中并未继续深入探索具体哪一种死亡比重更大，以及具体的下游分子，这仍值得今后进一步探索（Li et al.，2020）。类似的还有一篇关于结直肠癌的研究，文章表明癌基因 circAB-CB10-miR-326-CCL5 信号通路在抑制该癌症的铁死亡和凋亡过程中具有重要意义，为结肠癌的治疗提供了新的靶点（Xian et al.，2020）。用索拉非尼（Sorafenib）和 erastin 处理肝癌细胞系后，circRNA cIARS 会显著上调，作者证实了其可以通过下调 RNA 结合蛋白 ALKBH5，减少该 RNA 结合蛋白对铁自噬的抑制从而使铁死亡顺利发生（Liu et al.，2020b）。另外，在肝癌和神经胶质瘤中分别有 circIL4R-miR-541-GPx4 和 circ TTBK2-miR-761-ITGB8 抑制铁死亡、促进癌症的进展（Xu et al.，2020；Zhang et al.，2020b）。总体来看，lncRNA 和 circRNA 对铁死亡调控的研究相对较少，且发现的主要作用方式还是作为 miRNA 的上游，这方面仍有大量的未知空间值得去探究。

16.2.8　生物信息学发现的铁死亡表观遗传学调控

一篇来自 Zhang 等（2020d）发表的论文发现 GPx4 不仅在 TCGA（The Cancer Genome Atlas）数据库的癌组织中高表达，而且与癌症的预后负相关。同时他们发现 TCGA 数据库中癌细胞 GPx4 整体上呈现出较低的 DNA 甲基化，以及上游较高的 H3K4me3 和 H3K27ac 修饰，但该研究并未通过实验论证，仍需要实验证实该生物信息学分析的结果。另外一篇来自 Zhang 等（2020c）的生物信息学分析表明 TCGA 数据库中的 14 种癌症呈现出铁离子调节基因的失调，并且这与不正常的 DNA 甲基化显著相关，如转铁蛋白受体 2（transferrin receptor 2）。此外,很多铁代谢调控基因与这些肿瘤患者的生存显著相关。然而,作者并未就这一点展开实验证明,只是在临床癌与癌旁的样本中验证了这些基因的表达差异,不过这为以后表观遗传学对铁死亡调控的研究提供了一种思路。Angius 等（2019）通过对 8 对结直肠癌与癌旁组织的 miRNA 芯片和全转录组测序发现,20 条 miRNA 和 25 条其靶向 mRNA 具有显著差异,且通路富集分析发现这些基因与铁死亡显著相关。尽管该作者并没有聚焦在铁死亡,但具体哪些 miRNA 调控铁死亡、怎样调控铁死亡仍值得未来去论证。类似的,Liu 等（2020a）通过 miRNA 芯片发现,concanavalin A 诱导的小鼠自生免疫性肝炎模型中表达变化最显著的 49 条 miRNA 分子预测可调控的靶蛋白分子也在铁死亡通路中富集,只是作者并未通过实验加以证明,这些也值得以后学者们进一步去探索。有意思的是,一篇对 XAV939 处理的非小细胞肺癌细胞系的测序与生物信息学研究发现,尽管 XAV939 可以促进肺癌细胞系凋亡,其差异表达的 lncRNA 很多都富集在铁死亡通路上,遗憾的是,作者并未因此去检测铁死亡通路,因此这个药物是否能引发铁死亡仍需要进一步研究（Yu et al.,2019）。

16.3　总结与展望

总体来看,铁死亡的过程离不开脂质氧化、铁和抗脂质氧化三者之间的关系。对脂质的研究都是围绕着脂质合成、脂质储存、脂质利用和脂质过氧化相关基因开展的。对于铁元素的研究则是围绕着铁的摄入、储存、利用和运输相关基因开展的。而对于脂质氧化的保护方式,目前发现的主要有 GSH 系统和 CoQ 系统,可以调控 GSH 和 CoQ 或其底物合成相关的基因很多也被证实与铁死亡息息相关。此外,铁自噬、谷氨酰胺的代谢过程、转硫作用等实际上还是通过影响铁、脂质合成和抗氧化系统来影响铁死亡。尽管近年来铁死亡的研究越来越热门也越来越深入,更多的疾病也被证明与铁死亡有千丝万缕的关系,但相对而言,这些调控铁死亡基因背后的表观遗传学机制仍研究得不够充分,可参考的文献也相对有限。相信随着接下来科学界对铁死亡了解的逐渐加深,会有更多的学者将目光投向铁死亡表观遗传学这一方向。

参 考 文 献

Alim I, Caulfield J T, Chen Y, et al. 2019. Selenium drives a transcriptional adaptive program to block ferroptosis and treat stroke. Cell, 177(5): 1262-1279 e1225.

Andolfo I, De Falco L, Asci R, et al. 2010. Regulation of divalent metal transporter 1 (DMT1) non-IRE isoform by the microRNA Let-7d in erythroid cells. Haematologica, 95(8): 1244-1252.

Angius A, Uva P, Pira G, et al. 2019. Integrated analysis of miRNA and mRNA endorses a twenty miRNAs signature for colorectal carcinoma. Int J Mol Sci, 20(16): 4067.

Babu K R, Muckenthaler M U. 2016. miR-20a regulates expression of the iron exporter ferroportin in lung cancer. J Mol Med (Berl), 94(3): 347-359.

Babu K R, Muckenthaler M U. 2019. miR-148a regulates expression of the transferrin receptor 1 in hepatocellular carcinoma. Scientific Reports, 9(1): 1518.

Bell A C, Felsenfeld G. 2000. Methylation of a CTCF-dependent boundary controls imprinted expression of the Igf2 gene. Nature, 405(6785): 482-485.

Bhutani N, Brady J J, Damian M, et al. 2010. Reprogramming towards pluripotency requires AID-dependent DNA demethylation. Nature, 463(7284): 1042-1047.

Busch S, Auth E, Scholl F, et al. 2015. 5-lipoxygenase is a direct target of miR-19a-3p and miR-125b-5p. J Immunol, 194(4): 1646-1653.

Carbone M, Yang H, Pass H I, et al. 2013. BAP1 and cancer. Nat Rev Cancer, 13(3): 153-159.

Clapier C R, Cairns B R. 2009. The biology of chromatin remodeling complexes. Annu Rev Biochem, 78: 273-304.

Cokus S J, Feng S, Zhang X, et al. 2008. Shotgun bisulphite sequencing of the Arabidopsis genome reveals DNA methylation patterning. Nature, 452(7184): 215-219.

Cui M, Xiao Z, Sun B, et al. 2014. Involvement of cholesterol in hepatitis B virus X protein-induced abnormal lipid metabolism of hepatoma cells via up-regulating miR-205-targeted ACSL4. Biochem Biophys Res Commun, 445(3): 651-655.

Doll S, Proneth B, Tyurina Y Y, et al. 2017. ACSL4 dictates ferroptosis sensitivity by shaping cellular lipid composition. Nat Chem Biol, 13(1): 91-98.

Drayton R M, Dudziec E, Peter S, et al. 2014. Reduced expression of miRNA-27a modulates cisplatin resistance in bladder cancer by targeting the cystine/glutamate exchanger SLC7A11. Clinical Cancer Research, 20(7): 1990-2000.

Espinosa-Diez C, Fierro-Fernández M, Sánchez-Gómez F, et al. 2015. Targeting of gamma-glutamyl-cysteine ligase by miR-433 reduces glutathione biosynthesis and promotes TGF-β-dependent fibrogenesis. Antioxid Redox Signal, 23(14): 1092-1105.

Farthing C R, Ficz G, Ng R K, et al. 2008. Global mapping of DNA methylation in mouse promoters reveals epigenetic reprogramming of pluripotency genes. PLoS Genet, 4(6): e1000116.

Fredman G, Li Y, Dalli J, et al. 2012. Self-limited versus delayed resolution of acute inflammation: temporal regulation of pro-resolving mediators and microRNA. Scientific Reports, 2: 639.

Fuertes T, Ramiro A R, de Yebenes V G. 2020. miRNA-based therapies in B cell non-hodgkin lymphoma. Trends Immunol, 41(10): 932-947.

Fyodorov D V, Zhou B R, Skoultchi A I, et al. 2018. Emerging roles of linker histones in regulating chromatin structure and function. Nat Rev Mol Cell Biol, 19(3): 192-206.

Gai C, Liu C, Wu X, et al. 2020. MT1DP loaded by folate-modified liposomes sensitizes erastin-induced ferroptosis via regulating miR-365a-3p/NRF2 axis in non-small cell lung cancer cells. Cell Death Dis, 11(9): 751.

Gomaa A, Peng D, Chen Z, et al. 2019. Epigenetic regulation of AURKA by miR-4715-3p in upper gastrointestinal cancers. Scientific Reports, 9(1): 16970.

Gubern C, Camós S, Ballesteros I, et al. 2013. miRNA expression is modulated over time after focal ischaemia: up-regulation of miR-347 promotes neuronal apoptosis. Febs J, 280(23): 6233-6246.

Hahn M A, Wu X, Li A X, et al. 2011. Relationship between gene body DNA methylation and intragenic H3K9me3 and H3K36me3 chromatin marks. PloS one, 6(4): e18844.

Hicke L. 2001. Protein regulation by monoubiquitin. Nat Rev Mol Cell Biol, 2(3): 195-201.

Holliday R, Pugh J E. 1975. DNA modification mechanisms and gene activity during development. Science, 187(4173): 226-232.

Huarte M. 2015. The emerging role of lncRNAs in cancer. Nat Med, 21(11): 1253-1261.

Jambhekar A, Dhall A, Shi Y. 2019. Roles and regulation of histone methylation in animal development. Nat Rev Mol Cell Biol, 20(10): 625-641.

Ji Q, Gao J, Zheng Y, et al. 2017. Inhibition of microRNA-153 protects neurons against ischemia/reperfusion injury in an oxygen-glucose deprivation and reoxygenation cellular model by regulating Nrf2/HO-1 signaling. J Biochem Mol Toxicol, 31(7). doi: 10.1002.

Jiang Y, Mao C, Yang R, et al. 2017. EGLN1/c-Myc Induced Lymphoid-Specific Helicase Inhibits Ferroptosis through Lipid Metabolic Gene Expression Changes. Theranostics, 7(13): 3293-3305.

Jing Y Y, Cai F F, Zhang L, et al. 2020. Epigenetic regulation of the Warburg effect by H2B monoubiquitination. Cell Death Differ, 27(5): 1660-1676.

Kaller M, Liffers S T, Oeljeklaus S, et al. 2011. Genome-wide characterization of miR-34a induced changes in protein and mRNA expression by a combined pulsed SILAC and microarray analysis. Mol Cell Proteomics, 10(8): M111. 010462.

Kelly T K, Miranda T B, Liang G, et al. 2010. H2A. Z maintenance during mitosis reveals nucleosome shifting on mitotically silenced genes. Mol Cell, 39(6): 901-911.

Kindrat I, Tryndyak V, de Conti A, et al. 2016. MicroRNA-152-mediated dysregulation of hepatic transferrin receptor 1 in liver carcinogenesis. Oncotarget, 7(2): 1276-1287.

Kopp F, Mendell J T. 2018. Functional classification and experimental dissection of long noncoding RNAs. Cell, 172(3): 393-407.

Kristensen L S, Andersen M S, Stagsted L V W, et al. 2019. The biogenesis, biology and characterization of circular RNAs. Nat Rev Genet, 20(11): 675-691.

Kuhn H, Banthiya S, Van Leyen K. 2015. Mammalian lipoxygenases and their biological relevance. Biochimica et Biophysica Acta—Molecular and Cell Biology of Lipids, 1851(4): 308-330.

Laurent L, Wong E, Li G, et al. 2010. Dynamic changes in the human methylome during differentiation. Genome Res, 20(3): 320-331.

Li C, Tian Y, Liang Y, et al. 2020. Circ_0008035 contributes to cell proliferation and inhibits apoptosis and ferroptosis in gastric cancer via miR-599/EIF4A1 axis. Cancer Cell Int, 20: 84-98.

Li H J, Li X, Pang H, et al. 2015. Long non-coding RNA UCA1 promotes glutamine metabolism by targeting miR-16 in human bladder cancer. Jpn J Clin Oncol, 45(11): 1055-1063.

Lister R, O'Malley R C, Tonti-Filippini J, et al. 2008. Highly integrated single-base resolution maps of the epigenome in Arabidopsis. Cell, 133(3): 523-536.

Lister R, Pelizzola M, Dowen R H, et al. 2009. Human DNA methylomes at base resolution show widespread epigenomic differences. Nature, 462(7271): 315-322.

Liu K Y, Wang L T, Hsu S H. 2018. Modification of epigenetic histone acetylation in hepatocellular carcinoma. Cancers (Basel), 10(1): 8.

Liu L, Sun T, Liu Z, et al. 2014. Traumatic brain injury dysregulates microRNAs to modulate cell signaling in rat hippocampus. PloS one, 9(8): e103948.

Liu T, Jiang L, Tavana O, et al. 2019. The Deubiquitylase OTUB1 mediates ferroptosis via stabilization of SLC7A11. Cancer Res, 79(8): 1913-1924.

Liu X X, Li X J, Zhang B, et al. 2011. MicroRNA-26b is underexpressed in human breast cancer and induces cell apoptosis by targeting SLC7A11. FEBS Lett, 585(9): 1363-1367.

Liu Y, Chen H, Hao J, et al. 2020a. Characterization and functional prediction of the microRNAs differentially expressed in a mouse model of concanavalin A-induced autoimmune hepatitis. Int J Med Sci, 17(15): 2312-2327.

Liu Z, Wang Q, Wang X, et al. 2020b. Circular RNA cIARS regulates ferroptosis in HCC cells through interacting with RNA binding protein ALKBH5. Cell Death Discov, 6: 72.

Luger K, Mäder A W, Richmond R K, et al. 1997. Crystal structure of the nucleosome core particle at 2. 8 A resolution. Nature, 389(6648): 251-260.

Luo M, Wu L, Zhang K, et al. 2018. miR-137 regulates ferroptosis by targeting glutamine transporter SLC1A5 in melanoma. Cell Death Differ, 25(8): 1457-1472.

Mao C, Wang X, Liu Y, et al. 2018. A G3BP1-interacting lncRNA promotes ferroptosis and apoptosis in cancer via nuclear sequestration of p53. Cancer Res, 78(13): 3484-3496.

Maunakea A K, Nagarajan R P, Bilenky M, et al. 2010. Conserved role of intragenic DNA methylation in regulating alternative promoters. Nature, 466(7303): 253-257.

Miyazawa M, Bogdan A R, Hashimoto K, et al. 2018. Regulation of transferrin receptor-1 mRNA by the interplay between IRE-binding proteins and miR-7/miR-141 in the 3′-IRE stem-loops. RNA, 24(4): 468-479.

Narasimhan M, Riar A K, Rathinam M L, et al. 2014. Hydrogen peroxide responsive miR153 targets Nrf2/ARE cytoprotection in paraquat induced dopaminergic neurotoxicity. Toxicol Lett, 228(3): 179-191.

Nathan D, Ingvarsdottir K, Sterner D E, et al. 2006. Histone sumoylation is a negative regulator in Saccharomyces cerevisiae and shows dynamic interplay with positive-acting histone modifications. Genes Dev, 20(8): 966-976.

Nguyen C T, Gonzales F A, Jones P A. 2001. Altered chromatin structure associated with methylation-induced gene silencing in cancer cells: correlation of accessibility, methylation, MeCP2 binding and acetylation. Nucleic Acids Research, 29(22): 4598-4606.

Niu Y, Zhang J, Tong Y, et al. 2019. Physcion 8-O-β-glucopyranoside induced ferroptosis via regulating miR-103a-3p/GLS2 axis in gastric cancer. Life Sci, 237: 116893.

Ooi J Y Y, Bernardo B C, Singla S, et al. 2017. Identification of miR-34 regulatory networks in settings of disease and antimiR-therapy: Implications for treating cardiac pathology and other diseases. RNA Biol, 14(5): 500-513.

Peng Y, Xiang H, Chen C, et al. 2013. MiR-224 impairs adipocyte early differentiation and regulates fatty acid metabolism. Int J Biochem Cell Biol, 45(8): 1585-1593.

Popp C, Dean W, Feng S, et al. 2010. Genome-wide erasure of DNA methylation in mouse primordial germ cells is affected by AID deficiency. Nature, 463(7284): 1101-1105.

Qi W, Li Z, Xia L, et al. 2019. LncRNA GABPB1-AS1 and GABPB1 regulate oxidative stress during erastin-induced ferroptosis in HepG2 hepatocellular carcinoma cells. Scientific Reports, 9(1): 16185.

Rideout W M, Coetzee G A, Olumi A F, et al. 1990. 5-Methylcytosine as an endogenous mutagen in the human LDL receptor and p53 genes. Science, 249(4974): 1288-1290.

Riggs A D. 1975. X inactivation, differentiation, and DNA methylation. Cytogenet Cell Genet, 14(1): 9-25.

Ripa R, Dolfi L, Terrigno M, et al. 2017. MicroRNA miR-29 controls a compensatory response to limit neuronal iron accumulation during adult life and aging. Bmc Biol, 15(1): 9.

Rountree M R, Selker E U. 1997. DNA methylation inhibits elongation but not initiation of transcription in Neurospora crassa. Genes Dev, 11(18): 2383-2395.

Ryu M S, Langkamp-Henken B, Chang S M, et al. 2011. Genomic analysis, cytokine expression, and microRNA profiling reveal biomarkers of human dietary zinc depletion and homeostasis. Proc Natl Acad Sci U S A, 108(52): 20970-20975.

Sangokoya C, Doss J F, Chi J T. 2013. Iron-responsive miR-485-3p regulates cellular iron homeostasis by targeting ferroportin. PLoS Genet, 9(4): e1003408.

Sauer P V, Gu Y, Liu W H, et al. 2018. Mechanistic insights into histone deposition and nucleosome assembly by the chromatin assembly factor-1. Nucleic Acids Research, 46(19): 9907-9917.

Schaar D G, Medina D J, Moore D F, et al. 2009. miR-320 targets transferrin receptor 1 (CD71) and inhibits cell proliferation. Exp Hematol, 37(2): 245-255.

Schmidl C, Klug M, Boeld T J, et al. 2009. Lineage-specific DNA methylation in T cells correlates with histone methylation and enhancer activity. Genome Res, 19(7): 1165-1174.

Schwartz S, Meshorer E, Ast G. 2009. Chromatin organization marks exon-intron structure. Nat Struct Mol Biol, 16(9): 990-995.

Shukla S, Kavak E, Gregory M, et al. 2011. CTCF-promoted RNA polymerase II pausing links DNA methylation to splicing. Nature, 479(7371): 74-79.

Singh B, Ronghe A M, Chatterjee A, et al. 2013. MicroRNA-93 regulates NRF2 expression and is associated with breast carcinogenesis. Carcinogenesis, 34(5): 1165-1172.

Smith L B. 1985. Young children's attention to global magnitude: evidence from classification tasks. J Exp Child Psychol, 39(3): 472-491.

Stadler M B, Murr R, Burger L, et al. 2011. DNA-binding factors shape the mouse methylome at distal regulatory regions. Nature, 480(7378): 490-495.

Sui S, Zhang J, Xu S, et al. 2019. Ferritinophagy is required for the induction of ferroptosis by the bromodomain protein BRD4 inhibitor (+)-JQ1 in cancer cells. Cell Death Dis, 10(5): 331.

Taberlay P C, Kelly T K, Liu C C, et al. 2011. Polycomb-repressed genes have permissive enhancers that initiate reprogramming. Cell, 147(6): 1283-1294.

Talbert P B, Henikoff S. 2010. Histone variants—ancient wrap artists of the epigenome. Nat Rev Mol Cell Biol, 11(4): 264-275.

Tesfay L, Paul B T, Konstorum A, et al. 2019. Stearoyl-CoA desaturase 1 protects ovarian cancer cells from ferroptotic cell death. Cancer Res, 79(20): 5355-5366.

Wang D, Li Y, Zhang C, et al. 2018. MiR-216a-3p inhibits colorectal cancer cell proliferation through direct targeting COX-2 and ALOX5. J Cell Biochem, 119(2): 1755-1766.

Wang J, Wang B, Ren H, et al. 2019a. MiR-9-5p inhibits pancreatic cancer cell proliferation, invasion and glutamine metabolism by targeting GOT1. Biochem Biophys Res Commun, 509(1): 241-248.

Wang M, Mao C, Ouyang L, et al. 2019b. Long noncoding RNA LINC00336 inhibits ferroptosis in lung cancer by functioning as a competing endogenous RNA. Cell Death Differ, 26(11): 2329-2343.

Wang Y, Yang L, Zhang X, et al. 2019c. Epigenetic regulation of ferroptosis by H2B monoubiquitination and p53. EMBO Rep, 20(7): e47563.

Wang Y, Zhao Y, Wang H, et al. 2020. Histone demethylase KDM3B protects against ferroptosis by upregulating SLC7A11. FEBS Open Bio, 10(4): 637-643.

Widschwendter M, Fiegl H, Egle D, et al. 2007. Epigenetic stem cell signature in cancer. Nat Genet, 39(2): 157-158.

Wiench M, John S, Baek S, et al. 2011. DNA methylation status predicts cell type-specific enhancer activity. Embo J, 30(15): 3028-3039.

Wu Y, Sun X, Song B, et al. 2017a. MiR-375/SLC7A11 axis regulates oral squamous cell carcinoma proliferation and invasion. Cancer Med, 6(7): 1686-1697.

Wu Y, Xu D, Zhu X, et al. 2017b. MiR-106a associated with diabetic peripheral neuropathy through the regulation of 12/15-LOX-meidiated oxidative/nitrative stress. Curr Neurovasc Res, 14(2): 117-124.

Xian Z Y, Hu B, Wang T, et al. 2020. CircABCB10 silencing inhibits the cell ferroptosis and apoptosis by regulating the miR-326/CCL5 axis in rectal cancer. Neoplasma, 67(5): 1063-1073.

Xiao F J, Zhang D, Wu Y, et al. 2019a. miRNA-17-92 protects endothelial cells from erastin-induced ferroptosis through targeting the A20-ACSL4 axis. Biochem Biophys Res Commun, 515(3): 448-454.

Xiao X, Jiang Y, Liang W, et al. 2019b. miR-212-5p attenuates ferroptotic neuronal death after traumatic brain injury by targeting Ptgs2. Mol Brain, 12(1): 78.

Xu Q, Zhou L, Yang G, et al. 2020. CircIL4R facilitates the tumorigenesis and inhibits ferroptosis in hepatocellular carcinoma by regulating the miR-541-3p/GPX4 axis. Cell Biol Int, 44(11): 2344-2356.

Xue M, Zhuo Y, Shan B. 2017. MicroRNAs, long noncoding RNAs, and their functions in human disease. Methods in Molecular Biology, 1617: 1-25.

Yang M, Yao Y, Eades G, et al. 2011. MiR-28 regulates Nrf2 expression through a Keap1-independent mechanism. Breast Cancer Res Treat, 129(3): 983-991.

Yang X, Tao Z, Zhu Z, et al. 2016. MicroRNA-593-3p regulates insulin-promoted glucose consumption by targeting Slc38a1 and CLIP3. J Mol Endocrinol, 57(4): 211-222.

Yang Y, Tai W, Lu N, et al. 2020. lncRNA ZFAS1 promotes lung fibroblast-to-myofibroblast transition and ferroptosis via functioning as a ceRNA through miR-150-5p/SLC38A1 axis. Aging (Albany NY), 12(10): 9085-9102.

Yoder J A, Walsh C P, Bestor T H. 1997. Cytosine methylation and the ecology of intragenomic parasites. Trends Genet, 13(8): 335-340.

Yoshioka Y, Kosaka N, Ochiya T, et al. 2012. Micromanaging iron homeostasis: hypoxia-inducible micro-RNA-210 suppresses iron homeostasis-related proteins. J Biol Chem, 287(41): 34110-34119.

Yu H, Han Z, Xu Z, et al. 2019. RNA sequencing uncovers the key long non-coding RNAs and potential molecular mechanism contributing to XAV939-mediated inhibition of non-small cell lung cancer. Oncol Lett, 17(6): 4994-5004.

Zhang H, Deng T, Liu R, et al. 2020a. CAF secreted miR-522 suppresses ferroptosis and promotes acquired chemo-resistance in gastric cancer. Mol Cancer, 19(1): 43.

Zhang H Y, Zhang B W, Zhang Z B, et al. 2020b. Circular RNA TTBK2 regulates cell proliferation, invasion and ferroptosis via miR-761/ITGB8 axis in glioma. Eur Rev Med Pharmacol Sci, 24(5): 2585-2600.

Zhang K, Wu L, Zhang P, et al. 2018a. miR-9 regulates ferroptosis by targeting glutamic-oxaloacetic transaminase GOT1 in melanoma. Mol Carcinog, 57(11): 1566-1576.

Zhang S, Chang W, Wu H, et al. 2020c. Pan-cancer analysis of iron metabolic landscape across the Cancer Genome Atlas. J Cell Physiol, 235(2): 1013-1024.

Zhang X, Sui S, Wang L, et al. 2020d. Inhibition of tumor propellant glutathione peroxidase 4 induces ferroptosis in cancer cells and enhances anticancer effect of cisplatin. J Cell Physiol, 235(4): 3425-3437.

Zhang Y, Shi J, Liu X, et al. 2018b. BAP1 links metabolic regulation of ferroptosis to tumour suppression. Nat Cell Biol, 20(10): 1181-1192.

Zhou L, Hussain M M. 2017. Human microRNA-548p decreases hepatic apolipoprotein B secretion and lipid synthesis. Arterioscler Thromb Vasc Biol, 37(5): 786-793.

Zhu J, Berisa M, Schwörer S, et al. 2019. Transsulfuration activity can support cell growth upon extracellular cysteine limitation. Cell Metab, 30(5): 865-876. e865.

第三篇

铁死亡关键因子

第 17 章

GPx4 与铁死亡

文石军　郭沘榕　罗冰玲

摘要： 谷胱甘肽过氧化物酶 4（GPx4）是生物体内重要的脂质过氧化负调控蛋白。GPx4 利用谷胱甘肽可以将细胞内有害的脂质过氧化物催化转化为无害的脂质醇化合物，保护细胞免于脂质过氧化引起的铁死亡。随着铁死亡研究工作不断深入，越来越多的研究结果表明 GPx4 是细胞铁死亡的主要看护者。本章将帮助读者了解 GPx4 的功能及其与铁死亡之间的关系。本章内容主要包括 GPx4 蛋白结构和酶催化功能、亚细胞定位、其在细胞和组织的生理作用、与癌症和神经退行性等疾病的关系，以及调节铁死亡的治疗策略。此外，本章也将简要介绍 GPx4 靶向药物研发的现状。

关键字： 谷胱甘肽过氧化物酶 4，铁死亡，脂质过氧化物，氧化应激，谷胱甘肽

Abstract: Glutathione peroxidase 4 (GPx4) is an important intracellular negative regulator of lipid peroxidation. It utilizes glutathione to catalyze the conversion of harmful lipid peroxide into harmless lipid hydroxy and subsequently prevents cells from cell ferroptosis caused by lipid peroxidation. With continuous progress on the research of ferroptosis, more and more evidences validate that GPx4 is one master chaperon of cell ferroptosis. This chapter will help readers understand the biological function of GPx4 and its relation to ferroptosis. The content mainly includes GPx4's structure and enzymatic activity, intracellular localization, effects on the cells and tissues, roles played in cancer and degenerative diseases, and therapeutic strategies through modulation of ferroptosis. In addition, the status of drug development associated with GPx4 inhibitors is also briefly presented.

Keywords: GPx4, ferroptosis, lipid peroxide, oxidative stress, glutathione

17.1　GPx4 的基本介绍

17.1.1　GPx 分类

谷胱甘肽过氧化物酶（GPx）家族是一类进化上高度保守的酶，由 8 种已知的哺乳动物同工酶（GPx1～8）构成，具有过氧化物酶活性，其主要生物学作用是保护生物体免受氧化损伤。谷胱甘肽过氧化物酶利用谷胱甘肽（GSH）作为辅因子，将过氧化物（如

R–OOH）还原为其相应的醇（R–OH），也能将游离的过氧化氢还原为水，减少有毒自由基（如 RO·）的累积（Margis et al.，2008）。

不同的 GPx 同工酶由各自的基因编码，而且在细胞位置和底物特异性上也各有不同。根据氨基酸序列相似性，哺乳动物中 8 个 GPx 蛋白可分为三种类型：① GPx1 和 GPx2；② GPx3、GPx5 和 GPx6；③ GPx4、GPx7 和 GPx8（Brigelius-Flohé and Maiorino，2013）。GPx1-4 和人类中的 GPx6 都是硒蛋白，其酶活性位点含有必需的硒代半胱氨酸（Sec），而 GPx5、GPx7、GPx8 和小鼠的 GPx6 这些蛋白质的活性位点是半胱氨酸。GPx1 是含量最丰富的同工酶，存在于几乎所有哺乳动物组织的细胞质中，其首选底物是过氧化氢。GPx2 是一种肠内和细胞外酶；而 GPx3 存在于细胞外，在血浆中尤为丰富。与其他家族成员不同，GPx4 可以充当磷脂氢过氧化物酶，也叫 PHGPx，能够将脂质过氧化物还原为脂质醇（Ursini et al.，1985，1982），在维持细胞内脂质稳定和防止脂质过氧化累积方面发挥重要作用。鉴于脂质过氧化是细胞铁死亡的主要特征之一，因而 GPx4 与铁死亡的相关研究已广泛引起科学家们的兴趣（Dixon et al.，2012；Stockwell et al.，2017）。

17.1.2　GPx4 结构特征

GPx4 将脂质过氧化物还原为无毒的脂质醇，由此限制脂质过氧化在膜内传播。与其他 GPx 酶相比，GPx4 能够还原复杂的有机分子过氧化物，其中包括多不饱和脂质和固醇的过氧化物（Ursini et al.，1985，1982）。在人类中，GPx4 作为单拷贝基因存在于19 号染色体上（Chu，1994）。GPx4 转录受刺激蛋白 1 和 3（SP1/3）及核因子 Y（NF-Y）的调控；而后者又受其他一些转录因子的调控，如固醇调节元件结合蛋白 1（SREBP1）、cAMP 应答元件调节剂 Tau（CREM-tau）、早期生长反应蛋白 1（EGR1）及核因子 κB（NF-κB）等（Stoytcheva and Berry，2009）。其中，SREBP1 是脂质生物合成基因的主要转录调节因子，对脂质的合成和修复过程起潜在协同作用（DeBose-Boyd and Ye，2018）。

GPx4 作为一种硒蛋白，其酶活性位点中含有关键的硒代半胱氨酸 U46（图 17-1）。GPx4 的 mRNA 中 3′ 非翻译区包含硒代半胱氨酸插入元件，该区域通过 UGA 密码子编码U46（Imai et al.，1995）。由于 UGA 密码子通常被读作终止密码子，因此，需要专用的翻译机制将硒代半胱氨酸整合到 GPx4 中（Christensen and Burgener，1992；Howard et al.，2013）。硒代半胱氨酸-tRNA（Sec-tRNA）是该调节机制的关键组成部分，控制人类多种硒蛋白的合成（Kryukov et al.，2003）。在成熟过程中，Sec-tRNA 的特定腺嘌呤位点进行脂质异戊烯基化修饰，此修饰能有效帮助硒代半胱氨酸掺入硒蛋白中。由于催化异戊烯基化修饰的 tRNA 异戊烯基转移酶利用的底物异戊烯基焦磷酸是甲羟戊酸通路的一个产物，因此甲羟戊酸通路抑制剂（如他汀类药物）会干扰 Sec-tRNA 的成熟和 GPx4 的生物合成（Warner et al.，2000）。已有研究表明他汀类药物通过阻断甲羟戊酸通路，导致了细胞中 GPx4 表达降低，进而造成脂质过氧化增多和最终的细胞铁死亡（Viswanathan et al.，2017）。

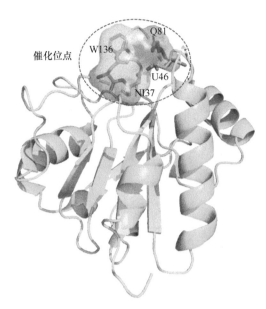

图 17-1　含 Sec 重组人 GPx4 蛋白结构（pdb code 6elw）（Borchert et al.，2018）

GPx4 含硒重组蛋白和 GPx4^{U46C} 突变体蛋白的晶体结构已经被成功解析，分辨率分别高达 1.3Å 和 1.55Å（Borchert et al.，2018；Scheerer et al.，2007）。从蛋白晶体结构可以清楚看出，组成 GPx4 的硫氧还蛋白片段含有 4 个溶剂暴露的 α 螺旋和 7 条 β 链，其中 β 链中有 5 条形成中央 β 折叠。与 GPx4 不同的是，GPx1-3、5、6 是多聚型谷胱甘肽过氧化物酶，除了与 GPx4 相似的硫氧还蛋白片段外，还含有与溶剂接触的环状片段，这种环状结构的存在限制了蛋白质与复杂脂质底物的结合。GPx4 由于没有环状结构元件存在，所以可以与复杂脂质底物在活性位点有效结合，使 GPx4 的独特性得到充分显示（Scheerer et al.，2007）。

GPx4 与其他含硒谷胱甘肽过氧化物酶的活性位点都包含一个保守的位于蛋白质表面的催化三联体。这个催化三联体由硒代半胱氨酸 U46、谷氨酰胺 Q81 和色氨酸 W136 组成。催化三联体的三个氨基酸残基中的任何一个突变都会大大降低 GPx4 的功能（Scheerer et al.，2007）。另外，有研究表明 137 位的天冬酰胺对 GPx4 催化活性也很重要。将 N137 突变为丙氨酸、组氨酸或天冬氨酸时会导致 GPx4 的酶活性受损，且该残基在大多数 GPx 的一级结构中都拥有高度保守性（Tosatto et al.，2008）。因此，GPx4 的活性位点也可以说是一个催化四联体，其中，硒代半胱氨酸 U46 对于 GPx4 的整体活性必不可少。

17.1.3　GPx4 酶生物学功能

GPx4 催化三联体中心硒代半胱氨酸突变为半胱氨酸降低酶活性高达 90%，具有此种 GPx4 突变的细胞对氧化还原应激更为敏感（Ingold et al.，2018）。究其原因，可能是半胱氨酸（pK_a8.2）与硒代半胱氨酸（pK_a5.2）两者 pK_a 差异较大造成（Borchert et al.，2018）。GPx4 的活性位点靠近蛋白质表面，硒代半胱氨酸在中性或生理条件下更倾向去质子化状态，因而具有更强的亲核能力，是 GPx4 发挥酶催化功能的关键所在。GPx4 催化循环遵循酶催化反应乒乓机理，发生在两个不同阶段，使酶活性位点在氧化态和还原态之间不断转移（图 17-2）。GPx4 酶反应第一阶段是通过活性位点——硒代半胱氨酸或半胱氨酸来还原过氧化物（L—OOH）；第二阶段使用还原性底物 GSH，还原第一阶段被氧化的活性位点残基而自身转化为 GS—SG（Brigelius-Flohé and Maiorino，2013）。GPx4 蛋白不遵循 Michaelis-Menton 反应动力学，过氧化物还原中的限速步骤是过氧化物与 GPx4 酶活性部位的初始结合，而不是 GPx4/过氧化物复合物的解离和降解（Forcina and Dixon，2019）。

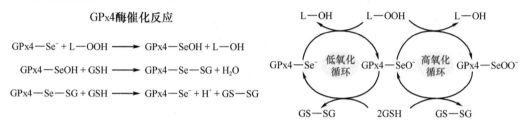

图 17-2　GPx4 酶催化反应与氧化循环示意图

GPx4 催化的循环反应发生在催化中心的硒代半胱氨酸上，活性位点的硒醇（—SeH）被过氧化物氧化为亚硒酸（—SeOH），接下来被 GSH 分子还原成中间体硒代二硫化物（—Se—SG）。最后，GPx4 被第二个 GSH 分子重新激活，完成有机过氧化物大分子的催化还原过程，并释放氧化型谷胱甘肽（GS—SG）。由于细胞内部氧化应激，除了硒醇向亚硒酸的低氧化循环外，GPx4 可能也会存在亚硒酸向硒酸的高氧化循环。GPx4 晶体结构清晰表明，酶活性位点确实存在硒酸（Se—OO⁻）残基，进一步证实上述提出的 GPx 酶催化反应过程（Borchert et al.，2018）。值得注意的是，这两种催化状态具有不同的生物活性，由此提高 GPx4 对细胞氧化应激状态的适应性。

GPx4 利用还原型 GSH 作为底物，起到保护细胞、抵抗氧化应激的作用。在 GPx4 还原过氧化物（L—OOH）过程中，产生的氧化型 GS-SG 可以被谷胱甘肽还原酶和还原型辅酶Ⅱ（NADPH/H⁺）还原，重新生成还原型 GSH，从而达到 GSH 的循环利用。尽管 GPx4 能催化还原过氧化氢、有机过氧化物和脂质过氧化物，但是更偏好于脂质过氧化物。GPx4 与其他 GPx 家族成员不同的结构特征造成其能识别大的过氧化物，尤其能够还原生物膜内脂质过氧化物。

17.1.4　GPx4 的亚细胞分布

GPx4 几乎在所有哺乳动物细胞中都有表达，但其表达水平在正常情况下较低。GPx4 通过不同的剪接和转录起始产生三种亚细胞定位不同的亚型：线粒体型 mGPx4，非线粒体型（也称胞质型）cGPx4 和核型 nGPx4（Borchert et al.，1999；Maiorino et al.，2003）。cGPx4 对胚胎发育和细胞存活至关重要，而 mGPx4 和 nGPx4 则与精子发生和雄性生育力有关（Schneider et al.，2009）。GPx4 三种亚型均在不同组织中广泛分布，其中 mGPx4 和 nGPx4 的表达水平在除睾丸外的所有组织中均低于 cGPx4（Maiorino et al.，2003；Tramer et al.，2002）。此前研究认为 cGPx4 足以抑制铁死亡，近年来有证据表明 mGPx4 对抵御铁死亡也是必不可少的（Gaschler et al.，2018；Krainz et al.，2016）。

17.2　GPx4 与铁死亡

细胞依赖脂质来调节细胞膜结构、形态、代谢及其他功能。在构成细胞膜的数千种脂质中，含多不饱和脂肪酸（PUFA）的磷脂（PUFA-PL）丰度和位置是决定细胞膜流动性的主要因素（Agmon and Stockwell，2017）。由于 PUFA 中双键顺式构象使得不饱和脂肪酸尾部在堆积时无法有效地填满空间，因此 PUFA-PL 含量升高有助于增加膜的流动性。另一方面，PUFA 双烯丙基位置的氢原子容易被活性氧片段攫取，发生氧化反应，进而产生脂质自由基（PL·），并能后续被氧化生成脂质过氧化物（PL-OOH）。总体来说，过氧化的 PUFA 容易分解为具有反应活性的物质，由此破坏蛋白质和核酸等生物分子。

细胞依赖特定蛋白质网络修复 PUFA-PL 过氧化，其中 GPx4 是修复网络的关键蛋白之一。如前所述，GPx4 能够识别生物膜内大的脂质过氧化物，利用 GSH 将有害的脂质过氧化物还原转化为无害的脂质醇化合物（图 17-3）。当 GPx4 活性受损时，累积的脂质过氧化会导致一种铁依赖的、非凋亡性细胞死亡，即细胞铁死亡（Stockwell et al.，2017）。对于依赖 GPx4 修复活性的肿瘤细胞，由外源性因子引起的铁死亡会选择性引起肿瘤细胞的死亡，暗示诱导铁死亡用于治疗某些癌症的可能性，这也是为什么 GPx4 被认为是铁死亡门控蛋白的原因之一。值得注意的是，GPx4 与其他 GPx 不一样的地方在于它可以在复杂的细胞膜环境中催化脂质过氧化物的还原（Brigelius-Flohé and Maiorino，2013）。GPx4 系统性缺失会导致小鼠胚胎致死；而其他 GPx 的基因缺失时并未观察到同样现象（Ran et al.，2004）。在条件性敲除 *GPx4* 基因的所有小鼠模型中，均能观察到脂质过氧化和细胞铁死亡现象，证实 GPx4 在保护细胞免受脂质过氧化物损伤方面的重要性（Sengupta et al.，2013）。

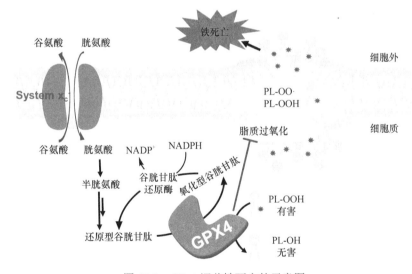

图 17-3　GPx4 调节铁死亡的示意图

肿瘤耐药细胞在使用传统药物治疗时会处于休眠状态，从而得以生存；在停止用药后又会重新恢复活性、增殖产生新的癌细胞（Viswanathan et al.，2017）。在不同组织来源的癌细胞对铁死亡诱导药物的敏感性筛选中发现，GPx4 抑制剂以及其他铁死亡诱导剂能够选择性靶向这些传统药物抵抗的肿瘤细胞（Hangauer et al.，2017），而且 GPx4 抑制剂是此类耐药株细胞最致命的药物之一。一般来说，耐药株细胞由于间充质标记物上调和上皮标记物下调，会造成高间充质癌，并导致耐药性细胞对 GPx4 的依赖。某些最具耐药性和恶性程度高的癌细胞对 PUFA-PL 合成和使用有更多需求，更加依赖 GPx4 来清除有害的 PUFA-PL 过氧化物，因而干扰 GPx4 通路对某些难治疗的癌症可能具有很好的治疗前景（Liu et al.，2018）。

17.3　GPx4 的生理学功能

随着研究的深入，人们发现了越来越多 GPx4 的功能。①作为一类抗氧化酶，GPx4 能够减少体内脂质氢过氧化物的累积，保护机体免受氧化应激的损伤，防止神经退行性病变和心血管疾病的发生。除了生物膜上的磷脂过氧化物是 GPx4 的主要底物之外，GPx4 还能催化还原过氧化氢和迄今为止检测到的所有种类的脂质过氧化物，如游离脂肪酸过氧化物、胸腺嘧啶过氧化物及胆固醇过氧化物等，清除导致氧化应激的有害物质。② GPx4 在精子成熟过程中发挥着不可缺少的作用。当精子细胞中 GSH 浓度处于较低水平时，GPx4 可催化特定蛋白质中硫醇的氧化反应，该反应有利于精子染色体浓缩和维持其结构稳定。同时，GPx4 可以转变成精子线粒体鞘中的结构蛋白。③ GPx4 参与多种细胞信号转导通路，保护线粒体 ATP 免受氧化应激的影响，抑制线粒体凋亡的发生。④ GPx4 通过控制脂氧合酶和环氧合酶的活性，进而调节机体内类二十烷酸的产生。

17.3.1　GPx4 对动物体的影响

GPx4 对维持动物生命和功能相当关键。GPx4 敲除小鼠在胚胎第 8 天死亡（Muller et al.，2007；Yant et al.，2003），成年小鼠神经元中 GPx4 条件诱导型缺失会导致小鼠在一个月内开始退化和死亡（Seiler et al.，2008）。线粒体 mGPx4 定向破坏会引起雄性小鼠不育，核 nGPx4 破坏则会降低精子染色质结构稳定性，但是这两种 mGPx4 和 nGPx4 小鼠敲除模型不会对小鼠致命。令人意外的是，小鼠 GPx4 杂合性敲除（GPx4$^{+/-}$）反而增加了它们的寿命中位数（Ran et al.，2007）。进一步敲除 GPx 缺陷小鼠的研究发现，胞质 cGPx4 是唯一对胚胎发育和细胞存活必不可少的谷胱甘肽过氧化物酶。过氧化氢和有机过氧化物的清除机制对生命存活至关重要，前者清除具有多种代谢途径，但是后者的清除途径非常有限，因此，可以清除脂质过氧化氢的 GPx4 对维持生命非常关键。

相比哺乳动物只有一个 *GPx4* 基因拷贝，鱼类则具有两个拷贝，即 GPx4a 和 GPx4b（Mariotti et al.，2012）。GPx4 在鱼类 GPx 系统中的作用似乎更大，其活性在总 GPx 活性贡献的比例更高（Grim et al.，2011）。在鱼类中，GPx4a 是表达最高的硒蛋白（Zheng et al.，2013），能够调节细胞环境的变化，如甲基汞和硒状态变化（Penglase et al.，2014）。

17.3.2　GPx4 对组织和细胞的生理影响

人们对细胞铁死亡的了解主要源于使用小分子铁死亡调节剂和小鼠/细胞基因敲除模型检测细胞和动物生理功能的研究。在 Stockwell 教授实验室提出铁死亡概念之前（Dixon et al.，2012；Dolma et al.，2003），人们实际上早已发现 GPx4 抑制介导的特异性细胞死亡,只是当时使用了铁死亡之外的其他科学术语,如氧合/非凋亡性细胞死亡/脂氧合等(Seibt et al.,2019)。例如,2008 年早期文献报道了小鼠中 GPx4 诱导型缺失会引起神经元成纤维细胞和海马锥体细胞发生非凋亡性细胞死亡(Seiler et al.,2008)。人们还发现,各种不同组织或细胞 GPx4 的特异性缺失原则上都可能造成细胞铁死亡,其中包括了前脑谷氨酸能神经元(Seiler et al.,2008)、小脑浦肯野细胞(Wirth et al.,2010)和运动神经元(Chen et al.,2015)、感光细胞(Ueta et al.,2012)、肾小管细胞(Angeli et al.,2014)、CD8$^+$ T 细胞(Matsushita et al.,2015)、内皮细胞(Wortmann et al.,2013)、肝细胞(Carlson et al.,2016)和精子细胞(Imai et al.,2009)等。

如前面所述,GPx4 基因与生命息息相关。GPx4 纯合子敲除小鼠胚胎发育至第 6.5 ~ 7.0 天出现整体畸形(Imai et al.,2003;Yant et al.,2003),丝氨酸或丙氨酸取代硒代半胱氨酸的 GPx4 突变体小鼠在原肠胚形成之后就会停止发育(Brütsch et al.,2015;Ingold et al.,2015),暗示正常胚胎发育需要具有还原活性功能的 GPx4 蛋白。2002 年的一项研究报道纯合敲除 GPx4 胚胎中凋亡细胞会增加(Imai et al.,2003),但随后的其他小组研究并未发现死亡细胞数量的变化,野生型和敲除型胚胎之间增殖速率也没有变化,只是胚胎结构发生改变(Seiler et al.,2008)。氧化还原调节生长因子受体信号转导受干扰时也可能造成纯合 GPx4 突变体胚胎的发育异常。GPx4 可诱导性敲除的成纤维细胞呈现血小板衍生性生长因子 β 受体依赖性,这种依赖是由于稳态氧化作用增加和蛋白酪氨酸磷酸酶失活造成的(Conrad et al.,2010)。

GPx4 除了在小鼠发育过程中非常关键外,在其他细胞和组织中也很重要。早期使用神经元 GPx4 特异性敲除小鼠的研究表明,海马锥体细胞和抑制性中间神经元等神经元亚群极易因 GPx4 缺失而发生细胞死亡(Seiler et al.,2008)。在海马体和体感皮层中,小清蛋白(PV)阳性神经元的选择性缺失以及特异性 GPx4 缺失的小鼠会产生共济失调和癫痫等症状(Wirth et al.,2010)。半胱氨酸 GPx4-Cys 取代活性位点上硒代半胱氨酸的小鼠可以正常出生,但存活时间无法超过 2 ~ 3 周(Ingold et al.,2018)。组织病理学分析显示 PV 阳性中间神经元的选择性损失是导致 GPx4 纯合突变小鼠发生严重自发性癫痫的潜在机制,表明这些特殊中间神经元可能需要具有催化活性的 GPx4 才能发育和存活。

用他莫昔芬诱导 GPx4 缺失的小鼠胚胎成纤维 Pfa1 细胞,或从 GPx4 突变 15.5 天后的胚胎培养获得的皮质神经元进行离体研究证明,GPx4 缺失会导致细胞铁死亡;而且导致细胞铁死亡的脂质过氧化物可以被亲脂性抗氧化剂维生素 E 清除(Seiler et al.,2008)。大脑中的其他条件性 GPx4 基因敲除研究表明,GPx4 在阻止小脑中浦肯野细胞损失和维持颗粒细胞增殖能力至关重要(Wirth et al.,2014)。GPx4 在前脑中的诱导性丢失会导致进行性认知障碍,并造成海马 CA1 区锥体神经元铁死亡,加剧神经炎症(Hambright et al.,2017)。运动神经元对 GPx4 基因敲除也同样敏感,敲除后的运动神经元会死亡(Chen et al.,2015)。而且,GPx4 基因敲除导致的细胞死亡与肌萎缩性侧索硬化症(ALS)或额颞叶性痴呆(FTD)患者中的运动神经死亡具有相同的遗传特征(Ling et al.,2013)。此外,感光细胞强烈依赖功能性 GPx4(Ueta et al.,2012),这可能由于它们长期暴露于光氧化应激压力下,以及对 ATP 需求大、细胞代谢活性高、活性氧 ROS 生成率高造成。

尽管 GPx4 在许多神经元细胞中很重要,但并不是所有神经元亚群都对 GPx4 一样敏感。下丘脑中的阿黑皮素原(POMC)神经元和刺鼠肽相关蛋白(AgRP)神经元或中脑腹侧被盖区的多巴胺能神经元中 GPx4 的选择性破坏不会影响这些特定神经元的生存能力（Schriever et al.，2017）。这可能是由于其他氧化还原系统补偿了 GPx4 的缺失，包括维生素 E 和泛醌的利用、磷脂代谢等不同，还有 ACSL4 或 LPCAT3 等脂质调节酶表达情况不同等。

除神经元细胞外，GPx4 对许多其他细胞和组织也是必需的。肾脏肾小管细胞的存活高度依赖 GPx4，成年小鼠在使用 4-羟基-他莫昔芬破坏 GPx4 后存活性受到极大影响。小鼠肾近端小管细胞由于 GPx4 诱导敲除会导致大量细胞死亡，进而导致急性肾衰竭和小鼠死亡（Friedmann Angeli et al.，2014）。

在雄性生殖细胞中，GPx4 依赖性的情况则比较复杂。特异性 GPx4 基因敲除的精母细胞原则上可以去除所有三种同工型胞质、线粒体与核 GPx4 蛋白，但只有线粒体或核 GPx4 的特异性缺失才会引起精子发育缺陷。组织中特异性 GPx4 敲除与少精症生殖细胞死亡增加以及男性不育症息息相关（Ueta et al.，2012）。在线粒体 GPx4 缺失情况下，可以检测到男性不育症状（Schneider et al.，2009），这种不育症与细胞存活状况无关，而是由于精子细胞中 GPx4 作为硫醇过氧化物酶这一独特功能的丧失造成。

造血细胞中 GPx4 缺失与轻度贫血有关，促红细胞生成素 EPO 诱导的网状细胞增生和脾脏中髓外红细胞生成可以补偿这种贫血（Canli et al.，2016）。值得注意的是，在这些组织特异性 GPx4 基因敲除小鼠中，轻度贫血是由受体相互作用蛋白激酶 RIPK3 介导的程序性坏死引起，而不是由铁死亡造成。

T 细胞特异性 GPx4 缺失会增加脂质过氧化作用，这种高氧化应激状态对 T 细胞免疫产生不利影响。在 T 细胞特异性 GPx4 基因敲除小鼠中，外周 CD8$^+$ T 细胞以及脾CD4$^+$ 和 CD8$^+$ T 细胞的数量大量减少（Matsushita et al.，2015）。当 GPx4 基因敲除小鼠受到病毒和寄生虫感染时，这些影响更加明显，最终会引起大范围的 T 细胞铁死亡。维生素 E 是一种铁死亡抑制剂，在饮食中补充高浓度维生素 E（500mg/kg），可以抑制这些不利影响。饮食中维生素 E 含量与 GPx4 损失之间的互补关系同样适用于内皮细胞、肝细胞及造血细胞。

在内皮细胞中敲除 GPx4 对小鼠存活没有明显影响（Wortmann et al.，2013）。只有当这些小鼠维持着低浓度维生素 E 饮食时，内皮细胞死亡才会引起血栓形成、肾脏和心脏等器官微梗塞，导致动物过早死亡。在维持低浓度维生素 E 饮食时，肝细胞特异性 GPx4 基因敲除的怀孕雌鼠发生大量肝坏死，造成小鼠在临产期死亡（Carlson et al.，2016）。使用高浓度维生素 E 喂养怀孕雌鼠时，肝细胞特异性 GPx4 基因敲除小鼠则可以存活下来。值得注意的是，维生素 E 这种保护作用可逆，即去除维生素 E 会再次触发肝脏坏死，引起肝脏特异性 GPx4 基因敲除小鼠死亡（Carlson et al.，2016）。同样的，从饮食中去除维生素 E 会加剧造血特异性 GPx4 基因敲除小鼠的贫血。

17.4　GPx4 与相关疾病

17.4.1　GPx4 与癌症

大多数肿瘤细胞包括 RAS 转化成纤维细胞都处在高氧化应激状态，此时必须有强大细胞内抗氧化系统来抵抗氧化损伤。Stockwell 等人使用 BJ 成纤维细胞进行 RAS^{v12} 转化，发现 RAS^{v12} 转化细胞 GPx 酶活性能力增强，且这些转化细胞对包括 GPx4 抑制剂在内的铁死亡诱导剂更敏感。GPx4 敲低也可引起致癌基因 RAS（RAS^{v12}）表达细胞的铁死亡（Yang et al.，2014）。非突变性耐药细胞亚群在多数肿瘤细胞中广泛存在，它们对靶向药物和常规化疗药物都不敏感。McManus 等人发现这些耐药细胞亚群依赖 GPx4，所以 GPx4 功能性缺失和铁死亡诱导剂能选择性杀伤这些耐药细胞（Hangauer et al.，2017）。

　　Zheng 等人分析 TCGA 数据库发现，GPx4 在结肠腺癌、肾嫌色细胞癌、肾透明细胞癌、肾乳头状细胞癌、肺腺癌、前列腺腺癌、直肠腺癌、甲状腺癌和子宫体内膜癌的表达比正常组织要高，与一些肿瘤总生存率 OS 和无病生存率 DFS 呈负相关。GPx4 表达在表观遗传学水平上受到 DNA 甲基化和组蛋白甲基化或乙酰化调控（Zhang et al.，2020）。透明细胞癌是一种组织学上高度侵袭性的恶性肿瘤，通常起源于肾脏和卵巢，主要特征是异常脂质和糖原积累，对很多抗癌治疗不敏感。Schreiber 等人证实肾透明细胞癌和卵巢透明细胞癌对 GPx4 的依赖，并且对铁死亡诱导剂敏感。从分子机制来说，驱动基因 HIF-2α 激活缺氧诱导的脂滴相关蛋白（HILPDA）表达，进而选择性地富集多不饱和脂肪（Zou et al.，2019）。因为肿瘤细胞脂质代谢经常通过脂肪生成来维持增殖，所以脂质水平升高使得肿瘤细胞相比正常细胞对铁死亡诱导剂更为敏感。另外，包括半胱氨酸/GSH 和多不饱和脂肪酸代谢在内的代谢限制也成为某些肿瘤的致命弱点，为使用包括 GPx4 敲除和 GPx4 抑制剂在内的铁死亡手段对抗癌症提供新的思路。

　　在三阴乳腺癌细胞中，酰基辅酶 A 合成酶长链家族成员 ACSL4 的表达与铁死亡敏感性之间存在明显相关性，铁死亡诱导治疗 ACSL4 阳性的肿瘤具有不错的结果。其中，耐药性间充质癌细胞明显高度依赖 GPx4，使用 GPx4 的直接和间接抑制剂治疗时，会使这些肿瘤细胞高度敏感，并且导致铁死亡；而 ACSL4 敲低则赋予间充质癌细胞抵抗铁死亡的能力。人工改造的胱硫醚-γ-裂合酶［(cyst(e)inase 胱氨酸酶］可以介导系统性胱氨酸/半胱氨酸分解，造成 L-半胱氨酸的强烈缺失，阻碍 GSH 的生物合成，导致 GPx4 活性降低，抑制前列腺癌同种异体移植瘤以及乳腺癌和前列腺癌异种移植瘤的增长，并能有效延长白血病小鼠模型的存活时间。黑色素瘤起源于表皮，该病的晚期转移阶段与预后不良有关，它们可能会通过去分化而逃避靶向免疫治疗，但同时会变得更易受 GPx4 抑制剂的影响。一些具有治疗抗性的肿瘤细胞产生的获得性耐药性质使得它们对 GPx4/GSH 系统更加依赖（Hangauer et al.，2017），从而对 GPx4 抑制剂敏感。

17.4.2　GPx4 与其他疾病

　　铁死亡特异性抑制剂，如 Liproxstatins 和 Ferrostatins，无论是单独使用还是与靶向其他细胞死亡途径的抑制剂联合使用，都可以减轻短暂缺血再灌注的相关组织损伤，例如，肝和肾的损伤、草酸盐结晶引起的急性肾损伤（Angeli et al.，2014；Linkermann et al.，2014）、脑出血和缺血性中风。这些结果再次证明细胞铁死亡的药理可调节性。在一些组织，如血管内皮细胞、肝细胞和 CD8$^+$ T 细胞中，GPx4 缺乏可以通过饮食中的维生素 E 来补偿；而其他组织则依赖于细胞内 GPx4/GSH 系统保护。在帕金森病（PD）等神经退行性疾病中，大多存在 GSH 耗竭和脂质过氧化等现象。铁螯合剂可以显著减少 PD 小鼠模型的神经元损伤并改善其运动功能。临床实验表明，低剂量铁螯合有望成为 PD 早期治疗的有效方案（Seibt et al.，2019）。

在阿尔茨海默病（AD）、PD、多发性硬化和肌萎缩侧索硬化症中，均能检测到氧化应激标记物增加。大脑由于具有比其他任何组织更活跃的代谢功能，因而对氧化应激更为敏感。虽仅占总体重 2%，但大脑消耗的能量却高达全身的 25%，所以大脑细胞需要不断产生大量的 ATP 分子来维持神经元的动态平衡（Bélanger et al.，2011）。除此之外，脑细胞需要产生高浓度的一氧化氮（NO）来进行信号转导，但 NO 会增大过亚硝酸盐形成的风险。亚硝酸盐具有强氧化性质，不利于细胞生存。最后，神经元细胞膜富含多不饱和脂肪酸，特别容易受到自由基的攻击，导致 PUFA 中不饱和碳-碳键的过氧化。

过氧化氢酶、超氧化物歧化酶和 GPx 家族等抗氧化酶与抗坏血酸和维生素 E 等小分子抗氧化剂一起协同存在，中和具有破坏性的活性氧片段（ROS）和活性氮片段（RNS）。GPx4 在大脑中内源性合成，主要存在于小脑、海马体和下丘脑的神经元中（Pitts et al.，2014）。诱发脑损伤后，GPx4 在接下来产生的反应性星形胶质细胞中被上调，进而保护细胞（Savaskan et al.，2007）。在脑损伤和神经退行性病变中，硝化和氧化应激的关键脂质生物标志物升高，包括硝基酪氨酸、硝基生育酚、丙二醛、丙烯醛和 4-羟基壬烯醛等脂质氧化产物（Hall et al.，2004；Perluigi et al.，2009；Pizzimenti et al.，2013；Williamson et al.，2002）。脂质过氧化物会导致细胞铁死亡，而 GPx4 可以催化对这些有毒脂质氧化物的还原，对维持正常细胞稳态起着关键作用。

GPx4 具有抑制心磷脂（CL）过氧化的能力，以及抗细胞死亡的作用。细胞色素 c 仅能与 CL 结合，但不与 CL 过氧化物（CL-OOH）结合，因此 GPx4 对 CL 的保护能够抑制细胞色素 c 从线粒体释放引起的细胞死亡（Nomura et al.，2000）。在氧化条件下，GPx4 还可以调节 ATP 的产生（Liang et al.，2007），这可能与阿尔茨海默病和帕金森病（Hauser et al.，2013）的线粒体功能障碍有关。神经元中多不饱和脂肪酸的含量高，脂质过氧化可能是与神经退行性病变最相关的氧化应激过程。Seiler 等（2008）报道了 12/15-脂氧合酶（12/15 lipoxygenase）在神经元中引起脂质过氧化、诱导凋亡的机制，这个过程会引起凋亡诱导因子从线粒体到细胞核的移位，导致大规模的 DNA 断裂和细胞死亡（Seiler et al.，2008）。在大脑中，ROS 和 RNS 通过神经传递和线粒体产生，它们的整体含量一般是恒定的。这些氧化活性分子在细胞质中被自然还原，或者被超氧化物歧化酶催化，产生过氧化氢。如果过氧化氢分子不被 GPx 酶或过氧化氢酶迅速中和，就会扩散到细胞膜中（Brigelius-Flohé and Maiorino，2013），进一步通过 Fenton 型 Haber-Weiss 化学反应与氧化还原活性的铜或铁反应，转化为氢氧根阴离子和氢氧自由基，进而催化脂质过氧化（Roberts et al.，2012）。脂质过氧化产物还可以进一步通过脂氧合酶催化其他多不饱和脂肪酸链的氧化，导致细胞膜中更多脂质过氧化物的产生（Ayala et al.，2014）。在这种脂质过氧化链式反应过程中，12/15-脂氧合酶特别重要，只需要少量的过氧化物存在并结合到膜或脂蛋白中，它就可以继续氧化复杂的脂类（Loscalzo，2008）。GPx4 缺失会导致 12/15-脂氧合酶的激活，引起脂质过氧化等一连串反应而使细胞死亡，而用 α-生育酚能够有效阻止这种细胞死亡（Seiler et al.，2008）。

涉及铁死亡的还有脑出血后的脑损伤，血管破裂和血液渗入脑后引起血液中血红蛋白的铁释放，并通过增强 ROS 形成，引起神经元损伤（Li et al.，2017）。铁死亡抑制剂

ferrostatin-1 或 liproxstatin-1 可以抑制经血红蛋白 Hb 或游离铁处理的海马脑细胞死亡。从机制上讲，结合 Hb 的铁会消耗 GSH，并降低这些海马细胞中的 GPx4 活性。在胶原酶诱导的血管损伤的体内模型中，损伤部位或损伤部位远端直接注射铁死亡抑制剂也可以减少损伤细胞数量和损伤程度，改善动物的后续神经功能（Li et al.，2017）。脑出血后的细胞铁死亡是由高氧化应激引起的，高氧化应激包括胱氨酸摄取损失在内的 GSH 合成缺陷。由此，具有细胞可渗透性和抗氧化性质的半胱氨酸类似物 N-乙酰半胱氨酸 NAC 可以阻止脑出血相关的细胞铁死亡（Karuppagounder et al.，2018）。在大鼠模型中，大脑 GPx4 水平在受损部位脑出血后即刻下降，而 GPx4 过表达能部分抵抗细胞死亡，具有保护作用（Zhang et al.，2018）。脑损伤涉及不同细胞类型之间复杂相互作用，白细胞介素 27 可以刺激脑内出血后浸润损伤部位的骨髓源性多形核白细胞 PMN，从而释放一种能够清除受损区域游离铁的铁结合分子乳铁转运蛋白，降低脂质过氧化分解产物 4-羟基壬烯醛水平，改善神经功能（Zhao et al.，2017）。

　　铁死亡还与脑外伤有关。在大鼠控制性皮层撞击模型中，损伤后 1h 可检测到较高水平的氧化脑磷脂，这与 GPx4 功能丧失时的结果一致（Wenzel et al.，2017）。在小鼠控制性皮层撞击模型的颅外损伤中，损伤部位及其附近观察到铁阳性细胞丢失和线粒体收缩等铁死亡形态学现象（Xie et al.，2019）。在大脑损伤时，铁死亡抑制剂 ferrostatin-1 直接注射入脑室，可以减少细胞死亡和相关的行为变化。其他有关脑压迫损伤的研究表明，直接给予还原型 GSH 可以部分抑制 ROS 积累和细胞死亡的增加（Roth et al.，2014）。在如脑部外伤等复杂脑部受伤情况下，铁死亡和其他细胞死亡方式可能同时起作用（Dixon et al.，2012；Magtanong and Dixon，2018）。

17.5　GPx4 药物研发现状

　　早期报道的 GPx4 抑制剂 (1S,3R)-RSL3 是从高通量筛选中发现的，它能够诱导铁死亡。机制研究发现，RSL3 与另一熟知的铁死亡诱导剂 erastin 作用机制不同，它不影响 X$_c^-$ 蛋白。RSL3 药物处理不阻止放射性标记胱氨酸的摄入，表明 RSL3 不抑制 X$_c^-$ 活性。此外，在 RSL3 诱导的细胞死亡过程中，GSH 并没有被耗尽（Dixon et al.，2012；Yang et al.，2014；Yang and Stockwell，2008），暗示 RSL3 可能抑制另一种铁死亡调控关键蛋白。基于蛋白质组学的蛋白质亲和力实验数据分析表明，GPx4 是 RSL3 的首要蛋白质靶标；免疫印迹实验进一步证实化合物与 GPx4 的相互结合。经 RSL3 处理过的细胞裂解液不能将磷脂酰胆碱过氧化物还原成相应的醇，表明 RSL3 确实能够抑制 GPx4 酶活性（Yang and Stockwell，2016）。

　　GSH 是脂质过氧化酶促活性的必要辅助因子。在 GSH 没有耗竭的情况下，用 RSL3 处理可导致细胞脂质 ROS 水平提高。而维生素 E 等亲脂性抗氧化剂则可以抑制 GPx4 干预脂质 ROS 形成和扩散的能力，具有强保护作用（Brigelius-Flohé and Maiorino，2013）。与直接抑制剂 RSL3 相比，另一铁死亡诱导剂 erastin 具有不同的作用机制，它通过抑制 SLCTA11、干扰 GSH 合成，最终导致 GPx4 没有足够的底物 GSH 来维持酶催化活性，属于间接型抑制剂。在 GPx4 抑制机制上，RSL3 利用氯乙酰胺片段烷基化反应活性共价结合 GPx4，从而阻断磷脂过氧化物与硒代半胱氨酸结合而无法被还原清除（Yang et al.，2016；Yang et al.，2014）。但是，RSL3 其主要存在溶解性差，吸收、分布、代谢和排泄（ADME）不良等属性，不适合于体内使用治疗。后续发展的其他 GPx4 抑制剂，如 DPI7/ML162、DPI6、DPI8、DPI9、DPI12、DPI13、DPI15 和 DPI19，均能在 BJ 衍生的细胞系中表现较好的杀伤作用，通过观察到 C11-BODIPY 氧化可以推断处理的细胞发生了铁死亡（C11-BODIPY 氧化可看成是铁死亡现象的特征）。DPI7/ML162、DPI12、DPI13 和 DPI19 能够抑制 BJeLR 细胞裂解液中的 GPx4 活性（Yang et al.，2014），但它们的抑制效果均不如 RSL3。除了氯乙酰胺部分外，RSL3 和 ML162 具有不同结构，因此有可能产生不同的脱靶作用。同时，使用这两种化合物的情况下，GPx4 被抑制的可能性会大大增加（Stockwell and Jiang，2020）。

　　目前报道的 GPx4 抑制剂大都是不可逆抑制剂，除了 RSL3 氯乙酰胺结构特征外，还有其他三类基本结构类别，分别为氯甲基三嗪、可产生一氧化氮亲电子体的化合物和天然产物 Withferin A。① DPI17、DPI18 和 Altretamine（Woo et al.，2015）均是氯甲基三嗪，它们共价抑制 GPx4。DPI17 能够抑制 BJeLR 细胞裂解物中 GPx4 活性。DPI17 和 DPI18 是结构相似化合物，与氯乙酰胺化合物 RSL3 一样，显示具有铁死亡特征的细胞杀伤活性。② DPI10 和 ML210（Weïwer et al.，2012）都含有硝基异噁唑基团，在细胞内能生成一氧化氮亲电子体，与 GPx4 发生共价结合反应，一氧化氮亲电子体相关的化合物 JKE-1674、JKE-1716 同样也可共价抑制 GPx4（Eaton et al.，2019）。③具有甾体内酯和环氧化物的天然产物 Withferin A 可能通过其亲电子基团结合 GPx4，起到抑制作用（Hassannia et al.，2018）。

　　除此之外，FIN56 是一种可能间接抑制 GPx4 进而导致铁死亡的化合物，它通过结合和激活参与胆固醇合成的角鲨烯合酶（SQS）来促进铁死亡，具体作用机制可能是抑制包括脂溶性抗氧化剂辅酶 Q_{10}（CoQ_{10}）和 Sec-tRNA 在内的某些代谢产物，导致 GPx4 的消耗/失活（Hassannia et al.，2019）。同样的，*GPx4* 基因敲除耗竭导致脂质 ROS 的快速积累，而这种 ROS 积累可被亲脂性自由基捕获剂和铁螯合剂所抑制。

17.6　总结与展望

　　作为调节铁死亡的关键蛋白，GPx4 是处在脂质体氧化还原平衡和铁死亡十字路口的关键酶。肿瘤、神经退行性疾病和脑损伤等疾病与 GPx4 调控的铁死亡现象具有一定的相关性。在不同情况下，使用 GPx4 抑制剂可以引起细胞铁死亡，这些非凋亡死亡形式可以被铁死亡抑制剂 Ferrostatins 所逆转。使用 GPx4 抑制剂或诱导剂来调节铁死亡，对神经退行性疾病、脑损伤和肿瘤治疗具有重要生物学意义和潜在临床价值。但是，GPx4 仍然存在一些悬而未解的问题，需要继续研究，以便进一步增进人们对铁死亡的理解。在 GPx4 靶向药物研究上，一方面 GPx4 催化活性位点空间比较大，另一方面野生型 GPx4 重组蛋白不容易获得。目前报道的 GPx4 晶体结构一般都由硒代半胱氨酸突变成为别的氨基酸，也没有小分子化合物与突变 GPx4 结合的蛋白结构，这些都阻碍了 GPx4 靶向药物的发展。尽管 GPx4 抑制剂能诱导细胞铁死亡选择性杀死肿瘤细胞，开发和优化具有良好药代动力学性质的 GPx4 靶向化合物也是一项挑战。另外，目前大多数 GPx4 抑制剂都是共价抑制剂，具有潜在的脱靶风险。纳米医学方法也许有助于铁死亡治疗药物的开发，进一步提高药效，改善药物靶向性，降低全身毒性和提高安全性。总的来说，进一步阐明 GPx4 调节细胞铁死亡的作用机制，将有助于将细胞生物学基础研究结果转化为临床应用，为肿瘤、神经退行性疾病和脑损伤等人类恶性疾病治疗提供更有效、更新颖的策略。

参 考 文 献

Agmon E, Stockwell B R. 2017. Lipid homeostasis and regulated cell death. Current Opinion in Chemical Biology, 39: 83-89.

Angeli J P F, Schneider M, Proneth B, et al. 2014. Inactivation of the ferroptosis regulator Gpx4 triggers acute renal failure in mice. Nat Cell Biol, 16(12): 1180-1191.

Ayala A, Muñoz M F, Argüelles S. 2014. Lipid peroxidation: production, metabolism, and signaling mechanisms of malondialdehyde and 4-hydroxy-2-nonenal. Oxidative Medicine and Cellular Longevity, 2014: 360438.

Bélanger M, Allaman I, Magistretti P J. 2011. Brain energy metabolism: focus on astrocyte-neuron metabolic cooperation. Cell Metabolism, 14(6): 724-738.

Borchert A, Kalms J, Roth S R, et al. 2018. Crystal structure and functional characterization of selenocysteine-containing glutathione peroxidase 4 suggests an alternative mechanism of peroxide reduction. Biochimica et Biophysica Acta Molecular and Cell Biology of Lipids, 1863(9): 1095-1107.

Borchert A, Schnurr K, Thiele B J, et al. 1999. Cloning of the mouse phospholipid hydroperoxide glutathione peroxidase gene. FEBS Letters, 446(2-3): 223-227.

Brigelius-Flohé R, Maiorino M. 2013. Glutathione peroxidases. Biochimica et Biophysica Acta, 1830(5): 3289-3303.

Brütsch S H, Wang C C, Li L, et al. 2015. Expression of inactive glutathione peroxidase 4 leads to embryonic lethality, and inactivation of the Alox15 gene does not rescue such knock-in mice. Antioxidants & Redox Signaling, 22(4): 281-293.

Canli Ö, Alankuş Y B, Grootjans S, et al. 2016. Glutathione peroxidase 4 prevents necroptosis in mouse erythroid precursors. Blood, 127(1): 139-148.

Carlson B A, Tobe R, Yefremova E, et al. 2016. Glutathione peroxidase 4 and vitamin E cooperatively prevent hepatocellular degeneration. Redox Biology, 9: 22-31.

Chen L, Hambright W S, Na R, et al. 2015. Ablation of the ferroptosis inhibitor glutathione peroxidase 4 in neurons results in rapid motor neuron degeneration and paralysis. The Journal of Biological Chemistry, 290(47): 28097-28106.

Christensen M J, Burgener K W. 1992. Dietary selenium stabilizes glutathione peroxidase mRNA in rat liver. The Journal of Nutrition, 122(8): 1620-1626.

Chu F F. 1994. The human glutathione peroxidase genes GPX2, GPX3, and GPX4 map to chromosomes 14, 5, and 19, respectively. Cytogenetics and Cell Genetics, 66(2): 96-98.

Conrad M, Sandin A, Förster H, et al. 2010. 12/15-lipoxygenase-derived lipid peroxides control receptor tyrosine kinase signaling through oxidation of protein tyrosine phosphatases. Proceedings of the National Academy of Sciences of the United States of America, 107(36): 15774-15779.

DeBose-Boyd R A, Ye J. 2018. SREBPs in lipid metabolism, insulin signaling, and beyond. Trends in Biochemical Sciences, 43(5): 358-368.

Dixon S J, Lemberg K M, Lamprecht M R, et al. 2012. Ferroptosis: an iron-dependent form of nonapoptotic cell death. Cell, 149(5): 1060-1072.

Dolma S, Lessnick S L, Hahn W C, et al. 2003. Identification of genotype-selective antitumor agents using synthetic lethal chemical screening in engineered human tumor cells. Cancer Cell, 3(3): 285-296.

Eaton J K, Ruberto R A, Kramm A, et al. 2019. Diacylfuroxans are masked nitrile oxides that inhibit GPX4 covalently. Journal of the American Chemical Society, 141(51): 20407-20415.

Forcina G C, Dixon S J. 2019. GPX4 at the crossroads of lipid homeostasis and ferroptosis. Proteomics, 19(18): e1800311.

Friedmann Angeli J P, Schneider M, Proneth B, et al. 2014. Inactivation of the ferroptosis regulator Gpx4 triggers acute renal failure in mice. Nat Cell Biol, 16(12): 1180-1191.

Gaschler M M, Hu F, Feng H, et al. 2018. Determination of the subcellular localization and mechanism of action of ferrostatins in suppressing ferroptosis. ACS Chemical Biology, 13(4): 1013-1020.

Grim J M, Hyndman K A, Kriska T, et al. 2011. Relationship between oxidizable fatty acid content and level of antioxidant glutathione peroxidases in marine fish. The Journal of Experimental Biology, 214: 3751-3759.

Hall E D, Detloff M R, Johnson K, et al. 2004. Peroxynitrite-mediated protein nitration and lipid peroxidation in a mouse model of traumatic brain injury. Journal of Neurotrauma, 21(1): 9-20.

Hambright W S, Fonseca R S, Chen L, et al. 2017. Ablation of ferroptosis regulator glutathione peroxidase 4 in forebrain neurons promotes cognitive impairment and neurodegeneration. Redox Biology, 12: 8-17.

Hangauer M J, Viswanathan V S, Ryan M J, et al. 2017. Drug-tolerant persister cancer cells are vulnerable to GPX4 inhibition. Nature, 551(7679): 247-250.

Hassannia B, Vandenabeele P, Vanden Berghe T. 2019. Targeting ferroptosis to iron out cancer. Cancer Cell, 35(6): 830-849.

Hassannia B, Wiernicki B, Ingold I, et al. 2018. Nano-targeted induction of dual ferroptotic mechanisms eradicates high-risk neuroblastoma. The Journal of Clinical Investigation, 128(8): 3341-3355.

Hauser D N, Dukes A A, Mortimer A D, et al. 2013. Dopamine quinone modifies and decreases the abundance of the mitochondrial selenoprotein glutathione peroxidase 4. Free Radical Biology & Medicine, 65: 419-427.

Howard M T, Carlson B A, Anderson C B, et al. 2013. Translational redefinition of UGA codons is regulated by selenium availability. The Journal of Biological Chemistry, 288(27): 19401-19413.

Imai H, Hakkaku N, Iwamoto R, et al. 2009. Depletion of selenoprotein GPx4 in spermatocytes causes male infertility in mice. The Journal of Biological Chemistry, 284(47): 32522-32532.

Imai H, Hirao F, Sakamoto T, et al. 2003. Early embryonic lethality caused by targeted disruption of the mouse PHGPx gene. Biochemical and Biophysical Research Communications, 305(2): 278-286.

Imai H, Sumi D, Hanamoto A, et al. 1995. Molecular cloning and functional expression of a cDNA for rat phospholipid hydroperoxide glutathione peroxidase: 3'-untranslated region of the gene is necessary for functional expression. Journal of Biochemistry, 118(5): 1061-1067.

Ingold I, Aichler M, Yefremova E, et al. 2015. Expression of a catalytically inactive mutant form of glutathione peroxidase 4 (Gpx4) Confers a Dominant-negative Effect in Male Fertility. The Journal of Biological Chemistry, 290(23): 14668-14678.

Ingold I, Berndt C, Schmitt S, et al. 2018. Selenium utilization by GPX4 is required to prevent hydroperoxide-induced ferroptosis. Cell, 172(3): 409-422.

Karuppagounder S S, Alin L, Chen Y, et al. 2018. N-acetylcysteine targets 5 lipoxygenase-derived, toxic lipids and can synergize with prostaglandin E(2) to inhibit ferroptosis and improve outcomes following hemorrhagic stroke in mice. Annals of Neurology, 84(6): 854-872.

Krainz T, Gaschler M M, Lim C, et al. 2016. A mitochondrial-targeted nitroxide is a potent inhibitor of ferroptosis. ACS Central Science, 2(9): 653-659.

Kryukov G V, Castellano S, Novoselov S V, et al. 2003. Characterization of mammalian selenoproteomes.

Science (New York, NY), 300(5624): 1439-1443.

Li Q, Han X, Lan X, et al. 2017. Inhibition of neuronal ferroptosis protects hemorrhagic brain. JCI Insight, 2(7): e90777.

Liang H, Van Remmen H, Frohlich V, et al. 2007. Gpx4 protects mitochondrial ATP generation against oxidative damage. Biochemical and Biophysical Research Communications, 356(4): 893-898.

Ling S C, Polymenidou M, Cleveland D W. 2013. Converging mechanisms in ALS and FTD: disrupted RNA and protein homeostasis. Neuron, 79(3): 416-438.

Linkermann A, Skouta R, Himmerkus N, et al. 2014. Synchronized renal tubular cell death involves ferroptosis. Proceedings of the National Academy of Sciences, 111(47): 16836-16841.

Liu H, Schreiber S L, Stockwell B R. 2018. Targeting dependency on the GPX4 lipid peroxide repair pathway for cancer therapy. Biochemistry, 57(14): 2059-2060.

Loscalzo J. 2008. Membrane redox state and apoptosis: death by peroxide. Cell Metabolism, 8(3): 182-183.

Magtanong L, Dixon S J. 2018. Ferroptosis and Brain Injury. Developmental Neuroscience, 40(5-6): 382-395.

Maiorino M, Scapin M, Ursini F, et al. 2003. Distinct promoters determine alternative transcription of gpx-4 into phospholipid-hydroperoxide glutathione peroxidase variants. The Journal of Biological Chemistry, 278(36): 34286-34290.

Margis R, Dunand C, Teixeira F K, et al. 2008. Glutathione peroxidase family-an evolutionary overview. The FEBS Journal, 275(15): 3959-3970.

Mariotti M, Ridge P G, Zhang Y, et al. 2012. Composition and evolution of the vertebrate and mammalian selenoproteomes. PloS One, 7(3): e33066.

Matsushita M, Freigang S, Schneider C, et al. 2015. T cell lipid peroxidation induces ferroptosis and prevents immunity to infection. J Exp Med, 212(4): 555-568.

Muller F L, Lustgarten M S, Jang Y, et al. 2007. Trends in oxidative aging theories. Free Radical Biology & Medicine, 43(4): 477-503.

Nomura K, Imai H, Koumura T, et al. 2000. Mitochondrial phospholipid hydroperoxide glutathione peroxidase inhibits the release of cytochrome c from mitochondria by suppressing the peroxidation of cardiolipin in hypoglycaemia-induced apoptosis. The Biochemical Journal, 351: 183-193.

Penglase S, Hamre K, Ellingsen S. 2014. Selenium prevents downregulation of antioxidant selenoprotein genes by methylmercury. Free Radical Biology & Medicine, 75: 95-104.

Perluigi M, Sultana R, Cenini G, et al. 2009. Redox proteomics identification of 4-hydroxynonenal-modified brain proteins in Alzheimer's disease: Role of lipid peroxidation in Alzheimer's disease pathogenesis. Proteomics Clinical Applications, 3(6): 682-693.

Pitts M W, Byrns C N, Ogawa-Wong A N, et al. 2014. Selenoproteins in nervous system development and function. Biological Trace Element Research, 161(3): 231-245.

Pizzimenti S, Ciamporcero E, Daga M, et al. 2013. Interaction of aldehydes derived from lipid peroxidation and membrane proteins. Frontiers in Physiology, 4: 242.

Ran Q, Liang H, Gu M, et al. 2004. Transgenic mice overexpressing glutathione peroxidase 4 are protected against oxidative stress-induced apoptosis. The Journal of Biological Chemistry, 279(53): 55137-55146.

Ran Q, Liang H, Ikeno Y, et al. 2007. Reduction in glutathione peroxidase 4 increases life span through increased sensitivity to apoptosis. The Journals of Gerontology Series A, Biological Sciences and Medical Sciences, 62(9): 932-942.

Roberts B R, Ryan T M, Bush A I, et al. 2012. The role of metallobiology and amyloid-β peptides in Alzheimer's disease. Journal of Neurochemistry, 120(Suppl. 1): 149-166.

Roth T L, Nayak D, Atanasijevic T, et al. 2014. Transcranial amelioration of inflammation and cell death after brain injury. Nature, 505(7482): 223-228.

Savaskan N E, Borchert A, Bräuer A U, et al. 2007. Role for glutathione peroxidase-4 in brain development and neuronal apoptosis: specific induction of enzyme expression in reactive astrocytes following brain injury. Free Radical Biology & Medicine, 43(2): 191-201.

Scheerer P, Borchert A, Krauss N, et al. 2007. Structural basis for catalytic activity and enzyme polymerization of phospholipid hydroperoxide glutathione peroxidase-4 (GPx4). Biochemistry, 46(31): 9041-9049.

Schneider M, Förster H, Boersma A, et al. 2009. Mitochondrial glutathione peroxidase 4 disruption causes male infertility. FASEB journal: official publication of the Federation of American Societies for Experimental Biology, 23(9): 3233-3242.

Schriever S C, Zimprich A, Pfuhlmann K, et al. 2017. Alterations in neuronal control of body weight and anxiety behavior by glutathione peroxidase 4 deficiency. Neuroscience, 357: 241-254.

Seibt T M, Proneth B, Conrad M. 2019. Role of GPX4 in ferroptosis and its pharmacological implication. Free Radical Biology & Medicine, 133: 144-152.

Seiler A, Schneider M, Förster H, et al. 2008. Glutathione peroxidase 4 senses and translates oxidative stress into 12/15-lipoxygenase dependent- and AIF-mediated cell death. Cell Metabolism, 8(3): 237-248.

Sengupta A, Lichti U F, Carlson B. A, et al. 2013. Targeted disruption of glutathione peroxidase 4 in mouse skin epithelial cells impairs postnatal hair follicle morphogenesis that is partially rescued through inhibition of COX-2. The Journal of Investigative Dermatology, 133(7): 1731-1741.

Stockwell B R, Friedmann Angeli J P, Bayir H, et al. 2017. Ferroptosis: a regulated cell death nexus linking metabolism, Redox Biology, and Disease. Cell, 171(2): 273-285.

Stockwell B R, Jiang X. 2020. The Chemistry and Biology of Ferroptosis. Cell chemical biology, 27(4): 365-375.

Stoytcheva Z R, Berry M J. 2009. Transcriptional regulation of mammalian selenoprotein expression. Biochimica et Biophysica Acta, 1790(11): 1429-1440.

Tosatto S C, Bosello V, Fogolari F, et al. 2008. The catalytic site of glutathione peroxidases. Antioxidants & Redox Signaling, 10(9): 1515-1526.

Tramer F, Micali F, Sandri G, et al. 2002. Enzymatic and immunochemical evaluation of phospholipid hydroperoxide glutathione peroxidase (PHGPx) in testes and epididymal spermatozoa of rats of different ages. International Journal of Andrology, 25(2): 72-83.

Ueta T, Inoue T, Furukawa T, et al. 2012. Glutathione peroxidase 4 is required for maturation of photoreceptor cells. The Journal of Biological Chemistry, 287(10): 7675-7682.

Ursini F, Maiorino M, Gregolin C. 1985. The selenoenzyme phospholipid hydroperoxide glutathione peroxidase. Biochimica et Biophysica Acta, 839(1): 62-70.

Ursini F, Maiorino M, Valente M, et al. 1982. Purification from pig liver of a protein which protects liposomes and biomembranes from peroxidative degradation and exhibits glutathione peroxidase activity on phosphatidylcholine hydroperoxides. Biochimica et Biophysica Acta, 710(2): 197-211.

Viswanathan V S, Ryan M J, Dhruv H D, et al. 2017. Dependency of a therapy-resistant state of cancer cells on a lipid peroxidase pathway. Nature, 547(7664): 453-457.

Warner G J, Berry M J, Moustafa M E, et al. 2000. Inhibition of selenoprotein synthesis by selenocysteine tRNA[Ser]Sec lacking isopentenyladenosine. The Journal of Biological Chemistry, 275(36): 28110-28119.

Weïwer M, Bittker J A, Lewis T A, et al. 2012. Development of small-molecule probes that selectively kill cells induced to express mutant RAS. Bioorganic & Medicinal Chemistry Letters, 22(4): 1822-1826.

Wenzel S E, Tyurina Y Y, Zhao J, et al. 2017. PEBP1 wardens ferroptosis by enabling lipoxygenase generation of lipid death signals. Cell, 171(3): 628-641.

Williamson K S, Gabbita S P, Mou S, et al. 2002. The nitration product 5-nitro-gamma-tocopherol is increased in the Alzheimer brain. Nitric Oxide: Biology and Chemistry, 6(2): 221-227.

Wirth E K, Bharathi B S, Hatfield, D, et al. 2014. Cerebellar hypoplasia in mice lacking selenoprotein biosynthesis in neurons. Biological Trace Element Research, 158(2): 203-210.

Wirth E K, Conrad M, Winterer J, et al. 2010. Neuronal selenoprotein expression is required for interneuron development and prevents seizures and neurodegeneration. FASEB Journal, 24(3): 844-852.

Woo J H, Shimoni Y, Yang W S, et al. 2015. Elucidating compound mechanism of action by network perturbation analysis. Cell, 162(2): 441-451.

Wortmann M, Schneider M, Pircher J, et al. 2013. Combined deficiency in glutathione peroxidase 4 and vitamin E causes multiorgan thrombus formation and early death in mice. Circ Res, 113(4): 408-417.

Xie B S, Wang Y Q, Lin Y, et al. 2019. Inhibition of ferroptosis attenuates tissue damage and improves long-term outcomes after traumatic brain injury in mice. CNS Neuroscience & Therapeutics, 25(4): 465-475.

Yang W S, Kim K J, Gaschler M M, et al. 2016. Peroxidation of polyunsaturated fatty acids by lipoxygenases drives ferroptosis. Proceedings of the National Academy of Sciences of the United States of America, 113(34): E4966-4975.

Yang W S, SriRamaratnam R, Welsch M E, et al. 2014. Regulation of ferroptotic cancer cell death by GPX4. Cell, 156(1-2): 317-331.

Yang W S, Stockwell B R. 2008. Synthetic lethal screening identifies compounds activating iron-dependent, nonapoptotic cell death in oncogenic-RAS-harboring cancer cells. Chemistry & Biology, 15(3): 234-245.

Yang W S, Stockwell B R. 2016. Ferroptosis: death by lipid peroxidation. Trends in Cell Biology, 26(3): 165-176.

Yant L J, Ran Q, Rao L, et al. 2003. The selenoprotein GPX4 is essential for mouse development and protects from radiation and oxidative damage insults. Free Radical Biology & Medicine, 34(4): 496-502.

Zhang X, Sui S, Wang L, et al. 2020. Inhibition of tumor propellant glutathione peroxidase 4 induces ferroptosis in cancer cells and enhances anticancer effect of cisplatin. Journal of Cellular Physiology, 235(4): 3425-3437.

Zhang Z, Wu Y, Yuan S, et al. 2018. Glutathione peroxidase 4 participates in secondary brain injury through mediating ferroptosis in a rat model of intracerebral hemorrhage. Brain Research, 1701: 112-125.

Zhao X, Ting S. M, Liu C. H, et al. 2017. Neutrophil polarization by IL-27 as a therapeutic target for intracerebral hemorrhage. Nature Communications, 8(1): 602.

Zheng W, Xu H, Lam S H, et al. 2013. Transcriptomic analyses of sexual dimorphism of the zebrafish liver and the effect of sex hormones. PloS One, 8(1): e53562.

Zou Y, Palte M J, Deik A A, et al. 2019. A GPX4-dependent cancer cell state underlies the clear-cell morphology and confers sensitivity to ferroptosis. Nature Communications, 10(1): 1617.

第 18 章

X_c^- 系统与铁死亡

王维民　王福俤　吕付佳　闵军霞　李　经

曹思源　李　岩　薛　莹　谢恩军　沈　洁

摘要: X_c^- 系统（System X_c^-）是由 SLC7A11 和 SLC3A2 两个蛋白亚基组成的一种钠离子非依赖的氨基酸转运复合体。X_c^- 系统定位于细胞外膜，主要负责将胞外的胱氨酸转运至胞内，后者被进一步还原为半胱氨酸后用于胞内抗氧化剂 GSH 的合成。X_c^- 系统是最早被鉴定的位于铁死亡通路最上游的关键调控蛋白。本章将详细阐述 X_c^- 系统的分子基础、基本生物学功能，以及它对细胞铁死亡的调控机制。由于肿瘤细胞通常高表达 X_c^- 系统，我们重点阐述了 X_c^- 系统在肿瘤的发生发展，以及包括化疗、放疗和免疫治疗在内的肿瘤治疗过程中的作用。此外，我们还概述了 X_c^- 系统在神经系统疾病及炎症反应等生理病理过程中的调控作用。最后，由于 X_c^- 系统的活性主要取决于亚基 SLC7A11 的表达，因此我们总结了已知的 SLC7A11 在基因转录和蛋白质翻译后修饰水平上的表达调控机制。

关键词: X_c^- 系统，SLC7A11，胱氨酸，谷胱甘肽，铁死亡

Abstract: System X_c^- is a Na^+ independent amino acid transporter, which is composed of SLC7A11 and SLC3A2 subunits. It imports the cystine into cells with a 1∶1 counter-transport of glutamate and contributes to the synthesis of antioxidant glutathione (GSH). Ferroptosis is a form of cell death that results from iron-dependent lipid peroxides accumulated on the plasma membrane. System X_c^- is identified as a key regulator of ferroptosis pathway. In this chapter, we review the molecular basis and biological function of System X_c^- and focus on its regulatory mechanism on ferroptosis. Because the transporter activity of System X_c^- is largely dependent on its subunit SLC7A11, we also review the regulators that control the expression of SLC7A11 and ferroptosis sensitivity under various conditions, including oxidative stress, nutrition limitation and tumor immune response. Lastly, we discuss the involvements of SLC7A11 in cancer, neurological disorders and inflammation, and point out the feasibility of SLC7A11 severing as a potential therapeutic target.

Keywords: System X_c^-, SLC7A11, cystine, glutathione, ferroptosis

　　很多年前人们发现对于某些体外培养的细胞，其存活和增殖需要培养基中胱氨酸的

存在。培养基中胱氨酸的缺乏会导致细胞内抗氧化剂谷胱甘肽（glutathione，GSH）含量的降低，从而导致胞内过氧化水平的升高并最终导致细胞发生死亡。当时的研究就发现这种形式的细胞死亡不同于已经发现的细胞凋亡，于是将其称为氧化性死亡（oxytosis）或者氧化性谷氨酸毒性。细胞对胱氨酸的摄取是由位于细胞膜表面的氨基酸转运蛋白 X_c^- 系统（System X_c^-）所介导。它是一种胱氨酸/谷氨酸反向转运体，以 1∶1 的比例从胞外转入胱氨酸，同时转出胞内的谷氨酸。胱氨酸进入细胞后迅速被还原为半胱氨酸，后者被用于合成内源性的 GSH。同样的，敲除 X_c^- 系统或者抑制其活性也会导致某些细胞发生氧化性死亡。直到 2012 年，铁死亡作为一种铁离子依赖性的、由脂质过氧化物过度积累所导致的新型细胞死亡方式被人们所认识。Dixon 等（2012）在研究中发现某些小分子药物（包括 erastin 和 RSL3）能够诱导肿瘤细胞发生不同于凋亡和坏死的一种新型死亡，而该细胞死亡能够被 ferrostatin-1 和铁离子螯合剂 DFO 所阻断。X_c^- 系统就是铁死亡诱导剂 erastin 的直接作用靶点。此外，胞外高浓度的谷氨酸和另一种小分子 sulfasalzine 也能抑制 X_c^- 系统的活性，从而诱导细胞的铁死亡。X_c^- 系统位于铁死亡通路中的最上游，它的抑制导致细胞对胞外胱氨酸的摄取受阻，胞内半胱氨酸含量下降，GSH 缺失，从而导致谷胱甘肽过氧化物酶 4（glutathione peroxidase 4，GPx4）的失活。GPx4 活性的丧失会最终导致质膜中磷脂分子的过氧化损伤，从而破坏细胞膜的完成性，使细胞发生死亡。

18.1　X_c^- 系统的结构和生物学功能

18.1.1　X_c^- 系统的结构

　　X_c^- 系统是一种不依赖钠的胱氨酸/谷氨酸反向转运体（Bannai，1986）。它由两个亚基组成，即轻链亚基 SLC7A11（又称 xCT）和重链亚基 SLC3A2（又称 CD98 或 4F2hc）（图 18-1）。在人类中，SLC7A11 的基因位于 4 号染色体上，包含有 14 个外显子。SLC7A11 在包括斑马鱼在内的脊椎动物中都是保守的，但是在其他较低等生物，如线虫中还没有发现其同源体。SLC7A11 是一个 12 次跨膜蛋白，其 N 端和 C 端均位于细胞内。SLC3A2 是单次跨膜蛋白，N 端位于细胞内，C 端位于细胞外且高度糖基化（La Bella et al.，2007），这两个亚基通过位于 SLC7A11 胞外区的二硫键共价连接（图 18-1）。SLC3A2 广泛表达于多种组织及细胞类型，它和多种其他氨基酸转运体的轻链通过二硫键相互连接并组成异源二聚体。因此，SLC7A11 只存在于 X_c^- 系统中，而 SLC3A2 则为多个氨基酸转运体所共用。

　　X_c^- 系统有效实现胱氨酸转运需要 SLC7A11 和 SLC3A2 两个亚基的同时存在。大多数氨基酸都可以被多个氨基酸转运蛋白所转运，但对于胱氨酸而言，X_c^- 系统是目前发现的唯一能够转运胱氨酸的转运复合物。其中，SLC7A11 主要发挥转运活性，对胱氨酸和谷氨酸具有高度特异性，而 SLC3A2 主要作为伴侣蛋白发挥作用，对调节 SLC7A11 向质膜的运输至关重要（Nakamura et al.，1999）。此外，SLC3A2 也能调节 SLC7A11 蛋白的稳定性。我们及其他课题组的研究发现特异性敲低 SLC3A2 的表达后，SLC7A11 蛋白的表达也会随之降低。

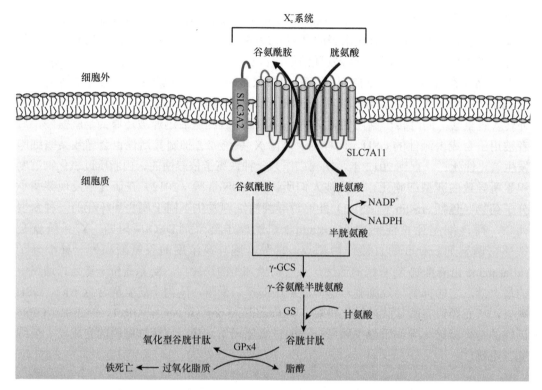

图 18-1　X_c^- 系统的结构、转运功能及其对铁死亡通路的调控

X_c^- 系统是一种不依赖钠的胱氨酸/谷氨酸反向转运体。它由轻链亚基 SLC7A11 和重链亚基 SLC3A2 组成。SLC7A11 是一个 12 次跨膜蛋白，其 N 端和 C 端均位于细胞内。SLC3A2 是单次跨膜蛋白，N 端位于细胞内，C 端位于细胞外。这两个亚基通过二硫键共价连接。X_c^- 系统向胞内转入一个胱氨酸的同时，向胞外输出一个谷氨酸。胱氨酸进入细胞后被迅速还原为半胱氨酸，后者与谷氨酸和甘氨酸一起在 γ-谷氨酸半胱氨酸合成酶（γ-glutamate cysteine synthetase，GCS）及谷胱甘肽（GSH）合成酶（GSH synthetase，GS）的催化下合成 GSH。GSH 作为谷胱甘肽过氧化酶 4（GPx4）的辅助因子，能够将质膜上的脂质过氧化物还原为脂醇，从而保护细胞免于铁死亡

18.1.2　X_c^- 系统的胱氨酸转运功能

X_c^- 系统最主要的功能是为胞内谷胱甘肽的合成提供限速性原料半胱氨酸，从而维持细胞的抗氧化能力（Conrad and Sato，2012）。虽然在某些组织，如肝脏、肾脏及部分类型的细胞中，半胱氨酸可以由同型半胱氨酸和丝氨酸通过反式硫化途径合成（Stipanuk，2004），但是大多数细胞仍然依赖于 X_c^- 系统从细胞外环境中摄取胱氨酸，即半胱氨酸的二聚体。由于细胞外的氧化环境，细胞外的半胱氨酸极不稳定，并且被迅速氧化成胱氨酸。胱氨酸是两个半胱氨酸通过二硫键连接组成的二聚体氨基酸。细胞外胱氨酸通过 X_c^- 系统被转运到细胞内，然后被迅速还原为半胱氨酸，而后者是胞内谷胱甘肽的重要前体。

谷胱甘肽是由半胱氨酸、谷氨酸和甘氨酸合成的三肽，其中半胱氨酸是限速前体（Lu，2009）。谷胱甘肽的合成在细胞质中完成，有两个酶的参与，即 γ-谷氨酸半胱氨酸连接酶（γ-glutamate cysteine synthetase，GCS）和 GSH 合成酶（GSH synthetase，GS），它们的活性都依赖于 ATP。由 GCS 催化的第一步反应是 GSH 合成的限速步骤。GCS 由一个催化亚基（GCLC）和一个调节亚基（GCLM）组成，它将半胱氨酸和谷氨酸连接生成 γ-谷氨酰-半胱氨酸，同时 GCS 的活性受到胞内 GSH 的负反馈调控。GSH 合成的第二步

反应由 GS 所催化。GS 由两个相同的亚基组成且不受 GSH 的调控,它将甘氨酸加至 γ-谷氨酰-半胱氨酸上从而形成三肽 GSH。

　　GSH 是哺乳动物细胞内含量最丰富的非蛋白类硫醇,其作为细胞内最主要的抗氧化分子,能够直接中和氧自由基,或者作为谷胱甘肽过氧化酶(GPx)等抗氧化酶的辅助因子来中和过氧化氢和其他有机过氧化物,从而保护细胞免于过氧化损伤。GSH 还能够调控细胞的代谢、增殖及基因表达。GSH 还参与对胞内某些蛋白质的翻译后修饰,从而调控信号转导和氧化还原的平衡。综上,X₋c 系统介导的胞外胱氨酸转运主要参与胞内 GSH 的合成,因此 X₋c 系统的表达水平和活性与细胞的抗氧化能力密切相关。

18.2　X₋c 系统与铁死亡

　　人们很早就注意到 X₋c 系统介导的胱氨酸转运对于某些类型的细胞生长是必需的。尤其在体外的细胞培养体系中,胱氨酸的缺乏会诱导细胞的死亡。但在很长一段时间里,人们并不清楚这种细胞死亡的形式和机制。后来的研究发现胱氨酸缺乏会导致细胞内 GSH 含量的降低,并且抗氧化剂维生素 E 能够完全抑制胱氨酸缺失诱导的细胞死亡。这些表明胱氨酸缺失诱导的细胞死亡与氧化应激有着密切的联系(Bannai et al.,1977)。

　　"铁死亡"的概念是 Dixon 等人在 2012 年的研究中首次提出的。他们最初的研究目的是筛选能够选择性杀伤具有 RAS 突变肿瘤细胞的小分子化合物(Dixon et al.,2012)。在实验过程中,Dixon 等人发现 erastin 和 RSL3 这两种化合物能够有效地杀死多种肿瘤细胞,但却并不具有对 RAS 突变细胞的选择性。更进一步的研究发现 erastin 和 RSL3 诱导的细胞死亡不同于以往人们发现的细胞凋亡和坏死。这种特殊细胞死亡的发生依赖于胞内铁离子的存在,而且伴随有脂质过氧化水平的升高。同时,他们还筛选得到了一种特异性的小分子抑制剂 ferrostatin-1,它能够抑制 erastin 和 RSL3 引起的脂质过氧化及细胞死亡,但对细胞凋亡和坏死没有作用。最终,他们将 erastin 和 RSL3 诱导的这种由铁离子依赖的、脂质过氧化物累积所导致的细胞死亡命名为"铁死亡"。进一步,他们发现了 erastin 的作用靶点为 SLC7A11。erastin 能够抑制 SLC7A11 的活性,阻断细胞对胱氨酸的摄取,并下调胞内 GSH 的含量。在后续研究中,该小组也鉴定出 RSL3 的作用靶点为 GPx4,它能够不可逆地抑制 GPx4 的酶活性。GPx4 以 GSH 为辅助因子,将质膜上积累的脂质过氧化物还原为无毒的脂醇,从而使细胞免于铁死亡(Dixon et al.,2012)。总之,X₋c 系统位于铁死亡通路的最上游,它负责将胞外的胱氨酸转运至胞内,后者被迅速还原为半胱氨酸并被用来合成 GSH。GSH 通过 GPx4 的作用,能够将质膜上的脂质过氧化物还原为脂醇,从而保护细胞免于铁死亡。

　　X₋c 系统的抑制剂也是研究中最常用的典型铁死亡诱导剂。除了 erastin,现阶段已经鉴定出了多种化合物和药物来阻断 SLC7A11 的转运活性,并诱导细胞的铁死亡(Lewerenz et al.,2013)。柳氮磺胺吡啶(sulfasalazine)是一种有效的 NF-κB(nuclear factor kappa B)、TGF-β 和 COX-2 的抑制剂,通常用于慢性炎症性疾病治疗,如类风湿性关节炎(Gout et al.,2001)。除了上述靶点,人们发现柳氮磺胺吡啶也能抑制 X₋c 系统的胱氨酸转运活性,进而诱导细胞的铁死亡,但目前还不清楚柳氮磺胺吡啶对 X₋c 系统的具体作用机制。索拉非尼(sorafenib)是一种多靶点的酪氨酸激酶的口服小分子抑制剂,最早被美国 FDA 批准用于治疗晚期肾癌,目前也是最主要的治疗晚期肝癌的小分子药物。作为一个多靶点的激酶抑制剂,索拉非尼能够阻断包括 VEGFR、PDGFR、c-Kit 和 RET 等在内的受体酪氨酸激酶信号通路及下游的 Raf/Erk 激酶活性。最近的研究表明,索拉非尼也能够作用于 X_c^- 系统并抑制其活性,从而抑制细胞对胱氨酸的摄取,并最终导致肝癌细胞发生铁死亡(Dixon et al.,2014)。

18.3　X_c^- 系统与肿瘤

18.3.1　X_c^- 系统与肿瘤的发生发展

已知 SLC7A11 在肺癌、肝癌、胰腺癌、乳腺癌等多种肿瘤组织中表达较正常组织明显升高,且与肿瘤不良预后相关(Ji et al.,2018;Lo et al.,2008;Timmerman et al.,2013;Zhang et al.,2018a)。肿瘤细胞通过上调 SLC7A11 的表达,维持细胞内高水平的 GSH 来抵抗细胞外的代谢压力,从而促进肿瘤的生长、转移并抑制其死亡。

有研究显示,淋巴瘤细胞的生长依赖 X_c^- 系统从微环境中摄取胱氨酸。淋巴瘤进展过程中胱氨酸摄取能力增加,而 X_c^- 系统的活性及细胞内 GSH 水平与淋巴细胞生长密切相关(Gout et al.,2001;Gout et al.,1997)。柳氮磺胺吡啶作为 X_c^- 系统的抑制剂,能够有效抑制淋巴瘤的生长且没有明显的副作用(Gout et al.,2001)。而且柳氮磺胺吡啶的抗肿瘤作用与细胞内 GSH 的耗竭密切相关(Timmerman et al.,2013)。同样,X_c^- 系统的抑制也可以降低神经胶质瘤、黑色素瘤、前列腺癌及非小细胞肺癌的细胞增殖和肿瘤进展(Chung et al.,2005;Doxsee et al.,2007;Ji et al.,2018;Shin et al.,2018)。另外,在某些 *p53* 突变或 *BAP1* 突变的肿瘤细胞中,SLC7A11 的表达异常升高且能够促进肿瘤的生长(Koppula et al.,2020)。

另有研究表明 X_c^- 系统也与肿瘤的转移相关。用小分子药物抑制 SLC7A11 可调节 caveololin-1/β-catenin 通路,导致细胞与细胞外基质的黏附减弱(Chen et al.,2009)。SLC7A11 高表达可能是结直肠癌患者疾病复发的预测因子。多变量分析表明,SLC7A11 表达升高与肿瘤侵袭和淋巴结转移相关(Sugano et al.,2015)。在胶质母细胞瘤和肝细胞癌患者中,SLC7A11 过表达与肿瘤侵袭和较短的总生存期相关(Takeuchi et al.,2013)。此外,X_c^- 系统的抑制剂柳氮磺胺吡啶能够削弱食管鳞状细胞癌细胞的侵袭能力(Chen et al.,2009)。在胶质瘤细胞中,X_c^- 系统介导的谷氨酸释放可激活谷氨酸受体,如 AMPA 受体,从而以自分泌或旁分泌的方式促进胶质瘤细胞的侵袭,且后者可以被柳氮磺胺吡啶和 (S)-4-羧基苯基甘氨酸所阻断(Lyons et al.,2007)。以上这些研究表明,X_c^- 系统在多种恶性肿瘤,尤其是肿瘤细胞的增殖、侵袭和转移中起重要作用,这可能是由于代谢变化与过度表达的 SLC7A11 对胱氨酸的摄取增加有关。

18.3.2　X_c^- 系统与肿瘤治疗

18.3.2.1　X_c^- 系统与化疗

肿瘤组织通过上调 SLC7A11 的表达,可以增强自身抗氧化防御以应对高水平的氧化应激,而且 SLC7A11 介导合成的 GSH 作为抵御放疗或某些化疗药物的细胞毒作用,从而降低肿瘤细胞对治疗的敏感性，介导药物耐受（Lang et al.，2019；Ma et al.，2015；Wang et al.，2018a）。顺铂是临床上广泛用于多种类型肿瘤治疗的化疗药物，它通过诱导 DNA 损伤使得肿瘤细胞发生死亡。研究发现，胃癌细胞在经过内质网应激处理后会产生对顺铂的抗性，其机制为内质网应激后细胞会上调 SLC7A11 的表达，促进胞内 GSH 的合成，后者可直接中和顺铂并降低 DNA 损伤，从而抑制细胞死亡（Wang et al.，2018b）。在神经胶质瘤细胞中，过表达 SLC7A11 则会导致细胞对氧化应激的抵抗，同时降低细胞对替莫唑胺的敏感性（Polewski et al.，2016）。在一项对 60 种不同肿瘤细胞系进行的药物筛选实验中，SLC7A11 的高表达与细胞对 geldanamycin 的抗性相关，但却与 geldanamycin 的类似物 17-AAG 无关（Liu et al.，2007）。此外，在 BRAFV600E 突变的黑色素瘤细胞中，SLC7A11 介导的 GSH 合成也使得细胞对 BRAF 和 MEK 抑制剂产生抵抗（Khamari et al.，2018）。同时，多项研究也表明 SLC7A11 介导的药物抗性可以通过直接靶向 X$_c^-$系统来被逆转。例如，用 erastin 或者柳氮磺胺吡啶处理头颈部肿瘤细胞可以使其恢复对顺铂的敏感性（Roh et al.，2016）。

18.3.2.2　X$_c^-$系统与放疗

放射治疗是一种使用高能电离辐射的靶向照射来清除肿瘤细胞的治疗方式。电离辐射通过直接作用于肿瘤细胞，诱发其产生高反应性活性氧和氧自由基，或诱导 DNA 损伤和双链断裂，从而导致周期停滞、衰老或不同方式的细胞死亡（Baidoo et al.，2013；Delaney et al.，2005）。研究表明，某些肿瘤细胞在经过放疗处理后，其胞内的 ATM（mutated in Ataxia-Telangiectasia）会被激活，从而抑制 SLC7A11 的基因转录，升高肿瘤细胞内的脂质过氧化水平，最终增强细胞对铁死亡的敏感性。同时，敲低细胞中 SLC7A11 的表达也会增强细胞对放疗的抗肿瘤作用（Lang et al.，2019）。同时期的另一项研究也表明放疗可以使肿瘤细胞产生大量的 ROS，并上调 ACSL4 的表达，二者共同作用促进脂质过氧化并最终导致肿瘤细胞的铁死亡。该研究也发现 SLC7A11 高表达的肿瘤细胞呈现明显的放疗抵抗。铁死亡诱导剂，包括 X$_c^-$系统的抑制剂，能够与放疗协同作用杀死肿瘤细胞。例如，IKE 和柳氮磺胺吡啶可以使非小细胞肺癌、胰腺癌、黑色素瘤等肿瘤细胞变得对体外放疗更加敏感（Lei et al.，2020；Pan et al.，2019；Xie et al.，2011；Ye et al.，2020）。总之，X$_c^-$系统在放疗介导的铁死亡过程中起着重要调控作用，且 X$_c^-$系统抑制剂与放疗的联合应用可能是一种新的肿瘤治疗策略。

18.3.2.3　X$_c^-$系统与免疫治疗

免疫治疗是除了化疗、放疗和靶向治疗之外，目前在临床上广泛使用的最新的肿瘤治疗手段，极大地提高了肿瘤患者的生存质量和存活率。以 PD-1/PD-L1 或 CTLA-4 抗体为主的肿瘤免疫治疗，通过解除肿瘤微环境中的免疫抑制，恢复或者增强肿瘤特异性 T 细胞，尤其是 CD8$^+$T 细胞的功能，使得后者能够特异性地识别并杀死肿瘤细胞，从而实现对肿瘤的治疗。CD8$^+$T 细胞为人们所熟知的杀伤机制包括其释放的穿孔素、颗粒酶和 FasL，这些物质通过激活肿瘤细胞内的 caspase 通路来诱导肿瘤细胞发生凋亡，从而实现对肿瘤的清除。2019 年的一项研究发现，经过免疫治疗活化后的 CD8$^+$T 细胞也能够促进肿瘤细胞发生铁死亡，且该作用依赖于肿瘤表面的 X$_c^-$系统。CD8$^+$T 细胞释放的

γ-干扰素（IFN-γ）可以抑制肿瘤细胞中 SLC7A11 的基因转录，从而下调 SLC7A11 的表达，抑制胱氨酸的转运和 GSH 的合成，进而促进肿瘤细胞的脂质过氧化并最终发生铁死亡。利用一种人工合成酶 cysteinase 来降解细胞外的游离胱氨酸和半胱氨酸，也能够诱导肿瘤细胞的铁死亡。在体内，cysteinase 和 PD-L1 抗体的联合作用能够显著增强肿瘤细胞内脂质过氧化水平并促进肿瘤细胞的铁死亡，同时二者联合能够增强 T 细胞免疫应答并抑制肿瘤的生长（Wang et al.，2019）。在随后的研究中，人们发现 X_c^- 系统也参与调控放疗和免疫治疗的联合抗肿瘤作用。T 细胞来源的 IFN-γ 和放疗协同作用抑制肿瘤细胞内 SLC7A11 的表达，增强肿瘤对铁死亡的敏感性（Lang et al.，2019）。同时，敲低肿瘤细胞中 SLC7A11 的表达也能够显著增强荷瘤小鼠对免疫治疗的反应性。以上结果说明 X_c^- 系统在肿瘤细胞中的表达与免疫治疗呈负相关。

18.4 X_c^- 系统与其他疾病

由 SLC7A11 参与组成的 X_c^- 系统是迄今为止发现的唯一的胱氨酸跨膜转运蛋白，因此其表达的高低与细胞摄取胱氨酸、合成 GSH 及维持胞内氧化还原平衡的能力密切相关。人们很早就建立了 SLC7A11 缺失的小鼠模型（Sato et al.，2005），而且在正常饲养条件下，该小鼠能够正常生存、繁育，并且直至 6 月龄也没有明显的疾病发生。但 SLC7A11 缺失小鼠的血浆中 GSH 的浓度降至野生型小鼠的一半。此外，在体外培养条件下，来源于 SLC7A11 缺失小鼠的成纤维细胞、黑色素细胞和星形胶质细胞却只有在添加了还原剂 β-巯基乙醇的情况下才能正常生长，说明 SLC7A11 对于某些类型的组织或细胞是必需的。随着人们对于 SLC7A11 参与铁死亡调控功能的揭示，在除了肿瘤以外的其他一些疾病中，如神经系统疾病和免疫紊乱相关疾病，SLC7A11 及铁死亡都起着重要作用。

18.4.1 SLC7A11 与神经系统疾病

在众多的神经系统疾病中，一个非常重要的影响因素是抗氧化剂 GSH（Sheldon and Robinson，2007），其对于保护神经细胞免受氧化应激和谷氨酸介导的兴奋性毒性至关重要。在脑缺血损伤再灌注模型（Tuo et al.，2017）、帕金森病（Do Van et al.，2016；Massie et al.，2011）、亨廷顿病（Skouta et al.，2014）、阿尔茨海默病（Hambright et al.，2017；Zhang et al.，2018c）和脑出血（Li et al.，2017；Zille et al.，2017）等动物模型中，SLC7A11 被发现在其中起着重要作用。

通过免疫组织化学检测发现 SLC7A11 在前脑和脊髓组织切片中的神经元、少突胶质细胞、小胶质细胞和少突胶质细胞前体细胞中高表达，但在 GFAP 阳性的星形胶质细胞中没有表达。当 X_c^- 系统被抑制后，会对神经细胞产生毒性（Soria et al.，2016）。传统中药钩藤的一种成分——异钩藤碱可以通过上调 SLC7A11 保护神经细胞在脑出血过程中诱发的铁死亡（Zhao et al.，2021）。地黄苷 A 通过激活 PI3K/AKT/Nrf2 和 SLC7A11/GPX4 信号通路，抑制铁死亡，从而改善脑缺血后认知功能障碍（Fu et al.，2022）。α-硫辛酸可以通过上调 SLC7A11 等抗氧化蛋白的表达来抵抗炎症和铁死亡，进而改善阿尔茨海默病小鼠的行为能力（Zhang et al.，2018c）。一项 Meta 分析研究表明，SLC7A11 的 DNA 甲基化及基因表达抑制与帕金森病的发生具有相关性（Vallerga et al.，2020）。此外在帕金森患病者中可以观察到铁死亡相关特征，如黑质区 GSH 耗竭（Pichler et al.，2013）。研究人员在亨廷顿病小鼠及分离的神经细胞中发现，xCT 的 mRNA 和蛋白质水平都明显下降，且本底情况下有较高的活性氧水平，这提示 X_c^- 系统的异常可能参与亨廷顿病的进程（Frederick et al.，2014）。人们在亨廷顿病患者中检测到 GSH 含量异常及胞内脂质积累。在亨廷顿病动物模型中，也可以检测到 X_c^- 系统介导的 GSH 合成受阻等铁死亡相关表征（Weiland et al.，2019）。此外，铁死亡与缺血性脑卒中密切相关。Ahmad 等人的研究发现，小鼠缺血性脑卒中模型中 GSH 含量明显较少，脂质过氧化水平增加（Ahmad et al.，2014）。

综上，X_c^- 系统介导的胱氨酸转运和 GSH 合成在相关神经系统疾病中发挥着重要的调控作用。

18.4.2　SLC7A11 在免疫与炎症中的作用

X_c^- 系统对于某些免疫细胞及其调控的天然及适应性免疫反应也有重要作用。首先，巨噬细胞和粒细胞的激活与病原体毒性 ROS 的过量产生有关，导致氧化应激。巨噬细胞在受到细菌 LPS 或者促炎症细胞因子 TNF-α 激活时，SLC7A11 的表达显著上调（Sato et al.，1995）。同样的，在博来霉素诱发的肺炎中，浸润的淋巴细胞中 SLC7A11 的表达明显上调，且 SLC7A11 缺陷小鼠的巨噬细胞在被 LPS 激活时会发生死亡（Nabeyama et al.，2010）。因此，SLC7A11 表达上调可能是在天然免疫应答中这些细胞活化的自我保护机制。SLC7A11 也可以调节适应性免疫应答。在体外刺激的淋巴细胞活化过程中，SLC7A11 介导的胱氨酸转运及 GSH 合成对于细胞毒性 T 细胞的产生至关重要（Gmunder et al.，1990）。在正常肠黏膜中，SLC7A11 介导的胱氨酸代谢也会调控 T 细胞的活化（Sido et al.，2008）。骨髓来源的抑制性细胞 MDSC 高表达 SLC7A11，能够与 T 细胞竞争性摄取胱氨酸，从而抑制 T 细胞的活化（Srivastava et al.，2010）。

在一项最新的肿瘤免疫研究中，研究人员利用具有完整免疫系统的小鼠肿瘤模型深入探究了肿瘤和 T 细胞的 SLC7A11 对于肿瘤进展和抗肿瘤免疫反应的影响。在肿瘤细胞中敲除 SLC7A11 会导致胱氨酸转运受阻、胞内 ROS 含量的累积并影响肿瘤的生长，表明 SLC7A11 对肿瘤细胞自身具有支持作用。对于 T 细胞而言，SLC7A11 缺失会完全抑制 T 细胞在体外培养条件下的增殖，但其体内的增殖和效应性功能并不受影响。这种现象与 SLC7A11 全身敲除小鼠的表型一致，推测其主要原因是体内循环系统中半胱氨酸和 GSH 的存在可以使 T 细胞不依赖于 SLC7A11 介导的胱氨酸代谢（Arensman et al.，2019）。该结果提示我们对于 SLC7A11 在特定细胞中功能的研究不能只局限于体外培养条件，还应该结合组织特异性的 SLC7A11 敲除小鼠来全面评估其在生理及病理条件下的功能。

18.5　SLC7A11 的表达调控

如上所述，细胞中 SLC7A11 的表达水平很大程度上决定了 X_c^- 系统的活性及细胞对胱氨酸的摄取能力。SLC7A11 的表达在 mRNA 和蛋白质水平都受到严格的调控，其 mRNA 的表达主要受到转录因子、表观遗传修饰和 mRNA 稳定性的调控，而蛋白质水平则主要受蛋白质降解途径的调控。

18.5.1　mRNA 水平的调控

早期的研究表明，多种应激条件都能够上调 SLC7A11 的表达及 X_c^- 系统的活性，如氨基酸缺乏、氧化应激和代谢压力等（Bannai，1984；Bannai et al.，1991）。现已确定两种最主要的转录因子能够调节应激诱导的 SLC7A11 的转录，即 Nrf2（nuclear factor erythroid 2-related factor 2）和 ATF4（activating transcription factor 4）。Nrf2 是介导抗氧化反应的主要转录因子（Sykiotis and Bohmann，2010）。正常情况下 Nrf2 蛋白会被 E3 泛素连接酶 KEAP1（kelch-like ECH-associated protein-1）通过蛋白酶体途径所降解。在氧化应激条件下，Nrf2 蛋白不被降解并进入细胞核中启动基因转录。Nrf2 能够特异性地结合基因启动子区域的 ARE（antioxidant response elements）序列，从而启动众多与抗氧化反应相关基因的转录，这其中就包括 SLC7A11。研究发现特异性敲除 KEAP1 会活化细胞内的 Nrf2 通路，上调 SLC7A11 的表达，从而导致细胞对铁死亡产生抗性。

ATF4 是一种调节氧化还原稳态、氨基酸代谢和内质网应激的转录因子（Pakos-Ze-brucka et al.，2016）。氨基酸饥饿能够促进 ATF4 mRNA 的翻译，随后 ATF4 蛋白入核并结合基因启动子区域的 AARE（amino acid response element）序列，从而促进与氨基酸代谢相关的许多基因的表达，这其中也包括 SLC7A11。早期的研究就发现多种氨基酸的缺乏能够上调 SLC7A11 的表达，且该调控依赖于 ATF4（Sato et al.，2004）。而 ATF4 也被发现能够通过上调 SLC7A11 的表达来诱导细胞对铁死亡的抗性（Chen et al.，2017）。此外，研究发现 Nrf2 和 ATF4 这两种转录因子也能够协同调控应激条件下 SLC7A11 的表达。

抑癌基因 *p53* 是另一个调控 SLC7A11 表达的转录因子。但与 ATF4 和 Nrf2 不同，*p53* 抑制 SLC7A11 的转录（Jiang et al.，2015）。研究发现，在多种肿瘤细胞中，*p53* 能够抑制 SLC7A11 的表达，从而增强细胞对铁死亡诱导剂的敏感性。而敲除 *p53* 会导致细胞对铁死亡的抗性。

STAT1（signal transducer and activator of transcription 1）是干扰素信号通路中最主要的转录因子，主要调控与免疫反应相关基因的表达。以 IFN-γ 为例，当其与细胞表面的受体结合后，会激活受体胞内段并募集 JAK1 和 JAK2 激酶，JAK 活化后会进一步募集 STAT1 并使其磷酸化，磷酸化的 STAT1 会形成二聚体并转入细胞核中，与基因启动子区域的 GAS（γ-activated site）序列结合，从而启动下游基因的转录，这些被调控的基因通常称为 ISG（interferon-stimulated gene）并主要发挥免疫调控的作用。尽管 SLC7A11 不是典型的 ISG，但研究发现在人的成纤维细胞中 IFN-γ 能够显著抑制 SLC7A11 的表达并削弱细胞对胱氨酸的转运能力。进一步的研究发现，IFN-γ 活化的 STAT1 能够特异性地结合成纤维细胞中 SLC7A11 的基因启动子区域，从而抑制 SLC7A11 mRNA 的转录（Wang et al.，2016）。SLC7A11 同时也受到细胞因子 IFN-γ 调控。IFN-γ 可以在转录水平下调 SLC7A11 的表达，从而抑制肿瘤相关基质细胞中 GSH 的合成，或者增强肿瘤细胞对铁死亡的敏感性（Wang et al.，2019）。

转录水平的另外一种调控是基因表观遗传修饰，基因转录的表观遗传调控主要是通过对 DNA 的化学修饰（如 DNA 甲基化）和（或）DNA 相关组蛋白，如组蛋白乙酰化、甲基化、泛素化等调节 SLC7A11 的表达。BAP1 是一种核去泛素化酶（DUB），可去除赖氨酸 119 位的组蛋白 2A 单泛素化（H2Aub），这一位点的组蛋白修饰通常与转录抑制相关（Scheuermann et al.，2010；Wang et al.，2004）。近期研究通过全基因组分析发现 SLC7A11 是 BAP1 一个关键的转录靶标（Zhang et al.，2018b）。PR-DUB 复合物结合在 SLC7A11 启动子上，使 SLC7A11 启动子上的 H2Aub 泛素化并抑制 SLC7A11 的表达。此外，一种 H3K9 去甲基化酶 KDM3B 也被报道发现降低 H3K9 甲基化可以上调 SLC7A11 表达，增强对 erastin 诱导的铁死亡的抵抗力（Ye et al.，2020）。同时，介导染色质重塑的 SWI/SNF 复合物也可以调节 SLC7A11 转录水平（Ogiwara et al.，2019）。

在转录后，SLC7A11 mRNA 的表达水平还受到 NMD（nonsense-mediated mRNA decay）和 microRNA 的调控。细胞应激抑制 NMD 诱导的 SLC7A11 mRNA 的降解，增强胱氨酸转运和 GSH 的合成（Martin and Gardner，2015）。部分 microRNA 同样可以调控 SLC7A11 的表达。miR-27a、miR-26b 和 miR-375 等可以直接靶向 SLC7A11，抑制 SLC7A11 mRNA 的稳定性及蛋白质翻译（Drayton et al.，2014）。

18.5.2　蛋白质水平的调控

在蛋白质水平，SLC7A11 同样受到与其他蛋白质相互作用或翻译后修饰的调控。如前所述，X$_c^-$ 系统中的重链 SLC3A2 对于维持 SLC7A11 蛋白的稳定性至关重要。除此以外，早期研究发现细胞膜表面的黏附分子 CD44v（CD44 variant）也可以与 SLC7A11 结合并调控其蛋白稳定性。CD44v 的失活会影响 SLC7A11 蛋白的稳定性和膜表面定位，从而影响其氨基酸转运活性，抑制细胞内 GSH 的合成，导致胞内 ROS 的积累，并最终影响肿瘤细胞的生长和转移（Ishimoto et al.，2011）。但因为 CD44v 并不具有泛素连接酶的活性，因此对于 CD44v 如何调控 SLC7A11 蛋白的水平还不清楚。泛素水解酶 OTUB1 是新近报道的能够在蛋白质水平调控 SLC7A11 的另一个重要因子。OTUB1 能够直接与 SLC7A11 结合，抑制 SLC7A11 的泛素化，从而促进其蛋白质的稳定性。OTUB1 的缺失会导致 SLC7A11 表达的下调，同时增强肿瘤细胞对铁死亡的敏感性（Liu et al.，2019）。

mTORC2（mechanistic target of rapamycin complex 2）与 SLC7A11 也有直接的相互作用，并且能够响应生长因子的刺激，将位于 SLC7A11 N 端的第 26 位丝氨酸磷酸化，进而抑制 SLC7A11 的转运活性（Gu et al.，2017）。但在另一项研究中，人们发现 mTORC2 的底物 AKT 也能够直接磷酸化 SLC7A11，并且该磷酸化也会抑制 SLC7A11 的胱氨酸转运活性（Lien et al.，2017）。此外，mTORC1 被发现也能参与 SLC7A11 蛋白的调控。在高密度细胞培养条件下，mTORC1 的活化会促进 SLC7A11 在溶酶体中的降解（Gan et al.，2020；Koppula et al.，2020；Yamaguchi et al.，2020）。

18.6　总结与展望

铁死亡是一种铁依赖性的、脂质过氧化物过度积累导致的细胞死亡方式。在此过程中，X$_c^-$ 系统扮演着至关重要的角色。由于基因突变及代谢微环境的变化，肿瘤细胞采用上调 SLC7A11 表达的策略来增强其对胱氨酸的摄取、GSH 的合成及抗氧化损伤的能力。关于 SLC7A11 与肿瘤细胞铁死亡的关系目前已经比较明确，但它还有许多与铁死亡无关的功能，如影响糖代谢、调控细胞谷氨酰胺的释放和对其他细胞死亡方式的影响等。未来值得深入研究的几个科学问题包括：SLC7A11 的表达调控机制及相互作用蛋白都有哪些？X_c^- 系统或 SLC7A11 与铁死亡如何成为肿瘤预防和治疗的靶标？在肿瘤免疫治疗中，肿瘤细胞和不同类型免疫细胞表面的 SLC7A11 如何影响免疫治疗的效果？

对于 SLC7A11 的表达调控，目前的研究主要集中在应激条件下转录水平的调控，对于 SLC7A11 在蛋白质水平的调控还有待更深入的研究。未来可以探究 SLC7A11 的亚细胞定位，以及转运活性是否可以通过翻译后修饰或者其他相互作用的蛋白质来调节，进而导致 X_c^- 系统转运活性的改变。目前也还没有鉴定出 SLC7A11 特异性的泛素连接酶，因此对于该蛋白质的降解途径还不清楚。

SLC7A11 抑制细胞铁死亡和保护细胞免受氧化应激的作用提示了 SLC7A11 具有促进肿瘤的作用，而且人们也发现某些类型的肿瘤细胞对于 SLC7A11 介导的胱氨酸转运具有依赖性，因此 SLC7A11 可以作为潜在的抗肿瘤靶点。虽然人们已经鉴定出了多种对 X_c^- 系统有抑制作用的小分子药物，包括 erastin、sulfasalazine 和 sorafenib（Hadian and Stockwell，2020），但这些小分子药物的特异性都非常有限，而且在体内环境中由于半胱氨酸的存在，这些药物对于铁死亡的诱导能力也较差。我们在前期研究中使用了 cyst(e)inase，一种可以同时降解胞外胱氨酸和半胱氨酸的人工酶，并在小鼠体内观察到了显著的抗肿瘤活性，提出靶向胱氨酸代谢来治疗肿瘤的可能性。类似的，如果我们能找到决定 SLC7A11 转运活性的特异性表位并制备出相应的抗体，用抗体来阻断胱氨酸的转运从而诱导肿瘤细胞发生铁死亡，并且将该治疗方案与现有的免疫检查点抑制剂联合应用，预期将会产生更为显著的治疗效果，从而使更多的肿瘤患者受益。

参 考 文 献

Ahmad S, Elsherbiny N M, Haque R, et al. 2014. Sesamin attenuates neurotoxicity in mouse model of ischemic brain stroke. Neurotoxicology, 45, 100-110.

Arensman M D, Yang X S, Leahy D M, et al. 2019. Cystine-glutamate antiporter xCT deficiency suppresses tumor growth while preserving antitumor immunity. Proc Natl Acad Sci U S A, 116, 9533-9542.

Baidoo K E, Yong K, Brechbiel M W. 2013. Molecular pathways: targeted alpha-particle radiation therapy. Clin Cancer Res, 19, 530-537.

Bannai S. 1984. Induction of cystine and glutamate transport activity in human fibroblasts by diethyl maleate and other electrophilic agents. J Biol Chem, 259, 2435-2440.

Bannai S. 1986. Exchange of cystine and glutamate across plasma membrane of human fibroblasts. J Biol Chem, 261, 2256-2263.

Bannai S, Sato H, Ishii T, et al. 1991. Enhancement of glutathione levels in mouse peritoneal macrophages by sodium arsenite, cadmium chloride and glucose/glucose oxidase. Biochimica et Biophysica Acta, 1092, 175-179.

Bannai S, Tsukeda H, Okumura H. 1977. Effect of antioxidants on cultured human diploid fibroblasts exposed to cystine-free medium. Biochem Biophys Res Commun, 74, 1582-1588.

Chen D, Fan Z, Rauh M, et al. 2017. ATF4 promotes angiogenesis and neuronal cell death and confers ferroptosis in a xCT-dependent manner. Oncogene, 36, 5593-5608.

Chen R S, Song Y M, Zhou Z Y, et al. 2009. Disruption of xCT inhibits cancer cell metastasis via the caveolin-1/beta-catenin pathway. Oncogene, 28, 599-609.

Chung W J, Lyons S A, Nelson G M, et al. 2005. Inhibition of cystine uptake disrupts the growth of primary brain tumors. J Neurosci, 25, 7101-7110.

Conrad M, Sato H.2012. The oxidative stress-inducible cystine/glutamate antiporter, system x (c) (-): cystine supplier and beyond. Amino acids, 42, 231-246.

Delaney G, Jacob S, Featherstone C, et al.2005. The role of radiotherapy in cancer treatment: estimating optimal utilization from a review of evidence-based clinical guidelines. Cancer, 104, 1129-1137.

Dixon S J, Lemberg K M, Lamprecht M R, et al. 2012. Ferroptosis: an iron-dependent form of nonapoptotic cell death. Cell, 149, 1060-1072.

Dixon S J, Patel D N, Welsch M, et al. 2014. Pharmacological inhibition of cystine-glutamate exchange induces endoplasmic reticulum stress and ferroptosis. Elife, 3, e02523.

Do Van B, Gouel F, Jonneaux A, et al. 2016. Ferroptosis, a newly characterized form of cell death in Parkinson's disease that is regulated by PKC. Neurobiology of Disease, 94, 169-178.

Doxsee D W, Gout P W, Kurita T, et al. 2007. Sulfasalazine-induced cystine starvation: potential use for prostate cancer therapy. Prostate, 67, 162-171.

Drayton R M, Dudziec E, Peter S, et al. 2014. Reduced expression of miRNA-27a modulates cisplatin resistance in bladder cancer by targeting the cystine/glutamate exchanger SLC7A11. Clinical cancer research : an official journal of the American Association for Cancer Research, 20, 1990-2000.

Frederick N M, Bertho J, Patel K K, et al.2014. Dysregulation of system xc(-) expression induced by mutant huntingtin in a striatal neuronal cell line and in R6/2 mice. Neurochem Int, 76, 59-69.

Fu C, Wu Y, Liu S, et al.2022. Rehmannioside A improves cognitive impairment and alleviates ferroptosis via activating PI3K/AKT/Nrf2 and SLC7A11/GPX4 signaling pathway after ischemia. J Ethnopharmacol, 289, 115021.

Gan W, Dai X, Dai X, et al. 2020. LATS suppresses mTORC1 activity to directly coordinate Hippo and mTORC1 pathways in growth control. Nat Cell Biol, 22, 246-256.

Gmunder H, Eck H P, Benninghoff B, et al.1990. Macrophages regulate intracellular glutathione levels of lymphocytes. Evidence for an immunoregulatory role of cysteine. Cell Immunol, 129, 32-46.

Gout P W, Buckley A R, Simms C R, et al.2001. Sulfasalazine, a potent suppressor of lymphoma growth by inhibition of the x(c)- cystine transporter: a new action for an old drug. Leukemia, 15, 1633-1640.

Gout P W, Kang Y J, Buckley D J, et al.1997. Increased cystine uptake capability associated with malignant progression of Nb2 lymphoma cells. Leukemia, 11, 1329-1337.

Gu Y, Albuquerque C P, Braas D, et al. 2017. mTORC2 Regulates Amino Acid Metabolism in Cancer by Phosphorylation of the Cystine-Glutamate Antiporter xCT. Molecular Cell, 67, 128-138,e127.

Hadian K, Stockwell B R.2020. SnapShot: Ferroptosis. Cell 181, 1188-1188,e1181.

Hambright W S, Fonseca R S, Chen L, et al.2017. Ablation of ferroptosis regulator glutathione peroxidase 4 in forebrain neurons promotes cognitive impairment and neurodegeneration. Redox Biology, 12, 8-17.

Ishimoto T, Nagano O, Yae T, et al. 2011. CD44 variant regulates redox status in cancer cells by stabilizing the xCT subunit of system xc(-) and thereby promotes tumor growth. Cancer Cell, 19, 387-400.

Ji X, Qian J, Rahman S M J, et al. 2018. xCT (SLC7A11)-mediated metabolic reprogramming promotes non-small cell lung cancer progression. Oncogene, 37, 5007-5019.

Jiang L, Kon N, Li T, et al.2015. Ferroptosis as a p53-mediated activity during tumour suppression. Nature, 520, 57-62.

Khamari R, Trinh A, Gabert P E, et al. 2018. Glucose metabolism and NRF2 coordinate the antioxidant response in melanoma resistant to MAPK inhibitors. Cell Death Dis, 9, 325.

Koppula, P., Zhuang, L., and Gan, B.2021. Cystine transporter SLC7A11/xCT in cancer: ferroptosis, nutrient dependency, and cancer therapy. Protein Cell, 12(8): 599-620.

La Bella V, Valentino F, Piccoli T, et al.2007. Expression and developmental regulation of the cystine/glutamate exchanger (xc-) in the rat. Neurochemical research 32, 1081-1090.

Lang X, Green M D, Wang W, et al. 2019. Radiotherapy and Immunotherapy Promote Tumoral Lipid Oxidation and Ferroptosis via Synergistic Repression of SLC7A11. Cancer Discov, 9, 1673-1685.

Lei G, Zhang Y, Koppula P, et al. 2020. The role of ferroptosis in ionizing radiation-induced cell death and tumor suppression. Cell Res, 30, 146-162.

Lewerenz J, Hewett S J, Huang Y, et al. 2013. The cystine/glutamate antiporter system x(c)(-) in health and disease: from molecular mechanisms to novel therapeutic opportunities. Antioxidants & Redox Signaling, 18, 522-555.

Li Q, Han X, Lan X, et al. 2017. Inhibition of neuronal ferroptosis protects hemorrhagic brain. JCI Insight, 2, e90777.

Lien E C, Ghisolfi L, Geck R C, et al.2017. Oncogenic PI3K promotes methionine dependency in breast cancer cells through the cystine-glutamate antiporter xCT. Science Signaling, 10(510): eaao6604.

Liu R, Blower P E, Pham A N, et al. 2007. Cystine-glutamate transporter SLC7A11 mediates resistance to geldanamycin but not to 17-(allylamino)-17-demethoxygeldanamycin. Mol Pharmacol, 72, 1637-1646.

Liu T, Jiang L, Tavana O, et al.2019. The Deubiquitylase OTUB1 Mediates Ferroptosis via Stabilization of SLC7A11. Cancer Res, 79, 1913-1924.

Lo M, Ling V, Wang Y Z, et al. 2008. The X_c^- cystine/glutamate antiporter: a mediator of pancreatic cancer growth with a role in drug resistance. British Journal of Cancer, 99, 464-472.

Lu S C.2009. Regulation of glutathione synthesis. Molecular Aspects of Medicine, 30, 42-59.

Lyons S A, Chung W J, Weaver A K, et al.2007. Autocrine glutamate signaling promotes glioma cell invasion. Cancer Res, 67, 9463-9471.

Ma M Z, Chen G, Wang P, et al. 2015. X_c^- inhibitor sulfasalazine sensitizes colorectal cancer to cisplatin by a GSH-dependent mechanism. Cancer letters, 368, 88-96.

Martin L, Gardner L B.2015. Stress-induced inhibition of nonsense-mediated RNA decay regulates intracellular cystine transport and intracellular glutathione through regulation of the cystine/glutamate exchanger SLC7A11. Oncogene，34, 4211-4218.

Massie A, Schallier A, Kim S W, et al. 2011. Dopaminergic neurons of system X_c^--deficient mice are highly protected against 6-hydroxydopamine-induced toxicity. FASEB journal: official publication of the Federation of American Societies for Experimental Biology, 25, 1359-1369.

Nabeyama A, Kurita A, Asano K, et al. 2010. xCT deficiency accelerates chemically induced tumorigenesis. Proc Natl Acad Sci U S A, 107, 6436-6441.

Nakamura E, Sato M, Yang H, et al.1999. 4F2(CD98) heavy chain is associated covalently with an amino acid transporter and controls intracellular trafficking and membrane topology of 4F2 heterodimer. J Biol Chem 274, 3009-3016.

Ogiwara H, Takahashi K, Sasaki M, et al. 2019. Targeting the Vulnerability of Glutathione Metabolism in ARID1A-Deficient Cancers. Cancer Cell，35, 177-190 e178.

Pakos-Zebrucka K, Koryga I, Mnich K, et al.2016. The integrated stress response. EMBO Reports, 17, 1374-1395.

Pan X, Lin Z, Jiang D, et al. 2019. Erastin decreases radioresistance of NSCLC cells partially by inducing GPX4-mediated ferroptosis. Oncol Lett, 17, 3001-3008.

Pichler I, Del Greco M F, Gogele M, et al. 2013. Serum iron levels and the risk of Parkinson disease: a Mendelian randomization study. PLoS Medicine, 10, e1001462.

Polewski M D, Reveron-Thornton R F, Cherryholmes G A, et al. 2016. Increased expression of system X$_c^-$ in glioblastoma confers an altered metabolic state and temozolomide resistance. Mol Cancer Res, 14, 1229-1242.

Roh J L, Kim E H, Jang H J, et al. 2016. Induction of ferroptotic cell death for overcoming cisplatin resistance of head and neck cancer. Cancer Lett, 381, 96-103.

Sato H, Fujiwara K, Sagara J, et al. 1995. Induction of cystine transport activity in mouse peritoneal macrophages by bacterial lipopolysaccharide. The Biochemical Journal, 310(Pt 2), 547-551.

Sato H, Nomura S, Maebara K, et al. 2004. Transcriptional control of cystine/glutamate transporter gene by amino acid deprivation. Biochem Biophys Res Commun, 325, 109-116.

Sato H, Shiiya A, Kimata M, et al. 2005. Redox imbalance in cystine/glutamate transporter-deficient mice. J Biol Chem, 280, 37423-37429.

Scheuermann J C, de Ayala Alonso A G, Oktaba K, et al.2010. Histone H2A deubiquitinase activity of the Polycomb repressive complex PR-DUB. Nature, 465, 243-247.

Sheldon A L, Robinson M B.2007. The role of glutamate transporters in neurodegenerative diseases and potential opportunities for intervention. Neurochemistry international, 51, 333-355.

Shin S S, Jeong B S, Wall B A, et al. 2018. Participation of xCT in melanoma cell proliferation *in vitro* and tumorigenesis *in vivo*. Oncogenesis, 7, 86.

Sido B, Lasitschka F, Giese T, et al.2008. A prominent role for mucosal cystine/cysteine metabolism in intestinal immunoregulation. Gastroenterology, 134, 179-191.

Skouta R, Dixon S J, Wang J, et al. 2014. Ferrostatins inhibit oxidative lipid damage and cell death in diverse disease models. Journal of the American Chemical Society, 136, 4551-4556.

Soria F N, Zabala A, Pampliega O, et al. 2016. Cystine/glutamate antiporter blockage induces myelin degeneration. Glia, 64, 1381-1395.

Srivastava M K, Sinha P, Clements V K, et al.2010. Myeloid-derived suppressor cells inhibit T-cell activation by depleting cystine and cysteine. Cancer Res, 70, 68-77.

Stipanuk M H.2004. Sulfur amino acid metabolism: pathways for production and removal of homocysteine and cysteine. Annual Review of Nutrition, 24, 539-577.

Sugano K, Maeda K, Ohtani H, et al.2015. Expression of xCT as a predictor of disease recurrence in patients with colorectal cancer. Anticancer Res, 35, 677-682.

Sykiotis G P, Bohmann D.2010. Stress-activated cap'n'collar transcription factors in aging and human disease. Science Signaling, 3, re3.

Takeuchi S, Wada K, Toyooka T, et al. 2013. Increased xCT expression correlates with tumor invasion and outcome in patients with glioblastomas. Neurosurgery 72, 33-41; discussion 41.

Timmerman L A, Holton T, Yuneva M, et al. 2013. Glutamine sensitivity analysis identifies the xCT antiporter as a common triple-negative breast tumor therapeutic target. Cancer Cell, 24, 450-465.

Tuo Q Z, Lei P, Jackman K A, et al. 2017. Tau-mediated iron export prevents ferroptotic damage after ischemic stroke. Molecular Psychiatry, 22, 1520-1530.

Vallerga C L, Zhang F, Fowdar J, et al. 2020. Analysis of DNA methylation associates the cystine-glutamate antiporter SLC7A11 with risk of Parkinson's disease. Nat Commun, 11, 1238.

Wang H, Wang L, Erdjument-Bromage H, et al.2004. Role of histone H2A ubiquitination in Polycomb silencing. Nature, 431, 873-878.

Wang L, Leite de Oliveira R, Huijberts S, et al. 2018a. An acquired vulnerability of drug-resistant melanoma with therapeutic potential. Cell, 173, 1413-1425 e1414.

Wang S F, Wung C H, Chen M S, et al. 2018b. Activated integrated stress response induced by salubrinal promotes cisplatin resistance in human gastric cancer cells via enhanced xCT expression and glutathione biosynthesis. Int J Mol Sci, 19.

Wang W, Green M, Choi J E, et al. 2019. CD8(+) T cells regulate tumour ferroptosis during cancer immunotherapy. Nature, 569, 270-274.

Wang W, Kryczek I, Dostal L, et al. 2016. Effector T cells abrogate stroma-mediated chemoresistance in ovarian cancer. Cell, 165, 1092-1105.

Weiland A, Wang Y, Wu W, et al. 2019. Ferroptosis and its role in diverse brain diseases. Molecular Neurobiology, 56, 4880-4893.

Xie L, Song X, Yu J, et al. 2011. Solute carrier protein family may involve in radiation-induced radioresistance of non-small cell lung cancer. J Cancer Res Clin Oncol, 137, 1739-1747.

Yamaguchi I, Yoshimura S H, Katoh H.2020. High cell density increases glioblastoma cell viability under glucose deprivation via degradation of the cystine/glutamate transporter xCT (SLC7A11). J Biol Chem, 295, 6936-6945.

Ye L F, Chaudhary K R, Zandkarimi F, et al. 2020. Radiation-induced lipid peroxidation triggers ferroptosis and synergizes with ferroptosis inducers. ACS Chem Biol, 15, 469-484.

Zhang L, Huang Y, Ling J, et al. 2018a. Overexpression of SLC7A11: a novel oncogene and an indicator of unfavorable prognosis for liver carcinoma. Future Oncol, 14, 927-936.

Zhang Y, Shi J, Liu X, et al. 2018b. BAP1 links metabolic regulation of ferroptosis to tumour suppression. Nat Cell Biol, 20, 1181-1192.

Zhang Y H, Wang D W, Xu S F, et al. 2018c. Alpha-lipoic acid improves abnormal behavior by mitigation of oxidative stress, inflammation, ferroptosis, and tauopathy in P301S Tau transgenic mice. Redox Biol, 14, 535-548.

Zhao H, Li X, Yang L, et al. 2021. Isorhynchophylline relieves ferroptosis-induced nerve damage after intracerebral hemorrhage via miR-122-5p/TP53/SLC7A11 pathway. Neurochem Res, 46, 1981-1994.

Zille M, Karuppagounder S S, Chen Y, et al.2017. Neuronal death after hemorrhagic stroke in vitro and in vivo shares features of ferroptosis and necroptosis. Stroke, 48, 1033-1043.

第 19 章

ACSLs 与铁死亡

卢国栋　冯　吉　周　静

摘要： 脂质过氧化是诱导铁死亡发生的必要组成之一。脂质代谢组学研究显示酰基辅酶 A 合成酶长链家族成员 4（acyl-CoA synthetase long-chain family member 4，ACSL4）所介导的花生四烯酸和肾上腺酸的脂肪酸活化是关键步骤。ACSL4 蛋白的表达水平或酶活性是细胞和组织发生铁死亡的标志或预示标志。其他 ACSL 家族成员如 ACSL3 通过改变细胞膜的脂肪酸构成，也可以间接影响铁死亡的发生。因为 ACSL4 在多种肿瘤中高表达，因而预期肿瘤组织对于铁死亡较为敏感。索拉非尼作为肝癌靶向药物，可以特异性诱导铁死亡。重要的是，研究发现 ACSL4 在肝癌中的高表达可以预示肝癌患者对索拉非尼治疗有较好的治疗效果。

关键词： 铁死亡，ACSL4，花生四烯酸，肾上腺酸，肿瘤

Abstract: Lipid peroxidation is one of the major components of ferroptosis. Lipidomics studies revealed that fatty acid activation of arachidonic acid and adrenic acid by ACSL4 was essential for the induction of ferroptosis, the protein expression or enzymatic activity of ACSL4 thus becomes a biomarker or predictive biomarker of ferroptosis. The other ACSL family members e.g. ACSL3 could indirectly affect ferroptosis induction by altering the composition of fatty acids in cellular membrane. Because ACSL4 over-expresses in multiple types of cancer, it has been proposed that cancer cells are more sensitive to ferroptotic cell death. The over-expression of ACSL4 may predict better patient prognosis after sorafenib treatment in those patients of hepatocellular carcinoma. This action was further validated in several preclinical models (*in vitro* cell and *in vivo* xenograft) of breast cancer and other types of cancer.

Keywords: ferroptosis, ACSL4, arachidonic acid, adrenic acid, cancer

铁死亡是一种铁离子依赖性脂质过氧化过度积累的程序性细胞死亡方式，不仅发生在机体多种器官的病变过程中，还可以发生在多种癌症组织中，在机体内的多种生理和病理过程中发挥着重要作用。铁死亡的起因是脂质过氧化反应以及谷胱甘肽依赖的抗氧化系统失调，它与细胞中脂质代谢息息相关。而酰基辅酶 A 合成酶长链家族成员 4（acyl-CoA synthetase long-chain family member 4，ACSL4）在铁死亡相关的脂质代谢中则发挥

着重要的作用，是铁死亡过程中非常重要的生物因子。ACSL4 既可以作为铁死亡敏感性的生物标志物，又可能成为治疗铁死亡相关疾病的治疗靶点。

19.1　ACSL 家族简介

脂肪酸（fatty acid）是人体所必需的营养物质之一，主要来源于人们的日常饮食或者机体细胞内甘油三酯和磷脂的生物合成与分解。脂肪酸作为机体内的重要构成，参与细胞的能量代谢，并在多种信号通路中发挥着重要作用，是维护机体正常生理功能的保障。然而，机体内异常的脂肪酸代谢会引起脂质生物合成异常，最终使人们更加容易患上代谢性疾病和癌症。

脂肪酸在体内有着不同的转化通路：一方面，脂肪酸可以在线粒体中经过一系列的 β-氧化过程，分解代谢形成乙酰辅酶 A（acetyl-CoA），随后经过三羧酸循环，参与 ATP 的合成；另一方面，脂肪酸可以参与甘油三酯（triacylglycerols，TAG）、磷脂（phospholipids）和胆固醇酯类（cholesterol esters）的合成。这两条通路均需要由脂肪酸经过乙酰辅酶 A 合成酶（acyl-CoA synthetase，ACS）催化后才能发生（Ellis et al.，2010；Grevengoed et al.，2014）。根据所催化的脂肪酸碳原子数不同，将 ACS 分为以下四类：短链乙酰辅酶 A 合成酶（short-chain ACS，ACSS）主要催化碳原子数小于 6 个的脂肪酸，中链乙酰辅酶 A 合成酶（medium-chain ACS，ACSM）主要催化碳原子数为 6 ~ 12 个的脂肪酸，长链乙酰辅酶 A 合成酶（long-chain ACS，ACSL）主要催化碳原子数为 12 ~ 20 个的脂肪酸，而超长链乙酰辅酶 A 合成酶（very long-chain ACS，ACSVL）主要催化碳原子数大于 20 个的脂肪酸（Ellis et al.，2010；Grevengoed et al.，2014；Neess et al.，2015）。参与铁死亡过程的主要是长链脂肪酸和相对应的 ACSL。

ACSL 家族在哺乳动物体内一共有 5 类亚型，分别是 ACSL1、ACSL3、ACSL4、ACSL5、ACSL6。ACSL 调节的脂肪酸活化促进了长链脂质的生物合成代谢和分解代谢（脂肪酸氧化）。脂肪酸进行不同代谢途径的机制尚不清楚，目前研究认为脂肪酸的转归可能取决于 ACSL 的亚细胞定位，以及在相对独立的细胞间隔系统（compartment）进行脂肪酸代谢的能力（Poppelreuther et al.，2009；Ellis et al.，2010；Grevengoed et al.，2014）。线粒体中的 ACSL1、ACSL4 和 ACSL5 主要参与了脂肪酸合成和 β-氧化的过程；过氧化物酶（peroxisome）中的 ACSL1 和 ACSL4 参与 β-氧化和烷基脂质生物合成（alkyl lipid synthesis）；内质网（endoplasmic reticulum，ER）中的 ACSL1、ACSL3 和 ACSL4 能够促进甘油脂质合成和 ω-氧化（在正常生理条件下，ω-氧化是中链脂肪酸分解代谢的次要途径，但当 β-氧化缺陷时，则成为主要途径）；而处于脂滴中的 ACSL3 则促进中性脂质的合成和脂滴的形成（Fujimoto et al.，2007）。

在激活长链脂肪酸过程中，这 5 类 ACSL 亚型的功能有重叠的部分，也有各自特异的部分。不同亚型的 ACSL 有着各自偏好的底物（Ellis et al.，2010；Grevengoed et al.，2014）。例如，ACSL1 和 ACSL5 对 C12-18 饱和脂肪酸和 C16-20 不饱和脂肪酸具有广泛的底物特异性。ACSL3 和 ACSL4 都能激活多不饱和脂肪酸（polyunsaturated fatty acid，PUFA）。ACSL3 的偏好底物为单不饱和脂肪酸（monounsaturated fatty acid，MUFA），如油酸（oleic acid）；而 ACSL4 的偏好底物为二十碳四烯酸［主要包括花生四烯酸

（arachidonic acid，AA）和肾上腺酸（adrenic acid，AdA）] 和二十碳五烯酸 [花生五烯酸（eicosapentaenoic acid）]。研究发现，ACSL4 而非其他 ACSL 亚体可以直接影响铁死亡（Kagan et al.，2016）。

综上所述，这些结果表明 ACSL 在脂肪酸代谢中扮演着重要角色。各个 ACSL 亚型是引导脂肪酸进行合成代谢还是分解代谢，可能取决于其亚细胞定位，以及与特定脂肪酸转运系统的相互作用。PUFA 代谢是铁死亡中必不可少的过程；而 ACSL4 则是唯一在铁死亡过程中发挥重要、直接作用的 ACSL 亚体（Doll et al.，2017）。因此，研究 ACSL4 的生理功能以及分析 ACSL4 的表达变化可能对铁死亡相关疾病的诊治具有重要意义。

19.2 ACSL4 的生理功能

19.2.1 ACSL4 对二十碳四烯酸的调控作用

PUFA 的生物合成调控是一个复杂的过程。以二十碳四烯酸为例，许多 AA 代谢酶如磷脂酶 A2（PLA2）、环氧合酶（COX）、脂氧合酶（LOX）和细胞色素 P450（CYP）都参与了这种调控。通常情况下，COX 或者 LOX 激活 AA 的释放，而氧化后的 AA 在不同的二十烷酸合成酶（eicosanoids synthase）的催化下形成不同的二十烷酸（eicosanoids）。细胞色素 P450 单加氧酶催化环氧二十碳三烯酸（EET）和羟基二十碳四烯酸（HETE）的生成，并且 EET 和 HETE 都可以被 ACSL4 激活（Klett et al.，2013，2017），从而产生 EET-8CoA 和 HETE-CoA。这些氧化酰基辅酶 A 被酯化成磷脂（Bernstrom et al.，1992），进而影响膜脂双层的形成（Capdevila et al.，2000）。脂质代谢组学的研究明确了 ACSL4 调控 AA 形成磷脂的作用，而且还表明随着 ACSL4 缺乏，参与磷脂合成的亚油酸（linoleic acid，LA）含量会增加。更重要的是，在铁死亡的过程中（图 19-1），AA 和 AdA 被 ACSL4 激活，在内质网相关的氧化中心形成 AA-CoA 和 AdA-CoA 衍生物。AA-CoA 和 AdA-CoA 被 LPCAT3 酯化成 AA-PE 和 AdA-PE，然后被 15-脂氧合酶（15-LOX）氧化生成脂质氢过氧化物，促进铁死亡的发生。若 AA-PE 的形成被阻断，则会影响铁死亡的进程（Kagan et al.，2016）。

ACSL4 对外源性脂肪酸的催化选择在不同组织细胞中的作用有差异，这是因为细胞类型的不同导致 ACSL4 和其他代谢酶差异表达，也因为不同细胞内含有的脂肪酸构成不同（Fernanda Castillo et al.，2006；Maloberti et al.，2007）。例如，脂肪细胞中缺乏 ACSL4，会降低 AA 在磷脂和 AA 池中的掺入，并降低 AA 脂质过氧化产物 4-羟基壬醛（4-hydroxynonenal）的水平（Killion et al.，2018）。在人动脉平滑肌细胞中过表达 ACSL4 可以显著促进外源 AA 合成磷脂酰乙醇胺（phosphatidylethanolamine，PE）及磷脂酰肌醇（phosphatidylinositol，PI）（Golej et al.，2011）。同样地，ACSL4 在成纤维细胞样 COS-7 细胞中的过表达促进了外源性 AA 和油酸（oleic acid，OA）形成 PE（Küch et al.，2014）。在 COS-7 细胞中，外源性 AA 还参与了磷脂酰胆碱（phosphatidylcholine，PC）的合成，而类固醇生成细胞通过酰基辅酶 A 硫酯酶 2（acyl-CoA thioesterase 2，ACOT2）途径调节 AA 的释放。其后，ACSL4 催化细胞内游离 AA 转化为 AA-CoA，并

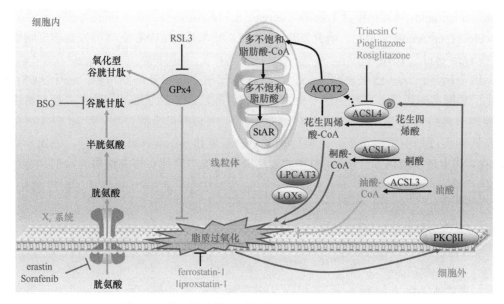

图 19-1　铁死亡中的脂质氧化过程和 ACSL4 的作用

ACSL4 催化多不饱和脂肪酸花生四烯酸（AA）和肾上腺酸（AdA），分别形成 AA-CoA 和 AdA-CoA；随后在 LPCAT3 和 LOX 的催化下，促进细胞的脂质过氧化，最终引起铁死亡的发生。蛋白激酶 C（PKCβⅡ）在细胞膜被脂质过氧化激活，可以通过磷酸化 ACSL4 并活化的正反馈来促进铁死亡。而 ACSL4 抑制剂［丁硫氨酸-亚砜亚胺（BSO）、爱拉斯汀（erastin）、罗格列酮（Rosiglitazone）、吡格列酮（Pioglitazone）、索拉非尼（Sorafenib）、Triacsin C］可以抑制这个过程。ACSL4 蛋白活性和其介导的铁死亡，其中 Triacsin C 同时可以抑制 ACSL1 和 ACSL3 其他的 ACSL 成员。ACSL1 可以活化桐酸成桐酸-CoA，从而促进脂质过氧化和铁死亡。与之相反，ACSL3 可以活化油酸等单不饱和脂肪酸，产生的油酸-CoA 进入到细胞膜，改变单不饱和脂肪酸和多不饱和脂肪酸的比例，从而间接抑制脂质过氧化和铁死亡。虚线箭头表示 ACSL4-ACOT2 轴调控 AA 的一种假设：ACSL4 可能通过与 ACOT2 作用，调控 AA 进入线粒体，最后形成类固醇生成性急性调节蛋白（StAR）。GPx4 是体内最主要的对抗脂质过氧化的还原酶，而谷胱甘肽是 GPx4 的还原性辅因子。抑制 GPx4 活性、耗竭谷胱甘肽或切断其前体胱氨酸经 X$_c^-$ 系统的运输则可以促进铁死亡的发生。红色字体和橙红色背景的物质为铁死亡的促进因子，绿色字体和绿色背景的物质为铁死亡的抑制因子，淡蓝色背景的物质可能与铁死亡调控有关；小圆圈中的 p 表示蛋白磷酸化

将其提供给 ACOT2，后者在线粒体中释放 AA。释放的 AA 又通过脂氧合酶途径代谢，诱导类固醇生成性急性调节蛋白（steroidogenic acute regulatory，StAR）。StAR 蛋白是甾体激素生物合成的限速酶，控制胆固醇进入线粒体内膜的转运。StAR 的表达同时受 AA 或其代谢物在这些细胞中的反馈性调节（Kuwata et al.，2019）。

　　一些研究表明 ACSL4 定位于肝细胞和某些癌细胞的线粒体、内质网或过氧化物酶体（Lewin et al.，2001，2002；Radif et al.，2018）的膜结构。虽然需要进一步的研究来阐明 ACSL4 如何与 ACOT2 相互作用，但有研究推测 ACSL4 在特定细胞器产生的 AA-CoA 可能通过酰基 CoA 结合蛋白 DBI 和线粒体外膜蛋白 TSPO 转运到线粒体。ACSL4 和 ACOT2 基因敲除对 AA 浓度调节的干扰显著减弱了促肾上腺皮质激素（adreno corticotropic hormone，ACTH）或 cAMP 诱导的类固醇激素（如孕酮）的释放，补充 AA 可恢复 ACTH 处理的类固醇生成细胞的类固醇激素释放（Maloberti et al.，2005）。因此，线粒体 ACSL4-ACOT2 途径释放的 AA 对甾体生成至关重要。目前对利用 ACSL4-ACOT2 轴释放 AA 的细胞类型知之甚少，但已经确定 ACSL4-ACOT2 轴可作用于乳腺癌细胞和类固醇生成细胞。Maloberti 等人的研究表明 ACSL4 的表达水平与乳腺癌的恶

性程度相关（Maloberti et al.，2010）。这项研究中发现，在高侵袭性人类乳腺癌细胞系 MDA-MB-231 中，ACSL4 的敲除降低了几种脂氧合酶产物的产生，同时削弱了细胞的增殖、侵袭和迁移能力。这些 LOX 产物的加入恢复了 *ACSL4* 基因敲除引起的细胞增殖降低。因此，通过 ACSL4-ACOT2 途径产生的脂质介质可能调节某些癌症的进展。

19.2.2　ACSL4 缺失对生理功能的影响

过表达可能影响蛋白质在细胞内的分布，从而带来假阳性结果。对 ACSL4 的生理功能进行研究，更多是通过基因沉默或敲除的手段来实现。

ACSL4 在脂质代谢中发挥着重要的作用。ACSL4 不仅调控含 AA 的磷脂水平，也可以影响含有其他 PUFA 的磷脂水平（Doll et al.，2017；Killion et al.，2018）。在敲除 ACSL4 的大鼠成纤维 3Y1 细胞中，IL-1β 刺激会导致细胞内含 AA 的 PC 和 PI 减少，而含有 AA 的磷脂水平受影响较小（Kuwata and Hara，2019）。在小鼠胚胎成纤维细胞中敲除 ACSL4 可显著降低多不饱和脂肪酸 PE 的水平，抑制铁死亡（Doll et al.，2017）。在脂肪细胞中特异性地敲除 ACSL4，转基因小鼠的脂肪细胞与对照组小鼠的脂肪细胞相比，PUFA 合成磷脂的能力大幅降低（Killion et al.，2018）。ACSL4 缺乏引起的脂质组分的改变可保护高脂饮食诱导的肝脏脂肪堆积、脂肪细胞死亡、性腺白色脂肪组织炎症和胰岛素抵抗（Kuwata and Hara，2019），这些研究结果提示 ACSL4 参与肥胖相关脂肪细胞功能障碍。因此，ACSL4 酶对含磷脂多不饱和脂肪酸含量的控制可能涉及多种生理和病理过程。ACSL4 缺失型突变曾在一个遗传病家族有过报道（Piccini et al.，1998）。该家族罹患 Alport 氏症（一种遗传性肾炎，又称眼-耳-肾综合征）、椭圆形细胞增多症和智力发育迟缓等多种疾病，但 ACSL4 缺失与这些复杂疾病病理发生的因果关系并未得以建立。

ACSL4 不仅在脂质代谢中发挥着重要的作用，同时也具备其他的生理功能。Cho 等人的研究发现 ACSL4 缺乏的纯合子小鼠往往死于胚胎期，而存活的杂合子雌性小鼠生育力下降，并伴有子宫增生等形态学变化和子宫内膜前列腺素的积聚，出生后的子代体型较小（Cho et al.，2001）。ACSL4 缺乏的雄性小鼠则表现正常。体内研究表明，ACSL4 的基因缺失和药理抑制可阻碍由于缺血再灌注导致的小鼠肾脏病理性铁死亡，对组织和器官起到保护作用（Müller et al.，2017）。Golej 等的研究表明，与空载转染细胞相比，ACSL4 在人动脉平滑肌细胞中的过度表达降低了前列腺素 E2（prostaglandin E2，PGE2）的细胞因子依赖性释放。此外，用罗格列酮（Rosiglitazone）或 Triacsin C 处理这些细胞，可增强 PGE2 的释放（Golej et al.，2011）。ACSL4 的敲除显著增强白细胞介素-1β（IL-1β）处理的大鼠成纤维细胞 3Y1 的二十烷酸生物合成（Kuwata et al.，2015）。这种效应是 ACSL4 亚型特有的，ACSL1 或 ACSL3 的敲除未能增强二十烷酸的释放。ACSL4 的敲除不仅提高了二十烷酸的水平，而且加速了 IL-1β 刺激后细胞二十烷酸的释放。

19.3　ACSL4 在肿瘤中异常表达

越来越多的研究指出，ACSL 家族各亚型的表达在临床癌症中发生了异常，其中一些表达异常与患者的不良生存情况相关。ACSL 家族各亚型在不同癌症中的表达改变见表 19-1。

表 19-1　ACSL 亚型在癌症中的表达情况

ACSL 亚型	癌症	表达情况	临床预后影响
ACSL1	结肠癌	高	不良预后
	乳腺癌	高	不良预后
	肝癌	高	
	骨髓瘤	高	
	肺鳞状细胞癌	低	
ACSL3	前列腺癌	高	不良预后
	黑色素瘤	高	不良预后
	肺癌	高	
	雌激素受体乳腺癌	高	
	转移性前列腺癌	低	
	三阴乳腺癌	低	不良预后
ACSL4	结肠癌	高	不良预后
	乳腺癌	高	不良预后
	前列腺癌	高	
	胃癌	低	不良预后
ACSL5	神经胶质瘤	高	
	乳腺癌	低	不良预后
	结肠癌	低	
	膀胱癌	低	
ACSL6		未见报道	

ACSL1 在结肠癌（Sanchez et al.，2015，2017）、乳腺癌（Wang et al.，2017）、肝癌（Cui et al.，2014，2015）和骨髓瘤（Bong et al.，2014）等众多癌症中呈高表达，而在肺鳞状细胞癌中呈低表达（Huang et al.）。另外，结肠癌患者 ACSL1 的过度表达往往伴随着不良预后（Vargas et al.，2016）。与 ACSL1 一致，大部分研究显示，ACSL4 也是一种促癌基因，其在结肠癌（Cao et al.，2001；Sanchez et al.，2017）、乳腺癌（Wu et al.，2013）、肝癌（Sung et al.，2003；Hu et al.，2008；Xia et al.，2017）以及前列腺癌中过表达，但 ACSL4 在胃癌中却呈低表达（Ye et al.，2016）。ACSL4 的过表达往往预示着结肠癌（Sanchez et al.，2015）和肝癌患者（Xia et al.，2017）的不良预后。ACSL4 在这些肿瘤中（尤其是结肠癌和肝癌）的高表达，可能使得靶向诱导肿瘤组织铁死亡成为可能。

相比之下，ACSL5 在癌症中呈相反的趋势。除了在胶质瘤中 ACSL5 过表达，在其他多种癌症，如结肠癌（Gassler et al.，2003）和乳腺癌（Yen et al.，2017）中，ACSL5 均呈低表达。而在这两种癌症中，ACSL1 和 ACSL4 表达均发生上调。另外，ACSL5 在膀胱癌中的表达也发生了下调。值得注意的是，在乳腺癌中，ACSL5 的低表达与患者的不良预后相关（Yen et al.，2017）。最近的一项研究还表明，成纤维细胞生长因子受体 2（FGFR2）-ACSL5 的嵌合 RNA 使临床胃癌细胞对 FGFR 抑制剂治疗产生了耐药性（Kim et al.，2017）。

　　ACSL3 在癌症中的作用比较复杂。ACSL3 在肺癌（Padanad et al.，2016）、前列腺癌（Obinata et al.，2016）和雌激素受体阴性的乳腺癌（Wang et al.，2013）中高表达。其中，ACSL3 上调可以预测前列腺癌患者的不良预后。然而，在前列腺癌和乳腺癌的研究中却发现了相反的结果，ACSL3 在转移性前列腺癌中的表达降低（Marques et al.，2011）。在化疗后的三阴乳腺癌中发现 ACSL3 的纯合子缺失与乳腺癌复发和远处转移的风险增加有关（Jeong et al.，2017）。这些相反的结果可能表明 ACSL3 在不同癌症阶段发挥不同的作用。最后，很少有研究报道 ACSL6 在癌症中的作用。只有一个病例报道在慢性白血病中发现了 t（5；12）（q23-31；p13）/ETV6-ACSL6 基因融合，使癌细胞对酪氨酸激酶抑制剂治疗产生耐药性（Su et al.，2016）。

　　最近的一项生物信息学研究（Chen et al.，2016）利用在线数据库 Oncomine 和 PrognoScan 阐明了 ACSL 表达与癌症生存结果之间的某些新的联系。一方面，与先前的研究结果一致（Sanchez et al.，2015；Vargas et al.，2016；Yen et al.，2017），该研究表明 ACSL1 或 ACSL4 的过度表达与结肠癌患者的预后较差相关，ACSL5 的下调与乳腺癌患者的不良生存率相关。另一方面，这项研究提出了某些以前未知的联系。*ACSL1* 基因的高表达与肺癌患者不良生存率相关，*ACSL3* 基因的高表达与黑色素瘤患者的较差生存率相关。然而，也有相反的结果将 ACSL 的高表达与多种癌症患者生存率的提高联系在一起，包括乳腺癌、卵巢癌、脑癌、肺癌和急性髓性白血病（Chen et al.，2016）。

　　综上所述，ACSL1 和 ACSL4 在大多数肿瘤类型的研究中可能起到促进肿瘤发展的作用，而 ACSL5 可能起到抑制肿瘤发展的作用。然而，ACSL3 在癌症中的作用可能取决于前列腺癌和乳腺癌的分期。此外，ACSL4 在部分癌组织中的高表达可能使得 ACSL4 成为诱导铁死亡的分子靶点。

19.4　ACSL4 促进铁死亡

19.4.1　ACSL4 促进肿瘤细胞发生铁死亡

　　细胞凋亡和其他形式的程序性细胞死亡对于细胞非免疫监测非常重要。这个过程可以清除致癌过程中受损或突变的细胞。然而，癌细胞的进化也可以巧妙地利用这些防御作用来对抗化疗和其他死亡信号。脂肪酸，特别是 AA（ACSL4 的首选底物）是细胞凋亡的诱导因子。一项研究 COX-2 抑制诱导结肠癌细胞死亡相关机制的报道指出（Cao et al.，2000），在培养基中添加外源性未酯化的 AA 可导致结肠癌细胞凋亡。然而，在癌细胞中，未酯化 AA 的促凋亡活性可被 ACSL4（可激活 AA 使酯化转化为 TAG）和 COX-2（可促进 AA 转化为前列腺素）中和。ACSL4 或 COX-2 的诱导表达抑制了 AA 的积累，从而挽救了细胞死亡。除此之外，ACSL4 还在多种癌症组织中出现上调趋势，提示 ACSL4 具有致癌的潜力。Triacsin C 治疗降低了癌细胞的整体 ACSL 活性并诱导了细胞死亡；但如果人为地增加对 Triacsin C 不敏感的 ACSL5 的表达，可以显著补偿 ACSL 活性并进而减少细胞死亡（Mashima et al.，2005，2009）。

　　ACSL4 对铁死亡的诱导至关重要（图 19-1）。铁死亡的特点是细胞中发生不受控制的脂质过氧化，而这个过程通常可以通过铁螯合剂和抗氧化剂来预防（Yang et al.，

2016；Stockwell et al.，2017）。2016 年发表在《自然-化学生物学》杂志同一期背靠背的两项研究首次揭示了 ACSL4 介导的 AA 和 AdA 脂质过氧化对于铁死亡具有关键作用。第一项研究（Kagan et al.，2016）利用氧化的脂质代谢组学方法鉴别可诱导铁死亡的脂质类别。结果表明，AA-PE 和 AdA-PE 是铁死亡发生的必要脂质。在此过程中，AA 和 AdA 被 ACSL4 催化成 AA-CoA 和 AdA-CoA，之后在 LPCAT3 的作用下，掺入磷脂中形成 PE，最后由 LOX 催化成带有过度氧化活性的磷脂过氧化氢（phospholipid hydroperoxide，PLOOH）。若 PLOOH 不能够及时地被 GPx4 还原为无细胞毒性的磷脂醇（phospholipid -alcohol，PLOH），则会引起脂质过氧化，最终使细胞发生铁死亡。因为 AA 和 AdA 是 ACSL4 偏好的代谢底物，作者通过基因敲除或小分子抑制剂来抑制 ACSL4 的功能，结果发现可以降低细胞中 AA-CoA 和 AdA-CoA 的水平，并最终阻断铁死亡的发生。反之，向培养基中加入外源性的 AA-PE 可以恢复 ACSL4-KO 细胞对铁死亡的敏感性。研究进一步发现 ω-6 脂肪酸可以显著增加 ACSL4-KO 细胞对铁死亡诱导剂的敏感性，而 ω-3 脂肪酸则仅有微弱效应。

《自然-化学生物学》杂志的第二项研究（Doll et al.，2017）则利用两种不同的遗传学实验方法来鉴别铁死亡脂质过氧化过程中的关键基因。研究同时分析了一种基于短回文重复基因的筛检方法（short palindromic repeats-based genetic screening）和另一种转录组芯片检测方法得出的实验结果，比较了铁死亡耐受细胞和敏感细胞的基因差别。研究发现，*ACSL4* 基因的表达在铁死亡过程中是不可缺少的。Doll 等人的研究进一步发现，ACSL4 蛋白在一组对铁死亡十分敏感的基底样乳腺癌细胞系中（MDA-MB-157、MDA-MB-231、MDA-MB-468）呈高表达，但在另一组对铁死亡较为耐受的管腔样乳腺癌细胞系中（AU-565、MCF-7、T47D）却呈低表达。为了进一步证实 ACSL4 的关键作用，研究者使用 CRISPR-Cas9 系统来敲除 ACSL4 在 MDA-MB-157 乳腺癌细胞中的表达，发现敲除 ACSL4 可以增加细胞对铁死亡诱导剂 RSL3 的耐受性；此外，使用 BODIPY 进行的脂质过氧化分析显示，这些 ACSL4 敲除细胞中的脂质过氧化程度也相应降低。与之相反，在缺乏内源性 ACSL4 表达的乳腺癌细胞系中，过表达 ACSL4 会使得这些细胞对 RSL3 诱导的细胞死亡和脂质过氧化变得敏感，而使用铁死亡抑制剂 Liproxstatin-1 可以降低此效应，起到保护细胞的作用。综上所述，这些结果证明了 ACSL4 在铁死亡过程中起到了关键作用。

除了这两项研究外，同时或后期的其他相关研究也陆续在不同系统里证实了以上结论。例如，Yuan 等（2016）的研究发现铁死亡诱导剂 erastin 可以剂量依赖性地诱导 ACSL4 表达细胞（如 HL60 细胞）发生铁死亡，但无法诱导 ACSL4 阴性细胞（如 LNCaP 和 K562 细胞）发生铁死亡。使用 siRNA 干扰 ACSL4 的表达或者使用噻唑烷二酮类药物（一类抗糖尿病化合物）抑制 ACSL4 活性，可以抑制 erastin 诱导的铁死亡；而过表达 ACSL4 却可以促进铁死亡的发生。一项最新研究发现 ACSL4 的磷酸化可以促进铁死亡。中山大学的朱晓峰、邓榕团队通过 CRISPR-Cas9 系统及激酶抑制剂库筛选，发现一种蛋白激酶 C（PKCβII）受脂质过氧化激活，可以磷酸化 ACSL4 蛋白上位于 328 位的苏氨酸，进一步促进 ACSL4 的功能，从而正反馈多不饱和脂肪酸磷脂的合成，最终导致铁死亡（Zhang et al.，2022）。综上所述，ACSL4 可以看成是铁死亡敏感型的生物标志物。虽然氧化性的 AA 和 AdA 作为铁死亡发生的关键化学分子，可以成为铁死亡发生的生物标志物并通过脂质代谢组学得到检测，但是由于目前还没有快捷、易行的检测方法可以替代耗时昂贵的脂质代谢组学，铁死亡的发生并不能有效地得到监控。

19.4.2　其他 ACSL 家族成员和铁死亡

其他 ACSL 成员虽然不能直接诱导铁死亡，但可以通过调节脂肪酸构成而影响细胞对铁死亡的敏感性。Magtanong 等的研究发现，在人纤维肉瘤细胞 HT-1080 和肺癌细胞 A549 中，外源性给予单不饱和脂肪酸（MUFA）可通过促进多不饱和脂肪酸（PUFA）以 ACSL3 依赖的方式从细胞质膜磷脂中被替代，从而减少了 PUFA 的比例并抑制了铁死亡的发生（Magtanong et al.，2019）。而 ACSL3 表达的缺失会反过来增加细胞对铁死亡的敏感性。随后的研究也证实，在黑色素瘤细胞中，油酸可以保护细胞免受铁死亡，而敲除 ACSL3 可以阻碍油酸合成磷脂，增加肿瘤中脂质过氧化程度。相反，过表达 ACSL3，可以恢复油酸的保护作用。油酸以 ACSL3 依赖的方式保护黑色素瘤细胞免受铁死亡，同时还增加了黑色素瘤细胞形成转移瘤的能力（Ubellacker et al.，2020）。

研究也发现 ACSL1 介导的桐酸（十八碳-9,11,13-三烯，是亚麻酸的重要异构体）的活化也可以在多种肿瘤细胞里诱导铁死亡。这种桐酸的铁死亡诱导作用在 ACSL4 敲除的细胞中同样存在，而在 ACSL1 敲除的细胞中缺如；这证实了 ACSL1 在桐酸诱导铁死亡中的特有功能。给患癌大鼠中服用富含桐酸的桐油，可以抑制肿瘤生长和转移（Beaty et al.，2021）。

19.4.3　ACSL4 是肿瘤细胞发生铁死亡敏感性的生物标志物

铁死亡能够杀伤多种肿瘤细胞，被认为是一种新型的抗癌策略。鉴于 ACSL4 在铁死亡过程中的重要作用以及它在诸多肿瘤组织中的高表达，多项研究因此将 ACSL4 作为铁死亡抗癌研究的靶点。例如，在一项乳腺癌的研究中发现整合素（integrin）$\alpha_6\beta_4$ 可以保护黏附上皮细胞和癌细胞免受 erastin 诱导的铁死亡（Brown et al.，2017）。$\alpha_6\beta_4$ 低表达的乳腺癌患者来源的移植瘤（patient derived xenograft，PDX）更容易发生由细胞外基质（extracellular matrix，ECM）分离所引起的铁死亡。在乳腺癌患者队列样本中发现整合素 $\alpha_6\beta_4$ 和 ASCL4 之间存在显著的负相关，机制研究进一步揭示了 $\alpha_6\beta_4$ 介导的 Src 和 STAT3 的激活可以抑制 ACSL4 的表达。这表明 $\alpha_6\beta_4$ 高表达、ACSL4 低表达的乳腺癌细胞可能对这种铁死亡产生耐药性。

索拉非尼是治疗肝癌的一线靶向药物。索拉非尼也是铁死亡的有效激活剂。机制上，索拉非尼可以通过间接抑制谷胱甘肽的合成从而诱发肿瘤细胞发生铁死亡（Dixon et al.，2014）。我们的近期研究也表明（Feng et al.，2020），ACSL4 的表达量与肝癌细胞系对索拉非尼的敏感性呈正相关。ACSL4 高表达的肝癌细胞更容易发生由索拉非尼诱导的铁死亡；不仅如此，ACSL4 高表达的肝癌细胞同样容易发生由其他铁死亡诱导剂（如 erastin、RSL3、BSO）引发的细胞死亡。同时，ACSL4 蛋白（而非其他铁死亡相关蛋白）的表达比较稳定，并不受索拉非尼处理的影响。通过 CRISPR-Cas9 系统敲除 Huh7 细胞中的 ACSL4，或者使用 ACSL4 特异性抑制剂（rosiglitazone，pioglitazone）抑制 ACSL4 的活性，都可以增加 Huh7 细胞对索拉非尼的耐受性，降低细胞中的脂质过氧化程度；相反，过表达 HepG2 细胞中的 ACSL4 则可以增加 HepG2 细胞对索拉非尼的敏感性。更重要的是，对经历了肝切手术和后期索拉非尼辅助治疗的原发性肝癌患者的临床分析发现，如果患者在前期肝癌切除组织中高表达 ACSL4，他们的预后要比 ACSL4 低表达的患者良好。这项结果提示有可能通过肝切组织或采样组织确定 ACSL4 的表达水平，进一步筛选对索拉非尼敏感的肝癌患者，从而实现索拉非尼精准治疗肝癌患者。ACSL4 具有成为原发性肝癌患者使用索拉非尼治疗敏感性的生物标志物的潜力。

另外一项近期研究则发现 ACSL4 在人脑胶质瘤组织和细胞中的表达发生了下调（Cheng et al.，2020）。在神经胶质瘤细胞中过表达 ACSL4 可以降低 GPx4 的含量，并增加了包括 5-羟基二十碳四烯酸（5-HETE）、12-HETE 和 15-HETE 在内的铁死亡标记物的水平。此外，ACSL4 过表达导致乳酸脱氢酶释放增加和细胞活力降低。当 ACSL4 被沉默时，观察到相反的结果。ACSL4 沉默后可以使神经胶质瘤细胞更为耐受索拉非尼。这些结果表明，ACSL4 可以通过激活铁死亡通路来抑制神经胶质瘤细胞的增长。

综上所述，ACSL4 能通过酯化 AA 和 AdA 促使癌细胞发生铁死亡。目前已有研究发现 ACSL4 可以作为肝癌患者索拉非尼用药治疗敏感性的生物标志物。考虑到 ACSL4 在多种癌症中高表达，特异性激活铁死亡可能是一种理想的抗癌策略。一个有待解答的问题是铁死亡诱导剂如索拉非尼是否能够特异性地靶向治疗 ACSL4 高表达的临床肿瘤细胞，同时却不会伤害到生理性 ACSL4 表达的非癌组织。

19.4.4 ACSL4 导致的铁死亡和对实体组织疾病的影响

诱导肿瘤细胞发生铁死亡是治疗肿瘤的一种新型策略，但在组织器官中，铁死亡的发生却会影响组织器官的生理功能，甚至会引起组织器官的器质性损伤。据报道，铁死亡与多种疾病的病理学相关，例如，与局部缺血再灌注相关的心血管疾病中的中风和脑出血（Newton et al.，2016；Li et al.，2017；Tonnus et al.，2017），退行性疾病中的帕金森病和阿尔茨海默病等（Devos et al.，2013；Chen et al.，2015）。在体内，神经系统内PUFA 的含量最高（Bazinet et al.，2014），但由于缺乏好的标志物和检测手段，没有办法确定铁死亡在神经细胞疾病病理过程中的重要程度（Angeli et al.，2017）。ACSL4 抑制剂（Pioglitazone）曾被报道在人痴呆患者中具有一定的延缓疾病进展的作用（Heneka et al.，2015）。其他调节 ACSL4 水平的铁死亡抑制剂在鼠类的神经退行性变和创伤性及出血性脑损伤模型中也具有保护作用（Stockwell et al.，2017）。

在一些铁死亡动物模型中发现，铁死亡抑制剂（如 liproxstatin-1 和 ferrostatin-1）可以保护小鼠肝脏、肾脏、大脑和心脏免受缺血性损伤。一项心肌缺血再灌注研究（Tang et al.，2021）发现，随着缺血时间的延长，缺血损伤加重，而心肌组织铁死亡相关指标（ACSL4、GPx4、铁和丙二醛）无明显变化。但是，随着再灌注时间的延长，ACSL4、铁和丙二醛水平逐渐升高，GPx4 水平则降低。在缺血处理的大鼠心脏中，给予去铁胺（deferoxamine，DFO）的预处理对心肌损伤并没有明显保护作用；但在缺血再灌注处理的大鼠心脏中，去铁胺却可以降低 ACSL4 的表达，并降低铁死亡的水平，使心肌损伤明显减轻。以上结果说明铁死亡主要发生在心肌再灌注阶段而非缺血期，而铁死亡干预对心肌再灌注损伤有效。另一项关于内质网应激对糖尿病合并心肌缺血再灌注损伤（diabetes mellitus myocardial ischemia/reperfusion，DIR）的动物模型（Li et al.，2019）研究也发现，内质网应激可以增加血清中 ACSL4 的表达，同时 DIR 造成的铁死亡可以加强内质网应激，加重心肌细胞损伤，而使用铁死亡抑制剂 ferrostatin-1 可以改善上述情况。

小鼠的肾缺血再灌注损伤模型也观察到铁死亡，同时伴随着 ACSL4 的表达上调（Müller et al.，2017；Zhao et al.，2020）。ACSL4 的表达会随着缺血时间或再灌注时间的延长而逐渐增加。另一项肠道缺血再灌注（ischemia/reperfusion，I/R）研究（Li et al.，2019）也发现，在发生再灌注之前，使用罗格列酮和 siRNA 抑制 ACSL4 的预处理可以抑制铁死亡的发生，改善 I/R 引起的肠道损伤，研究进一步发现特殊蛋白 1（special protein 1，Sp1）是一种重要的转录因子，它通过与 ACSL4 启动子区结合来提高 ACSL4 的转录水平，是促进 ACSL4 表达的重要因素。该研究为肠道 I/R 损伤的预防和治疗提供了一种独特而有效的调节途径。

一项关于非酒精性脂肪性肝炎（nonalcoholic steatohepatitis，NASH）的外周血淋巴细胞的甲基化表观遗传学研究（Zhang et al.，2018）发现，在外周血淋巴细胞中，ACSL4 的 DNA 因缺乏甲基化修饰从而导致 ACSL4 蛋白高表达，而这个表观遗传学特征可能是 NASH 发生铁死亡的一个有效标志物。砷暴露作为 NASH 的一个危险因素，也可以诱导肝细胞发生铁死亡（Wei et al.，2020）。在这个过程中，ACSL4 的表达与三氧化二砷呈剂量反应关系。通过罗格列酮抑制 ACSL4 的活性或者用 siRNA 干扰 ACSL4 的表达可以减少细胞中 5-HETE 的含量，从而显著改善砷诱导的铁死亡及 NASH。

除此之外，ACSL4 还与溃疡性结肠炎有关。溃疡性结肠炎是一种炎症性疾病，其特征是炎症反应失控。以往的研究表明，免疫损伤可消除炎症介质的改变，而铁死亡与活性氧（ROS）的致死性积累有关。在葡聚糖硫酸钠（dextran sulfate sodium，DSS）诱导的溃疡性结肠炎（ulcerative colitis）动物模型中，ACSL4 的表达上调并伴随着铁死亡的发生；使用铁死亡抑制剂 ferrostatin-1 和 liproxstatin-1 可以使 ACSL4 恢复到正常水平，并抑制铁死亡的发生（Chen et al.，2020）。

目前可供使用的 ACSL4 抑制剂有几种。Triacsin C 是一个广谱抑制剂，可以抑制 ACSL1、ACSL3 和 ACSL4，但对于 ACSL5 无效。前文所述的 Rosiglitazone、Pioglitazone 或 2,4-thiazolidinedione 属于噻唑烷二酮类药物，可激活 PPARγ（peroxisome proliferator-activated receptor gamma）分子并增加机体对胰岛素的敏感性，在临床上用于 2 型糖尿病的治疗。这些药物有望在控制 ACSL4 介导的病理性铁死亡中发挥作用。

综上所述，ACSL4 依赖的铁死亡既可以发生在 ACSL4 高表达的肿瘤（如索拉非尼治疗肝癌）中，也可以发生在缺血再灌注损伤等其他组织的病理过程中（如器官移植）。一方面，如何有效地提高铁死亡治疗肿瘤的疗效而避免对正常组织产生毒副作用，是一个亟待解决的研究问题；另一方面，缺血再灌注损伤等病理损伤是否存在足够的治疗时间窗口给予 ACSL4 抑制剂或其他抗铁死亡处理也值得进一步探索。

19.5 总结与展望

铁死亡是一个存在于癌症、心血管疾病以及退行性脑病等多种疾病中的细胞死亡过程，因此铁死亡相关的研究范围十分广泛。在这些研究中，ACSL4 作为铁死亡敏感性的生物标志物已经被广泛报道。ACSL4 可促进铁死亡的发生，一方面可以杀死肿瘤细胞，另一方面也提示了 ACSL4 在铁死亡诱发疾病中的促进作用。

　　ACSL4 对铁死亡的促进作用主要是因为它对 AA 和 AdA 的代谢及在脂质过氧化中起到的关键作用（图 19-1）。由于在不同组织以及不同肿瘤中脂肪酸的分布不同，同时 ACSL4 和其他相关脂肪代谢酶也不同，导致不同组织和不同肿瘤对铁死亡的敏感性有很大差别。这对于如何通过利用铁死亡抑制肿瘤细胞或通过抑制铁死亡来减轻如缺血性再灌注疾病的进展都是非常重要的线索。目前还没有简便易行的脂质过氧化标志物，ACSL4 的基础表达和在疾病进展过程中的表达变化可以成为有临床价值的标志物。通过对肿瘤切除组织或采样组织的分析，有可能实现铁死亡精准肿瘤治疗，但这一假想还有待进一步证实。

参 考 文 献

Angeli J P F, Shah R, Pratt D A, et al. 2017. Ferroptosis inhibition: mechanisms and opportunities. Trends in Pharmacological Sciences, 38(5): 489-498.

Bazinet R, Layé S. 2014. Polyunsaturated fatty acids and their metabolites in brain function and disease. Nature reviews. Neuroscience, 15(12): 771-785.

Beatty A, Singh T, Tyurina Y Y, et al. 2021. Ferroptotic cell death triggered by conjugated linolenic acids is mediated by ACSL1. Nat Commun, 12(1): 2244.

Bernstrom K, Kayganich K, Robert M, et al. 1992. Incorporation and distribution of epoxyeicosatrienoic acids into cellular phospholipids. The Journal of Biological Chemistry, 267: 3686-3690.

Bong I, Ng C, Yuen L, et al. 2014. Identification of novel pathogenic copy number aberrations in multiple myeloma: The Malaysian context. Molecular Cytogenetics, 7: 24.

Brown C, Amante J, Goel H, et al. 2017. The $\alpha_6\beta_4$ integrin promotes resistance to ferroptosis. The Journal of Cell Biology, 216(12): 4287-4297.

Cao Y, Dave K B, Doan T P, et al. 2001. Fatty acid CoA ligase 4 is up-regulated in colon adenocarcinoma. Cancer Research, 61: 8429-8434.

Cao Y, Pearman A T, Zimmerman G A, et al. 2000. Intracellular unesterified arachidonic acid signals apoptosis. Proceedings of the National Academy of Sciences, 97(21): 11280.

Capdevila J H, Falck J, Harris R. 2000. Cytochrome P450 and arachidonic acid bioactivation. Molecular and functional properties of the arachidonate monooxygenase. Journal of Lipid Research, 41: 163-181.

Chen L, Hambright S, Na R, et al. 2015. Ablation of ferroptosis inhibitor glutathione peroxidase 4 in neurons results in rapid motor neuron degeneration and paralysis. The Journal of Biological Chemistry, 290(47): 28097-28106.

Chen W C, Wang C Y, Hung Y H, et al. 2016. Systematic analysis of gene expression alterations and clinical outcomes for long-chain Acyl-coenzyme a synthetase family in cancer. PLoS One, 11: e0155660.

Chen Y, Zhang P, Chen W, et al. 2020. Ferroptosis mediated DSS-induced ulcerative colitis associated with Nrf2/HO-1 signaling pathway. Immunology Letters, 225: 9-15.

Cheng J, Fan Y Q, Liu B H, et al. 2020. ACSL4 suppresses glioma cells proliferation via activating ferroptosis. Oncol Rep, 43(1): 147-158.

Cho Y Y, Kang M J, Sone H, et al. 2001. Abnormal uterus with polycysts, accumulation of uterine prostaglandins, and reduced fertility in mice heterozygous for Acyl-CoA synthetase 4 deficiency. Biochemical and Biophysical Research Communications, 284(4): 993-997.

Cui M, Wang Y, Sun B, et al. 2014. MiR-205 modulates abnormal lipid metabolism of hepatoma cells via targeting acyl-CoA synthetase long-chain family member 1 (ACSL1) mRNA. Biochemical and Biophysical

Research Communications, 444(2): 270-275.

Cui M, Xiao Z, Wang Y, et al. 2015. Long noncoding RNA HULC modulates abnormal lipid metabolism in hepatoma cells through an miR-9-Mediated RXRA Signaling Pathway. Cancer Research, 75(5): 846-857.

Devos D, Moreau C, Devedjian J C, et al. 2013. Targeting chelatable iron as a therapeutic modality in Parkinson's disease. Antioxidants & Redox Signaling, 21(2): 195-210.

Dixon S, Patel D, Welsch M, et al. 2014. Pharmacological inhibition of cystine-glutamate exchange induces endoplasmic reticulum stress and ferroptosis. eLife Sciences, e02523.

Doll S, Proneth B, Tyurina Y Y, et al. 2017. ACSL4 dictates ferroptosis sensitivity by shaping cellular lipid composition. Nature Chemical Biology, 13(1): 91-98.

Ellis J M, Frahm J L L L, et al. 2010. Acyl-coenzyme A synthetases in metabolic control. Current Opinion in Lipidology, 21(3): 212-217.

Feng J L P, Zhu G Z, et al. 2021. ACSL4 is a predictive biomarker of sorafenib sensitivity in hepatocellular carcinoma. Acta Pharmacologica Sinica, 42(1): 160-170.

Fernanda Castillo A, Cornejo Maciel F, Castilla R, et al. 2006. cAMP increases mitochondrial cholesterol transport through the induction of arachidonic acid release inside this organelle in Leydig cells. The FEBS Journal, 273(22): 5011-5021.

Fujimoto Y, Itabe H, Kinoshita T, et al. 2007. Involvement of ACSL in local synthesis of neutral lipids in cytoplasmic lipid droplets in human hepatocyte HuH7. Journal of Lipid Research, 48: 1280-1292.

Gassler N, Schneider A, Kopitz J, et al. 2003. Impaired expression of Acyl-CoA-synthetase 5 in epithelial tumors of the small intestine. Human Pathology, 34(10): 1048-1052.

Golej D L, Askari B, Kramer F, et al. 2011. Long-chain acyl-CoA synthetase 4 modulates prostaglandin E_2 release from human arterial smooth muscle cells. Journal of Lipid Research, 52(4): 782-793.

Grevengoed T J, Klett E L, Coleman R A. 2014. Acyl-CoA Metabolism and Partitioning. Annual Review of Nutrition, 34(1): 1-30.

Hae M J, Ryong N K, Mi J K, et al. 2017. Targeted exome sequencing of Korean triple-negative breast cancer reveals homozygous deletions associated with poor prognosis of adjuvant chemotherapy-treated patients. Oncotarget, 8(37): 61538-61550.

Heneka M, Fink A, Doblhammer G. 2015. Effect of pioglitazone medication on the incidence of dementia. Annals of Neurology, 78: 284-294.

Hu C, Chen L, Jiang Y, et al. 2008. The effect of fatty acid-CoA ligase 4 on the growth of hepatic cancer cells. Cancer Biology & Therapy, 7: 131-134.

Huang W, Jin Y, Yuan Y, et al. 2014. Validation and target gene screening of hsa-miR-205 in lung squamous cell carcinoma. Chinese Medical Journal, 127(2): 272-278.

Kagan V, Mao G, Qu F, et al. 2017. Oxidized arachidonic and adrenic PEs navigate cells to ferroptosis. Nature chemical biology, 13(1): 81-90.

Killion E A, Reeves A R, El Azzouny M A, et al. 2018. A role for long-chain acyl-CoA synthetase-4 (ACSL4) in diet-induced phospholipid remodeling and obesity-associated adipocyte dysfunction. Molecular Metabolism, 9: 43-56.

Kim S, Ahn T, Bang H, et al. 2017. Acquired resistance to LY2874455 in FGFR2-amplified gastric cancer through an emergence of novel FGFR2-ACSL5 fusion. Oncotarget, 8(9): 15014-15022.

Klett E L, Chen S, Edin M L, et al. 2013. Diminished Acyl-CoA synthetase isoform 4 activity in INS 832/13 cells reduces cellular epoxyeicosatrienoic acid levels and results in impaired glucose-stimulated insulin secretion. Journal of Biological Chemistry, 288(30): 21618-21629.

Klett E L, Chen S, Yechoor A, et al. 2017. Long-chain acyl-CoA synthetase isoforms differ in preferences for eicosanoid species and long-chain fatty acids. Journal of Lipid Research, 58(5): 884-894.

Küch E M, Vellaramkalayil R, Zhang I, et al. 2014. Differentially localized acyl-CoA synthetase 4 isoenzymes mediate the metabolic channeling of fatty acids towards phosphatidylinositol. Biochimica et Biophysica Acta (BBA)—Molecular and Cell Biology of Lipids, 1841(2): 227-239.

Kuwata H, Hara S. 2015. Inhibition of long-chain acyl-CoA synthetase 4 facilitates production of 5, 11-dihydroxyeicosatetraenoic acid via the cyclooxygenase-2 pathway. Biochemical and Biophysical Research Communications, 465(3): 528-533.

Kuwata H, Hara S. 2019. Role of acyl-CoA synthetase ACSL4 in arachidonic acid metabolism. Prostaglandins & Other Lipid Mediators, 144: 106363.

Lewin T, Kim J, Granger D A, et al. 2001. Acyl-CoA synthetase isoforms 1, 4, and 5 are present in different subcellular membranes in rat liver and can be inhibited independently. The Journal of Biological Chemistry, 276: 24674-24679.

Lewin T M, Van Horn C G, Krisans S K, et al. 2002. Rat liver acyl-CoA synthetase 4 is a peripheral-membrane protein located in two distinct subcellular organelles, peroxisomes, and mitochondrial-associated membrane. Archives of Biochemistry and Biophysics, 404(2): 263-270.

Li Q, Han X, Lan X, et al. 2017. Inhibition of neuronal ferroptosis protects hemorrhagic brain. JCI Insight, 2(7): e90777.

Li W, Li W, Leng Y, et al. 2019. Ferroptosis is involved in diabetes myocardial ischemia/reperfusion injury through endoplasmic reticulum stress. DNA and Cell Biology, 39(2): 210-225.

Li Y, Feng D, Wang Z, et al. 2019. Ischemia-induced ACSL4 activation contributes to ferroptosis-mediated tissue injury in intestinal ischemia/reperfusion. Cell Death & Differentiation, 26(11): 2284-2299.

Magtanong L, Ko P J, To M, et al. 2019. Exogenous monounsaturated fatty acids promote a ferroptosis-resistant cell state. Cell Chemical Biology, 26(3): 420-432.

Maloberti P, Castilla R, Castillo F, et al. 2005. Silencing the expression of mitochondrial acyl-CoA thioesterase I and acyl-CoA synthetase 4 inhibits hormone-induced steroidogenesis. The FEBS Journal, 272: 1804-1814.

Maloberti P, Maciel F C, Castillo A F, et al. 2007. Enzymes involved in arachidonic acid release in adrenal and Leydig cells. Molecular and Cellular Endocrinology, 265-266: 113-120.

Maloberti P M, Duarte A B, Orlando U D, et al. 2010. Functional interaction between Acyl-CoA synthetase 4, lipooxygenases and cyclooxygenase-2 in the aggressive phenotype of breast cancer cells. PLoS One, 5(11): e15540.

Marques R, Dits N, Erkens-Schulze S, et al. 2011. Modulation of androgen receptor signaling in hormonal therapy-resistant prostate cancer cell lines. PLoS One, 6: e23144.

Mashima T, Oh-hara T, Sato S, et al. 2005. p53-defective tumors with a functional apoptosome-mediated pathway: a new therapeutic target. Journal of the National Cancer Institute, 97(10): 765-777.

Mashima T, Sato S, Okabe S, et al. 2009. Acyl-CoA synthetase as a cancer survival factor: its inhibition enhances the efficacy of etoposide. Cancer Science, 100(8): 1556-1562.

Mashima T, Sato S, Sugimoto Y, et al. 2009. Promotion of glioma cell survival by acyl-CoA synthetase 5 under extracellular acidosis conditions. Oncogene, 28(1): 9-19.

Müller T, Dewitz C, Schmitz J, et al. 2017. Necroptosis and ferroptosis are alternative cell death pathways that operate in acute kidney failure. Cellular and molecular life sciences, 74(19): 3631-3645.

Neess D, Bek S, Engelsby H, et al. 2015. Long-chain acyl-CoA esters in metabolism and signaling: role of acyl-CoA binding proteins. Progress in Lipid Research, 59: 1-25.

Newton K, Dugger D L, Maltzman A, et al. 2016. RIPK3 deficiency or catalytically inactive RIPK1 provides greater benefit than MLKL deficiency in mouse models of inflammation and tissue injury. Cell Death & Differentiation, 23(9): 1565-1576.

Obinata D, Takayama K, Fujiwara K, et al. 2016. Targeting Oct1 genomic function inhibits androgen receptor signaling and castration-resistant prostate cancer growth. Oncogene, 35(49): 6350-6358.

Padanad M, Konstantinidou G, Venkateswaran N, et al. 2016. Fatty acid oxidation mediated by Acyl-CoA synthetase long chain 3 is required for mutant KRAS lung tumorigenesis. Cell Reports, 16(6): 1614-1628.

Piccini M, Vitelli F, Bruttini M, et al. 1998. FACL4, a new gene encoding long-chain Acyl-CoA synthetase 4, is deleted in a family with alport syndrome, elliptocytosis, and mental retardation. Genomics, 47(3): 350-358.

Poppelreuther M, Ehehalt R, Stremmel W, et al. 2009. Acyl-CoA synthetases: fatty acid uptake and metabolic channeling. Molecular and Cellular Biochemistry, 326: 23-28.

Radif Y, Ndiaye H, Kalantzi V, et al. 2018. The endogenous subcellular localisations of the long chain fatty acid-activating enzymes ACSL3 and ACSL4 in sarcoma and breast cancer cells. Molecular and Cellular Biochemistry, 448(1): 275-286.

Sanchez R, Cruz Gil S, García-Álvarez M, et al. 2017. Complementary ACSL isoforms contribute to a non-Warburg advantageous energetic status characterizing invasive colon cancer cells. Scientific Reports, 7(1): 11143.

Sanchez R, Cruz Gil S, Gómez de Cedrón M, et al. 2015. A link between lipid metabolism and epithelial-mesenchymal transition provides a target for colon cancer therapy. Oncotarget, 6(36): 38719-38736.

Stockwell B R, Friedmann Angeli J P, Bayir H, et al. 2017. Ferroptosis: a regulated cell death nexus linking metabolism, redox biology, and disease. Cell, 171(2): 273-285.

Su R J, Jonas B A, Welborn J, et al. 2016. Chronic eosinophilic leukemia, NOS with t(5;12)(q31;p13)/ETV6-ACSL6 gene fusion: A novel variant of myeloid proliferative neoplasm with eosinophilia. Human Pathology: Case Reports, 5: 6-9.

Sung Y, Hwang S, Park M, et al. 2003. Fatty acid‐CoA ligase 4 is overexpressed in human hepatocellular carcinoma. Cancer Science, 94: 421-424.

Tang L J, Luo X J, Tu H, et al. 2021. Ferroptosis occurs in phase of reperfusion but not ischemia in rat heart following ischemia or ischemia/reperfusion. Naunyn-Schmiedeberg's Archives of Pharmacology, 394(2): 401-410.

Tonnus W, Linkermann A. 2017. The *in vivo* evidence for regulated necrosis. Immunological Reviews, 277(1): 128-149.

Ubellacker J M, Tasdogan A, Ramesh V, et al. 2020. Lymph protects metastasizing melanoma cells from ferroptosis. Nature, 585(7823): 113-118.

Vargas T, Moreno-Rubio J, Herranz J, et al. 2016. 3'UTR polymorphism in ACSL1 gene correlates with expression levels and poor clinical outcome in colon cancer patients. PLoS One, 11(12): e0168423.

Wang J, Scholtens D, Holko M, et al. 2013. Lipid metabolism genes in contralateral unaffected breast and estrogen receptor status of breast cancer. Cancer prevention research 6(4): 321-330.

Wang Y, Cai X, Zhang S, et al. 2017. HBXIP up-regulates ACSL1 through activating transcriptional factor Sp1 in breast cancer. Biochemical and Biophysical Research Communications, 484(3): 565-571.

Wei S, Qiu T, Wang N, et al. 2020. Ferroptosis mediated by the interaction between Mfn2 and IREα promotes arsenic-induced nonalcoholic steatohepatitis. Environmental Research, 188: 109824.

Wu X, Li Y, Wang J, et al. 2013. Long chain fatty Acyl-CoA synthetase 4 is a biomarker for and mediator of hormone resistance in human breast cancer. PLoS One, 8(10): e77060.

Xia H, Lee K W, Chen J, et al. 2017. Simultaneous silencing of ACSL4 and induction of GADD45B in hepatocellular carcinoma cells amplifies the synergistic therapeutic effect of aspirin and sorafenib. Cell Death Discovery, 3(1): 17058.

Yang W S, Stockwell B R. 2016. Ferroptosis: death by lipid peroxidation. Trends in Cell Biology, 26(3): 165-176.

Ye X, Zhang Y, Wang X, et al. 2016. Tumor-suppressive functions of long-chain acyl-CoA synthetase 4 in gastric cancer. IUBMB Life, 68(4): 320-327.

Yen M C, Kan J Y, Hsieh C J, et al. 2017. Association of long-chain acyl-coenzyme A synthetase 5 expression in human breast cancer by estrogen receptor status and its clinical significance. Oncol Rep, 37(6): 3253-3260.

Yuan H, Li X, Zhang X, et al. 2016. Identification of ACSL4 as a biomarker and contributor of ferroptosis. Biochemical and Biophysical Research Communications, 478(3): 1338-1343.

Zhang H L, Hu B X, Li Z L, et al. 2022. PKCβII phosphorylates ACSL4 to amplify lipid peroxidation to induce ferroptosis. Nat Cell Biol, 24(1): 88-98.

Zhang R N, Pan Q, Zheng R D, et al. 2018. Genome-wide analysis of DNA methylation in human peripheral leukocytes identifies potential biomarkers of nonalcoholic fatty liver disease. International Journal of Molecular Medicine, 42(1): 443-452.

Zhao Z, Wu J, Xu H, et al. 2020. XJB-5-131 inhibited ferroptosis in tubular epithelial cells after ischemia-reperfusion injury. Cell Death & Disease, 11(8): 629.

第20章

FSP1 与铁死亡

周雨露 李召卿 杨静静 张 迅 周济春

摘要：铁死亡是一种铁依赖的细胞死亡形式，以脂质氧化损伤为特征。既往铁死亡被认为仅受谷胱甘肽过氧化物酶（GPx4）和抗氧化剂所调控；但也有研究发现，GPx4缺失后某些肿瘤细胞仍然能够生存和增殖。2019年10月，*Nature* 杂志上背靠背发表两篇重磅文章，筛选出能抑制 GPx4 缺失所致的铁死亡基因——*FSP1*。铁死亡抑制蛋白1（ferroptosis suppressor protein 1，FSP1）是一种黄素蛋白氧化还原酶，最初被认为是 p53 的下游效应器，参与肿瘤发生发展的调节。FSP1 还具有 NAD(P)H 氧化酶活性，参与多种细胞内氧化应激反应。在质膜上，FSP1 能够催化辅酶 Q_{10}（CoQ_{10}）还原为泛醇-10 的反应，阻止脂质氧化损伤。FSP1-CoQ_{10}-NAD(P)H 信号通路作为独立于 GPx4 的系统，能够抑制脂质过氧化和铁死亡。最新的研究还发现，FSP1-ESCRT-Ⅲ介导的膜修复通路对铁死亡也具有抑制作用。

关键词：FSP1，铁死亡，FAD，NAD(P)H 氧化还原，辅酶 Q_{10}，ESCRT 系统

Abstract: Ferroptosis is an iron-dependent form of cell death characterized by lipid peroxidation. Ferroptosis was thought to be regulated only by glutathione peroxidase 4 (GPx4) and antioxidants. However, studies have shown that certain cancer cells can still survive and proliferate under GPx4 deletion. In October 2019, two major articles published back-to-back in Nature screened out FSP1 as a glutathione-independent ferroptosis suppressor. FSP1, is a flavoprotein and REDOX enzyme. FSP1 was originally thought to be a downstream effector of p53 which is involved in the regulation of tumor genesis and development. FSP1 also possesses NAD(P)H oxidase activity and participates in a variety of intracellular oxidative reactions. On the plasma membrane, FSP1 catalyzes the reduction of coenzyme Q_{10} (CoQ_{10}) to panthenol-10. Panthenol-10 as a lipid soluble antioxidant can prevent lipid oxidative damage and lead to the induction of ferroptosis. The FSP1-CoQ_{10}-NAD(P)H signaling pathway is found to inhibit lipid peroxidation and ferroptosis in a GPx4-independent manner. Recent study also found that FSP1-ESCRT-Ⅲ mediated membrane repair pathway also had inhibitory effect on ferroptosis.

Keywords: FSP1, ferroptosis, FAD, NAD(P)H oxidoreductase, CoQ_{10}, ESCRT system

20.1　FSP1 介绍

铁死亡抑制蛋白 1（ferroptosis suppressor protein 1，FSP1）又名线粒体凋亡诱导因子 2（apoptosis inducing factor mitochondria associated 2，AIFM2），是由 *AIFM2* 基因（又名 *AMID* 或 *PRG3* 基因）编码的一种黄素蛋白氧化还原酶。

AIF 蛋白是 1996 年由 Susin 等（1996）发现并命名的。研究发现，线粒体经过线粒体通透性改变诱导剂苍术苷（腺嘌呤核苷酸转位的一种特殊配体）、mCICCP（一种质子载体）或 t-BHP（一种助氧化剂）的处理后，会释放出一种具有促凋亡活性的蛋白质，用超声、渗透性休克或黄素处理破坏线粒体膜也会引起该蛋白质的释放。该蛋白质能够诱导典型的核凋亡表现，如染色质浓缩、染色质溶解、染色体亚倍性和寡核阶梯式 DNA 片段，且其发挥的促凋亡活性是 caspase 非依赖性的，所以 Susin 等人将其命名为 AIF（apoptosis inducing factor，促凋亡因子）。AIF 的前体蛋白在细胞质中被合成，此时蛋白质分子质量为 67kDa，其 N 端含有线粒体定位信号（mitochondrial localization signal，MLS），可以引导该蛋白质进入线粒体膜间隙。最终成熟的 AIF 蛋白分子质量为 57kDa，从线粒体被释放到胞质中。AIF 前体蛋白去除 N 端的氨基酸后，剩余的氨基酸残基可以结合 FAD，通过进一步折叠的 AIF 蛋白具备了凋亡潜能（Susin et al.，1999；Otera et al.，2005）。除此之外，AIF 还具有 NADH 氧化酶活性（Delettre et al.，2006），可以接受 NADH 中氢离子的 2 个电子，并和还原性底物 NADH 形成稳定的 FADH-NAD$^+$ 电荷转移复合物（CTC）（Churbanova et al.，2008；Sevrioukova et al.，2009）。进一步研究表明，在凋亡信号的刺激下，AIF 转移到细胞核内，通过调控氧化磷酸化过程（Hangen et al.，2015；Meyer et al.，2015），引起染色质皱缩和 DNA 片段化，从而调控细胞凋亡（Susin et al.，1999）。

AIFM2 是真核生物体内的 AIF 同源蛋白，最初发现是作为 *p53* 应答基因（p53-responsive gene 3，PRG3），被认为是 p53 的下游效应器，参与肿瘤发生发展的调节（Ohiro et al.，2002；Wu et al.，2004）。Ohiro 等人在人结肠癌细胞中发现，*PRG3* 基因在 p53 依赖的凋亡条件下被特异性诱导，并且编码了一个包含 373 个氨基酸、预测分子质量为 40.5kDa 的全新多肽。PRG3 与细菌氧化还原酶和促凋亡因子 AIF 具有显著的同源性，内源性 p53 的激活能够诱导 *PRG3* 的表达，且 *PRG3* 中含有 p53 应答元件。Wu 等人通过报告基因实验检测发现 p53 能够激活 *PRG3*（也称为 *AMID* 或 *AIFM2*）的启动子，同时通过染色质免疫共沉淀实验证实 p53 可以与 *PRG3* 的启动子结合。在正常的生理条件下，细胞的 AIFM2 表达量较低，但其具有 NADH 氧化酶活性，在维持细胞生存相关通路如细胞凋亡中起着重要作用。

20.1.1　FSP1 编码基因 *AIFM2* 的定位与结构

AIFM2 基因定位于 10 号染色体长臂（10q22.1，图 20-1），全长 20 554bp，包含 9 个外显子，编码产物为一种黄素结合蛋白，即 FSP1。根据 Uniprot 网站和 Swiss-Model 在线分析网站，FSP1 蛋白由 373 个氨基酸构成，全长约 40.5kDa，蛋白质等电点为 9.14。Swiss-Model 网站对 FSP1 蛋白的二级和三级结构预测如图 20-2 和图 20-3 所示。

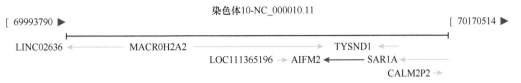

图 20-1　10 号染色体上 *AIFM2* 基因定位

修改自 https://www.ncbi.nlm.nih.gov/gene/84883

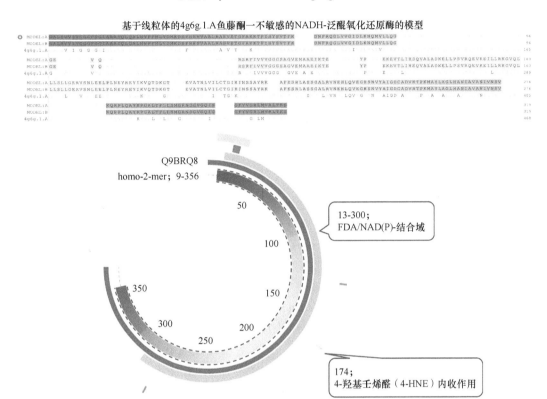

图 20-2　Swiss-Model 网站对 FSP1 蛋白二级结构的预测

资料来源: https://swissmodel.expasy.org/repository/uniprot/Q9BRQ8?csm=47F2E6F682D4C060

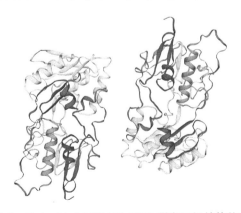

图 20-3　Swiss-Model 网站对 FSP1 蛋白三级结构的预测

资料来源: https://swissmodel.expasy.org/repository/uniprot/Q9BRQ8?csm=47F2E6F682D4C060

　　FSP1 在体内的分布具有组织特异性，其在脂肪和心脏组织中高表达，在肝脏和骨骼肌组织中中等表达，在胎盘、肺、肾和胰腺组织中低表达。亚细胞定位分析显示 FSP1 分布于细胞膜、线粒体膜、细胞核、脂滴和细胞质中，如图 20-4 所示。

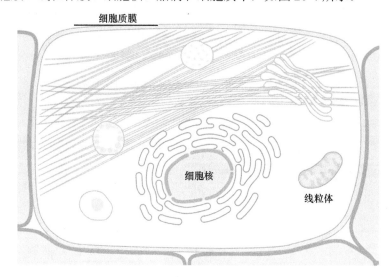

图 20-4　FSP1 蛋白的亚细胞定位

修改自 Christian Stolte & Seán O'Donoghue，来源：COMPARTMENTS

20.1.2　FSP1 的功能

　　FSP1 最早在 2002 年被发现（Ohiro et al.，2002），当时被命名为 p53 应答基因（p53-responsive gene 3，PRG3）。抑癌蛋白 p53 在细胞应激条件下能够诱导细胞周期阻滞或凋亡的发生。在 p53 依赖性凋亡的条件下，研究者鉴定发现了 *PRG3* 能够作为 p53 的靶基因在人结肠癌细胞中被特异性诱导，而且 PRG3 和细菌氧化还原酶以及凋亡诱导因子 AIF 具有显著同源性，因此也被称为 AMID（AIF-homologous）（Wu et al.，2002）。FSP1 主要位于细胞质中，其异位表达可以诱导 caspase 非依赖性的细胞凋亡。研究者还发现，尽管 FSP1 蛋白的氨基末端缺失突变体失去了氧化还原酶的活性，但却能够保留凋亡活性，说明 FSP1 的氧化还原酶活性在其促凋亡功能中并不是必需的。

　　虽然人 *AMID* 基因的转录水平能够被 p53 上调，且相比于正常组织，*AMID* 在肿瘤组织中的表达出现下调，提示 *AMID* 可能参与了 p53 的下游效应。但是后续的动物实验发现（Mei et al.，2006），与野生型小鼠相比，经基因打靶法敲除了 *AMID* 基因（*AMID*⁻/⁻）的小鼠，它们的发育和生育均正常，且未出现明显的表型变化或自发肿瘤；与野生型小鼠相比，*AMID*⁻/⁻ 小鼠接种 MCA 后纤维肉瘤的发生率也相似。*AMID*⁻/⁻ 的胚胎成纤维细胞表现出正常的增殖水平，但对遗传毒素诱导的生长停滞的抵抗性略有增加。这些实验结果都表明，AMID 即 FSP1 在正常发育和 p53 的抑癌作用中并不是必需的。

　　不过，FSP1 的确在诱导细胞凋亡中发挥着重要的作用。研究发现腺苷作用于 HuH-7 人肝癌细胞（Yang et al.，2011）、SBC-3 人肺癌细胞（Kanno et al.，2012）及 RCC4-VHL 人肾癌细胞（Nagaya et al.，2013）后诱导 FSP1 表达上调，并促进 FSP1 从胞浆转入细胞核内聚集，从而引起 caspase 非依赖性细胞凋亡，而敲除 FSP1 能够抑制该腺苷诱导的 caspase 非依赖性细胞凋亡过程，并且 FSP1 激活能增强化疗药顺铂所引起的肺癌细胞的凋亡水平（Lu et al.，2016）。除此之外，FSP1 还能够结合单链 DNA（Marshall et al.，2005），被认为在细菌和病毒 DNA 存在的情况下促进细胞凋亡。

　　FSP1 是一种黄素蛋白，和 AIF 一样，可以结合 FAD，具有 NDA(P)H 氧化酶活性。它能够催化 NDA(P)H 依赖的细胞色素 c 及其他电子受体（包括分子氧）的还原反应，参与多种细胞内氧化应激反应（Marshall et al.，2005）。Elguindy 等（2015）研究报道，单独的 AIF、AMID（即 FSP1 蛋白）天然能和 FAD 结合，但却没有 NADH 氧化酶活性；然而，当 AIF 或 AMID 重新进入细菌或线粒体膜后，它们可以在宿主的膜上表现出可观的 $NADH:O_2$ 活性，并能够支持 NADH- 相关的质子泵活性。在双敲呼吸链复合物 I 和 NDH-2 的大肠杆菌菌株中，过表达 N 端示踪的 AIF 和 AMID 能够促进菌株的生长。但是 C 端示踪的或是 NADH 结合位点突变的、N 端示踪的 AIF 和 AMID 则无法表现出 $NADH:O_2$ 活性或促进生长的生物学作用。由此，研究者得出结论：AIF 和 AMID 作为哺乳动物体内的 NDH-2 酶，在细胞内起到补充性的 NADH 氧化作用。Miriyala 等（2016）还发现，FSP1 能在 4-HNE（4-羟基-2-壬烯酸）的激活下发生转位，继而促进心脏组织的凋亡。具体来说，阿霉素作用于心肌细胞显著提高了 HNE 的表达水平；FSP1 的 174 位组氨酸（His 174）是 4-HNE 的关键作用位点，4-HNE 与 FSP1 蒂合后，使它的 NADH 氧化还原酶活性失活，从而促进其从线粒体到细胞核内的转位，触发 DNA 损伤和细胞凋亡，如图 20-5 所示。

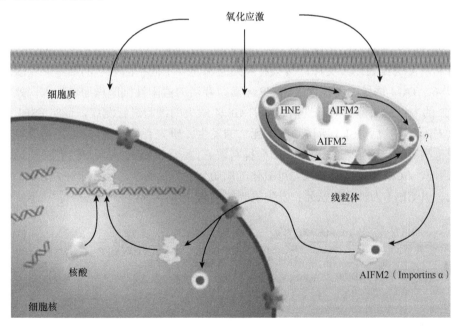

图 20-5　HNE 引起 AIFM2（FSP1）转位示意图（修改自 Miriyala et al.，2016）

　　在质膜上，FSP1 能够催化辅酶 Q_{10}（泛醌，CoQ_{10}）还原为泛醇-10 的反应（H^++NADH+ubiquinone-10=NAD^++ubiquinol-10）。泛醇-10 是一种脂溶性自由基捕捉抗氧化剂，能够阻止脂质氧化损伤及其引起的铁死亡。研究还发现，FSP1 抑制铁死亡的这种生物学功能并不依赖于细胞内谷胱甘肽的水平。由此，研究者们开始着眼于 FSP1 与铁死亡的关系，具体见下节。

20.2　FSP1 与铁死亡

2019 年 10 月 21 日，德国 Neuherberg 发育遗传学研究所 Marcus Conrad 研究组与德国 Würzburg Rudolf Virchow 实验生物医学中心 José Pedro Friedmann Angeli 研究组合作（Doll et al.，2019），以及加州大学伯克利分校的 James A. Olzmann 研究组（Bersuker et al.，2019），在 *Nature* 杂志上背靠背发表文章，阐明了 FSP1 蛋白具有抑制铁死亡的作用及具体机制。

在这两篇文章发表之前，铁死亡被认为仅受降低氢过氧化物的含硒酶谷胱甘肽过氧化酶（GPx4）和捕捉自由基的抗氧化剂所调控，研究表明，GPx4 的失活足以在多种细胞中诱导铁死亡的发生，而且 *GPx4* 基因缺失对小鼠来说是致命的（Ingold et al.，2017；Seiler et al.，2008；Yang et al.，2014）。不过也有研究发现，GPx4 缺失后某些肿瘤细胞仍然能够生存和增殖（Seashore-ludlow et al.，2017）。Dixon 和 Stockwell 在 2018 年对铁死亡的年度总结（Dixon et al.，2019）中分析认为，这种现象可能是由于细胞体内存在的其他内源性抗氧化途径、其他已知或未知的能够抑制脂质过氧化的酶或代谢产物的表达上调，或是肿瘤细胞内源性可氧化的 PL-PUFA 的低表达起到了代偿作用。这两篇文章首次报道了能够补偿 GPx4 缺失的具体酶催化系统，即 FSP1/CoQ$_{10}$/NADH 系统。FSP1 在细胞中过表达能够显著保护细胞免受铁死亡诱导因子诱导铁死亡的影响，且这一过程不依赖于细胞内的谷胱甘肽或 GPx4。

在德国研究者发表的文章 *FSP1 is a glutathione-independent ferroptosis suppressor* 中，研究者利用慢病毒 cDNA 文库，转染肿瘤细胞株建立不同基因表达的细胞亚克隆，具体见图 20-6。TAM 诱导的条件性敲除 GPx4 后，存活的假阳性细胞株通过加入铁死亡诱导剂 RSL3 的方法被去除。对筛选后存活的 GPx4 缺失的细胞进行测序，证实 FSP1 过表达可补偿 GPx4 敲除后 RSL3 所诱导的铁死亡的发生。研究者同时采用 LDH 释放检测、细胞活性检测等实验证实，过表达 FSP1 会抑制铁死亡，且该作用不受细胞内谷胱甘肽水平、GPx4 活性、ACSL4 表达水平或是可氧化的脂肪酸含量的影响，提示 FSP1 是一个独立于经典的、以 GPx4 为轴心的铁死亡发生机制的抑制分子。

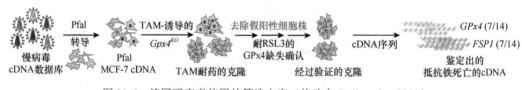

图 20-6　德国研究者使用的筛选方案（修改自 Doll et al.，2019）

在美国研究者发表的文章"The CoQ oxidoreductase FSP1 acts parallel to GPx4 to inhibit ferroptosis"中，研究者利用合成致死 CRISPR-Cas9 的筛选方法（图 20-7）发现在使用 GPx4 抑制剂 RSL3 的 U-2 OS 骨肉瘤细胞中，靶向 FSP1 的单导 RNA（sgRNA）出现明显的脱富集，说明 *FSP1* 基因缺失和 RSL3 共同作用对细胞是致死的。

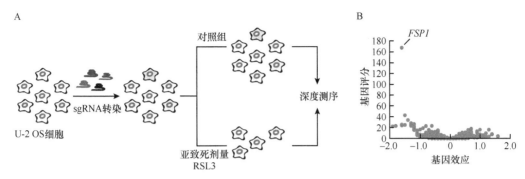

图 20-7　美国研究者使用的筛选方案（修改自 Bersuker et al.，2019）

德国研究者进一步探索 FSP1 抑制铁死亡的蛋白质结构基础。基于前期的工作结果，FSP1 蛋白的 N 端在抑制铁死亡中具有重要作用。考虑到 FSP1 的 N 端含有经典的豆蔻酰化修饰相关基序，并影响其与双脂层结构相互作用，研究者对 FSP1 的 N 端进行突变，构建了 FSP1 的突变体 FSP1（G2A），并证实 FSP1（G2A）蛋白不存在豆蔻酰化修饰。进一步研究提示，突变的 FSP1（G2A）不具有抑制铁死亡的作用。此外，德国研究者还初步探索了 FSP1 蛋白的亚细胞定位，提示 FSP1 与内质网和高尔基体共分布，而突变的 FSP1（G2A）则呈现泛细胞分布。美国研究者也同样发现 FSP1 在脂滴和脂膜上的定位，通过点击化学的方法也证实 FSP1 存在着豆蔻酰化修饰，通过抑制 N-豆蔻酰基转移酶干扰 FSP1 的豆蔻酰化修饰阻碍了对其向脂滴和脂质膜的招募。在敲除 FSP1 细胞中重新表达 FSP1 野生型蛋白能够恢复细胞对 RSL3 的抗性，而重新表达 FSP1（G2A）蛋白却无法达到这一效果。以上实验均提示 FSP1 蛋白需要被豆蔻酰化后才能发挥抑制铁死亡的作用。

研究者还对 FSP1 抑制铁死亡的具体分子机制进行了进一步深入的研究。之前的文献报道了 AIF 家族具有 CoQ_{10}（泛醌，或被称为辅酶 Q_{10}）氧化还原酶的活性。FSP1 过表达抑制铁死亡，但 CoQ_{10} 同时缺陷时这一现象消失。美国研究者也通过对 FSP1 蛋白中结合辅因子的保守谷氨酸进行突变，证明了 FSP1 通过还原 CoQ_{10} 阻止脂质过氧化，从而抑制铁死亡，而这一过程需要 NAD(P)H 的参与。

德国研究者对 GPx4 KO/WT 且过表达 FSP1 的细胞筛选了 10 000 多种药物后，找到了 FSP1 的抑制剂（iFSP1）。iFSP1 在多种肿瘤细胞中都能过表达，并能有效杀伤 FSP1 过表达/GPx4 敲除的肿瘤细胞，促进肿瘤细胞发生铁死亡。同时在多个癌种的细胞系中证实，敲除 FSP1 能显著提高 RSL3 通过诱导铁死亡杀伤肿瘤的作用。反之，过表达 FSP1 能提高癌细胞对铁死亡的耐受。具体以乳腺癌细胞 MDA-MB-436 为例，铁死亡诱导剂 RSL3 处理时，敲低 FSP1 可导致细胞活性下降，过表达 FSP1 可逆转上述效应。美国研究者认为 FSP1 可以作为抵抗铁死亡能力的生物标记物。在 GPx4 失活的肺癌细胞中，FSP1 能够维持肺癌细胞的生长。因此，FSP1 抑制剂很有希望成为癌症肿瘤药物的靶标之一。

此外，研究者利用公共数据库在 860 株癌细胞中证实：FSP1 蛋白表达与肿瘤细胞耐受 RSL3、ML162 和 ML210 等铁死亡诱导剂的杀伤能力直接相关。利用含 559 株癌细胞的癌症依赖图谱数据库（DepMap），研究者还发现当 FSP1 低表达时，肿瘤细胞对 GPx4 依赖增加。

总体来说，这两篇研究首次发现了独立于经典 GPx4 信号通路的铁死亡抑制因子 FSP1，FSP1 通过还原 CoQ_{10} 来阻止脂质过氧化，从而抑制铁死亡，在此过程中 FSP1 的 N 端豆蔻酰化十分重要。

Brent R. Stockwell 教授在评论文章中也指出，新的研究结果极大地扩展了铁死亡的研究范畴，揭示了 $FSP1/CoQ_{10}/NADH$ 这一全新的铁死亡抑制机制，且这一机制有望成为癌症治疗的新靶点（图 20-8）。

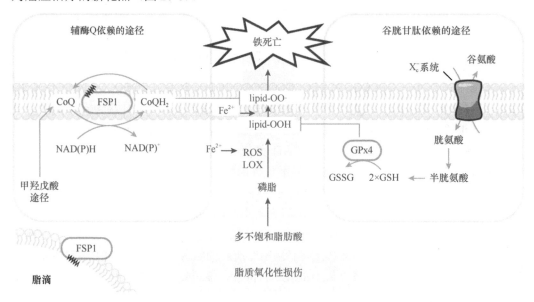

图 20-8 FSP1 抑制铁死亡的分子机制模式图（修改自 Bersuker et al.，2019）

2020 年 Dai 等人的研究（Dai et al.，2020）同样报道了 FSP1（即 AIFM2）缺失的肿瘤细胞（PANC1 胰腺癌细胞和 HepG2 肝癌细胞）对铁死亡诱导剂（如 erastin、索拉非尼或 RSL3）诱导的细胞死亡更加敏感；然而，不同于加入 Liproxstatin-1，加入外源性 CoQ_{10} 并无法逆转 FSP1 缺失介导的铁死亡。相反的，研究者发现了一种全新的、由转运必需内体分选复合物（endosomal sorting complex required for transport，ESCRT）介导的 FSP1 抑制铁死亡的作用机制，而且这一过程不依赖于 CoQ_{10} 及其下游的脂质过氧化抑制作用。

ESCRT 系统是真核细胞中完成内体（endosome）膜内陷以形成多囊泡体（multivesicular body，MVB）的分子机器。ESCRT 的主要功能是促进被泛素标记的膜蛋白的降解，还与细胞分裂、病毒出芽及细胞自噬等多种生物学过程相关。ESCRT 系统包括 ESCRT-0、ESCRT-Ⅰ、ESCRT-Ⅱ、ESCRT-Ⅲ 和 Vps4-Vta1 共 5 个复合物，其促使膜内陷的过程一般被认为分 3 步：① ESCRT-Ⅰ 和 ESCRT-Ⅱ 在内体膜上结合并促进内体膜内陷形成初始芽体；② ESCRT-Ⅲ 在芽体颈部聚合并导致芽体的剪切，从而将内腔囊泡释放到内体腔内，形成 MVB；③ Vps4-Vta1 复合物通过水解 ATP 提供能量，将聚合的 ESCRT-Ⅲ 解聚以循环使用。

ESCRT 系统在细胞膜弯曲或细胞出芽中起着重要的作用。Dai 等发现 ESCRT-Ⅲ 介导的膜修复通路能够降低铁死亡的发生（Dai et al.，2020）。体内及体外试验均证实，抑制 ESCRT-Ⅲ复合物组成蛋白（如 CHMP5 和 CHMP6 蛋白）的基因表达能显著增强肿瘤细胞的铁死亡水平。进一步深入研究发现（Dai et al.，2020），FSP1 敲低的 HepG2 肝癌细胞对铁死亡诱导剂 erastin、索拉非尼和 RSL3 诱导的细胞死亡更敏感，而过表达 CHAMP5 增强 ESCRT- Ⅲ的表达能够逆转这一现象，初步阐述了 FSP1/ESCRT-Ⅲ介导的膜修复通路对铁死亡的抑制作用。不过，FSP1/ESCRT-Ⅲ的相互作用及该通路的具体作用机制仍需要更多的研究来支持与阐明。

参 考 文 献

黄欢, 李万杰, 杨冬. 2019. ESCRT 系统: 一个多功能的蛋白转运及膜剪切机器. 中国生物化学与分子生物学报, 29(2): 99-109.

Bersuker K, Hendricks J M, Li Z, et al. 2019. The CoQ oxidoreductase FSP1 acts parallel to GPX4 to inhibit ferroptosis. Nature, 575(7784): 688-692.

Churbanova I Y, Sevrioukova I F. 2008. Redox-dependent changes in molecular properties of mitochondrial apoptosis-inducing factor. J Biol Chem, 283(9): 5622-5631.

Dai E, Meng L, Kang R, et al. 2020. ESCRT-Ⅲ-dependent membrane repair blocks ferroptosis. Biochem Biophys Res Commun, 522(2): 415-421.

Dai E, Zhang W, Cong D, et al. 2020. AIFM2 blocks ferroptosis independent of ubiquinol metabolism. Biochem Biophys Res Commun, 523(4): 966-971.

Delettre C, Yuste V J, Moubarak R S, et al. 2006. Identification and characterization of AIFsh2, a mitochondrial apoptosis-inducing factor (AIF) isoform with NADH oxidase activity. J Biol Chem, 281(27): 18507-18518.

Dixon S J, Stockwell B R. 2019. The hallmarks of ferroptosis. Annu Rev Cancer Biol, 3(1): 35-54.

Doll S, Freitas F P, Shah R, et al. 2019. FSP1 is a glutathione-independent ferroptosis suppressor. Nature, 575(7784): 693-698.

Elguindy M M, Nakamaru-Ogiso E. 2015. Apoptosis-inducing factor (AIF) and its family member protein, AMID, are rotenone-sensitive NADH: ubiquinone oxidoreductases (NDH-2). J Biol Chem, 290(34): 20815-20826.

Hangen E, Féraud O, Lachkar S, et al. 2015. Interaction between AIF and CHCHD4 Regulates Respiratory Chain Biogenesis. Mol Cell, 58(6): 1001-1014.

Ingold I, Berndt C, Schmitt S, et al. 2018. Selenium utilization by GPX4 is required to prevent hydroperoxide-induced ferroptosis. Cell, 172(3): 409-422.

Kanno T, Nakano T, Fujita Y, et al. 2012. Adenosine induces apoptosis in SBC-3 human lung cancer cells through A 3 adenosine receptor-dependent AMID upregulation. Cell Physiol Biochem, 30(3): 666-676.

Lu J, Chen J, Xu N, et al. 2016. Activation of AIFM2 enhances apoptosis of human lung cancer cells undergoing toxicological stress. Toxicol Lett, 258(6): 227-236.

Marshall K R, Gong M, Wodke L, et al. 2005. The human apoptosis-inducing protein AMID is an oxidoreductase with a modified flavin cofactor and DNA binding activity. J Biol Chem, 280(35): 30735-30740.

Mei J, Webb S, Zhang B, et al. 2006. The p53-inducible apoptotic protein AMID is not required for normal development and tumor suppression. Oncogene, 25(6): 849-856.

Meyer K, Buettner S, Ghezzi D, et al. 2015. Loss of apoptosis-inducing factor critically affects MIA40 function. Cell Death Dis, 6(7): 1-5.

Miriyala S, Thippakorn C, Chaiswing L, et al. 2016. Novel role of 4-hydroxy-2-nonenal in AIFm2-mediated mitochondrial stress signaling. Free Radic Biol Med, 2(91): 68-80.

Nagaya H, Gotoh A, Kanno T, et al. 2013. A3 adenosine receptor mediates apoptosis in *in vitro* RCC4-VHL human renal cancer cells by up-regulating AMID expression. J Urol, 189(1): 321-328.

Ohiro Y, Garkavtsev I, Kobayashi S, et al. 2002. A novel p53-inducible apoptogenic gene, PRG3, encodes a homologue of the apoptosis-inducing factor (AIF). FEBS Lett, 524(1-3): 163-171.

Otera H, Ohsakaya S, Nagaura Z I, et al. 2005. Export of mitochondrial AIF in response to proapoptotic stimuli depends on processing at the intermembrane space. EMBO J, 24(7): 1375-1386.

Seashore-ludlow B, Kaffenberger S D, Eaton J K, et al. 2017. Dependency of a therapy-resistant state of cancer cells on a lipid peroxidase pathway. Nature, 547(7664): 453-457.

Seiler A, Schneider M, Förster H, et al. 2008. Glutathione Peroxidase 4 Senses and Translates Oxidative Stress into 12/15-Lipoxygenase Dependent- and AIF-Mediated Cell Death. Cell Metab, 8(3): 237-248.

Sevrioukova I F. 2009. Redox-linked conformational dynamics in apoptosis inducing factor. J Mol Biol, 390(5): 924-938.

Susin S A, Lorenzo H K, Zamzami N, et al. 1999. Molecular characterization of mitochondrial apoptosis-inducing factor. Nature, 397(6718): 441-446.

Susin S A, Zamzami N, Castedo M, et al. 1996. Bcl-2 inhibits the mitochondrial release of an apoptogenic protease. J Exp Med, 184(4): 1331-1341.

Wu M, Xu L G, Li X, et al. 2002. AMID, an apoptosis-inducing factor-homologous mitochondrion-associated protein, induces caspase-independent apoptosis. J Biol Chem, 277(28): 25617-25623.

Wu M, Xu L G, Su T, et al. 2004. AMID is a p53-inducible gene downregulated in tumors. Oncogene, 23(40): 6815-6819.

Yang D, Yaguchi T, Nagata T, et al. 2011. AMID mediates adenosine-induced caspase-independent HuH-7 cell apoptosis. Cell Physiol Biochem, 27(1): 37-44.

Yang W S, Sriramaratnam R, Welsch M E, et al. 2014. Regulation of ferroptotic cancer cell death by GPX4. Cell, 156(1-2): 317-331.

第21章

ALOX 与铁死亡

毛小元 阳 楠 张 开

摘要：脂氧合酶（lipoxygenases，ALOX）是一类含铁的非血红素双加氧酶，主要通过氧化多聚不饱和脂肪酸，从而引发脂质过氧化和铁死亡。它是多聚不饱和脂肪酸氧化的限速酶。最近研究发现，它参与了神经系统疾病、代谢性疾病、呼吸系统疾病、癌症等多种疾病的发生发展。对 ALOX 的深入理解有助于更加明确 ALOX 如何调控铁死亡从而影响疾病。本章重点介绍 ALOX 的基本情况（包括类型、结构和生物学功能）、在各种疾病状态下（包括神经系统疾病、代谢性疾病、呼吸系统疾病、癌症等）ALOX 对铁死亡的调控作用，以及靶向 ALOX 调控铁死亡的相关药物治疗进展。

关键词：脂氧合酶，铁，不饱和脂肪酸，脂质过氧化，铁死亡，疾病治疗

Abstract: Lipoxygenases (ALOX) are iron-containing non-heme dioxygenases which produce active lipid metabolites and reactive lipid oxygen by oxidizing polyunsaturated fatty acids, leading to lipid peroxidation and ferroptosis. Recently, ALOX is involved in the development of multiple diseases including neurological diseases, metabolic dysfunction and cancers. Since ALOX serves as a key ferroptosis target, exploration of its regulatory mechanism under disease states has therapeutic implication. In this chapter, we aimed to provide the basic information of ALOX including its subtype, structure and biological function and its regulation on ferroptosis process in diverse diseases such as neurological diseases, metabolic dysfunction and cancers and research progress of ALOX-targeted drugs.

Keywords: lipoxygenase, iron, unsaturated fatty acid, lipid peroxidation, ferroptosis, disease therapy

21.1 引言

细胞死亡（cell death）对于维持机体稳态至关重要，也是胚胎发育和免疫调控中不可缺少的生命活动。传统上，细胞死亡可分为两大类，即调节性细胞死亡（regulated cell death）和非调节性细胞死亡（accidental cell death）。其中，调节性细胞死亡类型中，代表性的细胞死亡模式包括凋亡（apoptosis）、坏死（necrosis）和自噬（autophagy）。最

近，科学家发现一种新型调节性细胞死亡模式——铁死亡（ferroptosis）。该种细胞死亡模式在形态学、生化代谢和基因组水平不同于其他细胞死亡模式，具体特点包括：线粒体变小、线粒体嵴数目减少、膜密度增加，以及脂质 ROS（lipid reactive oxygen species，lipid ROS）和铁离子的大量累积（Conrad and Pratt，2019）。铁死亡发生过程中过度的脂质 ROS 积聚促使细胞内产生氧化应激，进而严重破坏核酸、蛋白质和膜上的脂质等细胞组分，最终诱发细胞死亡（Yang and Stockwell，2016；Yu et al.，2017）。与此同时，铁死亡发生后，细胞内可检测到大量积累的脂质过氧化产物，如丙二醛（malondialdehyde，MDA）和 4-羟基壬烯醛（4-hydroxynonenal，4-HNE），这些结果表明脂质过氧化是铁死亡的关键特征。

脂质过氧化是由非酶催化反应-芬顿反应以及酶介导的反应产生，该过程中过度产生的 ROS 通过优先氧化多聚不饱和脂肪酸来影响神经系统疾病、代谢性疾病、呼吸系统疾病和癌症等多种疾病（Lee et al.，2011；Chu et al.，2012；Karuppagounder et al.，2018；Tomita et al.，2019）。细胞膜上常见的包含多不饱和脂肪酸（polyunsaturated fatty acid，PUFA）的磷脂，其在生物膜上的分布和含量增加可以显著提高细胞铁死亡的敏感性（Doll et al.，2019）。激活脂质过氧化中的抑制基因谷胱甘肽过氧化物酶 4（glutathione peroxidase 4，GPx4）可显著减少脂质 ROS 的累积从而抑制细胞铁死亡。2019 年报道的 FSP1 通过催化氧化态辅酶 Q_{10}（coenzyme Q_{10}，CoQ_{10}）至还原态 CoQ_{10}，实现铁死亡的阻断作用。

除了磷脂的多不饱和脂肪酸，游离态多不饱和脂肪酸的堆积同样会促进铁死亡的发生。例如，在人类细胞中添加花生四烯酸（arachidonic acid，AA），可以显著提高细胞铁死亡敏感性（Conrad et al.，2018）。而抑制花生四烯酸生成脂质过氧化产物可保护细胞免受铁死亡（Kagan et al.，2017）。由此可见，脂质过氧化是促进铁死亡发生的一个重要过程，抑制脂质过氧化有利于减少铁死亡。通常认为，脂质过氧化可被三种酶调控，即脂氧合酶（lipoxygenase，ALOX）、环氧合酶（cyclooxygenase，COX）和细胞色素 P450（cytochrome P450，CYP450）（Gaschler and Stockwell，2017；Li et al.，2018）。特别是 ALOX，作为脂质过氧化的限速酶，其过表达可以极大程度地促进铁死亡进程。

以往研究发现，ALOX 的重要亚型 ALOX5 的激活导致了谷氨酸诱导的永生化海马神经元 HT22 铁死亡，而使用 ALOX5 抑制剂齐留通干预后，神经元损伤显著减少（Liu et al.，2015）。进一步研究发现，齐留通可以减少细胞内的铁含量，防止铁聚集导致的脂质 ROS 堆积和铁死亡（Xie et al.，2016）。除了 ALOX5，ALOX 家族的其他成员也参与了铁死亡的调控。以 ALOX15 为例，其通过催化多聚不饱和脂肪酸，形成与磷脂酰乙醇胺结合蛋白 1（phosphatidylethanolamine-binding protein-1，PEBP1）结合的复合物，进而导致哮喘、急性肾损伤和创伤性脑损伤（Wenzel et al.，2017）。利用 RNA 干扰技术沉默 ALOX15 基因后，erastin 或 RSL3 诱导的铁死亡明显被抑制，而过表达 ALOX15 则促进细胞铁死亡的发生（Shah et al.，2018）。另外，erastin 诱导的 HT1080 细胞铁死亡模型中，ALOX5 发生明显核易位（Yang et al.，2016）。而一种含硫醇的抗氧化剂 N-乙酰半胱氨酸（N-acetylcysteine，NAC）可以抑制 ALOX5 在脑出血中引起的铁死亡（Karuppagounder et al.，2018）。综上所述，ALOX 是铁死亡调控机制中的重要调节因子，接下来我们将详述 ALOX 调控铁死亡在疾病中的作用及药物治疗进展。

21.2 ALOX 的类型、结构和生物学功能

ALOX 是一类含铁的脂质过氧化酶，具有精确的区域选择性和立体选择性，是多聚不饱和脂肪酸氧化的限速酶。早在 60 多年前首次在大豆中发现了该类蛋白质，随着研究的深入，人们发现 ALOX 广泛存在于自然界中，在动物、植物、真菌和一些原核生物中均有发现（Ivanov et al.，2010）。在哺乳动物中，ALOX 以花生四烯酸等长链多不饱和脂肪酸作为底物，其活性在脑、肺、肝脏、肾脏和皮肤组织中被检测到。在植物中 ALOX 则多以亚油酸等十八不饱和碳酸为底物代谢（Brash，1999）。ALOX 通过将多聚不饱和脂肪酸转化为具有生物活性的代谢物，影响细胞的结构、代谢和信号转导。该过程不仅促进了多聚不饱和脂肪酸的催化反应，而且参与了脂质过氧化的合成。目前已有 50 余种 ALOX 的 DNA 序列被报道，其中一部分已被确定可得到活性蛋白。根据 ALOX 催化的底物和在底物上催化加氧的位点不一致，且不同的哺乳动物体内同源的 ALOX 序列命名有所不同，构成了 ALOX 命名上的差异。下面我们将主要围绕 ALOX 的类型、结构和生物学功能进行详细阐明。

21.2.1 ALOX 的类型

ALOX 在动物、植物、真菌和原核生物中均有分布，并且不同生物中所含有的亚型存在显著差异（图 21-1）。目前发现人体内的 ALOX 家族共有 6 个成员，分别为 ALOXE3、ALOX5、ALOX15、ALOX15B、ALOX12 和 ALOX12B。然而在哺乳动物，如大鼠和小鼠体内均含有 Aloxe3、Alox5、Alox12、Alox12b、Alox12e、Alox15 和 Alox15b 这 7 种亚型，此外小鼠体内还存在 Alox8（Singh and Rao，2019）。除此以外，人体内还存在 4 种与 ALOX 的基因序列相似但无生物学功能的伪基因，即 ALOX12P1、ALOX12P2、ALOXALOX15P1 和 ALOXE3P1，以及一种 ALOX12 的反义基因（ALOX12AS1）。值得注意的是，人体内的 ALOX12P2 是小鼠体内 Aloxe3 的同源基因。

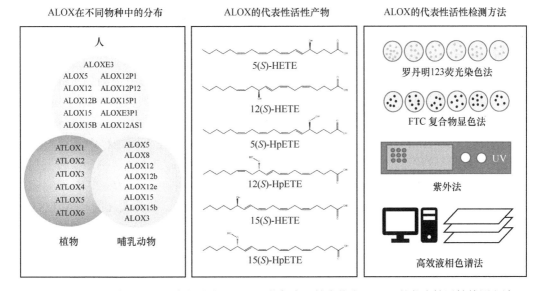

图 21-1　ALOX 在不同物种中的分布、ALOX 的代表活性产物和 ALOX 的代表性活性检测方法

从 ALOX 在染色体的位置来看，除 ALOX5 存在于 10 号染色体外，人类 ALOX 基因均位于 17 号染色体的短臂上（Singh and Rao，2019）。不同于动物体内的 ALOX 亚型分布，植物中检测到的 ALOX 亚型主要为 ATLOX1、ATLOX2、ATLOX3、ATLOX4、ATLOX5 和 ATLOX6（Maccarrone et al.，2001）。而一种特殊的亚型 MnALOX 目前仅在部分真菌中有发现，该类亚型不同于其他 ALOX 蛋白的中心金属原子为铁离子，其中心金属原子为锰原子（Joo and Oh，2012）。此外，目前原核生物中可检测到 38 个 ALOX 基因，已经被广泛研究的亚型为 Alox-9、Alox-10、Alox-11、Alox-13、Alox-15 和 AOS-ALOX，其中 AOS-LOX 只存在于某些低等生物中如珊瑚和蓝细菌中（Stolterfoht et al.，2019）。

　　ALOX 的命名方式目前尚未统一，根据物种的差异命名方式也不同。在植物中 ALOX 的分类主要存在两种方式。第一种分类方式是根据 ALOX 的亚细胞定位进行划分。质体外 ALOX 酶不含有转移肽，彼此之间的序列相似性超过 75%，被命名为 ALOX-1 型；质体 ALOX 含有一个叶绿体转移肽序列，彼此之间的序列相似性超过 35%，被划分为 ALOX-2 型。迄今为止 ALOX-2 型全都属于 ALOX-13 亚家族。在 ALOX-1 型中，仅 ALOX-9 在多种植物中有分布。第二种分类方式是根据 ALOX 催化亚油酸发生氧化反应的作用位点来划分。亚油酸作为底物可结合 ALOX 蛋白主链的 9 号位碳原子或 13 号位碳原子，分别形成亚油酸的 9-氢过氧化衍生物和 13-氢过氧化衍生物，并因此被命名为 ALOX-9 和 ALOX-13（Liavonchanka and Feussner，2006）。

　　ALOX 在哺乳动物中的命名则更多是根据其氧化花生四烯酸的催化位点，ALOX 后的数字表示为氧化的花生四烯酸碳原子编号。例如，ALOX 的 5 号位碳原子、8 号位碳原子、9 号位碳原子、11 号位碳原子、12 号位碳原子和 15 号位碳原子分别可作为催化位点发生氧合作用（Schneider et al.，2007），分别对应为 ALOX5、ALOX8、ALOX9、ALOX11、ALOX12 和 ALOX15。由于最初发现的亚型数量较少，这种命名方式得到广泛推广，但随着更多亚型及其异构体的发现，这种命名方式已不能满足人们对 ALOX 的理解和分析，也因此对该方法进行了细化。以 ALOX12 为例，研究发现 ALOX12 可进一步分为三个亚型，即血小板型的 ALOX12（platelet-type ALOX12，pALOX12）、白细胞型的 ALOX12（leukocyte-type ALOX12，lALOX12）和表皮型的 ALOX12（epidermis-type ALOX12，eALOX12）。这三个亚型在哺乳动物中的分布也存在显著差异。具体来说，pALOX12 存在于所有哺乳动物中，而 eALOX12 只存在于小鼠中。不同于前两种亚型，lALOX12 不存在于人类和兔子中，但它可在大鼠、小鼠、猪和牛中检测到（Singh and Rao，2019）。类似的，ALOX15 也可进一步细分为网织红细胞型或白细胞型的 ALOX15（reticulocyte or leukocyte-type ALOX15，ALOX15）和表皮型的 ALOX15（epidermis-type ALOX15，ALOX15B）两类。此外，由于相同的 ALOX 基因在不同物种中具有不同的特征，可编码得到不同的蛋白质，因此也出现了另一种新的命名方式。例如，在人类和兔子中 *ALOX15* 基因编码的蛋白质称为 ALOX15 蛋白，而在小鼠中 *Alox15* 基因编码的蛋白质称为 lAlox12 蛋白（Joshi et al.，2015；Li et al.，2019）。值得关注的是 ALOX15B 和 Alox15b 作用于底物的氧化位点不同，人体内的 ALOX15B 蛋白通常催化花生四烯酸的 15 号位碳原子，而小鼠中 Alox15b 通常催化 8 号位碳原子（Ackermann et al.，2017）。此外，通过检测不同哺乳动物体内 ALOX 蛋白的晶体结构，发现人的 ALOX5 蛋白、兔的 ALOX15 蛋白及猪的 ALOX15 蛋白存在细微的结构差异性，提示同一种 ALOX 蛋白在哺乳动物中可能存在不同的生物学功能。

21.2.2 ALOX 的结构

ALOX 在不同物种中的结构存在差异性。ALOX 蛋白结构上分为氨基端和羧基端两部分，其氨基末端由 β 折叠构成的一个桶状结构域，该结构域与 C2 结构域相关（Corbin et al.，2007）。目前发现 β 折叠的桶状结构域存在离子结合位点，该结合位点使得 ALOX 蛋白可与细胞膜或底物结合（Tatulian et al.，1998；May et al.，2000）。例如，ALOX5 的 C2 结构域可与钙离子结合，并促进 ALOX5 的核易位（Noguchi et al.，1994）。相对应的，ALOX 的羧基端结构域主要由 α 螺旋构成，可作为锚定酶的催化位点（Schneider et al.，2007）。此外，构成 ALOX 的多肽链中含有铁离子，当 ALOX 处于静止的无活性状态时，铁以还原型二价铁离子状态存在，当其被过氧化物激活后，ALOX 中的二价铁离子转变为三价铁离子，导致 ALOX 具备催化活性。值得注意的是，ALOX 有一个由 4 个螺旋结构构成的核心区域，在动物、植物和细菌中该核心区域的结构具有一致性。具体来讲，该螺旋结构中的氨基酸提供了铁离子与底物的结合位点。二价铁离子位于 ALOX 核心区域中最长的两个螺旋结构（α7 螺旋和 α14 螺旋）旁，同时铁离子另一侧的 α8 螺旋存在独特的"弓形"螺旋线，该结构有助于形成一个作为催化中心的 U 形腔（Minor et al.，1996）。核心区域的其余部分则主要是以反平行的方向排列的螺旋束。

有意思的是，植物中的 ALOX 通常是以金属原子为中心构成六配位的八面体，其结构包括三个组氨酸的咪唑氮、一个天冬酰胺或组氨酸的羰基氧、一个异亮氨酸的羧基氧和一个外源的水分子配位氧，该水分子与异亮氨酸羧基上未与二价铁离子配位的氧原子形成分子内氢键（Minor et al.，1996）。而在哺乳动物中，ALOX 的铁离子被四个组氨酸和羧基端的异亮氨酸所结合。除此以外，真核生物中的 ALOX 蛋白通常由一个 25 ~ 30kDa 的 PLAT 域和一个较大的羧基端结构域构成。由于动物中的 ALOX 缺少几个植物中 ALOX 特定的环，其分子质量比植物中的 ALOX 的分子质量（通常为 94 ~ 104kDa）稍小，为 75 ~ 80kDa（Gillmor et al.，1997）。原核生物中 ALOX 的分子质量范围为 61 ~ 111kDa，其氨基末端通常由 α 螺旋代替 β 折叠的桶状结构域，这并不影响 ALOX 对底物的催化作用（Ivanov et al.，2010）。此外，在真菌中的 ALOX，与细菌一样缺少氨基末端的 β 折叠结构域（Chen et al.，2016）。有意思的是，从鱼腥藻中分离出了迄今为止最小的 ALOX，其分子质量约为 62.9kDa（Zheng et al.，2008）。

21.2.3 ALOX 的生物学功能

ALOX 在哺乳动物的多个组织器官间广泛表达，但根据亚型的不同，其主要分布部位亦不同（Chu and Praticò，2009；Li et al.，2018）。以在人和小鼠中的表达为例，ALOX15 主要表达在白细胞中，而 ALOX15B 则在皮肤、上皮细胞和白细胞中大量表达（Singh and Rao，2019）。此外，ALOX12 在各种细胞类型（如骨髓、皮肤和上皮细胞中）广泛表达；但在小鼠中，血小板型 Alox12 主要在血小板、巨核细胞和表皮中表达（Mashima and Okuyama，2015）。此外，该亚型的许多突变体被发现表达于上皮癌中，这暗示我们 ALOX12 和肿瘤发生可能存在联系（Mashima and Okuyama，2015）。与 ALOX12 不同的是，ALOX12B 仅在皮肤和上皮细胞中有表达。ALOX5 作为 ALOX 研究最多的成员之一，可以产生促炎脂质介质在哮喘和炎症反应中发挥关键作用，因此它在免疫细胞中表达水平较高。

研究发现，ALOX5 在白细胞中表达最高，此外也可在粒细胞、单核细胞/巨噬细胞、肥大细胞、树突状细胞和 B 淋巴细胞中检测到，而血小板、内皮细胞和红细胞则不表达 ALOX5（Manev et al.，2000）。此外，ALOX5 也在心血管系统和神经系统中高表达，并且在中枢神经系统中，ALOX5 不仅在皮质和海马中高表达，在神经和胶质细胞中也有广泛的分布（Chu and Praticò，2009）。ALOX5 在神经系统中的高表达似乎对应了 ALOX5 可能参与神经系统疾病的发生发展，如在阿尔茨海默病的小鼠模型中活化的 Alox5 促进了阿尔茨海默病的进程（Vagnozzi et al.，2018）。ALOX5 的表达可被微小 RNA（microRNA）调控，miR-19a-3p 和 miR-125b-5p 分别以细胞依赖型和特异性刺激的方式调节 ALOX5 的表达，而且粒细胞-巨噬细胞集落刺激因子（GM-CSF）也可增强成熟的人中性粒细胞、单核细胞和单核 THP-1 细胞中 ALOX5 的表达（Haeggström，2018）。需要注意的是，ALOX5 在人的中性粒细胞和单核细胞中的分布与细胞类型有关，受雄激素的调控，男性中性粒细胞合成白三烯的能力明显较低，所以 ALOX5 与性别差异也有关（Pergola et al.，2015）。

ALOX 可利用氧分子或 ROS 催化不饱和脂肪酸的氧化反应（Katikaneni et al.，2020），其底物主要为不饱和脂肪酸，其中最常见的为花生四烯酸、亚油酸（linoleic acid，LA）、二十碳五烯酸（eicosapentaenoic acid，EPA）、二十二碳四烯酸（docosatetraenoic acid，DTA）和二十二碳六烯酸（docosahexaenoic acid，DHA）。不同物种体内的 ALOX 催化氧化的主要底物类型也不同，在动物中 ALOX 的主要作用是将花生四烯酸转化为一系列不同的类二十烷酸（Kuhn and Thiele，1999），植物中 ALOX 的主要底物则为 α-亚麻酸或亚油酸（Andreou and Feussner，2009），真菌中的 ALOX 主要催化花生四烯酸和 α-亚麻酸的氧化反应，而细菌中的 ALOX 底物为花生四烯酸、α-亚麻酸（α-linolenic acid）和油酸（oleinic acid）（Joo and Oh，2012）。因此，在不同物种中 ALOX 亚型作用的底物也具有显著差异。除了不同物种间 ALOX 催化底物类型的不同，人体内的不同 ALOX 亚型氧化的主要底物和生成的脂质过氧化产物也不尽相同。以 ALOX5 为例，其可通过催化花生四烯酸氧化生成中间代谢产物氢过氧-二十碳四烯酸（5-hydroperoxyeicosatetraenoic acid，5-HpETE），该化合物随后可转化为 5(S)-羟基-6-反式 8,11,14 顺式-二十碳四烯酸 [5(S)-hydroxy-6-trans-8,11,14-cis-eicosatetraenoic acid，5(S)-HETE] 和白三烯 A4（leukotriene A4，LTA4）（Merchant et al.，2018）。5(S)-HETE 又可进一步转化为 5(S)-oxo-HETE，LTA4 也可进一步转化为白三烯 B4（leukotriene B4，LTB4），这些产物的累积将会促进生物膜的破坏（Gerstmeier et al.，2016）。类似的，ALOX12 也可以催化花生四烯酸生成相应的氧化产物，但不同的 ALOX12 亚型催化获得的产物并不相同。例如，lALOX12 可以催化花生四烯酸生成 12(S)-羟基-6-反式 8,11,14 顺式-二十碳四烯酸 [12(S)-hydroxy-6-trans-8,11,14-cis-eicosatetraenoic acid，12(S)-HETE] 和 15(S)-羟基-6-反式 8,11,14 顺式-二十碳四烯酸 [15(S)-hydroxy-6-trans-8,11,14-cis-eicosatetraenoic acid，15(S)-HETE]，而 pALOX12 只生成 12(S)-HETE（Dobrian et al.，2019）。之前提到过，人的 ALOX12 和小鼠的 Alox12/15

的基因属于同源基因，但其在两者体内催化花生四烯酸得到的两种产物的比例却不一致。

在人体内，ALOX12 的主产物为 15(*S*)-HETE 和 12(*S*)-HETE，而小鼠中的主产物则为 12(*S*)-HETE，这或许会进一步影响相关的机制通路，但这仍需更多的研究证明（Otto et al.，2020）。相似的，人体内的 ALOX15 酶促反应后得到的产物也为 15(*S*)-HETE 和 12(*S*)-HETE（Singh and Rao，2019）。和 5(*S*)-HETE 一样，12(*S*)-HETE 和 15(*S*)-HETE 均可由 12(*S*)-HpETE 和 15(*S*)-HpETE 分别转化得到，而且，15(*S*)-HpETE 和 15(*S*)-HETE 还可被代谢得到其他具有生物活性的产物，如脂氧素（lipoxins）、肝氧蛋白（hepoxillins）、15-oxo-二十碳五烯酸（15-oxo-eicosatetraenoacid，15-oxo-ete）（Singh and Rao，2019）。并且，已有研究证实 15(*S*)-HpETE 的累积常伴随着细胞铁死亡的发生（Zhao et al.，2020）。由上可知，ALOX 可以通过催化这些不饱和脂肪酸的氧化，生成不同的脂质过氧化产物，从而介导炎症和铁死亡等相关机制并导致相关疾病的发生。

根据研究发现，ALOX 的活性受其翻译后修饰影响，其中，ALOX 蛋白磷酸化修饰是影响该酶活性的关键因素。以 ALOX5 为例，目前已发现其有 7 个位点可被磷酸化修饰，如 Serine 271、Serine 663、Serine 523、Tyrosine 42、Tyrosine 53、Tyrosine 94 和 Tyrosine 445 位点。需要注意的是，ALOX5 可被不同的诱导因子激活磷酸化，但这些磷酸化位点并非全部被激活。具体来说，ALOX5 的 Serine 271 位点可被丝裂原活化蛋白激酶活化的蛋白激酶 2（mitogen-activated protein kinase-activated protein kinase 2，MK2）磷酸化，进而激活 ALOX5 的酶促反应，促进白三烯的合成（Flamand et al.，2009）。使用 p38 抑制剂或提高 p38 丝裂原活化蛋白激酶（p38 mitogen-activated protein kinase，p38 MAPK）表达均可促进 ALOX5 的 Serine 271 位点磷酸化。ALOX5 的 Serine 663 同样也可以被 MAPK 信号激活，如 ERK1/2（extracellular regulated protein kinase 1/2）的激活可有效促进 ALOX5 的磷酸化，从而诱导大量花生四烯酸的释放及其产物的合成（Werz et al.，2002）。并且，ERK1/2 可以和 p38 MAPK 联合调控 ALOX5 的磷酸化并激活其诱导的脂质过氧化反应。ALOX5 的 Serine 523 位点则主要由蛋白激酶 A（protein kinase A，PKA）调控其磷酸化。不同于 ALOX5 不同丝氨酸位点的激活方式差异，ALOX5 的不同酪氨酸位点均可被 Src 激酶 Fgr 和造血细胞激酶（hematopoietic cell kinase，HCK）磷酸化（Markoutsa et al.，2014）。事实上，ALOX5 在白细胞中有两种存在形式，分别是非磷酸化和磷酸化的 ALOX5，而高浓度的钙离子可以促进 ALOX5 从细胞质转位到细胞膜，与此同时，ALOX5 的酪氨酸位点被磷酸化，但是磷酸化的 ALOX5 主要集中在细胞核里，而非细胞质和细胞膜周边，这些现象共同促进了 ALOX5 对膜脂质的催化氧化作用（Lepley et al.，1996）。酪氨酸激酶抑制剂可以成功阻断 ALOX5 从细胞质到细胞膜的易位，这些抑制剂也可以通过抑制其磷酸化降低 ALOX5 的活性。通过纯化蛋白技术将 ALOX5 蛋白从人的白细胞中分离出来进行检测发现，丝氨酸/苏氨酸激酶 MAP 和 Cdc-2，以及酪氨酸激酶 Lyn 对离体培养的 ALOX5 磷酸化没有催化作用，并且这些激酶发生了自磷酸化，这表明酪氨酸激酶对 ALOX5 的磷酸化和易位有促进作用，且这两个方面可能对其促进的脂质过氧化均有影响。

测定 ALOX 酶活性的方法有基于罗丹明 123 的荧光法、FTC 复合物显色法、紫外法等，以及用高效液相色谱法（high performance liquid chromatography，HPLC），相对定量检测 ALOX 的代谢产物来评估其酶活性。前面三种方法是基于代谢产物的氧化特性，例如，脂质过氧化物过氧二十碳四烯酸可以氧化没有荧光的二氢罗丹明 123 为有荧光的罗丹明。还可以将亚铁离子氧化成铁离子，进而与硫氰酸盐配合生成红色复合物，通过比色法测定 ALOX 活性（Mao，2020）。这两种方法的前提是预先将 ALOX 蛋白进行纯化。HPLC 法通过测定 ALOX 的代谢产物含量间接反映 ALOX 的活性强弱。由于样品中含有的多种花生四烯酸的混合代谢物在固定相和流动相中的溶解度不同，利用"相似相溶"原理，通过流动相不断地在流动相和固定相中反复溶解、洗脱，使得每一种代谢产物（5-HETE、5-HpETE、12-HETE、12-HpETE、15-HETE、15-HpETE、LTB4）在保留柱的洗脱时间不同，从而进行区分。结构相似的手型底物也可以通过调节优化流动相的比例，使得仅有细微结构差异的代谢物也得以明确区分。它最大的优点是可以准确并且同时分离检测出多种微量代谢物，不过在进样之前要提前对样品进行预处理来除去干扰检测产物的杂质。近期研究发现，高效液相色谱与高灵敏度负离子电喷雾串联质谱和阴离子交换混合模式固相萃取定量相结合的方法检测出了 34 例健康志愿者基础内源性 LTE4 水平，并且检测出受试者单剂量口服 ALOX5 抑制剂 AZD5718 后血浆中 LTE4 水平的显著降低，确定了这种方法在 1 ～ 120pg/mL 血浆 LTE4 浓度范围内具有良好的重现性、准确性和线性关系（Löfgren et al.，2020）。

21.3　ALOX 调控铁死亡在疾病中的作用

ALOX 通过氧化不饱和脂肪酸，产生脂质 ROS 和脂质代谢产物，这两者的积累均可促进铁死亡。为了深刻理解 ALOX 对疾病进程的影响，接下来，我们将重点阐述 ALOX 在神经系统疾病、代谢性疾病、呼吸系统疾病及癌症等疾病中的作用（图 21-2）。

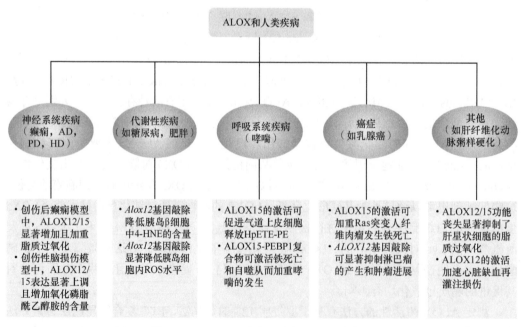

图 21-2　ALOX 和人类疾病的研究进展总结

21.3.1　ALOX 与神经系统疾病

由于神经元膜中存在大量的不饱和脂肪酸，使得神经元更容易发生脂质过氧化，从而引发阿尔茨海默病（Alzheimer's disease，AD）、帕金森病（Parkinson's disease，PD）、弗里德里希共济失调（Friedrich ataxia）和亨廷顿病（Huntington's disease）等多种神经系统疾病（Paul et al.，2014；Joshi et al.，2015；Abeti et al.，2016；Deas et al.，2016）。已有报道称 ALOX 通过激活脂质过氧化诱导铁死亡，进而促进创伤性脑损伤、癫痫等神经系统疾病的铁死亡相关机制调控。在创伤性脑损伤细胞模型和小鼠模型中，检测到 ALOX12/15 表达显著增加，随后不饱和脂肪酸被催化氧化并得到大量增加的氧化磷脂酰乙醇胺，铁死亡指标也随之升高。减弱花生四烯酸和肾上腺酸的氧化反应以及谷胱甘肽的耗竭可以减少脂质过氧化产物的累积，从而预防 ALOX15 在脑损伤中诱导的铁死亡（Kenny et al.，2019）。类似的，ALOX5 的活性与谷氨酸诱导的永生海马细胞系 HT22 铁死亡有着密切的联系（Liu et al.，2015）。此前也证实，抑制 ALOX5 可以通过中和脂质过氧化物来保护出血性中风小鼠的神经元免于铁死亡（Karuppagounder et al.，2018）。

ALOX 诱导的脂质过氧化反应可以直接增加脂质氧化产物的含量，从而促进谷胱甘肽的消耗以及亚铁离子向三价铁离子的转换。除了上述变化外，ALOX 也被发现可以通过诱导铁死亡在促进癫痫发作中发挥作用（Li et al.，2019）。该项研究针对的是创伤后癫痫，这是一种常见的继发于创伤性脑损伤的获得性癫痫，以反复发作为主要特征。该项实验的研究人员证明 ALOX12/15 确实参与了枸橼酸铁铵（ferric ammonium citrate，FAC）和 erastin 诱导的 HT22 细胞损伤模型的铁死亡作用（Li et al.，2019）。并且，在氯化铁（iron chloride，FeCl$_3$）诱导的创伤性癫痫小鼠模型的海马中检测到 ALOX12/15 有显著增加，并伴有相关脂质过氧化和铁死亡指标如 4-HNE 和 PTGS2 mRNA 表达的升高。这些结果都表明 ALOX12/15 在铁死亡诱导的创伤性癫痫中发挥着重要作用。除此以外，在最新的关于神经系统的研究中，研究人员发现氧化还原脂质重编程增加了巨噬细胞和小胶质细胞对铁死亡的敏感性，这导致巨噬细胞和小胶质细胞更易受铁死亡影响。

众所周知，神经系统主要由神经组织组成，包括中枢神经系统和周围神经系统两大部分。除了广泛存在的神经元细胞外，还存在另一种细胞，即神经胶质细胞。神经胶质细胞简称胶质细胞，其大量存在于神经组织内。与神经元结构有一些相似，胶质细胞也有突起，但是没有树突和轴突的区分。有意思的是，在哺乳动物体内，胶质细胞的数量远远多于神经元细胞，因此，研究胶质细胞对于神经系统疾病可能会有额外的收获。目前已知，胶质细胞主要分为星形胶质细胞、少突胶质细胞和小胶质细胞。最新的研究也表明，小胶质细胞作为脑中的巨噬细胞，能够诱导发生铁死亡，而且这一过程与诱导型一氧化氮合酶（inducible nitric oxide synthase，iNOS）及 ALOX15 紧密相关。iNOS 产生的 NO 能够通过抑制 ALOX15 的功能显著增强细胞抵抗铁死亡的能力。因此，高表达 iNOS 的 M1 细胞抵抗铁死亡，而低表达 iNOS 的 M2 和小胶质细胞对铁死亡敏感（Kapralov et al.，2020）。

21.3.2　ALOX 与代谢性疾病

人体内存在多种代谢活动，如糖代谢、脂肪酸代谢和蛋白质代谢等，通常情况下，这些代谢活动处于一个动态平衡状态，一旦该种平衡被打破，即代谢的某个环节被抑制或过度激活则会导致代谢性疾病，其最直观的检测指标为体内代谢物的含量，如脂质代谢产物和氨基酸代谢产物等。随着人们生活质量的日益提高，代谢性疾病也成了困扰大量人群的一大问题，因此研究其诱发机制有利于提高人们生活水平。到目前为止，最常见代谢性疾病有糖尿病和肥胖等，研究表明这些疾病的发生和脂质代谢密切相关，尤其是脂质过氧化。值得注意的是，ALOX 及其代谢物在代谢性疾病中也检测到明显升高，如糖尿病和肥胖（Lieb et al.，2014；Tsekmekidou et al.，2018）。这表明 ALOX 可能是代谢性疾病发生发展的重要致病因素。已知糖尿病可以分为两类，分别是 1 型糖尿病和 2 型糖尿病，其中 1 型糖尿病又称胰岛素依赖型糖尿病，其发病与多聚不饱和脂肪酸的氧化有关。通过检测发现，胰岛中存在 ALOX12/15 和 ALOX12，并且这些 ALOX 蛋白的表达与胰岛素依赖型糖尿病患者体内多聚不饱和脂肪酸的氧化密切相关（Conteh et al.，2019）。通过敲除小鼠的 *sAlox12* 或 *Alox12/15* 基因发现，不同的 ALOX 基因亚型缺失对胰岛 β 细胞功能的影响不同。尽管与野生型小鼠相比，敲除了 ALOX 基因的小鼠并未表现出体重上的变化，但 *Alox12* 基因敲除小鼠的葡萄糖耐量明显提高，并检测出明显升高的血糖值。不同于 Alox12 缺乏对糖尿病的促进作用，*Alox15* 基因缺失小鼠展现出显著的抑制作用（Conteh et al.，2019）。为了区分这种差异，研究人员分析了 Alox12 和 Alox12/15 的代谢产物，并对胰岛 β 细胞进行了免疫染色，结果表明 Alox15 敲除小鼠的胰岛 β 细胞中 4-HNE 的染色强度明显降低，与糖尿病加重的表型相一致。而 Alox12 敲除小鼠的胰岛 β 细胞染色结果则恰好相反。作为典型的脂质过氧化指标，4-HNE 含量的增加往往代表着脂质过氧化的发生，而这离不开 ROS 的作用。因此该课题组又进一步研究了基因敲除小鼠体内的 ROS 含量，与之前的结果相一致，*Alox12* 基因缺失小鼠的胰岛细胞内 ROS 含量明显增加，且远远高于野生型小鼠胰岛细胞内的 ROS 含量，并能检测到 Alox12 诱导生成的脂质过氧化产物 12-HEPE 增加（Conteh et al.，2019；Leiria et al.，2019）。*Alox15* 基因的敲除则减少了 ROS 的积累，阻碍了脂质过氧化的发生。有意思的是，Alox12 的缺失会引起小鼠体内 Alox12/15 的过表达，从而增强小鼠对葡萄糖的耐受量，促进糖尿病的发生。

21.3.3 ALOX 与呼吸系统疾病

呼吸系统是人体与外界进行气体交换的一系列器官的总称，包括鼻、肺和气管等，由于其作为机体与环境进行氧交换的直接场所，氧化还原状态的失衡极易导致呼吸系统疾病。近年来研究者在探讨呼吸系统疾病中氧化还原失衡的过程中，发现 ALOX 除了直接氧化脂质生成相关过氧化产物外，还可通过和其他蛋白质结合成复合物来促进铁死亡。最近的研究发现，ALOX15 的两种异构体可以和 PEBP1 组成复合体，从而促进铁死亡的发生（Wenzel et al.，2017）。在该项研究中，ALOX15 的酶活性得到了提高，而 PEBP1 含量的增加有利于 ALOX15 对铁死亡的促进作用。这主要是因为 PEBP1 可以和游离的花生四烯酸结合，这使得 ALOX15 更容易催化花生四烯酸发生氧化反应，生成花生四烯酸-磷脂二乙醇胺（arachidonic acid-phosphatidylethanolamines，AA-PE），并进一步诱导铁死亡的发生。有意思的是，ALOX15 的两个异构体在不同的刺激下表达量不同。当使用 IL-13 诱导时，HAEC 细胞主要表达 ALOX15-1，而人的肾上皮细胞 HK2 细胞和 HT22

神经元细胞主要表达 ALOX15-2。当用脂多糖预处理细胞后，HK2 细胞中 PEBP1 和 ALOX15-2 的结合增加。此后，增加的复合物 PEBP1-ALOX15 促进过氧化氢-花生四烯酰基-磷脂酰乙醇胺（15-hydroperoxy-arachidonoyl-phosphatidylethanolamines，15-HpETE-PE）的生成，引起 HT22 细胞、HK2 细胞和 PHKC 细胞（原代人肾上皮细胞）发生铁死亡。GPx4 可抑制 PEBP1 和 ALOX15-2 的结合及其产物 15-HpETE-PE 的生成，这显著减少了铁死亡的发生。

最新的研究表明，在 2 型炎症的条件下，人的气道上皮细胞产生了氢过氧-花生四烯酰基-磷脂酰乙醇胺（hydroperoxy-arachidonoyl-phosphatidylethanolamines，HpETE-PE），这伴随着细胞铁死亡的发生。之前的研究已表明，15-HpETE-PE 的生成取决于 ALOX15 和 PEBP1 复合物的激活，而 PEBP1 和 ALOX15 复合物对于自噬蛋白微管相关的轻链-3（light chain-3，LC3）的脂化反应起着关键作用。ALOX15-PEBP1 复合物促进 15-HpETE-PE 的生成，进而促进 LC3-Ⅰ 脂化，并激活自噬（Zhao et al.，2020）。这种对自噬的激活可以保护细胞免于铁死亡的发生以及线粒体 DNA 的释放。在 2 型哮喘中也观察到了类似的结果，在气道上皮细胞中，ALOX15-PEBP1 和 LC3-Ⅱ 都检测到了很高的水平，这表明了铁死亡和自噬的同时激活。这种 ALOX15-PEBP1 复合物及其氢过氧磷脂可以同时激活铁死亡和自噬的作用，对进一步研究哮喘和找寻相关治疗药物都有重大意义（Zhao et al.，2020）。根据上述结果可知，PEBP1 可以与 ALOX 形成复合物，这种复合物通常使用游离的多聚不饱和脂肪酸作为底物来产生过氧化磷脂酰乙醇胺，最终影响疾病进程。

21.3.4 ALOX 与癌症

癌症是近几十年来重点关注的疾病，如何治疗已成为当今一大热点。早在 2003 年，Stockwell 课题组通过大规模的筛选实验，发现了一种具有强大的抗肿瘤作用的化合物，即 erastin。这种化合物可以抑制 Ras 突变的肿瘤细胞的进一步发展，这种效果主要是通过一种非凋亡的方式（铁死亡）产生的（Dolma et al.，2003）。此后，进一步的研究表明 erastin 诱导的、发生死亡的细胞表现出更小的线粒体和铁依赖性的脂质过氧化，这是铁死亡的两个重要特征。因此，癌症与铁死亡的联系被建立，erastin 也被用作特异性的铁死亡诱导剂。近年来，科研人员发现 ALOX 的激活可促进 erastin 诱导的肿瘤细胞铁死亡进程。作为控制脂质过氧化生成的关键酶，ALOX 的过表达可以促进 erastin 诱导的肿瘤细胞铁死亡，而抑制 ALOX 表达则可以得到相反的结果。例如，Shintoku 等发现过表达 ALOX15 在致瘤的 Ras 突变人纤维肉瘤 HT1080 细胞中加剧了 erastin 或 RSL3 诱导的细胞铁死亡（Shintoku et al.，2017）。使用 ALOX15 siRNA 技术沉默 ALOX15 基因可显著抑制肿瘤细胞死亡，这些结果表明 ALOX12/15 是肿瘤细胞铁死亡增多的原因之一（Shintoku et al.，2017）。上述的这些现象都支持 ALOX 有助于肿瘤细胞铁死亡的事实，并且，最新的研究中也多次表明 ALOX 通过引起铁死亡影响癌症的进展。一项研究发现，乳腺癌患者的癌组织中糖原合成酶激酶 3β（glycogen synthase kinase-3β，GSK-3β）的表达下降，通过免疫组织化学实验分析结果，发现核因子红细胞 2 相关因子 2（nuclear factor erythroid 2-related factor 2，Nrf2）在糖原合成酶激酶 3β 低表达的乳腺癌组织中高表达（Wu et al.，2020）。这使得研究人员进一步评估了糖原合成酶激酶 3β 和核因子红细胞 2 相关因子 2 的异常表达对乳腺癌中 erastin 引起的铁死亡的作用。通过上调 GPx4 和下调

ALOX15，糖原合成酶激酶 3β 的沉默抑制 erastin 诱导的铁死亡，并减少了 ROS 和 MDA 的产生（Wu et al.，2020）。而过表达糖原合成酶激酶 3β 则增加了 ROS 和 MDA 的产生，并促进了 erastin 诱导的铁死亡。通过激活核因子红细胞 2 相关因子 2 可以阻止由于过表达糖原合成酶激酶 3β 而导致的 erastin 增强引起的铁死亡。之后在乳腺癌异种移植模型中，也验证了糖原合成酶激酶 3β 的过表达可以增强 erastin 诱导的肿瘤生长抑制作用（Wu et al.，2020）。这些实验结果证实，调节糖原合成酶激酶 3β/核因子红细胞 2 相关因子 2 之间的平衡对于 ALOX15 和 erastin 引起的铁死亡具有重要价值（Wu et al.，2020）。

此外，抑癌基因 *p53* 也参与了铁死亡调控，并且该机制可被 ALOX12 的错义突变诱导，这加速了肿瘤的进展（Chu et al.，2019）。通过使用 *ALOX12* 基因敲除的 3KR 细胞，检测到 p53 的肿瘤抑制作用在 ALOX12 缺失细胞中明显降低，这与 PTGS2 的下调一致。值得注意的是，ALOX12 对由 erastin 或 GPx4 抑制剂引起的铁死亡是必不可少的，并在 p53 介导的铁死亡中发挥了重要的作用。因此，该项研究确定了对 p53 依赖性的肿瘤抑制至关重要的介导因子为 ALOX12，这是不依赖长链脂肪酸辅酶 A 连接酶 4（acyl-CoA synthetase long-chain family member 4，ACSL 4）的铁死亡途径（Chu et al.，2019）。除了 ALOX12，p53 也可以通过 ALOX15 来促进肿瘤细胞的铁死亡。具体来讲，p53 通过诱导 *STA1* 基因的转录，刺激其下游的 ALOX15 表达增加，从而诱发脂质过氧化，使肿瘤细胞发生铁死亡（Ou et al.，2016）。

21.3.5　ALOX 与其他疾病

ALOX 的脂质代谢产物还可诱发其他疾病。以 ALOX15 为例，其介导的多聚不饱和磷脂酰乙醇胺的氧化依赖于哮喘后气道上皮细胞中的 PEBP1 和肾功能衰竭时的肾上皮细胞（Wenzel et al.，2017）。此外，研究还表明，ALOX 参与了肝纤维化和动脉粥样硬化，ALOX12/15 的抑制或缺失显著抑制了肝星状细胞和载脂蛋白 e 缺陷小鼠的脂质过氧化（铁死亡的共同特征）（Cyrus et al.，2001；Wu et al.，2018）。ALOX 也参与了器官损伤，近年来，李红良教授团队围绕 ALOX12 开展了系列研究，发现 ALOX12 是肝脏和心脏缺血再灌注损伤的核心驱动因子，明显加重器官炎症和损伤程度，并开发出小分子抑制剂，在小鼠、猪、猴模型中全面证实了靶向 ALOX12 的小分子药物治疗器官损伤的安全性和有效性（Zhang et al.，2018，2021）。

21.4　基于 ALOX 影响铁死亡在疾病治疗药物中的研究进展

ALOX 可以通过调控铁死亡促进疾病的进展，因此靶向 ALOX 有望找到合适的药物用于抑制铁死亡诱导的相关疾病。到目前为止，靶向 ALOX 抑制铁死亡的药物主要包括齐留通、黄芩素、去二氢愈创木酸、*N*-乙酰半胱氨酸和 PD146176 等（表 21-1）。

表 21-1　基于 ALOX 影响铁死亡的疾病治疗药物研究进展

药物	靶点	疾病模型	效应	参考文献
齐留通	ALOX5	谷氨酸诱导的 HT22 细胞铁死亡模型	ROS 生成减少；细胞死亡减少	Liu et al.，2015
		RSL3 诱导的急性淋巴细胞白血病细胞铁死亡模型	细胞死亡减少；抑制脂质过氧化	Probst et al.，2017

药物	靶点	疾病模型	效应	参考文献
ML351	ALOX12/15	谷氨酸诱导的 HT22 细胞铁死亡模型； 小鼠永久性局灶性缺血模型	细胞死亡减少； HETE 降低； 神经损伤和梗死体积减小	Rai et al.，2014
黄芩素	ALOX12/15	创伤性脑损伤细胞模型； 创伤性脑损伤小鼠模型	细胞死亡减少； 磷脂酰乙醇胺氧化减少	Kenny et al.，2019
		FeCl₃ 诱导的创伤性癫痫模型	癫痫评分降低，发作次数及持续时间减少； 4-HNE 和 Lipod ROS 产生减少	Li et al.，2019
		erastin 和 RSL3 诱导的人纤维肉瘤细胞铁死亡模型； erastin 和 RSL3 诱导的人胰腺癌细胞铁死亡模型； erastin 和 RSL3 诱导的人非小细胞肺癌细胞铁死亡模型	细胞死亡减少	Shintoku et al.，2017
		RSL3 诱导的急性淋巴细胞白血病细胞的铁死亡模型	ROS 生成减少； 抑制脂质过氧化； 细胞死亡减少	Probst et al.，2017
去甲二氢愈创木酸	ALOX	RSL3 诱导的急性淋巴细胞白血病细胞铁死亡模型	ROS 生成减少； 抑制脂质过氧化； 细胞死亡减少	Probst et al.，2017
N-乙酰半胱氨酸	ALOX5	氯化血红素诱导的皮质神经元铁死亡模型	脂质产物减少； 细胞死亡减少	Karuppagounder et al.，2018
PD146176	ALOX15	SSAT1 和 ROS 诱导的 H1299 细胞铁死亡模型	细胞死亡减少	Ou et al.，2016
		GPx4 缺失诱导的胚胎成纤维细胞铁死亡模型	抑制脂质过氧化	Angeli et al.，2014
		erastin 诱导的人纤维肉瘤细胞铁死亡模型	细胞死亡减少	Yang et al.，2016
		TBH 诱导的皮质神经元铁死亡模型	细胞死亡减少； 抑制脂质过氧化	Zhao et al.，2022

21.4.1 齐留通

齐留通（Zileuton）是一种经典的 ALOX5 抑制剂，也是目前临床上批准使用的唯一一种 ALOX5 抑制剂（Boudreau et al.，2017；Hung et al.，2020）。在之前的研究中，齐留通多被用于抗炎治疗，但近来的研究发现，其对 ALOX5 诱导的铁死亡作用也有显著抑制作用。最典型的例子就是在谷氨酸诱导的永生海马细胞系 HT22 毒性模型中，使用齐留通进行干预可保护 HT22 细胞免受谷氨酸诱导的氧化损伤，并减少相关的细胞死亡（Liu et al.，2015）。已知谷氨酸诱导的 HT22 细胞死亡能被铁死亡抑制剂 Fer-1 明显抑制，然而在这个细胞死亡模型中却没有观察到齐留通和 Fer-1 的协同保护作用（Liu et al.，2015）。这表明 ALOX5 抑制剂齐留通和铁死亡抑制剂 Fer-1 是通过相同的级联作用对谷氨酸诱导的细胞损伤发挥保护作用，再次验证了齐留通是通过抑制 ALOX5 发挥神经保护作用，减少神经元铁死亡，从而抑制神经系统疾病的进展。此外，最新的研究表明，齐留通还可抑制急性白血病的发生（Probst et al.，2017）。在 Fas 相关死亡结构域（FAS-associated death domain，FADD）缺陷的细胞中，齐留通可显著降低 RSL3 诱导的脂质过氧化和铁死亡，从而缓解急性淋巴细胞白血病的严重程度（Probst et al.，2017）。最新的研究发现，利用新建立的 FENIX 技术筛选确定，齐留通能够如同 Fer-1 和 Lip-1 直接消除过氧化的脂质，而不依赖 ALOX 的活性（Leláková et al.，2019）。

21.4.2　ML351

ML351 是一种合成的有机化合物，即 5-(甲基胺)-2-(萘-1-基)噁唑-4-羧基腈 [5-(methylamino)-2-(naphthalen-1-yl)oxazole-4-carbonitrile]。研究人员通过高通量筛选出了这种药物并鉴定为 ALOX12/15 的一种新型化学抑制剂，这或许可以作为神经损伤的一种潜在药物。在谷氨酸诱导的 HT22 细胞死亡模型中，ML351 发挥神经保护作用，使 HT22 细胞免受谷氨酸氧化毒性损害，减少神经元铁死亡（Rai et al.，2014）。为了验证 ML351 作用的靶点，研究人员建立了小鼠缺血脑损伤模型，并在缺血后的小鼠脑中检测到 12-HETE（ALOX12/15 脂质过氧化产物）的大量增加，这与谷氨酸处理后的 HT22 细胞内观察到的结果相一致。有意思的是，在谷氨酸处理后的细胞培养基中还检测到了 15-HETE（ALOX12/15 的另一个脂质过氧化产物）水平的提高，并且 ML351 能逆转这些结果。静脉注射 ML351 还可以显著减少小鼠大脑中动脉阻塞的神经损伤和梗死体积，并缓解缺血性中风。这些现象都是由于抑制了 ALOX12/15 激活的铁死亡。不同于以往报道和研究的 ALOX12/15 抑制剂，ML351 具有良好的纳米级效价，其 IC_{50} 值高达 200nmol/L。并且，ML351 对 ALOX12/15 的选择性比其他 ALOX 同工酶高 250 倍（Rai et al.，2014）。

21.4.3　黄芩素

近年来，由于中药容易穿透血脑屏障和大量存在于自然界的优点，人们开展了大量的相关研究，并发现中药在改善神经系统疾病、癌症等疾病方面展现了良好的前景。到目前为止，已经发现一种多酚类抗氧化剂黄芩素是 ALOX12/15 的天然抑制剂，其通过对 ALOX12/15 的药理抑制可显著减少铁死亡诱导后的神经元死亡，并显著改善创伤性脑损伤。这表明 ALOX12/15 可作为一个有用的治疗靶点（Kenny et al.，2019）。并且，黄芩素可通过抑制铁死亡来预防 $FeCl_3$ 诱导的创伤性癫痫发作。使用黄芩素和铁死亡抑制剂进行预处理后，创伤性癫痫（posttraumatic epilepsy，PTE）模型中的 ALOX12/15 表达均显著降低，并伴有 4-HNE 和脂质 ROS 的产生减少，这提示铁死亡作用的减弱与黄芩素的神经保护作用有关（Li et al.，2019）。在该项研究中，我们团队在 $FeCl_3$ 诱导的 PTE 小鼠模型和柠檬酸铁铵（ferric ammonium citrate，FAC）诱导的 HT22 海马神经元损伤模型中都进行了验证，结果表明黄芩素可通过抑制 ALOX12/15 表达，显著降低神经元损伤模型中脂质过氧化和铁死亡的标志物含量，也可以降低 $FeCl_3$ 诱导的 PTE 小鼠模型的癫痫评分，减少癫痫发作次数，并缩短癫痫发作持续时间。此外，使用黄芩素还可显著抑制肿瘤细胞的死亡，表明 ALOX12/15 是肿瘤细胞铁死亡增多的原因之一（Shintoku et al.，2017）。黄芩素在肿瘤中的铁死亡抑制作用也在唐道林课题组的实验室里得到验证

（Xie et al.，2016）。唐道林等人发现黄芩素可抑制 erastin 的作用，减少亚铁离子的产生、谷胱甘肽的消耗、GPx4 的降解和脂质过氧化的发生，这些影响都为黄芩素抑制铁死亡奠定了基础。类似的，在急性淋巴细胞白血病中，使用黄芩素可以显著抑制 RSL3 引发的脂质 ROS 积累和铁死亡（Probst et al.，2017）。

21.4.4　去甲二氢愈创木酸

去甲二氢愈创木酸（nordihydroguaiaretic acid，NDGA）又名降二羟基愈创木酸，是一种从木馏油灌木落叶松中提取出来的木酚素，为白色至灰白色的粉末。去甲二氢愈创木酸具有强大的抗氧化活性，可用于治疗多种疾病（Awasthi et al.，2019）。既往研究表明，去甲二氢愈创木酸的抗癌、抵御病毒和抗菌功能也被发现（Zhao et al.，2017）。去甲二氢愈创木酸可抑制胶质母细胞瘤、登革病毒、丙型肝炎病毒和蚊媒传播的黄病毒寨卡病毒的增殖（Merino-Ramos et al.，2017）。最近，去甲二氢愈创木酸可导致高密度脂蛋白的高表达，降低低密度脂蛋白的表达，从而改变脂肪代谢影响相关疾病，如高血糖、高甘油三酯血症、高胆固醇血症和高血压（Kang et al.，2019；Singh et al.，2019）。不仅如此，去甲二氢愈创木酸还被证明可以作为 ALOX 的强效抑制剂发挥治疗作用。在一项研究胶质瘤的斑马鱼实验中发现，去甲二氢愈创木酸可以通过调控 ALOX5 活性来抑制胶质瘤干细胞的侵袭和增殖（Yang et al.，2014）。这展现了去甲二氢愈创木酸的新型作用，同时也引起了人们对其抑制 ALOX 功能的关注。随后，在一项急性淋巴细胞白血病的细胞模型中发现，去甲二氢愈创木酸不仅可以抑制 ALOX5，还可以抑制 ALOX 家族其他成员的活性。通过使用 RSL3 构建 Jurkat 细胞和 Molt-4 细胞的铁死亡模型发现，加入去甲二氢愈创木酸后，RSL3 诱发的脂质过氧化显著减弱，Jurkat 细胞和 Molt-4 细胞的铁死亡也相应减少（Probst et al.，2017）。这些结果表明，去甲二氢愈创木酸还可以作为 ALOX 的抑制剂阻断铁死亡诱导的相关疾病。

21.4.5　N-乙酰半胱氨酸

乙酰化半胱氨酸化合物 N-乙酰半胱氨酸（N-acetylcysteine，NAC）是临床批准可以使用的含硫醇的抗氧化剂。其可作为半胱氨酸的供体，补充 NAC 可增加体内谷胱甘肽的含量，从而提高体内抗氧化剂的含量并发挥抗氧化作用，防止体内自由基过度积累而引发疾病。在临床上，NAC 早已应用于治疗慢性支气管炎和其他由肺部黏液引起的疾病（Holdiness，1991）。最近的一项研究证明，N-乙酰半胱氨酸还可提供一种有效的脑溢血的保护疗法，并可与临床批准的前列腺素 E2（prostaglandin E2，PGE2）协同发挥神经保护作用，减少出血性脑损伤小鼠模型中脑细胞的铁死亡（Karuppagounder et al.，2018）。该过程的主要原理为 NAC 通过抑制 ALOX5 活性，减少花生四烯酸产生的毒性脂质产物，发挥其神经保护作用，从而阻止了氯高铁血红素诱导的神经元铁死亡并改善了神经元恢复功能（Karuppagounder et al.，2018）。

21.4.6　PD146176

PD146176 是一种 ALOX15 的抑制剂，既往研究表明，其可通过激活神经元自噬来逆转认知障碍和脑淀粉样变性（Di Meco et al.，2017）。最近的研究表明，PD146176

也可抑制铁死亡。Angeli 团队研究发现，PD146176 可有效抑制小鼠胚胎成纤维细胞中 GPx4 缺失引起的铁死亡（Angeli et al.，2014）。在 erastin 诱导的人纤维肉瘤细胞铁死亡模型中，PD146176 也有效抑制了铁死亡（Yang et al.，2016）。SSAT1 是 p53 的转录靶点，它的激活有助于脂质过氧化物的积累，诱导细胞铁死亡，研究表明，SSAT1 和 ROS 诱导的铁死亡可以被 ALOX15 特异性抑制剂 PD146176 显著抑制（Ou et al.，2016），这表明 ALOX15 参与了 SSAT1 介导的肿瘤细胞铁死亡。PD146176 对 ALOX15 的抑制也逆转了 TBH 诱导的皮质神经元铁死亡模型（Zhao et al.，2022）。

21.5　总结与展望

ALOX 是铁死亡发生过程的关键酶。其主要作用机制是通过刺激不饱和脂肪酸的脂质过氧化反应生成大量的脂质过氧化产物来诱发铁死亡，也可以通过与 PEBP1 结合成复合体来提高酶活性，激活铁死亡。到目前为止，已有研究表明 ALOX 可以通过诱导铁死亡促进神经系统疾病、代谢性疾病、呼吸系统疾病和癌症等疾病的发生发展进程。这提示，抑制 ALOX 的表达或活性可能对这些疾病具有治疗作用。因此，ALOX 可能作为靶向铁死亡从而治疗疾病的一类潜在靶点，但目前仍有一些问题亟待解决。

首先，基于 ALOX 影响铁死亡对疾病的药物治疗大多为临床前的研究，还缺乏足够的临床证据支撑 ALOX 抑制药物通过阻断铁死亡来治疗疾病。到目前为止，关于 ALOX 的临床研究已有 121 项，其中已完成的为 86 项。在这些研究中，疾病类型广泛且丰富，主要集中在心脏病和哮喘等疾病的研究。但是这些研究大多集中在 ALOX 诱发的炎症及其相关疾病中，目前仍然缺乏靶向 ALOX 抑制铁死亡发挥治疗作用的临床研究。

其次，以往研究表明，ERK 激活可以诱导铁死亡，而近年来的研究发现 ALOX5 上 663 位点的磷酸化修饰可被 ERK 激活。这些结果表明，ALOX5 的磷酸化可能参与了铁死亡的相关调控，但仍缺乏更直接的证据。

尽管 ALOX 已被作为一类重要的铁死亡调控靶标，但是否可基于此进行高通量抑制剂文库筛选，获得更多靶向 ALOX 调控铁死亡的药物，尚需更多的临床前及临床研究证据。

参 考 文 献

Abeti R, Parkinson M H, Hargreaves I P, et al. 2016. Mitochondrial energy imbalance and lipid peroxidation cause cell death in Friedreich's ataxia. Cell Death Dis, 7(5): e2237.

Ackermann J A, Hofheinz K, Zaiss M M, et al. 2017. The double-edged role of 12/15-lipoxygenase during inflammation and immunity. Biochim Biophys Acta Mol Cell Biol Lipids, 1862(4): 371-381.

Andreou A, Feussner I. 2009. Lipoxygenases-Structure and reaction mechanism. Phytochemistry, 70(13-14): 1504-1510.

Awasthi S, Preethy R, Saraswathi N T. 2019. Nordihydroguaiaretic acid prevents glycation induced structural alterations and aggregation of albumin. Int J Biol Macromol, 122: 479-484.

Boudreau L H, Lassalle-Claux G, Cormier M, et al. 2017. New hydroxycinnamic acid esters as novel 5-Lipoxygenase inhibitors that affect leukotriene biosynthesis. Mediators Inflamm, 2017: 6904634.

Chen Y, Wennman A, Karkehabadi S, et al. 2016. Crystal structure of linoleate 13R-manganese lipoxygenase in complex with an adhesion protein. J Lipid Res, 57(8): 1574-1588.

Chu B, Kon N, Chen D, et al. 2019. ALOX12 is required for p53-mediated tumour suppression through a distinct ferroptosis pathway. Nat Cell Biol, 21(5): 579-591.

Chu J, Giannopoulos P F, Ceballos-Diaz C, et al. 2012. 5-Lipoxygenase gene transfer worsens memory, amyloid, and tau brain pathologies in a mouse model of Alzheimer disease. Ann Neurol, 72(3): 442-454.

Chu J, Praticò D. 2009. The 5-lipoxygenase as a common pathway for pathological brain and vascular aging. Cardiovasc Psychiatry Neurol, 2009: 174657.

Conrad M, Kagan V E, Bayir H, et al. 2018. Regulation of lipid peroxidation and ferroptosis in diverse species. Genes Dev, 32(9-10): 602-619.

Corbin J A, Evans J H, Landgraf K E, et al. 2007. Mechanism of specific membrane targeting by C2 domains: localized pools of target lipids enhance Ca^{2+} affinity. Biochemistry, 46(14): 4322-4336.

Cyrus T, Praticò D, Zhao L, et al. 2001. Absence of 12/15-lipoxygenase expression decreases lipid peroxidation and atherogenesis in apolipoprotein e-deficient mice. Circulation, 103(18): 2277-2282.

Deas E, Cremades N, Angelova P R, et al. 2016. Alpha-synuclein oligomers interact with metal ions to induce oxidative stress and neuronal death in Parkinson's disease. Antioxid Redox Signal, 24(7): 376-391.

Di Meco A, Li J G, Blass B E, et al. 2017. 12/15-lipoxygenase inhibition reverses cognitive impairment, brain amyloidosis, and tau pathology by stimulating autophagy in aged triple transgenic mice. Biol Psychiatry, 81(2): 92-100.

Dobrian A D, Morris M A, Taylor-Fishwick D A, et al. 2019. Role of the 12-lipoxygenase pathway in diabetes pathogenesis and complications. Pharmacol Ther, 195: 100-110.

Doll S, Freitas F P, Shah R, et al. 2019. FSP1 is a glutathione-independent ferroptosis suppressor. Nature, 575(7784): 693-698.

Dolma S, Lessnick S L, Hahn W C, et al. 2003. Identification of genotype-selective antitumor agents using synthetic lethal chemical screening in engineered human tumor cells. Cancer Cell, 3(3): 285-296.

Flamand N, Luo M, Peters-Golden M, et al. 2009. Phosphorylation of serine 271 on 5-lipoxygenase and its role in nuclear export. J Biol Chem, 284(1): 306-313.

Friedmann Angeli J P, Schneider M, Proneth B, et al. 2014. Inactivation of the ferroptosis regulator GPx4 triggers acute renal failure in mice. Nat Cell Biol, 16(12): 1180-1191.

Gaschler M M, Stockwell B R. 2017. Lipid peroxidation in cell death. Biochem Biophys Res Commun, 482(3): 419-425.

Gerstmeier J, Newcomer M E, Dennhardt S, et al. 2016. 5-Lipoxygenase-activating protein rescues activity of 5-lipoxygenase mutations that delay nuclear membrane association and disrupt product formation. FASEB J, 30(5): 1892-900.

Gilbert N C, Bartlett S G, Waight M T, et al. 2011. The structure of human 5-lipoxygenase. Science, 331(6014): 217-219.

Gillmor S A, Villaseñor A, Fletterick R, et al. 1997. The structure of mammalian 15-lipoxygenase reveals similarity to the lipases and the determinants of substrate specificity. Nat Struct Biol, 4(12): 1003-1009.

Haeggström J Z. 2018. Leukotriene biosynthetic enzymes as therapeutic targets. J Clin Invest, 128(7): 2680-2690.

Holdiness M R. 1991. Clinical pharmacokinetics of N-acetylcysteine. Clin Pharmacokinet, 20(2): 123-134.

Hung T Y, Huang C W, Wu S N. 2020. High ability of zileuton (($\pm$)-1-(1-benzo[b]thien-2-ylethyl)-1-hydroxyurea) to stimulate I(K(Ca)) but suppress I(K(DR)) and I(K(M)) independently of 5-lipoxygenase inhibition. Eur J Pharmacol, 887: 173482.

Ivanov I, Heydeck D, Hofheinz K, et al. 2010. Molecular enzymology of lipoxygenases. Arch Biochem Biophys, 503(2): 161-174.

Joo Y C, Oh D K. 2012. Lipoxygenases: potential starting biocatalysts for the synthesis of signaling compounds. Biotechnol Adv, 30(6): 1524-1532.

Joshi Y B, Giannopoulos P F, Praticò D. 2015. The 12/15-lipoxygenase as an emerging therapeutic target for Alzheimer's disease. Trends Pharmacol Sci, 36(3): 181-186.

Kagan V E, Mao G W, Qu F, et al. 2017. Oxidized arachidonic and adrenic PEs navigate cells to ferroptosis. Nature Chemical Biology, 13(1): 81-90.

Kang I, Park M, Yang S J, et al. 2019. Lipoprotein lipase inhibitor, nordihydroguaiaretic acid, aggravates metabolic phenotypes and alters HDL particle size in the western diet-fed db/db mice. Int J Mol Sci, 20(12): 3057.

Kapralov A A, Yang Q, Dar H H, et al. 2020. Redox lipid reprogramming commands susceptibility of macrophages and microglia to ferroptotic death. Nat Chem Biol, 16(3): 278-290.

Karuppagounder S S, Alin L, Chen Y, et al. 2018. N-acetylcysteine targets 5 lipoxygenase-derived, toxic lipids and can synergize with prostaglandin E(2) to inhibit ferroptosis and improve outcomes following hemorrhagic stroke in mice. Ann Neurol, 84(6): 854-872.

Katikaneni A, Jelcic M, Gerlach G F, et al. 2020. Lipid peroxidation regulates long-range wound detection through 5-lipoxygenase in zebrafish. Nat Cell Biol, 22(9): 1049-1055.

Kenny E M, Fidan E, Yang Q, et al. 2019. Ferroptosis contributes to neuronal death and functional outcome after traumatic brain injury. Crit Care Med, 47(3): 410-418.

Kuhn H, Thiele B J. 1999. The diversity of the lipoxygenase family. Many sequence data but little information on biological significance. FEBS Lett, 449(1): 7-11.

Lee J, Kosaras B, Del Signore S J, et al. 2011. Modulation of lipid peroxidation and mitochondrial function improves neuropathology in Huntington's disease mice. Acta Neuropathol, 121(4): 487-498.

Leiria L O, Wang C H, Lynes M D, et al. 2019. 12-lipoxygenase regulates cold adaptation and glucose metabolism by producing the omega-3 lipid 12-HEPE from brown fat. Cell Metab, 30(4): 768-783. e767.

Leláková V, Šmejkal K, Jakubczyk K, et al. 2019. Parallel in vitro and in silico investigations into anti-inflammatory effects of non-prenylated stilbenoids. Food Chem, 285: 431-440.

Lepley R A, Muskardin D T, Fitzpatrick F A. 1996. Tyrosine kinase activity modulates catalysis and translocation of cellular 5-lipoxygenase. J Biol Chem, 271(11): 6179-6184.

Li Q, Li Q Q, Jia J N, et al. 2019. Baicalein exerts neuroprotective effects in FeCl(3)-induced posttraumatic epileptic seizures via suppressing ferroptosis. Front Pharmacol, 10: 638.

Li Q Q, Li Q, Jia J N, et al. 2018. 12/15 lipoxygenase: A crucial enzyme in diverse types of cell death. Neurochem Int, 118: 34-41.

Li Y, Chen Q, Ran D, et al. 2019. Changes in the levels of 12/15-lipoxygenase, apoptosis-related proteins and inflammatory factors in the cortex of diabetic rats and the neuroprotection of baicalein. Free Radic Biol Med, 134: 239-247.

Liavonchanka A, Feussner L. 2006. Lipoxygenase: occurrence, functions and catalysis. Journal of Plant Physiology, 163(3): 348-57.

Lieb D C, Brotman J J, Hatcher M A, et al. 2014. Adipose tissue 12/15 lipoxygenase pathway in human obesity and diabetes. J Clin Endocrinol Metab, 99(9): E1713-1720.

Liu Y, Wang W, Li Y, et al. 2015. The 5-lipoxygenase inhibitor zileuton confers neuroprotection against glutamate oxidative damage by inhibiting ferroptosis. Biol Pharm Bull, 38(8): 1234-1239.

Löfgren L, Forsberg G B, Davidsson P, et al. 2020. Development of a highly sensitive liquid chromatography-mass spectrometry method to quantify plasma leukotriene E(4) and demonstrate pharmacological suppression of endogenous 5-LO pathway activity in man. Prostaglandins Other Lipid Mediat, 150: 106463.

Maccarrone M, Tacconi M, Battista N, et al. 2001. Lipoxygenase activity during parabolic flights. J Gravit Physiol, 8(1): P123-124.

Manev H, Uz T, Sugaya K, et al. 2000. Putative role of neuronal 5-lipoxygenase in an aging brain. Faseb j, 14(10): 1464-1469.

Mao X Y. 2020. Lipoxygenases as targets for drug development. Methods in Molecular Biology, 2089: 251-256.

Markoutsa S, Sürün D, Karas M, et al. 2014. Analysis of 5-lipoxygenase phosphorylation on molecular level by MALDI-MS. Febs j, 281(8): 1931-1947.

Mashima R, Okuyama T. 2015. The role of lipoxygenases in pathophysiology; new insights and future perspectives. Redox Biol, 6: 297-310.

May C, Höhne M, Gnau P, et al. 2000. The N-terminal beta-barrel structure of lipid body lipoxygenase mediates its binding to liposomes and lipid bodies. Eur J Biochem, 267(4): 1100-1109.

Merchant N, Bhaskar L, Momin S, et al. 2018. 5-lipoxygenase: its involvement in gastrointestinal malignancies. Crit Rev Oncol Hematol, 127: 50-55.

Merino-Ramos T, Jiménez de Oya N, Saiz J C, et al. 2017. Antiviral activity of nordihydroguaiaretic acid and its derivative tetra-O-methyl nordihydroguaiaretic acid against west nile virus and zika virus. Antimicrob Agents Chemother, 61(8): e00376-17.

Minor W, Steczko J, Stec B, et al. 1996. Crystal structure of soybean lipoxygenase L-1 at 1. 4 A resolution. Biochemistry, 35(33): 10687-10701.

Noguchi M, Miyano M, Matsumoto T, et al. 1994. Human 5-lipoxygenase associates with phosphatidylcholine liposomes and modulates LTA4 synthetase activity. Biochim Biophys Acta, 1215(3): 300-306.

Otto M, Bucher C, Liu W, et al. 2020. 12(S)-HETE mediates diabetes-induced endothelial dysfunction by activating intracellular endothelial cell TRPV1. J Clin Invest, 130(9): 4999-5010.

Ou Y, Wang S J, Li D, et al. 2016. Activation of SAT1 engages polyamine metabolism with p53-mediated ferroptotic responses. Proc Natl Acad Sci U S A, 113(44): E6806-e6812.

Paul B D, Sbodio J I, Xu R, et al. 2014. Cystathionine γ-lyase deficiency mediates neurodegeneration in Huntington's disease. Nature, 509(7498): 96-100.

Probst L, Dächert J, Schenk B, et al. 2017. Lipoxygenase inhibitors protect acute lymphoblastic leukemia cells from ferroptotic cell death. Biochem Pharmacol, 140: 41-52.

Rådmark O, Werz O, Steinhilber D, et al. 2007. 5-lipoxygenase: regulation of expression and enzyme activity. Trends Biochem Sci, 32(7): 332-341.

Shah R, Shchepinov M S, Pratt D A. 2018. Resolving the role of lipoxygenases in the initiation and execution of ferroptosis. ACS Cent Sci, 4(3): 387-396.

Shintoku R, Takigawa Y, Yamada K, et al. 2017. Lipoxygenase-mediated generation of lipid peroxides enhances ferroptosis induced by erastin and RSL3. Cancer Sci, 108(11): 2187-2194.

Singh M, Bittner S, Li Y, et al. 2019. Anti-hyperlipidaemic effects of synthetic analogues of nordihydroguaiaretic acid in dyslipidaemic rats. Br J Pharmacol, 176(3): 369-385.

Singh N K, Rao G N. 2019. Emerging role of 12/15-lipoxygenase (ALOX15) in human pathologies. Prog Lipid Res, 73: 28-45.

Stolterfoht H, Rinnofner C, Winkler M, et al. 2019. Recombinant lipoxygenases and hydroperoxide lyases for the synthesis of green leaf volatiles. J Agric Food Chem, 67(49): 13367-13392.

Tatulian S A, Steczko J, Minor W. 1998. Uncovering a calcium-regulated membrane-binding mechanism for soybean lipoxygenase-1. Biochemistry, 37(44): 15481-15490.

Tomita K, Takashi Y, Ouchi Y, et al. 2019. Lipid peroxidation increases hydrogen peroxide permeability leading to cell death in cancer cell lines that lack mtDNA. Cancer Sci, 110(9): 2856-2866.

Tsekmekidou X A, Kotsa K D, Tsetsos F S, et al. 2018. Assessment of association between lipoxygenase genes variants in elderly Greek population and type 2 diabetes mellitus. Diab Vasc Dis Res, 15(4): 340-343.

Vagnozzi A N, Giannopoulos P F, Praticò D. 2018. Brain 5-lipoxygenase over-expression worsens memory, synaptic integrity, and tau pathology in the P301S mice. Aging Cell, 17(1): e12695.

Wenzel S E, Tyurina Y Y, Zhao J, et al. 2017. PEBP1 wardens ferroptosis by enabling lipoxygenase generation of lipid death signals. Cell, 171(3): 628-641. e626.

Werz O, Bürkert E, Fischer L, et al. 2002. Extracellular signal-regulated kinases phosphorylate 5-lipoxygenase and stimulate 5-lipoxygenase product formation in leukocytes. Faseb j, 16(11): 1441-1443.

Wu X, Liu C, Li Z, et al. 2020. Regulation of GSK3β/Nrf2 signaling pathway modulated erastin-induced ferroptosis in breast cancer. Mol Cell Biochem, 473(1-2): 217-228.

Wu X, Zhi F, Lun W, et al. 2018. Baicalin inhibits PDGF-BB-induced hepatic stellate cell proliferation, apoptosis, invasion, migration and activation via the miR-3595/ACSL4 axis. Int J Mol Med, 41(4): 1992-2002.

Xie Y, Hou W, Song X, et al. 2016. Ferroptosis: process and function. Cell Death Differ, 23(3): 369-379.

Xie Y, Song X, Sun X, et al. 2016. Identification of baicalein as a ferroptosis inhibitor by natural product library screening. Biochem Biophys Res Commun, 473(4): 775-780.

Yang W S, Kim K J, Gaschler M M, et al. 2016. Peroxidation of polyunsaturated fatty acids by lipoxygenases drives ferroptosis. Proc Natl Acad Sci U S A, 113(34): E4966-4975.

Yang W S, Stockwell B R. 2016. Ferroptosis: death by lipid peroxidation. Trends Cell Biol, 26(3): 165-176.

Yang X, Cui W, Yu S, et al. 2014. A synthetic dl-nordihydroguaiaretic acid (Nordy), inhibits angiogenesis, invasion and proliferation of glioma stem cells within a zebrafish xenotransplantation model. PLoS One, 9(1): e85759.

Yu H, Guo P, Xie X, et al. 2017. Ferroptosis, a new form of cell death, and its relationships with tumourous diseases. J Cell Mol Med, 21(4): 648-657.

Zhao J, Dar H H, Deng Y, et al. 2020. PEBP1 acts as a rheostat between prosurvival autophagy and ferroptotic death in asthmatic epithelial cells. Proc Natl Acad Sci U S A, 117(25): 14376-14385.

Zhao Q W, Lin Y, Xu C R, et al. 2017. NDGA-P21, a novel derivative of nordihydroguaiaretic acid, inhibits glioma cell proliferation and stemness. Lab Invest, 97(10): 1180-1187.

Zhang X J, Cheng X, Yan Z Z, et al. 2018. An ALOX12-12-HETE-GPR31 signaling axis is a key mediator of hepatic ischemia-reperfusion injury. Nat Med, 24(1): 73-83.

Zhang X J, Liu X, Hu M, et al. 2021. Pharmacological inhibition of arachidonate 12-lipoxygenase ameliorates myocardial ischemia-reperfusion injury in multiple species. Cell Metab, 33(10): 2059-2075.e10.

Zheng Y, Boeglin W E, Schneider C, et al. 2008. A 49-kDa mini-lipoxygenase from Anabaena sp. PCC 7120 retains catalytically complete functionality. J Biol Chem, 283(8): 5138-5147.

Zhao J, Wu Y, Liang S, et al. 2022. Activation of SSAT1/ALOX15 axis aggravates cerebral ischemia/reperfusion injury via triggering neuronal ferroptosis. Neuroscience, 485: 78-90.

第22章

Nrf2 与铁死亡

罗承良　任　非　程　颖　梁复图　李　晶

摘要：许多与铁代谢和铁死亡相关的基因均受转录调节因子Nrf2的调控，包括铁蛋白（ferritin）、转铁蛋白受体1（TfR1）、膜铁转运蛋白（ferroportin）、血红素加氧酶1（heme oxygenase-1，HO-1）、铁调素（hepcidin）、谷胱甘肽（GSH）、谷胱甘肽过氧化物酶（GPx4）、硫氧还蛋白系统酶、脂质过氧化物解毒酶等。此外，Nrf2可参与血红素合成基因相关的转录（如ABCB6、FECH）与降解（如HMOX-1、BLVRB）。因此，Nrf2处于调控铁代谢紊乱与铁死亡的关键位置上。鉴于Nrf2主要起到减少铁负载、减轻铁死亡的作用，因此有必要将Nrf2激活与生理、病理联系起来开展研究。本章将从Nrf2及其调控机制的基本理论入手，总结Nrf2在调控铁代谢、脂质过氧化及铁死亡中的作用，并以脑疾病与肿瘤为例探讨Nrf2在调控铁死亡中的作用机制。未来有望开辟靶向Nrf2从而改善铁代谢、减轻铁死亡以治疗疾病的新途径。

关键词：Nrf2，铁代谢，脂质过氧化，铁死亡，脑疾病，肿瘤

Abstract: Many genes related to iron metabolism and ferroptosis are regulated by the transcription regulator Nrf2, including ferritin, transferrin receptor 1 (TfR1), ferroportin, heme oxygenase-1 (HO-1), hepcidin, glutathione (GSH), glutathione peroxidase (GPx4), thioredoxin System enzymes, lipid peroxide detoxification enzymes, etc. In addition, Nrf2 can participate in the transcription (e.g., ABCB6, FECH) and degradation (e.g., HMOX-1, BLVRB) related to heme synthesis genes. Therefore, Nrf2 plays a vital role in regulating iron metabolism disorders and ferroptosis. Considering Nrf2 plays a role in reducing iron overload and reducing ferroptosis, it is necessary to link Nrf2 activation with physiology and pathology in research. This chapter focuses on: (1) the basic theories of Nrf2 and its regulatory mechanism; (2) The role of Nrf2 in regulating iron metabolism, lipid peroxidation and ferroptosis; (3) The mechanism of Nrf2 underling regulating ferroptosis in the diseases such as brain disorders and cancer. In the future, it is expected to open up new ways to target Nrf2 to improve iron metabolism and reduce ferroptosis to treat diseases.

Keywords: Nrf2, iron metabolism, lipid peroxidation, ferroptosis, brain disorders, cancer

22.1　Nrf2 简介及其调控机制

22.1.1　Nrf2 简介

核因子红细胞 2 相关因子 2（nuclear factor erythroid 2-related factor 2，Nrf2）是由 *NFE2L2* 基因编码的转录因子，属于碱性亮氨酸拉链（basic leucine zipper，bZIP）蛋白家族中 CNC（cap'n'collar）亚科的一员。Nrf2 是在 1994 年由美国加州大学的 Yuet Wai Kan 教授等首先克隆，同时预测 Nrf2 的分子质量为 66kDa（Moi et al.，1994）。Nrf2 最初被认为是细胞氧化还原平衡的关键调节器，随着研究的不断深入，Nrf2 的作用不仅局限于氧化还原平衡，在药物/异种生物代谢、DNA 修复、线粒体功能、铁代谢、脂质代谢、碳水化合物代谢、蛋白酶和细胞增殖等方面均发挥重要作用，而 Nrf2 的以上功能又与细胞的存活、疾病的预防及治疗息息相关（Matthew et al.，2019；Tebay et al.，2015）。

Nrf2 蛋白包含 7 个高度保守的 Nrf2-ECH 同源结构域（Neh1-7）（图 22-1），这 7 个同源结构域各自具备不同的功能（Claudia et al.，2018）。Neh1 区域具有 bZIP 结构，可与 DNA 结合，bZIP 还可促使 Nrf2 与小肌肉腱膜纤维肉瘤癌蛋白（small musculoaponeurotic fibrosarcoma，sMaf）形成异二聚体，促进 Nrf2 与抗氧化反应元件（antioxidant response element，ARE）的识别与结合，启动激活下游靶基因（Yosuke et al.，2012）。Neh2 区域包含 DLG 和 ETGE 两个氨基酸片段以及 7 个赖氨酸残基，赖氨酸残基主要与泛素结合，进而诱导 Nrf2 被泛素蛋白酶体系统降解。DLG 和 ETGE 两个氨基酸片段的主要作用是调控 Nrf2 与 Keap1 的结合（Kit et al.，2006）。C 端的 Neh3 结构域能与染色体 ATP 酶或解旋酶 DNA 结合蛋白家族成员（chromo-ATPase/helicase DNA binding protein family，CHD6）结合，CHD6 能作为转录共激活因子促进 ARE 介导的基因转录（Paul et al.，2005）。Neh4 和 Neh5 与 Neh3 结构域皆属于反式激活结构域，能够共同介导 Nrf2 的转录活性，Neh4 和 Neh5 招募 CREB（cAMP 反应元件结合蛋白）结合蛋白［CREB（cAMP response element binding protein）binding protein，CBP］和（或）受体相关辅激活剂（receptor-associated coactivator，RAC）（Katoh et al.，2001）。Neh6 结构域是丝氨酸富集的区域，包含两个保守肽基 DSGIS 和 DSAPGS，介导独立于 Keap1 的 Nrf2 降解。糖原合成激酶 3β（GSK3β）能够通过调控 DSGIS 磷酸化，进而促进 Nrf2 被 β-转录重复包含蛋白（β-transducing repeat-containing protein，β-TrCP）介导的泛素蛋白酶体降解，参与 Nrf2 稳定性的调控（Patricia et al.，2011）。Neh7 结构域是新近发现的，Neh7 通过两种蛋白质间的物理联系参与视黄酮受体 α（retinoid X receptor alpha，RXRα）对 Nrf2 转录活性的抑制（Hongyan et al.，2013）。

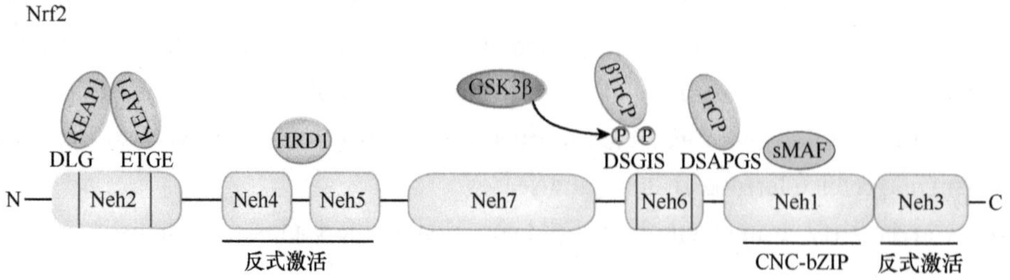

图 22-1　转录因子 Nrf2 的蛋白结构域（修改自 Rojo de la Vega et al.，2018）

22.1.2　Nrf2 的多重调控机制

Nrf2 活性的调控具有复杂性和多样性，主要涉及转录水平、转录后水平、蛋白稳定性等。在转录水平上，p65［核转录因子-κB（nuclear factor kappa-B，NF-κB）家庭成员］、过氧化物酶体增殖物激活受体 α（peroxisome proliferator-activated recept-or α，PPARα）可以促进 Nrf2 的 mRNA 水平；Nrf2 的基因启动子甲基化水平也与其表达相关；而且，Nrf2 的基因启动子区域的单核苷酸多态性、miRNA 等亦会影响 Nrf2 的表达（McMahon et al.，2001；Cho et al.，2002；Muhua et al.，2011；Yang et al.，2011）。大量的研究表明，Nrf2 蛋白的活性由其稳定性决定，Nrf2 存在三种 E3 泛素连接酶复合物调控的泛素化和蛋白酶体降解途径，分别是 Keap1-Cul3-RBX1、β-TrCP-SKP1-Cul3-RBX 和 HRD1，其中 Keap1-Cul3-RBX1 是最重要的一种蛋白酶体降解途径。

22.1.2.1　Keap1-Nrf2-ARE 信号轴

在正常生理情况下，Nrf2 代谢很快，半衰期为 20～30min（Akira et al.，2004）。Nrf2 与负性调控因子 Kelch 样环氧氯丙烷相关蛋白-1（Kelch like ECH associated protein，Keap1）形成复合体存在于细胞质中。Keap1 是 Cullin3（Cul3）依赖的 E3 泛素连接酶复合体的底物衔接蛋白，因与果蝇 Kelch 蛋白（含 Kelch 重复序列的骨架蛋白结合蛋白）相近而得名（Makoto et al.，2002）。Keap1 是由 Itoh 等通过酵母双杂交分离得到的一种分子质量为 69kDa 的胞浆蛋白（Itoh et al.，1999）。Keap1 蛋白由 624 个氨基酸组成，具有 5 个主要结构域，分别为 N 端序列（the N-terminal region，NTR）、大复合体形成序列（broad complex，tramtrack，and bric-a-brac，BTB region）、富含半胱氨酸插入端序列（intervening region，IVR）、富含双甘氨酸序列（double-glycine-riched region，DRG）且 DRG 中包含 6 个 Kelch 功能域、C 端序列（the C-terminal region，CTR）（Keap1 结构如图 22-2 所示）（Akira et al.，2006）。BTB 结构域的作用是使 Keap1 与 Cul3 泛素连接酶结合形成同源二聚体，并介导 Nrf2 以泛素依赖蛋白酶体的途径降解，保持 Nrf2 的低转录活性（Cullinan et al.，2004；Furukawa and Xiong，2005）。IVR 区富含应激传感的半胱氨酸残基（如 C257、C273、C288），参与对氧化损伤和亲电试剂的反应，也与 Nrf2 的泛素化有关，属 Keap1 蛋白的功能调节区（Jaramillo and Zhang，2013）。Kelch 区是 Keap1 与 Nrf2 的结合位点，Nrf2 蛋白中具有高亲和力的 ETGE 基序首先与 Keap1 的 Kelch 结构域结合，随后 Nrf2 蛋白中低亲和力的 DLG 基序与 Keap1 结合，封闭复合物的构象。Nrf2 与 Keap1 的结合符合铰链和闩锁（hinge and latch）模型，DLG 为弱结合位点（门闩），ETGE 则为强结合位点（铰链）（McMahon et al.，2006；Tong et al.，2007）。

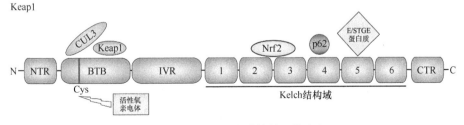

图 22-2　Nrf2 负性调控因子 Keap1 的蛋白结构域（修改自 Menegon et al.，2016）

当细胞受到氧化应激或其他亲电试剂刺激时，Keap1 中半胱氨酸残基被修饰，引起其构象发生变化，破坏 DLG 基序与 Keap1 的弱结合，导致 Nrf2 泛素化降解减少，富集的 Nrf2 使其蛋白水平升高，进一步易位进入细胞核，与 sMaf 结合为异二聚体，随即与靶基因上的抗氧化反应元件 ARE 序列结合，激活下游靶基因表达（Akira et al.，2006），启动和诱导第 II 相酶如 HO-1、醌氧化还原酶 1（quinone oxidoreductase 1，NQO1）、谷氨酸-半胱氨酸连接酶（glutamate-cysteine ligase，GCL）等的表达，或激活药物转运体的转录活性，进而清除氧化应激所致活性氧（reactive oxygen species，ROS）的蓄积，使细胞恢复氧化还原稳态平衡。

Keap1-Nrf2-ARE 信号轴的发现经历近半个世纪的研究，最初源于天然存在或合成的化合物中筛选的候选化合物，用于阻止或抑制肿瘤的形成。候选化合物被称为化学预防抗癌剂，主要通过上调多种解毒酶表达以发挥预防肿瘤的作用。直至 20 世纪 90 年代，在仔细分析解毒酶相关基因启动子序列时发现一段保守序列，被命名为抗氧化反应元件 ARE（Rushmore and Pickett，1990）。1994 年，人 Nrf2 转录因子被独立克隆并鉴定出。之后的研究发现，Nrf2 通过 ARE 正向调控醌氧化还原酶（Venugopal and Jaiswal，1996）。随后，越来越多的研究显示，Nrf2 通过转录激活一系列携带 ARE 的基因（如 NQO1、HO-1、GCLC 等），包括解毒酶相关基因、药物转运蛋白和细胞氧化还原调节蛋白基因，成为细胞在氧化应激环境诱导适应性反应、促进细胞存活的主要调节因子（Hee et al.，2010）。1999 年，Keap1 被鉴定出，从而正式确立 Keap1-Nrf2-ARE 信号轴。由于氧化应激是多种慢性疾病（如代谢性疾病、退行性疾病、自身免疫性疾病、神经病变性疾病以及恶性肿瘤等）发生、发展过程的关键因素，Keap1-Nrf2-ARE 信号轴势必在对抗上述多种疾病的氧化应激病理状态中发挥至关重要的作用，将逐渐成为学术研究的热点。

22.1.2.2 β-TrCP-SKP1-Cul3-RBX 降解途径

Rada 等（2011）首次发现糖原合成激酶（glycogen synthase kinase，GSK）-3β 可在小鼠 Nrf2 的 Neh6 结构域磷酸化一组丝氨酸残基，这与 SCF/β-TrCP 破坏基序（DSGIS，残基 334 ~ 338）重叠，并以不依赖 Keap1 的方式促进 Nrf2 的降解（Rada et al.，2011）。在 Keap1-null 小鼠胚胎成纤维细胞中，GSK-3β 抑制剂可稳定 Nrf2。同样地，当 GSK-3β 活性被阻断时，$Nrf2^{\Delta ETGE}$ 突变体无法通过 Keap1 降解。Nrf2 蛋白的 Neh6 结构域中丝氨酸簇的磷酸化能激发 Nrf2 的降解，因突变体 $Nrf2^{\Delta ETGE\ 6S/6A}$ 缺乏上述丝氨酸残基，使 $Nrf2^{\Delta ETGE\ 6S/6A}$ 具有更长的半衰期。此外，$Nrf2^{\Delta ETGE\ 6S/6A}$ 对 β-TrCP 的调控不敏感，泛素化水平也低于 $Nrf2^{\Delta ETGE}$。GSK-3β 可增强 $Nrf2^{\Delta ETGE}$ 的泛素化，对 $Nrf2^{\Delta ETGE\ 6S/6A}$ 的泛素化则无影响。并且，$Nrf2^{\Delta ETGE}$ 能与 β-TrCP 发生共沉淀，GSK-3β 可增强这一作用，$Nrf2^{\Delta ETGE\ 6S/6A}$ 则无法与 β-TrCP 共沉淀。此项研究确定了除 Keap1 之外的另一种蛋白酶体 Nrf2 的降解途径（Rada et al.，2011）。

22.1.2.3 HRD1 降解途径

滑膜蛋白（synoviolin，HRD1）是一种内质网（endoplasmic reticulum，ER）膜相关 E3 泛素连接酶。最近发现在肝硬化过程，HRD1 是 Nrf2 的负性调节因子（Wu et al.，2014）。肝硬化的特点是 ROS 增多及 ER 应激，随后激活未折叠蛋白质反应（unfolded protein response，UPR）（Meakin et al.，2014）。UPR 的一个臂通过肌醇需要蛋白 1α（inositolrequiring protein 1α，IRE1α）发出信号，这种核酸内切酶切割 *XBP1u* 的 mRNA，产生剪接和转录活性的 *XBP1s*（Wang and Kaufman，2014）。*XBP1s* 诱导参与 ER 相关降解（ER-associated degradation，ERAD）的基因表达，诸如 HRD1。HRD1 与 Nrf2 的 Neh4-5 结构域相互作用，并在 ER 应激下介导 Nrf2 降解（Wu et al.，2014）。

22.1.2.4　p21 对 Nrf2 的调控

细胞周期蛋白依赖性激酶抑制剂（cyclin-dependent kinase inhibitor，CKI）家族中的 p21 是 p53 的靶基因，参与细胞周期阻滞、DNA 应答与修复、细胞分化、衰老和凋亡（Dotto et al.，2000；Gartel et al.，2002；Li et al.，1994；O'Reilly et al.，2005）。在氧化应激中，p21 通过表达上调诱导细胞周期阻滞，使细胞恢复原有氧化还原稳态平衡，避免细胞凋亡，促进其存活。研究表明，氧化应激时 p21 是通过与 Keap1 竞争性地结合 Nrf2，由于氧化应激可引起 Keap1 构象发生变化，Nrf2 的 DGR 结构域（门闩）张开，使 p21 与 Nrf2 发生直接相互作用，导致 Nrf2 蛋白水平上调，从而抑制 Keap1 依赖的 Nrf2 泛素化。p21 与 Nrf2 相互作用的模序定位于 Nrf2 的 ^{29}DLG、^{79}ETGE，以及 p21 的 C 端 ^{154}KRR（Chen et al.，2009）。值得注意的是，Nrf2 通过激活 Notch1 信号通路而间接激活其下游基因 *p21* 的表达，揭示 Nrf2 与 p21 之间的调控机制可能存在正反馈（Wakabayashi et al.，2010）。与野生型比较，在 *p21* 基因敲除的小鼠，本底水平及经诱导的 Nrf2 抗氧化反应水平均大幅降低。简而言之，激活 Nrf2 信号通路可实现 p21 依赖的细胞存活（Villeneuve et al.，2009）。

22.1.2.5　p62 与 Keap1 结合调控 Nrf2

p62 是一种与多泛素化蛋白结合的支架蛋白，p62 结合泛素和自噬蛋白（LC3），是自噬的选择性底物，调节蛋白聚集体。在肝组织自噬机制缺陷时，敲低 p62 可显著减轻肝损伤。在许多疾病（如神经退行性疾病、肝损伤、肝脏肿瘤）中，p62 和包涵体（p62 与泛素化蛋白聚集）均过度表达，提示 p62 在启动细胞存活信号、细胞增殖和分化等方面的重要功能。p62 的靶点是蛋白聚集体及受损细胞器，能促进蛋白聚集体及受损细胞器通过自噬途径降解（Katsuragi et al.，2015）。研究表明，p62 可以调控 Nrf2 的活性（Jain et al.，2010）。在人源肝细胞及自噬缺陷的小鼠中异位过表达 p62 或阻断自噬体的流出，可从自噬体中分离出 Keap1，说明 p62 与 Keap1 之间存在直接相互作用，从而导致 Nrf2 泛素化的减低，提高其活性。进一步研究发现，p62 包含一个 STGE 结合基序（类似于 Nrf2 的 ETGE 基序）（Komatsu et al.，2010），该基序直接与 Keap1 中 Kelch 结构域相互作用，从而破坏 Nrf2-Keap1 复合物，抑制 Nrf2 的蛋白酶体降解。p62 与 Keap1 的作用位点是 p62 的 ^{349}DPSTGE^{354} 和 Keap1 DGR 区的 3 个精氨酸，以上结果表明 p62 是细胞内源 Nrf2 的诱导剂。

22.1.2.6　Nrf2 的其他调控机制

前述内容主要在蛋白质水平通过泛素化和降解调控 Nrf2 的活性，Nrf2 转录的激活还可由原癌基因 K-Ras^{G12D}、B-Raf^{V619E} 和 Myc^{ERT2} 经 MEK-ERK 信号通路激活（DeNicola et al.，2011）。在突变型 K-Ras^{G12D} 诱导的肺癌小鼠模型中，布司他醇（Brusatol）抑制 Nrf2 可增强顺铂的抗肿瘤作用（Tao et al.，2014）。以上研究表明 Nrf2 参与肿瘤的生成。

表观遗传修饰 Keap1 可以减少 Keap1 蛋白量，促进 Nrf2 的积累。例如，在肺（Wang et al.，2008）、前列腺（Zhang et al.，2010）、结直肠癌（Hanada et al.，2012）和胶质瘤（Muscarella et al.，2011）中，Keap1 的基因启动子区域高度甲基化，会抑制 Keap1 的表达，引起 Nrf2 的上调。表观遗传修饰与胶质瘤患者临床预后不良有关，而 Keap1-Nrf2 系统的异常又与肿瘤耐药相关（Muscarella et al.，2011），因此，逆转 Keap1 的甲基化可能成为增强胶质瘤细胞对化疗药物敏感性的新策略。

miRNA 是一种短的、单链的非编码 RNA，通过与 mRNA 序列特异性结合调节基因的表达，抑制 mRNA 的翻译或促进 mRNA 的降解（Bartel，2004）。miR-144 是首个被鉴定出的 Nrf2 负性调控因子，它是从严重镰状细胞贫血患者的网织红细胞中分离得到的。miR-144 靶向 Nrf2 非翻译区域中两个不同部位，降低 Nrf2 及其靶基因的表达，如 NQO1、HO-1、GCLC（Sangokoya et al.，2010）。类似地，miR-28 异位表达可下调 Nrf2 蛋白和 mRNA 水平（Yang et al.，2011）。

22.2　Nrf2 在调控铁代谢中的作用

22.2.1　铁代谢

在生命体内，铁几乎是所有真核细胞所必需的金属元素。铁参与了很多氧化还原反应、电子传递和生物合成过程，同时也是各种蛋白质的辅助因子。铁在生命体内可以在稳定价态和活性价态之间灵活切换：铁具有不成对电子，可以接受或者提供电子，所以表现出灵活的配位和氧化还原活性，这是众多其他金属元素不具有的优势。同时，快速的价态切换难免会导致一些铁从这样的平衡中"逃逸"出来。关于铁过载参与铁死亡的机制，目前较多的解释是，铁通过芬顿反应产生高度活化的自由基（Free Radical），即以 $Fe^{2+}+H_2O_2 \rightleftharpoons Fe^{3+}\cdot OH+OH^-$ 为核心，产生过多的羟自由基（·OH），这些物质会攻击脂质引起脂质过氧化（Winterbourn，2013），最终导致细胞的铁死亡。

22.2.2　Nrf2 调节血红素生物合成与分解代谢

血红素（heme）结合铁约占人体铁的 95%。经过 8 个以上的生物合成步骤，血红素由以下蛋白质的合成代谢组合，即 8 个琥珀辅酶 A 与 8 个甘氨酸分子生成。在血红素合成的最后阶段，将亚铁插入原卟啉以生成血红素。血红素中的铁可以结合氧运输，参与氧化还原反应或电子传代。但是，由于铁可以促进氧自由基破坏的形成，因此合成与破坏血红素结合铁受到严格调节，而 Nrf2 参与血红素代谢的转录调控（表 22-1，图 22-3）。

表 22-1 受 Nrf2 调控的铁代谢相关人类基因

基因名	基因全称	功能	调节铁死亡
Hemin 相关			
HBB	hemoglobin subunit beta	血红素的合成与氧气的转运	调节血红素铁稳态
HBG1	hemoglobin subunit gamma 1	血红素的合成与氧气的转运	调节血红素铁稳态
ABCB6	ATP binding cassette subfamily B member 6	血红素的合成与氧气的转运	调节血红素铁稳态
FECH	ferrochelatase	催化 Fe^{2+} 插入到原卟啉	血红素生物合成
HRG1/SLC48A1	heme-responsive gene 1	血红素的分解代谢	
HMOX-1（HO-1）	heme oxygenase 1	将血红素分解成胆红素、铁离子与 CO	细胞铁的利用、可行性铁池稳态
BLVRA	biliverdin reductase A	血红素的分解代谢	消除血红素代谢副产物、调节血红素铁
BLVRB	biliverdin reductase B	血红素的分解代谢	
AMBP	alpha-1-microglobulin/bikunin precursor	血红素的分解代谢	
Nonhemin 相关			
FTH1	ferritin heavy chain	储存铁	细胞内铁的储存、可溶性铁池稳态
FTL	ferritin light chain	过量铁的转出	细胞内铁的转出、可溶性铁池稳态
FPN1	ferroportin	将铁转入至细胞	细胞内铁的吸收、可溶性铁池稳态
TFR1	transferrin receptor 1		

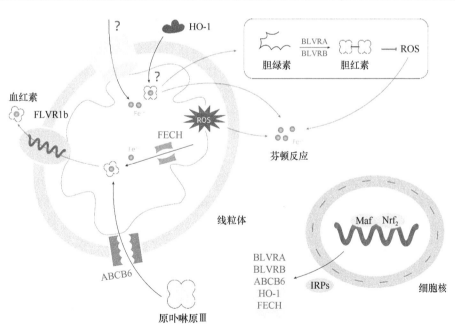

图 22-3 脑中 Nrf2 调节血红素的合成与代谢（Song et al.，2020）

血红素的合成和代谢是在分别通过 FECH 和 ABCB6 将亚铁和原卟啉原Ⅲ转运到线粒体后在线粒体中进行的。在血红素加氧酶（HO-1）的作用下，血红素主要分解为胆绿素和 Fe^{2+}。少数代谢产物可帮助保护神经细胞，但 Fe^{2+} 和线粒体产生的 ROS 可通过芬顿反应导致铁死亡。红色的标记代表受 Nrf2 调控

　　新鉴定出的参与血红素生物发生的 Nrf2 靶基因包括：ATP 结合域亚家族 B 成员 6（ABCB6）和铁螯合酶（FECH）的编码基因。ABCB6 输入卟啉，如卟啉原 Ⅲ，从细胞质到线粒体进一步合成血红素（Schultz et al.，2010）。*ABCB6* 基因也可编码兰氏血液组抗原（Helias et al.，2012）。假定的 Nrf2-ABCB6 关系通过敲低肺源性细胞系 A549 和 BEAS-2B，以及肝源性细胞系 HepG2 中的 Nrf2 得到了进一步验证，采用 10μmol/L 萝卜硫烷（sulforaphane，SFN）处理后 ABCB6 转录水平有了 70 % 的降低。此外，在 GM12878 淋巴母细胞中采用 10μmol/L SFN 治疗后 ABCB6 mRNA 水平增加了 5 倍。但是相同的治疗未能诱导骨髓 K562 细胞系中的 ABCB6 转录水平改变，表明 ABCB6 的 Nrf2 调节可能具有组织特异性（Campbell et al.，2013）。除 ABCB6 外，FECH 位于线粒体中并参与血红素的生物合成；在最后一步血红素的生物合成过程中，铁螯合酶插入亚铁进入原卟啉 IX，生成最终的血红素辅因子（Khan and Quigley，2011）。Wu 等使用基因剂量反应模型确定了铁螯合酶为 Nrf2 的靶标（Wu et al.，2011）。

　　Nrf2 不仅在调控血红蛋白合成代谢过程中发挥作用，还能调节血红素铁的分解代谢。衰老的红细胞被单核吞噬细胞系统降解，主要由脾巨噬细胞和肝库普弗细胞构成。吞噬之后红细胞在吞噬体中被降解，而血红蛋白被蛋白酶降解进而释放血红素辅助因子（Bratosin et al.，1998）。然后血红素将通过溶酶体膜结合转运蛋白血红素反应基因 1（SLC48A1，HRG1）从溶酶体进入到细胞质中（Rajagopal et al.，2008）。敲低 A549、BEAS-2B 与 HepG2 细胞中的 Nrf2，HRG1 表达降低达 52%，如果通过 Keap1 敲低或采用 10μmol/L 萝卜硫烷（SFN）激活 Nrf2，HRG1 mRNA 表达明显增加 2～6 倍，并增加了 HRG1 蛋白表达水平（Campbell et al.，2013）。尽管 Nrf2 激活似乎可以介导 HRG1 转录与蛋白质表达水平，但目前尚不清楚血红素的运输与分解代谢发生了多大程度的变化。

　　在巨噬细胞中，红细胞的胞质血红素被代谢为亚铁和血红素加氧酶（HMOX-1）。胆绿素被进一步代谢，同时二价铁将回收产生新的红细胞。在发现 Nrf2 介导调节 HMOX-1 之前，已知 *Hmox-1* mRNA 在以下情况下会增加：当皮肤成纤维细胞经佛波酯、亚砷酸钠、H_2O_2、紫外线、血红素以及巯基化合物处理时。RNA 合成抑制剂放线菌素 D（actinomycin D）被证明经上述刺激后具有抑制 *Hmox-1* 转录诱导的作用。Alam 等确定 Nrf2 为 Hmox-1 的主要介质，他们的结果表明负性 *Nrf2* 突变体的表达可以抑制多种药物诱导 *Hmox-1* mRNA 的表达上调（10μmol/L 血红素、100μmol/L 砷、10μmol/L 镉、100μmol/L 锌或 50μmol/L tBHQ）（Alam et al.，1999）。上述研究表明 Nrf2 可作为 HMOX-1 的主要转录调节因子。

　　虽然血红素分解代谢产生的游离铁可以被细胞利用或储存，但剩余血红素被胆绿素还原酶 A（BLVRA）或胆绿素还原酶 B（BLVRB）代谢为胆红素。胆红素随后用作抗氧化剂自由基清除剂，可以葡萄糖醛酸形式排泄。Nrf2 激活后 BLVRB 转录水平增加；小鼠肝脏特异性 Keap1 敲除后显示 *Blvrb* mRNA 水平有 270% 的增加（Wu et al. 2011）。除了 BLVR 外，Nrf2 还可参与另一种保护细胞免受血红素氧化侵害的酶转录，即 α-1-微球蛋白（A1M）。对应 A1M 的基因为 alpha-1-microglobulin/bikunin 前体（AMBP）。Nrf2 可通过促进 AMBP 表达，参与抵抗血红素或血红蛋白引起的活性氧（Olsson et al.，2012）。

22.2.3 Nrf2 调节非血红素相关的铁代谢

铁是生物体必不可少的微量元素，也是脂质过氧化物积累和发生铁死亡所必需的。在生物体内铁代谢稳态在机体内受到精确调控。因此，铁的摄取、转运和储存都会对铁死亡产生一定的调节作用。细胞铁的摄取主要由转铁蛋白（transferrin，TF）及转铁蛋白受体（transferrin receptor1，TfR1）介导。TfR1 是铁死亡所必需的，它可将 Fe^{3+} 转运至细胞核内体中，在核内体中 Fe^{3+} 进一步被还原成为 Fe^{2+}。最终，在二价金属转运蛋白 1（DMT1）的介导下，Fe^{2+} 从核内体释放到胞质内不稳定铁池（labile iron pool，LIP）中。LIP 中的铁可以进入线粒体或直接在胞质中被利用，也可以被铁蛋白（ferritin）储存起来，或者被膜铁转运蛋白 1（ferroportin 1，FPN1）转运至细胞外。其中，铁蛋白由铁蛋白重链（FTH1）和铁蛋白轻链（FTL）多肽组成。FTH1 包含一个亚铁氧化酶活性位点，可以将 Fe^{2+} 氧化为 Fe^{3+}，以存储在中心核中，而 FTL 是铁蛋白的主要稳定剂。铁蛋白随时可以将多达 4500 个铁原子隔离到其核中，防止铁参与芬顿反应。因此，铁蛋白表达的增加具有抗氧化剂效应。在铁缺乏时，铁蛋白内部的铁库可以通过铁蛋白自噬释放。同时，铁调节蛋白（IRP）抑制铁蛋白 mRNA 的翻译，该蛋白质与位于 5′ 非翻译区（UTR）的铁反应元件（IRE）相结合。IRP 包含 IRP1 和 IRP2，它们的细胞内水平与不稳定的铁池相关。高不稳定的铁池水平通过蛋白酶体降解途径导致 IRP 蛋白破坏，而低不稳定铁池水平使 IRP 蛋白稳定。此外，最新的研究也证实 TfR1 可能是铁死亡的特异性标志物（Feng et al.，2020），而细胞内铁超载是引起铁死亡的重要原因。这些铁相关蛋白的异常表达或功能失调将会使细胞内铁离子浓度因代谢失衡而升高。

细胞外的转铁蛋白与细胞膜上的转铁蛋白受体结合后可将细胞外铁转运至细胞内，致使细胞内发生铁超载，过量的游离铁可以通过芬顿反应与过氧化氢（H_2O_2）反应，形成羟基自由基和具有高反应性的 ROS。这些羟基自由基和 ROS 可攻击 DNA、蛋白质和细胞膜等结构，从而破坏细胞的结构和功能。在铁超载状态下，铁反应元件结合蛋白 2（IREB2）可调控细胞内的 Fe^{2+}。调控铁代谢的主要转录因子 IREB2 可显著增加储铁蛋白 Ftl 和 Fth1 的表达，从而抑制 erastin 诱发的铁死亡（Eseberri et al.，2015）。HO-1 也是细胞铁离子的重要来源，在 erastin 诱导的细胞铁死亡中起着关键作用，它会诱导细胞膜脂质过氧化反应，从而引起细胞发生铁死亡（Kwon et al.，2015）。因此，细胞内铁稳态失衡，致使细胞内 Fe^{2+} 增多时，铁离子介导的毒性 ROS 物质产生增加，即会诱发铁死亡。

Nrf2 不仅可以通过调节血红素结合铁来调控铁稳态，还可以通过调节不稳定的铁池来调控铁稳态。Nrf2 对铁存储及铁代谢影响的实例为：与野生型小鼠相比，$Nrf2^{-/-}$ 小鼠显示出异常洁白的牙齿，该颜色的异常改变是由于牙釉质发育过程中铁离子利用缺陷造成的。随后的许多研究已经鉴定并定义了涉及非血红素铁调控的特定基因。其中最重要的功能之一就是作为铁蛋白的转录因子（Yanagawa et al.，2004）。作为一个转录因子，Nrf2 可调节 Fth1 和 Ftl 的转录水平，当大鼠肝脏的谷胱甘肽被耗竭后，Fth1 和 Ftl 的转录水平会明显升高（Cairo et al.，1995）。不久之后，研究发现了 ARE 在鼠 *Ftl* 和 *Fth1* 基因的启动子区域内（Tsuji et al.，2000）。Fth1 最先被鉴定为 Nrf2 靶基因，因为 Fth1 基础 mRNA 水平在 Nrf2 缺陷型小鼠体内明显低于 Nrf2 野生型小鼠（Kwak et al.，2001）。Nrf2 激活与 Ftl 之间的关系也很快被发现，与缺陷型 Nrf2 小鼠肠道相比，野生型小鼠

Ftl 含量是前者的两倍（Thimmulappa et al.，2002）。这两项研究均提供了 Nrf2 与 Ftl 及 Fth1 转录之间的联系。此外，Nrf2 通过调控膜铁转运蛋白（Fpn1）的表达，使铁从胞质转出到细胞外环境。肠上皮细胞中的 Fpn1 可将铁输出到血液中，从而调节进入循环系统膳食铁的含量。同时，Fpn1 作为负责血红蛋白循环中的重要分子，从血红蛋白循环巨噬细胞和储铁肝细胞中转出铁（Donovan et al.，2005）。

　　Nrf2 的靶基因在铁代谢与铁死亡中发挥重要作用（表 22-1），包括 Fth、FPN1、GSH 和 GPx4 等。研究表明，Nrf2 的表达水平与铁死亡敏感性直接相关：Nrf2 表达增加抑制铁死亡，Nrf2 表达减少则促进铁死亡（Sun et al.，2016a；Dodson et al.，2019a）。Nrf2 抑制铁死亡的机制包括：一方面，Nrf2 促进了 GSH 和 GPx4 的表达，增强了抗氧化系统的功能；另一方面，Nrf2 促进铁蛋白和 FPN1 的表达以储存或输出游离铁，从而减少细胞内铁的积累，防止铁死亡的发生（Yang et al.，2017）。综上可见，Nrf2 将是具有前景的抗铁死亡重要靶点。

22.3　Nrf2 在脂质过氧化与铁死亡中的作用

22.3.1　铁死亡与脂质过氧化

　　铁死亡（ferroptosis）是在 2012 年由美国哥伦比亚大学的 Stockwell 课题组（Dixon et al.，2012）在国际上首次命名，它是一种铁依赖的、由 ROS 过量累积造成细胞脂质氧化物代谢失衡的非凋亡性细胞死亡模式。国际细胞死亡命名委员会（The Nomenclature Committee on Cell Death，NCCD）于 2018 年建议将 ferroptosis 定义为由 GPx4 调控的细胞微环境氧化应激而引起的调节性细胞死亡形式，并且铁死亡可被铁螯合剂、铁摄入抑制剂以及亲脂性抗氧化剂抑制。铁死亡不同于其他细胞死亡模式，在细胞形态上，发生铁死亡的细胞呈现典型的坏死样形态并伴随同质异形小线粒体：嵴减少、膜浓缩、外膜破裂，细胞核大小虽无改变但缺乏染色质收缩（Angeli et al.，2014）。铁死亡的本质特征即细胞在铁离子催化下，生成过量脂质过氧化物，打破细胞原有氧化还原稳态平衡，导致细胞死亡（图 22-4）。细胞膜脂质多不饱和脂肪酸（polyunsaturated fatty acid，PUFA）可通过非酶促或酶促两种不同的模式发生过氧化，形成脂质过氧化物（Dixon et al.，2014，2015）。

　　非酶促或自发脂质过氧化是由自由基驱动的链式反应，其中 ROS 引发 PUFA 的氧化。细胞中的 ROS 主要分为以下几类：$\cdot OH$（羟基自由基）、O_2^-（超氧阴离子）、$^1O_2$（单线态氧）、H_2O_2，其中 $\cdot OH$ 是最具化学反应活性的 ROS，$\cdot OH$ 是一种高流动性、可溶于水的 ROS，能引发脂质过氧化。H_2O_2 与游离的过渡金属（如 Fe^{2+}）发生芬顿（Fenton）反应，主要生成羟基自由基（Ayala et al.，2014）。脂质过氧化一般存在 3 个阶段：起始、传播和终止（Yin et al.，2011）。起始阶段主要是 ROS 从细胞膜上的 PUFA 提取一个氢原子形成以碳为中心的脂质自由基（L·）；在传播阶段，氧与脂质自由基快速反应得到脂质过氧自由基（LOO·），随后，脂质过氧自由基从邻近的 PUFA 中提取氢，形成脂质氢过氧化物（LOOH）和一个新的脂质自由基（L·），传播阶段可一直延续至终止阶段。脂质氢过氧化物在 Fe^{2+} 存在下会转化为烷氧自由基（LO·），随后与邻近的 PUFA 反应，启动脂质自

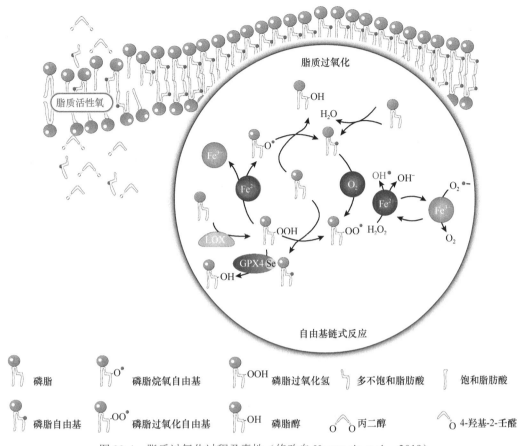

脂质过氧化

脂质活性氧

自由基链式反应

| | 磷脂 | | 磷脂烷氧自由基 | | 磷脂过氧化氢 | | 多不饱和脂肪酸 | | 饱和脂肪酸 |

| | 磷脂自由基 | | 磷脂过氧化自由基 | | 磷脂醇 | | 丙二醇 | | 4-羟基-2-壬醛 |

图 22-4 脂质过氧化过程及毒性（修改自 Hassannia et al.，2019）

由基链式反应。这种由铁和氧催化的自放大过程，在脂质过氧化防御体系失效时会导致细胞膜破坏而触发细胞死亡。终止阶段，在高浓度自由基环境下，两个脂质或过氧化氢自由基可相互反应，或从内源的抗氧化物（维生素 E 或谷胱甘肽）获得一个氢原子形成稳定的非自由基分子（Reis and Spickett，2012）。

酶促脂质过氧化由脂氧合酶（lipoxygenase，LOX）家族的活性调控，LOX 是一种含非血红素铁的蛋白质，可特异性催化具有顺，顺-戊二烯结构的多不饱和脂肪酸，生成脂质氢过氧化物。在哺乳动物细胞中，亚油酸（linoleic acid，LA）和花生四烯酸（arachidonic acid AA）是作为 LOX 底物最丰富的 PUFA（Kuhn et al.，2015）。脂氧合酶 5（LOX5）通过与花生四烯酸上的碳 5 氧合生成五氢过氧二十碳四烯酸（5-hydroperoxyeicosatetraenoic acid，5-HPETE），脂氧合酶 12（LOX12）和脂氧合酶 15（LOX15）与花生四烯酸参与 12-HPETE 和 15-HPETE 的合成，同时 LOX12 和 LOX15 还可与亚油酸合成 9-羟基十八碳二烯酸（9-hydroperoxyoctadecadienoic acid，9-HPODE）和 13-HPODE（Gaschler and Stockwell，2017）。与 LOX5 不同，LOX12 和 LOX15 可直接氧合含磷脂的花生四烯酸，而花生四烯酸与 LOX5 氧合时，LOX5 需要胞质磷脂酶 A2（cytosolic phospholipase A2，cPLA2）从膜磷脂中预先水解酯化（Jung et al.，1985；Takahashi et al.，1993）。抑制或敲低脂氧合酶能抑制细胞铁死亡，这进一步证实脂氧合酶在铁死亡中的作用（Kagan et al.，2017）。

　　脂质过氧化引起铁死亡的确切机制尚不清楚，推测可能涉及脂质孔的形成，类似于坏死中观察到的蛋白质孔隙（Kayagaki et al.，2015；Wang et al.，2017），也有可能是，持续过量的氧化和消耗 PUFA，会改变细胞膜的流动性和结构，增加膜的通透性，最终引起细胞膜的破裂。运用分子动力学模型推测铁死亡的过程发现，细胞膜变薄和曲率增加，将开启氧化的恶性循环，最终导致孔隙的形成（Agmon et al.，2018；Cheng et al.，2018）。另外，脂质氢过氧化物可分解成具有反应毒性的醛类，如 4-羟基-2-壬醛（4-hydroxy-2-nonenals，4-HNE）或丙二醛（malondialdehyde，MDA），上述醛类可通过交联使蛋白质失活，促使细胞铁死亡（Zhong and Yin，2015）。

　　由于铁死亡是铁依赖、脂质过氧化驱动的细胞死亡方式，细胞中足量的游离 Fe^{2+} 是启动铁死亡的重要开关，游离的 Fe^{2+} 与 H_2O_2 通过 Fenton 反应产生 ·OH，·OH 接着与 PUFA 反应得到脂质过氧化物。细胞内的铁主要来源于含血红素的蛋白质、线粒体蛋白（以铁-硫簇形成存在）、储存于铁蛋白中的 Fe^{3+}，因此，血红素、线粒体和铁蛋白是调控细胞内游离铁含量及后续脂质过氧化物形成的关键因子。铁蛋白中的 Fe^{3+} 转变为 Fe^{2+} 可通过以下两种途径实现：一种是铁噬（ferritinophagy，选择性的自噬形式）过程降解；另一种由核受体辅激活剂 4（nuclear receptor coactivator 4，NCOA4）调控的自噬过程降解（Mancias et al.，2014）。敲低 NCOA4 能抑制 erastin 诱导的铁死亡，而单独过表达 NCOA4 即可触发铁死亡（Hou et al.，2016）。

　　另外，铁死亡上游节点分子是胱氨酸/谷氨酸反向转运体（cystine/glutamate transporter，X_c^- 系统），胱氨酸被 X_c^- 系统摄取后在细胞内还原为半胱氨酸，半胱氨酸参与 GSH 的合成，GSH 在 GPx4 的作用下还原 ROS，谷胱甘肽的耗竭和 GPx4 的失活均可诱导细胞铁死亡（Wang et al.，2018；Liu et al.，2018；Zheng et al.，2017；Zhu et al.，2019）。铁死亡诱导剂 erastin 正是通过抑制 X_c^- 系统，阻碍 GSH 的吸收引起铁死亡。GPx4 的抑制伴随着环氧合酶（cyclooxygenase，COX，如 COX-2）及脂氧合酶（如 ALOX15）的高表达，COX-2 和 ALOX15 参与前列腺素及酶促脂质过氧化物的生成（Yang et al.，2014，2016）。

22.3.2　Nrf2 在铁死亡与脂质过氧化中的作用

　　由于 Nrf2 是氧化应激诱导的重要转录因子，因而 Nrf2 的许多靶基因介导细胞脂质过氧化及铁死亡的启动。Nrf2 的靶基因主要有以下三类（铁/金属代谢，中间体代谢，GSH 合成/代谢）参与细胞的脂质过氧化及铁死亡（Dodson et al.，2019）。

　　轻链铁蛋白（light chain ferritin，FTL）和重链铁蛋白（heavy chain ferritin，FTH1）是细胞内关键铁储存蛋白，铁转运蛋白（ferroportin，SLC40A1）负责将铁泵出细胞，上述 FTL、FTH1、SLC40A1 皆由 Nrf2 调控（Agyeman et al.，2012；Harada et al.，2011）。不仅如此，HO-1、亚铁螯合酶（ferrochelatase，FECH）、ATP 结合蛋白家族 6（ATP-binding cassette sub-family B member 6，ABCB6）、溶质转运家族 48 成员 1 蛋白（solute carrier family member 48 member A1，SLC48A1，一种血红素转运体）等的上调也都受到 Nrf2 的控制（Alam et al.，1999；Chorley et al.，2012；Hübner et al.，2009；Campbell et al.，2013）。胆绿素还原酶 A/B（biliverdin reductase A and B，BLVRA/B）同样由 Nrf2 激活直接上调，由此说明 Nrf2 在铁/血红素稳态平衡中的重要功能（Agyeman et al.，2012）。

　　Nrf2 还干预调节一些中间体的代谢，反应中间体往往在催化和解毒方面发挥重要作用。Nrf2 参与脂质代谢，Nrf2 为核受体小异二聚体伴侣（small heterodimer partner，SHP）基因转录的新激活剂，并且过氧化物酶体增殖物激活受体 γ（peroxisome proliferator-activated recept-or γ，PPAR-γ）是 Nrf2 激活的直接靶点；Nrf2 通过转录激活 SHP 和脂肪基因表达调节肝脏脂质稳态（Huang et al.，2010）。Nrf2 还参与细胞内醛类和酮类的还原，例如，Nrf2 诱导剂可有效提高醛酮还原酶家族 1 成员中 AKR1C1-3、AKR1B1 和 AKR1B10 的表达（Jung et al.，2013）。而且 GSH 合成和代谢相关酶也归属于 Nrf2 调控，包括催化和调节谷氨酸-半胱氨酸连接酶（glutamate-cysteine ligase，GCLC/GCLM）、GSH 合成酶（glutathione synthetase，GSS）和 X$_c^-$ 系统（SLC7A11），以上这些酶都是 GSH 合成不可或缺的（Yang et al.，2005；Chan et al.，2000；Sasaki et al.，2002；Ishii et al.，2000；Kwak et al.，2002）。此外，一些氧化还原酶利用 GSH 或 NADPH 减少氧化底物（谷胱甘肽-S-转移酶 π1 和 α1，GSTP1 和 GSTA1；过氧化物酶 1 和 6，PRDX1 和 PRDX6；硫氧还蛋白还原酶 TXNRD1），亦是 Nrf2 的靶点（Hayes and Dinkova-Kostova，2014）。

　　4- 羟基-2- 壬醛（4-HNE）和环戊酮前列腺素 15- 脱氧 Δ(12,14)- 前列腺素 J2 [cyclopentenone prostaglandin 15-deoxy-Δ(12,14)-prostaglandin J2,15d-PGJ2] 可与 Keap1 半胱氨酸结合激活 Nrf2 靶基因的表达（Levonen et al.，2004）。尽管 Keap1 的亲电修饰是公认的 Nrf2 响应激活剂，然而 Nrf2 靶基因编码的许多蛋白质也易受脂质氧化的影响。过氧化物酶体增殖物激活受体 γ(PPAR G)在配体结合域被 15d-PGJ2 与 C285 结合而激活，引起构象变化，有助于辅因子的招募和 PPARγ 驱动的转录激活（Shiraki et al.，2005）。相反地，GCLC、GCLM、PRDX6、TXNRD1、GSTP1 和 GSTA1 以及参与血红素分解代谢的 BLVRA，也可以被 15d-PGJ2 或 4-HNE 修饰，抑制上述酶活性（Backos et al.，2011；Roede et al.，2008；Perluigi et al.，2009；Moos et al.，2003；Sánchez-Gómez et al.，2007；Sultana and Butterfield，2004；Go et al.，2007；Aldini et al.，2007）。由此说明，许多活性脂质可以抑制 Nrf2 靶基因的功能，进而在引发铁死亡级联反应中扮演重要角色。

　　其他 Nrf2 下游靶标也可被具有反应活性的脂质修饰，如 AKR1B1 和 AKR1B10（AKR1B1 和 AKR1B10 可将醛类还原为毒性较小的乙醇形式）。4-HNE 和前列腺素（prostaglandin）A1 则可分别直接修饰 AKR1B1 和 AKR1B10（Srivastava et al.，1999；Díez-Dacal et al.，2011）。此外，ALDH1A1 在丙烯醛（一种脂质过氧化产物）存在下具有还原活性（Yoval-Sánchez et al.，2012）。这些结果表明，过量活性脂质的生成能显著抑制解毒酶的活性。因此，值得注意的是，Nrf2 不仅在防止形成反应活性脂质中间体方面至关重要，而且 Nrf2 下游效应器可以被亲电脂质修饰，这意味着 Nrf2 通路激活与预防脂质过氧化引起的相关病理作用（如铁死亡）之间具有关系密切。

　　随着铁死亡及相关成分研究的不断开展、铁死亡机制的深入探讨，Nrf2 在铁死亡过程中的关键作用会更加明晰。尤为重要的是，细胞中的抗氧化剂、铁和中间代谢状态皆由 Nrf2 靶基因介导。另一方面，System X$_c^-$ 和 GPx4 的抑制会引发铁死亡，因此 System X$_c^-$ 和 GPx4 是铁死亡最关键的两个靶点，而 System X$_c^-$ 和 GPx4 又都受到 Nrf2 的调控。例如，在 Nrf2 高表达的疾病环境如癌症中，肿瘤细胞可利用这些保护性解毒体系，防止脂质过氧化物的积累以及靶蛋白的脂质氧化，使肿瘤细胞得以生存；而在 Nrf2 低表达的疾病如神经退行性疾病，脂质过氧化的增加及下游 Nrf2 靶点的失活可显著增强蛋白质脂质氧化和铁死亡，促进疾病的进展。因而，在脂质过氧化和铁死亡成为疾病的重要特征时，靶向 Nrf2 是非常可行的治疗方法。虽然当前对铁死亡的下游效应器知之甚少，但 Nrf2 极可能通过某种方式调控这些下游效应器。因此，靶向铁死亡的上游效应器包括铁水平失调、ROS 的生成等，调节 Nrf2 信号通路依然是治疗铁死亡相关疾病的最优选项。

22.4　Nrf2 通过铁死亡靶向治疗脑疾病

22.4.1　脑铁代谢

脑部疾病是人类致残和死亡的主要原因之一，缺乏有效且足够的治疗措施使脑部相关疾病成为临床难题（Lupien et al.，2009）。除了血脑屏障（blood brain barrier，BBB）和不同神经细胞之间的相互作用之外，脑铁代谢的分子机制与机体其他非脑组织类似。大部分脑部疾病都存在脑铁代谢的紊乱。因此，如何通过调节脑铁代谢来预防和治疗相关脑疾病已成为重中之重。

脑铁代谢紊乱在多种脑部疾病中均有体现，其中在神经退行性疾病中研究最多，甚至还有学者提出了退行性神经病的"金属假说"，该假说认为包括帕金森病（Parkinson's disease，PD）、阿尔茨海默病（Alzheimer's disease，AD）、亨廷顿病（Huntington's disease，HD）、肌萎缩性侧索硬化（amyotrophic lateral sclerosis，ALS）等在内的神经退行性疾病存在以脑铁为代表的金属元素过载（Belaidi et al.，2016；Raven et al.，2013；Simmons et al.，2007；Wang et al.，2011）；以脑损伤为特征的创伤性脑损伤（traumatic brain injury，TBI）（Kenny et al.，2019；Xie et al.，2018）、出血性中风（stroke）（Imai et al.，2019）等，血液中含有的大量铁进入脑组织，造成脑铁代谢异常以及氧化应激等神经细胞的内环境紊乱；此外，原发性脑肿瘤（primary brain tumor）（张文丽等，2018）、癫痫（epilepsy）（Li et al.，2019；Ye et al.，2019）、多发性硬化症（multiple sclerosis，MS）、抑郁症（depression）（Dal-Bianco et al.，2017）、精神分裂症（schizophrenia）（Kim et al.，2018）等也均发现不同程度的脑铁沉积。总之，上述研究提供了各种脑疾病中存在铁代谢紊乱的充分证据。改善脑铁代谢异常是一种潜在、有效的治疗脑疾病的策略。基于此，Nrf2 作为一个潜在的调节铁代谢和铁死亡的关键转录因子，引起了大家的关注。

22.4.2　Nrf2 与脑铁代谢

22.4.2.1　Nrf2 在脑铁代谢中的作用

研究发现，脑部疾病常常伴有铁代谢（Magtanong and Dixon，2019）异常和 Nrf2 含量的改变（Bhowmick et al.，2019）。以往认为 Nrf2 仅参与神经细胞的抗氧化和抗炎反应，现在发现它也调控众多脑铁相关蛋白的代谢活动，包括铁蛋白（ferritin）、转铁蛋白受体 1（TfR1）、膜铁转运蛋白（ferroportin）、血红素加氧酶 1（heme oxygenase-1，HO-1）、铁调素（hepcidin）、ABCB6、GSH 合成的关键酶、GPx4、硫氧还蛋白（thioredoxin，TXN）系统的酶和 LPO 解毒酶等，它们起到了减轻神经细胞铁负荷、缓解铁死亡进程的作用。然而，这主要包括以下两个方面：第一，胞内、外未能有效清理容易引起芬顿反应的"有毒"铁是脑铁代谢紊乱的直接原因；第二，Nrf2 可以通过加速胞外、胞内"有毒"铁的转化和代谢，以及清除由铁紊乱引起的过氧化堆积物，从而维持脑铁的内环境稳态。

22.4.2.2　Nrf2 促进脑铁摄入

Nrf2-ARE 通过促进血脑屏障（brain blood barrier，BBB）和神经细胞膜上 TfR1 的转录，加强了脑铁代谢中铁的摄入，降低细胞外游离铁的危害。一般认为在生理情况下，脑中主要通过 TF 与 TfR1 结合吸收铁。TF 是一种具有两个 Fe^{3+} 的高亲和力位点的糖蛋白，接受循环系统中的铁。TfR1 在脑内广泛分布，尤其在 BBB 上高表达，在生理情况下 TfR1 是铁入脑的最主要通道。具有缺乏 TfR1 多巴胺（dopamine，DA）能神经元的小鼠出现了严重的神经元铁不足、进行性退行性变、运动活性下降及早期死亡的表现（Matak et al.，2016）。TfR1 不仅在转录阶段受到 Nrf2 的作用（Lee et al.，2003），在翻译阶段，铁调节蛋白（iron regulatory protein，IRP）能结合 TfR1 mRNA 3′ 端的 UTR，阻止其降解（Pantopoulos et al.，1995）。一方面，从 TF 上脱下的 Fe^{3+} 在复杂的内吞作用后改变价态（Kawabata，2019），大部分以 Fe^{2+} 的形式进入线粒体被利用，其余的可储存在铁蛋白中，或通过 Fpn 输出细胞；另一方面，TfR1-TF 复合物返回细胞膜后二者分开，再次进入铁循环使用（Muckenthaler et al.，2017）。

22.4.2.3　Nrf2 促进脑铁储存

Nrf2 上调铁蛋白的表达，保证神经细胞能储存稳定的铁，减少不稳定游离铁的含量。神经细胞发展出一套系统用于储存那些暂不需要立即参加代谢活动的铁，这套系统主要靠的是一种缓冲物质——铁蛋白的作用。铁蛋白在生物中广泛存在，进化上高度保守。铁蛋白是细胞内的主要储铁蛋白，有重链（H-ferritin，FTH1）和轻链（L-ferritin，FTL）共 24 条。FTH1 具有铁氧化酶（ferroxidase）的活性，可以催化 Fe^{2+} 到 Fe^{3+}（Muckenthaler et al.，2017）；FTL 则起到了促进铁储存的作用。在 FTH1 和 FTL 的共同作用下，铁蛋白能储存多达 4500 个铁原子。在神经细胞内，FTH1 和 FTL 的基因上游均有 ARE 序列，可被 Nrf2 结合，发挥调控作用（Hagemann et al.，2012）。与 TfR1 一样，铁蛋白在 mRNA 水平也有 IRP 的参与。铁蛋白对脑铁的调控至关重要，FTL 的 C 端移码突变会导致脑内罕见的神经蛋白铁症（neuroferritinopathy）（Levi and Rovida，2015）。研究发现 AD、ALS 和 PD 患者的铁蛋白含量异常升高（Jellinger et al.，1990），这可能是疾病引起脑铁紊乱后细胞用以缓冲铁超载的一种方式。

22.4.2.4　Nrf2 减少神经细胞线粒体内游离铁含量

Nrf2 通过原卟啉Ⅸ（protoporphyrin Ⅸ，PPⅨ）间接稳定线粒体内游离铁的含量，同时产生多种酶促反应所需的血红素。铁、线粒体与 Nrf2 的关系密切，其中线粒体是铁含量最高的细胞器（Paul et al.，2017）。线粒体被认为是铁参与血红素合成的"化工厂"，因为血红素的合成完全依赖于线粒体（Paul et al.，2017）。线粒体外膜的 ABCB6 和内膜的 FECH 都受到 Nrf2 的正调控，共同负责血红素在线粒体内最后阶段的合成。ABCB6 把粪卟啉原Ⅲ（coproporphyrinogen Ⅲ）从细胞质输入线粒体，粪卟啉原Ⅲ在线粒体内发生氧化脱羧、脱氢等反应后形成 PPIX；FECH 本身也是含有铁硫簇的酶（Wu et al.，2001），可将 Fe^{2+} 插入到 PPIX 中，最终生成的血红素在相应膜受体蛋白的帮助下运出线粒体。一方面，血红素作为众多氧化还原反应酶的重要组成，维持了脑细胞的正常生化代谢；另一方面，Nrf2 借助 PPIX 螯合了过量的铁，减轻了线粒体铁负载。在体内、体外的 PD 模型中，Tricetin 作为 Keap1-Nrf2 的竞争抑制剂，可以诱导神经细胞 Nrf2 的累积，提高血红素的含量，起到了一定的神经保护作用（Lou et al.，2014）。

22.4.2.5　Nrf2 调控脑铁运出

在神经系统内，Nrf2 调控唯一能输出铁的蛋白质——Fpn。Fpn 是目前已知的唯一脑细胞输出铁的蛋白质，在哺乳动物中高度保守，星形胶质细胞、小胶质细胞、神经元细胞均表达 Fpn（Urrutia et al.，2013）。生物计算模拟出了 BbFpn（Fpn 的细菌同源物）的结构（Muckenthaler et al.，2017），其晶体结构表明 Fpn 有两瓣，中间形成一个空腔，含有铁结合位点。根据两个瓣的空间组织，中央空腔面向细胞内时接受细胞内的 Fe^{2+}，当向细胞外开放时释放 Fe^{2+}（Pietrangelo et al.，2017）。大脑 BBB、脉络丛的铁输出也主要依靠 Fpn（Boserup et al.，2011）。Fpn 把胞内的 Fe^{2+} 运出后，Fe^{2+} 被 3 种不同的氧化酶，即铜蓝蛋白（ceruloplasmin，CP）、HEPH（hephaestin）和 HEPHL1（zyklopen）氧化为稳定的 Fe^{3+}（Muckenthaler et al.，2017）。Fpn 的基因在启动子序列中包含 ARE，可以结合 Nrf2。Nrf2 的激活剂 Diethyl Malate 和 Sulforaphane 可以上调小鼠巨噬细胞 Fpn 的 mRNA 水平（Harada et al.，2011）。同样的，Fpn 的 mRNA 在非翻译区含有 5′ 端铁反应元件（iron response element，IRE），在缺铁条件下，IRE 与 IRP 结合，起到了抑制翻译的作用（Zhou et al.，2017）。值得注意的是，Fpn 还受到铁调素（hepcidin）的调控，后者通过介导泛素化途径降解 Fpn，在非脑组织尤其是肝脏中，铁调素的合成与 Nrf2 关系密切，但铁调素在脑内是否受到 Nrf2 调控还有待进一步研究。

22.4.2.6　Nrf2 改善神经细胞铁死亡引起的过氧化

胞内抗脂质过氧化的主要物质谷胱甘肽（glutathione，GSH）-GPx4 抗脂质过氧化轴的关键合成酶基因都受到 Nrf2 的正调控；同时，Nrf2 可通过上调硫氧还蛋白（thioredoxin，TXN）系统来代偿 GSH 系统；并且许多针对铁死亡后过氧化下游产物的解毒酶也被 Nrf2 激活。上文提及，通过芬顿反应，持久的脑铁负荷会加重神经细胞的脂质过氧化累积，引起铁死亡。星形胶质细胞通过 Nrf2 来介导细胞抗过氧化物和抗氧化应激（Wang et al.，2017）。以往大量研究表明，GSH-GPx4 抗脂质过氧化轴是抵抗铁死亡的重要组成部分（Dixon et al.，2012），而 Nrf2 促进 GSH 生物合成的关键酶（GCLC、GCLM、GSS、SLC7A11）、谷胱甘肽还原酶（glutathione reductase，GR）以及抗 LPO 的关键酶 GPx4 的基因转录（Dodson et al.，2019a）。在缺血性脑损伤中，外源性褪黑素通过增加 Nrf2-GPx4，可以减少神经细胞铁死亡，明显改善大鼠学习记忆和认知能力（Balduini et al.，2012）。近期研究发现，TXN 系统是防御氧化应激的关键抗氧化系统，由 NADPH、TXN 还原酶和 TXN 组成，在 GSH 系统受损或失活时可能起到了抗氧化的代偿作用（Lu et al.，2014）。在 TXN 系统中的 TXN1 和 TXNRD1 作为 Nrf2 的靶基因与铁死亡的关联已经有文献报道（Hayes and Dinkova-Kostova，2014）。Nrf2 还调控脂质过氧化（LPO）下游产物的解毒过程，如醛酮还原酶家族（AKR1C1-3）和乙醛脱氢酶家族（ALDH3A1）等（Dodson et al.，2019b），一定程度上能对抗神经细胞铁死亡后对周围组织的毒副作用。

尽管铁代谢相关脑疾病的临床治疗和预后一直是医学界的难题，但是对 Nrf2 在脑铁代谢中的研究，依然可以为脑疾病的治疗提供一些借鉴，而且 Nrf2 针对缓解神经细胞铁死亡也有直观的作用。虽然 Nrf2 在脑铁代谢紊乱中的作用已经被逐步认识，但是还有许多问题亟待解决：一方面，Nrf2 在基因转录层面指导蛋白质的从头合成，虽然作用持久，但短期内不一定能起到及时的治疗效果，同时部分脑铁代谢相关蛋白的翻译还会受到 IRP 调控；另一方面，脑内其他一些不受到 Nrf2 调控的蛋白质如乳铁蛋白（lactoferrin，Lf）、TfR2 等，常在脑疾病的中后期被异常激活，这会加速脑铁代谢紊乱。由此可见，Nrf2 可能适用于脑铁紊乱的早期预防和前期治疗，对于中晚期脑疾病并不一定有效。此外，关于 Nrf2 的用药，由于 Nrf2 激活剂靶点较多又难入 BBB，常会对机体产生较大的副作用。总体而言，Nrf2 治疗脑铁代谢紊乱还处在试验阶段，在临床治疗上应用较少。我们对 Nrf2 认识的不断深入必将为脑铁代谢紊乱性疾病的治疗提供有效的策略。

22.5　Nrf2 在肿瘤铁死亡中的"双刃剑"作用

如前所述，Nrf2 是细胞处于氧化应激时激活的重要转录因子，其通过诱导细胞保护性相关基因的转录以激活细胞抗氧化防御体系，使细胞免受外源和内源性的损伤。因此，通常意义上，Nrf2 被认为是细胞保护性转录因子，主要调控细胞的防御机制及细胞的存活。例如，Nrf2 缺陷的小鼠对肿瘤更加敏感（Ramos-Gomez et al.，2003；Iida et al.，2004），并且 Nrf2 的缺失也与肿瘤的转移增强密切相关（Satoh et al.，2010；Rachakonda et al.，2010）。当 ROS 上调时，如果 Nrf2-ARE 信号转导通路受阻，将引起细胞 DNA 损伤，触发前列腺癌的发生（Frohlich et al.，2008）。同样地，在肺癌细胞中也发现 Keap1-Nrf2 信号转导通路功能失活（Singh et al.，2006；Padmanabhan et al.，2006）。在肿瘤细胞中 Nrf2 表达升高可以上调铁蛋白（ferritin）及铁转运蛋白（ferroportin），并通过控制金属硫蛋白（metallothionein 1G，MT-1G）及其他抗氧化物，预防铁死亡的发生，使肿瘤细胞生长迅速，并引发耐药（Sun et al.，2016b）；然而，Nrf2 的靶基因 *AKR1C1* 和 *GPX4*（Osburn et al.，2006；Wu et al.，2011），以及涉及谷胱甘肽（X_c^-，*GCLC*，*GCLM*）和 NADPH 合成的基因（ME1，IDH1），参与降低脂质过氧化物的含量，又会引发铁死亡（Stockwell et al.，2017；Fan et al.，2017；Kerins and Ooi A，2018），进而抑制肿瘤的生长。显而易见，Nrf2 在肿瘤抗氧化代谢与铁代谢调控中占据非常重要的地位，但其功能却不是一成不变的，Nrf2 在肿瘤的预防或治疗中具有典型的"双刃剑"作用（图 22-5），而具体发挥抑癌或促癌作用则取决于癌症的类型和阶段。因此，Nrf2 调控肿瘤铁死亡成为近年研究的一个新兴领域，此项研究工作将揭示氧化还原稳态与铁信号之间的相互作用，并为触发肿瘤非凋亡性细胞死亡提供新的治疗靶点（Rojo et al.，2018）。例如，Nrf2 阻止癌症发生的同时会加速化学致癌物或癌基因介导的癌变进程（Satoh et al.，2013；DeNicola et al.，2011）。Nrf2 过表达可抑制细胞凋亡，并会促进细胞的化学耐药性（Ren et al.，2011；Wang et al.，2008）。

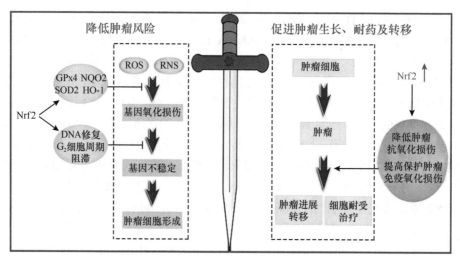

图 22-5　Nrf2 在肿瘤中的双刃剑作用

22.5.1　抑制 Nrf2 以促进肿瘤铁死亡

索拉非尼（Sorafenib）作为多靶点分子靶向抗癌药，对于失去手术机会的肝细胞癌患者能够有效地减缓病程发展、恶化，显著延长肝癌患者的生存时间（Palmer，2008；Abou-Alfa et al.，2006）。然而在使用过程中，索拉非尼与大多数抗癌药一样，会出现耐药（Zhai and Sun，2013）。抗肿瘤药物耐药机制的研究表明，临床使用的多数抗癌药物主要是通过诱导肿瘤细胞凋亡发挥抗肿瘤作用，然而诱导细胞凋亡可激活缺氧诱导因子-1α（hypoxia-inducible factor，HIF-1α）的表达，引起凋亡抵抗，增强肿瘤细胞耐受，甚至导致肿瘤复发或转移（Kai et al.，2016；Gan et al.，2018）。因此，诱导肿瘤细胞以其他（非凋亡）模式死亡（如铁死亡），不仅有望避免凋亡抵抗，而且可能为耐药肿瘤逆转及预防肿瘤侵袭、转移提供崭新思路。Sun 等为克服索拉非尼在治疗肝细胞癌（hepatocellular carcinoma，HCC）中的耐药问题，进行抑制 p62-Keap1-Nrf2 信号通路以促进 HCC 铁死亡的相关研究（Sun et al.，2016a）。当肝肿瘤细胞与 erastin（铁死亡诱导剂）或索拉非尼共孵育后，p62 与 Nrf2 竞争性结合 Keap1，导致 Nrf2 在核内聚集并与 sMaf 结合，进而激活 NQO1、HO-1 以及重链铁蛋白-1（ferritin heavy chain-1，FTH1）的转录。通过 RNA 干扰技术抑制 HCC 细胞中 p62、NQO1、HO-1 及 FTH1 可促进 erastin 和 Sorafenib 诱导的铁死亡作用。在小鼠异种移植肿瘤模型中，遗传或药理抑制 Nrf2 的活性会显著增强 erastin 和 sorafenib 对 HCC 的抗癌活性。

有报道指出，青蒿琥酯（artesunate）是一种抗疟疾的临床用药，近年的研究表明青蒿琥酯能产生大量 ROS 诱导肿瘤细胞死亡，发挥抗肿瘤作用。Roh 等探讨青蒿琥酯对头颈癌细胞及顺铂耐药头颈癌细胞的作用，结果表明，青蒿琥酯通过耗竭细胞内的谷胱甘肽以及引发细胞 ROS 蓄积，诱导头颈癌细胞铁死亡，而这一作用可被特异性铁死亡抑制剂（ferrostatin-1）逆转。与亲代细胞比较，青蒿琥酯对耐药细胞的毒性作用有限，青蒿琥酯可引起耐药细胞与非耐药细胞 Nrf2 蛋白表达的上调。因此，借助 RNA 干扰技术沉默 Nrf2 或通过葫芦巴碱（trigonelline）抑制 Nrf2，在体内和体外均可增强青蒿琥酯对耐药头颈癌细胞的杀伤作用（Roh et al.，2017）。Nrf2/X_c^- 通路活化是肺腺癌细胞顺铂耐药的重要机制，其中肺腺癌细胞对顺铂的敏感性与顺铂介导的 Nrf2/X_c^- 通路活化水平呈负相关。Nrf2/X_c^- 表达水平变化改变了肺腺癌细胞对顺铂的敏感性。抑制 X_c^- 可以高效地诱导顺铂耐药的肺腺癌细胞发生铁死亡（Li et al.，2020）。

2017 年，德国 Erlangen-Nürnberg（埃尔朗根-纽伦堡）大学 Savaskan 课题组研究发现，胶质瘤组织相较正常脑组织 Nrf2 水平提高了 3 倍，而 Nrf2 的上调预示原发胶质母细胞瘤患者不良的临床结局及总生存期的降低。过表达 Nrf2 或敲低 Keap1 会加速胶质瘤细胞的增生及瘤转化。而且，激活 Nrf2-Keap1 信号通路可上调胱氨酸/谷氨酸反向转运体（cystine/glutamate transporter，system X_c^-），并放大谷氨酸盐的分泌，进而影响肿瘤的微环境。相反地，如果敲低 Nrf2 或过表达 Keap1 可提高胶质瘤细胞对 erastin 和 RLS3 诱导的铁死亡的响应性，并且，敲低 Nrf2 会将胶质瘤细胞由 erastin 触发的 ROS 放大 25 倍，同样地，过表达 Keap1 亦可使胶质瘤细胞因 erastin 引起的 ROS 增加 35 倍（Fan et al.，2017）。

谷氨酰胺是一种通用的生物合成底物，谷氨酰胺衍生的代谢物参与 GSH 合成调控细胞氧化还原稳态，当谷氨酰胺剥夺后，肝癌细胞（HepG2、SMMC-7721）的谷草转氨酶（GOT1）与 Nrf2 的表达上调，GOT1 及 Nrf2 的下游分子共同完成了 α-酮戊二酸（α-ketoglutarate，α-KG）-Glu-GSH 的合成途径，降低细胞 ROS 水平，进而抑制铁死亡（赵宇翔，2020）。研究发现，erastin 诱导的去势抵抗性前列腺癌细胞铁死亡过程中 Nrf2/HO-1 水平上升，脂质过氧化水平增加。而沉默 Nrf2/HO-1 后，去势抵抗性前列腺癌细胞对 erastin 敏感性增加，揭示 Nrf2/HO-1 通过下调细胞内铁依赖的 ROS 水平抑制去势抵抗性前列腺癌细胞铁死亡（沈源清，2019）。PRDX（peroxiredoxins）家族是细胞内一类重要的非硒类过氧化物酶，其中 PRDX6 蛋白是一种新的肿瘤细胞铁死亡的负性调控因子，它的蛋白质表达水平影响着肿瘤细胞（特别是非小细胞肺癌细胞株）对铁死亡诱导剂的敏感性。肿瘤细胞内沉默 PRDX6 蛋白能够显著增加铁死亡诱导剂（erastin、RLS、sorafenib）诱导的脂质过氧化物的产生和细胞增殖抑制。PRDX6 的作用主要存在以下两个方面：一方面，PRDX6 蛋白抑制肿瘤细胞中 Nrf2/HO-1 信号轴，减少基因的表达；另一方面，PRDX6 蛋白利用其自身的钙非依赖磷脂酶 A2 酶活，清除肿瘤细胞铁死亡过程中的部分脂质过氧化物，减少其累积（Lu et al.，2019）。

以上研究说明，Nrf2 的下调有助于诱导肿瘤铁死亡，可在逆转肿瘤耐药、改善临床预后、调控氨基酸代谢等方面发挥积极作用。

22.5.2　激活 Nrf2 诱导肿瘤铁死亡

Nrf2 在疾病调控中的作用复杂且多变，一方面抑制 Nrf2 能引起肿瘤铁死亡，另一方面激活 Nrf2 也可触发肿瘤的铁死亡。谷胱甘肽的耗竭和 GPx4 的失活是经典的铁死亡诱导方式，除此而外，铁过载或过度激活 HO-1 同样能以非经典模式导致细胞铁死亡（Fan et al.，2017；Roh et al.，2017）。通常情况下，HO-1 作为抗氧化酶，可将血红素代谢为胆绿素/胆红素、CO 和 Fe^{2+}，具有细胞保护作用（Xu et al.，2019）。然而肿瘤细胞相较正常细胞 Fe 含量增多（Torti and Torti，2013），Nrf2 的激活能启动和诱导第Ⅱ相酶如 HO-1 的激活，当 HO-1 过度激活会引起细胞铁过载，诱发细胞铁死亡，发挥细胞毒性（Michael and Karen，2012）。2018 年，比利时 Tom Vanden Berghe 团队刊文指出，一种天然的铁死亡诱导剂醉茄素 A（withaferin A，WA）可通过两种不同的铁死亡机制诱导高风险神经母细胞瘤铁死亡，一种是靶向 Keap1 以激活 Nrf2（非经典铁死亡诱导方式），另一种是失活 GPx4（经典铁死亡诱导方式）。高剂量 WA 会下调神经母细胞瘤的 GPx4 蛋白水平，而不影响 GSH 的蛋白水平，进一步的研究表明，WA 优先与 GPx4 中半胱氨酸而非硒代半胱氨酸发生相互作用，而此相互作用是通过 GPx4 的烷基化实现，作用位点极有可能是保守的 Cys107。中等剂量的 WA 主要通过下调 Keap1 水平，激活 Nrf2 使 HO-1 上调以提高易变铁池含量而诱导神经母细胞瘤铁死亡，在中等剂量 WA 诱导铁死亡的过程中同时检测到重链铁蛋白 1（FTH1）的上调，FTH1 的主要功能是缓冲细胞内易变铁池含量，这也从侧面印证了中等剂量 WA 诱导铁死亡的方式。小鼠体内 WA 抑瘤实验的结果与细胞实验结果一致，WA 能下调肿瘤组织的 GPx4 表达并使 HO-1 的表达上调，对肿瘤组织脂质过氧化物的分析显示，磷脂酰甘油（phosphatidylglycerol，PG）、磷脂酰肌醇（phosphatidylinositol，PI）、磷酸卵磷脂（phosphatidylcholine，PC）、磷脂酰乙醇胺（phosphatidylethanolamine，PE）及磷脂酰丝氨酸（phosphatidylserine，PS）均有不同程度的增加（Hassannia et al.，2018）。

当运用 erastin 处理纤维肉瘤细胞（HT-1080）时，erastin 会以剂量依赖的方式提高细胞的 HO-1 mRNA 及蛋白质水平。而 erastin 诱导的细胞死亡可被铁螯合剂去铁胺（deferoxamine，DFO）、铁死亡抑制剂（ferrostatin-1）及抗氧化剂 N-乙酰半胱氨酸（N-acetylcysteine，NAC）等逆转，并且 DFO、ferrostatin-1、NAC 会中和 erastin 引起的细胞 HO-1 mRNA 及蛋白质水平的升高。进一步的研究发现，HO-1 代谢产物氯化血红素（hemin）和 CO-释放分子（CO-releasing molecules，CORM）可通过提高细胞中脂质过氧化物以促进 erastin 诱导的 HT-1080 铁死亡，而 HO-1 另外两个代谢产物胆绿素和胆红素不具备上述作用（Kwon et al.，2015）。

Nrf2 转录因子在肿瘤铁死亡中的"双刃剑"作用取决于肿瘤类型、疾病分期及其他因素，因此，建立抑制或激活 Nrf2 的界限，有望阐明 Nrf2 诱导肿瘤铁死亡的确切机制，将是未来研究的重点方向。

22.6　总结与展望

Nrf2 可参与血红素合成基因相关的转录（如 ABCB6、FECH）与降解（如 HMOX-1 和 BLVRB）。然而，Nrf2 在血红素与体内铁稳态中的作用研究还比较缺乏。如果仅仅采用铁处理（100μmol/L 柠檬酸铁）将无法激活 Nrf2。然而，Nrf2 可介导铁蛋白与铁转运蛋白铁缓冲的转录体系，以减少不稳定铁池。Nrf2 对铁代谢的生理影响可能为启动 Nrf2 激活而不是改变铁介导的氧化应激。新近研究表明 Nrf2 也可通过转录调控含血红素的 NAPDH 氧化酶（NOX）信号分子（Kovac et al.，2015）。

Nrf2 在调控铁与氧之间的相互作用方面显得越来越重要，例如，探讨 Nrf2 的错误调控如何促进铁介导的病理过程，即 HMOX-1 与铁蛋白信号转导受阻促使癌症恶化并降低治疗效果。由于 Nrf2 可以改变铁信号转导进而促进癌症发展及抑制治疗，因此理解 Nrf2 与铁之间的关系非常重要。如何调控铁代谢与铁死亡过程，以减轻铁引起的氧化毒性，以及 Nrf2、铁、氧与铁死亡之间的关系有待于进一步探讨。

参 考 文 献

沈源清. Nrf2/HO-1 信号通路调控去势抵抗性前列腺癌细胞铁死亡机制研究. 华中科技大学硕士学位论文, 2019.05.

张文丽, 孔凡虹, 季楠. 等. 铁死亡与胶质母细胞瘤相关性探讨. 标记免疫分析与临床, 2018, 25(2): 275-278, 288.

赵宇翔. c-Myc 通过上调 GOT1 和 Nrf2 抵抗肝癌细胞中谷氨酰胺剥夺诱发的铁死亡. 吉林大学硕士学位论文, 2020.06.

Abou-Alfa G K, Schwartz L, Ricci S, et al. 2006. Phase Ⅱ study of sorafenib in patients with advanced hepatocellular carcinoma. J Clin Oncol, 24(26): 4293-4300.

Agmon E, Solon J, Bassereau P, et al. 2018. Modeling the effects of lipid peroxidation during ferroptosis on membrane properties. Sci Rep, 8(1): 5155.

Agyeman A S, Chaerkady R, Shaw P G, et al. 2012. Transcriptomic and proteomic profiling of KEAP1 disrupted and sulforaphane-treated human breast epithelial cells reveals common expression profiles. Breast Cancer Res Treat, 132(1): 175-187.

Akira K, Moon K, Yoriko W, et al. 2006. Oxidative and electrophilic stresses activate Nrf2 through inhibition of ubiquitination activity of Keap1. Mol Cell Biol, 26(1): 221-229.

Alam J, Stewart D, Touchard C, et al. 1999. Nrf2, a Cap'n'Collar transcription factor, regulates induction of the heme oxygenase-1 gene. J Biol Chem, 274: 26071-26078.

Aldini G, Carini M, Vistoli G, et al. 2007. Identification of actin as a 15-deoxy-Delta12, 14-prostaglandin J2 target in neuroblastoma cells: mass spectrometric, computational, and functional approaches to investigate the effect on cytoskeletal derangement. Biochemistry, 46(10): 2707-2718.

Angeli J P F, Schneider M, Proneth B, et al. 2014. Inactivation of the ferroptosis regulator Gpx4 triggers acute renal failure in mice. Nat Cell Biol 16(12): 1180-1191.

Ayala A, Munoz M F, Arguelles S. 2014. Lipid peroxidation: production, metabolism, and signaling mechanisms of malondialdehyde and 4-hydroxy-2-nonenal. Oxid. Med Cell Longev, 2014, 360438.

Backos D S, Fritz K S, Roede J R, et al. 2011. Posttranslational modification and regulation of glutamate-cysteine ligase by the alpha, beta-unsaturated aldehyde 4-hydroxy-2-nonenal. Free Radic Biol Med, 50(1): 14-26.

Balduini W, Carloni S, Perrone S, et al. 2012. The use of melatonin in hypoxic-ischemic brain damage: an experimental study]. Journal of Maternal-Fetal Medicine, 25(S1): 119-124.

Bartel D P. 2004. MicroRNAs: genomics, biogenesis, mechanism, and function. Cell, 116(2): 281-297.

Belaidi A A, Bush A I. 2016. Iron neurochemistry in Alzheimer's disease and Parkinson's disease: targets for therapeutics. J Neurochem, 139 Suppl 1: 179-197.

Bhowmick S, D Mello V, Caruso D, et al. 2019. Traumatic brain injury-induced downregulation of Nrf2 activates inflammatory response and apoptotic cell death. Journal of Molecular Medicine, 97(12): 1627-1641.

Boserup M W, Lichota J, Haile D, et al. 2011. Heterogenous distribution of ferroportin-containing neurons in mouse brain[J]. BioMetals, 24(2): 357-375.

Bratosin D, Mazurier J, Tissier J, et al. 1998. Cellular and molecular mechanisms of senescent erythrocyte phagocytosis by macrophages. A review. Biochimie, 80: 173-195.

Cairo G, Tacchini L, Pogliaghi G, et al. 1995. Induction of ferritin synthesis by oxidative stress. Transcriptional and post-transcriptional regulation by expansion of the "free" iron pool. J Biol Chem, 270(2): 700-703.

Campbell M R, Karaca M, Adamski K N, et al. 2013. Novel hematopoietic target genes in the NRF2-mediated transcriptional pathway. Oxid. Med Cell Longev, 2013: 120305.

Chan J Y, Kwong M. 2000. Impaired expression of glutathione synthetic enzyme genes in mice with targeted deletion of the Nrf2 basic-leucine zipper protein. Biochim Biophys Acta, 1517(1): 19-26.

Chen W, Sun Z, Wang X J, et al. 2009. Direct interaction between Nrf2 and p21 (Cip1/WAF1) upregulates the Nrf2-mediated antioxidant response. Mol Cell, 34(6): 663-673.

Cheng C M, Geng F, Cheng X, et al. 2018. Lipid metabolism reprogramming and its potential targets in cancer. Cancer Commun, 38(1): 27.

Cho H Y, Jedlicka A E, Reddy S P, et al. 2002. Linkage analysis of susceptibility to hyperoxia. Nrf2 is a candidate gene. Am J Respir Cell Mol Biol, 26(1): 42-51.

Chorley B N, Campbell M R, Wang X T, et al. 2012. Identification of novel NRF2-regulated genes by ChIP-Seq: influence on retinoid X receptor alpha. Nucleic Acids Res, 40(15): 7416-7429.

Cullinan S B, Gordan J D, Jin J, et al. 2004. The Keap1-BTB protein is an adaptor that bridges Nrf2 to a Cul3-based E3 ligase: oxidative stress sensing by a Cul3-Keap1 ligase. Mol Cell Biol, 24(19): 8477-8486.

Dal-Bianco A, Grabner G, Kronnerwetter C, et al. 2017. Slow expansion of multiple sclerosis iron rim lesions: pathology and 7 T magnetic resonance imaging. Acta Neuropathologica, 133(1): 25-42.

DeNicola G M, Karreth F A, Humpton T J, et al. 2011. Oncogene-induced Nrf2 transcription promotes ROS detoxification and tumorigenesis. Nature, 475(7354): 106-109.

Díez-Dacal B, Gayarre J, Gharbi S, et al. 2011. Identification of aldo-keto reductase AKR1B10 as a selective target for modification and inhibition by prostaglandin A(1): implications for antitumoral activity. Cancer Res, 71(12): 4161-4171.

Dixon S J, Lemberg K M, Lamprecht M R, et al. 2012. Ferroptosis: an iron-dependent form of nonapoptotic cell death. Cell, 149(5): 1060-1072.

Dixon S J, Stockwell B R. 2014. The role of iron and reactive oxygen species in cell death. Nat Chem Biol, 10(1): 9-17.

Dixon S J, Winter G E, Musavi L S, et al. 2015. Human haploid cell genetics reveals roles for lipid metabolism genes in nonapoptotic cell death. ACS Chem Biol, 10(7): 1604-1609.

Dodson M, Castro-Portuguez R, Zhang D D. 2019a. NRF2 plays a critical role in mitigating lipid peroxidation and ferroptosis. Redox Biology, 23: 101107.

Dodson M, Vega M J, Cholanians A B, et al. 2019b. Modulating NRF2 in disease: timing is everything. Annu Rev Pharmacol Toxicol, 59: 555-575.

Donovan A, Lima C A, Pinkus J L, et al. 2005. The iron exporter ferroportin/Slc40a1 is essential for iron homeostasis. Cell Metab, Mar;1(3): 191-200.

Dotto G P. 2000. p21(WAF1/Cip1): more than a break to the cell cycle? Biochim Biophys Acta 1471(1): M43-M56.

Eseberri I, Miranda J, Lasa A, et al. 2015. Doses of quercetin in the range of serum concentrations exert delipidating effects in 3T3-L1 Preadipocytes by Acting on Different Stages of Adipogenesis, but Not in Mature Adipocytes. Oxid Med Cell Longev, 2015: 480943.

Fan Z, Wirth A K, Chen D, et al. 2017. Nrf2-Keap1 pathway promotes cell proliferation and diminishes ferroptosis. Oncogenesis, 6(8): e371.

Feng H, Schorpp K, Jin J, et al. 2020. Transferrin receptor is a specific ferroptosis marker. Cell ep, 30(10): 3411-3423.e7.

Frohlich D A, Mccabe M T, Arnold R S, et al. 2008. The role of Nrf2 in increased reactive oxygen species and DNA damage in prostate tumorigenesis. Oncogene, 27(31): 4353-4362.

Furukawa M, Xiong Y. 2005. BTB protein Keap1 targets antioxidant transcription factor Nrf2 for ubiquitination by the Cullin 3-Roc1 ligase. Mol Cell Biol, 25(1): 162-171.

Gan L, Meng J, Xu M, et al. 2018. Extracellular matrix protein 1 promotes cell metastasis and glucose metabolism by inducing integrin β4/FAK/SOX2/HIF-1α signaling pathway in gastric cancer. Oncogene, 37(6): 744-755.

Gartel A L, Tyner A L. 2002. The role of the cyclin-dependent kinase inhibitor p21 in apoptosis. Mol Cancer Ther, 1(8): 639-649.

Gaschler M M, Stockwell B R. 2017. Lipid peroxidation in cell death. Biochem Biophys Res Commun, 482(3): 419-425.

Go Y M, Halvey P J, Hansen J M, et al. 2007. Reactive aldehyde modification of thioredoxin-1 activates early steps of inflammation and cell adhesion. Am J Pathol, 171(5): 1670-1681.

Hagemann T L, Jobe E M, Messing A. 2012. Genetic ablation of Nrf2/antioxidant response pathway in Alexander disease mice reduces hippocampal gliosis but does not impact survival. PloS one, 7(5): e37304.

Hanada N, Takahata T, Zhou Q L, et al. 2012. Methylation of the KEAP1 gene promoter region in human colorectal cancer. BMC Cancer, 12: 66.

Harada N, Kanayama M, Maruyama A, et al. 2011. Nrf2 regulates ferroportin 1-mediated iron efflux and counteracts lipopolysaccharide-induced ferroportin 1 mRNA suppression in macrophages. Archives of Biochemistry and Biophysics, 508(1): 101-109.

Hassannia B, Wiernicki B, Ingold I, et al. 2018. Nano-targeted induction of dual ferroptotic mechanisms eradicates high-risk neuroblastoma. J Clin Invest, 128(8): 3341-3355.

Hassannia B, Vandenabeele P, Vanden Berghe T. 2019. Targeting ferroptosis to iron out cancer. Cancer Cell. 35(6): 830-849.

Hayes J D, Dinkova-Kostova A T. 2014. The Nrf2 regulatory network provides an interface between redox and intermediary metabolism. Trends in Biochemical Sciences, 39(4): 199-218.

Helias V, Saison C, Ballif B A, et al. 2012. ABCB6 is dispensable for erythropoiesis and specifies the new blood group system Langereis. Nat Genet 44: 170-173, 2012.

Hou W, Xie Y C, Song X X, et al. 2016. Autophagy promotes ferroptosis by degradation of ferritin. Autophagy, 12(8): 1425-1428.

Huang J S, Tabbi-Anneni I, Gunda V, et al. 2010. Transcription factor Nrf2 regulates SHP and lipogenic gene expression in hepatic lipid metabolism. Am J Physiol Gastrointest Liver Physiol, 299(6): G1211-1221.

Hübner R H, Schwartz J D, De Bishnu P, et al. 2009. Crystal, coordinate control of expression of Nrf2-modulated genes in the human small airway epithelium is highly responsive to cigarette smoking. Mol Med, 15(7-8): 203-219.

Iida K, Itoh K, Kumagai Y, et al. 2004. Nrf2 is essential for the chemopreventive efficacy of oltipraz against urinary bladder carcinogenesis. Cancer Res, 64(18): 6424-6431.

Imai T, Iwata S, Hirayama T, et al. 2019. Intracellular Fe^{2+} accumulation in endothelial cells and pericytes induces blood-brain barrier dysfunction in secondary brain injury after brain hemorrhage. Scientific Reports, 2019, 9(1).

Ishii T, Itoh K, Takahashi S, et al. 2000. Transcription factor Nrf2 coordinately regulates a group of oxidative stress-inducible genes in macrophage. J Biol Chem, 275(21): 16023-16029.

Itoh K, Wakabayashi N, Katoh Y, et al. 1999. Keap1 represses nuclear activation of antioxidant responsive elements by Nrf2 through binding to the amino-terminal Neh2 domain. Genes Dev, 13(1): 76-86.

Jain A, Lamark T, Sjøttem E, et al. 2010. p62/SQSTM1 is a target gene for transcription factor NRF2 and creates a positive feedback loop by inducing antioxidant response element-driven gene transcription. J Biol

Chem, 285(29): 22576-22591.

Jaramillo M C, Zhang D D. 2013. The emerging role of the Nrf2-Keap1 signaling pathway in cancer. Genes Dev, 27(20): 2179-2191.

Jellinger K, Paulus W, Grundke-Iqbal I, et al. 1990. Brain iron and ferritin in Parkinson's and Alzheimer's diseases. Journal of neural transmission. Parkinson's disease and dementia section, 2(4): 327-340.

Jung G, Yang D C, Nakao A. 1985. Oxygenation of phosphatidylcholine by human polymorphonuclear leukocyte 15-lipoxygenase. Biochem Biophys Res Commun, 130(2): 559-566.

Jung K A, Choi B H, Nam C W, et al. 2013. Identification of aldo-keto reductases as NRF2-target marker genes in human cells. Toxicol Lett, 218(1): 39-49.

Kagan V E, Mao G W, Qu F, et al. 2017. Oxidized arachidonic and adrenic PEs navigate cells to ferroptosis. Nat Chem Biol, 13(1): 81-90.

Kai A K, Chan L K, Lo R C, et al. 2016. Down-regulation of TIMP2 by HIF-1α/miR-210/HIF-3α regulatory feedback circuit enhances cancer metastasis in hepatocellular carcinoma. Hepatology, 64(2): 473-487.

Katoh Y, Itoh K, Yoshida E, et al. 2001. Two domains of Nrf2 cooperatively bind CBP, a CREB binding protein, and synergistically activate transcription. Genes Cells, 6(10): 857-868.

Katsuragi Y, Ichimura Y, Komatsu M, et al. 2015. p62/SQSTM1 functions as a signaling hub and an autophagy adaptor. FEBS J, 282(24): 4672-4678.

Kawabata H. 2019. Transferrin and transferrin receptors update. Free Radical Biology and Medicine, 133: 46-54.

Kayagaki N, Stowe I B, Lee B L, et al. 2015. Caspase-11 cleaves gasdermin D for non-canonical inflammasome signalling. Nature, 526(7575): 666-671.

Kenny E M, Fidan E, Yang Q, et al. 2019. Ferroptosis contributes to neuronal death and functional outcome after traumatic brain injury. Critical Care Medicine, 47(3): 410-418.

Kerins M J, Ooi A. 2018. The roles of NRF2 in modulating cellular iron homeostasis. Antioxid Redox Signal, 29(17): 1756-1773.

Khan A A, Quigley J G. 2011. Control of intracellular heme levels: heme transporters and heme oxygenases. Biochim Biophys Acta, 1813: 668-682.

Kim S, Stewart R, Park W, et al. 2018 Latent iron deficiency as a marker of negative symptoms in patients with first-episode schizophrenia spectrum disorder. Nutrients, 10(11): 1707.

Kobayashi A, Kang M I, Okawa H, et al. 2004. Oxidative stress sensor Keap1 functions as an adaptor for Cul3-based E3 ligase to regulate proteasomal degradation of Nrf2. Mol Cell Biol, 24(16): 7130-7139.

Kobayashi M, Itoh K, Suzuki T, et al. 2002. Identification of the interactive interface and phylogenic conservation of the Nrf2-Keap1 system. Genes Cells, 7(8): 807-820.

Komatsu M, Kurokawa H, Waguri S, et al. 2010. The selective autophagy substrate p62 activates the stress responsive transcription factor Nrf2 through inactivation of Keap1. Nat Cell Biol, 12(3): 213-223.

Kovac S, Angelova P R, Holmström K M, et al. 2015. Nrf2 regulates ROS production by mitochondria and NADPH oxidase. Biochim Biophys Acta, 1850: 794-801.

Kuhn H, Banthiya S, Leyen K V. 2015. Mammalian lipoxygenases and their biological relevance. Biochim Biophys Acta, 1851(4): 308-330.

Kwak M K, Itoh K, Yamamoto M, et al. 2002. Enhanced expression of the transcription factor Nrf2 by cancer chemopreventive agents: role of antioxidant response element-like sequences in the nrf2 promoter. Mol Cell Biol, 22(9): 2883-2892.

Kwak M K, Itoh K, Yamamoto M, et al. 2001. Role of transcription factor Nrf2 in the induction of hepatic phase 2 and antioxidative enzymes *in vivo* by the cancer chemoprotective agent, 3H-1, 2-dimethiole-3-thione. Mol Med, 7: 135-145.

Kwon M Y, Park E, Lee S J, et al. 2015. Heme oxygenase-1 accelerates erastin-induced ferroptotic cell death. Oncotarget, 2015 Sep 15;6(27): 24393-24403.

Lee H G, Li M H, Joung E J, et al. 2010. Nrf2-mediated heme oxygenase-1 upregulation as adaptive survival response to glucose deprivation-induced apoptosis in HepG2 cells. Antioxid Redox Signal, 13(11): 1639-1648.

Lee J, Calkins M J, Chan K, et al. 2003. Identification of the NF-E2-related factor-2-dependent genes conferring protection against oxidative stress in primary cortical astrocytes using oligonucleotide microarray analysis. Journal of Biological Chemistry, 278(14): 12029-12038.

Levi S, Rovida E. 2015. Neuroferritinopathy: from ferritin structure modification to pathogenetic mechanism. Neurobiology of Disease, 81: 134-143.

Levonen A L, Landar A, Ramachandran A, et al. 2004. Cellular mechanisms of redox cell signalling: role of cysteine modification in controlling antioxidant defences in response to electrophilic lipid oxidation products. Biochem J, 378 (Pt 2): 373-382.

Li Q, Li Q, Jia J, et al. 2019. Baicalein exerts neuroprotective effects in $FeCl_3$-induced posttraumatic epileptic seizures via suppressing ferroptosis. Frontiers in Pharmacology, 10: 638.

Li Y, Yan H Y, Xu X M, et al. 2020. Erastin/sorafenib induces cisplatin-resistant non-small cell lung cancer cell ferroptosis through inhibition of the $Nrf2/X_c^-$ pathway. Oncol Lett, 19(1): 323-333.

Li, R, Waga S, Hannon G J, et al. 1994. Differential effects by the p21 CDK inhibitor on PCNA-dependent DNA replication and repair. Nature, 371(6497): 534-537.

Liu T, Liu W L, Zhang M K, et al. 2018. Ferrous-supply-regeneration nanoengineering for cancer-cell-specific ferroptosis in combination with imaging-guided photodynamic therapy. ACS Nano, 12(12): 12181-12192.

Lou H, Jing X, Wei X, et al. 2014. Naringenin protects against 6-OHDA-induced neurotoxicity via activation of the Nrf2/ARE signaling pathway. Neuropharmacology, 79: 380-388.

Lu B, Chen X B, Hong Y C, et al. 2019. Identification of PRDX6 as a regulator of ferroptosis. Acta Pharmacol Sin, 40(10): 1334-1342.

Lu J, Holmgren A. 2014. The thioredoxin antioxidant system. Free Radical Biology and Medicine, 66: 75-87.

Lupien S J, Mcewen B S, Gunnar M R, et al. 2009. Effects of stress throughout the lifespan on the brain, behaviour and cognition. Nature Reviews Neuroscience, 10(6): 434-445.

Magtanong L, Dixon S J. 2019. Ferroptosis and brain injury. Developmental Neuroscience, 40(5-6): 382-395.

Mancias J D, Wang X X, Gygi S P, et al. 2014. Quantitative proteomics identifies NCOA4 as the cargo receptor mediating ferritinophagy. Nature, 509(7498): 105-109.

Matak P, Matak A, Moustafa S, et al. 2016. Disrupted iron homeostasis causes dopaminergic neurodegeneration in mice. Proceedings of the National Academy of Sciences, 113(13): 3428-3435.

McMahon M, Thomas N, Itoh K. et al. 2006. Dimerization of substrate adaptors can facilitate cullin-mediated ubiquitylation of proteins by a 'tethering' mechanism: a two-site interaction model for the Nrf2-Keap1 complex. J Biol Chem, 281(34): 24756-24768.

McMahon M, Itoh K, Yamamoto M, et al. 2001. The Cap'n'Collar basic leucine zipper transcription factor Nrf2 (NF-E2 p45-related factor 2) controls both constitutive and inducible expression of intestinal detoxification and glutathione biosynthetic enzymes. Cancer Res, 61(8): 3299-3307.

Meakin P J, Chowdhry S, Sharma R S, et al. 2014. Susceptibility of Nrf2-null mice to steatohepatitis and cirrhosis upon consumption of a high-fat diet is associated with oxidative stress, perturbation of the unfolded protein response, and disturbance in the expression of metabolic enzymes but not with insulin resistance. Mol Cell Biol, 34(17): 3305-3320.

Menegon S, Columbano A, Giordano S. 2016. The dual roles of NRF2 in cancer. Trends Mol Med, 22(7): 578-593.

Michael B S, Karen T L. 2012. NRF2 and cancer: The good, the bad and the importance of context. Nat Rev Cancer, 12(8): 564-571.

Moi P, Chan K, Asunis I, et al. 1994. Isolation of NF-E2-related factor 2 (Nrf2), a NF-E2-like basic leucine zipper transcriptional activator that binds to the tandem NF-E2/AP1 repeat of the beta-globin locus control region. Proc Natl Acad Sci USA, 91(21): 9926-9930.

Moos P J, Edes K, Cassidy P, et al. 2003. Electrophilic prostaglandins and lipid aldehydes repress redox-sensitive transcription factors p53 and hypoxia-inducible factor by impairing the selenoprotein thioredoxin reductase. J Biol Chem, 278(2): 745-750.

Muckenthaler M U, Rivella S, Hentze M W, et al. 2017. A red carpet for iron metabolism. Cell, 168(3): 344-361.

Muscarella L A, Parrella P, D'Alessandro V, et al. 2011. Frequent epigenetics inactivation of KEAP1 gene in non-small cell lung cancer. Epigenetics, 6(6): 710-719.

Nioi P, Nguyen T, Sherratt P J, et al. 2005. The carboxy-terminal Neh3 domain of Nrf2 is required for transcriptional activation. Mol Cell Biol, 25(24): 10895-10906.

O'Reilly M A. 2005. Redox activation of p21Cip1/WAF1/Sdi1: a multifunctional regulator of cell survival and death. Antioxid Redox Signal, 7(1-2): 108-118.

Olsson M G, Allhorn M, Bulow L, et al. 2012. Pathological conditions involving extracellular hemoglobin: molecular mechanisms, clinical significance, and novel therapeutic opportunities for alpha(1)-microglobulin. Antioxid Redox Signal, 17: 813-846.

Osburn W O, Wakabayashi N, Misra V, et al. 2006. Nrf2 regulates an adaptive response protecting against oxidative damage following diquatmediated formation of superoxide anion. Arch Biochem Biophys, 454(1): 7-15.

Padmanabhan B, Tong K I, Ohta T, et al. 2006. Structural basis for defects of Keap1 activity provoked by its point mutations in lung cancer. Mol Cell, 21(5): 689-700.

Palmer D H. 2008. Sorafenib in advanced hepatocellular carcinoma. N Engl J Med, 359(23): 2498.

Pantopoulos K, Hentze M W. 1995. Rapid responses to oxidative stress mediated by iron regulatory protein. The EMBO Journal, 14(12): 2917-2924.

Paul B T, Manz D H, Torti F M, et al. 2017. Mitochondria and iron: current questions. Expert Review of Hematology, 10(1): 65-79.

Perluigi M, Sultana R, Cenini G, et al. 2009. Redox proteomics identification of 4-hydroxynonenalmodified brain proteins in Alzheimer's disease: role of lipid peroxidation in Alzheimer's disease pathogenesis. Proteom Clin Appl, 3(6): 682-693.

Pietrangelo A. 2017. Ferroportin disease: pathogenesis, diagnosis and treatment. Haematologica, 102(12): 1972-1984.

Rachakonda G, Sekhar K R, Jowhar D, et al. 2010. Increased cell migration and plasticity in Nrf2-deficient cancer cell lines. Oncogene, 29(25): 3703-3714.

Rada P, Rojo A I, Chowdhry S, et al. 2011. SCF/{beta}-TrCP promotes glycogen synthase kinase 3-dependent degradation of the Nrf2 transcription factor in a Keap1-independent manner. Mol Cell Biol, 31(6): 1121-1133.

Rajagopal A, Rao A U, Amigo J, et al. 2008. Haem homeostasis is regulated by the conserved and concerted functions of HRG-1 proteins. Nature, 453: 1127-1131.

Ramos-Gomez M, Dolan P M, Itoh K, et al. 2003. Interactive effects of Nrf2 genotype and oltipraz on benzo[a]pyrene-DNA adducts and tumor yield in mice. Carcinogenesis, 24(3): 461-467.

Raven E P, Lu P H, Tishler T A, et al. 2013. Increased iron levels and decreased tissue integrity in hippocampus of Alzheimer's disease detected *in vivo* with magnetic resonance imaging. Journal of Alzheimer's disease: JAD, 37(1): 127-136.

Reis A, Spickett C M. 2012. Chemistry of phospholipid oxidation. Biochim. Biophys Acta, 1818(10): 2374-2387.

Ren D M, Villeneuve N F, Jiang T, et al. 2011. Brusatol enhances the efficacy of chemotherapy by inhibiting the Nrf2-mediated defense mechanism. Proc Natl Acad Sci USA, 108(4): 1433-1438.

Roede J R, Carbone D L, Doorn J A, et al. 2008. *In vitro* and in silico characterization of peroxiredoxin 6 modified by 4-hydroxynonenal and 4-oxononenal. Chem Res Toxicol, 21(12): 2289-2299.

Roh J L, Kim E H, Jang H, et al. 2017. Nrf2 inhibition reverses the resistance of cisplatin-resistant head and neck cancer cells to artesunate-induced ferroptosis. Redox Biol, 11: 254-262.

Rojo de la Vega M, Chapman E, Zhang DD. 2018. NRF2 and the hallmarks of cancer. Cancer Cell, 34(1): 21-43.

Rushmore T H, Pickett C B. 1990. Transcriptional regulation of the rat glutathione S-transferase Ya subunit gene. Characterization of a xenobiotic-responsive element controlling inducible expression by phenolic antioxidants. J Biol Chem, 265(24): 14648-14653.

Sánchez-Gómez F J, Gayarre J, Avellano M I, et al. 2007. Direct evidence for the covalent modification of glutathione-S-transferase P1-1 by electrophilic prostaglandins: implications for enzyme inactivation and cell survival. Arch Biochem Biophys, 457(2): 150-159.

Sangokoya C. Telen M J, Chi J T. 2010. microRNA miR-144 modulates oxidative stress tolerance and associates with anemia severity in sickle cell disease. Blood, 116(20): 4338-4348.

Sasaki H, Sato H, Kuriyama-Matsumura K, et al. 2002. Electrophile response element-mediated induction of the cystine/glutamate exchange transporter gene expression. J Biol Chem, 277(47): 44765-44771.

Satoh H, Moriguchi T, Taguchi K, et al. 2010. Nrf2-deficiency creates a responsive microenvironment for metastasis to the lung. Carcinogenesis, 31(10): 1833-1843.

Satoh H, Moriguchi T, Takai J, et al. 2013. Nrf2 prevents initiation but accelerates progression through the Kras signaling pathway during lung carcinogenesis. Cancer Res, 73(13): 4158-4168.

Schultz I J, Chen C, Paw B H, 2010. Iron and porphyrin trafficking in heme biogenesis. J Biol Chem, 285: 26753-26759.

Shiraki T, Kamiya N, Shiki S, et al. 2005. Alpha, betaunsaturated ketone is a core moiety of natural ligands for covalent binding to peroxisome proliferator-activated receptor gamma. J Biol Chem, 280(14): 14145-14153.

Simmons D A, Casale M, Alcon B, et al. 2007. Ferritin accumulation in dystrophic microglia is an early event in the development of Huntington's disease. Glia, 55(10): 1074-1084.

Singh A, Misra V, Thimmulappa R K, et al. 2006. Dysfunctional KEAP1-NRF2 interaction in non-small-cell lung cancer. PLoS Med, 3(10): e420.

Song S, Gao Y, Sheng Y, et al. 2020. Targeting NRF2 to suppress ferroptosis in brain injury. Among authors: luo c. Histol Histopathol, 18286. doi: 10.14670/HH-18-286. Online ahead of print.

Srivastava S, Watowich S J, Petrash J M, et al. 1999. Structural and kinetic determinants of aldehyde reduction by aldose reductase. Biochemistry, 38(1): 42-54.

Stockwell B R, Friedmann Angeli J P, Bayir H, et al. 2017. Ferroptosis: A regulated cell death nexus linking metabolism, redox biology, and disease. Cell, 171(2): 273-285.

Sultana R, Butterfield D A. 2004. Oxidatively modified GST and MRP1 in Alzheimer's disease brain: implications for accumulation of reactive lipid peroxidation products. Neurochem Res, 29(12): 2215-2220.

Sun X F, Ou Z H, Chen R C, et al. 2016a. Activation of the p62-Keap1-NRF2 pathway protects against ferroptosis in hepatocellular carcinoma cells. Hepatology, 63(1): 173-184.

Sun X, Niu X, Chen R, et al. 2016b. Metallothionein-1G facilitates sorafenib resistance through inhibition of ferroptosis. Hepatology, 64(2): 488-500.

Takahashi Y, Glasgow W C, Suzuki H, et al. 1993. Investigation of the oxygenation of phospholipids by the porcine leukocyte and human platelet arachidonate 12-lipoxygenases. Eur J Biochem 218(1): 165-171.

Tao S, Wang S, Moghaddam S J, et al. 2014. Oncogenic KRAS confers chemoresistance by upregulating NRF2. Cancer Res, 74(24): 7430-7441.

Tebay L E, Robertson H, Durant S T, et al. 2015. Mechanisms of activation of the transcription factor Nrf2 by redox stressors, nutrient cues, and energy status and the pathways through which it attenuates degenerative disease. Free Radic Biol Med, 88(Pt B): 108-146.

Thimmulappa R K, Mai K H, Srisuma S, et al. 2002. Identification of Nrf2-regulated genes induced by the chemopreventive agent sulforaphane by oligonucleotide microarray. Cancer Res, 62(18): 5196-5203.

Tonelli C, Chio I I, Tuveson D A, 2018. Transcriptional regulation by Nrf2. Antioxid Redox Signal, 29(17): 1727-1745.

Tong K I, Katoh Y, Kusunoki H, et al. 2006. Keap1 recruits Neh2 through binding to ETGE and DLG motifs: characterization of the two-site molecular recognition model. Mol Cell Biol, 26(8): 2887-2900.

Tong K I, Padmanabhan B, Kobayashi A, et al. 2007. Different electrostatic potentials define ETGE and DLG motifs as hinge and latch in oxidative stress response. Mol Cell Biol, 27(21): 7511-7521.

Torti S V, Torti F M. 2013. Iron and cancer: more ore to be mined. Nat Rev Cancer, 13(5): 342-355.

Tsuji Y, Ayaki H, Whitman S P, et al. 2000. Coordinate transcriptional and translational regulation of ferritin in response to oxidative stress. Mol Cell Biol, 20(16): 5818-5827.

Urrutia P, Aguirre P, Esparza A, et al. 2013. Inflammation alters the expression of DMT1, FPN1 and hepcidin, and it causes iron accumulation in central nervous system cells. Journal of Neurochemistry, 126(4): 541-549.

Venugopal R, Jaiswal A K. 1996. Nrf1 and Nrf2 positively and c-Fos and Fra1 negatively regulate the human antioxidant response element-mediated expression of NAD(P)H: quinone oxidoreductase1 gene. Proc Natl Acad Sci U S A, 93(25): 14960-14965.

Villeneuve N F, Sun Z, Chen W M, et al. 2009. Nrf2 and p21 regulate the fine balance between life and death by controlling ROS levels. Cell Cycle, 8(20): 3255-3256.

Wakabayashi N, Shin S, Slocum S L, et al. 2010. Regulation of notch1 signaling by nrf2: implications for tissue regeneration. Sci Signal, 3(130): ra52.

Wang H Y, Liu K H, Geng M, et al. 2013. RXRα inhibits the NRF2-ARE signaling pathway through a direct interaction with the Neh7 domain of NRF2. Cancer Res, 73(10): 3097-3108.

Wang Q, Zhang X, Chen S, et al. 2011. Prevention of motor neuron degeneration by novel iron chelators in SOD1G93A transgenic mice of amyotrophic lateral sclerosis. Neurodegenerative Diseases, 8(5): 310-321.

Wang M, Kaufman R J. 2014. The impact of the endoplasmic reticulum protein-folding environment on cancer development. Nat Rev Cancer, 14(9): 581-597.

Wang R, An J, Ji F Q, et al. 2008. Hypermethylation of the Keap1 gene in human lung cancer cell lines and lung cancer tissues. Biochem Biophys Res Commun, 373(1): 151-154.

Wang S F, Li F Y, Qiao R R, et al. 2018. Arginine-rich manganese silicate nanobubbles as a ferroptosis-inducing agent for tumor-targeted theranostics. ACS Nano, 12(12): 12380-12392.

Wang X J, Sun Z, Villeneuve N F, et al. 2008. Nrf2 enhances resistance of cancer cells to chemotherapeutic drugs, the dark side of Nrf2. Carcinogenesis, 29(6): 1235-1243.

Wang Y P, Gao W Q, Shi X Y, et al. 2017. Chemotherapy drugs induce pyroptosis through caspase-3 cleavage of a gasdermin. Nature, 547(7661): 99-103.

Wang Y, Zhao C S. 2017. Sigma-1 receptor activation ameliorates LPS-induced NO production and ROS formation through the Nrf2/HO-1 signaling pathway in cultured astrocytes. Neuroence Letters, 711: 134387.

Winterbourn C C. 2013. The biological chemistry of hydrogen peroxide. Methods Enzymol, 528: 3-25.

Wu K C, Cui J Y, Klaassen C D. 2011. Beneficial role of Nrf2 in regulating NADPH generation and consumption. Toxicol Sci, 123: 590-600.

Wu T D, Zhao F, Gao B X, et al. 2014. Hrd1 suppresses Nrf2-mediated cellular protection during liver cirrhosis. Genes Dev, 28(7): 708-722.

Xu T, Ding W, Ji X Y, et al. 2019. Molecular mechanisms of ferroptosis and its role in cancer therapy. J Cell Mol Med, 23(8): 4900-4912.

Yanagawa T, Itoh K, Uwayama J, et al. 2004. Nrf2 deficiency causes tooth decolourization due to iron transport disorder in enamel organ. Genes Cells, 9(7): 641-651.

Yang H P, Magilnick N, Lee C, et al. 2005. Nrf1 and Nrf2 regulate rat glutamate-cysteine ligase catalytic subunit transcription indirectly via NF-kappaB and AP-1. Mol Cell Biol, 25(14): 5933-5946.

Yang M H, Yao Y, Eades G, et al. 2011. MiR-28 regulates Nrf2 expression through a Keap1-independent mechanism. Breast Cancer Res Treat, 129(3): 983-991.

Yang W S, Kim K J, Gaschler M M, et al. 2016. Peroxidation of polyunsaturated fatty acids by lipoxygenases drives ferroptosis. Proc. Natl. Acad. Sci. USA, 113(34): E4966-E4975.

Yang W S, SriRamaratnam R, Welsch M E, et al. 2014. Regulation of ferroptotic cancer cell death by GPx4. Cell, 156(1-2): 317-331.

Yang X, Park S H, Chang H C, et al. 2017. Sirtuin 2 regulates cellular iron homeostasis via deacetylation of transcription factor NRF2. J Clin Invest, 127(4): 1505-1516.

Ye Q, Zeng C, Dong L, et al. 2019. Inhibition of ferroptosis processes ameliorates cognitive impairment in kainic acid-induced temporal lobe epilepsy in rats. Am J Transl Res, 11(2): 875-884.

Yin H Y, Xu L B, Porter N A. 2011. Free radical lipid peroxidation: mechanisms and analysis. Chem Rev, 111(10): 5944-5972.

Yoval-Sánchez B, Rodríguez-Zavala J S. 2012. Differences in susceptibility to inactivation of human aldehyde dehydrogenases by lipid peroxidation byproducts. Chem Res Toxicol, 25(3): 722-729.

Zhai B, Sun X Y. 2013. Mechanisms of resistance to sorafenib and the corresponding strategies in hepatocellular carcinoma. World J Hepatol, 5(7): 345-352.

Zheng D W, Lei Q, Zhu J Y, et al. 2017. Switching apoptosis to ferroptosis: metal-organic network for high-efficiency anticancer therapy. Nano Lett, 17(1): 284-291.

Zhong H Q, Yin H Y. 2015. Role of lipid peroxidation derived 4-hydroxynonenal (4-HNE) in cancer: focusing on mitochondria. Redox Biol, 4: 193-199.

Zhou Z D, Tan E. 2017. Iron regulatory protein (IRP)-iron responsive element (IRE) signaling pathway in human neurodegenerative diseases. Molecular Neurodegeneration, 12(1): 75.

Zhu T, Shi L L, Yu C Y, et al. 2019. Ferroptosis promotes photodynamic therapy: supramolecular photosensitizer-inducer nanodrug for enhanced cancer treatment. Theranostics, 9(11): 3293-3307.

第23章

p53 与铁死亡

吕　斌　李玉杰　李佶玮　宋丹丹　郑斌娇　何李鹏　陈德建

摘要：抑癌基因 *p53* 在肿瘤抑制中起着关键作用。除了肿瘤抑制外，p53 还参与许多其他生物学和病理过程，如免疫反应、组织缺血再灌注损伤和神经退行性疾病等。p53 调节细胞周期阻滞、衰老和凋亡作用在很大程度上促进了肿瘤抑制作用，但新的证据表明，p53 还可以通过调节许多其他的细胞过程发挥肿瘤抑制功能，如代谢、抗氧化防御和铁死亡。铁死亡是一种独特的铁依赖性程序性细胞死亡形式，由细胞内脂质过氧化引起。据报道，铁死亡与癌症、组织缺血再灌注损伤和神经退行性疾病有关。最近的研究表明，铁死亡可由 p53 及其信号通路调节。本章将从 p53 及其调控机制的基本理论入手，总结 p53 在调控铁死亡中的作用。

关键词：抑癌基因，p53，铁死亡，脂质过氧化，疾病

Abstract: Tumor suppressor *p53* plays a key role in tumor suppression. In addition to tumor suppression, p53 is also involved in many other biological and pathological processes, such as the immune response, tissue ischemia/reperfusion injuries and neurodegenerative diseases. The role of p53 in regulation of cell cycle arrest, senescence and apoptosis contributes greatly to the function of p53 in tumor suppression. Emerging evidence has implicated that p53 also exerts its tumor suppressive function through the regulation of many other cellular processes, such as metabolism, anti-oxidant defense and ferroptosis. Ferroptosis is a unique iron-dependent form of programmed cell death driven by lipid peroxidation in cells. Ferroptosis has been reported to be involved in cancer, tissue ischemia/reperfusion injuries and neurodegenerative diseases. Recent studies have shown that ferroptosis can also be regulated by the p53 signaling pathway. This chapter reviews the basic principles of p53 in regulating ferroptosis.

Keywords: tumor suppressor, p53, ferroptosis, lipid peroxidation, disease

23.1　铁死亡及其调控机制

23.1.1　铁死亡的概念

铁是人体必需的微量元素，具有氧化还原、维持哺乳动物细胞酶活性、调节细胞增

殖及死亡的功能（Zhou et al.，2018）。正常人体细胞铁的吸收、储存及利用维持在动态平衡，若铁代谢平衡被打破，细胞内铁大量积累导致脂质过氧化物大量产生，可诱导细胞死亡（Gao et al.，2018）。传统意义的细胞死亡主要包括程序性细胞死亡，即含半胱氨酸的天冬氨酸蛋白水解酶（cysteinyl aspartate specific proteinase，caspase）依赖性细胞凋亡，以及非程序性细胞死亡如细胞坏死等。然而，随着分子生物学研究的深入，新型的程序性细胞死亡形式被不断发现，如自噬又被称为 II 型程序性细胞死亡（Galluzzi et al.，2018）。研究发现，小分子诱导剂 erastin 可以杀死 RAS 突变的肿瘤细胞，而 RAS 突变的肿瘤细胞可上调转铁蛋白（transferrin，TF）含量，同时降低铁蛋白含量，导致细胞内亚铁离子含量显著升高，细胞内谷胱甘肽（GSH）大量消耗及谷胱甘肽过氧化物酶 4（glutathione peroxidase 4，GPx4）的失活，最终引起脂质过氧化及大量活性氧簇（reactive oxygen species，ROS）产生，诱导细胞死亡，并首次将这种死亡形式命名为铁死亡（Dixon et al.，2012）。

23.1.2　铁死亡的调控机制

铁死亡主要是因细胞内铁离子依赖的活性氧（ROS）过量积累，谷胱甘肽过氧化物酶 4（GPx4）的清除作用减弱，使 ROS 生成与降解的稳态失调所致。当细胞自身的抗氧化能力下降，不足以清除过度堆积的脂质 ROS 时，就会引起细胞发生铁死亡。铁的积累和随后的脂质过氧化在介导铁死亡的发生中起着重要作用（Xie et al.，2016）。因此，参与铁代谢和脂质过氧化的各种分子及信号都是调节铁死亡的关键。

23.1.2.1　铁代谢的异常

1）铁获取异常

铁是脂质过氧化物积累和发生铁死亡所必需的。因此，铁的摄取、转运和储存都会对铁死亡产生一定的调节作用。在生物体内铁稳态的维持受到严密的调控。摄入铁的膜蛋白转铁蛋白受体 1（TfF1）是铁死亡所必需的，它可将 Fe^{3+} 转运至细胞核内体中，在核内体中 Fe^{3+} 进一步被还原成为 Fe^{2+}。最终，在二价金属转运蛋白 1（DMT1）的介导下，Fe^{2+} 从核内体释放到胞质内不稳定铁池中。多余的铁以铁蛋白轻链（FTL）和铁蛋白重链 1（FTH1）的形式储存在胞质中（Torti et al.，2013）。这些铁相关蛋白的异常表达或功能失调将会使细胞内铁离子浓度因代谢失衡而升高。

2）铁稳态失衡

细胞外的转铁蛋白与细胞膜上的转铁蛋白受体结合后可将细胞外铁转运至细胞内，致使细胞内发生铁超载，过量的游离铁可以通过芬顿反应与过氧化氢（H_2O_2）反应，形成羟自由基和具有高反应性的 ROS。这些羟自由基和 ROS 可攻击 DNA、蛋白质和细胞膜等结构，从而破坏细胞的结构和功能（Li et al.，2012）。在对铁死亡敏感的 RAS 突变细胞的研究中发现，铁死亡细胞的 TfR 升高，FTL 和 FTH1 降低（David et al.，2016）。这一发现表明，发生铁死亡的 RAS 突变细胞转铁蛋白增多，而储铁蛋白减少，使得游离铁离子增多，细胞铁超载进而诱导铁死亡发生。在铁超载状态下，铁反应元件结合蛋白2（IREB2）可调控细胞内的二价铁离子。调控铁代谢的主要转录因子 IREB2 可显著增加储铁蛋白 FTL 和 FTH1 的表达，从而抑制 erastin 诱发的铁死亡（Elena et al.，2015）。血红素加氧酶-1（HO-1）也是细胞铁离子的重要来源，在 erastin 诱导的细胞铁死亡中起着关键作用，它会诱导细胞膜脂质过氧化反应，从而引起细胞发生铁死亡（Kwon et al.，2015）。因此，细胞内铁稳态失衡，致使细胞内二价铁离子增多时，铁离子介导的毒性 ROS 物质产生增加，即会诱发铁死亡。

23.1.2.2　脂质过氧化

1）半胱氨酸代谢

胱氨酸/谷氨酸反向转运体（system X_c^-，X_c^- 系统）是由轻链亚基（SLC7A11）和重链亚基（SLC3A2）以二硫键连接而成的异二聚体，是细胞重要的抗氧化系统，它可以按 1：1 的比例摄取胱氨酸和排出谷氨酸（Sato et al.，1999）。进入细胞内的胱氨酸被还原成半胱氨酸，参与谷胱甘肽（GSH）的合成。在 GPx4 的催化作用下，GSH 可将有毒性的脂质过氧化物还原为无毒性的脂肪醇，故而 GSH 在细胞抗氧化防御中起着重要作用（Ursini et al.，1982）。此过程中以 GSH 为还原剂、GPx4 为关键酶，介导脂质过氧化物的还原反应，负性调控铁死亡。然而，GSH 合成的效率受到底物半胱氨酸浓度的限制，故 X_c^- 系统是关键调控因素。铁死亡诱导剂 erastin 即通过靶向作用于 X_c^- 系统，抑制半胱氨酸的摄入而减少 GSH 的合成，GSH 的耗竭导致毒性过氧化物的积聚、蛋白质和细胞膜的损伤，以及随后的细胞铁死亡（Dixon et al.，2012）。

2）GPx4 失活

谷胱甘肽过氧化物酶（GPx）家族包括 GPx1 ～ GPx8 诸多成员，其中 GPx4 在铁死亡过程中扮演着关键的角色。GPx4 是还原毒性过氧化物的关键酶，通过其酶活性可防止脂质过氧化物的毒性，并保持膜脂双层的稳态（Maiorino et al.，2018）。铁死亡诱导剂 RSL3 和 erastin 均能引起脂质 ROS 的积累，但 RSL3 与 erastin 不同，在其诱导的细胞铁死亡中，GSH 水平并未发生明显变化。后来发现，RSL3 的作用靶分子是 GPx4，RSL3 通过与 GPx4 的共价结合抑制 GPx4 的活性，并且导致脂质过氧化物的积累（Yang et al.，2014）。GPx4 表达下降的细胞对铁死亡更加敏感，而上调 GPx4 的表达，则表现出对铁死亡的耐受。所以，GPx4 也是铁死亡的重要调节蛋白，通过靶向干预该蛋白质的表达，可以达到促进或者抑制铁死亡的目的（Yang et al.，2018）。

23.1.2.3　其他相关途径

1）核因子-红细胞相关因子 2（Nrf2）

研究发现，Nrf2 可通过 p62-Keap1-Nrf2 通路调节铁死亡（Sun et al.，2016）。Nrf2 的活化促进了铁的储存，减少了细胞对铁的吸收，限制了 ROS 的产生，因此，Nrf2 能够抑制铁死亡的发生（Xu et al.，2019）。Nrf2 可以通过增加与铁和 ROS 代谢有关的靶基因，如醌氧化还原酶 1（NQO1）和 HO-1 的表达来抑制铁死亡。此外，p62-Keap1-Nrf2 信号通路的激活也能促进 X_c^- 系统的表达，加快胱氨酸/谷氨酸的转运，从而清除积累的脂质过氧化物（Jiang et al.，2015）。

2）热休克蛋白

HSP 是高度保守的分子伴侣家族，具有抗应激、抗氧化、参与免疫应答和抗原提呈等免疫功能，使细胞对不同类型的细胞死亡具有抵抗力，包括铁死亡（Tang et al., 2019）。特别是热休克蛋白 B1（HSPB1，也称为 HSP25 或 HSP27），其介导的肌动蛋白细胞骨架通过减少铁的摄取和随后的氧化损伤来抑制铁死亡（Sun et al., 2015）。HSPB1 途径可以减少铁和 ROS 的增加，从而抑制人宫颈癌细胞、前列腺癌细胞和骨肉瘤细胞中 erastin 诱导的铁死亡。热休克蛋白 A5（HSPA5，也称为 BIP 或 GRP78）定位于内质网上，可结合并稳定 GPx4，这也大大增加了细胞的抗氧化能力（Zhu et al., 2017）。

3）p53

p53 是一种抑癌基因，在不同的应激刺激下可被激活。p53 作为 SLC7A11 的转录抑制因子参与铁死亡过程，抑制半胱氨酸的摄入，促进铁死亡的发生。然而，p53 在铁死亡诱导中的作用是特异的，其机制为 3 个赖氨酸残基被精氨酸残基所取代，建立了一个乙酰化缺陷型的 *p53* 突变体 p533KR（Wang et al., 2016）。该突变体对 SLC7A11 的表达有很强的抑制作用，但对其他已知的 p53 靶基因（细胞周期、凋亡或衰老相关基因）的抑制作用不大。X_c^- 系统是由 SLC7A11 和 SLC3A2 组成的异二聚体。因此，p53 的作用机制是通过下调 SLC7A11 从而抑制 X_c^- 系统摄取胱氨酸，致使胱氨酸依赖的 GPx 活性降低，细胞抗氧化能力减弱，脂质 ROS 含量升高，引起细胞铁死亡。

23.2 p53 的结构与生理功能

23.2.1 p53 的分子结构

TP53 基因是目前研究最多的、在人类肿瘤中发生突变最广泛的肿瘤抑制基因。人的 *TP53* 基因定位于 17p13，全长 16 ～ 20kb，含有 11 个外显子，转录 2.8kb 的 mRNA，编码蛋白为 p53（图 23-1），具有转录因子活性。

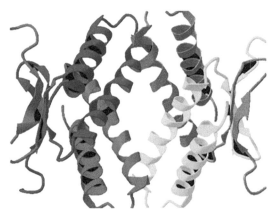

图 23-1 p53 蛋白结构图

p53 蛋白由 393 个氨基酸残基组成，在体内以四聚体形式存在。按照氨基酸序列将

p53 蛋白分为三个区：①核心区，位于 p53 蛋白分子中心，由第 102 ～ 290 位氨基酸残基组成，包含有能够结合 DNA 的特异性氨基酸序列；②酸性区，位于 N 端，由 N 端第 1 ～ 80 位氨基酸残基组成，易被蛋白酶水解，半衰期短与此有关，此区含有一些特殊的磷酸化位点；③碱性区，位于 C 端，由 C 端第 319 ～ 393 位氨基酸残基组成，p53 蛋白通过这一片段可形成四聚体。C 端可以独立发挥转化活性而起到癌基因作用，且有多个磷酸化位点，能够被多种蛋白激酶识别（查锡良等，2013）。

23.2.2　p53 的生理功能

正常情况下，细胞中 p53 蛋白含量很低，因其半衰期只有 20 ～ 30min，所以很难检测出来，但在细胞增殖与生长时，可升高 5 ～ 100 倍以上。野生型 p53 蛋白在维持细胞正常生长、抑制恶性增殖中起着重要作用，因而被冠以"基因卫士"称号。p53 在细胞内时刻监控着染色体 DNA 的完整性，一旦 DNA 遭到损害，p53 将与特定基因的 DNA 序列结合，起到转录因子作用，激活 *p21* 等相关基因转录，使细胞停滞于 G_1 期；抑制解链酶活性，并与复制因子 A（replication factor A）相互作用，参与 DNA 的复制与修复。如果修复失败，p53 即启动凋亡过程诱导细胞程序性死亡，阻止有癌变倾向突变细胞的生成，从而防止细胞癌变（图 23-2）（查锡良等，2013）。

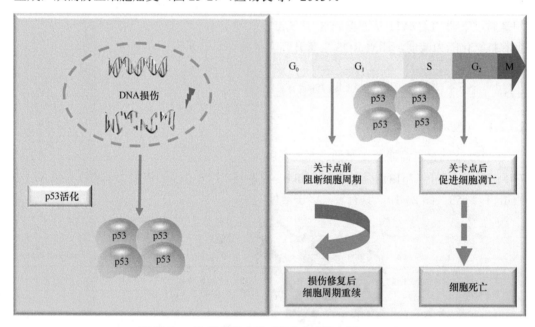

图 23-2　p53 的生理功能（修改自查锡良等，2013）

23.3　p53 与细胞死亡

23.3.1　p53 与细胞凋亡

在哺乳动物细胞系中存在两条细胞凋亡信号通路：一条是 Bcl-2 调节的通路，也称为内在线粒体凋亡通路或压力凋亡通路，该通路在外界压力作用如细胞因子分泌不足、内质网应激（ER stress）、DNA 损伤时被激活；另外一条通路由死亡受体所调控，也称为外在通路，由细胞外死亡结构域的肿瘤坏死因子家族受体（TNFR）配体的激活而激活。通过对强制表达野生型 p53 或温度敏感 p53 的细胞系进行的研究表明，Bcl-2 过表达可以防止 p53 诱导的细胞凋亡。值得注意的是，因 Bcl-2 过表达而避免 p53 诱导引起死亡的细胞仍然存在细胞周期阻滞，表明 Bcl-2 不会直接阻断所有 p53 功能。由此证实，p53 诱导细胞周期停滞与细胞凋亡是通过不同的途径，而 Bcl-2（或其他促生存的 Bcl-2 家族成员）在细胞凋亡信号的下游某个位点抑制了 p53 引起的细胞凋亡（Oda et al.，2000）。需要注意的是，上述实验用于诱导细胞凋亡的 p53 水平异常高。因此，p53 在生理条件下，即在正常水平表达时是否能诱导细胞凋亡还不能十分确定。p53 基因敲除小鼠的胸腺细胞和其他淋巴细胞系能完全抵抗 γ 射线和化疗药物（如依托泊苷、环磷酰胺、顺铂）等 DNA 损害药物所诱导的细胞凋亡，这证明了 p53 在生理条件下即可阻止细胞凋亡。

23.3.2　p53 与程序性坏死

程序性坏死之前被认为是偶然的、非指令的、不受控制的细胞死亡形式，主要在细胞暴露于极端的物理化学条件时发生。坏死过程中细胞膜变得过分通透，出现大量充满细胞残余的胞质空泡，随后细胞膜破裂，引起炎症。此外，细胞核中还可以检测到中度染色质凝结、染色质聚集和 DNA 的随机降解（Edinger et al.，2004）。

p53 在氧化应激诱导的程序性坏死中也起作用。研究表明，依托泊苷可诱导 BAX/BAK 双敲除的小鼠胚胎成纤维细胞的坏死（Tu et al.，2009）。这是 DNA 损伤诱导的 ROS 与 p53 诱导的组织蛋白酶 Q 水平升高协同作用的结果。此外，在氧化应激过程中，p53 在线粒体基质中积累，通过线粒体通透性转换孔（permeability transition pore，PTP）调节因子环亲素 D（cyclophilin D，cypD）直接结合，促进线粒体通透性转变孔（PTP）的打开，进而导致线粒体肿胀，诱导细胞坏死。最近研究发现，缺血再灌注损伤时，p53 转录上调一种称为坏死相关因子（necrosis related factor，NRF）的 lncRNA（Wang et al.，2016）。由于 NRF 作为内源性海绵 RNA 抑制 miR-873 表达，而 miR-873 抑制 RIPK1/RIPK3 翻译的作用，所以 p53 通过上调 NRF 导致 miR-873 降低、RIPK1/RIPK3 水平升高，最终发生细胞坏死。因此，p53 对程序性坏死的直接和间接影响可能具有一定的临床意义，在脑卒中病理（短暂性脑缺血再灌注损伤）中越来越多地被认识。在动物模型中，通过 RIPK1 或混合谱系激酶结构域样蛋白（mixed lineage kinase domain-like protein，MLKL）抑制剂抑制坏死，被证明对缺血再灌注损伤是有益的，然而，具体疗效还需要在相关临床试验中进行检测。

23.3.3　p53 与自噬性细胞死亡

自噬性细胞死亡是自噬过程中发生的非凋亡、非坏死性细胞死亡，自噬可以根据细胞内容物控制细胞的生存或死亡。自噬是一个受溶酶体调节的分解代谢过程，它通过清除细胞的受损或非功能性成分（如线粒体、内质网、过氧化物酶体）、错误折叠的蛋白质和病原体，以维持细胞的稳态（Yu et al.，2018）。自噬过程中，独特的隔离膜形成的吞噬团对细胞器内的细胞质内容物进行隔离，形成自噬体，随后成熟的自噬体与溶酶体融合形成溶酶自噬体，降解被吞噬的物质。

　　自噬是一种在各种生物体中都存在的保护措施，主要是由营养缺乏所引起。内分泌系统也调节自噬，例如，胰岛素抑制肝脏的自噬，而胰高血糖素则促进自噬（Maiuri et al.，2010）。越来越多的证据表明，p53 可以其不同的亚细胞定位来促进和抑制自噬过程，细胞核内 p53 促进自噬，而细胞质 p53 抑制自噬（Zhang et al.，2017）。核内 p53 可以激活结节状硬化 2 蛋白（tuberous sclerosis 2，TSC2）和腺苷酸活化蛋白激酶（adenosine monophosphate-activated protein kinase，AMPK），两者均可以下调 mTOR 活性，间接促进自噬。AMPK 的激活因子 Sestrins1 和 Sestrins2 也可以应激诱导 p53 上调。损伤调控自噬调节剂（damage-regulated autophagy modulator，DRAM）是一种被广泛研究的诱导应激的自噬激活剂，由 p53 转录上调（Mrschtik et al.，2017）。此外，p53 上调凋亡调节剂（p53- upregulated modulator of apoptosis，PUMA）、Bcl-2 相关 X 蛋白（Bcl-2-associated X protein，BAX）、Bcl-2 相互作用蛋白 3（Bcl -2 interacting protein 3，Bnip3）、Bcl-2 相关死亡蛋白（Bcl-2-associated death promoter，BAD）等 p53 调控的凋亡分子也参与促进自噬。因此，核 p53 通过激活其下游靶基因诱导调节自噬过程，另外，胞质 p53 与 Beclin-1 结合，促进其泛素化和降解抑制自噬过程。抑制 p53 可以诱导线虫和哺乳动物细胞的自噬，细胞质 p53 负责这种自噬抑制（Tasdemir et al.，2008），因此，需要进一步研究细胞质 p53 在这种自噬抑制中的具体作用机制。

23.4　p53 与铁死亡的关系

23.4.1　p53 通过下调 SLC7A11 转录促进铁死亡

23.4.1.1　SLC7A11 和 X_c^- 系统的结构与功能

　　溶质载体（solutecarrier，SLC）系列包括 60 多个基因家族，共 400 多个成员，编码人类大多数的转运蛋白，其中溶质载体家族 7（SLC7）主要参与氨基酸在质膜上的转运。*SLC7A11* 基因位于人类 4 号染色体，包含 14 个外显子，广泛表达于脑、肝脏、巨噬细胞、视网膜色素细胞等组织和细胞中（Fotiadis et al.，2013）。*SLC7A11* 基因编码 SLC7A11（又称 xCT）蛋白，作为轻链亚基，其与重链亚基 SLC3A2（又称 4F2hc）组成 X_c^- 系统，也称胱氨酸/谷氨酸反转运体。

　　X_c^- 系统为细胞以 1∶1 的比例摄取胱氨酸并交换胞内谷氨酸的主要质膜转运体，此功能需要重链亚基和轻链亚基共同作用。轻链亚基 SLC7A11 对胱氨酸和谷氨酸具有高度特异性，负责 X_c^- 系统的基本转运活性，而重链亚基 SLC3A2 主要作为伴侣蛋白发挥作用，调节 SLC7A11 向质膜的运输（Koppula et al.，2018；Shin et al.，2017）。胱氨酸进入细胞后迅速还原为半胱氨酸，合成内源性抗氧化剂——谷胱甘肽，GSH 通过清除自由基保护细胞免受氧化应激损伤，有助于维持细胞的氧化还原平衡；或作为解毒剂抵御放化疗所致的细胞毒作用（Lo M et al.，2008）。目前，对 X_c^- 系统的研究主要集中于轻链亚基 SLC7A11。

23.4.1.2　SLC7A11 与 p53 及铁死亡的关系

既往研究表明，SLC7A11 通过摄取胱氨酸、促进 GSH 的生物合成，防止脂质过氧化产物的积累，阻止细胞发生铁死亡。抑制 X$_c^-$ 系统可通过降低细胞内 GSH 的合成，导致细胞内活性氧（ROS）累积，从而诱导铁死亡（Lo et al.，2008）。并且，最近的研究表明，SLC7A11 在肿瘤细胞中高度表达从而促进肿瘤生长的部分原因正是抑制了铁死亡发生（Koppula et al.，2021）。

研究表明，小鼠胚胎成纤维细胞（MEF）中 p53 激活与 SLC7A11 表达呈负相关，提示 p53 可能通过抑制 SLC7A11 从而诱导 MEF 发生铁死亡（Wang et al.，2016）。p53 抑制 SLC7A11 的转录导致胱氨酸输入障碍，进而 GSH 产生减少，ROS 介导的细胞铁死亡增多，这一分子级联可能有助于 p53 发挥抑癌作用（Jiang et al.，2015）。

23.4.2　p53 通过上调 GLS2 转录促进铁死亡

23.4.2.1　GLS2 的结构与功能

谷氨酰胺酶（glutaminase，GA）催化谷氨酰胺向谷氨酸的转化，是谷氨酰胺代谢的关键步骤，而 GA 有肾型谷氨酰胺酶（glutaminase 1，GLS1）和肝型谷氨酰胺酶（glutaminase 2，GLS2）两种同工酶（Mates et al.，2013）。

目前研究发现 GLS2 与 GLS1 在分子结构、动力学、调节和免疫学特性上有显著差异。人类 GLS2 位于 12 号染色体上，编码肝型同工酶。*GLS2* 基因长约 18kb，含 18 个外显子（Mrquez et al.，2016）。目前已从哺乳动物 *GLS2* 基因表达中得到两种剪接变异体：包含 18 个外显子的长转录物谷氨酰胺酶 B（glutaminase B，GAB）及缺乏外显子 1 的短转录物肝型谷氨酰胺酶（liver-type glutaminase，LGA）。最初，GLS2 被认为只在人类肝脏中表达 LGA，后来被证实在肝外组织如脑、胰腺、乳腺、结肠直肠癌中也表达 GAB（Martin et al.，2012；Szeliga et al.，2014）。*GLS1* 基因位于 2 号染色体。虽然人 *GLS1* 和 *GLS2* 基因位于不同的染色体中，但具有相当程度的序列相似性（Aledo et al.，2000）。除人类 *GLS1* 基因中存在额外外显子外，两个基因编码序列的主要差异位于外显子 1 和 18，人类 GLS1 与 GLS2 外显子最显著的差异位于涉及细胞器靶向和蛋白质-蛋白质相互作用的区域，这可能与功能差异和调节有关。研究结果显示，多数情况下 GLS1 的表达可随着细胞增殖速率的增加而上调，GLS2 的表达却与细胞静息状态有关（Majewska et al.，2019）。究其机制，研究发现 GLS2 启动子区域在肝癌细胞中是高甲基化的，在不同转移潜能的肝癌细胞系中也观察到 GLS2 启动子的高甲基化，提示 GLS2 启动子高甲基化可能是导致肝癌中 GLS2 表达下调的重要机制（Juan et al.，2014）。一项新的研究同样发现，GLS2 在基底型乳腺癌中因其启动子的高甲基化而表达下调，但在管腔型乳腺癌中，GLS2 受 GATA3 调控而高表达。相反，GLS1 在基底型乳腺癌高表达，在管腔型乳腺癌低表达（Lukey et al.，2019）。虽然 GLS1 与 GLS2 多表达于不同种类的细胞中，但也可在同一细胞中表达，并在特定条件下可转化，故研究其表达应具体到细胞的亚型。总之，无论是 GLS1 还是 GLS2，在谷氨酰胺代谢中都发挥重要的作用。

谷氨酰胺是人血浆中最丰富的氨基酸，谷氨酰胺代谢可将谷氨酸转化为 α-酮戊二酸，并在三羧酸（tricarboxylic acid，TCA）循环中进一步代谢（Marquez et al.，2015）。目前研究结果显示，谷氨酰胺及其产物在细胞信号转导中发挥重要调节作用，提示谷氨酰胺代谢与细胞存活和生长有重要关联，其意义远超出其单纯在代谢中的作用（DeBerardinis et al.，2010）。GA 是分解代谢中的一个关键酶，定位于线粒体内膜的 GLS2 与尿素循环、糖异生和对抗抗氧化应激密切相关。GLS2 同样定位于细胞核中，且 GLS2 可直接参与或作为共调节因子参与调控基因表达。低磷酸盐水平激活 GLS2，而谷氨酰胺代谢产物谷氨酸对 GLS2 有轻微抑制作用（Stalnecker et al.，2015）。由此可见，GLS2 不仅在正常细胞，而且在肿瘤代谢及进展中也发挥关键作用。

23.4.2.2　GLS2 与 p53 及铁死亡的关系

尽管 GLS1 与 GLS2 的结构和功能均很相似，但只有 GLS2 是铁死亡过程所必需的。已知铁死亡可降低 GSH 并增加细胞内 ROS 的水平，通过使用铁死亡抑制剂和谷氨酰胺溶解抑制剂来抑制 erastin 诱导的铁死亡，从而证明铁死亡的发生需要谷氨酰胺和 GLS2（Gao et al.，2015）。

人的 GLS2 基因位于 12q13 号染色体，包含两个潜在的 p53 结合位点（BS）。由腺病毒介导表达的 p53 与 BS1 和 BS2 均可结合，但内源性 p53 仅与 BS2 结合，提示 p53 活化后可直接与 GLS2 启动子中的 BS2 结合，上调 GLS2 的 mRNA 转录（Suzuki et al.，2010）。GLS2 表达上调有助于有氧糖酵解而非氧化磷酸化所引起的铁死亡（Jennis et al.，2016；Basu et al.，2016）。

23.4.3　p53 通过上调 PTGS2 促进铁死亡

23.4.3.1　PTGS 的结构与功能

前列腺素内过氧化物合酶（prostaglandin-endoperoxide synthase，PTGS），又叫环氧合酶（cyclooxygenase，COX），是生物体内前列腺素（PG）合成起始步骤的关键酶，是生物活性脂类调节物包括前列腺素、血栓烷素和前列环素等各家族的前体。PTGS 存在两种同工酶，即结构型（PTGS1）和诱导型（PTGS2），两者在表达水平、基因调控和分子特性上都有极显著的区别。

通过荧光原位杂交技术，人 PTGS1 基因已被定位于 9q32 ～ 33.3，总长度约为 22kb，包含 11 个外显子和 10 个内含子。人 PTGS2 基因则被定位于 1q25.2 ～ 25.3，约为 8.3kb大小，包含 10 个外显子和 9 个内含子，且外显子 10 显著大于外显子 1 ～ 9，包含 410bp编码区和全长为 2550bp 的 3′ 非翻译区（Yokoyama et al.，1989）。

23.4.3.2　PTGS2 与 p53 及铁死亡的关系

PTGS2 是生物体内前列腺素合成起始步骤的关键酶，它通过调节细胞内关键膜磷脂 PE 的水平来调节细胞对铁死亡的敏感性。将 GLS2 和 erastin 等铁死亡诱导剂作用于p53 野生型细胞，该细胞会表现出 PTGS2 基因表达上调并且发生铁死亡，但用 GLS2 和 erastin 诱导 p53 缺失的细胞，PTGS2 基因表达水平不变，并且不会发生铁死亡。所以PTGS2 表达上升的过程是 p53 依赖的，并且与铁死亡直接相关，PTGS2 的上调被广泛用作铁死亡的标志物（Yang et al.，2014）。

23.4.4　p53 通过调控 SAT1 转录促进铁死亡

23.4.4.1　SAT1 的结构与功能

在研究四氯化碳引起啮齿动物肝脏中腐胺增加以及亚精胺和亚精胺损失的过程中发现了 SAT1。对放射性多胺的研究表明，这些变化是由于这些高级多胺转化为腐胺（Holtta et al.，1973）的增加所致，但导致这一反应的氧化酶并没有增加。发现一种乙酰化多胺的胞浆酶被四氯化碳高度诱导，并推测乙酰化产物是真正的氧化酶底物（Matsui and Pegg，1980）。该 SAT1 酶的纯化和性质表明，它与组蛋白乙酰化酶（对多胺有一定活性）等其他酶非常不同，它只乙酰化了亚精胺的 N1 位（氨基丙基端）（Matsui et al.，1981）。精胺是对称的，它的两端都可以乙酰化。更详细的 SSAT 底物特异性检测表明，具有 $H_2N(CH_2)_3NHR$ 一般结构的各种底物，包括 N1-乙酰精胺、去甲精胺和去甲精胺，是 SSAT 的优良底物，但腐胺、N1-乙酰亚精胺和高亚精胺（末端带有氨基丁基）不是底物（Della and Pegg，1983）。最近的附加信息证实了这些观察结果，即由两个亚甲基分离的二胺（如二乙烯三胺）也可以乙酰化（Hegde et al.，2007）。

23.4.4.2　SAT1 与 p53 及铁死亡的关系

低分子量多胺，包括腐胺、亚精胺和精胺，参与细胞生长、增殖和分化的调节。亚精胺/精胺 N1-乙酰转移酶 1（SAT1）可利用乙酰辅酶 A，催化亚精胺和精胺的乙酰化反应（Thomas et al.，2003）。多胺代谢异常与肿瘤密切相关，SAT1 激活可诱导铁死亡（Shintoku et al.，2017），p53 可调控 SAT1 的转录表达（Ou et al.，2016），对含野生型 p53 的黑色素瘤细胞进行 RNA 测序，发现 SAT1 启动子区有两个 p53 结合位点。p53 诱导 SAT1 转录表达可促进脂质过氧化和 ROS 诱导的铁死亡，沉默 SAT1 可降低野生型 p53 细胞中 ROS 诱导的细胞死亡。最近还有研究表明，铁损耗会上调不同细胞类型中 SAT1 的表达（Mou et al.，2022）。

23.4.5　p53 受 SOCS1 调控促进铁死亡

23.4.5.1　SOCS 的结构与功能

细胞因子信号转导抑制因子（suppressor of cytokine signaling，SOCS）家族由 CISH 和 SOCS1～7 共 8 个成员组成。1995 年 Yoshimura 发现一种细胞因子诱导产生的蛋白质，因其含有 SH2 结构而被命名为 CISH（cytokine inducible SH2-containing protein）（Yoshimura et al.，1995）。SOCS1 于 1997 年由三个不同机构同时发现（Stirr et al.，1997；Naka et al.，1997；Endo et al.，1997），很好地解释了 JAK/STAT 信号系统的负调节机制。之后又陆续发现了其他 SOCS 蛋白。SOCS 系统的蛋白结构近似，均由 N 区、SH2 区和 C 端的 SOCS 盒区组成。SOCS 盒由近 40 个氨基酸组成，同源性极强，其功能不详。不同种系的同一种 SOCS 的同源性极为相似，表现为高度保守，但不同种类的 SOCS 差别极大。SOCS 蛋白家族描述了一种抑制细胞因子和生长因子受体信号的重要机制。SOCS1～3

和 CISH 主要与调节细胞因子的受体信号有关，而 SOCS4～7 更多参与受体酪氨酸激酶（RTK）信号的调控（Trengove et al.，2013）。细胞因子信号转导抑制因子（SOCS）蛋白家族是 JAK/STAT 介导的细胞因子信号转导途径的负反馈调节因子（Slattery et al.，2013），JAK/STAT5 通路异常活化时，SOCS 通过对 JAK 的负性调控发挥抑制肿瘤作用。

23.4.5.2　SOCS1 与 p53 及铁死亡的关系

在人成纤维细胞中，SOCS1 的表达与 p53 靶基因存在显著相关性，而且 SOCS1 是 p53 激活所必需的，p53 调控 SAT1 表达促进铁死亡的作用依赖于 SOCS1。除了影响 p53 靶基因的表达外，SOCS1 还通过促进 p53 的丝氨酸磷酸化和干扰 KAP1 稳定 p53 的结构（Saint et al.，2017），从而促进 p53 在 DNA 损伤处形成蛋白复合物。

SOCS1 对 p53 的激活机制涉及 SOCS1 的 H2 结构域与 p53 的 N 端反式激活结构域之间的直接相互作用。此外，SOCS1 通过其 C 端 SOCS 盒与 ATM/ ATR 激酶形成三元复合物，激活 p53 磷酸化，增加靶基因的转录，从而反过来激活 p53。Liu 等人发现可通过 SOCS1/P53/SLC7A11 介导肝星状细胞铁死亡（Liu et al.，2022）。

23.4.6　p53 通过促进 DPP4 入核抑制铁死亡

23.4.6.1　DPP4 的结构与功能

DPP4 是一种 II 型跨膜糖蛋白，它的主要结构包括：胞内段有 6 个高度保守的氨基酸细胞质尾；22 个氨基酸跨膜区；胞膜外段由 738 个氨基酸组成，可分为 N 端糖基化区、富含半胱氨酸区、C 端催化区（Ser630、Asp708 和 His74 为催化残基）。DPP4 胞膜外段的空间结构由 8 个螺旋层和 1 个 α/β 水解酶区构成（Chung et al.，2010）。DPP4 也可以可溶性形式存在，在血浆中仍保持着酶活性。DPP4 分子表达于多种组织（肝、肾、肠、前列腺等）的上皮细胞表面，也表达于免疫细胞（T 淋巴细胞、活化的 B 细胞、NK 细胞、髓系细胞）（Klemann et al.，2016）。

23.4.6.2　DPP4 与 p53 及铁死亡的关系

在独立转录机制中，p53 缺失诱导的铁死亡与二肽基-肽酶 4（DPP4）活性受限有关。DPP4 是一种膜结合的二聚肽酶，广泛表达于不同细胞类型，具有降解生物活性肽的功能（Liang et al.，2017；Carl et al.，2006）。DPP4 对许多肿瘤的致瘤作用已被报道（Cordero et al.，2009），其异常表达与肿瘤侵袭相关。p53 缺失时 DPP4 的核定位减少，人类结直肠癌（CRC）细胞中与质膜相关的 DPP4 依赖的脂质过氧化增加，脂质过氧化诱导的铁死亡增加。p53 可通过促进 DPP4 进入细胞核，并形成 DPP4-p53 复合物，从而抑制 CRC 细胞的铁死亡；解除 DPP4-p53 复合物可恢复 CRC 细胞对 erastin 的敏感性。在没有 p53 的情况下，DPP4 可以自由地与烟酰胺腺嘌呤二核苷酸磷酸氧化酶 1（NOX1）相互作用并形成一个复合物，导致脂质过氧化和铁死亡增加（Pang et al.，2010），抑制 DPP4 可显著抑制铁死亡。

23.4.7　p53 通过 p53-p21 轴抑制铁死亡

23.4.7.1　p21 的结构与功能

p21 由 *CDKN1A* 基因编码，首先被鉴定为抑制细胞周期 G_1/S 期和成视网膜细胞瘤蛋白（RB）磷酸化的 CDK 调节剂。p21 是 CDK2 的主要抑制剂，因此也称为 CDKN1A（p21）（Cheng and Scadden，2002；Gartel and Radhakrishnan，2005）。需要注意的是，p21 是一个非特定但常用的名称，由于具有多种功能，因此具有许多别名，如 p21CIP1/WAF1。在这种情况下，p21 作为 TP53（p53）的下游靶基因，其表达是由野生型 p53 诱导的，并且与突变体 p53 不相关。因此，p21 被称为野生型 p53 激活片段 1（waf1）（Deiry et al.，1993）。自从 1993 年 p21 被发现是一种有效的 G_1 细胞周期蛋白依赖性激酶抑制剂以来（Harper et al.，1993），它就已经被描述为一种重要的调节剂，涉及多种细胞功能，包括 G_1/S 细胞周期进程、细胞生长、DNA 损伤和细胞凋亡。早期研究表明，p21 与 CDK 结合并阻碍 CDK 与底物的相互作用，对 G_1/S 细胞周期的发展有负调控作用（Saha et al.，1997；Shiyanov et al.，1996；Zhu et al.，1995）。p21 通过靶向 p53 抑制肿瘤生长，DNA 损伤后，p21 和增殖细胞核抗原之间的相互作用维持了 G_2/M 阻滞（Ando et al.，2001；Gulbis et al.，1996）。重要的是，p21 的调控机制在许多领域引起了广泛关注。

23.4.7.2　p21 与 p53 及铁死亡的关系

最近发表的一项研究表明，p53 对肿瘤细胞的铁死亡具有抑制作用（Tarangelo et al.，2017）。研究发现用 Nutlin-3（一种稳定 p53 的化合物）预处理细胞，可以延缓几种类型细胞发生铁死亡。铁死亡的延迟发生依赖于 p53 调控转录的一个关键靶点 CDKN1A（编码 p21）。p21 延迟铁死亡的机制尚未阐明，但是细胞内 GSH 的积累可能是降低铁死亡敏感性的重要因素。研究结果表明，p53-p21 轴通过抑制铁死亡的发生，使肿瘤细胞能够在代谢应激的条件下生存（图 23-3）。

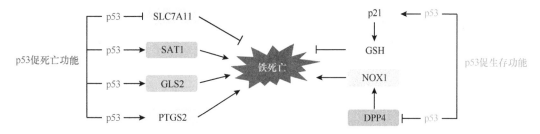

图 23-3　p53 调节铁死亡的分子机制

参 考 文 献

查锡良. 2013. 生物化学与分子生物学. 第 8 版. 北京: 人民卫生出版社: 459-460.

Aledo J C, Gmez-Fabre P M, Olalla L, et al.2000. Identification of two human glutaminase loci and tissue-specific expression of the two related genes. Mamm Genome, 11(12): 1107-1110.

Ando T, Kawabe T, Ohara H, et al. 2001. Involvement of the interaction between p21 and proliferating cell nuclear antigen for the maintenance of G2/M arrest after DNA damage. J Biol Chem, 276: 42971-42977.

Basu S, Barnoud T, Kung C P, et al. 2016. The African-specific S47 polymorphism of p53 alters chemosensitivity. Cell Cycle, 15: 2557.

Carl-McGrath S, Lendeckel U, Ebert M, et al. 2006. Ectopeptidases in tumour biology: a review. Histol Histopathol, 21: 1339.

Cheng T, Scadden D T. 2002. Cell cycle entry of hematopoietic stem and progenitor cells controlled by distinct cyclin-dependent kinase inhibitors. Int J Hematol, 75: 460-465.

Chung K M, Cheng J H, Suen C S, et al. 2010. The dimeric transmembrane domain of prolyl dipeptidase DPP-IV contributes to its quaternary structure and enzymatic activities. ProteinScience, 19(9): 1627.

Cordero O J, Salgado F J, Nogueira M. 2009. On the origin of serum CD26 and its altered concentration in cancer patients. Cancer Immunol Immunother, 58: 1723.

David H M, Blanchette N L, BibbinT P, et al. 2016. Iron and cancer: recent insights. Annals of the NewYork Academy of Sciences, 1368(1): 149-161.

DeBerardinis R J, Cheng T. 2010. Qs next: the diverse functions of glutamine in metabolism, cell biology and cancer. Oncogene, 29(3): 313-324.

Deiry W S, Tokino T, Velculescu V E, et al. 1993. WAF1, a potential mediator of p53 tumor suppression. Cell, 75(4): 817-825.

Della Ragione F, Pegg A E. 1983. Studies of the specificity and kinetics of rat liver spermidine/spermine N1-acetyltransferase. Biochem J, 213: 701-706.

Dixon S J, Lemberg K M, Lamprecht M R, et al. 2012. Ferroptosis: an iron- dependent form of nonapoptotic cell death. Cell, 149(5): 1060-1072.

Edinger A L, Thompson C B. 2004. Death by design: apoptosis, necrosis and autophagy. Curr Opin Cell Biol, 16(6): 663-669.

Elena G, Stefania R, Ilona R, et al. 2015. Iron-induced damage incardiomyopathy: oxidative-dependent and independent mechanisms. Oxidative Medicine and Cellular Longevity, 2015: 1-10.

Endo T A, Masuhara M, Yokouchi M, et al. 1997. A new protein containing an SH2 domain that inhibits JAK kinases. Nature, 387: 921-924.

Fotiadis D, Kanai Y, Palacin M. 2013. The SLC3 and SLC7 families of amino acid transporters. Mole Aspe Med, 34(2-3): 139-158.

Galluzzi L, Vitale I, Aaronson S A, et al. 2018. Molecular mechanisms of cell death: recommendations of the Nomenclature Committee on Cell Death. Cell Death Differ, 25(3): 486-541.

Gao H, Bai Y, Jia Y, et al. 2018. Ferroptosis is a lysosomal cell death process. Biochem Biophys Res Commun, 503(3): 1550-1556.

Gao M, Monian P, Quadri N, et al. 2015. Glutaminolysis and transferrin regulate ferroptosis. Mol Cell, 59: 298.

Gartel A L, Radhakrishnan S K. 2005. Lost in transcription: p21 repression, mechanisms, and consequences. Cancer Res, 65: 3980-3985.

Gulbis J M, Kelman Z, Hurwitz J, et al. 1996. Structure of the C-terminal region of p21(WAF1/CIP1) complexed with human PCNA. Cell, 87: 297-306.

Harper J W, Adami G R, Wei N, et al. 1993. The p21 Cdk-interacting protein Cip1 is a potent inhibitor of G1 cyclin-dependent kinases. Cell, 75: 805-816.

Hegde S S, Chandler J, Vetting M W, et al. 2007. Mechanistic and structural analysis of human spermidine/spermine N1-acetyl-transferase. Biochemistry 46: 7187-7195.

Holtta E, Sinervirta R, Janne J. 1973. Synthesis and accumulation of poly-amines in rat liver regenerating after treatment with carbon tetrachloride. Biochem Biophys Res Commun 54: 350-357.

Hotchkiss R S, Strasser A, McDunn J E, et al. 2009. Cell death. NEngl J Med, 361(16): 1570-1583.

Jennis M, Kung C P, Basu S, et al. 2016. An African-specific polymorphism in the TP53gene impairs p53 tumor suppressor function in a mouse model. Genes Dev, 30: 918.

Jiang L, Kon N, Li T Y, et al. 2015. Ferroptosis as a p53-mediated activity during tumour suppression. Nature, 520(7545): 57-62.

Juan L, Cen Z, Meihua L, et al. 2014. Glutaminase 2 negatively regulates the PI3K/AKT signaling and shows tumor suppression activity in human hepatocellular carcinoma. Oncotarget, 5(9): 2635-2647.

Klemann C, Wagner L, Stephan M, et al. 2016. Cut to the chase: A review of CD26/dipeptidyl peptidase-4(DPP4) Sentanglement in the immune system. Clinical&Experimental Immunology, 185(1): 1.

Koppula P, Zhang Y, Zhuang L, et al. 2018. Amino acid transporter SLC7A11/xCT at the crossroads of regulating redox homeostasis and nutrient dependency of cancer. Cancer Communications, (38): 12.

Koppula P, Zhuang L, Gan B, et al. 2021. Cystine transporter SLC7A11/xCT in cancer: ferroptosis, nutrient dependency, and cancer therapy. Protein Cell, 12(8): 599-620.

Kwon W Y, Park E, Lee S J, et al. 2015. Heme oxygenase-1 accelerates erastin-induced ferroptotic cell death. Oncotarget, 6(27): 24393-24403.

Li G F, Pan Y Z, Sirois P, et al. 2012. Iron homeostasis in osteoporosis and its clinical implications. Osteoporosis International, 23(10): 2403-2408.

Liang P I, Yeh B W, Li W M, et al. 2017. DPP4/CD26 overexpression in urothelial carcinoma confers an independent prognostic impact and correlates with intrinsic biological aggressiveness. Oncotarget, 8: 2995.

Liu G, Wei C, Yuan S, et al. 2022. Wogonoside attenuates liver fibrosis by triggering hepatic stellate cell ferroptosis through SOCS1/p53/SLC7A11 pathway. Phytother Res. doi: 10.1002/ptr.7558.

Lo M, Ling V, Wang Y Z, et al. 2008. The xc-cystine/glutamate antiporter: a mediator of pancreatic cancer growth with a role in drug resistance. Br J Cancer, 99: 464.

Lo M, Wang Y Z, Gout P W. 2008. The xc-cystine/glutamate antiporter: a potential target for therapy of cancer and other diseases. J Cell Physiol, 215(3): 593-602.

Lukey M J, Cluntun A A, Katt W P, et al. 2019. Liver-type glutaminase GLS2 Is a druggable metabolic node in luminalsubtype breast cancer. Cell Rep, 29(1): 76-88.

Maiorino M, Conrad M, Ursini F. 2018. GPx4, lipid peroxidation, and cell death: discoveries, rediscoveries, and openissues. Antioxidants & Redox Signaling, 29(1): 61-74.

Maiuri M C, Galluzzi L, Morselli E, et al. 2010. Autophagy regulation by p53. Cur Opin Cell Biol, 22(2): 181-185.

Majewska E, Mrquez J, Albrecht J, et al.2019. Transfection with GLS2 glutaminase (GAB) sensitizes human glioblastoma cell lines to oxidative stress by a common mechanism involving suppression of the PI3K/AKT pathway. Cancers (Basel), 11(1): E115.

Marquez J, Mates J M, Alonso F J, et al. 2015. Canceromics studies unravel tumors glutamine addiction after metabolic reprogramming. Tumor Cell Metabolism. Vienna: Springer, 2015: 257-286.

Martin-Rufin M, Tosina M, Campos-Sandoval J A, et al. 2012. Mammalian glutaminase Gls2 gene encodes two functional alternative transcripts by a surrogate promoter usage mechanism. PLoS One, 7(6): e38380.

Mates J M, Segura J A, Martin-Rufin M, et al. 2013. Glutaminase isoenzymes as key regulators in metabolic and oxidative stress against cancer. Curr Mol Med, 13(4): 514-534.

Matsui I, Pegg A E. 1980. Increase in acetylation of spermidine in rat liver extracts brought about by treatment with carbon tetrachloride. Biochem Biophys Res Commun, 92: 1009-1015.

Matsui I, Wiegand L, Pegg A E. 1981. Properties of spermidine N-acetyltransferase from livers of rats treated with carbon tetrachloride and its role in the conversion of spermidine into putrescine. J Biol Chem, 256: 2454-2459.

Mou Y, Zhang L, Liu Z, et al. 2022. Abundant expression of ferroptosis-related SAT1 is related to unfavorable outcome and immune cell infiltration in low-grade glioma. BMC Cancer, 22(1): 215.

Mrquez J, Mates J M, Campos-Sandoval J A. 2016. Glutaminases. Adv Neurobiol, 13: 133-171.

Mrschtik M, Oprey J, Lao L Y, et al. 2017. DRAM-3 modulates autophagy and promotes cell survival in the absence of glucose. Cell Death Differ, 24(8): 14707.

Naka T, Narazaki M, Hirata M, et al. 1997. Structure and function of a new STAT induced STAT inhibitor. Nature, 387: 924-929.

Oda E, Ohki R, Murasaw A H, et al. 2000. Noxa, a BH3-only member of the Bcl-2 family and candidate mediator of p53-induced apoptosis. Science, 288(5468): 1053-1058.

Ou Y, Wang S J, Li D, et al. 2016. Activation of SAT1engages polyamine metabolism with p53-mediated ferroptotic responses. Proc Natl Acad Sci USA, 113: 6806.

Pang R, Law W L, Chu A C, et al. 2010. A subpopulation of CD26[+] cancer stem cells with metastatic capacity in human colorectal cancer. Cell Stem Cell, 6: 603.

Saha P, Eichbaum Q, Silberman E D, et al. 1997. p21CIP1 and Cdc25A: competition between an inhibitor and an activator of cyclin-dependent kinases. Mol Cell Biol, 17: 4338-4345.

Saint-Germain E, Mignacca L, Vernier M, et al. 2017. SOCS1 regulates senescence and ferroptosis by modulating the expression of p53 target genes. Aging, 9: 2137.

Sato H, Tamba M, Ishii T, et al. 1999. Cloning and expression of a plasma membrane cystine/glutamate exchange transporter composed of two distinct proteins. Journal of Biological Chemistry, 274(17): 11455-11458.

Shin C S, Mishra P, Watrous J D, et al. 2017. The glutamate/cystine xCT antiporter antagonizes glutamine metabolism and reduces nutrient flexibility. Nat Communications, (8): 15074.

Shintoku R, Takigawa Y, Yamada K, et al. 2017. Lipoxygenase-mediated generation of lipid peroxides enhances ferroptosis induced by erastin and RSL3. Cancer Sci, 108: 2187.

Shiyanov P, Bagchi S, Adami G, et al. 1996. p21 Disrupts the interaction between cdk2 and the E2F-p130 complex. Mol Cell Biol, 16: 737-744.

Slattery M L, Lundgreen A, Kadlubar S A, et al. 2013. JAK/STAT/SOCS-signaling pathway and colon and rectal cancer. Mol Carcinogen, 52: 155.

Stalnecker C A, Ulrich S M, Li Y, et al. 2015. Mechanism by which a recently discovered allosteric inhibitor blocks glutamine metabolism in transformed cells. Proc Natl Acad Sci USA, 112(2): 394-399.

Stirr R, Willson T A, Viney E M, et al. 1997. A family of cytokine inducible inhibitors of signaling. Nature, 387: 917-921.

Sun X, Ou Z, Xie M, et al. 2015. HSPB1 as an ovel regulator of ferroptotic cancer cell death. Oncogene, 34(45): 5617-5625.

Sun X F, Ou Z H, Chen R C, et al. 2016. Activation of the p62-Keap1-NRF2 pathway protects against ferroptosis in hepatocellular carcinoma cells. Hepatology, 63(1): 173-184.

Suzuki S, Tanaka T, Poyurovsky M V, et al. 2010. Phosphate-activated glutaminase (GLS2), a p53-inducible regulator of glutamine metabolism and reactive oxygen species. Proc Natl Acad Sci USA, 107: 7461.

Szeliga M, Bogacinska-Karaes M, Rzycka A, et al. 2014. Silencing of GLS and overexpression of GLS2 genes cooperate in decreasing the proliferation and viability of glioblastoma cells. Tumor Biol, 35(3): 1855-1862.

Tang D L, Kang R, Berche T V, et al. 2019. The molecular machinery of regulated cell death. Cell Research, 29(5): 347-364.

Tarangelo A, Magtanong L, Bieging-Rolett K T, et al. 2017. p53 suppresses metabolic stress-induced ferroptosis in cancer cells. Cell Rep, 22(3): 569.

Tasdemir E, Maiuri M C, Galluzzi L, et al. 2008. Regulation of autophagy by cytoplasmic p53. Nat Cell Biol, 10(6): 676-687.

Thomas T, Thomas T J. 2003. Polyamine metabolism and cancer. J Cell Mol Med, 7(2): 113.

Torti S V, Torti F M. 2013. Iron and cancer: more ore to be mined. Nature Reviews Cancer, 13(5): 342-355.

Trengove M C, Ward A C. 2013. SOCS proteins in development and disease. Am J Clin Exp Immunol, 2(1): 1-29.

Tu H C, Ren D C, Wang G X, et al. 2009. The p53-cathepsin axis cooperates with ROS to activate programmed necrotic death upon DNA damage. Proc Natl Acad Sci USA, 106(4): 1093-1098.

Ursini F, Maiorino M, Valente M, et al. 1982. Purification from pig liver of a protein which protects liposomes and biomembranes from peroxidative degradation and exhibits glutathione peroxidase activity on phosphatidylcholine hydroperoxides. Biochimica et Biophysica Acta (BBA)-Lipids and Lipid Metabolism, 710(2): 197-211.

Wang K, Liu F, Liu C Y, et al. 2016. The long noncoding RNA NRF regulates programmed necrosis and myocardial injury during ischemia and reperfusion by targeting miR-873. Cell Death Differ, 23(8): 1394-1405.

Wang S J, Li D W, Ou Y, et al. 2016. Acetylation is crucial for 53-mediated ferroptosis and tumor suppression. Cell Reports, 17(2): 366-373.

Xie Y, Hou W, Song X, et al. 2016. Ferroptosis: process and function. Cell Death and Differentiation, 23(3): 369-379.

Xu T, Ding W, Ji X Y, et al. 2019. Molecular mechanisms of ferroptosis and its role in cancer therapy. Journal of Cellular and Molecular Medicine, 23(8): 4900-4912.

Yang W S, SriRamaratnam R, Welsch M E, et al. 2014. Regulation of ferroptotic cancer cell death by GPx4. Cell, 156(1-2): 317-331.

Yang W S, Stockwell B R. 2018. Synthetic lethal screening identifies compounds activating iron-dependent, nonapoptotic cell death in oncogenic-RAS-harboring cancer cells. Chemistry&Biology, 15(3): 234-245.

Yokoyama C, Tanabe T. 1989. Cloning of human gene encoding prostaglandin endoperoxide synthase and primary structure. Biochem Biophys Res Commun, 165(2): 888-894.

Yoshimura A, Ohkubo T, Kiguchi T, et al. 1995. A novel cytokine inducible gene CIS encodes an SH2-containing protein that binds to tyrosine phosphorylated interleukin 3 and erythropietin receptor. EMBO J, 14(120): 2816.

Yu L, Chen Y, Tooze S A. 2018. Autophagy pathway:Cellular and molecular mechanisms. Autophagy, 14(2): 207-215.

Zhang X F, Cheng Q, Yin H J, et al. 2017. Regulation of autophagy and EMT by the interplay between p53 and RAS during cancer progression. Int J Oncol, 51(1): 18-24.

Zhou Q, Chen J, Feng J. 2018. E4BP4 promotes thyroid cancer proliferation by modulating iron homeostasis through repression of hepcidin. Cell Death Dis, 9(10): 987.

Zhu L, Harlow E, Dynlacht B D. 1995. p107 uses a p21CIP1-related domain to bind cyclin/cdk2 and regulate interactions with E2F. Genes Dev, 9: 1740-1752.

Zhu S, Zhang Q H, Sun X F, et al. 2017. HSPA5 regulates ferroptotic cell death in cancer cells. Cancer Research, 77(8): 2064-2077.

第 24 章

铁蛋白与铁死亡

闵军霞　王福俤　杨思思　王佳明　范克龙

陈立云　方学贤　王　雪　张　强

摘要：铁蛋白是机体储存铁的主要蛋白。细胞内铁蛋白的主要功能是铁的储存与释放，并通过参与调控氧化还原反应与铁蛋白自噬过程维持胞内的动态铁池和氧化还原平衡状态。有研究发现铁蛋白在恶性肿瘤和神经退行性疾病中存在异常表达并发挥作用，然而，其精细分子调控机制尚不完全清楚。铁死亡作为一种较新的程序性细胞死亡方式，在肿瘤及神经退行性疾病病理发生过程中同样扮演重要角色。本章概述了铁蛋白的结构、功能及调控机制，并详细介绍铁蛋白与铁死亡在相关疾病的病理过程中的作用及最新研究进展，为后续深入研究和相关疾病防治提供研发新思路。

关键词：铁蛋白，铁蛋白自噬，铁死亡，肿瘤，神经退行性疾病

Abstract: Ferritin functions as the most important iron storage protein, which consists of light-chain ferritin (L-ferritin, FTL) and heavy-chain ferritin (H-ferritin, FTH). FTH regulates intracellular iron homeostasis by its ferroxidase activity converting Fe^{2+} to Fe^{3+}. Ferritin maintains the labile iron pool and redox state via incorporation of reactive iron to protect against iron-induced ROS generation as well as ferritinophagy. Many studies have reported that ferritin is abnormally overexpressed in many malignant tumors and neurodegenerative diseases. However, the precise molecular mechanisms remain unclear. Ferroptosis is also closely related to tumors, neurodegenerative diseases, and other physiological and pathological processes. Here, we overview the structure, function and regulatory mechanisms of ferritin, and we also summarize the role of ferritin in the physiological and pathological processes related to ferroptosis to further elucidate underlying mechanisms and to provide novel prevention and treatment strategies for the related diseases.

Keywords: ferritin, ferritinophagy, ferroptosis, tumor, neurodegenerative disease

24.1　引言

微量元素稳态与人类的健康密切相关。人类认识微量元素的过程十分漫长，铁是第

一个被发现的人体必需微量元素。铁蛋白（ferritin）是机体储存铁离子的主要蛋白质，它是由 24 个亚基组成的空心球状蛋白，包括 19kDa 的轻链（L-ferritin，FTL）和 21kDa 的重链（H-ferritin，FTH1），总分子质量约为 500kDa，可以储存约 4500 个铁离子。它在全身各个组织广泛表达，在物种间有很高的序列保守性。铁蛋白 L-ferritin 亚基主要辅助蛋白质球状结构的形成，H-ferritin 亚基不但是构成球状结构的必需成分，同时还具有亚铁氧化酶催化活性，可以将 Fe^{2+} 氧化为 Fe^{3+}。在真核生物中，各个组织的铁蛋白基因略有不同，导致最终不同组织表达的铁蛋白也有一定的差异，它的生物活性差异与其结构差异是一致的。这些差异主要体现在铁蛋白亚基在不同组织器官的构成比例不同。通常，在铁储存器官如肝脏和脾脏中，铁蛋白分子含 L-ferritin 亚基较多；而在含铁量较少的心脏、肾脏和脑组织中，铁蛋白分子含 H-ferritin 亚基比较多。

铁蛋白的主要功能是将毒性相对较大的 Fe^{2+} 氧化为无毒的 Fe^{3+}，然后以羟基氧化铁的形式储存在空腔内。这一反应具有重大的生理意义，既可将机体多余的铁离子储存起来，当细胞需要铁时再有效释放供其利用，也可以降低胞内 Fe^{2+} 含量，减少其参与 Fenton 反应，防止产生氧化损伤。当细胞处于高铁状态时，铁蛋白及其储铁量都比较高；当细胞处于缺铁状态时，铁蛋白及其储铁量都比较低。这说明铁蛋白对于维持动态铁池（labile iron pool，LIP）的平衡状态非常重要。

通常，循环血液中还存在少量的血清铁蛋白（serum ferritin）。这是一种分泌型铁蛋白，主要由 L-ferritin 或者糖基化的 L-ferritin 构成，储铁量很少，没有信号肽，分泌机制目前还不是很清楚。研究显示，发生感染、炎症反应、肝脏疾病、氧化应激、某些癌症及铁过载时，血清中铁蛋白的含量会升高。

2001 年，一种新的铁蛋白形式在线粒体被发现，称为线粒体铁蛋白（mitochondrial ferritin）。线粒体铁蛋白与细胞质中的 H-ferritin 有 79% 的同源性，也具有氧化活性。与细胞质铁蛋白的普遍表达不同的是，线粒体铁蛋白在小鼠睾丸中高表达，在大脑、心脏、肾脏等组织中有一定程度的表达，但在铁储存器官肝脏和脾脏中不表达。

铁死亡（ferroptosis）是近年来发现的一种铁依赖的，有别于凋亡、坏死和自噬的程序性细胞死亡形式，主要以脂质过氧化物蓄积为主要特征。其最重要的三个标志是：①包含多不饱和脂肪酸（PUFA）膜磷脂的氧化；②氧化还原活性铁的可利用；③脂质氢过氧化物（LOOH）修复能力的丧失。大量研究表明，该死亡方式与肿瘤、神经系统疾病、血色病、2 型糖尿病、缺血再灌注损伤，以及其他生理、病理过程密切相关。

最近的研究表明，铁蛋白作为胞内维持氧化还原活性铁水平的重要蛋白，与铁死亡有着千丝万缕的关系。在本章中，我们将对铁蛋白的结构、功能调控机制进行概述，并详细介绍铁死亡及相关生理病理过程中铁蛋白表达、调控的差异情况，在此基础上总结铁蛋白在铁死亡过程中的作用及最新研究进展。

24.2　铁蛋白的概述

铁蛋白是 Victor Laufberger 于 1937 年在马的脾脏中分离出的一种蛋白质，因其干重含有 20% 以上的铁，他将这种蛋白质命名为铁蛋白（ferritin），源自拉丁文 "ferratus"，意思是 "被铁束缚"。此后，铁蛋白被定义为主要的铁储存蛋白，是铁代谢的关键因素

（McCullough and Bolisetty，2020）。在本节中，我们主要概述了铁蛋白的结构、铁蛋白中铁的储存矿化及其在体内外的循环利用过程，并详细介绍了胞内铁水平和氧化应激、炎症刺激、缺氧和红细胞生成，以及激素对铁蛋白的调控机制。

24.2.1　铁蛋白结构

铁蛋白是一个由 24 个蛋白质亚基组装成的、高度对称的空心球状蛋白质，外壳直径约为 12nm，中空核的直径约为 8nm，可以在其中存储多达 4500 个铁离子（Harrison and Arosio，1996）。天然人铁蛋白是由 21kDa 的 H-ferritin 亚基和 19kDa 的 L-ferritin 亚基组成的杂聚物，其组成比例在各器官有所不同（Arosio et al.，1978）。两个不同的亚基之间氨基酸序列高度保守，大约有 55% 的同一性（Harrison et al.，1998），但不管是铁蛋白重链还是轻链亚基，都由 4 个平行且紧密相关的 α 螺旋束和一个较短的 α 螺旋组成（Harrison and Arosio，1996）。这使它们折叠成几乎相同的三维结构，进而能组装成高度对称性的外壳，并且具有紧密贴合亚基表面，以及表现出三重、四重对称性的接头。这种装配形式形成了另外 8 个长度约为 6Å、直径约为 3.4Å 的极性三重孔，以及另外 6 个直径小于 3Å、长度约为 12Å 的非极性四重孔，通常认为后者对铁通道不开放（Crichton and Declercq，2010；Harrison and Arosio，1996）。

24.2.2　铁的矿化与储存

铁蛋白铁矿化及储存的机制已经在体外试验中被详细阐明，其过程与其结构紧密关联。H-ferritin 亚基包含亚铁氧化酶中心，该中心氧化 Fe^{2+} 以准备形成"铁矿"，而 L-ferritin 亚基包含带负电荷的残基，可促进成核和"铁矿"生长。极性三重孔是 Fe^{2+} 进入的通道，并且存在一组带负荷的残基，这些残基帮助 Fe^{2+} 穿过极性孔，沿着外壳内部到达铁氧化酶部位，然后到达成核点和矿化点。过去十多年里，科学家们已经详细阐明了铁蛋白中铁的获取、运输、催化氧化和沉积过程的细节，对于与铁氧化相关位点的氨基酸残基及从 Fe^{2+} 到铁矿物质整个途径结合位点的鉴定研究也已经非常明确（Behera and Theil，2014；Masuda et al.，2010；Pozzi et al.，2015b；Tosha et al.，2010）。研究报道，对于人的 H-ferritin 亚基，在亚铁氧化酶中心有 4 个铁结合位点，分别为 Fe1、Fe2、Fe3 和 Fe4。Fe1 位点由 Glu27、Glu62 和 His65 协调，而 Fe2 位点由 Glu62 和 Glu107 协调（Toussaint et al.，2007；Toussaint et al.，2009）。另外，Gln58、Glu61 和 His57 有助于 Fe3 和 Fe4（Pozzi et al.，2015a）。Glu61、Glu64 和 Glu67 被认定为人 H-ferritin 亚基的成核位点（Bauminger et al.，1991）。

Poly（C）结合蛋白 1 ［poly(rC)-binding protein 1，PCBP1］在铁蛋白储存铁的过程中发挥重要作用。PCBP1 是一种胞质铁伴侣蛋白，与 Fe^{2+} 有着高亲和力，可通过蛋白质-蛋白质相互作用与铁蛋白直接结合，从而将铁直接递送至铁蛋白以进行存储。抑制 PCBP1 会降低铁蛋白中的铁含量，导致细胞质中铁含量增加。而当额外补充 PCBP1 时，铁在铁蛋白中的掺入效率会提高（Shi et al.，2008）。此外，PCBP1 的同源家族成员 PCBP2、PCBP3、PCBP4 也表现出了对铁蛋白的铁伴侣活性。尤其是 PCBP2，研究发现，未结合 Fe^{2+} 的 PCBP2（apo-PCBP2）能够与细胞膜或内体膜上铁负载的 DMT1 的 N 端胞质区结合，以接收 Fe^{2+}，并进一步将铁递送给铁蛋白（Leidgens et al.，2013）。

24.2.3 铁的循环利用与释放

尽管科学家们认为铁蛋白铁在需要时可以被利用是理所当然的，但铁蛋白铁的循环利用机制远未阐明。体外研究表明，还原性分子及铁螯合剂等能轻易地将铁蛋白内的铁释放出来（Cassanelli and Moulis，2001；Melman et al.，2013）。但以上的铁循环再利用的能力和速率受到了一定的质疑，因为根据 X 射线晶体学的结果，铁蛋白的孔径小于这些胞质还原性小分子和铁螯合剂的直径。即便还原剂可以通过氧化还原传递电子而不需要直接进入空腔，标准的三重孔也不是为螯合 Fe^{2+} 设计的。但仍然有报道称，通过结合还原剂和螯合剂处理，铁可从铁蛋白内部缓慢释放，并且有证据表明，晶体学上的三重孔径（约 3.4Å）能够松弛以容纳直径更大的分子（Johnson et al.，2017；Koochana et al.，2018；Yang and Nagayama，1995）。

体内试验结果显示，铁蛋白铁的循环利用主要是通过自噬依赖的铁蛋白降解（ferritinophagy）途径，是由核受体共激活因子 4（NCOA4）介导的。先前的研究已将 NCOA4 确定为介导铁蛋白自噬过程的运货受体（cargo receptor）。它特异性表达于自噬体的表面并介导铁蛋白降解（Mancias et al.，2014）。有趣的是，有报道称，尽管 H-ferritin 和 L-ferritin 的氨基酸序列非常保守，但 NCOA4 仅与 H-ferritin 结合，Arg23 突变为 Ala 就消除了结合（Mancias et al.，2015）。但是，潜在的机制仍有待深入挖掘。该结果表明 NCOA4 在不同的铁蛋白类型方面可能起不同的作用。同时，研究还显示，NCOA4 在维持细胞内铁稳态中起重要作用。具体来说，NCOA4 可以感知细胞铁的状态并动态改变蛋白质的表达水平。例如，当体内铁缺乏时，可通过增加 NCOA4 水平来增强铁蛋白自噬作用，从而提高铁循环利用率。但是当铁水平高时，NCOA4 水平会下调，以防止铁超负荷引起的细胞毒性（Mancias et al.，2014）。

24.2.4 铁蛋白的调控机制

24.2.4.1 胞内铁水平及氧化应激对铁蛋白的调控

铁蛋白在维持细胞铁稳态中至关重要。细胞可以通过感知胞内游离铁水平，调控铁蛋白的翻译。铁蛋白 mRNA 的 5′ 非翻译区包含铁调节反应元件（IRE），形成"茎环"结构，低铁水平下铁反应调节蛋白（IRP）可以通过蛋白质-RNA 相互作用调控翻译过程。IRP/IRE 复合物的形成会阻止铁蛋白 mRNA 的翻译。当铁含量增加时，IRP/IRE 复合物的解离促进铁蛋白翻译（Torti and Torti，2002）。哺乳动物细胞具有两个 IRP 家族成员［铁调节蛋白 1（IRP1）和铁调节蛋白 2（IRP2）］，它们是同源的胞质蛋白，但是由这两个 IRP 介导的 IRE 包含的铁蛋白 mRNA 翻译起始可能表现出不同的调节途径。IRP1 结合 Fe-S 簇结构，并在富含铁的细胞条件下具有胞质乌头酸酶（c-aconitase）活性。相反，当细胞铁水平低时，IRP1 的铁硫簇结构的丧失（apo-IRP1）导致构型转换，随后 IRP1 的结合位点暴露于 IRE，导致 IRP/IRE 复合物的形成和抑制铁蛋白翻译（Volz，2008；Walden et al.，2006）。IRP2 在不同的机制下起作用。IRP2 的序列与 IRP1 具有 60% 的同一性，并且对 IRE 结合具有很高的亲和力。但是 IRP2 不结合 Fe-S 簇并且没有乌头酸酶活性（Guo et al.，1994；Samaniego et al.，1994）。通过与 IRP1 进行比较，IRP2 降解在铁蛋白翻译中发挥作用。IRP2 的降解受铁状态的调节（Guo et al.，1995；Iwai et al.，1995）。IRP2 包含一个特定的 73 个氨基酸片段，该片段被认为对 IRP2 的降解至关重要。因此，由于 IRP2 的快速降解，很少在铁过载细胞中检测到它（Iwai et al.，1995，1998）。当应用敲除小鼠模型时，生理 IRP/IRE 系统似乎更加复杂。*IRP1* 基因敲除小鼠不仅不会表现出明显的异常铁代谢，而且仅在肾脏和棕色脂肪中表现异常，*IRP2* 基因敲除小鼠则表现出机体铁稳态紊乱，最终发展为小细胞性贫血和神经退行性变（LaVaute et al.，2001；Meyron-Holtz et al.，2004）。与敲除 IRP2 的小鼠相比，失去全部的 IRP2 和 IRP1 的一个拷贝会导致更严重的贫血和神经退行性表型，并且 IRP1/IRP2 的完全缺失不能活过孕期（Smith et al.，2006）。这些结果表明，IRP 对于维持铁稳态是必不可少的。

细胞内所谓的铁毒性是由于二价铁能通过 Fenton 反应促进活性氧（ROS）的产生，而活性氧是氧化损伤的主要原因（Cairo et al.，1995）。因此，铁引起的细胞损伤归因于氧化应激。铁蛋白通过将 Fe^{2+} 转化为 Fe^{3+}，在减少细胞 ROS 中起重要作用。FTH1 的组织特异性敲除伴随着胞浆游离铁和 ROS 的增加，这阐明了其在抵抗氧化应激中的功能（Darshan et al.，2009）。因此，铁蛋白表达水平响应氧化应激水平的变化是合理的。

H_2O_2 可以调节 IRP1 但不能调节 IRP2 的发现，为铁调节和氧化应激铺平了道路（Martins et al.，1995；Pantopoulos and Hentze，1995b；Pantopoulos et al.，1996）。谷胱甘肽耗竭剂 Phorone 可诱导氧化应激，能够在转录和转录后水平上显著诱导大鼠肝脏铁蛋白的合成（Cairo et al.，1995）。两种不同的氧化剂 H_2O_2 和 t-BHQ 引起的氧化应激刺激铁蛋白 mRNA 表达（Tsuji et al.，2000）。这些结果突出了氧化应激和铁蛋白调节的相互作用。

24.2.4.2 炎症刺激对铁蛋白的调控

炎症反应和铁代谢之间的交叉是人体维持全身健康的重要防御机制。铁蛋白的表达受细胞因子的调控。

肿瘤坏死因子-α（TNF-α）是活化的巨噬细胞和其他单核细胞分泌的细胞因子，在感染和炎症中发挥作用。据报道，TNF-α 能够调控 FTH1 的转录水平。体外用 TNF-α 处理后，FTH1 mRNA 水平显著增加（Miller et al.，1991；Torti et al.，1988）。进一步的研究表明，FTH1 是 NF-κB 抗凋亡活性的关键介质，可阻止持续的 JNK 活化并对抗 TNF-α 诱导的毒性（Pham et al.，2004）。响应调节元件 FER2 位于小鼠 *FTH1* 基因转录开始上游 4.8kb 处，是转录因子 NF-κB 的结合位点（Kwak et al.，1995）。

研究还报道了 IL-1 可以在培养的人肌肉细胞中诱导 FTH1 的 mRNA 和蛋白质表达，而这种作用不能被抗 TNF 抗体阻断（Wei et al.，1990）。此外，在鸟分枝杆菌感染的巨噬细胞中 FTH1 表达显著增加，诱导作用是通过激活 Toll 样受体（Tlr）介导的（Abreu et al.，2018；Silva-Gomes et al.，2013）。

细胞因子在铁蛋白调节中的作用可能进一步诱导一氧化氮（NO）合成。IFN-γ 和脂多糖（LPS）可诱导一氧化氮合酶（NOS）以增加巨噬细胞中 NO 的释放。因此，高水平的 NO 调节 IRP 的活性并调节铁蛋白的表达（Domachowske et al.，1996；Drapier et al.，1993；Weiss et al.，1993）。

NO 通过模拟铁缺乏的结果而参与铁代谢，并通过增加 IRP/IRE 组合来干扰铁蛋白合成（Pantopoulos et al.，1994）。成纤维细胞研究阐明了潜在的机制。诱导 NO 释放通过触发 IRP 中的 Fe-S 簇的断裂来促进铁蛋白 mRNA 的翻译（Pantopoulos and Hentze，1995a）。这些研究均表明铁蛋白的转录和翻译水平对炎性刺激有响应，并且细胞因子参与调控铁蛋白表达。

24.2.4.3　缺氧和红细胞生成对铁蛋白的调控

机体铁稳态在调控氧气运输中起着至关重要的作用。该过程的功能障碍会导致缺氧，并伴随着能量产生的减少或氧化应激的增加（Chandel et al.，1998）。在大鼠肝癌细胞系中，缺氧处理（$3\%O_2$）后 IRP1 RNA 结合亲和力显著降低，但是通过应用铁螯合剂去铁胺（deferoxamine，DFO）和复氧至 $21\%O_2$ 可以逆转这种作用（Hanson and Leibold，1998）。在小鼠腹腔巨噬细胞中，富氧下 IRP-1 的结合活性增加，铁蛋白合成减少，而在低氧下则相反（Kuriyama-Matsumura et al.，2001）。此外，发现缺氧可直接上调 FTL 的蛋白表达，而与 IRP1 表达无关（Yang et al.，2018）。

缺氧诱导因子（HIF）是介导对细胞缺氧的适应性反应的一系列转录因子（Nakayama，2009；Semenza，2001）。最近研究发现，线粒体铁蛋白可被 HIF-1α 调控。体内和体外试验结果均表明，缺氧处理可促进线粒体铁蛋白 mRNA 和蛋白质表达。通过深入的研究，研究人员发现 HIF-1α 通过直接与线粒体铁蛋白启动子区域的缺氧反应元件（HRE）位点结合激活线粒体铁蛋白表达（Wu et al.，2019）。这些结果为缺氧调控 IRP 和铁蛋白信号通路提供了新的见解。

铁是造血的基础。因此，在机体血细胞生成与铁循环之间存在精密的调节网络。巨噬细胞的吞噬作用为铁的循环利用和红细胞生成的铁需求架起了一座桥梁。当人体在生理或病理条件下时，铁的需求增加会驱使人体从小肠吸收更多的膳食铁，以及从巨噬细胞释放铁以满足造血活动的需要。

肾分泌的促红细胞生成素（EPO）是造血过程的中心调节剂（Jacobs et al.，1985；Lin et al.，1985）。在人和小鼠的红白血病细胞中，EPO 改善了 IRP1 的结合亲和力（Weiss et al.，1997）。已经发现，在红系细胞系中，NCOA4 的表达得到增强（Nilsson et al.，2009）。细胞中 NCOA4 的失活会导致大量铁蛋白沉积（Dowdle et al.，2014；Mancias et al.，2014）。由于 NCOA4 的沉默，血红蛋白的产生受到了损伤（Bellelli et al.，2016；Mancias et al.，2015），而小鼠中 NCOA4 的缺失导致组织中明显的铁蛋白蓄积（Bellelli et al.，2016），这表明 NCOA4 在类红细胞成熟中起着至关重要的作用。

在培养的类红细胞分化细胞模型（G1E-ER4 细胞）中，清除 NCOA4 会增加含铁的铁蛋白表达，并干扰通过铁蛋白的铁运输（Ryu et al.，2017）。这些结果表明铁蛋白的翻译后调节对造血功能有促进作用。

24.2.4.4　激素对铁蛋白的调控

在体外，促甲状腺激素（TSH）在转录水平调控 FTH1 的表达（Cox et al.，1988；Ursini and de Franciscis，1988）。促甲状腺激素的功能由第二信使 cAMP 调控。进一步的研究表明，用 cAMP 处理甲状腺细胞显示出与促甲状腺激素同等的效应（Chazenbalk et al.，1990a；Chazenbalk et al.，1990b）。此外，胰岛素和类胰岛素生长因子 1（IGF-1）

也可调控铁蛋白 mRNA 水平（Yokomori et al.，1991）。胰岛素和 IGF-1 的组合未显示累加作用，表明它们可能共享相同的调控铁蛋白表达的途径。潜在的机制仍需要进一步探索。

24.3　生理、病理条件下铁蛋白与铁死亡

前文提到，铁蛋白与维持胞内铁稳态有关。NCOA4 介导的铁蛋白自噬在降解铁蛋白以释放细胞内游离铁的过程中发挥着重要作用，而铁蛋白自噬作用在驱动某些病理过程［包括帕金森病（Parkinson's disease，PD）］中也起着核心作用。一些证据表明，铁蛋白自噬对于诱导铁死亡至关重要。铁死亡是一种铁依赖的、有别于凋亡的细胞死亡形式，以脂质过氧化蓄积达到致死水平为主要特征。研究报道，铁死亡在抑制某些类型的癌症（如肝癌、胰腺癌、乳腺癌等）中起重要作用；也会加速某些神经退行性疾病的发生发展，包括帕金森病和阿尔茨海默病（Alzheimer's disease，AD）。基于铁死亡在不同生理、病理条件下的研究已经较为详尽，且将在其他章节中进行详细介绍，在本节中，我们将简单总结铁死亡在相关的生理、病理进程中的作用和机制，重点关注并阐明铁蛋白在这些过程中的角色与作用。

24.3.1　铁蛋白、铁死亡与肿瘤

24.3.1.1　铁蛋白、铁死亡与肝癌

肝癌在全世界癌症相关死亡中排名第四，发病率排名第六，通常发生在与病毒感染、酒精滥用或代谢综合征相关的慢性肝炎患者中。其中，绝大部分原发性肝癌都是肝细胞癌（hepatocellular carcinoma，HCC）。在过去的这些年中，尽管肝癌的预防、诊断和治疗均取得了巨大的进展，但是肝癌的五年生存率仍然很低，为 18%，是仅次于胰腺癌的第二大致命肿瘤。早期肝癌通常可通过手术切除、肝脏移植或局部消融进行治疗，但晚期肝癌除需化疗栓塞和选择性体内放疗外，还经常需要配合索拉非尼（索拉非尼）等药物进行系统治疗（Villanueva，2019）。

1）肝癌中铁死亡的作用及机制

在肝癌中，铁死亡受到了抑制（Zhang et al.，2019），晚期肝癌治疗一线药物索拉非尼通过在肝癌细胞中有效诱导铁死亡达到了杀伤肝细胞癌细胞的效果（Louandre et al.，2013；Sun et al.，2016）。有研究表明，p62-Keap1-NRF2 途径与肝细胞癌中的铁死亡过程密切相关。铁死亡抑制基因 *GPx4* 敲除的小鼠表现出了广泛的肝细胞退化，并且伴随有核因子 E2 相关因子 2（Nrf2）响应基因 mRNA 水平的上调（Carlson et al.，2016）。受铁死亡刺激上调的 Nrf2 在保护肝细胞癌细胞免受铁死亡影响的过程中起着核心作用，对 Nrf2 的抑制作用显著增强了某些诱导铁死亡的化合物（如 erastin 和索拉非尼）对肝细胞癌细胞系的抗癌作用。用 erastin、索拉非尼诱导 HepG2 和 Hepa 1-6 发生铁死亡后，p62 通过 Keap1 失活阻止了 Nrf2 降解，并增强随后的 Nrf2 核积累。核 Nrf2 与转录共激活因子 MafG 相互作用，然后激活了铁代谢和 ROS 代谢相关基因醌氧化还原酶 1（NQO1）、血红素加氧酶 1（HO1）和铁蛋白重链 1（FTH1）的转录，进一步抑制了铁死亡的发展。而 RNAi 敲除肝细胞癌细胞中的 p62、NQO1、HO1 和 FTH1，促进了细胞对于 erastin 和

索拉非尼诱导的铁死亡的响应，从另一个角度佐证了前面的数据。此外，在肝细胞癌细胞和肿瘤异种模型中，通过遗传学或药理学手段抑制 Nrf2 的活性或表达提高了 erastin 或索拉非尼的抗癌活性。因此，p62-Keap1-Nrf2 途径的激活抑制了铁死亡对肝细胞癌的杀伤作用。临床上索拉非尼耐药性的产生可能也与该通路被激活有关（Sun et al., 2016）。

Sigma-1 受体（S1R）在肝细胞癌细胞中表现出了与 Nrf2 类似的功能。它作为人类肝细胞癌细胞中铁死亡的一个负调节剂，调节了许多参与 ROS 和铁代谢的靶点（FTH1、TRF1），以及最关键的铁死亡靶点（GPx4）。体内、外试验均表明抑制 S1R 可以显著增加 erastin 和索拉非尼诱导的肝细胞癌细胞脂质过氧化水平及随后的铁死亡（Bai et al., 2019）。

除此之外，视网膜母细胞瘤（retinoblastoma，RB）肿瘤抑制蛋白是索拉非尼在肝细胞癌细胞中诱导铁死亡的另一个重要调节因子。RB 蛋白主要调控细胞周期进程和肝肿瘤的发生（Knudsen and Knudsen，2008）。有研究表明，在暴露于索拉非尼时，具有较低 RB 蛋白水平的肝细胞癌细胞会促进铁死亡的发生（Louandre et al.，2015）。而响应 RB 的耗竭，索拉非尼诱导了更严重的线粒体氧化应激。由于靶向线粒体的抗氧化剂被认为是一种铁死亡抑制剂，因此 RB 蛋白可能在索拉非尼诱导的肝细胞癌细胞铁死亡中发挥重要作用（Krainz et al.，2016）。

最近，一项新的研究结果显示，索拉非尼诱导肝细胞癌细胞铁死亡的早期阶段还涉及磷酸调节信号。这揭示了在人类肝细胞癌细胞（SKHep1）中索拉非尼治疗 7～60min 的过程中蛋白质磷酸化的变化。索拉非尼处理短短 30min 后，来自 2381 个磷酸蛋白的 6170 个磷酸位点发生了变化。药物处理 60min 时，p53、CAD 等铁死亡相关重要蛋白以及对铁稳态起重要作用的蛋白质，如 FTH1、HMOX1 和 PCBP1 等均有位点的磷酸化水平发生了显著变化。这表明，磷酸调节信号可能也参与了索拉非尼在肝细胞癌细胞中铁死亡的诱导过程（Werth et al.，2020）。然而，索拉非尼能否在肝癌细胞系中诱导铁死亡仍存在争议。研究发现，索拉非尼在人肝癌细胞系 HLE、HLF、HepG2 以及 Huh7 中诱导的细胞死亡不能被还原剂 β-巯基乙醇、铁死亡抑制剂 Lip-1、铁螯合剂 DFP 挽救（Zheng et al.，2021）。

Ras/Raf/MEK/ERK 通路在肝细胞癌细胞的增殖过程中也非常重要。一方面，Ras/Raf/MEK/ERK 通路的激活促进了肝癌细胞增殖；另一方面，该通路的突变通过选择性结合到线粒体电压依赖性阴离子通道上的 erastin 的作用，进而参与了细胞铁死亡，从而抑制了肝癌细胞的存活（Yagoda et al.，2007；Zhang et al.，2016）。

因此，p62-Keap1-Nrf2 通路、Sigma-1 受体、RB 蛋白、Ras/Raf/MEK 通路及磷酸化调节信号可能代表着铁死亡治疗肝细胞癌的一些重要靶点。

2）铁蛋白、铁蛋白自噬、铁死亡与肝癌治疗

除了前一个小节提到的信号通路及靶点，铁蛋白自身也在影响铁死亡以及肝细胞癌发展、诊断与预后中展现出重要作用。研究发现，过表达铁蛋白重链能改善肝癌细胞铁应激并减轻细胞氧化损伤，进而赋予细胞对铁死亡的抵抗性。同时，体内、外实验结果也显示，过表达铁蛋白重链促进了肝癌细胞的增殖（Hu et al.，2021）。另一篇研究中，TCGA-LIHC 队列的分析结果显示，铁蛋白轻链是肝细胞癌中与预后相关的，最重要的 5

个铁死亡调控因子之一。与较高表达铁蛋白轻链的患者相比，低表达的患者表现出显著的生存优势。但是，较高表达铁蛋白轻链的患者对某些靶向药物（如顺铂、达沙替尼和索拉非尼）相对于低表达铁蛋白轻链的患者更为敏感。通过沉默铁蛋白轻链表达能够有效抑制肝癌细胞系增殖并诱发铁死亡（Ke et al.，2022）。以上结果表明，铁蛋白可以作为一个重要靶点，为临床诊断、治疗及预后提供新的思路和方案。

此外，还有一个重要的过程——铁蛋白自噬，在利用铁死亡治疗肝细胞癌中拥有广阔的前景。铁蛋白自噬能通过 NCOA4 介导的铁蛋白降解过程释放出游离铁，进而诱导脂质过氧化和后续的铁死亡。目前，靶向铁蛋白自噬过程的药物已经在不少研究中展现了它在肝癌治疗方面的优势。

如前文所述，索拉非尼是晚期肝细胞癌的一线药物，但只能延长有限的生存期，寻找或开发能够增强索拉非尼疗效的药物已经迫在眉睫。青蒿琥酯（artesunate），因其在临床上耐受良好，且能通过不同机制诱导铁死亡，成为联合用药的首选候选药物。研究显示，青蒿琥酯在体外增强了低剂量索拉非尼对 Huh7、SNU-449 和 SNU-182 等肝细胞癌细胞系的抗癌作用，并对 Balb/c 裸鼠的 Huh7 细胞异种移植模型产生了抗癌作用。联合指数法证实索拉非尼和青蒿琥酯的联合治疗具有协同作用。与单独使用青蒿琥酯或索拉非尼治疗相比，联合治疗显著加重了脂质过氧化和铁死亡。在 Huh7 细胞中，联合治疗可诱导氧化应激和溶酶体介导的铁蛋白自噬。低剂量的索拉非尼主要通过线粒体损伤和 SLC7A11 相关的谷胱甘肽耗竭引起氧化应激。而青蒿琥酯诱导的溶酶体活化与索拉非尼介导的促氧化作用协同作用，促进了顺序反应，包括溶酶体组织蛋白酶 B/L 活化、铁蛋白降解、脂质过氧化和随之引发的铁死亡。因此，青蒿琥酯可用于在肝癌治疗中重新使索拉非尼敏感，并且这两种药物的联合治疗可以有效地转化为临床应用（Li et al.，2020c）。

从天然化合物中筛选出的皂苷 FC（Formosanin C）是一种新型的铁死亡诱导剂，其特征在于，在存在铁死亡抑制剂的情况下，FC 可促进细胞活力抑制和脂质 ROS 形成的减弱。此外，FC 还能诱导自噬通量。值得注意的是，FC 诱导的铁死亡和自噬通量在表达更高 NCOA4 和更低 FTH1 水平的 HepG2 细胞中更强，这与使用 CTRP 和 PRISM 进行基因表达分析的结果一致，表明 FTH1 表达水平与细胞对铁死亡诱导剂的敏感性呈负相关。共聚焦和电子显微镜检查证实，在 NCOA4 升高的细胞中，铁蛋白自噬明显参与了 FC 诱导的铁死亡。总结以上的研究数据表明，FC 具有较好的肝细胞癌的化学治疗潜力，并且对于高表达 NCOA4 的肝细胞癌细胞而言，经由铁蛋白自噬过程，FC 可能展现出更好的治疗效果（Lin et al.，2020）。

24.3.1.2　铁蛋白、铁死亡与胰腺癌

胰腺癌（pancreatic cancer，PC）是仅次于肺癌、前列腺癌、乳腺癌和结肠癌的美国第四大癌症死亡原因。由于早期诊断、晚期发现及目前治疗方法的不足，胰腺癌在实体瘤中的生存率最差，其 5 年生存率仅为 8%。尽管许多科研人员和医疗人员对此展开了一系列研究，胰腺癌仍然是致命的疾病，并且仅在少数切除的患者中可以治愈（Gupta et al.，2017）。尤其是晚期胰腺癌，其标准疗法也仅能将生存期延长不到 6 个月（Burris et al.，1997）。因此，急需寻找和建立治疗胰腺癌的新靶标和方法。

1）胰腺癌中铁死亡的作用及机制

胰腺导管腺癌（PDAC）及其亚型是最常见的胰腺肿瘤，约占胰腺肿瘤的 90%。超过 90% 的 PDAC 病例具有 KRAS 突变，这些突变既能促进增殖，又能改变细胞代谢。突变的 KRAS 信号转导过程带来了副产物——增加的 ROS，这会导致细胞损伤。PDAC 细胞可上调 ROS 解毒的代谢程序来缓解损伤。通常，细胞利用半胱氨酸衍生的代谢物谷胱甘肽（GSH）的上调来达到降低活性氧损伤的目的（DeNicola et al.，2011）。

谷胱甘肽是由谷氨酸、半胱氨酸和甘氨酸组成的三肽硫醇，在细胞抵抗氧化应激和有毒化合物方面起着至关重要的作用。谷胱甘肽的上调一般与两个过程相关：一是谷胱甘肽的生物合成，二是其生物利用。谷胱甘肽的生物合成关键取决于细胞内半胱氨酸的可利用率（Griffith，1999）。尽管肝脏等组织可以通过转硫作用途径从 L-甲硫氨酸合成半胱氨酸（Rosado et al.，2007），但某些特定实验性癌症（如淋巴瘤、神经胶质瘤）无法合成足够量的氨基酸用于谷胱甘肽合成，因此依赖于细胞外半胱氨酸或其胱氨酸（半胱氨酸氧化形式）的摄取来维持生存和增长。在这种情况下，细胞对氨基酸摄取的减少会导致细胞内谷胱甘肽水平降低，进而导致生长停滞（Chung et al.，2005；Gout et al.，1997；Iwata et al.，1997）。哺乳动物细胞主要通过膜胱氨酸-谷氨酸反向转运蛋白（System X_c^-，X_c^- 系统），按照 1∶1 的比例，从胞外摄取胱氨酸或将谷氨酸转运到胞外（Sato et al.，1999）。研究发现，在胰腺癌细胞中，X_c^- 系统（SLC7A11）蛋白表达水平升高，充裕的胱氨酸摄入促进了谷胱甘肽的生物合成（Lo et al.，2008），这与胰腺导管腺癌中谷胱甘肽水平的上调是一致的（DeNicola et al.，2011）。近期研究还发现，胰腺癌细胞需要外源性的胱氨酸来抑制铁死亡。通过遗传学、药理学抑制 SLC7A11 阻断胱氨酸的摄取，或通过药理学耗竭细胞内的胱氨酸与半胱氨酸都可以诱导胰腺导管腺癌中的铁死亡并且抑制肿瘤的生长（Daher et al.，2020）。此外，SLC7A11 被认为是 p53 的下游代谢靶标，并被 p53 抑制。p53 则被认为通过介导氧化应激反应和铁死亡发挥抑癌作用（Jiang et al.，2015）。因此，p53-SLC7A11 通路可能是胰腺癌治疗的潜在靶点。

谷胱甘肽的生物利用过程对于胰腺癌细胞也极其重要。谷胱甘肽过氧化物酶（GPx4）利用 GSH 修复脂质并将脂质氢过氧化物还原为无毒醇。GSH 含量降低会使 GPx4 失活。随后，细胞无法防御有毒的脂质 ROS，最终导致铁死亡（Yang et al.，2014b）。科研人员发现，在胰腺导管腺癌中，70kDa 热休克蛋白 5（HSPA5）负调控铁死亡。从机制上讲，转录因子 4（ATF4）的活化诱导 HSPA5 的表达，后者又结合 GPx4，抑制了 GPx4 的降解，继而抑制了脂质过氧化。ATF4-HSPA5-GPx4 通路介导的铁死亡抗性限制了胰腺癌治疗药物吉西他滨的抗癌活性，对该通路的遗传学或药理学抑制在体内或体外试验中均能够削弱该通路对于铁死亡的抑制作用，增强肿瘤吉西他滨敏感性（Zhu et al.，2017）。因此，深刻认识 ATF4-HSPA5-GPx4 在胰腺癌中的角色与作用具有十分重要的意义。

2）铁蛋白自噬、铁死亡与胰腺癌治疗

虽然没有研究直接表明铁蛋白自噬可通过诱导铁死亡抑制胰腺癌，但不少文献提示，铁蛋白自噬通路存在诱导铁死亡进而产生抗癌作用的潜力，对相关通路的研究不仅能够回答这一疑问，而且具有较大的临床应用价值。

　　青蒿素及其衍生物青蒿琥酯属于抗疟疾化合物,研究发现其可诱导铁死亡依赖的胰腺导管腺癌细胞死亡(Eling et al.,2015;Ooko et al.,2015)。因此,铁死亡可能代表了青蒿琥酯诱导胰腺癌细胞死亡的新机制。而在另一项研究中,科研人员发现青蒿琥酯通过激活溶酶体功能和铁蛋白降解诱导细胞凋亡,而这个效应能够被 *NCOA4* 的遗传抑制所逆转(Yang et al.,2014a)。溶酶体活性对于脂质 ROS 介导的铁死亡是必不可少的。铁蛋白的溶酶体降解释放出过量的细胞不稳定铁,这是铁依赖的 ROS 产生和铁死亡发生的先决条件。此外,自噬会通过降解成纤维细胞和胰腺癌细胞中的铁蛋白而促进铁死亡。自噬过程中重要基因 *Atg5* 和 *Atg7* 的敲除或敲降抑制了 erastin 诱发的铁死亡,降低细胞内亚铁水平和脂质过氧化水平(Hou et al.,2016)。因此,青蒿琥酯可能通过增强铁蛋白自噬及溶酶体活化过程来进一步激活铁死亡,在肿瘤细胞内诱导更大程度的细胞死亡,达到抑制胰腺癌的目的。与之相关的研究能为胰腺癌中青蒿琥酯的应用提供更坚实的证据,也为后续的联合用药等研究提供可能。

24.3.1.3　铁蛋白、铁死亡与乳腺癌

　　乳腺癌是最常见的癌症,也是全世界女性因癌症而致死的主要原因。全球乳腺癌的存活率存在巨大差异,据估计,发达国家的 5 年存活率是 80%,而发展中国家则低于40%(Coleman et al.,2008)。与其他大多数国家一样,乳腺癌现在是中国女性中最常见的癌症。中国的病例占全球所有新诊断乳腺癌的 12.2%,占所有乳腺癌死亡的 9.6%。由于人口社会经济地位的提高和独特的生育模式,中国对全球乳腺癌增长率的比例贡献正在迅速增加(Fan et al.,2014)。在过去的几十年中,与乳腺癌有关的研究使我们对乳腺癌的理解取得了惊人的进展,从而产生了更加精确有效的诊断、治疗方法(Akram et al.,2017)。然而,乳腺癌治疗仍然存在不良副作用,化疗药物的耐药性、放疗的不敏感性、癌细胞的远端转移仍然困扰着患者、医生与科研人员。近些年,铁死亡作为肿瘤的研究热点之一,被发现在乳腺癌治疗中发挥重要的作用,而铁蛋白也被发现是乳腺癌的肿瘤标志物(Weinstein et al.,1982)。因此,对于铁蛋白、铁死亡在乳腺癌中的相关研究仍然至关重要。

　　最近的一项研究中,科研人员通过在乳腺癌细胞中利用胱氨酸耗竭触发铁死亡,进行了激酶组学筛选。出人意料的是,DNA 损伤响应丝氨酸/苏氨酸激酶 ATM 被发现对铁死亡至关重要。对 ATM 的药理学或遗传学抑制作用能挽救多种癌细胞在胱氨酸耗竭或 erastin 诱导情况下的死亡效应。进一步研究显示,ATM 抑制通过增加参与铁存储(FTH1 和 FTL)和外排(FPN1)的铁调节蛋白的表达来挽救铁死亡。这些铁调节蛋白在 ATM 抑制过程中的协调变化导致 Fe^{2+} 的含量降低,并预防了铁死亡。此外,研究发现 ATM 的抑制作用增强了金属调节转录因子 1(MTF1)的核转运,负责调节 Ferritin/FPN1的表达和铁死亡保护效应。MTF1 的敲除消除了 ATM 对铁调节元件的调节,并使细胞对铁死亡重新敏感。因此,ATM-MTF1-Ferritin/FPN1 通路可能代表了乳腺癌细胞对于铁死亡诱导剂的响应机制(Chen et al.,2020b)。

　　乳腺癌细胞还被发现能通过 prominin2-MVB-外泌体-铁蛋白通路驱动其对于铁死亡的抗性。通过借助 RNA-Seq 鉴定有助于抗铁死亡的基因,科研人员发现促铁死亡原刺激(包括抑制 GPx4 和与细胞外基质的分离)诱导了 prominin2(一个与维生素动态调

节有关的五肽）的表达。prominin2 促进了乳腺上皮和乳腺癌细胞的铁死亡抗性。机制上，prominin2 促进了含铁蛋白的多囊泡小体（MVB）和外泌体的形成，这些外泌体将铁转运出细胞，从而抑制了铁死亡。这些研究表明，乳腺癌细胞抗性可以由 prominin2-MVB-外泌体-铁蛋白途径驱动，并且对铁稳态、胞内运输和癌症具有广泛的影响（Brown et al.，2019）。

另外两项研究报道，溶酶体破坏剂西拉美新和酪氨酸激酶抑制剂、乳腺癌治疗药物拉帕替尼在乳腺癌细胞中具有协同抗癌作用，这与它们在细胞中诱导铁死亡的过程密切相关（Ma et al.，2017，2016）。研究人员发现，西拉美新和拉帕替尼协同处理 24h 可诱导乳腺癌细胞死亡和 ROS，这种细胞死亡或者 ROS 蓄积可以被铁螯合剂 DFO 或铁死亡抑制剂 ferrastatin-1 显著缓解或抑制，表明这个细胞死亡过程是铁死亡。此外，联合用药后细胞内的 $FeCl_3$ 水平升高，这可能是由于胞内铁转运的变化。实验结果显示，单独使用拉帕替尼或与西拉美新合用后，负责将铁转运到细胞中的转铁蛋白的表达增加。抑制转铁蛋白导致治疗后细胞死亡和 ROS 水平均降低。而单独使用西拉美新或与拉帕替尼联合治疗后，负责排出胞内铁的 FPN1 表达降低。过表达的 FPN1 导致 ROS 水平和细胞死亡减少，而 FPN1 的敲降增加了西拉美新和拉帕替尼治疗后的细胞死亡（Ma et al.，2016）。后续的研究发现，西拉美新和拉帕替尼协同处理也可诱导自噬，但是在这种协同细胞死亡中的作用机制尚不清楚。在这项研究中，研究人员确定西拉美新和拉帕替尼起初可诱导铁死亡，但在 24h 后改变为自噬诱导的细胞死亡，此时用 ferrastatin-1 并不能拯救细胞的死亡效应。此外，细胞内铁水平在药物处理后随时间增加，并伴随着 ROS 的增加。使用 DFO 或 ROS 清除剂 α-生育酚可减少自噬通量和细胞死亡。进一步实验结果显示，随着联合用药自噬通量的增加，铁储存蛋白铁蛋白的表达降低部分取决于自噬的增加。以上结果共同表明，铁死亡和自噬诱导的细胞死亡独立发生，但两者均由乳腺癌细胞中铁依赖的 ROS 介导产生（Ma et al.，2017）。基于以上的研究，使用拉帕替尼与西拉美新相结合，可以开发出克服乳腺癌耐药性的新治疗策略。

此外，研究发现，铁死亡还在乳腺癌干细胞的治疗中有着巨大的潜力。癌症干细胞（CSC）代表了肿瘤内具有自我更新特性和接种肿瘤能力的一群细胞。它通常对常规治疗具有抗性，并且与转移和复发有关。盐霉素作为抗癌症干细胞的选择性试剂，其作用机制尚未明确。盐霉素的合成衍生物 AM5，在体外和体内试验中均表现出对乳腺癌干细胞溶酶体更有效和更具选择性的蓄积与螯合铁的能力。为了响应随之而来的细胞质铁耗竭，细胞触发了溶酶体中铁蛋白的降解，从而导致该细胞器中铁的进一步负载。铁介导的活性氧的产生促进了溶酶体膜的通透性，激活了与铁死亡一致的细胞死亡途径。这些发现揭示了乳腺癌干细胞中铁稳态的重要性，表明铁和铁介导的铁死亡过程是针对乳腺癌干细胞的潜在靶标（Trang et al.，2017）。

总而言之，以上研究为人们进一步认识铁死亡与铁蛋白在乳腺癌中的作用及机制提供了支持，也为乳腺癌新的诊断和治疗方法的开发、现有方案的优化提供了更多的潜在靶点，具有较大的临床价值。

24.3.1.4 铁蛋白、铁死亡与其他肿瘤

铁蛋白、铁死亡在其他肿瘤的治疗上也有着巨大的潜力。研究发现，在人纤维肉瘤

细胞中，自噬过程及溶酶体活性在调控铁死亡中扮演着重要的角色（Gao et al.，2016；Torii et al.，2016）。数据显示，自噬，尤其是铁蛋白自噬在这一过程起着关键作用。铁死亡的诱导导致自噬激活，进而导致铁蛋白和铁蛋白运货受体 NCOA4 降解。与之一致的是，通过阻断自噬或敲低 NCOA4 抑制铁蛋白自噬过程，消除了诱发铁死亡的胞内游离铁和活性氧的积累，以及最终的铁死亡（Gao et al.，2016）。此外，在人纤维肉瘤细胞中，溶酶体活性也对铁死亡发生起着重要的调节作用。溶酶体抑制剂通过减弱转铁蛋白的细胞内转运或铁蛋白的自噬降解而部分地阻止了细胞内游离铁的积累，进一步调节溶酶体 ROS 和与铁死亡相关的脂质 ROS 的暴发，达到抑制细胞铁死亡的目的（Torii et al.，2016）。

另外，研究报道，蒲黄提取物香蒲新苷（TYP）以及青蒿素衍生物双氢青蒿素（DHA）在急性髓细胞性白血病（AML）中可能发挥着相似的抑癌功能。TYP 和 DHA 能通过不同分子机制抑制 AML 细胞的增殖并阻滞其细胞周期进程。更多数据显示，这两种药物还能诱导细胞凋亡、ROS 积累和线粒体功能障碍。细胞内异常的 ROS 水平通过调节 AMPK/mTOR 通路进一步触发 AML 细胞自噬，最终导致铁蛋白降解、ROS 积累和细胞铁死亡（Du et al.，2019；Zhu et al.，2019）。最近，新的研究表明，穗花杉双黄酮（AF）能以相似的机制阻滞神经胶质瘤的细胞周期，激活自噬依赖性铁死亡（Chen et al.，2020c）。

而在结肠癌中，DHA 可以通过自噬非依赖的方式诱导铁蛋白的溶酶体降解，增加胞内游离铁，使结肠癌细胞对铁死亡更加敏感。进一步的数据表明，DHA 还能通过与胞内游离铁结合，形成复合物，在维持与游离铁相同的氧化活性的同时干扰了 IRP/IRE 控制的铁稳态，抑制铁蛋白的合成，从而进一步增加细胞游离铁，促进体内和体外结肠癌对铁死亡的敏感性（Chen et al.，2020a）。此外，文献报道，维生素 C 能通过增加胞内动态铁池中的游离铁水平，破坏胞内铁稳态并诱导铁蛋白的反馈性增加。尤其是在应用靶向表皮生长因子受体（EGFR）的西妥昔单抗治疗结肠癌的过程中，西妥昔单抗导致了一个稍弱但不断加剧的 ROS 上调，连续施用的维生素 C 使得胞内游离铁维持在较高的水平，进一步诱导了癌细胞铁死亡（Lorenzato et al.，2020）。

另一项研究发现，卵巢透明细胞癌（OCCC）细胞的生存依赖于非必需氨基酸半胱氨酸，通过柳氮磺胺吡啶（SAS）和 DL-炔丙基甘氨酸（PAG）联合治疗可以耗竭半胱氨酸，在体内、体外模型中抑制卵巢透明细胞癌的生长。对于糖酵解性 OCCC 细胞，可抑制谷胱甘肽的合成，促进 ROS 的蓄积，进而导致氧化应激依赖的坏死与铁死亡。而对于呼吸性 OCCC 细胞，半胱氨酸耗竭能促进溶酶体降解胞质铁蛋白，导致胞内动态铁池急剧增加。数据进一步显示，在半胱氨酸剥夺期间，铁进入呼吸性 OCCC 的线粒体。然而，由于半胱氨酸水平有限，无法为 Fe-S 簇合成提供硫，进入线粒体的铁会导致线粒体铁超载和损伤，最终通过凋亡导致细胞死亡（Novera et al.，2020）。

研究人员还发现，在头颈癌中，参与线粒体 Fe-S 簇转移至铁调节蛋白的重要蛋白——谷氧还蛋白 5（GLRX5）的基因沉默，能够促进顺铂耐药性头颈癌（HNC）细胞的铁死亡。数据表明，在头颈癌细胞中，GLRX5 的沉默能够激活细胞的铁饥饿反应、促进铁调节蛋白和转铁蛋白受体的增加，FPN1 和铁蛋白的减少会诱导细胞内游离铁的增加，从而通过增加脂质过氧化作用促进了癌细胞的铁死亡，进一步克服头颈癌化学耐药性（Lee et al.，2020）。

这些发现指出了铁蛋白与铁死亡在其他肿瘤中的角色及作用。在这些癌细胞中的发现可为临床治疗提供更详尽的理论依据和更多合理的治疗方案优化策略。

24.3.1.5　铁蛋白纳米载体、铁死亡与肿瘤治疗

纳米医学已被广泛探索用于有效的癌症成像和靶向癌症治疗。铁蛋白因其对转铁蛋白受体 1 的高靶向效率，已经成为用于成像及治疗包括结肠癌、肝癌和卵巢癌在内的多种癌症的理想药物载体（Fan et al.，2012）。在本节中，我们重点关注了以铁蛋白为载体，通过铁死亡方式靶向治疗肿瘤的研究。

研究显示，装载了阿霉素（Dox）的铁蛋白纳米颗粒在靶向治疗胃癌的过程中展现了巨大的潜力。研究人员开发了一种天然的铁蛋白重链纳米载体，该载体可将高浓度的治疗药物阿霉素专门递送至肿瘤细胞，并通过单剂量治疗显著抑制肿瘤生长，同时还表现出优异的生物相容性和安全性（Liang et al.，2014）。进一步研究中，研究人员在 TfR1 阳性胃癌患者来源的异种移植模型上评估了装载阿霉素的铁蛋白重链纳米载体的治疗效果，与自由 Dox 组相比，装载阿霉素的铁蛋白重链纳米载体组显著抑制了肿瘤的生长，并增加了小鼠的存活率。因此，铁蛋白药物纳米载体通过靶向胃癌细胞中的 TfR1 成为理想的治疗方法，在临床上具有较大的应用价值（Cheng et al.，2020）。

还有研究表明，一种受 Abraxane 启发的纳米药物，命名为 NFER，其由铁蛋白、erastin 和雷帕霉素组成。研究显示，NEFR 释放的 erastin 可以有效抑制半胱氨酸摄取从而下调胞内 GPx4 水平，诱导细胞铁死亡。同时，释放的雷帕霉素将诱导自噬过程。铁蛋白在自噬体中的降解将导致二价铁的释放，进一步积累脂质 ROS 从而加剧细胞铁死亡。体内肿瘤不完全切除研究结果表明，NFER 纳米药物能有效抑制肿瘤复发，并且无明显的副作用。以上研究表明，这种基于自噬相关的铁死亡机制的无载体纳米药物可为癌症治疗提供新的视角（Li et al.，2019c）。

24.3.2　铁蛋白、铁死亡与神经退行性疾病

除肿瘤外，铁死亡与铁蛋白还被发现在神经退行性疾病中扮演着重要的角色。先前研究表明，神经退行性疾病与一定程度的铁蓄积和氧化应激有关。铁死亡也在神经退行性疾病的病理生理学中起关键作用（Belaidi and Bush，2016；Do Van et al.，2016a；Guiney et al.，2017）。

帕金森病（PD）是第二常见的慢性神经退行性疾病，其特征是路易小体的异常聚集和黑质中多巴胺能神经元的损失（Grayson，2016）。运动障碍和认知障碍严重降低了帕金森病患者的生活质量。而目前已有的治疗方法只能改善症状，不能彻底治愈（Erkkinen et al.，2018）。因此，迫切需要寻找新的靶标以改善 PD 患者的治疗方法。铁稳态与神经退行性疾病的病理发展过程密切相关，且脑铁非侵入性成像可用于 PD 的诊断（Ward et al.，2014）。铁的过量积累导致多巴胺的氧化增加，从而引发多巴胺神经元损伤与 PD 发展（Crielaard et al.，2017）。此外，FTL 可通过抑制谷氨酸的摄取而成为重要的神经退行性调节因子，而铁的积累与 FTL 浓度的降低密切相关（Alekseenko et al.，2008；Friedman et al.，2011）。铁死亡也与 PD 的发展密切相关。研究发现，蛋白激酶 Cα（PKCα）的活化可诱导铁死亡，进而对多巴胺神经元和 PD 的发展产生影响（Do Van et al.，2016b）。此外，GPx4 的脑膜神经元条件性敲除小鼠表现出明显的神经功能缺陷和认知障碍，可通过使用铁死亡抑制剂来缓解（Hambright et al.，2017）。因此，铁死亡可能是神经退行性疾病发展的重要驱动机制。铁蛋白自噬过程作为细胞循环利用铁的重要过程，也为大脑铁水平与神经退行性疾病的发展提供了一种新颖的联系（Biasiotto et al.，2016）。细胞中 α-突触核蛋白的过表达会通过损害溶酶体功能而损害铁蛋白自噬功能，从而导致体内外视网膜和体外视网膜色素上皮细胞中富铁铁蛋白的积累（Baksi and Singh，2017）。最近的一项研究发现，在 6-羟基多巴胺（6-OHDA）诱导的大鼠 PD 模型中，脑中 FTH1 表达下调。进一步的结果证实，6-OHDA 通过 FTH1 介导的铁蛋白自噬作用，增加了胞内游离铁含量，进一步促进了 PD 模型发生铁死亡（Tian et al.，2020）。另一项研究发现，艾灸治疗可以通过增加大鼠黑质中 GPx4、FTH1 的蛋白质和 mRNA 水平抑制铁死亡，以减轻 PD 小鼠的神经元损伤（Lu et al.，2019）。以上结果显示，铁水平、铁蛋白及铁死亡在 PD 的发展中起着十分重要的作用。

阿尔茨海默病（AD）是众所周知的神经退行性疾病，其病理特征是淀粉样斑块蛋白（APP）聚集体的沉积。APP 聚集体由淀粉样 β 组成（Roberts et al.，2012），并且在 AD 的发展过程中与铁积累密切相关（Everett et al.，2014）。与 PD 相似，大量沉积在大脑区域的铁蓄积被认为是 AD 的致病因素，通过诱导氧化应激导致神经元细胞死亡（Mena et al.，2015）。目前并未发现铁蛋白及铁蛋白自噬通过铁死亡诱发 AD 的直接依据，但脑脊液铁蛋白可反映脑铁水平，可以更好地预测 AD 的进展和潜在的认知障碍，尤其是对具有高 Aβ 沉积或 APOE-ε4 携带者的患者（Ayton et al.，2018，2017，2015；Diouf et al.，2019）。但是也有报道指出，AD 患者大脑中 FTH1 和 FTL 的表达增强，而元素铁含量没有明显变化（Ashraf et al.，2020）。实际上，AD 患者脑中的铁蛋白似乎与生理性铁蛋白不同，不正确的铁储存增强了 Fe^{2+} 介导的氧化应激（Quintana et al.，2006）。有趣的是，AD 患者脑中 FTL 的增加与 GPx4 水平降低有关，这表明功能障碍的铁蛋白会削弱大脑的抗氧化能力（Ashraf et al.，2020）。因而，对铁蛋白和 AD 的深入研究可以为回答铁死亡与阿尔茨海默病的关系提供更多的信息与数据。

神经铁蛋白病是一种罕见的常染色体显性遗传、晚期发病的基底神经节疾病。该疾病由 FTL 基因突变引起，大脑中主要是在基底神经节会出现铁蓄积，不同脑区域有铁蛋白包涵体的形成。它也是唯一的常染色体显性遗传的脑变性与神经铁蓄积疾病，患者通常在成年后期发病并伴随有运动障碍（Curtis et al.，2001）。虽然神经铁蛋白病与铁死亡的关系尚不清楚，但考虑到铁与铁蛋白包涵体在大脑区域的蓄积，可以推测出铁死亡在这一过程中会扮演十分重要的角色。

总而言之，鉴于铁蛋白与铁死亡的重要生理作用，对其进一步的研究将为深入认识、诊断和治疗神经退行性疾病提供支撑，也为铁死亡抑制剂等在神经退行性疾病中的应用增加可能。

24.3.3　铁蛋白、铁死亡与肝脏疾病

铁死亡与铁蛋白在其他肝脏疾病中也有不少的研究，尤其是在肝纤维化和肝脏移植中。肝纤维化是一个可逆的病理生理过程，其晚期肝硬化状态在全球范围表现出高发病率和高死亡率（De Magalhaes Filho et al.，2016；Ding et al.，2014；Mederacke et al.，

2013）。肝星形细胞（HSC）转分化为收缩的、能分泌细胞外基质的成纤维细胞是肝纤维化的根本原因（Chen et al., 2012; Shackel et al., 2014）。研究发现，RNA 结合蛋白 ELAVL1 在调节铁死亡诱导的肝纤维化中起着至关重要的作用。在暴露于铁死亡诱导剂索拉非尼后，ELAVL1 蛋白表达显著增加，并进一步通过与 BECN1 mRNA 的 3′UTR 中的 ARE 结合，促进了 BECN1/Beclin1 的产生，从而激活自噬，进而促进了铁蛋白自噬降解，并最终导致了铁依赖性铁死亡。在肝纤维化小鼠的 HSC 中敲降 ELAVL1，能使索拉非尼诱导的 HSC 铁死亡效应与肝纤维化保护效应受损。而对接受索拉非尼治疗的晚期肝细胞癌患者 HSC 的回顾性分析结果进一步支持了这一发现。因此，ELAVL1 自噬依赖型铁死亡可以确定为治疗肝纤维化的潜在靶标（Zhang et al., 2018）。

另一个研究显示，RNA 结合蛋白 ZFP36/TTP 在调节肝星形细胞的铁死亡中扮演着与 ELAVL1 相反的角色。暴露于索拉非尼后，ZFP36 蛋白的表达降低。机制研究显示，ZFP36 通过与 ATG16L1 mRNA 的 3′UTR 中的 ARE 结合，促进了 ATG16L1 mRNA 的降解，进一步抑制了自噬的活化与铁蛋白自噬的发生，从而介导了 ZFP36 的铁死亡抗性。对接受索拉非尼单药治疗的肝细胞癌纤维化患者 HSC 的分析显示，索拉非尼单药治疗导致人 HSC 中 ZFP36 的下调，铁蛋白自噬激活诱发铁死亡。因此，ZFP36 可能是另一个治疗肝纤维化的有效靶点（Zhang et al., 2020）。

除此之外，研究人员发现，在四氯化碳诱导的小鼠肝纤维化模型中，青蒿琥酯可以在活化的 HSC 中诱导铁死亡。体外试验进一步证明，铁蛋白自噬介导的铁死亡在青蒿琥酯的抗纤维化过程中发挥着重要的作用（Kong et al., 2019）。这些结果均表明了铁蛋白自噬的激活在肝纤维化治疗中的临床应用价值。

实体器官移植是一种治疗终末期器官疾病的有效方法。然而，由于器官移植的技术性质，缺血再灌注（I/R）损伤是不可避免的问题。在肝移植中，严重肝 I/R 损伤可导致移植肝脏原发性无功能，通常这个情况下患者需要紧急重新进行肝移植（Black et al., 2018; Ploeg et al., 1993; White et al., 2014）。铁死亡在其他几个器官的 I/R 损伤中发挥重要的作用（Fang et al., 2019; Li et al., 2019a, b; Linkermann et al., 2014）。最近的一项研究中，研究人员通过对小儿活体供体肝移植的临床数据分析，发现供体的高血清铁蛋白水平是铁超负荷的标志，也是肝移植后肝损伤的危险因素。而小鼠肝脏 I/R 损伤模型的研究进一步显示，I/R 能引起肝脏铁死亡并导致肝脏损伤和炎症反应，而铁死亡抑制剂 ferrostatin-1 能拯救这些损伤效应。这些研究表明，铁死亡是肝脏 I/R 损伤的发病机制，靶向这一过程可以为肝移植导致的 I/R 损伤带来新的防御措施（Yamada et al., 2020）。

24.3.4　铁蛋白、铁死亡与其他生理病理过程

铁蛋白与铁死亡还被发现在心肌病、胰腺功能障碍、肺部疾病和细胞衰老中发挥着重要的作用。

先前的研究表明，铁死亡参与了心肌病的发展，包括心脏肥大、糖尿病性心肌病和阿霉素引起的心脏毒性（Fang et al., 2019; Li et al., 2020b; Liu et al., 2018）。而关于铁蛋白在这当中发挥作用的报道相对较少。研究发现，实验性败血性心肌病小鼠激活了心肌细胞的铁死亡，并且抑制铁死亡可以减轻心脏炎症和功能障碍，从而提高小鼠存活率。

机制上，LPS 刺激增强了 NCOA4 的表达，而 NCOA4 随后与铁蛋白相互作用并促进了其自噬降解。铁蛋白的降解进一步释放了大量的游离铁，细胞质游离铁通过线粒体膜上的 SFXN1 转运至线粒体，引起铁超载和线粒体中过多的 ROS，最终引发脂质过氧化和心肌细胞铁死亡（Li et al.，2020a）。此外，转录因子 BACH1 能够抑制 GSH 合成途径中相关基因的表达，并在转录水平抑制 $FTH1$、FTL 以及 $SLC40A1$ 的表达，增加细胞内的不稳定铁水平，进而诱发铁死亡。体内试验结果表明，BACH1 能通过促进铁死亡加剧小鼠急性心肌梗死的病理进程，Bach1$^{-/-}$ 小鼠比 WT 对照小鼠对心肌梗死的抵抗力更高，并且铁螯合剂 deferasirox 降低了缺血性损伤的严重程度。因此，BACH1 有望成为靶向铁死亡治疗心肌梗死的新靶点（Nishizawa et al.，2020）。而在心肌细胞特异性敲除 $Fth1$ 小鼠模型中，小鼠心脏铁水平降低，氧化应激增加，导致衰老后心脏受到伤害。但是，以高铁饮食喂养这些小鼠会导致严重的心脏损伤和铁死亡性心肌病，ferrostatin-1 可挽救这一过程。进一步研究发现，缺乏 Fth1 的心肌细胞降低了铁死亡调节因子 Slc7a11 的表达，而选择性地在心肌细胞中过表达 Slc7a11 增加了 GSH 的水平并预防了心脏铁死亡。以上研究表明，铁蛋白在预防心脏铁死亡引发的心力衰竭中起主要作用，这为心肌病患者提供了新的治疗靶点（Fang et al.，2020）。

铁蛋白与铁死亡在肾脏疾病中也有相关报道。研究发现，在急性和慢性铁超负荷中毒模型中，急性组表现出了更为严重的肾细胞损伤和细胞凋亡。在这两种模型中，血清铁蛋白水平均增加，而肾总铁蛋白水平却表现出了相反的变化。肾脏组织的铁蛋白表达、Fe^{2+} 和 Fe^{3+} 水平均存在差异。在急性铁超负荷模型中，小鼠肾脏总铁蛋白水平与血清铁蛋白水平呈负相关，而慢性组呈正相关。急性超负荷时肾细胞内 Fe^{2+} 的水平较高，而慢性超负荷时 Fe^{3+} 的水平显著较高。因此，研究人员推测，急性铁超负荷除导致凋亡之外，还可能诱导氧化应激和铁死亡（Refaat et al.，2018）。此外，在利用小鼠肾脏近端肾小管上皮细胞（RPTEC）缺氧和复氧探究小鼠肾脏缺血再灌注的机制研究中发现，缺氧过程诱导了 H_2S 产量的增加，进而激活了抑制凋亡的 H_2S-Nrf2 轴和促进凋亡的 p53/Bax 通路。随着缺氧诱导的内源性 H_2S 的上调，Nrf2 的水平和各种抗氧化蛋白的表达增加，包括 Fth1 和 X_c^- 系统。然而 H_2S-Nrf2 轴的活化不足以完全抵抗 p53/Bax 通路激活诱导的细胞凋亡，故而缺氧过程仍然以细胞凋亡为主。而在复氧阶段，ROS 的产量突然增加，抗氧化防御系统对于保护细胞免受铁死亡至关重要，但 H_2S-Nrf2 水平却没有上调，导致细胞发生严重的铁死亡。总之，弄清 H_2S-Nrf2 轴活化的机制可为临床上有效预防或干预 I/R 导致的肾脏损伤提供理论依据（Eleftheriadis et al.，2020）。

此外，在胰腺功能障碍动物模型中，砷以剂量依赖的方式诱导了铁死亡的发生。结果表明，砷可以导致线粒体损伤并诱导线粒体活性氧（MtROS）的产生。$NaAsO_2$ 可通过 MtROS 自噬途径促进铁蛋白的降解，进而调节胞内铁稳态。砷引起的胰腺功能障碍与铁死亡有关，其中涉及的 MtROS、铁蛋白自噬和降解过程为治疗慢性砷暴露引起胰腺功能障碍提供了新的靶点（Wei et al.，2020）。

还有研究显示，铁蛋白和铁死亡在细胞衰老的过程中也发挥着重要的作用。衰老细胞在外界刺激（辐射、复制或致癌）下，细胞内都会积累大量铁，同时铁稳态蛋白的表达水平也随之变化。其中，铁蛋白的变化最为显著，为相关的铁蓄积和抵抗铁诱导的毒性提供了细胞衰老的强大生物学标记。铁在衰老细胞中的积累是由铁蛋白自噬功能受损引起的。铁蛋白降解受损解释了衰老细胞的铁蓄积表型，铁被有效地捕获在铁蛋白中，形成了一种可感知的细胞缺陷。因此，衰老细胞高度抵抗铁死亡。通过使用自噬激活剂雷帕霉素促进铁蛋白降解，可以避免衰老细胞的铁蓄积表型，但未能使这些细胞对铁死亡敏感，这也提示了衰老细胞可能存在着其他的抗铁死亡机制。对细胞衰老、铁死亡的研究，可为解密衰老和长寿提供更多的思路（Masaldan et al.，2018）。

24.4　总结与展望

本章中，我们主要总结了铁蛋白的结构、功能调控机制，并详细阐述其在部分铁死亡相关的生理、病理条件下的角色及作用。

自 1976 年铁蛋白被首次分离出来，人们从未停止过对铁蛋白的探索。这些年来，人们对于铁蛋白的研究越来越多，也越来越详尽。随着科学技术的发展，铁蛋白身上的谜团一个一个被解开：人们对于铁蛋白的结构、铁蛋白中铁的矿化储存、铁蛋白的循环利用与铁的释放、铁蛋白的抗氧化、铁蛋白的调控都有了十分深刻的认识。在此基础上，科研人员开始更多地关注其在疾病当中所扮演的角色。

铁死亡作为近年来发现的一种铁依赖的、脂质过氧化产物蓄积达到致死水平的细胞死亡形式，已被证明与肿瘤、神经退行性疾病等许多生理、病理过程密切相关。而铁蛋白作为胞内维持铁稳态的重要蛋白，与铁死亡有着千丝万缕的关系。铁蛋白在铁死亡相关生理、病理进程及其治疗中的角色与作用显得至关重要。

铁死亡在抑制某些类型的癌症（如肝癌、胰腺癌、乳腺癌等）中起重要作用，靶向铁死亡治疗肿瘤拥有广阔的前景。通过 NCOA4 介导的铁蛋白自噬促进铁蛋白降解过程释放出游离铁，进而诱导脂质过氧化和后续的铁死亡。目前，已经发现不少药物能通过靶向铁蛋白自噬过程诱导铁死亡，展现了它们在治疗肝癌、胰腺癌、乳腺癌、结肠癌等肿瘤过程中的优势。此外，以铁蛋白为载体的纳米药物也在肿瘤成像和肿瘤治疗中表现出了巨大的潜力。尤其是最近发现的一些以铁蛋白为载体、装载的分子能够有效诱导细胞铁死亡的药物，具有极大的临床应用价值与开发前景。

另一方面，铁死亡会促进神经退行性疾病的发展。然而，迄今为止，研究只报道了铁死亡会加重帕金森病。铁的蓄积也是其他神经退行性疾病如阿尔茨海默病和神经性铁蛋白病的明显标志。铁死亡对其他神经退行性疾病的病理发展过程是加重还是减轻的作用还有待研究。此外，铁死亡与肝脏疾病、心血管疾病、肾脏疾病、细胞衰老等过程都有着密切的联系。其中，铁死亡及铁蛋白的作用及机制已经被部分阐明，但仍有许多问题亟待回答。

因此，继续深入挖掘铁死亡与铁蛋白在各种生理、病理进程中的作用与机制仍然是未来研究的中心。相信随着科学家们的努力，更多靶向铁死亡和铁蛋白相关位点的方案能会在临床预防、治疗中发挥出切实有效的作用。

参 考 文 献

Abreu R, Quinn F, Giri P K. 2018. Role of the hepcidin-ferroportin axis in pathogen-mediated intracellular iron sequestration in human phagocytic cells. Blood Adv, 2(10): 1089-1100.

Akram M, Iqbal M, Daniyal M, et al. 2017. Awareness and current knowledge of breast cancer. Biol Res, 50(1): 33.

Alekseenko A V, Waseem T V, Fedorovich S V. 2008. Ferritin, a protein containing iron nanoparticles, induces reactive oxygen species formation and inhibits glutamate uptake in rat brain synaptosomes. Brain Res, 1241: 193-200.

Arosio P, Adelman T G, Drysdale J W. 1978. On ferritin heterogeneity. Further evidence for heteropolymers. J Biol Chem, 253(12): 4451-4458.

Ashraf A, Jeandriens J, Parkes H G, et al. 2020. Iron dyshomeostasis, lipid peroxidation and perturbed expression of cystine/glutamate antiporter in Alzheimer's disease: Evidence of ferroptosis. Redox Biology, 32.

Ayton S, Diouf I, Bush A I, et al. 2018. Evidence that iron accelerates alzheimer's pathology: A csf biomarker study. J Neurol Neurosurg Psychiatry, 89(5): 456-460.

Ayton S, Faux N G, Bush A I. 2017. Association of cerebrospinal fluid ferritin level with preclinical cognitive decline in apoe-epsilon4 carriers. JAMA Neurol, 74(1): 122-125.

Ayton S, Faux N G, Bush A I, et al. 2015. Ferritin levels in the cerebrospinal fluid predict alzheimer's disease outcomes and are regulated by apoe. Nat Commun, 6: 6760.

Bai T, Lei P, Zhou H, et al. 2019. Sigma-1 receptor protects against ferroptosis in hepatocellular carcinoma cells. Journal of Cellular and Molecular Medicine, 23(11): 7349-7359.

Baksi S, Singh N. 2017. Alpha-synuclein impairs ferritinophagy in the retinal pigment epithelium: Implications for retinal iron dyshomeostasis in Parkinson's disease. Sci Rep, 7(1): 12843.

Bauminger E R, Harrison P M, Hechel D, et al. 1991. Mossbauer spectroscopic investigation of structure-function relations in ferritins. Biochim Biophys Acta, 1118(1): 48-58.

Behera R K, Theil E C. 2014. Moving Fe^{2+} from ferritin ion channels to catalytic oh centers depends on conserved protein cage carboxylates. Proc Natl Acad Sci U S A, 111(22): 7925-7930.

Belaidi A A, Bush A I. 2016. Iron neurochemistry in Alzheimer's disease and Parkinson's disease: Targets for therapeutics. J Neurochem, 139 Suppl 1: 179-197.

Bellelli R, Federico G, Matte A, et al. 2016. Ncoa4 deficiency impairs systemic iron homeostasis. Cell Rep, 14(3): 411-421.

Biasiotto G, Di Lorenzo D, Archetti S, et al. 2016. Iron and neurodegeneration: is ferritinophagy the link?Mol Neurobiol, 53(8): 5542-5574.

Black C K, Termanini K M, Aguirre O, et al. 2018. Solid organ transplantation in the 21(st) century. Ann Transl Med, 6(20): 409.

Brown C W, Amante J J, Chhoy P, et al. 2019. Prominin2 drives ferroptosis resistance by stimulating iron export. Developmental Cell, 51(5): 575-586e4.

Burris H A, Moore M J, Andersen J, et al. 1997. Improvements in survival and clinical benefit with gemcitabine as first-line therapy for patients with advanced pancreas cancer: a randomized trial. J Clin Oncol, 15(6): 2403-2413.

Cairo G, Tacchini L, Pogliaghi G, et al. 1995. Induction of ferritin synthesis by oxidative stress. Transcriptional and post-transcriptional regulation by expansion of the "free" iron pool. J Biol Chem, 270(2): 700-703.

Carlson B A, Tobe R, Yefremova E, et al. 2016. Glutathione peroxidase 4 and vitamin E cooperatively prevent hepatocellular degeneration. Redox Biology, 9: 22-31.

Cassanelli S, Moulis J. 2001. Sulfide is an efficient iron releasing agent for mammalian ferritins. Biochim Biophys Acta, 1547(1): 174-182.

Chandel N S, Maltepe E, Goldwasser E, et al. 1998. Mitochondrial reactive oxygen species trigger hypoxia-induced transcription. Proc Natl Acad Sci U S A, 95(20): 11715-11720.

Chazenbalk G D, Wadsworth H L, Foti D, et al. 1990a. Thyrotropin and adenosine 3′,5′-monophosphate stimulate the activity of the ferritin-h promoter. Mol Endocrinol, 4(8): 1117-1124.

Chazenbalk G D, Wadsworth H L, Rapoport B. 1990b. Transcriptional regulation of ferritin H messenger RNA levels in FRTL5 rat thyroid cells by thyrotropin. J Biol Chem, 265(2): 666-670.

Chen G Q, Benthani F A, Wu J, et al. 2020a. Artemisinin compounds sensitize cancer cells to ferroptosis by regulating iron homeostasis. Cell Death and Differentiation, 27(1): 242-254.

Chen P H, Wu J, Ding C K C, et al. 2020b. Kinome screen of ferroptosis reveals a novel role of atm in regulating iron metabolism. Cell Death and Differentiation, 27(3): 1008-1022.

Chen Y, Choi S S, Michelotti G A, et al. 2012. Hedgehog controls hepatic stellate cell fate by regulating metabolism. Gastroenterology, 143(5): 1319-1329 e1311.

Chen Y, Li N, Wang H, et al. 2020c. Amentoflavone suppresses cell proliferation and induces cell death through triggering autophagy-dependent ferroptosis in human glioma. Life Sciences, 247.

Cheng X, Fan K, Wang L, et al. 2020. Tfr1 binding with h-ferritin nanocarrier achieves prognostic diagnosis and enhances the therapeutic efficacy in clinical gastric cancer. Cell Death Dis, 11(2): 92.

Chung W J, Lyons S A, Nelson G M, et al. 2005. Inhibition of cystine uptake disrupts the growth of primary brain tumors. J Neurosci, 25(31): 7101-7110.

Coleman M P, Quaresma M, Berrino F, et al. 2008. Cancer survival in five continents: A worldwide population-based study (concord). Lancet Oncol, 9(8): 730-756.

Cox F, Gestautas J, Rapoport B. 1988. Molecular cloning of cDNA corresponding to mrna species whose steady state levels in the thyroid are enhanced by thyrotropin. Homology of one of these sequences with ferritin H. J Biol Chem, 263(15): 7060-7067.

Crichton R R, Declercq J P. 2010. X-ray structures of ferritins and related proteins. Biochim Biophys Acta, 1800(8): 706-718.

Crielaard B J, Lammers T, Rivella S. 2017. Targeting iron metabolism in drug discovery and delivery. Nat Rev Drug Discov, 16(6): 400-423.

Curtis A R, Fey C, Morris C M, et al. 2001. Mutation in the gene encoding ferritin light polypeptide causes dominant adult-onset basal ganglia disease. Nat Genet, 28(4): 350-354.

Daher B, Vucetic M, Pouyssegur J. 2020. Cysteine depletion, a key action to challenge cancer cells to ferroptotic cell death. Frontiers in Oncology, 10.

Darshan D, Vanoaica L, Richman L, et al. 2009. Conditional deletion of ferritin H in mice induces loss of iron storage and liver damage. Hepatology, 50(3): 852-860.

De Magalhaes Filho C D, Downes M, Evans R. 2016. Bile acid analog intercepts liver fibrosis. Cell, 166(4): 789.

Denicola G M, Karreth F A, Humpton T J, et al. 2011. Oncogene-induced Nrf2 transcription promotes ros detoxification and tumorigenesis. Nature, 475(7354): 106-109.

Ding B S, Cao Z, Lis R, et al. 2014. Divergent angiocrine signals from vascular niche balance liver regeneration and fibrosis. Nature, 505(7481): 97-102.

Diouf I, Fazlollahi A, Bush A I, et al. 2019. Cerebrospinal fluid ferritin levels predict brain hypometabolism in people with underlying beta-amyloid pathology. Neurobiol Dis, 124: 335-339.

Do Van B, Gouel F, Jonneaux A, et al. 2016. Ferroptosis, a newly characterized form of cell death in Parkinson's disease that is regulated by pkc. Neurobiology of Disease, 94: 169-178.

Domachowske J B, Rafferty S P, Singhania N, et al. 1996. Nitric oxide alters the expression of gamma-globin, h-ferritin, and transferrin receptor in human k562 cells at the posttranscriptional level. Blood, 88(8): 2980-2988.

Dowdle W E, Nyfeler B, Nagel J, et al. 2014. Selective VPS$_{34}$ inhibitor blocks autophagy and uncovers a role for NCOA$_4$ in ferritin degradation and iron homeostasis *in vivo*. Nat Cell Biol, 16(11): 1069-1079.

Drapier J C, Hirling H, Wietzerbin J, et al. 1993. Biosynthesis of nitric oxide activates iron regulatory factor in macrophages. EMBO J, 12(9): 3643-3649.

Du J, Wang T, Li Y, et al. 2019. DHA inhibits proliferation and induces ferroptosis of leukemia cells through autophagy dependent degradation of ferritin. Free Radical Biology and Medicine, 131: 356-369.

Eleftheriadis T, Pissas G, Nikolaou E, et al. 2020. Mistimed h2s upregulation, nrf2 activation and antioxidant proteins levels in renal tubular epithelial cells subjected to anoxia and reoxygenation. Biomedical reports, 13(2): 3.

Eling N, Reuter L, Hazin J, et al. 2015. Identification of artesunate as a specific activator of ferroptosis in pancreatic cancer cells. Oncoscience, 2(5): 517-532.

Erkkinen M G, Kim M O, Geschwind M D. 2018. Clinical neurology and epidemiology of the major neurodegenerative diseases. Cold Spring Harb Perspect Biol, 10(4): a033118.

Everett J, Cespedes E, Shelford L R, et al. 2014. Ferrous iron formation following the co-aggregation of ferric iron and the alzheimer's disease peptide beta-amyloid (1-42). J R Soc Interface, 11(95): 20140165.

Fan K, Cao C, Pan Y, et al. 2012. Magnetoferritin nanoparticles for targeting and visualizing tumour tissues. Nat Nanotechnol, 7(7): 459-464.

Fan L, Strasser-Weippl K, Li J J, et al. 2014. Breast cancer in china. Lancet Oncol, 15(7): e279-289.

Fang X, Cai Z, Wang H, et al. 2020. Loss of cardiac ferritin H facilitates cardiomyopathy via slc7a11-mediated ferroptosis. Circulation Research, 127(4): 486-501.

Fang X, Wang H, Han D, et al. 2019. Ferroptosis as a target for protection against cardiomyopathy. Proc Natl Acad Sci U S A, 116(7): 2672-2680.

Friedman A, Arosio P, Finazzi D, et al. 2011. Ferritin as an important player in neurodegeneration. Parkinsonism Relat Disord, 17(6): 423-430.

Gao M, Monian P, Pan Q, et al. 2016. Ferroptosis is an autophagic cell death process. Cell Research, 26(9): 1021-1032.

Gout P W, Kang Y J, Buckley D J, et al. 1997. Increased cystine uptake capability associated with malignant progression of nb2 lymphoma cells. Leukemia, 11(8): 1329-1337.

Grayson M. 2016. Parkinson's disease. Nature, 538(7626): S1.

Griffith O W. 1999. Biologic and pharmacologic regulation of mammalian glutathione synthesis. Free Radic Biol Med, 27(9-10): 922-935.

Guiney S J, Adlard P A, Bush A I, et al. 2017. Ferroptosis and cell death mechanisms in parkinson's disease. Neurochem Int, 104: 34-48.

Guo B, Phillips J D, Yu Y, et al. 1995. Iron regulates the intracellular degradation of iron regulatory protein 2 by the proteasome. J Biol Chem, 270(37): 21645-21651.

Guo B, Yu Y, Leibold E A. 1994. Iron regulates cytoplasmic levels of a novel iron-responsive element-binding protein without aconitase activity. J Biol Chem, 269(39): 24252-24260.

Gupta R, Amanam I, Chung V. 2017. Current and future therapies for advanced pancreatic cancer. Journal of Surgical Oncology, 116(1): 25-34.

Hambright W S, Fonseca R S, Chen L, et al. 2017. Ablation of ferroptosis regulator glutathione peroxidase 4 in forebrain neurons promotes cognitive impairment and neurodegeneration. Redox Biol, 12: 8-17.

Hanson E S, Leibold E A. 1998. Regulation of iron regulatory protein 1 during hypoxia and hypoxia/reoxygenation. J Biol Chem, 273(13): 7588-7593.

Harrison P M, Arosio P. 1996. The ferritins: Molecular properties, iron storage function and cellular regulation. Biochim Biophys Acta, 1275(3): 161-203.

Harrison P M, Hempstead P D, Artymiuk P J, et al. 1998. Structure-function relationships in the ferritins. Met Ions Biol Syst, 35: 435-477.

Hou W, Xie Y, Song X, et al. 2016. Autophagy promotes ferroptosis by degradation of ferritin. Autophagy, 12(8): 1425-1428.

Hu W, Zhou C, Jing Q, et al. 2021. FTH promotes the proliferation and renders the HCC cells specifically resist to ferroptosis by maintaining iron homeostasis. Cancer Cell Int, 21(1): 709.

Iwai K, Drake S K, Wehr N B, et al. 1998. Iron-dependent oxidation, ubiquitination, and degradation of iron regulatory protein 2: implications for degradation of oxidized proteins. Proc Natl Acad Sci U S A, 95(9): 4924-4928.

Iwai K, Klausner R D, Rouault T A. 1995. Requirements for iron-regulated degradation of the RNA binding protein, iron regulatory protein 2. EMBO J, 14(21): 5350-5357.

Iwata S, Hori T, Sato N, et al. 1997. Adult t cell leukemia (atl)-derived factor/human thioredoxin prevents apoptosis of lymphoid cells induced by l-cystine and glutathione depletion: possible involvement of thiol-mediated redox regulation in apoptosis caused by pro-oxidant state. J Immunol, 158(7): 3108-3117.

Jacobs K, Shoemaker C, Rudersdorf R, et al. 1985. Isolation and characterization of genomic and cdna clones of human erythropoietin. Nature, 313(6005): 806-810.

Jiang L, Hickman J H, Wang S J, et al. 2015. Dynamic roles of p53-mediated metabolic activities in ros-induced stress responses. Cell Cycle, 14(18): 2881-2885.

Johnson L E, Wilkinson T, Arosio P, et al. 2017. Effect of chaotropes on the kinetics of iron release from ferritin by flavin nucleotides. Biochim Biophys Acta Gen Subj, 1861(12): 3257-3262.

Ke S, Wang C, Su Z, et al. 2022. Integrated analysis reveals critical ferroptosis regulators and ftl contribute to cancer progression in hepatocellular carcinoma. Front Genet, 13: 897683.

Knudsen E S, Knudsen K E. 2008. Tailoring to RB: tumour suppressor status and therapeutic response. Nature Reviews Cancer, 8(9): 714-724.

Kong Z, Liu R, Cheng Y. 2019. Artesunate alleviates liver fibrosis by regulating ferroptosis signaling pathway. Biomedicine & Pharmacotherapy, 109: 2043-2053.

Koochana P K, Mohanty A, Das S, et al. 2018. Releasing iron from ferritin protein nanocage by reductive method: The role of electron transfer mediator. Biochim Biophys Acta Gen Subj, 1862(5): 1190-1198.

Krainz T, Gaschler M M, Lim C, et al. 2016. A mitochondrial-targeted nitroxide is a potent inhibitor of ferroptosis. Acs Central Science, 2(9): 653-659.

Kuriyama-Matsumura K, Sato H, Suzuki M, et al. 2001. Effects of hyperoxia and iron on iron regulatory protein-1 activity and the ferritin synthesis in mouse peritoneal macrophages. Biochim Biophys Acta, 1544(1-2): 370-377.

Kwak E L, Larochelle D A, Beaumont C, et al. 1995. Role for NF-kappa B in the regulation of ferritin H by tumor necrosis factor-alpha. J Biol Chem, 270(25): 15285-15293.

Lavaute T, Smith S, Cooperman S, et al. 2001. Targeted deletion of the gene encoding iron regulatory protein-2 causes misregulation of iron metabolism and neurodegenerative disease in mice. Nat Genet, 27(2): 209-214.

Lee J, You J H, Shin D, et al. 2020. Inhibition of glutaredoxin 5 predisposes cisplatin-resistant head and neck cancer cells to ferroptosis. Theranostics, 10(17): 7775-7786.

Leidgens S, Bullough K Z, Shi H, et al. 2013. Each member of the poly-r(c)-binding protein 1 (pcbp) family exhibits iron chaperone activity toward ferritin. Journal of Biological Chemistry, 288(24): 17791-17802.

Li N, Wang W, Zhou H, et al. 2020a. Ferritinophagy-mediated ferroptosis is involved in sepsis-induced cardiac injury. Free Radical Biology & Medicine, 160: 303-318.

Li W, Feng G, Gauthier J M, et al. 2019a. Ferroptotic cell death and tlr4/trif signaling initiate neutrophil recruitment after heart transplantation. J Clin Invest, 129(6): 2293-2304.

Li W, Li W, Leng Y, et al. 2020b. Ferroptosis is involved in diabetes myocardial ischemia/reperfusion injury through endoplasmic reticulum stress. DNA Cell Biol, 39(2): 210-225.

Li Y, Feng D, Wang Z, et al. 2019b. Ischemia-induced acsl4 activation contributes to ferroptosis-mediated tissue injury in intestinal ischemia/reperfusion. Cell Death Differ, 26(11): 2284-2299.

Li Y, Wang X, Yan J, et al. 2019c. Nanoparticle ferritin-bound erastin and rapamycin: A nanodrug combining autophagy and ferroptosis for anticancer therapy. Biomaterials Science, 7(9): 3779-3787.

Li Z J, Dai H Q, Huang X W, et al. 2020c. Artesunate synergizes with sorafenib to induce ferroptosis in hepatocellular carcinoma. Acta Pharmacologica Sinica, 42(2): 301-310.

Liang M, Fan K, Zhou M, et al. 2014. H-ferritin-nanocaged doxorubicin nanoparticles specifically target and kill tumors with a single-dose injection. Proc Natl Acad Sci U S A, 111(41): 14900-14905.

Lin F K, Suggs S, Lin C H, et al. 1985. Cloning and expression of the human erythropoietin gene. Proc Natl Acad Sci U S A, 82(22): 7580-7584.

Lin P L, Tang H H, Wu S Y, et al. 2020. Saponin formosanin C-induced ferritinophagy and ferroptosis in human hepatocellular carcinoma cells. Antioxidants (Basel, Switzerland), 9(8): 682.

Linkermann A, Skouta R, Himmerkus N, et al. 2014. Synchronized renal tubular cell death involves ferroptosis. Proc Natl Acad Sci U S A, 111(47): 16836-16841.

Liu B, Zhao C, Li H, et al. 2018. Puerarin protects against heart failure induced by pressure overload through mitigation of ferroptosis. Biochem Biophys Res Commun, 497(1): 233-240.

Lo M, Ling V, Wang Y Z, et al. 2008. The x(c)(-) cystine/glutamate antiporter: a mediator of pancreatic cancer growth with a role in drug resistance. British Journal of Cancer, 99(3): 464-472.

Lorenzato A, Magri A, Matafora V, et al. 2020. Vitamin C restricts the emergence of acquired resistance to egfr-targeted therapies in colorectal cancer. Cancers, 12(3): 685.

Louandre C, Ezzoukhry Z, Godin C, et al. 2013. Iron-dependent cell death of hepatocellular carcinoma cells exposed to sorafenib. International Journal of Cancer, 133(7): 1732-1742.

Louandre C, Marcq I, Bouhlal H, et al. 2015. The retinoblastoma (rb) protein regulates ferroptosis induced by sorafenib in human hepatocellular carcinoma cells. Cancer Letters, 356(2): 971-977.

Lu J, Liu X, Tian Y, et al. 2019. Moxibustion exerts a neuroprotective effect through antiferroptosis in parkinson's disease. Evidence-Based Complementary and Alternative Medicine, 2019: 2735492.

Ma S, Dielschneider R F, Henson E S, et al. 2017. Ferroptosis and autophagy induced cell death occur independently after siramesine and lapatinib treatment in breast cancer cells. Plos One, 12(8): e0182921.

Ma S, Henson E E, Chen Y, et al. 2016. Ferroptosis is induced following siramesine and lapatinib treatment of breast cancer cells. Cell Death & Disease, 7(7): e2307.

Mancias J D, Pontano Vaites L, Nissim S, et al. 2015. Ferritinophagy via $NCOA_4$ is required for erythropoiesis and is regulated by iron dependent $HERC_2$-mediated proteolysis. Elife, 4: e10308.

Mancias J D, Wang X, Gygi S P, et al. 2014. Quantitative proteomics identifies $NCOA_4$ as the cargo receptor mediating ferritinophagy. Nature, 509(7498): 105-109.

Martins E A, Robalinho R L, Meneghini R. 1995. Oxidative stress induces activation of a cytosolic protein responsible for control of iron uptake. Arch Biochem Biophys, 316(1): 128-134.

Masaldan S, Clatworthy S S, Gamell C, et al. 2018. Iron accumulation in senescent cells is coupled with impaired ferritinophagy and inhibition of ferroptosis. Redox Biology, 14: 100-115.

Masuda T, Goto F, Yoshihara T, et al. 2010. The universal mechanism for iron translocation to the ferroxidase site in ferritin, which is mediated by the well conserved transit site. Biochem Biophys Res Commun, 400(1): 94-99.

Mccullough K, Bolisetty S. 2020. Ferritins in kidney disease. Seminars in Nephrology, 40(2): 160-172.

Mederacke I, Hsu C C, Troeger J S, et al. 2013. Fate tracing reveals hepatic stellate cells as dominant contributors to liver fibrosis independent of its aetiology. Nat Commun, 4: 2823.

Melman G, Bou-Abdallah F, Vane E, et al. 2013. Iron release from ferritin by flavin nucleotides. Biochim Biophys Acta, 1830(10): 4669-4674.

Mena N P, Urrutia P J, Lourido F, et al. 2015. Mitochondrial iron homeostasis and its dysfunctions in neurodegenerative disorders. Mitochondrion, 21: 92-105.

Meyron-Holtz E G, Ghosh M C, Iwai K, et al. 2004. Genetic ablations of iron regulatory proteins 1 and 2 reveal why iron regulatory protein 2 dominates iron homeostasis. EMBO J, 23(2): 386-395.

Miller L L, Miller S C, Torti S V, et al. 1991. Iron-independent induction of ferritin h chain by tumor necrosis factor. Proc Natl Acad Sci U S A, 88(11): 4946-4950.

Nakayama K. 2009. Cellular signal transduction of the hypoxia response. J Biochem, 146(6): 757-765.

Nilsson R, Schultz I J, Pierce E L, et al. 2009. Discovery of genes essential for heme biosynthesis through large-scale gene expression analysis. Cell Metab, 10(2): 119-130.

Nishizawa H, Matsumoto M, Shindo T, et al. 2020. Ferroptosis is controlled by the coordinated transcriptional regulation of glutathione and labile iron metabolism by the transcription factor bach1. Journal of Biological Chemistry, 295(1): 69-82.

Novera W, Lee Z W, Nin D, et al. 2020. Cysteine deprivation targets ovarian clear cell carcinoma via oxidative stress and iron-sulfur cluster biogenesis deficit. Antioxidants & Redox Signaling, 33(17): 1191-1208.

Ooko E, Saeed M E M, Kadioglu O, et al. 2015. Artemisinin derivatives induce iron-dependent cell death (ferroptosis) in tumor cells. Phytomedicine, 22(11): 1045-1054.

Pantopoulos K, Hentze M W. 1995a. Nitric oxide signaling to iron-regulatory protein: Direct control of ferritin mrna translation and transferrin receptor mrna stability in transfected fibroblasts. Proc Natl Acad Sci U S A, 92(5): 1267-1271.

Pantopoulos K, Hentze M W. 1995b. Rapid responses to oxidative stress mediated by iron regulatory protein. EMBO J, 14(12): 2917-2924.

Pantopoulos K, Weiss G, Hentze M W. 1994. Nitric oxide and the post-transcriptional control of cellular iron traffic. Trends Cell Biol, 4(3): 82-86.

Pantopoulos K, Weiss G, Hentze M W. 1996. Nitric oxide and oxidative stress (h2o2) control mammalian iron metabolism by different pathways. Mol Cell Biol, 16(7): 3781-3788.

Pham C G, Bubici C, Zazzeroni F, et al. 2004. Ferritin heavy chain upregulation by nf-kappab inhibits tnfalpha-induced apoptosis by suppressing reactive oxygen species. Cell, 119(4): 529-542.

Ploeg R J, D'alessandro A M, Knechtle S J, et al. 1993. Risk factors for primary dysfunction after liver transplantation—a multivariate analysis. Transplantation, 55(4): 807-813.

Pozzi C, Di Pisa F, Bernacchioni C, et al. 2015a. Iron binding to human heavy-chain ferritin. Acta Crystallogr D Biol Crystallogr, 71(Pt 9): 1909-1920.

Pozzi C, Di Pisa F, Lalli D, et al. 2015b. Time-lapse anomalous x-ray diffraction shows how Fe(2+) substrate ions move through ferritin protein nanocages to oxidoreductase sites. Acta Crystallogr D Biol Crystallogr, 71(Pt 4): 941-953.

Quintana C, Bellefqih S, Laval J Y, et al. 2006. Study of the localization of iron, ferritin, and hemosiderin in Alzheimer's disease hippocampus by analytical microscopy at the subcellular level. J Struct Biol, 153(1): 42-54.

Refaat B, Abdelghany A H, Basalamah M A, et al. 2018. Acute and chronic iron overloading differentially modulates the expression of cellular iron-homeostatic molecules in normal rat kidney. Journal of Histochemistry & Cytochemistry, 66(11): 825-839.

Roberts B R, Ryan T M, Bush A I, et al. 2012. The role of metallobiology and amyloid-beta peptides in alzheimer's disease. J Neurochem, 120 Suppl 1: 149-166.

Rosado J O, Salvador M, Bonatto D. 2007. Importance of the trans-sulfuration pathway in cancer prevention and promotion. Mol Cell Biochem, 301(1-2): 1-12.

Ryu M S, Zhang D, Protchenko O, et al. 2017. Pcbp1 and ncoa4 regulate erythroid iron storage and heme biosynthesis. J Clin Invest, 127(5): 1786-1797.

Samaniego F, Chin J, Iwai K, et al. 1994. Molecular characterization of a second iron-responsive element binding protein, iron regulatory protein 2. Structure, function, and post-translational regulation. J Biol Chem, 269(49): 30904-30910.

Sato H, Tamba M, Ishii T, et al. 1999. Cloning and expression of a plasma membrane cystine/glutamate exchange transporter composed of two distinct proteins. Journal of Biological Chemistry, 274(17): 11455-11458.

Semenza G L. 2001. Hypoxia-inducible factor 1: Oxygen homeostasis and disease pathophysiology. Trends Mol Med, 7(8): 345-350.

Shackel N A, Vadas M A, Gamble J R, et al. 2014. Beyond liver fibrosis: hepatic stellate cell senescence links obesity to liver cancer by way of the microbiome. Hepatology, 59(6): 2413-2415.

Shi H, Bencze K Z, Stemmler T L, et al. 2008. A cytosolic iron chaperone that delivers iron to ferritin. Science, 320(5880): 1207-1210.

Silva-Gomes S, Bouton C, Silva T, et al. 2013. Mycobacterium avium infection induces h-ferritin expression in mouse primary macrophages by activating toll-like receptor 2. PLoS One, 8(12): e82874.

Smith S R, Ghosh M C, Ollivierre-Wilson H, et al. 2006. Complete loss of iron regulatory proteins 1 and 2 prevents viability of murine zygotes beyond the blastocyst stage of embryonic development. Blood Cells Mol Dis, 36(2): 283-287.

Sun X, Ou Z, Chen R, et al. 2016. Activation of the p62-keap1-nrf2 pathway protects against ferroptosis in hepatocellular carcinoma cells. Hepatology, 63(1): 173-184.

Tian Y, Lu J, Hao X, et al. 2020. Fth1 inhibits ferroptosis through ferritinophagy in the 6-ohda model of parkinson's disease. Neurotherapeutics, 17(14): 1796-1812.

Torii S, Shintoku R, Kubota C, et al. 2016. An essential role for functional lysosomes in ferroptosis of cancer cells. Biochemical Journal, 473: 769-777.

Torti F M, Torti S V. 2002. Regulation of ferritin genes and protein. Blood, 99(10): 3505-3516.

Torti S V, Kwak E L, Miller S C, et al. 1988. The molecular cloning and characterization of murine ferritin heavy chain, a tumor necrosis factor-inducible gene. J Biol Chem, 263(25): 12638-12644.

Tosha T, Ng H L, Bhattasali O, et al. 2010. Moving metal ions through ferritin-protein nanocages from three-fold pores to catalytic sites. J Am Chem Soc, 132(41): 14562-14569.

Toussaint L, Bertrand L, Hue L, et al. 2007. High-resolution x-ray structures of human apoferritin h-chain mutants correlated with their activity and metal-binding sites. J Mol Biol, 365(2): 440-452.

Toussaint L, Cuypers M G, Bertrand L, et al. 2009. Comparative Fe and Zn k-edge x-ray absorption spectroscopic study of the ferroxidase centres of human h-chain ferritin and bacterioferritin from desulfovibrio desulfuricans. J Biol Inorg Chem, 14(1): 35-49.

Trang Thi M, Hamai A, Hienzsch A, et al. 2017. Salinomycin kills cancer stem cells by sequestering iron in lysosomes. Nature Chemistry, 9(10): 1025-1033.

Tsuji Y, Ayaki H, Whitman S P, et al. 2000. Coordinate transcriptional and translational regulation of ferritin in response to oxidative stress. Mol Cell Biol, 20(16): 5818-5827.

Ursini M V, De Franciscis V. 1988. Tsh regulation of ferritin h chain messenger rna levels in the rat thyroids. Biochem Biophys Res Commun, 150(1): 287-295.

Villanueva A. 2019. Hepatocellular carcinoma. New England Journal of Medicine, 380(15): 1450-1462.

Volz K. 2008. The functional duality of iron regulatory protein 1. Curr Opin Struct Biol, 18(1): 106-111.

Walden W E, Selezneva A I, Dupuy J, et al. 2006. Structure of dual function iron regulatory protein 1 complexed with ferritin ire-rna. Science, 314(5807): 1903-1908.

Ward R J, Zucca F A, Duyn J H, et al. 2014. The role of iron in brain ageing and neurodegenerative disorders. Lancet Neurol, 13(10): 1045-1060.

Wei S, Qiu T, Yao X, et al. 2020. Arsenic induces pancreatic dysfunction and ferroptosis via mitochondrial ros-autophagy-lysosomal pathway. Journal of Hazardous Materials, 384: 121390.

Wei Y, Miller S C, Tsuji Y, et al. 1990. Interleukin 1 induces ferritin heavy chain in human muscle cells. Biochem Biophys Res Commun, 169(1): 289-296.

Weinstein R E, Bond B H, Silberberg B K. 1982. Tissue ferritin concentration in carcinoma of the breast. Cancer, 50(11): 2406-2409.

Weiss G, Goossen B, Doppler W, et al. 1993. Translational regulation via iron-responsive elements by the nitric oxide/no-synthase pathway. EMBO J, 12(9): 3651-3657.

Weiss G, Houston T, Kastner S, et al. 1997. Regulation of cellular iron metabolism by erythropoietin: activation of iron-regulatory protein and upregulation of transferrin receptor expression in erythroid cells. Blood, 89(2): 680-687.

Werth E G, Rajbhandari P, Stockwell B R, et al. 2020. Time course of changes in sorafenib-treated hepatocellular carcinoma cells suggests involvement of phospho-regulated signaling in ferroptosis induction. Proteomics, 20(10): e2000006.

White S L, Hirth R, Mahillo B, et al. 2014. The global diffusion of organ transplantation: trends, drivers and policy implications. Bull World Health Organ, 92(11): 826-835.

Wu Q, Wu W S, Su L, et al. 2019. Mitochondrial ferritin is a hypoxia-inducible factor 1alpha-inducible gene that protects from hypoxia-induced cell death in brain. Antioxid Redox Signal, 30(2): 198-212.

Yagoda N, Von Rechenberg M, Zaganjor E, et al. 2007. Ras-raf-mek-dependent oxidative cell death involving voltage-dependent anion channels. Nature, 447(7146): 864-868.

Yamada N, Karasawa T, Wakiya T, et al. 2020. Iron overload as a risk factor for hepatic ischemia-reperfusion injury in liver transplantation: Potential role of ferroptosis. American Journal of Transplantation, 20(6): 1606-1618.

Yang D, Nagayama K. 1995. Permeation of small molecules into the cavity of ferritin as revealed by proton nuclear magnetic resonance relaxation. Biochem J, 307(Pt 1): 253-256.

Yang L, Wang D, Wang X T, et al. 2018. The roles of hypoxia-inducible factor-1 and iron regulatory protein 1 in iron uptake induced by acute hypoxia. Biochem Biophys Res Commun, 507(1-4): 128-135.

Yang N D, Tan S H, Ng S, et al. 2014a. Artesunate induces cell death in human cancer cells via enhancing lysosomal function and lysosomal degradation of ferritin. Journal of Biological Chemistry, 289(48): 33425-33441.

Yang W S, Sriramaratnam R, Welsch M E, et al. 2014b. Regulation of ferroptotic cancer cell death by gpx4. Cell, 156(1-2): 317-331.

Yokomori N, Iwasa Y, Aida K, et al. 1991. Transcriptional regulation of ferritin messenger ribonucleic acid levels by insulin in cultured rat glioma cells. Endocrinology, 128(3): 1474-1480.

Zhang Q, Wei L, Yang H, et al. 2016. Bromodomain containing protein represses the ras/raf/mek/erk pathway to attenuate human hepatoma cell proliferation during hcv infection. Cancer Letters, 371(1): 107-116.

Zhang X, Du L, Qiao Y, et al. 2019. Ferroptosis is governed by differential regulation of transcription in liver cancer. Redox Biology, 24.

Zhang Z, Guo M, Li Y, et al. 2020. RNA-binding protein zfp36/ttp protects against ferroptosis by regulating autophagy signaling pathway in hepatic stellate cells. Autophagy, 16(8): 1482-1505.

Zhang Z, Yao Z, Wang L, et al. 2018. Activation of ferritinophagy is required for the rna-binding protein elavl1/hur to regulate ferroptosis in hepatic stellate cells. Autophagy, 14(12): 2083-2103.

Zheng J, Sato M, Mishima E, et al. 2021. Sorafenib fails to trigger ferroptosis across a wide range of cancer cell lines. Cell Death Dis, 12(7): 698.

Zhu H Y, Huang Z X, Chen G Q, et al. 2019. Typhaneoside prevents acute myeloid leukemia (aml) through suppressing proliferation and inducing ferroptosis associated with autophagy. Biochemical and Biophysical Research Communications, 516(4): 1265-1271.

Zhu S, Zhang Q, Sun X, et al. 2017. Hspa5 regulates ferroptotic cell death in cancer cells. Cancer Research, 77(8): 2064-2077.

王福俤　闵军霞　余盈盈　邵怡畅　孙淑敏　苏韵星

摘要: 铁离子的参与是细胞铁死亡发生的重要特征之一,然而,铁离子如何激发或调控铁死亡依然是困扰该领域的重大难题。铁作为人体必需微量元素,在体内存在 Fe^{2+} 和 Fe^{3+} 两种状态。血液循环中的铁有多种形式,其中转铁蛋白(transferrin, TF)结合的铁(transferrin bound iron, TBI)是最主要的存在形式;其余少量铁不与转铁蛋白结合,统称为非转铁蛋白结合铁(non-transferrin bound iron, NTBI)。NTBI 能够诱发细胞发生脂质过氧化损伤,从而促发细胞铁死亡。TF 通过结合 Fe^{3+} 而降低细胞氧化毒性,进而减轻组织损伤。细胞摄入铁主要是通过细胞膜表面的转铁蛋白受体(transferrin receptor 1, TfR1)与 TBI 形成复合体,通过内吞作用将胞外铁运入胞内,释放出三价铁离子的转铁蛋白-转铁蛋白受体复合体被重新运回胞膜,并将转铁蛋白重新释放至胞外。TfR1 的这种循环机制一旦受损,就会导致细胞缺铁。由于 TfR1 在人体多个组织器官广泛表达,在铁需求量增加的细胞,TfR1 的表达也相应增加,尤其是肿瘤细胞,因此 TfR1 在肿瘤等疾病诊治方面具有重要价值。TfR1 是铁死亡发生的重要调节蛋白,最新研究提示 TfR1 是铁死亡的特异性指标。本章概述了哺乳动物铁转运的关键蛋白 TF 和 TfR1 在铁代谢及多种疾病状态下的作用,及其通过铁死亡介导疾病发生发展中的分子调控机制。

关键词: 转铁蛋白,转铁蛋白受体,铁代谢紊乱,铁死亡

Abstract: The involvement of iron metabolism is recognized as the most important characteristics of ferroptosis, but how iron stimulates or regulates ferroptosis remains to be elucidated. As an essential trace element, iron exists two electron configuration, ferric (Fe^{3+}) and ferrous (Fe^{2+}) ions. There are many forms of circulating iron, among which transferrin (TF)-bound iron (TBI) is the predominant form. The remaining small amount of iron does not bind to transferrin, which refers to as non-transferrin bound iron (NTBI). NTBI is believed to catalyze toxic reactions, induce lipid peroxidation and promote ferroptosis. Most importantly, TF could reduce oxidative toxicity and tissue damage by the binding of ferric iron. Cellular uptake of TBI is mediated by transferrin receptor 1 (TfR1), a ubiquitously expressed membrane protein. After TF binds to TfR1, the TF-TfR1 complex will be internalized, followed by endosomal acidification, which causes the release of iron from TF to the cytosol. When this process is perturbed, it could directly lead to cellular iron deficiency. In fact, the expression level of TfR1 increases in cells with higher iron demand, especially in tumor cells, which indicates its importance in the diagnosis and treatment of related diseases. Interestingly, TfR1 has been demonstrated as an important ferroptosis regulator, and the latest reports suggest that TfR1 might serve as a specific biomarker for ferroptosis. This chapter provides current understanding of the roles of mammalian TF and its receptor TfR1 in the process of physiological iron metabolism, their potential functions in a variety of relevant diseases, and their potential molecular regulatory mechanisms in ferroptosis.

Keywords: TF, TfR1, dysregulated iron metabolism, ferroptosis

25.1 引言

　　铁是重要的微量元素，在生命活动中发挥重要作用。转铁蛋白是铁代谢领域最早被发现的经典蛋白。近年来，随着研究的深入，人们对转铁蛋白的了解也越来越深入。转铁蛋白被认为主要由肝脏合成，是一种分泌性的糖蛋白，含有 679 个氨基酸，在 C 端和 N 端分别含有一个三价铁的结合位点。细胞摄入铁主要是通过转铁蛋白结合铁与细胞膜表面的转铁蛋白受体 TfR1 结合，进而内吞，释放铁供细胞生存利用。正常情况下，人体血液循环中的铁离子的主要存在形式是转铁蛋白结合铁（transferrin bound iron，TBI），只有少量的铁不与转铁蛋白结合，这些铁统称为非转铁蛋白结合铁（non-transferrin bound iron，NTBI）。病理情况下，NTBI 增多被认为会诱导氧化自由基产生并对细胞产生毒性作用。近几年，随着对转铁蛋白的深入研究，有研究通过分别构建转铁蛋白的 C 端和 N 端（与铁结合的位点）突变小鼠，清晰展示了转铁蛋白的 C 端和 N 端都可以与铁结合，但是对机体造血和铁代谢有不同程度的影响。随着研究的深入，转铁蛋白组织条件性敲除小鼠也被成功构建。研究发现，肝脏来源的转铁蛋白在维持机体铁代谢和造血中发挥重要作用，并且揭示和阐明了转铁蛋白通过调控铁死亡抑制肝脏纤维化发生的生理效应及分子机制；首次利用动物模型，通过大量坚实科学数据展示肝脏的金属离子转运蛋白 Slc39a14 通过吸收非转铁蛋白结合铁（NTBI）而诱发肝实质细胞铁死亡，进而导致肝脏纤维化的发生，有望成为肝脏纤维化防治的新靶点（Yu et al. 2020）。然而，不同组织来源的转铁蛋白在机体生理和病理以及在铁死亡相关疾病中的作用有待进一步探究。

　　转铁蛋白受体（transferrin receptor，TfR）是介导铁进入绝大多数细胞的主要受体蛋白。TfR1 是 TfR 的其中一个成员，其广泛表达，主要介导铁的吸收，用于满足细胞生长。小鼠中敲除 TfR1 导致胚胎致死，表现为胚胎造血功能缺陷和神经发育异常（Levy et al.，1999）；随后，组织条件性的 TfR1 敲除小鼠的构建更是为人们清晰地展示了不同组织细胞的 TfR1 对组织局部和系统的影响（Li et al.，2020；Wang et al.，2020；Fillebeen et al.，2019；Matak et al.，2016；Barrientos et al.，2015；Chen et al.，2015；Xu et al.，2015）。近年来，TfR1 被赋予更新的角色，尤其在肿瘤细胞中，TfR1 被认为是铁死亡的特异性指标（Feng et al.，2020）。因此，关于 TfR1 不局限于其转铁的功能值得进一步探究。

25.2　转铁蛋白

20 世纪 40 年代中期，转铁蛋白（transferrin，TF）首次被发现是血清中结合金属的组分之一（Holmberg and Laurell，1947）。随后，人们发现转铁蛋白是与小肠上皮细胞和巨噬细胞排出的铁离子结合并将其运输到全身各个组织器官的转运蛋白，是血清中含量最丰富的分泌性糖蛋白。转铁蛋白由定位于 3 号染色体长臂 2 区 2 带 1 亚带（Chr3q22.1）的转铁蛋白基因编码。转铁蛋白含有 679 个氨基酸残基，分子质量约 80kDa。转铁蛋白通常被认为主要由肝脏合成和分泌。转铁蛋白由两个结构域组成，包括 N 端结构域（336 个氨基酸）和 C 端结构域（343 个氨基酸）。这两个结构域中均含有铁离子结合位点，可结合两个三价铁离子。转铁蛋白通过结合铁离子使其维持易溶状态，从而降低氧化毒性（Mizutani et al.，2012）。血液循环中的转铁蛋白主要有三种存在形式：不结合铁离子的 apo-TF；结合一个铁离子的 mono-TF；结合两个铁离子的 holo-TF，后两种为主要存在形式。转铁蛋白结合铁进入绝大多数细胞主要依赖于细胞膜上的转铁蛋白受体 1（TfR1）。TfR1 在人体组织细胞中广泛表达，主要介导铁的吸收。在生理 pH 下（pH 约为 7.2），细胞膜上的 TfR1 与循环池中的转铁蛋白-铁复合物（transferrin-Fe）结合，结合的复合物通过网格蛋白介导内吞作用，随后整个内吞泡被募集的 V 型质子泵 ATPase 酸化，在酸性条件下（pH 约为 5.5），转铁蛋白结合的三价铁离子被释放，之后三价铁离子被铁还原酶 STEAP3 还原为二价铁离子（Zhang et al.，2012），并通过二价金属转运蛋白（DMT1）运输到细胞质中供细胞储存利用（Dong et al.，2008；Priwitzerova et al.，2005）。而 apo-TF/TfR1 复合物被循环运输到细胞膜表面，apo-TF 与 TfR1 分离，重新回到血液循环中，进行新一轮的铁离子转运（Gkouvatsos et al.，2012）。铁是重要的微量元素，在生命活动中发挥重要作用。转铁蛋白是铁代谢领域最早被发现的经典蛋白。近年来，随着研究的深入，人们对转铁蛋白的了解也越来越深入。

25.2.1　转铁蛋白的结构

人类转铁蛋白含有 679 个氨基酸残基，由单条肽链组成，分子质量约 80kDa。其一级序列在高等动物中高度保守，由 19 个二硫键维持其三级结构。转铁蛋白是一种单体双臂糖蛋白，其 N 端和 C 端结构域是同源的，因此被认为是基因复制和组合的产物（Park et al.，1985）。N 端结构域和 C 端结构域各有一个铁离子结合位点，可结合两个三价铁离子。金属结合位点由相似的保守氨基酸组成，包括天冬氨酸（Asp）、组氨酸（His）和 2 个酪氨酸（Tyr）残基。除此之外，大量氨基酸残基参与稳定整个转铁蛋白分子的结构：中性 pH 条件下，含铁的转铁蛋白结构中，N 端结构域的 2 个赖氨酸（Lys）残基形成一个氢键，而在 C 端结构域中类似的功能由一个 Lys 残基、一个 Asp 残基和一个 Arg 残基共同完成（Dewan et al.，1993）。该结合铁离子的转铁蛋白结构的进一步稳定依赖于一系列保守芳香族氨基酸残基间的相互作用，而这类相互作用在两个结构域中由不同的氨基酸残基完成（Baker et al.，1996）。

25.2.2　转铁蛋白与金属的结合

转铁蛋白通过结合铁离子使其维持易溶状态从而降低氧化毒性（Mizutani et al.，2012）。血液循环中的转铁蛋白主要有三种存在形式：不结合铁离子的转铁蛋白 apo-TF（去铁转铁蛋白）；结合一个铁离子的 mono-TF；结合两个铁离子的 holo-TF。机体中转铁蛋白主要以后两种形式存在。铁离子结合至 apo-TF 上是一个有序的过程。首先，碳酸根离子结合至转铁蛋白的 N 端和 C 端结构域。随后，铁离子结合至转铁蛋白 C 端结构域上的金属结合位点。这个结合过程伴随几轮失去质子及蛋白变构的过程。之后，铁离子再结合至 N 端结构域的金属结合位点上，同时再次发生质子脱离和蛋白变构过程。最后，结合了铁离子的转铁蛋白再经历一次变构过程成为最终结构（Pakdaman and El Hage Chahine，1996）。结合铁离子的转铁蛋白进入绝大多数细胞主要依赖于细胞膜上的 TfR1。TfR1 在人体组织细胞中广泛表达，主要介导铁的吸收。转铁蛋白受体的介绍详见 25.7 节。

25.2.3　转铁蛋白释放铁

转铁蛋白与转铁蛋白受体结合之后，形成网格蛋白包被小泡，被内吞进入胞内。随后，网格蛋白包被小泡在细胞内被酸化，促进铁离子从转铁蛋白中释放。ATP 依赖性质子泵可将 H^+ 泵入胞内体使其环境酸化，pH 降至约 5.5（Paterson et al.，1984；Van Renswoude et al.，1982）。有实验通过加入弱碱、趋溶酶体试剂和 H^+-ATPase 抑制剂抑制胞内体的酸化，结果发现细胞摄取转铁蛋白结合铁（TBI）的能力降低（Paterson et al.，1984；Octave et al.，1982；Morgan，1981），从而证实转铁蛋白释放结合的铁离子依赖于上述机制。

以 N 端结构域为例，随着 pH 下降，碳酸根离子质子化，引起氢键变化和氨基酸侧链移动，造成蛋白质分子与阴离子和金属离子的亲和力下降，于是金属结合位点部分开放（Macgillivray et al.，1998）。形成 Lys 二聚体桥的两个 Lys 残基之一质子化，氢键断裂，产生静电排斥，引起结合区的两个结构域分开，暴露出结合的金属原子和结合位点（Dewan et al.，1993）。也有人提出，单纯的静电引力并不足以解释 N 端结构域构象的改变，而是 Lys 残基接受质子并转移给参与协同结合铁离子的 Tyr 残基中的一个，直接导致金属离子的结合失稳（Baker et al.，2007；Rinaldo and Field，2003）。不过已经确认的是，暴露的侧链随后会结合小型阴离子，稳定已经开放的结合区，从而解离出金属离子（He et al.，2000）。氯离子和柠檬酸根离子的生理浓度表明它们参与了上述过程（Wally et al.，2006；He et al.，2000）。参与该过程的阴离子种类还未全面证实，虽然很多体外试验已有研究，但这些阴离子是否参与体内的过程仍未确定。

C 端结构域释放金属离子的过程与 N 端结构域相似，但与 N 端结构域对应的位置上没有 Lys 残基存在，因此还是存在不同机制。在 C 端结构域，金属离子的释放过程是由低 pH 条件下 Asp 残基的质子化引发，随后该 Asp 残基与另一 Lys 残基及 Arg 残基之间的氢键被打断，引起 C 端结构域分子构象的改变，从而给金属离子的释放提供空间（Dewan et al.，1993）。由于 N 端结构域的 Lys 残基二聚体的 pK_a 略大于 C 端结构域的 Lys-Asp-Arg 系统（Dewan et al.，1993），游离转铁蛋白上 N 端结构域结合的铁离子在 pH 下降时会先于 C 端结构域上结合的铁离子解离。

从转铁蛋白上解离下来的三价铁离子在胞内体中被铁还原酶还原为二价铁离子后，经二价金属转运蛋白（DMT1）进入细胞质内，以铁蛋白形式储存或被运输至线粒体参与血红素合成。前列腺六次跨膜上皮抗原3（STEAP3）被研究者认为是执行这一还原过程的关键蛋白。STEAP3 是一种 NADPH 依赖性三价铁和二价铜还原酶，高表达于红细胞及胎儿和成人的肝脏中。在再循环的胞内体中，STEAP3 被检测到与 TF、TfR1、DMT1 共定位，并可能与这些组分共同形成大的复合物以促进铁离子的转运（Sendamarai et al.，2008；Ohgami et al.，2005）。

25.2.4 转铁蛋白的来源

血液中的铁可以循环地与转铁蛋白结合；转铁蛋白可为机体中大多数类型的细胞提供铁。对人各组织转铁蛋白表达谱进行分析时发现，人体中转铁蛋白在肝脏中表达最高，其次是脑区的各个区域，随后是腹部脂肪和乳腺（图 25-1）。根据小鼠全身的基因表达谱发现，TF 在肝脏表达最高，其次是白色脂肪、肺和乳腺（Yu et al.，2020）。虽然这些组织的细胞都能合成转铁蛋白，但已有研究表明血浆转铁蛋白 90% 以上来源于肝脏的合成与分泌（Yu et al.，2020）（图 25-2）。其他组织如脑（Levin et al.，1984）、睾丸支持细胞（Skinner and Griswold，1980）、乳腺（Huggenvik et al.，1989）及胚胎组织（Levin et al.，1984）等也可合成，但是否分泌及其功能仍未知。

25.2.5 转铁蛋白的代谢调控

机体血液循环中大约有 3 ～ 4mg 铁与转铁蛋白结合，血液中转铁蛋白是转铁蛋白超家族蛋白之一；转铁蛋白超家族还包括乳铁蛋白、卵转铁蛋白、黑素转铁蛋白。血浆转铁蛋白主要由肝脏合成分泌，其浓度在出生后 1 年内从 20μmol/L 上升至 35μmol/L；其后逐渐下降，至青春期下降约 20%；而在成年后，血浆转铁蛋白浓度稳定维持在青春期水平。转铁蛋白的合成受到细胞铁水平、激素（如雌激素）和低氧环境的调节（Rolfs et al.，1997；Mcknight et al.，1980a，b）。铁缺乏时血浆转铁蛋白水平应答性升高（Tang et al.，2020a），铁过量时则下降（Xie et al.，2019）。雌激素可以上调转铁蛋白的表达（Vyhlidal et al.，2002），低氧环境也会刺激转铁蛋白的合成，其机制涉及低氧诱导因子 1（HIF-1）与转铁蛋白编码基因启动子区的低氧应答元件结合的过程（Rolfs et al.，1997）。

25.3 转铁蛋白水平的改变在临床上与多种疾病相关

25.3.1 先天性的低转铁蛋白血症

转铁蛋白基因的突变在临床上表现为一种先天性的低转铁蛋白血症（congenital atransferrinemia），这是一种罕见的常染色体隐性遗传病，最早于 1961 年被报道（Heilmeyer et al.，1961）。这类患者的主要症状表现为典型的小细胞低色素性贫血和脏器铁负荷，其中以肝脏铁蓄积最为明显，肝活检发现肝脏伴有纤维化的发生。同时，胰腺、甲状腺、心脏和肾脏也被报道存在纤维化，患者有反复感染的现象（Hamill et al.，1991）。

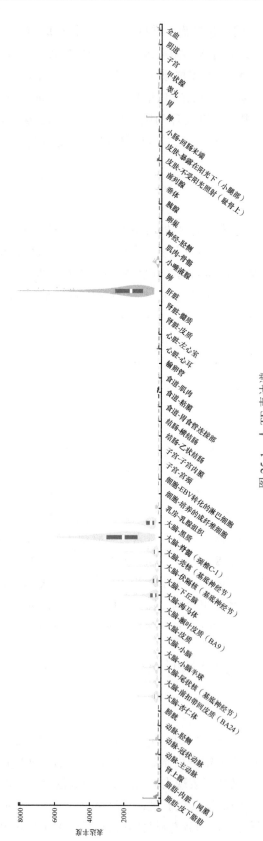

图 25-1 人 TF 表达谱

来自 Gtex 数据库（https://gtexportal.org/home/）

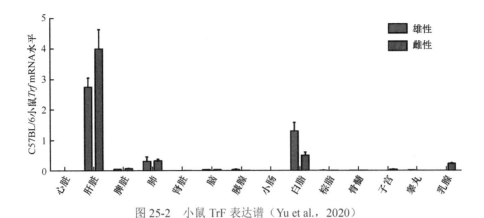

图 25-2　小鼠 TrF 表达谱（Yu et al.，2020）

25.3.2　肝纤维化肝损伤

此外，临床上常见的是获得性转铁蛋白水平降低的患者，最常发生在一大类的肝病患者中。根据文献报道，急、慢性肝损伤患者，以及感染 HBV 的肝硬化患者，其血清转铁蛋白水平明显降低（Bruns et al.，2017；Mao et al.，2015；Cho et al.，2014）。另外，有研究将患者血清转铁蛋白的水平与肝硬化的生存及预后情况做了关联性分析，发现血清转铁蛋白水平越低的肝硬化患者，其预后越差（Viveiros et al.，2018）。并且，有研究收集到了 48 例肝纤维化患者及 52 例正常对照的血清，通过检测发现，肝纤维化患者的血清转铁蛋白水平显著降低，并且血清转铁蛋白的水平与肝纤维化四项（HA、LN、CIV、PⅢNP）之间存在显著负相关（Yu et al.，2020）。这些结果提示，血清转铁蛋白的水平与肝纤维化的发生发展之间存在一定的关联。尽管转铁蛋白通常被认为主要由肝脏合成和分泌，但是肝脏合成和分泌的转铁蛋白对肝脏组织，以及肝外其他组织的影响还不清楚。

25.3.3　肥胖

有流行病学研究表明，在众多铁代谢基因里，转铁蛋白与脂肪细胞胰岛素敏感性相关性最高（Mcclain et al.，2018），血液中转铁蛋白水平与胰岛素作用和脂异生基因表达呈正相关（Moreno-Navarrete et al.，2014）。肥胖和胰岛素抵抗人群脂肪组织中转铁蛋白表达降低，而减脂手术会引起脂肪组织转铁蛋白表达升高（Moreno-Navarrete et al.，2014）。

25.3.4　神经退行性疾病

中枢神经系统（CNS）被血脑屏障（BBB）与体循环分隔，血脑屏障由内皮细胞、基底膜、周细胞和星形细胞等组成。研究表明，血清转铁蛋白可以通过与脑毛细血管内皮细胞（BCEC）上的 TfR1 结合，进而通过血脑屏障将铁转运到脑内，这是铁转运到脑内的主要机制（Moos et al.，2007）。很有意思的是，科学家发现大脑的少突胶质细胞和脉络丛结构也可以合成及分泌转铁蛋白（Murakami et al.，2019；De Arriba Zerpa et al.，2000；Blay et al.，1994；Aldred et al.，1987；Bloch et al.，1985）。研究表明，不同来源的转铁蛋白的糖基化方式不同，从而使得其功能各异。脑中分泌的转铁蛋白与血清中含量丰富的转铁蛋白糖基化方式不同。研究发现，脑脊液中含有两种转铁蛋白的糖基异构体，分别是脑型（brain-type）TF 和血清型（serum-type）TF。多糖分析和免疫组织化学提示血清型 TF 具有唾液酸化聚糖结构，而脑型 TF 主要包含 GlcNAc 的多糖结构。因为糖基化的修饰不同，血清型 TF 比脑型 TF 的分子质量更大（Murakami et al.，2019；Hoshi et al.，2017）。

特发性正常压力脑积水（iNPH）是一种引起痴呆的疾病。推测 iNPH 的主要原因是脑脊液（CSF）吸收减少，从而诱发脑积水，压迫大脑，减少脑脊液的产生。对 iNPH 患者的治疗是通过手术插入一个分流器将多余的脑脊液输送到腹腔。特发性 iNPH 需要与阿尔茨海默病（AD）区分，因为 iNPH 可以通过分流手术治疗，而 AD 是不可治愈的。为了提高诊断的敏感性，科学家在脑脊液中寻找 iNPH 的诊断标记物。有研究发现脑脊液中脑型 TF 水平下降，而脑脊液中血清型 TF 水平没有下降。iNPH 患者血清型 TF/脑型 TF 比值明显高于非 iNPH 患者；此外，脑脊液分析的诊断敏感性（75.9%）远高于 tap 试验的诊断敏感性（43%），提示该比值将成为诊断 iNPH 的有用指标（Hoshi et al.，2017；Futakawa et al.，2012）。

研究发现，在阿尔茨海默病（AD）患者中，血浆转铁蛋白水平越高，轻度 AD 痴呆患者的认知能力下降越明显。因此，降低血浆转铁蛋白水平可作为延缓 AD 患者认知能力下降的治疗策略。然而，这一概念还需要进一步的临床试验来验证。AD 是一种与脑室肿大相关的痴呆性疾病，应与 iNPH 相鉴别。比较 AD 和 iNPH 患者的血清 TF/脑 TF 比值，AD 患者的血清 TF/脑 TF 比值明显低于 iNPH 患者，提示该比值可能是区分 AD 和 iNPH 的良好标志（Guan et al.，2020；Futakawa et al.，2012）。

帕金森病（PD）被认为是一种神经退行性疾病，以静息性震颤、僵直、运动迟缓和步态障碍为特征。一些研究发现，与健康对照组相比，PD 患者血浆转铁蛋白水平更高（Si et al.，2018；Larumbe Ilundáin et al.，2001）。将 PD 患者分为震颤型 PD 组（TD-PD）和非震颤型 PD 组（NT-PD）时，TD-PD 患者血浆转铁蛋白水平明显高于 NT-PD（Si et al.，2018）。此外，TD-PD 患者血浆转铁蛋白水平与震颤程度呈正相关。有趣的是，PD 患者的 TF 比值（血清 TF/脑 TF）明显高于健康对照组（Yoshihara et al.，2016）。更重要的是，有研究者发现脑脊液铁含量与血清转铁蛋白呈正相关（Hu et al.，2015）。因此，血浆转铁蛋白的高水平可能从外周进入中枢神经系统，导致血清型 TF 增高和脑铁蓄积。也有研究发现，帕金森病（PD）患者的比例高于对照组，并且其脑型 TF 还出现了含 α-synuclein 结构的亚型（Hoshi et al.，2017）。

综上所述，转铁蛋白虽和多种神经系统疾病都有关联，但转铁蛋白如何参与神经退行性疾病的分子机制尚不清楚。此外，血清源转铁蛋白和脑源转铁蛋白在神经退行性疾病中的作用也仍不清楚，这都需要建立肝脏和大脑特异性转铁蛋白敲除小鼠模型进行进一步的体内研究。

25.3.5　动脉粥样硬化

动脉粥样硬化（atherosclerosis）被认为是危害人类健康的一大元凶，尽管长期以来对动脉粥样硬化已经进行了大量的研究，但其发病机制和治疗靶点还有很多是未知的。美国心脏协会会刊《循环》杂志提出动脉粥样硬化伴随明显的高凝倾向的发生，但是其分子机制仍然不清楚。动脉粥样硬化相关的高凝倾向也暗示了凝血稳态的失调。有研究发现，血浆转铁蛋白与纤维蛋白原（fibrinogen）、凝血酶（thrombin）、凝血因子XIIa（FXIIa）和抗凝血酶以不同的亲和力相互作用以维持凝血系统平衡（Esmon，2000）。研究发现，转铁蛋白首先通过与纤维蛋白原以 4∶1 的摩尔比结合而被隔离。在动脉粥样硬化中，病理性上调的转铁蛋白与凝血酶/凝血因子XIIa 相互作用并增强其酶催化作用，通过与抗凝血酶结合而阻断其对凝血酶/凝血因子Xa 的抑制作用，从而诱导动脉粥样硬化高凝倾向的发生。在高脂饮食诱导的载脂蛋白 E 敲除（ApoE$^{-/-}$）小鼠动脉粥样硬化发病模型中，转铁蛋白过表达加剧动脉粥样硬化的发病，而转铁蛋白敲低与转铁蛋白抗体干预或者设计的转铁蛋白-凝血酶/凝血因子 FXIIa 相互作用干扰多肽可以明显减轻动脉粥样硬化的发病（Tang et al.，2020b）。

25.3.6　缺血性脑卒中

缺血性脑卒中通常是由血管阻塞引起的，约占中风的 87%。缺血性脑卒中是在血管阻塞引起的脑血流严重减少或中断后发生的。当前，缺血性脑卒中是全球第二大死因，也是永久性残疾的最重要原因。两种诱栓因素，包括缺血性贫血和联合口服避孕药的使用均与脑卒中的患病风险增加相关。有研究发现，缺铁和雌激素分别通过调控转铁蛋白基因调控区的低氧诱导元件（HRE）和雌激素反应元件（ERE）从而上调转铁蛋白的表达，这表明转铁蛋白上调与缺铁性贫血和口服避孕药的使用之间存在关联。进一步的小鼠模型实验发现外源性转铁蛋白处理，如缺铁性贫血、雌激素给药或转铁蛋白过表达可以诱导高凝倾向和缺血性脑卒中的发病，而转铁蛋白抗体或多肽干预和转铁蛋白敲降等则能显著减轻脑卒中的发病。这些数据表明，上调的转铁蛋白是脑卒中发病的危险因素，并且是与缺铁性贫血和口服避孕药诱导血栓形成相关的重要关联因子，为与缺铁性贫血和口服避孕药相关的血栓疾病的药物开发提供了新思路（Tang et al.，2020a）。

25.4　现有的转铁蛋白小鼠模型

25.4.1　Hpx 小鼠

Hpx（hypotransferrinemic）小鼠在 1987 年被报道，是 BALB/cJ 小鼠发生基因突变而得到的 transferrin 缺陷型小鼠（Bernstein，1987）。该小鼠品系由于 transferrin 基因突变而导致一段氨基酸的缺失，使该基因表达失活，仅表达约 5% 的成熟 mRNA，机体分泌进入血液循环的 TF 蛋白水平仅剩余 1% 左右（Huggenvik et al.，1989）。Hpx 小鼠出生后会死于严重的贫血，只有在断奶前不断给予输血或外源性的 TF 补给才能存活下来。存活小鼠仍表现出个体矮小、神经系统发育异常、皮肤发白、贫血及多组织铁蓄积的症状（Trenor et al.，2000；Craven et al.，1987）。由于贫血及组织铁蓄积的症状与人类低转铁蛋白血症类似，Hpx 小鼠被广泛用于机体铁稳态代谢、低转铁蛋白血症分子机制的研究（Bu and Bartnikas，2015）。但是，Hpx 是一种全身性突变的小鼠模型，它无法用于回答组织特异性 TF 的功能问题。

25.4.2　转铁蛋白 N-lobe 和 C-lobe 全身敲除小鼠

近几年，人们对转铁蛋白的研究越来越深入。科学家通过定点突变产生 N-lobe 或 C-lobe 铁结合的位点，构建了转铁蛋白的转基因小鼠。对于 TF N-bl/N-bl 突变体，A 到 T 核苷酸的替换导致 Y114F 和 Y207F，以及 TF C-bl/Cbl 突变体，A 对 T 的取代产生 Y448F 和 Y537F（Mason et al., 2004）。2019 年的一项研究通过构建转铁蛋白 N 端结构（N-lobe）和 C 端结构（C-lobe）全身敲除小鼠发现，虽然转铁蛋白的 N-lobe 和 C-lobe 都可以结合铁，但是对机体造血和铁代谢有不同程度的影响。比起转铁蛋白 C-lobe 结合铁对机体的影响，N-lobe 结合的铁对造血和铁代谢有更为严重的影响。N-lobe 突变小鼠有更明显的造血异常、肝铁蓄积及 hepcidin 水平的下调（Parrow et al., 2019）。

25.4.3　组织条件性转铁蛋白敲除小鼠模型

对人和小鼠各组织转铁蛋白表达谱进行分析时发现，人体中转铁蛋白在肝脏中表达最高，其次是脑区的各个区域，随后是腹部脂肪和乳腺。同样地，小鼠转铁蛋白在肝脏中表达水平最高，其次是白色脂肪组织。可见，人和小鼠的肝脏、脂肪组织、脑等均能表达较高水平转铁蛋白。2020 年，国际上有研究者率先制备了 TF 条件性基因敲除小鼠模型，依次构建了全身敲除的 *TF*-KO 小鼠和肝脏敲除的 *TF*-LKO 小鼠。研究者发现，*TF*-KO 小鼠在出生后第一天就发生死亡，表现为肤色苍白、体重明显减轻，并伴随严重的小细胞低色素性贫血（Yu et al., 2020）。全身 TF 基因敲除小鼠致死的表型提示 TF 在机体生长发育等生理过程中发挥重要作用。

全身 TF 基因敲除小鼠致死的表型让研究者们进一步去思考到底是哪个组织合成和分泌的 TF 在机体生长发育中发挥如此重要的作用。根据表达谱的结果，可以看出肝脏是 TF 合成的主要场所。通过对肝脏敲除的 *TF*-LKO 小鼠血清 ELISA 的定量检测发现，*TF*-LKO 小鼠的血清 TF 水平减少了 94% 左右，提示肝脏确实是合成和分泌 TF 的主要场所。然而，*TF*-LKO 小鼠即使减少了 94% 的血清 TF，仍然能够非常正常地生存下来，并且其体重生长趋势与对照小鼠没有差异（Yu et al., 2020）。这一组织条件性 TF 敲除小鼠模型的构建也为后续进一步研究其他组织分泌的转铁蛋白对组织本身和对系统的生理病理作用开发了新的研究模式动物。

25.5　转铁蛋白的功能

25.5.1　转铁蛋白转运铁维持铁代谢平衡

转铁蛋白主要由肝脏合成和分泌。在铁代谢方面，由于缺失肝脏分泌的 TF，*TF*-LKO 小鼠表现为明显的血清铁降低，而大量的铁蓄积在组织器官中，包括心、肝、肺、肾、胰腺。其中，以肝脏铁蓄积最为明显，*TF*-LKO 小鼠肝脏铁水平是对照小鼠的 10 倍左右（Yu et al., 2020）。可以看出，肝脏合成和分泌的 TF 在机体的铁代谢中发挥很重要的作用。

25.5.2　转铁蛋白转运铁至骨髓供造血利用

目前的研究发现，肝脏分泌的 TF 在机体造血中发挥重要功能。从血常规来看，8 周龄的 *TF*-LKO 小鼠表现为典型的小细胞低色素缺铁性贫血，伴随网织红细胞和血小板的增多。另外，在苯肼（PHZ）诱导的溶血性模型中，*TF*-LKO 小鼠的骨髓红细胞内铁水平的显著性降低，导致造血恢复抑制（Yu et al.，2020）。这也进一步证实了肝脏分泌的 TF 与铁结合，将铁转运给骨髓红细胞，维持机体骨髓造血功能的重要作用。

25.5.3　不依赖于转铁的其他功能

凝血级联反应包括内源性和外源性凝血途径，并涉及多种凝血因子酶原激活的瀑布级联反应，从而导致纤维蛋白原的激活与血栓的形成。目前已鉴定出十几种凝血因子与抗凝血因子参与凝血级联反应，并维持凝血与抗凝血的稳态，包括纤维蛋白原家族（纤维蛋白原等）、维生素 K 依赖家族（凝血酶等）、接触家族（凝血因子 XII 等）、组织因子、钙离子、抗凝血酶（antithrombin）、蛋白 C 和蛋白 S 等（Palta et al.，2014；Pérez-Gómez and Bover，2007；Jesty and Beltrami，2005；Esmon，2000）。值得注意的是，凝血因子的浓度变化很大，正常的纤维蛋白原、凝血酶原和抗凝血酶的生理浓度分别约为 10μmol/L、2μmol/L 和 3μmol/L，而大多数凝血因子则处于 pmol/L 至 nmol/L 的范围内（Esmon，2000）。鉴于凝血因子的浓度存在如此巨大的差距，其浓度远低于其负调控因子，暗示凝血系统某些平衡因子的存在可能隔离相互作用蛋白以协调血浆中浓度失衡的凝血因子与抗凝血因子。有研究发现，血浆转铁蛋白（正常生理浓度约为 40μmol/L）与纤维蛋白原（fibrinogen）、凝血酶（thrombin）、凝血因子 XIIa（FXIIa）和抗凝血酶以不同的亲和力相互作用以维持凝血系统平衡（Gkouvatsos et al.，2012；Prinsen et al.，2001）。研究发现，转铁蛋白通过与纤维蛋白原以 4∶1 的摩尔比结合而被隔离。在动脉粥样硬化中，病理性上调的转铁蛋白与凝血酶/凝血因子 XIIa 相互作用并增强其酶催化作用，通过与抗凝血酶结合而阻断其对凝血酶/凝血因子 Xa 的抑制作用，从而诱导动脉粥样硬化高凝倾向的发生（Tang et al.，2020b）。这些结果提示了转铁蛋白通过与凝血和抗凝血因子的相互作用在维持凝血系统稳态中起核心作用。

25.6　肝脏来源的转铁蛋白在铁死亡中的作用

25.6.1　*TF*-LKO 对高铁膳食诱导的肝损伤更易感

长期高铁膳食可以诱导小鼠的肝脏发生纤维化，并且存在铁死亡（Wang et al.，2017）。为了探究 *TF*-LKO 小鼠在高铁膳食下的肝损伤情况，我们给 4 周龄小鼠喂养 8 周的高铁饲料。结果显示，*TF*-LKO 小鼠全身脏器（肝、胰腺、脑、心、肺和肾）铁蓄积更为严重，其中肝脏铁水平到达了 4000μg/g 湿重，肝脏普鲁士蓝染色也反映出铁大量蓄积在肝实质细胞中。另外，谷丙转氨酶（ALT）水平，肝脏的马松和天狼星红染色都提示 *TF*-LKO 小鼠存在肝损伤。另外，*TF*-LKO 小鼠肝脏表征脂质过氧化水平的脂质氧化终产物丙二醛（MDA）含量更高，巯基耗竭，SOD 抗氧化水平明显下降（Yu et al.，

2020）。因此我们推测，在高铁饲料喂养的情况下，肝脏合成的转铁蛋白对高铁导致的肝损伤具有一定的保护作用，而肝脏的转铁蛋白缺失会导致小鼠对高铁膳食诱导的肝损伤更为易感。

25.6.2　铁死亡抑制剂能够减轻 *TF*-LKO 小鼠的肝损伤

铁死亡是近几年发现的一种新型的、不同于细胞凋亡的细胞死亡方式，其主要特点就是依赖于铁、脂质过氧化的发生，且能被铁死亡抑制剂拯救（Fang et al.，2019；Stockwell et al.，2017；Doll et al.，2017；Kagan et al.，2017；Wang et al.，2017）。我们观察到 *TF*-LKO 小鼠在高铁膳食下，肝脏 MDA 更高，巯基耗竭，SOD 抗氧化水平明显下降等，这些变化趋势都与铁死亡的发生息息相关（Galadari et al.，2017；Breitzig et al.，2016；Carlson et al.，2016；Hou et al.，2016；Telorack et al.，2016）。为了进一步探究 *TF*-LKO 小鼠在高铁膳食下诱导的肝损伤的机制是否为铁死亡所介导，我们对小鼠给予高铁膳食的同时，每天给予铁死亡抑制剂 Fer-1（ferrostatin-1）。结果显示，Fer-1 处理组虽然不改变肝脏的铁水平，但能明显抑制肝脏脂质过氧化的发生，缓解巯基耗竭，从而减轻肝损伤（Yu et al.，2020）。因此，在缺乏肝脏合成的 TF 的情况下，小鼠对高铁导致的肝损伤更为易感，主要是通过高铁蓄积诱发铁死亡进而导致肝脏纤维化的发生；而铁死亡抑制剂可能是潜在的治疗靶点。

25.7　转铁蛋白受体

随着血浆转铁蛋白被证实，人们又发现细胞摄取转铁蛋白结合铁（transferrin-bound iron，TBI）是由细胞质膜上特定的受体介导的，即为转铁蛋白受体（transferrin receptor，TfR）。

25.7.1　TfR1 的结构及基本特性

转铁蛋白受体由 TFRC 基因编码，是一种跨膜糖蛋白，由同源二聚体组成（Evans and Kemp，1997）。两个单体由 89 位和 98 位的丝氨酸残基之间形成的二硫键连接成二聚体（Jing and Trowbridge，1987），每个单体为 90kDa 大小的单次跨膜蛋白，可结合一个转铁蛋白分子。TfR 有两种亚型，即 TfR1 和 TfR2。TfR1（又称 TfRc，CD71）表达在绝大部分细胞表面，在肝细胞、红细胞前体细胞及其他快速分裂的细胞表达量较高，但当网织红细胞转变为成熟红细胞时，胞膜表面的 TfR1 会被完全释放，从而成为血清中游离的 sTfR（soluble TfR）。其同源蛋白 TfR2 则主要在肝脏中表达，与 TF 的结合能力比 TfR1 弱，但也能介导肝脏铁转运。

人的 TfR1 晶体结构已经被解析，包括 N 端胞内结构域、短小的跨膜结构域、糖基化茎部结构域和较长的胞外结构域（Lambert and Mitchell，2007）。胞外结构域被分为三个结构不同的区域：螺旋结构域是 TfR1 结合 TF 的主要部位（Buchegger et al.，1996）；切割蛋白酶样结构域比较靠近胞膜；顶部结构域（Giannetti et al.，2003；Lawrence et al.，1999）。TfR1 的胞内区有 61 个氨基酸，其中有 4 个氨基酸（酪氨酸-苏氨酸-精氨酸苯-丙氨酸）为其内化基序。该内化基序在所有已知的脊椎动物的 TfR1 保守存在，是网格蛋白介导的内吞作用的结合基序（Collawn et al., 1993, 1990）。TfR1 的跨膜区约 20 个氨基酸，而紧接着的茎部结构域将 TFR1 的胞外结构域和细胞膜分开，人 TfR1 的茎部结构域在 T104 位点发生 O-糖基化（Hayes et al., 1992）。TfR1 和 TF 结合时，TfR1 胞外结构域的 122 ～ 125 位点的 4 个氨基酸 LYWD 和 TF N 端小叶相互作用（Giannetti et al., 2003）。而胞外螺旋结构域与转铁蛋白的 C 端小叶的结合相关，并且与 HFE 的结合相关。人 TfR1 的 646 ～ 648 位点是 3 个保守的氨基酸基序（精氨酸-甘氨酸-天冬氨酸），是转铁蛋白结合的关键基序（Dubljevic et al., 1999）。

25.7.2　TfR1 和 TF 的结合

TfR1 结合 TF 的亲和力随着 TF 结合铁离子的量的不同而变化，结合了两个铁离子的 TF（二铁转铁蛋白，holo-TF）与 TfR1 的亲和力较高（K_d 约为 1nmol/L），比只结合了一个铁离子的 TF（单铁转铁蛋白）高 30 倍，而比未结合铁离子的 TF（空载转铁蛋白，apo-TF）高 500 倍（Wally et al., 2006）。正常情况下，只有 20% ～ 30% 的 TF 结合了两个铁离子，但 holo-TF 的量仍远远高于 TfR1 的表达量。因此，通过控制 TfR1 的合成及 holo-TF 与 TfR1 形成复合体的内吞过程就可以精确地调节铁离子进入胞内。

TF 结合铁的稳定常数在 pH7.4 情况下很高，但随着 pH 的下降而降低。TF-TfR1 复合体通过网格蛋白介导的内吞作用进入胞内后，在内吞囊泡的低 pH 条件下释放出结合的三价铁离子。内吞囊泡中释放的三价铁在还原酶 STEAP3（six-transmembrane epithelial antigen of prostate 3）的催化下还原成二价铁，然后二价铁在二价金属转运体 DMT1（divalent metal transporter 1）的转运下穿过内吞泡膜进入胞浆中的不稳定铁储存库（labile iron pool，LIP）（Ohgami et al., 2005）。而 apo-TF-TfR1 复合体则被重新运回胞膜，在胞外的中性 pH 环境下，apo-TF 被从复合体中释放出来。TfR1 的这种循环机制如果受损，就会导致贫血（De Domenico et al., 2008; Cheng et al., 2004）。

25.7.3　TfR1 表达的调控机制

尽管 TfR1 不直接与铁相互作用，但是它却介导了绝大多数细胞的铁吸收，并且调节着铁摄取和储存的复杂系统。TfR1 的表达受到细胞内铁含量的调控，并且在转录水平和转录后水平上受到调控。当胞内铁浓度下降，TfR1 在胞膜上的表达量上升；相反的，当胞内铁含量上升，TfR1 表达量下降，细胞铁吸收减少。

TfR1 的编码基因 TFRC 的启动子包含缺氧反应元件（hypoxia response element，HRE）（Lok and Ponka, 1999）。在缺氧或者铁缺乏条件下，缺氧诱导因子（hypoxia-induced factor，HIF）表达增加，并结合到 TFRC 启动子的 HRE 上，从而在转录水平上增强 TFRC 基因的表达（Xu et al., 2017）。我们最新的研究显示，在冷刺激的白色脂肪米色化过程中，HIF1α 活性增强促进 TfR1 表达增加，从而促进米色脂肪细胞铁吸收（Li et al., 2020）。在转录后水平上也有一个复杂的调控机制调节 TfR1 的表达。TfR1 mRNA 的 3′UTR 中的 5 个铁反应元件（iron regulatory element，IRE）可以被负责感知胞内铁含量的铁调蛋白（iron regulatory protein，IRP）特异性识别和结合。当胞内铁缺乏时，IRP 就会结合到 TfR1 mRNA 的 IRE 上，阻止 TfR1 mRNA 的降解并使 TfR1 的表达增加。当胞内铁含量过多，IRP 便不结合到铁反应元件上，使得失去了保护的 TfR1 mRNA 迅速被降解（Rouault，2006）。值得注意的是，*IRP1* 基因的启动子也包含 HRE，因此缺氧或铁缺乏条件下，IRP1 的转录也会被上调，最终也会增强 TfR1 的表达（Xu et al.，2017）。

另外一些对铁有特定需求的细胞和组织中，存在对 TfR1 的其他调控机制，如在转录水平上受到 STAT5 的调节。类红细胞合成血红素需要铁作为原料，所以是铁的高消耗细胞，其通过转录机制维持非常高的 TfR1 表达水平。在 T 细胞和 B 细胞的激活过程中，TfR1 在转录调控机制的调控下高表达。

25.7.4 TfR1 在人体组织的表达及其重要生理意义

人的 TfR1 表达在皮肤、扁桃体、舌、食道及宫颈等器官和组织的表皮基底层，也表达在肾小管上皮细胞、胎盘的滋养层细胞、胰腺的胰岛细胞、睾丸的生精小管、垂体前叶的部分细胞、肠道的黏膜上皮细胞、乳腺导管上皮细胞、肝脏实质细胞及库普弗细胞上（Gatter et al.，1983）（图 25-3）。像肿瘤细胞、破骨细胞和活化的淋巴细胞等快速增殖或急需能量的细胞对铁的需求量增加，因此 TfR1 的表达也相应增加。另外，幼红细胞需要合成血红蛋白，也需要大量铁，故也高表达 TfR1。

TfR1 在人肾小管细胞的顶膜表达（Gatter et al.，1983），鉴于 TF 是肾脏发育和肾小管分化的必要生长因子（Ekblom et al.，1983），通过 TfR1 回收肾小球滤出液中的 TF 可能是近曲小管细胞获得生长必需铁元素的最主要途径（Zhang et al.，2007；Abouhamed et al.，2006）。

TfR 也可以介导铁蛋白 ferritin 的内吞，该部分不在本章赘述。除了介导铁摄取，也有研究表明 TfR1 可以参与到胞内信号转导过程中。Hfe 与 TF-Fe^{3+} 可以竞争性结合 TfR1，当血液中 TF 饱和度高时，TF-Fe^{3+} 竞争性结合 TfR1，致使 Hfe 从 TfR1 上脱离下来与 TfR2 结合促进 hepcidin 的表达；而当血液中 TF 饱和度低时，TfR1 更多地与 Hfe 结合，抑制了 hepcidin 的表达。TfR1 R654A 突变可以抑制 TfR1 与 TF-Fe^{3+} 的结合（Schmidt et al.，2008）。除 TF 外，TfR1 也是免疫球蛋白 IgA1 的受体。在 IgA 相关疾病（如 IgA 肾病和乳糜泻）中，IgA1 复合体与 TfR1 的结合同促炎作用和自身免疫表现有关。

有研究发现有的患者 *TFRC* 基因上编码 TfR1 内吞基序的序列发生错义突变后，TfR1 的内吞作用受到破坏。该突变纯和的个体在生命早期即表现出易腹泻、反复感染、低丙种球蛋白血症、周期性的血小板减少症及轻微的小细胞性贫血。他们的外周淋巴细胞数量正常，但是 T 细胞功能严重受损，而且记忆性 B 细胞减少，产生抗体的能力受损，免疫球蛋白类型转换功能受损。由于细胞缺铁，TfR1 在患者的淋巴细胞和成纤维细胞上表达增加。给患者补充柠檬酸铁可以挽救淋巴细胞功能的破坏。有些患者体内的幼红细胞无法内吞 TfR1，机体却没有表现出严重的贫血，对于该现象发生的机制目前尚不清楚（Jabara et al.，2016）。

25.7.5 TfR1 缺失的动物模型

TfR1 全敲小鼠（TfR1$^{-/-}$）表现出严重的造血障碍和神经发育缺陷，并且在胚胎第 12.5 天前死亡。而 TfR1$^{+/-}$ 小鼠血液中可见增多的小细胞低色素性的红细胞，并且机体总铁含量减少。神经及造血系统之外的组织和器官没有表现出明显的发育异常，说明除了 TfR1 结合并转运 holo-TF 之外，存在其他吸收铁的途径可以满足绝大部分细胞类型对铁

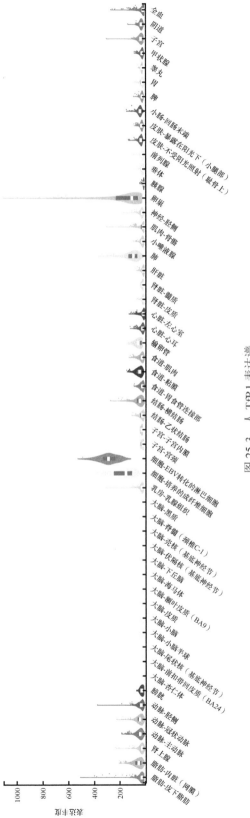

图 25-3　人 TfR1 表达谱

来自 Gtex 数据库（https://gtexportal.org/home/）

的需求（Levy et al.，1999）。

肌肉特异性敲除 TfR1 的小鼠不仅在肌肉组织表现出铁缺乏，其脂肪组织和肝脏也缺铁，肌肉和全身能量代谢异常（Barrientos et al.，2015）。

心脏特异性敲除 TfR1 的小鼠在出生后 2 周即死亡，并且表现出心脏肥大、心功能减弱、心肌细胞线粒体呼吸及线粒体自噬过程受损等症状（Xu et al.，2015）。

在造血干细胞中特异性敲除 TfR1 的小鼠（TfR1$^{fl/fl}$；Vav-Cre）外观苍白瘦小，出生后 1 周内死亡。该小鼠造血系统中存在多种血液细胞的衰竭，表现为红细胞、单核细胞、T 淋巴细胞减少，而 B 淋巴细胞未受影响，血小板反而增多。进一步的研究发现，造血干细胞对铁的需求随着细胞的逐渐分化而增加，TfR1 的缺失导致造血细胞在分化过程中无法得到充足的铁补充而出现发育障碍（Wang et al.，2020）。

多巴胺神经元特异性敲除 TfR1 的小鼠（TfR1$^{fl/fl}$；DatIRESCre）出生后 7 周开始有明显的体重减轻，并在 12 周内死亡。该小鼠表现出神经元铁缺乏，多巴胺神经元随着年龄的增加而渐进性地退化，并出现了运动障碍的表现（Matak et al.，2016）。

肝脏特异性敲除 TfR1 的小鼠（TfR1$^{fl/fl}$；Alb-Cre）的肝脏细胞铁含量下降，但没有表现出肝脏疾病。TF 可以刺激该小鼠原代肝细胞的铁蛋白和 TfR2 的表达。进一步的研究发现，铁调素在肝细胞的异常表达可能最终导致了该小鼠轻度的小细胞低色素性贫血表现，而 TfR2 则可能介导该小鼠肝细胞获得 holo-TF 上结合的铁。铁调素精细调控胞内铁含量的过程必须要有 TfR1 的参与，但是满足肝细胞的基础铁需求并不一定需要 TfR1 的参与（Fillebeen et al.，2019）。

肠道上皮细胞特异性敲除 TfR1 的小鼠（TfR1$^{fl/fl}$；villin-Cre）失去了肠道上皮增殖和稳态，并且其上皮间质转化相关基因的表达被激活，在出生后 3 天内死亡。出乎意料的是，给小鼠补铁并不能改善小鼠症状。但当使该小鼠肠道上皮细胞表达不能介导 TF 进入胞内的 TfR1 突变体后，小鼠的肠道相关症状消失了。这说明 TfR1 在维持肠道上皮细胞稳态时不依赖其转运胞外铁进入胞内的机制（Chen et al.，2015）。

另外，有研究结果发现，脂肪细胞特异性敲除 TfR1 的小鼠（TfR1$^{fl/fl}$；Adp-Cre）对冷刺激不耐受，冷诱导的米色脂肪细胞形成被抑制，冷诱导的棕色脂肪组织产热和脂解减少，线粒体形态和铁稳态异常。在高脂膳食（HFD）诱导的肥胖模型下，TfR1 敲除虽然不影响小鼠的食欲和体重，但是可加剧 HFD 诱导的脂代谢紊乱、胰岛素抵抗和脂肪组织炎症。冷刺激诱导 HIF1α 活化，通过转录调控 TfR1 表达控制铁吸收，从而促进白色脂肪米色化。TfR1 敲除可以明显增加棕色脂肪干细胞、白色脂肪细胞和肌细胞标志基因表达，无论是遗传性低铁（Tmprss6$^{-/-}$）小鼠模型还是孕期低铁饲喂，均不能模拟 TfR1 敲除引起的棕色脂肪细胞向肌细胞转分化，表明 TfR1 可能通过非铁依赖的作用调控棕色脂肪细胞分化（Li et al.，2020）。

25.8　TfR1 和肿瘤

25.8.1　TfR1 相关肿瘤

TfR1 被发现在脑肿瘤细胞中高表达（Rosager et al.，2017），其介导 ROS 的形成和铁的蓄积，是相应转录因子的关键下游效应分子，可促进胶质瘤的复制和神经胶质瘤诱导的神经元死亡（Chirasani et al.，2009）。有研究表明，在神经胶质瘤患者中，TfR1 表达水平越高，肿瘤患者预后也就越差（Weston et al.，2016），提示 TfR1 可作为脑肿瘤患者的预后标志物及抗肿瘤药物新的靶标。TfR1 在人乳腺癌过表达（Pizzamiglio et al.，2017），且已经被报道作为患者早期诊断和治疗的生物标志物，TfR1 高表达与预后不良呈正相关（Miller et al.，2011；Habashy et al.，2010）。IRP2 在结直肠癌中过表达，且和 TfR1 的表达呈正相关。有研究发现，IRP2 在结肠癌荷瘤小鼠的表达具有 24 小时节律性，而 IRP2 通过调节 TfR1 的 mRNA 水平使 TfR1 的表达也具有 24 小时节律性，以此调节肿瘤细胞内铁水平，进而调节细胞增殖（Okazaki et al.，2016）。另外，有研究发现结肠中高表达 TfR1，激活 IL-6/IL-11-Stat3 信号通路，增强 DSS 诱导的结肠上皮细胞增殖和凋亡，加剧黏膜屏障的损伤和肿瘤形成（Chua et al.，2013）。肝脏是体内铁储存最重要的器官，因此肝脏肿瘤与铁代谢及 TfR1 的表达密切相关。TFRC 基因的表达水平与结肠肿瘤分期呈正相关（Takahashi et al.，2008）。TfR1 在肺癌组织的表达显著高于正常肺组织，且和 α-球蛋白水平呈正相关（Kukulj et al.，2010）。许多研究表明 TfR1 在 T 淋巴细胞白血病高表达（Płoszyńska et al.，2012），并且被认为是急性白血病诊断的有效指标（Liu et al.，2014）。另外，TfR1 在卵巢癌（Basuli et al.，2017）和前列腺癌（Johnson et al.，2014）中也显著高表达。

25.8.2　TfR1 影响癌症的相关机制

通过 TfR1 吸收铁是肿瘤细胞获取铁最重要的方式，越来越多的研究表明 TfR1 参与肿瘤的发生发展过程，且在很多肿瘤中发现 TfR1 异常高表达。TfR1 在肿瘤细胞中的高表达主要是为了满足肿瘤细胞的增殖对铁的需求。有研究指出 TfR1 是一种信号分子，通过 Scr 第 20 位酪氨酸的磷酸化增强了抗凋亡作用，从而增强了乳腺癌细胞的存活（Jian et al.，2011）。也有研究提出 TfR1 是线粒体调节剂，通过 JNK 信号通路促进癌细胞生长（Senyilmaz et al.，2015）。另外，有研究指出 TfR1 通过促进肿瘤细胞中 ROS 的产生和线粒体呼吸来诱导人胰腺导管腺癌（PDAC）的生长（Jeong et al.，2016）。在乳腺癌的研究中发现 IRP2 的失调增加了 TfR1 的表达，这对于肿瘤的发生发展具有重要作用（Wang et al.，2014）。另外有研究发现鞘氨醇激酶 1（SK1）可以通过促进 TfR1 表达来调节细胞增殖、存活及肿瘤转化（Pham et al.，2014）。有研究指出，哺乳动物体内的雷帕霉素靶标（mTOR）通过改变细胞铁通量和调节 TfR1 的表达来调节铁稳态。mTOR 的下游靶标 TTP 是一种抗炎蛋白，通过结合 TfR1 的 mRNA 促进其降解，从而降低 TfR1 的表达水平（Bayeva et al.，2012）。综上所述，TfR1 可以通过调节新陈代谢、炎症和铁来诱导癌变。

TfR1 诱导的氧化剂积累，一方面灭活 pRB 蛋白酪氨酸磷酸酶和 p21/cdkn1a，另一方面激活 Akt 和促分裂原激活的蛋白激酶，从而改变了细胞信号转导。当细胞周期调节剂失活时，细胞易于进入 S 期。TfR 不仅影响增殖，而且还促进了谷氨酸的释放，通过 N-甲基-D-天冬氨酸受体的介导而引起神经元质量的下降（O'donnell et al.，2006）。有研究证明了 TfR1 是 c-Myc 下游的关键靶标。抑制 TfR1 可缓解细胞增殖并诱导 G_1 期停滞，但不会影响细胞大小。表达谱的分析研究也表明去除 TfR1 会改变细胞周期调控基因的表达。此外，增加 TfR1 表达有利于细胞生长，并可以显著促进 c-Myc 介导的肿瘤形成（Chirasani et al.，2009）。

25.8.3　靶向 TfR1 治疗癌症

鉴于 TfR1 在多种肿瘤中的表达提示其参与癌症的发生和进展，因此可以通过靶向 TfR1 来干预癌症。有研究证明了姜黄素可以通过抑制 TfR1 的表达来诱导不同肿瘤细胞的自噬和凋亡，有望成为癌症治疗药物（Yang et al.，2017；Jiao et al.，2006）。针对 TfR1 的单克隆抗体 A24 通过增强急性 T 淋巴细胞白血病患者的 T 淋巴细胞的凋亡，显著抑制白血病 T 细胞的增殖（Callens et al.，2008；Moura et al.，2004）。据报道，靶向 TfR1 的 miRNA 药物在白血病的临床应用中显示出了不错的疗效（Schaar et al.，2009）。而且针对 TfR1 的纳米药物和抗体可以实现肿瘤特异性靶向治疗，为实现肿瘤精准治疗提供了可能性（Daniels-Wells et al.，2015；Camp et al.，2013）。JST-TFR09 是人 TfR1 的抗体，对成人 T 细胞白血病/淋巴瘤细胞上的 TfR1 有很高的亲和力，可以干扰 TfR1 和 TF 的结合，从而抑制细胞对铁的摄取，并有望成为治疗成人 T 细胞白血病/淋巴瘤的有效方法（Shimosaki et al.，2017）。

25.9　TfR1 和铁死亡

有研究显示沉默 TfR1 的编码基因 *TFR1* 的表达可以防止铁死亡诱导剂 erastin 或胱氨酸缺乏引起的铁死亡。用 shRNA 抑制小鼠胚胎纤维母细胞（MEF）的 TfR1 表达后，TF 无法转运铁进入胞内，胱氨酸缺乏引起的铁死亡也因此受到抑制，MEF 在氨基酸缺乏的培养基中存活时间增加（Gao et al.，2015）。铁死亡诱导剂 erastin 导致细胞 ROS 生成，进而导致细胞发生自噬来调节铁蛋白的降解和 TfR1 的表达，胞内铁水平上升并最终引起铁死亡（Park and Chung，2019）。

根据最新的研究结果，TfR1 被认为是一种铁死亡的特异性指标。研究者们用 erastin 诱导小鼠的淋巴细胞发生铁死亡，然后用该细胞的细胞膜来免疫小鼠，并筛选了小鼠由此产生的约 4750 种单克隆抗体，从中找出能够检测发生铁死亡细胞的选择性抗体。最终，他们找到了一种铁死亡特异性的单克隆抗体，并通过免疫共沉淀和质谱法确定了这种抗体对应的抗原就是 TfR1。他们进一步用不同的铁死亡检测指标的检测结果和几种不同的 TfR1 抗体检测 TfR1 的表达水平的结果进行相关性分析，验证了 TfR1 抗体检测铁死亡细胞的有效性（Feng et al.，2020）。

卵巢肿瘤的肿瘤起始细胞（TIC）高表达 TfR1，同时低表达铁外排蛋白（ferroportin），从而使胞内维持更高的铁水平，其增殖也更加依赖铁的存在。有研究证实，上调的 TfR1 促进卵巢肿瘤起始细胞摄取更多胞外铁的同时也使其对铁死亡诱导剂更敏感，因此可以作为卵巢肿瘤治疗的有效切入点（Basuli et al.，2017）。

在 D-半乳糖诱导的衰老大鼠模型上，首次发现听觉皮层细胞出现了铁蓄积和铁死亡的超微结构。IRP-2 的上调导致 TfR1 表达增加，从而促进了铁进入细胞并导致听觉皮层细胞发生了一系列铁死亡相关的变化，包括脂质过氧化产物丙二醛的生成、谷胱甘肽（GSH）和超氧化物歧化酶（SOD）活性降低等，从而导致听觉皮层的神经退化，最终引起老年性听力丧失。这提示我们可以从铁死亡的角度去干预年龄相关性听力丧失的发生发展（Chen et al.，2020）。

疟原虫肝阶段的感染程度与肝细胞的铁死亡水平有极大的关系，被感染的细胞若能发生强烈的铁死亡而将病原体局限在肝脏局部，就能很好地限制疟原虫感染的进展。TfR1 是铁死亡发生的重要调节蛋白，敲低 TfR1 表达的细胞系表现出病原体负荷的加重（Kain et al.，2020）。

25.10　总结与展望

转铁蛋白几乎是最早被发现的一个在铁代谢领域中发挥作用的血清铁转运蛋白。这些年来，人们对转铁蛋白的研究也越来越多。科学家在 1961 年首次发现了罕见的先天性低转铁蛋白血症，使转铁蛋白的生理作用更为清晰（Heilmeyer et al.，1961）；随后在 1987 年，全身突变小鼠 Hpx（hypotransferrinemic mouse）的构建给人们提供了很好的研究工具。2019 年的一项研究通过构建转铁蛋白 N-lobe 和 C-lobe 全身敲除小鼠发现，虽然转铁蛋白的 N-lobe 和 C-lobe 都可以结合铁，但是对机体造血和铁代谢有不同程度的影响，并且发现 N-lobe 突变小鼠有更明显的造血异常、肝铁蓄积及 hepcidin 水平的下调。为了更深入地研究组织来源的转铁蛋白在机体生理病理过程中的作用，研究者构建了条件性的转铁蛋白敲除小鼠。转铁蛋白主要由肝脏合成和分泌，肝脏合成和分泌的转铁蛋白占据了全身转铁蛋白的 95% 左右，让人很惊讶的是，缺失了肝脏 95% 的转铁蛋白的敲除小鼠依然能够生存下来，这和全身突变及全身敲除转铁蛋白的致死表型完全不同，这也提示和说明，除了肝脏，其他肝外组织也能合成和分泌转铁蛋白，并且代偿性地让小鼠生存下来。目前的研究报道，脑、脂肪和乳腺或许能合成和分泌转铁蛋白，但是其他组织的合成和分泌在生理病理过程中的作用值得进一步研究。组织特异性的转铁蛋白敲除小鼠会是研究组织特异性来源的转铁蛋白作用的最好工具，这一模型也进一步为铁代谢领域做出重大贡献。

转铁蛋白的最经典作用是将血液循环中的铁转运给骨髓供其维持造血的平衡，并将铁转运给细胞供其生长利用。转铁蛋白缺失的小鼠表现为血清铁降低，血清非转铁蛋白水平增高，出现典型的小细胞低色素性贫血和组织铁水平显著性增高。在铁代谢领域，非转铁蛋白结合铁 NTBI 最早在 1978 年的地中海贫血的人的血液里被发现。临床上把血清转铁蛋白饱和度大于 75% 作为铁蓄积的诊断标准。目前普遍认为在铁过载时，细胞内游离铁离子和胞外游离铁离子 NTBI 具有化学毒性，主要来自 Fe^{2+} 通过 Fenton 反应产生的羟基自由基。在没有转铁蛋白的情况下，机体组织发生铁过载，这也提示了组织有特殊的方式转运 NTBI。而肝脏转铁蛋白敲除小鼠，血液里减少了 94% 左右的转铁蛋白，机体内的铁主要以 NTBI 的形式存在，是一个经典的研究组织特异性 NTBI 转运体的模型。文献报道，SLC39A14 不仅转运锌离子、锰离子，还能转运铁离子。研究者通过构建 TF 和 SLC39A14 在肝脏的双敲小鼠，明确了 SLC39A14 是肝脏 NTBI 的重要转运蛋白。而其他脏器，如心脏、肾脏、肺的 NTBI 转运体目前并不清楚。这一模型对于研究组织特异性 NTBI 的转运体也有极其重要的作用。

另外，研究者发现了在没有转铁蛋白的情况下，SLC39A14 能促进肝脏铁严重蓄积，从而导致肝脏发生肝纤维化。在研究者用铁死亡抑制剂 ferrostatin-1 处理的情况下，发现小鼠能减轻肝脏脂质过氧化并缓解其肝损伤。因此，发现在没有转铁蛋白的情况下，

Slc39a14 通过转运 NTBI 加剧肝脏铁死亡诱发的肝纤维化。这也提示了肝脏转铁蛋白缺乏通过铁死亡促发肝纤维化的重要机制。

近两年科学家发现，转铁蛋白除转铁外的其他功能也被开发。很有意思的是，转铁蛋白可以与血液里的凝血酶及抗凝血酶发生相互作用，干扰机体凝血的动态平衡，从而在缺血性中风和动脉粥样硬化等重大慢病中发挥重要作用。转铁蛋白不依赖于转铁的功能与铁死亡之间的关系目前并不清楚。

转铁蛋白受体介导的转铁蛋白-Fe 形成的复合物的内吞在细胞机体铁代谢的动态平衡中发挥重要作用。转铁蛋白受体在多个组织器官中都发挥很重要的作用，其中心脏、多巴胺神经元、肌肉、造血、白色脂肪、肝脏的 TfR1 特异性敲除的小鼠都表现为组织缺铁相关的表型，这也说明了 TfR1 在多个组织器官中均发挥重要的作用。很有意思的是，研究者发现在小肠和棕色脂肪条件性 TfR1 敲除的小鼠里，TfR1 除了介导 TF-Fe 的内吞，还有除转铁外的功能。这也说明了转铁蛋白受体的功能和作用都值得进一步挖掘。

在铁死亡的研究中，体外实验发现，TfR1 被认为是一种铁死亡的特异性指标，TfR1 高表达的细胞通过摄入更高的铁，对 erastin 诱导的铁死亡更为敏感。有研究发现（半）胱氨酸饥饿是细胞铁死亡的关键诱因，证明转铁蛋白介导的铁离子吸收和谷氨酰胺代谢在铁死亡的发生中至关重要。抑制 TfR1 减少细胞铁水平可以缓解半胱氨酸饥饿诱导的铁死亡（Gao et al.，2015）。值得注意的是，在体内的研究中，由于 TfR1 存在 IRE 元件，其表达水平受细胞内铁水平的调控。尤其在组织高铁蓄积的情况下，虽然 TfR1 RNA 和蛋白水平下降，但组织对高铁蓄积的铁死亡更为易感。

因此，TfR1 的表达水平与铁水平的因果关系在组织发生铁死亡中值得思考和关注。另外，通过 TfR1 吸收铁也是肿瘤细胞获取铁最重要的方式，因此干预肿瘤组织 TfR1 的表达从而调控肿瘤的死亡对人类健康具有重要的作用。TfR1 或可以成为一个肿瘤转化治疗的靶点。

参 考 文 献

Abouhamed M, Gburek J, Liu W, et al. 2006. Divalent metal transporter 1 in the kidney proximal tubule is expressed in late endosomes/lysosomal membranes: Implications for renal handling of protein-metal complexes. Am J Physiol Renal Physiol, 290(6): F1525-1533.

Aldred A R, Dickson P W, Marley P D, et al. 1987. Distribution of transferrin synthesis in brain and other tissues in the rat. J Biol Chem, 262(11): 5293-5297.

Baker H M, Anderson B F, Brodie A M, et al. 1996. Anion binding by transferrins: Importance of second-shell effects revealed by the crystal structure of oxalate-substituted diferric lactoferrin. Biochemistry, 35(28): 9007-9013.

Baker H M, Nurizzo D, Mason A B, et al. 2007. Structures of two mutants that probe the role in iron release of the dilysine pair in the n-lobe of human transferrin. Acta Crystallogr D Biol Crystallogr, 63(Pt 3): 408-414.

Barrientos T, Laothamatas I, Koves T R, et al. 2015. Metabolic catastrophe in mice lacking transferrin receptor in muscle. EBioMedicine, 2(11): 1705-1717.

Basuli D, Tesfay L, Deng Z, et al. 2017. Iron addiction: A novel therapeutic target in ovarian cancer. Oncogene, 36(29): 4089-4099.

Bayeva M, Khechaduri A, Puig S, et al. 2012. Mtor regulates cellular iron homeostasis through tristetraprolin. Cell Metab, 16(5): 645-657.

Bernstein S E. 1987. Hereditary hypotransferrinemia with hemosiderosis, a murine disorder resembling human atransferrinemia. J Lab Clin Med, 110(6): 690-705.

Blay P, Nilsson C, Hansson S, et al. 1994. An in vivo study of the effect of 5-ht and sympathetic nerves on transferrin and transthyretin mrna expression in rat choroid plexus and meninges. Brain Res, 662(1-2): 148-154.

Bloch B, Popovici T, Levin M J, et al. 1985. Transferrin gene expression visualized in oligodendrocytes of the rat brain by using in situ hybridization and immunohistochemistry. Proc Natl Acad Sci U S A, 82(19): 6706-6710.

Breitzig M, Bhimineni C, Lockey R, et al. 2016. 4-hydroxy-2-nonenal: A critical target in oxidative stress?Am J Physiol Cell Physiol, 311(4): C537-c543.

Bruns T, Nuraldeen R, Mai M, et al. 2017. Low serum transferrin correlates with acute-on-chronic organ failure and indicates short-term mortality in decompensated cirrhosis. Liver Int, 37(2): 232-241.

Bu J T, Bartnikas T B. 2015. The use of hypotransferrinemic mice in studies of iron biology. Biometals, 28(3): 473-480.

Buchegger F, Trowbridge I S, Liu L F, et al. 1996. Functional analysis of human/chicken transferrin receptor chimeras indicates that the carboxy-terminal region is important for ligand binding. Eur J Biochem, 235 (1-2): 9-17.

Callens C, Moura I C, Lepelletier Y, et al. 2008. Recent advances in adult t-cell leukemia therapy: Focus on a new anti-transferrin receptor monoclonal antibody. Leukemia, 22(1): 42-48.

Camp E R, Wang C, Little E C, et al. 2013. Transferrin receptor targeting nanomedicine delivering wild-type p53 gene sensitizes pancreatic cancer to gemcitabine therapy. Cancer Gene Ther, 20(4): 222-228.

Carlson B A, Tobe R, Yefremova E, et al. 2016. Glutathione peroxidase 4 and vitamin e cooperatively prevent hepatocellular degeneration. Redox Biol, 9: 22-31.

Chen A C, Donovan A, Ned-Sykes R, et al. 2015. Noncanonical role of transferrin receptor 1 is essential for intestinal homeostasis. Proc Natl Acad Sci U S A, 112(37): 11714-11719.

Chen X, Li D, Sun H Y, et al. 2020. Relieving ferroptosis may partially reverse neurodegeneration of the auditory cortex. Febs J, 287(21): 4747-4766.

Cheng Y, Zak O, Aisen P, et al. 2004. Structure of the human transferrin receptor-transferrin complex. Cell, 116(4): 565-576.

Chirasani S R, Markovic D S, Synowitz M, et al. 2009. Transferrin-receptor-mediated iron accumulation controls proliferation and glutamate release in glioma cells. J Mol Med (Berl), 87(2): 153-167.

Cho H J, Kim S S, Ahn S J, et al. 2014. Serum transferrin as a liver fibrosis biomarker in patients with chronic hepatitis b. Clin Mol Hepatol, 20(4): 347-354.

Chua A C, Klopcic B R, Ho D S, et al. 2013. Dietary iron enhances colonic inflammation and il-6/il-11-stat3 signaling promoting colonic tumor development in mice. PLoS One, 8(11): e78850.

Collawn J F, Lai A, Domingo D, et al. 1993. Ytrf is the conserved internalization signal of the transferrin receptor, and a second ytrf signal at position 31-34 enhances endocytosis. J Biol Chem, 268(29): 21686-21692.

Collawn J F, Stangel M, Kuhn L A, et al. 1990. Transferrin receptor internalization sequence yxrf implicates a tight turn as the structural recognition motif for endocytosis. Cell, 63(5): 1061-1072.

Craven C M, Alexander J, Eldridge M, et al. 1987. Tissue distribution and clearance kinetics of non-transferrin-bound iron in the hypotransferrinemic mouse: A rodent model for hemochromatosis. Proc Natl Acad Sci U S A, 84(10): 3457-3461.

Daniels-Wells T R, Widney D P, Leoh L S, et al. 2015. Efficacy of an anti-transferrin receptor 1 antibody against aids-related non-hodgkin lymphoma: A brief communication. J Immunother, 38(8): 307-310.

De Arriba Zerpa G A, Saleh M C, Fernández P M, et al. 2000. Alternative splicing prevents transferrin secretion during differentiation of a human oligodendrocyte cell line. J Neurosci Res, 61(4): 388-395.

De Domenico I, Mcvey Ward D, Kaplan J. 2008. Regulation of iron acquisition and storage: Consequences for iron-linked disorders. Nat Rev Mol Cell Biol, 9(1): 72-81.

Dewan J C, Mikami B, Hirose M, et al. 1993. Structural evidence for a ph-sensitive dilysine trigger in the hen ovotransferrin n-lobe: Implications for transferrin iron release. Biochemistry, 32(45): 11963-11968.

Doll S, Proneth B, Tyurina Y Y, et al. 2017. Acsl4 dictates ferroptosis sensitivity by shaping cellular lipid composition. Nat Chem Biol, 13(1): 91-98.

Dong X P, Cheng X, Mills E, et al. 2008. The type iv mucolipidosis-associated protein trpml1 is an endolysosomal iron release channel. Nature, 455(7215): 992-996.

Dubljevic V, Sali A, Goding J W. 1999. A conserved rgd (arg-gly-asp) motif in the transferrin receptor is required for binding to transferrin. Biochem J, 341(Pt1): 11-14.

Ekblom P, Thesleff I, Saxén L, et al. 1983. Transferrin as a fetal growth factor: Acquisition of responsiveness related to embryonic induction. Proc Natl Acad Sci U S A, 80(9): 2651-2655.

Esmon C T. 2000. Regulation of blood coagulation. Biochim Biophys Acta, 1477(1-2): 349-360.

Evans P, Kemp J. 1997. Exon/intron structure of the human transferrin receptor gene. Gene, 199(1-2): 123-131.

Fang X, Wang H, Han D, et al. 2019. Ferroptosis as a target for protection against cardiomyopathy. Proc Natl Acad Sci U S A, 116(7): 2672-2680.

Feng H, Schorpp K, Jin J, et al. 2020. Transferrin receptor is a specific ferroptosis marker. Cell Rep, 30(10): 3411-3423. e3417.

Fillebeen C, Charlebois E, Wagner J, et al. 2019. Transferrin receptor 1 controls systemic iron homeostasis by fine-tuning hepcidin expression to hepatocellular iron load. Blood, 133(4): 344-355.

Futakawa S, Nara K, Miyajima M, et al. 2012. A unique n-glycan on human transferrin in csf: A possible biomarker for inph. Neurobiol Aging, 33(8): 1807-1815.

Galadari S, Rahman A, Pallichankandy S, et al. 2017. Reactive oxygen species and cancer paradox: To promote or to suppress?Free Radic Biol Med, 104: 144-164.

Gao M, Monian P, Quadri N, et al. 2015. Glutaminolysis and transferrin regulate ferroptosis. Mol Cell, 59(2): 298-308.

Gatter K C, Brown G, Trowbridge I S, et al. 1983. Transferrin receptors in human tissues: Their distribution and possible clinical relevance. J Clin Pathol, 36(5): 539-545.

Giannetti A M, Snow P M, Zak O, et al. 2003. Mechanism for multiple ligand recognition by the human transferrin receptor. PLoS Biol, 1(3): E51.

Gkouvatsos K, Papanikolaou G, Pantopoulos K. 2012. Regulation of iron transport and the role of transferrin. Biochim Biophys Acta, 1820(3): 188-202.

Guan J, Wang P, Lu L, et al. 2020. Association of plasma transferrin with cognitive decline in patients with mild cognitive impairment and alzheimer's disease. Front Aging Neurosci, 12: 38.

Habashy H O, Powe D G, Staka C M, et al. 2010. Transferrin receptor (cd71) is a marker of poor prognosis in breast cancer and can predict response to tamoxifen. Breast Cancer Res Treat, 119(2): 283-293.

Hamill R L, Woods J C, Cook B A. 1991. Congenital atransferrinemia. A case report and review of the literature. Am J Clin Pathol, 96(2): 215-218.

Hayes G R, Enns C A, Lucas J J. 1992. Identification of the o-linked glycosylation site of the human transferrin receptor. Glycobiology, 2(4): 355-359.

He Q Y, Mason A B, Nguyen V, et al. 2000. The chloride effect is related to anion binding in determining the rate of iron release from the human transferrin n-lobe. Biochem J, 350 Pt 3(Pt 3): 909-915.

Heilmeyer L, Keller W, Vivell O, et al. 1961. Congenital atransferrinemia in a 7-year-old girl. Dtsch Med Wochenschr, 86: 1745-1751.

Holmberg C G, Laurell C B. 1947. Investigations in serum copper; nature of serum copper and its relation to the iron-binding protein in human serum. Acta Chem Scand, 1(10): 944-950.

Hoshi K, Matsumoto Y, Ito H, et al. 2017. A unique glycan-isoform of transferrin in cerebrospinal fluid: A potential diagnostic marker for neurological diseases. Biochim Biophys Acta Gen Subj, 1861(10): 2473-2478.

Hou W, Xie Y, Song X, et al. 2016. Autophagy promotes ferroptosis by degradation of ferritin. Autophagy, 12(8): 1425-1428.

Hu Y, Yu S Y, Zuo L J, et al. 2015. Investigation on abnormal iron metabolism and related inflammation in parkinson disease patients with probable rbd. PLoS One, 10(10): e0138997.

Huggenvik J I, Craven C M, Idzerda R L, et al. 1989. A splicing defect in the mouse transferrin gene leads to congenital atransferrinemia. Blood, 74(1): 482-486.

Jabara H H, Boyden S E, Chou J, et al. 2016. A missense mutation in tfrc, encoding transferrin receptor 1, causes combined immunodeficiency. Nat Genet, 48(1): 74-78.

Jeong S M, Hwang S, Seong R H. 2016. Transferrin receptor regulates pancreatic cancer growth by modulating mitochondrial respiration and ros generation. Biochem Biophys Res Commun, 471(3): 373-379.

Jesty J, Beltrami E. 2005. Positive feedbacks of coagulation: Their role in threshold regulation. Arterioscler Thromb Vasc Biol, 25(12): 2463-2469.

Jian J, Yang Q, Huang X. 2011. Src regulates tyr(20) phosphorylation of transferrin receptor-1 and potentiates breast cancer cell survival. J Biol Chem, 286(41): 35708-35715.

Jiao Y, Wilkinson J T, Christine Pietsch E, et al. 2006. Iron chelation in the biological activity of curcumin. Free Radic Biol Med, 40(7): 1152-1160.

Jing S Q, Trowbridge I S. 1987. Identification of the intermolecular disulfide bonds of the human transferrin receptor and its lipid-attachment site. Embo J, 6(2): 327-331.

Johnson I R, Parkinson-Lawrence E J, Shandala T, et al. 2014. Altered endosome biogenesis in prostate cancer has biomarker potential. Mol Cancer Res, 12(12): 1851-1862.

Kagan V E, Mao G, Qu F, et al. 2017. Oxidized arachidonic and adrenic pes navigate cells to ferroptosis. Nat Chem Biol, 13(1): 81-90.

Kain H S, Glennon E K K, Vijayan K, et al. 2020. Liver stage malaria infection is controlled by host regulators of lipid peroxidation. Cell Death Differ, 27(1): 44-54.

Kukulj S, Jaganjac M, Boranic M, et al. 2010. Altered iron metabolism, inflammation, transferrin receptors, and ferritin expression in non-small-cell lung cancer. Med Oncol, 27(2): 268-277.

Lambert L A, Mitchell S L. 2007. Molecular evolution of the transferrin receptor/glutamate carboxypeptidase ii family. J Mol Evol, 64(1): 113-128.

Larumbe Ilundáin R, Ferrer Valls J V, Viñes Rueda J J, et al. 2001. Case-control study of markers of oxidative stress and metabolism of blood iron in Parkinson's disease. Rev Esp Salud Publica, 75(1): 43-53.

Lawrence C M, Ray S, Babyonyshev M, et al. 1999. Crystal structure of the ectodomain of human transferrin receptor. Science, 286(5440): 779-782.

Levin M J, Tuil D, Uzan G, et al. 1984. Expression of the transferrin gene during development of non-hepatic tissues: High level of transferrin mrna in fetal muscle and adult brain. Biochem Biophys Res Commun, 122(1): 212-217.

Levy J E, Jin O, Fujiwara Y, et al. 1999. Transferrin receptor is necessary for development of erythrocytes and the nervous system. Nat Genet, 21(4): 396-399.

Li J, Pan X, Pan G, et al. 2020. Transferrin receptor 1 regulates thermogenic capacity and cell fate in brown/beige adipocytes. Adv Sci (Weinh), 7(12): 1903366.

Liu Q, Wang M, Hu Y, et al. 2014. Significance of cd71 expression by flow cytometry in diagnosis of acute leukemia. Leuk Lymphoma, 55(4): 892-898.

Lok C N, Ponka P. 1999. Identification of a hypoxia response element in the transferrin receptor gene. J Biol Chem, 274(34): 24147-24152.

Macgillivray R T, Moore S A, Chen J, et al. 1998. Two high-resolution crystal structures of the recombinant n-lobe of human transferrin reveal a structural change implicated in iron release. Biochemistry, 37(22): 7919-7928.

Mao W, Hu Y, Lou Y, et al. 2015. Abnormal serum iron markers in chronic hepatitis b virus infection may be because of liver injury. Eur J Gastroenterol Hepatol, 27(2): 130-136.

Mason A B, Halbrooks P J, Larouche J R, et al. 2004. Expression, purification, and characterization of authentic monoferric and apo-human serum transferrins. Protein Expr Purif, 36(2): 318-326.

Matak P, Matak A, Moustafa S, et al. 2016. Disrupted iron homeostasis causes dopaminergic neuro-degeneration in mice. Proc Natl Acad Sci U S A, 113(13): 3428-3435.

Mcclain D A, Sharma N K, Jain S, et al. 2018. Adipose tissue transferrin and insulin resistance. J Clin Endocrinol Metab, 103(11): 4197-4208.

Mcknight G S, Lee D C, Hemmaplardh D, et al. 1980a. Transferrin gene expression. Effects of nutritional iron deficiency. J Biol Chem, 255(1): 144-147.

Mcknight G S, Lee D C, Palmiter R D. 1980b. Transferrin gene expression. Regulation of mrna transcription in chick liver by steroid hormones and iron deficiency. J Biol Chem, 255(1): 148-153.

Miller L D, Coffman L G, Chou J W, et al. 2011. An iron regulatory gene signature predicts outcome in breast cancer. Cancer Res, 71(21): 6728-6737.

Mizutani K, Toyoda M, Mikami B. 2012. X-ray structures of transferrins and related proteins. Biochim Biophys Acta, 1820(3): 203-211.

Moos T, Rosengren Nielsen T, Skjørringe T, et al. 2007. Iron trafficking inside the brain. J Neurochem, 103(5): 1730-1740.

Moreno-Navarrete J M, Novelle M G, Catalán V, et al. 2014. Insulin resistance modulates iron-related proteins in adipose tissue. Diabetes Care, 37(4): 1092-1100.

Morgan E H. 1981. Inhibition of reticulocyte iron uptake by nh4cl and ch3nh2. Biochim Biophys Acta, 642(1): 119-134.

Moura I C, Lepelletier Y, Arnulf B, et al. 2004. A neutralizing monoclonal antibody (mab a24) directed against the transferrin receptor induces apoptosis of tumor t lymphocytes from atl patients. Blood, 103(5): 1838-1845.

Murakami Y, Saito K, Ito H, et al. 2019. Transferrin isoforms in cerebrospinal fluid and their relation to neurological diseases. Proc Jpn Acad Ser B Phys Biol Sci, 95(5): 198-210.

Octave J N, Schneider Y J, Hoffmann P, et al. 1982. Transferrin uptake by cultured rat embryo fibroblasts. The influence of lysosomotropic agents, iron chelators and colchicine on the uptake of iron and transferrin. Eur J Biochem, 123(2): 235-240.

O'donnell K A, Yu D, Zeller K I, et al. 2006. Activation of transferrin receptor 1 by c-myc enhances cellular proliferation and tumorigenesis. Mol Cell Biol, 26(6): 2373-2386.

Ohgami R S, Campagna D R, Greer E L, et al. 2005. Identification of a ferrireductase required for efficient transferrin-dependent iron uptake in erythroid cells. Nat Genet, 37(11): 1264-1269.

Okazaki F, Matsunaga N, Okazaki H, et al. 2016. Circadian clock in a mouse colon tumor regulates intracellular iron levels to promote tumor progression. J Biol Chem, 291(13): 7017-7028.

Pakdaman R, El Hage Chahine J M. 1996. A mechanism for iron uptake by transferrin. Eur J Biochem, 236(3): 922-931.

Palta S, Saroa R, Palta A. 2014. Overview of the coagulation system. Indian J Anaesth, 58(5): 515-523.

Park E, Chung S W. 2019. Ros-mediated autophagy increases intracellular iron levels and ferroptosis by ferritin and transferrin receptor regulation. Cell Death Dis, 10(11): 822.

Park I, Schaeffer E, Sidoli A, et al. 1985. Organization of the human transferrin gene: Direct evidence that it originated by gene duplication. Proc Natl Acad Sci U S A, 82(10): 3149-3153.

Parrow N L, Li Y, Feola M, et al. 2019. Lobe specificity of iron binding to transferrin modulates murine erythropoiesis and iron homeostasis. Blood, 134(17): 1373-1384.

Paterson S, Armstrong N J, Iacopetta B J, et al. 1984. Intravesicular ph and iron uptake by immature erythroid cells. J Cell Physiol, 120(2): 225-232.

Pérez-Gómez F, Bover R. 2007. The new coagulation cascade and its possible influence on the delicate balance between thrombosis and hemorrhage. Rev Esp Cardiol, 60(12): 1217-1219.

Pham D H, Powell J A, Gliddon B L, et al. 2014. Enhanced expression of transferrin receptor 1 contributes to oncogenic signalling by sphingosine kinase 1. Oncogene, 33(48): 5559-5568.

Pizzamiglio S, De Bortoli M, Taverna E, et al. 2017. Expression of iron-related proteins differentiate non-cancerous and cancerous breast tumors. Int J Mol Sci, 18(2): 410.

Płoszyńska A, Ruckemann-Dziurdzińska K, Jóźwik A, et al. 2012. Cytometric evaluation of transferrin receptor 1 (cd71) in childhood acute lymphoblastic leukemia. Folia Histochem Cytobiol, 50(2): 304-311.

Prinsen B H, De Sain-Van Der Velden M G, Kaysen G A, et al. 2001. Transferrin synthesis is increased in nephrotic patients insufficiently to replace urinary losses. J Am Soc Nephrol, 12(5): 1017-1025.

Priwitzerova M, Nie G, Sheftel A D, et al. 2005. Functional consequences of the human dmt1 (slc11a2) mutation on protein expression and iron uptake. Blood, 106(12): 3985-3987.

Rinaldo D, Field M J. 2003. A computational study of the open and closed forms of the n-lobe human serum transferrin apoprotein. Biophys J, 85(6): 3485-3501.

Rolfs A, Kvietikova I, Gassmann M, et al. 1997. Oxygen-regulated transferrin expression is mediated by hypoxia-inducible factor-1. J Biol Chem, 272(32): 20055-20062.

Rosager A M, Sørensen M D, Dahlrot R H, et al. 2017. Transferrin receptor-1 and ferritin heavy and light chains in astrocytic brain tumors: Expression and prognostic value. PLoS One, 12(8): e0182954.

Rouault T A. 2006. The role of iron regulatory proteins in mammalian iron homeostasis and disease. Nat Chem Biol, 2(8): 406-414.

Schaar D G, Medina D J, Moore D F, et al. 2009. Mir-320 targets transferrin receptor 1 (cd71) and inhibits cell proliferation. Exp Hematol, 37(2): 245-255.

Schmidt P J, Toran P T, Giannetti A M, et al. 2008. The transferrin receptor modulates hfe-dependent regulation of hepcidin expression. Cell Metab, 7(3): 205-214.

Sendamarai A K, Ohgami R S, Fleming M D, et al. 2008. Structure of the membrane proximal oxidoreductase domain of human steap3, the dominant ferrireductase of the erythroid transferrin cycle. Proc Natl Acad Sci U S A, 105(21): 7410-7415.

Senyilmaz D, Virtue S, Xu X, et al. 2015. Regulation of mitochondrial morphology and function by stearoylation of tfr1. Nature, 525(7567): 124-128.

Shimosaki S, Nakahata S, Ichikawa T, et al. 2017. Development of a complete human igg monoclonal antibody to transferrin receptor 1 targeted for adult T-cell leukemia/lymphoma. Biochem Biophys Res

Commun, 485(1): 144-151.

Si Q Q, Yuan Y S, Zhi Y, et al. 2018. Plasma transferrin level correlates with the tremor-dominant phenotype of parkinson's disease. Neurosci Lett, 684: 42-46.

Skinner M K, Griswold M D. 1980. Sertoli cells synthesize and secrete transferrin-like protein. J Biol Chem, 255(20): 9523-9525.

Stockwell B R, Friedmann Angeli J P, Bayir H, et al. 2017. Ferroptosis: A regulated cell death nexus linking metabolism, redox biology, and disease. Cell, 171(2): 273-285.

Takahashi M, Shibutani M, Woo G H, et al. 2008. Cellular distributions of molecules with altered expression specific to the tumor promotion process from the early stage in a rat two-stage hepatocarcinogenesis model. Carcinogenesis, 29(11): 2218-2226.

Tang X, Fang M, Cheng R, et al. 2020a. Iron-deficiency and estrogen are associated with ischemic stroke by up-regulating transferrin to induce hypercoagulability. Circ Res, 127(5): 651-663.

Tang X, Zhang Z, Fang M, et al. 2020b. Transferrin plays a central role in coagulation balance by interacting with clotting factors. Cell Res, 30(2): 119-132.

Telorack M, Meyer M, Ingold I, et al. 2016. A glutathione-nrf2-thioredoxin cross-talk ensures keratinocyte survival and efficient wound repair. PLoS Genet, 12(1): e1005800.

Trenor C C, 3rd, Campagna D R, Sellers V M, et al. 2000. The molecular defect in hypotransferrinemic mice. Blood, 96(3): 1113-1118.

Van Renswoude J, Bridges K R, Harford J B, et al. 1982. Receptor-mediated endocytosis of transferrin and the uptake of fe in k562 cells: Identification of a nonlysosomal acidic compartment. Proc Natl Acad Sci U S A, 79(20): 6186-6190.

Viveiros A, Finkenstedt A, Schaefer B, et al. 2018. Transferrin as a predictor of survival in cirrhosis. Liver Transpl, 24(3): 343-351.

Vyhlidal C, Li X, Safe S. 2002. Estrogen regulation of transferrin gene expression in mcf-7 human breast cancer cells. J Mol Endocrinol, 29(3): 305-317.

Wally J, Halbrooks P J, Vonrhein C, et al. 2006. The crystal structure of iron-free human serum transferrin provides insight into inter-lobe communication and receptor binding. J Biol Chem, 281(34): 24934-24944.

Wang H, An P, Xie E, et al. 2017. Characterization of ferroptosis in murine models of hemochromatosis. Hepatology, 66(2): 449-465.

Wang S, He X, Wu Q, et al. 2020. Transferrin receptor 1-mediated iron uptake plays an essential role in hematopoiesis. Haematologica, 105(8): 2071-2082.

Wang W, Deng Z, Hatcher H, et al. 2014. Irp2 regulates breast tumor growth. Cancer Res, 74(2): 497-507.

Weston C, Klobusicky J, Weston J, et al. 2016. Aberrations in the iron regulatory gene signature are associated with decreased survival in diffuse infiltrating gliomas. PLoS One, 11(11): e0166593.

Xie C, Elwan H A M, Elnesr S S, et al. 2019. Effects of iron glycine chelate on laying performance, antioxidant activities, serum biochemical indices, iron concentrations and transferrin mrna expression in laying hens. J Anim Physiol Anim Nutr (Berl), 103(2): 547-554.

Xu M M, Wang J, Xie J X. 2017. Regulation of iron metabolism by hypoxia-inducible factors. Sheng Li Xue Bao, 69(5): 598-610.

Xu W, Barrientos T, Mao L, et al. 2015. Lethal cardiomyopathy in mice lacking transferrin receptor in the heart. Cell Rep, 13(3): 533-545.

Yang C, Ma X, Wang Z, et al. 2017. Curcumin induces apoptosis and protective autophagy in castration-resistant prostate cancer cells through iron chelation. Drug Des Devel Ther, 11: 431-439.

Yoshihara A, Fukatsu M, Hoshi K, et al. 2016. Subgroup differences in 'brain-type' transferrin and α-synuclein in parkinson's disease and multiple system atrophy. J Biochem, 160(2): 87-91.

Yu Y, Jiang L, Wang H, et al. 2020. Hepatic transferrin plays a role in systemic iron homeostasis and liver ferroptosis. Blood, 136(6): 726-739.

Zhang D, Meyron-Holtz E, Rouault T A. 2007. Renal iron metabolism: Transferrin iron delivery and the role of iron regulatory proteins. J Am Soc Nephrol, 18(2): 401-406.

Zhang F, Tao Y, Zhang Z, et al. 2012. Metalloreductase steap3 coordinates the regulation of iron homeostasis and inflammatory responses. Haematologica, 97(12): 1826-1835.

第26章

SLC39A14 与铁死亡

闵军霞　王福俤　沈　洁　余盈盈　蒋　丽　周梦瑶

摘要：SLC39A14（Zip14）是金属离子转运蛋白 ZIP 家族中的一员。目前发现该转运体能够转运锰离子（Mn^{2+}）、铁离子（Fe^{2+}）和锌离子（Zn^{2+}）。近年，有研究表明 SLC39A14 能够通过摄取非转铁蛋白结合铁（NTBI）促进铁死亡的发生。迄今为止，SLC39A14 被发现在肝损伤及肝纤维化、神经退行性疾病及炎症等多种疾病中发挥关键调节作用。本章概述 SLC39A14 在机体不同组织器官及特定细胞内的锰、铁、锌等离子的转运功能及其生理作用，并详细介绍 SLC39A14 在多种疾病进程中的调控作用，重点阐述 SLC39A14 对铁死亡的调控作用及其病理机制。

关键词：NTBI，离子转运，肝脏，铁死亡

Abstract: SLC39A14, also known as ZIP14, serves as a member of the ZIP family of metal ion transporters. It has been reported that SLC39A14 can transport metals such as Mn^{2+}, Fe^{2+}, and Zn^{2+}. Recently, SLC39A14 has been demonstrated to promote ferroptosis by the uptake non-transferrin-bound iron (NTBI). To date, SLC39A14 has been found to play a key regulatory role in liver injury and fibrosis, neurodegenerative diseases, inflammation and other diseases. This chapter summarizes the function and physiological role of the transporter SLC39A14 among different organs, tissues and specific cell types, and provides current understanding of the regulatory function and its potential pathogenic role in ferroptosis-induced various disease conditions.

Keywords: NTBI, iron transporter, liver, ferroptosis

26.1 引言

铁是一种过渡元素，因为其可以在三价铁和二价铁的氧化还原状态之间转换。而转换所引起的电子得失会产生有害氧自由基，这些有害氧自由基会损伤脂质膜、细胞器膜及 DNA 等大分子。另外，氧自由基也可以导致细胞死亡及纤维化的产生。在健康人中，铁通过与转铁蛋白等分子结合而减轻毒性作用，但是在铁过载中，转铁蛋白结合铁达到饱和的情况下，非转铁蛋白结合铁（non-transferrin bound iron，NTBI）的水平会增加，

除非经过铁螯合治疗，否则这些大量游离铁从细胞进入组织会引发损伤。体内重要的 NTBI 转运蛋白的发现有待进一步的研究。SLC39A14 是目前被报道的可以转运锌、铁和锰等多种金属离子的转运蛋白。

铁死亡是近年新发现的一种细胞死亡方式，铁死亡的形态、生化特征不同于其他包括细胞凋亡、坏死和自噬在内的细胞死亡方式，铁死亡的诱导剂 erastin 和 RSL3 最初是在 RAS 突变中首次观察到的、可以诱导肿瘤细胞致死的小分子。铁死亡的发生依赖于铁，且通过铁螯合剂可以挽救铁死亡的发生。

目前，有三种生物标志物可用于检测铁死亡：脂质过氧化、PTGS2 表达升高、还原型烟酰胺腺嘌呤二核苷酸磷酸（NADPH）含量降低。最近的研究表明，铁死亡参与了多种疾病的病理过程，包括继发于缺血再灌注的急性器官衰竭、亨廷顿病等神经退行性疾病。因此，抑制铁死亡的发生可能是治疗细胞死亡相关疾病的一种有前景的方法。然而，铁和铁代谢在铁死亡中的确切作用仍需更多的探索。

目前发现，Slc39a14 能够转运 NTBI 进入肝脏，促发铁死亡介导的肝纤维化/肝硬化的发生。因此，系统性了解 SLC39A14 的功能、在生理病理中的作用，以及通过铁死亡的分子调控机制促进疾病发生发展是十分重要的。

26.2　血浆铁的形式

26.2.1　转铁蛋白结合铁

正常成年人血浆转铁蛋白（transferrin，TF）浓度约为 30μmol/L，铁浓度约为 20μmol/L。每分子的转铁蛋白可结合 2 个铁原子。因此，正常状态下，血浆转铁蛋白约有 1/3 被铁饱和，其余未被饱和的转铁蛋白铁结合部位为血浆铁水平升高条件下铁的结合提供了缓冲空间。由于游离铁的难溶性和潜在毒性，这种缓冲作用具有重要的生理意义。

26.2.2　非转铁蛋白结合铁

顾名思义，非转铁蛋白结合铁（NTBI）指的是血浆中除了转铁蛋白结合铁（TBI）外其他分子结合的不同种类铁的总称，包括小分子可螯合的结合铁和大分子结合铁，如血红素（heme）、白蛋白（albumin）、铁蛋白（ferritin）等。最初人们认为 NTBI 是当机体铁过量时积累的铁，此时血浆转铁蛋白铁结合部位已经达到饱和；但随后的几年中，又有报道发现转铁蛋白铁结合部位未达到饱和时同样存在 NTBI。血清 NTBI 浓度存在很大争议，多数研究将其定为 0 ~ 1μmol/L，只占机体转运铁很小部分。当机体处于铁过载的疾病状态时，血清 NTBI 的浓度可以达到 5μmol/L。

26.2.3　潜在的 NTBI 转运蛋白

尽管 NTBI 在铁过载的病理生理学中很重要，但其组织摄取的分子机制仍不清楚（Brissot et al.，2012）。最常见的介导 NTBI 摄取的候选药物是二价金属离子转运体 1，即 DMT1（SLC11A2），它是肠道摄取膳食铁以及发育中的红细胞摄取铁所必需的（Gunshin et al.，2005）。有研究报道，使用肝脏特异性 DMT1 敲除小鼠验证了 DMT1 在肝脏 NTBI 摄取中发挥作用的假设，发现肝脏 NTBI 摄取和肝细胞铁负荷是不可缺少的（Wang et al.，2013）。

介导 NTBI 摄取的候选基因是 SLC39A14，它是金属离子转运蛋白 ZIP 家族的一员，主要以其转运锌的能力为特征（Taylor et al.，2005）。2006 年，研究发现 Slc39a14除了转运锌外还转运铁，他们在 AML12 小鼠肝细胞中证实了 Slc39a14 对 NTBI 的摄取（Liuzzi et al.，2006）。随后，进一步研究发现 SLC39A14 也介导人肝癌细胞对 NTBI 的摄取（Gao et al.，2008），并且 Slc39a14 在非洲爪蟾卵细胞中表达时的铁转运特性与体内肝脏对 NTBI 摄取的研究结果一致（Pinilla-Tenas et al.，2011）。

在人体组织中，SLC39A14 在肝脏、胰腺和心脏的表达最为丰富（Taylor et al.，2005；Wang et al.，2012），提示在铁过载疾病中，SLC39A14 可能促进这些组织对 NTBI 的摄取和铁的积累。SLC39A14 蛋白水平在高铁负荷的肝脏和胰腺中升高，这与 SLC39A14在肝脏和胰腺 NTBI 摄取中的可能作用一致（Nam et al.，2013）。研究利用 *Slc39a14*⁻ 小鼠（Hojyo et al.，2011），发现 Slc39a14 是肝脏和胰腺中主要的 NTBI 转运体，它是导致血色素沉着肝铁过载的重要原因，也是肝细胞和胰腺腺泡细胞铁负荷的必需物质。

26.3　SLC39A14 的发现与功能

26.3.1　SLC39A14 的结构

SLC39A14 属于 ZRT/ IRT 样蛋白家族，在哺乳动物中共有 14 个成员（Jeong et al.，2013）。预测 SLC39A14 含有 8 个跨膜结构域、一个较长的细胞外 N 端区域和一个较短的细胞外 C 端区域。跨膜结构域Ⅳ和 V 具有两亲性，且含有金属结合组氨酸和谷氨酸残基，它们被认为是传输通道的一部分结构（Eng et al.，1998）。

LIV-1 家族成员通过在 TM 结构域 V 中的特定序列（HEXPHEXGD）来区分，这在其他 ZIP 转运蛋白中是没有的。该序列的第一部分与锌金属蛋白酶中发现的一个锌结合基序 HEXXH 相吻合（Hooper，1994）。有趣的是，在 SLC39A14 中，第一个组氨酸H 被谷氨酸 E 取代，谷氨酸被认为具有结合/运输除锌以外的金属离子的能力（Tayloret al.，2007），在 N 端区域存在至少三个 *N*-连接的糖基化位点（Eng et al.，1998）。此外，与其他 SLC39 蛋白相比，SLC39A14 中第三个和第四个 TMD 之间的胞内域存在富含组氨酸的重复序列 $(HX)_4$，该重复序列可能与铁离子的结合与转运有关（Jacques et al.，2010）。

SLC39A14 最初是在脂肪细胞分化过程中被发现并鉴定得到的一组基因中的一个（del Valle et al.，2003；Kokkinou et al.，2004）。SLC39A14 的表达与脂肪细胞分化相关联（Jackson et al.，2007）。SLC39A14 在多个器官和组织中有表达，转录丰度芯片和 Western 分析得到的结果显示，小肠、肝脏、胰腺、心脏、大脑、肾脏、睾丸、T细胞中的表达量丰富（Kennedy et al.，1994；Liuzzi et al.，2001；Palmiter et al.，1996；Persson et al.，2008）。有一项研究报道 SLC39A14 在十二指肠中也展现出了高表达量（Liuzzi et al.，2006）。SLC39A14 的细胞定位主要是在质膜上（Kennedy et al.，1994；Liuzzi et al.，2001），包括转染细胞也是如此。有研究表明，SLC39A14 存在于肠上皮细胞的顶膜和基底外侧膜（Liuzzi et al.，2006）。人肝脏的免疫组化分析显示，SLC39A14

定位于肝细胞的质膜（Franklin et al.，2012），与其在小鼠原代肝细胞中的表达相似（Liuzzi et al.，2006）。

26.3.2　SLC39A14 具有转运锌离子的功能

SLC39A14 首次被鉴定为一种细胞膜表面锌转运蛋白，SLC39A14 的金属转运功能在 2005 年首次被检测（Taylor et al.，2005）。用 Slc39a14 cDNA 转染 CHO 细胞会导致细胞中锌的积累，锌的吸收实验也表明 SLC39A14 能够转运锌离子（Palmiter et al.，1996；Wang et al.，2004）。研究人员预测锌离子的转运通道位于第四和第五跨膜域之间（Kennedy et al.，1994）。

26.3.3　SLC39A14 具有转运锰离子的功能

锰也是 SLC39A14 的主要转运底物。2016 年，Tuschl 等（2016）报道，SLC39A14 功能缺失突变的个体表现出发作性帕金森-肌张力障碍，并伴有血液和大脑中锰含量明显升高，但肝脏中锰含量没有升高。Slc39a14$^{-/-}$ 小鼠再现了锰水平改变的表型，研究人员利用 Slc39a14$^{-/-}$ 小鼠进一步证实了 SLC39A14 在锰稳态中的生理作用（Aydemir et al.，2017；Jenkitkasemwong et al.，2018；Xin et al.，2017）。在 MFF 细胞中过表达 SLC39A14 的研究进一步表明了 SLC39A14 在细胞吸收锰和镉中的作用（Girijashanker et al.，2008）。使用爪蟾卵母细胞系统也证明了 SLC39A14 的金属离子底物分布，发现它能够运输几种二价金属 Zn^{2+}、Fe^{2+}、Mn^{2+} 和 Cd^{2+}，但不能运输 Cu^{2+} 或 Cu^+（Pinilla-Tenas et al.，2011）。

26.3.4　SLC39A14 具有转运铁离子的功能

随后的研究表明 SLC39A14 也能转运铁，用 Slc39a14 cDNA 转染 HEK 293T 细胞，不仅增强了细胞中锌的积累，还增强了铁的积累，这表明 SLC39A14 也可以作为铁转运蛋白发挥作用（Liuzzi et al.，2006）。这一发现具有特殊意义，因为当时已知的哺乳动物跨膜转铁蛋白只有一种，即二价金属离子转运蛋白 1（DMT1）（Gunshin et al.，1997）。在对爪蟾卵母细胞中表达的 Slc39a14 的功能研究显示，Slc39a14 介导的 Fe^{2+} 转运是饱和的，最适 pH 为 7.5，依赖于温度和 Ca^{2+}，并与 Co^{2+}、Mn^{2+} 和 Zn^{2+} 存在竞争性抑制（Pinilla-Tenas et al.，2011）。DMT1 在 pH 为 5.2～5.5 时转运铁最理想（Mackenzie et al.，2007），而 Slc39a14 在 pH 为 7.5 时转运铁最多（Pinilla-Tenas et al.，2011）。铁对 Slc39a14 的调控似乎是转录后的，因为 Slc39a14 mRNA 水平不随铁水平而变化（Nam et al.，2012；Nam et al.，2013）。在 HepG2 细胞中，铁缺乏可通过蛋白酶体诱导质膜 SLC39A14 的内吞和降解（Zhao et al.，2014）。在大鼠肝脏和胰腺中，铁过载引起的 Slc39a14 水平的上调与 TfR1 水平的下调有关，这意味着这些组织的铁来自 NTBI 而不是 TBI（Nam et al.，2013）。

26.3.5　SLC39A14 具有转运其他离子的功能

流行病学研究发现，阿根廷安第斯山脉女性中 SLC39A14 多态性位点 rs7842479 和

rs87025 与血液和尿液镉（Cd^{2+}）浓度显著相关。在 Caco-2 细胞中敲低 SLC39A14 表达可显著降低镉离子摄取（Fujishiro et al., 2017）。*Slc39a14* 全身敲除的小鼠进行 Cd^{2+} 灌胃处理，5 天或者 10 天后肝脏镉浓度显著降低，表明 SLC39A14 在肝脏中具有转运镉离子的功能（Jorge-Nebert et al., 2015）。除了镉转运之外，SLC39A14 在铅的转运中也发挥作用。给小鼠注射乙酸铅，观察到在肾脏和肝脏中存在铅累积（Soto-Arredondo et al., 2018）。利用爪蟾卵母细胞系统分析 10 种金属元素对镉和锌吸收的竞争抑制作用，发现 SLC39A14 可能在转运 Hg^{2+}、Pb^{2+}、Pt^{2+} 和 U^{2+} 中发挥功能（Thevenod et al., 2019）。

26.3.6 SLC39A14 的表达调控

在所有的 ZIP 转运蛋白中，SLC39A14 行使的功能最为复杂，聚焦于 SLC39A14 蛋白的研究也最为广泛。在小鼠中，*Slc39a14* 的表达表现出高度的组织特异性，主要集中在小肠、肝脏、心脏、肾脏、白色脂肪、骨骼肌、脾脏及胰腺组织中（Aydemir et al., 2018）。*Slc39a14* 被认为在促炎反应中发挥重要作用，LPS 刺激能够显著上调 *Slc39a14* 的表达，该调控是 IL-6 依赖的，小鼠中敲除 IL-6 之后 *Slc39a14* 表达上调的响应则被抑制（Liuzzi et al., 2005）。同时，IL-1β 可通过 NO 来上调 *Slc39a14* 的表达，而 NO 通过激活转录调控因子 AP-1 来促进 *Slc39a14* 的转录，这一调控机制在 NO 合成酶（iNOS）敲除小鼠中得到证实（Lichten et al., 2009）。研究指出，*Slc39a14* 的表达并不受锌离子的调控，但严格被锰和铁离子水平调控。据报道，铁离子对 Slc39a14 具有转录水平和蛋白质水平的双重调控作用。柠檬酸铁 FAC 处理大鼠星形胶质细胞能够上调 *Slc39a14* 的表达，进而促进铁离子吸收（Routhe et al., 2020）；高铁膳食饲喂会抑制猪小肠中 Slc39a14 的表达从而选择性调控铁吸收（Hansen et al., 2010）；而另一研究表明，铁离子通过调节 Slc39a14 的糖基化来稳定其膜上的蛋白质水平，从而调控其对于铁离子水平改变的响应（Zhao et al., 2014）。同样，锰离子也被指出参与了 SLC39A14 蛋白水平的表达调控。锰刺激肝细胞 HepaRG 会促进其基底膜上的 SLC39A14 蛋白降解，膜上减少的 SLC39A14 会进一步限制细胞吸收锰离子，从而保护细胞免于锰离子过载的毒性攻击（Thompson et al., 2019）。此外，抑癌基因 *p53* 也被报道参与了 SLC39A14 的表达调控，p53 能与 SLC39A14 结合并促进其泛素化和蛋白降解，提示 *p53* 失活的肿瘤细胞中可通过 SLC39A14 的表达调控微量元素的稳态（Zhao et al., 2017）。

26.4 SLC39A14 研究模型动物

26.4.1 *Slc39a14* 全身敲除小鼠

Slc39a14 基因敲除（*Slc39a14*[-/-]）小鼠是存活的，在出生时没有明显的形态学异常。然而，在 4 周龄时，这些小鼠开始表现出进行性随机斜颈和运动缺陷的迹象，这些缺陷可以通过金属螯合剂 $Na_2CaEDTA$ 进行治疗来挽救。48 周龄时，*Slc39a14*[-/-] 小鼠在包括血清、脑、肾、肺、心脏和脾脏等组织中 Mn 的水平显著升高，肝脏和肠道中的 Mn 水平没有明显差异。此外，野生型和 *Slc39a14*[-/-] 小鼠在任何组织中的 Fe、Zn 或 Cu 水平均无显著差异，除了血清中 Fe 略有显著增加（Xin et al., 2017）。

有报道证实，*Slc39a14*小鼠的肝细胞 NTBI 摄取明显受损，一致的发现是，与野生型小鼠相比，在 4 周龄、6 周龄和 7 周龄时可以观察 *Slc39a14*小鼠的肝脏非血红素铁浓度降低了约 35%。然而，到 12 ～ 16 周龄时，两组之间的肝脏非血红素铁浓度没有差异（Jenkitkasemwong et al.，2015）。

高铁膳食饲喂的 *Slc39a14*小鼠（*Slc39a14*-FeO 小鼠）显示在肝脏和胰腺的铁蓄积会引起组织损伤，心脏、肾脏和脾脏中铁的含量增加，同时铁在肝脏的分布也有所改变，在 WT-FeO 小鼠中，铁主要聚集在门静脉周围的肝细胞中，而在 *Slc39a14*-FeO 小鼠中，整个肝中的非实质细胞（包括库普弗细胞）中都发现了铁的蓄积（Jenkitkasemwong et al.，2015）。

26.4.2　*Slc39a14* 组织条件性敲除小鼠

Slc39a14 特异性肝脏敲除小鼠（*Slc39a14*$^{fl/fl}$；*Alb-Cre*$^+$）在大脑或其他肝外组织中没有 Mn 的积累，也没有出现运动缺陷，这表明肝细胞选择性地缺失 Slc39a14 表达并不足以引起 Mn 的积累。肝细胞特异性缺失 *Slc39a14* 不会导致标准膳食饲喂的小鼠中 Mn 的积累，有趣的是，喂食高 Mn 饲料的 *Slc39a14*$^{fl/fl}$；*Alb-Cre*$^+$ 小鼠，血清、大脑和胰腺中的 Mn 水平升高，但肝脏中没有。*Slc39a14*；*Alb-Cre*$^+$ 敲除小鼠不会出现斜颈、体重减轻或神经功能缺陷，肝脏敲除小鼠在脑、心脏、肺、肾、小肠、脾脏等组织中 Mn、Zn 和 Cu 水平均正常，但肝脏 Mn 水平显著降低（Xin et al.，2017）。

Slc39a14 小肠特异性敲除小鼠肝脏、血和脑组织 Mn 水平轻度升高（Aydemir et al.，2020；Scheiber et al.，2019），但 *Slc39a14* 小肠特异性敲除小鼠运动行为功能正常。采用高锰饲料喂养后，脑组织锰水平进一步升高，且小鼠表现出运动功能障碍。因此，研究者认为位于小肠基底外侧膜的 Slc39a14 介导的锰重吸收排泄途径虽然受到阻碍，但小肠锰代谢学说也不能完全解释 *Slc39a14* 突变引发全身锰蓄积的根本机制。

26.4.3　*Slc39a14* 突变斑马鱼模型

Tuschl 等在发现了人类 SLC39A14 的纯合突变导致新型的以锰蓄积为主要病理改变的遗传病后，为了进一步阐明 SLC39A14 在锰稳态中的作用，通过 CRISPR/Cas9 基因组编辑技术构建了 *Slc39a14* 缺陷的斑马鱼模型（Tuschl et al.，2016）。*Slc39a14* 突变的斑马鱼出现锰蓄积并伴随运动功能障碍。该模型很好地模拟了 *SLC39A14* 突变患者的病理特征，证实 SLC39A14 对维持机体锰稳态具有重要的作用。

26.5　SLC39A14 与相关疾病

26.5.1　神经退行性疾病帕金森病类似症

Slc39a14 突变可诱发帕金森病样肌张力障碍（PD-like）症状，具体机制是由于 Mn 在不同的脑结构中积累，特别是在苍白球和纹状体中。*Slc39a14* 突变可破坏 Mn 稳态，导致儿童期发病的帕金森病样肌张力障碍（Tuschl et al.，2016）。

临床证据表明，SLC39A14 缺陷的特征是年龄在 6 个月至 3 岁之间的儿童运动发育延迟或丧失（如步行延迟、步态障碍）。在疾病过程的早期，儿童会表现出轴向肌张力低下，随后是肌张力障碍、痉挛、构音障碍、延髓功能障碍及帕金森病的症状，包括运动迟缓、低血容量和震颤。到发病后十年，他们会发展出严重的、普遍性的、对药物有抵抗力的肌张力障碍、肢体挛缩和脊柱侧弯，并失去独立行走的能力（Tuschl et al.，1993）。此外，也有研究通过使用 ^{54}Mn 的放射性示踪剂研究表明，*Slc39a14*$^{-/-}$ 小鼠肝脏和胰腺的 Mn 吸收受损，胃肠道 Mn 排泄减少，*Slc39a14*$^{-/-}$ 小鼠的大脑中 Mn 积聚在脑桥和基底神经节中，*Slc39a14*$^{-/-}$ 小鼠中脑 Mn 的积累与运动功能障碍相关。*Slc39a14*$^{-/-}$ 小鼠表型类似于 Slc39a14 中功能丧失突变的患者，小鼠表现出运动功能障碍，通过饲喂低锰膳食而导致的锰缺乏也无法挽救其运动功能障碍（Jenkitkasemwong et al.，2018）。

26.5.2　高锰血症

2009 年报道了 43 名接触锰的焊工的苍白球指数（PI）与血浆 Mn 浓度之间的相关性，并得出结论：高 PI 可能归因于 Mn 在脑内的蓄积（Chang et al.，2009）。2018 年首次报道了 *Slc39a14* 基因的一个新的错义变异（c.311G > T；p.Ser104Ile），通过使用电感耦合质谱法分析血浆和脑脊液中的 Mn 浓度，显示 Slc39a14 突变患者脑脊液中 Mn 的升高，该指标病例中的 Mn 水平升高，支持了大脑是 SLC39A14 相关疾病中 Mn 蓄积的重要器官，锰转运蛋白 SLC30A10 或 SLC39A14 中的功能丧失突变，会增加血液和大脑中的锰水平，并引起严重的神经毒性（Marti-Sanchez et al.，2018）。同年，临床研究报道发现 *Slc39a14* R128 位点提供了 Mn 结合位点，当第 128 位的精氨酸残基突变为色氨酸时，Mn 的结合会受到阻碍，该幼儿表现为进行性肌张力障碍和运动障碍的丧失，血中 Mn 含量高，苍白球和齿状核信号强度改变，因此，正如报道的 *Slc39a14* 突变的情况一样，Mn 的积累是在细胞外基质中，而不是被转运到细胞中（Juneja et al.，2018）。

26.5.3　恶病质

研究发现，金属离子转运体 SLC39A14 是癌症引起恶病质的关键中介。Slc39a14 在小鼠恶病质肌肉和转移性癌症患者中上调，可以被 TNF-α 和 TGF-β 细胞因子诱导。令人惊讶的是，在肌肉特异性敲除 *Slc39a14* 的小鼠模型中明显减少了转移癌模型中肌肉萎缩的发生。在肌肉祖细胞中，Slc39a14 介导的锌摄取抑制了 MyoD 和 Mef2c 的表达，并阻断了肌肉细胞的分化（Wang et al.，2018）。

重要的是，在不同肌细胞中，Slc39a14 介导的锌积累导致肌球蛋白重链丢失。这些结果强调了之前未被认识到的锌稳态改变在转移性癌症引起的肌肉萎缩中的作用，并暗示 SLC39A14 可作为其治疗的靶点。

26.5.4　肿瘤

最近有三项研究表明 SLC39A14 与癌症有关。一项研究发现，通常在肝脏中富含的 SLC39A14 在肝细胞癌（HCC）细胞中下调（Franklin et al.，2012）。HCC 细胞也始终显示出低水平的锌，这支持了 *Slc39a14* 的下调导致锌的缺乏和癌症进展的假说。另外两项研究报道了结肠直肠癌中 *Slc39a14* 基因的选择性剪接（Sveen et al.，2012），在这种类型的癌症中，我们发现 SLC39A14-exon4B 转录本存在选择性富集，这增加了它作为结直肠癌特异性生物标志物的可能性（Thorsen et al.，2011）。同时在结肠直肠肿瘤中的 SLC39A14 可变剪接受 Wnt 途径调控，很可能是通过 SRPK1 和 SRSF1 调控（Thorsen et al.，2011）。

在前列腺组织中，通过 qPCR 和免疫组织化学分析测定 *Slc39a14* mRNA 和蛋白水平，发现其在癌组织中的表达量均低于癌旁组织（Xu et al.，2016）。在人前列腺细胞中用 siRNA 敲低 *Slc39a14* 明显促进了细胞的增殖、迁移和侵袭。这些结果提示，SLC39A14 可能具有抑制肿瘤细胞增殖、迁移和侵袭的重要作用。

26.5.5　肝损伤

肝脏纤维化是多种致病原因所致的慢性肝脏损伤后发生的肝内结缔组织异常增生性疾病，长期发展会导致肝硬化，是一种世界范围内较为常见的致死病因。目前，除肝脏移植外，针对肝纤维化及肝硬化尚缺乏有效治疗措施（Vilar-Gomez et al.，2018）。因此，早期发现及预防肝损伤、肝纤维化及肝硬化的发生对于改善肝脏疾病的转归及预后至关重要。肝脏是体内铁储存和代谢最重要的脏器之一。长期以来，人们早就观察到肝脏组织中铁过载与肝功能障碍密切相关。

比如早在 19 世纪，人们就发现了以铁过载为主要病理特征的血色病（hemochromatosis）。遗传性血色病是常见的慢性铁负荷过多的常染色体遗传疾病。由于过多铁储存于肝脏、心脏和胰腺等实质性细胞，最终导致组织器官退行性变病变，是引发肝病、糖尿病、心脏病等慢病的重要病因。血色病在欧美白人中发病率极高（1/200），是排名第一的肝脏遗传病；该疾病在我国发病率也逐年上升。已知其发生主要是由于铁代谢调控基因（*HFE*、*HJV*、*HAMP*、*TFR2*、*FPN*）突变所导致的铁的过量摄取和组织内铁蓄积，患者晚期多发展为肝硬化、肝癌、糖尿病和心血管疾病等，严重危害人类健康（Pietrangelo，2004）。

2017 年，利用多种遗传性血色病小鼠模型（*Hfe*$^{-/-}$、*Hjv*$^{-/-}$、*Smad4*$^{Alb/Alb}$）展开了一系列深入探究。结果发现 *Hjv*$^{-/-}$ 和 *Smad4*$^{Alb/Alb}$ 小鼠表现出铁死亡水平明显升高，通过缺铁饲料或者铁死亡抑制剂（ferrostatin-1）抑制铁死亡，能明显改善肝纤维化等铁过载引发的病理损伤。结果提示，铁死亡是铁过载病理损伤的重要机制（Wang et al.，2017）。

SLC39A14 在肝脏具有很高表达丰度，之前的一些研究发现，Slc39a14 的蛋白水平随着小鼠肝脏铁水平的升高而表达增加（Nam et al.，2013）。此外，科学家发现铁离子还可以通过调节 Slc39a14 的糖基化来稳定其在膜上的蛋白水平，从而调控其对于铁离子水平改变的响应（Zhao et al.，2014）。2015 年的一项研究通过构建（*Hfe*$^{-/-}$、*Hjv*$^{-/-}$）和 *Slc39a14*$^{-/-}$ 的双敲小鼠，进一步证实了 SLC39A14 是重要的肝脏铁转运蛋白，双敲小鼠能明显缓解血色病小鼠的肝脏铁蓄积表型（Jenkitkasemwong et al.，2015）。更有趣的是，有研究者构建了 *Transferrin/Slc39a14-Alb*$^+$ 的双敲小鼠，发现 Slc39a14 能显著改善肝脏 NTBI 在 *Transferrin* 肝敲除小鼠肝脏的铁蓄积情况，这也首次明确了 Slc39a14 是肝脏重要的 NTBI 转运体，并且和 *Transferrin- Alb*$^+$ 小鼠相比，该双敲小鼠能明显改善高铁蓄积带来的脂质过氧化，从而抑制铁死亡介导的肝纤维化的发生。该项研究还利用人的肝纤维化样本，发现肝纤维化患者肝脏转铁蛋白水平减少，铁蓄积明显，而且 SLC39A14 表达水平明显升高，脂质过氧化水平增加。这些重要的研究结果提示在没有转铁蛋白的情况下，肝脏铁蓄积增加，随着铁水平的增高，Slc39a14 的表达水平会进一步增加，或许其功能就是促进铁蓄积加剧，从而进一步诱导脂质过氧化的发生，进而发生铁死亡促发的肝纤维化（Yu et al.，2020）。因此，SLC39A14 或许能够有效预防及缓解低转铁蛋白相关的肝纤维化发生发展，为肝纤维化及肝硬化的防治提供重要新靶点。

26.5.6　糖脂代谢异常

在 *Slc39a14* 基因敲除小鼠中，胞质锌含量低于野生型小鼠，而肝糖原含量明显升高。当饲喂补充锌的饮食时，*Slc39a14* 基因敲除小鼠的肝糖原浓度恢复到与野生型小鼠相同的水平。这表明在葡萄糖摄取期间，Slc39a14 介导的肝脏锌转运可能为糖原合成提供负反馈（Aydemir et al.，2016）。

Slc39a14 基因敲除小鼠提示对脂肪组织代谢调节的影响，脂肪表型的变化包括细胞因子产生增加、血浆瘦素水平升高和胰岛素信号转导的减弱。KO 小鼠脂肪组织的前脂肪细胞标志物水平升高，分化标志物（PPARγ）的表达降低，NF-κB 和 STAT3 途径激活。给予脂多糖 LPS 刺激后，肝脏和 WAT 中 *Slc39a14* mRNA 的表达分别增加了 2 倍和 32 倍，*Slc39a14* 的缺失促进了脂肪堆积并抑制了脂肪细胞的分化。通过检测胰岛素信号转导途径，*Slc39a14* KO 小鼠中 WAT 抑制了胰岛素受体（IR）、蛋白激酶 B（Akt）和 mTOR 的磷酸化作用（Troche et al.，2016）。

同时，Slc39a14 介导的肝脏锌摄取在抑制内质网应激诱导的细胞凋亡和肝脂肪变性中发挥着重要作用。Slc39a14 通过影响促凋亡的 p-eIF2α/ ATF4/CHOP 途径和通过锌介导的 PTP1B 活性抑制而从头合成脂肪酸，显示出对内质网应激的保护作用，在使用诱导内质网应激的衣霉素（TM）处理的 SLC39A14 KO 小鼠中，*Srebp1c*、*Acc*、*Fasn* 和 *Scd1* 的表达分别比 TM 处理的 WT 小鼠高约 2.5 倍、2.2 倍、3.2 倍和 4 倍，表明 *Slc39a14* KO 小鼠中的脂肪酸合成在内质网应激期间得到增强。在相同条件下，脂肪酸氧化、脂肪酸摄取和脂蛋白分泌相关基因的表达没有显著差异，*Slc39a14* 全敲小鼠的肝脏在 TM 给药后由于增强的脂肪酸合成而表现甘油三酯积累增多（Kim et al.，2017）。

26.5.7　炎症

Slc39A14 是受促炎因子刺激而响应的锌转运蛋白。研究检测了 LPS 注射后小鼠肝脏中 14 个锌转运蛋白基因的转录本丰度，发现 Slc39a14 对这些刺激反应最强。瞬时转染研究表明 Slc39A14 定位于质膜并诱导细胞锌积累，当用 IL-6 刺激时，肝细胞质膜上的 Slc39a14 丰度增加，表明该转运蛋白有助于改善炎症引起的低锌血症（Liuzzi et al.，2006）。

同时在 LPS 诱导的促炎反应中，研究者发现在 WT 雌性小鼠中 LPS 给药后 18h 的肝脏中 *Slc39a8* mRNA 的表达上调，急性期反应的前 18h 内肝 Slc39a14 蛋白丰度也有所增加（Aydemir et al.，2012）。

此外，研究发现当用 IL-1β 处理从野生型（WT）和诱导型 NO 合酶（iNOS）敲除小鼠中分离的原代肝细胞时，WT 肝细胞的 Slc39A14 表达和锌的摄取增加，而在 *iNOS* 基因敲除的肝细胞中没有变化。这些实验表明 NO 可能是细胞因子刺激 Slc39A14 表达的下游介质（Lichten et al.，2009）。

在 *Slc39a14* 基因敲除（KO）小鼠的微生物败血症模型中，锌的重分配导致了锌稳态的异常。相反，使用盲肠结扎穿刺术 CLP 模型发现，补充膳食锌可降低败血症的严重程度，包括细胞因子、血液细菌负荷等指标都有所改善，Slc39a14 的缺失会抑制白细胞增多症的发展（Wessels et al.，2015）。

26.6 SLC39A14 与铁死亡

26.6.1 肝脏的 Slc39a14 发挥重要的转运铁离子的功能

关于非转铁蛋白结合铁（NTBI）是如何进入组织的这个问题一直以来都备受热议。2020 年的一项研究里，研究者构建了肝脏转铁蛋白特异性敲除的小鼠（*Trf*-LKO），由于血液里减少了 94% 的转铁蛋白，为研究 NTBI 的转运提供了一个很好的模型。*Trf*-LKO 小鼠表现为血清铁含量减少，而组织的铁蓄积，尤其是肝脏铁蓄积严重让研究者进一步去思考到底是哪个金属离子转运蛋白转运 NTBI 进入肝脏？ Slc39a14 可能是一个可以转运锌、锰和铁等多种金属的通道蛋白，为了进一步去探究 Slc39a14 是否发挥了转运 NTBI 的功能，从而导致 *Trf*-LKO 小鼠肝脏铁蓄积，研究者构建了 *Trf*/*Slc39a14*、alb-cre（DKO）双敲小鼠模型。结果显示，在标准膳食喂养的情况下，在 *Trf*-LKO 小鼠的基础上敲除 Slc39a14（DKO 小鼠）能明显减轻 *Trf*-LKO 小鼠肝脏铁蓄积水平。另外，在高铁膳食喂养的情况下，与 *Trf*-LKO 小鼠相比，DKO 小鼠也能明显减轻肝脏铁蓄积。这些结果说明 Slc39a14 是肝脏重要的 NTBI 的转运蛋白。抑制 Slc39a14 可以减轻 NTBI 在肝脏的蓄积，如图 26-1 所示。

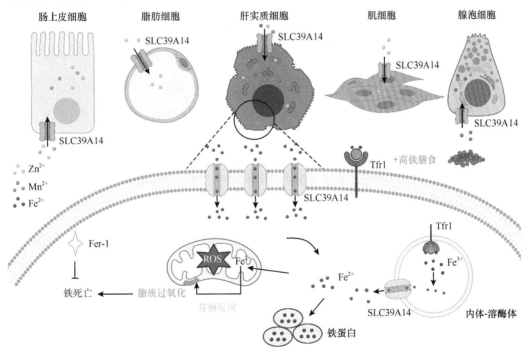

图 26-1 SLC39A14 调控金属离子稳态及铁死亡机制

26.6.2　Slc39a14 转运铁离子促发肝细胞铁死亡

肝脏是储存铁的重要器官，因此铁蓄积对肝脏所产生的伤害也首当其冲。研究发现，*Trf*-LKO 小鼠在长期高铁膳食的情况下，全身脏器（肝、胰腺、脑、心、肺和肾）铁蓄积更为严重，其中肝脏铁水平到达了 4000μg/g 鲜重，肝脏普鲁士蓝染色也反映出大量铁蓄积在肝实质细胞中。同时，*Trf*-LKO 小鼠肝脏脂质过氧化水平 MDA 更高，巯基耗竭，SOD 抗氧化水平明显下降。因此，在高铁饲料喂养的情况下，肝脏合成的转铁蛋白可以缓冲高铁导致的肝细胞的死亡，而缺失了肝脏的转铁蛋白会导致小鼠对高铁膳食诱导的肝细胞的死亡更易发生。

铁死亡是近几年发现的一种新型的、不同于细胞凋亡的细胞死亡方式，其主要特点就是依赖于铁、脂质过氧化的发生，以及能被铁死亡抑制剂拯救。研究者观察到 *Trf*-LKO 小鼠在高铁膳食情况下，肝脏脂质过氧化水平 MDA 更高、巯基耗竭、SOD 抗氧化水平明显下降等，这些变化趋势都与铁死亡的发生息息相关。为了进一步探究 *Trf*-LKO 小鼠在高铁膳食情况下诱导的肝损伤的机制是否为铁死亡所介导的，研究者对小鼠给予高铁膳食的同时，每天给予铁死亡抑制剂 Fer-1（ferrostatin-1）。结果显示，Fer-1 处理组虽然不改变肝脏的铁水平，但能明显抑制肝脏脂质过氧化的发生，缓解巯基耗竭，从而减轻肝损伤。因此，在缺乏肝脏合成的转铁蛋白的情况下，小鼠对高铁导致的肝损伤更为易感，主要是通过高铁蓄积诱发肝细胞铁死亡。

进一步的研究发现，敲除肝脏的 Slc39a14，不仅能在本底和高铁情况下减轻肝细胞铁的蓄积，还进一步降低了肝脏脂质过氧化，即通过降低铁死亡水平来减轻肝脏纤维化的发生。因此，*Trf*-LKO 小鼠对高铁膳食饲喂导致的肝脏铁的大量蓄积和死亡的发生，主要是由于肝脏 Slc39a14 介导了大量 NTBI 的转运引起的。在没有肝脏 Trf 的情况下，抑制肝脏 Slc39a14，能降低肝脏铁蓄积，减轻脂质过氧化，缓解肝细胞铁死亡。

26.6.3　Slc39a14 转运铁离子诱发铁死亡介导的肝纤维化损伤

Trf-LKO 小鼠在长期高铁饲喂的情况下，肝脏高铁蓄积，脂质过氧化水平 MDA 更高，巯基耗竭，SOD 抗氧化水平明显下降，发生肝细胞铁死亡。一系列的肝功能检测、ALT 水平、肝脏的马松和天狼星红染色都提示 *Trf*-LKO 小鼠的肝脏存在肝损伤。在高铁饲喂的情况下，肝脏合成的转铁蛋白对高铁导致的肝损伤具有一定的保护作用，而缺失了肝脏的转铁蛋白会导致小鼠对高铁膳食诱导的肝损伤更为易感。很有意思的是，Fer-1 处理组能明显抑制肝脏脂质过氧化的发生，缓解巯基耗竭，从而减轻肝脏纤维化的发生。这些结果说明在缺乏肝脏合成的转铁蛋白情况下，小鼠对高铁导致的肝损伤更为易感，主要是通过高铁蓄积诱发铁死亡进而导致肝脏纤维化的发生；而铁死亡抑制剂可能是潜在的治疗靶点。

Trf-LKO 小鼠对高铁膳食喂养导致的肝脏纤维化的发生，主要是由于肝脏 Slc39a14 介导了大量的 NTBI 的转运引起的。在没有肝脏 Trf 的情况下，抑制了肝脏 Slc39a14，能降低肝脏铁蓄积，降低铁死亡，从而改善肝脏纤维化。这也提示我们在缺失肝脏转铁蛋白的情况下，肝脏 Slc39a14 可能是一个治疗肝脏纤维化的靶点。

26.7　总结与展望

毫无疑问，SLC39A14 具有转运锰、铁及锌的生理功能。人类疾病突变及基因敲除模式动物（小鼠和斑马鱼）强有力的证据显示，生理状态下 SLC39A14 最主要的功能是转运锰离子，并展示出相应的生理功能。来自野生型小鼠、基因敲除小鼠以及细胞培养的证据表明，在铁过载状态下，Slc39a14 显现转运 NTBI 的功能，导致肝脏铁蓄积并介导铁死亡发生。"Slc39a14-NTBI 途径"的重要发现系统解释了肝脏疾病发生的病理机制，为特殊人类疾病中铁代谢异常及铁死亡发生的病理学研究提供了理论基础，并为开发新型药物靶向铁代谢异常相关疾病提供了研究基础。关于锌转运，虽然众多小鼠疾病模型或细胞培养体系提示 Slc39a14 通过其介导锌离子转运发挥调控作用，但至今在整体动物（基因敲除小鼠）中还缺乏可信实验数据支持生理状态下 Slc39a14 转运锌离子。SLC39A14 可转运众多二价金属离子的生化机制依然是谜团，有待于深入研究。SLC39A14 不仅在金属离子转运功能方面显示出多重金属离子选择特性，其在多个器官或组织，包括肝脏、胰腺、小肠中均具有重要作用。因此，SLC39A14 在机体、不同器官、不同组织及特定细胞内的锰、铁、锌等离子的转运功能、生理作用及调控机制依然是近期的研究重点，应鼓励利用已建立的多种 Slc39a14 基因敲除小鼠或斑马鱼模型开展功能及机制探索。

SLC39A14 在人类疾病，如恶病质、肌肉萎缩、肿瘤及糖脂代谢等中的功能，仍需积极探索。已发表的数据提示，SLC39A14 可能是防治这些疾病的重要靶点。对 SLC39A14 开展深入研究，既能极大地丰富人们对金属元素代谢、SLC39A 家族膜蛋白功能的理解，又能为疾病防控提供重要的理论依据和新策略。

参 考 文 献

Aydemir T B, Chang S M, Guthrie G J, et al. 2012 Zinc transporter ZIP14 functions in hepatic zinc, iron and glucose homeostasis during the innate immune response (endotoxemia). PLoS One, 7: e48679.

Aydemir T B, Cousins R J. 2018. The Multiple Faces of the Metal Transporter ZIP14 (SLC39A14). J Nutr, 148: 174-184.

Aydemir T B, Kim M H, Kim J, et al. 2017. Metal transporter Zip14 (Slc39a14) deletion in mice increases manganese deposition and produces neurotoxic signatures and diminished motor activity. J Neurosci, 37: 5996-6006.

Aydemir T B, Thorn T L, Ruggiero C H, et al. 2020. Intestine-specific deletion of metal transporter Zip14 (Slc39a14) causes brain manganese overload and locomotor defects of manganism. Am J Physiol Gastrointest Liver Physiol, 318: G673-G681.

Aydemir T B, Troche C, Kim M H, et al. 2016. Hepatic ZIP14-mediated zinc transport contributes to endosomal insulin receptor trafficking and glucose metabolism. J Biol Chem, 291: 23939-23951.

Brissot P, Ropert M, Le Lan C, et al. 2012. Non-transferrin bound iron: a key role in iron overload and iron toxicity. Biochim Biophys Acta, 1820: 403-410.

Chang Y, Kim Y, Woo S T, et al. 2009 High signal intensity on magnetic resonance imaging is a better predictor of neurobehavioral performances than blood manganese in asymptomatic welders. Neurotoxicology, 30: 555-563.

del Valle L J, Ramon E, Canavate X, et al. 2003. Zinc-induced decrease of the thermal stability and regeneration of rhodopsin. J Biol Chem, 278: 4719-4724.

Eng B H, Guerinot M L, Eide D, et al. 1998. Sequence analyses and phylogenetic characterization of the ZIP family of metal ion transport proteins. J Membr Biol, 166: 1-7.

Franklin R B, Levy B A, Zou J, et al. 2012. ZIP14 zinc transporter downregulation and zinc depletion in the development and progression of hepatocellular cancer. J Gastrointest Cancer, 43: 249-257.

Fujishiro H, Hamao S, Tanaka R, et al. 2017. Concentration-dependent roles of DMT1 and ZIP14 in cadmium absorption in Caco-2 cells. J Toxicol Sci, 42: 559-567.

Gao J, Zhao N, Knutson M D, et al. 2008. The hereditary hemochromatosis protein, HFE, inhibits iron uptake via down-regulation of Zip14 in HepG2 cells. J Biol Chem, 283: 21462-21468.

Girijashanker K, He L, Soleimani M, et al. 2008. Slc39a14 gene encodes ZIP14, a metal/bicarbonate symporter: similarities to the ZIP8 transporter. Mol Pharmacol, 73: 1413-1423.

Gunshin H, Fujiwara Y, Custodio A O, et al. 2005. Slc11a2 is required for intestinal iron absorption and erythropoiesis but dispensable in placenta and liver. J Clin Invest, 115: 1258-1266.

Gunshin H, Mackenzie B, Berger U V, et al. 1997. Cloning and characterization of a mammalian proton-coupled metal-ion transporter. Nature, 388: 482-488.

Hansen S L, Trakooljul N, Spears J W, et al. 2010. Age and dietary iron affect expression of genes involved in iron acquisition and homeostasis in young pigs. J Nutr, 140: 271-277.

Hojyo S, Fukada T, Shimoda S, et al. 2011. The zinc transporter SLC39A14/ZIP14 controls G-protein coupled receptor-mediated signaling required for systemic growth. PLoS One, 6: e18059.

Hooper N M. 1994 Families of zinc metalloproteases. FEBS Lett, 354: 1-6.

Jackson K A, Helston R M, McKay J A, et al. 2007. Splice variants of the human zinc transporter ZnT5 (SLC30A5) are differentially localized and regulated by zinc through transcription and mRNA stability. J Biol Chem, 282: 10423-10431.

Jacques I, Andrews N W, Huynh C. 2010. Functional characterization of LIT1, the Leishmania amazonensis ferrous iron transporter. Mol Biochem Parasitol, 170: 28-36.

Jenkitkasemwong S, Akinyode A, Paulus E, et al. 2018. SLC39A14 deficiency alters manganese homeostasis and excretion resulting in brain manganese accumulation and motor deficits in mice. Proc Natl Acad Sci U S A, 115: 1769-1778.

Jenkitkasemwong S, Wang C Y, Coffey R, et al. 2015. SLC39A14 is required for the development of hepatocellular iron overload in murine models of hereditary hemochromatosis. Cell Metab, 22: 138-150.

Jeong J, Eide D J. 2013. The SLC39 family of zinc transporters Mol Aspects Med, 34: 612-619.

Jorge-Nebert L F, Galvez-Peralta M, Landero Figueroa J, et al. 2015 Comparing gene expression during cadmium uptake and distribution: untreated versus oral Cd-treated wild-type and ZIP14 knockout mice Toxicol Sci, 143: 26-35.

Juneja M, Shamim U, Joshi A, et al. 2018. A novel mutation in SLC39A14 causing hypermanganesemia associated with infantile onset dystonia. J Gene Med, 20: e3012.

Kennedy C J, Rakoczy P E, Robertson T A, et al. 1994. Kinetic studies on phagocytosis and lysosomal digestion of rod outer segments by human retinal pigment epithelial cells in vitro. Exp Cell Res, 210: 209-214.

Kim M H, Aydemir T B, Kim J, et al. 2017. Hepatic ZIP14-mediated zinc transport is required for adaptation to endoplasmic reticulum stress. Proc Natl Acad Sci U S A, 114: 5805-5814.

Kokkinou D, Kasper H U, Bartz-Schmidt K U, et al. 2004 The pigmentation of human iris influences the uptake and storing of zinc. Pigment Cell Res, 17: 515-518.

Lichten L A, Liuzzi J P, Cousins R J. 2009. Interleukin-1beta contributes via nitric oxide to the upregulation and functional activity of the zinc transporter Zip14 (Slc39a14) in murine hepatocytes. Am J Physiol Gastrointest Liver Physiol, 296: G860-867.

Liuzzi J P, Aydemir F, Nam H, et al. 2006. Zip14 (Slc39a14) mediates non-transferrin-bound iron uptake into cells. Proc Natl Acad Sci U S A, 103: 13612-13617.

Liuzzi J P, Blanchard R K, Cousins R J. 2001. Differential regulation of zinc transporter 1, 2, and 4 mRNA expression by dietary zinc in rats. J Nutr, 131: 46-52.

Liuzzi J P, Lichten L A, Rivera S, et al. 2005. Interleukin-6 regulates the zinc transporter Zip14 in liver and contributes to the hypozincemia of the acute-phase response. Proc Natl Acad Sci U S A, 102: 6843-6848.

Mackenzie B, Takanaga H, Hubert N, et al. 2007. Functional properties of multiple isoforms of human divalent metal-ion transporter 1 (DMT1). Biochem J, 403: 59-69.

Marti-Sanchez L, Ortigoza-Escobar J D, Darling A, et al. 2018. Hypermanganesemia due to mutations in SLC39A14: further insights into Mn deposition in the central nervous system. Orphanet J Rarc Dis, 13: 28.

Nam H, Knutson M D. 2012. Effect of dietary iron deficiency and overload on the expression of ZIP metal-ion transporters in rat liver. Biometals, 25: 115-124.

Nam H, Wang C Y, Zhang L, et al. 2013. ZIP14 and DMT1 in the liver, pancreas, and heart are differentially regulated by iron deficiency and overload: implications for tissue iron uptake in iron-related disorders. Haematologica, 98: 1049-1057.

Palmiter R D, Cole T B, Quaife C J, et al. 1996. ZnT-3, a putative transporter of zinc into synaptic vesicles. Proc Natl Acad Sci U S A, 93: 14934-14939.

Persson B, Hedlund J, Jornvall H. 2008. Medium- and short-chain dehydrogenase/reductase gene and protein families: the MDR superfamily. Cell Mol Life Sci, 65: 3879-3894.

Pietrangelo A. 2004. Hereditary hemochromatosis—a new look at an old disease. N Engl J Med, 350: 2383-2397.

Pinilla-Tenas J J, Sparkman B K, Shawki A, et al. 2011. Zip14 is a complex broad-scope metal-ion transporter whose functional properties support roles in the cellular uptake of zinc and nontransferrin-bound iron. Am J Physiol Cell Physiol, 301: 862-871.

Routhe L J, Andersen I K, Hauerslev L V, et al. 2020. Astrocytic expression of ZIP14 (SLC39A14) is part of the inflammatory reaction in chronic neurodegeneration with iron overload. Glia, 68: 1810-1823.

Scheiber I F, Wu Y, Morgan S E, et al. 2019. The intestinal metal transporter ZIP14 maintains systemic manganese homeostasis. J Biol Chem, 294: 9147-9160.

Soto-Arredondo K J, Robles J, Diaz-Cervantes E, et al. 2018. Effects of lead and lead-melatonin exposure on protein and gene expression of metal transporters, proteins and the copper/zinc ratio in rats. Biometals, 31: 859-871.

Sveen A, Bakken A C, Agesen T H, et al. 2012. The exon-level biomarker SLC39A14 has organ-confined cancer-specificity in colorectal cancer. Int J Cancer, 131: 1479-1485.

Taylor K M, Morgan H E, Johnson A, et al. 2005. Structure-function analysis of a novel member of the LIV-1 subfamily of zinc transporters, ZIP14. FEBS Lett, 579: 427-432.

Taylor K M, Morgan H E, Smart K, et al. 2007. The emerging role of the LIV-1 subfamily of zinc transporters in breast cancer. Mol Med, 13: 396-406.

Thevenod F, Fels J, Lee W K, et al. 2019. Channels, transporters and receptors for cadmium and cadmium complexes in eukaryotic cells: myths and facts. Biometals, 32: 469-489.

Thompson K J, Wessling-Resnick M. 2019. ZIP14 is degraded in response to manganese exposure. Biometals, 32: 829-843.

Thorsen K, Mansilla F, Schepeler T, et al. 2011. Alternative splicing of SLC39A14 in colorectal cancer is regulated by the Wnt pathway. Mol Cell Proteomics, 10: M110 002998.

Troche C, Aydemir T B, Cousins R J. 2016. Zinc transporter Slc39a14 regulates inflammatory signaling associated with hypertrophic adiposity. Am J Physiol Endocrinol Metab, 310: 258-268.

Tuschl K, Gregory A, Meyer E, et al. 2017. SLC39A14 Deficiency. In: GeneReviews. Seattle: University of Washington, 1993-2022.

Tuschl K, Meyer E, Valdivia L E, et al. 2016. Mutations in SLC39A14 disrupt manganese homeostasis and cause childhood-onset parkinsonism-dystonia. Nat Commun, 7: 11601.

Vilar-Gomez E, Calzadilla-Bertot L, Wai-Sun Wong V, et al. 2018. Fibrosis severity as a determinant of cause-specific mortality in patients with advanced nonalcoholic fatty liver disease: a multi-national cohort study. Gastroenterology, 155: 443-457 e417.

Wang C Y, Jenkitkasemwong S, Duarte S, et al. 2012 ZIP8 is an iron and zinc transporter whose cell-surface expression is up-regulated by cellular iron loading. J Biol Chem, 287: 34032-34043.

Wang C Y, Knutson M D. 2013. Hepatocyte divalent metal-ion transporter-1 is dispensable for hepatic iron accumulation and non-transferrin-bound iron uptake in mice. Hepatology, 58: 788-798.

Wang G, Biswas A K, Ma W, et al. 2018. Metastatic cancers promote cachexia through ZIP14 upregulation in skeletal muscle. Nat Med, 24: 770-781.

Wang H, An P, Xie E, et al. 2017. Characterization of ferroptosis in murine models of hemochromatosis. Hepatology, 66: 449-465.

Wang Z Y, Stoltenberg M, Jo S M, et al. 2004. Dynamic zinc pools in mouse choroid plexus. Neuroreport, 15: 1801-1804.

Wessels I, Cousins R J. 2015. Zinc dyshomeostasis during polymicrobial sepsis in mice involves zinc transporter Zip14 and can be overcome by zinc supplementation. Am J Physiol Gastrointest Liver Physiol, 309: 768-778.

Xin Y, Gao H, Wang J, et al. 2017. Manganese transporter Slc39a14 deficiency revealed its key role in maintaining manganese homeostasis in mice. Cell Discov, 3: 17025.

Xu X M, Wang C G, Zhu Y D, et al. 2016. Decreased expression of SLC 39A14 is associated with tumor aggressiveness and biochemical recurrence of human prostate cancer. Onco Targets Ther, 9: 4197-4205.

Yu Y, Jiang L, Wang H, et al. 2020. Hepatic transferrin plays a role in systemic iron homeostasis and liver ferroptosis. Blood, 136: 726-739.

Zhao N, Zhang A S, Wortham A M, et al. 2017. The Tumor Suppressor, P53, Decreases the Metal Transporter, ZIP14. Nutrients, 9(2): 1335.

Zhao N, Zhang A S, Worthen C, et al. 2014. An iron-regulated and glycosylation-dependent proteasomal degradation pathway for the plasma membrane metal transporter ZIP14. Proc Natl Acad Sci U S A, 111: 9175-9180.

第四篇

铁死亡与疾病诊治

第27章

铁死亡与心血管疾病

王福俤　闵军霞　方学贤　彭　军　吴　岳　王　欢

陆丽群　蔡昭贤　毕徐堃　杨鑫泉　张　月

摘要：心血管疾病是导致我国居民死亡的首位病因，其病理生理的关键环节是心肌细胞死亡。作为终末分化细胞，心肌细胞的病理性死亡会直接导致心脏结构异常与功能失调，从而容易导致心力衰竭和心血管死亡。可喜的是，心肌细胞死亡及其分子调控机制相关研究备受重视并在近几十年得到飞速发展。铁死亡这种新型程序性细胞死亡方式被揭示后，科学家以此为靶点在心血管基础与临床领域开展了大量的研究工作，不但发现了新的病理生理机制，而且研发了未来很有前景的铁死亡制剂药物。本章综合了领域内最新研究进展，深入阐述了氧化应激与铁过载等介导的铁死亡对心血管疾病发生发展的影响及其分子机制，旨在为此类疾病的预防和治疗提供新的思路与策略。

关键词：铁死亡，铁过载，氧化应激，心肌病，心脏病

Abstract: Cardiovascular disease (CVD) is one of the leading causes of death for men and women globally. Loss of terminally differentiated cardiomyocytes is an important pathogenic factor in the development of CVD. Over the past decades, studies have identified and focused on myocardial apoptosis, autophagy, necroptosis, and pyroptosis. Recently, ferroptosis, a newly defined iron-dependent cell death, was reported to play a key role in the development of heart diseases. Inhibition of ferroptosis significantly protect against the development of CVD in different experimental models. This present chapter focuses on recent and rapid progress and summarized the mechanisms between ferroptosis and CVD. Furthermore, prevention and therapy of CVD by targeting ferroptosis is another key part of the chapter.

Keywords: ferroptosis, iron overload, oxidative stress, cardiomyopathy, cardiology

27.1　概要

心血管疾病（cardiovascular disease，CVD）包括心脏疾病与血管疾病，是我国乃至全球范围致残和致死的主要原因之一，由该疾病造成的负担呈日渐加重的趋势（GBD 2017 Causes of Death Collaborators，2018；Zhou et al.，2019）。根据美国心脏协会

（American Heart Association，AHA）统计，2017 年约有 17 800 000 例美国人因心血管疾病死亡，较十年前增加 21.1%，位居十大死因之首（Virani et al.，2020）。在我国，2016 年心血管病占居民疾病死因构成在农村为 45.50%，在城市为 43.16%，高于肿瘤及其他疾病，位居首位。心血管疾病严重影响着患者的生活质量及寿命，并给社会、家庭以及患者带来沉重的经济负担，它复杂的发病过程使人类至今没有找到根治的方法，因此，心血管疾病的防治已成为人类迫在眉睫的研究课题（Gielen and Landmesser，2014）。

众所周知，心血管疾病是多种危险因素共同作用的结果（Ueshima et al.，2008）。心血管疾病有显著的家族聚集性，遗传因素发挥重要作用。尽管单个遗传易感基因对发病风险影响小，但易感基因的数量和频率在群体水平分布广。此外，环境因素及外界因素不可忽视，如高血压、吸烟、糖尿病、肥胖、身体活动不足、不合理膳食、酗酒以及空气污染等。长期以来，众多流行病学和分子生物学证据都表明铁代谢紊乱和氧化应激（oxidative stress）在心血管疾病的发病进程中起着举足轻重的作用。而近期系列研究表明，心血管疾病中不但存在铁死亡，而且靶向干预铁死亡的保护效果令人振奋（Fang et al.，2022）。在这里，我们将对心血管系统中铁稳态和氧化还原代谢概况进行详细介绍，并在此基础上总结铁死亡在心血管疾病中的作用及最新研究进展。

27.2 心血管氧化与抗氧化系统

活性氧（reactive oxygen species，ROS）是一类化学性质活泼、具有较高氧化活性的分子和离子的总称，主要包括超氧阴离子、羟自由基和过氧化氢等。线粒体、微粒体、某些酶（如 NADPH 氧化酶和血管过氧化物酶）和金属离子（如铁离子）等是机体活性氧的主要来源，组成了机体的氧化系统；同时，机体本身存在清除活性氧的体系，包括超氧化物歧化酶（superoxide dismutase，SOD）、过氧化氢酶（catalase）、谷胱甘肽过氧化物酶（glutathione peroxidase，GSH-Px）等，组成了机体的抗氧化系统。生理状况下，机体内活性氧的水平被控制在一定范围，在抗菌、消炎、抑制肿瘤、细胞内信号转导等方面发挥重要作用。氧化与抗氧化系统共同控制着机体活性氧的水平，维持其动态平衡。

27.2.1 心血管氧化系统

27.2.1.1 线粒体活性氧生成系统

线粒体是机体活性氧的主要来源，是心血管氧化系统的重要组成部分。生理条件下，线粒体消耗的氧气约有 0.2% 用于活性氧的生成。在氧化磷酸化的过程中，部分电子会从电子传递链上泄漏，与周围的氧气等结合产生超氧阴离子等活性氧（图 27-1）。由于电子的传递是分步进行的，因此大大增加了活性氧产生的机会。线粒体电子传递链是线粒体内膜上一组酶的复合体，包括复合体 I（又称为 NADH 脱氢酶）、复合体 II（又称为琥珀酸脱氢酶）、复合体 III（又称为泛醌-细胞色素 c 还原酶）和复合体 IV（又称为细胞色素 c 氧化酶）。复合体 I 中的黄素单核苷酸（flavin mononucleotide，FMN）、泛醌、复合体 II 中的黄素腺嘌呤二核苷酸（flavin adeninedinucleotide，FAD）以及复合体 III 中的 Q 循环系统——Qo 氧化位点是线粒体内活性氧生成的四大主要位点。另外，甘油-3-磷酸脱氢酶、电子转运黄素蛋白-泛醌氧化还原酶、丙酮酸脱氢酶及各复合体中的铁硫蛋白簇均对线粒体活性氧的产生起到了辅助作用（李良德等，2015）。

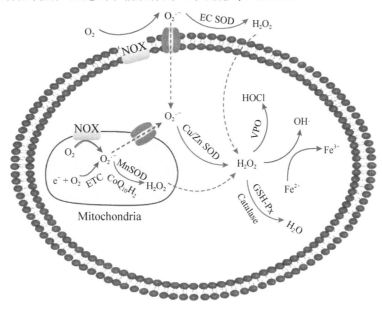

图 27-1　心血管氧化与抗氧化系统

线粒体内，线粒体电子传递链（ETC）中泄漏的电子与周围的氧气结合生成超氧阴离子，线粒体膜上的 NADPH 氧化酶（NOX）也可催化氧气生成超氧阴离子。一方面，超氧阴离子可自发或者被线粒体内锰超氧化物歧化酶（Mn SOD）和还原型辅酶 Q_{10}（$CoQ_{10}H_2$）催化生成过氧化氢，它可自由扩散到胞浆中；另一方面，超氧阴离子可能通过膜上的阴离子通道转运到胞浆。在胞浆中，一方面，超氧阴离子可自发或者被胞浆铜/锌超氧化物歧化酶（Cu/Zn SOD）歧化生成过氧化氢，它可进一步被过氧化氢酶（catalase）或者谷胱甘肽过氧化物酶（GSH-Px）降解为水；另一方面，它也可被血管过氧化物酶（VPO）催化成次氯酸（HOCl）或者与铁离子发生芬顿反应转化为羟自由基。在细胞外，同样的，细胞膜上的 NADPH 氧化酶催化氧气生成超氧阴离子，它可自发或者被胞外超氧化物歧化酶（EC-SOD）歧化生成过氧化氢。红色箭头代表氧化系统，蓝色箭头代表抗氧化系统

27.2.1.2　微粒体活性氧生成系统

除线粒体外，微粒体中的细胞色素 P450（cytochrome P450，CYP450）也是体内活性氧的重要来源之一。细胞色素 P450 最初在肝脏中发现。近年来在心血管系统中发现了不同的细胞色素 P450 家族成员，包括 CYP1A1、CYP4A1/2、CYP2B6/7、CYP2C8/9、CYP2D6、CYP2E1、CYP2J2/3 等。细胞色素 P450 含有亚铁血红素，其中通过三价铁（Fe^{3+}）和二价铁（Fe^{2+}）的转化传递还原型烟酰胺腺嘌呤二核苷酸磷酸（nicotinamide adenine dinucleotide phosphate，NADPH）提供的电子，促进内源性物质和外源性物质的代谢，在代谢过程中会产生副产物——活性氧。在底物存在的情况下，细胞色素 P450 可以催化底物如花生四烯酸生成羟基甘碳四烯酸（20-HETE）等亲电子的代谢产物，其反应式为：$NADPH+H^++O_2+RH(底物) \longrightarrow NADP^++H_2O+ROH$；而在没有底物存在的情况下，细胞色素 P450 也可以直接催化 NADPH 和氧气，生成 $NADP^+$ 和超氧阴离子（Gottlieb，2003）。

27.2.1.3　NADPH 氧化酶来源的活性氧

在线粒体和微粒体中，活性氧都是以副产物的形式生成的，而 NADPH 氧化酶

（NADPH oxidase，NOX）是第一个被发现其主要功能就是诱导活性氧产生的一类酶系统。NADPH 氧化酶是由膜亚基 gp91^{phox}，p22^{phox}，胞浆亚基 p47^{phox}、p67^{phox}、p40^{phox}，以及小分子 GTPase 结合蛋白 Rac 等组成的酶复合体。亚基 gp91^{phox} 及其同源物 NOX1、NOX2、NOX3、NOX4、NOX5、Duox1 和 Duox2 被称为 NADPH 氧化酶家族。在心血管系统中，NOX1 主要在血管平滑肌细胞中表达。NOX2 和 NOX4 在内皮、心肌、成纤维和血管平滑肌细胞中均有表达。NOX5 在人脐静脉内皮细胞和平滑肌细胞中表达。NADPH 氧化酶被认为是一种单电子转运体，它将电子从胞质羧基端的 NADPH 传递给 FAD，再传递给跨膜结构域中的血红素，最后再传递给氧气，从而诱导超氧阴离子的生成（图 27-1），其反应式为：$NADPH+2O_2+H^+ \longrightarrow NADP^++2O_2^-+2H^+$。超氧阴离子会快速地自发或者被酶歧化生成过氧化氢。相对于超氧阴离子，过氧化氢能够通过生物膜自由扩散，发挥广泛的生物学效应（Bedard and Krause，2007）。

27.2.1.4　血管过氧化物酶来源的活性氧

过氧化物酶（peroxidase）是一类含有血红素的酶，在体内分布非常广泛。现已知其家族成员有髓过氧化物酶（MPO）、甲状腺过氧化物酶（TPO）、唾液过氧化物酶（SPO）、胃过氧化物酶（GPO）、子宫过氧化物酶（UPO）、乳过氧化物酶（LPO）等。2008 年，Cheng 等在人和鼠的血管内皮细胞、平滑肌细胞和心肌细胞中检测到 *PXDN* 基因的表达，并证实它是过氧化物酶家族成员中的一员，将其命名为血管过氧化物酶（vascular peroxidase，VPO），包括 VPO1（表达于人和鼠）和 VPO2（只表达于人，鼠中无表达）两种亚型，目前大部分研究主要集中 VPO1。与 MPO 类似，VPO1 可催化氯离子和过氧化氢生成次氯酸（hypochlorous acid，HOCl）（图 27-1），其具体的反应式为：$Cl^-+H_2O_2+H^+ \longrightarrow HOCl+H_2O$。作为一种强效的氧化剂，次氯酸能够促进氧化应激，造成心血管氧化损伤（Cheng et al.，2008）。

27.2.1.5　铁离子依赖的活性氧来源

铁离子作为体内的一种重要金属离子，可促进活性氧的生成，成为心血管系统活性氧的重要来源之一。生理条件下，游离铁含量非常少，几乎所有的铁都是以蛋白结合的形式存在。在血浆中，铁与转铁蛋白（transferrin）结合形成复合物进行运输，而转运进入细胞内的铁则会储存到铁蛋白（ferritin）中。与转铁蛋白或储铁蛋白结合的铁不能直接生成活性氧，只有游离铁或者与 ADP、ATP 结合的铁才能生成活性氧。铁在体内主要通过发生哈伯-韦斯反应（Haber-Weiss reaction）和芬顿反应（Fenton reaction）促进活性氧生成。哈伯-韦斯反应分为两步：$Fe^{3+}+O_2^- \longrightarrow Fe^{2+}+O_2$；$H_2O_2+Fe^{2+} \longrightarrow Fe^{3+}+OH \cdot +OH^-$，即超氧阴离子将三价铁转换成二价铁，二价铁再与过氧化氢反应生成羟自由基，而第二步过氧化氢被转化成羟自由基的反应也就是芬顿反应（图 27-1）。总之，在铁离子介导下，超氧阴离子和过氧化氢能转变成活性更高的羟自由基，攻击蛋白质、DNA 及脂质，引起蛋白质、DNA 的氧化损伤以及脂质过氧化，进而导致细胞死亡（Mladenka et al.，2006）。

27.2.2 心血管抗氧化系统

27.2.2.1 超氧化物歧化酶

人体内的超氧化物歧化酶根据其所含的金属离子和它在细胞中的定位可分为三种亚型，分别是胞浆铜/锌超氧化物歧化酶（Cu/Zn superoxide dismutase，Cu/Zn SOD）、线粒体锰超氧化物歧化酶（Mn superoxide dismutase，Mn SOD）和细胞外超氧化物歧化酶（extracellular superoxide dismutase，EC SOD），它们是心血管系统中抗氧化损伤的主要酶类。超氧化物歧化酶能够将超氧阴离子催化为过氧化氢和氧气（图 27-1），其反应式为：$O_2^- + O_2^- + 2H^+ \longrightarrow H_2O_2 + O_2$，而过氧化氢则可被机体其他抗氧化酶-过氧化氢酶和谷胱甘肽过氧化物酶降解（张笑天和郑晓瑛，2014）。

27.2.2.2 过氧化氢酶

作为人体内抗氧化系统的重要酶之一，过氧化氢酶能够专一分解过氧化氢，防止其转化成毒性更强的羟自由基。过氧化氢酶又被称为触酶，它是一种是以铁卟啉为辅基的结合酶，在体内包括心血管系统中广泛分布。过氧化氢酶能够高效地将过氧化氢分解成水和分子氧（图 27-1），其反应式为：$2H_2O_2 \longrightarrow 2H_2O + O_2$，在此过程中，过氧化氢浓度越高，酶的分解速度越快（张坤生和田荟琳，2007）。

27.2.2.3 谷胱甘肽过氧化物酶

除过氧化氢酶外，谷胱甘肽过氧化物酶也能分解过氧化氢。此外，它还能分解有机氢过氧化物，如脂类氢过氧化物和核酸氢过氧化物。迄今为止，在人体内已鉴定的谷胱甘肽过氧化物酶有 5 种，分别是胞浆 GSH-Px（GPx1）、胃肠道 GSH-Px（GPx2）、血浆 GSH-Px（GPx3）、磷脂氢过氧化物 GSH-Px（GPx4）和嗅觉器官 GSH-Px（GPx6）。在心血管系统中，主要包括胞浆、血浆及磷脂氢过氧化物 GSH-Px。谷胱甘肽过氧化物酶属于硒蛋白的一种，其活性中心是硒半胱氨酸。其催化反应需要利用还原型谷胱甘肽（glutathione，GSH）作为供氢体，使过氧化氢转变为水（图 27-1），也可使许多有毒的有机氢过氧化物（ROOH）还原为无毒的羟基化合物（ROH），其反应式分别为：$2GSH + H_2O_2 \longrightarrow GSSH + 2H_2O$；$2GSH + ROOH \longrightarrow GSSH + 2ROH$，以此对抗机体的氧化损伤（于扬和魏景艳，2013）。

27.2.2.4 还原型辅酶 Q_{10}

除了上述的抗氧化酶外，还原型辅酶 Q_{10} 在心血管抗氧化系统中也发挥重要作用。辅酶 Q_{10}（coenzyme Q_{10}，CoQ_{10}）是人体中唯一的辅酶 Q 类物质，又称泛醌，是一种脂溶性醌类化合物。辅酶 Q_{10} 是线粒体电子传递链中的重要递氢体，辅酶 Q_{10} 从复合体 Ⅰ 和复合体 Ⅱ 接受氢，将质子释放至线粒体基质内，将电子传递给细胞色素 c，通过该过程促进氧化磷酸化及 ATP 合成。在人体内，辅酶 Q_{10} 存在氧化型（CoQ_{10}）和还原型（$CoQ_{10}H_2$）两种状态，其中还原型辅酶 Q_{10} 极易被氧化，它能够通过自身氧化还原状态的改变将超氧阴离子转化成过氧化氢（图 27-1），其反应式为：$CoQ_{10}H_2 + O_2^- \longrightarrow CoQ_{10}^- +$

H_2O_2，过氧化氢将进一步被过氧化氢酶或者谷胱甘肽过氧化物酶清除。另外，还原型辅酶 Q_{10} 还能清除其他有机氢过氧化物，如脂质氢过氧化物，从而减轻机体的氧化损伤（王文娜和陈明，2017）。

总之，在心血管系统，来源于线粒体、微粒体、NADPH 氧化酶、血管过氧化物酶和铁离子等的活性氧组成了氧化系统，而超氧化物歧化酶、过氧化氢酶、谷胱甘肽过氧化物酶和还原型辅酶 Q_{10} 等则共同组成了抗氧化系统，参与了体内活性氧的清除。在生理状态下，氧化系统与抗氧化系统保持动态平衡，共同维持机体正常的活性氧水平。而在某些病理情况或者外界刺激下，机体内活性氧过度生成，超过了抗氧化系统的清除能力时，就会导致氧化应激，加剧心血管相关疾病的发生发展。因此，维持机体氧化与抗氧化系统的平衡对于防治心血管疾病具有重要意义。

27.3　心血管铁稳态代谢的维持与调控

铁是机体必需的微量元素之一，在维持机体健康中发挥极为重要的作用。铁在心血管能量代谢中同样发挥着重要作用，许多参与能量代谢的重要酶都需要铁或者血红素作为辅酶或亚基，包括细胞内线粒体氧化呼吸链的复合物、肌红蛋白等。近年来，心血管铁代谢研究成果被陆续报道，但相比于肝脏、小肠等器官，目前人们对心血管铁稳态代谢的调控机制还知之甚少。

27.3.1　心肌细胞铁代谢的稳态与调控

27.3.1.1　心肌细胞铁的吸收

血液内的三价铁离子（Fe^{3+}）可以与转铁蛋白（transferrin）结合并运输到全身各个组织器官，而细胞表面的转铁蛋白受体（transferrin receptor 1，TfR1）则负责捕捉结合铁的转铁蛋白。美国杜克大学 Andrews 实验室首次报道了 TfR1 心脏特异性敲除小鼠的致死表型，并主要归因于心肌严重缺铁造成的线粒体功能障碍（Xu et al.，2015）。*TfR1* 基因的 3′ 非编码区（untranslated region，UTR）存在一种保守的茎环结构，被称为铁感应元件（iron-responsive element，IRE）（Wilkinson and Pantopoulos，2014）。在心肌细胞铁缺乏时，铁调节蛋白（iron-regulatory protein，IRP）与 IRE 结合，保障 *TfR1* mRNA 的稳定性，进而增加膜上 TfR1 蛋白表达，有利于促进铁的吸收（Casey et al.，1989）。*Irp1/2* 心肌细胞特异性敲除小鼠心脏 TfR1 表达减少，呈现铁缺乏表型，并对心肌梗死的敏感性增加（Haddad et al.，2017）。Bayeva 等则发现，RNA 结合蛋白（tristetraprolin，TTP）可以被哺乳动物雷帕霉素靶蛋白（mammalian target of rapamycin，mTOR）抑制，从而减弱其结合并促进心肌细胞 *TfR1* mRNA 降解的功能（Bayeva et al.，2012）。*Ttp* 敲除小鼠心脏功能出现异常并伴随铁缺乏，有力地佐证了该机制（Sato et al.，2018）。

当机体处于铁过载的状态时，血浆转铁蛋白结合铁的能力达到饱和，非转铁蛋白结合铁（non-transferrin-bound iron，NTBI）开始蓄积（Brissot et al.，2012）。Oudit 等研究发现，对铁过载小鼠使用治疗剂量的 L 型钙通道阻滞剂氨氯地平（Amlodipine）或维拉帕米（Verapamil）就可以阻断心肌细胞铁蓄积，缓解氧化应激和心功能损伤；心脏特异性过表达 L 型钙通道则相反（Oudit et al.，2003）。尽管目前大部分相关研究都集中在 L 型钙通道上，也有部分结果提示 T 型钙通道参与了心脏 NTBI 的转运。T 型钙通道一般在正常成年心脏较难检测到，但在许多病理状态下会表达升高（Oudit et al.，2003）。在铁过载的地中海贫血小鼠中，使用 T 型钙通道阻滞剂依福地平（Efonidipine）可以有效防治心脏铁水平的持续升高和组织损伤的恶化（Khamseekaew et al.，2017；Kumfu et al.，2012）。此外，DMT1 也有可能参与了心肌细胞 NTBI 的转运（Davis and Bartfay，2004；Wetli et al.，2006）。

27.3.1.2 心肌细胞铁的外排

泵铁蛋白（ferroportin，FPN）是目前已知的唯一的铁外排蛋白。肝脏分泌的铁调素 hepcidin 正是通过靶向降解 FPN 来维持机体的铁稳态。正常生理状况下，机体 hepcidin 表达与铁水平呈现出负反馈的关系。当机体铁过载时，肝脏合成分泌 hepcidin 增多，加速了 FPN 的降解，关闭了铁向血液中转运的出口，进而减少了小肠上皮细胞和巨噬细胞向血液中输送的铁；当机体铁不足时，hepcidin 表达量减少，FPN 通道开放增多，铁向血液中转运增加，同时增加了小肠铁的吸收。

在心肌细胞铁外排方面，Fpn 心脏特异性敲除影响小鼠心肌铁代谢并导致心脏功能不全（Fang et al.，2015b；Lakhal-Littleton et al.，2015）。有趣的是，hepcidin 也被发现在心肌细胞存在低水平但持续的表达。与全身敲除导致高铁蓄积不同，心肌细胞特异性敲除 hepcidin 会导致心脏 Fpn 失去调控，并由于铁外排增加而发生致死性铁缺乏（Lakhal-Littleton et al.，2016）。如果在心脏特异性敲入（knock-in）可抵抗 hepcidin 调控的 Fpn C326Y 突变，小鼠同样会因为心功能衰竭而死亡（Lakhal-Littleton et al.，2016）。

27.3.2 血管铁稳态代谢的维持与调控

铁代谢稳态对于血管功能与动脉粥样硬化的形成同样至关重要。Vinchi 等在经典动脉粥样硬化模型载脂蛋白 E 基因敲除（$ApoE^{-/-}$）小鼠上进一步敲入 Fpn C326S 突变，发现与该突变相关的铁积累显著加重了 $ApoE^{-/-}$ 小鼠的动脉粥样硬化病变。反之，给予小鼠铁缺乏饲料或铁螯合剂，可以明显减少主动脉斑块面积和数量。机制上，研究者认为体内铁水平升高会改变血清成分，影响脂质分布与炎性因子释放，同时会诱发血管内皮功能障碍；另一方面，血管平滑肌细胞介质层中的铁蓄积也会诱发高度脆弱的斑块，这些因素最终促进动脉粥样硬化的发生和发展（Vinchi et al.，2020）。此外，Hu 等补充了巨噬细胞糖酵解与 M1 极化增强作为铁过载加剧动脉粥样硬化的分子机制（Hu et al.，2019）。近期还发现，血浆转铁蛋白（transferrin，Trf）通过与凝血和抗凝血因子的相互作用在维持凝血系统稳态中起核心作用。过表达 Trf 加剧 $ApoE^{-/-}$ 小鼠动脉粥样硬化的发病，而敲低或 Trf 抗体干预可以明显减轻动脉粥样硬化的发生（Tang et al.，2020c）。

但必须指出的是，类似实验的结论并不一致，Kautz 等在 $ApoE^{-/-}$ 小鼠上敲入 Fpn H32R 突变或给予铁剂注射均未观察到动脉粥样硬化表型的改变（Kautz et al.，2013）。甚至有文献报道，给予 $ApoE^{-/-}$ 小鼠一定的铁补充可以缓解动脉粥样硬化的发生（Kirk et al.，2001）。在低密度脂蛋白受体敲除（$Ldlr^{-/-}$）小鼠中，hepcidin 缺失可以缓解动脉粥样硬化的发生，注射铁剂则没有类似的保护作用，研究者推测这与 hepcidin 敲除后巨噬细胞铁水平下降有关（Malhotra et al.，2019）。最新报道显示，血色病基因 Hfe 则可以负向调控肝细胞膜上的 Ldlr，从而影响血浆中低密度脂蛋白水平；在高铁负荷下，Hfe 敲除可以显著降低 *ApoE*$^{-/-}$ 小鼠的动脉粥样硬化水平（Demetz et al.，2020）。

除了动脉粥样硬化，铁代谢紊乱在其他血管疾病中也发挥了重要作用。例如，在血管平滑肌细胞敲入 Fpn C326Y 突变后，小鼠则发生明显的肺动脉高压（pulmonary arterial hypertension，PAH）并继发右心衰（Lakhal-Littleton et al.，2019）。这些表型的发生与肺动脉平滑肌细胞铁缺乏及内皮素（endothelin-1）表达增加有关。

27.4　线粒体铁代谢与心脏功能

27.4.1　线粒体铁的吸收与储存

心脏无疑是人体代谢最为活跃的器官之一。据估算，成年人心脏每天消耗的 ATP 量达到 5kg，约为其自身重量的 17 倍，而线粒体正是心肌细胞最重要的"能量工厂"（Taegtmeyer，1994）。铁元素对于线粒体执行功能至关重要，特别是用于合成血红素与铁硫簇（Paul et al.，2017）。线粒体甚至还具有特殊的线粒体铁蛋白（mitochondrial ferritin）来储存铁离子（Drysdale et al.，2002）。据报道，线粒体铁蛋白敲除小鼠虽然在正常情况下没有表现出异常，但对心脏损伤更加敏感（Maccarinelli et al.，2014；Wu et al.，2016）。那么铁离子是如何进入线粒体的呢？2006 年，Shaw 等在贫血表型的 Frascati 突变型斑马鱼中首先发现了在造血组织中特异性高表达的 metoferrin-1（Slc25a37）（Shaw et al.，2006）。之后，在各组织中广泛表达的 metoferrin-2（Slc25a38）也被报道（Paradkar et al.，2009）。metoferrins 定位于线粒体内膜，被认为负责将铁从胞质转运入线粒体，但目前我们对其在心肌细胞中的功能还知之甚少（Richardson et al.，2010）。此外，线粒体跨膜蛋白 Sideroflexin（SFXN）家族也可能发挥调控铁离子从胞浆向线粒体转运的作用，但相关研究还不多（Mon et al.，2019；Paul et al.，2019；Zheng et al.，2003）。

27.4.2　线粒体铁外排障碍与心脏功能

位于线粒体内膜的 ATP 结合转运蛋白 ABCB10（ATP-binding cassette B10）被发现能够与 metoferrin-1 互作并增加其稳定性（Chen et al.，2009）。ABCB10 杂合子小鼠对心肌缺血再灌注损伤更敏感，提示该基因可能与相关心脏疾病的耐受相关。与 ABCB10 不同，ABCB8 则被认为在线粒体铁外排中发挥重要作用。ABCB8 心脏特异性敲除小鼠心肌细胞线粒体出现铁蓄积，并发展为心肌病（Ichikawa et al.，2012）；而 ABCB8 过表达可以显著减轻化疗药物阿霉素与心肌缺血再灌注造成的小鼠心脏损伤（Chang et al.，2016；Ichikawa et al.，2014）。可见，线粒体铁稳态对于心脏正常功能的维持至关重要。

在升高小鼠铁负荷之后，心肌线粒体出现形态结构异常、线粒体 DNA 缺失、呼吸链酶复合物 I/IV 活性下降以及氧化应激产物积聚（Gao et al.，2010）；而在分离的原代大鼠心肌细胞线粒体中加入铁离子，也观察到类似的改变（Sripetchwandee et al.，2014）。研究者们推测，线粒体的这些变化可能是导致最终心肌病变发生的重要因素。作为支持这一假说的关键证据，靶向干预线粒体的氧化应激反应，可以有效预防心肌病的发生发展，这也是将来防治心脏疾病的重要策略与研究方向（Fang et al.，2019）。

27.4.3 线粒体血红素代谢与心脏功能

如前所述，铁在线粒体中的一个重要功能是参与合成血红素，而心肌含有丰富的血红素用以合成肌红蛋白、细胞色素等。美国约翰斯霍普金斯大学的研究人员在分析心梗小鼠的代谢组学数据后发现血红素显著升高，提示其在心衰发生发展中可能起到重要作用（Sansbury et al.，2014）。而在心衰患者的心脏组织中，Khechaduri 等发现血红素含量与血红素合成限速酶氨基酮戊酸合成酶 2（ALAS2）显著升高有关，在体外过表达ALAS2 导致心肌细胞血红素合成增加、ROS 蓄积以及死亡（Khechaduri et al.，2013）。Alas2 转基因过表达小鼠虽然本底状态下没有表型，但在接受心梗手术后发生明显的心肌血红素蓄积并导致严重的心脏功能障碍与心肌细胞死亡（Sawicki et al.，2015）。可见，游离血红素的调控及致病机制是未来心血管基础研究与临床防治的又一重点。

血红素加氧酶（heme oxygenase，HMOX）是血红素分解代谢过程中的限速酶，有三种类型：应激诱导型（HMOX1）、组成型（HMOX2），以及尚未明确的 HMOX3（Maines，1997）。HMOX1 在大多数组织内呈低水平表达，可被多种伤害性刺激诱导而产生高水平表达；HMOX2 在体内呈稳定表达；而 HMOX3 目前认为不具有酶活性。HMOX1/2 可以将血红素分解为一氧化碳（carbon monoxide，CO）、胆绿素（Biliverdin）和二价铁离子（Fe^{2+}）。心血管系统中 HMOX1 的研究多集中在其保护性作用上，HMOX1 及其代谢产物往往被认为在抗氧化、抗炎、调节细胞增殖中起到重要作用（Ayer et al.，2016）。例如，Wang 等曾构建了 Hmox1 过表达转基因小鼠，发现这种策略可以有效地抵抗缺血性心力衰竭（Wang et al.，2010）。但是近些年发现这一结论在复杂的各种心脏病理生理过程中并不一致。例如，Allwood 等报道，尽管 Hmox1 过表达有利于防治异丙肾上腺素诱导的缺血性心肌病，但是转基因小鼠在主动脉弓缩窄（transverse aortic constriction，TAC）模型中则表现出更严重的心脏功能失调，且在进入老年后表现出自发性的心力衰竭（Allwood et al.，2014）。

近期，我们在小鼠阿霉素（doxorubicin）心肌病模型上通过 RNA-Seq 发现了 Hmox1 和卟啉代谢通路的显著变化，由此推测阿霉素处理后增多的游离铁离子可能来源于血红素的降解。使用氯化血红素（hemin）诱导 Hmox1 表达后，再给小鼠注射阿霉素表现为心脏血红素进一步减少及游离铁的进一步增加，同时心脏功能相较于单用阿霉素组明显恶化。为进一步研究 Hmox1 在阿霉素诱导心肌损伤中的作用，我们运用锌原卟啉（ZnPP）阻断 Hmox1 的活性，功能验证了血红素与游离铁通过 Hmox1 的酶活性变化进行转化。同时，抑制 Hmox1 的表达还可以改善心衰指标，提示 Hmox1 可能是临床治疗阿霉素心肌病的潜在靶点（Fang et al.，2019）。

27.5 氧化应激与心血管疾病

氧化应激指的是机体氧化系统与抗氧化系统失衡的一种状态，表现为活性氧的生成超过抗氧化系统的清除能力，从而导致机体氧化损伤。氧化应激参与了缺血性心脏病、心力衰竭、高血压、肺动脉高压、动脉粥样硬化、心律失常、病毒性心肌炎等多种心血管疾病的发生发展，靶向抑制或干预氧化应激能显著减轻或改善心血管疾病的症状，为心血管疾病的防治提供更多的有效途径。

27.5.1 氧化应激与缺血性心脏病

缺血性心脏病是指当冠状动脉的管腔严重狭窄、阻塞时，可造成心肌缺血、缺氧，从而引发一系列的症状如胸闷、心绞痛等，甚至发生心肌梗死而危及生命。目前，对于药物治疗效果不佳或药物保守治疗失败的缺血性心脏病患者，经皮冠状动脉介入术和冠状动脉搭桥手术均为重建有效冠状动脉血流、改善心肌缺血和临床症状的重要治疗方式。然而，当缺血心肌恢复血液再灌注后，患者病情可能出现恶化，引起心肌超微结构、功能、代谢及电生理结构发生进一步损伤，这种损伤也称为"再灌注损伤"。大量研究发现氧化应激与心肌缺血再灌注损伤密切相关。当心肌缺血、缺氧时，抗氧化系统功能降低，而氧化系统活性增强，一旦恢复心脏血液供应和氧供，来源于多种途径的活性氧（包括线粒体、微粒体、NADPH 氧化酶、血管过氧化物酶、铁离子等）大量产生和急剧堆积，活性氧通过氧化修饰脂质、蛋白质、核酸和激活细胞死亡信号通路等方式造成心脏急性或慢性损伤。

大量动物和细胞实验表明，抗氧化治疗能有效减轻心脏或心肌细胞缺血或缺氧损伤。临床上，某些外源性抗氧化剂在接受冠状动脉搭桥手术的缺血性心脏病患者中发挥了心肌保护作用：① N-乙酰半胱氨酸能够增加还原型谷胱甘肽表达，降低脂质过氧化，恢复左心室功能，抑制心肌梗死；②别嘌呤醇作为黄嘌呤氧化酶的选择性抑制剂能够拮抗氧化应激，改善患者的心功能，促进术后康复，降低心肌梗死、心律失常等并发症的发生率；③某些维生素（如维生素 E 和大剂量维生素 C）可减少脂质过氧化产物，展现了部分代谢和功能方面的有益作用；④补充硒也能上调谷胱甘肽过氧化物酶的水平，抑制脂质过氧化引起的心肌细胞损伤，改善患者的预后情况；⑤铁螯合剂-去铁胺能够减轻脂质过氧化，促进患者术后心功能的恢复；⑥依达拉奉能够拮抗氧化应激，抑制心律失常，改善长期临床预后情况（Braunersreuther and Jaquet，2012）。因此，基础和临床研究均表明，氧化应激是造成心肌缺血损伤的重要机制，抑制氧化应激是缺血性心脏病的防治选项之一。

27.5.2 氧化应激与心力衰竭

心力衰竭是各种心脏疾病发展至终末期的表现，是由各种心脏疾病导致心功能不全的一种综合征，大多数情况下表现为心肌收缩力下降，心排血量不能满足机体代谢需要，器官、组织灌流不足，体循环和（或）肺循环淤血。其发病机制十分复杂，其中氧化应激与心力衰竭的进程密切相关。活性氧可通过以下途径诱发和加剧心力衰竭。①活性氧可作用于心肌细胞膜磷脂中的不饱和脂肪酸，产生脂质过氧化，造成心肌细胞膜结构和功能的破坏，膜的液态性、流动性及通透性发生变化，膜容量调节及离子转运功能障碍。②活性氧可通过损伤胞内的亚细胞器参与心力衰竭过程。例如，活性氧破坏溶酶体膜，使其释放磷脂酶并激活膜旁磷脂酶，破坏膜磷脂，使心肌细胞自溶。活性氧可使肌质网膜上的 Ca^{2+}-ATPase 失活，肌质网摄取和释放 Ca^{2+} 的能力减弱，从而使心肌的收缩与舒张功能障碍。此外，活性氧还能够损害线粒体，使之出现严重肿胀甚至崩解，导致 ATP 合成减少而也造成心肌细胞能量代谢障碍。③活性氧可刺激间质胶原酶活化，分解胶原蛋白，破坏间质胶原网络，刺激体内各种生长因子的表达，促进胶原合成，导致心肌纤维化，进而促进心室重构。④活性氧激活环氧合酶和脂氧合酶，释放血栓素、白三烯等活性物质，促进血小板聚集和冠状动脉收缩，使心肌缺血缺氧进一步恶化。⑤活性氧可引发和加重血管内皮功能障碍，使内皮细胞依赖的血管舒张作用减弱，血管阻力逐步增加，左心室负荷过重，加剧心功能减退及循环功能障碍，最终加剧心力衰竭病情进展。⑥除上述途径外，活性氧还能通过直接遗传毒性等作用诱导心肌细胞凋亡，使心肌细胞数量减少，引起心功能进行性下降（孙涛和郑竹虚，2006）。总之，氧化应激会促进心力衰竭，抗氧化治疗可能有助于改善心功能，延缓心衰进程。

27.5.3　氧化应激与高血压

高血压是一种以动脉压升高为特征，可伴有心脏、血管、大脑和肾脏等器官功能性或器质性改变的全身性疾病。氧化应激在高血压及其并发症的发生发展中具有重要的作用，主要涉及以下机制：① NADPH 氧化酶产生的超氧阴离子通过与血管舒张因子一氧化氮迅速反应生成活性更强的过氧化物-亚硝基过氧化物来灭活一氧化氮，从而加重血管收缩和损伤，最终导致内皮依赖性舒血管作用消失；②活性氧能够耗竭合成一氧化氮合酶的重要辅因子四氢生物嘌呤，使一氧化氮生成减少，进一步引起内皮舒张功能损伤；③超氧阴离子和过氧化氢均能抑制肌浆网 Ca^{2+} 三磷酸腺苷，促进细胞外 Ca^{2+} 内流，使胞浆中 Ca^{2+} 浓度增高，从而使血管收缩增强；④活性氧能够增加内皮细胞通透性，直接损伤内皮细胞；⑤活性氧可以刺激炎症发生，进一步促进高血压时血管的重构；⑥氧化应激还可以促进血管平滑肌细胞增殖和肥厚，导致胶原沉积，进而导致血管壁增厚和血管腔狭窄（Guzik and Touyz，2017）。

临床研究也表明，氧化应激与高血压密切相关。原发性高血压患者血液中氧化应激标志物浓度明显升高，内源性抗氧化物质如谷胱甘肽过氧化物酶和抗坏血酸等的水平明显低于正常者，且内源性抗氧化物水平与患者舒张压呈负相关。另外，通过体外培养来自于原发性高血压患者外周阻力动脉中的血管平滑肌细胞，发现血管紧张素 II 能够刺激 NADPH 氧化酶的表达，诱导活性氧大量生成，该过程可能与高血压患者的血管重构有关。目前，临床上常用的一些抗高血压药，如血管紧张素转换酶抑制剂、血管紧张素 II 受体拮抗剂、β 受体阻断剂、钙通道阻滞剂等的降压作用至少部分受益于它们的抗氧化活性（Sinha and Dabla，2015）。

27.5.4　氧化应激与肺动脉高压

肺动脉高压是一种以肺动脉压力升高为特征的肺血管疾病，长期持续的肺动脉压力超负荷会引起右心室肥厚和右心衰竭，甚至导致死亡。氧化应激参与了肺动脉高压的发病过程。动物实验证实：①正常情况下，细胞外超氧化物歧化酶在肺部高表达来清除细胞外的超氧阴离子，而细胞外超氧化物歧化酶的缺失则加速了低氧诱导的小鼠和野百合碱诱导的大鼠肺动脉高压的进程；②增加肺部组织中谷胱甘肽过氧化物酶和超氧化物歧化酶的活性可一定程度抑制肺动脉高压大鼠中肺动脉重构；③在凝血酶诱导的肺栓塞小鼠模型中，肺动脉中 NADPH 氧化酶源性的活性氧诱导了内皮功能紊乱和肺动脉高压；④铁离子通过芬顿反应促进活性氧生成，而大剂量右旋糖酐铁能够引起大鼠肺动脉血管收缩性增加和一氧化氮水平降低，抗氧化处理则能逆转铁超载诱导的这些效应；⑤某些药物，如双氢青蒿素、非诺贝特、曲匹地尔、紫檀芪及蓝莓提取物等，可通过拮抗氧化应激抑制肺动脉内皮细胞增殖、改善心肺功能、减轻肺动脉高压及肺动脉高压引起的右心室肥厚和右心衰竭的症状。

临床研究证据表明：①在重度肺动脉高压患者的肺部组织中观察到氧化应激水平升高；②在持续肺动脉高压的新生儿中也观察到氧化应激的现象，并且活性氧会通过一氧化氮通路降低环磷酸鸟苷水平和引起肺动脉血管收缩；③在先天性肺动脉高压患者的肺组织中观察到超氧化物歧化酶和谷胱甘肽过氧化物酶水平降低，且抗氧化酶的缺乏与大量活性氧消耗一氧化氮导致肺动脉高压的形成相关（Mikhael et al.，2019）。总之，动物和临床研究均表明氧化应激参与了肺动脉高压发生发展的多个环节，抗氧化治疗有可能成为抑制肺动脉高压和右心室重构的有效途径。

27.5.5　氧化应激与动脉粥样硬化

动脉粥样硬化是动脉壁上沉积了一层像小米粥样的脂类，使动脉弹性降低、管腔变窄的病变，它是心血管疾病中严重威胁人类生命健康的疾病之一。研究表明，氧化应激在动脉粥样硬化的发生发展中发挥着重要作用（Kattoor et al.，2017）。一方面，氧化应激能够通过影响血管内因素（血浆脂蛋白、血小板及血液流变性）来加速动脉粥样硬化的进程。首先，活性氧过度生成导致低密度脂蛋白被氧化修饰成氧化型低密度脂蛋白。它能损伤内皮细胞，导致内皮功能障碍；趋化单核细胞至内皮下间隙，促进平滑肌细胞增殖和迁移，参与泡沫细胞形成；诱导大量炎症因子的生成。其次，活性氧可以抑制前列环素（PGI_2）合成酶活性，同时促进血栓素（TXA_2）的合成，使 PGI_2/TXA_2 比值下降，导致血小板聚集，血栓形成。最后，活性氧能够使脂质过氧化增加，使红细胞膜的流动性和红细胞滤过能力降低，导致红细胞和血浆蛋白交联而使血黏度增高。

另一方面，氧化应激能够通过影响血管壁组分（内皮细胞、平滑肌细胞、单核巨噬细胞）来诱导动脉粥样硬化的发生：①活性氧通过促进脂质过氧化、促炎症基因的表达和内皮一氧化氮的氧化失活而损伤内皮功能，并导致内皮细胞的退行性变化和通透性增高，甚至诱导内皮细胞坏死和凋亡。同时，活性氧也能诱导血管细胞黏附分子 1（VCAM-1）和内皮细胞间黏附分子 1（ICAM-1）等黏附分子的表达；②活性氧能够促进平滑肌细胞的增殖和迁移，促进肌源性泡沫细胞的形成；③活性氧还能增加单核细胞及中性粒细胞对内皮细胞的黏附性及活性，诱导巨噬源性泡沫细胞的形成，最终促进动脉粥样硬化的发生发展（吴蕊和涂玲，2007）。

27.5.6　氧化应激与其他心血管疾病

除上述疾病外，氧化应激还参与心血管系统疾病如心律失常和病毒性心肌炎的发生发展。心律失常是由于心脏活动的起源和（或）传导障碍导致心脏搏动的频率和（或）节律异常。氧化应激可引起静息电位缓慢的可逆性去极化、振幅降低以及去极化最大速度的下降，使折返形成，阈电位接近膜电位，心肌细胞应激性增强，造成单个或一级细胞的潜在自动去极化倾向，细胞自律性增强。抑制氧化应激能够降低大鼠心肌缺血时室性心律失常的发生率和病死率（王全伟等，2014）。此外，活性氧也能通过诱导细胞内Ca^{2+}超载参与心房颤动后的电重构（有效不应期缩短、心房传导速度减慢、频率适应性降低或消失等）和结构重构（心房扩大、心肌细胞坏死、纤维化、缝隙连接发生改变等）（冯达应和陈晓平，2006）。

　　病毒性心肌炎是指由各种病毒引起的局限性或弥漫性心肌细胞变性、坏死，伴有炎性细胞浸润，从而导致心肌损伤、心功能障碍和心律失常的一种常见疾病。在急性病毒性心肌炎患者体内，血浆和红细胞中过氧化脂质含量明显增高，而血浆中谷胱甘肽转移酶和红细胞内过氧化氢酶的活性明显降低（王焱等，2005）。当病毒性心肌炎患者处于急性期时，心肌超氧化物歧化酶的表达降低，血中过氧化脂质含量增高；恢复期时，前者表达升高，后者含量降低，抗氧化治疗具有一定的心肌保护效果（Si et al.，2005）。

　　总之，氧化应激可通过促进细胞及细胞器膜脂质过氧化、激活细胞死亡信号通路和灭活血管舒张因子一氧化氮等多重机制参与缺血性心脏病、心力衰竭、高血压、肺动脉高压、动脉粥样硬化、心律失常、病毒性心肌炎等心血管疾病的发生发展（图27-2）。尽管目前已证明抑制氧化应激对心血管疾病的防治有明确的效果，但要达到理想的效果仍有很长的路要走。

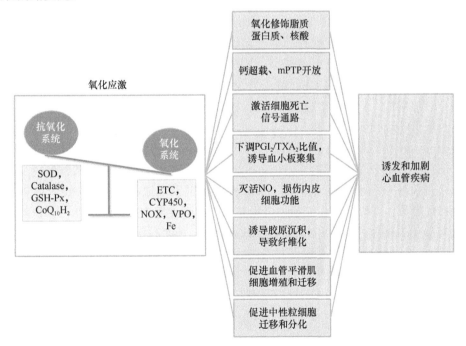

图27-2　氧化应激参与心血管疾病的发生发展

当机体发生氧化应激即氧化系统（线粒体电子传递链、微粒体细胞色素P450酶、NADPH过氧化物酶、血管过氧化物酶及铁离子）诱导活性氧生成超过抗氧化系统（超氧化物歧化酶、过氧化氢酶、谷胱甘肽过氧化物酶、还原型辅酶Q_{10}）的清除能力时，活性氧会通过以下机制诱发和加剧心血管疾病：氧化修饰脂质、蛋白质、核酸；促进钙超载、线粒体通透性转换孔（mPTP）开放，导致心肌、血管过度收缩和能量代谢障碍；激活细胞死亡信号通路，诱导细胞死亡；下调前列环素/血栓素（PGI_2/TXA_2）比值，诱导血小板聚集；灭活一氧化氮，损伤内皮细胞功能；诱导胶原沉积，加速心肌和血管纤维化；促进血管平滑肌细胞增殖和迁移；促进中性粒细胞迁移和分化为巨噬细胞，导致泡沫细胞形成

27.6　铁过载与心血管疾病

铁过载（iron overload）是指机体铁储存多于需求，即供大于求。在人体中，血清中的转铁蛋白饱和度（transferrin saturation）正常时约为 30%，当女性机体转铁蛋白饱和度大于 45%、男性大于 50% 时则表现为铁过载（Fleming and Ponka，2012）。当血清转铁蛋白饱和度超过 60% 时，非转铁蛋白结合的铁就会在血液循环中蓄积，对细胞造成破坏。临床上一般将铁过载分为原发性和继发性两大类。原发性是先天性代谢障碍导致体内铁过度积累，即遗传性血色病（hereditary hemochromatosis，HH）；继发性铁过载则常起因于大量输血、长期内服铁剂、摄入过量含铁膳食或某些罕见血液病。铁过载是心血管疾病的重要危险因素。有研究报道，体内血清铁蛋白高于正常范围（＞ 200mg/L）时，中年男性发生心肌梗死的风险是正常对照人群的 2.2 倍（Salonen et al.，1992）。

27.6.1　遗传性血色病与心血管疾病

遗传性血色病是一种以铁沉积为病理特征的常染色体隐性遗传疾病，其发病遍及全球，最常见于北欧日耳曼人和高加索人种（Pietrangelo，2010）。人类 6 号染色体上的 *HFE* 基因突变是导致 HH 的主要原因，其中错义突变 C282Y 纯合突变频率约占血色病患者的 80% ~ 85%（Distante et al.，2004）。非 HFE 血色病分别由 *HJV*（*HFE2*）、*HAMP1*、*TFR2* 和 *FPN1* 四种基因的突变导致，其发病率低于 HFE 血色病，而且没有地区和种族差异（Franchini，2006）。这五种铁代谢调节基因突变导致肝脏分泌 hepcidin 减少或 hepcidin 抵抗，引起小肠铁吸收增加及巨噬细胞铁释放增多，大量的铁离子沉积在肝脏、胰腺及心脏等敏感的实质细胞内，造成组织结构损伤，导致脏器病变，引发肝硬化、糖尿病和心衰等病症。器官受累程度与血清铁超负荷的速度和时间有关，这主要由基因突变类型决定（Pietrangelo，2004）。

根据 Olson 等的报道，大概有 1/3 的 HH 患者死于心脏病变（Olson et al.，1987）。铁离子最初沉积于心外膜，继而透过整个心室壁，其中心室肌最常受累，但较少沉积于心房，心脏传导系统也可能被波及。Gaenzer 等研究发现血色病患者中血管内皮中层组织呈损伤性增厚，同时功能也受损，采用祛铁治疗后血管内皮组织功能得到恢复，并且心血管疾病的发病概率也有所降低（Gaenzer et al.，2002）。Failla 等对血色病患者进行祛铁治疗后也发现桡动脉壁的硬化情况较治疗前有较大改善（Failla et al.，2000）。还有许多学者从遗传学角度研究两者的关系，认为 *HFE* 基因突变与心血管疾病风险存在正相关（Campbell et al.，2003；Candore et al.，2003；Rasmussen et al.，2001；Waalen et al.，2002）。近年的一项 Meta 分析显示，*HFE* 基因 H63D 错义突变会显著升高冠心病风险，但 C282Y 突变则没有类似的关联（Lian et al.，2013）。

27.6.2　弗里德赖希共济失调及线粒体铁过载与心力衰竭

弗里德赖希共济失调（Friedreich's ataxia，FRDA）是一种罕见的常染色体隐性遗传疾病，由德国医学家弗里德赖希在 1863 年首先报道（Koeppen，2011）。但直到一百多年后，其病因才被现代分子遗传学解开，即编码 Frataxin（FXN）基因的第一个内含子上的 GAA 三联密码子重复扩展突变，导致 FXN 蛋白的表达严重减少（Campuzano et al.，1996）。患者发病时间在 25 岁之前，一般为 5 ～ 10 岁左右。GAA 重复越多，发病越早，严重的在幼儿时期就出现症状。虽然 FRDA 以慢性进行性小脑性共济失调为主要病理特征，但其最主要的死因之一却是充血性心力衰竭（Weidemann et al.，2013）。

人类 FXN 基因位于 9 号染色体长臂的远端，由 7 个外显子组成的，长约 95kb。成人体内 FXN 在心脏和脊髓表达最多，其次是肝脏、骨骼肌和胰腺。其编码的 FXN 是一种主要位于线粒体基质的蛋白质，它的功能与线粒体内血红素和铁硫簇的合成密切相关，被认为有储存铁、铁伴侣分子、铁感应负性调节因子和表达调节性代谢开关四大功能（Adamec et al.，2000；Adinolfi et al.，2009；Yoon and Cowan，2004）。如前文所述，心脏是主要的耗氧器官，线粒体数目多且功能活跃，因此成为 FRDA 中被累及最严重的器官之一。在 FXN 敲除小鼠模型和 FRDA 患者中，均出现心肌细胞胞质内铁缺失和线粒体铁积累表型，铁硫簇含量和依赖于铁硫簇的酶活性均显著减少，线粒体功能障碍（Koeppen et al.，2015）。

27.6.3 继发性铁过载与心血管疾病

遗传性或获得性贫血的患者中，由于需要长期反复的输血治疗，很容易造成机体内铁的逐渐累积，如 β 地中海贫血（β-thalassaemia major，β-TM）、镰状细胞贫血（sickle cell disease，SCD）和骨髓增生异常综合征（myelodysplastic syndromes，MDS）等（Wood，2008）。其中，以 β-TM 的相关研究最多。据统计，β-TM 的死亡患者中大概有 2/3 为心源性，且心脏铁过载的概率在男性患者比女性要多两倍左右（Borgna-Pignatti et al.，2006）。Aessopos 等收集了大量病例进行分析研究后认为，慢性铁蓄积诱导的左心室功能障碍及肺动脉高压（pulmonary hypertension）是 β-TM 患者死亡的主要原因（Aessopos et al.，2005；Aessopos et al.，2007）。超微电镜显示过量的铁沉积于患者心肌细胞溶酶体内，同时可观察到心肌细胞肌纤维的缺失（Kolnagou et al.，2008）。2000 年，来自英国的一项全国性研究显示，约 50% 的 β-TM 患者在 35 岁以前死亡，主要问题是祛铁治疗的顺应性太差（Modell et al.，2000）。近年来，随着磁共振成像（T2*）检测脏器铁沉积技术的引进，祛铁治疗的普及、加强及其他临床改进，心脏铁过载造成的 β-TM 患者死亡已呈减少的趋势（Modell et al.，2008）。

与 β-TM 类似，大部分 MDS 患者有贫血且呈进行性加重，导致最终出现输血依赖（Roy et al.，2011）。但是许多患者在接受输血治疗前就已经出现了铁蓄积现象，这显然与输注红细胞无关。目前认为无效红细胞生成引起的铁吸收增加是铁过载的另一个主要原因（Tanno and Miller，2010）。上述两方面机制相互作用，逐渐形成恶性循环，从而促进了铁过载的发生。Jaeger 等研究者在德国回顾性分析了 239 例 MDS 患者，其中 46 例发展为继发性铁过载，这些患者中心力衰竭的发生率超过 40%，并有 14 例患者死亡（Jaeger et al.，1992）。

心脏继发性铁过载的另一大原因是蒽环类抗生素（anthracycline）的使用。蒽环类抗生素，尤其阿霉素（doxorubicin）是临床上用于抗恶性肿瘤治疗的广谱化疗药物。自 20 世纪 60 年代问世起，阿霉素与其他化疗药物及分子靶向药物联合应用，一直是临床抗癌治疗的一线标准方案。阿霉素抗肿瘤疗效显著、应用广泛，但其引起的心脏毒性呈进展性及不可逆转，严重限制了其临床应用（Singal and Iliskovic，1998）。虽然人们对于阿霉素引起的心脏毒性的机制已进行了多年的探索，但目前尚无一种公认的理论来解释其引发的所有毒性表现（Octavia et al.，2012）。然而，越来越多的证据表明，使用阿霉素导致的心脏铁过载在其心脏毒性的发生发展中起着极其重要的作用（Gammella et al.，2014）。

阿霉素可直接与心肌细胞中的 Fe^{3+} 反应生成复合物，促进 Fe^{2+} 向 Fe^{3+} 的氧化反应，并产生大量的活性氧簇（reactive oxygen species，ROS）（Xu et al.，2005）。Miranda 等应用 $Hfe^{-/-}$ 小鼠作为血色病模型，发现其对阿霉素的心脏毒性更加敏感（Miranda et al.，2003）。Panjrath 等用高铁膳食饲喂大鼠后给予阿霉素，相较于正常膳食组表现出了更严重的心脏损伤（Panjrath et al.，2007）。Ichikawa 等的研究表明，阿霉素作用后铁离子主要蓄积在小鼠心肌细胞的线粒体中并影响有氧呼吸，在过表达线粒体铁外排通道蛋白 ABCB8 后心脏毒性即得到缓解（Ichikawa et al.，2014）。

27.6.4　膳食铁摄入与心血管疾病

人体每天通过消化道尤其是小肠来吸收膳食中的铁，以此来补充由于肠道细胞脱落等原因丢失的铁，保障机体铁水平的稳态平衡。随着社会经济水平的不断提高和物质文明的快速发展，许多发达国家与地区铁营养的核心问题已经从铁缺乏转变为铁过载，并由此导致了心血管疾病、2型糖尿病等许多疾病（Hallberg，2002）。

基于"卫生专业人员随访研究"（Health Professionals Follow-up Study，HPFS）的数据，来自哈佛大学公共卫生学院的 Ascherio 等在全球范围内第一个报道了膳食铁和冠心病的关联（Ascherio et al.，1994）。在校正了其他危险因素后，他们发现摄入血红素铁较多的男性更有可能发生心肌梗死。5年之后，Klipstein-Grobusch 等在以荷兰人群为基础的 *Rotterdam Study* 中报道了类似的结果，而且指出这种正相关在因心梗死亡的病例中更显著（Klipstein-Grobusch et al.，1999）。来自"护士健康研究"（Nurses' Health Study，NHS）和"爱荷华州妇女健康研究"（Iowa Women's Health Study，IWHS）的数据则提示膳食血红素铁会使罹患2型糖尿病和酗酒的女性增加心血管并发症的风险（Lee et al.，2005；Qi et al.，2007）。

基于已发表的队列研究数据，我们运用荟萃分析（Meta-analysis）发现膳食血红素铁的摄入与心血管疾病风险显著相关，且呈现出明显的剂量-反应关系，即血红素铁的膳食摄入每天增加 1mg，发生心血管疾病风险就增加 7%；而膳食非血红素铁摄入与心血管疾病风险却没有关联。亚组分析揭示这种正相关在北美人群更显著，这可能与其更高的红肉摄入量有关（Fang et al.，2015a）。

27.6.5　祛铁治疗可有效防控心血管疾病

目前的基础研究与临床实践均认为，通过有效的祛铁治疗可延缓铁过载的发生，减轻铁过载的危害，显著改善相关心脏疾病的预后。尤其是对于已经合并心功能不全的原发性或继发性铁过载患者，不能耐受传统的放血疗法，使用铁螯合剂治疗是更合适的方案（Fabio et al.，2007）。铁螯合剂可与血浆或组织内的铁离子结合并促进其通过尿液或者胆汁排出，从而降低体内的铁含量。目前常用的铁螯合剂剂包括祛铁胺（deferoxamine）、祛铁酮（deferiprone）、地拉罗司（deferasirox）和右丙亚胺（dexrazoxane）；此外，deferitrin 和 desferrithiocin 等新一代铁螯合剂也正在积极开展临床前试验（Bulbake et al.，2019）。

临床试验揭示，对合并心衰的重症地中海贫血患者使用祛铁胺，可显著降低心脏铁水平，改善心脏功能与远期预后（Anderson et al.，2004；Marcus et al.，1984）。祛铁酮虽然稳定性与临床效果略差于祛铁胺（Maggio et al.，2002），但其和祛铁胺联合使用能达到更好的心脏保护效果（Tanner et al.，2007）。地拉罗司是批准上市的新一代口服祛铁剂，目前的药物动力学试验与临床试验均表明，地拉罗司半效期长、生物利用度高，对于铁过载相关心脏病具有良好的治疗效果（Pennell et al.，2010；Porter，2009）。

右丙亚胺则是临床上治疗蒽环类药物心脏毒性的唯一特效药（Cvetkovic and Scott，2005）。多中心、随机对照的临床研究结果显示，右丙亚胺对接受蒽环类药物化疗的癌症患者具有显著的心脏保护作用，并且不影响抗肿瘤治疗的效果（Marty et al.，2006；Venturini et al.，1996）。值得注意的是，其他类型的铁螯合剂对化疗患者并没有类似的心脏保护作用。究其原因，目前的研究进展认为，右丙亚胺可以特异性地被转运进入心脏，通过降低心肌细胞尤其是线粒体内的铁含量来达到保护心脏的效果（Fang et al.，2019；Ichikawa et al.，2014）。

尽管铁螯合剂的临床疗效已经被越来越广泛地接受和认可，但毒副作用极大地限制了它们的广泛应用。例如，祛铁胺会导致视网膜病变、听力受损、骨骼畸形和生长停滞等一系列不良反应（Ryals et al.，1997）。单纯的祛铁治疗已经逐渐不能满足临床需求，揭示铁过载导致心脏损伤的确切分子机制并以此为靶点研发新型疗法将是未来的发展方向。

27.7 铁死亡在心血管疾病中的作用

27.7.1 新型细胞死亡方式——铁死亡

尽管我们对铁代谢紊乱和氧化应激在心血管疾病中的存在与作用已经知之甚久，但长期以来至致病机制的研究仍缺少里程碑式的进展。2012 年诞生的"铁死亡"概念恰好为这一谜题的破局带来了新的希望。铁死亡的研究最早起源于小分子药物 erastin 的抗肿瘤机制探索，美国哥伦比亚大学 Stockwell 教授课题组观察到这种化合物通过诱导一种非凋亡的新型死亡方式从而杀死 RAS 突变的肿瘤细胞（Dixon et al.，2012）。进一步的筛选试验发现，只有祛铁胺（deferoxamine，DFO）等铁螯合剂可以有效抑制这种细胞死亡，而凋亡、坏死和自噬的特异性抑制剂均无法挽救，因此将其取名为 ferroptosis，即铁依赖的细胞死亡方式，又称为铁死亡（Stockwell et al.，2017）。

除了铁代谢，细胞发生铁死亡的主要特点是脂质过氧化。Yang 等发现，这一致死性的脂质过氧化过程主要由谷胱甘肽过氧化物酶（glutathione peroxidase 4，GPx4）失活所导致（Yang et al.，2014）。GPx4 是一种含有硒代半胱氨酸的谷胱甘肽过氧化物酶，与同家族的其他蛋白质相比，它的重要功能是利用谷胱甘肽特异性清除磷脂氢过氧化物（Brigelius-Flohe and Maiorino，2013）。引起 GPx4 失活的机制主要有两种，除了直接抑制 GPx4 酶活性，还可以通过降低谷胱甘肽含量间接抑制 GPx4。谷胱甘肽是一种含 γ-酰胺键和巯基的短肽，由谷氨酸、半胱氨酸及甘氨酸组成，也是 GPx4 在细胞内发挥磷脂过氧化物酶活性并催化脂质过氧化物还原过程的辅基。谷胱甘肽在反应中作为电子供体，然后在谷胱甘肽还原酶（GSH reductase）的作用下通过消耗 NAPDH 重新参与这个催化反应循环。由 SLC7A11 和 SLC3A2 构成的胱氨酸/谷氨酸反向转运体（System X$_c^-$）可摄取胱氨酸、排出谷氨酸，为胞内谷胱甘肽合成提供原料（Sato et al.，1999）。抑制或者敲除 SLC7A11 可以显著降低谷胱甘肽水平，间接抑制 GPx4，从而触发铁死亡（Dixon et al.，2012；Wang et al.，2017）。

脂代谢、NADPH 代谢、非编码 RNA 等也在铁死亡调控网络中发挥重要作用，在此不一一赘述，可参见本书相关章节。总之，与凋亡等其他程序性细胞死亡方式相比，铁死亡现象被发现和报道时间最短。虽然已经涌现出一大批优秀成果，但因相关研究起步不久，尤其是铁死亡的关键执行分子及其调控机制尚待深入探索。

27.7.2　铁死亡在心血管疾病中的发现历程

在 2014 年 GPx4 被证明是铁死亡的核心调控因子之前，该基因的敲除小鼠表型就已经引起学界的关注和讨论。GPx4 全身敲除会导致小鼠胚胎 7.5 天时即发生死亡。GPx4 血管内皮细胞特异性敲除小鼠的原代主动脉内皮细胞在体外培养时分裂减弱；而在给予维生素 E 缺乏的膳食后，发现 GPx4 和维生素 E 联合缺失会导致该小鼠多种病理损伤，包括血栓、心衰、肾脏和脾脏微梗死乃至截瘫等（Wortmann et al.，2013）。这些表型已经提示这一铁死亡重要基因在心血管生理与病理生理过程中的重要作用，但论证铁死亡在其中的存在与机制还需要扎实的实验证据。

体内脏器铁死亡的研究发轫于肾脏和肝脏。同样在 2014 年，Linkermann 等和 Angeli 等分别于小鼠肾脏和肝脏缺血再灌注损伤（ischemia/reperfusion injury）模型中观察到了铁死亡的存在和表现（Friedmann Angeli et al.，2014；Linkermann et al.，2014）。这些结果也提示，缺血再灌注损伤是一种理想的体内铁死亡模型。之后，Gao 等建立了离体（*ex vivo*）的小鼠心脏缺血再灌注模型，发现通过药物抑制谷氨酰胺代谢可以抑制铁死亡发生从而显著减轻心脏组织损伤（Gao et al.，2015）。后续在以小鼠为实验对象建立在体（*in vivo*）心肌缺血再灌注模型上，进一步证实给予铁死亡抑制剂或铁螯合剂可明显减轻缺血再灌注导致的急性和慢性心脏损伤，为防治相关疾病提供了新思路和新策略（Fang et al.，2019）。

心脏移植手术中也会发生缺血再灌注损伤，导致移植后心肌细胞发生铁死亡。根据 Li 等报道，供体心脏在移植到受体中后一旦发生心肌细胞铁死亡，除去心肌细胞本身的损失，细胞内容物还将释放并通过 TLR4/Trif/type 1 IFN 通路募集中性粒细胞（neutrophil recruitment），造成所谓的坏死性炎症（necroinflammation），进一步损伤心脏组织，影响预后（Li et al.，2019）。

人群观察和动物实验都证实，糖尿病会显著恶化心肌缺血再灌注损伤（Lejay et al.，2016）。近期，Zang 等在链脲佐菌素（streptozotocin，STZ）诱导的糖尿病心肌病小鼠模型上发现了心脏铁死亡的证据（Zang et al.，2020）。机制上，Wang 等在 STZ 诱导的糖尿病大鼠模型上发现心肌缺血再灌注损伤的加重伴随着 AMPK 通路介导的 NADPH 氧化酶（NADPH oxidases）的激活以及升高的氧化应激水平。这些变化可能导致了包括铁死亡在内的多种程序性细胞死亡的发生（Wang et al., 2020b）。几乎同一时期，Li 等也在糖尿病大鼠模型上报道了铁死亡参与心肌缺血再灌注的现象；但在机制的阐释上，他们认为内质网应激（endoplasmic reticulum stress）在很大程度上参与了这一过程（Li et al., 2020b）。

如前文所述，阿霉素心肌病是一个经典的临床问题，严重限制阿霉素等蒽环类抗肿瘤药物的临床应用。为了研究细胞死亡在这一心脏疾病中发挥的作用，浙江大学王福俤教授课题组在阿霉素心肌病小鼠模型上试用了多种细胞死亡抑制剂，发现唯有铁死亡抑制剂可以显著降低阿霉素导致的心脏毒性并提高小鼠的存活率。阿霉素处理后，小鼠心脏中脂质过氧化产物丙二醛（malondialdehyde, MDA）以及铁死亡标志基因也被观察到显著升高，结合已知的铁过载表型，可以推断铁死亡深度参与了阿霉素心肌损伤的发生发展（Fang et al., 2019）。日本九州大学的研究团队则在阿霉素心肌病小鼠模型上发现铁死亡关键调控蛋白 GPx4 的表达下调。后续实验证明，敲减 GPx4 之后小鼠心脏功能不全加剧，而过表达 GPx4 可以明显抑制阿霉素介导的铁死亡和心脏损伤，提示 GPx4 在心脏铁死亡的调控网络中同样发挥重要作用（Tadokoro et al., 2020）。

脓毒症心肌病（septic cardiomyopathy）是由脓毒症（sepsis）累及心脏而导致的心功能不全，是脓毒性休克常见的并发症，也是脓毒症患者预后不良的常见原因之一（Martin et al., 2019）。盲肠结扎穿孔术（cecal ligation and puncture, CLP）后，小鼠发生心脏损伤，可以用于模拟人的脓毒症心肌病。该模型小鼠心肌脂质过氧化水平升高，游离铁蓄积，谷胱甘肽和 GPx4 表达下调，这些表现都提示了铁死亡的存在（Wang et al., 2020a）。类似的铁死亡现象在脂多糖（lipopolysaccharide, LPS）诱导的脓毒症心肌病模型中也被研究人员观察到。在此基础上，他们还进一步揭示，通过 NCOA4 介导的铁蛋白自噬（ferritinophagy）过程释放的游离铁离子，经线粒体膜上的 SFXN1 由胞浆进入线粒体从而激活铁死亡。

高血压等原因导致的心脏压力超负荷状态普遍存在于多心血管疾病中；持续的压力超负荷状态可引起心肌肥厚和纤维化，最终导致心功能衰竭。主动脉缩窄术后的心肌肥大动物模型中，NADPH 氧化酶 4（Nox4）表达显著升高，提示其介导的氧化应激和铁死亡机制可能参与了心脏病变（Chen et al., 2019；Liu et al., 2018）。Wang 等还发现，混合谱系激酶 3（mixed lineage kinase 3）可以通过 JNK/p53 通路调控肥厚心肌中的铁死亡发生发展（Wang et al., 2020c）。但该模型中是否存在铁死亡，还缺乏铁死亡特异性抑制剂或遗传模型的验证，这些证据有待后续研究补充和完善。

27.7.3　靶向铁死亡是心血管疾病防治的重要策略

铁死亡作为新发现的心血管疾病重要发病机制，将其作为药物靶点来帮助患者进行对应预防和治疗是具有巨大潜力和前景的临床策略与思路。所以，在本节我们将总结各种可以抑制铁死亡通路的药物，并介绍它们在心血管疾病模型中的研究进展（表 27-1）。

表 27-1　以心血管铁死亡为靶点的药物及其机制

药物	作用机制	对应心血管疾病
Ferrostatin-1	抑制脂质过氧化	阿霉素心肌病（Fang et al.，2019；Tadokoro et al.，2020）
		心肌缺血再灌注损伤（Fang et al.，2019；Li et al.，2019）
		移植后心脏损伤（Li et al.，2019）
		动脉粥样硬化（Bai et al.，2020）
		脓毒症心肌病（Li et al.，2020a）
		糖尿病心脏损伤（Li et al.，2020b）
		软脂酸心脏损伤（Wang et al.，2020d）
Liproxstatin-1	抑制脂质过氧化	心肌缺血再灌注损伤（Feng et al.，2019）
		软脂酸心脏损伤（Wang et al.，2020d）
Dexrazoxane	抑制铁过载	阿霉素心肌病（Fang et al.，2019）
		心肌缺血再灌注损伤（Fang et al.，2019）
		脓毒症心肌病（Li et al.，2020a）
Deferoxamine	抑制铁过载	心肌缺血再灌注损伤（Gao et al.，2015；Tang et al.，2020a）
Deferiprone	抑制铁过载	脓毒症心肌病（Li et al.，2020a）
Zinc protoporphyrin IX	抑制 HMOX1	阿霉素心肌病（Fang et al.，2019）
MitoTEMPO	抑制线粒体氧化应激	阿霉素心肌病（Fang et al.，2019）
Mito-FerroGreen	抑制线粒体铁过载	阿霉素心肌病（Tadokoro et al.，2020）
Compound 968	抑制谷氨酰胺代谢	心肌缺血再灌注损伤（Gao et al.，2015）
N-acetylcysteine	抗氧化	糖尿病心脏损伤（Wang et al.，2020b）
Vas2870	抑制 NOX	糖尿病心脏损伤（Wang et al.，2020b）
Acadesine	激活 AMPK	糖尿病心脏损伤（Wang et al.，2020b）
Simvastatin	抑制脂质蓄积	动脉粥样硬化（Bai et al.，2020）
Dexmedetomidine	激活 GPx4	脓毒症心肌病（Wang et al.，2020a）
Salubrinal	抑制内质网应激	糖尿病心脏损伤（Li et al.，2020b）
P22077	抑制 p53/TfR1	心肌缺血再灌注损伤（Tang et al.，2020b）
Puerarin	不详	肥厚性心肌病（Liu et al.，2018）

27.7.3.1　ferrostatin-1 与 liproxstatin-1

　　ferrostatin-1（Fer-1）是第一种特异性的铁死亡抑制剂，由 Stockwell 教授团队筛选获得并命名（Dixon et al.，2012）。自这种小分子化合物的抗铁死亡作用被报道后，就被广泛用于包括心血管疾病在内的各种疾病模型并取得了良好的效果。浙江大学王福俤教授团队率先将其应用于阿霉素心肌病模型小鼠，并发现 Fer-1 可以有效保护心脏而不受阿霉素损伤，且不影响铁代谢（Fang et al.，2019）。之后，日本的研究团队也在体外证实了 Fer-1 通过抑制铁死亡从而帮助原代培养的大鼠心肌细胞抵抗阿霉素细胞毒性（Tadokoro et al.，2020）。此外，在急性和慢性心肌缺血再灌注损伤模型小鼠上，Fer-1 也都取得了较好的治疗效果（Fang et al.，2019；Li et al.，2019），而且这种保护作用在糖尿病小鼠上更加明显（Li et al.，2020b）。在心脏移植手术模型中，Fer-1 预处理可以有效阻断受体心脏上发生的中性粒细胞募集现象，缓解局部炎症，保护心脏功能（Li et al.，2019）。此外，给予实验动物 Fer-1 还被报道可以改善脓毒症心肌病和动脉粥样硬化（Bai et al.，2020；Li et al.，2020a）。

liproxstatin-1（Lip-1）是 Marcus Conrad 课题组在 $Gpx4^{-/-}$ 原代细胞中筛选并鉴定的一种螺螺喹草胺（spiroquinoxalinamine）衍生物，可以在体外和体内高效抑制铁死亡（Friedmann Angeli et al.，2014）。相比 Fer-1，Lip-1 在心血管领域的研究较少，Feng 等报道了 Lip-1 可以通过减少心肌细胞线粒 ROS 生成和维持 GPx4 活性来发挥抗心肌缺血再灌注损伤的作用（Feng et al.，2019）。近期，还有研究揭示了 Lip-1 在软脂酸（palmitic acid）诱导的心脏损伤中的作用，其保护效果与 Fer-1 类似（Wang et al.，2020d）。

27.7.3.2　铁螯合剂

铁死亡是铁离子依赖的程序性细胞死亡方式，铁螯合剂也是最早被发现的铁死亡抑制剂（Dixon et al.，2012）。铁螯合剂 DXZ（dexrazoxane）是目前唯一获得美国食品药品监督管理局（FDA）批准上市的抗蒽环类药物心脏毒性的保护剂（van Dalen et al.，2011）。该药物是消旋雷佐生的 d2 异构体（2-二氧丙嗪复合物），也是螯合剂乙二胺四乙酸（ethylenediaminetetraacetic acid，EDTA）的亲脂性环状衍生物，容易穿透细胞膜并在细胞内螯合游离态铁离子，减少半醌自由基及超氧离子的产生，减轻脂质过氧化（Gammella et al.，2014）。目前的研究已经证实，抑制铁死亡是 DXZ 发挥心脏保护作用的重要机制（Fang et al.，2019）。那么为什么这么多种类的铁螯合剂中，只有 DXZ 对阿霉素心脏损伤有效呢？ Ichikawa 等认为主要原因是 DXZ 可以特异性地进入心肌细胞线粒体从而缓解其中的铁蓄积，改善铁离子的亚细胞分布失衡（Ichikawa et al.，2014）。最近，新型的线粒体特异性铁螯合剂 Mito-FerroGreen 也在阿霉素小鼠上取得了良好的心脏保护效果，成为支持该理论的一大证据（Tadokoro et al.，2020）。此外，去铁酮（deferiprone）和去铁胺（deferoxamine）等铁螯合剂也被报道可以通过抑制铁死亡来缓解缺血再灌注和脓毒症相关的心脏损伤（Gao et al.，2015；Li et al.，2020a；Tang et al.，2020a）。

27.7.3.3　抗氧化剂

N-乙酰半胱氨酸（N-Acetylcysteine，NAC）是一种常用的抗氧化剂（Elbini Dhouib et al.，2016）。据报道，NAC 也可以在体外或体内水平发挥抗铁死亡作用（Karuppagounder et al.，2018；Kasukabe et al.，2016）。Wang 等则揭示了 NAC 可以帮助糖尿病大鼠抵抗心肌缺血再灌注损伤，提示其在心血管疾病中的巨大应用潜力（Wang et al.，2020b）。TEMPO（4-羟基-2,2,6,6-四甲基哌啶）是一种氮氧化物，具有很好的抗氧化作用，而 MitoTEMPO 是在 TEMPO 基础上改造的能够特异性富集并作用于线粒体的新型抗氧化剂（Dikalova et al.，2010）。两者分别作用于阿霉素模型小鼠后，MitoTEMPO 比 TEMPO 能够更好地抑制铁死亡发生，该结果明确了线粒体损伤与心脏损伤的因果关系，也说明了线粒体膜脂质过氧化在心肌细胞铁死亡发出过程中的重要作用（Fang et al.，2019）。

27.7.3.4 其他

除了上述几大类药物，还有一些化合物可以通过干预不同靶点发挥抑制心脏铁死亡的作用。例如，锌原卟啉（zinc protoporphyrin，ZnPP）可以竞争性抑制 Hmox1 介导血红素与游离铁的转化过程，从而阻断阿霉素处理后的铁蓄积和铁死亡（Fang et al.，2019）。谷氨酰胺分解可能通过给线粒体三羧酸循环提供 α-酮戊二酸从而加速铁死亡，而 Compound 968 是谷氨酰胺酶的变构抑制剂，它可以减少谷氨酸的生成并显著缓解缺血再灌注导致的心脏损伤（Gao et al.，2015）。泛素特异性蛋白酶 7（USP7）的抑制剂 P22077 则可以通过靶向 p53 和 TfR1 两种途径抑制铁死亡，同样对心肌缺血再灌注损伤具有明显的保护作用（Tang et al.，2020b）。右美托咪定（dexmedetomidine）是临床常用的镇静药物，近期发现它可以激活心脏 GPx4，从而减轻盲肠结扎穿孔术诱导的小鼠脓毒症心肌病（Wang et al.，2020a）。葛根素（puerarin）是从中药葛根中分离的异黄酮类衍生物，它可以在体外培养的心肌细胞中抵抗 erastin 或去甲肾上腺素诱导的铁死亡，也可以缓解大鼠主动脉缩窄术后的心肌肥厚，但具体的分子机制还有待深入解析（Liu et al.，2018）。

27.8 总结与展望

心血管疾病严重威胁着人类的生命健康，而心血管疾病的发病机制纷繁复杂，现有治疗手段只能改善症状而不能将其根治。探索新的发病机制、找寻新的药物干预靶点，成为心血管疾病防治的关键突破口。氧化应激与铁代谢紊乱共同参与了多种心血管疾病的发生发展。尤其自 2012 年"铁死亡"的概念诞生以来，大量涌现的实验证据与临床研究提示铁死亡是新型心血管疾病发病机制，其可以通过多角度介导心血管疾病的病理生理变化，如加速心肌与血管的结构改建、影响收缩舒张功能、导致能量代谢障碍等。欣喜的是，作为治疗靶点，干预铁死亡能显著改善心血管疾病的预后。同时，也期待更多科学研究来阐明新型的铁死亡分子机制，在细胞水平和细胞器水平实现对病变的调控，最大限度地减少其对周围组织的损害。总之，调控铁死亡通路在心血管疾病的防治中具有深远的意义，期待未来研发出更多可用于临床的铁死亡药物并开展相应临床研究，使心血管疾病患者获益。

参考文献

冯达应, 陈晓平. 2006. 心房颤动与炎症和氧化应激. 心血管病学进展, 27(3): 352-355.
李良德, 王定锋, 吴光远. 2015. 线粒体内活性氧产生靶标位点研究进展. 生命科学研究 19, 530-535.
孙涛, 郑竹虚. 2006. 氧化应激与心血管疾病. 四川医学, 27(6): 580-582.
王全伟, 凡文博, 王智昊, 吴扬. 2014. 氧化应激与心血管疾病关系的研究进展. 中国老年学杂志, 34, 270-273.
王文娜, 陈明. 2017. 辅酶 Q_{10} 心血管病防治应用进展. 心血管病学进展 38, 184-189.
王焱, 王永志, 邢红云, 等. 2005. 急性病毒性心肌炎患者体内氧化应激反应及损伤. 新疆医科大学学报, 28(9): 838-841.
吴蕊, 涂玲. 2007. 氧化应激与心血管疾病. 心血管病学进展, 28(1): 110-113.

于扬, 魏景艳. 2013. 谷胱甘肽过氧化物酶及其合成机制. 生物物理学报, 29, 724-737.

张坤生, 田荟琳. 2007. 过氧化氢酶的功能及研究. 食品科技, 1, 8-11.

张笑天, 郑晓瑛. 2014. 氧化自由基清除剂超氧化物歧化酶与疾病. 中国公共卫生, 30, 1349-1352.

Adamec J, Rusnak F, Owen W G, et al. 2000. Iron-dependent self-assembly of recombinant yeast frataxin: implications for Friedreich ataxia. Am J Hum Genet, 67: 549-562.

Adinolfi S, Iannuzzi C, Prischi F, et al. 2009. Bacterial frataxin CyaY is the gatekeeper of iron-sulfur cluster formation catalyzed by IscS. Nat Struct Mol Biol, 16: 390-396.

Aessopos A, Farmakis D, Deftereos S, et al. 2005. Thalassemia heart disease: a comparative evaluation of thalassemia major and thalassemia intermedia. Chest, 127: 1523-1530.

Aessopos A, Kati M, Farmakis D. 2007. Heart disease in thalassemia intermedia: a review of the underlying pathophysiology. Haematologica, 92: 658-665.

Allwood M A, Kinobe R T, Ballantyne L, et al. 2014. Heme oxygenase-1 overexpression exacerbates heart failure with aging and pressure overload but is protective against isoproterenol-induced cardiomyopathy in mice. Cardiovasc Pathol, 23: 231-237.

Anderson L J, Westwood M A, Holden S, et al. 2004. Myocardial iron clearance during reversal of siderotic cardiomyopathy with intravenous desferrioxamine: a prospective study using T2* cardiovascular magnetic resonance. Br J Haematol, 127: 348-355.

Ascherio A, Willett W C, Rimm E B, et al. 1994. Dietary iron intake and risk of coronary disease among men. Circulation, 89: 969-974.

Ayer A, Zarjou A, Agarwal A, et al. 2016. Heme oxygenases in cardiovascular health and disease. Physiol Rev, 96: 1449-1508.

Bai T, Li M, Liu Y, et al. 2020. Inhibition of ferroptosis alleviates atherosclerosis through attenuating lipid peroxidation and endothelial dysfunction in mouse aortic endothelial cell. Free Radic Biol Med, 160: 92-102.

Bayeva M, Khechaduri A, Puig S, et al. 2012. mTOR regulates cellular iron homeostasis through tristetraprolin. Cell Metab, 16: 645-657.

Bedard K, Krause K H. 2007. The NOX family of ROS-generating NADPH oxidases: physiology and pathophysiology. Physiol Rev, 87: 245-313.

Borgna-Pignatti C, Cappellini M D, De Stefano P, et al. 2006. Cardiac morbidity and mortality in deferoxamine- or deferiprone-treated patients with thalassemia major. Blood, 107: 3733-3737.

Braunersreuther V, Jaquet V. 2012. Reactive oxygen species in myocardial reperfusion injury: from physiopathology to therapeutic approaches. Curr Pharm Biotechnol, 13: 97-114.

Brigelius-Flohe R, Maiorino M. 2013. Glutathione peroxidases. Biochim Biophys Acta, 1830: 3289-3303.

Brissot P, Ropert M, Le Lan C, et al. 2012. Non-transferrin bound iron: a key role in iron overload and iron toxicity. Biochim Biophys Acta, 1820: 403-410.

Bulbake U, Singh A, Domb A J, et al. 2019. Therapeutic Macromolecular Iron Chelators. Curr Med Chem, 26: 323-334.

Campbell S, George D K, Robb S D, et al. 2003. The prevalence of haemochromatosis gene mutations in the West of Scotland and their relation to ischaemic heart disease. Heart, 89: 1023-1026.

Campuzano V, Montermini L, Molto M D, et al. 1996. Friedreich's ataxia: autosomal recessive disease caused by an intronic GAA triplet repeat expansion. Science, 271: 1423-1427.

Candore G, Balistreri C R, Lio D, et al. 2003. Association between HFE mutations and acute myocardial infarction: a study in patients from Northern and Southern Italy. Blood Cells Mol Dis, 31: 57-62.

Casey J L, Koeller D M, Ramin V C, et al. 1989. Iron regulation of transferrin receptor mRNA levels requires iron-responsive elements and a rapid turnover determinant in the 3′ untranslated region of the mRNA. EMBO J, 8: 3693-3699.

Chang H C, Wu R, Shang M, et al. 2016. Reduction in mitochondrial iron alleviates cardiac damage during injury. EMBO Mol Med, 8: 247-267.

Chen W, Paradkar P N, Li L, et al. 2009. Abcb10 physically interacts with mitoferrin-1 (Slc25a37) to enhance its stability and function in the erythroid mitochondria. Proc Natl Acad Sci U S A, 106: 16263-16268.

Chen X, Xu S, Zhao C, et al. 2019. Role of TLR4/NADPH oxidase 4 pathway in promoting cell death through autophagy and ferroptosis during heart failure. Biochem Biophys Res Commun, 516: 37-43.

Cheng G, Salerno J C, Cao Z, et al. 2008. Identification and characterization of VPO1, a new animal heme-containing peroxidase. Free Radic Biol Med, 45: 1682-1694.

Cvetkovic R S, Scott L J. 2005. Dexrazoxane: a review of its use for cardioprotection during anthracycline chemotherapy. Drugs, 65: 1005-1024.

Davis M T, Bartfay W J. 2004. Ebselen decreases oxygen free radical production and iron concentrations in the hearts of chronically iron-overloaded mice. Biol Res Nurs, 6: 37-45.

Demetz E, Tymoszuk P, Hilbe R, et al. 2020. The haemochromatosis gene Hfe and Kupffer cells control LDL cholesterol homeostasis and impact on atherosclerosis development. Eur Heart J.

Dikalova A E, Bikineyeva A T, Budzyn K, et al. 2010. Therapeutic targeting of mitochondrial superoxide in hypertension. Circ Res, 107: 106-116.

Distante S, Robson K J, Graham-Campbell J, et al. 2004. The origin and spread of the HFE-C282Y haemochromatosis mutation. Hum Genet, 115: 269-279.

Dixon S J, Lemberg K M, Lamprecht M R, et al. 2012. Ferroptosis: an iron-dependent form of nonapoptotic cell death. Cell, 149: 1060-1072.

Drysdale J, Arosio P, Invernizzi R, et al. 2002. Mitochondrial ferritin: a new player in iron metabolism. Blood Cells Mol Dis, 29: 376-383.

Elbini Dhouib I, Jallouli M, Annabi A, et al. 2016. A minireview on N-acetylcysteine: an old drug with new approaches. Life Sci, 151: 359-363.

Fabio G, Minonzio F, Delbini P, et al. 2007. Reversal of cardiac complications by deferiprone and deferoxamine combination therapy in a patient affected by a severe type of juvenile hemochromatosis (JH). Blood, 109: 362-364.

Failla M, Giannattasio C, Piperno A, et al. 2000. Radial artery wall alterations in genetic hemochromatosis before and after iron depletion therapy. Hepatology, 32: 569-573.

Fang X, An P, Wang H, et al. 2015a. Dietary intake of heme iron and risk of cardiovascular disease: a dose-response meta-analysis of prospective cohort studies. Nutr Metab Cardiovasc Dis, 25: 24-35.

Fang X, Ardehali H, Min J, et al. 2022. The molecular and metabolic landscape of iron and ferroptosis in cardiovascular disease. Nat Rev Cardiol, 4: 1-17.

Fang X, Wang H, An P, et al. 2015b. Cardiomyocyte-specific deletion of ferroportin using MCK-Cre has no apparent effect on cardiac iron homeostasis. Int J Cardiol, 201: 90-92.

Fang X, Wang H, Han D, et al. 2019. Ferroptosis as a target for protection against cardiomyopathy. Proc Natl Acad Sci U S A, 116: 2672-2680.

Feng Y, Madungwe N B, Imam Aliagan A D, et al. 2019. Liproxstatin-1 protects the mouse myocardium against ischemia/reperfusion injury by decreasing VDAC1 levels and restoring GPX4 levels. Biochem Biophys Res Commun, 520: 606-611.

Fleming R E, Ponka P. 2012. Iron overload in human disease. N Engl J Med, 366: 348-359.

Franchini M. 2006. Hereditary iron overload: update on pathophysiology, diagnosis, and treatment. Am J Hematol, 81: 202-209.

Friedmann Angeli J P, Schneider M, Proneth B, et al. 2014. Inactivation of the ferroptosis regulator Gpx4 triggers acute renal failure in mice. Nat Cell Biol, 16: 1180-1191.

Gaenzer H, Marschang P, Sturm W, et al. 2002. Association between increased iron stores and impaired endothelial function in patients with hereditary hemochromatosis. J Am Coll Cardiol, 40: 2189-2194.

Gammella E, Maccarinelli F, Buratti P, et al. 2014. The role of iron in anthracycline cardiotoxicity. Front Pharmacol, 5: 25.

Gao M, Monian P, Quadri N, et al. 2015. Glutaminolysis and transferrin regulate ferroptosis. Mol Cell, 59: 298-308.

Gao X, Qian M, Campian J L, et al. 2010. Mitochondrial dysfunction may explain the cardiomyopathy of chronic iron overload. Free Radic Biol Med, 49: 401-407.

GBD 2017 Causes of Death Collaborators. 2018. Global, regional, and national age-sex-specific mortality for 282 causes of death in 195 countries and territories, 1980-2017: a systematic analysis for the Global Burden of Disease Study 2017. Lancet, 392: 1736-1788.

Gielen S, Landmesser U. 2014. The Year in cardiology 2013: cardiovascular disease prevention. Eur Heart J, 35: 307-312.

Gottlieb R A. 2003. Cytochrome P450: major player in reperfusion injury. Arch Biochem Biophys, 420: 262-267.

Guzik T J, Touyz R M. 2017. Oxidative stress, inflammation, and vascular aging in hypertension. Hypertension, 70: 660-667.

Haddad S, Wang Y, Galy B, et al. 2017. Iron-regulatory proteins secure iron availability in cardiomyocytes to prevent heart failure. Eur Heart J, 38: 362-372.

Hallberg L. 2002. Advantages and disadvantages of an iron-rich diet. Eur J Clin Nutr, 56 (Suppl 1): S12-18.

Hu X, Cai X, Ma R, et al. 2019. Iron-load exacerbates the severity of atherosclerosis via inducing inflammation and enhancing the glycolysis in macrophages. J Cell Physiol, 234: 18792-18800.

Ichikawa Y, Bayeva M, Ghanefar M, et al. 2012. Disruption of ATP-binding cassette B8 in mice leads to cardiomyopathy through a decrease in mitochondrial iron export. Proc Natl Acad Sci U S A, 109: 4152-4157.

Ichikawa Y, Ghanefar M, Bayeva M, et al. 2014. Cardiotoxicity of doxorubicin is mediated through mitochondrial iron accumulation. J Clin Invest, 124: 617-630.

Jaeger M, Aul C, Sohngen D, et al. 1992. Secondary hemochromatosis in polytransfused patients with myelodysplastic syndromes. Beitr Infusionsther, 30: 464-468.

Karuppagounder S S, Alin L, Chen Y, et al. 2018. N-acetylcysteine targets 5 lipoxygenase-derived, toxic lipids and can synergize with prostaglandin E2 to inhibit ferroptosis and improve outcomes following hemorrhagic stroke in mice. Ann Neurol, 84: 854-872.

Kasukabe T, Honma Y, Okabe-Kado J, et al. 2016. Combined treatment with cotylenin A and phenethyl isothiocyanate induces strong antitumor activity mainly through the induction of ferroptotic cell death in human pancreatic cancer cells. Oncol Rep, 36: 968-976.

Kattoor A J, Pothineni N V K, Palagiri D, et al. 2017. Oxidative stress in atherosclerosis. Curr Atheroscler Rep, 19: 42.

Kautz L, Gabayan V, Wang X, et al. 2013. Testing the iron hypothesis in a mouse model of atherosclerosis. Cell Rep, 5: 1436-1442.

Khamseekaew J, Kumfu S, Wongjaikam S, et al. 2017. Effects of iron overload, an iron chelator and a T-Type calcium channel blocker on cardiac mitochondrial biogenesis and mitochondrial dynamics in thalassemic mice. Eur J Pharmacol, 799: 118-127.

Khechaduri A, Bayeva M, Chang H C, et al. 2013. Heme levels are increased in human failing hearts. J Am Coll Cardiol, 61: 1884-1893.

Kirk E A, Heinecke J W, LeBoeuf R C. 2001. Iron overload diminishes atherosclerosis in apoE-deficient mice. J Clin Invest, 107: 1545-1553.

Klipstein-Grobusch K, Grobbee D E, den Breeijen J H, et al. 1999. Dietary iron and risk of myocardial infarction in the Rotterdam Study. Am J Epidemiol, 149: 421-428.

Koeppen A H. 2011. Friedreich's ataxia: pathology, pathogenesis, and molecular genetics. J Neurol Sci, 303: 1-12.

Koeppen A H, Ramirez R L, Becker A B, et al. 2015. The pathogenesis of cardiomyopathy in Friedreich ataxia. PLoS One, 10: e0116396.

Kolnagou A, Michaelides Y, Kontos C, et al. 2008. Myocyte damage and loss of myofibers is the potential mechanism of iron overload toxicity in congestive cardiac failure in thalassemia. Complete reversal of the cardiomyopathy and normalization of iron load by deferiprone. Hemoglobin, 32: 17-28.

Kumfu S, Chattipakorn S, Chinda K, et al. 2012. T-type calcium channel blockade improves survival and cardiovascular function in thalassemic mice. Eur J Haematol, 88: 535-548.

Lakhal-Littleton S, Crosby A, Frise M C, et al. 2019. Intracellular iron deficiency in pulmonary arterial smooth muscle cells induces pulmonary arterial hypertension in mice. Proc Natl Acad Sci U S A, 116: 13122-13130.

Lakhal-Littleton S, Wolna M, Carr C A, et al. 2015. Cardiac ferroportin regulates cellular iron homeostasis and is important for cardiac function. Proc Natl Acad Sci U S A, 112: 3164-3169.

Lakhal-Littleton S, Wolna M, Chung Y J, et al. 2016. An essential cell-autonomous role for hepcidin in cardiac iron homeostasis. Elife 5.

Lee D H, Folsom A R, Jacobs D R Jr. 2005. Iron, zinc, and alcohol consumption and mortality from cardiovascular diseases: the Iowa Women's Health Study. Am J Clin Nutr, 81: 787-791.

Lejay A, Fang F, John R, et al. 2016. Ischemia reperfusion injury, ischemic conditioning and diabetes mellitus. J Mol Cell Cardiol, 91: 11-22.

Li N, Wang W, Zhou H, et al. 2020a. Ferritinophagy-mediated ferroptosis is involved in sepsis-induced cardiac injury. Free Radic Biol Med.

Li W, Feng G, Gauthier J M, et al. 2019. Ferroptotic cell death and TLR4/Trif signaling initiate neutrophil recruitment after heart transplantation. J Clin Invest, 130: 2293-2304.

Li W, Li W, Leng Y, et al. 2020b. Ferroptosis is involved in diabetes myocardial ischemia/reperfusion injury through endoplasmic reticulum stress. DNA Cell Biol, 39: 210-225.

Lian J, Xu L, Huang Y, et al. 2013. Meta-analyses of HFE variants in coronary heart disease. Gene, 527: 167-173.

Linkermann A, Skouta R, Himmerkus N, et al. 2014. Synchronized renal tubular cell death involves ferroptosis. Proc Natl Acad Sci U S A, 111: 16836-16841.

Liu B, Zhao C, Li H, et al. 2018. Puerarin protects against heart failure induced by pressure overload through mitigation of ferroptosis. Biochem Biophys Res Commun, 497: 233-240.

Maccarinelli F, Gammella E, Asperti M, et al. 2014. Mice lacking mitochondrial ferritin are more sensitive to doxorubicin-mediated cardiotoxicity. J Mol Med (Berl), 92: 859-869.

Maggio A, D'Amico G, Morabito A, et al. 2002. Deferiprone versus deferoxamine in patients with thalassemia major: a randomized clinical trial. Blood Cells Mol Dis, 28: 196-208.

Maines M D. 1997. The heme oxygenase system: a regulator of second messenger gases. Annu Rev Pharmacol Toxicol, 37: 517-554.

Malhotra R, Wunderer F, Barnes H J, et al. 2019. Hepcidin deficiency protects against atherosclerosis. Arterioscler Thromb Vasc Biol, 39: 178-187.

Marcus R E, Davies S C, Bantock H M, et al. 1984. Desferrioxamine to improve cardiac function in iron-overloaded patients with thalassemia major. Lancet, 1: 392-393.

Martin L, Derwall M, Al Zoubi S, et al. 2019. The septic heart: current understanding of molecular mechanisms and clinical implications. Chest, 155: 427-437.

Marty M, Espie M, Llombart A, et al. 2006. Multicenter randomized phase III study of the cardioprotective effect of dexrazoxane (Cardioxane) in advanced/metastatic breast cancer patients treated with anthracycline-based chemotherapy. Ann Oncol, 17: 614-622.

Mikhael M, Makar C, Wissa A, et al. 2019. Oxidative stress and its implications in the right ventricular remodeling secondary to pulmonary hypertension. Front Physiol, 10: 1233.

Miranda C J, Makui H, Soares R J, et al. 2003. Hfe deficiency increases susceptibility to cardiotoxicity and exacerbates changes in iron metabolism induced by doxorubicin. Blood, 102: 2574-2580.

Mladenka P, Simunek T, Hubl M, et al. 2006. The role of reactive oxygen and nitrogen species in cellular iron metabolism. Free Radic Res, 40: 263-272.

Modell B, Khan M, Darlison M, et al. 2008. Improved survival of thalassaemia major in the UK and relation to T2* cardiovascular magnetic resonance. J Cardiovasc Magn Reson, 10: 42.

Modell B, Khan M, Darlison M. 2000. Survival in beta-thalassaemia major in the UK: data from the UK Thalassaemia Register. Lancet, 355: 2051-2052.

Mon E E, Wei F Y, Ahmad R N R, et al. 2019. Regulation of mitochondrial iron homeostasis by sideroflexin 2. J Physiol Sci, 69: 359-373.

Octavia Y, Tocchetti C G, Gabrielson K L, et al. 2012. Doxorubicin-induced cardiomyopathy: from molecular mechanisms to therapeutic strategies. J Mol Cell Cardiol, 52: 1213-1225.

Olson L J, Edwards W D, McCall J T, et al. 1987. Cardiac iron deposition in idiopathic hemochromatosis: histologic and analytic assessment of 14 hearts from autopsy. J Am Coll Cardiol, 10: 1239-1243.

Oudit G Y, Sun H, Trivieri M G, et al. 2003. L-type Ca^{2+} channels provide a major pathway for iron entry into cardiomyocytes in iron-overload cardiomyopathy. Nat Med, 9: 1187-1194.

Panjrath G S, Patel V, Valdiviezo C I, et al. 2007. Potentiation of Doxorubicin cardiotoxicity by iron loading in a rodent model. J Am Coll Cardiol, 49: 2457-2464.

Paradkar P N, Zumbrennen K B, Paw B H, et al. 2009. Regulation of mitochondrial iron import through differential turnover of mitoferrin 1 and mitoferrin 2. Mol Cell Biol, 29: 1007-1016.

Paul B T, Manz D H, Torti F M, et al. 2017. Mitochondria and Iron: current questions. Expert Rev Hematol, 10: 65-79.

Paul B T, Tesfay L, Winkler C R, et al. 2019. Sideroflexin 4 affects Fe-S cluster biogenesis, iron metabolism, mitochondrial respiration and heme biosynthetic enzymes. Sci Rep, 9: 19634.

Pennell D J, Porter J B, Cappellini M D, et al. 2010. Efficacy of deferasirox in reducing and preventing cardiac iron overload in beta-thalassemia. Blood, 115: 2364-2371.

Pietrangelo A. 2004. Hereditary hemochromatosis—a new look at an old disease. N Engl J Med, 350: 2383-2397.

Pietrangelo A. 2010. Hereditary hemochromatosis: pathogenesis, diagnosis, and treatment. Gastroenterology, 139: 393-408, 408 e391-392.

Porter J B. 2009. Deferasirox: an update. Hemoglobin 33 (Suppl 1): S70-75.

Qi L, van Dam R M, Rexrode K, et al. 2007. Heme iron from diet as a risk factor for coronary heart disease in women with type 2 diabetes. Diabetes Care, 30: 101-106.

Rasmussen M L, Folsom A R, Catellier D J, et al. 2001. A prospective study of coronary heart disease and the hemochromatosis gene (HFE) C282Y mutation: the Atherosclerosis Risk in Communities (ARIC) study. Atherosclerosis, 154: 739-746.

Richardson D R, Lane D J, Becker E M, et al. 2010. Mitochondrial iron trafficking and the integration of iron metabolism between the mitochondrion and cytosol. Proc Natl Acad Sci U S A, 107: 10775-10782.

Roy N B, Myerson S, Schuh A H, et al. 2011. Cardiac iron overload in transfusion-dependent patients with myelodysplastic syndromes. Br J Haematol, 154: 521-524.

Ryals B, Westbrook E, Schacht J. 1997. Morphological evidence of ototoxicity of the iron chelator deferoxamine. Hear Res, 112: 44-48.

Salonen J T, Nyyssonen K, Korpela H, et al. 1992. High stored iron levels are associated with excess risk of myocardial infarction in eastern Finnish men. Circulation, 86: 803-811.

Sansbury B E, DeMartino A M, Xie Z, et al. 2014. Metabolomic analysis of pressure-overloaded and infarcted mouse hearts. Circ Heart Fail, 7: 634-642.

Sato H, Tamba M, Ishii T, et al. 1999. Cloning and expression of a plasma membrane cystine/glutamate exchange transporter composed of two distinct proteins. J Biol Chem, 274: 11455-11458.

Sato T, Chang H C, Bayeva M, et al. 2018. mRNA-binding protein tristetraprolin is essential for cardiac response to iron deficiency by regulating mitochondrial function. Proc Natl Acad Sci U S A, 115: E6291-E6300.

Sawicki K T, Shang M, Wu R, et al. 2015. Increased heme levels in the heart lead to exacerbated ischemic injury. J Am Heart Assoc, 4: e002272.

Shaw G C, Cope J J, Li L, et al. 2006. Mitoferrin is essential for erythroid iron assimilation. Nature, 440: 96-100.

Si X, McManus B M, Zhang J, et al. 2005. Pyrrolidine dithiocarbamate reduces coxsackievirus B3 replication through inhibition of the ubiquitin-proteasome pathway. J Virol, 79: 8014-8023.

Singal P K, Iliskovic N. 1998. Doxorubicin-induced cardiomyopathy. N Engl J Med, 339: 900-905.

Sinha N, Dabla P K. 2015. Oxidative stress and antioxidants in hypertension-a current review. Curr Hypertens Rev, 11: 132-142.

Sripetchwandee J, KenKnight S B, Sanit J, et al. 2014. Blockade of mitochondrial calcium uniporter prevents cardiac mitochondrial dysfunction caused by iron overload. Acta Physiol (Oxf), 210: 330-341.

Stockwell B R, Friedmann Angeli J P, Bayir H, et al. 2017. Ferroptosis: a regulated cell death nexus linking metabolism, redox biology, and disease. Cell, 171: 273-285.

Tadokoro T, Ikeda M, Ide T, et al. 2020. Mitochondria-dependent ferroptosis plays a pivotal role in doxorubicin cardiotoxicity. JCI Insight, 5(9): e132747.

Taegtmeyer H. 1994. Energy metabolism of the heart: from basic concepts to clinical applications. Curr Probl Cardiol, 19: 59-113.

Tang L J, Luo X J, Tu H, et al. 2020a. Ferroptosis occurs in phase of reperfusion but not ischemia in rat heart following ischemia or ischemia/reperfusion. Naunyn Schmiedebergs Arch Pharmacol, 394: 401-410.

Tang L J, Zhou Y J, Xiong X M, et al. 2020b. Ubiquitin-specific protease 7 promotes ferroptosis via activation of the p53/TfR1 pathway in the rat hearts after ischemia/reperfusion. Free Radic Biol Med, 162: 339-352.

Tang X, Zhang Z, Fang M, et al. 2020c. Transferrin plays a central role in coagulation balance by interacting with clotting factors. Cell Res, 30: 119-132.

Tanner M A, Galanello R, Dessi C, et al. 2007. A randomized, placebo-controlled, double-blind trial of the effect of combined therapy with deferoxamine and deferiprone on myocardial iron in thalassemia major using cardiovascular magnetic resonance. Circulation, 115: 1876-1884.

Tanno T, Miller J L. 2010. Iron Loading and Overloading due to Ineffective Erythropoiesis. Adv Hematol, 2010: 358283.

Ueshima H, Sekikawa A, Miura K, et al. 2008. Cardiovascular disease and risk factors in Asia: a selected review. Circulation, 118: 2702-2709.

van Dalen E C, Caron H N, Dickinson H O, et al. 2011. Cardioprotective interventions for cancer patients receiving anthracyclines. Cochrane Database Syst Rev, CD003917.

Venturini M, Michelotti A, Del Mastro L, et al. 1996. Multicenter randomized controlled clinical trial to evaluate cardioprotection of dexrazoxane versus no cardioprotection in women receiving epirubicin chemotherapy for advanced breast cancer. J Clin Oncol, 14: 3112-3120.

Vinchi F, Porto G, Simmelbauer A, et al. 2020. Atherosclerosis is aggravated by iron overload and ameliorated by dietary and pharmacological iron restriction. Eur Heart J, 41: 2681-2695.

Virani S S, Alonso A, Benjamin E J, et al. 2020. Heart disease and stroke statistics-2020 update: a report from the American Heart Association. Circulation, 141: e139-e596.

Waalen J, Felitti V, Gelbart T, et al. 2002. Prevalence of coronary heart disease associated with HFE mutations in adults attending a health appraisal center. Am J Med, 113: 472-479.

Wang C, Yuan W, Hu A, et al. 2020a. Dexmedetomidine alleviated sepsisinduced myocardial ferroptosis and septic heart injury. Mol Med Rep, 22: 175-184.

Wang C, Zhu L, Yuan W, et al. 2020b. Diabetes aggravates myocardial ischaemia reperfusion injury via activating Nox2-related programmed cell death in an AMPK-dependent manner. J Cell Mol Med, 24: 6670-6679.

Wang G, Hamid T, Keith R J, et al. 2010. Cardioprotective and antiapoptotic effects of heme oxygenase-1 in the failing heart. Circulation, 121: 1912-1925.

Wang H, An P, Xie E, et al. 2017. Characterization of ferroptosis in murine models of hemochromatosis. Hepatology, 66: 449-465.

Wang J, Deng B, Liu Q, et al. 2020c. Pyroptosis and ferroptosis induced by mixed lineage kinase 3 (MLK3) signaling in cardiomyocytes are essential for myocardial fibrosis in response to pressure overload. Cell Death Dis, 11: 574.

Wang N, Ma H, Li J, et al. 2020d. HSF1 functions as a key defender against palmitic acid-induced ferroptosis in cardiomyocytes. J Mol Cell Cardiol, 150: 65-76.

Weidemann F, Stork S, Liu D, et al. 2013. Cardiomyopathy of Friedreich ataxia. J Neurochem, 126(Suppl 1): 88-93.

Wetli H A, Buckett P D, Wessling-Resnick M. 2006. Small-molecule screening identifies the selanazal drug ebselen as a potent inhibitor of DMT1-mediated iron uptake. Chem Biol, 13: 965-972.

Wilkinson N, Pantopoulos K. 2014. The IRP/IRE system *in vivo*: insights from mouse models. Front Pharmacol, 5: 176.

Wood J C. 2008. Cardiac iron across different transfusion-dependent diseases. Blood Rev, 22 Suppl 2: S14-21.

Wortmann M, Schneider M, Pircher J, et al. 2013. Combined deficiency in glutathione peroxidase 4 and vitamin E causes multiorgan thrombus formation and early death in mice. Circ Res, 113: 408-417.

Wu W, Chang S, Wu Q, et al. 2016. Mitochondrial ferritin protects the murine myocardium from acute exhaustive exercise injury. Cell Death Dis, 7: e2475.

Xu W, Barrientos T, Mao L, et al. 2015. Lethal cardiomyopathy in mice lacking transferrin receptor in the heart. Cell Rep, 13: 533-545.

Xu X, Persson H L, Richardson D R. 2005. Molecular pharmacology of the interaction of anthracyclines with iron. Mol Pharmacol, 68: 261-271.

Yang W S, SriRamaratnam R, Welsch M E, et al. 2014. Regulation of ferroptotic cancer cell death by GPX4. Cell, 156: 317-331.

Yoon T, Cowan J A. 2004. Frataxin-mediated iron delivery to ferrochelatase in the final step of heme biosynthesis. J Biol Chem, 279: 25943-25946.

Zang H, Wu W, Qi L, et al. 2020. Autophagy inhibition enables Nrf2 to exaggerate the progression of diabetic cardiomyopathy in mice. Diabetes, 69(12): 2720-2734.

Zheng H, Ji C, Zou X, et al. 2003. Molecular cloning and characterization of a novel human putative transmembrane protein homologous to mouse sideroflexin associated with sideroblastic anemia. DNA Seq, 14: 369-373.

Zhou M, Wang H, Zeng X, et al. 2019. Mortality, morbidity, and risk factors in China and its provinces, 1990-2017: a systematic analysis for the Global Burden of Disease Study 2017. Lancet, 394: 1145-1158.

第 **28** 章

铁死亡与肿瘤

王维民　卢国栋　周济春　任　非　吕付佳　冯　吉

李召卿　杨静静　周雨露　张　迅　梁复图

摘要: "铁死亡"的概念自诞生之初就和肿瘤有着密切的联系。在筛选对 KRAS 突变的肿瘤细胞具有选择性杀伤作用的小分子化合物时,人们发现了一种由铁离子依赖的、脂质过氧化物累积所导致的细胞死亡形式,即铁死亡。随后关于其信号通路和调控机制的研究大部分也都是在肿瘤细胞中完成的。索拉非尼是最早批准用于肝癌治疗的靶向药物,但近年的研究发现该药物也能诱导部分肿瘤细胞发生铁死亡,并且铁死亡调控蛋白会影响肝癌对该药物的敏感性。此外,鉴于铁死亡发生和调控的机制不同于其他类型的细胞死亡方式,某些特定组织来源的、处于特定分化状态的、对传统化疗药物抵抗的肿瘤细胞,虽然能够抵抗细胞凋亡,但对铁死亡诱导剂仍具有高度敏感性。本章将详细介绍诱导铁死亡治疗肿瘤的理论基础和研究进展,论述铁死亡在乳腺癌细胞中的敏感性调控机制,并总结靶向铁死亡来逆转肿瘤耐药和转移的治疗策略。最后,铁死亡的免疫调控也是亟需阐明的科学问题。在肿瘤微环境中,免疫细胞及其因子会影响肿瘤细胞对铁死亡的敏感性,同时肿瘤细胞的铁死亡又会诱导宿主产生抗肿瘤免疫反应。因此,靶向肿瘤细胞的铁死亡将是一种极具前景的肿瘤治疗策略,并且可能和免疫治疗联合应用以产生协同抗肿瘤作用。

关键词: 铁死亡,肝癌,乳腺癌,肿瘤免疫,肿瘤治疗,索拉非尼,多聚不饱和脂肪酸,纳米给药体系,免疫原性

Abstract: The concept of "ferroptosis" arose from the study to screen small molecules specifically targeting KRAS-mutant tumor cells. As an iron-dependent lipid peroxidation-induced cell death, ferroptosis was firstly observed in tumor cells that were treated by erastin or RSL3. The majority of subsequent studies on ferroptosis were also performed in tumor cells to dissect its regulatory mechanism and signaling pathway. Sorafenib, a multi-target kinase inhibitor approved for the treatment of hepatocellular carcinoma, was recently found to induce tumor ferroptosis, and its antitumor activity was modulated by ferroptosis associated proteins. Moreover, although certain types of cancer with high mesenchymal state or chemotherapeutic resistance became resistant against apoptosis, they still keep the sensitivity to ferroptosis. Since the mechanism of ferroptosis is different from other forms of cell death. In this chapter, we reviewed the regulatory mechanism and research progress of ferroptosis using breast cancer as an example. We also introduced the theoretical basis of inducing ferroptosis to treat cancer, and summarized the therapeutic strategies by targeting ferroptosis to overcome drug resistance and tumor metastasis. Lastly, the immune regulation of ferroptosis has received increasingly attentions. Immune cells and cytokines could regulate the ferroptosis sensitivity of tumor cells, and on the other hand ferroptotic tumor cells may become immunogenic to enhance antitumor immune response. Therefore, targeting tumoral ferroptosis represents a novel strategy to treat cancer and its combination with immunotherapy may generate synergistic antitumor efficacy.

Keyword: ferroptosis, hepatocellular carcinoma, mammary carcinoma, cancer immunity, cancer therapy, sorafenib, polyunsaturated fatty acids, nanomedicine, immunogenicity

28.1   铁死亡与肝癌

28.1.1   肝细胞肝癌现状

原发性肝细胞癌（hepatocellular carcinoma，HCC）是肝脏中最主要的原发性恶性肿瘤，占到 90% 的比例，是全球癌症死亡的第四大诱因（Bray et al.，2018；Galle et al.，2018）。中国国家癌症中心 2019 年发布的全国癌症报告（郑荣寿等，2019）指出，2015 年全国肝癌发病人数为 37 万人（发病率为 26.92/10 万），死亡人数为 32.6 万人（病死率为 23.72/10 万），年发病率和年死亡率的比值接近 1，提示了肝癌的预后很差。根据巴塞罗那肝癌临床分期系统（Barcelona Clinic Liver Cancer，BCLC），大部分 HCC 患者被诊断时已经处于中期（BCLC-B 期）或晚期（BCLC-C），这两个阶段的肝癌在理论上不能进行根治性手术（Villanueva et al.，2013）。而在早期肝癌患者中，即使经过根治性手术，大约一半的患者会在两年内复发（Llovet et al.，2003；Forner et al.，2014）。目前治疗晚期 HCC 患者的一线药物是多激酶抑制剂索拉非尼（sorafenib）和乐伐替尼（lenvatinib）（Cheng et al.，2017）。但是，两项大型的 III 期多中心随机对照临床试验表明，索拉非尼只能延长肝癌患者 2 个月的中位生存期（Llovet et al.，2008；Cheng et al.，2009）。随后的回顾性研究或 Meta 研究表明，经过索拉非尼治疗的晚期患者的中位生存期为 8.4 ～ 13.6 个月，而索拉非尼治疗的中期肝癌患者为 19.6 ～ 20.6 个月（Iavarone et al.，2011；Reig et al.，2013；Ganten et al.，2017）。尽管索拉非尼对 HCC 患者有一定的治疗效果，但仍有一部分肝癌患者对索拉非尼治疗不应答而出现病情持续进展，或者一些患者对于索拉非尼过于敏感而出现严重不良反应（Iavarone et al.，2011）。更重要的是，索拉非尼治疗肝癌进行了 10 年的临床和生物医学研究之后，对其实现个体化治疗仍然缺乏公认的预测性生物标志物（Marisi et al.，2018）。

28.1.2   肝癌靶向药物索拉非尼与铁死亡

索拉非尼作为肝癌晚期患者的一线靶向药物已经上市十余年。作为多激酶抑制剂，索拉非尼靶向肿瘤的作用位点主要在于抑制肿瘤新生血管。然而对索拉非尼体外细胞毒性的多年研究发现，索拉非尼诱导了不同于细胞凋亡的一种铁离子依赖型的细胞死亡，它可以抑制 SLC7A11 从而阻断半胱氨酸的跨膜转运（Dixon et al.，2014）并引起细胞死亡。这类死亡可以被铁死亡抑制剂如 liproxstatin-1、ferrostatin-1 或 DFO（desferoxamine）保护，说明索拉非尼可以诱导肝癌细胞发生铁死亡（Feng et al.，2020）。因而，索拉非尼导致肝癌细胞发生铁死亡被认为是经典的铁死亡诱导模型。

28.1.3　脂质过氧化相关基因与索拉非尼诱导肝癌铁死亡的研究进展

很多研究试图通过检测参与铁死亡中脂质过氧化过程的基因表达丰度和蛋白活性的变化，来确定索拉非尼治疗肝癌的敏感性和疗效（Louandre et al.，2015；Wang et al.，2015；Sun et al.，2016；Feng et al.，2020）。因为这些基因可以调控铁死亡的发生和发展，它们的基础表达水平或经索拉非尼处理后的变化就有可能成为索拉非尼用药疗效的生物标志物。将已有报道的结果简单展示在图 28-1 和表 28-1 中，并总结如下。

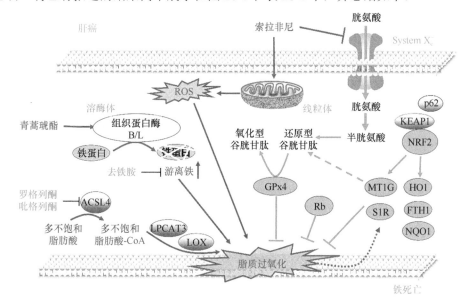

图 28-1　索拉非尼导致肝癌铁死亡的分子机制及相关标志物在其中的作用

索拉非尼通过抑制 X$_c^-$ 系统转运胱氨酸进入细胞的功能，间接抑制谷胱甘肽的合成，并最终阻断 GPx4 还原酶对脂质过氧化的还原作用，从而促进肝癌细胞发生铁死亡。ACSL4 在肝癌细胞铁死亡中起正向促进作用，主要是通过对多不饱和脂肪酸的活化来实现的。ACSL4 可以作为索拉非尼致铁死亡的敏感性标志物。而 Nrf2 可以转录多种还原蛋白，起到逆向调节铁死亡的作用；相关蛋白的变化被文献报道可以用来检测索拉非尼治疗后的疗效。青蒿琥酯等小分子化学物可以通过上调溶酶体酸性和组织蛋白酶的活性来促进铁蛋白的降解和游离铁离子的释放，从而促进了铁死亡

表 28-1　肝癌中铁死亡的脂质过氧化相关蛋白对索拉非尼药效的影响

目的基因	功能	调控作用	实验细胞	临床结果
Rb	调节 E2F 家族转录因子的活性	敲除目的基因后，可增加 HCC 对索拉非尼的敏感性	Huh7，PLC/PRF5	无
NRF2	抗氧化应激的调节因子		HepG2，SNU-182，Hepa1-6，Hep3B	无
NQO1	将醌还原成氢醌		HepG2，Hepa1-6	无

续表

目的基因	功能	调控作用	实验细胞	临床结果
HO1	抗氧化作用		HepG2，Hepa1-6	无
FTH1	细胞内主要铁储存蛋白亚单位		HepG2，Hepa1-6	无
S1R	抗氧化应激的调节因子		HepG2，Huh7，SMMC-7721，PLC/PRF/5	无
MT1G	抗氧化应激的调节因子		Huh7，HepG2，Hep3B	索拉非尼处理后 MT1G 升高使得肝癌对索拉非尼耐受，预后变差
ACSL4	将游离脂肪酸转化为脂肪酰辅酶 A	敲除目的基因后，可降低 HCC 对索拉非尼的敏感性	Huh7，HepG2，PLC/PRF/5，SNU-182，SNU-387，SNU-449，SNU-398	ACSL4 基础表达水平高预示索拉非尼较为敏感

索拉非尼导致肝癌细胞铁死亡的主要原因在于索拉非尼可以抑制 X_c^- 系统的活性，从而阻断 GSH 的合成。另外，作为线粒体呼吸链酶复合物的抑制剂，索拉非尼也可以促进线粒体 ROS 的生成，并继而促进溶酶体的活性。青蒿琥酯对溶酶体功能的促进则可以用于增敏索拉非尼导致的铁死亡。索拉非尼导致肝癌细胞铁死亡会受到不同关键蛋白的影响。ACSL4 正向促进铁死亡，其表达水平在肝癌索拉非尼处理后不受影响，可以作为一种有潜力的标志物来预测索拉非尼治疗的敏感性肝癌患者。另外，索拉非尼导致铁死亡也受到一系列抗氧化蛋白的调控。索拉非尼的处理可以激活 Nrf2 等蛋白质，从而促进一系列抗氧化蛋白（如 MT1G、HO1、NQO1 等）的转录，并负反馈调节铁死亡的发展。其中，MT1G 在血清中的表达变化可以使得 MT1G 成为方便可测的治疗耐受性标志物。靶向 Nrf2 等蛋白质从而增敏索拉非尼治疗肝癌在临床上是否可行，还有待进一步研究。

28.1.3.1　成视网膜细胞瘤蛋白

视网膜母细胞瘤（retinoblastoma，Rb）蛋白是 Rb 蛋白家族的基本成员。该家族对真核生物中多个重要基因的转录具有强大的调控功能。Rb 功能缺失是原发性肝癌的常见分子事件。在小鼠模型中，Rb 的缺失可以直接导致肝癌的发生（Knudsen et al.，2008）。Louandre 团队在体外和体内实验中研究了 HCC 细胞中 Rb 蛋白与索拉非尼诱导的铁死亡的关系，其结果显示，在索拉非尼处理的情况下，使用 shRNA 降低 Rb 蛋白的表达，在一定程度上会增加 HCC 细胞线粒体中 ROS 含量，因此增加了 HCC 细胞对索拉非尼诱导的铁死亡的敏感性；机制研究发现沉默 Rb 蛋白则会增加细胞中 GPx4 mRNA 的表达量，提示了 Rb 蛋白沉默导致的肝癌细胞对索拉非尼的易感性可能是由细胞抗氧化能力的变化引起的（Louandre et al.，2015），但 Rb 介导的具体分子机制并不清楚。因此，这项早期研究仅能表明 Rb 能影响线粒体 ROS 生成，从而调控索拉非尼导致的铁死亡。目前还不知道检测肝癌组织 Rb 蛋白对索拉非尼治疗肝癌是否有预测作用。

28.1.3.2　p62-KEAP1-Nrf2 通路

核因子红细胞 2 相关因子 2（nuclear factor erythroid 2-related factor 2，Nrf2）是一个抗氧化反应的关键转录因子（Ma，2013）。在非应激条件下，Nrf2 蛋白处于较低的表达水平，这是因为 Nrf2 和 Kelch 样 ECH 相关蛋白 1（kelch-like ECH-associated protein 1，KEAP1）结合，并被后者介导了泛素化修饰，从而被蛋白酶体降解。而在氧化应激条件下，KEAP1 蛋白上的 Cys273 和 Cys288 半胱氨酸被迅速氧化，导致 KEAP1 的泛素化修饰能力丧失，从而扭转了对 Nrf2 的负面调控。Nrf2 蛋白转运到细胞核后，结合到 DNA 上的抗氧化反应元件（antioxidant response element，ARE），并启动多种抗氧化蛋白的转录表达（Suzuki et al.，2013）。在氧化应激的条件下，p62（也称为 sequestosome-1）蛋白也可以通过直接与 KEAP1 相互作用来调节 Nrf2 的蛋白稳定性和 ARE 的转录活性（Komatsu et al.，2010）。一项研究表明（Sun et al.，2016），p62-KEAP1-Nrf2 通路在索拉非尼诱导的铁死亡过程中起到了关键的负调节作用。HCC 细胞在暴露于铁死亡诱导化合物（如 sorafenib、erastin 或 BSO）后，p62 的表达增加并通过与 KEAP1 蛋白竞争性结合，逆转了 KEAP1 对 Nrf2 的抑制作用。而转运到核的 Nrf2 蛋白随后与 MafG 蛋白相互作用，激活了一系列铁死亡相关蛋白尤其是抗氧化蛋白的转录，包括醌氧化还原酶-1（quinone oxidoreductase 1，NQO1）、血红素单边加氧酶-1（heme oxygenase 1，HO1）和铁蛋白重链-1（ferritin heavy chain 1，FTH1）。反之，在使用索拉非尼的同时，联合使用 shRNA 抑制 Nrf2 的表达，则会使 NQO1、HO1、FTH1 的表达减少。NQO1 可以将醌还原成氢醌，直接抑制 ROS 的积累（Hassannia et al.，2019；Mou et al.，2019）。HO1 的过度活化可以催化血红素降解为亚铁，增加游离铁的含量，从而增加细胞对铁死亡的敏感性；而使用 siRNA 抑制 HO1 可以降低细胞对铁死亡的敏感性（Chang et al.，2018；Hassannia et al.，2018）。在肝癌细胞中降低 HO1 的表达，会增加细胞对铁死亡的敏感性，这可能与 HO1 的抗氧化功能有关（Sun et al.，2016）。FTH1 是细胞内主要铁储存蛋白的亚单位。当 FTH1 减少时，会引起细胞内的铁过载（iron overload）；铁过载会引起芬顿反应产生 ROS，促进细胞的铁死亡（Sun et al.，2016）。

以上 p62-KEAP1-Nrf2 通路介导的三个因子的活化可以通过调节细胞内游离铁的含量和降低脂质过氧化程度，从而保护 HCC 细胞免于索拉非尼诱导的铁死亡。反之，抑制 Nrf2 活性可以显著增强索拉非尼诱导的铁死亡。除此之外，最新的研究也进一步验证了 Nrf2 通路在肝癌铁死亡过程中的重要性。一项研究发现（Wang et al.，2021），谷胱甘肽-S-转移酶 zeta 1（glutathione S-transferase zeta 1，GSTZ1）也可以通过 Nrf2 通路影响肝癌细胞对索拉非尼诱导的铁死亡的敏感性。该研究发现 GSTZ1 低表达的肝癌细胞耐受索拉非尼。对 SK-Hep1 细胞进行 GSTZ1 过表达处理，可以增加由索拉非尼引起的铁死亡特征产物，如 MDA、4-HNE 等；而使用 Nrf2 的激活剂 t-BHQ 处理细胞可以显著降低这些产物的表达，抑制肝癌细胞铁死亡的程度。另一项研究发现（Sun et al.，2021），在 151 例 HCC 患者的肝癌组织中，奎西林巯基氧化酶 1（quiescin sulfhydryl oxidase 1，QSOX1）与 Nrf2 的表达呈负相关，Nrf2 高表达患者术后生存率较低。该研究指出，敲除 QSOX1 可以促进 Nrf2 的表达，而过表达 QSOX1 可以抑制 Nrf2 的表达，增加索拉非尼对肝癌的治疗效果。这些发现说明 Nrf2 蛋白的稳定性和转录活性是决定 HCC 细胞对铁死亡靶向治疗效果的关键因素。

28.1.3.3 金属硫蛋白-1（MT1）

金属硫蛋白（metallothionein，MT）是一个由真核细胞广泛表达的细胞内蛋白质家族，其特征是具有共同的结构和高含量的半胱氨酸组成（Cherian et al.，2003；Haq et al.，2003）。在人类中，MT 由 17 个基因编码，分为 4 个亚组（MT1 ~ MT4）。第一个组名为 MT1，由 13 名成员组成。MT1 在不同的细胞类型中表现出重要的抗氧化应激作用（Haq et al.，2003）。

有研究发现，MT1 可以作为肝癌细胞氧化还原代谢改变的生物标志物（Houessinon et al.，2016）。在索拉非尼的作用下，HCC 细胞中 MT1 家族的 6 个亚型 mRNA 都发生了上调，其中 MT1G 上调最为明显。更重要的是，接受索拉非尼治疗的肝癌患者总生存率与血清中 MT1 蛋白表达水平变化呈负相关。

另一项研究（Sun et al.，2016）同样指出，索拉非尼可以上调 HCC 细胞中 MT1G 的表达。该研究进一步发现 MT1G 是 Nrf2 的一个靶基因，抑制或敲除 *Nrf2* 基因可以显著抑制 HCC 细胞 MT1G 的表达并增加了 ROS 的产生，从而增加细胞对索拉非尼诱导的铁死亡的敏感性。与上述结果一致的是，直接抑制 MT1G 可以通过降低细胞中 GSH 的含量，促进脂质过氧化程度，从而增加 HCC 细胞对索拉非尼的敏感性。因此，MT1G 既可以作为一个有潜力的预测索拉非尼疗效的生物标志物，又可以成为一个增敏索拉非尼疗效的潜在治疗靶点。调节 MT1G 的表达有望克服肝癌细胞对索拉非尼的获得性耐药。

28.1.3.4 sigma-1 受体

sigma-1 受体（sigma-1 receptor，S1R）是一种由 223 个氨基酸组成的膜蛋白，存在于中枢神经系统、肝脏、肺等器官及肿瘤中（Wang et al.，2015）。一般认为 S1R 主要通过调控 KEAP1-Nrf2 通路来调节细胞中 ROS 的积累；当敲除 S1R 时，细胞中的 Nrf2 会发生下调，KEAP1 的表达则会升高。这预示着 S1R 在铁死亡过程中有可能发挥 Nrf2 依赖的抗氧化作用（Wang et al.，2015）。但是，有研究（Bai et al.，2019）发现在索拉非尼处理诱导 S1R 出现时间依赖关系的表达上调同时敲除 HCC 细胞中的 Nrf2，上调的 S1R 还具有抗氧化和拮抗铁死亡的作用。这种 Nrf2 不依赖的保护作用很可能是通过 S1R 对 GPx4 表达的促进作用来实现的。以上结果说明，S1R 可能通过 Nrf2 依赖和 GPx4 依赖两条通路同时实现负反馈调节脂质过氧化的作用。

另一方面，在索拉非尼或者 erastin 的作用下，HCC 细胞中两个铁代谢关键蛋白——铁蛋白重链（ferritin heavy chain 1，FTH1）和转铁蛋白受体蛋白 1（transferrin receptor protein 1，TfR1）也发生了上调。但敲除了细胞中的 S1R 之后，两种蛋白质的上调会被抑制，细胞中游离 Fe^{2+} 含量升高。这说明 S1R 也可能通过负调节铁代谢来阻止 ROS 的积累。综上所述，S1R 是索拉非尼诱导铁死亡的负向调节因子，可以保护 HCC 细胞免受索拉非尼诱导的铁死亡，但 S1R 调控 GPx4、FTH1 和 TfR1 的具体分子机制还有待进一步研究。S1R 的含量变化是否可以反映 HCC 对索拉非尼的敏感程度也有待深入。

28.1.3.5 转录因子 HNF4A 和 HIC1 调控铁死亡

在肝癌生长调控方面，HNF4A 和 HIC1 是两个功能相反的转录因子。HNF4A 对肝脏发育至关重要（Parviz et al.，2003）。一般发现 HNF4A 在肝癌中上调（Dill et al.，2013）。HNF4A 在肝癌发展过程中刺激 EGFR 介导的增殖反应（Niehof et al.，2008），并诱导乙型和丙型肝炎病毒的转录，从而促进了肝癌恶化（Wijetunga et al.，2016）。相比之下，HIC1 作为肿瘤抑制因子，则会抑制肿瘤细胞生长、迁移和存活（Tripathi et al.，2018）。

在肝癌铁死亡的研究中发现，在铁死亡诱导剂 erastin 的作用下，HNF4A 可以转录调控一些在铁死亡过程中下调的蛋白质（ferroptosis down-regulated factor，FDF），如 STMN1、CAPG、RRM2，并通过促进 PSAT1 来增加 GSH 的生成，从而最终抑制铁死亡的发生（Zhang et al.，2019）。与此相反，HIC1 调控着铁死亡过程中上调的蛋白质（ferroptosis up-regulated factor，FUF），如 HBA1、NNMT、PLIN4，接着抑制 PSAT1 来减少 GSH 的含量，促进肝癌细胞发生铁死亡。对上游机制的研究发现，HNF4A 和 HICI 竞争性地结合乙酰转移酶 KAT2B。在 erastin 的刺激下，KAT2B 与 HNF4A 的分离阻止了 HNF4A 与 FDF 启动子的结合，却促进了 HICI 与 FUF 启动子的结合，最终导致细胞发生铁死亡。有趣的是，HF4A 与 HICI 只是在功能上出现了此消彼长的现象，二者在表达量上未见相互影响。

临床研究资料显示，HNF4A 的表达量与患者肝癌分期呈正相关，而与 HICI 的表达量则呈负相关。肝癌组织 HNF4A 高表达伴随 HICI 低表达，预示着肝癌患者的不良预后。尽管该项研究（Zhang et al.，2019）是基于 erastin 诱导的铁死亡为背景展开的，由于索拉非尼在诱导铁死亡的机制方面与 erastin 相似（Sun et al.，2016），这提示索拉非尼也可能调节 HNF4A 和 HICI。因此，打破 HNF4A 和 HIC1 之间的平衡可能有助于肝癌的治疗。

28.1.3.6 ACSL4

铁死亡是通过一系列的脂质过氧化相关的酶促反应进行的。这些酶促反应依次通过长链脂酰辅酶 A 合成酶 4（long chain acetyl-CoA synthetase 4，ACSL4）、溶血卵磷脂酰基转移酶 3（lysophosphatidylcholine acyltransferase 3，LPCAT3）及脂氧合酶（lipoxygenase，LOX）（Doll et al.，2017；Kagan et al.，2017）催化两个关键的铁死亡信号——花生四烯酸（arachidonic acid，AA）和肾上腺酸（adrenic acid，AdA），从而促进了含多不饱和脂肪酸（polyunsaturated fatty acid，PUFA）的磷脂生物合成和脂质过氧化物的积累，从而推动铁死亡。

2016 年，Doll 等作者通过一种基于 short palindromic repeats 的遗传筛选方法和另一种转录组芯片检测方法来筛选铁死亡中脂质过氧化的关键酶（Doll et al.，2017），从而揭示了 ACSL4 对铁死亡具有不可或缺的关键促进作用。他们进一步发现在基底样乳腺癌细胞系中，ACSL4 的存在与否可以预测铁死亡的敏感性。通过基因手段改变 ACSL4 的表达可以增加或减少铁死亡。而我们的最新研究也探讨了 HCC 细胞系中的 ACSL4 表达对索拉非尼诱导的铁死亡的影响（Feng et al.，2020）。这项研究发现 HCC 细胞系中 ACSL4 的表达与索拉非尼的敏感性呈正相关，使用 ACSL4 特异性抑制剂（如罗格列酮和吡格列酮）或基因敲除 ACSL4 可以增加肝癌细胞和肝癌异位移植瘤对索拉非尼诱导的铁死亡的耐药性。更重要的是，不同于 GPx4、Nrf2 及 MT-1，ACSL4 在肝癌细胞中的表达不会随着索拉非尼的处理而发生改变，具有一定的稳定性。这对于临床上通过检测标志物的基础表达水平来提前预测患者对于铁死亡的敏感性尤为重要。而 GPx4、Nrf2 及 MT-1 的动态变化，只能在索拉非尼给药后才能得以检测。对肝癌患者的临床数据分析发现，肝切手术获得的 HCC 组织中 ACSL4 基础水平的高表达与肝癌患者肝切除术后服用索拉非尼作为辅助治疗的良好预后相关。这提示了 ACSL4 是一个可以预测索拉非尼治疗肝癌疗效良好的生物标志物，即通过对 HCC 患者肝癌切除或采样获得的组织样本进行 ACSL4 表达分析，那些 ACSL4 高表达的患者可能会更适合使用索拉非尼治疗，且治疗后的疗效也会较好。

综上所述，索拉非尼对于肝癌铁死亡的敏感性受到正向调节因子（ACSL4）和负向调节因子（如 Nrf2、MT1、HNF4A、S1R 等）的影响。如何促进索拉非尼诱导肝癌细胞铁死亡并减少正常组织发生铁死亡是实现铁死亡治疗肝癌的关键，而发现稳定、有效的铁死亡敏感性标志物是实现肝癌个体化治疗的前提。ACSL4 在肝癌索拉非尼治疗后表达保持相对稳定，这对于治疗前通过评估肝癌切除组织或采样组织的 ACSL4 基础表达水平从而挑选敏感患者具有重要作用。Nrf2 等蛋白质尤其是血清中 MT-1 蛋白的动态变化也可以用于监测索拉非尼治疗肝癌患者的疗效。有潜在临床意义的是，有可能通过抑制 Nrf2 等蛋白质的活性从而增敏索拉非尼的疗效。但这个增敏疗法会不会造成治疗效果外的毒副作用则有待进一步研究。另一方面，一般认为索拉非尼的主要靶点在于多激酶依赖的肿瘤新生血管形成，而抑制血管形成导致的局部缺血也可能会诱发铁死亡。索拉非尼和铁死亡在这个诱发性的肝癌组织缺血过程中起到什么具体作用，则需要在整体动物及临床样本中进一步研究。

28.1.4　铁代谢相关基因与索拉非尼诱导的肝癌铁死亡

28.1.4.1　青蒿琥酯诱导的铁蛋白降解促进了索拉非尼的铁死亡作用

青蒿琥酯（artesunate）是青蒿素的半合成衍生物，是一种抗疟疾的药物，在临床患者中具有良好的耐受性。在机制上，已有研究证明，青蒿琥酯会聚集在溶酶体中，激活溶酶体功能，从而促进 HeLa 宫颈癌细胞的铁蛋白（ferritin）降解和游离铁（Fe^{2+}）的释放（Yang et al.，2014）。这种青蒿琥酯介导的溶酶体活性增强和细胞铁积累作用也会发生在肝癌细胞中。我们的另一项研究发现青蒿琥酯可以与索拉非尼协同对 HCC 细胞增敏诱发铁死亡（Li et al.，2020）。机制研究进一步发现，低剂量的索拉非尼（2μmol/L）除了通过对 X_c^- 系统的抑制作用能够降低细胞中 GSH 的含量，也因为索拉非尼可以抑制线粒体呼吸链酶复合物从而能有效地破坏线粒体膜电位，并诱导线粒体衍生的 ROS 生成；而青蒿琥酯（25μmol/L）主要增加溶酶体活性和脂质过氧化。二者的联合处理进一步促进了溶酶体组织蛋白酶 B/L（cathepsin B/L）活性和溶酶体依赖的轻肽铁蛋白（FTL）的降解。铁蛋白降解后，细胞内游离铁（labile iron pool，LIP）增加，促进了细胞内的芬顿反应和脂质过氧化。因此，青蒿琥酯诱导的溶酶体活化和索拉非尼诱导的氧化应激是铁死亡的两个重要诱导作用机制，可以互相协作增敏铁死亡。这项研究对于耐受铁死亡的肝癌患者可能有所帮助。同时，对于那些对索拉非尼敏感导致毒性反应的肝癌患者，青蒿琥酯的联合应用可以降低索拉非尼的剂量，以维持对这部分患者的继续治疗，从而增加索拉非尼治疗肝癌的适用人群。

28.1.4.2　CISD1 对铁死亡的抑制作用

CDGSH 铁硫结构域 1（CDGSH iron sulfur domain 1，CISD1，也称为 mitoNEET）是一种含铁的线粒体外膜蛋白（Geldenhuys et al.，2014），广泛存在于线粒体丰富的组织中，如心脏与肝（Wiley et al.，2007）。CISD1 的主要作用是调节线粒体中铁的摄入及线粒体的呼吸功能。CISD1 的缺失会导致铁离子的积累，随后造成线粒体氧化损伤（Kusminski et al.，2012）。

Yuan 等（2016）的相关研究发现，在 erastin 的诱导下，HCC 细胞中亚铁离子含量升高，同时 CISD1 蛋白的表达也上升。这提示 HCC 细胞产生了负反馈调节，通过增加 CISD1 的表达来控制亚铁离子的积累，防止细胞发生铁死亡。使用 shRNA 敲除 CISD1，会增加 HCC 细胞线粒体中亚铁离子的浓度，随后增加线粒体内脂质过氧化程度，最终增加细胞对 erastin 诱导的铁死亡敏感性。尽管这项研究没有具体涉及索拉非尼治疗肝癌，但基于信号通路的一致性，CISD1 很有可能对索拉非尼导致的肝癌细胞铁死亡也具有重要作用。

28.1.5　环状 RNA 与索拉非尼诱导的肝癌铁死亡

环状 RNA（circular RNA，circRNA）属于非编码 RNA（non-coding RNA，ncRNA），是一个由共价键连接而成的环状稳定结构（Memczak et al.，2013）。circRNA 广泛存在于人体细胞中（Jeck et al.，2013），它的表达失调与多种人类疾病相关（Bi et al.，2018；Su et al.，2020）。多项肝癌研究显示，circRNA 的表达与肿瘤转移、浸润、增殖等恶化表现有关，一些 circRNA 也参与了细胞中铁死亡等过程（Wang et al.，2018）。例如，在索拉非尼处理的肝癌细胞系中，circRNA cIARS 的表达增高，而沉默 cIARS 可以使肝癌细胞耐受索拉非尼。机制上，cIARS 通过与 RNA 结合蛋白 ALKBH5 相互作用调节肝癌细胞的铁死亡，事实上，这个过程与细胞内的自噬及铁自噬相关（Liu et al.，2020）。circIL4R 在肝癌组织和肝癌细胞中均高表达，它可以通过与 microRNA-541-3p（miR-541-3p）结合，干扰 miR-541-3p 对 GPx4 基因的调控，使得 GPx4 表达增高，增强肝癌细胞对铁死亡的耐性（Xu et al.，2020）。在肝癌组织和肝癌细胞中，circ0097009 同样高表达，它可以与 SLC7A11 基因竞争结合 miR-1261，由于 circ0097009 是 miRNA-1261 的海绵分子（sponge），circ0097009 的高表达可以干扰 miR-1261 对 SLC7A11 基因的作用，导致 SLC7A11 表达增高，肝癌细胞耐受铁死亡，而敲除 circ0097009 可以增加肝癌细胞对铁死亡的敏感性（Lyu et al.，2021）。

在对肝癌患者的治疗中，索拉非尼作为肝癌一线靶向药物已经应用了十余年，但整体而言并不理想。一方面，部分患者对索拉非尼治疗不应答或者因为毒副作用不能持续给药；另一方面，部分肝癌患者在索拉非尼疗程后出现了获得性耐药。索拉非尼除了作为多激酶抑制剂可以抑制肿瘤新生血管，它也可以导致肝癌细胞出现铁死亡，其作用机制和脂质过氧化过程相关酶的作用见图 28-1。多项体外肝癌细胞和体内肝癌移植瘤的研究发现，索拉非尼引起的铁死亡可能是索拉非尼抗肝癌的主要作用。更重要的是，临床研究也证实铁死亡相关蛋白的表达或其变化可以预示索拉非尼治疗肝癌的疗效。因此，研究肝癌细胞铁死亡的具体机制对于肝癌患者的精确治疗十分重要。其一，可以通过寻找有效、容易获取的敏感性标志物（如肝癌切除或采样获得的肝癌组织中 ACSL4 表达）来筛选对索拉非尼敏感的肝癌患者；其二，可以通过对耐受性标志物（如血清中 MT1G）的动态变化分析，及时调整治疗方案；其三，也可以通过多种药物的联合使用，增敏铁死亡但降低索拉非尼的剂量，从而帮助维持对那些对索拉非尼敏感出现毒副作用的肝癌患者的治疗。

目前的索拉非尼致肝癌细胞铁死亡研究多数集中在体外细胞模型和体内动物模型，仅有的几项临床研究也只是纳入了小样本的肝癌患者。由于索拉非尼这个临床肝癌治疗用药已经进入国家医保，对历史病例和未来病例进行大型、多中心、双盲严谨的临床研究分析，有可能对铁死亡应用于肿瘤治疗起到重要推动作用。

28.2　铁死亡与乳腺癌

28.2.1　乳腺癌

乳腺癌是女性中最常见的癌症，全世界每年约 170 万人被诊断为乳腺癌，约 50 万人死于乳腺癌（Harbeck and Gnant，2017）。依据免疫组化染色结果中雌激素受体（estrogen receptor，ER）、孕激素受体（progesterone receptor，PR）、增殖细胞核抗原-67（Ki-67）和人表皮生长因子 2 型受体（human epidermal growth factor receptor 2，HER2）的表达情况，以及荧光原位杂交结果中 HER2 的扩增情况，乳腺癌被分为 Luminal A 型、Luminal B 型、HER2 阳性型和三阴性型，目前乳腺癌的治疗方式包括手术、放化疗、内分泌治疗和靶向治疗等，但患者的预后仍不尽如人意（Waks and Winer，2019）。因此，迫切需要为患者开发更精确有效的治疗策略。

已经有许多研究结果表明，诱导铁死亡可以抑制乳腺癌细胞生长，因此其可能成为一种很有前景的乳腺癌治疗策略。在乳腺癌中，有许多新的铁死亡调控基因和相关机制被不断发现，多种药物分子可以诱导乳腺癌细胞铁死亡，这为将诱导铁死亡作为乳腺癌的治疗策略奠定了坚实的理论基础。

28.2.2　乳腺癌中的铁死亡调节因子

目前已经发现许多因子可以在乳腺癌中调控铁死亡的发生和发展（图 28-2）。下文我们将介绍一些关键的铁死亡调节因子在乳腺癌中的研究进展。

1）铁

溶酶体扰乱药物西拉美新（siramesine）和酪氨酸激酶抑制剂拉帕替尼（lapatinib）可以诱导乳腺癌细胞铁死亡（Ma et al.，2016）。虽然 lapatinib 是 EGFR 和 HER2 的抑制剂，但 lapatinib 并非通过这一抑制作用引起铁死亡，而是通过上调转铁蛋白（transferrin，TF）和下调铁输出蛋白（ferroportin）的表达，引起细胞内铁离子水平升高。与此相反，prominin2 可以通过促进包含铁蛋白的多泡小体（multivesicular body，MVB）和外泌体的形成促进铁的外排来抑制乳腺癌细胞的铁死亡（Brown et al.，2019）。

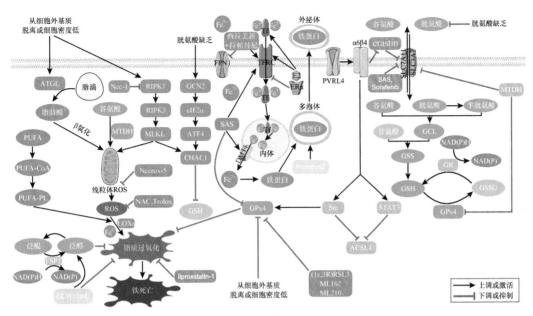

图 28-2 乳腺癌中铁死亡主要的信号通路 (Li et al., 2020)

低细胞密度引发脂滴中性甘油三酯分解增加，通过甘油三酯脂肪酶 (adipose triglyceride lipase, ATGL) 将脂肪酸导入线粒体进行 β-氧化，产生 ROS。低细胞密度还通过 RIPK1/RIPK3/MLKL/CHAC1 途径诱导 GSH 的消耗。胱氨酸剥夺也会通过直接减少合成和 GCN2/eIF2α/ATF4/CHAC1 途径下调 GSH。RIPK1/RIPK3/MLKL 通路的激活也会诱导线粒体破裂和 ROS 的产生，线粒体 ROS 清除剂 Necrox-5 和 RIPK1 抑制剂 Nec-1 可以抑制线粒体破裂及 ROS 的产生。细胞 ROS 在 LOX 和 Fe²⁺ 的作用下氧化 PUFA-PL 产生脂质 ROS，脂质 ROS 进一步诱导铁死亡。MTDH 可增强细胞利用细胞内谷氨酸维持呼吸链活性的能力。NAC 和 trolox 可以降低细胞 ROS，而泛醇、GCH1/BH₄、liproxstatin-1 和 GPx4 可以降低脂质 ROS。ECM 脱离或低细胞密度、MTDH 和抑制剂如 SAS、(1S, 3R) RSL3、ML162、ML210 等均可抑制 GPx4。SAS 还可抑制 DMT1 和 Xc⁻ 系统。整合素 α₆β₄ 通过 Src 维持 GPx4 的表达，并通过 Src 和 STAT3 抑制 ACLS4。此外，α₆β₄ 还能减弱 erastin 对 SLC7A11 的影响。黏附蛋白 PVRL4 是 α₆β₄ 发挥其抗铁死亡功能的必要条件。erastin、SAS、索拉非尼和 MTDH 均可抑制 SLC7A11。E2 可上调 *TfR1* 的表达和转铁蛋白的分泌，而 ERα 可抑制 *TfR1* 的表达。西拉美新和拉帕替尼可增加 *TfR1* 并降低 *FPN1* 的表达，从而升高细胞内铁的水平

2) 核转录因子红系 2 相关因子 2

核转录因子红系 2 相关因子 2 (nuclear factorerythroid 2-related factor 2, Nrf2)-Kelch 样 ECH 相关蛋白 1 (KEAP1) 信号级联是调节细胞氧化应激和肿瘤发展的关键通路 (Zhou et al., 2019)。Nrf2 调节诸多抑制脂质过氧化的基因的表达，与铁死亡的发生紧密相关，因而被认为是癌症治疗的重要靶点 (Fan et al., 2017; Rojo de la Vega et al., 2018; Dixon and Stockwell, 2019; Dodson et al., 2019)。在乳腺癌中，Nrf2 可以降低肿瘤细胞对 erastin 的敏感性，抑制铁死亡的发生 (Wu et al., 2020)。

3) 谷胱甘肽过氧化物酶 4

(1S,3R)-RSL3 和柳氮磺吡啶 (sulfasalazine, SAS) 均可以在乳腺癌细胞中抑制谷胱甘肽过氧化物酶 (glutathione peroxidase, GPx) 4 的过氧化物酶活性，引起铁死亡 (Yang et al., 2014; Yu et al., 2019)。值得一提的是，耐药乳腺癌细胞往往对 GPx4 表现出更强的依赖性，对 GPx4 抑制剂也更加敏感 (Hangauer et al., 2017)。因此，GPx4 可以作为克服乳腺癌耐药性的潜在作用靶点。SAS 可以同时抑制 GPx4 和 SLC7A11 的表

达，并调节转铁蛋白受体（transferrin receptor，TfR1）和二价金属转运体（divalent metal transporter 1，DMT1）的表达，升高细胞内铁含量，从而诱导细胞发生铁死亡，这在 ER 表达低的乳腺癌细胞中尤其明显（Yu et al.，2019），因为 ER 可以通过降低 TfR1 的表达抑制铁死亡。此外，研究数据表明，TfR1 在 HER2 阳性乳腺癌中表达水平最高，其次是三阴性乳腺癌（triple-negative breast cancer，TNBC）、Luminal A 型乳腺癌和 Luminal B 型乳腺癌。这样的表达特点也可以解释乳腺癌的不同亚型对铁死亡敏感性的差异（Bi et al.，2019；Doll et al.，2019；Kraft et al.，2020）。

Udler 等（2007）在 4470 名乳腺癌患者中研究了 10 个参与氧化损伤修复的基因（CAT、SOD1、SOD2、GPx1、GPx4、GSR、TXN、TXN2、TXNRD1 和 TXNRD2）常见变异体的 54 种多态性与患者生存率之间的关系。他们发现，GPx4 的两个单核苷酸多态性（SNP），即 rs713041 和 rs757229，与乳腺癌的预后有关。Méplan 等（2013）进行的研究同样表明谷胱甘肽过氧化物酶的多态性可以影响乳腺癌的进展。而此前也有研究表明 GPx4 的多态性与乳腺癌易感性呈负相关（Cebrian et al.，2006）。

谷胱甘肽过氧化物酶在非癌性乳腺上皮细胞和乳腺癌细胞中表达水平不同。Rusolo 等（2017）比较了人类非癌性乳腺上皮细胞系（MCF-10A）和两个乳腺癌细胞系（MCF-7 和 MDA-MB-231）之间的硒基的转录组，发现 GPx1、GPx4、GPx5 和 GPx7 在乳腺癌细胞中下调，而 TXDI2、GPx2 和 GPx3 在乳腺癌细胞中上调。他们进一步发现，TP53、ERα 和 catenin-β1（CTNNB1）这三个蛋白质是上述差异表达的硒基蛋白相互关联的中枢节点，这一研究结果也为日后探究乳腺癌中硒基蛋白的调控机制提供了研究基础。

4）长链脂酰辅酶 A 合成酶 4

长链脂酰辅酶 A 合成酶（long train acyl-CoA synthetase，ACSL）4 在乳腺癌组织中的表达在不同研究中有不同的结论。Chen 等（2016）分析了 Oncomine 数据库和 PrognoScan 数据库，发现 ACSL4 在乳腺癌组织中表达更低，且与乳腺癌患者的良好预后相关。Dinarvand 等（2020）比较了 55 对乳腺癌和邻近非癌组织新鲜样本，发现 ACSL4 在乳腺癌组织中的表达高于相邻正常组织，其表达水平与 Ki-67 和年龄呈负相关，与 p53 突变水平呈正相关，但与 ER、PR 或 HER2 的表达没有关联。

Maloberti 等（2010）发现 ACSL4 可以调节环氧化酶（cyclooxygenase，COX）-2 的表达和 MDA-MB-231 细胞中前列腺素的产生，ACSL4 对花生四烯酸（arachidonic acid，AA）的酯化增加了线粒体中 AA 的含量，驱动特定脂加氧酶（lipoxygenase，LOX）介导的脂肪酸代谢。ACSL4、LOX 和 COX-2 之间的相互作用可以调节乳腺癌细胞的增殖和转移能力。这一相互作用也得到 Orlando 等（2012）的证实。Orlando 等（2015）还发现，ACSL4 调节了 mTOR 通路（mTOR1/2）两个复合物的成分，以及上游调节因子和底物的水平。随后，他们还发现 ACSL4 通过 mTOR 通路调节耐药相关运输蛋白的表达，促进了乳腺癌细胞的化疗耐药（Orlando et al.，2019）。值得注意的是，他们观察到 ACSL4 抑制剂罗格列酮和 ERα 抑制剂他莫西芬在 ER 阳性及三阴性乳腺癌细胞中可以共同抑制细胞的生长。这同时也表明他莫西芬可以以 ER 非依赖性的方式发挥作用，这可能与其增加 ROS 水平、诱导乳腺癌细胞的过早衰老和细胞周期停止有关（Lee et al.，2014；Orlando et al.，2015）。

Castillo 等（2015）检测了 MCF-7 乳腺癌细胞在过表达 ACSL4 后的基因表达改变，发现 ACSL4 与胚胎和组织发育、细胞运动、DNA 复制与修复有关。在体外，ACSL4 的表达与乳腺癌细胞系中的 ER、雄激素受体（androgen receptor，AR）和 HER2 呈负相关。ACSL4 的过表达能够降低 ER 水平，并赋予癌细胞生长优势和化疗抗性，以及对 ER/HER2 靶向治疗的抵抗性（Monaco et al.，2010；Wu et al.，2013）。Dattilo（2019）发现，维甲酸相关孤儿受体 α（retinoid-related orphan receptor alpha，RORα）、特异性蛋白 1（specificity protein，Sp1）和 E2F 元件与 ACSL4 的启动子活性有关，雌激素相关受体 α（estrogen-related receptor alpha，ERRα）参与 ACSL4 启动子激活。同时，过表达 ERα 能够降低三阴性乳腺癌细胞中的 ACSL4 表达。Doll 等同样发现，ACSL4 更倾向于表达在一些基底样型乳腺癌细胞系中，其通过增加细胞膜中的 n-6 多不饱和脂肪酸（polyunsaturated fatty acid，PUFA）来促进乳癌细胞的铁死亡（Doll et al.，2017）。与此不同的是，Belkaid 等（2017）发现，17β-雌二醇通过增加 ACSL4 的半衰期来提高其表达水平，并在 ER 阳性乳腺癌细胞系 MCF7 和 T47D 中以 ACSL4 依赖的方式促进其侵袭性表型。

5）p53

p53 在铁死亡中的作用举足轻重（Jiang et al.，2015；Tarangelo et al.，2018；Kang et al.，2019），在乳腺癌中也同样如此。在乳腺癌细胞 MCF-7 中敲降 p53 可以增加细胞对 erastin 诱发铁死亡的抵抗力（Xie et al.，2017）。p53 的突变在肿瘤中广泛存在，有的突变会损害其正常功能。p53 在 DNA 结合域中的三个赖氨酸残基的突变（K117R+K161R+K162R）会导致其无法乙酰化，使其不能诱导细胞周期停滞、衰老和凋亡，但仍能够调节代谢基因和 SLC7A11 的表达，并促进铁死亡（Jiang et al.，2015）。然而，在小鼠 p53 中加入赖氨酸的第四个突变 K98R（人类 p53 为 K101R）时，则完全消除了其调节代谢靶基因的能力。单独 K98R（人类为 K101R）突变对 p53 功能的影响则非常有限（Wang et al.，2016）。这些结果表明乙酰化在 p53 的完整功能中具有至关重要的作用，包括 p53 对铁死亡的促进功能。此外，p53 的突变体（R273H 或 R175H）还可以与 Nrf2 结合，使其无法入核调控 SLC7A11 的转录，以此下调 SLC7A11 的表达水平。TP53 第 47 密码子的非洲特异性单核苷酸多态性通过增加辅酶 A（CoA）和谷胱甘肽（glutathione，GSH）的水平，使其对铁死亡的促进作用下降（Jennis et al.，2016；Leu et al.，2019）。

6）SLC7A11

SLC7A11 是 X_c^- 系统的一个亚单位，它将胱氨酸运入细胞，在抑制铁死亡中起着至关重要的作用（Dixon and Stockwell，2019）。GPx4 的正常功能依赖于 GSH 的存在，而半胱氨酸是用于合成 GSH 不可或缺的原料。研究表明，缺乏半胱氨酸能够激活 GCN2-eIF2α-ATF4-CHAC1 通路，在 TNBC 中诱导细胞发生铁死亡（Chen et al.，2017）。这一过程可以被 necrostatin-1（Nec-1，RIP1 抑制剂）、necrosulfonamide（MLKL 抑制剂）、deferoxamine（铁螯合剂）、deferoxamine（铁死亡抑制剂）、Necro-5（线粒体 ROS 清除剂）和 RIP1 敲降所抑制。这一过程涉及应激反应途径，而与细胞凋亡或自噬介导的细胞死亡无关。此外，当处于缺乏半胱氨酸的环境时，TNBC 比 Luminal 型乳腺癌细胞更容易发生铁死亡。Habib 等（2015）发现，Nrf2 可以调节乳腺癌细胞中 SLC7A11 的转录，而 KEAP1 促进 Nrf2 的泛素化降解。当处于氧化应激时，乳腺癌细胞可以通过 KEAP1/Nrf2 通路调节 SLC7A11 的表达，从而对抗细胞内 ROS。敲降 SLC7A11 则会导致细胞中的 ROS 水平增加（Shin et al.，2017）。MUC1-C 和 CD44 变异体（CD44v）也可以调节 SLC7A11 的功能，它们与 SLC7A11 相互作用，控制细胞内 GSH 水平，使三阴性乳腺癌细胞对 erastin 的敏感性下降（Ishimoto et al.，2011；Hasegawa et al.，2016）。

Timmerman 等（2013）分析了 46 个不同乳癌细胞系的功能性代谢特点，并发现了一类非常依赖于外界谷氨酰胺的营养缺陷型三阴性细胞系。谷氨酰胺在细胞内代谢生成谷氨酸，而谷氨酸可以被 X_c^- 系统用于与细胞外交换胱氨酸。因此，谷氨酰胺间接地支持了 X_c^- 系统的正常功能。他们进一步发现，SLC7A11 在 1/3 的三阴性乳腺癌中表达，并可被 SAS 抑制，从而抑制乳腺癌细胞的生长。

SLC7A11 的表达使细胞对铁死亡相对更耐受，但在葡萄糖缺乏而谷氨酰胺充裕的情况下，SLC7A11 的下调可以通过提高细胞内谷氨酸的水平，维持线粒体呼吸链的活性，以此提高细胞的生存能力（Shin et al.，2017）。

7）其他调节因素

异黏蛋白（metadherin，MTDH）通常在肿瘤组织中高表达，且与肿瘤的不良预后相关（Hu et al.，2009a，b；Song et al.，2009）。它使乳腺癌细胞处于耐药的高间质状态，但同时也通过降低 GPx4 和 SLC3A2 的表达使肿瘤细胞对铁死亡更敏感。此外，MTDH 还能增强细胞使用胞内谷氨酸维持呼吸链活性的能力，而线粒体的呼吸链已被证明是促进铁死亡的重要代谢过程（Bi et al.，2019；Gao et al.，2019）。

GTP 环化水解酶 1/四氢生蝶呤（GTP cyclohydrolase 1/tetrahydrobiopterin）在包括乳腺癌在内的癌症中通过合成 BH_4/BH_2 和脂质重塑抑制铁死亡。这是独立于 GPx4/GSH 系统的另一个调控铁死亡的重要机制（Kraft et al.，2020）。

有趣的是，研究人员还发现，细胞黏附和细胞密度也可以调节乳癌细胞对铁死亡的敏感性。$\alpha_6\beta_4$ 整合蛋白是促进细胞黏附形成的重要蛋白，它也被证明可以促进肿瘤的进展（Lipscomb and Mercurio，2005；Chen et al.，2009）。Brown 等（2017，2018）指出，将细胞从外基质（extracellular matrix，ECM）分离可以通过抑制 GPx4 诱发乳腺癌细胞的铁死亡，而 $\alpha_6\beta_4$ 整合蛋白可以通过防止膜脂质变化、激活 Src 和 STAT3 以及抑制 ACSL4 的表达等方式来帮助细胞逃避铁死亡。$\alpha_6\beta_4$ 整合蛋白不仅可以减轻 ECM 分离引起的铁死亡，还可以减轻 erastin 在黏附于 ECM 的细胞中引起的铁死亡。PVRL4/$\alpha_6\beta_4$/Src 信号通路可以维持 GPx4 的表达，而在没有 $\alpha_6\beta_4$ 整合蛋白的情况下，PVRL4 介导的细胞聚集会引起脂质过氧化增加，使细胞发生铁死亡；而同时抑制 $\alpha_6\beta_4$ 和细胞聚集则使细胞更易发生凋亡而不是铁死亡。Elena 等（2018，2019）在研究中也观察到类似的现象，细胞在低密度时通过积累富含 PUFA 的中性甘油三酯（triacylglycerides，TAG），并通过甘油三酯脂肪酶（adipose triglyceride lipase，ATGL）催化脂肪酸从脂滴中游离出来，激活 β 氧化，从而使乳腺上皮细胞和乳腺癌细胞对铁死亡更加敏感；而细胞在高密度时则表现出对铁死亡的相对抵抗力。与 Caitlin 的理论相比，这种铁死亡的诱导机制与致癌通路、细胞表型和 ACSL4 的表达无关。

28.2.3　不同类型乳腺癌对铁死亡敏感性差异

许多研究表明，基底型乳腺癌细胞更容易发生铁死亡，具体机制不明（Chen et al.，2017；Bi et al.，2019；Doll et al.，2019；Yu et al.，2019；Kraft et al.，2020）。根据已发表的研究数据，这种敏感性的差异可归结于以下原因。

1）ERα 和 HER2 的表达情况

硬脂酰辅酶 A 去饱和酶（stearoyl-CoA desaturase，SCD1）是催化单不饱和脂肪酸（monounsaturated fatty acid，MUFA）合成过程中限速步骤的关键酶，已被证明可以保护卵巢癌细胞免受铁死亡，并被视为卵巢癌的治疗靶点（Carbone and Melino，2019；Tesfay et al.，2019）。在 ERα 阳性乳腺癌细胞中，雌激素可以上调 SCD-1 的表达（Belkaid et al.，2015）。因此，ERα 可能通过调节 ER 阳性乳腺癌细胞中 SCD-1 的水平来帮助细胞抵抗铁死亡。此外，ERα 还可以上调 Nrf2 的水平和下调 KEAP-1 的水平（Cook et al.，2014）。Yu 等（2019）发现，ERα 也可以通过降低 TfR1 的调节表达来增加细胞对铁死亡的抵抗力。

HER2 和 TfR1 的表达水平同样呈现出正相关，但其调控机制有待进一步阐明。在 Doll 等（2019）的研究中，与三阴性细胞系相比，MDA-MB-453（HER2$^+$细胞系）、T47D、MCF7（ER$^+$细胞系）对 FSP1 下调和 RSL3 引起的铁死亡均有更强的耐受性；但 BT474（ER$^+$和 HER2$^+$细胞系）的敏感性却与 TNBC 相似。这些结果表明，ER 和 HER2 与乳腺癌中铁死亡相关通路之间存在复杂的相互作用，对调控细胞的铁死亡有重要作用。

2）氨基酸代谢和 ROS 基础水平

细胞对铁死亡的敏感性与其氨基酸代谢密切相关（Stockwell et al.，2017）。如前文所述，Timmerman 等（2013）检测了 46 个不同乳腺癌细胞系的功能代谢情况，发现各乳腺癌细胞系对营养的偏好差异很大。Luminal 型细胞系更偏好高葡萄糖的营养，而 TNBC 细胞系则更依赖于谷氨酰胺。限制谷氨酰胺摄入或抑制 X$_c^-$ 系统的活性会增加细胞内 ROS 的水平，减缓 TNBC 的生长。谷氨酰胺分解代谢产生谷氨酸，可以被 X$_c^-$ 系统用于交换细胞外的胱氨酸，而胱氨酸产生的半胱氨酸是 GSH 合成必不可少的（Bannai and Ishii，1988）。Gao 等（2015）进行的研究也证明了谷氨酰胺在铁死亡中的关键作用。基因表达富集分析发现，SLC7A11、CD44 和 GCLM 在 TNBC 中表达更高（Timmerman et al.，2013），其中 SLC7A11 是 X$_c^-$ 系统的亚单位，而 CD44 可以调节 X$_c^-$ 系统的活性（Ishimoto et al.，2011；Hasegawa et al.，2016）。Chen 等（2017）验证了胱氨酸在 TNBC 细胞生存中的重要作用，胱氨酸饥饿通过激活 GCN2-eIF2α-ATF4-CHAC1 通路在 TNBC 中诱发铁死亡。

Sarmiento-Salinas 等（2019）发现，TNBC 中的 ROS 水平高于 ER$^+$ 乳腺癌，而线粒体是 TNBC 细胞系中 ROS 的主要来源。然而，TNBC 生存需要维持一定水平的 ROS，抗氧化剂引起的 ROS 降低可以诱发细胞死亡。在细胞中，ROS 通过形成二硫键（—SS—）和亚砜酰胺（—SN—）等修饰改变目标蛋白质（如 PTP1b、PTEN 和 MAPK 磷酸酶）的活性来调节信号通路（Sena and Chandel，2012）。Dong 等（2013）指出，低水平的 ROS 通过增强 β-catenin 的活性增加基底样乳腺癌细胞的干性，而 snail 介导的果糖-1,6-二磷酸酶（fructose-1,6-bipho-sphatase，FBP1）抑制可以引起 ROS 的下降。

综上所述，各种乳腺癌亚型的氨基酸代谢特征不同，导致其细胞内的 ROS 基础水平和对铁死亡的敏感性有较大差异。从这个角度来说，细胞内 ROS 水平的精细调节决定了细胞的命运。

28.2.4　诱导铁死亡与乳腺癌治疗

近年来，随着铁死亡的研究不断深入，靶向铁死亡的药物相继问世，亦有不少研究尝试将诱导铁死亡应用于乳腺癌的治疗中（表 28-2）（Li et al.，2020）。Mai 等（2017）发现 salinomycin 的一种合成衍生物 ironomycin 可以通过在溶酶体中储存铁来杀死乳腺癌干细胞。当细胞内铁耗尽时，会激发溶酶体中的铁蛋白降解，短时间内引起细胞内铁超载，从而产生大量 ROS，促进细胞发生铁死亡。

表 28-2　乳腺癌中诱导铁死亡的药物（Li et al.，2020）

药物名称	来源	改进/功能	引起的细胞内事件	发表年份
Ironomycin	salinomycin	在溶酶体中积累铁	铁过载，ROS 过度生成	2017
CSO-SS-Cy7-Hex/SPION/Srfn	索拉非尼和铁	将铁和索拉非尼结合起来	铁过载，细胞内 GSH 耗尽，ROS 过度生成	2019
Erastin@FA-exo	erastin	靶向 TNBC，增加了药物的生物相溶性	铁过载，细胞内 GSH 耗尽，ROS 过度生成	2019
MnO_2@$HMCu_{2-x}S$ 纳米复合材料	Mn^{2+} 和雷帕霉素	将 Mn^{2+} 引起的芬顿反应和雷帕霉素引起的自噬结合起来	铁过载，ROS 过度生成	2019
药物-有机-无机自组装纳米系统	阿霉素，铁和鞣酸	将化疗、铁死亡和超氧化物歧化酶样反应结合起来	铁过载，ROS 过度生成	2019
纳米粒子铁蛋白结合 erastin 和雷帕霉素	erastin 和雷帕霉素	将铁死亡和自噬结合起来	GPx4 下调和脂质过氧化物累积	2019
抗坏血酸结合装载 Fe^{3+} 和 RSL3 的纳米载体	抗坏血酸，Fe^{3+} 和 RSL3	增加了抗坏血酸对肿瘤细胞的特异性	铁过载，GPx4 抑制，ROS 过度生成	2019

索拉非尼已被证实可诱导多种肿瘤发生铁死亡（Lachaier et al.，2014）。2019 年，为了提高索拉非尼诱发铁死亡的能力，Sang 等（2019）合成了一种名为"肿瘤靶向性线粒体膜锚定的氧化还原反应和芬顿反应促进性磁性 NIR 纳米光敏胶束（CSO-SS-Cy7-Hex/SPION/Srfn）"的药物。这种药物通过"增强通透性和保留效应（enhanced permeability and retention effect，EPR）"富集在肿瘤部位，然后在细胞内高水平的 ROS 和 GSH 作用下发生氧化还原反应，从而被分解。超顺磁性氧化铁纳米粒子（SPION）在溶酶体的酸性环境中释放 Fe^{2+} 和 Fe^{3+}，近红外光敏剂 Cy7-Hex 锚定于线粒体膜，索拉非尼（Srfn）导致脂质过氧化物快速产生，在乳腺癌细胞中累积的浓度可达普通治疗组的 18 倍。体内药效学测试结果表明，这种具有小粒径和高细胞毒性的纳米粒子增加了 Srfn 循环并提高了治疗效率。此药物增加了索拉非尼对癌细胞的杀伤效率，同时具有良好的生物安全性和活体内铁死亡的效果，是一种非常具有临床应用前景的药物。

叶酸（FA）通常在 TNBC 中过表达。Yu 等（2019）通过将叶酸（FA）标记在外泌体上，开发出具有靶向性的外泌体包裹的 erastin（erastin@FA-exo）。erastin@FA-exo 通过促进谷胱甘肽耗竭和 ROS 过度产生诱发铁死亡，与 erastin@exo 和单独的 erastin 相比，它对 MDA-MB-231 细胞的增殖和迁移有更强的抑制作用。

An 等（2019）研制出 MnO_2@HMCu$_{2-x}$S 纳米复合材料（HMCM），具有光热增强的谷胱甘肽消除能力，可以诱导 GPx4 的失活，释放 Mn^{2+} 并通过芬顿反应产生 ROS，从而诱导脂质过氧化物（LPO）积累和铁死亡。此外，促自噬药物雷帕霉素被包裹到 HMCM，通过自噬促进铁死亡。

Xiong 等（2019）研制出一种药物-有机-无机自组装纳米系统（DFTA），将化疗、铁死亡和光热疗法（photothermal therapy，PT）相结合，以增加对 ER 阳性乳腺癌的疗效。该纳米系统含有阿霉素（doxorubicin，DOX）作为化疗剂，氯化铁（$FeCl_3$）作为铁死亡诱导剂，鞣酸（tannic acid，TA）作为细胞内级联中超氧化物歧化酶（superoxide dismutase，SOD）样反应的激活剂。当使用 DFTA 和激光治疗时，PT 介导的 ROS 生成及 ROS 引起的细胞内氧化应激级联放大引起细胞内 GSH 水平急剧下降，从而引发铁死亡。

Li 等（2019）制造了一种新型的纳米药物，称为铁蛋白结合的 erastin 和雷帕霉素纳米粒子（NFER），将铁死亡和自噬在癌症治疗中结合起来。NFER 通过下调 GPx4 和在细胞内积累脂质过氧化物诱导铁死亡，而 NFER 中的雷帕霉素又可以通过诱导自噬来进一步加强铁死亡。这种纳米药物在体内外均表现出对乳腺癌细胞显著的杀伤作用。

An 等（2019）将带有 Fe^{3+} 和 RSL3 的纳米载体与抗坏血酸（ascorbate，Asc）相结合，选择性地在肿瘤的细胞外液中积累过氧化氢（H_2O_2），从而更精确地诱导肿瘤细胞的铁死亡。

铁死亡与其他的细胞死亡方式在形态学、分子生物学上都有诸多差异，但同时也有不少共同的调节机制和信号通路的交互。高间质表型的 TNBC 和耐药细胞由于其代谢和细胞信号通路的特点，已被证明更容易发生铁死亡，因此铁死亡可能是克服这类乳腺癌治疗难题的有效方法。迄今为止，CSO-SS-Cy7-Hex/SPION/Srfn、erastin@FA-exo、HMCMs、DFTA 和 NFER 等靶向铁死亡的分子/给药系统已经被开发出来并应用于乳腺癌治疗的研究。我们有理由相信，诱导铁死亡的治疗策略也许可以在未来改善乳腺癌患者的预后。

然而，在将诱导铁死亡应用于临床之前，还有许多的谜团和困难等待着我们去解决。例如，铁死亡有没有类似凋亡中的 caspase 一样的生物学标志物？铁死亡的哪一步使得其进展不可逆？根据乳腺癌细胞和正常细胞之间不同的代谢类型，如何更准确有效地在乳腺癌细胞中诱导铁死亡？如何向乳腺癌细胞更有效地呈递铁死亡诱导药物？如何克服 ER$^+$ 乳腺癌对铁死亡的耐受性？能否使得 TNBC 细胞对铁死亡更加敏感？铁死亡与其他死亡方式之间存在着哪些共同的调节机制？如何将不同类型的细胞死亡方式结合起来，增强对癌细胞的杀伤力？是否还有更多的铁死亡诱导剂和调控基因？是否有更多 FDA 认证的药物可以诱导铁死亡并应用于临床？如何在临床上减少铁死亡引起的副作用？只有将这些谜团一个个揭开，我们才能将铁死亡诱导药物更好地应用于临床，造福千千万万的乳腺癌患者。

28.3　铁死亡与肿瘤治疗

自 2012 年"铁死亡"（ferroptosis）概念首次提出以来，随着对铁死亡研究的逐渐深入，发现铁死亡与恶性肿瘤、神经退行性疾病、急性肾损伤等许多临床棘手的疾病密切相关，由此，抑制或者促进细胞铁死亡的发生，有望使上述疾病获得有效干预。尤其是对铁死亡分子机制研究的不断完善，涌现出许多基于诱导铁死亡的肿瘤治疗探索报道，不仅如此，铁死亡在逆转肿瘤耐药和调控肿瘤转移方面亦获得广泛关注。

28.3.1　诱导铁死亡治疗肿瘤

铁死亡与肿瘤进展之间存在密切的相互关系，正常细胞具有许多调节铁稳态平衡的基因与蛋白质，它们分别调控铁的输入、输出或储存，维持细胞内铁有序代谢，而一旦发生铁代谢紊乱就会引起肿瘤的形成（Yang et al.，2008）。当肿瘤细胞中具有足量的游离 Fe^{2+} 即可能启动细胞铁死亡，游离的 Fe^{2+} 与肿瘤细胞过表达的 H_2O_2（Liu et al.，2018b）通过芬顿（Fenton）反应产生 ·OH，·OH 接着与多不饱和脂肪酸（polyunsaturated fatty acid，PUFA）反应得到脂质过氧化物，促进线粒体氧化磷酸化导致活性氧（reactive oxygen species，ROS）产生，ROS 生成的量超越细胞本身抗氧化能力，会造成细胞内多种大分子物质的氧化，引起细胞铁死亡（ferroptosis）（Hassannia et al.，2019）。铁死亡诱导剂（erastin 和 RSL3）、索拉非尼（sorafenib）、柳氮磺胺嘧啶（sulfasalazine）、青蒿琥酯（artesunate）等可通过抑制 X_c^- 系统以及谷胱甘肽过氧化物酶 4（glutathione peroxidase，GPx4）诱导不同肿瘤细胞铁死亡（Dixon et al.，2012；Yang et al.，2014；Xie et al.，2016）。而铁死亡的延迟能保护肿瘤细胞避免氧化应激刺激，提高其存活及远端转移的可能（Stockwell et al.，2017）。弥漫性大 B 细胞淋巴瘤和肾细胞癌存活状态非常依赖于 GPx4 的活性，因此以上两种肿瘤可能对铁死亡更加敏感（Yang et al.，2014）。而胰腺癌细胞系（MIAPaCa-2、PANC-1 和 BxPC-3）也在很大程度上通过 X_c^- 系统介导半胱氨酸的摄取以促进其生长，表明 X_c^- 系统可能是潜在的肿瘤治疗靶点（Lo et al.，2008）。

28.3.1.1　BAP1 介导的肿瘤铁死亡

BAP1（breast cancer gene 1-associated protein-1，BRCA-1 相关蛋白 1）是泛素羧基末端水解酶家族成员，属于去泛素化酶。BAP1 以多梳抑制去泛素酶（polycomb-repressive deubiquitinas-e，PR-DUB）复合物的形式通过减少核小体中组蛋白 2A 的泛素化来调控基因的表达（Zhang et al.，2018a）。BAP1 参与调控很多细胞信号通路，包括细胞周期、细胞分化、糖原新生、DNA 损伤响应等。在许多肿瘤中均检测到 *BAP1* 基因的突变，因此 *BAP1* 是一种重要的抑癌基因（Carbone et al.，2013）。BAP1 的抑癌活性部分是由铁死亡介导的，它是通过 SLC7A11 启动子上组蛋白 2A 的去泛素化实现抑制 SLC7A11 的表达。BAP1 通过抑制 SLC7A11 的表达进而抑制胱氨酸的摄取，促进脂质过氧化，引起肿瘤细胞铁死亡。在体内研究中，BAP1 缺乏的细胞中重表达 BAP1 能抑制异种移植瘤的进展，而恢复 SLC7A11 的表达会影响 BAP1 的抑癌作用，提示 BAP1 通过抑制 SLC7A11 来诱发铁死亡，进而抑制肿瘤发展（Zhang et al.，2018b）。

28.3.1.2　p53 介导的肿瘤铁死亡

p53 由 *TP53* 基因编码，是经典的肿瘤抑制因子。在超半数的肿瘤细胞中均伴有 p53 的基因突变或失活。p53 的主要功能有诱导细胞周期阻滞、细胞衰老和凋亡。近期有研究发现，p53 的抑癌作用还与其调控细胞氧化还原状态、诱导肿瘤细胞发生铁死亡相关（Bieging et al.，2014；Kaiser and Attardi，2018）。例如，在 ROS 应激环境下，运用 Nutlin-3 激活 p53 可触发骨肉瘤 U2OS 细胞铁死亡（Jiang et al.，2015）。对 SLC7A11 表达的调控需要 DNA 结合结构域的乙酰化，乙酰化缺陷的 *p53* 突变体，其中三个赖氨酸乙酰化 DNA 结合域位点突变为精氨酸（K117/161/162R，称为 p53^{3KR}），p53^{3KR} 无法诱导细胞凋亡、衰老和细胞周期阻滞，而使细胞对铁死亡敏感。而且，体内试验未观测到自发肿瘤形成，也验证 *p53^{3KR}* 突变基因介导的铁死亡抑制肿瘤作用（Jiang et al.，2015；Li et al.，2012）。随后发现新的乙酰化 DNA 结合域位点 p53（K98）同样对调控 SLC7A11 的表达非常重要（Wang et al.，2015）。在 p53 缺失细胞异位表达具有 4 个乙酰化位点的 *p53* 突变体则无法抑制 SLC7A11 及肿瘤的生长（Wang et al.，2015）。p53 也可通过激活其转录靶点亚精胺/精胺 N1-乙酰转移酶 1（spermidine/spermine N1-acetyltransferase 1，SAT1）促进铁死亡，SAT1 编码参与多胺代谢通路的蛋白质，激活 SAT1 与脂氧合酶 LOX15 的表达相关（Ou et al.，2016）。

28.3.1.3　纳米给药体系触发肿瘤铁死亡

有研究表明，诱导铁死亡抑制肿瘤主要有以下几种方式：①消耗细胞谷胱甘肽（Class Ⅰ）；②直接靶向失活 GPx4（Class Ⅱ）；③通过角鲨烯合成酶（squalene synthase，SQS）-甲羟戊酸盐途径耗竭 GPx4 和辅酶 Q$_{10}$（Class Ⅲ）；④通过提升可变铁池中二价铁含量诱导脂质过氧化（Class Ⅳ）（Hassannia et al.，2019）。运用纳米给药系统诱导肿瘤铁死亡是肿瘤治疗的一种新策略。这种策略主要借助方式①、②或④达成引发肿瘤铁死亡的目的。

1）利用芬顿反应引发铁死亡

2016 年，中国科学院上海硅酸盐研究所施剑林院士团队首次利用过渡金属 Fe 与肿瘤细胞中高表达 H$_2$O$_2$（100μmol/L 至 1mmol/L）发生芬顿反应，生成 ·OH，·OH 能产生大量的脂质过氧化物而诱导细胞铁死亡（Zhang et al.，2016）。为了增强芬顿反应产生 ·OH 的效果，该团队将葡萄糖氧化酶与 Fe$_3$O$_4$ 共载于树枝状硅纳米体系中，葡萄糖氧化酶可分解葡萄糖生成 H$_2$O$_2$，后者与 Fe$_3$O$_4$ 发生高效的芬顿反应，显著增强肿瘤的铁死亡（Hou et al.，2017）。除了铁，过渡金属铜、锰也可发生类芬顿反应产生 ·OH，引发铁死亡（Wu et al.，2019；Wang et al.，2018）。

2）消耗 GSH 以抑制 GPx4 诱导铁死亡

浙江大学凌代舜课题组近期构建精氨酸富集的锰硅酸盐纳米泡体系，该体系可高效地通过 GPx4 的失活使 GSH 耗竭，诱导肿瘤铁死亡，在体外和体内均取得显著的抑瘤效果（Wang et al.，2018）。天津大学赵燕军等将二硫咪唑配体与锌配位得到一种金属有机骨架纳米载体，光敏剂 Ce6 包封于该载体中。上述体系能通过二硫-硫醇交换反应在鼠乳腺癌细胞（4T1）内使 GSH 耗竭，进一步引起 GPx4 的失活。在 4T1 荷瘤小鼠模型，体系同样具有明显抗肿瘤效果，如果联合使用铁螯合剂则会极大地削弱该体系的铁死亡抗肿瘤作用（Meng et al.，2019）。武汉大学张先正团队将 p53 质粒与 $FeCl_3$ 共同构建于纳米体系中，体系可凭借铁死亡/凋亡杂交途径根除肿瘤细胞。体系中的铁通过芬顿反应使脂质过氧化积累，并抑制 SLC7A11 诱导 GSH 耗竭。进一步研究发现体系还可介导一种"旁观者效应"，使癌细胞对铁死亡敏感。体内实验发现该体系不仅抑制肿瘤生长，还能减少血液转移、肺转移和肝脏转移（Zheng et al.，2017）。低密度脂蛋白二十二碳六烯酸纳米粒（low-density lipoprotein docosahexaenoic acid nanoparticle，LDL-DHA）可引起大鼠和人肝癌细胞 GSH 耗竭及 GPx4 失活，同时研究表明，GPx4 是 LDL-DHA 杀伤肿瘤细胞的中枢调节因子（Ou et al.，2017）。张先正等还构建 sorafenib 与 Fe^{3+} 和单宁酸共载纳米体系，单宁酸用于还原 Fe^{3+} 为 Fe^{2+} 发生芬顿反应，sorafenib 可直接阻断铁死亡上游调控因子 SLC7A11，进而间接抑制下游 GPx4，sorafenib 与芬顿反应两者联合诱导肿瘤铁死亡（Liu et al.，2018a）。

3）外源性调节脂质过氧化诱导铁死亡

由于铁死亡的发生离不开脂质过氧化，为肿瘤细胞补充 PUFA 也是一种诱导铁死亡的途径。例如，三阴性乳腺细胞内 PUFA 和铁死亡水平之间存在密切联系，经过对 PUFA 进行一系列筛选，找到共轭亚麻酸表现出最强的铁死亡诱导活性，口服共轭亚麻酸有望通过诱导铁死亡治疗肿瘤（Beatty et al.，2019）。美国 NIH 的陈小元教授在氧化铁纳米颗粒表面用脂溶性的亚油酸过氧化氢（linoleic acid hydroperoxide，LAHP）修饰，构建纳米给药体系。在肿瘤微酸环境，体系释放的 Fe^{2+} 与 LAHP 一起通过 Russell 机制生成 $^1O_2$（单线态氧），进而介导肿瘤细胞凋亡和铁死亡（Zhou et al.，2017）。

4）铁死亡与其他治疗方式联合

铁死亡还可与其他治疗方式（如化疗、光热、光动力等）联合发挥协同作用对抗肿瘤，并尽最大可能减少毒副作用。

光动力治疗（photodynamic therapy，PDT）是一种非侵入式肿瘤治疗手段，然而肿瘤乏氧微环境可造成光动力治疗 ROS 的产出骤减。为此，上海交通大学朱新远课题组通过分子间氢键和 π-π 重叠相互作用构建光敏剂 Ce6 与 erastin 的自组装纳米体系，实施辐照，体系可通过 Ce6 引起的 PDT 及 erastin 诱导的铁死亡产生大量 ROS，而 erastin 触发的口腔鳞状细胞癌铁死亡，同时会升高细胞内可变铁池的铁含量，Fe^{3+} 与 H_2O_2 发生芬顿反应可生成氧分子，能改善肿瘤乏氧以促进 PDT，使肿瘤治疗极大增效（Zhu et al.，2019）。

借助纳米给药体系使铁死亡与化疗结合，可克服化疗的局限性。近年，临床一线抗肿瘤药物——顺铂与铁死亡诱发剂的"联姻"得到深入研究。顺铂作用于肿瘤细胞时，细胞内烟酰胺腺嘌呤二核苷酸磷酸（nicotinamide adenine dinucleotide phosphate，NADPH）氧化酶（NOX）被有效激活（Li et al.，2019；Kim et al.，2010；Itoh et al.，2011；Rybak et al.，2009），在 NOX 催化 NADPH 转变为 $NADP^+$ 的过程中释放电子，O_2 接收释放的电子产生 O_2^-，超氧化物歧化酶（superoxide dismutase，SOD）进一步分解氧气形成 H_2O_2

（Itoh et al.，2011；Rybak et al.，2009）。生成的 H_2O_2 是芬顿反应的反应物，因此作为弱铁死亡诱发剂的顺铂与铁死亡联合可以彼此促进自身抗肿瘤作用（Shen et al.，2018；Yue et al.，2018；Ma et al.，2017）。中国科学院长春应用化学研究所林君等将铂类前药与 Fe_3O_4 一同组装成纳米递释系统，实现肿瘤协同增效治疗作用（Ma et al.，2017）。类似地，运用 Fe 的芬顿反应和阿霉素构建的多功能纳米给药体系也可获得相近的抗肿瘤结果（Bao et al.，2019）。

当然，铁死亡还可与自噬（Li et al.，2019）、肿瘤免疫（Wang et al.，2019；Zhang et al.，2019）等联合，甚或与多种治疗模式结合，实现协同抗肿瘤效果。

28.3.2 诱导铁死亡逆转肿瘤耐药

传统的肿瘤治疗手段包括手术切除、化疗和放疗等。其中，手术治疗有严格的手术适应证，并非所有肿瘤都可以进行手术治疗。化疗和放疗被认为是可以最大限度消除体内实体瘤的有效方法，然而化疗药物产生耐药，会引起肿瘤细胞的转移和侵袭，严重影响患者预后。耐药主要表现为肿瘤细胞对化疗药物摄取减少、增加外排、细胞自身解毒活性增加等。耐药机制的研究表明，氧化应激与肿瘤耐药密切相关，耐药肿瘤细胞会启动抗氧化机制，例如，提高谷胱甘肽水平、提升细胞对于氧化应激的防御，进而诱导耐药（Dharmaraja，2017）。在非突变耐药机制中发挥关键作用的是肿瘤的 Persister（耐药）细胞，Persister 细胞可能成为耐药肿瘤的储库。由于肿瘤细胞处于高间充质治疗耐受状态时，癌细胞的存活依赖于脂质过氧化物酶 GPx4。通过对 Persister 细胞的研究，同样发现其对 GPx4 的依赖。GPx4 功能的丧失可使 Persister 细胞铁死亡，并预防体内肿瘤复发。由此表明，靶向 GPx4 可能是一种预防获得性耐药的治疗策略（Hangauer et al.，2017）。肿瘤治疗耐受的间质细胞一般都具有锌指 E 盒结合同源异形盒（zinc finger E-box-binding homeobox 1，ZEB1）高表达的特征，同时这些间质细胞又对 GPx4 抑制的铁死亡敏感。ZEB1 充当脂肪因子以调节脂质代谢，为间充质基因表达与脂质过氧化物脆弱性之间架起桥梁，因此，通过抑制脂质过氧化物酶，引发铁死亡的脆弱性通路，可用于治疗耐药肿瘤（Viswanathan et al.，2017）。由此提示，通过诱导肿瘤细胞铁死亡可逆转或克服肿瘤耐药。

铁死亡逆转肿瘤耐药主要通过以下方式实现：①降低细胞谷胱甘肽水平，促进 ROS 的不断蓄积；②调控细胞铁含量；③靶向 GPx4。

28.3.2.1 降低细胞谷胱甘肽水平逆转肿瘤耐药

索拉非尼（sorafenib）是肝细胞癌患者的特效药，但在治疗中也会发生耐药。2016 年，唐道林课题组在 *Hepatology* 杂志分别刊文指出，金属硫蛋白（metallothionein，MT-1G）是索拉非尼肝细胞耐药的关键调节因子，索拉非尼对 MT-1G 信使 RNA 和蛋白质的表达具有明显的诱导作用。激活 Nrf2，可使 MT-1G 上调，进而抑制肝癌细胞铁死亡以促进索拉非尼的耐药，相反地，抑制 MT-1G 可以通过提高肝癌细胞脂质过氧化，从而显著提升肝癌细胞对索拉非尼的敏感性（Sun et al.，2016a）。

该课题组的另一项研究指出，索拉非尼导致肝肿瘤细胞耐药主要是由于 p62 与 Nrf2 竞争性结合 Keap1，引起 Nrf2 在核内聚集并与 sMaf 结合，进而激活 NQO1、HO-1 及重链铁蛋白 1（ferritin heavy chain-1，FTH1）的转录。因此，通过 RNA 干扰技术抑制肝肿瘤细胞中 p62、NQO1、HO-1 及 FTH1 可促进 sorafenib 诱导的铁死亡作用。在小鼠异种移植肿瘤模型中，遗传或药理抑制 Nrf2 的活性能显著增强 sorafenib 对肝肿瘤细胞的抗癌活性（Sun et al.，2016b）。青蒿琥酯是一种铁死亡诱导剂，它通过耗竭细胞内的谷胱甘肽以及引发细胞 ROS 蓄积，诱导头颈癌细胞铁死亡，而上述作用可被特异性铁死亡抑制剂（ferrostatin-1）逆转。与亲代细胞比较，青蒿琥酯对耐药细胞的毒性作用十分有限。青蒿琥酯可引起耐药与非耐药细胞 Nrf2 蛋白表达的上调。因此，借助 RNA 干扰技术静默 Nrf2 或通过葫芦巴碱（trigonelline）抑制 Nrf2，在体内和体外均可增强青蒿琥酯对耐药头颈癌细胞的杀伤作用（Roh et al.，2017）。

28.3.2.2　调控细胞铁含量逆转肿瘤耐药

铁代谢异常与铁死亡和肿瘤耐药均紧密相关，有文献指出，运用铁螯合剂（Desferal）与铂类药物联合可克服奥沙利铂耐药的人宫颈癌细胞 S3 耐药性。进一步的研究表明，人铜转运体 1（human copper transporter 1，hCtr1）及转铁蛋白受体 1（transferrin receptor 1，TfR1）表达的降低参与 S3 细胞铂类药物的耐药。Desferal 可通过上调 Sp1 促进 hCtr1 的表达，并且过表达的 Sp1 增加 NF-κB 的表达，并将其转运至细胞核中与 TfR1 启动子区域结合，随后增强 TfR1 的表达。更为重要的是，在奥沙利铂耐药异种移植动物模型中，Desferal 与奥沙利铂联合可显著增强奥沙利铂诱导的抗肿瘤作用，几乎观察不到任何毒性作用（Chen et al.，2016）。

当运用不同浓度青蒿琥酯处理白血病多药耐药细胞株 K562/ADM 时，转铁蛋白密度和转铁蛋白表达水平均呈现浓度依赖性的下降，而且青蒿琥酯的上述作用也具有时间依赖性。转铁蛋白负责细胞内铁的转运，维持细胞铁稳态平衡。研究表明，青蒿琥酯通过降低细胞转铁蛋白密度和转铁蛋白表达，逆转 K562/ADM 细胞的耐药性（张阳等，2017）。

28.3.2.3　靶向 GPx4

由于肿瘤 Persister（耐药）细胞的形成与上皮间充质转换（epithelial-mesenchymal transition，EMT）之间具有密切联系，而传统的细胞毒性药物对肿瘤 Persister 细胞的去除效果很差，铁死亡通过调节细胞内氧化还原稳态，展示出在 EMT 状态下消除细胞的高效能。

最近，天津大学赵燕军团队利用可触发铁死亡的聚合物胶束在体外和体内去除肿瘤 Persister 细胞并逆转肿瘤多药耐药。该胶束由花生四烯酸结合两亲性共聚物制成，在肿瘤微环境中通过自由基触发快速释放药物，胶束中包覆 RSL3（铁死亡诱导剂），以 GPx4 为靶点。在耐药的人卵巢癌细胞，由于 RSL3 诱导的铁死亡，使含 RSL3 胶束相较对照胶束的毒性高 30 倍。并且，脂质过氧化诱导细胞内谷胱甘肽水平的降低也能增强 RSL3 对铁死亡的诱导作用，并使载药胶束具有全活性。CD133[+]和乙醛脱氢酶（aldehyde dehydrogenase，ALDH）是肿瘤 Persister 细胞群体的主要指标，RSL3 铁死亡胶束的上述生物标记物水平明显低于对照组。通过体外软琼脂菌落形成试验，证实 RSL3 铁死亡胶束对肿瘤 Persister 细胞具有清除作用。在荷瘤裸鼠体内，通过肿瘤 Persister 细胞生物标志物、肿瘤生长抑制、小鼠存活及 GPx4 抑制等方面的研究进一步证明 RSL3 铁死亡胶束的抗肿瘤作用。这项工作展示了一种通过量身定制的铁死亡胶束以克服癌症多药耐药的新策略（Gao M et al.，2019）。

澳大利亚 Martin C. Sadowski 课题组研究发现雄激素靶向治疗前列腺癌时能诱导前列腺癌产生 Persister 细胞，Persister 细胞的特征是脂质含量和摄取增加、脂质重塑、多药耐药及对铁死亡敏感。雄激素受体拮抗剂恩扎鲁胺诱导所有磷脂类的广泛脂质重塑，以牺牲储存脂质为代价，导致膜脂的去饱和及酰基链长度的增加。细胞膜 PUFA 水平的升高增强膜流动性和脂质过氧化，引起 GPx4 抑制和铁死亡的超敏反应。该研究有望提供一种延迟或抑制雄激素受体靶向治疗前列腺癌产生耐药性的新策略（Tousignant et al.，2020）。

多药耐药肿瘤细胞常具有高的 GSH 水平，使肿瘤细胞对化疗药物的敏感性和治疗效果大打折扣。多药耐药肿瘤细胞也获得对 GPx4 的依赖，减少氧化应激并促进多药耐药肿瘤的存活。台湾清华大学 Yu-Fen Huang 等制备了一种新型金属纳米药物——铂修饰的金纳米星，通过铁死亡治疗多药耐药肿瘤。将体系暴露于近红外光，活性金属（Pt 和 Au）被释放，随后诱导细胞毒性。细胞毒性作用归因于 GSH 耗竭和 GPx4 失活、脂质氢过氧化物的累积，引起细胞铁死亡。体内异种移植瘤同样证实体系铁死亡治疗耐药肿瘤的作用（Del Valle et al.，2020）。

28.3.3　铁死亡与肿瘤转移

肿瘤的复发和转移是目前临床肿瘤治疗面临的最大挑战，而肿瘤发生转移是肿瘤患者死亡最重要的原因。肿瘤转移主要有血行和淋巴转移两种途径，其中淋巴转移是许多肿瘤（如乳腺癌、黑色素瘤）转移、扩散的主要途径（Wong and Hynes，2016）。氧化应激是肿瘤细胞存活的关键影响因素（Piskounova et al.，2015；Le et al.，2015），可引起细胞铁死亡，因此触发转移癌细胞铁死亡，对预防肿瘤转移至关重要。

2020 年 8 月，研究发现淋巴系统可以保护处于转移过程中的肿瘤细胞免于铁死亡，从而形成更多的远端转移肿瘤（Ubellacker et al.，2020）。在发生远端转移前，黑色素瘤（melanomas）及上皮癌（epithelial cancers）往往在引流淋巴结形成转移（Sleeman et al.，2009；Alitalo and Detmar，2012；Leong et al.，2011）。有研究表明，局部淋巴结转移可能会导致远端转移（Naxerova et al.，2017；Gundem et al.，2015）。淋巴结中的肿瘤细胞可移行至血管进行血行转移，因此，十分有必要明晰远端转移的肿瘤细胞是直接从原发肿瘤进入血液，还是先通过淋巴系统迁移而后再进入血液。脂肪酸的代谢能力能促进肿瘤细胞在淋巴系统中的存活及转移性肿瘤的形成。作者在从患者体内分离出有效和低效转移黑色素瘤细胞后，分别通过皮下、静脉和淋巴结向 NOD.CB17-$Prkdc^{scid}Il2rg^{tm1Wj1}$/SzJ（NOD SCID gamma；NSG）小鼠注射有效和低效转移黑色素瘤细胞。从 NSG 小鼠异种移植模型可观察到：有效转移黑色素瘤细胞可自发引起血液中的循环癌细胞及 NSG 小鼠异种移植后的远端转移，然而低效转移黑色素瘤细胞在自发产生血液中的循环癌细胞及远端转移方面的作用十分有限。而且，与静脉注射比较发现，注入淋巴结后形成肿瘤的细胞比例要高于静脉注射，并且淋巴结注射能产生更远端的转移。另外，相较皮下和淋巴结，血液中黑色素瘤细胞 ROS 的水平更高。将人和鼠黑色素瘤细胞通过皮下移植到

NSG 或 C57BL 小鼠中，并使其自发转移。研究发现，与皮下或淋巴黑色素瘤细胞比较，血液中黑色素瘤细胞的谷胱甘肽/氧化谷胱甘肽（GSH/GSSG）比值明显降低，而皮下与淋巴黑色素瘤细胞的 GSH/GSSG 比值没有显著差别。基于此，检测黑色素瘤细胞是否发生铁死亡。当分别使用铁死亡诱导剂 erastin 或铁死亡抑制剂 liproxstatin-1 培养黑色素瘤细胞时，相比对照组，erastin 可显著减少细胞数量，而 liproxstatin-1 能逆转 erastin 的上述作用。在人和鼠黑色素瘤细胞均检测到 GPx4 的表达，而体内 GPx4 的缺陷能显著提高皮下黑色素肿瘤脂质 ROS 的水平，但缺乏 GPx4 仅略微减小原发皮下肿瘤的生长，并会显著降低血液中的黑色素瘤细胞。进一步通过代谢组学分析发现，在检测的 57 种脂质中，油酸在淋巴和血液黑色素瘤细胞之间差异最大。油酸在淋巴和血液中含量较高，并可在淋巴黑色素瘤细胞中富集。油酸处理可提升黑色素瘤通过血液转移过程中的存活能力，并以酰基 CoA 合成酶长链家族成员 3（acyl-CoA synthetase long-chain family member 3，ACSL3）依赖性方式保护黑色素瘤细胞免于铁死亡，同时增加形成转移性肿瘤的能力。大多数黑色素瘤用油酸处理后形成更多的转移灶，这表明存在一些机制可保护某些黑色素瘤免受淋巴中的氧化应激，如抗氧化剂水平升高、内源性脂肪酸的产生或铁死亡抑制蛋白 1（ferroptosis suppressor protein 1，FSP1）介导的机制，与外源性油酸无关。

　　同样地，通过破坏高转移性小鼠 B16F10 黑色素瘤细胞 X_c^- 系统中特异性底物亚基 SLC7A11，以评估其对肿瘤生长和转移的影响。建立皮下移植同源 B16F10 小鼠黑色素瘤模型，研究发现，与对照组比较，敲除 SLC7A11 黑色素瘤的细胞形成肿瘤能力及肿瘤的生长速度明显下降。值得注意的是，敲除 SLC7A11 黑色素瘤细胞的转移潜力也明显降低，从内皮细胞黏附及球体形成更进一步明确 X_c^- 系统在黑色素瘤转移过程中的关键作用（Sato et al.，2020）。相信随着铁死亡与肿瘤转移研究的不断深入，将为肿瘤发生与治疗机制给出更多的科学依据。

　　尽管铁死亡是一种发现和研究时间不长的细胞死亡形式，然而越来越多的研究表明，铁死亡与乳腺癌、肝癌、头颈部肿瘤等多种肿瘤的发生、发展及演化息息相关。铁死亡主要由 ROS 积累及特异性脂质过氧化诱发。抑制 X_c^- 系统或 GPx4 的活性、调控 BAP1 和 p53 是铁死亡治疗肿瘤的潜在机制，而且，脂质、铁及半胱氨酸的代谢参与多种肿瘤细胞的铁死亡。因此，铁死亡的激活被普遍认为是肿瘤治疗的新靶点，由此使许多小分子化合物被发现和鉴定出，这些化合物通过靶向铁代谢或脂质过氧化，直接或间接诱导细胞铁死亡。上述化合物在临床前以及临床中是否具有高特异性和最小的不良反应、铁死亡的详细信号通路及关键转录调控因子均有待进一步研究。此外，铁死亡在肿瘤的耐药和转移等方面的作用仍有待阐明。总之，随着铁死亡在肿瘤中的作用不断被深入理解，将有望为肿瘤的诊断、治疗、干预创造崭新机会。

28.4　铁死亡与肿瘤免疫

　　早在 1909 年 Paul Ehrlich 就推测宿主的免疫系统能够识别并清除肿瘤细胞。随后，MacFarlane Burnet 和 Lewis Thomas 等人的研究进一步证实了这一现象，并逐渐发展出"免疫监视"（immunosurveilllance）的概念（Burnet，1957a，b，1964；Dunn et al.，2002，2004；Smyth et al.，2001）。随着肿瘤特异性抗原的发现，以及对 IFN-γ（interferon-γ）和

穿孔素在肿瘤排斥中作用的揭示，免疫监视理论得以进一步完善（Smyth et al.，2000；Street et al.，2002）。特异性免疫反应的发生基础就在于免疫系统能够识别自我与非我，而肿瘤免疫也不例外。肿瘤细胞由于 DNA 突变、染色体易位、促癌基因的异常表达或者病毒感染导致的病毒相关蛋白的表达，都会形成肿瘤特异性的抗原分子，从而使其区别于机体的正常细胞。肿瘤细胞中的特异性抗原可以被抗原提呈细胞（antigen presentation cell，APC）所摄取并提呈给特异性的 T 淋巴细胞，后者活化后又能够特异性地识别并杀死肿瘤细胞（Ostrand-Rosenberg，2008）。而肿瘤细胞的死亡形式及其释放的信号分子在很大程度上决定了抗原的交叉提呈（cross presentation）和后续 T 细胞的活化（Yatim et al.，2017）。例如，肿瘤细胞的凋亡和坏死会诱导产生不一样的适应性免疫反应。而铁死亡作为一种由铁离子依赖的脂质过氧化损伤所引起的新型细胞死亡形式，其对免疫系统和抗肿瘤免疫反应的影响还不清楚，仍处于早期研究阶段。本节将重点讨论细胞死亡，尤其是铁死亡的免疫原性问题，并探讨铁死亡过程中释放的信号分子对免疫反应的调控作用。

自 2012 年铁死亡被发现和鉴定以来，人们对于铁死亡的研究主要集中在对其分子机制和信号通路的探索。已知铁死亡受到胞内多条代谢通路的调控，包括胱氨酸的摄取、谷胱甘肽（GSH）的合成、多聚不饱和脂肪酸（PUFA）的代谢、甲戊二羟酸途径和铁离子代谢等（Stockwell et al.，2020）。但越来越多的研究表明，细胞外的信号分子也能够调控铁死亡。因此，本节还将探讨在体内生理及病理条件下，外源的免疫细胞及其因子对铁死亡的调控作用。

28.4.1　细胞死亡与免疫原性

肿瘤细胞中的特异性抗原通过胞吞作用被 APC 摄取并加工。在 APC 中，抗原会通过蛋白酶体或溶酶体途径被降解成多肽片段，然后与 MHC Ⅰ类或Ⅱ类分子形成复合物并被提呈到细胞表面。APC 表面的抗原肽-MHC Ⅰ类分子能够被表达特异性 TCR（T-cell receptor）的 CD8$^+$T 细胞所识别，并使后者活化、增殖，且具有抗肿瘤效应。同时，APC 表面的抗原肽-MHC Ⅱ类分子还能活化 CD4$^+$T 细胞，后者通过释放多种细胞因子来辅助巨噬细胞、NK 细胞和 CD8$^+$T 细胞的活化，从而发挥抗肿瘤的作用（Carreno et al.，2015）。肿瘤抗原的交叉提呈是启动 T 细胞免疫应答的关键步骤，而树突状细胞（DC）作为最主要的 APC，其介导的抗原交叉提呈受到三层信号的严格调控：① DC 表面的肿瘤抗原肽-MHC Ⅰ类或Ⅱ类分子复合物被特异性的 TCR 所识别；②共刺激信号，即 DC 表面的 CD80 和 CD86 与 T 细胞表面的 CD28 结合并传递共刺激信号；③ DC 分泌的促进 T 细胞极化信号，如 IL-12、IFN-α 和 IFN-γ 能够促进 T 细胞分化为效应性细胞（Spel et al.，2013）。

肿瘤细胞的死亡通路被认为在 DC 介导的抗原交叉提呈中发挥着重要的调控作用。首先，死亡的肿瘤细胞或者细胞碎片作为肿瘤抗原的主要来源，能够通过胞吞作用被 DC 所摄取。其次，死细胞会释放损伤相关的分子模式（damage associated molecular pattern，DAMP），能够促进 DC 的成熟和迁移。在生理或病理条件下，细胞死亡可能由不同的信号所引发，而且其死亡的形式也会不同，导致最终诱导的宿主免疫反应不同（Messmer et al.，2019）。很早人们就意识到细胞的自然死亡（如发育过程中的细胞凋亡）和意外死亡（如组织损伤中的细胞坏死）会产生不同的后果，前者对于维持组织稳态很重要，而后者则会引发炎症反应。而我们的免疫系统也进化出了多种机制来响应不同形式的细胞死亡。

细胞凋亡和坏死是研究得最多的两种细胞死亡形式。由于细胞凋亡发生时细胞内容物仍然被膜结构包裹而形成凋亡小体，因此早期研究认为细胞凋亡是一种静息性的死亡方式，即不会诱导免疫反应的发生，又称免疫忽视或者免疫耐受（Bartholomae et al.，2004；Sun et al.，2004）。而细胞坏死过程中由于膜结构的破坏，细胞内容物包括 DAMP 等大量释放至胞外，会促进炎症的发生并有助于激活适应性免疫应答反应。因此，细胞坏死被认为是一种免疫原性的细胞死亡（Gong et al.，2019；Scaffidi et al.，2002；Shi et al.，2003；Sprooten et al.，2020）。然而后续的研究显示在某些条件下细胞凋亡也具有免疫原性。例如，在凋亡过程中活化的 caspase 能够切割大量的底物蛋白，从而释放出一些之前未被识别的抗原表位，并被 DC 交叉提呈给 T 细胞（Green et al.，2009）。此外，研究发现包括 Oxaliplatin 和 Anthracyclines 等在内的一些化疗药物在诱导肿瘤细胞发生凋亡的同时，也能激活宿主的抗肿瘤免疫反应（Casares et al.，2005；Tesniere et al.，2010）。而且，进一步的研究发现这些凋亡的细胞也会释放多种 DAMP 分子，包括 HMGB1、Calreticulin 和 ATP，从而增强适应性免疫反应（Green et al.，2009；Obeid et al.，2007）。另一种可能的解释则是由于多种不同形式的细胞死亡同时发生。例如，某些化疗药物或靶向药物能够诱导肿瘤细胞同时发生凋亡和焦亡。细胞焦亡主要由 caspase 和 gasdermin（GSDM）家族成员所介导，活化的 GSDM 在细胞膜上形成孔状结构，使得焦亡过程中被活化的 IL-1β、IL-18 等炎性因子释放到胞外，进一步引起下游免疫反应的发生（Wang et al.，2017）。因此，能否激发宿主的免疫反应并不是简单地取决于其细胞死亡的方式，关键在于细胞死亡过程中或死亡后释放至胞外的信号分子。

28.4.2　铁死亡诱导抗肿瘤免疫反应

在体外培养的肿瘤细胞中，人们已经发现和鉴定出了多种铁死亡的诱导条件和小分子诱导剂。但在体外或者免疫缺陷的肿瘤模型中，人们无法准确获知铁死亡对免疫系统造成的影响。利用一些体内的铁死亡诱导模型，包括组织特异性的 GPx4 缺失和缺血性再灌注损伤模型，人们发现细胞发生铁死亡后能够诱导局部的炎症反应和大量淋巴细胞的浸润，表明铁死亡具有一定的免疫原性。在外源性药物诱导的小鼠肿瘤细胞铁死亡模型中，也有证据显示铁死亡能够诱导抗肿瘤免疫反应。

28.4.2.1　GPx4 缺失诱导的免疫反应

关于铁死亡具有潜在免疫原性的最早证据来源于 GPx4 条件性敲除小鼠。GPx4 是目前已知的唯一以过氧化磷脂作为底物的还原酶。通过利用 GSH 为辅因子，GPx4 能够直接将脂膜上的过氧化磷脂还原为无毒的醇类分子，从而保护细胞免于铁死亡（Yang et al.，2014）。其实早在铁死亡被定义之前，人们就发现小鼠的 GPx4 缺失具有胚胎致死性，并且在某些类型的细胞中 GPx4 的缺失会直接导致细胞死亡。利用 Camk2a-Cre 转基因小鼠在神经元中特异性地敲除 GPx4 会导致海马体 CA3 区域的锥体细胞大量死亡，并使新生小鼠出现运动失调。同时人们观察到脑组织中出现大量的 GFAP（glial fibrillary acidic protein）阳性的星形胶质细胞，表明 GPx4 缺失引起的细胞死亡能够诱导炎症反应的发生（Seiler et al.，2008）。同样的，在成年小鼠的神经元中条件性敲除 GPx4 也会导致神经元细胞死于脂质过氧化物导致的铁死亡，并且导致小鼠在短时间内丧失运动能力，最终死亡。维生素 E 作为铁死亡的抑制剂，能够显著抑制神经元的死亡，并延缓瘫痪的进展和小鼠的死亡。同时，在 GPx4 缺失小鼠的脊髓中观察到磷酸化 ERK 的升高，以及大量 Ibal（ionized calcium binding adaptor molecule 1）和 GAFP 阳性细胞的浸润，表明脊髓中炎症反应的发生（Chen et al.，2015）。此外，在 Tamoxifen 诱导的 GPx4 敲除小鼠中，GPx4 的缺失会导致急性肾损伤和小鼠死亡，同时能观察到肾小管细胞的大量死亡和肾脏中 F4/80 阳性的巨噬细胞的浸润（Friedmann Angeli et al.，2014）。这些结果表明 GPx4 的缺失会导致多种细胞类型的铁死亡并诱导局部炎症反应的发生和淋巴细胞的浸润。

28.4.2.2　缺血性再灌注诱导的免疫反应

在某些生理和病理条件下，例如，缺血性再灌注导致的组织损伤会发生细胞的铁死亡。在缺血性再灌注和草酸盐结晶诱导的急性肾损伤模型中，肾小管细胞死于铁死亡。而铁死亡抑制剂 ferrostatin-1 能够显著抑制肾小管细胞的死亡，同时显著减少缺血性再灌注模型中淋巴细胞的浸润；而在草酸盐诱导的急性肾损伤模型中，ferrostatin-1 还显著抑制了中性粒细胞的浸润，以及促炎症因子 CXCL-2、IL-6 等的表达。这些结果提示肾小管细胞的铁死亡会导致肾脏组织中促炎性反应的发生（Linkermann et al.，2014）。在小鼠的心脏移植和缺血性再灌注模型中，心肌细胞会发生铁死亡并导致大量中心粒细胞浸润至冠状血管内皮细胞附近，而 ferrostatin-1 能够显著抑制铁死亡和中性粒细胞的浸润（Li et al.，2019b）。这些研究表明缺血性再灌注导致的铁死亡也会引起免疫反应的发生。

28.4.2.3　铁死亡诱导剂激活抗肿瘤免疫反应

在肿瘤组织中，虽然还没有证据表明肿瘤细胞能够发生自发的铁死亡并且调控抗肿瘤免疫反应，但在外源性药物诱导的肿瘤细胞铁死亡模型中，有证据显示铁死亡能够诱导抗肿瘤免疫反应。在体外培养条件下，光敏剂 PS（photosensitizer）能够诱导小鼠胶质瘤 GL261 和纤维肉瘤 MCA205 细胞同时发生细胞凋亡和铁死亡。死亡的细胞会释放 Calreticuline、HMGB1 和 ATP，而且能够被 BMDC（bone marrow-derived dendritic cell）吞噬，并促进后者的成熟和活化。当用 PS 诱导的死细胞作为肿瘤疫苗免疫动物后，能够有效抑制二次移植瘤的生长，表明 PS 诱导的铁死亡可能是一种免疫原性的细胞死亡（Turubanova et al.，2019）。氧化锰纳米颗粒（MnOx）也能够诱导体外培养的小鼠 4T1 细胞发生部分铁死亡，并且释放 HMGB1 和 ATP。此外，装载了 4T1 死细胞碎片的 MnOx 能够在体内显著抑制肿瘤的生长，并且伴随有大量 CD8$^+$ T 细胞的浸润以及炎症因子 IL-6 和 TNF 的释放。值得注意的是，4T1 死细胞碎片本身有可能足以诱导抗肿瘤免疫反应（Ding et al.，2020）。在另一项研究中，人们发现当用含有维生素 C 和氧化铁的混合囊泡处理肿瘤细胞时，如果外部施加磁场，则能显著增强细胞内的芬顿反应，从而诱导细胞发生铁死亡。在体内，这种联合处理方式能够有效抑制肿瘤的生长，并且促进 DC 的成熟和 CD8$^+$T 细胞的浸润（Yu et al.，2020）。仿生磁性纳米粒子 Fe$_3$O$_4$-SAS @ PLT 由装载了 SAS（sulfasalazine）的磁性纳米粒子和血小板膜制备而成。它能够通过抑

制 X_c^- 系统对胱氨酸的摄取而诱导肿瘤细胞发生铁死亡。脂质组学研究发现 Fe_3O_4-SAS @ PLT 能够显著升高过氧化脂质代谢物在 4T1 细胞中的含量。体内试验发现 Fe_3O_4-SAS @ PLT 介导的铁死亡能够促进 DC 的活化，增强 PD-1 抗体的治疗效果，并且能够长期控制 4T1 肿瘤的进展。进一步的研究发现 Fe_3O_4-SAS @ PLT 不仅能够诱导肿瘤特异性的免疫反应，而且能够增强巨噬细胞的抗肿瘤功能（Jiang et al.，2020）。铁铂合金纳米颗粒 FePt NP 在经过激光照射处理后能够通过升高胞内的 ROS 水平来诱导肿瘤细胞的铁死亡。在体内 4T1 荷瘤小鼠中，FePtNP 也能够显著抑制肿瘤的生长，并且促进癌旁淋巴结中 DC 的成熟，以及升高炎症因子 IFN-γ、IL-12 和 TNF 的水平。此外，FePtNP 与 CTLA-4 抗体联合应用具有更强的抗肿瘤效果，并且能进一步增强 T 细胞介导的免疫反应（Yao et al.，2020）。总之，这些研究发现不同形式的铁死亡诱导剂在抑制肿瘤生长的同时，也会激活抗肿瘤免疫反应，包括 DC 的活化和成熟、$CD8^+$ T 细胞的肿瘤浸润，以及炎症因子表达的升高。

28.4.3　铁死亡调控免疫反应的机制

虽然上述这些研究都表明铁死亡具有潜在的免疫原性，但对于铁死亡如何诱导免疫应答的机制却仍不清楚。铁死亡在信号通路、调控机制、生化特征及形态学上都不同于之前人们已经发现的细胞死亡形式，包括细胞凋亡、坏死和焦亡。铁死亡作为一种由脂质过氧化损伤所引起的细胞死亡，其主要特点是大量过氧化磷脂分子在细胞内膜及质膜上的聚集，从而导致细胞膜的破裂和细胞内容物的释放（Proneth and Conrad，2019）。如前所述，DAMP 作为损伤组织和死亡细胞所释放的胞内物质，能够促进 DC 的成熟并诱导适应性免疫应答，而且 HMGB1 和 ATP 作为最典型的两个 DAMP 分子，在细胞坏死诱导的炎症反应中起着关键的调控作用。在多种不同的铁死亡诱导模型中，人们也检测到了 HMGB1 和 ATP 的释放，提示这些 DAMP 可能在很大程度了决定了铁死亡的免疫原性（图 28-3）。

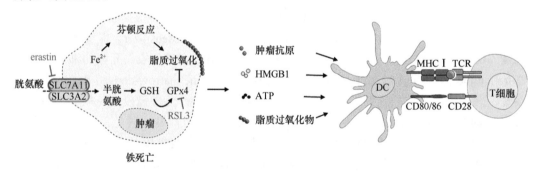

图 28-3　肿瘤细胞的铁死亡能够诱导特异性的 T 细胞免疫反应

抑制肿瘤细胞的胱氨酸转运蛋白（由 SLC7A11 和 SLC3A2 两个亚基组成）或者直接抑制 GPx4 的酶活性会导致细胞内脂质过氧化物（lipid peroxide）的累积，并最终诱导细胞发生铁死亡。铁死亡过程中由于细胞膜的破裂，肿瘤细胞内的多种物质会被释放到胞外，包括肿瘤抗原、HMGB1 蛋白、ATP 和脂质过氧化物等。肿瘤抗原被树突状细胞（DC）所摄取、加工并与 MHC I 类分子形成复合物而提呈在 DC 表面，MHC I 类分子和抗原肽复合物与 T 细胞表面特异性的 TCR 结合，提供 T 细胞活化的第一信号。在抗原的交叉提呈过程中，HMGB1、ATP 和脂质过氧化物等都能够促进 DC 的活化和成熟。活化的 DC 高表达 CD80 或 CD86，后者与 T 细胞表面的 CD28 结合，提供 T 细胞活化的第二信号。由此，肿瘤抗原特异性的 T 细胞得以完全活化、大量增殖并分化为效应性 T 细胞，从而能够识别并杀死肿瘤细胞

28.4.3.1　HMGB1

HMGB1 是一个 DNA 伴侣蛋白，通常定位于细胞核内，在 DNA 复制、损伤修复和基因转录过程中发挥着重要作用。在某些条件下 HMGB1 也会定位于细胞质或细胞膜上。但在细胞坏死过程中，HMGB1 可以被直接释放至胞外环境，然后可以与位于其他细胞表面的 TLR4（Toll-like receptor 4）和 AGER（advanced glycosylation end-product specific receptor）结合，从而促进免疫反应的发生。HMGB1 与 AGER 结合后会激活 NF-κB（nuclear factor-κB）、JNK 和 p38 等信号通路，导致黏附分子 VCAM-1 和 ICAM-1 的表达，或者诱导趋化因子如 CXCL12 的分泌，从而促进免疫细胞的迁移和浸润。大量的研究已经发现 HMGB1-AGER 通路的活化对于免疫反应的启动和维持非常重要，包括胰腺炎、糖尿病和缺血性再灌注诱导的组织损伤等（Kang et al.，2014）。HMGB1 也能结合 TLR，包括 TLR9 和 TLR4。HMGB1 与 TLR9 的结合能够促进 DC 的成熟和细胞因子的释放。

研究发现铁死亡诱导剂 erastin 和 RSL3 在诱导多种人的肿瘤细胞及小鼠 MEF 细胞发生铁死亡的同时，也能够导致 HMGB1 的释放，且该过程依赖于细胞内的自噬通路（Wen et al.，2019）。当小鼠骨髓 BMDM 与铁死亡的 MEF 进行共培养时，发现 BMDM 分泌的 TNF 会显著升高；而阻断 MEF 细胞中的自噬通路或中和 MEF 来源的 HMGB1，则能完全抑制 BMDM 细胞 TNF 的生成。更有意思的是，将发生铁死亡的 MEF 与 AGER 缺失的 BMDM 共培养时，并不能诱导 TNF 的生成（Wen et al.，2019）。由于 TNF 在 BMDM 中的释放是早期免疫反应活化的典型标志，因此这些结果表明铁死亡细胞释放的 HMGB1 直接参与 BMDM 的活化，并且调控后续的免疫反应。

28.4.3.2　ATP

细胞内的 ATP 是生化反应和物质代谢最主要的能量物质，但胞外的 ATP 却具有截然不同的生理功能，如参与免疫反应的调节。ATP 分子能够与细胞表面的嘌呤 P2 受体，如 P2YP 结合并向胞内传递信号，从而调控慢性炎症反应（Junger，2011）。凋亡细胞释放的 ATP 通过与巨噬细胞表面的 P2Y2R 结合，能够促进巨噬细胞的吞噬活性并有助于清除凋亡细胞（Chen et al.，2006）。但是在某些情况下如过敏性呼吸道疾病中，ATP 介导的 P2Y2R 信号通路的活化也能促进炎症反应的发生（Kouzaki et al.，2011）。此外，ATP 还能与 P2XR 离子通道结合，引起钙离子内流和钾离子外流，从而激活 p38 MAPK 通路和炎症小体（Idzko et al.，2014）。P2X7R 作为 P2XR 家族的一员，主要表达于免疫细胞如 DC 的表面。研究发现死亡肿瘤细胞释放的 ATP 能够激活 DC 表面的 P2X7R，后者通过交叉提呈促进 $CD8^+T$ 细胞的活化并增强其效应性功能（Ghiringhelli et al.，2009）。此外，P2X7R 在其他一些免疫细胞中的表达对于移植排斥反应和炎症性肠病的发生也具有重要的调控作用。虽然已经明确某些铁死亡诱导剂能够导致细胞中 ATP 的释放，但还没有直接的证据显示铁死亡细胞释放的 ATP 能够直接促进炎症反应的发生。

28.4.3.3　脂质过氧化物

如前所述，脂质过氧化物的积累是导致细胞发生铁死亡的直接原因，也是铁死亡区别于其他类型细胞死亡的一个典型特征。这些特殊的脂质过氧化物在铁死亡过程中不断累积，并在细胞死后被释放至胞外，从而促进炎症反应的发生（Proneth and Conrad，2019）。早期的研究已经表明类花生酸的氧化产物，包括 5-HETE、11-HETE 和 15-HETE，在 GPx4 缺失诱导的铁死亡过程中被释放至胞外（Friedmann Angeli et al.，2014）。GPx4 的小分子激动剂能够抑制 erastin 诱导的铁死亡，同时降低促炎性脂质过氧化物的浓度。此外，GPx4 激动剂还能抑制 TNF 或 IL-1b 介导的 NF-κB 信号通路的活化（Li et al.，2019a）。随着氧化脂质组学的兴起，人们得以鉴定出在铁死亡过程中发生过氧化的脂质分子，其中包括含有花生四烯酸（AA；C20：4）或二十二碳四烯酸（AdA；C22：4）的磷脂酰乙醇胺（phosphatidylethanolamine，PE）。进一步的研究发现长链脂肪酸酰基 CoA 合成酶 4（ACSL4）和磷脂酰胆碱酰基转移酶 3（LPCAT3）是催化生成这些过氧化磷脂的关键酶。AA 作为 ACSL4 最主要的底物，先被催化生成 AA-CoA，之后 LPCAT3 将 AA-CoA 与细胞膜脂质双分子层中的 PE 相连接，生成 PE-AA；而后者在脂肪氧合酶（LOX）的催化下进一步生成过氧化脂质 PE-AA-OOH（Doll et al.，2017；Kagan et al.，2017）。除了磷脂酰乙醇胺，其他类别的磷脂包括磷脂酰胆碱（phosphatidylcholine，PC）和磷脂酰肌醇（phosphatidylinositol，PI）等分子中含有的多聚不饱和脂肪酸（PUFA，包括十八烷酸和花生四烯酸）也会发生过氧化，而且由于 PUFA 中的一个或多个双键都可能被氧化，因而导致最后形成的过氧化磷脂分子种类繁多。这些过氧化的脂质分子及其衍生物是否能够被释放到胞外？它们能否被其他细胞如免疫细胞所感知并发挥生理功能？它们到底是会激活还是会抑制免疫反应？这些问题都还没有明确的答案。

28.4.4　免疫细胞及因子对肿瘤细胞铁死亡的调控

虽然人体的免疫系统具有潜在的识别并杀死肿瘤细胞的能力，但肿瘤细胞也同时进化出了一系列机制来抑制免疫细胞的功能，从而逃避免疫系统的识别和杀伤（Zou，2005）。肿瘤的免疫治疗是利用药物靶向机体的免疫细胞，重启或恢复它们的抗肿瘤功能，从而识别并清除肿瘤细胞的一种新疗法。目前已经在临床上取得了巨大成功的肿瘤免疫疗法主要包括免疫检查点抑制剂（如抗 CTLA-4、抗 PD-L1 或 PD-L1 的单克隆抗体）和过继性 T 细胞疗法（如 CD19-CAR T cells transfer）（Houot et al.，2015；Ribas and Wolchok，2018）。尽管作用的靶点不一样，但这些疗法的最终目的都是活化肿瘤特异性的细胞毒性淋巴细胞，即 CD8$^+$T 细胞。活化的 CD8$^+$T 细胞进一步增殖并释放大量的效应性细胞因子，能够特异性的识别并杀死肿瘤细胞。CD8$^+$T 细胞杀伤靶细胞的主要机制包括：① T 细胞能够释放出穿孔素 Perofin 和颗粒酶 Granzymes，二者通过肿瘤细胞膜进入胞内并激活 caspase 级联反应，最终诱导肿瘤细胞发生凋亡；② T 细胞活化后释放的 FasL 或 TRAIL，可以分别与肿瘤细胞表面的受体 Fas 或 Death receptor 结合并启动受体介导的细胞凋亡；③ T 细胞释放的效应性细胞因子 IFN-γ 和 TNF 能够协同作用，抑制肿瘤细胞增殖并诱导其衰老，从而起到抗肿瘤的作用（Barry and Bleackley，2002；Klebanoff et al.，2006；Ramsay，2013）。

28.4.4.1 IFN-γ 增强肿瘤细胞对铁死亡的敏感性

铁死亡是否也参与了 CD8[+]T 细胞介导的抗肿瘤作用呢？笔者所在的研究小组率先关注了这一科学问题。我们发现 PD-L1 抗体或过继性 T 细胞介导的免疫治疗在抑制肿瘤生长的同时，能够显著升高肿瘤细胞内的脂质过氧化水平，而且铁死亡抑制剂 Liproxstatin-1 能够部分阻断抗体的免疫治疗效果，提示在体内的免疫治疗过程中，肿瘤细胞会发生铁死亡。进一步的研究发现被免疫治疗活化的 CD8[+]T 细胞能够直接促进肿瘤细胞铁死亡的发生。活化的 CD8[+]T 细胞能够释放大量的 IFN-γ，后者通过下调肿瘤细胞表面 SLC7A11 的表达，抑制胱氨酸的摄取，从而增强肿瘤细胞对铁死亡的敏感性。Cyst(e)inase 是一种人工合成的可以特异性降解胞外胱氨酸和半胱氨酸的蛋白酶，能够诱导肿瘤细胞发生铁死亡。在体内，Cyst(e)inase 和 PD-L1 抗体的联合应用也能够诱导铁死亡的发生，并且具有显著的协同抗肿瘤作用。而且在临床患者的标本中，我们也发现肿瘤细胞表面 SLC7A11 的表达与瘤内 CD8[+]T 细胞和 IFN-γ 的表达量呈显著的负相关。这些结果表明免疫治疗活化的 CD8[+]T 细胞通过 IFN-γ 信号通路来促进肿瘤细胞的铁死亡，从而发挥部分的抗肿瘤作用（Wang et al.，2019，2018；Yu et al.，2020）。几乎在同时期，另一研究小组发现在对铁死亡诱导剂 erastin 敏感的人黑色素瘤细胞中，IFN-γ 预处理也能显著增强 erastin 诱导的铁死亡，尽管该研究并没有对 IFN-γ 调控黑色素瘤细胞铁死亡的分子机制进行深入阐释（Tsoi et al.，2018）。在放疗和免疫治疗联合处理的肿瘤模型中，人们也观察到了肿瘤细胞中脂质过氧化的升高和铁死亡的发生，而且 Liproxstatin-1 也能显著抑制放疗和 PD-L1 抗体的联合治疗效果。同样的，该研究发现放射处理和 IFN-γ 能够同时靶向 SLC7A11，协同抑制其表达，从而促进铁死亡的发生（Lang et al.，2019）。当然除了 SLC7A11，我们在转录组研究中还发现了其他一些受到 IFN-γ 调控的铁死亡通路相关基因，其中包括与脂肪酸代谢密切相关的酶类，表明 IFN-γ 对铁死亡通路的调控不仅涉及氨基酸代谢，还能影响脂质代谢。

28.4.4.2 TNF 对铁死亡的调控

除了上述的 IFN-γ，目前仅有的研究表明免疫细胞分泌的 TNF 对铁死亡也具有调控作用（Tsoi et al.，2018）。TNF 主要由活化的巨噬细胞、NK 细胞和 T 细胞产生，它能够诱导某些类型的肿瘤细胞发生坏死，从而起到抗肿瘤作用。在某些黑色素瘤细胞中，TNF 单独处理并不能诱导细胞死亡，但却能显著增强 erastin 诱导的铁死亡，说明 TNF 介导的信号能够正向调控铁死亡通路（Tsoi et al.，2018）。而 ACSL 家族成员可能在 TNF 调控的铁死亡通路中起关键作用。因为 TNF 能够上调 ACSL1、ACSL3 和 ACSL5 的表达（Jung et al.，2020），大量的研究已经表明 ACSL 家族成员如 ACSL3 和 ACSL4 都与铁死亡的敏感性密切相关（图 28-4）。由于铁死亡最初是在小分子化合物筛选实验中被发现的，而且后续的研究主要集于寻找和开发新型的铁死亡诱导剂，因此对于铁死亡在体内生理或病理条件下受到的诱导因素和调控机制并不清楚。除了 T 细胞分泌的 IFN-γ 和 TNF，其他类型的免疫细胞及其释放的细胞因子是否也能调控肿瘤细胞内的铁死亡通路？这也是未来铁死亡研究领域另一个值得关注的方向。

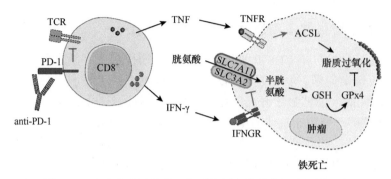

图 28-4　免疫治疗活化的 T 细胞能够促进肿瘤细胞的铁死亡

肿瘤微环境中的 CD8⁺T 细胞高表达抑制性受体 PD-1，可以抑制 TCR 介导的活化信号，从而使 T 细胞丧失效应性功能。Anti-PD-1 抗体能够阻断 PD-1 与其配体的结合，从而解除 T 细胞的免疫抑制，使其恢复活性。活化的 CD8⁺T 细胞释放大量的效应性细胞因子 IFN-γ 和 TNF。IFN-γ 与肿瘤细胞表面的受体 IFNGR 结合，导致胱氨酸转运蛋白的下调，从而促进铁死亡的发生。TNF 与肿瘤细胞表面的受体 TNFR 结合，导致长链脂肪酸酰基-CoA 合成酶（ACSL）的表达升高，从而促进脂质 ROS 的升高，并增强肿瘤对铁死亡的敏感性

28.5　总结与展望

总之，肿瘤细胞铁死亡与免疫系统之间具有复杂的相互调控关系。一方面，肿瘤细胞的铁死亡能够诱导或者促进宿主的抗肿瘤免疫反应。铁死亡对适应性免疫应答的影响可能发生在多个层次上，包括死细胞对 APC 的募集、APC 对死亡细胞的吞噬、APC 的成熟、抗原加工和交叉提呈等这些关键步骤。细胞在铁死亡过程中所释放的物质，包括 DAMP 和过氧化脂质等，都有可能参与上述每个步骤的调控。另一方面，免疫细胞及其释放的因子也能够调控肿瘤细胞对铁死亡的敏感性。例如，T 细胞来源的 IFN-γ 和 TNF 都能够促进肿瘤细胞的铁死亡，而且肿瘤的免疫治疗也能够通过活化 T 细胞来影响肿瘤细胞的铁死亡通路。在未来关于铁死亡的研究中，"铁死亡的免疫调控"是亟需深入探索的一个新兴领域，其中包括：铁死亡的免疫原性机制；肿瘤细胞铁死亡后释放的过氧化脂质分子对不同种类免疫细胞功能的影响；免疫细胞和效应性细胞因子对肿瘤细胞铁死亡敏感性的调控及分子机制；脂质过氧化和铁死亡通路在免疫细胞中对其自身抗肿瘤效应的影响等。通过对这些科学问题的探索，期望能够找到特异性地靶向肿瘤细胞铁死亡但不会抑制抗肿瘤免疫反应的药物，后者进一步与 PD-1/PD-L1 抗体等免疫疗法相结合，预期会激活更强的抗肿瘤免疫反应，显著提高联合治疗的效果，从而克服免疫治疗的抗性并使更多的肿瘤患者受益。

参 考 文 献

张阳, 周康熙, 李俊等 . 2017. 青蒿琥酯抑制白血病耐药细胞株 K562/ADM 转铁蛋白受体表达 . 现代生物医学进展, 17(27): 5233-5237.

郑荣寿, 孙可欣, 张思维, 等 . 2019. 2015 年中国恶性肿瘤流行情况分析 . 中华肿瘤杂志, 41(1): 19-28.

Agmon E, Solon J, Bassereau P, et al. 2018. Modeling the effects of lipid peroxidation during ferroptosis on membrane properties. Sci Rep, 8(1): 5155.

Al Dhaheri Y, Attoub S, Ramadan G, et al. 2014. Carnosol induces ROS-mediated beclin1-independent autophagy and apoptosis in triple negative breast cancer. PLoS One, 9(10): e109630.

Alitalo A, Detmar M. 2012. Interaction of tumor cells and lymphatic vessels in cancer progression. Oncogene, 31(42): 4499-4508.

Alkhateeb A A, Han B, Connor J R. 2013. Ferritin stimulates breast cancer cells through an iron-independent mechanism and is localized within tumor-associated macrophages. Breast Cancer Res Treat, 137(3): 733-744.

Alvarez S W, Sviderskiy V O, Terzi E M, et al. 2017. NFS1 undergoes positive selection in lung tumours and protects cells from ferroptosis. Nature, 551(7682): 639-643.

An P, Gao Z, Sun K, et al. 2019a. Photothermal-enhanced inactivation of glutathione peroxidase for ferroptosis sensitized by an autophagy promotor. ACS Appl Mater Interfaces, 11(46): 42988-42997.

An Y, Zhu J, Liu F, et al. 2019b. Boosting the ferroptotic antitumor efficacy via site-specific amplification of tailored lipid peroxidation. ACS Appl Mater Interfaces, 11(33): 29655-29666.

Andrews N C. 1999. Disorders of iron metabolism. N Engl J Med, 341(26): 1986-1995. Andrews N C. 2008. Forging a field: the golden age of iron biology. Blood, 112(2): 219-230.

Angeli J P F, Schneider M, Proneth B, et al. 2014. Inactivation of the ferroptosis regulator GPx4 triggers acute renal failure in mice. Nat Cell Biol, 16(12): 1180-1191.

Bai T, Lei P, Zhou H, et al. 2019. Sigma-1 receptor protects against ferroptosis in hepatocellular carcinoma cells. Journal of Cellular and Molecular Medicine, 23(11): 7349-7359.

Bannai S, Ishii T. 1988. A novel function of glutamine in cell culture: utilization of glutamine for the uptake of cystine in human fibroblasts. J Cell Physiol, 137(2): 360-366.

Bao W E, Liu X W, Lv Y L, et al. 2019. Nanolongan with multiple on-demand conversions for ferroptosis-apoptosis combined anticancer therapy. ACS Nano, 13(1): 260-273.

Bardon S, Le M T, Alessandri J M. 1996. Metabolic conversion and growth effects of n-6 and n-3 polyunsaturated fatty acids in the T47D breast cancer cell line. Cancer Lett, 99(1): 51-58.

Barry M, Bleackley R C. 2002. Cytotoxic T lymphocytes: all roads lead to death. Nat Rev Immunol, 2(6): 401-409.

Bartholomae W C, Rininsland F H, Eisenberg J C, et al. 2004. T cell immunity induced by live, necrotic, and apoptotic tumor cells. J Immunol, 173(2): 1012-1022.

Bartsch H, Nair J, Owen R W. 1999. Dietary polyunsaturated fatty acids and cancers of the breast and colorectum: emerging evidence for their role as risk modifiers. Carcinogenesis, 20(12): 2209-2218.

Beatty A, Singh T, Tyurina Y Y, et al. 2019. Conjugated linolenic fatty acids trigger ferroptosis in triplenegative breast cancer. Cancer Science, 110(10): 3173-3182.

Begin M E, Ells G, Das U N, et al. 1986. Differential killing of human carcinoma cells supplemented with n-3 and n-6 polyunsaturated fatty acids. J Natl Cancer Inst, 77(5): 1053-1062.

Belaidi A A, Bush A I. 2016. Iron neurochemistry in Alzheimer's disease and Parkinson's disease: targets for therapeutics. J Neurochem, 139 Suppl 1: 179-197.

Belkaid A, Duguay S R, Ouellette R J, et al. 2015. 17beta-estradiol induces stearoyl-CoA desaturase-1 expression in estrogen receptor-positive breast cancer cells. BMC Cancer, 15: 440.

Belkaid A, Ouellette R J, Surette M E. 2017. 17beta-estradiol-induced ACSL4 protein expression promotes an invasive phenotype in estrogen receptor positive mammary carcinoma cells. Carcinogenesis, 38(4): 402-410.

Bi J, Yang S, Li L, et al. 2019. Metadherin enhances vulnerability of cancer cells to ferroptosis. Cell Death Dis, 10(10): 682.

Bi W, Huang J, Nie C, et al. 2018. CircRNA circRNA_102171 promotes papillary thyroid cancer progression through modulating CTNNBIP1-dependent activation of β-catenin pathway. Journal of Experimental & Clinical Cancer Research, 37(1): 275.

Bieging K T, Mello S S, Attardi L D. 2014. Unravelling mechanisms of p53-mediated tumour suppression.

Nat Rev Cancer, 14(5): 359-370.

Bolli E, O'Rourke J P, Conti L, et al. 2018. A virus-like-particle immunotherapy targeting epitope-specific anti-X$_c$ expressed on cancer stem cell inhibits the progression of metastatic cancer *in vivo*. Oncoimmunology, 7(3): e1408746.

Bray F, Ferlay J, Soerjomataram I, et al. 2018. Global cancer statistics 2018: GLOBOCAN estimates of incidence and mortality worldwide for 36 cancers in 185 countries. CA: A Cancer Journal for Clinicians, 68(6): 394-424.

Brown C W, Amante J J, Mercurio A M. 2018. Cell clustering mediated by the adhesion protein PVRL4 is necessary for alpha6beta4 integrin-promoted ferroptosis resistance in matrix-detached cells. J Biol Chem, 293(33): 12741-12748.

Brown C W, Amante J J, Chhoy P, et al. 2019. Prominin2 Drives Ferroptosis Resistance by Stimulating Iron Export. Dev Cell, 51(5): 575-586 e574.

Brown C W, Amante J J, Goel H L, et al. 2017. The alpha6beta4 integrin promotes resistance to ferroptosis. J Cell Biol, 216(12): 4287-4297.

Buranrat B, Connor J R. 2015. Cytoprotective effects of ferritin on doxorubicin-induced breast cancer cell death. Oncol Rep, 34(5): 2790-2796.

Burnet M. 1957a. Cancer: a biological approach. III. Viruses associated with neoplastic conditions. IV. Practical applications. Br Med J, 1(5023): 841-847.

Burnet M. 1957b. Cancer; a biological approach. I. The processes of control. Br Med J, 1(5022): 779-786.

Burnet M. 1964. Immunological Factors in the Process of Carcinogenesis. Br Med Bull, 20: 154-158.

Cao J Y, Dixon S J. 2016. Mechanisms of ferroptosis. Cell Mol Life Sci, 73(11-12): 2195-2209.

Cao W, Ma Z, Rasenick M M, et al. 2012. N-3 poly-unsaturated fatty acids shift estrogen signaling to inhibit human breast cancer cell growth. PLoS One, 7(12): e52838.

Cao Y, Hou L, Wang W. 2016. Dietary total fat and fatty acids intake, serum fatty acids and risk of breast cancer: A meta-analysis of prospective cohort studies. Int J Cancer, 138(8): 1894-1904.

Carbone M, Melino G. 2019. Stearoyl CoA desaturase regulates ferroptosis in ovarian cancer offering new therapeutic perspectives. Cancer Res, 79(20): 5149-5150.

Carbone M, Yang H N, Pass H I, et al. 2013. BAP1 and cancer. Nat Rev Cancer, 13(3): 153-159.

Carlisi D, De Blasio A, Drago-Ferrante R, et al. 2017. Parthenolide prevents resistance of MDA-MB231 cells to doxorubicin and mitoxantrone: the role of Nrf 2. Cell Death Discov, 3: 17078.

Carreno B M, Magrini V, Becker-Hapak M, et al. 2015. Cancer immunotherapy. A dendritic cell vaccine increases the breadth and diversity of melanoma neoantigen-specific T cells. Science, 348(6236): 803-808.

Casares N, Pequignot M O, Tesniere A, et al. 2005. Caspase-dependent immunogenicity of doxorubicin-induced tumor cell death. J Exp Med, 202(12): 1691-1701.

Castillo A F, Orl U D, López P, et al. 2015. Gene expression profile and signaling pathways in MCF-7 breast cancer cells mediated by Acyl-CoA synthetase 4 overexpression. Transcriptomics, 3(2).

Cavalieri E, Chakravarti D, Guttenplan J, et al. 2006. Catechol estrogen quinones as initiators of breast and other human cancers: implications for biomarkers of susceptibility and cancer prevention. Biochim Biophys Acta, 1766(1): 63-78.

Cebrian A, Pharoah P D, Ahmed S, et al. 2006. Tagging single-nucleotide polymorphisms in antioxidant defense enzymes and susceptibility to breast cancer. Cancer Res, 66(2): 1225-1233.

Chajes V, Hulten K, Van Kappel A L, et al. 1999. Fatty-acid composition in serum phospholipids and risk of breast cancer: an incident case-control study in Sweden. Int J Cancer, 83(5): 585-590.

Chajes V, Sattler W, Stranzl A, et al. 1995. Influence of n-3 fatty acids on the growth of human breast cancer cells *in vitro*: relationship to peroxides and vitamin-E. Breast Cancer Res Treat, 34(3): 199-212.

Chajes V, Torres-Mejia G, Biessy C, et al. 2012. Omega-3 and omega-6 Polyunsaturated fatty acid intakes and the risk of breast cancer in Mexican women: impact of obesity status. Cancer Epidemiol Biomarkers Prev, 21(2): 319-326.

Chakraborty A, Bodipati N, Demonacos M K, et al. 2012. Long term induction by pterostilbene results in autophagy and cellular differentiation in MCF-7 cells via ROS dependent pathway. Mol Cell Endocrinol, 355(1): 25-40.

Chamras H, Ardashian A, Heber D, et al. 2002. Fatty acid modulation of MCF-7 human breast cancer cell proliferation, apoptosis and differentiation. J Nutr Biochem, 13(12): 711-716.

Chang L C, Chiang S K, Chen S E, et al. 2018. Heme oxygenase-1 mediates BAY 11-7085 induced ferroptosis. Cancer Letters, 416: 124-137.

Chen L, Hambright W S, Na R, et al. 2015. Ablation of the ferroptosis inhibitor glutathione peroxidase 4 in neurons results in rapid motor neuron degeneration and paralysis. J Biol Chem, 290(47): 28097-28106.

Chen M S, Wang S F, Hsu C Y, et al. 2017. CHAC1 degradation of glutathione enhances cystine-starvation-induced necroptosis and ferroptosis in human triple negative breast cancer cells via the GCN2-eIF2alpha-ATF4 pathway. Oncotarget, 8(70): 114588-114602.

Chen M, Sinha M, Luxon B A, et al. 2009. Integrin alpha6beta4 controls the expression of genes associated with cell motility, invasion, and metastasis, including S100A4/metastasin. J Biol Chem, 284(3): 1484-1494.

Chen S J, Kuo C C, Pan H Y, et al. 2016. Desferal regulates hCtr1 and transferrin receptor expression through Sp1 and exhibits synergistic cytotoxicity with platinum drugs in oxaliplatin-resistant human cervical cancer cells in vitro and in vivo. Oncotarget, 7(31): 49310-49321.

Chen W C, Wang C Y, Hung Y H, et al. 2016. Systematic analysis of gene expression alterations and clinical outcomes for long-chain acyl-coenzyme a synthetase family in cancer. PLoS One, 11(5): e0155660.

Chen Y, Corriden R, Inoue Y, et al. 2006. ATP release guides neutrophil chemotaxis via P2Y2 and A3 receptors. Science, 314(5806): 1792-1795.

Cheng A L, Finn R S, Qin S, et al. 2017. Phase III trial of lenvatinib (LEN) vs sorafenib (SOR) in first-line treatment of patients (pts) with unresectable hepatocellular carcinoma (uHCC). Journal of Clinical Oncology, 35(15): 4001.

Cheng A L, Kang Y K, Chen Z, et al. 2009. Efficacy and safety of sorafenib in patients in the Asia-Pacific region with advanced hepatocellular carcinoma: a phase III randomised, double-blind, placebo-controlled trial. Lancet Oncology, 10(1): 25-34.

Cherian M G, Jayasurya A, Bay BH. 2003. Metallothioneins in human tumors and potential roles in carcinogenesis. Mutation Research/Fundamental and Molecular Mechanisms of Mutagenesis, 533(1): 201-209.

Choi B H, Ryoo I G, Kang H C, et al. 2014. The sensitivity of cancer cells to pheophorbide a-based photodynamic therapy is enhanced by Nrf 2 silencing. PLoS One, 9(9): e107158.

Choi M E, Price D R, Ryter S W, et al. 2019. Necroptosis: a crucial pathogenic mediator of human disease. JCI Insight, 4(15): e128834.

Chu B, Kon N, Chen D, et al. 2019. ALOX12 is required for p53-mediated tumour suppression through a distinct ferroptosis pathway. Nat Cell Biol, 21(5): 579-591.

Cobler L, Zhang H, Suri P, et al. 2018. X_c^- inhibition sensitizes tumors to gamma-radiation via glutathione reduction. Oncotarget, 9(64): 32280-32297.

Colas S, Germain E, Arab K, et al. 2005. Alpha-tocopherol suppresses mammary tumor sensitivity to anthracyclines in fish oil-fed rats. Nutr Cancer, 51(2): 178-183.

Colas S, Paon L, Denis F, et al. 2004. Enhanced radiosensitivity of rat autochthonous mammary tumors by dietary docosahexaenoic acid. Int J Cancer, 109(3): 449-454.

Connolly J M, Gilhooly E M, Rose D P. 1999. Effects of reduced dietary linoleic acid intake, alone or combined with an algal source of docosahexaenoic acid, on MDA-MB-231 breast cancer cell growth and apoptosis in nude mice. Nutr Cancer, 35(1): 44-49.

Cook K L, Clarke P A, Parmar J, et al. 2014. Knockdown of estrogen receptor-alpha induces autophagy and inhibits antiestrogen-mediated unfolded protein response activation, promoting ROS-induced breast cancer cell death. FASEB J, 28(9): 3891-3905.

Corsetto P A, Cremona A, Montorfano G, et al. 2012. Chemical-physical changes in cell membrane microdomains of breast cancer cells after omega-3 PUFA incorporation. Cell Biochem Biophys, 64(1): 45-59.

Corsetto P A, Montorfano G, Zava S, et al. 2011. Effects of n-3 PUFAs on breast cancer cells through their incorporation in plasma membrane. Lipids Health Dis, 10: 73.

Cui L, Bu W, Song J, et al. 2018. Apoptosis induction by alantolactone in breast cancer MDA-MB-231 cells through reactive oxygen species-mediated mitochondrion-dependent pathway. Arch Pharm Res, 41(3): 299-313.

Cui Y, Vogt S, Olson N, et al. 2007. Levels of zinc, selenium, calcium, and iron in benign breast tissue and risk of subsequent breast cancer. Cancer Epidemiol Biomarkers Prev, 16(8): 1682-1685.

Dai J, Jian J, Bosland M, et al. 2008. Roles of hormone replacement therapy and iron in proliferation of breast epithelial cells with different estrogen and progesterone receptor status. Breast, 17(2): 172-179.

D'Arcy M S. 2019. Cell death: a review of the major forms of apoptosis, necrosis and autophagy. Cell Biol Int, 43(6): 582-592.

Das U N. 2019. Saturated fatty acids, MUFAs and PUFAs regulate ferroptosis. Cell Chem Biol, 26(3): 309-311.

Dattilo M A, Benzo Y, Herrera L M, et al. 2019. Regulatory mechanisms leading to differential Acyl-CoA synthetase 4 expression in breast cancer cells. Sci Rep, 9(1): 10324.

Del Valle A C, Yeh C K, Huang Y F. 2020. Near infrared-activatable platinum-decorated gold nanostars for synergistic photothermal/ferroptotic therapy in combating cancer drug resistance. Adv Healthc Mater, 9(20): e2000864. doi: 10. 1002/adhm. 202000864.

Del Vecchio C A, Feng Y, Sokol E S, et al. 2014. De-differentiation confers multidrug resistance via noncanonical PERK-Nrf 2 signaling. PLoS Biol, 12(9): e1001945.

Devos D, Moreau C, Devedjian J C, et al. 2013. Targeting chelatable iron as a therapeutic modality in Parkinson's disease. Antioxidants & Redox Signaling, 21(2): 195-210.

Dharmaraja A T. 2017. Role of reactive oxygen species (ROS) in therapeutics and drug resistance in cancer and bacteria. J Med Chem, 60(8): 3221-3240.

Diao Q X, Zhang J Z, Zhao T, et al. 2016. Vitamin E promotes breast cancer cell proliferation by reducing ROS production and p53 expression. Eur Rev Med Pharmacol Sci, 20(12): 2710-2717.

Dill M T, Tornillo L, Fritzius T, et al. 2013. Constitutive Notch2 signaling induces hepatic tumors in mice. Hepatology, 57(4): 1607-1619.

Dimri M, Bommi P V, Sahasrabuddhe A A, et al. 2010. Dietary omega-3 polyunsaturated fatty acids suppress expression of EZH2 in breast cancer cells. Carcinogenesis, 31(3): 489-495.

Dinarvand N, Khanahmad H, Hakimian S M, et al. 2020. Evaluation of long-chain acyl-coenzyme A synthetase 4(ACSL4) expression in human breast cancer. Res Pharm Sci, 15(1): 48-56.

Ding B, Zheng P, Jiang F, et al. 2020. MnOx nanospikes as nanoadjuvants and immunogenic cell death drugs with enhanced antitumor immunity and antimetastatic effect. Angew Chem Int Ed Engl.

Ding J, Wang K, Liu W, et al. 2016. Pore-forming activity and structural autoinhibition of the gasdermin family. Nature, 535(7610): 111-116.

Dixon S J, Stockwell B R. 2014. The role of iron and reactive oxygen species in cell death. Nat Chem Biol, 10(1): 9-17.

Dixon S J, Stockwell B R. 2019. The hallmarks of ferroptosis. Annual Review of Cancer Biology, 3(1): 35-54.

Dixon S J, Lemberg K M, Lamprecht M R, et al. 2012. Ferroptosis: an iron-dependent form of nonapoptotic cell death. Cell, 149(5): 1060-1072.

Dixon S J, Winter G E, Musavi L S, et al. 2015. Human haploid cell genetics reveals roles for lipid metabolism genes in nonapoptotic cell death. ACS Chem Biol, 10(7): 1604-1609.

Dixon S J, Patel D N, Welsch M, et al. 2014. Pharmacological inhibition of cystine-glutamate exchange induces endoplasmic reticulum stress and ferroptosis. eLife, 3: e02523.

Do Van B, Gouel F, Jonneaux A, et al. 2016. Ferroptosis, a newly characterized form of cell death in Parkinson's disease that is regulated by PKC. Neurobiology of Disease, 94: 169-178.

Dodson M, Castro-Portuguez R, Zhang D D. 2019. NRF2 plays a critical role in mitigating lipid peroxidation and ferroptosis. Redox Biol, 23: 101107.

Doll S, Conrad M. 2017. Iron and ferroptosis: a still ill-defined liaison. IUBMB Life, 69(6): 423-434.

Doll S, Freitas F P, Shah R, et al. 2019. FSP1 is a glutathione-independent ferroptosis suppressor. Nature, 575(7784): 693-698.

Doll S, Proneth B, Tyurina Y Y, et al. 2017. ACSL4 dictates ferroptosis sensitivity by shaping cellular lipid composition. Nat Chem Biol, 13(1): 91-98.

Dolma S, Lessnick S L, Hahn W C, et al. 2003. Identification of genotype-selective antitumor agents using synthetic lethal chemical screening in engineered human tumor cells. Cancer Cell, 3(3): 285-296.

Dong C, Yuan T, Wu Y, et al. 2013. Loss of FBP1 by snail-mediated repression provides metabolic advantages in basal-like breast cancer. Cancer Cell, 23(3): 316-331.

Dong J, Li Y, Xiao H, et al. 2019. Cordycepin sensitizes breast cancer cells toward irradiation through elevating ROS production involving Nrf 2. Toxicol Appl Pharmacol, 364: 12-21.

Donofrio G, Tebaldi G, Lanzardo S, et al. 2018. Bovine herpesvirus 4-based vector delivering the full length X_c^- DNA efficiently protects mice from mammary cancer metastases by targeting cancer stem cells. Onco-immunology, 7(12): e1494108.

Doroshow J H. 1986. Prevention of doxorubicin-induced killing of MCF-7 human breast cancer cells by oxygen radical scavengers and iron chelating agents. Biochem Biophys Res Commun, 135(1): 330-335.

Du J, Wang T, Li Y, et al. 2019. DHA inhibits proliferation and induces ferroptosis of leukemia cells through autophagy dependent degradation of ferritin. Free Radic Biol Med, 131: 356-369.

Dunn G P, Bruce A T, Ikeda H, et al. 2002. Cancer immunoediting: from immunosurveillance to tumor escape. Nat Immunol, 3(11): 991-998.

Dunn G P, Old L J, Schreiber R D. 2004. The three ES of cancer immunoediting. Annu Rev Immunol, 22: 329-360.

Elena P, Felix H, Jonas D. 2019. Cell density-dependent ferroptosis in breast cancer is induced by accumulation of polyunsaturated fatty acid-enriched triacylglycerides. bioRxiv.

Elena P, Felix H, Marie B, et al. 2018. A cell-density dependent metabolic switch sensitizes breast cancer cells to ferroptosis. BioRx, 226(5): 561-563.

Eling N, Reuter L, Hazin J, et al. 2015. Identification of artesunate as a specific activator of ferroptosis in pancreatic cancer cells. Oncoscience, 2(5): 517-532.

Elmore S. 2007. Apoptosis: a review of programmed cell death. Toxicol Pathol, 35(4): 495-516.

Fan Z, Wirth A K, Chen D, et al. 2017. Nrf 2-Keap1 pathway promotes cell proliferation and diminishes ferroptosis. Oncogenesis, 6(8): e371.

Faulk W P, Hsi B L, Stevens P J. 1980. Transferrin and transferrin receptors in carcinoma of the breast. Lancet, 2(8191): 390-392.

Fay M P, Freedman L S, Clifford C K, et al. 1997. Effect of different types and amounts of fat on the development of mammary tumors in rodents: a review. Cancer Res, 57(18): 3979-3988.

Felty Q, Xiong W C, Sun D, et al. 2005. Estrogen-induced mitochondrial reactive oxygen species as signal-transducing messengers. Biochemistry, 44(18): 6900-6909.

Feng H, Stockwell B R. 2018. Unsolved mysteries: How does lipid peroxidation cause ferroptosis? PLoS Biol, 16(5): e2006203.

Feng H, Schorpp K, Jin J, et al. 2020. Transferrin receptor is a specific ferroptosis marker. Cell Rep, 30(10): 3411-3423 e3417.

Feng J L P, Zhu G Z, et al. 2021. ACSL4 is a predictive biomarker of sorafenib sensitivity in hepatocellular carcinoma. Acta Pharmacologica Sinica, 42(1): 160-170.

Forner A, Gilabert M, Bruix J, et al. 2014. Treatment of intermediate-stage hepatocellular carcinoma. Nature Reviews Clinical Oncology, 11(9): 525-535.

Fridman J S, Lowe S W. 2003. Control of apoptosis by p53. Oncogene, 22(56): 9030-9040.

Friedmann Angeli J P, Schneider M, Proneth B, et al. 2014. Inactivation of the ferroptosis regulator Gpx4 triggers acute renal failure in mice. Nat Cell Biol, 16(12): 1180-1191.

Galle P R, Forner A, Llovet J M, et al. 2018. EASL clinical practice guidelines: management of hepatocellular carcinoma. Journal of Hepatology, 69(1): 182-236.

Galluzzi L, Vitale I, Aaronson S A, et al. 2018. Molecular mechanisms of cell death: recommendations of the Nomenclature Committee on Cell Death 2018. Cell Death Differ, 25(3): 486-541.

Ganten T M, Stauber R E, Schott E, et al. 2017. Sorafenib in patients with hepatocellular carcinoma— results of the observational INSIGHT study. Clinical Cancer Research, 23(19): 5720.

Ganz T, Nemeth E. 2011. Hepcidin and disorders of iron metabolism. Annu Rev Med, 62: 347-360.

Gao M, Jiang X. 2018. To eat or not to eat—the metabolic flavor of ferroptosis. Current Opinion in Cell Biology, 51: 58-64.

Gao M, Deng J, Liu F, et al. 2019. Triggered ferroptotic polymer micelles for reversing multidrug resistance to chemotherapy. Biomaterials, 223: 119486.

Gao M, Monian P, Pan Q, et al. 2016. Ferroptosis is an autophagic cell death process. Cell Res, 26(9): 1021-1032.

Gao M, Monian P, Quadri N, et al. 2015. Glutaminolysis and transferrin regulate ferroptosis. Mol Cell, 59(2): 298-308.

Gao M, Yi J, Zhu J, et al. 2019. Role of mitochondria in ferroptosis. Mol Cell, 73(2): 354-363 e353. Gaschler M M, Stockwell B R. 2017. Lipid peroxidation in cell death. Biochem Biophys Res Commun, 482(3): 419-425.

Gasco M, Shami S, Crook T. 2002. The p53 pathway in breast cancer. Breast Cancer Res, 4(2): 70-76.

Ge C, Cao B, Feng D, et al. 2017. The down-regulation of SLC7A11 enhances ROS induced P-gp over-expression and drug resistance in MCF-7 breast cancer cells. Sci Rep, 7(1): 3791.

Geldenhuys W J, Leeper T C, Carroll R T. 2014. MitoNEET as a novel drug target for mitochondrial dysfunction. Drug Discovery Today, 19(10): 1601-1606.

Germain E, Chajes V, Cognault S, et al. 1998. Enhancement of doxorubicin cytotoxicity by polyunsaturated fatty acids in the human breast tumor cell line MDA-MB-231: relationship to lipid peroxidation. Int J Cancer, 75(4): 578-583.

Ghiringhelli F, Apetoh L, Tesniere A, et al. 2009. Activation of the NLRP3 inflammasome in dendritic cells induces IL-1beta-dependent adaptive immunity against tumors. Nat Med, 15(10): 1170-1178.

Gong Y, Fan Z, Luo G, et al. 2019. The role of necroptosis in cancer biology and therapy. Mol Cancer, 18(1): 100.

Gout P W, Buckley A R, Simms C R, et al. 2001. Sulfasalazine, a potent suppressor of lymphoma growth by inhibition of the X_c^- cystine transporter: a new action for an old drug. Leukemia, 15(10): 1633-1640.

Green D R, Ferguson T, Zitvogel L, et al. 2009. Immunogenic and tolerogenic cell death. Nat Rev Immunol, 9(5): 353-363.

Gundem G, Van Loo P, Kremeyer B, et al. 2015. The evolutionary history of lethal metastatic prostate cancer. Nature, 520(7547): 353-357.

Guner G, Kirkali G, Yenisey C, et al. 1992. Cytosol and serum ferritin in breast carcinoma. Cancer Lett, 67(2-3): 103-112.

Gupta P, Srivastava S K. 2012. Antitumor activity of phenethyl isothiocyanate in HER2-positive breast cancer models. BMC Med, 10: 80.

Habib E, Linher-Melville K, Lin H X, et al. 2015. Expression of X_c^- and activity of system X_c^- are regulated by NRF2 in human breast cancer cells in response to oxidative stress. Redox Biol, 5: 33-42.

Hahm E R, Moura M B, Kelley E E, et al. 2011. Withaferin A-induced apoptosis in human breast cancer cells is mediated by reactive oxygen species. PLoS One, 6(8): e23354.

Han C, Liu Y, Dai R, et al. 2020. Ferroptosis and its potential role in human diseases. Front Pharmacol, 11: 239.

Hangauer M J, Viswanathan V S, Ryan M J, et al. 2017. Drug-tolerant persister cancer cells are vulnerable to GPx4 inhibition. Nature, 551(7679): 247-250.

Hao S, Yu J, He W, et al. 2017. Cysteine dioxygenase 1 mediates erastin-induced ferroptosis in human gastric cancer cells. Neoplasia, 19(12): 1022-1032.

Haq F, Mahoney M, Koropatnick J. 2003. Signaling events for metallothionein induction. Mutation Research/Fundamental and Molecular Mechanisms of Mutagenesis, 533(1): 211-226.

Harbeck N, Gnant M. 2017. Breast cancer. Lancet, 389(10074): 1134-1150.

Hasegawa M, Takahashi H, Rajabi H, et al. 2016. Functional interactions of the cystine/glutamate antiporter, CD44v and MUC1-C oncoprotein in triple-negative breast cancer cells. Oncotarget, 7(11): 11756-11769.

Hassannia B, Vandenabeele P, Vanden Berghe T. 2019. Targeting ferroptosis to iron out cancer. Cancer Cell, 35(6): 830-849.

Hassannia B, Wiernicki B, Ingold I, et al. 2018. Nano-targeted induction of dual ferroptotic mechanisms eradicates high-risk neuroblastoma. The Journal of Clinical Investigation, 128(8): 3341-3355.

He W T, Wan H, Hu L, et al. 2015. Gasdermin D is an executor of pyroptosis and required for interleukin-1beta secretion. Cell Res, 25(12): 1285-1298.

Hecht F, Pessoa C F, Gentile L B, et al. 2016. The role of oxidative stress on breast cancer development and therapy. Tumour Biol, 37(4): 4281-4291.

Hentze H, Schmitz I, Latta M, et al. 2002. Glutathione dependence of caspase-8 activation at the death-inducing signaling complex. J Biol Chem, 277(7): 5588-5595.

Holmes M D, Hunter D J, Colditz G A, et al. 1999. Association of dietary intake of fat and fatty acids with risk of breast cancer. JAMA, 281(10): 914-920.

Hou M F, Wang L Y, Chen Y, et al. 2017. Tumor-selective catalytic nanomedicine by nanocatalyst delivery. Nat Commun, 8(1): 357.

Hou W, Xie Y, Song X, et al. 2016. Autophagy promotes ferroptosis by degradation of ferritin. Autophagy, 12(8): 1425-1428.

Houessinon A, François C, Sauzay C, et al. 2016. Metallothionein-1 as a biomarker of altered redox metabolism in hepatocellular carcinoma cells exposed to sorafenib. Molecular Cancer, 15(1): 38.

Houot R, Schultz L M, Marabelle A, et al. 2015. T-cell-based immunotherapy: adoptive cell transfer and checkpoint inhibition. Cancer Immunol Res, 3(10): 1115-1122.

Hu G, Chong R A, Yang Q, et al. 2009a. MTDH activation by 8q22 genomic gain promotes chemoresistance and metastasis of poor-prognosis breast cancer. Cancer Cell, 15(1): 9-20.

Hu G, Wei Y, Kang Y. 2009b. The multifaceted role of MTDH/AEG-1 in cancer progression. Clin Cancer Res, 15(18): 5615-5620.

Huang X. 2008. Does iron have a role in breast cancer? Lancet Oncol, 9(8): 803-807.

Hussain S P, Amstad P, He P, et al. 2004. p53-induced up-regulation of MnSOD and GPx but not catalase increases oxidative stress and apoptosis. Cancer Res, 64(7): 2350-2356.

Iavarone M, Cabibbo G, Piscaglia F, et al. 2011. Field-practice study of sorafenib therapy for hepatocellular carcinoma: A prospective multicenter study in Italy. Hepatology, 54(6): 2055-2063.

Idzko M, Ferrari D, Eltzschig H K. 2014. Nucleotide signalling during inflammation. Nature, 509(7500): 310-317.

Ionescu J G, Novotny J, Stejskal V, et al. 2006. Increased levels of transition metals in breast cancer tissue. Neuro Endocrinol Lett, 27 Suppl 1: 36-39.

Ishimoto T, Nagano O, Yae T, et al. 2011. CD44 variant regulates redox status in cancer cells by stabilizing the X_c^- subunit of system X_c^- and thereby promotes tumor growth. Cancer Cell, 19(3): 387-400.

Itoh K, Chiba T, Takahashi S, et al. 1997. An Nrf 2/small Maf heterodimer mediates the induction of phase II detoxifying enzyme genes through antioxidant response elements. Biochem Biophys Res Commun, 236(2): 313-322.

Itoh T, Terazawa R, Kojima K, et al. 2011. Cisplatin induces production of reactive oxygen species via NADPH oxidase activation in human prostate cancer cells. Free Radic Res, 45(9): 1033-1039.

Iuchi K, Ema M, Suzuki M, et al. 2019. Oxidized unsaturated fatty acids induce apoptotic cell death in cultured cells. Mol Med Rep, 19(4): 2767-2773.

Iyengar N M, Hudis C A, Gucalp A. 2013. Omega-3 fatty acids for the prevention of breast cancer: an update and state of the science. Curr Breast Cancer Rep, 5(3): 247-254.

Jacobs A, Jones B, Ricketts C, et al. 1976. Serum ferritin concentration in early breast cancer. Br J Cancer, 34(3): 286-290.

Jeck W R, Sorrentino J A, Wang K, et al. 2013. Circular RNAs are abundant, conserved, and associated with ALU repeats. RNA (New York, N. Y.), 19(2): 141-157.

Jennis M, Kung C P, Basu S, et al. 2016. An African-specific polymorphism in the TP53 gene impairs p53 tumor suppressor function in a mouse model. Genes Dev, 30(8): 918-930.

Jian J, Yang Q, Dai J, et al. 2011. Effects of iron deficiency and iron overload on angiogenesis and oxidative stress-a potential dual role for iron in breast cancer. Free Radic Biol Med, 50(7): 841-847.

Jian J, Yang Q, Shao Y, et al. 2013. A link between premenopausal iron deficiency and breast cancer malignancy. BMC Cancer, 13: 307.

Jiang L, Kon N, Li T Y, et al. 2015. Ferroptosis as a p53-mediated activity during tumour suppression. Nature, 520(7545): 57-62.

Jiang Q, Wang K, Zhang X, et al. 2020. Platelet membrane-camouflaged magnetic nanoparticles for ferroptosis-enhanced cancer immunotherapy. Small, 16(22): e2001704.

Jiang X P, Elliott R L, Head J F. 2010. Manipulation of iron transporter genes results in the suppression of human and mouse mammary adenocarcinomas. Anticancer Res, 30(3): 759-765.

Jung H S, Shimizu-Albergine M, Shen X, et al. 2020. TNF-alpha induces acyl-CoA synthetase 3 to promote lipid droplet formation in human endothelial cells. J Lipid Res, 61(1): 33-44.

Jung S, Li C, Duan J, et al. 2015. TRIP-Br1 oncoprotein inhibits autophagy, apoptosis, and necroptosis under nutrient/serum-deprived condition. Oncotarget, 6(30): 29060-29075.

Junger W G. 2011. Immune cell regulation by autocrine purinergic signalling. Nat Rev Immunol, 11(3): 201-212.

Kabat G C, Cross A J, Park Y, et al. 2010. Intakes of dietary iron and heme-iron and risk of postmenopausal breast cancer in the National Institutes of Health-AARP Diet and Health Study. Am J Clin Nutr, 92(6): 1478-1483.

Kagan V E, Mao G, Qu F, et al. 2017. Oxidized arachidonic and adrenic PEs navigate cells to ferroptosis. Nat Chem Biol, 13(1): 81-90.

Kaiser A M, Attardi L D. 2018. Unravelling mechanisms of p53-mediated tumour suppression. Cell Death Differ, 25(1): 93-103.

Kallianpur A R, Lee S A, Gao Y T, et al. 2008. Dietary animal-derived iron and fat intake and breast cancer risk in the Shanghai Breast Cancer Study. Breast Cancer Res Treat, 107(1): 123-132.

Kang K S, Wang P, Yamabe N, et al. 2010. Docosahexaenoic acid induces apoptosis in MCF-7 cells in vitro and in vivo via reactive oxygen species formation and caspase 8 activation. PLoS One, 5(4): e10296.

Kang R, Kroemer G, Tang D. 2019. The tumor suppressor protein p53 and the ferroptosis network. Free Radic Biol Med, 133: 162-168.

Kang R, Tang D, Schapiro N E, et al. 2014. The HMGB1/RAGE inflammatory pathway promotes pancreatic tumor growth by regulating mitochondrial bioenergetics. Oncogene, 33(5): 567-577.

Kang R, Zeng L, Zhu S, et al. 2018. Lipid peroxidation drives gasdermin D-mediated pyroptosis in lethal polymicrobial sepsis. Cell Host Microbe, 24(1): 97-108 e104.

Kasukabe T, Honma Y, Okabe-Kado J, et al. 2016. Combined treatment with cotylenin A and phenethyl isothiocyanate induces strong antitumor activity mainly through the induction of ferroptotic cell death in human pancreatic cancer cells. Oncol Rep, 36(2): 968-976.

Kerr J F, Wyllie A H, Currie A R. 1972. Apoptosis: a basic biological phenomenon with wide-ranging implications in tissue kinetics. Br J Cancer, 26(4): 239-257.

Khorsandi K, Kianmehr Z, Hosseinmardi Z, et al. 2020. Anti-cancer effect of gallic acid in presence of low level laser irradiation: ROS production and induction of apoptosis and ferroptosis. Cancer Cell Int, 20: 18.

Kim D H, Kim J H, Kim E H, et al. 2009. 15-Deoxy-Delta12, 14-prostaglandin J2 upregulates the expression of heme oxygenase-1 and subsequently matrix metalloproteinase-1 in human breast cancer cells: possible roles of iron and ROS. Carcinogenesis, 30(4): 645-654.

Kim H J, Lee J H, Kim S J, et al. 2010. Roles of NADPH oxidases in cisplatin-induced reactive oxygen species generation and ototoxicity. J. Neurosci, 30(11): 3933-3946.

Kim S K, Yang J W, Kim M R, et al. 2008. Increased expression of Nrf 2/ARE-dependent anti-oxidant proteins in tamoxifen-resistant breast cancer cells. Free Radic Biol Med, 45(4): 537-546.

Klebanoff C A, Gattinoni L, Restifo N P. 2006. CD8[+] T-cell memory in tumor immunology and immunotherapy. Immunol Rev, 211: 214-224.

Knekt P, Reunanen A, Takkunen H, et al. 1994. Body iron stores and risk of cancer. Int J Cancer, 56(3): 379-382.

Knudsen E S, Knudsen K E. 2008. Tailoring to RB: tumour suppressor status and therapeutic response. Nature Reviews Cancer, 8(9): 714-724.

Komatsu M, Kurokawa H, Waguri S, et al. 2010. The selective autophagy substrate p62 activates the stress responsive transcription factor Nrf 2 through inactivation of Keap1. Nature Cell Biology, 12(3): 213-223.

Kouzaki H, Iijima K, Kobayashi T, et al. 2011. The danger signal, extracellular ATP, is a sensor for an airborne allergen and triggers IL-33 release and innate Th2-type responses. J Immunol, 186(7): 4375-4387.

Kraft V A N, Bezjian C T, Pfeiffer S, et al. 2020. GTP cyclohydrolase 1/tetrahydrobiopterin counteract ferroptosis through lipid remodeling. ACS Cent Sci, 6(1): 41-53.

Kulp K S, Vulliet P R. 1996. Mimosine blocks cell cycle progression by chelating iron in asynchronous human breast cancer cells. Toxicol Appl Pharmacol, 139(2): 356-364.

Kulp K S, Green S L, Vulliet P R. 1996. Iron deprivation inhibits cyclin-dependent kinase activity and decreases cyclin D/CDK4 protein levels in asynchronous MDA-MB-453 human breast cancer cells. Exp Cell Res, 229(1): 60-68.

Kusminski C, Holland W, Sun K, et al. 2012. MitoNEET-driven alterations in adipocyte mitochondrial activity reveal a crucial adaptive process that preserves insulin sensitivity in obesity. Nature medicine, 18: 1539-1549.

Lachaier E, Louandre C, Godin C, et al. 2014. Sorafenib induces ferroptosis in human cancer cell lines originating from different solid tumors. Anticancer Res, 34(11): 6417-6422.

Lang X, Green M D, Wang W, et al. 2019. Radiotherapy and immunotherapy promote tumoral lipid oxidation and ferroptosis via synergistic repression of SLC7A11. Cancer Discov, 9(12): 1673-1685.

Le Gal K, Ibrahim M X, Wiel C, et al. 2015. Antioxidants can increase melanoma metastasis in mice. Sci Transl Med, 7(308): 308re8.

Lee S, Kim H J, Kang H J, et al. 2009. Reactive oxygen species generated by 17β-estradiol play a role in the up-regulation of GPx4 protein in MCF-7 breast cancer cells. Journal of Breast Cancer, 12(3): 134-141.

Lee S H. 2008. Insulin-induced GPX4 expression in breast cancer cells. Journal of Soonchunhyang Medical Science, 14(2): 27-32.

Lee Y H, Kang B S, Bae Y S. 2014. Premature senescence in human breast cancer and colon cancer cells by tamoxifen-mediated reactive oxygen species generation. Life Sci, 97(2): 116-122.

Lei P, Bai T, Sun Y. 2019. Mechanisms of ferroptosis and relations with regulated cell death: a review. Front Physiol, 10: 139.

Leong S P, Gershenwal J E, Soong S J, et al. 2011. Cutaneous melanoma: a model to study cancer metastasis. J Surg Oncol, 103(6): 538-549.

Leu J I, Murphy M E, George D L. 2019. Mechanistic basis for impaired ferroptosis in cells expressing the African-centric S47 variant of p53. Proc Natl Acad Sci U S A, 116(17): 8390-8396.

Li C, Deng X, Zhang W, et al. 2019a. Novel allosteric activators for ferroptosis regulator glutathione peroxidase 4. J Med Chem, 62(1): 266-275.

Li J, Cao F, Yin H L, et al. 2020. Ferroptosis: past, present and future. Cell Death Dis, 11(2): 88.

Li Q, Han X, Lan X, et al. 2017. Inhibition of neuronal ferroptosis protects hemorrhagic brain. JCI Insight, 2(7): e90777.

Li T Y, Kon N, Jiang L, et al. 2012. Tumor suppression in the absence of p53-mediated cell-cycle arrest, apoptosis, and senescence. Cell, 149(6): 1269-1283.

Li W, Feng G, Gauthier J M, et al. 2019b. Ferroptotic cell death and TLR4/Trif signaling initiate neutrophil recruitment after heart transplantation. J Clin Invest, 129(6): 2293-2304.

Li Y Q, Wang X Y, Yan J J, et al. 2019. Nanoparticle ferritin-bound erastin and rapamycin: a nanodrug combining autophagy and ferroptosis for anticancer therapy. Biomater Sci, 7(9): 3779-3787.

Li Y, Gong P, Kong C, et al. 2019a. Bufalin engages in RIP1-dependent and ROS-dependent programmed necroptosis in breast cancer cells by targeting the RIP1/RIP3/PGAM5 pathway. Anticancer Drugs, 30(7): e0770.

Li Y, Tian X, Liu X, et al. 2018. Bufalin inhibits human breast cancer tumorigenesis by inducing cell death through the ROS-mediated RIP1/RIP3/PARP-1 pathways. Carcinogenesis, 39(5): 700-707.

Li Y, Wang X, Yan J, et al. 2019b. Nanoparticle ferritin-bound erastin and rapamycin: a nanodrug combining autophagy and ferroptosis for anticancer therapy. Biomater Sci, 7(9): 3779-3787.

Li Z J, Dai H Q, Huang X W, et al. 2020. Artesunate synergizes with sorafenib to induce ferroptosis in hepatocellular carcinoma. Acta Pharmacologica Sinica.

Lin C C, Mabe N W, Lin Y T, et al. 2020. RIPK3 upregulation confers robust proliferation and collateral cystine-dependence on breast cancer recurrence. Cell Death Differ.

Lin Y S, Shen Y C, Wu C Y, et al. 2019. Danshen improves survival of patients with breast cancer and dihydroisotanshinone I induces ferroptosis and apoptosis of breast cancer cells. Front Pharmacol, 10: 1226.

Lin Y, Choksi S, Shen H M, et al. 2004. Tumor necrosis factor-induced nonapoptotic cell death requires receptor-interacting protein-mediated cellular reactive oxygen species accumulation. J Biol Chem, 279(11): 10822-10828.

Linkermann A, Skouta R, Himmerkus N, et al. 2014. Synchronized renal tubular cell death involves ferroptosis. Proc Natl Acad Sci U S A, 111(47): 16836-16841.

Liou G Y, Storz P. 2010. Reactive oxygen species in cancer. Free Radic Res, 44(5): 479-496.

Lipscomb E A, Mercurio A M. 2005. Mobilization and activation of a signaling competent alpha6beta4integrin underlies its contribution to carcinoma progression. Cancer Metastasis Rev, 24(3): 413-423.

Lisek K, Campaner E, Ciani Y, et al. 2018. Mutant p53 tunes the NRF2-dependent antioxidant response to support survival of cancer cells. Oncotarget, 9(29): 20508-20523.

Liu T, Liu W L, Zhang M K, et al. 2018a. Ferrous-supply-regeneration nanoengineering for cancer-cell-specific ferroptosis in combination with imaging-guided photodynamic therapy. ACS Nano, 12(12): 12181-12192.

Liu X X, Li X J, Zhang B, et al. 2011. MicroRNA-26b is underexpressed in human breast cancer and induces cell apoptosis by targeting SLC7A11. FEBS Lett, 585(9): 1363-1367.

Liu X, Zhang Z, Ruan J, et al. 2016. Inflammasome-activated gasdermin D causes pyroptosis by forming membrane pores. Nature, 535(7610): 153-158.

Liu Y, Shoji-Kawata S, Sumpter R M, Jr., et al. 2013. Autosis is a Na^+, K^+-ATPase-regulated form of cell death triggered by autophagy-inducing peptides, starvation, and hypoxia-ischemia. Proc Natl Acad Sci U S A, 110(51): 20364-20371.

Liu Y, Zhen W Y, Jin L H, et al. 2018b. All-in-One theranostic nanoagent with enhanced reactive oxygen species generation and modulating tumor microenvironment ability for effective tumor eradication. ACS Nano, 12(5): 4886-4893.

Liu Z, Lu H, Shi H, et al. 2005. PUMA overexpression induces reactive oxygen species generation and proteasome-mediated stathmin degradation in colorectal cancer cells. Cancer Res, 65(5): 1647-1654.

Liu Z, Wang Q, Wang X, et al. 2020. Circular RNA cIARS regulates ferroptosis in HCC cells through interacting with RNA binding protein ALKBH5. Cell Death Discovery, 6(1): 72.

Llovet J M, Bruix J. 2003. Systematic review of randomized trials for unresectable hepatocellular carcinoma: Chemoembolization improves survival. Hepatology, 37(2): 429-442.

Llovet J M, Di Bisceglie A M, Bruix J, et al. 2008. Design and endpoints of clinical trials in hepatocellular carcinoma. JNCI: Journal of the National Cancer Institute, 100(10): 698-711.

Llovet J M, Ricci S, Mazzaferro V, et al. 2008. Sorafenib in advanced hepatocellular carcinoma. New England Journal of Medicine, 359(4): 378-390.

Lo M, Ling V, Wang Y Z, et al. 2008. The X_c^- cystine/glutamate antiporter: a mediator of pancreatic cancer growth with a role in drug resistance. Br J Cancer, 99(3): 464-472.

Lof M, Sandin S, Lagiou P, et al. 2007. Dietary fat and breast cancer risk in the Swedish women's lifestyle and health cohort. Br J Cancer, 97(11): 1570-1576.

Louandre C, Ezzoukhry Z, Godin C, et al. 2013. Iron-dependent cell death of hepatocellular carcinoma cells exposed to sorafenib. International Journal of Cancer, 133(7): 1732-1742.

Louandre C, Marcq I, Bouhlal H, et al. 2015. The retinoblastoma (Rb) protein regulates ferroptosis induced by sorafenib in human hepatocellular carcinoma cells. Cancer Letters, 356(2, Part B): 971-977.

Lu B, Chen X B, Ying M D, et al. 2017a. The role of ferroptosis in cancer development and treatment response. Front Pharmacol, 8: 992.

Lu K, Alcivar A L, Ma J, et al. 2017b. NRF2 induction supporting breast cancer cell survival is enabled by oxidative stress-induced DPP3-KEAP1 interaction. Cancer Res, 77(11): 2881-2892.

Lv H H, Zhen C X, Liu J Y, et al. 2020. PEITC triggers multiple forms of cell death by GSH-iron-ROS regulation in K7M2 murine osteosarcoma cells. Acta Pharmacol Sin, 41(8): 1119-1132.

Lyu N, Zeng Y, Kong Y, et al. 2021. Ferroptosis is involved in the progression of hepatocellular carcinoma through the circ0097009/miR-1261/SLC7A11 axis. Annals of Translational Medicine, 9(8): 675.

Ma P A, Xiao H H, Yu C, et al. 2017. Enhanced cisplatin chemotherapy by iron oxide nanocarrier-mediated generation of highly toxic reactive oxygen species. Nano Lett, 17(2): 928-937.

Ma Q. 2013. Role of Nrf 2 in oxidative stress and toxicity. Annual Review of Pharmacology and Toxicology, 53(1): 401-426.

Ma S, Dielschneider R F, Henson E S, et al. 2017. Ferroptosis and autophagy induced cell death occur independently after siramesine and lapatinib treatment in breast cancer cells. PLoS One, 12(8): e0182921.

Ma S, Henson E S, Chen Y, et al. 2016. Ferroptosis is induced following siramesine and lapatinib treatment of breast cancer cells. Cell Death Dis, 7: e2307.

Macip S, Igarashi M, Berggren P, et al. 2003. Influence of induced reactive oxygen species in p53-mediated cell fate decisions. Mol Cell Biol, 23(23): 8576-8585.

MacLean C H, Newberry S J, Mojica W A, et al. 2006. Effects of omega-3 fatty acids on cancer risk: a systematic review. JAMA, 295(4): 403-415.

Mai T T, Hamai A, Hienzsch A, et al. 2017. Salinomycin kills cancer stem cells by sequestering iron in lysosomes. Nat Chem, 9(10): 1025-1033.

Maloberti P M, Duarte A B, Orlando U D, et al. 2010. Functional interaction between acyl-CoA synthetase 4, lipooxygenases and cyclooxygenase-2 in the aggressive phenotype of breast cancer cells. PLoS One, 5(11): e15540.

Marcus D M, Zinberg N. 1975. Measurement of serum ferritin by radioimmunoassay: results in normal individuals and patients with breast cancer. J Natl Cancer Inst, 55(4): 791-795.

Marisi G, Cucchetti A, Ulivi P, et al. 2018. Ten years of sorafenib in hepatocellular carcinoma: Are there any predictive and/or prognostic markers? World Journal of Gastroenterology: 4152-4163.

Marques O, da Silva B M, Porto G, et al. 2014. Iron homeostasis in breast cancer. Cancer Lett, 347(1): 1-14.

Memczak S, Jens M, Elefsinioti A, et al. 2013. Circular RNAs are a large class of animal RNAs with regulatory potency. Nature, 495(7441): 333-338.

Menendez J A, del Mar Barbacid M, Montero S, et al. 2001. Effects of gamma-linolenic acid and oleic acid on paclitaxel cytotoxicity in human breast cancer cells. Eur J Cancer, 37(3): 402-413.

Menendez J A, Lupu R, Colomer R. 2005a. Exogenous supplementation with omega-3 polyunsaturated fatty acid docosahexaenoic acid (DHA; 22: 6n-3) synergistically enhances taxane cytotoxicity and downregulates Her-2/neu (c-erbB-2) oncogene expression in human breast cancer cells. Eur J Cancer Prev,

14(3): 263-270.

Menendez J A, Ropero S, del Barbacid M M, et al. 2002. Synergistic interaction between vinorelbine and gamma-linolenic acid in breast cancer cells. Breast Cancer Res Treat, 72(3): 203-219.

Menendez J A, Ropero S, Lupu R, et al. 2004a. Dietary fatty acids regulate the activation status of Her-2/neu (c-erbB-2) oncogene in breast cancer cells. Ann Oncol, 15(11): 1719-1721.

Menendez J A, Ropero S, Lupu R, et al. 2004b. Omega-6 polyunsaturated fatty acid gamma-linolenic acid (18: 3n-6) enhances docetaxel (Taxotere) cytotoxicity in human breast carcinoma cells: Relationship to lipid peroxidation and HER-2/neu expression. Oncol Rep, 11(6): 1241-1252.

Menendez J A, Vazquez-Martin A, Ropero S, et al. 2006. HER2(erbB-2)-targeted effects of the omega-3 polyunsaturated fatty acid, alpha-linolenic acid (ALA; 18: 3n-3), in breast cancer cells: the "fat features" of the "Mediterranean diet" as an "anti-HER2 cocktail". Clin Transl Oncol, 8(11): 812-820.

Menendez J A, Vellon L, Colomer R, et al. 2005b. Oleic acid, the main monounsaturated fatty acid of olive oil, suppresses Her-2/neu (erbB-2) expression and syncrgistically enhances the growth inhibitory effects of trastuzumab (Herceptin) in breast cancer cells with Her-2/neu oncogene amplification. Ann Oncol, 16(3): 359-371.

Meng X, Deng J, Liu F, et al. 2019. Triggered all-active metal organic framework: ferroptosis machinery contributes to the apoptotic photodynamic antitumor therapy. Nano Lett, 19(11): 7866-7876.

Meplan C, Dragsted L O, Ravn-Haren G, et al. 2013. Association between polymorphisms in glutathione peroxidase and selenoprotein P genes, glutathione peroxidase activity, HRT use and breast cancer risk. PLoS One, 8(9): e73316.

Messmer M N, Snyder A G, Oberst A. 2019. Comparing the effects of different cell death programs in tumor progression and immunotherapy. Cell Death Differ, 26(1): 115-129.

Milman N, Kirchhoff M, Jorgensen T. 1992. Iron status markers, serum ferritin and hemoglobin in 1359 Danish women in relation to menstruation, hormonal contraception, parity, and postmenopausal hormone treatment. Ann Hematol, 65(2): 96-102.

Monaco M E, Creighton C J, Lee P, et al. 2010. Expression of long-chain fatty Acyl-CoA synthetase 4 in breast and prostate cancers is associated with sex steroid hormone receptor negativity. Transl Oncol, 3(2): 91-98.

Montero J, Dutta C, van Bodegom D, et al. 2013. p53 regulates a non-apoptotic death induced by ROS. Cell Death Differ, 20(11): 1465-1474.

Moore A B, Shannon J, Chen C, et al. 2009. Dietary and stored iron as predictors of breast cancer risk: A nested case-control study in Shanghai. Int J Cancer, 125(5): 1110-1117.

Mostafavi-Pour Z, Ramezani F, Keshavarzi F, et al. 2017. The role of quercetin and vitamin C in Nrf 2-dependent oxidative stress production in breast cancer cells. Oncol Lett, 13(3): 1965-1973.

Mou Y, Wang J, Wu J, et al. 2019. Ferroptosis, a new form of cell death: opportunities and challenges in cancer. J Hematol Oncol, 12(1): 34.

Muller T, Dewitz C, Schmitz J, et al. 2017. Necroptosis and ferroptosis are alternative cell death pathways that operate in acute kidney failure. Cell Mol Life Sci, 74(19): 3631-3645.

Murff H J, Shu X O, Li H, et al. 2011. Dietary polyunsaturated fatty acids and breast cancer risk in Chinese women: a prospective cohort study. Int J Cancer, 128(6): 1434-1441.

Narang V S, Pauletti G M, Gout P W, et al. 2003. Suppression of cystine uptake by sulfasalazine inhibits proliferation of human mammary carcinoma cells. Anticancer Res, 23(6C): 4571-4579.

Narang V S, Pauletti G M, Gout P W, et al. 2007. Sulfasalazine-induced reduction of glutathione levels in breast cancer cells: enhancement of growth-inhibitory activity of Doxorubicin. Chemotherapy, 53(3): 210-217.

Naxerova K, Reiter J G, Brachtel E, et al. 2017. Origins of lymphatic and distant metastases in human colorectal cancer. Science, 357(6346): 55-60.

Newton K, Dugger D L, Maltzman A, et al. 2016. RIPK3 deficiency or catalytically inactive RIPK1 provides greater benefit than MLKL deficiency in mouse models of inflammation and tissue injury. Cell Death & Differentiation, 23(9): 1565-1576.

Niehof M, Borlak J. 2008. EPS15R, TASP1, and PRPF3 are novel disease candidate genes targeted by HNF4 alpha splice variants in hepatocellular carcinomas. Gastroenterology, 134: 1191-1202.

Noguchi M, Minami M, Yagasaki R, et al. 1997. Chemoprevention of DMBA-induced mammary carcinogenesis in rats by low-dose EPA and DHA. Br J Cancer, 75(3): 348-353.

Obeid M, Tesniere A, Ghiringhelli F, et al. 2007. Calreticulin exposure dictates the immunogenicity of cancer cell death. Nat Med, 13(1): 54-61.

Onodera Y, Motohashi H, Takagi K, et al. 2014. NRF2 immunolocalization in human breast cancer patients as a prognostic factor. Endocr Relat Cancer, 21(2): 241-252.

Orlando U D, Castillo A F, Dattilo M A, et al. 2015. Acyl-CoA synthetase-4, a new regulator of mTOR and a potential therapeutic target for enhanced estrogen receptor function in receptor-positive and -negative breast cancer. Oncotarget, 6(40): 42632-42650.

Orlando U D, Castillo A F, Medrano M A R, et al. 2019. Acyl-CoA synthetase-4 is implicated in drug resistance in breast cancer cell lines involving the regulation of energy-dependent transporter expression. Biochem Pharmacol, 159: 52-63.

Orlando U D, Garona J, Ripoll G V, et al. 2012. The functional interaction between Acyl-CoA synthetase 4, 5-lipooxygenase and cyclooxygenase-2 controls tumor growth: a novel therapeutic target. PLoS One, 7(7): e40794.

Ostrakhovitch E A, Cherian M G. 2005. Role of p53 and reactive oxygen species in apoptotic response to copper and zinc in epithelial breast cancer cells. Apoptosis, 10(1): 111-121.

Ostrand-Rosenberg S. 2008. Immune surveillance: a balance between protumor and antitumor immunity. Curr Opin Genet Dev, 18(1): 11-18.

Ou W J, Mulik R S, Anwar A, et al. 2017. Low-density lipoprotein docosahexaenoic acid nanoparticles induce ferroptotic cell death in hepatocellular carcinoma. Free Radic Biol Med, 112: 597-607.

Ou Y, Wang S J, Li D, et al. 2016. Activation of SAT1 engages polyamine metabolism with p53-mediated ferroptotic responses. Proc Natl Acad Sci U S A, 113(44): E6806-E6812.

Ouldamer L, Goupille C, Vilde A, et al. 2016. N-3 polyunsaturated fatty acids of marine origin and multifocality in human breast cancer. PLoS One, 11(1): e0147148.

Park E, Chung S W. 2019. ROS-mediated autophagy increases intracellular iron levels and ferroptosis by ferritin and transferrin receptor regulation. Cell Death Dis, 10(11): 822.

Parviz F, Matullo C, Garrison W D, et al. 2003. Hepatocyte nuclear factor 4α controls the development of a hepatic epithelium and liver morphogenesis. Nature Genetics, 34(3): 292-296.

Piskounova E, Agathocleous M, Murphy M M, et al. 2015. Oxidative stress inhibits distant metastasis by human melanoma cells. Nature, 527(7577): 186-191.

Pizato N, Luzete B C, Kiffer L, et al. 2018. Omega-3 docosahexaenoic acid induces pyroptosis cell death in triple-negative breast cancer cells. Sci Rep, 8(1): 1952.

Polyak K, Xia Y, Zweier J L, et al. 1997. A model for p53-induced apoptosis. Nature, 389(6648): 300-305.

Proneth B, Conrad M. 2019. Ferroptosis and necroinflammation, a yet poorly explored link. Cell Death Differ, 26(1): 14-24.

Qiu J, Zhang T, Zhu X, et al. 2019. Hyperoside induces breast cancer cells apoptosis via ROS-Mediated NF-kappaB Signaling Pathway. Int J Mol Sci, 21(1): 131.

Ramsay A G. 2013. Immune checkpoint blockade immunotherapy to activate anti-tumour T-cell immunity. Br J Haematol, 162(3): 313-325.

Rao V A, Klein S R, Agama K K, et al. 2009. The iron chelator Dp44mT causes DNA damage and selective inhibition of topoisomerase II alpha in breast cancer cells. Cancer Res, 69(3): 948-957.

Reddel R R, Hedley D W, Sutherland R L. 1985. Cell cycle effects of iron depletion on T-47D human breast cancer cells. Exp Cell Res, 161(2): 277-284.

Redza-Dutordoir M, Averill-Bates D A. 2016. Activation of apoptosis signalling pathways by reactive oxygen species. Biochim Biophys Acta, 1863(12): 2977-2992.

Reig M, Rimola J, Torres F, et al. 2013. Postprogression survival of patients with advanced hepatocellular carcinoma: Rationale for second-line trial design. Hepatology, 58(6): 2023-2031.

Reyes N, Reyes I, Tiwari R, et al. 2004. Effect of linoleic acid on proliferation and gene expression in the breast cancer cell line T47D. Cancer Lett, 209(1): 25-35.

Ribas A, Wolchok J D. 2018. Cancer immunotherapy using checkpoint blockade. Science, 359(6382): 1350-1355.

Roh J L, Kim E H, Jang H J, et al. 2017. Nrf 2 inhibition reverses the resistance of cisplatin-resistant head and neck cancer cells to artesunate-induced ferroptosis. Redox Biol, 11: 254-262.

Rojo de la Vega M, Chapman E, Zhang D D. 2018. NRF2 and the hallmarks of cancer. Cancer Cell, 34(1): 21-43.

Rose D P, Connolly J M. 1989. Stimulation of growth of human breast cancer cell lines in culture by linoleic acid. Biochem Biophys Res Commun, 164(1): 277-283.

Rose D P, Connolly J M. 1990. Effects of fatty acids and inhibitors of eicosanoid synthesis on the growth of a human breast cancer cell line in culture. Cancer Res, 50(22): 7139-7144.

Rose D P, Connolly J M. 1999. Antiangiogenicity of docosahexaenoic acid and its role in the suppression of breast cancer cell growth in nude mice. Int J Oncol, 15(5): 1011-1015.

Rose D P, Connolly J M, Coleman M. 1996. Effect of omega-3 fatty acids on the progression of metastases after the surgical excision of human breast cancer cell solid tumors growing in nude mice. Clin Cancer Res, 2(10): 1751-1756.

Rossiello R, Carriero M V, Giordano G G. 1984. Distribution of ferritin, transferrin and lactoferrin in breast carcinoma tissue. J Clin Pathol, 37(1): 51-55.

Ruiu R, Rolih V, Bolli E, et al. 2019. Fighting breast cancer stem cells through the immune-targeting of the X_c^- cystine-glutamate antiporter. Cancer Immunol Immunother, 68: 131-141.

Rusolo F, Capone F, Pasquale R, et al. 2017. Comparison of the seleno-transcriptome expression between human non-cancerous mammary epithelial cells and two human breast cancer cell lines. Oncol Lett, 13(4): 2411-2417.

Rybak L P, Mukherjea D, Jajoo S, et al. 2009. Cisplatin ototoxicity and protection: clinical and experimental studies. Tohoku J Exp Med, 219(3): 177-186.

Saadatian-Elahi M, Toniolo P, Ferrari P, et al. 2002. Serum fatty acids and risk of breast cancer in a nested case-control study of the New York University Women's Health Study. Cancer Epidemiol Biomarkers Prev, 11(11): 1353-1360.

Sablina A A, Budanov A V, Ilyinskaya G V, et al. 2005. The antioxidant function of the p53 tumor suppressor. Nat Med, 11(12): 1306-1313.

Sang M, Luo R, Bai Y, et al. 2019. Mitochondrial membrane anchored photosensitive nano-device for lipid hydroperoxides burst and inducing ferroptosis to surmount therapy-resistant cancer. Theranostics, 9(21): 6209-6223.

Sarmiento-Salinas F L, Delgado-Magallon A, Montes-Alvarado J B, et al. 2019. Breast cancer subtypes present a differential production of reactive oxygen species (ROS) and susceptibility to antioxidant treatment. Front Oncol, 9: 480.

Sato M, Onuma K, Domon M, et al. 2020. Loss of the cystine/glutamate antiporter in melanoma abrogates tumor metastasis and markedly increases survival rates of mice. Int J Cancer, doi: 10. 1002/ijc. 33262.

Sato R, Nakano T, Hosonaga M, et al. 2017. RNA sequencing analysis reveals interactions between breast cancer or melanoma cells and the tissue microenvironment during brain metastasis. Biomed Res Int, 2017: 8032910.

Sauer L A, Dauchy R T, Blask D E, et al. 2005. Eicosapentaenoic acid suppresses cell proliferation in MCF-7 human breast cancer xenografts in nude rats via a pertussis toxin-sensitive signal transduction pathway. J Nutr, 135(9): 2124-2129.

Scaffidi P, Misteli T, Bianchi M E. 2002. Release of chromatin protein HMGB1 by necrotic cells triggers inflammation. Nature, 418(6894): 191-195.

Schley P D, Brindley D N, Field C J. 2007. (n-3) PUFA alter raft lipid composition and decrease epidermal growth factor receptor levels in lipid rafts of human breast cancer cells. J Nutr, 137(3): 548-553.

Schneider L S, von Schwarzenberg K, Lehr T, et al. 2015. Vacuolar-ATPase inhibition blocks iron metabolism to mediate therapeutic effects in breast cancer. Cancer Res, 75(14): 2863-2874.

Seiler A, Schneider M, Forster H, et al. 2008. Glutathione peroxidase 4 senses and translates oxidative stress into 12/15-lipoxygenase dependent- and AIF-mediated cell death. Cell Metab, 8(3): 237-248.

Sena L A, Chandel N S. 2012. Physiological roles of mitochondrial reactive oxygen species. Mol Cell, 48(2): 158-167.

Shahsavari Z, Karami-Tehrani F, Salami S. 2015. Shikonin induced necroptosis via reactive oxygen species in the T-47D breast cancer cell line. Asian Pac J Cancer Prev, 16(16): 7261-7266.

Shao Y, Pardini L, Pardini R S. 1995. Dietary menhaden oil enhances mitomycin C antitumor activity toward human mammary carcinoma MX-1. Lipids, 30(11): 1035-1045.

Shen Z Y, Liu T, Li Y, et al. 2018. Fenton-reaction-acceleratable magnetic nanoparticles for ferroptosis therapy of orthotopic brain tumors. ACS Nano, 12(11): 11355-11365.

Shi J, Zhao Y, Wang K, et al. 2015. Cleavage of GSDMD by inflammatory caspases determines pyroptotic cell death. Nature, 526(7575): 660-665.

Shi Y, Evans J E, Rock K L. 2003. Molecular identification of a danger signal that alerts the immune system to dying cells. Nature, 425(6957): 516-521.

Shin C S, Mishra P, Watrous J D, et al. 2017. The glutamate/cystine X_c^- antiporter antagonizes glutamine metabolism and reduces nutrient flexibility. Nat Commun, 8: 15074.

Shpyleva S I, Tryndyak V P, Kovalchuk O, et al. 2011. Role of ferritin alterations in human breast cancer cells. Breast Cancer Res Treat, 126(1): 63-71.

Siddiqui R A, Harvey K, Stillwell W. 2008. Anticancer properties of oxidation products of docosahexaenoic acid. Chem Phys Lipids, 153(1): 47-56.

Skouta R, Dixon S J, Wang J, et al. 2014. Ferrostatins inhibit oxidative lipid damage and cell death in diverse disease models. Journal of the American Chemical Society, 136(12): 4551-4556.

Sleeman J, Schmid A, Thiele W. 2009. Tumor lymphatics. Semin Cancer Biol, 19(5): 285-297.

Smyth M J, Godfrey D I, Trapani J A. 2001. A fresh look at tumor immunosurveillance and immunotherapy. Nat Immunol, 2(4): 293-299.

Smyth M J, Thia K Y, Street S E, et al. 2000. Perforin-mediated cytotoxicity is critical for surveillance of spontaneous lymphoma. J Exp Med, 192(5): 755-760.

Song L, Li W, Zhang H, et al. 2009. Over-expression of AEG-1 significantly associates with tumour aggressiveness and poor prognosis in human non-small cell lung cancer. J Pathol, 219(3): 317-326.

Spel L, Boelens J J, Nierkens S, et al. 2013. Antitumor immune responses mediated by dendritic cells: How signals derived from dying cancer cells drive antigen cross-presentation. Oncoimmunology, 2(11): e26403.

Sprooten J, De Wijngaert P, Vanmeerbeerk I, et al. 2020. Necroptosis in immuno-oncology and cancer immunotherapy. Cells, 9(8): 1823.

Stevens R G, Beasley R P, Blumberg B S. 1986. Iron-binding proteins and risk of cancer in Taiwan. J Natl Cancer Inst, 76(4): 605-610.

Stevens R G, Jones D Y, Micozzi M S, et al. 1988. Body iron stores and the risk of cancer. N Engl J Med, 319(16): 1047-1052.

Stockwell B R, Friedmann Angeli J P, Bayir H, et al. 2017. Ferroptosis: a regulated cell death nexus linking metabolism, redox biology, and disease. Cell, 171(2): 273-285.

Stockwell B R, Jiang X, Gu W. 2020. Emerging mechanisms and disease relevance of ferroptosis. Trends Cell Biol, 30(6): 478-490.

Stoyanovsky D A, Tyurina Y Y, Shrivastava I, et al. 2019. Iron catalysis of lipid peroxidation in ferroptosis: Regulated enzymatic or random free radical reaction? Free Radic Biol Med, 133: 153-161.

Street S E, Trapani J A, MacGregor D, et al. 2002. Suppression of lymphoma and epithelial malignancies effected by interferon gamma. J Exp Med, 196(1): 129-134.

Su Y, Feng W, Shi J, et al. 2020. circRIP2 accelerates bladder cancer progression via miR-1305/Tgf-β2/smad3 pathway. Molecular Cancer, 19(1): 23.

Sun E, Gao Y, Chen J, et al. 2004. Allograft tolerance induced by donor apoptotic lymphocytes requires phagocytosis in the recipient. Cell Death Differ, 11(12): 1258-1264.

Sun H, Berquin I M, Owens R T, et al. 2008. Peroxisome proliferator-activated receptor gamma-mediated up-regulation of syndecan-1 by n-3 fatty acids promotes apoptosis of human breast cancer cells. Cancer Res, 68(8): 2912-2919.

Sun J, Zhou C, Zhao Y, et al. 2021. Quiescin sulfhydryl oxidase 1 promotes sorafenib-induced ferroptosis in hepatocellular carcinoma by driving EGFR endosomal trafficking and inhibiting NRF2 activation. Redox Biology, 41: 101942.

Sun X F, Niu X H, Chen R C, et al. 2016a. Metallothionein-1G facilitates sorafenib resistance through inhibition of ferroptosis. Hepatology, 64(2): 488-500.

Sun X F, Ou Z H, Chen R C, et al. 2016b. Activation of the p62-Keap1-NRF2 pathway protects against ferroptosis in hepatocellular carcinoma cells. Hepatology, 63(1): 173-184.

Suzuki S, Tanaka T, Poyurovsky M V, et al. 2010. Phosphate-activated glutaminase (GLS2), a p53-inducible regulator of glutamine metabolism and reactive oxygen species. Proc Natl Acad Sci U S A, 107(16): 7461-7466.

Suzuki T, Motohashi H, Yamamoto M. 2013. Toward clinical application of the Keap1-Nrf 2 pathway. Trends in Pharmacological Sciences, 34(6): 340-346.

Syed Alwi S S, Cavell B E, Donlevy A, et al. 2012. Differential induction of apoptosis in human breast cancer cell lines by phenethyl isothiocyanate, a glutathione depleting agent. Cell Stress Chaperones, 17(5): 529-538.

Syu J P, Chi J T, Kung H N. 2016. Nrf 2 is the key to chemotherapy resistance in MCF7 breast cancer cells under hypoxia. Oncotarget, 7(12): 14659-14672.

Tang D, Kang R, Berghe T V, et al. 2019. The molecular machinery of regulated cell death. Cell Res, 29(5): 347-364.

Tang X, Ding C K, Wu J, et al. 2017. Cystine addiction of triple-negative breast cancer associated with EMT augmented death signaling. Oncogene, 36(30): 4235-4242.

Tarangelo A, Magtanong L, Bieging-Rolett K T, et al. 2018. p53 suppresses metabolic stress-induced ferroptosis in cancer cells. Cell Rep, 22(3): 569-575.

Tesfay L, Paul B T, Konstorum A, et al. 2019. Stearoyl-CoA desaturase 1 protects ovarian cancer cells from ferroptotic cell death. Cancer Res, 79(20): 5355-5366.

Tesniere A, Schlemmer F, Boige V, et al. 2010. Immunogenic death of colon cancer cells treated with oxaliplatin. Oncogene, 29(4): 482-491.

Thelander L, Reichard P. 1979. Reduction of ribonucleotides. Annu Rev Biochem, 48: 133-158.

Thiebaut A C, Chajes V, Gerber M, et al. 2009. Dietary intakes of omega-6 and omega-3 polyunsaturated fatty acids and the risk of breast cancer. Int J Cancer, 124(4): 924-931.

Timmerman L A, Holton T, Yuneva M, et al. 2013. Glutamine sensitivity analysis identifies the X_c^- antiporter as a common triple-negative breast tumor therapeutic target. Cancer Cell, 24(4): 450-465.

Tonnus W, Linkermann A. 2016. "Death is my Heir"—ferroptosis connects cancer pharmacogenomics and ischemia-reperfusion injury. Cell Chem Biol, 23(2): 202-203.

Tonnus W, Linkermann A. 2017. The *in vivo* evidence for regulated necrosis. Immunological Reviews, 277(1): 128-149.

Tousignant K D, Rockstroh A, L J Poad B, et al. 2020. Therapy-induced lipid uptake and remodeling underpin ferroptosis hypersensitivity in prostate cancer. Cancer Metab, 8(11): doi: 10. 1186/s40170-020-00217-6.

Toyokuni S, Ito F, Yamashita K, et al. 2017. Iron and thiol redox signaling in cancer: an exquisite balance to escape ferroptosis. Free Radical Biology and Medicine, 108: 610-626.

Tripathi S, Ullah U, Dirasantha O. 2018. Transcriptional repressor HIC1 contributes to suppressive function of human induced regulatory T cells. Cell Reports, 22(8): 2094-2106.

Tsai C H, Shen Y C, Chen H W, et al. 2017. Docosahexaenoic acid increases the expression of oxidative stress-induced growth inhibitor 1 through the PI3K/Akt/Nrf 2 signaling pathway in breast cancer cells. Food Chem Toxicol, 108(Pt A): 276-288.

Tsoi J, Robert L, Paraiso K, et al. 2018. Multi-stage differentiation defines melanoma subtypes with differential vulnerability to drug-induced iron-dependent oxidative stress. Cancer Cell, 33(5): 890-904 e895.

Tsujita-Kyotoku M, Yuri T, Danbara N, et al. 2004. Conjugated docosahexaenoic acid suppresses KPL-1 human breast cancer cell growth *in vitro* and *in vivo*: potential mechanisms of action. Breast Cancer Res, 6(4): R291-299.

Turubanova V D, Balalaeva I V, Mishchenko T A, et al. 2019. Immunogenic cell death induced by a new photodynamic therapy based on photosens and photodithazine. J Immunother Cancer, 7(1): 350.

Ubellacker J M, Tasdogan A, Ramesh V, et al. 2020. Lymph protects metastasizing melanoma cells from ferroptosis. Nature, 585(7823): 113-118.

Udler M, Maia A T, Cebrian A, et al. 2007. Common germline genetic variation in antioxidant defense genes and survival after diagnosis of breast cancer. J Clin Oncol, 25(21): 3015-3023.

Ueda S, Nakamura H, Masutani H, et al. 1998. Redox regulation of caspase-3(-like) protease activity: regulatory roles of thioredoxin and cytochrome c. J Immunol, 161(12): 6689-6695.

Vibet S, Goupille C, Bougnoux P, et al. 2008. Sensitization by docosahexaenoic acid (DHA) of breast cancer cells to anthracyclines through loss of glutathione peroxidase (GPx1) response. Free Radic Biol Med, 44(7): 1483-1491.

Villanueva A, Hernandez-Gea V, Llovet J M. 2013. Medical therapies for hepatocellular carcinoma: a critical view of the evidence. Nature Reviews Gastroenterology & Hepatology, 10(1): 34-42.

Viswanathan V S, Ryan M J. Dhruv H D, et al. 2017. Dependency of a therapy-resistant state of cancer cells on a lipid peroxidase pathway. Nature, 547(7664): 453-457.

Vurusaner B, Poli G, Basaga H. 2012. Tumor suppressor genes and ROS: complex networks of interactions. Free Radic Biol Med, 52(1): 7-18.

Waks A G, Winer E P. 2019. Breast cancer treatment: A Review. JAMA, 321(3): 288-300.

Wang J, Shanmugam A, Markand S, et al. 2015. Sigma 1 receptor regulates the oxidative stress response in primary retinal Müller glial cells via NRF2 signaling and system X_c^-, the Na^+-independent glutamate-cystine exchanger. Free Radical Biology and Medicine, 86: 25-36.

Wang M, Yu F, Li P. 2018. Circular RNAs: characteristics, function and clinical significance in hepatocellular carcinoma. Cancers, 10: 258.

Wang Q, Bin C, Xue Q, et al. 2021. GSTZ1 sensitizes hepatocellular carcinoma cells to sorafenib-induced ferroptosis via inhibition of NRF2/GPX4 axis. Cell Death & Disease, 12(5): 426.

Wang S F, Li F Y, Qiao R R, et al. 2018. Arginine-rich manganese silicate nanobubbles as a ferroptosis inducing agent for tumor-targeted theranostics. ACS Nano, 12(12): 12380-12392.

Wang S J, Li D, Ou Y, et al. 2016. Acetylation is crucial for p53-mediated ferroptosis and tumor suppression. Cell Rep, 17(2): 366-373.

Wang S J, Ou Y, Jiang L, et al. 2015. Ferroptosis: A missing puzzle piece in the p53 blueprint? Mol Cell Oncol, 3(3): e1046581.

Wang W M, Green M, Choi J E, et al. 2019. CD8(+) T cells regulate tumour ferroptosis during cancer immunotherapy. Nature, 569(7755): 270-274.

Wang W, Green M, Rebecca Liu J, et al. 2018. CD8$^+$T cells in immunotherapy, radiotherapy, and chemotherapy // L. Zitvogel, G. Kroemer. Oncoimmunology: A Practical Guide for Cancer Immunotherapy. Cham: Springer International Publishing, 23-39. 10. 1007/978-3-319-62431-0_3.

Wang Y Y, Liu X L, Zhao R. 2019. Induction of pyroptosis and its implications in cancer management. Front Oncol, 9: 971.

Wang Y, Gao W, Shi X, et al. 2017. Chemotherapy drugs induce pyroptosis through caspase-3 cleavage of a gasdermin. Nature, 547(7661): 99-103.

Wang Z, Jiang H, Chen S, et al. 2012. The mitochondrial phosphatase PGAM5 functions at the convergence point of multiple necrotic death pathways. Cell, 148(1-2): 228-243.

Wei C W, Yu Y L, Lu J Y, et al. 2019. Anti-cancer effects of sulfasalazine and vitamin E succinate in MDA-MB 231 triple-negative breast cancer cells. Int J Med Sci, 16(4): 494-500.

Weinstein R E, Bond B H, Silberberg B K. 1982. Tissue ferritin concentration in carcinoma of the breast. Cancer, 50(11): 2406-2409.

Weinstein R E, Bond B H, Silberberg B K, et al. 1989. Tissue ferritin concentration and prognosis in carcinoma of the breast. Breast Cancer Res Treat, 14(3): 349-353.

Welsch C W. 1992. Relationship between dietary fat and experimental mammary tumorigenesis: a review and critique. Cancer Res, 52(7 Suppl): 2040s-2048s.

Wen Q, Liu J, Kang R, et al. 2019. The release and activity of HMGB1 in ferroptosis. Biochem Biophys Res Commun, 510(2): 278-283.

Wicha M S, Liotta L A, Kidwell W R. 1979. Effects of free fatty acids on the growth of normal and neoplastic rat mammary epithelial cells. Cancer Res, 39(2 Pt 1): 426-435.

Wiggins A K, Kharotia S, Mason J K, et al. 2015. Alpha-linolenic acid reduces growth of both triple negative and luminal breast cancer cells in high and low estrogen environments. Nutr Cancer, 67(6): 1001-1009.

Wijetunga N, Pascual M, Tozour J, et al. 2016. A pre-neoplastic epigenetic field defect in HCV-infected liver at transcription factor binding sites and polycomb targets. Oncogene, 36(14): 2030-2044.

Wiley S, Murphy A, Ross S, et al. 2007. MitoNEET is an iron-containing outer mitochondrial membrane protein that regulates oxidative capacity. Proceedings of the National Academy of Sciences of the United States of America, 104: 5318-5323.

Wong S Y, Hynes R O. 2016. Lymphatic or hematogenous dissemination: how does a metastatic tumor cell decide? Cell Cycle, 5(8): 812-817.

Woo Y, Oh J, Kim J S. 2017. Suppression of Nrf 2 activity by chestnut leaf extract increases chemosensitivity of breast cancer stem cells to paclitaxel. Nutrients, 9(7): 760.

Wu M, Harvey K A, Ruzmetov N, et al. 2005. Omega-3 polyunsaturated fatty acids attenuate breast cancer growth through activation of a neutral sphingomyelinase-mediated pathway. Int J Cancer, 117(3): 340-348.

Wu W C, Yu L D, Jiang Q Z, et al. 2019. Enhanced tumor specific disulfiram chemotherapy by *in situ* Cu^{2+} chelation-initiated nontoxicityto-toxicity transition. J Am Chem Soc, 141(29): 11531-11539.

Wu X, Li Y, Wang J, et al. 2013. Long chain fatty Acyl-CoA synthetase 4 is a biomarker for and mediator of hormone resistance in human breast cancer. PLoS One, 8(10): e77060.

Wu Z, Geng Y, Lu X, et al. 2019. Chaperone-mediated autophagy is involved in the execution of ferroptosis. Proc Natl Acad Sci U S A, 116(8): 2996-3005.

Wyllie S, Liehr J G. 1997. Release of iron from ferritin storage by redox cycling of stilbene and steroid estrogen metabolites: a mechanism of induction of free radical damage by estrogen. Arch Biochem Biophys, 346(2): 180-186.

Xie Y, Hou W, Song X, et al. 2016. Ferroptosis: process and function. Cell Death Differ, 23(3): 369-379.

Xie Y, Zhu S, Song X, et al. 2017. The tumor suppressor p53 limits ferroptosis by blocking DPP4 activity. Cell Rep, 20(7): 1692-1704.

Xiong H, Wang C, Wang Z, et al. 2019. Intracellular cascade activated nanosystem for improving ER+ breast cancer therapy through attacking GSH-mediated metabolic vulnerability. J Control Release, 309: 145-157.

Xu Q, Zhou L, Yang G, et al. 2020. CircIL4R facilitates the tumorigenesis and inhibits ferroptosis in hepatocellular carcinoma by regulating the miR-541-3p/GPX4 axis. Cell Biology International, 44(11): 2344-2356.

Yang B, Ren X L, Fu Y Q, et al. 2014a. Ratio of n-3/n-6 PUFAs and risk of breast cancer: a meta-analysis of 274135 adult females from 11 independent prospective studies. BMC Cancer, 14: 105.

Yang N D, Tan S H, Ng S, et al. 2014. Artesunate induces cell death in human cancer cells via enhancing lysosomal function and lysosomal degradation of ferritin. Journal of Biological Chemistry, 289(48): 33425-33441.

Yang W S, SriRamaratnam R, Welsch M E, et al. 2014. Regulation of ferroptotic cancer cell death by GPX4. Cell, 156(1-2): 317-331.

Yang W S, Stockwell B R. 2008. Synthetic lethal screening identifies compounds activating iron-dependent, nonapoptotic cell death in oncogenic-RAS-harboring cancer cells. Chem Biol, 15(3): 234-245.

Yang W S, Stockwell B R. 2016. Ferroptosis: death by lipid peroxidation. Trends Cell Biol, 26(3): 165-176.

Yang Y, Yee D. 2014. IGF-I regulates redox status in breast cancer cells by activating the amino acid transport molecule xC. Cancer Res, 74(8): 2295-2305.

Yao X, Yang B, Wang S, et al. 2020. A novel multifunctional FePt/BP nanoplatform for synergistic photothermal/photodynamic/chemodynamic cancer therapies and photothermally-enhanced immunotherapy. J Mater Chem B, 8(35): 8010-8021.

Yatim N, Cullen S, Albert M L. 2017. Dying cells actively regulate adaptive immune responses. Nat Rev Immunol, 17(4): 262-275.

Yu B, Choi B, Li W, et al. 2020. Magnetic field boosted ferroptosis-like cell death and responsive MRI using hybrid vesicles for cancer immunotherapy. Nat Commun, 11(1): 3637.

Yu H, Guo P, Xie X, et al. 2017. Ferroptosis, a new form of cell death, and its relationships with tumourous diseases. J Cell Mol Med, 21(4): 648-657.

Yu H, Yang C, Jian L, et al. 2019a. Sulfasalazine induced ferroptosis in breast cancer cells is reduced by the inhibitory effect of estrogen receptor on the transferrin receptor. Oncol Rep, 42(2): 826-838.

Yu M, Gai C, Li Z, et al. 2019c. Targeted exosome-encapsulated erastin induced ferroptosis in triple negative breast cancer cells. Cancer Sci, 110(10): 3173-3182.

Yuan H, Li X, Zhang X, et al. 2016. CISD1 inhibits ferroptosis by protection against mitochondrial lipid peroxidation. Biochemical and Biophysical Research Communications, 478(2): 838-844.

Yuan H, Li X, Zhang X, et al. 2016. Identification of ACSL4 as a biomarker and contributor of ferroptosis. Biochem Biophys Res Commun, 478(3): 1338-1343.

Yue L D, Dai Z C, Chen X, et al. 2018. Development of a novel FePt-based multifunctional ferroptosis agent for high-efficiency anticancer therapy. Nanoscale, 10(37): 17858-17864.

Zacharski L R, Ornstein D L, Woloshin S, et al. 2000. Association of age, sex, and race with body iron stores in adults: analysis of NHANES III data. Am Heart J, 140(1): 98-104.

Zang Y Q, Feng Y Y, Luo Y H, et al. 2019. Quinalizarin induces ROSmediated apoptosis via the MAPK, STAT3 and NFkappaB signaling pathways in human breast cancer cells. Mol Med Rep, 20(5): 4576-4586.

Zanoaga O, Jurj A, Raduly L, et al. 2018. Implications of dietary omega-3 and omega-6 polyunsaturated fatty acids in breast cancer. Exp Ther Med, 15(2): 1167-1176.

Zhang C, Bu W B, Ni D L, et al. 2016. Synthesis of iron nanometallic glasses and their application in cancer therapy by a localized fenton reaction. Angew Chem Int Ed Engl, 55(6): 2101-2106.

Zhang C, Wang H J, Bao Q C, et al. 2016. NRF2 promotes breast cancer cell proliferation and metastasis by increasing RhoA/ROCK pathway signal transduction. Oncotarget, 7(45): 73593-73606.

Zhang D W, Shao J, Lin J, et al. 2009. RIP3, an energy metabolism regulator that switches TNF-induced cell death from apoptosis to necrosis. Science, 325(5938): 332-336.

Zhang F, Li F, Lu G H, et al. 2019. Engineering magnetosomes for ferroptosis/immunomodulation synergism in cancer. ACS Nano, 13(5): 5662-5673.

Zhang H S, Zhang Z G, Du G Y, et al. 2019. Nrf 2 promotes breast cancer cell migration via up-regulation of G6PD/HIF-1alpha/Notch1 axis. J Cell Mol Med, 23(5): 3451-3463.

Zhang H, Zhou L, Shi W, et al. 2012. A mechanism underlying the effects of polyunsaturated fatty acids on breast cancer. Int J Mol Med, 30(3): 487-494.

Zhang Q, Zhang Y, Zhang P, et al. 2014. Hexokinase II inhibitor, 3-BrPA induced autophagy by stimulating ROS formation in human breast cancer cells. Genes Cancer, 5(3-4): 100-112.

Zhang W, Gai C, Ding D, et al. 2018a. Targeted p53 on Small-Molecules-Induced Ferroptosis in Cancers. Front Oncol, 8: 507.

Zhang X, Du L, Qiao Y, et al. 2019. Ferroptosis is governed by differential regulation of transcription in liver cancer. Redox Biology, 24: 101211.

Zhang Y L, Shi J J, Liu X G, et al. 2018a. BAP1 links metabolic regulation of ferroptosis to tumour suppression. Nat Cell Biol, 20(10): 1181-1192.

Zhang Y L, Zhuang L, Gan B Y. 2018b. BAP1 suppresses tumor development by inducing ferroptosis upon SLC7A11 repression. Mol Cell Oncol, 6(1): 1536845.

Zhang Z, Yao Z, Wang L, et al. 2018b. Activation of ferritinophagy is required for the RNA-binding protein ELAVL1/HuR to regulate ferroptosis in hepatic stellate cells. Autophagy, 14(12): 2083-2103.

Zhao Q, Liu Y, Zhong J, et al. 2019. Pristimerin induces apoptosis and autophagy via activation of ROS/

ASK1/JNK pathway in human breast cancer *in vitro* and *in vivo*. Cell Death Discov, 5: 125.

Zheng D W, Lei Q, Zhu J Y, et al. 2017. Switching apoptosis to ferroptosis: metal-organic network for high-efficiency anticancer therapy. Nano Lett, 17(1): 284-291.

Zheng J S, Hu X J, Zhao Y M, et al. 2013. Intake of fish and marine n-3 polyunsaturated fatty acids and risk of breast cancer: meta-analysis of data from 21 independent prospective cohort studies. BMJ, 346: f 3706.

Zhong G, Qin S, Townsend D, et al. 2019. Oxidative stress induces senescence in breast cancer stem cells. Biochem Biophys Res Commun, 514(4): 1204-1209.

Zhou X L, Zhu C Y, Wu Z G, et al. 2019a. The oncoprotein HBXIP competitively binds KEAP1 to activate NRF2 and enhance breast cancer cell growth and metastasis. Oncogene, 38(21): 4028-4046.

Zhou Y, Shen Y, Chen C, et al. 2019b. The crosstalk between autophagy and ferroptosis: what can we learn to target drug resistance in cancer? Cancer Biol Med, 16(4): 630-646.

Zhou Z J, Song J B, Tian R, et al. 2017. Activatable singlet oxygen generation from lipid hydroperoxide nanoparticles for cancer therapy. Angew Chem Int Ed Engl, 56(23): 6492-6496.

Zhu S, Feng N, Lin G, et al. 2018. Metabolic shift induced by omega-3 PUFAs and rapamycin lead to cancer cell death. Cell Physiol Biochem, 48(6): 2318-2336.

Zhu T, Shi L L, Yu C Y, et al. 2019. Ferroptosis promotes photodynamic therapy: supramolecular photosensitizer-inducer nanodrug for enhanced cancer treatment. Theranostics, 9(11): 3293-3307.

Zou W. 2005. Immunosuppressive networks in the tumour environment and their therapeutic relevance. Nat Rev Cancer, 5(4): 263-274.

Zou Z, Bellenger S, Massey K A, et al. 2013. Inhibition of the HER2 pathway by n-3 polyunsaturated fatty acids prevents breast cancer in fat-1 transgenic mice. J Lipid Res, 54(12): 3453-3463.

第29章

铁死亡与肝脏疾病

杨 玲 潘晓莉 范慧倩 王 蓉 姚 琳

陶 亮 闵军霞 郑明华 王福俤

摘要： 在肝脏炎症发生过程中，肝细胞死亡是触发炎症反应的关键。肝细胞死亡包括凋亡、坏死、焦亡、坏死性凋亡、铁死亡和自噬等不同形式。这些肝细胞死亡模式参与不同病因所致的肝损伤以及肝损伤的不同阶段，最终引起不可修复的细胞功能障碍，导致肝细胞死亡。铁死亡（ferroptosis）作为近年来发现的一种由铁依赖的氧化损伤引起的程序性细胞死亡形式，与肝脏炎症、肝纤维化、癌变密切相关。不同类型的慢性肝病，包括药物性肝损伤（drug induced liver injury，DILI）、酒精性肝病（alcoholic liver disease，ALD）、丙型病毒性肝炎（virus hepatitis C，HCV）、非酒精性脂肪性肝炎（nonalcoholic steatohepatitis，NASH）、血色病及肝细胞癌（hepatocellular carcinoma，HCC）均存在以铁代谢失衡和活性氧诱导的脂质过氧化为特征的铁死亡形式。因此，我们将在本章中介绍铁死亡在肝脏相关疾病中的作用与调控机制，为肝脏炎症、肝纤维化及肝癌等相关疾病的防治提供依据。

关键词： 肝脏炎症，纤维化，癌变，药物性肝损伤，酒精性肝病，病毒性肝炎，非酒精性脂肪性肝炎，血色病，自身免疫性肝病，肝细胞癌

Abstract: In the initiation of liver inflammation, cell death plays pivotal role in triggering inflammatory response. The types of cell death including apoptosis, necrosis, pyroptosis, necroptosis, autophagy and ferroptosis, are involved in different etiological insults and participates in different stage of liver injury, which induce unrecoverable cellular dysfunction and lead to cell death. Ferroptosis as a new type of cell death is dependent on intracellular iron catalyzing the generation of ROS and consequent oxidative damage. Ferroptosis is closely associated with liver inflammation, fibrosis and carcinogenesis. Ferroptosis manifested with iron metabolic imbalance and ROS-induced lipid peroxidation exist in drug induced liver injury, alcoholic liver disease, virus hepatitis C, nonalcoholic steatohepatitis, hemochromatosis and hepatocellular carcinoma. In this chapter, the roles and mechanism of ferroptosis in different liver diseases are introduced, which will be helpful for the prevention and treatment of liver inflammation, fibrosis and carcinogenesis.

Keywords: liver inflammation, fibrosis, carcinogenesis, drug induced liver injury, alcoholic liver disease, virus hepatitis C, nonalcoholic steatohepatitis, hemochromatosis, autoimmune liver disease, hepatocellular carcinoma

　　慢性肝脏炎症引起的肝硬化每年至少导致全球一百万人死亡，由慢性肝脏炎症、肝硬化所致的肝癌则是位居全球前5位的恶性肿瘤，而中国是全球肝癌的主要发病地区。慢性肝损伤因素包括病毒性肝炎（乙型肝炎和丙型肝炎）、酒精性脂肪肝、非酒精性脂肪肝、自身免疫肝炎、药物性肝损伤、胆汁淤积性肝病及遗传性疾病等（Koyama and Brenner，2017）。根据损伤类型的不同，肝细胞/胆管上皮细胞损伤后可通过不同的机制触发免疫反应，而慢性免疫反应可导致肝星状细胞活化，并向成纤维细胞转化，分泌大量细胞外基质（extracellular matrix，ECM），形成肝纤维化。肝纤维化是多种因素引起的慢性肝损伤的一种修复反应，导致细胞外基质的过度生成和疤痕组织的沉积，破坏肝脏正常结构，丧失正常功能。肝纤维化是一个可逆的过程，只要不是晚期肝硬化阶段，去除纤维化的诱因则有助于肝纤维化的消退。而持续的肝脏慢性炎症导致的肝纤维化、肝硬化形成，则是肝癌发生的基础。临床及实验证实绝大多数肝癌的发生均经历了"慢性炎症—肝纤维化—肝硬化—肝癌"的发展过程，而深入理解肝脏炎症、纤维化及癌变的发生机制是研发治疗慢性肝病药物的关键。

　　肝脏是代谢的中心器官，在生理、病理条件下均暴露于各类来自食物、化学品、药物、脂质、金属离子及肠道微生物等外源物质。库普弗细胞、肝脏DC细胞是生理状态下的主要免疫细胞。而在病理状态下，髓源性细胞（如浸润的巨噬细胞）迁移至肝脏并与肝脏固有的免疫细胞相互作用，介导肝损伤，但肝损伤过程中的炎症反应机制尚未完全阐明。

　　在肝脏炎症发生过程中，肝细胞死亡是触发炎症反应的关键。肝细胞死亡包括凋亡、坏死、焦亡、坏死性凋亡和自噬等不同形式。肝细胞的死亡表现为血清转氨酶的水平升高，血清转氨酶是最广泛使用的肝细胞损伤标志物。这些肝细胞死亡模式之间的差异包括细胞核、细胞质和其他细胞器（如溶酶体）的不同变化。尽管有不同的途径参与，但所有这些机制都会导致不可修复的细胞功能障碍，最终导致肝细胞死亡。

　　铁死亡（ferroptosis）是近年来发现的一种由铁依赖的氧化损伤引起的程序性细胞死亡形式。目前有多项研究表明，肝脏炎症、肝纤维化、癌变与铁死亡密切相关。不同类型的慢性肝病，包括药物性肝损伤（drug induced liver injury，DILI）、酒精性肝病（alcoholic liver disease，ALD）、丙型病毒性肝炎（virus hepatitis C，HCV）、非酒精性脂肪性肝炎（nonalcoholic steatohepatitis，NASH）、血色病及肝细胞癌（hepatocellular carcinoma，HCC），均存在以铁代谢失衡及活性氧诱导的脂质过氧化为特征的铁死亡形式。因此，我们将在本章中介绍铁死亡在肝脏相关疾病中的作用与机制，为肝脏炎症、肝纤维化及肝癌的防治提供依据。

29.1　铁在肝脏中的代谢

29.1.1　铁的类型与生理功能

　　体内有两种类型的铁：游离铁和结合铁。非转铁蛋白结合的铁（non-transferrin-bound

iron，NTBI）即为游离铁，因为它不稳定、反应性强，主要参与氧化物质介导的细胞损伤。游离铁参与 Fenton 反应，在该反应中，过氧化氢在铁的催化下，产生高活性的羟自由基。由于体内分布着大量的铁，再加上线粒体不断产生过氧化氢，使这一反应成为自由基的重要来源，导致脂质、蛋白质和 DNA 的氧化损伤（Meneghini，1997）。除了铁和活性氧之间的相互作用外，一些活性氮也可以与某些蛋白质中的铁发生反应，引起细胞毒性、代谢酶损伤或线粒体通透性转换孔刺激，最终可导致细胞死亡。事实上，一氧化氮对铁有很强的亲和力，能形成二硝基二硫代铁络合物，干扰参与 DNA 合成、线粒体电子传递链、乌头酸酶等的正常含铁酶（Richardson and Lok，2008）。在正常情况下，大部分转铁蛋白结合的铁被输送到骨髓，而具有毒性的 NTBI 由肝脏清除。然而，当血清转铁蛋白水平下降时，NTBI 水平增加，导致 NTBI 在肝细胞中积累。肝脏转铁蛋白敲除的小鼠表现为缺铁性贫血、组织铁负荷过重，容易通过铁死亡途径造成肝脏损伤（Yu et al.，2020）。在生理条件下，转铁蛋白的饱和度为 30%，小于 16% 表示缺铁，大于 45% 则反映铁负荷过重；当饱和度高于 60%，铁在不同细胞中聚集的风险增加（Hentze et al.，2010）。在临床上，转铁蛋白水平降低与肝硬化等重症患者预后不良有关。

29.1.2　铁代谢的肠肝调控

铁的代谢受到不同分子和转运体的严格调控。尽管机体清除铁的具体机制尚未阐明，但根据体内铁的储存量及其他条件（如炎症和缺氧），饮食中铁的吸收会发生调节。这种调节通过肠-肝轴的相互作用来进行。膳食中非血红素铁（Fe^{3+}）主要是以 Fe^{2+} 的形式在近端肠中被吸收。肠细胞色素 b（Dcb）是一种主要的铁还原酶，它可以将 Fe^{3+} 还原为 Fe^{2+}（Zheng et al.，2018），通过二价金属离子转运蛋白（DMT1）的作用，肠道囊泡成熟细胞将 Fe^{2+} 和 H^+ 共转移到细胞中，其中一部分 Fe^{2+} 以铁蛋白形式储存于细胞中，另一部分 Fe^{2+} 通过细胞基底膜上的膜铁转运蛋白（FPN1）释放到血液中，在膜铁转运辅助蛋白（HP）的亚铁氧化酶作用下再次氧化为 Fe^{3+}（Anderson et al.，2017），这部分 Fe^{3+} 可与肝细胞分泌的转铁蛋白（TF）结合形成 Fe^{3+}-TF 复合物，然后通过转铁蛋白受体 1（TfR1）和转铁蛋白受体 2（TfR2）的内吞作用进入细胞。复合物中酸性 pH 导致 Fe^{3+} 分离出来，随之 TF-TfR 复合物返回到细胞膜，此膜中性 pH 导致 TF 从其受体中分离出来，从而被重新使用。TfR1 在机体各组织中均有表达，而 TfR2 主要分布在肝脏组织中。膳食中血红素铁（Fe^{2+}）的吸收涉及质子偶联叶酸转运子（HCP1），但具体机制尚未阐明（Xie et al.，2016）。网状内皮巨噬细胞可通过吞噬红细胞获得 Fe^{2+}，Fe^{2+} 通过其膜上的 FPN1 释放入血液中，进而在铜蓝蛋白（CP）作用下氧化为 Fe^{3+}（Nemeth et al.，2004），其后的过程与非血红素铁相同。这些被吸收的铁离子将参与机体中许多重要的生理作用，但机体铁除了极少数经脱落的皮肤、胃肠道细胞、汗液、胆汁及尿液等排出外，没有其他的排泄途径，因此，主要通过调节近端肠对膳食铁的吸收来确保体内总铁水平维持在适当水平。铁的吸收主要受肝脏来源的肽激素——铁调素（hepcidin，HEPC）控制，它可与 FPN1 结合，并使其内化和降解，从而阻止肠内铁吸收，并抑制铁从储库中释放。其他如 HFE、HJV、TfR2 等可感知体内铁水平并调节 HEPC 的表达，进而适当调节铁的吸收（Brissot et al.，2018）。饮食中铁吸收调节不当会导致铁在各个组织中的积累过多，进而导致氧化损伤，或在某些情况下导致血清铁耗竭。

肝细胞是体内储存铁的主要场所。临床上将铁含量为 13 ~ 15mg/g 的肝组织作为一个临界值，它与肝硬化的风险增加有关（Piperno et al.，2020）。调节铁平衡最重要的分子之一是铁调素，铁调素在肝脏中产生并分泌到血液循环中，在铁平衡中起着关键作用。铁调素通过改变存在于巨噬细胞和肠上皮细胞中的运铁素的功能和诱导其降解来调节铁的输出能力，并导致铁在肠上皮细胞、巨噬细胞和肝细胞中存储（Meynard et al.，2014）。铁调素的表达受促红细胞生成素、炎症、激素、生长因子等影响，并主要依赖骨形态发生蛋白（BMP）和 JAK2/STAT3 信号通路控制（Wang and Babitt，2019）。同时，铁也是一些病原体（包括结核病和疟疾）的关键生长因子，因此炎症期间体内铁水平降低，有助于限制病原体的增殖（Ganz and Nemeth，2015）。

铁的水平在体内受到蛋白伴侣的严格控制，如转铁蛋白和铁蛋白。肝脏转铁蛋白的缺失会导致红细胞生成障碍、血清非转铁蛋白结合铁含量增高，并在多种组织中出现铁超载，包括肝、心、肺、肾、胰腺，最终导致慢性铁沉积引起肝脏损伤。有趣的是，细胞质可溶性的游离铁是氧化反应的重要来源，可产生羟基和过氧自由基，进而有助于多不饱和脂肪酸和磷脂的过氧化反应（Gaschler and Stockwell，2017）。因此，含铁量过多的肝细胞对铁死亡更敏感（Dixon et al.，2012）。

29.2　铁死亡与肝脏疾病

铁死亡被认为是一种新的细胞死亡形式，可发生在各种细胞中，包括肝细胞。铁死亡需要铁的动员和谷胱甘肽过氧化物酶 4（glutathione peroxidase 4，GPx4）的失活，而GPx4 能特异性地减少磷脂过氧化物并防止脂质过氧化，因此，脂质过氧化可被铁死亡调节剂 GPx4、铁螯合剂、抗氧化剂和铁死亡抑制剂（包括 ferrostatins 和 Iiproxstatins）所抑制。铁死亡的关键事件是铁驱动的活性氧（ROS）的产生，其中的铁可能来自细胞内细胞器以及细胞质中的铁储存和含铁的酶。形态学上，铁死亡的特点是线粒体萎缩、电子致密、线粒体膜破裂及脂质过氧化的存在。目前，铁死亡标志物的检测包括：脂质过氧化（LPO）水平增加，烟酰胺腺嘌呤二核苷酸磷酸（NADPH）的还原形式下降，cbr3、acsl4 和 ptgs2 的表达增加，gpx4 和 slc7a11 的表达减少（Gautheron et al.，2020）。

肝脏疾病中的铁负荷过重来源于两个方面：①铁介导的细胞损伤后导致肠道吸收铁增加；②某些疾病中存在的铁负荷增加，如 β-地中海贫血，需要频繁输血。无论铁过载的原因是什么，不加控制的游离铁都会在肝脏中产生显著的氧化损伤，促使疾病的进展和 HCC 等并发症的发生（Anderson and Shah，2013）。事实上，除了传统上公认的铁过载疾病如遗传性血色病和 β-地中海贫血以外，越来越多的证据支持铁作为肝脏损伤和疾病的媒介作用（Niederau et al.，1996）。

29.2.1　铁死亡与药物性肝损伤

药物性肝损伤（durg induced liver injury，DILI）是欧美国家急性肝衰竭（ALF）的主要原因。近年来的研究发现，铁死亡是某些类型 DILI 的发病机制之一。铁死亡作为重要的细胞死亡模式，可能是 DILI 发生发展过程中一种短暂的或连续的现象，继最初的损伤之后，发展到谷胱甘肽耗竭、细胞损伤和细胞内成分（包括铁）的释放。

29.2.1.1　对乙酰氨基酚

对乙酰氨基酚（acetaminophen，APAP）是经典的肝毒性模型（Lorincz et al.，2015）。虽然 APAP 毒性的病理生理机制已被广泛研究，但仍有许多问题需要解决，同时也涉及铁死亡的经典特征。APAP 主要毒性是形成 N-乙酰基对苯醌亚胺（NAPQI），这是一种高反应性和高毒性的 APAP 代谢物。NAPQI 通常由谷胱甘肽解毒；然而，APAP 过量会导致 NAPQI 的毒性，导致随后抗氧化剂 GSH 的消耗（Lee，2017）和 LPO 水平增加，而 LPO 在 APAP 诱导的肝细胞死亡机制中至关重要，因此抗氧化剂维生素 E 和铁螯合剂都被用来改善易感动物的此类肝损伤（Du et al.，2016）。在最近的一项研究中，一种特异性的铁死亡抑制剂 ferrostatin-1 可提高 APAP 干预的原代小鼠肝细胞的细胞活力。由于 ferrostatin-1 被发现对肝细胞 CYP2E1 和 GSH 的含量没有影响，可以推断出其对 APAP 诱导的细胞死亡的保护作用与干扰 APAP 代谢为 NAPQI 有关（Lorincz et al.，2015）。此外，最近利用 CRISPR-Cas9 研究表明，血红蛋白对异生物的解毒作用中，细胞色素 P450 氧化还原酶通过使膜多不饱和磷脂过氧化作用促进铁死亡（Zou et al.，2020）。

然而，容易忽视的是，动物在被喂养的饮食缺乏维生素 E 和硒而富含豆油时，肝脏中多不饱和脂肪酸如花生四烯酸（20：4）和二十二碳六烯酸（22：6）的水平升高，使得这些动物极易受到谷胱甘肽消耗性药物，以及化学品如 APAP 和丙烯醇的脂质过氧化损伤。而在正常情况下，当动物对脂质过氧化不敏感时，APAP 诱导的脂质过氧化导致肝损伤最多高出正常的 2 ～ 3 倍，因此，脂质过氧化在数量上不足以引起细胞死亡。另外，去氧胺对细胞内铁的螯合作用可减轻 APAP 诱导的肝脏损伤。APAP 过量会引发溶酶体不稳定，导致溶酶体铁的释放，铁通过 Ca^{2+}、Fe^{2+} 离子通道进入线粒体，在线粒体中通过开放膜通透性转换孔促进细胞死亡。溶酶体靶向铁螯合剂淀粉-脱氧胺可减轻 APAP 诱导的细胞死亡。因此，溶酶体铁可促进 APAP 肝毒性，但与脂质过氧化无关（Jaeschke et al.，2019）。

29.2.1.2　苯肼

苯肼（phenylhydrazine，PHZ）可通过肝组织中铁的积累诱发急性肝损伤和溶血性贫血。用 PHZ 处理的小鼠肝脏中 GPx4 明显降低，然而，Poly（ADP-核糖）聚合酶（PARP）和凋亡标志物 caspase-3 或坏死标志物受体相互作用蛋白 RIP3 不受 PHZ 处理的影响。Sestrin2（Sesn2）是一种进化上保守的、应激诱导的抗氧化蛋白，在 DNA 损伤、氧化和能量应激以及缺氧时都会导致其显著上调。铁死亡能介导肝细胞内 Sesn2 蛋白的表达增加，该蛋白质可防止 erastin 诱导的铁死亡，其机制是抑制活性氧和脂质过氧化产物丙二醛（MDA）的产生，缓解 GSH 的耗竭和 GPx4 的减少。PHZ 给药后血清 ALT 和 AST 水平升高，而用过表达 Sesn2 的腺病毒治疗小鼠后可明显抑制转氨酶的升高。此外，组织学数据显示 PHZ 给药组的肝细胞坏死、急性细胞膨胀、嗜酸性凝结、脂肪变性和炎症细胞浸润增加；而 Sesn2 通过抑制肝脏的铁超载、脂质过氧化和炎症反应，减弱了这些变化（Park et al.，2019）。

29.2.2　铁死亡与急性肝衰竭

在脂多糖和 D-半乳糖胺诱导的急性肝衰竭小鼠中，GPx4、核因子红细胞 2 相关因子 2（Nrf2）和血红素氧合酶-1（HO-1）的蛋白质水平明显下降，而高迁移率族蛋白 1（HMGB1）的水平则增加。此外，LDH、Fe^{2+}、MDA 和 ROS 的水平增加，而 GSH 的水平下降（Wang et al.，2019）。用 HMGB1 抑制剂甘草素治疗，可以通过抑制氧化应激来靶向缓解铁死亡，从而减轻肝脏的损伤程度。另一项研究旨在筛选具有抗铁死亡生物活性的细胞色素 P450 底物化合物，他们的研究结果表明，丙咪嗪可以通过抑制脂质过氧化和减少细胞死亡来改善脂多糖及 D-半乳糖胺引发的急性肝衰竭，而丙咪嗪的抗铁死亡作用与清除脂质过氧自由基密切相关（Mishima et al.，2020）。

29.2.3　铁死亡与自身免疫性肝病

自身免疫性肝病是一组持续的、复发性的、免疫介导的肝脏疾病。其肝损伤特点是严重程度不一的慢性肝炎，且病因很复杂，可能包括环境、遗传和表观遗传驱动的炎症因素。研究表明，AIH 和 PBC/PSC 患者血清中的血清铁调素和血清铁调素/铁蛋白比率均显著降低，并且与血清 ALP 水平呈负相关（Lyberopoulou et al.，2015）。AIH 诊断时的高铁蛋白血症和高球蛋白血症可以预测标准治疗后的治疗反应（Taubert et al.，2017）。刀豆蛋白 A（concanavalin A，ConA）的刺激可引起免疫性肝损伤，从而模拟 AIH 的临床特征，是研究 AIH 机制和治疗的模型。在 *Caveolin-1*（*Cav-1*）基因缺陷的 ConA 小鼠模型中，肝细胞的死亡和铁死亡的情况均十分严重，伴随显著的活性氮应激，Cav-1 蛋白表达缺失可能诱导库普弗细胞产生一氧化氮合成酶（iNOS）的积累，并进一步在 AIH 中加重铁死亡的发展（Deng et al.，2020）。此外，铁死亡抑制剂 ferrostatin-1 可以缓解 ConA 诱导的 AIH 与 Cav-1 缺陷相关的疾病转归，并参与抑制活性氮应激。吲哚胺 2,3-二加氧酶 1（IDO1）是一种细胞内血红素酶，它作为一种重要的免疫调节剂，与 Fe^{2+} 生产有关；研究表明在 ConA 诱导的 AIH 中，*IDO1* 基因的升高可被 ferrostain-1 抑制。此外，IDO1 的缺失通过激活溶质载体家族 7 成员 11（SLC7A11；也称为 X_c^-）的表达，导致铁死亡减少，伴随着小鼠肝脏病变和活性氮类的减少。同时，IDO 抑制剂 1-甲基色氨酸可减轻小鼠肝脏损伤，降低诱导性一氧化氮合酶和 3-硝基酪氨酸的表达。在细胞水平上，肝细胞特异性敲除 IDO1 后，可抵抗 erastin 诱导的铁死亡，而 IDO1 过度表达则加重了经典的铁死亡事件及活性氮类应激。以上研究均提示 IDO1 依赖的铁死亡可能是治疗 AIH 的潜在靶点。

29.2.4　铁死亡与酒精性肝病

研究显示，酒精性肝病患者血清铁蛋白水平与转铁蛋白饱和度显著升高，而肝脏铁调素水平显著下降，并与饮酒量和肝脏脂肪变性程度密切相关（Costa-Matos et al.，2012）。值得注意的是，酒精相关肝硬化患者肝铁含量显著升高，并与包括死亡率在内的不良结果相关（Ganne-Carrie et al.，2000）。酒精可通过不同机制造成肝脏铁超载，一方面，酒精可以直接抑制铁调素表达；另一方面，饮酒造成的低铁调素水平会反过来通过增加十二指肠 DMT1 和运铁素的表达，增加十二指肠铁的运输，促进肝脏铁超载（Costa-Matos et al.，2012）。动物实验显示用羧基铁与液态乙醇饲料一起喂养啮齿类动物，会引起血清转氨酶水平升高、脂肪变、炎症和纤维化。这些证据表明酒精和铁可协同增加肝脏纤维化和氧化应激，至少在一些实验病例中，会导致肝硬化和 HCC（Fletcher et al.，2002；Pietrangelo，2003）。

铁死亡可能是酒精性肝损伤的潜在机制。研究显示乙醇喂养的普通小鼠表现出基于铁死亡的特征性变化，如铁超载、脂质过氧化、GPx 活性被抑制、诱导铁死亡相关基因和炎症因子表达，这些均说明乙醇能够调节肝脏铁死亡。最新发现揭示了脂肪特异性脂质 1（lipin-1）的过表达促进铁蓄积，引起脂质过氧化，降低 GSH 和 GAPDH，并促进乙醇对小鼠的铁死亡性肝损伤，从而揭示了乙醇诱导的肝损伤的潜在机制。另外，CDGSH 铁硫域蛋白 CISD1 和 CISD2 是两个具有氧化还原活性的铁硫 [2Fe-2S] 蛋白，参与乙醇诱导的铁代谢异常。由于 [2Fe-2S] 簇的存在，CISD1 和 CISD2 可以成为细胞游离铁的来源。此外，CISD1 和 CISD2 是已知的培养癌细胞中铁稳态的调节因子。乙醇诱导的肝铁超载可能是通过释放 CISD1 和（或）CISD2 中的 [2Fe-2S] 簇来介导的。在这种情况下，肠道特异性 SIRT1 敲除会减弱肝脏 CISD1 和（或）CISD2 蛋白，从而阻断乙醇释放 [2Fe-2S] 簇诱导铁积累和产生 ROS 的能力，最终缓解铁死亡（Zhou et al.，2020）。

体外研究结果表明，铁死亡抑制剂对乙醇诱导的细胞死亡具有明显的保护作用，而凋亡抑制剂和自噬抑制剂则无此作用。乙醇会引起脂质过氧化物的积累、前列腺素-内过氧化物合酶 2 的 mRNA 表达升高，并降低胱氨酸/谷氨酸逆转运蛋白和谷胱甘肽过氧化物酶 4（GPx4）特定轻链亚基的蛋白表达。重要的是，ferrostatin-1 在体外和体内显著改善乙醇过量导致的肝损伤（Liu et al.，2020）。这些发现均表明抑制铁死亡可作为酒精性肝病治疗的一种策略。

29.2.5　铁死亡与丙型病毒性肝炎

慢性丙型肝炎病毒（HCV）感染可通过不同机制诱发铁超载，包括抑制肝铁调素，这是由 HCV 引发的氧化应激导致十二指肠运铁素-1 上调所引起的（Ma et al.，2014）。HCV 中铁超载与进行性肝损害有关，并可成为该疾病人群患病严重程度的标志物。有趣的是，转铁蛋白受体蛋白 1（TfR1）已被认为可促进 HCV 病毒内化，以及调节 HCV 驱动的肝细胞-库普弗细胞串扰中铁代谢的变化，促进病毒复制和翻译的增强（Li and Urban，2016）。此外，在使用聚乙二醇化 α-干扰素 /利巴韦林治疗 HCV 期间，可观察到铁动力学的变化：在治疗 24h 内血清铁调素水平急性升高，而铁和铁蛋白水平则进一步降低（Ryan et al.，2012；Lange et al.，2012）。这些动态变化参与了与治疗相关的病毒动力学，部分也可能是巨噬细胞对 IFN 的反应。

29.2.6　铁死亡与非酒精性脂肪性肝病

非酒精性脂肪性肝病（non-alcoholic fatty liver disease，NAFLD）包括单纯非酒精性脂肪性肝病、非酒精性脂肪性肝炎、非酒精性脂肪性肝硬化，不仅是肝癌的危险因素，同时也是心血管疾病及糖尿病的独立预测因子。非酒精性脂肪性肝炎（non-alcoholic steatotic hepatitis，NASH）是 NAFLD 的炎症亚型，以细胞内脂滴堆积、肝细胞死亡、免疫/炎症细胞浸润和一定程度的纤维化为特征。大约 20% 的单纯非酒精性脂肪性肝病会进展为 NASH，20% 的 NASH 会进一步进展为肝硬化，4% ～ 27% 的 NASH 肝硬化患者会发展为 HCC（Sheka，2020；Machado and Diehl，2016）。多项研究表明在脂质超载条件下肝细胞死亡是启动 NASH 炎症与纤维化的关键，因此抑制肝细胞死亡已成为目前治疗 NASH 的关键靶点和热点。

近年来，铁代谢异常在 NAFLD 中的作用逐渐受到研究者重视（Feng et al.，2022）。铁与脂肪肝的关系来自于铁与代谢综合征之间的联系，包括遗传性血色病导致的糖尿病和继发于多次输血导致的铁代谢紊乱超负荷综合征（dysmetabolic iron overload syndrome，DIOS）（Rametta et al.，2020）。在这些患者中，胰岛素抵抗（IR）与血清铁蛋白的增加相关。其中有一半的人表现出一定程度的非酒精性脂肪肝（Turlin et al.，2001）。有趣的是，最近的一项研究显示 NAFLD 患者 DIOS 中，血清铁调素水平和肝脏铁调素抗菌肽 mRNA 增加与肝铁含量和血清铁蛋白相关，但是与脂肪性肝炎的程度（NAFLD 活性评分）、脂质参数（血清胆固醇或甘油三酯）、体重指数或 C 反应蛋白无关。代谢异常的铁过载（DIOS）的 NAFLD 患者的血清铁调素水平与其他患有铁过载的肝脏疾病患者相似，但铁调素先天缺乏的遗传性血色病除外（Marmur et al.，2018）。与肥胖相关的轻度炎症可能导致血清铁蛋白和铁调素水平升高，因此，在炎症的情况下，血清铁调素升高会减少铁的吸收和动员，可能导致铁被困在肝脏的库普弗细胞中（Aigner et al.，2015）。

此外，NASH 患者血清铁蛋白水平的升高不仅与疾病的严重性包括肝纤维化和炎症相关，也与肝脏铁沉积相关（Kowdley et al.，2012）。研究表明，这些患者口服铁剂后十二指肠铁吸收增加，通过十二指肠组织中 DMT1 mRNA 的上调和进一步激活（IRP1）促进铁吸收（Hoki et al.，2015）。虽然这些数据表明驱铁疗法可作为 NASH 的一种治疗方法，但可能只对特定的 NASH 患者有用（Laine et al.，2017）。

脂质过氧化的副产物，如丙二醛和 4-羟辛酮，常被用作 NASH 患者的氧化应激标记物，而抑制脂质过氧化的抗氧化剂维生素 E 可降低 NASH 患者的血清 ALT（Sanyal et al.，2010）。此外，由于代谢功能障碍引起的铁蓄积会加剧 NASH，例如，原发性血色病会加剧 NASH，而去除铁可以改善肝脏损伤和血清 ALT 的升高（Nelson et al.，2011；Chitturi et al.，2002）。

研究表明，在胆碱缺乏补充乙硫氨酸（CDE）的 NASH 饮食模型中，两种铁死亡抑制剂 Trolox 和 DFO，可抑制 CDE 喂养的小鼠肝脏中肝细胞的铁死亡、免疫细胞的浸润和炎性细胞因子的表达（TNF-α/IL1β/IL-6）。相比之下，最初的肝细胞死亡不能被 Nec-1（specific necroptosis inhibitor）或使用混合系列激酶域样蛋白（MLKL）敲除小鼠阻断，由此证明了肝细胞铁死亡是 NASH 疾病的早期事件（Kohn-Gaone et al.，2016）。一直以来，NASH 患者的肝磷脂酰胆碱/磷脂酰乙醇胺比率降低，这与铁死亡途径相关的含氧磷脂酰乙醇胺在 CDE 喂养的小鼠肝脏中增加有关，但经维生素 E（trolox）治疗后恢复正常（Hernandez-Alvarez et al.，2019）。甲硫氨酸胆碱缺乏（MCD）的 NASH 饮食模型中，花生四烯酸代谢紊乱是诱发铁死亡的原因，铁死亡通过脂质过氧化促进肝脏脂质生成，增大肝细胞内的脂滴，促进肝脏炎症及纤维化，铁死亡抑制剂 ferrostatin-1 可减轻 MCD 饮食引起的脂毒性（Li et al.，2020）。给予 MCD 模型小鼠 RSL-3（一种铁死亡诱导剂）治疗后，肝脏中谷胱甘肽过氧化物酶 4（GPx4）的表达量减少，相反，12/15-脂氧合酶和凋亡诱导因子的表达量增加，小鼠的血清生化、肝脏脂肪变性、炎症和细胞凋亡水平均加重，表明铁死亡在 NASH 相关的脂质过氧化及其相关的细胞死亡中起着关键作用。给予甲磺酸去铁胺可显著降低 MCD 饲喂小鼠的 NASH 严重程度并消除 RSL-3 的有害影响。铁死亡抑制剂 liproxstatin-1 治疗可抑制肝脏脂质过氧化及其相关细胞死亡，从而降低 NASH 的严重程度（Qi et al.，2020）。

另外，在砷诱导的 NASH 大鼠模型中，肝脏酰基辅酶 A 合成酶长链家族成员 4（ACSL4）表达增加，通过诱导 5-羟基二十碳四烯酸（5-HETE）促进铁死亡抑制 Mfn2/IRE1α-ACSL4 通路，可有效抑制铁死亡（Wei et al.，2020）。

聚 rC 结合蛋白 1（PCBP1）是一种多功能蛋白，在哺乳动物细胞中作为细胞铁伴侣，将铁结合并转移到受体蛋白上。肝脏特异性 PCBP1 缺失的小鼠肝细胞中的铁未被蛋白质结合，导致 Nrf2 和 Nox4 介导的氧化应激、肝脏甘油三酯、胆固醇合成增加，在没有铁过载的情况下，可自发形成肝细胞脂质过氧化和脂肪变性。补充维生素 E 可以抑制 PCBP1 缺失小鼠的肝脂肪变（Protchenko et al.，2020）。因此，PCBP1 的铁伴侣蛋白活性对保持细胞内铁的稳态至关重要。

Enoyl 辅酶 A 水合酶 1（ECH1）是线粒体脂肪酸 β-氧化的关键成分，可调节多个病理生理过程（Patkar et al.，2012）。近期我们发现人 NASH 活检标本和甲硫氨酸胆碱缺乏（MCD）饲料喂养的小鼠中，ECH1 表达显著升高。当我们敲低 ech1 时发现小鼠肝脏呈现典型的 NASH 表型，可见小鼠肝脏脂肪变性、炎症、纤维化、细胞凋亡和氧化应激反应；当我们过表达 ech1 可显著减轻上述 NASH 表型，并能降低血清中丙氨酸转氨酶、促炎细胞因子及肝脏中甘油三酯水平。同时，我们发现 MCD 诱导的 NASH 模型中 GPx4 显著下降并伴有铁死亡，ech1 过表达可抑制 GPx4 降低并降低 NASH 模型肝组织中的铁死亡；同样，当使用铁抑素-1（Fer-1）治疗也能缓解 ech1 基因敲低小鼠的 NASH 表型（Liu et al.，2021）。有研究显示，MAPK 信号通路促进铁死亡的发生，阻断细胞外信号调节激酶（Erk）途径可预防 U57810 和 C2C12 细胞的铁死亡（Codenotti et al.，2018）。我们发现在 ech1 过表达小鼠肝组织中 p-Erk/Erk 比例显著降低，推测 ech1 可能通过下调 ERK 信号途径抑制铁死亡，但 ech1 抑制铁死亡的肝脏靶细胞尚需进一步明确。

综上所述，考虑到脂质过氧化在 NASH 发病机制中的重要性，抑制铁死亡很可能成为 NASH 的潜在治疗策略。然而，在 NASH 模型上不可避免地需要使用核心的铁死亡相关基因敲除小鼠，并以更多的表型观察（线粒体萎缩/脂质过氧化）为特征进行进一步的实验验证。

29.2.7 铁死亡与遗传性血色病

遗传性血色病（HH）是一种铁超载疾病，由于基因突变导致铁吸收的蛋白质缺失，这些基因包括血色病蛋白（HFE）、铁调素调节蛋白（hemojuvelin，HJV），转铁蛋白受体 2、SLC40A1（ferroportin-1）和铁调素抗菌肽的编码基因。在 HH 中，铁积聚在脑、心脏、胰腺和肝脏等器官的实质细胞中。铁发挥其有害作用的主要机制是通过促进 Haber-Weiss 反应产生活性氧。已知活性氧会增加脂质过氧化作用，从而导致细胞器和 DNA 受损。具有强抗氧化剂防御能力的细胞（如巨噬细胞）比实质细胞更能抵抗铁毒性作用。这解释了为什么肝细胞主要受到铁过载的影响，但是，器官损伤也受到遗传和环境辅助因子的调节。肝实质铁过载是肝纤维化的早期进程，最终导致严重的慢性并发症，包括肝硬化、糖尿病和心脏病。尽管 HFE 基因（*C282Y*、*H63D* 和 *S65C*）的纯合点突变很少见，并且在大约 85% 的血色素病患者中出现，但杂合突变更常见，影响了西欧 6% ～ 10% 的人群。有趣的是，杂合 *C282Y* 突变的存在与慢性肝病患者肝铁浓度升高有关（Powell et al.，2016）。此外，还有其他点突变，包括 *H63D* 和非 HFE 基因突变如 HJV（hemojuvelin）、HAMP（hepcidin）、转铁蛋白受体 2（TfR2）和 SLC40A1（ferroportin）的编码基因，均会引起轻度的铁过载（Brissot et al.，2018）。

Wang 等人发现小鼠 *SLC7A11* 基因缺失促进铁过载引起的铁死亡，是胱氨酸吸收障碍和活性氧增加的原因，而这种铁代谢相关的铁死亡似乎与内质网应激、MAPK 信号转导或自噬无关（Wang et al.，2017）。新近研究发现，抗风湿性关节炎药物金诺芬（AUR）通过激活 NF-κB/IL-6/JAK-STAT 信号通路上调铁调素而降低铁过载的分子调控机制，利用经典 HFE 敲除血色病铁过载模型，研究人员发现低剂量金诺芬（5mg/kg 体重）长期给药能够有效升高雄性小鼠肝脏铁调素表达、降低机体铁过载负担，而对雌性小鼠则无明显降铁效果。有趣的是，虽然高剂量金诺芬（25mg/kg 体重）的降铁效果比低剂量更明显，然而，意外的发现是高剂量金诺芬用药 30d 会导致小鼠死亡。在探究高剂量金诺芬致死机制的过程中，给予铁死亡抑制剂 Fer-1 不仅能够显著改善肝脏损伤和铁死亡生化指标，而且能够完全挽救高剂量金诺芬引发的小鼠死亡；机制研究发现金诺芬通过抑制硫氧还蛋白还原酶 TXNRD，导致细胞膜脂质过氧化累积，最终引发铁死亡。这些结果表明金诺芬是一种全新的铁死亡激动剂；铁死亡抑制剂 Fer-1 与金诺芬联用可有效降低金诺芬的药物毒性（Yang et al.，2020）。该研究为铁过载疾病的防治提供了新策略。

遗传性血色病患者除肝脏损害外，还会出现糖尿病。其原因包括继发于细胞凋亡和 ROS 增加导致的胰腺 β 细胞功能下降、胰岛素分泌能力下降，以及对葡萄糖诱导的胰岛素分泌敏感性下降。此外，通过静脉穿刺和铁螯合剂降低铁含量已被证明对这些患者有效，同时对门静脉高压等多种并发症有改善作用。一些研究发现放血治疗后代谢结果也得以改善，胰岛素敏感性也得以提高（Fernandez-Real et al.，2002）。

29.2.8　铁死亡与肝纤维化

29.2.8.1　转铁蛋白缺失介导肝细胞铁死亡促进肝纤维化

血清中含有大量的转铁蛋白，主要在肝脏中合成，它以可溶、无毒的形式与 Fe^{3+} 结合，大部分与转铁蛋白结合的铁被运送到骨髓，以满足红细胞生成的需求。生理条件下，转铁蛋白含铁量为 30%，当血清中铁的水平超过转铁蛋白的缓冲能力时，非结合状态的铁（NTBI）就会积累（Muckenthaler1 et al.，2017），NTBI 可以介导氧化损伤，导致细胞铁死亡。研究表明，肝硬化患者中转铁蛋白水平下降，且肝纤维化指标与转铁蛋白水平呈负相关（Yu et al.，2020）。动物实验发现在肝细胞特异性敲除转铁蛋白基因的小鼠中，多个器官尤其是肝脏出现显著的铁超载与铁死亡，并伴随肝脏炎症与肝组织纤维增生，而抑铁素治疗、抑制肝细胞 Slc39a14 可显著减轻高铁饮食诱导的肝纤维化，表明转铁蛋白缺失可导致肝细胞铁死亡并促进肝纤维化（Yu et al.，2020）。

29.2.8.2 ELAVL1/HuR、ZFP36 通过铁自噬依赖途径促进 HSC 铁死亡，抑制肝纤维化

肝星状细胞（hepatic stellate cell，HSC）是肝纤维化时细胞外基质形成的关键细胞，诱导肝星状细胞死亡是治疗肝纤维化的重要策略。铁死亡作为自噬依赖的细胞死亡方式，可促进铁蛋白降解。当铁蛋白重链（FTH1）与选择性受体核受体共激活因子 4（NOCA4）靶向结合，被运送到自噬体中，形成自噬溶酶体，则导致铁蛋白降解、细胞内游离铁增加、ROS 积累，从而触发细胞铁死亡（Hou et al.，2016；Zhou et al.，2019；Bai et al.，2019；Yang et al.，2019）。因此，诱导 HSC 铁死亡有望成为抗肝纤维化的重要手段。

ELAVL1 是 RNA 结合蛋白 ELAV/Hu 蛋白家族中广泛表达的成员，可选择性结合富有 AU 和 U 元素的 mRNA，进行转录后调控（Chang，2014；Yu et al.，2017；Xu et al.，2018）。当 HSC 暴露于铁死亡诱导化合物后，细胞内 ELAVL1 蛋白表达显著增加，并通过与自噬调节蛋白 BECN1 mRNA 3′UTR 内的 ARE 结合，维持 BECN1 mRNA 的稳定性，促进 HSC 自噬；HSC 细胞内的泛素连接酶 FBXW7/CDC4 则通过识别 SFSGLPS 基序，降低 RNA 结合蛋白 ZFP36 表达，进而抑制 ZFP36 与 ATG16L1 mRNA 3′UTR 的 ARE 元件结合，阻止 ATG16L1 降解，激活铁自噬，导致 HSC 发生铁死亡。因此，靶向 ZFP36 自噬依赖的肝星状细胞铁死亡可能是潜在的抗肝纤维化措施（Zhang et al.，2018，2020）。

29.2.8.3 具有诱导铁死亡的抗肝纤维化药物

随着铁死亡研究的发展，已经发现多种药物可通过铁死亡机制改善肝纤维化进展。异甘草酸镁（MgIG）来源于天然甘草，Huang 等发现 MgIG 可通过 HO-1 介导的 HSC 铁死亡抑制其活化，从而抑制肝纤维化（Huang et al.，2014）；蒿甲醚（ART）是青蒿素的衍生物，通过 p53 依赖的机制诱导肝星状细胞铁死亡，抑制肝纤维化；抑铁素可通过直接抑制铁死亡，改善肝纤维化进展。绿茶提取物（GTE）通过抑制肝铁的积累，改善铁超载诱导的肝毒性、凋亡和氧化应激，提高肝脏抗氧化能力，下调血清铁调素，减少凋亡相关蛋白的释放，改善肝纤维化（Al-Basher，2017）。

29.2.9 铁死亡与肝细胞癌

肝细胞癌在恶性肿瘤发病率中排名第五，是全球与肿瘤相关死亡的第四大主要原因，是我国癌症死亡的第二大杀手。Torti（2013）以及 Chen 等（2009）研究表明，肝细胞癌患者中可观察到铁的异常吸收、脂质代谢紊乱等情况，因此详细探索肝细胞中铁死亡的调节，有助于肝细胞癌的治疗和改善预后。

29.2.9.1 肝细胞癌中铁死亡抑制因素

1）p62-Keap1-Nrf2 信号通路

近年来大量的研究表明，p62-Keap1-Nrf2 信号通路在肝癌细胞铁死亡过程中起抑制作用。Sun 等（2016a）研究表明，将肝癌细胞暴露于 erastin、索拉非尼等促铁死亡诱

发因素中，p62 的表达可灭活 Keap1，进而阻止 Nrf2 降解，并促进其入核，核 Nrf2 可与转录共激活因子如 Maf 蛋白等结合，激活 NQO1、HO1、FTH1 的转录，这些基因的表达可阻止铁依赖的脂质过氧化物聚集，从而阻止铁死亡。用 RNAi 敲除细胞中的 p62、NQO1、HO1 和 FTH1，可以促进 erastin 和索拉非尼处理过的肝癌细胞铁死亡。此外，在体外和肿瘤异种移植模型中，遗传或药理作用抑制肝癌细胞中 Nrf2 的表达或活性，可提高 erastin 和索拉非尼的抗癌活性。Bishayee 等（2011）以及 Sid 等（2014）也通过特定研究表明在肝细胞癌中，Keap1-Nrf2-ARE 信号通路可以调节下游相关因子的表达，从而调控肝细胞癌的发展，Nrf2 缺陷鼠肝癌发生率明显高于野生型小鼠，而诱导 Nrf2 表达可调节肝癌细胞的氧化还原状态，减轻癌细胞损伤。因此，Nrf2 的状态是决定肝癌细胞中以铁死亡为目标的治疗反应的关键因素。p62-Keap1-Nrf2 通路在铁死亡中的功能表现可为肝癌的治疗提供思路。

2）p53 基因突变

p53 基因是一种抑癌基因（Budanov，2014），它可以通过三个方面抑制肿瘤发展：通过 CDKN1A（p21）等靶蛋白诱导衰老，通过 PUMA 和 NOXA 等靶蛋白诱导凋亡，通过目标蛋白［如 SCO2、TIGAR、GLS2（谷氨酰胺酶 2）和 SESTRIN 1/2］控制新陈代谢及氧化还原状态。p53 基因在不同细胞类型中利用其中的一种或多种途径抑制肿瘤。近来，有相关研究（Dixon et al.，2012，2015；Dixon and Stockwell，2014；Yang et al.，2014，Jiang et al.，2015）指出，铁死亡与抑癌基因 p53 相关，p53 基因对铁死亡的调控部分依赖于负性调节细胞膜上胱氨酸转运蛋白 SLC7A11 的表达，从而抑制细胞膜 System X$_c^-$ 吸收胱氨酸，致使胱氨酸依赖的 GPx4 活性降低，细胞抗氧化能力降低，脂质活性氧升高，进而引起细胞铁死亡。p53 密码子 47（S47）的非同义单核苷酸突变存在于非洲后裔人群中，S47 突变不影响大多数 p53 功能，但是，其肿瘤抑制作用却受到损害，S47 杂合子和纯合子小鼠明显易患肝细胞癌和其他癌症，进一步研究发现这种功能受损，部分原因是因为 S47 负性调控 SLC7A11 的作用受损，进而抑制铁死亡（Jennis et al.，2016）。

3）视网膜母细胞瘤蛋白

视网膜母细胞瘤蛋白（Rb 蛋白）主要负责细胞周期进程和肝肿瘤发生（Knudsen and Knudsen，2008）。当具有低水平 Rb 蛋白的肝癌细胞暴露于索拉非尼时，与对照组相比，会导致肝癌细胞死亡率增加 2～3 倍，在动物水平，Rb 蛋白水平降低的肝癌细胞异种移植瘤 Balb/c 裸鼠，与接收对照组肝癌细胞异种移植的小鼠肿瘤稳定性相比，经索拉非尼治疗后，可有 50% 裸鼠肿瘤完全消退，进一步研究发现，低水平 Rb 蛋白水平可增加索拉非尼处理后肝癌细胞的氧化应激水平，也可以增加其线粒体活性氧的水平，从而促进肝癌细胞铁死亡（Louandre et al.，2015）。因此，Rb 蛋白在肝癌细胞铁死亡过程中起着至关重要的作用，但是具体机制尚需要进一步研究。

4）铜蓝蛋白

铜蓝蛋白是一种主要由肝细胞合成的糖蛋白，在铁代谢中起关键作用（Musci et al.，2014）。铜蓝蛋白能够通过调节肝细胞癌中铁代谢水平来调节铁死亡，当减少铜蓝蛋白水平时，可以促进 erastin 和 RSL3 诱导的铁死亡，并导致细胞内铁水平和脂质过氧化聚积，当铜蓝蛋白水平升高时，可以抑制 erastin 和 RSL3 诱导的铁死亡。但是，铜蓝蛋白的铁死亡抑制作用是通过铁转运蛋白（FPN）来实现的，当用 shRNA 抑制 FPN 表达时，铜蓝蛋白对铁死亡的抑制作用即消失（Shang et al.，2020）。

5）Circ-Interleukin-4 受体

研究显示，Circ-Interleukin-4 受体（CircIL4R）在肝癌组织中有异常高表达（Yao et al.，2019），应用异种移植模型进行动物实验表明，CircIL4R 有促进肝癌发展、抑制铁死亡的作用，减少 CircIL4R 可阻碍肝癌的发展，并能促进肝癌细胞铁死亡，充分说明了 CircIL4R 这一作用是通过充当 miR-541-3p 的分子海绵上调 GPx4 的表达来实现的，同时也表明 miR-541-3p 可通过抑制 GPx4 来抑制肿瘤进展并促进 HCC 细胞铁死亡（Xu et al.，2020）。

6）CDGSH 铁硫结构域 1

CDGSH 铁硫结构域 1（CISD1）是一个 13kDa 的含铁线粒体外膜蛋白，它最初是被确定为吡格列酮药物的治疗靶标，在富含线粒体的组织中广泛表达，可调节线粒体铁摄取和呼吸能力（Geldenhuys et al.，2014）。铁死亡过程中，CISD1 表达增加，应用基因方法或药物作用抑制 CISD1，可以通过增加线粒体铁聚集以及随后的线粒体脂质过氧化作用来增加 erastin 诱导的肝癌细胞铁死亡（Yuan et al.，2016）而不受 GSH-GPx4 影响，表明 CISD1 抑制人类肝细胞癌的铁死亡，并主要受线粒体内铁代谢变化的影响。

7）金属硫蛋白 1G

金属硫蛋白（MT）是一组低分子质量且富含半胱氨酸的蛋白质，各种环境压力因素，如金属离子、细胞因子、自由基等均可诱导其产生。MT 在重金属排出及抗氧化方面具有重要的作用（Coyle et al.，2002）。哺乳动物 MT 主要有 4 个成员：MT-1，MT-2，MT-3，MT-4。MT-1 和 MT-2 在肝脏中广泛表达，其中 MT-1 又有多个亚型（MT-1A、-1B、-1E、-1F、-1G、-1H、-1M、-1X 等）。MT-1G 可促进肝细胞癌对索拉非尼耐药，在体内或体外抑制 MT-1G 表达，增强索拉非尼对肝细胞癌的抗癌活性。MT-1 这一作用是通过阻断 GSH 耗竭介导的脂质过氧化来抑制肝癌细胞铁死亡实现的，但在这一过程中，它并不影响 Fe^{2+} 的产生和代谢（Sun et al.，2016b）。

8）Sigma-1 受体

Sigma-1 受体（S1R）是一种非阿片类蛋白，既往研究多集中于它在神经系统中的作用，而它在肝脏及胰腺等组织中也有高表达。S1R 通过 Nrf2 调节 ROS，S1R 在正常细胞中起到细胞保护作用（Wang et al.，2015）。Nrf2 可以反过来调节 *S1R* 基因表达，在暴露于索拉非尼的肝癌细胞中，若使 Nrf2 失活，随后细胞内 ROS 积累，S1R 表达会上调以保护肝癌细胞免于铁死亡（Bai et al.，2019）。此外，erastin 和索拉非尼等铁死亡诱导剂可显著上调 S1R 蛋白表达，但不上调 mRNA 表达，这提示 S1R 在铁死亡中起着独立转录的作用。Nrf2 和 SIR 在维持氧化还原平衡中具有相似的作用，并相互调节，在用索拉非尼处理肝癌细胞后，这两种蛋白质表达都会升高，抑制 Nrf2 或者 SIR 都会促进铁死亡。

9）O-GlcNA 酰化 c-Jun

研究显示由 O-GlcNAc 转移酶（OGT）催化的动态翻译后修饰 O-连接的 β-N-乙酰氨基葡萄糖氨基糖基化可作为营养传感器，将代谢状态与各种癌症促进途径的刺激相结合（Yi et al.，2012；Slawson et al.，2011）。O-GlcNA 酰化相关信号的上游因素是高级糖基化终产物受体（AEGR）。AGER/OGT 信号通过在丝氨酸 73 处被 O-GlcNA 酰化的转录因子 c-Jun 刺激，导致肝癌伴有高血糖。c-Jun 是第一个被发现的致癌转录因子，O-GlcNA 酰化 c-Jun 过度表达可以抑制 GSH 的合成，从而对铁死亡具有抑制作用，而抑制 c-Jun O-GlcNA 酰化可诱导铁死亡进而抑制肝肿瘤的发生（Chen et al.，2019）。因此，阻止 c-Jun O-GlcNA 酰化可能有助于与铁死亡相关的 HCC 治疗。

29.2.9.2 肝细胞癌中铁死亡的促进因素

1）cIARS-ALKBH5 轴

CircRNA 主要源自前 mRNA 的反向剪接事件。cIARS 是肝癌细胞经过索拉非尼处理后表达最高的 circRNA，也是介导肝癌细胞铁死亡的启动子，它通过与 RNA 结合蛋白 ALKBH5（肝癌细胞中一种自噬抑制剂）形成相互作用体，负调控 ALKBH5 的生物学作用，进而促进肝癌细胞自噬、铁蛋白吞噬及铁死亡等过程（Liu et al.，2020）。

2）长非编码 RNA

长非编码 RNA（lncRNA）通过调节编码基因表达和表观遗传学特征，在各种类型的癌症中发挥着至关重要的作用。erastin 可以上调 lncRNA GABPB1-AS1，通过阻断 GABPB1 的翻译来下调 GABPB1 蛋白水平，从而导致编码 PRDX5（peroxiredoxin-5）过氧化物酶的基因下调，并最终抑制细胞的抗氧化能力，促进肝癌细胞发生铁死亡。此外，GABPB1 的高表达水平与肝癌患者的不良预后相关，而肝癌患者的高 GABPB1-AS1 水平则与改善的总生存率相关（Qi et al.，2019）。

3）microRNA

microRNA 是一类小的单链非编码 RNA，其通过与 mRNA 结合，从而对靶基因的表达进行负向调控。miR-214 为肝脏特异性因子，在肝细胞癌中低表达（Shih et al.，2012）。miR-214 通过调控细胞内脂质代谢和活化转录因子 4（ATF4）及其下游分子，来加强 erastin 诱导的肝细胞癌细胞铁死亡（白韬等，2019）。

4）ACSL4

由于超重和肥胖个体的普遍存在，脂肪酸代谢在癌症的发生发展中的重要性日益为科学家和公众所接受，而脂肪酸代谢的一个重要步骤即为脂肪酸活化，长链酰基辅酶 A 合成酶（ACSL）负责激活最丰富的长链脂肪酸，通常在癌症中被解除管制（Grevengoed et al.，2014）。研究显示，ACSL 家族成员 4（ACSL4）可富集多不饱和脂肪酸 6 到细胞膜，并介导 5-羟二十碳四烯酸（5-HETE）产生从而诱导铁死亡（Friedmann Angeli et al.，2014）。在肝细胞癌中敲除 ACSL4，则显著降低了索拉非尼的抗肿瘤效果，因此，ACSL4

在索拉非尼诱导的铁死亡中起关键作用，可用于预测肝细胞癌对索拉非尼治疗的敏感性（Feng et al.，2021）。ACSL4 不仅是铁死亡的重要贡献者，还是铁死亡的敏感监测者。

29.2.9.3　基于铁死亡的肝癌药物治疗策略

截至 2008 年以前，人们对于进展期肝细胞癌还束手无策，也并没有任何有效的系统治疗和靶向治疗的方法。随着研究的深入，肿瘤的起源和演化的分子学原理渐渐被人们所了解，针对特定分子通路的靶向治疗方法应运而生。然而，仅针对肿瘤的分子生物学通路所研制的靶向药物无一不受到肿瘤的个体差异所带来的耐药性的困扰。因此，迫切需要转变思路，开发更有效的辅助治疗方法以延长患者的生命，并提高患者的生活质量。铁死亡的发现，在癌症治疗中，特别是在肝细胞癌中显示出巨大前景，为肝癌的诊断和治疗提供了思路。目前基于铁死亡治疗肝癌的策略总结如下。

1）索拉非尼联合铁死亡诱导剂

索拉非尼是目前 FDA 批准用于晚期肝癌治疗的唯一一线用药，具有多激酶抑制活性，能延长肝癌患者生存期（Llovet et al.，2008）。既往研究认为索拉非尼治疗肝癌的机制主要由于其多激酶抑制作用，从而抑制肿瘤细胞增殖、血管生成和促进肿瘤细胞凋亡（Liu et al.，2006）。研究发现，索拉非尼对肝癌细胞的毒性作用部分依赖于诱导癌细胞的铁死亡，而不是凋亡，这种毒性作用并不依赖于其多激酶抑制活性，而是通过诱导肝癌细胞发生依赖铁聚集和脂质过氧化应激的作用来诱发铁死亡，使用铁螯合剂去铁胺消耗肝癌细胞内储存铁能减弱索拉非尼的细胞毒性作用（Lachaier et al.，2014）。索拉非尼亦可以通过抑制细胞膜上 SLC7A11，从而减少细胞内胱氨酸含量，进而导致 GSH 合成不足，GPx4 活性减弱而诱发铁死亡（Dixon et al.，2014）。索拉非尼治疗肝细胞癌患者往往很快产生耐药性，从而影响预后，如前文所述，Rb 蛋白、Nrf2、MT-1G、CISD1、SIR 等均通过相应途径参与了阻止索拉非尼诱导肝癌细胞铁死亡过程从而诱导耐药。从新的角度来看，靶向相关抑制途径诱导铁死亡可以改善索拉非尼的耐药性。例如，氟哌啶醇（haloperidol）是 S1R 拮抗剂，而 S1R 在肝脏中的含量丰富，且与氧化应激有关，给予氟哌啶醇后，可以通过增加细胞内亚铁含量和促进脂质过氧化作用，进而促进 GSH 的消耗，提高肝癌细胞系对 erastin 和索拉非尼诱导铁死亡的敏感性，增强对肝癌细胞的毒性作用（Bai et al.，2017）。

2）erastin

erastin 为铁死亡诱导剂，且其作用高效、快速、持久，其触发铁死亡的主要机制如下：①抑制线粒体外膜控制代谢物跨膜流动通道（VADC）上微管蛋白功能，从而阻止细胞质游离微管蛋白对 VDAC 的阻塞，使 VDAC 开放，促进线粒体代谢增加（即 ΔΨ 升高）、糖酵解减少、活性氧生成增加，从而诱发铁死亡（Yagoda et al.，2007）；②通过抑制 X_c^- 系统阻止细胞外胱氨酸进入细胞并降低细胞内 GSH 水平，而 GSH 是 GPx4 发挥抗氧化作用必不可少的底物，因 GPx4 活性降低，细胞氧化还原稳态被打破，脂质活性氧大量累积，引起铁死亡（Dixon et al.，2012）；③活化 *p53* 基因，*p53* 基因的激活可抑制 X_c^- 系统活性从而引发铁死亡（Huang et al.，2018）。此外，多个研究表明

（Yamaguchi et al.，2013；Pennafort et al.，2018；Roh et al.，2016；Wang et al.，2018a）erastin 可以增强多种癌细胞放化疗敏感性，以及消除多种化疗细胞的耐药性等，因此可以作为一种新型的化疗药物或放疗增敏剂应用于临床。然而，鉴于目前 erastin 相关的体外和体内研究数量还不够多，更多实验有待开展。

3）纳米药物

（1）低密度脂蛋白-二十二碳六烯酸

由低密度脂蛋白-二十二碳六烯酸（LDL-DHA）重组而成的纳米颗粒可选择性地杀灭肝癌细胞（Ou et al.，2017）。在体外将人肝癌细胞与 LDL-DHA 共培养后，LDL-DHA 通过直接降解 GPx4，消耗 GSH，促进脂质过氧化，升高氧化物的水平，诱导细胞铁死亡来杀伤肝癌细胞。在肝细胞移植瘤的小鼠体内注射 LDL-DHA 纳米粒子后，肝细胞移植瘤的生长速度受到明显抑制，且肿瘤组织中的脂质过氧化物含量增多，GPx4 失活，与体外结果一致，提示 LDL-DHA 具有诱导肝癌铁死亡的能力。纳米颗粒药物具有多种优势，尤其是可以靶向定位，为原位诱导癌细胞铁死亡提供了新的方向。

（2）索拉非尼锰硅纳米颗粒

锰硅纳米颗粒（MMSN）是一种新型的纳米药物，在高 GSH 浓度下，MMSN 中锰氧化键断裂可引起细胞内 GSH 迅速消耗，从而可以诱导肿瘤细胞的铁死亡（Tang et al.，2019）。将索拉非尼以 2.68±0.32 的药物负载率，负载在 MMSN 中［即为索拉非尼锰硅纳米颗粒（MMSNs @SO）］。MMSNs @ SO 可根据肝癌细胞内 GSH 浓度进行降解，在肿瘤微环境中可实现按需释放药物，同时能消耗肝癌细胞内 GSH 和抑制细胞内 GSH 的合成，导致肝癌细胞内 GPx4 失活和脂质过氧化物增加，进而显著抑制肝癌细胞增殖。这种双重消耗 GSH 的纳米药物具有诱导肝癌细胞铁死亡的巨大潜力。

（3）formosanin C

华重楼（*Paris formosana*）为一种多年生草本植物，是一种用于治疗蛇毒和囊肿的传统中草药，formosanin C（FC）是从其中干燥的树叶中分离出来的一种天然皂苷，为云南白药的成分之一。Lin 等（2020）通过筛选各种天然化合物，发现 FC 为一种新型的铁死亡诱导剂，其特征是存在铁死亡抑制剂的情况下，FC 可诱导细胞活力下降或脂质过氧化物减少，从而诱发细胞自噬或铁死亡。值得注意的是，FC 诱导的铁死亡和自噬通常在高表达 NCOA4 和低表达 FTH1 水平的 HepG2 细胞中更强，共聚焦和电子显微镜证实，FC 主要通过铁蛋白吞噬作用抑制高表达 NCOA4 的凋亡，从而抵抗肝细胞癌（Lin et al.，2020）。

（4）胱硫醚 β-合酶抑制剂 CH004

胱硫醚 β-合酶（CBS）是负责硫氨基酸转硫途径中的第一个酶促反应，Wang 等（2018）设计、合成了一个在体内、体外均具有生物活性的人类 CBS 抑制剂——CH004，应用 CH004 抑制 CBS，能破坏细胞铁稳态、增加线粒体脂质过氧化、促进铁死亡，从而削弱肿瘤细胞包括 HeG2 细胞系的生存能力，这一现象提示 CBS 抑制剂 CH004 作为新型有效的生物活性抑制剂，可能成为肝癌的治疗药物（Wang et al.，2018b）。

29.3 总结与展望

铁死亡作为细胞死亡的新形式,参与肝脏炎症、纤维化、癌变的发生发展,并可能成为慢性肝病治疗的重要靶点,近年来在基础领域已取得不少研究成果,但转化为临床治疗手段尚有待时日。肝脏作为代谢的中心器官,氧化应激反应是导致肝损伤的重要机制。铁死亡受胞浆中游离铁水平、半胱氨酸转运能力、GPx 活性及谷胱甘肽水平的调控,通过脂质过氧化反应导致细胞死亡。但特异介导细胞铁死亡的分子尚不清楚,因此针对铁死亡最终共同通路的基因敲除模型无法获得,限制了铁死亡分子调控机制的研究。由于脂质过氧化反应是非酶反应,难以明确调控靶点,因此铁死亡在肝脏疾病中的作用可能需要针对具体情况而定,同时肝脏疾病抗氧化治疗的有效性尚不明确,因此有必要进一步仔细探讨铁死亡在肝脏疾病中的关键作用。

长期以来,氧化应激与肝损伤有关。实际上,脂质过氧化是非酶促反应,可能难以作为治疗的靶点。因此,铁死亡在肝病中的作用在很大程度上是间接的过程,并且迄今为止抗氧化剂疗法尚未对肝病的治疗产生有效的影响。铁死亡在肝脏疾病中的最终作用需要更深入的研究。综上所述,铁死亡在肝细胞损伤及肝癌中的研究总结见图 29-1 和图 29-2。

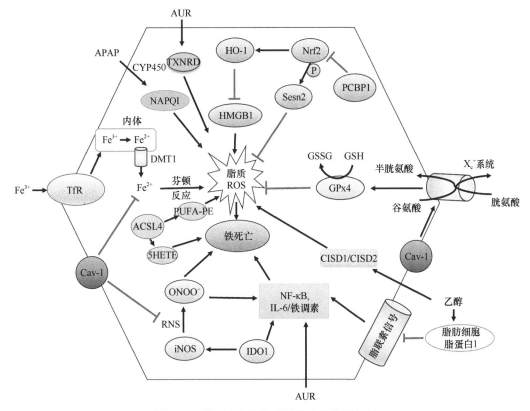

图 29-1 铁死亡在肝细胞损伤中的作用机制

APAP,对乙酰氨基酚;AUR,金诺芬;ACSL4,酰基辅酶 A 合成酶长链家族成员 4;5HETE,5-羟基二十四烯酸;Cav-1,小窝蛋白 1;CISD1/CISD2,CDGSH 铁硫域蛋白 1/2;DMT1,二价金属转运蛋白 1;IDO1,吲哚胺 2,3-二加氧酶 1;ROS,活性氧;HMGB1,高迁移率族蛋白 1;HO-1,血红素加氧酶-1;Nrf2,核因子红细胞相关因子 2;NAPQI,*N*-乙酰基对苯醌亚胺;NF-κB,活化 B 细胞的核因子 κ 轻链增强子;ONOO⁻,过氧亚硝酸盐;PUFA-PE,多不饱和脂肪酸磷脂;PCBP1,聚 rC 结合蛋白 1;RNS,活性氮;Sesn2,Sestrin2 蛋白;TXNRD,硫氧还蛋白还原酶;TfR,转铁蛋白受体

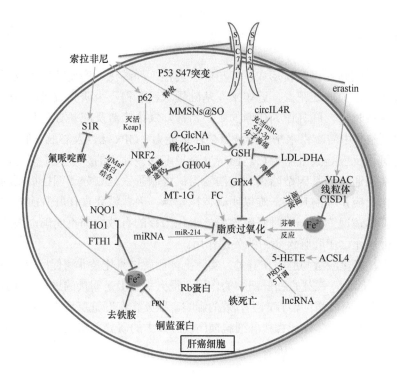

图 29-2　铁死亡在肝癌中的作用机制及治疗靶点

参 考 文 献

白韬. 肝癌细胞中诱导产生铁死亡的机制研究. 郑州大学 2019: 107.

Aigner E, Weiss G, Datz C. 2015. Dysregulation of iron and copper homeostasis in nonalcoholic fatty liver, World J Hepatol, 7(2): 177-188.

Al-Basher G I. 2019.Green tea activity and iron overload induced molecular fibrogenesis of rat liver. Saudi J Biol Sci. 26(3): 531-540.

Anderson E R, Shah Y M. 2013. Iron homeostasis in the liver, Compr Physiol, 3(1): 315-330.

Anderson G, Frazer D. 2017. Current understanding of iron homeostasis[J]. Am. J. Clin. Nutr. 106: 1559S-1566S.

Bai T, Lei P, Zhou H, et al. 2019. Sigma-1 receptor protects against ferroptosis in hepatocellular carcinoma cells. J Cell Mol Med, 11(23): 7349-7359.

Bai Y, Meng L, Han L, et al. 2009. Lipid storage and lipophagy regulates ferroptosis. Biochem Biophys Res Commun. 508: 9971003.

Bai T, Wang S, Zhao Y, et al. 2017. Haloperidol, a sigma receptor 1 antagonist, promotes ferroptosis in hepatocellular carcinoma cells. Biochem Biophys Res Commun, 4(491): 919-925.

Brissot P, Pietrangelo A, Adams P, et al. Haemochromatosis. 2018. Nat Rev Dis Primers, 4: 18016.

Bishayee A, Bhatia D, Thoppil R J, et al. 2011. Pomegranate-mediated chemoprevention of experimental hepatocarcinogenesis involves Nrf2-regulated antioxidant mechanisms. Carcinogenesis, 6(32): 888-896.

Budanov A V. 2014. The role of tumor suppressor p53 in the antioxidant defense and metabolism. Subcell Biochem, (85): 337-358.

Chang S H, Hla T.2014. Post-transcriptional gene regulation by HuR and microRNAs in angiogenesis. Curr Opin Hematol. 21: 235240.

Chen J, Chloupkova M. 2009. Abnormal iron uptake and liver cancer. Cancer Biol Ther, 18(8): 1699-1708.

Chen W C, Wang C Y, Hung Y H, et al. 2016. systematic analysis of gene expression alterations and clinical outcomes for long-chain acyl-coenzyme A synthetase family in cancer. PLoS One, 5(11): e155660.

Chen Y, Zhu G, Liu Y, et al. 2019. O-GlcNAcylated c-Jun antagonizes ferroptosis via inhibiting GSH synthesis in liver cancer. Cell Signal, 63: 109384.

Chitturi S, Weltman M, Farrell G C, et al. 2002. HFE mutations, hepatic iron, and fibrosis: ethnic-specific association of NASH with C282Y but not with fibrotic severity, Hepatology, 36(1): 142-149.

Codenotti S, Poli M, Asperti M, et al. 2018. Cell growth potential drives ferroptosis susceptibility in rhabdomyosarcoma and myoblast cell lines. Journal of cancer research and clinical oncology, 144: 1717-1730.

Costa-Matos L, Batista P, Monteiro N, et al. 2012. Liver hepcidin mRNA expression is inappropriately low in alcoholic patients compared with healthy controls, Eur J Gastroenterol Hepatol, 24(10): 1158-1165.

Coyle P, Philcox J C, Carey L C, et al. 2002. Metallothionein: the multipurpose protein. Cell Mol Life Sci, 4(59): 627-647.

Deng G, Li Y, Ma S, et al. 2020. Caveolin-1 dictates ferroptosis in the execution of acute immune-mediated hepatic damage by attenuating nitrogen stress, Free Radic Biol Med, 148: 151-161.

Dixon S J, Lemberg K M, Lamprecht M R, et al. 2012. Ferroptosis: an iron-dependent form of nonapoptotic cell death, Cell, 149(5): 1060-1072.

Dixon S J, Stockwell B R. 2014. The role of iron and reactive oxygen species in cell death. Nat Chem Biol, 1(10): 9-17.

Du K, Ramachandran A, and Jaeschke H. 2016. Oxidative stress during acetaminophen hepatotoxicity: Sources, pathophysiological role and therapeutic potential. Redox Biol, (10): 148-156.

Feng G, Byrne C D, Targher G, et al. 2022. Ferroptosis and metabolic dysfunction-associated fatty liver disease: Is there a link? Liver Int, 42(7): 1496-1502.

Feng J, Lu P Z, Zhu G Z, et al. 2021. ACSL4 is a predictive biomarker of sorafenib sensitivity in hepatocellular carcinoma. Acta Pharmacol Sin, 42(1): 160-170.

Fernandez-Real J M, Penarroja G, Castro A, et al. 2002. Blood letting in high-ferritin type 2 diabetes: effects on insulin sensitivity and beta-cell function, Diabetes, 51(4): 1000-1004.

Fletcher L M, Dixon J L, Purdie D M, et al. 2002. Excess alcohol greatly increases the prevalence of cirrhosis in hereditary hemochromatosis, Gastroenterology, 122(2): 281-289.

Friedmann Angeli J P, Schneider M, Proneth B, et al. 2014. Inactivation of the ferroptosis regulator Gpx4 triggers acute renal failure in mice, Nat Cell Biol, 16(12): 1180-1191.

Ganne-Carrie N, Christidis C, Chastang C, et al. 2000. Liver iron is predictive of death in alcoholic cirrhosis: a multivariate study of 229 consecutive patients with alcoholic and/or hepatitis C virus cirrhosis: a prospective follow up study, Gut, 46(2): 277-282.

Ganz T, Nemeth E. 2015. Iron homeostasis in host defence and inflammation, Nat Rev Immunol, 15(8): 500-510.

Gaschler M M, and Stockwell B R. 2017. Lipid peroxidation in cell death, Biochem Biophys Res Commun, 482(3): 419-425.

Gautheron J, Gores G J, and Rodrigues C M P. 2020. Lytic cell death in metabolic liver disease, J Hepatol, 73(2): 394-408.

Geldenhuys W J, Leeper T C, Carroll R T. 2014. mitoNEET as a novel drug target for mitochondrial dysfunction. Drug Discov Today, 10(19): 1601-1606.

Grevengoed T J, Klett E L, Coleman R A. 2014. Acyl-CoA metabolism and partitioning. Annu Rev Nutr, 34: 1-30.

Hentze M W, Muckenthaler M U, Galy B, et al. 2010. Two to tango: regulation of Mammalian iron metabolism, Cell, 142(1): 24-38.

Hernandez-Alvarez M I, Sebastian D, Vives S, et al. 2019. Deficient endoplasmic reticulum-mitochondrial phosphatidylserine transfer causes liver disease. Cell, 177(4): 881-95 e17.

Hoki T, Miyanishi K, Tanaka S, et al. 2015. Increased duodenal iron absorption through up-regulation of divalent metal transporter 1 from enhancement of iron regulatory protein 1 activity in patients with nonalcoholic steatohepatitis. Hepatology, 62(3): 751-761.

Hou W, Xie Y, Song X, et al. 2016. Autophagy promotes ferroptosis by degradation of ferritin. Autophagy, 12: 1425-1428.

Huang C, Yang M, Deng J, et al. 2018. Upregulation and activation of p53 by erastininduced reactive oxygen species contribute to cytotoxic and cytostatic effects in A549 lung cancer cells. Oncol Rep, 4(40): 2363-2370.

Huang X, Qin J, Lu S. 2014. Magnesium isoglycyrrhizinate protects hepatic LO2 cells from ischemia/reperfusion induced injury. Int J Clin Exp Pathol, 7: 4755-4764.

Jaeschke H, Ramachandran A, Chao X, et al. 2019. Emerging and established modes of cell death during acetaminophen-induced liver injury. Arch Toxicol, 93(12): 3491-3502.

Jennis M, Kung C P, Basu S, et al. 2016. An African-specific polymorphism in the TP53 gene impairs p53 tumor suppressor function in a mouse model. Genes Dev, 8(30): 918-930.

Jiang L, Kon N, Li T, et al. 2015. Ferroptosis as a p53-mediated activity during tumour suppression. Nature, 7545(520): 57-62.

Knudsen E S, Knudsen K E. 2008. Tailoring to RB: tumour suppressor status and therapeutic response. Nat Rev Cancer, 9(8): 714-724.

Kohn-Gaone J, Dwyer B J, Grzelak C A, et al. 2016. Divergent inflammatory, fibrogenic, and liver progenitor cell dynamics in two common mouse models of chronic liver injury. Am J Pathol, 186(7): 1762-1774.

Kowdley K V, Belt P, Wilson L A, et al. 2012. Serum ferritin is an independent predictor of histologic severity and advanced fibrosis in patients with nonalcoholic fatty liver disease. Hepatology, 55(1): 77-85.

Koyama Y, Brenner D A. 2017. Liver inflammation and fibrosis. J Clin Invest. 2017, 127(1): 55-64.

Lachaier E, Louandre C, Godin C, et al. 2014. Sorafenib induces ferroptosis in human cancer cell lines originating from different solid tumors. Anticancer Res, 11(34): 6417-6422.

Laine F, Ruivard M, Loustaud-Ratti V, et al. 2017. Metabolic and hepatic effects of bloodletting in dysmetabolic iron overload syndrome: A randomized controlled study in 274 patients. Hepatology, 65(2): 465-474.

Lane D J, Bae D H, Merlot A M, et al. 2015. Duodenal cytochrome b (DCYTB) in iron metabolism: an update on function and regulation, Nutrients, 7(4): 2274-2296.

Lange C M, Kutalik Z, Morikawa K, et al. 2012. Serum ferritin levels are associated with a distinct phenotype of chronic hepatitis C poorly responding to pegylated interferon-alpha and ribavirin therapy. Hepatology, 55(4): 1038-1047.

Lee W M. 2017. Acetaminophen (APAP) hepatotoxicity-Isn't it time for APAP to go away? J Hepatol, 67(6): 1324-1331.

Li W, and Urban S. 2016. Entry of hepatitis B and hepatitis D virus into hepatocytes: Basic insights and clinical implications. J Hepatol, 64(1 Suppl): S32-S40.

Li X, Wang T X, Huang X, et al. 2020. Targeting ferroptosis alleviates methionine-choline deficient (MCD)-diet induced NASH by suppressing liver lipotoxicity. Liver Int, 40(6): 1378-1394.

Lin P L, Tang H H, Wu S Y, et al. 2020. Saponin formosanin C-induced ferritinophagy and ferroptosis in human hepatocellular carcinoma cells. Antioxidants (Basel), 9(8): 682.

Liu B, Yi W, Mao X, Yang L, et al. 2021. Enoyl coenzyme A hydratase 1 alleviates nonalcoholic steatohepatitis in mice by suppressing hepatic ferroptosis. Am J Physiol Endocrinol Metab, 320(5): E925-E937.

Liu C Y, Wang M, Yu H M, et al. 2020. Ferroptosis is involved in alcohol-induced cell death *in vivo* and *in vitro*. Biosci Biotechnol Biochem, 84(8): 1621-1628.

Liu L, Cao Y, Chen C, et al. 2006. Sorafenib blocks the RAF/MEK/ERK pathway, inhibits tumor angiogenesis, and induces tumor cell apoptosis in hepatocellular carcinoma model PLC/PRF/5. Cancer Res, 24(66): 11851-11858.

Liu Z, Wang Q, Wang X, et al. 2020. Circular RNA cIARS regulates ferroptosis in HCC cells through interacting with RNA binding protein ALKBH5. Cell Death Discov, (6): 72.

Llovet J M, Ricci S, Mazzaferro V, et al. 2008. Sorafenib in advanced hepatocellular carcinoma. N Engl J Med, 359(4): 378-390.

Lorincz T, Jemnitz K, Kardon T, et al. 2015. Ferroptosis is involved in acetaminophen induced cell death. Pathol Oncol Res, 21(4): 1115-1121.

Lyberopoulou A, Chachami G, Gatselis N K, et al. 2015. Low serum hepcidin in patients with autoimmune liver diseases. PLoS One, 10(8): e0135486.

Louandre C, Marcq I, Bouhlal H, et al. 2015. The retinoblastoma (Rb) protein regulates ferroptosis induced by sorafenib in human hepatocellular carcinoma cells. Cancer Lett, 2 Pt B(356): 971-977.

Ma L, Zou T, Yuan Y, et al. 2014. Duodenal ferroportin is up-regulated in patients with chronic hepatitis C. PLoS One, 9(10): e110658.

Machado M V, Diehl A M. 2016. Pathogenesis of nonalcoholic steatohepatitis. Gastroenterology, 150(8): 1769-1777.

Marmur J, Beshara S, Eggertsen G, et al. 2018. Hepcidin levels correlate to liver iron content, but not steatohepatitis, in non-alcoholic fatty liver disease. BMC Gastroenterol, 18(1): 78.

Meneghini R. 1997. Iron homeostasis, oxidative stress, and DNA damage. Free Radic Biol Med, 23(5): 783-792.

Meynard D, Babitt J L, Lin H Y. 2014. The liver: conductor of systemic iron balance. Blood, 123(2): 168-176.

Mishima E, Sato E, Ito J, et al. 2020. Drugs repurposed as antiferroptosis agents suppress organ damage, including AKI, by functioning as lipid peroxyl radical scavengers. J Am Soc Nephrol, 31(2): 280-296.

Muckenthaler M U, Rivella S, Hentze M W, et al. 2017. A red carpet for iron metabolism. Cell, 168(3): 344-361.

Musci G, Polticelli F, Bonaccorsi D P M. 2014. Ceruloplasmin-ferroportin system of iron traffic in vertebrates. World J Biol Chem, 2(5): 204-215.

Nelson J E, Wilson L, Brunt E M, et al. 2011. Relationship between the pattern of hepatic iron deposition and histological severity in nonalcoholic fatty liver disease. Hepatology, 53(2): 448-457.

Nemeth E, Tuttle M, Powelson J, et al. 2004. Hepcidin regulates cellular iron efflux by binding to ferroportin and inducing its internalization. Science, 306: 2090-2093.

Niederau C, Fischer R, Purschel A, et al. 1996. Long-term survival in patients with hereditary hemochromatosis. Gastroenterology, 110(4): 1107-1119.

Ou W, Mulik R S, Anwar A, et al. 2017. Low-density lipoprotein docosahexaenoic acid nanoparticles induce ferroptotic cell death in hepatocellular carcinoma. Free Radic Biol Med, (112): 597-607.

Park S J, Cho S S, Kim K M, et al. 2019. Protective effect of sestrin2 against iron overload and ferroptosis-induced liver injury. Toxicol Appl Pharmacol, 379: 114665.

Patkar R N, Ramos-Pamplona M, Gupta A P, et al. 2012. Mitochondrial beta-oxidation regulates organellar integrity and is necessary for conidial germination and invasive growth in Magnaporthe oryzae. Molecular microbiology, 86: 1345-1363.

Pennafort V, Queiroz M, Gomes I, et al. 2018. Instructional therapeutic toy in the culture care of the child with diabetes type 1. Rev Bras Enferm, suppl 3(71): 1334-1342.

Pietrangelo A. 2003. Iron-induced oxidant stress in alcoholic liver fibrogenesis. Alcohol, 30(2): 121-129.

Piperno A, Pelucchi S, Mariani R. 2020. Inherited iron overload disorders. Transl Gastroenterol Hepatol, 5: 25.

Protchenko O, Baratz E, Jadhav S, et al. 2020. Iron chaperone PCBP1 protects murine liver from lipid peroxidation and steatosis. Hepatology, 73(3): 1176-1193.

Qi J, Kim J W, Zhou Z, et al. 2020. Ferroptosis affects the progression of nonalcoholic steatohepatitis via the modulation of lipid peroxidation-mediated cell death in mice. Am J Pathol, 190(1): 68-81.

Qi W, Li Z, Xia L, et al. 2019. LncRNA GABPB1-AS1 and GABPB1 regulate oxidative stress during erastin-induced ferroptosis in HepG2 hepatocellular carcinoma cells. Sci Rep, 1(9): 16185.

Rametta R, Fracanzani A L, Fargion S, et al. 2020. Dysmetabolic hyperferritinemia and dysmetabolic iron overload syndrome (DIOS): two related conditions or different entities? Curr Pharm Des, 26(10): 1025-1035.

Richardson D R, Lok H C. 2008. The nitric oxide-iron interplay in mammalian cells: transport and storage of dinitrosyl iron complexes. Biochim Biophys Acta, 1780(4): 638-651.

Roh J L, KimEH, Jang H J, et al. 2016. Induction of ferroptotic cell death for overcoming cisplatin resistance of head and neck cancer. Cancer Lett, 381(1): 96-103.

Ryan J D, Altamura S, Devitt E, et al. 2012. Pegylated interferon-alpha induced hypoferremia is associated with the immediate response to treatment in hepatitis C. Hepatology, 56(2): 492-500.

Sanyal A J, Chalasani N, Kowdley K V, et al. 2010. Pioglitazone, vitamin E, or placebo for nonalcoholic steatohepatitis. N Engl J Med, 362(18): 1675-1685.

Shang Y, Luo M, Yao F, et al. 2020. Ceruloplasmin suppresses ferroptosis by regulating iron homeostasis in hepatocellular carcinoma cells. Cell Signal, (72): 109633.

Shih T C, Tien Y J, Wen C J, et al. 2012. MicroRNA-214 downregulation contributes to tumor angiogenesis by inducing secretion of the hepatoma-derived growth factor in human hepatoma. J Hepatol, 3(57): 584-591.

Slawson C, Hart G W. 2011. O-GlcNAc signalling: implications for cancer cell biology. Nat Rev Cancer, 9(11): 678-684.

Sid B, Glorieux C, Valenzuela M, et al. 2014. AICAR induces Nrf2 activation by an AMPK-independent mechanism in hepatocarcinoma cells. Biochem Pharmacol, 2(91): 168-180.

Sun X, Niu X, Chen R, et al. 2016b. Metallothionein-1G facilitates sorafenib resistance through inhibition of ferroptosis. Hepatology, 2(64): 488-500.

Sun X, Ou Z, Chen R, et al. 2016a. Activation of the p62-Keap1-NRF2 pathway protects against ferroptosis in hepatocellular carcinoma cells. Hepatology, 1(63): 173-184.

Tang H, Chen D, Li C, et al. 2019. Dual GSH-exhausting sorafenib loaded manganese-silica nanodrugs for inducing the ferroptosis of hepatocellular carcinoma cells. Int J Pharm, (572): 118782.

Taubert R, Hardtke-Wolenski M, Noyan F, et al. 2017. Hyperferritinemia and hypergammaglobulinemia predict the treatment response to standard therapy in autoimmune hepatitis. PLoS One, 12(6): e0179074.

Torti S V, Torti F M. 2013. Iron and cancer: more ore to be mined. Nat Rev Cancer, 5(13): 342-355.

Turlin B, Mendler M H, Moirand R, et al. 2001. Histologic features of the liver in insulin resistance-associated iron overload. A study of 139 patients. Am J Clin Pathol, 116(2): 263-270.

Wang C Y, Babitt J L. 2019. Liver iron sensing and body iron homeostasis. Blood, 133(1): 18-29.

Wang H, An P, Xie E, et al. 2017. Characterization of ferroptosis in murine models of hemochromatosis. Hepatology, 66(2): 449-465.

Wang H, Mu X, He H, et al. 2018a. Cancer Radiosensitizers. Trends Pharmacol Sci, 1(39): 24-48.

Wang J, Shanmugam A, Markand S, et al. 2015. Sigma 1 receptor regulates the oxidative stress response in primary retinal Muller glial cells via NRF2 signaling and system X$_c^-$, the Na(+)-independent glutamate-cystine exchanger. Free Radic Biol Med, (86): 25-36.

Wang L, Cai H, Hu Y, et al. 2018b. A pharmacological probe identifies cystathionine beta-synthase as a new negative regulator for ferroptosis. Cell Death Dis, 10(9): 1005.

Wang Y, Chen Q, Shi C, et al. 2019. Mechanism of glycyrrhizin on ferroptosis during acute liver failure by inhibiting oxidative stress. Mol Med Rep, 20(5): 4081-4090.

Wei S, Qiu T, Wang N, et al. 2020. Ferroptosis mediated by the interaction between Mfn2 and IREalpha promotes arsenic-induced nonalcoholic steatohepatitis. Environ Res, 188: 109824.

Xie L, Zhang X, Hu X, et al. 2016. Mechanisms of an increased level of serum iron in gamma-irradiated mice. Radiat Environ Biophys, 55: 81-88.

Xu Q, Zhou L, Yang G, et al. 2020. CircIL4R facilitates the tumorigenesis and inhibits ferroptosis in hepatocellular carcinoma by regulating the miR-541-3p/GPX4 axis. Cell Biol Int, 44(11): 2344-2356.

Xu X, Song C, Chen Z, et al. 2018. Downregulation of HuR inhibits the progression of esophageal cancer through interleukin-18. Cancer Res Treat, 8: 50: 7187.

Yagoda N, von Rechenberg M, Zaganjor E, et al. 2007. RAS-RAF-MEK-dependent oxidative cell death involving voltage-dependent anion channels. Nature, 7146(447): 864-868.

Yamaguchi H, Hsu J L, Chen C T, et al. 2013. Caspase-independent cell death is involved in the negative effect of EGF receptor inhibitors on cisplatin in non-small cell lung cancer cells. Clin Cancer Res, 4(19): 845-854.

Yang L, Wang H, Yang X, et al. 2020. Auranofin mitigates systemic iron overload and induces ferroptosis via distinct mechanisms. Signal Transduct Target Ther, 5(1): 138.

Yang M, Chen P, Liu J, et al. 2019. Clockophagy is a novel selective autophagy process favoring ferroptosis. Sci Adv. 5: eaaw2238.

Yang W S, SriRamaratnam R, Welsch M E, et al. 2014. Regulation of ferroptotic cancer cell death by GPX4. Cell, 1-2(156): 317-331.

Yao Z, Xu R, Yuan L, et al. 2019. Circ_0001955 facilitates hepatocellular carcinoma (HCC) tumorigenesis by sponging miR-516a-5p to release TRAF6 and MAPK11. Cell Death Dis, 12(10): 945.

Yi W, Clark P M, Mason D E, et al. 2012. Phosphofructokinase 1 glycosylation regulates cell growth and metabolism. Science, 6097(337): 975-980.

Yu D, Zhang C, Gui J. 2017. RNA-binding protein HuR promotes bladder cancer progression by competitively binding to the long noncoding HOTAIR with MIR-1. Onco Targets Ther, 10: 2609-2619.

Yu Y, Jiang L, Wang H, et al. 2020. Hepatic transferrin plays a role in systemic iron homeostasis and liver ferroptosis. Blood, 136(6): 726-739.

Yuan H, Li X, Zhang X, et al. 2016. CISD1 inhibits ferroptosis by protection against mitochondrial lipid peroxidation. Biochem Biophys Res Commun, 2(478): 838-844.

Zhang Z, Guo M, Li Y, et al. 2020. RNA-binding protein ZFP36/TTP protects against ferroptosis by regulating autophagy signaling pathway in hepatic stellate cells. Autophagy, 16(8): 1482-1505.

Zhang Z, Yao Z, Wang L, et al. 2018. Activation of ferritinophagy is required for the RNA-binding protein ELAVL1/HuR to regulate ferroptosis in hepatic stellate cells. Autophagy, 14(12): 2083-2103.

Zheng J, Chen M, Liu G, et al. 2018. Ablation of hephaestin and ceruloplasmin results in iron accumulation in adipocytes and type 2 diabetes. FEBS Lett, 592: 394-401.

Zhou B, Liu J, Kang R, et al. 2019. Ferroptosis is a type of autophagy-dependent cell death. Semin Cancer Biol. DOI: 10.1016/j.semcancer.2019.03.002.

Zhou Z, Ye T J, DeCaro E, et al. 2020. Intestinal SIRT1 deficiency protects mice from ethanol-induced liver injury by mitigating ferroptosis. Am J Pathol, 190(1): 82-92.

Zou Y, Li H, Graham E T, et al. 2020. Cytochrome P450 oxidoreductase contributes to phospholipid peroxidation in ferroptosis. Nat Chem Biol, 16(3): 302-309.

第30章

铁死亡与肾脏疾病

杨 勇 高兴华 王 跃 毕 然 闵军霞 王福俤

摘要：铁死亡与病理性细胞死亡密切相关，而肾脏细胞旺盛的氧化代谢使其成为对铁死亡最敏感的脏器。近年来，铁死亡被证实与多种肾脏疾病有关，如急性肾损伤、慢性肾病、多囊肾病和肾细胞癌等。本章我们综述了近年来铁死亡相关代谢通路及铁死亡在肾脏疾病中的研究进展，阐述了铁死亡在肾脏病变中的作用，以期为这些疾病的防治提供更多的策略。当然，受限于目前对铁死亡研究的数量，很多未知的问题尚未解决。而铁死亡作为肾脏疾病中重要的细胞死亡形式之一，对其深入研究将为诊断和治疗肾脏疾病提供新的机会。

关键词：铁死亡，铁代谢，脂质代谢，急性肾损伤，慢性肾病，肾细胞癌

Abstract: Recently more and more evidence show that ferroptosis is related with sereral pathological cell death. The oxidative metabolism of cells in the kidney makes kindey to be extremely sensitive to ferroptosis. In recent years, ferroptosis was confirmed to be connected with various kidney diseases, such as acute kidney injury, chronic kidney disease (CKD), polycystic kidney disease and renal cell carcinoma, etc. In this chapter, we reviewed ferroptosis related metabolic pathways and ferroptosis itself to kidney diseases, tried to explain the role of iron in kidney disease, and to provide more strategies for prevention and control of these diseases. However, limited by the number of current researches on ferroptosis, many problems are unresolved. As one of the important forms of cell death in the kidney disease, the study of ferroptosis will provide new opportunities for the diagnosis and treatment of kidney disease.

Keywords: ferroptosis, iron metabolism, lipid metabolism, acute kidney injury, chronic kidney disease, renal cell carcinoma

肾脏是人体的重要器官，位于脊柱两侧、肋骨下方后腹膜深处，是一对豆形器官，周围由疏松结缔组织包绕。每个肾脏长径 10～12.5cm，相当于一个拳头的大小。肾脏的基本功能是生成尿液，借以清除体内代谢产物及某些废物、毒物，同时经重吸收功能保留水分及其他有用物质，如葡萄糖、蛋白质、氨基酸、钠离子、钾离子、碳酸氢钠等，以调节水、电解质平衡及维护酸碱平衡。肾脏同时还有内分泌功能，生成肾素、促红细

胞生成素、活性维生素 D_3、前列腺素、激肽等，也是机体部分内分泌激素的降解场所和肾外激素的靶器官。肾脏的这些功能，保证了机体内环境的稳定，使新陈代谢得以正常进行。泌尿系统疾病为常见病，有普查结果显示，在所有疾病中，肾脏病的患病率为 2.25%，肾小球肾炎占 0.49%。泌尿系统感染的发病率仅次于呼吸道感染，尤多见于女性，据报道，10% ～ 20% 的成年妇女患过泌尿系统感染。由于药物的不断发展、更新甚至滥用，药物引起的肾脏损害已成为重要问题。急性药物肾损害常表现为急性小管间质性肾炎，以抗生素为主的多种药物都有可能引起；慢性药物也可能引起小管间质性肾炎，主要代表是镇痛剂，在澳大利亚、欧洲、美国发病率很高。肾脏各部分在结构和功能方面相互关联、相互依赖，一个部位发生病变可能会影响其他部位。近期研究发现，在各种组织器官中，肾脏似乎是对铁死亡最敏感的脏器。GPx4 敲除可诱导铁死亡，而全身敲除 GPx4 的小鼠会率先诱发急性肾损伤（acute kidney injury，AKI）而导致死亡（Friedmann Angeli et al.，2014）。Yang 等筛查了 177 种肿瘤细胞对铁死亡的敏感性，结果显示肾细胞癌和大 B 细胞淋巴瘤是对铁死亡最敏感的细胞（Yang et al.，2014）。本章我们对近年来铁死亡相关代谢通路及铁死亡在肾脏疾病中的研究进展进行了综述，阐述铁死亡在肾脏病变中的作用。

30.1　铁代谢与肾脏疾病

铁是生命的基本元素之一，血红素部分含有铁，由红细胞携带为不同组织提供氧气。另一种富含铁血红素的载体是肌红蛋白，这是一种主要在肌肉细胞中利用铁储存和运输氧气的蛋白质。体内的大部分铁与血红蛋白或肌红蛋白混合储存。其余的铁与储存蛋白结合，如铁蛋白、转铁蛋白、细胞色素，以及其他对正常细胞和组织生理至关重要的铁储存蛋白（Li et al.，1993；Martinkova et al.，2013）。铁在体内有许多基本的生理功能，如参与红细胞生成。铁还是激活 DNA 合成酶的必要辅助因子，也是维持免疫平衡所必需的。亚铁能与氧反应生成羟自由基、过氧化氢等活性氧（ROS），通过芬顿化学反应参与脂质过氧化和组织损伤（Neyens and Baeyens，2003）。为了避免铁介导的氧化损伤或铁死亡，机体本身存在多种防御机制，包括铁结合蛋白和谷胱甘肽依赖的抗氧化通路等。

膳食铁（Fe^{2+} 和 Fe^{3+}）通过二价金属离子转运体（divalent metal transporter 1，DMT1）在十二指肠上皮细胞的根尖表面被吸收。Fe^{3+} 首先被十二指肠细胞色素 b 还原酶还原为 Fe^{2+}，然后通过 DMT1 转运到细胞内（Knovich et al.，2009）。根据体内需要，铁借助 Fe^{2+} 铁转运蛋白（ferroportin，FPN1）（Andrews and Schmidt，2007）通过肠上皮细胞基底外侧表面以转铁蛋白受体 1（transferrin receptor 1，TfR1）-Fe^{3+} 复合物的形式进入循环。大部分的铁用于骨髓中的红细胞生成。衰老的红细胞被脾脏红髓巨噬细胞清除，并以铁蛋白复合物的形式储存。铁稳态由铁调素调节，其主要由肝细胞产生。铁调素与它的受体铁转运蛋白 FPN1 相互作用，诱导 FPN1 的降解，从而通过抑制十二指肠细胞、巨噬细胞和肝细胞的铁释放来降低血浆铁水平（Drakesmith et al.，2015；Pantopoulos et al.，2012）。

肾脏是一个高代谢器官，20% ～ 25% 的心输出量流向肾脏。肾脏富含线粒体，而线粒体是富含血红素-铁的细胞器，铁硫蛋白是线粒体电子传递链功能的关键蛋白。铁经肾小球过滤后，再被肾小管重吸收（Garrick and Garrick，2009；Smith and Thevenod，2009）。肾细胞同时吸收转铁蛋白结合铁（transferrin-bound iron，TBI）和非转铁蛋白结合铁（non-transferrin-bound iron，NTBI）。肾脏可以通过表达在皮层和髓质细胞上的TfR1 吸收 TBI，皮质近端小管的顶面、鲍曼囊的顶膜和髓质集合管的顶膜高表达 TfR1。转铁蛋白也被肾近曲小管通过 Cubilin 和 Megalin 受体内吞，作为 TBI 吸收的另一机制。肾脏中 NTBI 的摄取不依赖转铁蛋白。例如，L-铁蛋白结合铁可以在与肾基质中表达的Scara5 蛋白结合时被吸收。当铁沿着肾元的长度移动时，它被其他铁转运体重新吸收，如 DMT1、Zrt 和 Irt 样蛋白 8（ZIP8）和 ZIP14（Scindia et al.，2019）。

二十多年前的动物研究已经表明 AKI 中非血红素铁的重要性（Baliga et al.，1993）。铁螯合剂在 AKI 动物模型中的保护作用为铁在介导 AKI 中的重要性提供了直接证据。此后，铁的作用在 AKI 的多个模型中得到证实，如氨基糖苷暴露、缺血再灌注损伤、横纹肌溶解和顺铂毒性等（Shah et al.，2011）。Leaf 等人观察到心肺分流术（cardiopulmonary bypass，CPB）后血浆催化铁含量显著增加（Leaf et al.，2015），其在 CPB 末期表达水平明显高于术前。此外，在发生住院死亡或需要肾脏替代治疗的患者中，CPB 末期和术后第 1 天的催化铁水平也较高。研究者还证实在住院或外科重症监护病房的危重患者中，血浆催化铁水平与死亡/肾脏替代治疗、AKI 和其他不良事件的高风险呈正相关（Leaf et al.，2014）。Lele 等人研究发现，在急性冠状动脉综合征患者中，血清催化铁水平与患者的 AKI 进展密切相关（Lele et al.，2013），10 例对比剂诱导的 AKI 患者在 24h 和48h 的催化铁水平较高。因此，在接受手术的患者和危重患者中，随着催化铁含量增加，AKI 的进展呈线性增加。

关于急性铁超载对肾脏影响的系统报道并不多。Bassem Refaat 研究了急性铁中毒（一次性口服 300mg/kg 的二价铁）与慢性铁中毒（持续 4 周给予 75mg/kg 的二价铁）对肾脏的影响。结果显示，急慢性铁中毒均导致 TfR1 表达降低，铁调素表达增加，并诱导肾脏近曲小管中铁沉积。铁蛋白重链和铁转运蛋白在急性毒性 2h 和 4h 表达下调，而慢性毒性却促进了其表达增加。急性毒性 4h 和 8h 后，肾脏细胞内铁增加，并出现细胞死亡。综上所述，该研究表明急性、慢性铁中毒均增加了细胞内铁离子的聚集，诱导氧化损伤，引发细胞死亡（Refaat et al.，2018）。

铁调素是铁稳态的主要调节因子，主要由肝细胞产生，也有少量由巨噬细胞、胆管上皮细胞和肾远端肾元产生。铁调素通过二硫键与铁转运蛋白结合，导致铁调素-铁转运蛋白复合物的内化并导致溶酶体降解。铁调素效应的最终结果是降低了铁转运蛋白的表达和细胞内铁的滞留。最近的一项研究表明，铁调素通过阻断巨噬细胞内铁转运和诱导 H-铁蛋白表达而作为内源性的抗铁死亡分子，在 AKI 中起保护作用，这也为铁稳态在 AKI 发病机制中的作用及其在 AKI 中的治疗潜力提供了新的证据（Swaminathan，2018）。同时，铁调素在缺血再灌注损伤和血红素介导的 AKI 中均具有保护作用。然而，在慢性炎症条件下，铁调素的持续表达会导致网状内皮细胞铁超载和红细胞生成的铁传递减少，从而导致慢性炎症性贫血。Ho 等发现，与 AKI 患者相比，未发生 AKI 的患者尿铁调素水平显著升高（Ho et al.，2009）。随后，Prowle 等证实了上述观察结果，表明体外循环手术后 24h 的尿铁调素和铁调素/肌酐比率与术后 5 天的 AKI 风险呈负相关（Prowle et al.，2012）。Ho 等人利用基于酶联免疫吸附法的铁调素测定方法证实了他们早期观察到的尿铁调素水平和 AKI 风险之间的负相关关系（Ho et al.，2011；Prowle et al.，2012）。尽管 AKI 中循环铁调素增加的意义尚未在临床研究中证实，但铁调素的持续增加可能导致 AKI 后限制红细胞生成和贫血。另有研究报道，IRI 前 48h 给予铁调素 24h 可改善肾损伤，这种保护作用与铁调素下调、脾脏铁保留、肾和脾脏 H-铁蛋白增加以及降低全身和肾脏炎症反应有关（Scindia et al.，2015）。在最近的一项独立研究中，铁调素的保护作用已在血红蛋白诱导的 AKI 小鼠模型中得到证实（van Swelm et al.，2016）。

肾近端小管表达 H-铁蛋白以有效储存铁并限制游离铁介导的毒性。铁蛋白亚基表现出铁氧化酶活性，将 Fe^{2+} 转化为 Fe^{3+}，从而使铁可以储存在铁蛋白核中。每个 H-铁蛋白分子可以与 4500 个 Fe^{2+} 离子结合，使其成为一种重要的内源性铁螯合剂（Harrison and Arosio，1996；McCullough and Bolisetty，2020）。血红素氧合酶 1（heme-oxygenase-1，HO-1）诱导 H-铁蛋白上调，储存 Fe^{2+} 从而起保护作用。Zarjou 等人使用近曲小管特异性 FtH 敲除小鼠，研究其在横纹肌溶解和顺铂诱导的 AKI 中的作用。尽管 HO-1 的表达显著升高，但近曲肾小管 FtH 缺失加重了肾损伤并增加了死亡率。与野生小鼠相比，AKI 发生后近端小管特异性 H-铁蛋白敲除小鼠的尿液铁受体蛋白（如 NGAL、血凝素和转铁蛋白）水平升高。因此，近端小管 H-铁蛋白在 AKI 中发挥重要的保护作用（Zarjou et al.，2013）。

铁对于血红蛋白合成很重要，人体内大部分的铁是由衰老的红细胞通过巨噬细胞吞噬作用循环产生的。在巨噬细胞中，血红素通过 HO-1 降解，释放副产物亚铁、一氧化碳和胆红素。细胞保护酶 HO-1 具有抗凋亡和抗炎特性，其在细胞内的水平受到严格控制。有研究阐明 HO-1 在调节肾近曲小管细胞（proximal tubule cell，PTC）铁死亡中具有重要作用。与对照组相比，erastin 处理 HO-1$^{+/+}$ PTC 可导致 HO-1 基因表达及蛋白质水平呈时间和剂量依赖性增加。与 HO-1$^{+/+}$ PTC 相比，HO-1$^{-/-}$ 细胞表现出剂量依赖性的、erastin 或 RSL3 诱导的细胞死亡，在 erastin 处理的细胞中补充铁柠檬酸铁铵进一步降低了 HO-1$^{-/-}$ PTC 细胞的生存能力。在 HO-1$^{+/+}$ 和 HO-1$^{-/-}$ PTC 中，铁抑制剂去铁胺或 N-乙酰-L-半胱氨酸（谷胱甘肽补充剂）的协同处理均能显著提高细胞存活率并减弱 erastin 诱导的铁依赖性。这些结果表明，HO-1 在肾近曲小管上皮细胞中具有重要的抗铁死亡作用（Adedoyin et al.，2018）。

因此，肾脏作为一个高代谢器官，铁离子含量对其功能起着重要作用。而肾近曲小管作为铁离子重吸收的重要部位，对铁离子更加敏感，提示由铁介导的铁死亡可能参与肾脏疾病的发生发展。

30.2　脂质代谢与肾脏疾病

肾脏疾病常常伴随脂质代谢紊乱，它既是许多原发或继发性肾脏疾病的常见临床表现，也是肾脏疾病发生发展的推动力。20 世纪 80 年代初曾提出脂质肾毒性的概念。肾病综合征患者血浆总胆固醇浓度升高，循环性 LDL 浓度升高。脂质对血管、肾小球系膜及肾小管细胞的功能都产生很大影响，脂质代谢紊乱可以引起肾脏损伤。代谢综合征是指人体的蛋白质、脂肪、碳水化合物等物质发生代谢紊乱的病理状态，是一组复杂的代谢紊乱症候群，与多种疾病进展有关。美国国家营养健康调查报告分析了代谢综合征与慢性肾病和微量蛋白尿的关系。结果显示，相比无代谢综合征的人群，代谢综合征患者慢性肾病和微量蛋白尿的发病率大大增加，表明代谢综合征可能是导致慢性肾病的重要因素（Chen et al.，2004）。但脂质代谢影响肾脏功能的具体机制尚不完全清楚。

正常细胞需要充足的营养和能量才能存活，而营养和能量的消耗引起代谢应激（Green et al.，2014）。代谢应激的一种类型是能量应激，其特征是细胞内 ATP 的消耗和相应的细胞内 AMP 水平增加。能量应激最初诱导适应性反应，试图重建能量稳态。一种重要的能量应激诱导的适应性反应是由 AMP 活化蛋白激酶（AMP-activated protein kinase，AMPK）介导的，AMPK 是细胞能量状态的关键传感器。在能量应激的反应中，AMPK 通过 AMP 结合、上游激酶磷酸化等机制被激活（Hardie et al.，2012）。一旦被激活，AMPK 会磷酸化大量的下游靶点，从而促进 ATP 的分解代谢过程。抑制 ATP 的分解代谢过程，可以在能量应激下恢复能量平衡，维持细胞存活（Hardie et al.，2016）。然而，在长期、严重的能量应激和 ATP 过度消耗的情况下，这种适应性反应无法恢复能量平衡，未缓解的能量应激最终导致凋亡（El Mjiyad et al.，2011；Lin et al.，2014）。能量应激是否调节其他非凋亡形式的细胞死亡仍然是未知的。有研究发现，能量应激对铁依赖脂质过氧化诱导的铁死亡具有抑制作用。研究显示，诱导或模拟能量应激可以抑制细胞铁死亡和脂质过氧化。AMPK 的失活在很大程度上消除了能量应激对体外铁死亡作用和体内铁死亡相关性肾缺血再灌注损伤的保护作用。AMPK 高度激活的癌细胞对铁死亡具有抗性，而 AMPK 失活使这些细胞对铁死亡敏感。研究证实了 AMPK 在调控铁死亡中的作用，并进一步提示 AMPK 激活剂可能有助于治疗铁死亡引起的疾病或病理状态，如缺血再灌注损伤。研究发现，能量应激激活 AMPK，AMPK 磷酸化乙酰辅酶 A 羧化酶（acetyl-CoA carboxylase），从而抑制 PUFA 等脂肪酸的生物合成，抑制铁死亡，该过程不涉及自噬、mTORC1 信号、胱氨酸摄取或铁代谢的调节（Lee et al.，2020）。

铁死亡作用是一种与脂质过氧化氢积累相关的细胞死亡方式，与脂质代谢密切相关。GPx4 利用还原性谷胱甘肽将磷脂氢过氧化物转化为脂质醇，抑制铁死亡（Shimada et al.，2016；Stockwell et al.，2017）。谷胱甘肽由谷氨酸、半胱氨酸和甘氨酸合成，其中半胱氨酸是限速前体。许多癌细胞主要通过被称为 X_c^- 系统介导的胞外胱氨酸转运（半胱氨酸的氧化二聚体形式）的半胱氨酸-谷氨酸转运体获得半胱氨酸。相应的，胱氨酸耗竭、erastin 抑制 X_c^- 系统介导的胱氨酸转运，或 RSL3 失活 GPx4 均可诱导铁死亡。小鼠胚胎成纤维细胞敲除 GPx4 后，花生四烯酸代谢物 5-HETE、11-HETE、12-HETE 和 15-HETE 显著增加，而固醇载体蛋白 2 抑制剂可以逆转 GPx4 敲除引起的细胞铁死亡。通过 LC-MS 分析 GPx4$^{-/-}$ 小鼠肾组织发现磷脂和脂质过氧化显著增加，15 天左右小鼠因发生急性肾衰竭而死亡（Friedmann Angeli et al.，2014）。酰基辅酶 A 合成酶长链家族成员 4（ACSL4）在肾损伤后表达显著增加，与损伤严重程度密切相关，并认为 ACSL4 可作为一种生物标志物及新的治疗靶点，防止肾脏细胞病理死亡（Muller et al.，2017）。通过抑制 ACSL4，抑制酰基花生烯基和肾上腺素基的酯化作用，可预防铁死亡的发生。噻唑烷二酮可抑制 ACSL4，并在一定程度上降低 GPx4 敲除小鼠的死亡率（Doll et al.，2017）。另有研究报道铁死亡通过 15-脂氧合酶（15-LO）氧化多不饱和磷脂酰乙醇胺（PE）来执行，这些酶通常以游离多不饱和脂肪酸为底物。研究发现蛋白激酶级联的支架蛋白抑制剂（PEBP1）与两种 15-LO 异构体（15-LO1 和 15-LO2）形成复合物，并改变其底物结合能力，产生过氧化氢磷脂酰乙醇胺。由于硒过氧化物酶 GPx4 不足或功能障碍，导致过氧化磷脂酰乙醇胺过多，引起铁死亡。PEBP1/15LO 复合物作为铁死亡的主要调控因子，在肾衰竭肾上皮细胞及其他细胞铁死亡中发挥重要作用（Wenzel et al.，2017）。这些结果均提示，脂质代谢在急性肾功能衰竭和铁死亡中具有重要作用。

30.3　铁死亡与急性肾损伤

急性肾损伤（acute kidney injury，AKI）是由于缺血、肾毒性药物和输尿管梗阻等多种原因引起的一种严重的临床综合征（Wang and Tao，2015），其特征是血清肌酐快速升高、尿量减少或两者兼有。5% 的住院患者和 30% 的危重患者可发生 AKI，其发病率和死亡率都很高。此外，研究表明，AKI 增加了患者慢性肾病和终末期肾病的潜在风险（Chawla and Kimmel，2012；Coca et al.，2012；Venkatachalam et al.，2015）。不同国家的 AKI 发生率和病因差异很大。美国 AKI 的年发病率约为 18/1000 人，而欧洲为 39/1000 人。近 2/3 的 AKI 病例在 7 天之内就可以治愈。如果一个病例未能及时治愈或治愈后复发，那么预期的临床结局将会恶化。患者 AKI 在 7 天内可消退，并且没有肾脏功能障碍，其 1 年生存率超过 90%。而未能及时治愈的患者住院死亡率为 47%，出院患者 1 年生存率仅为 77%（Ronco et al.，2019）。

AKI 不是一种单一疾病，而是散乱的综合征，通常与败血症、心肾综合征和尿路梗阻等疾病并存。除了血液透析外，AKI 临床治疗缺乏其他有效手段。因此，迫切需要深入探索 AKI 的发生机制，以寻找新的靶点或更好的方案防治 AKI，并促进 AKI 发生后的适应性修复（Thiele et al.，2015）。而在各种原因介导的 AKI 模型中，科学家们对 AKI 的发病机制、病理特征进行了探索，并在多种模型中都提示铁死亡可能是 AKI 发生发展的重要原因，有望成为 AKI 新的治疗靶点。

30.3.1　铁死亡与缺血再灌注诱导的急性肾损伤

缺血再灌注（ischemia reperfusion，I/R）引起的 AKI 是一种常见而严重的疾病。I/R 的特征是特定器官的血液供应中断，在血流恢复后再次充氧，这一过程可通过触发 ROS、细胞因子、趋化因子和白细胞激活等炎症级联反应而加剧组织损伤（Jang and Rabb，2009；Sharfuddin and Molitoris，2011）。在临床上，I/R 会导致严重的 AKI，增加患者的死亡率以及器官移植中的不良反应。肾脏 I/R 的病理特征包括炎症、氧化应激、脂质过氧化、线粒体功能障碍、肾素-血管紧张素系统激活，以及亚硝酸盐和一氧化氮积累（Malek and Nematbakhsh，2015）。

铁调节在 I/R 中发挥重要作用。I/R 是临床接受心脏手术患者发生 AKI 的主要原因，Choi 等对铁结合蛋白在心肺转流术 I/R 中的作用进行了探讨。结果表明，血清铁蛋白在心肺转流术开始时及 1h 后均显著降低，低血清铁蛋白及高转铁蛋白饱和度可能是 AKI 的独立预测指标。术中低水平的铁结合蛋白，可能反映了术中肾脏对铁的催化处理能力受损，导致肾脏损伤，提示了铁稳态在 I/R 发生中的重要作用（Choi et al.，2019）。坏死性凋亡是一种受 RIPK3 和 Fas 相关蛋白与死亡结构域（Fas-associated protein with death domain，FADD）调节的死亡方式，并一度被认为是心脏和肾脏缺血损伤的主要原因

（Linkermann et al.，2013；Newton et al.，2016）。研究表明，FADD 或 caspase-8 基因敲除后，不能抑制肾小管死亡，而 RIPK1 抑制剂 necrostatin-1 也不能保护新分离的肾小管免于缺氧损伤。与此相反，肾小管坏死是由铁离子作用直接引起的，且铁死亡抑制剂 16-86 对 I/R 具有强大的保护作用，并进一步增强了坏死抑制剂和抑制线粒体通透性转变的化合物对 I/R 的保护作用。因此，I/R 中肾小管的死亡形式可能主要表现为铁死亡（Linkermann et al.，2014a）。

机械通气（mechanical ventilation，MV）时间也被证明可以通过铁死亡影响大鼠肾缺血再灌注损伤。作者将 32 只成年雄性 Sprague Dawley 大鼠分为 4 组：假手术组、I/R 组、I/R+ MV-4h 组和 I/R+ MV-12h 组。IRI 组大鼠双侧肾缺血 45min。IRI+MV 组大鼠双侧肾缺血 45min 后机械通气气管插管。结果显示，I/R+ MV-12h 组 Scr 水平明显高于 sham 组、I/R 组和 I/R+ MV-4h 组。电镜显示 I/R+ MV-12h 组线粒体形态明显异常，提示有铁死亡的存在。GPx4 和 SOD2 蛋白水平在假手术组、I/R 组、I/R+ MV-4h 组、I/R+ MV-12h 组依次递减。与此相反，肾脏 4HNE 水平逐渐升高，I/R+MV-12h 组 4HNE 水平最高。I/R+MV-12h 组血清和肾匀浆中 GSH 水平明显降低。这些观察结果表明，长时间的 MV 可能加重已经由 I/R 引起的肾功能衰竭，而其作用可能是由铁死亡引起的（Zhou et al.，2020）。

体外利用近端肾小管上皮细胞（proximal renal tubular epithelial cell，RPTEC）进行的研究中，也证明了缺氧-复氧可以通过诱导铁死亡诱导 RPTEC 的死亡。而 X_c^- 系统、铁蛋白及 GPx4 在其中发挥重要作用（Eleftheriadis et al.，2018，2019）。另有研究证明，人肾近曲小管细胞 HK-2 也能被缺氧（缺营养）-复氧（复营养）诱导细胞内 ROS 增加，引发铁死亡（Huang et al.，2019）。参与铁死亡的一些蛋白质也被发现，如肝再生增强蛋白（augmenter of liver regeneration，ALR）、泛连接蛋白 1（pannexin 1，Panx1）。ALR 是一种广泛分布的多功能蛋白，在许多组织中都有表达，具有抗氧化功能。研究发现，敲除 ALR 组，细胞内 ROS 增加更加显著，细胞铁死亡更加敏感。而 ALR 与 GPx4 的直接结合可能是其参与铁死亡的原因（Huang et al.，2019）。Panx1 是 ATP 释放通路家族蛋白，在肾损伤中具有促凋亡作用。研究者发现体外 erastin 诱导 HK-2 细胞铁死亡后 Panx1 表达上调，敲低 Panx1 可抑制 HK-2 细胞铁死亡，减少脂质过氧化、铁含量及线粒体膜电位超极化。分别诱导野生小鼠和 Panx1 敲除小鼠肾脏 I/R 后，Panx1 敲除小鼠的血浆肌酐、肾脏组织中丙二醛水平降低，肾小管细胞死亡减少。进一步研究发现 Panx1 缺失可通过减弱铁死亡通路中 MAPK/ERK 的激活来防止肾脏 I/R 损伤（Su et al.，2019），但 Panx1 抑制剂对肾脏 I/R 损伤的保护作用仍有待进一步研究。

随着研究的发现，铁死亡已被证明可以成为治疗 I/R 诱导的 AKI 的靶点，许多药物被证明可以通过抑制铁死亡，抑制 I/R 诱导的 AKI。鸢尾素是一种运动诱导的激素，可以改善线粒体功能，减少活性氧的产生。研究发现，鸢尾素（250g/kg）显著减轻 I/R 诱导的肾损伤，降低炎症反应，改善线粒体功能，并减少肾脏 I/R 后的内质网应激和氧化应激。其作用可能与 GPx4 上调有关，而 RSL3（GPx4 抑制剂）处理后鸢尾素的保护作用则消失（Zhang et al.，2020a）。槲皮素（quercetin，QCT）是一种天然的类黄酮，广泛存在于水果和蔬菜中，具有抗氧化、抗炎、抗衰老等药理作用。我们研究发现 QCT 能够抑制肾近端小管上皮细胞铁死亡，降低丙二醛和脂质 ROS 水平，增加谷胱甘肽水平，并阻断了铁死亡细胞典型的形态学变化。QCT 可改善 I/R 或叶酸（folic acid，FA）诱导的 AKI。RNA 序列分析显示激活转录因子 3（ATF3）在 QCT 的 299 个下调基因中占主导地位，下调 ATF3 可显著提高 SLC7A11、GPx4 水平，提高细胞活力。此外，研究还发现 QCT 抑制 AKI 中铁死亡诱导的巨噬细胞数量，降低炎症反应（Wang et al.，2021）。

30.3.2　铁死亡与叶酸诱导的急性肾损伤

叶酸（folic acid，FA）致肾损伤的特征是抗氧化系统紊乱引起的小管损伤和随后的间质纤维化。FA 可导致啮齿动物的 AKI（Brade et al.，1970；Long et al.，2008），一定剂量的 FA 可在肾腔内形成晶体（Schmidt et al.，1973），高剂量的 FA 还可直接对肾小管上皮细胞产生毒性（Fink et al.，1987）。FA-AKI 的动物模型中发现肾脏发生脂质过氧化，谷胱甘肽代谢蛋白下调，这是典型的细胞铁死亡特征。研究发现铁死亡抑制剂 Fer-1 预处理后可改善小鼠肾功能，减少组织学损伤、氧化应激和肾小管细胞死亡（Martin-Sanchez et al.，2017）。考虑到铁死亡的免疫原性作用，研究者还观察到 Fer-1 显著降低了 IL-33、TNF-α、MCP-1 等表达，降低肾组织中巨噬细胞浸润。尽管 FA-AKI 增加了坏死性凋亡相关的 RIPK3 和混合谱系激酶域样蛋白（mixed lineage kinase domain like protein，MLKL）的表达，但使用 RIPK1 抑制剂或敲除 RIPK3、MLKL 均不能保护 FA 诱导的肾脏损伤。这些结果表明，尽管坏死相关蛋白在 AKI 中具有一定作用，但铁死亡才是 FA-AKI 的主要原因，而继发于铁死亡的免疫反应则可能进一步加重肾脏损伤（Martin-Sanchez et al.，2017）。

FG-4592 是缺氧诱导因子的羟化酶抑制剂，有研究报道了 FG-4592 预处理在 FA 诱导的急性肾损伤早期的保护作用以及对肾纤维化进展的长期影响。小鼠经 FA 注射前 2 天给予 FG-4592，在 FA 注射后第 2 天，经 FG-4592 预处理的小鼠的生化和组织学指标显示，与未经 FG-4592 预处理的小鼠相比，经 FG-4592 预处理的小鼠肾功能明显改善；同时，组织中铁、丙二醛和 4-羟基壬烯醛的含量显著降低，表明铁的积累和脂质过氧化均受到抑制。与此同时，HIF-1α（hypoxia-inducible factor，HIF）mRNA 表达上调，Nrf2 激活，表现为核易位增加，下游蛋白包括 HO-1、GPX4、胱氨酸/谷氨酸转运体等表达增加。这些结果表明，在 FA 诱导的肾脏损伤早期，FG-4592 预处理通过 Akt/GSK-3 调控 Nrf2 的激活来降低铁死亡，进而保护肾脏免受损伤并延缓纤维化的进展（Li et al.，2020b）。

30.3.3　铁死亡与化合物诱导的急性肾损伤

药物和有毒化合物的肾毒性也是造成 AKI 的常见原因。顺铂是一种广泛应用的抗肿瘤药物，而肾毒性是其主要副作用。顺铂诱导的体外细胞毒性模型和体内急性肾功能衰竭实验表明，暴露于顺铂会导致铁含量显著增加（Baliga et al.，1998）。使用去铁胺可显著抑制顺铂引起的急性肾功能衰竭，并具有组织学保护作用。在近端小管中，顺铂诱导的 FtH 敲除小鼠肾脏损伤比对照组小鼠更为严重（Zarjou et al.，2013）。这些研究间接表明，铁蛋白增多在顺铂诱导的肾损伤中发挥重要作用。

2019 年，Deng 等报道了铁死亡在顺铂诱导的 AKI 中的作用。研究显示，顺铂诱导小管细胞 HK-2 发生铁死亡，并伴随铁死亡相关指标如脂质过氧化、GPx4 活性、

NADPH、GSH 水平等的变化。顺铂诱导的 CD-1 小鼠肾脏损伤可被铁死亡抑制剂 Fer-1 所阻断。研究进一步证明了肌醇氧合酶（myo-inositol oxygenase，MIOX）在顺铂诱导的铁死亡中发挥重要作用，MIOX 过表达加重 AKI，而 MIOX 敲除则可减轻肾脏损伤（Deng et al.，2019）。Hu 等也报道了顺铂诱导的 AKI 中存在铁死亡，而维生素 D 受体（vitamin D receptor，VDR）可以通过抑制铁死亡减轻肾脏损伤。首先，作者发现，顺铂诱导小鼠肾脏组织中脂质氧化标志物 4-羟基壬烯醛（4-HNE）表达增加，抗氧化的 GPx4 表达降低。电镜结果也发现顺铂诱导组小鼠的肾脏组织细胞呈现线粒体膜增厚、线粒体嵴消失等显著的铁死亡细胞特征。给予铁死亡的抑制剂 Fer-1 可以显著降低顺铂诱导小鼠的血清肌酐及尿素氮水平，降低肾脏组织损伤及肾脏细胞死亡，证明了铁死亡在顺铂诱导的 AKI 中的作用。已知 VDR 具有肾脏保护作用，作者进一步研究发现，VDR 受体激动剂可以抑制顺铂诱导的 AKI，降低血清中肌酐、尿素氮水平。VDR 激动剂对 AKI 的作用可能是通过抑制铁死亡介导的，其能显著降低 4-HNE 和 MDA 水平，增加 GPx4 表达。而与野生型小鼠相比，VDR 敲除小鼠表现出更多的铁死亡细胞和更严重的肾损伤，并显著降低 GPx4 表达。最后研究还发现，GPx4 可能是 VDR 的靶基因，敲除 GPx4 能抑制 VDR 激动剂的作用。这篇文章明确报道了铁死亡在顺铂诱导的 AKI 中的重要作用，并且表明铁死亡可能是 AKI 治疗的有效靶点（Hu et al.，2020）。脑内 Ras 同源物（Ras homolog enriched in brain，Rheb1）是一种小的 GTPase，在调节细胞生长、分化和生存中起着至关重要的作用。AKI 患者和顺铂作用的小鼠肾小管中 Rheb1 信号通路被激活。与对照组相比，小管 Rheb1$^{-/-}$ 特异性缺失的小鼠在出生后 2 个月内表现正常，但在顺铂注射后出现了更严重的肾功能障碍、小管细胞死亡，包括凋亡、坏死、铁死亡增多，以及线粒体缺陷和 PGC-1 表达减少。在体外培养的小管细胞中，Rheb1 敲除促进顺铂诱导的细胞死亡和线粒体损伤。该研究揭示 Rheb1 可能通过维持线粒体稳态及抑制铁死亡来保护顺铂诱导的 AKI（Lu et al.，2020）。

镉可以诱导 AKI，其作用可能也与肾小管细胞铁死亡有关。活化蛋白受体样激酶（activin receptor-like kinase，ALK）4/5，又称活化转化生长因子（TGF）β 受体，参与应激诱导的肾损伤。研究发现，ALK4/5 信号与镉和 erastin 诱导的细胞死亡有关，但与山梨醇或顺铂诱导的细胞凋亡无关。镉暴露可提高 Smad3 磷酸化水平，而 ALK4/5 抑制剂 SB431542 或 SB505124 抑制了镉诱导的 HK-2 细胞死亡，沉默 ALK4 或 Smad3 可以抑制镉诱导的细胞死亡。此外，ALK4/5 抑制剂 SB431542 或 SB505124 可以通过激活 Nrf2 信号抑制 erastin 诱导的铁死亡（Fujiki et al.，2019）。

草酸盐诱导的肾脏毒性也存在铁死亡，可被铁死亡特异性抑制剂 Fer-1 所阻断（Linkermann et al.，2014a）。庆大霉素、丙三醇、环孢霉素 A 诱导的 AKI 都与氧化应激有关。庆大霉素可以在体内外诱导活性氧代谢物的产生，并能促进铁离子的释放。清除氧自由基或给予铁螯合剂均能阻断庆大霉素诱导的肾损伤。环孢霉素 A 也能诱导氧化脂质的产生，而抗氧化剂能抑制环孢霉素 A 诱导的 AKI（Baliga et al.，1997）。叔丁基过氧化氢（tBHP）以铁依赖的方式损伤新鲜分离的近端小管，并伴随脂质过氧化物的产生，而亲脂性抗氧化剂二苯基-对-苯二胺（DPPD）可抑制这一作用（Sogabe et al.，1996）。这些研究均提供了直接或间接证据，表明铁死亡在化合物诱导的 AKI 中发挥重要作用。

30.3.4　铁死亡与横纹肌溶解诱导的急性肾损伤

剧烈运动、直接创伤、肌肉的新陈代谢变化，以及化学、物理或生物制剂的毒性作用和遗传因素可引起横纹肌溶解（rhabdo-myolysis，RM）（Brumback et al.，1995；Gagliano et al.，2009；Patel et al.，2009）。RM 引起的肾功能衰竭占所有急性肾功能衰竭病例的 15%（Boutaud and Roberts，2011）。既往研究表明，肾内肌红蛋白（myoglobin，Mb）的积累是导致肾损伤的主要机制。在肌细胞裂解后，大量的盐、酶释放在循环中（Huerta-Alardin et al.，2005；Knochel，1993），导致循环的 Mb 沉积在肾脏，引起肾小管阻塞和坏死，并伴有肾血管强烈收缩（Cabral et al.，2020）。对 RM 诱导的 AKI 的研究表明，Mb 代谢产生的 Fe^{2+} 直接诱导近端小管上皮细胞的脂质过氧化，可能是 RM 导致肾损伤的重要机制（Fahling et al.，2013）。肾脏中 Mb 降解释放的游离铁通过 Fenton 反应的催化作用参与氧化物质的产生。研究表明，铁螯合剂去铁胺可以减轻 RM 诱导的大鼠肾损伤（Paller，1988），抑制直接暴露于 Mb 诱导的体外细胞毒性（Zager and Burkhart，1997）。铁蛋白（由重链和轻链两种类型的 24 个亚基组成）在铁代谢中起核心作用。铁蛋白重链（FtH）具有铁氧化酶活性，这是铁结合和限制毒性所必需的。在 RM 诱导的 AKI 模型中，重链铁蛋白敲除小鼠较野生型小鼠死亡率更高，肾脏损伤更严重，在 AKI 后 FtH（$PT^{-/-}$）小鼠的尿中，铁受体蛋白中性粒细胞明胶酶相关脂钙蛋白、血凝素和转铁蛋白水平升高。这些结果说明，重链铁蛋白 FtH 可保护肾小管免受损伤，近端小管 FtH 在 AKI 铁运输中发挥重要作用（Zarjou et al.，2013）。Guerrero-Hue 等研究发现在 RM 诱导的 AKI 中可能存在铁死亡，而强抗氧化剂姜黄素可以抑制铁死亡。铁死亡抑制剂 Fer-1 显著改善了肾脏功能，而 RIPK3 敲除未能起到保护作用。在培养的肾脏近曲小管细胞上，Mb 诱导铁死亡敏感的细胞死亡，而姜黄素可以显著抑制 Mb 诱导的细胞死亡。作者进一步研究发现，姜黄素通过 TLR4/NF-κB 轴抑制 Mb 诱导的炎症和氧化损伤。这篇文章首次明确报道了铁死亡在横纹肌溶解诱导的 AKI 中发挥重要作用（Guerrero-Hue et al.，2019）。

30.3.5　铁死亡与其他急性肾损伤

除了各种原因直接诱导的 AKI，AKI 还是严重急性胰腺炎（SAP）等的常见并发症。然而，铁死亡在 SAP 诱导的 AKI 中的作用尚未阐明。有研究通过将牛磺胆酸钠（5%）灌注于胆胰管建立大鼠 SAP 模型。SAP 诱导导致小鼠肾脏中铁含量增加，脂质过氧化增加，铁死亡相关蛋白和基因上调。SAP 后 24h，透射电镜证实了典型的铁死亡线粒体皱缩形态特征。此外，应用甲氧嘧啶-1 治疗可以降低 SAP 大鼠血清淀粉酶、TNF-α、IL-6、肌酐和尿素氮（BUN）水平，降低肾脏脂质过氧化，减轻胰腺和肾脏的组织病理学损伤。因此，靶向铁死亡或许可以作为治疗严重急性胰腺炎伴随的 AKI 的治疗方向（Ma et al.，2020）。

30.4　铁死亡与慢性肾病

慢性肾病（chronic kidney disease，CKD）是一种肾脏疾病，由于肾功能在数月或数年内逐渐丧失，CKD 常见的最终病理结局是肾纤维化，表现为肾小球硬化、间质纤维化、肾小管萎缩和持续性损伤（Webster et al.，2017）。长期以来，CKD 被认为是肾小管损伤中纤维坏死的前炎症驱动力。其被定义为肾小球滤过率降低、尿白蛋白排泄增加或两者兼备，全球患病率估计为 8%～16%。CKD 的并发症包括全因和心血管疾病死亡率增加、肾脏疾病进展、急性肾脏损伤、认知能力下降、贫血、骨骼疾病甚至骨折（Jha et al.，2013）。小管上皮细胞的固有特性使它们能够作为免疫应答者，并能释放生物活性介质如损伤相关分子模式（DAMP）。细胞死亡会引发强烈的促炎反应，越来越多的信息表明 Toll 样受体（TLR）、NOD 样受体和 NLRP3 炎性小体在肾脏疾病如 IRI、脓毒性 AKI、糖尿病肾病、单侧输尿管梗阻的发病中发挥重要作用（Leemans et al.，2014）。缺血、毒素和蛋白尿可引起肾小管损伤，继而引起炎症。反过来，炎症的加重导致细胞死亡，使管状损伤恶化形成一个不断扩大的循环，最终导致肾衰竭（Linkermann et al.，2014b）。

糖尿病肾脏肾病（diabetic kidney disease，DKD）指的是糖尿病（diabetes mellitus，DM）导致肾脏出现特定的病理结构和功能变化，多发生在 DM 和肾功能受损的患者中。DM 的临床表现以蛋白尿、高血压和肾功能的逐渐降低为主。糖尿病环境引起晚期糖基化终末产物的产生及循环，生长因子、血流动力学和激素变化，从而导致糖尿病肾病的发展和最终的终末期肾病（Umanath and Lewis，2018）。先前的多项研究表明，铁积聚可以增加氧化应激和降低抗氧化能力而增加糖尿病肾损伤（Dahan et al.，2018；Facchini and Saylor，2003；Gao et al.，2014；Zou et al.，2017）。研究发现，结合珠蛋白（haptoglobin，Hp）基因型（1-1 和 2-2）是糖尿病患者肾病进展的主要决定因素。Hp 2-2 糖尿病小鼠 Hb 清除率受损，近曲小管铁沉积和氧化应激增加，导致肾损伤增加。糖尿病肾病 Hp2-2 小鼠的近曲小管中铁沉积物的增加会影响到 α-klotho-VDR 轴，从而加重铁沉积物所诱发的近曲小管损伤。人、小鼠肾脏活检显示，Hp 2-2 基因型的近曲小管中铁沉积增加，同时伴有肾组织 α-klotho 和 VDR 表达明显降低，而 1-α-羟化酶在肾脏的表达明显升高。因此，铁-klotho-VDR 轴在糖尿病 Hp 2-2 近曲小管损伤中发挥重要作用（Dahan et al.，2018）。

铁是一种必需的微量元素。然而，过量的铁是有毒的，在糖尿病肾病的发病机制中发挥重要作用。研究将雄性大鼠随机分为 4 组：对照组、高铁组（300mg/kg 右旋糖酐铁）、糖尿病组（单剂量腹腔注射链脲佐菌素）、高铁+糖尿病组。结果发现，高铁+糖尿病组肾脏病理改变程度更大，体重下降明显，相对肾脏重量和大鼠肾脏铁积累均明显增加。此外，高铁+糖尿病组大鼠肾脏中的丙二醛含量显著增加，谷胱甘肽过氧化物酶降低。然而，补充铁并没有进一步提高血糖水平。这些结果表明，铁可能通过增加氧化应激和降低抗氧化能力而不是促进血糖水平的升高来增加糖尿病性肾损伤，因而铁可能是糖尿病肾病的潜在辅因子，在糖尿病状态下严格控制铁是非常重要的（Gao et al.，2014）。有研究评估了限制碳水化合物、低铁、多酚（CR-LIPE）饮食是否比标准蛋白限制饮食更能延缓和改善 DKD 的预后。为此，将 191 例全部为 2 型糖尿病的患者随机分配至 CR-LIPE 或标准蛋白质限制剂组。在平均 3.9±1.8 年的随访期间，2 型糖尿病患者中有 19 名 CR-LIPE 患者（21%）和 31 名对照组患者（39%）的血清肌酐浓度增加了 1 倍（$P < 0.01$）。而接受肾脏替代疗法或死亡的患者在 CR-LIPE 组中有 18 例（20%），在对照组患者中却有 31 例（39%）（$P < 0.01$）。综上结果表明，CR-LIPE 比标准蛋白限制饮食在改善肾脏功能和患者生存率方面更加有效，也在一定程度上提示了铁可能在糖尿病

肾病预后中发挥作用（Facchini and Saylor，2003）。另有研究考察了铁螯合剂在糖尿病肾病（DN）中的作用及其机制。作者将糖尿病大鼠给予 50mg/(kg·d) 或 100mg/(kg·d) 的去铁胺，持续 20 周。结果显示，去铁胺治疗减轻了 DN 大鼠的炎症浸润和胶原纤维化，抑制 DN 大鼠肾组织中 NF-κB、MCP-1、COX-2 和硝基酪氨酸的表达。上述结果说明铁螯合剂去铁胺通过减轻肾脏氧化应激、炎症和纤维化，对糖尿病肾病具有保护作用（Zou et al.，2017）。

关于铁死亡在 DN 中的可能作用机制，我们课题组也进行了初步探索。铁死亡诱导剂 erastin 或 RSL3 在体外可诱导肾小管细胞死亡，而铁和 ACSL4 高表达可增强铁死亡敏感性。在链脲佐菌素（STZ）诱导的 db/db 小鼠建立的 DN 模型中，肾组织 ACSL4 表达水平、脂质过氧化产物和铁含量增加，GPx4 表达水平降低，提示铁死亡可能参与了 DN 的发展。ACSL4 抑制剂罗格列酮对 1 型糖尿病小鼠的血糖没有明显影响，但显著提高了小鼠的生存率，改善了肾功能，降低了脂质过氧化产物 MDA 和铁含量。综上所述，我们首次证实了 DN 中存在铁死亡，铁死亡可能是未来治疗 DN 的潜在方向（Wang et al.，2020）。

30.5　铁死亡与多囊肾病

多囊肾病（polycystic kidney disease，PKD）是儿童和成人终末期肾脏疾病的常见原因，主要表现为常染色体显性遗传性多囊性肾脏疾病（autosomal dominant polycystic kidney disease，ADPKD）和常染色体隐性遗传性多囊性肾脏疾病（autosomal recessive polycystic kidney disease，ARPKD）两种形式，均可以导致慢性肾脏疾病和终末期肾脏疾病（end-stage renal disease，ESRD）。ADPKD 是最常见的潜在致死性单基因疾病和最普遍的遗传性进行性肾脏疾病。胎儿尚在子宫内时肾囊肿就开始发展，囊肿的生成和增大贯穿患者的整个生命周期，囊肿增大导致总肾脏体积呈指数增加。通常在肾功能不全发生之前几十年（有时甚至在儿童时期）观察到临床症状，包括早发性高血压、腹胀和疼痛、血尿和尿路感染。而 ARPKD 是一种多囊肾病的罕见形式，症状更为严重，通常在围产期或婴儿期出现，该病的表现包括肝纤维化和肾脏肿大，囊肿通常会影响肾小管（Bergmann et al.，2018）。

PKD 中氯通道囊性纤维化跨膜电导调节剂（CFTR）和 TMEM16A 导致囊肿增大，最终诱发肾衰竭。利用 ADPKD 患者的组织标本、胚胎肾培养和 MDCK 细胞体外囊肿模型，发现人和小鼠多囊肾浆膜磷脂过氧化较高。浆膜磷脂过氧化激活肾 TMEM16A，其和肾囊肿体积增加相关。TMEM16A 促进了钙信号转导和对钙敏感的腺苷酸环化酶 ADCY1 的激活，从而进一步刺激 CFTR、抗氧化剂艾地苯醌和铁死亡抑制剂 Fer-1，显著延缓囊肿的扩大。这些研究结果表明，活性氧通过脂质过氧化作用促进囊肿进展，抑制铁死亡、抑制脂质过氧化和阻断 TMEM16A 是延缓 PKD 患者囊肿发展的有效治疗手段（Schreiber et al.，2019）。

30.6　铁死亡与肾细胞癌

肾细胞癌（renal cell carcinoma）又称肾癌或肾腺癌（adenocarcinoma of the kidney），是肾脏最常见的恶性肿瘤。肾癌是来源于肾实质泌尿小管上皮细胞的一种恶性肿瘤，主要分布于泌尿小管的各个位置，占成人恶性肿瘤的 2% ～ 3%。肾癌发病率在我国泌尿系肿瘤中仅次于膀胱癌，其以每年 2% 的增长速度逐年增高，男性发病率是女性的两倍。肾癌在组织病理学上可以分为多种类型，发生率 ≥ 5% 的主要亚型是肾透明细胞癌（ccRCC）、肾乳头状腺癌（pRCC）和肾嫌色细胞癌（chRCC），其余的亚型非常罕见（每种亚型的总发生率 ≤ 1%）（Moch et al.，2016）。如果肿瘤不符合任何亚型诊断标准，则被称为未分类的肾细胞癌（uRCC，约占总发生率的 4%）。目前，确定的肾癌主要危险因素包括肥胖、高血压、吸烟和使用非甾体类抗炎药。

代谢重编程是 ccRCC 的一个显著特征，ccRCC 以异常的脂质和糖原积累为特征，并对常规抗癌治疗不敏感。GPx4 是机体内广泛存在的一种重要的过氧化物分解酶，其缺失会直接诱导细胞发生铁死亡。对 177 个癌细胞株的敏感性分析显示，弥漫型大 B 细胞淋巴瘤和肾细胞癌对 GPx4 调控的铁死亡特别敏感（Yang et al.，2014）。研究显示 CCC 对铁死亡的敏感性可能与其独特的代谢状态有关。作者首先通过 CTRP 数据库筛选了对 CCC 可能敏感的化合物。结果发现 CCC 对传统化疗药不敏感，但对 GPx4 抑制剂如 RSL3、ML210 异常敏感。同样，敲除 GPx4 也能够强效杀伤 CCC。进一步，作者通过 CRISPR 技术和脂质代谢组学分析，发现低氧诱导因子-2α（HIF-2α）可能是这一现象的驱动因素。HIF-2α 可以通过激活低氧诱导的脂滴相关蛋白（lipid droplet-associated protein，HILPDA）的表达，选择性富集多不饱和脂质，而多不饱和脂质可以显著促进铁死亡的发生。该研究表明，靶向 GPx4，诱导铁死亡可能为 CCC 的治疗提供新的方向（Zou et al.，2019）。

研究利用营养消耗、功能性 RNAi 筛选和抑制剂治疗分析了一组 ccRCC 细胞系的代谢依赖性。研究发现 ccRCC 细胞对谷氨酰胺或胱氨酸的消耗高度敏感，这两种氨基酸是合成谷胱甘肽（GSH）所必需的。此外，GSH 生物合成途径的酶或谷胱甘肽过氧化物酶的失活（这些酶依赖 GSH 去除细胞中的氢过氧化物）选择性地降低了 ccRCC 细胞的活力，但不影响非恶性肾上皮细胞的生长，即抑制谷胱甘肽的合成能够诱导癌细胞发生铁死亡。VHL 是 ccRCC 中主要的肿瘤抑制因子，VHL 的缺失会抑制缺氧诱导因子 HIF-1α 和 HIF-2α 降解。通过外源性表达 pVHL 来恢复 VHL 的功能，能够修复 ccRCC 细胞的氧化代谢，并使其对铁死亡的诱导不敏感。VHL 重组细胞也表现出脂质储存减少，与氧化磷酸化和脂肪酸代谢相关的基因表达增多。重要的是，抑制 β-氧化或线粒体 ATP 合成可以恢复 VHL 重建细胞的铁死亡敏感性。同时研究发现，抑制谷胱甘肽合成可以阻止小鼠 myc 依赖的肾癌肿瘤生长，揭示降低脂质代谢可以阻断肾癌细胞的铁死亡（Miess et al.，2018）。

有研究分析了 GSCA 数据库中 32 种癌症类型中铁死亡相关基因（ferroptosis-related gene，FRG）的临床意义。在 36 个 FRG 中检测到 2% ～ 82% 的突变率。癌症基因组图谱数据库显示，与正常肾脏组织相比，肾透明细胞癌中 36 个 FRG 有 30 个出现差异表达

（上调或下调）（$n=72$）。通过共识聚类分析，在 ccRCC 组织中发现了两个基于相似共表达的 FRG 簇。随后通过 LASSO 回归分析建立了基于 5 个风险相关 FRG（CARS、NCOA4、FANCD2、HMGCR、SLC7A11）的新的生存模型，发现高 FANCD2、CARS、SLC7A11 表达及低 HMGCR、NCOA4 表达均与 ccRCC 患者的高危性相关。多因素分析显示，风险评分、年龄、分期、分级是影响 ccRCC 预后的独立危险因素。这些结果表明，基于这 5 种 FRG 的风险相关生存模型能够准确预测 ccRCC 患者的预后，提示 FRG 可能是几种癌症类型中潜在的判定预后的生物标志物和治疗靶点（Wu et al.，2020）。

遗传性平滑肌瘤合并肾细胞癌（hereditary leiomyomatosis and renal cell cancer，HLRCC）是一种以克雷布斯循环酶富马酸水合酶（fumarate hydratase，FH）失活为特征的遗传性癌症综合征。HLRCC 患者发展为 2 型乳头状肾癌的风险很高，目前的放疗、免疫治疗和化疗均难以将其治愈。有研究证明，FH 失活（FH$^{-/-}$）能够促进铁死亡诱导剂引起的细胞死亡。研究评估了 9 种不同药物对 NCI-60 细胞系的毒性作用，结果表明铁死亡诱导剂对 FH$^{-/-}$细胞株 UOK262 具有选择性毒性，且 UOK262-FH$^{-/-}$细胞对 4 种不同的铁死亡诱导剂都表现较强的敏感性。FH$^{-/-}$对铁死亡的敏感性归因于 GPx4 功能失调，它是细胞抵抗铁死亡的主要防御因子。研究发现 GPx4 的 C93 很容易被 FH$^{-/-}$条件下积累的富马酸酯翻译后修饰，从而抑制 GPx4 的活性（Kerins et al.，2018）。HLRCC 患者在遗传上易患皮肤平滑肌瘤、子宫肌瘤和 2 型乳头状形态的侵袭性肾癌。在这些肿瘤组织中，通常会检测到 FH 位点杂合子缺失导致 FH 酶促功能完全丧失。在过去 20 年的报道中，分子途径的阐明、基因组研究和系统的遗传学筛查已经确定了几个 FH 失活驱动的通路改变，以及专门针对 FH$^{-/-}$肿瘤细胞的合理的治疗策略。这些治疗策略包括诱导铁死亡、促进氧化应激和改变代谢（Ooi，2020）。另有研究利用癌症基因组图谱数据库中的表达谱、蛋白质组学和表观遗传学对铁相关基因的改变进行了系统的表征。在 14 种癌症中存在多个铁相关基因的失调，其中一些异位改变可能与异常的 DNA 甲基化有关。同时，多种基因与患者生存率显著相关，尤其是肾透明细胞癌，并提出铁靶向治疗癌症的潜在意义（Zhang et al.，2020b）。

肾癌和卵巢癌的铁死亡敏感性分别通过 TAZ-EMP1-NOX4 和 TAZ-ANGPTL4-NOX2 途径受细胞密度调控。这些发现揭示了 TAZ 是一种新的铁死亡基因决定因子，触发铁死亡可能对 TAZ 激活的肿瘤有治疗潜力（Yang and Chi，2020）。研究发现，细胞密度和融合程度对铁死亡的敏感性有很大影响。细胞密度调节了 Hippo-YAP/TAZ 通路，TAZ 在 RCC 中大量表达，并发生密度依赖的核或细胞质转位。TAZ 去除可增强对铁死亡的抗性，而过表达 TAZS89A 可使细胞对铁死亡敏感。此外，TAZ 调节上皮膜蛋白 1（EMP1）的表达，而 EMP1 反过来诱导烟酰胺腺嘌呤二核苷酸磷酸（NADPH）氧化酶 4（nicotinamide adenine dinucleotide phosphate oxidase 4，NOX4）的表达，这是一种肾丰富的活性氧生成酶，对铁死亡至关重要。这些结果表明，TAZ 通过调控 EMP1-NOX4 介导细胞密度调节的铁死亡，提示其对 RCC 等 TAZ 激活的肿瘤具有治疗潜力（Yang et al.，2019）。

肾癌细胞的代谢特征可能决定了其对铁死亡的特异敏感性，靶向铁死亡将为肾癌的治疗提供有效的策略，而铁死亡通路的相关研究也将为肾癌提供新的治疗靶点。同时，细胞铁死亡所引发的免疫反应，将提示我们诱导肾癌细胞铁死亡同时联合免疫疗法（如免疫检查点抑制剂）可能会取得更好的疗效，而相关作用还需要进一步的研究证实。

30.7　铁死亡与其他肾病

肾毒性是很多药物的毒副作用之一。奥美拉唑是一种用于治疗消化性溃疡和胃食管反流疾病的质子泵抑制剂，已被证实与慢性肾病和急性间质性肾炎有关。然而，奥美拉唑是否对肾细胞有毒性作用尚不清楚。奥美拉唑对某些肿瘤细胞具有致死作用，而细胞死亡是肾脏疾病发生的关键病理过程。体外通过在 HK-2 细胞、小鼠永生化小管上皮细胞 MCT 以及原代人的肾小管细胞 RPTEC 中给予不同剂量的奥美拉唑，发现奥美拉唑可以浓度依赖性的方式诱导细胞死亡。奥美拉唑诱导的细胞死亡具有坏死特征，如 annexin V/7-AAD 染色阳性、LDH 释放、空泡化、染色质不规则浓缩等，而铁超载加重了其引起的细胞死亡。此外，奥美拉唑诱导 caspase-3 弱激活，但使用 caspase 抑制剂、坏死抑制剂 necrostatin-1 和铁死亡抑制剂 Fer-1 并不能逆转奥美拉唑导致的细胞死亡。然而，奥美拉唑促进了线粒体和溶酶体的强氧化应激反应，抗氧化剂 N-乙酰半胱氨酸降低了氧化应激和细胞死亡。奥美拉唑可导致 C57BL/6 小鼠肾小管细胞死亡增加、肾损伤和氧化应激的标志物 NGAL 及 HO-1 表达上调。总之，奥美拉唑的肾毒性可能与氧化应激和肾小管细胞死亡相关，抗氧化剂 NAC 可改善奥美拉唑引起的肾毒性（Fontecha-Barriuso et al.，2020）。虽然氧化应激损伤介导了奥美拉唑引起的肾毒性，而铁超载也能加重肾脏近曲小管死亡，但是缺乏铁死亡参与奥美拉唑引起肾毒性的直接证据，也未能明确奥美拉唑诱导的细胞真正死亡方式。尽管铁死亡抑制剂在体外不能抑制奥美拉唑诱导的细胞死亡，但铁死亡是否在体内参与其肾毒性还有待进一步研究，而其他类型质子泵抑制剂的肾毒性作用机制也有待进一步探讨。

美拉德反应又称为"非酶棕色化反应"，是法国化学家 L.C.Maillard 在 1912 年提出的。美拉德反应是广泛存在于食品工业中的一种非酶褐变，是羰基化合物（还原糖类）和氨基化合物（氨基酸和蛋白质）间的反应，经过复杂的历程最终生成棕色甚至是黑色的大分子物质——类黑精（或称拟黑素），所以又称羰氨反应。食品加热过程中产生的美拉德反应产物（Maillard reaction product，MRP）可能对人体健康产生不良影响。在研究中，作者构建了原代肾和小鼠毒性模型，并通过体外细胞活力测定、体内生物标志物分析和病理染色等方法研究了糠氨酸的毒性作用。在急性毒性模型中，通过采用超高效液相色谱法测定小鼠血液和肾脏组织中糠氨酸含量，代谢组学分析显示磷脂酰乙醇胺（PE；18：0/16：1）为肾脏特异性代谢物。因此，通过实时荧光定量、Western blotting 和表面等离子体共振等方法验证了糠氨酸在激活铁死亡中的作用。此外，通过对糠氨酸和其他 MRP（吡咯啉和 HMF）的结构活性关系研究，验证了呋喃环是主要活性基团，可通过激活铁死亡途径对肾细胞产生毒性。本研究为糠氨酸的整体毒性提供了重要的新证据，揭示了其靶器官和潜在毒性的分子机制。这些发现应该提醒食品加工业在过度加热过程中可能产生的有毒产品，并提倡监测热处理食品中的糠氨酸水平（Li et al.，2020a）。

30.8　总结与展望

本章综述了最近证实的一种调节性细胞死亡形式——铁死亡在各种肾脏疾病病理过程中的作用。铁死亡是一种调节性坏死的死亡形式，其特征是铁依赖的脂质过氧化。虽然铁死亡作用最早发现于癌细胞，但越来越多的研究证实其参与了多种疾病的发生发展，更被证明在 AKI、CKD、PKD、肾细胞癌等一系列肾脏疾病中发挥了重要作用。大量的基础研究也证实，铁死亡参与多种类型的肾脏疾病（图 30-1）。铁死亡的主要机制是 X_c^- 系统阻断、谷胱甘肽耗竭、GPx4 失活、脂质过氧化氢积累。许多肾脏疾病的病理过程与这些机制是一致的，可以被铁死亡抑制剂（Fer-1、维生素 E、艾地苯醌）或诱导剂（erastin，RSL3）所调控。与其他类型细胞相比，肾脏管状细胞具有非常旺盛的氧化代谢，产生大量 ROS，因此更容易发生细胞铁死亡。这些信号通路在肾脏细胞中是常见的还是疾病特异性的尚不清楚。事实上，铁死亡可能是一个早期事件，通过招募炎症和其他形式的调节性坏死来驱动肾损伤的不断扩大。多项研究表明铁死亡可能是治疗肾脏疾病的一个有效靶点，在急性或慢性肾损伤中抑制铁死亡或在肾细胞癌中促进铁死亡，都可能成为相关疾病的有效治疗策略（图 30-2）。

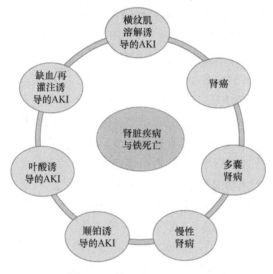

图 30-1　铁死亡与肾脏疾病

铁死亡特异性阻断剂 Fer-1 的固有不稳定性阻断了其临床应用，而新型铁死亡抑制剂的合成将有助于靶向铁死亡的实际应用（Hofmans et al.，2016）。核因子红样 2 相关因子 2（Nrf2）是一种转录因子，在铁死亡中发挥重要作用，目前几种 Nrf2 激活剂正处于不同的临床开发阶段，并正用于慢性肾病的临床试验，包括糖尿病肾病、阿尔波特综合征、常染色体显性多囊肾病和局灶节段性肾小球硬化（Ito et al.，2020）。因此，得益于铁死亡的基础研究，铁死亡信号通路越来越多的关键节点分子被发现，而以此为基础筛选特异性的铁死亡抑制剂，更将加速铁死亡的临床应用。在临床试验中，我们设想，可以从试验铁死亡抑制剂能否在移植过程中保护肾脏不受缺血再灌注损伤开始，考察铁死亡抑制剂的可能疗效。而开发更适合体内使用的铁死亡抑制剂，阐明铁死亡抑制剂治疗的最佳时间和铁死亡在慢性肾病中的作用，还需要进一步研究。此外，自 2012 年首次发现铁死亡以来，关于肾脏的相关研究报道并不多，而受限于目前对铁死亡的研究，很多未知的问题尚未解决。铁死亡作为肾脏疾病中重要的细胞死亡形式之一，对其深入研究将为诊断和治疗干预提供新的机会。

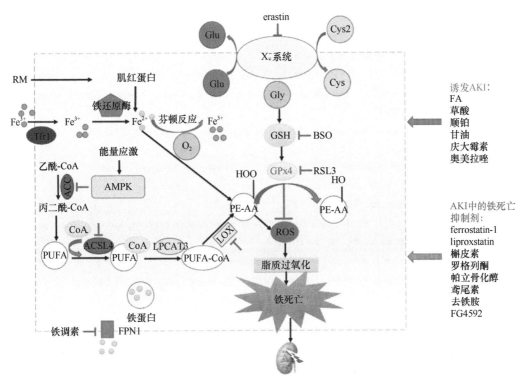

图 30-2　肾脏疾病中的铁死亡通路

花生四烯酸（AA）的酯化反应，会增加脂质合酶（LOX）氧化的磷脂酰乙醇胺-AA 增加，细胞外 Fe^{3+} 通过与 TfR1 结合进入细胞内，经铁还原酶还原成 Fe^{2+}，在氧气的参与下发生芬顿反应导致参与细胞铁死亡。ACSL4 和 LPCAT3 介导了 AA-PE 种的产生，促进铁死亡。相比之下，谷胱甘肽过氧化物酶 4（GPx4）可降低脂质氢过氧化物（L-OOH）产生氧化谷胱甘肽（GSSG）并负向调节铁死亡。X_c^- 抗转运体的抑制剂、谷胱甘肽的合成和 GPx4 活性的抑制剂，都可以降低细胞的抗氧化能力。铁螯合剂、脂质过氧化清除剂、磷脂合成抑制剂、LOX、亲脂性抗氧化剂均可有效地防止铁死亡。FA, folic acid, 叶酸；LOX, lipoxygenase, 脂氧化酶；AA, arachidonic acid, 花生四烯酸；PUFA, polyunsaturated fatty acid, 多不饱和脂肪酸；GPx4, glutathione peroxidase 4, 谷胱甘肽过氧化物酶 4；GSH, glutathione, 谷胱甘肽；ASCL4, Acyl-CoA synthetase long-chain family member 4, 酰基辅酶 A 合成酶长链家族成员 4；LPCAT3, lysophosphatidylcholine acyltransferase 3, 溶血磷脂酰胆碱酰基转移酶 3；FPN1, ferroportin 1, 铁转运蛋白；TfR, transferrin, 铁转运蛋白受体；BSO, buthionine-(S,R)-sulfoximine, 丁硫氨酸-(S,R)-亚磺酰亚胺；AMPK, adenosine monophosphate activated protein kinase, 单磷酸腺苷活化蛋白激酶；ROS, reactive oxygen species, 活性氧；RM, rhabdomyolysis, 横纹肌溶解

参 考 文 献

Adedoyin O, Boddu R, Traylor A, et al. 2018. Heme oxygenase-1 mitigates ferroptosis in renal proximal tubule cells. American Journal of Physiology Renal Physiology, 314(5): F702-F14.

Andrews N C, Schmidt P J. 2007. Iron homeostasis. Annual Review of Physiology, 69: 69-85.

Baliga R, Ueda N, Shah S V. 1993. Increase in bleomycin-detectable iron in ischaemia/reperfusion injury to rat kidneys. The Biochemical Journal, 291(Pt 3): 901-905.

Baliga R, Ueda N, Walker P D, et al. 1997. Oxidant mechanisms in toxic acute renal failure. American Journal of Kidney Diseases, 29(3): 465-477.

Baliga R, Zhang Z, Baliga M, et al. 1998. In vitro and in vivo evidence suggesting a role for iron in cisplatin-induced nephrotoxicity. Kidney International, 53(2): 394-401.

Bergmann C, Guay-Woodford L M, Harris P C, et al. 2018. Polycystic kidney disease. Nature Reviews

Disease Primers, 4(1): 50.

Boutaud O, Roberts L J, 2ND. 2011. Mechanism-based therapeutic approaches to rhabdomyolysis-induced renal failure. Free Radical Biology & Medicine, 51(5): 1062-1067.

Brade W, Herken H, Merker H J. 1970. Regeneration of renal tubular cells after lesion by temporary ischaemia, folic acid, and 2, 4, 5-triamino 6-styrylpyrimidine. Naunyn-Schmiedebergs Archiv Fur Pharmakologie, 266(1): 95-100.

Brumback R A, Feeback D L, Leech R W. 1995. Rhabdomyolysis following electrical injury. Seminars in Neurology, 15(4): 329-334.

Cabral B M I, Edding S N, Portocarrero J P, et al. 2020. Rhabdomyolysis. Disease-a-month, 66(8): 101015.

Chawla L S, Kimmel P L. 2012. Acute kidney injury and chronic kidney disease: an integrated clinical syndrome. Kidney International, 82(5): 516-524.

Chen J, Muntner P, Hamm L L, et al. 2004. The metabolic syndrome and chronic kidney disease in U. S. adults. Annals of Internal Medicine, 140(3): 167-174.

Choi N, Whitlock R, Klassen J, et al. 2019. Early intraoperative iron-binding proteins are associated with acute kidney injury after cardiac surgery. The Journal of Thoracic and Cardiovascular Surgery, 157(1): 287-297 e2.

Coca S G, Singanamala S, Parikh C R. 2012. Chronic kidney disease after acute kidney injury: a systematic review and meta-analysis. Kidney International, 81(5): 442-448.

Dahan I, Thawho N, Farber E, et al. 2018. The Iron-Klotho-VDR axis is a major determinant of proximal convoluted tubule injury in haptoglobin 2-2 genotype diabetic nephropathy patients and mice. Journal of Diabetes Research, 2018: 7163652.

Deng F, Sharma I, Dai Y, et al. 2019. Myo-inositol oxygenase expression profile modulates pathogenic ferroptosis in the renal proximal tubule. The Journal of Clinical Investigation, 129(11): 5033-5049.

Doll S, Proneth B, Tyurina Y Y, et al. 2017. ACSL4 dictates ferroptosis sensitivity by shaping cellular lipid composition. Nature Chemical Biology, 13(1): 91-98.

Drakesmith H, Nemeth E, Ganz T. 2015. Ironing out ferroportin. Cell Metabolism, 22(5): 777-787.

EL Mjiyad N, Caro-Maldonado A, Ramirez-Peinado S, et al. 2011. Sugar-free approaches to cancer cell killing. Oncogene, 30(3): 253-264.

Eleftheriadis T, Pissas G, Antoniadi G, et al. 2018. Cell death patterns due to warm ischemia or reperfusion in renal tubular epithelial cells originating from human, mouse, or the native hibernator hamster. Biology, 7(4): 48.

Eleftheriadis T, Pissas G, Liakopoulos V, et al. 2019. Factors that may protect the native hibernator syrian hamster renal tubular epithelial cells from ferroptosis due to warm anoxia-reoxygenation. Biology, 8(2): 22.

Facchini F S, Saylor K L. 2003. A low-iron-available, polyphenol-enriched, carbohydrate-restricted diet to slow progression of diabetic nephropathy. Diabetes, 52(5): 1204-1209.

Fähling M, MATHIA S, PALIEGE A, et al. 2013. Tubular von Hippel-Lindau knockout protects against rhabdomyolysis-induced AKI. Journal of the American Society of Nephrology, 24(11): 1806-1819.

Fink M, Henry M, Tange J D. 1987. Experimental folic acid nephropathy. Pathology, 19(2): 143-149.

Fontecha-Barriuso M, Martin-Sanchez D, Martinez-Moreno J M, et al. 2020. Molecular pathways driving omeprazole nephrotoxicity. Redox Biology, 32: 101464.

Friedmann Angeli J P, Schneider M, Proneth B, et al. 2014. Inactivation of the ferroptosis regulator GPx4 triggers acute renal failure in mice. Nature Cell Biology, 16(12): 1180-1191.

Fujiki K, Inamura H, Sugaya T, et al. 2019. Blockade of ALK4/5 signaling suppresses cadmium- and erastin-induced cell death in renal proximal tubular epithelial cells via distinct signaling mechanisms. Cell Death and Differentiation, 26(11): 2371-2385.

Gagliano M, Corona D, Giuffrida G, et al. 2009. Low-intensity body building exercise induced rhabdomyolysis: a case report. Cases Journal, 2(1): 7.

Gao W, Li X, Gao Z, et al. 2014. Iron increases diabetes-induced kidney injury and oxidative stress in rats. Biological Trace Element Research, 160(3): 368-375.

Garrick M D, Garrick L M. 2009. Cellular iron transport. Biochimica et Biophysica Acta, 1790(5): 309-325.

Green D R, Galluzzi L, Kroemer G. 2014. Cell biology. Metabolic control of cell death. Science, 345(6203): 1250256.

Guerrero-Hue M, Garcia-Caballero C, Palomino-Antolin A, et al. 2019. Curcumin reduces renal damage associated with rhabdomyolysis by decreasing ferroptosis-mediated cell death. FASEB Journal: Official Publication of the Federation of American Societies for Experimental Biology, 33(8): 8961-8975.

Hardie D G, Ross F A, Hawley S A. 2012. AMPK: a nutrient and energy sensor that maintains energy homeostasis. Nature Reviews Molecular Cell Biology, 13(4): 251-262.

Hardie D G, Schaffer B E, Brunet A. 2016. AMPK: an energy-sensing pathway with multiple inputs and outputs. Trends in Cell Biology, 26(3): 190-201.

Harrison P M, Arosio P. 1996. The ferritins: molecular properties, iron storage function and cellular regulation. Biochimica et Biophysica Acta, 1275(3): 161-203.

Ho J, Lucy M, Krokhin O, et al. 2009. Mass spectrometry-based proteomic analysis of urine in acute kidney injury following cardiopulmonary bypass: a nested case-control study. American Journal of Kidney Diseases, 53(4): 584-595.

Ho J, Reslerova M, Gali B, et al. 2011. Urinary hepcidin-25 and risk of acute kidney injury following cardio-pulmonary bypass. Clinical Journal of the American Society of Nephrology, 6(10): 2340-2046.

Hofmans S, Vanden Berghe T, Devisscher L, et al. 2016. Novel ferroptosis inhibitors with improved potency and ADME properties. Journal of Medicinal Chemistry, 59(5): 2041-2053.

Hu Z, Zhang H, Yi B, et al. 2020. VDR activation attenuate cisplatin induced AKI by inhibiting ferroptosis. Cell Death & Disease, 11(1): 73.

Huang L L, Liao X H, Sun H, et al. 2019. Augmenter of liver regeneration protects the kidney from ischaemia-reperfusion injury in ferroptosis. Journal of Cellular and Molecular Medicine, 23(6): 4153-4164.

Huerta-Alardin A L, Varon J, Marik P E. 2005. Bench-to-bedside review: Rhabdomyolysis—an overview for clinicians. Critical Care, 9(2): 158-169.

Ito M, Tanaka T, Nangaku M. 2020. Nuclear factor erythroid 2-related factor 2 as a treatment target of kidney diseases. Current opinion in Nephrology and Hypertension, 29(1): 128-135.

Jang H R, Rabb H. 2009. The innate immune response in ischemic acute kidney injury. Clinical Immunology, 130(1): 41-50.

Jha V, Garcia-Garcia G, Iseki K, et al. 2013. Chronic kidney disease: global dimension and perspectives. Lancet, 382(9888): 260-272.

Kerins M J, Milligan J, Wohlschlegel J A, et al. 2018. Fumarate hydratase inactivation in hereditary leiomyomatosis and renal cell cancer is synthetic lethal with ferroptosis induction. Cancer Science, 109(9): 2757-2766.

Knochel J P. 1993. Mechanisms of rhabdomyolysis. Current Opinion in Rheumatology, 5(6): 725-731.

Knovich M A, Storey J A, Coffman L G, et al. 2009. Ferritin for the clinician. Blood Reviews, 23(3): 95-104.

Leaf D E, Rajapurkar M, Lele S S, et al. 2014. Plasma catalytic iron, AKI, and death among critically ill patients. Clinical Journal of the American Society of Nephrology, 9(11): 1849-1856.

Leaf D E, Rajapurkar M, Lele S S, et al. 2015. Increased plasma catalytic iron in patients may mediate acute kidney injury and death following cardiac surgery. Kidney International, 87(5): 1046-1054.

Lee H, Zandkarimi F, Zhang Y, et al. 2020. Energy-stress-mediated AMPK activation inhibits ferroptosis. Nature Cell Biology, 22(2): 225-234.

Leemans J C, Kors L, Anders H J, et al. 2014. Pattern recognition receptors and the inflammasome in kidney disease. Nature Reviews Nephrology, 10(7): 398-414.

Lele S S, Mukhopadhyay B N, Mardikar M M, et al. 2013. Impact of catalytic iron on mortality in patients with acute coronary syndrome exposed to iodinated radiocontrast-The Iscom Study. American Heart Journal, 165(5): 744-751.

Li H, Yang H, Li P, et al. 2020. Maillard reaction products with furan ring, like furosine, cause kidney injury through triggering ferroptosis pathway. Food Chemistry, 319: 126368.

Li X, Zou Y, Xing J, et al. 2020. Pretreatment with Roxadustat (FG-4592) Attenuates Folic Acid-Induced Kidney Injury through Antiferroptosis via Akt/GSK-3beta/Nrf2 Pathway. Oxidative Medicine and Cellular Longevity, 2020(6286984).

Li Y T, Hsieh Y L, Henion J D, et al. 1993. Studies on heme binding in myoglobin, hemoglobin, and cytochrome c by ion spray mass spectrometry. Journal of the American Society for Mass Spectrometry, 4(8): 631-637.

Lin A, Yao J, Zhuang L, et al. 2014. The FoxO-BNIP3 axis exerts a unique regulation of mTORC1 and cell survival under energy stress. Oncogene, 33(24): 3183-3194.

Linkermann A, Brasen J H, Darding M, et al. 2013. Two independent pathways of regulated necrosis mediate ischemia-reperfusion injury. Proceedings of the National Academy of Sciences of the United States of America, 110(29): 12024-12029.

Linkermann A, Skouta R, Himmerkus N, et al. 2014. Synchronized renal tubular cell death involves ferroptosis. Proceedings of the National Academy of Sciences of the United States of America, 111(47): 16836-16841.

Linkermann A, Stockwell B R, Krautwald S, et al. 2014. Regulated cell death and inflammation: an auto-amplification loop causes organ failure. Nature Reviews Immunology, 14(11): 759-767.

Long D A, Price K L, Ioffe E, et al. 2008. Angiopoietin-1 therapy enhances fibrosis and inflammation following folic acid-induced acute renal injury. Kidney International, 74(3): 300-309.

Lu Q, Wang M, Gui Y, et al. 2020. Rheb1 protects against cisplatin-induced tubular cell death and acute kidney injury via maintaining mitochondrial homeostasis. Cell Death & Disease, 11(5): 364.

Ma D, Li C, Jiang P, et al. 2020. Inhibition of ferroptosis attenuates acute kidney injury in rats with severe Acute Pancreatitis. Digestive Diseases and Sciences, 66(2): 483-492.

Malek M, Nematbakhsh M. 2015. Renal ischemia/reperfusion injury; from pathophysiology to treatment. Journal of Renal Injury Prevention, 4(2): 20-27.

Martinkova M, Kitanishi K, Shimizu T. 2013. Heme-based globin-coupled oxygen sensors: linking oxygen binding to functional regulation of diguanylate cyclase, histidine kinase, and methyl-accepting chemotaxis. The Journal of Biological Chemistry, 288(39): 27702-27711.

Martin-Sanchez D, Ruiz-Andres O, Poveda J, et al. 2017. Ferroptosis, but not necroptosis, is important in nephrotoxic folic acid-induced AKI. Journal of the American Society of Nephrology, 28(1): 218-229.

Mccullough K, Bolisetty S. 2020. Ferritins in kidney disease. Seminars in Nephrology, 40(2): 160-172.

Miess H, Dankworth B, Gouw A M, et al. 2018. The glutathione redox system is essential to prevent ferroptosis caused by impaired lipid metabolism in clear cell renal cell carcinoma. Oncogene, 37(40): 5435-5450.

Moch H, Cubilla A L, Humphrey P A, et al. 2016. The 2016 WHO classification of tumours of the urinary system and male genital organs-part A: renal, penile, and testicular tumours. European Urology, 70(1): 93-105.

Muller T, Dewitz C, Schmitz J, et al. 2017. Necroptosis and ferroptosis are alternative cell death pathways that operate in acute kidney failure. Cellular and molecular life sciences: CMLS, 74(19): 3631-3645.

Newton K, Dugger D L, Maltzman A, et al. 2016. RIPK3 deficiency or catalytically inactive RIPK1 provides greater benefit than MLKL deficiency in mouse models of inflammation and tissue injury. Cell Death and Differentiation, 23(9): 1565-1576.

Neyens E, Baeyens J. 2003. A review of classic Fenton's peroxidation as an advanced oxidation technique. Journal of Hazardous Materials, 98(1-3): 33-50.

Ooi A. 2020. Advances in hereditary leiomyomatosis and renal cell carcinoma (HLRCC) research. Seminars in Cancer Biology, 61: 158-166.

Paller M S. 1988. Hemoglobin- and myoglobin-induced acute renal failure in rats: role of iron in nephrotoxicity. The American Journal of Physiology, 255(3 Pt 2): F539-544.

Pantopoulos K, Porwal S K, Tartakoff A, et al. 2012. Mechanisms of mammalian iron homeostasis. Biochemistry, 51(29): 5705-5724.

Patel D R, Gyamfi R, Torres A. 2009. Exertional rhabdomyolysis and acute kidney injury. The Physician and Sportsmedicine, 37(1): 71-79.

Prowle J R, Ostland V, Calzavacca P, et al. 2012. Greater increase in urinary hepcidin predicts protection from acute kidney injury after cardiopulmonary bypass. Nephrology Dialysis Transplantation, 27(2): 595-602.

Refaat B, Abdelghany A H, Basalamah M A, et al. 2018. Acute and chronic iron overloading differentially modulates the expression of cellular iron-homeostatic molecules in normal rat kidney. Journal Histochem Cytochem, 66(11): 825-839.

Ronco C, Bellomo R, Kellum J A. 2019. Acute kidney injury. Lancet, 394(10212): 1949-1964.

Schmidt U, Torhorst J, Huguenin M, et al. 1973. Acute renal failure after folate: NaK ATPase in isolated rat renal tubule. Ultramicrochemical and clinical studies. European Journal of Clinical Investigation, 3(3): 169-178.

Schreiber R, Buchholz B, Kraus A, Et al. 2019. Lipid peroxidation drives renal cyst growth *in vitro* through activation of TMEM16A. Journal of the American Society of Nephrology, 30(2): 228-242.

Scindia Ph D Y, Leeds Md J, Swaminathan Md S. 2019. Iron homeostasis in healthy kidney and its role in acute kidney injury. Seminars in Nephrology, 39(1): 76-84.

Scindia Y, Dey P, Thirunagari A, et al. 2015. Hepcidin mitigates renal ischemia-reperfusion injury by modulating systemic iron homeostasis. Journal of the American Society of Nephrology, 26(11): 2800-2814.

Shah S V, Rajapurkar M M, Baliga R. 2011. The role of catalytic iron in acute kidney injury. Clinical Journal of the American Society of Nephrology, 6(10): 2329-2331.

Sharfuddin A A, Molitoris B A. 2011. Pathophysiology of ischemic acute kidney injury. Nature reviews Nephrology, 7(4): 189-200.

Shimada K, Skouta R, Kaplan A, et al. 2016. Global survey of cell death mechanisms reveals metabolic regulation of ferroptosis. Nature Chemical Biology, 12(7): 497-503.

Smith C P, Thevenod F. 2009. Iron transport and the kidney. Biochimica et Biophysica Acta, 1790(7): 724-730.

Sogabe K, Roeser N F, Venkatachalam M A, et al. 1996. Differential cytoprotection by glycine against oxidant damage to proximal tubule cells. Kidney International, 50(3): 845-854.

Stockwell B R, Friedmann Angeli J P, Bayir H, et al. 2017. Ferroptosis: a regulated cell death nexus linking metabolism, redox biology, and disease. Cell, 171(2): 273-285.

Su L, Jiang X, Yang C, et al. 2019. Pannexin 1 mediates ferroptosis that contributes to renal ischemia/reperfusion injury. The Journal of Biological Chemistry, 294(50): 19395-19404.

Swaminathan S. 2018. Iron homeostasis pathways as therapeutic targets in acute kidney injury. Nephron, 140(2): 156-159.

Thiele R H, Isbell J M, Rosner M H. 2015. AKI associated with cardiac surgery. Clinical Journal of the American Society of Nephrology: CJASN, 10(3): 500-514.

Umanath K, Lewis J B. 2018. Update on diabetic nephropathy: core curriculum 2018. American Journal of Kidney Diseases, 71(6): 884-895.

Van Swelm R P, Wetzels J F, Verweij V G, et al. 2016. Renal handling of circulating and renal-synthesized hepcidin and its protective effects against hemoglobin-mediated kidney injury. Journal of the American Society of Nephrology: JASN, 27(9): 2720-2732.

Venkatachalam M A, Weinberg J M, Kriz W, et al. 2015. Failed tubule recovery, AKI-CKD transition, and kidney disease progression. Journal of the American Society of Nephrology: JASN, 26(8): 1765-1776.

Wang Y, Bi R, Quan F, et al. 2020. Ferroptosis involves in renal tubular cell death in diabetic nephropathy. European Journal of Pharmacology, 888: 173574.

Wang Y, Quan F, Cao Q, et al. 2021. Quercetin alleviates acute kidney injury by inhibiting ferroptosis. Journal of Advanced Research, 28: 231-243.

Wang Y, Tao Y. 2015. Research progress on regulatory T cells in acute kidney injury. Journal of Immunology Research, 2015: 174164.

Webster A C, Nagler E V, Morton R L, et al. 2017. Chronic kidney disease. Lancet, 389(10075): 1238-1252.

Wenzel S E, Tyurina Y Y, Zhao J, et al. 2017. PEBP1 wardens ferroptosis by enabling lipoxygenase generation of lipid death signals. Cell, 171(3): 628-641 e26.

Wu G, Wang Q, Xu Y, et al. 2020. A new survival model based on ferroptosis-related genes for prognostic prediction in clear cell renal cell carcinoma. Aging, 12(14): 14933-14948.

Yang W H, Chi J T. 2020. Hippo pathway effectors YAP/TAZ as novel determinants of ferroptosis. Molecular & Cellular Oncology, 7(1): 1699375.

Yang W H, Ding C C, SUN T, et al. 2019. The hippo pathway effector TAZ regulates ferroptosis in renal cell carcinoma. Cell Reports, 28(10): 2501-2508 e4.

Yang W S, Sriramaratnam R, Welsch M E, et al. 2014. Regulation of ferroptotic cancer cell death by GPX4. Cell, 156(1-2): 317-331.

Zager R A, Burkhart K. 1997. Myoglobin toxicity in proximal human kidney cells: roles of Fe, Ca^{2+}, H_2O_2, and terminal mitochondrial electron transport. Kidney International, 51(3): 728-738.

Zarjou A, Bolisetty S, Joseph R, et al. 2013. Proximal tubule H-ferritin mediates iron trafficking in acute kidney injury. The Journal of Clinical Investigation, 123(10): 4423-4434.

Zhang J, Bi J, Ren Y, et al. 2020. Involvement of GPX4 in irisin's protection against ischemia reperfusion-induced acute kidney injury. Journal of Cellular Physiology, 236(2): 931-945.

Zhang S, Chang W, Wu H, et al. 2020. Pan-cancer analysis of iron metabolic landscape across the Cancer Genome Atlas. Journal of Cellular Physiology, 235(2): 1013-1024.

Zhou F, Yang Y, Luo L, et al. 2020. Impact of prolonged mechanical ventilation on ferroptosis in renal ischemia/reperfusion injury in rats. BioMed Research International, 2020: 6097516.

Zou C, Liu X, Liu R, et al. 2017. Effect of the oral iron chelator deferiprone in diabetic nephropathy rats. Journal of Diabetes, 9(4): 332-340.

Zou Y, Palte M J, Deik A A, et al. 2019. A GPX4-dependent cancer cell state underlies the clear-cell morphology and confers sensitivity to ferroptosis. Nature Communications, 10(1): 1617.

第31章

铁死亡与神经系统疾病

雷　鹏　罗承良　毛小元　孟　婕　程　颖　芮同宇　阳　楠　殷茜茜

摘要：铁死亡在神经系统疾病病理过程中可能具有重要作用。在阿尔茨海默病、帕金森病等患者关键脑区中，铁沉积、谷氨酸兴奋性中毒、脂质过氧化物积累等均为其病理学特征；脑卒中后，铁死亡能被诱导并加重脑损伤，而其抑制剂可减轻脑卒中损伤；在癫痫和肌萎缩侧索硬化症等神经系统疾病中也存在铁代谢异常和脂质过氧化物积累等现象。近年来，铁死亡参与神经系统疾病发病过程的分子机制研究证明铁死亡可能成为治疗这类疾病的潜在靶标。本章综述了铁死亡参与神经系统疾病的病理学及病理生理学证据，探讨了其分子机制及靶向铁死亡药物的临床应用前景。

关键词：铁死亡，神经系统疾病，铁代谢紊乱，阿尔茨海默病，帕金森病

Abstract: Ferroptosis could play an important role in the pathological process of neurological diseases. The pathological features of iron deposition, glutamate excitotoxicity, and lipid peroxide accumulation have been found in related brain regions of patients with Alzheimer's disease and Parkinson's disease; after stroke, ferroptosis can be induced to aggravate the brain damage, while its inhibitors can reduce the damage; iron metabolism disorder and accumulation of lipid peroxides also have been found in neurological diseases such as epilepsy and amyotrophic lateral sclerosis. In recent years, studies on the molecular mechanism of ferroptosis involved in the pathogenesis of neurological diseases have demonstrated that ferroptosis may be a potential target for the treatment of such diseases. This chapter reviews the pathological and pathophysiological evidence of the involvement of ferroptosis in neurological diseases, and discusses its molecular mechanism and clinical application prospects of drugs targeting ferroptosis.

Keywords: ferroptosis, nervous system diseases, iron metabolism disorder, Alzheimer's disease, Parkinson's disease

31.1　铁死亡与阿尔茨海默病

31.1.1　阿尔茨海默病

阿尔茨海默病（Alzheimer's disease，AD）是由多种病因引发的神经退行性疾病，起病隐匿，进展缓慢，目前全世界约有 5000 万例患者，其主要临床症状是认知功能逐渐丧失，最终导致进行日常生活的能力丧失。AD 主要的病理特征是 β-淀粉样蛋白（amyloid β-protein，Aβ）堆积形成的细胞外老年斑（senile plaque，SP）和高度异常磷酸化 Tau 蛋白形成的细胞内神经原纤维缠结（neurofibrillarytangle，NFT），由于 AD 的发病机制尚不明确，目前尚无有效的手段来预防该疾病的发生和延缓该疾病的进展。已有研究观察到，在 AD 患者或小鼠大脑中出现类似铁死亡的生化和形态学特征，包括谷胱甘肽（glutathione，GSH）降解、谷胱甘肽过氧化物酶 4（glutathione peroxidase 4，GPx4）失活、铁代谢失衡导致 ROS 增加、脂质过氧化及线粒体异常，并且铁代谢紊乱与 Aβ 和 Tau 异常磷酸化密切相关。故本小节中，重点从上述铁死亡特有表征方面入手系统梳理其在 AD 病程中的作用及机制。

31.1.2　铁代谢与阿尔茨海默病

1）阿尔茨海默病中铁含量异常增加

1992 年，Connor 等（1992）通过研究 AD 患者的脑切片，在老年斑及其周围聚集的细胞中发现铁含量显著增加，这表明铁存在于 AD 患者脑内 Aβ 斑块和神经元缠结中，且脑内存在铁沉积和铁稳态的损害。随后，对 AD 患者不同大脑区域进行深入研究，发现铁的分布各不相同。与正常对照组相比，AD 患者的脑皮质和海马区域铁沉积明显增加，并且能与 Aβ 斑块共定位（Lane et al.，2018；Meadowcroft et al.，2009；Gu et al.，1998；Corrigan et al.，1993）。House 等采用 ICPAES 技术对 AD 患者的杏仁核、胼胝体、尾状核、内嗅皮层、额叶皮层、小球睑、海马、顶叶皮层、外侧颞皮层、丘脑、皮质下额叶白质和颞白质等区域全面检测发现，对照组相比，外侧颞皮层铁含量显著增加，而其他区域的铁含量变化不明显（House et al.，2008）。Srivastava 等同样采用 ICPMS 技术检测发现 AD 患者和对照组的小脑及顶叶皮质中铁含量没有显著差异（Srivastava et al.，2002）。从上述尸检结果看来，AD 患者的大脑铁分布不均，且代谢异常，铁极有可能参与 AD 的病理过程。值得注意的是，Antharam 等利用 MRI 诊断技术发现，AD 早期 Aβ 积聚过程已伴随铁浓度的升高（Antharam et al.，2012；Meadowcroft et al.，2009）。因此，脑中铁含量的增加可能是诊断 AD 的方法之一。

除此之外，AD 患者脑脊液（cerebrospinalfluid，CSF）和血液中铁含量是否同样存在差异，也引起了研究者们的注意。Gerhardsson 等检测 AD 患者和对照受试者 CSF 中铁含量发现，两组之间没有显著差异。无独有偶，Lavados 等使用原子吸收光谱法（atomic absorption spectroscopy，AAS）检测 AD 患者和对照组 CSF 中的铁含量发现，两组之间同样无显著差异。综上所述，AD 患者 CSF 中的铁含量在其病理过程中没有明显改变（Gerhardsson et al.，2009；Lavados et al.，2008）。研究者用不同的实验方法对 AD 患者血液中的铁含量进行了验证。Alimonti 同样采用 ICPAES 技术检测 AD 患者和健康对照组血清铁含量。他们发现，对照组血清铁的水平高于 AD 组。这一发现与其他几个研究小组的发现一致，即健康对照组的血清铁含量始终高于 AD 患者（Baum et al.，2010；Alimonti et al.，2007；Boström et al.，2009；Bocca et al.，2005）。然而，Giambattistelli 等使用浊度免疫测定试剂盒测定两组之间的血清铁含量发现并无显著差异（Giambattistelli et al.，2012）。Squitti 等利用比色法检测得到类似的结果（Squitti et al.，2010；Squitti et al.，2002）。与此同时，几个研究小组利用 AAS 同样证实，健康对照组和 AD 患者组的血清铁含量没有明显差异（Huang et al.，2013；Squitti et al.，2011；Molina et al.，1998），而 Ozcankaya 等人则认为，AD 患者的血清铁含量显著高于对照组（Vural et al.，2010；Ozcankaya et al.，2002）。实验方法或者数据收集时间不同、样品个体差异或者样品的地理分布差异等可能是造成研究结果差异性的原因。因此，血液中铁含量的变化可能不足以诊断 AD。因而，与脑脊液和血液相比，脑中铁含量的变化对 AD 的诊断更具有参考意义。

2）铁沉积与 Aβ 积聚、Tau 异常磷酸化

脑部铁沉积可能直接影响阿尔茨海默病病理症状的形成，即有可能直接诱导 Aβ 产生增多，增加 Tau 蛋白功能障碍并导致大脑神经原纤维缠结（Lane et al.，2018；Ayton et al.，2013）。铁沉积与 Aβ 和 Tau 蛋白的金属结合位点有关，并且可能与 AD 患者大脑中铁代谢相关蛋白质的异常表达有关。

脑部铁含量可通过增加 Aβ 前体蛋白（amyloid precursor protein，APP）的表达及其随后的淀粉样变性过程等多种机制升高。正常情况下，多数 APP 经 α 分泌酶和 γ 分泌酶分步剪切，释放其 N 端片段 P3，在细胞膜中留下 APP 胞内结构域，此过程为非 Aβ 生成途径；少数 APP 可以经由 β 分泌酶 1（BACE-1）和 γ 分泌酶分步剪切产生 Aβ，此过程为 Aβ 生成途径（Guillemot et al.，2013）。由此可知，受铁含量调控转录的弗林蛋白酶（Furin）可调控 α 分泌酶和 β 分泌酶 1 的活化（Guillemot et al.，2013；Silvestri et al.，2008）。当总铁含量较大时，Furin 蛋白酶的浓度随之降低，β 分泌酶 1 活性也随之增强，导致 Aβ 增多；相反，当铁缺乏时，Furin 蛋白酶的浓度会增加，从而使 α 分泌酶活性提高，并激活非 Aβ 生成途径（Silvestri et al.，2008）。铁含量增高还可以使 γ 分泌酶活性提高，从而加速 Aβ 产生（Li et al.，2013）。此外，研究发现铁不仅可以加速 Aβ 的沉积，而且可以调节 Aβ 的产生，胞内铁通过靶向调控 APP mRNA 的 $5'$UTR 中的 IRE 与 IRP 结合来调节 APP 翻译（Rogers et al.，2002）。其过程为：在细胞低铁含量时，IRP 与 IRE 结合，抑制 APP 翻译；但在细胞高铁含量，IRP 与铁离子结合，对 APP mRNA 的抑制有所解除，促使 APP 翻译增加，进而增加脑内 Aβ 的产生（Rogers et al.，2002）。有趣的是，最近 APP 被证实是铁转运蛋白（FPN）的锚定蛋白，可稳定 FPN 在细胞表面的表达，从而促进铁的外排（Duce et al.，2010）。在小鼠模型中，APP 的耗尽导致铁在细胞中的蓄积（Duce et al.，2010），而添加外源 APP 或 APP 过表达可以挽救这种现象（Wan et al.，2012）。基于这些观察，提示铁过载通过调节 APP 的表达来调节 Aβ 的产生。同时，APP 通过稳定细胞表面 FPN 来增加铁流出，进而调节细胞内铁稳态。

铁过载还会进一步促进 Tau 蛋白功能障碍加剧，导致神经原纤维缠结。在 AD 脑中，

由铁超载引起的脂质过氧化可促使 tau 聚合，进而激发 AD 中氧化应激的增多和 Tau 原纤维病变的形成（Gamblin et al.，2000）。研究表明，CDK5/P25 复合物和 GSK-3β 被超载铁激活，并诱导神经元中 Tau 蛋白过度磷酸化，导致神经原纤维缠结（Guo et al.，2013；Jin Jung et al.，2013）。反之，Tau 缺乏则影响 APP 翻译后运输的过程，使其滞留在内质网内，无法转运到膜表面（Lei et al.，2012，2017；Tuo et al.，2017；Multhaup et al.，2015；Li et al.，2015）。APP 具有亚铁氧化酶的功能，可通过稳定细胞膜表面 FPN，促使铁外排增加（Duce et al.，2010）。因此，Tau 缺乏可能通过影响 APP 表达调节细胞内铁释放，导致胞内铁增多，形成铁沉积和 Tau 病理性的恶性循环，使细胞损伤进一步加剧。

3）铁代谢失调与阿尔茨海默病

在 AD 脑内，负责铁运输、铁储存和铁稳态调控的几种关键分子也发生了显著变化，包括 ferritin、TF（transferrin）、TfR1（transferrin receptor protein1）、DMT1（dival entmetal transporter 1）、FPN1（ferroportin 1）、IRP（iron regulatory protein）、hepcidin、HO-1（heme oxygenase 1）等，这些关键分子的表达变化可能与阿尔茨海默病发病密切相关（图 31-1）。

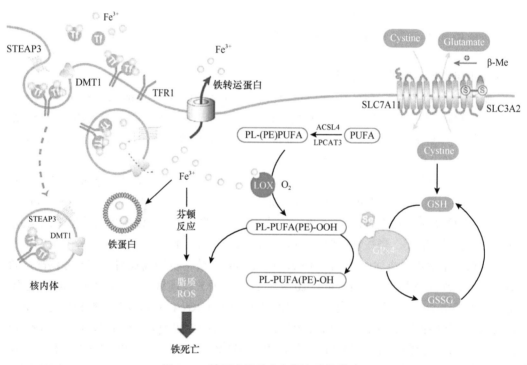

图 31-1　铁死亡通路参与阿尔茨海默病

ferritin 是一种高度保守的超分子蛋白，Grundke-Iqbal 等（1990）发现，AD 患者脑内，海马区周围形成的老年斑中分布了大量的 ferritin，且 ferritin 免疫阳性主要出现在小胶质细胞内。这一现象 Connor 等也曾报道过，AD 患者各个脑区中的星形胶质细胞和小胶质细胞均出现 ferritin 表达增高，并集中表达在老年斑和血管周围（Connor et al.，1992）。除此之外，ferritin 由 H-ferritin 和 L-ferritin 两个亚型组成，而组织中的

H-ferritin 与 L-ferritin 比例的轻微改变就足以诱导细胞功能障碍（Li et al.，2015）。据报道，AD 患者中 H-ferritin 和 L-ferritin 的表达水平与比例也发生了显著变化（Kwiatek-Majkusiak et al.，2015）。在 AD 患者的海马 CA1 和 CA4 区中，L-ferritin 显著升高，且与老年斑的形成、神经元死亡呈正相关（Kwiatek-Majkusiak et al.，2015），提示神经退行性疾病中炎症长期并持续发生，进而促进了小胶质细胞中 L-ferritin 的表达增多。与此同时，AD 患者 CSF 中 ferritin 含量也显著高于正常人，且与阿尔茨海默病病变的重要标志分子 Apolipoprotein E（ApoE）ε4 亚型的表达变化密切相关（Ayton et al.，2015），提示 CSF 中 ferritin 可作为预测阿尔茨海默病的生物标记物。

2000 年，两个独立的研究小组分别在超滤液和尿液中鉴定出具有抗微生物活性的防御素样二硫键结合的 25 个氨基酸肽（Park et al.，2001；Krause et al.，2000），并命名为 Hepcidin。研究显示，在 AD 患者及在 AD 模型小鼠脑内，Hepcidin 的表达量明显低于正常对照组，且分布区域也随之减小（Raha et al.，2013），这一研究首次揭示 Hepcidin 可能参与 AD 的发病过程。Urrutia 等（2017）的研究发现，Hepcidin 能恢复 Aβ 处理后星形胶质细胞和小胶质细胞中的神经毒性与氧化损伤。同时，小鼠脑内注射外源性 Hepcidin 可以缓解 Aβ 引起的炎症反应，并减缓神经元的损伤。而铁摄入可被 Hepcidin 过表达调控，从而降低脑铁含量（Du et al.，2015），可能对 AD 起到保护作用。然而，研究也发现，当有大量炎症存在时，Hepcidin 可能会加重神经元的损伤（Vela，2018；You et al.，2017）。因此，Hepcidin 在 AD 发病过程中的具体作用机制仍有待进一步研究。

由 *SLC40A1* 基因编码的 FPN 在铁穿越 BBB 和脑细胞过程中具有重要作用。研究发现，AD 患者和 AD 动物模型的皮层区、海马区表达的 FPN 显著降低（Dong et al.，2015；Raha et al.，2013）。而 FPN 被公认为铁调蛋白 Hepcidin 的受体，故提出 Hepcidin-FPN1 神经元铁超载理论，即 AD 患者大脑长期处在炎症环境中，促使 Hepcidin 表达升高，并结合到神经元 FPN 使其内化降解，从而进一步加剧神经元内铁过载，使依赖于铁的胞内氧化应激水平升高，致使神经元核酸损伤（Hofer et al.，2016）。此外，研究发现 APP 可以稳定细胞膜上的 FPN，帮助铁离子外排（Wong et al.，2014）。在血脑屏障中，可溶性的 sAPP 能通过 FPN，帮助铁离子将血管内皮细胞外的铁离子排入大脑（McCarthy et al.，2014），而这可能会是导致阿尔茨海默病中脑铁增加的因素之一。

研究表明，血液或细胞外液中游离的 Fe^{3+} 易与细胞外转铁蛋白（transferrin，TF）形成复合物（transferrin-bound iron，TF-Fe^{3+}），在细胞膜上转铁蛋白受体 1（transferrin receptor protein1，TfR1）的介导下，经内吞作用形成内涵体并转运到细胞内，在 pH 5.5 ～ 6.5 的酸性条件下，Fe^{3+} 与 TF 解离，随后 Fe^{3+} 被铁还原酶前列腺六次跨膜蛋白 3（STEAP3）还原为可溶的 Fe^{2+}，而内涵体内 TF-TfR1 则回到细胞表面，在微碱性 pH 时使 TF 与 TfR1 分离并重复运铁过程；而可溶性 Fe^{2+} 在二价金属离子转运体 1（divalent metal transporter 1，DMT1）作用下，通过内涵体转运到细胞溶质，储存在胞质内的铁蛋白（Ferritin）中，多余的亚铁离子则由膜铁转运输出蛋白（ferroportin，FPN），将 Fe^{2+} 氧化成 Fe^{3+} 后出胞，并参与体内铁再循环过程。早在 1992 年 Connor 等（1992）的研究就已发现 AD 患者脑中 TF 的水平和分布均出现明显异常。在正常人脑内，大部分 TF 表达在少突胶质细胞中，但在 AD 患者脑中，TF 均衡分布在老年斑周围，且以胞外分布形式存在。此外，AD 患者的皮层白质的星形胶质细胞中也出现 TF 升高。近年来研究发现，TF

能在一定程度上减少 Aβ 单体积聚合成多聚体，进而减缓 AD 的发展进程（Giunta et al.，2004）。这可能是由于 TF 能螯合 Fe^{3+}，减轻氧化损伤，从而抑制 Aβ 的聚积；另一方面，TF 本身也参与 Aβ 单体聚合竞争，即 TF 直接与 Aβ 寡聚体结合，从而妨碍 Aβ 单体结合到 Aβ 寡聚体上形成更大的多聚体（Raditsis et al.，2013；Giunta et al.，2004）。近期研究发现，在 3 月龄 APP/PS1 转基因小鼠脑内，TF 的表达已经显著高于野生型小鼠（Lu et al.，2018），此研究提示铁代谢的变化可能参与 AD 早期病理进程。Lehmann 等（2012）的研究显示，TF 与 HFE 的相互作用随年龄增加而增强，并与 ApoEε4 之间存在协同关系，这提示 TF 相关的铁代谢紊乱而诱发的铁死亡也可能是 AD 的诱因之一。TfR1 是铁离子跨越 BBB 进入脑组织，以及神经元和胶质细胞铁吸收过程中关键的一环。根据脑微血管内皮细胞上高表达 TfR1 这一特点，已有研究小组制备了具有双特异性的 anti-TfR/BACE1 抗体来抑制 Aβ 的产生，进而干预阿尔茨海默病（Kanodia et al.，2016）。TfR1 在脑皮层和脑干结构中高表达，这与该区域神经元进行线粒体呼吸需要大量铁密切相关（Morris et al.，1992），同时这一区域也是神经元变性损伤的敏感区域之一，可能与铁诱导自由基生成相关。研究发现，在 3 月龄 APP/PS1 小鼠脑皮层及海马区域内，TfR1 的表达出现显著性升高（Lu et al.，2018）。TF-TfR 通过调控铁离子含量诱导 APH1（anteriorpharynx-defective-1）和早老素 1（presenilin1，PS1）表达升高，加剧阿尔茨海默病症状（Lu et al.，2018）。

DMT1 是哺乳动物中的铁转运体，它表达于大脑中各类胶质细胞和神经元细胞膜上。研究报道，在 AD 患者和 APP/PS1 小鼠脑皮层区与海马区的 Aβ 老年斑附近，伴随着两种形式的 DMT1（mRNA 中带 IRE 和不带 IRE 序列）升高（Xian-hui et al.，2015）。同时，DMT1 升高也导致细胞对铁的吸收升高，这可能导致 AD 病变区铁沉积而诱发铁死亡，即可能是导致 AD 的重要原因之一（Lu et al.，2017）。研究还发现，利用神经细胞过表达 APP 突变体时，DMT1（+IRE）和 DMT1（-IRE）的表达都升高，随后，使用 siRNA 降低 DMT1 的表达量时，细胞内 APP 表达相应减少，Aβ 产生相应降低（Zheng et al.，2009）。此结果提示，DMT1 通过介导铁代谢来影响 APP 翻译加工和 Aβ 产生。同时，在 APP/PS1 小鼠脑皮层和海马区内，DMT1 的泛素化酶 Ndfip1 表达效率明显下降，导致 DMT1 表达量大幅上升。而 DMT1 表达量、细胞铁摄入和 Aβ 产生均在过表达 Ndfip1 的细胞系相应减少（Tian et al.，2018）。DMT1 的表达增强使天冬氨酸受体（NMDAR）激活，增加铁内流并刺激铁从溶酶体释放，促进铁沉积和铁诱导的神经毒性，从而加重铁诱导的细胞损伤（Xu et al.，2017）。

HO-1 是血红素加氧酶（HO）家族的三种同工型之一，在含铁血红素的降解中起关键的限速酶作用（Maamoun et al.，2019）。人体中 90% 的铁来自衰老红细胞中的铁，这是血红蛋白分解产生的铁。因此，HO-1 在铁代谢中的作用至关重要。研究表明，持续 HO-1 活化会降低转铁蛋白受体 1 的表达，并增加铁蛋白的蛋白酶体降解（Li et al.，2012）。由于铁中血红蛋白具有独特的转录调节作用，HO-1 的变化也会影响 FPN1 和铁调素（Marro et al.，2010）。此外，HO-1 也与神经退行性疾病有关（Schipper et al.，2015）。相对于年龄匹配的对照组，AD 患者海马和大脑皮层中反应性星形胶质细胞 HO-1 的表达水平显著升高（Schipper et al.，2009）。在 AD 小鼠中，HO-1 的长期过度表达会导致 Tau 蛋白磷酸化，Tau 蛋白会在大脑中积累并形成神经原纤维缠结，从而加重病情（Hui et al.，2011）。回顾大多数文献，神经胶质细胞 HO-1 反应是有害刺激的有力转导者，可作为相关疾病的治疗靶点。

总之，上述研究从基础到临床，并结合体外和体内试验，多角度、多层面提示铁代谢失调可能是铁死亡参加 AD 病程的重要步骤（见图 31-1）。

31.1.3　阿尔茨海默病与过氧化脂质累积

铁在大脑中起着重要作用。一方面，它能使大脑保持极高的呼吸活动，有利于髓鞘形成和各种神经递质的产生（Burdo et al.，2003）；另一方面，脑组织的氧化损伤和抗氧化防御极其容易因为铁而导致失衡（Cheignon et al.，2018）。近年来，许多研究已证实，AD 患者脑组织中以氧化形式存在的所有细胞内大分子，如脂质、蛋白质和核酸，都显著增加。Aβ 以及小的寡聚体可以插入脂质双分子层产生过氧化氢。但是，在铁这种具有氧化还原活性的过渡金属离子存在的条件下，过氧化氢会直接与其结合发生 Fenton 反应，从而形成羟自由基，进而形成大量过氧化物，进一步加剧蛋白质、脂质和 DNA 的氧化损份（Butterfield et al.，2001）。另一方面，AD 动物模型研究发现，氧化应激和脂质过氧化可以诱导 Aβ 的积累（Praticò et al.，2001）。越来越多的证据表明，脂质过氧化和氧化应激是 AD 的驱动力，这引起了人们对使用抗氧化剂作为治疗剂的兴趣（Galasko et al.，2012）。由于细胞的抗氧化能力取决于多种抗氧化剂的混合物，因此补充一种或两种抗氧化剂不足以改变人类的疾病进程。另外，由于脂质过氧化可以在疾病的早期开始，抗氧化剂治疗可能在 AD 早期患者比晚期患者更有效（Persson et al.，2014）。

31.1.4　阿尔茨海默病与铁死亡通路

据报道，在 AD 中，GSH 和 GPx4 表达在额叶皮层和海马中均显著下调，并与损伤的严重程度相关（见图 31-1）（Shukla et al.，2020；Mandal et al.，2015；Ansari et al.，2010）。研究还发现海马中的 EAAT2 和 EAAT3 显著减少（Jacob et al.，2007）。该证据表明，GSH 途径在 AD 中受损，从而促进脂质过氧化（Ashraf et al.，2020）。同样，在细胞培养和 AD 的动物模型（Zhang et al.，2018；Ghosh et al.，2014）中也观察到 GSH 耗竭。其中，AD 小鼠模型中控制 GPx4 翻译的、富含鸟嘌呤的 RNA 序列结合因子 1（GRSF1）的表达有所下调，进而促进脑内发生脂质过氧化显著增加（Yoo et al.，2010）。研究发现，许多小分子可通过不同分子通路抑制脂质自由基从而减缓铁死亡发生（Stockwell et al.，2017）。例如，对注射了 Aβ 的小鼠进行 NAC 处理可增加 GSH 含量并减少脂质氧化，挽救认知障碍（Fu et al.，2006），这也可能与 NAC 降低 APP 翻译的能力有关（Tucker et al.，2006）。另一项随机双盲实验发现，安慰剂对照的 NAC Ⅱ 期临床试验显示在一些认知测试中显著阻止了 AD 疾病恶化（Adair et al.，2001），但并未进行大规模跟进。与对照小鼠相比，用 α-帕克硫辛酸处理 P301S Tau 转基因小鼠改善了记忆和认知，同时增加了 GPx4 的表达并减轻了大脑铁死亡发生迹象（Zhang et al.，2018）。β-生育酚（Vitamin E）是一种脂质自由基清除剂，可作为铁死亡抑制剂保护过量铁注射的大鼠的神经元（Bostanci et al.，2010）。这可能是 β-生育酚在 AD 的Ⅲ期临床试验中获益的机制（Dysken et al.，2014）。

　　研究发现，硒蛋白通过作用在 GPx4 的活性位点来调节铁死亡。硒代半胱氨酸是硒蛋白所必需的第 21 个氨基酸，但通过补充硒可以增加其产量。硒的形式多种多样，包括有机硒（如硒代甲硫氨酸）或无机硒（如亚硒酸盐、硒酸）等（Cardoso et al.，2017）。硒长期以来一直被认为与 AD 发病有关。据两项小型团队研究（Cardoso et al.，2010；Olde Rikkert et al.，2014）报道，与健康老年人相比，AD 患者血浆中硒含量较低，而另一 AD 研究团队报道发现血清或脑脊液中硒含量则无变化（Cardoso et al.，2017）。通过 Meta 分析 AD 大脑颞叶皮层，发现 APOE-ε4 携带者的大脑中硒含量较低（Bárbara et al.，2017）。将硒直接用于细胞培养可通过降低 BACE1 表达减少 Aβ 的产生，并在降低 Aβ 毒性的同时降低 4-HNE（Ishrat et al.，2009）。过表达硒蛋白 M（SelM），补充硒代甲硫氨酸（Se-Me），或脂溶性硒化合物 Ebselen，也降低了 Aβ 的产生（Iqbal et al.，2018；Xie et al.，2017；Zhang et al.，2016；Yim et al.，2009）。这些研究首次证明，铁死亡可能参与调节 Aβ 介导 AD 病理生理学的可能性。与此同时，有研究表明饮食中的硒缺乏也导致 Tg2576 小鼠的 Aβ 斑块沉积增加了两倍（Haratake et al.，2013）。已有研究显示，亚硒酸钠可通过激活丝氨酸/苏氨酸特异性蛋白（PP2A）减少体内和体外的 Tau 磷酸化，并挽救 Tau 转基因小鼠（包括 P301L、K369I 和 TAU441 小鼠）的认知缺陷（van Eersel et al.，2010；Corcoran et al.，2010；Jin et al.，2017；Yim et al.，2009）。在 3xTg AD 小鼠中，Se-Met 通过 PP2A 激活使突触蛋白正常化并降低了磷酸化的 Tau，同时挽救了认知缺陷（Song et al.，2014）。补充硒会增加硒蛋白 S（SelS）的表达，减轻 ER 应激，并减少 Tau 的过度磷酸化，减缓神经原纤维缠结的形成（Rueli et al.，2017）。另一项临床研究发现，对 AD 患者进行为期 24 周的亚硒酸盐补充，检测 MRI 显示，脑部功能多有改善（Malpas et al.，2016）。同时，维生素 E 和 Se 作为医疗食品的成分，被证实可减缓 AD 的认知恶化（Kryscio et al.，2017，2013；Rijpma et al.，2015；Shah et al.，2013）。

31.2　铁死亡与帕金森病

31.2.1　帕金森病

　　帕金森病（Parkinson's disease，PD）是中枢神经系统中最常见的退行性疾病之一，其病理特征为中脑黑质（substantia，SN）区域多巴胺（dopamine，DA）能神经元退行性死亡伴纹状体区域 DA 含量下降。目前我国 PD 的发病率较高且不断上升，但由于 PD 的病因及发病机制复杂，目前研究尚未阐明，广泛认为遗传因素、氧化应激及免疫炎症等均可能参与 PD 多巴胺能神经元的变性死亡过程。在遗传方面，研究发现 α-突触核蛋白（α-synuclein）、parkin、UCH-L1、DJ-1、LRRK2 等基因的突变与家族遗传性帕金森病发病相关。在氧化应激方面，多巴胺氧化、α-synuclein 累积及线粒体呼吸链功能障碍均可引起 PD 发生。在免疫炎症方面，黑质区可检测到炎症激活且脂多糖可应用于构建动物模型。此外，环境因素、年龄老化等因素也在 PD 发病中占有重要地位。随着对 PD 发病机制研究的不断深入，越来越多证据表明，PD 患者脑中存在铁含量过高、还原型谷胱甘肽降低及过氧化脂质升高等特点，提示 PD 与铁死亡机制间存在密切联系。本部分将系统梳理铁死亡在 PD 中的可能作用机制。

31.2.2 铁代谢紊乱与帕金森病

铁作为辅助因子参与人体内众多代谢过程，包括神经递质合成、线粒体呼吸、髓磷脂合成和硫簇蛋白合成等过程（Ferreira et al.，2019；Ward et al.，2014），由于这些过程具有很高的新陈代谢活性和铁依赖性，因此正常生理过程中，铁会随着年龄的增长而在大脑中积累。然而最近流行病学研究提示，铁摄入及环境中铁含量均可能是帕金森病发病的重要危险因素。大量文献报道，在 PD 患者中，神经胶质和多巴胺能神经元中铁含量异常升高，值得注意的是，其水平与 PD 严重程度密切相关（Pyatigorskaya et al.，2015；Davies et al.，2015；Hirsch et al.，1991；Dexter et al.，1989）。此结果提示，铁含量越丰富，帕金森病的患病风险越高（Powers et al.，2009）。近期，Jiang 等（2017）报道，帕金森病患者脑内黑质部位的铁含量较正常人明显升高，而脑组织其余部分正常。一项临床研究发现（Devos et al.，2014），利用铁离子螯合剂（deferiprone，DFP）进行治疗，可以通过降低患者体内的铁含量而缓解早期帕金森病患者的运动症状。此外，还有研究发现在帕金森病动物模型中，多种能透过 BBB 的铁螯合剂如 VK-28 等对模型小鼠有明显的保护作用（Bar-Am et al.，2015），进一步证明了铁含量与帕金森病发病的相关性。

铁代谢途径出现异常可能是 PD 患者脑内高含量铁离子的主要原因。研究发现，铁代谢相关的关键蛋白在 PD 患者体内同样出现功能异常。大量研究揭示，TF、TfR2（Rhodes et al.，2014）、血浆铜蓝蛋白（ceruloplasmin，CP）（Osaki et al.，1966）、APP、FPN（Ayton et al.，2015；Lei et al.，2012；Duce et al.，2010）等与铁离子转运、存储、摄取相关的蛋白质，其基因突变与帕金森病发病密切相关。TF 的突变可能使神经元过多地摄取铁离子而产生神经毒性，故 TF 突变后显示帕金森病的易感性增加，而 TfR2 的突变却提示对帕金森病有保护作用（Rhodes et al.，2014）。此外，APP 在膜上可以稳定铁离子转运蛋白，而 APP 表达减少或敲除会导致其功能丧失，从而导致铁离子累积（Belaidi et al.，2018；Shintoku et al.，2017；Lei et al.，2012）。检测 PD 患者死后大脑及几种 PD 小鼠模型发现，FPN 水平也有所下降（Song et al.，2010），可见这些参与维持铁离子稳态的基因失常可导致患者体内铁含量异常而诱发铁死亡的发生，最终使得患者中枢神经系统发生退行性改变。PD 病理特征之一为黑质神经元胞质内形成路易小体（Lewy body），路易小体主要成分为 α-突触核蛋白。近年来，α-突触核蛋白与铁代谢之间的相互作用得到了广泛的研究。首先，Fe^{2+} 和 Fe^{3+} 与 α-突触核蛋白均有很强的结合力（Peng et al.，2010；Golts et al.，2002），且在细胞中铁离子含量增多可以促进 α-突触核蛋白聚合（Ostrerova-Golts et al.，2000）。有研究认为，α-突触核蛋白作为一种铁还原酶，使 Fe^{3+} 还原为 Fe^{2+}，增加对铁依赖脂质 ROS 产生的易感性（Febbraro et al.，2012；Ostrerova-Golts et al.，2000）。同时，有研究发现 α-突触核蛋白 mRNA 的 5′ UTR 区同样存在铁反应元件（iron response element，IRE）（Friedlich et al.，2007），PD 患者脑组织中升高的铁离子可能通过结合 IRE 而增加该蛋白质的翻译。Febbraro 等（2012）用铁离子螯合剂去铁胺（deferox-amine，DFO）处理 HEK293 细胞，证实铁离子缺乏可以抑制 α-突触核蛋白的表达，进而阻遏细胞发生帕金森病样改变。综上所述，提示铁代谢异常可能是帕金森病的重要病因之一。PD 患者体内高含量铁离子水平可能通过诱导黑质区神经元发生铁死亡，导致疾病的发生。细胞发生铁死亡后，胞内富集的铁离子会随着细胞裂解而释放到细胞间隙中，形成高铁微环境。游离铁则通过细胞膜浓度梯度差从较高浓度的胞外进入较低浓度的胞内，从而造成周围神经元内铁离子累积、铁代谢紊乱，进一步引起更多的细胞发生铁死亡，这一进程在患者体内表现出疾病的不断进展。铁螯合剂可以特异性结合游离铁离子并促进其排出，从而抑制铁死亡发生，使逆转细胞铁死亡对机体铁代谢的影响成为可能。因此，作用于铁代谢通路而降低体内铁含量的相关药物有望成为治疗帕金森病的新药。

31.2.3　帕金森病与过氧化脂质累积

多不饱和脂肪酸（polyunsaturated fatty acid，PUFA）增加了细胞膜的流动性，这对于原始生命对环境的适应非常重要。PUFA 含有不稳定的碳碳双键，容易发生脂质过氧化，这是发生铁死亡所必需的。酰基辅酶 A 合成酶长链家族成员 4（ACSL4）以及与脂质重塑相关的溶血卵磷脂酰基转移酶 3（LPCAT3）是对铁死亡通路中激活 PUFA 起至关重要作用的两种酶。当这两个基因被敲除时，PUFA 的合成减少，从而抑制铁死亡的执行；花生四烯酸（C20：4）或其延长产物肾上腺酸（C22：4）的磷脂酰乙醇胺（PE）是脂质氧化作用及驱使细胞朝向铁死亡发生的关键磷脂，因此，当通过补充花生四烯酸使其足够丰富或其他 PUFA 存在时，铁死亡诱导剂将会催化生成更多的过氧化脂质，使细胞发生更剧烈的铁死亡反应，以上都证明了 PUFA 是铁死亡中质膜过氧化的重要靶点。除此以外，脂氧合酶（LOX）也能促进 PUFA 的过氧化，减少 LOX 表达也能有效改善由 erastin 诱导的铁死亡。游离 PUFA 是发生脂质过氧化反应的底物，因此，PUFA 的含量和定位将影响细胞内发生脂质过氧化的程度，从而决定了铁死亡的剧烈程度（Kagan et al.，2017）。Dexter 等（1989a）早期通过尸检研究发现，在 PD 患者和正常对照组中，比较脑组织的过氧化脂质含量，发现 PD 患者黑质中 PUFA 水平明显降低，而过氧化脂质较对照组明显升高，且已有研究证明过氧化脂质可直接促进人脑黑质区的神经退行性改变（Dexter et al.，1986）。另有研究指出，格列酮类药物可以通过靶向 ACSL4 阻滞铁死亡敏感的多不饱和磷脂的合成，从而抑制铁死亡发生（Kim et al.，2001）。在另一项独立研究中发现（Brauer et al.，2015），使用格列酮类降糖药的患者，帕金森病发病率较低，进一步证实了 ACSL4 在帕金森病发病过程中的作用。同时，Shchepinov 等（2011）扩展了脂质过氧化参与 PD 的病理机制，他们通过补充氘代 PUFA（D-PUFA）保护了 MPTP 处理的小鼠免受黑质纹状体损伤，其机制是 D-PUFA 减慢自由基的产生。此部分报道提示，铁死亡与 PD 发病的连接点在于脑部脂质代谢的紊乱及过氧化脂质的积累，故作用于脂质代谢通路和减少过氧化脂质累积的靶点有望成为治疗 PD 的新靶点。

31.2.4　氨基酸代谢与帕金森病

氨基酸代谢途径调控铁死亡机制的核心是 GSH 的合成及还原作用，正常生理状态下，GSH 在谷胱甘肽过氧化物酶 4（glutathione peroxidase 4，GPx4）的催化作用下可将具有潜在毒性的过氧化脂类（lipid peroxides，L-OOH）还原成无毒的脂醇（lipid alcohol，L-OH）；当 GSH 含量不足时，将无法代谢由于氧化应激而产生的过氧化脂类，故 GSH 是避免细胞发生铁死亡的重要保护性代谢物。Do Van 等（2016）报道人源多巴胺能神经元细胞系 LUHMES 细胞展现出对铁死亡诱导剂的高度敏感性。在铁死亡诱导剂 erastin

作用下，细胞系出现 GSH 降低等特异性铁死亡特征，而用 Fer-1、Lip-1 和铁螯合剂能缓解帕金森病的症状。Jenner 等（1992）通过比较帕金森病患者和正常人的脑组织，发现帕金森病患者黑质区的 GSH 水平降低，而其他部位则正常。已知胞外的谷氨酸对多巴胺能神经元具有兴奋性毒性作用，但其具体作用机制尚未阐明（Zhang et al.，2017；Van Laar et al.，2015；Song et al.，2016）。研究发现，细胞内、外的谷氨酸浓度梯度差会影响 X_c^- 转运体的活性。细胞外的谷氨酸浓度过高会降低细胞内、外的谷氨酸浓度差，从而抑制 X_c^- 转运体的转运作用，使得胞内半胱氨酸的供应减少，从而限制 GSH 的合成（Dixon et al.，2012）。故胞外的高浓度谷氨酸可能通过铁死亡途径诱导细胞损伤这一发现，能部分解释神经系统内高浓度的谷氨酸对细胞产生的毒性作用。Savaskan 等（2008）发现通过 RNA 干扰技术降低移植至小鼠脑部脑胶质瘤中 SLC7A11 的表达，可减少其谷氨酸的分泌，从而延缓小鼠周围正常脑组织的神经退化。以上这些证据均证明铁死亡途径中 GSH 与帕金森病发病的关联，提示 GSH 缺乏可能通过诱导铁死亡的激活而使神经元出现退行性改变。故作用于 GSH 代谢通路而改变 GSH 含量的方法可能成为治疗帕金森病的新策略。铁死亡可部分解释帕金森病患者黑质区出现多巴胺能神经元退行性改变的机制（图 31-2）。

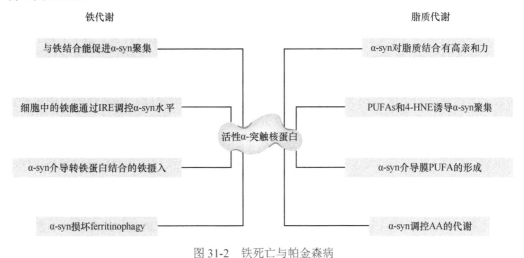

图 31-2 铁死亡与帕金森病

综上所述，随着研究的不断深入，有望发现更多的铁死亡相关调控蛋白，从而研究并确定可以用于治疗帕金森病的新靶点。

31.3 铁死亡与缺血性脑卒中

31.3.1 缺血性脑卒中

中风，学名为脑卒中（stroke），分为缺血性脑卒中和出血性脑卒中。其中，出血性脑卒中（hemorrhagic stroke，HS）是由于脑部血管突然破裂导致脑组织损伤，只占脑卒中发病的 20% 左右；缺血性脑卒中（ischemic stroke，IS）是脑部供血血管内壁产生血栓，脱落后堵塞动脉血管，导致大脑供血不足而坏死，占比 80% 左右（Wu et al.，2018）。大量研究表明，铁死亡与脑卒中损伤密切相关，在缺血再灌注损伤中铁死亡具有关键作用。

2017 年，Tuo 等（2017）利用小鼠和大鼠建立了 MCAO 模型，发现 Tau 蛋白、APP 蛋白和亚铁 FPN 蛋白与铁含量升高有关，即 Tau 蛋白减少抑制 APP 调节的 FPN 依赖性铁输出，进而使细胞内铁超载诱发铁死亡，同时，此过程能被特异性铁死亡的抑制剂有效缓解缺血再灌注之后的损伤区域；另有研究报道，香芹酚（carvacrol）能增加 GPx4 的表达，抑制沙鼠的铁死亡，减轻脑缺血再灌注中海马神经元的损伤（Guan et al.，2019）。与此同时，在脑缺血小鼠模型中，再灌注后立刻或延迟给予铁死亡抑制剂 liproxstatin-1 或 ferrostatin-1（Fer-1）能减少梗死面积并减轻损伤，提示铁死亡是脑卒中干预的重要潜在靶点（DeGregorio-Rocasolano et al.，2019；Alim et al.，2019；Li et al.，2018；Li et al.，2017 Zille et al.，2017）。以上研究表明，铁死亡介导并加重了缺血性脑卒中损伤。

31.3.2　铁代谢与缺血性脑卒中

脑铁稳态紊乱与缺血性脑卒中急性神经元损伤有关，且可能为诱导铁死亡的主要机制（Wan et al.，2019）。由脑缺血引起的脑组织酸性环境可抑制转铁蛋白与铁离子结合，导致铁离子从转铁蛋白中释放出来（Lipscomb et al.，1998）。然后，解离后的铁离子很容易被重新吸收到神经元中，引起细胞内铁沉积（Palmer et al.，1999）。此外，缺血性脑卒中后铁离子外排减少也可能是铁沉积的原因（Almutairi et al.，2019；Hanafy et al.，2019；Zhao et al.，2018；DeGregorio-Rocasolano et al.，2018；Tuo et al.，2017；van Etten et al.，2015；García-Yébenes et al.，2012；Li et al.，2009）。临床研究表明，患有严重缺血缺氧性损伤儿童的大脑多个区域铁含量显著升高（Dietrich et al.，1988）。在永久性或短暂性脑缺血后，缺血区域铁含量同样显著增加（Tuo et al.，2017）；缺血性脑卒中患者血清中的铁调素和铁浓度也显著升高，表明铁调素在脑缺血铁超载中发挥重要作用（Petrova et al.，2016）。目前有两种可能的途径导致缺血脑组织中的铁超载：一种是缺血后细胞内白细胞介素-6（IL-6）的表达升高，导致 FPN1 的下调，减少铁外排从而导致铁超载（Ding et al.，2011）；另一种途径是缺血后 HIF-1α 水平上调，伴随 TfR1 表达增加，进而摄取过多的铁，导致铁超载（Tang et al.，2008；Ke et al.，2007）。而研究发现，抑制铁超载现象可有效减轻脑卒中损伤。在短暂缺血性脑卒中模型中，肌肉注射或鼻内注射铁螯合剂，能使脑梗死体积明显减少，改善脑出血预后（Hanson et al.，2009；Nakamura et al.，2004）。因此，研究结果提示铁超载是脑卒中铁死亡的重要调控机制（图 31-3）。

31.3.3　缺血性脑卒中后氨基酸代谢机制

上述提到，GSH 可调节 GPx4 活性，同时可作为铁死亡的内源性抑制剂，其含量与出血性和缺血性脑卒中关系均十分密切。研究发现，MCAO 后小鼠缺血性脑组织中 GSH 的水平显著降低，半胱氨酸的前体 OTC 可以通过恢复耗尽的 GSH 水平来减轻 MCAO 后的神经元损伤（Liu et al.，2020）。同时，MCAO 后大鼠脑中 SLC7A11 和 GPx4 水平也明显降低（Lan et al.，2020）。有研究指出，硒通过激活转录因子 TFAP2c 和 Sp1 促进 GPX4 表达，并有效抑制了铁死亡及谷氨酸兴奋性毒性，并能减轻小鼠模型出血或缺血性脑卒中的损伤（Alim et al.，2019）；香芹酚能增加 GPx4 的表达，抑制铁死亡，并表现出神经保护作用（Guan et al.，2019）。其实，GSH 不仅是 GPx4 活性的必需物，还是唯

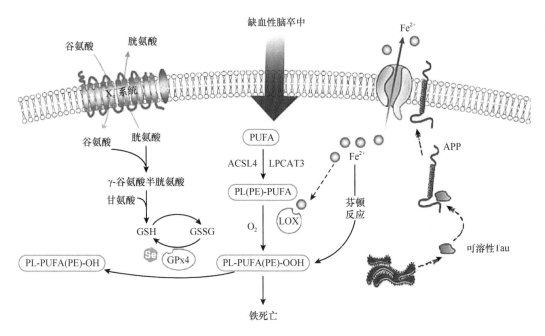

图 31-3 脑卒中铁死亡通路

——个细胞内 Fe^{2+} 的配体（Philpott et al.，2014），且能阻断 Fe^{2+} 生成高毒性的羟自由基从而抑制铁死亡（Philpott et al.，2014）。有文献提出，Edaravone 能够对抗各种情况引起的铁死亡，特别是胱氨酸缺乏导致 GSH 含量减少引起的铁死亡，并已作为临床批准的用于治疗急性缺血性脑卒中的药物（Homma et al.，2019）。由此可见，增强 GPx4 的表达和 GSH 合成能够抑制铁死亡的发生，并且能够减轻缺血性脑卒中损伤。但目前研究侧重于 GPx4 与 GSH 直接对脑卒中的影响，对其上游调控机制仍需进一步研究。

胱氨酸/谷氨酸逆向转运体（System X_c^-，X_c^- 系统）是由机体细胞膜上轻链亚基（SLC7A11）和重链亚基（SLC3A2）以二硫键连接而成的异二聚体，是细胞重要的抗氧化系统。它可按 1∶1 的比例将细胞外胱氨酸摄取入胞内，并被迅速还原成半胱氨酸，参与胞内重要自由基清除剂谷胱甘肽（GSH）的合成。体外培养的神经元在氧糖剥夺后，HIF1α 通过直接与 X_c^- 启动子结合来提高其表达，诱导损伤（Hsieh et al.，2017）。反之，通过 N-乙酰半胱氨酸（N-acetylcysteine，NAC）和头孢曲松（ceftriaxone，CEF）下调 X_c^- 表达，能够显著降低缺血性脑卒中损伤（Krzyżanowska et al.，2017）。X_c^- 系统在缺血性脑卒中时表达上调，加重损伤脑缺血后的谷氨酸兴奋性毒性，并能被铁死亡抑制剂 Fer-1 有效抑制；这提示脑缺血引起的细胞外谷氨酸含量增高主要是由 X_c^- 系统所引起，进而谷氨酸通过 NMDAR 受体介导神经元兴奋性毒性，即铁死亡，而抑制 X_c^- 系统表达能够抑制细胞铁死亡，从而减轻脑缺血损伤。但是，X_c^- 系统的转运亚基 X_c^- 的缺失不会损害幼年小鼠发育，对成年小鼠也仅具有轻微影响（McCullagh et al.，2014；Sato et al.，2005；Chintala et al.，2005），这是因为体内存在代偿该转运体的物质。可见，X_c^- 系统在脑缺血时表达升高并不能抑制而是促进铁死亡的发生。但目前仍不明确 X_c^- 系统是否参与调控出血性脑卒中时的神经元铁死亡。

31.3.4　脂质代谢与缺血性脑卒中

酰基辅酶 A 合成酶长链 4（ACSL4），以及与脂质重塑相关的溶血卵磷脂酰基转移酶 3（LPCAT3）是对铁死亡通路中合成 PUFA 起至关重要作用的两种酶，抑制其表达能抑制铁死亡的发生（Karatas et al.，2018）。但目前在研究报道中发现，缺血后，ACSL4 上调并参与缺血再灌注损伤。此外，研究发现 ACSL4 广泛分布于脑组织中，且在脑缺血期间，miR-347（miRNA-347）表达显著升高，而后通过转录后水平间接调控 ACSL4 蛋白上调，介导神经元死亡（Gubern et al.，2013）；另有研究报道，罗格列酮可以通过选择性地抑制 ACSL4 的活性而抑制铁死亡的发生，随之减轻脑缺血模型中神经元脂质过氧化和氧化应激损伤，保护脑功能（Sayan-Ozacmak et al.，2012）。上述研究提示，脑缺血后 ACSL4 表达增多，并能介导神经元铁死亡发生，进而导致脑卒中损伤，然而目前 ACSL4 在出血性脑卒中时的调控仍值得更深入地研究。LOX 是催化磷脂膜中的多不饱和脂肪酸引起脂质过氧化并诱发铁死亡的关键酶（Lei et al.，2019）。脑缺血后脂氧合酶高度表达，而脂氧合酶抑制剂具有抑制铁死亡、保护脑损伤的作用（Karatas et al.，2018），脂氧合酶特异性抑制剂 ML351 对大脑缺血再灌注损伤也有一定保护作用（Tuo et al.，2017）。脂氧合酶具有许多亚型，其中一些亚型分别在出血和缺血性脑卒中表达增加。在全脑和局灶性脑缺血模型，脑组织中 12/15-LOX 表达增加，抑制 12/15-LOX 可降低神经元死亡率并改善愈后（Yigitkanli et al.，2017），而 12/15-LOX 与铁死亡密切相关，抑制其表达能抑制铁死亡的发生。

31.4　铁死亡与脑损伤

31.4.1　脑损伤概述

在人体各部位损伤中，脑损伤最为严重，铁死亡在脑损伤中作用的研究也远多于其他组织器官损伤的研究。因此，本小结主要介绍铁死亡在脑损伤中的作用及相关机制。脑损伤主要包括脑外伤（traumatic brain injury，TBI）、蛛网膜下腔出血（subarachnoid hemorrhage，SAH）和脑出血（intracerebral hemorrhage，ICH）等，是在全球范围内引起青壮年人群死亡与长期残疾最重要的原因。因病患多在其人生的黄金时期出现功能障碍，上述脑损伤对其个人、家庭和社会均带来巨大的身体、心理与经济负担。然而，目前针对 TBI、SAH 与 ICH 尚无安全有效的治疗方法或策略，一部分原因是由于损伤机制的复杂性。大部分 TBI、SAH 与 ICH 是由病理生理活动相关的二次级联损伤引起，进而加剧了原发性损伤。治疗和防止继发性损伤是处理 TBI、SAH 与 ICH 患者的主要治疗目标。TBI、SAH 与 ICH 后继发性脑损伤机制非常复杂，主要包括但不限于氧化应激、线粒体功能障碍、神经细胞死亡、脑水肿、血脑屏障破坏与炎症反应等。在损伤后的二次生化反应中，铁死亡在其中发挥着重要作用。目前在脑损伤细胞与动物模型中常采用去铁胺、维生素 E、U0126、Fer-1 和 liproxstatin-1 等来调节铁死亡。本章将阐述铁死亡在脑损伤中的研究进展，明确脑损伤后铁死亡相关分子机制，以及如何有效调节铁死亡与铁代谢为脑损伤的保护及治疗提供潜在靶点（图 31-4）。

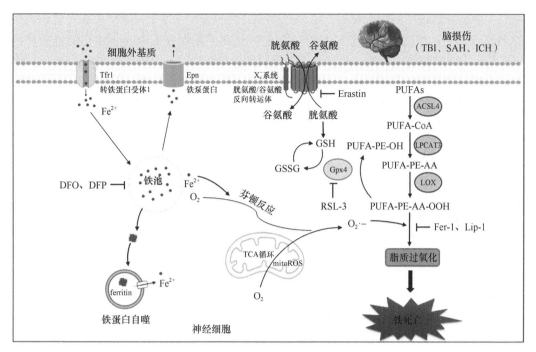

图 31-4 铁死亡和脑损伤

31.4.1.1 脑外伤的定义、损伤机制和分类

外伤是颅脑损伤最常见原因，称为脑外伤（traumatic brain injury，TBI）。在美国每15s 就会有一个人头部受伤，每 5min 就有一人因头部受伤死亡、一人终生残疾。据估计，我国 TBI 的人口死亡率约为 13/10 万，与其他国家报告的死亡率相似。道路交通事故是我国颅脑损伤最常见的原因（Jiang et al.，2019）。脑外伤是导致儿童和青年死亡或残疾的最常见原因。有资料显示，形成颅脑损伤的外伤中，交通伤占 49.62%，坠落伤占 24.18%，打击伤占 11.76%，其他类型占 14.44%。颅脑损伤是交通事故致死最常见的原因，发生率为 100/10 万。高处坠落所致颅脑损伤发生率高，原因复杂，周围环境混乱、周围人的应急能力较差、管理松懈、安全设备不足均能直接、间接影响颅脑损伤的发生率。我国高坠伤多见于工伤事故。暴力伤害中头部外伤发生率及致残、致死率均较高，是现代社会发展中的一个突出问题。

脑外伤是创伤性事件导致大脑在颅骨内迅速移动而引起的损伤。根据头部是否与物体直接接触（撞击）或遇到冲击波或加减速等非撞击力，可分为冲击性或非冲击性脑损伤。原发性脑损伤常由直接外力引起，而继发性脑损伤涉及细胞死亡、水肿、氧化应激、铁积累、内质网应激、炎症和免疫反应的复杂级联反应等，造成 TBI 后长期死亡率增加，预期寿命减少，与癫痫、睡眠障碍、神经退行性疾病、神经内分泌失调和精神疾病、非神经系统疾病（如性功能障碍、大小便失禁），以及可能在受伤后出现和（或）持续数月至数年的全身性代谢紊乱的发病率增加等有关（Masel and DeWitt，2010）。

轻度颅脑损伤（mild TBI，mTBI）是最常见的损伤类型。脑外伤常被怀疑会导致各种慢性退行性疾病过程，包括慢性创伤性脑病、阿尔茨海默病和帕金森病。脑外伤是由对头部施加机械性外力引起的，可以在意识丧失的情况下发生，也可以在无意识丧失的情况下发生，继而引发一系列事件，这些事件在一定程度上取决于损伤的性质和位置。与治疗 TBI 患者相关的一个主要挑战是损伤后可操作的不同病理和致病机制。例如，TBI 通常会破坏血脑屏障（BBB）和神经血管单位的完整性，从而导致血管渗漏、水肿、出血和缺氧。其他病理机制包括脑膜和脑实质内的细胞死亡、轴突纤维的伸展和撕裂，以及白质和灰质交界处的断裂，这些都是由引起剪切损伤的旋转力引起的。

31.4.1.2　蛛网膜下腔出血

外伤性蛛网膜下腔出血（SAH）常见于颅骨骨折刺破蛛网膜及脑皮质，或脑挫伤时脑皮质静脉和软脑膜破裂，或由于额面部外伤使头部突然后仰致脑底动脉破裂出血，血液流入蛛网膜下腔。打击下颌、颈部、项部、顶部及挥鞭样损伤时，特别是头部发生扭转者，椎动脉入颅处可发生破裂，血液流入颈髓和脑底蛛网膜下腔。但蛛网膜下腔出血多为病理性，主要由脑血管、出血性疾病，以及脑肿瘤、各种感染等引起，最常见的是脑底动脉瘤破裂，出血常位于脑基底部，通常出血量较多，形成凝血块。

动脉瘤破裂导致蛛网膜下腔出血的病理过程及其机制极其复杂，有研究将其分为急性脑损伤（EBI）和迟发性脑损伤（DBI）两个阶段。无论机制如何，EBI 和 DBI 的启动因子都是血液进入蛛网膜下腔区或脑组织，而红细胞的裂解产物释放出大量有毒物质，引起脑血管痉挛和 EBI，最终导致继发性脑损伤。因此，蛛网膜下腔出血后红细胞释放的有毒物质是导致继发性脑损伤的关键因素（Bulters et al.，2018）。虽然 SAH 的病理机制与脑出血相似，但 SAH 的病理机制更复杂。先前的研究证实，SAH 后 Nrf2 通路被激活并起到保护作用，支持 Nrf2 上调可用于 SAH 后的治疗（Zolnourian et al.，2019）。Nrf2 上调的作用与铁死亡密切相关。使用颅内血管内穿孔蛛网膜下腔出血的动物模型，用透射电镜观察发现蛛网膜下腔出血（SAH）大鼠脑切片中线粒体的特征性皱缩和高密度的外膜等细胞铁死亡的一系列表现，为 SAH 后铁死亡提供了有力的证据（Li et al.，2020）。

31.4.1.3　脑出血

脑出血（ICH）后由于出血部位周围的质量效应与压力升高，引起神经血管结构的物理破坏，导致原发性脑损伤。由于血管破裂及血液渗入大脑的过程中，血液中血红蛋白及其代谢物氯化血红素的积累促进活性氧的形成。血液中血红蛋白所含的铁可以通过增强 ROS 形成和释放引起神经元损伤。ferrostatin-1 或 liproxstatin-1 可以抑制用血红蛋白或游离铁处理的脑切片培养物海马区域中的细胞死亡。从机制上讲，血红蛋白结合的铁耗尽了这些海马神经细胞中的谷胱甘肽，并使 GPx4 活性失活。在胶原酶诱导的血管损伤活体模型中，直接在损伤部位或损伤部位远端注射铁死亡抑制剂，可以减少损伤细胞的数量与损伤的大小，并改善神经功能（Li et al.，2017）。半胱氨酸类似物 N-乙酰半胱氨酸（NAC）也可减轻脑出血引起的细胞死亡。细胞内的半胱氨酸可以促进谷胱甘肽的产生，表明脑出血后的铁死亡是由于谷胱甘肽合成受阻引起的（Karuppagounder et al.，2017）。研究发现，在自体血诱导的大鼠脑出血模型中，GPx4 的过度表达也可部分保护细胞免于死亡，而 GPx4 的水平在受损区域脑内出血后立即下降。脑损伤涉及不同细胞类型之间的相互作用，脑出血后被观察到多种形式的死亡方式共存，包括凋亡、坏死、自噬与铁死亡等。在脑出血的体外和体内模型中，铁死亡与坏死的分子标志物明显上调但不依赖于 caspase 介导的凋亡或自噬，而铁死亡与坏死的化学抑制剂可减轻血红蛋白和血红素引起细胞毒性与死亡（Zille et al.，2017）。Zhang 等研究团队发现大鼠脑出血后 1 天 GPx4 水平降低，上调 GPx4 表达后能抑制神经元铁死亡并改善神经功能。目前对于脑出血尚缺乏有效的治疗方法，而实验研究成果转化成临床实践尚待时日。因此，深入理解脑出血后铁死亡的作用机制有望为未来开展基于细胞死亡的治疗奠定理论基础。需要开展临床试验来确定多种抑制剂的组合使用能否作为成功的治疗策略。

31.4.2 铁死亡参与脑损伤的分子机制

31.4.2.1 铁死亡与脑外伤

1）脑外伤后铁死亡

自从新近发现铁死亡是一种独特的细胞死亡途径以来，它在疾病发病机制中的作用越来越受到关注。有研究表明，铁死亡在大脑中可能特别重要：① 大脑含有体内最高的多不饱和脂肪酸含量，因此具有丰富的脂质过氧化物前体；② GSH 耗竭和脂质过氧化与包括 TBI 在内的脑损伤及神经退行性疾病有关；③ *GPx4* 基因缺陷可导致体内外神经细胞死亡（Kenny et al.，2019）。

有文献表明，许多机制包括炎症、线粒体功能障碍等的共同参与造成了 TBI 后脑损伤（Blennow et al.，2016）。此外，有研究表明铁死亡可能参与了 TBI 后神经细胞死亡和功能障碍（Stockwell et al.，2017）。多种铁死亡生物标志物水平的改变提供了脑外伤中铁死亡的证据。研究发现在损伤后 3 天检测到受损组织周围的铁离子浓度升高（Portbury et al.，2017），而铁螯合剂通过减少铁介导的脑损伤而显示出神经保护作用（Khalaf et al.，2018）。铁死亡抑制剂 Fer-1 除了改善长期运动和认知功能外，还可显著减少铁沉积和神经元变性（Xie et al.，2019），提示铁死亡参与了 TBI 病理生理过程，抑制铁死亡在治疗 TBI 中可能发挥重要作用。脑外伤后 GSH 和 GPx4 水平明显降低（Xie et al.，2019；Ren et al.，2020），而丰富的 GSH 和 GPx4 对于维持氧化还原神经稳态是必不可少的。笔者所在的研究团队系统解析了脑外伤后铁死亡相关蛋白表达与铁沉积的时程变化规律，发现 X_c^-、Cox2、TfR1、Nox2 和 Fpn 蛋白表达在 TBI 后 12 ～ 24h 达到高峰，随后逐渐下降接近或略低于正常水平。而 Fth、Ftl 和 4HNE 蛋白表达于 TBI 后 3d 内持续上调，从 3d 至 14d 略有下降。普鲁氏蓝染色证实铁沉积在外伤后 7 天有明显增加，之后尚有增多的趋势。采用铁死亡特异性抑制剂 liproxstatin-1 干预后，能明显逆转上述铁死亡与铁代谢相关蛋白的表达水平，减轻铁沉积及神经退行性改变，并减轻脑外伤引起的神经功能障碍（Rui et al.，2021）。Wenzel 等研究团队发现，脑外伤后大脑皮层和海马中 15HpETE-PE 高水平表达，15LO2 的表达增加而 GPx4 水平降低，提示铁死亡存在的可能性（Wenzel et al.，2017）。目前在脑损伤模型中常采用去铁胺、维生素 E、U0126、Fer-1 和 liproxstatin-1 来调节铁死亡（Chen et al.，2020）。有文献报道了脑外伤后铁死亡的重要性，并引入 miR-212-5P 作为铁死亡的关键调节剂，发现其表达明显下调，并通过直接靶向 Ptgs2 在功能上抑制铁死亡（Xie et al.，2019）。

2）脑外伤后铁超载

铁常被认为对脑外伤后继发性损伤有重要的影响，因其参与了氧化应激、自由基与炎症反应。使用 MRI 等手段观察到脑外伤患者的铁超载（Raz et al.，2011）。采用铁螯合剂去铁胺与 HBED（可穿越完整的血脑屏障并对铁具有更高的亲和力）可减轻神经毒性并改善动物模型中 TBI 后神经与认知功能（Khalaf et al.，2018）。调节铁的摄取、运输和储存在维持细胞铁稳态中发挥作用。铁的摄取受到转铁蛋白受体-1（TfR1）的调节，铁的输出受到一种独特的铁输出蛋白（Fpn）的调节。铁蛋白作为主要的铁储存蛋白，在神经元中高度表达（Rui et al.，2021）。为探讨 Fth 在 TBI 后铁死亡发生的作用机制，笔者所在研究团队利用 Cre/LoxP 技术构建了编码铁蛋白重链（ferritin H，Fth）基因的神经元特异性敲除小鼠（Fth-KO），发现成熟神经元特异性敲除 Fth 后，小鼠脑皮质在生理条件下铁代谢发生轻度紊乱，具体表现为：Fth-KO 小鼠皮质 TfR1 表达显著降低，而 Fpn 表达显著上调；Fth-KO 小鼠皮质 Fe^{2+} 升高不显著，而 Fe^{3+} 和皮质总铁水平升高显著；普鲁士蓝染色显示 Fth-KO 小鼠的阳性细胞数未见显著上调。上述结果表明，在生理条件下，Fth-KO 小鼠皮质铁代谢稳态被打破，进而说明神经元铁蛋白的铁储存功能在维持脑铁稳态中发挥了重要作用。进一步研究发现，与野生型小鼠相比，Fth-KO 小鼠在铁超载、铁转出、脂质过氧化、神经退行性等方面出现明显的改变，提示 Fth-KO 可加重脑外伤引起的铁死亡（Rui et al.，2021）。

此外，降低铜蓝蛋白（CP）和淀粉样蛋白前体蛋白（APP）的表达可抑制神经元的铁输出。在一些颅脑损伤的患者中可以看到 Aβ 沉积，铁被证明增加了 Aβ 的毒性。此外，HO-1 的表达已被证实在 TBI 后显著上调，而铁可以促进 HO-1 介导的神经纤维缠结的形成，导致 Tau 磷酸化，如同在阿尔茨海默病中所看到的一样。TBI 引起的机械性损伤、出血与外伤性蛛网膜下腔出血均可引起血红蛋白水解释放游离血红素，而血红素最终会被 HO-1 降解成铁。在实验性动物模型和人脑损伤中发现，HO-1 在神经元、星形胶质细胞和小胶质细胞中表达上调（Liu et al.，2013；Beschorner et al.，2000）。增加的 HO-1 可以加速脑内血红素降解与铁超载，而抑制 HO-1 与减轻脑出血血肿周围脑水肿有关，提示铁与 TBI 后脑水肿形成及血脑屏障破坏有关（Fukuda et al.，1996）。

3）脑外伤后 GPx4 功能下降

谷胱甘肽过氧化物酶 4（GPx4）是 GPx 家族中唯一能以谷胱甘肽（GSH）为还原剂将过氧化氢磷脂还原为无毒的羟基磷脂成员。GPx4 活性降低或 GSH 缺乏会导致氧化性 PE（PEox）的积聚，从而导致铁死亡。在实验性大鼠与小鼠 TBI 模型中，GPx4 与 GSH 活性在 TBI 后呈下降趋势，而病变周围的 MDA 水平明显升高（Di Pietro et al.，2014；Xu et al.，2014）。在皮质挫伤模型中，损伤后检测到氧化 PE 脂质种类增多，并伴有 GPx4 功能的丧失，提示铁死亡的参与（Wenzel et al.，2017）。同时，在损伤部位或其附近观察到铁离子阳性细胞的丢失等与铁死亡一致的形态学证据。有临床研究表明 APOEε4 等位基因和 TBI 后的长期（6～12 个月）较差的预后临床结果有较大相关性，特别是在重症创伤性脑损伤（sTBI）中，这可能是由于 ε4 等位基因的存在与大脑硒水平降低有关（Cardoso et al.，2017b）。硒参与 GPx4 活性位点-硒代半胱氨酸（Sec）的生成，而大脑硒水平降低阻碍了 GPx4 功能从而促进铁死亡发生（Conrad and Proneth，2020）。

4）脑外伤后脂质过氧化

大脑含有丰富的多不饱和脂肪酸，而多不饱和脂肪酸是脂质过氧化的底物。脂质过氧化导致结构膜损伤，产生可扩散的次级生物活性醛，包括 4-羟基-2-壬烯醛和丙烯醛。此外，脂质过氧化氢自由基通过内环化生成脂肪酸酯；这两类环化脂肪酸为异前列腺素和神经前列腺素。轻度认知障碍患者 F4-NP［F(4)-neuroprostane］水平早期较高，说明脂质过氧化与认知相关（Markesbery et al.，2005）。

脂质过氧化物诱导的铁死亡包括以下三个步骤。首先，酰基辅酶 A 合成酶长链家族成员 4（ACSL4）作为一个关键的调节因子，催化花生四烯酸（AA）或肾上腺素（Ada）酯化成 PE。其次，溶血磷脂酰胆碱酰基转移酶 3（LPCAT3）是 PE 底物特异性的，可产生 PUFA-PE。最后，13-LOX 将 AA-PE 和 Ada-PE 氧化成 PE-Ada-OH 和 PE-AA-OH（D'Herde and Krysko，2017）。有研究表明，线粒体膜上脂质过氧化积累是铁死亡的一个关键因素（Friedmann Angeli et al.，2014）。基于 CRISPR 的全基因组遗传筛选和微阵列分析，证明 ACSL4 和 LPCAT3 是关键的铁死亡调节因子（Doll et al.，2017；Dixon et al.，2015）。值得注意的是，只有当 ACSL4 和 LPCAT3 表达、参与花生四烯酸修饰并随后插入膜磷脂时，GPx4 耗竭才会诱导铁死亡。脂质过氧化物的下游事件包括多不饱和脂肪酸（PUFA）碎裂和膜脂损伤，以及毒性反应性脂质中间体 4-羟基壬烯醛的产生。这通过共价修饰和细胞内必需蛋白的失活来促进细胞铁死亡。

TBI 中脂质过氧化的研究在很大程度上依赖于更稳定的反应终产物的检测，包括异前列腺素、丙二醛（MDA）和羟基壬烯醛（HNE）。使用不同的 TBI 实验模型，在脑组织中检测到增加的 4-HNE 或 HNE 修饰的蛋白质。许多临床研究已经观察到严重脑外伤后血浆或脑脊液中 F2-异前列腺素和 MDA 的增加（Lorente，2015）。除了反映大脑氧化程度的指标外，F2-异前列腺素和硫代巴比妥酸（TBA）反应物质（TBARS，MDA 的替代标记物）的升高与脑外伤后神经功能障碍和死亡率相关。游离脂肪酸（FFA）的释放是机械性损伤后最早发生的事件之一，发现 TBI 后 24h 内脑内游离脂肪酸含量升高（Dhillon et al.，1994）。对于重度颅脑损伤患者，脑脊液中的多不饱和脂肪酸已被证明在受伤后一周仍保持升高的趋势（Farooqui and Horrocks，2006）。

5）脑外伤后 ROS 增加

氧化应激是由于细胞内抗氧化和促氧化的失衡造成的。活性氧（ROS）、活性氮（RNS）和天然抗氧化机制的不平衡会导致氧化应激增加。这一现象经常被观察到，并在不同程度的 TBI 中均有升高。由于抗氧化防御能力降低，当系统试图通过代偿机制降低氧化剂水平时，总抗氧化能力（TAC）就会降低。Trolox 是一种维生素 E 类似物，已被证明可以防止 3-硝基丙酸诱导的神经毒性大鼠中脂质过氧化产物的形成，可作为一种氧化应激参数。Lorente 等最近的研究表明循环血清 TAC、过氧化状态与重型 TBI 患者的死亡率相关，有可能作为死亡率的预测因子（Lorente et al.，2020）。

氧化应激会导致蛋白功能失调，对大脑功能和身体能量水平产生巨大影响。大脑中的脂质含量很高，含有丰富的多不饱和脂肪酸，特别是花生四烯酸及不稳定的烯丙基氢原子，因此脂质极易被氧化。脂质过氧化在阿尔茨海默病、帕金森病及脑外伤等神经退行性疾病中非常明显。不稳定的 ROS/RNS 极易与脂质发生反应，脂质过氧化通过正在进行的自由基连锁反应发生，直到终止反应结束。自由基攻击烯丙基碳形成以碳为中心的自由基。该自由基与 O_2 反应生成脂质过氧化物自由基。这些过氧基可以与相邻的脂质反应，形成脂质氢过氧化物，并重复这个循环。脂质过氧化氢能分解生成丙烯醛、丙二醛、硫代巴比妥酸反应物质（TBARS）、4-羟基-2-壬烯醛和 4-羟基-2-己烯醛等多种反应产物。

作为一个整体，这些反应性亲电醛能通过 Michael 加成反应与半胱氨酸、赖氨酸及组氨酸氨基酸残基形成稳定的加合物，从而与蛋白质共价结合，但这些修饰是有害的，导致氨基酸失去功能并改变它们在蛋白质功能中的作用。尽管丙二醛（MDA）和 4-羟基-2-壬烯醛（4-HNE）是脂质过氧化的主要产物，但也有其他醛类产物，包括丙烯醛和异前列腺素。由于异前列腺素与炎症直接相关，在 TBI 中观察到其含量升高意味着继发性损害的发生。另一个脂质过氧化的标志物—硫代巴比妥酸反应物（TBARS）可以用来检测包括丙二醛在内的其他脂质过氧化终产物。然而，TBARS 不是脂质过氧化的特异性标志物，应该谨慎使用。在脑外伤中，丙烯醛和 HNE 已被发现有显著升高（Shao et al.，2006），类似地，4-羟基己烯醛（HHE）和 TBARS 亦增加（Santos et al.，2005）。TBI 死者血清 MDA 水平较高，而 MDA 水平长期以来与 TBI 死亡率相关，被认为是 TBI 预后潜在的生物标志物（Lorente et al.，2005）。脂质过氧化机制可以被形成非自由基和氧的两个自由基终止。谷胱甘肽已被证明对细胞内的 HNE 有解毒作用。HNE 水平的增加会导致钙离子稳态与膜的破坏及细胞死亡。作为一种抗氧化剂，维生素 E（α-生育酚）可抑制脂质过氧化（Butterfield and Reed，2016）。

尽管氧化应激在 TBI 发病机制中的作用已经明确，但最初的研究集中在通过三种主要的非酶机制实现氧化应激（Bayir et al.，2006）。

（1）铁和其他过渡金属离子的释放。通常通过血红素加氧酶介导的血红素分解释放的游离铁和其他过渡金属具有潜在的生物毒性，主要是通过 Haber-Weiss 反应、类 Fenton 反应和 Fenton 反应产生高强度的羟基自由基（Chang et al.，2005）。颅脑损伤引起的颅内出血导致红细胞溶解是游离血红素和 Fe^{2+} 的主要来源。虽然绝大多数过渡金属离子都被储存蛋白（如铁蛋白和金属硫蛋白）隔离，但仍有可能减少未结合过渡金属离子的氧化还原相关毒性（Nisenbaum et al.，2014）。过渡金属离子与可溶性过氧化氢相互作用形成的高活性羟基自由基将引发脂质过氧化的连锁反应。

（2）超氧化物和过氧亚硝酸盐的生成。颅脑损伤后电子传输链的失调导致氧的部分还原，是超氧化物生成的主要来源（Kontos and Wei，1986）。超氧化物本身是相对无活性的，但它可以与一氧化氮（NO）相互作用，生成过氧亚硝酸盐的速率比其歧化成过氧化氢（H_2O_2）的速率高出一个数量级（Kissner et al.，2003）。此外，可诱导的 NO 合成酶在 TBI 后被激活，并以不依赖于钙的方式产生 NO，促进过氧亚硝酸盐的形成（Bayir et al.，2005）。

（3）抗氧化防御能力下降。细胞对超氧化物的保护包括超氧化物歧化酶（SOD）和抗氧化剂，如维生素 C 和 E。过氧化氢酶或谷胱甘肽过氧化物酶（GPx）可有效去除超氧化物在酶或非酶作用下产生的 H_2O_2（Anthonymuthu et al.，2016）。颅脑对于 TBI 后氧化应激的调节能力有限，当超过这个限度后，会继发一系列的结构和功能损伤（Bayir et al.，2002）。除了改变膜的流动性与完整性外，脂质的氧化还会产生一系列不同的信号分子。虽然非酶氧化机制在颅脑损伤后立即造成整体氧化负担，但这些非酶机制在急性创伤后阶段的作用尚不清楚。近年来，特异酶催化氧化对脑外伤后氧化应激的作用日益受到重视。在这种情况下，增加脂质氧化负担的是脑外伤后脂质过氧化酶的过度表达，这些脂质过氧化酶主要包括环氧化酶（COX）家族、脂氧化酶（LOX）家族等。与损伤后立即发生的非酶脂质氧化不同，酶催化脂质氧化将导致延迟与持续的信号传递（Anthonymuthu et al.，2018）。

31.4.2.2　蛛网膜下腔出血与铁死亡

1）蛛网膜下腔出血后铁死亡机制

蛛网膜下腔出血（SAH）后血液流至蛛网膜下腔，红细胞溶解后的降解产物有血红素、胆绿素、铁离子（Fe^{3+}）和一氧化碳（CO）。高分子溶血产物氧合血红蛋白是引起血管痉挛的早期关键因素，也是目前较为肯定的致血管痉挛物质。SAH 后红细胞溶解，脑脊液中铁离子浓度明显增高，亚铁离子还能与内皮衍生舒张因子结合，导致内皮细胞内铁离子减少，氧化及活性降低，使血管舒张功能减退，致使脑血管痉挛（Karuppagounder et al.，2018）。研究表明，蛛网膜下腔的红细胞分解产物可引起脑血管痉挛，然而在脑实质出血模型上，红细胞分解产物并不导致血肿周围组织产生明显缺血，推测是 SAH 后红细胞大量溶解分解出铁，间接刺激脉络丛转铁蛋白分泌所致（Wagner et al.，2003）。可认为转铁蛋白的升高与铁清除有密切关系，推测转铁蛋白可能在 SAH 并发脑血管痉挛中起着重要作用。

（1）GPx4 与 SAH

铁死亡是由铁依赖的脂质过氧化作用引起的一种新发现的细胞死亡方式。氧化型磷脂（OxPL）的生成在铁死亡中起着至关重要的作用。谷胱甘肽过氧化物酶 4（GPx4）将过氧化氢转化为无毒的脂醇来抑制铁死亡。因此，在缺乏 GPx4 的情况下，OxPL 会积累并最终导致细胞死亡。内源性 GPx4 主要在神经元表达，通过测量 GPx4 的含量发现，其在实验性蛛网膜下腔出血 24h 后降至最低。将编码 GPx4 或 GFP 的腺病毒（对照）注射到实验模型脑室中，发现蛛网膜下腔出血组可见明显的损伤，包括细胞数量减少、细胞排列稀疏、细胞完整性丧失。而 GPx4 过表达可显著抑制 SAH 后神经元死亡，表明无论是在体内还是在体外，过表达 GPx4 会显著降低实验性蛛网膜下腔出血引起的脂质过氧化及细胞死亡。此外，通过测量脑组织的含水量与 Garcia 评分，发现过表达 GPx4 可改善 SAH 引起的脑水肿和神经功能缺损（Gao et al.，2020）。

（2）ROS 与 SAH

SAH 后皮质铁含量增加，而氧合血红蛋白处理的离体模型转铁蛋白受体 1 和铁蛋白含量增加。此外，SAH 后 GSH 含量与 GPx4 活性均降低，而氧合血红蛋白处理的细胞中脂质过氧化物增加。铁死亡抑制剂 Fer-1 可上调 FPN，降低铁含量，改善脂质过氧化及继发性脑损伤。而 Fer-1 对细胞凋亡无明显影响，表明 SAH 后继发性脑损伤与铁死亡有关，抑制剂 Fer-1 通过减轻铁死亡对继发性脑损伤起到神经保护作用，其潜在的保护机制可能是通过抑制脂质过氧化来实现的。

SAH 的自由基来源主要包括线粒体氧化应激、血红蛋白自由基的产生、自由基的酶源、被破坏的抗氧化保护。SAH 后最重要的自由基来源是由于电子转移链的缺血性中断而从线粒体中产生超氧阴离子，以及血红蛋白自氧化产生的自由基级联反应。SAH 后线粒体成为过量产生自由基的来源，在造成脂质、蛋白质和 DNA 损伤之前，抗氧化酶无法清除这些自由基。而线粒体呼吸链受阻，有利于活性氧的产生。SAH 后，氧合血红蛋白（OxHb）释放到脑脊液中，是超氧阴离子（$O_2\cdot$）和过氧化氢（H_2O_2）的主要产生者。从氧化血红素中释放出来的铁或亚铁离子催化 $O_2\cdot$ 和 H_2O_2（MetHb）生成更具破坏性的羟基自由基（OH·）。高铁血红蛋白、氧合血红蛋白与过氧化氢反应生成一种强氧化剂——铁基血红蛋白（Fe^{4+}）。高铁血红素蛋白可启动脂质氧化循环，在自催化循环中可与更多的脂质反应。如果将血红蛋白产生的自由基与血管痉挛联系起来，发现铁螯合剂可以成功地抑制血管痉挛。此外，细胞外血红蛋白与 SAH 引起的细胞内 Ca^{2+} 通过电压敏感和谷氨酸敏感通道积聚，可通过磷脂酶、黄嘌呤氧化酶与一氧化氮合酶等促氧化途径的激活而产生自由基（Ayer and Zhang，2008）。

2）蛛网膜下腔出血后脑水肿、血管痉挛与铁死亡

（1）SAH 后脑水肿与血脑屏障破坏

急性脑水肿被认为是蛛网膜下腔出血后临床转归差的主要原因，主要归因于脑出血后血脑屏障的破坏。内皮细胞收缩和紧密连接的解体导致血管通透性增加，继而形成脑水肿，在脑室内注射铁（氯化亚铁或三氯化铁）或溶解的红细胞同样可以导致大鼠的 HCP。迄今已清楚地阐明血脑屏障破坏是 SAH 所致脑损伤的关键机制，但目前尚无有效的治疗方法来治疗脑水肿和血脑屏障破坏。同时，铁毒性与血脑屏障损伤密切相关。SAH 模型电镜检查显示 SAH 后皮质微血管超微结构异常。SAH 后第 3 天观察到紧密连接脱离和基底膜不规则，表明血脑屏障破坏，而在第 1 天和第 7 天没有观察到。此外，SAH 后 24h，大脑皮层含水量增加。脑含水量峰值时间也在 SAH 后第 3 天，而 SAH 在第 3 天引起最严重的皮质 BBB 破坏，这种损伤在这一高峰之后愈合。使用 DFX 后电镜检查发现 DFX 改善了紧密连接脱落，并保持了基底膜的完整性，且大脑皮质含水量也明显更低。Occludin 是一种连接相邻内皮细胞的跨膜蛋白，有助于紧密连接的稳定性和屏障功能。ZO-1 已被证明与 Occludin 相互作用以组织紧密连接的组件，并将它们连接到皮质肌动蛋白细胞骨架（Fanning et al.，1998）。Claudin-5 是紧密连接链的关键成分，特别是在脑内皮细胞中（Jia et al.，2014）。这些蛋白质在中风引起的血脑屏障损伤中被降解。鉴于铁在 SAH 所致的脑损伤和血脑屏障损伤中的作用，通过测定闭塞蛋白、ZO-1 和 Claudin-5 的蛋白水平，以阐明铁螯合作用是否降低紧密连接蛋白（TJP）的降解。免疫组化和 Western blot 结果显示，SAH 后 3d，SAH 诱导皮质 Occludin、ZO-1 和 Claudin-5 的降解。DFX 系统性给药可有效防止 TJP 降解（Li et al.，2017）。

脉络丛含有 TF mRNA 和相关蛋白，已被证明由该器官分泌。向脑室分泌转铁蛋白可能是铁向大脑其他部位输送的重要机制。转铁蛋白-辣根过氧化物酶（TF-HRP）复合物与电镜观察的研究已经发现 TF-HRP 存在于血管内皮细胞内的包被小泡中，尽管没有发现 TF-HRP 转胞的证据（Roberts et al.，1992）。这些发现似乎支持从内皮细胞内的转

铁蛋白中去除铁。辣根过氧化物酶结合的化合物可能不会以与自然产生的复合物相同的方式在细胞内运输。此外，先前的一项研究表明，HRP 只从不受血脑屏障保护的脑室周围器官渗透到大脑中（Broadwell and Brightman，1976）。低转铁蛋白血症（HPX）小鼠是识别铁跨血脑屏障转运方式的重要模型。由于 TF 前体 mRNA 的剪接缺陷，这些小鼠血液中的 TF 水平不到正常循环 TF 水平的 1%（Bernstein，1987）。除非补充血清或纯化的 TF，否则这些动物在出生的第一周内就会死亡。虽然 HPX 小鼠也没有内源性脑转铁蛋白，但外周补充人 apo-TF 足以将铁正常输送到大脑，并形成正常的少突胶质细胞 TF 和铁染色模式（Dickinson and Connor，1995），这一结果表明外源性 TF 可通过 BBB 将铁正常输送到大脑中，进而维持正常的生理功能。此外，由于铁在大脑中分布的异质性，摄取的调节显然是大脑区域特有的。从脉络丛释放的铁是转铁蛋白依赖的，负责维持一般脑铁的稳态。然而，要满足区域层面的铁需求，就需要对铁摄入量进行区域调控。这种区域调节是通过血脑屏障内皮细胞上 TfR 的表达和特定区域的输入来维持的（Burdo and Connor，2003）。

（2）SAH 后血管痉挛

内皮素（ET）是一种强有力的血管收缩剂，在蛛网膜下腔出血诱导的血管痉挛中起重要作用。在血管紧张素、凝血酶、细胞因子或活性氧的刺激下，ET-1 上调，导致血管收缩。这种血管收缩被一氧化氮（NO）抵消，NO 抑制 ET-1 的释放，导致血管舒张。事实上，降低游离铁水平可以改善 SAH 诱导的血管收缩。血红素中的铁与血管扩张剂 NO 结合，从而降低 NO 抑制 ET-1 导致血管收缩或血管痉挛的能力。此外，铁介导的 Fenton 反应产生的 ROS 参与了血管痉挛的发生，因为在血管痉挛发生后，羟自由基参与反应，ET 也改变了铁调节蛋白的表达。hepcidin 在 ET-1 处理/释放后被诱导，Ft 和 TF/TfR 表达增加可能引起细胞内铁积累增加，进而导致脑损伤。

实验性蛛网膜下腔出血动脉周围间隙、脑动脉外膜与浸润的中性粒细胞中 ROS 和铁沉积共存，支持铁介导的 ROS 生成导致脑血管痉挛的假说（Mori et al.，2001）。此外，铁可能促进胆红素氧化产物的形成，后者被认为在动脉血管收缩中起作用。相反，使用铁螯合剂可以有效防止实验性蛛网膜下腔出血后脑血管痉挛的发展（Horky et al.，1998；Vollmer et al.，1991）。考虑到氧化还原活性铁介导的超氧阴离子的产生与血管痉挛的发展密切相关（Suzuki et al.，2003；Mori et al.，2001），认为铁介导的毒性是 SAH 引起急性脑损伤的主要病理生理因素之一（Gomes et al.，2014）。

31.4.2.3　脑出血与铁死亡

1）脑出血后铁超载

脑出血后血清铁离子水平升高的原因可能为：①血肿释放铁离子；②脑出血后补体系统激活，导致全身溶血；③脑出血后铁离子从组织中重新分布（Zhao et al.，2011）。尽管脑出血后血清铁离子水平升高的原因尚不清楚，但基于以下推理支持第一种原因：红细胞每毫升含有 1mg 铁，而血浆含有 2～3mg 铁（Ganz and Nemeth，2012）。脑出血后，大量铁离子或含铁物质将被释放到大脑中，潜在地导致非血红素铁通过未知机制进入循环。缺血和缺氧后，巨噬细胞和小胶质细胞上的 TfR 显著上调（Kaur and Ling，

1999），侵袭的巨噬细胞或激活的小胶质细胞参与脑出血后脑内血液的清除（Wagner et al.，2003）。有研究表明，铁可以激活库普弗细胞中的核因子 κB（She et al.，2002），这表明血清铁的增加可能受到脑出血后炎症的调节。

2）脑出血后 ROS 增加

活性氧（ROS）是活性高和寿命短的小分子，包括非自由基氧化剂如过氧化氢（H_2O_2）和单线态氧（$O_2\cdot$），以及自由基如超氧阴离子自由基（O^-）和羟基自由基（—OH）。在正常情况下，ROS 的产生是细胞代谢和生理防御的一部分。ROS 的稳定水平分别通过线粒体氧化磷酸化和抗氧化机制实现的 ROS 产生及消除的动态平衡来维持。然而，脑出血后脑内迅速产生更多的 ROS，破坏了 ROS 产生系统和清除系统之间的自然动态平衡。过量的 ROS 会导致脂质过氧化、蛋白质氧化、DNA 损伤和线粒体损伤，最终导致细胞和组织损伤。此外，ROS 还可以促进神经元凋亡、星形胶质细胞坏死、血脑屏障破坏与脑水肿，因此，ROS 在脑出血引起的脑损伤中起着关键作用。脑出血后脑内许多抗氧化酶被激活，如超氧化物歧化酶（SOD）、血红素加氧酶-1（HO-1）、谷胱甘肽-S-转移酶（GST）、谷胱甘肽（GSH）、烟酰胺腺嘌呤二核苷酸磷酸醌氧化还原酶-1（NQO1）、过氧化氢酶（CAT）和硫氧还蛋白（TRX）。这些抗氧化酶可以通过清除多余的活性氧，为脑出血后的大脑提供神经保护。

目前在人与小鼠脑出血后均可观察到脂氧合酶和脂质过氧化物的增加。其中，环加氧酶-2（cyclooxygenase-2，COX-2）是催化体内 AA 合成前列腺素步骤中的限速酶。Li 等在胶原酶诱导小鼠 ICH 模型中观察到，前列腺素内过氧化物合酶 2（productcyclooxygenase-2，PTGS2）编码的 COX-2 在 ICH 后神经元高度表达，在小鼠脑出血病灶原位或脑室注射 ferrostatin-1 后血肿周围组织，脂质氧自由基和 COX-2 的产生被抑制，进而减轻 ICH 后的继发性脑损伤，为 ICH 患者提供了潜在临床治疗靶点（Li et al.，2017）。另有研究表明 GPx4 抑制与 COX-2 及脂氧合酶（即 ALOX15）的表达增加有关，同时 ALOX15 抑制剂 Zileuton 可保护 HT22 细胞免受 erastin 诱导的铁死亡（Liu et al.，2015）。因此，COX-2 和 ALOX15 目前被认为是脂质过氧化与铁死亡的重要标志物。

3）脑出血后 GPx4 功能抑制

脑出血后血红蛋白释放的组织间隙中，血红蛋白被降解，血红素结合铁含量升高，铁稳态失衡，游离铁含量增高，消耗脑内谷胱甘肽，脑内 GPx4 水平逐渐降低，在脑出血后 24h 降至最低。作为一种抗氧化酶，GPx4 在 GSH 辅助下，通过降解 H_2O_2、一些小分子过氧化物、复合脂质过氧化物及谷胱甘肽来抑制脂质过氧化。可将 H_2O_2 和脂质 ROS 分别降解为 H_2O 和相应的醇，降低胞内脂质氢过氧化物、有机氢过氧化物水平，避免细胞发生氧化性损伤，对细胞存活至关重要。过量的 ROS 可以损伤线粒体膜外膜，导致细胞色素 c 的释放，激活 caspase 依赖的通路，从而促进脑出血后脑损伤的细胞凋亡。脑出血后上调脑内 GPx4 水平可减轻脑水肿、血脑屏障损伤、神经元功能障碍、氧化应激和炎症反应（Li et al.，2017）。有研究表明，GPx4 蛋白水平在脑出血后 24h 逐渐降低并降至最低点，提示 GPx4 可能参与了脑出血所致的继发性脑损伤（Zhang et al.，2018）。GPx4 作为哺乳动物中修复脂质细胞氧化损伤的硒蛋白，可使用两个 GSH 分子作为电子供体，将磷脂过氧化氢（PL-OOH）还原为无毒脂醇（L-OH），保护细胞膜结构及功能不受损害，同时将胞内 GSH 转化为氧化型谷胱甘肽（李明月和邹伟，2020）。使用 RSL-3（GPx4 的特异性抑制剂）、干扰 RNA（SiRNA）、敲除 GPx4（GPx4-KO）和腺病毒介导的 GPx4 过表达（Ad-GPx4），发现抑制 GPx4 可以促进脑出血大鼠脑组织的炎症反应。抑制 GPx4 可加重大鼠脑出血后神经元的丢失与神经功能缺损。采用白蛋白外渗法和免疫印迹法检测不同实验组大鼠脑组织血脑屏障通透性，发现 RSL-3 和 Si-GPx4 治疗促进了脑出血大鼠的白蛋白外渗和 BBB 损伤，而 Ad-GPx4 治疗的结果则相反。GPx4 参与了脑出血后多种脑损伤过程，包括炎症、神经元丢失、血脑屏障损伤、神经元功能障碍、脑水肿、氧化应激和细胞死亡。因此，GPx4 的降低可以促进脑出血的继发性脑损伤并放大脑出血的病理生理进程（Zhang et al.，2018）。

31.5　铁死亡与其他神经系统疾病

31.5.1　铁死亡与癫痫

癫痫（epilepsy）是一种常见的神经系统疾病，该病已有数千年的历史。研究表明，癫痫是由大脑神经元异常放电引起的一种慢性神经系统疾病，其临床主要表现为反复出现、突发突止的短暂神经功能异常。癫痫患者发作时常伴有口吐白沫、浑身抽搐和意识丧失。流行病学数据显示，目前全球约有癫痫患者 7000 万人，其中我国约有 900 万且每年新增癫痫患者约 40 万（Sen et al.，2020；Kardos et al.，2016）。癫痫患者遍布各个年龄层，尤其以儿童和老年人为高发群体（Sen et al.，2020）。由于癫痫发作的不确定性和反复性，癫痫患者的生活质量往往很低（Witt and Helmstaedter，2017）。在癫痫并发症中，尤其以认知功能障碍最为常见。据统计，大约有 70% 的癫痫患者表现有不同程度的认知功能损伤，极大地降低癫痫患者的生活质量。Witt 团队的研究成果发现，相比于正常人，癫痫患者的认知功能严重受损（Witt and Helmstaedter，2017）。尽管目前临床上大约有 20 多种抗癫痫药物用于患者的治疗，但癫痫的临床治疗效果仍不容乐观（Perucca et al.，2007）。据统计，大约有 1/3 的癫痫患者使用抗癫痫药物之后不能有效抑制其发作症状，并且使用这些药物之后常常伴有肝毒性、认知功能缺陷及中毒性表皮坏死症等严重不良反应（Chen et al.，2017；Tomson et al.，2016；Löscher et al.，2013）。癫痫已成为危害我国人群公共健康和严重影响人民生活质量的重要脑疾病。

近年来，已有诸多研究发现，铁死亡参与不同类型癫痫的发生和疾病的进展。2019年，笔者所在的团队率先发现在戊四唑（pentylenetetrazole，PTZ）、匹罗卡品（pilocarpine，Pilo）及 $FeCl_3$ 诱导的癫痫发作小鼠模型中存在铁死亡（Mao et al.，2019；Li et al.，2019）。具体来说，在 PTZ 和 Pilo 诱导的癫痫小鼠模型海马组织中线粒体显著变小、铁含量显著增加、铁死亡生物标志物前列腺素内过氧化物合成酶 2（prostaglandin-endoperoxide synthase 2，PTGS2）mRNA 明显上调，脂质过氧化产物如 4-羟基壬烯酸（4-hydroxynonenic acid，4-HNE）和丙二醛（malondialdehyde，MDA）等的含量也显著增加。同时，该团队还发现铁死亡抑制剂 Fer-1（ferrostatin-1）能够显著抑制癫痫的发作。在 $FeCl_3$ 诱导的癫痫小鼠模型海马组织中，铁死亡生物标志物 PTGS2 mRNA 及脂质过氧化产物 4-HNE 也显著上调，且使用铁死亡抑制剂 Lip-1（liproxstatin-1）可明显改善该模型的发作。进一步地，我们在该模型中也使用 Fer-1 对癫痫发病和癫痫相关的认知功能进行系统评价。研究结果发现，Fer-1 可以显著抑制 FeCl$_3$ 诱导的癫痫发作和减轻癫痫相关的认知功能损伤（Chen et al.，2022）。叶青团队在海人酸（kainic acid，KA）诱导的颞叶癫痫（temporal lobe epilepsy，TLE）大鼠模型中也发现了铁死亡的存在，且 Fer-1 显著增加了癫痫模型海马组织中谷胱甘肽过氧化物酶 4（glutathione peroxidase 4，GPx4）的表达和谷胱甘肽（glutathione，GSH）的消耗，同时也减少了脂质过氧化物和铁的积累，这些研究结果也支持铁死亡在癫痫中的关键作用（Ye et al.，2019）。此外，Kahn-Kirby 团队在线粒体疾病相关性癫痫中也进行了相关研究，并且他们发现不可逆的 GPx4 抑制剂 RSL3（RAS-selective lethal 3）可以导致癫痫患者原代成纤维细胞和 B 淋巴细胞谷胱甘肽的消耗及铁过载，并促进癫痫发病（Kahn-Kirby et al.，2019）。鉴于铁死亡在癫痫中的重要性，我们采用"老药新用"的策略系统筛选到拉帕替尼（Jia et al.，2020），D-青霉胺（Yang et al.，2022）等多个临床药物可以通过抑制神经元铁死亡显著减轻小鼠癫痫发作的症状。这些研究发现凸显了拉帕替尼和 D-青霉胺作为"老药"在癫痫的临床治疗中的新应用。

上述研究确证了铁死亡在不同类型癫痫的发生发展中发挥重要作用，事实上，由于脑部高耗氧量和丰富的多聚不饱和脂肪酸（polyunsaturated fatty acid，PUFA），脑部对脂质过氧化物引起的损伤特别敏感（Salim，2017），而铁死亡是一种依赖于脂质过氧化物的新型氧化细胞死亡，这也解释了铁死亡可能参与癫痫的发病。然而，目前针对铁死亡促进癫痫发作的具体分子机制尚不明确。一方面，可能是因为在神经毒素的刺激下，如高水平的 Glu、NMDA 和 KA 以及低含量的 GABA，导致神经元过度兴奋，进而导致活性氧（reactive oxygen species，ROS）过度积累，氧化与抗氧化失衡，激活氧化应激，触发与之相关的细胞死亡并引发癫痫，与此同时，癫痫的反复发作也会加剧神经元兴奋性毒性和 ROS 的产生，形成恶性循环，促进神经元铁死亡的发生；另一方面，ROS 的产生通过刺激线粒体通透转换孔（1-methyl-4-phenyl-1,2,3,6-tetrahydropyridine，MPTP）的开放，导致细胞死亡的相关因子释放到细胞质，诱导细胞铁死亡（Mao et al.，2019）。为了进一步揭示铁死亡在癫痫发作导致脑损伤的具体分子机制，笔者所在的团队借助 CRISPR-Cas9 技术、基因芯片、腺相关病毒感染等前沿技术手段首次发现赖氨酰氧化酶（简称 LysOX 或 Lox）是新的铁死亡调控因子参与癫痫脑损伤。进一步的机制研究中，该团队发现 LysOX 可能通过激活 ERK 依赖的 Alox5 磷酸化介导的神经元铁死亡从而加重癫痫脑损伤。临床前研究也表明，使用 LysOX 抑制剂（BAPN）、ERK 抑制剂（U0126）或 Alox5 抑制剂（Zileuton）均能显著改善癫痫脑损伤。这提示 LysOX 介导的铁死亡可能是癫痫脑损伤发生的新机制，为防治癫痫患者脑损伤提供新的治疗策略（Mao et al.，2022）。

总而言之，铁死亡在癫痫发病中至关重要，上述研究进展值得进一步探讨，阐明二者之间的作用机制有助于开发新型的抗癫痫药物。

31.5.2　铁死亡与肌萎缩侧索硬化症

肌萎缩侧索硬化症（amyotrophic lateral sclerosis，ALS）也称为"Lou Gehrig 病"，

是一种进展的、致死的神经退行性疾病，其特征是脊髓前角和运动皮层中上下运动神经元的退化以及脊髓外侧柱中轴突的缺失，常因呼吸衰竭而死亡（Van et al.，2017）。ALS是一种临床异质性疾病，患者在年龄、发病部位、初始症状和疾病进展速度方面存在很大差异。几乎 90% ALS 患者为散发性，少部分为基因突变引起的家族形式，平均发病年龄为 58 ～ 60 岁，平均生存期为 3 ～ 4 年（Zarei et al.，2015）。ALS 核心病理表现为运动神经元的进行性死亡，其病理机制错综复杂，且目前 ALS 治疗手段有限。

大量研究表明，线粒体功能障碍、谷氨酸兴奋性毒性、氧化应激和神经炎症参与ALS 的发病机制（Carri et al.，2003）。在 ALS 患者的运动皮层、脊髓神经元和 CSF 以及ALS 小鼠模型的脊髓中发现铁水平升高。1985 年报道的一项研究表明，ALS 和对照组之间的红细胞铁浓度相同（Nagata et al.，1985）。Goodall 团队发现 ALS 患者的血清铁蛋白水平显著升高，而铁、转铁蛋白、铁饱和度或总铁结合能力的浓度没有显著差异（Goodall et al.，2008）。他还报道了 ALS 患者的血浆铁蛋白水平明显较高，但转铁蛋白浓度较低（Mitchell et al.，2010；Qureshi et al.，2008），而铁蛋白水平较高的患者生存时间较短（Nadjar et al.，2012）。最近的一项研究首先表明，ALS 患者的血清铁、铁蛋白和转铁蛋白饱和系数显著升高，并且铁状态与体重减轻有关（Veyrat-Durebex et al.，2014）。血清铁蛋白可能是 ALS 加重的候选生物标志物（Yu et al.，2018）。与对照组相比，ALS 患者脑脊液中的游离铁水平也有所增加（Kokic et al.，2005；Hozumi et al.，2011）。

ALS 中几种铁调节剂的表达发生了变化，如线粒体铁蛋白、TfR1、DMT1 和 FPN1（Li et al.，2011）。研究表明，编码参与铁调节的蛋白质的基因突变也与 ALS 中的神经元细胞死亡有关（Sirabella et al.，2018；Gajowiak et al.，2016）。编码蛋白质的 HFE 基因突变与转铁蛋白受体相互作用并调节转铁蛋白介导的铁摄取，改变脑铁谱，增加氧化应激，并加速小鼠的疾病进程（Nandar et al.，2013；Nandar et al.，2014）。编码 DMT1 的 SLC11A2 基因突变与 ALS 病例的病程较短有关（Blasco et al.，2011）。另一方面，参与铁稳态的基因的激活可诱导铁蛋白过度表达，从而限制有毒的羟自由基和神经元损失（Olsen et al.，2001）。因此，铁的失调会促进氧化应激，从而破坏细胞内的铁平衡，导致运动神经元的进行性丧失和随之而来的氧化应激，从而形成恶性循环。此外，小鼠神经元中敲除 GPx4 可出现 ALS 主要症状，主要表现为迅速瘫痪、严重的肌肉萎缩和死亡，这与脊髓运动神经元的铁死亡有关（Hambright et al.，2017）。而在神经元 GPx4 诱导性敲除和其他 GPx4 选择性皮层神经元敲除小鼠模型的皮层中未观察到明显神经变性，提示 GPx4 在脊髓运动神经元的铁死亡过程中发挥重要作用（Hambright et al.，2017）。

上述研究提示铁死亡在 ALS 的发生发展中发挥重要作用，故大量研究在动物模型中探索了脑透性铁螯合药物治疗 ALS 的疗效和治疗潜力。一项较早的研究发现，腹腔注射卟啉铁可显著降低 G93A 突变 SOD1 转基因 ALS 小鼠模型的神经元死亡并改善运动功能（Wu et al.，2003）。VAR10303 是一种脑透性铁螯合自由基清除药物，在 SOD1G93A 转基因 ALS 小鼠中发挥了多种有益作用，包括减轻脊髓中的铁积累和运动神经元丢失、改善运动表现和延长存活时间（Golko-Perez et al.，2017）。铁螯合药物 M30 和 HLA20 对氧化应激具有神经保护作用，可以延长 ALS 转基因小鼠的存活时间（Kupershmidt et al.，2009）。铁螯合剂 VK-28 还显著缓解了 ALS 小鼠脊髓中铁和氧自由基水平的升高，并抑制了神经胶质细胞的活化（Wang et al.，2011）。更重要的是，它能够减少 TDP-43 蛋白聚集和促凋亡分子 Bax，并增加抗凋亡蛋白 Bcl-2 的表达（Wang et al.，2011）。最近的一项临床试验表明，去铁酮可以显著降低颈脊髓、延髓和运动皮层中的铁水平，降低脑脊液中氧化应激标志物和神经丝轻链的水平，并减缓 ALS 患者残疾进展和体重减轻（Moreau et al.，2018）。因此，通过靶向疾病发病机制的多个关键途径，脑渗透性铁螯合药物有望成为 ALS 的治疗药物，并且铁螯合剂在 ALS 治疗中的有效性支持铁在 ALS 发病机制中的作用。

总之，大量证据表明，运动皮层和脊髓中铁的积累是 ALS 的一个标志，铁负荷的增加，特别是中枢神经系统区域的铁负荷增加会导致神经元细胞损伤。然而，尚不确定铁死亡发生是 ALS 的主要原因还是随之而来的病理变化。为了进一步阐明铁死亡在 ALS 发病机制中的病理生理作用，未来的研究应关注健康对照组和 ALS 患者中铁死亡相关病理状态，以及铁铁死亡在 ALS 中不同于其他神经退行性疾病的特异性致病作用。

31.6　总结与展望

细胞死亡在个体的发育、稳态平衡以及疾病发展中起着重要的作用。细胞死亡方式包括凋亡和坏死两大类。凋亡是在基因的调控下发生的程序性细胞死亡，机体可以通过凋亡清除衰老或损伤的细胞从而维持内环境的稳定。坏死可分为两种，一种是不可调控的、受到外力因素的诱导而发生的细胞被动死亡；另一种是受到分子机制精密调控的细胞死亡，称为程序性细胞坏死。正确的细胞死亡可以维持正常的体内平衡、代谢和生理功能，反之，将诱导并参与各种疾病。神经疾病被认为是不可治愈的病症，其主要影响人类大脑中的神经元，导致神经结构和功能的丧失，并最终导致神经细胞的死亡。目前的研究对于神经疾病仍处于认知阶段，大部分的神经疾病作用机制仍不清楚，诊治方法仍存在缺陷。因此，对神经疾病进一步深入的机制研究，对于全面认识和治疗疾病有着重要的帮助。

铁死亡作为一种新型的细胞死亡方式，通过铁离子水平升高、氧化应激和谷氨酸兴奋性毒性作用等，参与神经、肿瘤等疾病的发生发展过程。作为一种非典型细胞死亡作用方式，铁死亡参与疾病的过程，其所涉及的通道和机制仍在不断明确中。现有的研究表明，铁死亡抑制剂在一定程度上能够延缓疾病的进程，或减轻疾病的病情。例如，铁螯合剂是靶向铁死亡用于 AD 或 PD 的最常用药物。去铁胺是一种目前已在临床使用的可口服铁螯合剂，可穿过血脑屏障，缓解 AD 病情。同时，铁离子螯合剂去铁酮（DFP），已进入临床试验阶段。该试验通过比较安慰剂组和早期使用低剂量 DFP 组的 PD 患者发现，DFP 的使用可以明显缓解患者的运动障碍，且具有较高的安全性。鉴于其显著的临床效果，该药已在欧洲开展多中心 Ⅱ 期临床试验，主要用于评估 DFP 是否可以缓解进展中 PD 患者的运动症状。此外，还有作用于脂质过氧化的铁死亡抑制剂。吡格列酮是一种用于治疗 2 型糖尿病患者的药物，具有降低血糖的作用。最近研究表明它也是 ACSL4 的抑制剂，长期使用吡格列酮已显示可降低 2 型糖尿病患者发生痴呆症的风险（Heneka et al.，2015）。维生素 E 和维生素 E 的代谢产物也可抑制脂氧合酶并防止铁死亡，而临床试验表明补充维生素 E 可以延缓轻度至中度 AD 患者疾病的发展（Hinman et al.，2018；Dysken et al.，2014）。这些研究对于神经疾病而言，在基础的机制研究和临床应用上有着重要意义，并可能作为一个切入点，在神经疾病的预防及治疗上发挥关键作用。

铁死亡在疾病发生发展过程中的机制及通路，以及铁死亡抑制剂在疾病中的作用及功效，仍有待于进一步的探究和临床验证。

参 考 文 献

李明月, 邹伟. 2020. 神经细胞铁死亡在脑出血中的机制研究与展望. 中风与神经疾病杂志, 37(7): 658-662.

Adair J C, Knoefel J E, Morgan N. 2001. Controlled trial of N-acetylcysteine for patients with probable Alzheimer's disease. Neurology, 57(8): 1515-1517.

Alim I, Caulfield J T, Chen Y, et al. 2019. Selenium Drives a Transcriptional Adaptive Program to Block Ferroptosis and Treat Stroke. Cell, 177(5): 1262-1279. e1225.

Alimonti A, Ristori G, Giubilei F, et al. 2007. Serum chemical elements and oxidative status in Alzheimer's disease, Parkinson disease and multiple sclerosis. Neurotoxicology, 28(3): 450-456.

Almutairi M M A, Xu G, Shi H. 2019. Iron Pathophysiology in Stroke. Adv Exp Med Biol, 1173: 105-123.

Ansari M A, Scheff S W. 2010. Oxidative stress in the progression of Alzheimer disease in the frontal cortex. J Neuropathol Exp Neurol, 69(2): 155-167.

Antharam V, Collingwood J F, Bullivant J P, et al. 2012. High field magnetic resonance microscopy of the human hippocampus in Alzheimer's disease: quantitative imaging and correlation with iron. Neuroimage, 59(2): 1249-1260.

Anthonymuthu T S, Kenny E M, Bayır H. 2016. Therapies targeting lipid peroxidation in traumatic brain injury. Brain Res, 1640(Pt A): 57-76.

Anthonymuthu T S, Kenny E M, Lamade A M. et al. 2018. Oxidized phospholipid signaling in traumatic brain injury. Free Radic Biol Med, 124: 493-503.

Ashraf A, Jeandriens J, Parkes H G, et al. 2020. Iron dyshomeostasis, lipid peroxidation and perturbed expression of cystine/glutamate antiporter in Alzheimer's disease: Evidence of ferroptosis. Redox Biol, 32: 101494.

Attieh Z K, Mukhopadhyay C K, Seshadri V, et al. 1999. Ceruloplasmin ferroxidase activity stimulates cellular iron uptake by a trivalent cation-specific transport mechanism. J Biol Chem, 274(2): 1116-1123.

Ayer R E, Zhang J H. 2008. Oxidative stress in subarachnoid haemorrhage: significance in acute brain injury and vasospasm. Acta Neurochir Suppl, 104: 33-41.

Ayton S, Faux N G, Bush A I. 2015. Ferritin levels in the cerebrospinal fluid predict Alzheimer's disease outcomes and are regulated by APOE. Nat Commun, 6: 6760.

Ayton S, Lei P, Hare D J, et al. 2015. Parkinson's disease iron deposition caused by nitric oxide-induced loss of β-amyloid precursor protein. J Neurosci, 35(8): 3591-3597.

Ayton S, Lei P, Bush A I. 2013. Metallostasis in Alzheimer's disease. Free Radic Biol Med, 62: 76-89.

Bar-Am O, Amit T, Kupershmidt L, et al. 2015. Neuroprotective and neurorestorative activities of a novel iron chelator-brain selective monoamine oxidase-A/monoamine oxidase-B inhibitor in animal models of Parkinson's disease and aging. Neurobiol Aging, 36(3): 1529-1542.

Bárbara R C, Hare D J, Lind M, et al. 2017. The APOE ε4 Allele Is Associated with Lower Selenium Levels in the Brain: Implications for Alzheimer's Disease. ACS Chem Neurosci, 8(7): 1459-1464.

Baum L, Chan I H, Cheung S K, et al. 2010. Serum zinc is decreased in Alzheimer's disease and serum arsenic correlates positively with cognitive ability. Biometals, 23(1): 173-179.

Bayir H, Kagan V E, Borisenko G G, et al. 2005. Enhanced oxidative stress in iNOS-deficient mice after traumatic brain injury: support for a neuroprotective role of iNOS. J Cereb Blood Flow Metab, 25(6): 673-684.

Bayir H, Kagan V E, Tyurina Y Y, et al. 2002. Assessment of antioxidant reserves and oxidative stress in cerebrospinal fluid after severe traumatic brain injury in infants and children. Pediatr Res, 51(5): 571-578.

Bayir H, Kochanek P M, Kagan V E. 2006. Oxidative stress in immature brain after traumatic brain injury. Dev Neurosci, 28(4-5): 420-431.

Bayir H, Tyurin V A, Tyurina Y Y, et al. 2007. Selective early cardiolipin peroxidation after traumatic brain injury: an oxidative lipidomics analysis. Ann Neurol, 62(2): 154-169.

Belaidi A A, Gunn A P, Wong B X, et al. 2018. Marked Age-Related Changes in Brain Iron Homeostasis in Amyloid Protein Precursor Knockout Mice. Neurotherapeutics, 15(4): 1055-1062.

Beschorner R, Adjodah D, Schwab J M, et al. 2000. Long-term expression of heme oxygenase-1(HO-1, HSP-32) following focal cerebral infarctions and traumatic brain injury in humans. Acta Neuropathol, 100(4): 377-384.

Blennow K, Brody D L, Kochanek P M, et al. 2016. Traumatic brain injuries. Nat Rev Dis Primers, 2: 16084.

Bocca B, Forte G, Petrucci F, et al. 2005. Monitoring of chemical elements and oxidative damage in patients affected by Alzheimer's disease. Ann Ist Super Sanita, 41(2): 197-203.

Bostanci M O, Bas O, Bagirici F. 2010. Alpha-tocopherol decreases iron-induced hippocampal and nigral neuron loss. Cell Mol Neurobiol, 30(3): 389-394.

Boström F, Hansson O, Gerhardsson L, et al. 2009. CSF Mg and Ca as diagnostic markers for dementia with Lewy bodies. Neurobiol Aging, 30(8): 1265-1271.

Bradbury M W. 1997. Transport of iron in the blood-brain-cerebrospinal fluid system. J Neurochem, 69(2): 443-454.

Brauer R, Bhaskaran K, Chaturvedi N, et al. 2015. Glitazone treatment and incidence of Parkinson's disease among people with diabetes: a retrospective cohort study. PLoS Med, 12(7): e1001854.

Broadwell R D, Brightman M W. 1976. Entry of peroxidase into neurons of the central and peripheral nervous systems from extracerebral and cerebral blood. J Comp Neurol. 166(3): 257-283.

Bulters D, Gaastra B, Zolnourian A, et al. 2018. Haemoglobin scavenging in intracranial bleeding: biology and clinical implications. Nat Rev Neurol, 14(7): 416-432.

Burdo J R, Connor J R. 2003. Brain iron uptake and homeostatic mechanisms: an overview. Biometals, 16(1): 63-75.

Butterfield D A, Drake J, Pocernich C, et al. 2001. Evidence of oxidative damage in Alzheimer's disease brain: central role for amyloid beta-peptide. Trends Mol Med, 7(12): 548-554.

Butterfield D A, Reed T T. 2016. Lipid peroxidation and tyrosine nitration in traumatic brain injury: Insights into secondary injury from redox proteomics. Proteomics Clin Appl, 10(12): 1191-1204.

Cardoso B R, Hare D J, Lind M, et al. 2017. The APOE ε4 allele is associated with lower selenium levels in the brain: implications for Alzheimer's disease. ACS Chem Neurosci, 8(7): 1459-1464.

Cardoso B R, Hare D J, Bush A I, et al. 2017a. Selenium Levels in Serum, Red Blood Cells, and Cerebrospinal Fluid of Alzheimer's Disease Patients: A Report from the Australian Imaging, Biomarker & Lifestyle Flagship Study of Ageing (AIBL). J Alzheimers Dis, 57(1): 183-193.

Cardoso B R., Hare D J, Bush A I, et al. 2017b. Glutathione peroxidase 4: a new player in neurodegeneration? Mol Psychiatry, 22(3): 328-335.

Cardoso B R, Ong T P, Jacob-Filho, et al. 2010. Nutritional status of selenium in Alzheimer's disease patients. Br J Nutr, 103(6): 803-806.

Chang E F, Claus C P, Vreman H J, et al. 2005. Heme regulation in traumatic brain injury: relevance to the adult and developing brain. J Cereb Blood Flow Metab. 25(11): 1401-1417.

Cheignon, C, Tomas, M, Bonnefont-Rousselot, et al. 2018. Oxidative stress and the amyloid beta peptide in Alzheimer's disease. Redox Biol, 14: 450-464.

Chen C B, et al. 2017. Risk and association of HLA with oxcarbazepine-induced cutaneous adverse reactions in Asians. Neurology 88(1): 78-86.

Chen J, Wang Y, Wu J, et al. 2020. The potential value of targeting ferroptosis in early brain injury after acute CNS disease. Front Mol Neurosci, 13: 110.

Chen K N, Guan Q W, Yin X X, et al. 2022. Ferrostatin-1 obviates seizures and associated cognitive deficits in ferric chloride-induced posttraumatic epilepsy via suppressing ferroptosis. Free Radic Biol Med, 179: 109-118.

Chintala S L, W, Lamoreux, M L, et al. 2005. Slc7a11 gene controls production of pheomelanin pigment and proliferation of cultured cells. Proc Natl Acad Sci U S A, 102(31): 10964-10969.

Connor J R, Menzies S L, St Martin S M, et al. 1992. A histochemical study of iron, transferrin, and ferritin in Alzheimer's diseased brains. J Neurosci Res, 31(1): 75-83.

Conrad M, Proneth B. 2020. Selenium: Tracing Another Essential Element of Ferroptotic Cell Death. Cell Chem Biol. 16; 27(4): 409-419.

Corcoran N M, Martin D, Hutter-Paier B, et al. 2010. Sodium selenate specifically activates PP2A phosphatase, dephosphorylates tau and reverses memory deficits in an Alzheimer's disease model. J Clin Neurosci, 17(8): 1025-1033.

Corrigan F M, Reynolds G P, Ward N I. 1993. Hippocampal tin, aluminum and zinc in Alzheimer's disease. Biometals, 6(3): 149-154.

Crowe A, Morgan E H. 1992. Iron and transferrin uptake by brain and cerebrospinal fluid in the rat. Brain Res, 592(1-2): 8-16.

D'Herde K, Krysko D V. 2017. Ferroptosis: Oxidized PEs trigger death. Nat Chem Biol, 13(1): 4-5.

Davies K M, Hare D J, Bohic S, et al. 2015. Comparative study of metal quantification in neurological tissue using laser ablation-inductively coupled plasma-mass spectrometry imaging and X-ray fluorescence microscopy. Anal Chem, 87(13): 6639-6645.

Deane R, Zheng W, Zlokovic B V. 2004. Brain capillary endothelium and choroid plexus epithelium regulate transport of transferrin-bound and free iron into the rat brain. J Neurochem, 88(4): 813-820.

DeGregorio-Rocasolano N, Martí-Sistac O, Gasull T. 2019. Deciphering the iron side of stroke: neurodegeneration at the crossroads between iron dyshomeostasis, excitotoxicity, and ferroptosis. Front Neurosci, 13: 85.

DeGregorio-Rocasolano N, Martí-Sistac O, Ponce J, et al. 2018. Iron-loaded transferrin (Tf) is detrimental whereas iron-free Tf confers protection against brain ischemia by modifying blood Tf saturation and subsequent neuronal damage. Redox Biol, 15: 143-158.

Descamps L, Dehouck M P, Torpier G, et al. 1996. Receptor-mediated transcytosis of transferrin through blood-brain barrier endothelial cells. Am J Physiol, 270(4 Pt 2): H1149-1158.

Devos D, Moreau C, Devedjian J C, et al. 2014. Targeting chelatable iron as a therapeutic modality in Parkinson's disease. Antioxid Redox Signal, 21(2): 195-210.

Dexter D, Carter C, Agid F, et al. 1986. Lipid peroxidation as cause of nigral cell death in Parkinson's disease. Lancet, 2(8507): 639-640.

Dexter D T, Carter C J, Wells F R, et al. 1989a. Basal lipid peroxidation in substantia nigra is increased in Parkinson's disease. J Neurochem, 52(2): 381-389.

Dexter D T, Wells F R, Lees A J, et al. 1989b. Increased nigral iron content and alterations in other metal ions occurring in brain in Parkinson's disease. J Neurochem, 52(6): 1830-1836.

Dhillon H S, Donaldson D, Dempsey R J, et al. 1994. Regional levels of free fatty acids and Evans blue extravasation after experimental brain injury. J Neurotrauma, 11(4): 405-415.

Di Pietro V, Lazzarino G, Amorini A M, et al. 2014. Neuroglobin expression and oxidant/antioxidant balance after graded traumatic brain injury in the rat. Free Radic Biol Med, 69: 258-264.

Dietrich R B, Bradley W G, et al. 1988. Iron accumulation in the basal ganglia following severe ischemic-anoxic insults in children. Radiology, 168(1): 203-206.

Ding H, Yan C Z, Shi H, et al. 2011. Hepcidin is involved in iron regulation in the ischemic brain. PLoS One, 6(9): e25324.

Dixon S J, Lemberg K M, Lamprecht M R, et al. 2012. Ferroptosis: an iron-dependent form of nonapoptotic cell death. Cell 149(5): 1060-1072.

Dixon S J, Winter G E, Musavi L S, et al. 2015. Human Haploid Cell Genetics Reveals Roles for Lipid Metabolism Genes in Nonapoptotic Cell Death. ACS Chem Biol, 10(7): 1604-1609.

Do Van B, Gouel F, Jonneaux A, et al. 2016. Ferroptosis, a newly characterized form of cell death in Parkinson's disease that is regulated by PKC. Neurobiol Dis, 94: 169-178.

Doll S, Proneth B, Tyurina Y Y, et al. 2017. ACSL4 dictates ferroptosis sensitivity by shaping cellular lipid composition. Nat Chem Biol, 13(1): 91-98.

Dolma S, Lessnick S L, Hahn W C, et al. 2003. Identification of genotype-selective antitumor agents using synthetic lethal chemical screening in engineered human tumor cells. Cancer Cell, 3(3): 285-296.

Dong X H, Gao W J, Shao T M, et al. 2015. Age-related changes of brain iron load changes in the frontal cortex in APPswe/PS1ΔE9 transgenic mouse model of Alzheimer's disease. J Trace Elem Med Biol, 30: 118-123.

Du F, Qian Z M, Luo Q, et al. 2015. Hepcidin suppresses brain iron accumulation by downregulating iron transport proteins in iron-overloaded rats. Mol Neurobiol, 52(1): 101-114.

Duce J A, Tsatsanis A, Cater M A, et al. 2010. Iron-export ferroxidase activity of β-amyloid precursor protein is inhibited by zinc in Alzheimer's disease. Cell, 142(6): 857-867.

Dysken M W, Sano M, Asthana S, et al. 2014. Effect of vitamin E and memantine on functional decline in Alzheimer disease: the TEAM-AD VA cooperative randomized trial. Jama, 311(1): 33-44.

Edvardson S, Shaag A, Kolesnikova O, Gomori J M, et al. 2007. Deleterious mutation in the mitochondrial arginyl-transfer RNA synthetase gene is associated with pontocerebellar hypoplasia. Am J Hum Genet 81(4): 857-862.

Fanning A S, Jameson B J, Jesaitis L A, et al. 1998. The tight junction protein ZO-1 establishes a link between the transmembrane protein occludin and the actin cytoskeleton. J Biol Chem, 273(45): 29745-29753.

Farooqui A A, Horrocks L A. 2006. Phospholipase A2-generated lipid mediators in the brain: the good, the bad, and the ugly. Neuroscientist, 12(3): 245-260.

Febbraro F, Giorgi M, Caldarola S, et al. 2012. α-Synuclein expression is modulated at the translational level by iron. Neuroreport, 23(9): 576-580.

Ferreira A, Neves P, Gozzelino R. 2019. Multilevel impacts of iron in the brain: the cross talk between neurophysiological mechanisms, cognition, and social behavior. Pharmaceuticals (Basel), 12(3): 126.

Friedlich A L, Tanzi R E, Rogers J T. 2007. The 5'-untranslated region of Parkinson's disease alpha-synuclein messengerRNA contains a predicted iron responsive element. Mol Psychiatry, 12(3): 222-223.

Friedmann Angeli J P, Schneider M, Proneth B, et al. 2014. Inactivation of the ferroptosis regulator GPx4 triggers acute renal failure in mice. Nat Cell Biol, 16(12): 1180-1191.

Fu A L, Dong Z H, Sun M J. 2006. Protective effect of N-acetyl-L-cysteine on amyloid beta-peptide-induced learning and memory deficits in mice. Brain Res, 1109(1): 201-206.

Fukuda K, Richmon J D, Sato M, et al. 1996. Induction of heme oxygenase-1(HO-1) in glia after traumatic brain injury. Brain Res, 736(1-2): 68-75.

Galasko D R, Peskind E, Clark C M, et al. 2012. Antioxidants for Alzheimer disease: a randomized clinical trial with cerebrospinal fluid biomarker measures. Arch Neurol, 69(7): 836-841.

Gamblin T C, King M E, Kuret J, et al. 2000. Oxidative regulation of fatty acid-induced tau polymerization. Biochemistry, 39(46): 14203-14210.

Ganz T, Nemeth E. 2012. Hepcidin and iron homeostasis. Biochim Biophys Acta, 1823(9): 1434-1443.

Gao S Q, Liu J Q, Han Y L, et al. 2020. Neuroprotective role of glutathione peroxidase 4 in experimental subarachnoid hemorrhage models. Life Sci, 257: 118050.

García-Yébenes I, Sobrado M, Moraga A, et al. 2012. Iron overload, measured as serum ferritin, increases brain damage induced by focal ischemia and early reperfusion. Neurochem Int, 61(8): 1364-1369.

Garton T, Keep R F, Hua Y, et al. 2016. Brain iron overload following intracranial haemorrhage. BMJ, 1(4): 172-184.

Gerhardsson L, Blennow K, Lundh T, et al. 2009. Concentrations of metals, beta-amyloid and tau-markers in cerebrospinal fluid in patients with Alzheimer's disease. Dement Geriatr Cogn Disord, 28(1): 88-94.

Ghosh D, Levault K R, Brewer G J. 2014. Relative importance of redox buffers GSH and NAD(P)H in age-related neurodegeneration and Alzheimer disease-like mouse neurons. Aging Cell, 13(4): 631-640.

Giambattistelli F, Bucossi S, Salustri C, et al. 2012. Effects of hemochromatosis and transferrin gene mutations on iron dyshomeostasis, liver dysfunction and on the risk of Alzheimer's disease. Neurobiol Aging, 33(8): 1633-1641.

Giunta S, Galeazzi R, Valli M B, et al. 2004. Transferrin neutralization of amyloid beta 25-35 cytotoxicity. Clin Chim Acta, 350(1-2): 129-136.

Golts N, Snyder H, Frasier M, et al. 2002. Magnesium inhibits spontaneous and iron-induced aggregation of alpha-synuclein. J Biol Chem, 277(18): 16116-16123.

Gomes J A, Selim M, Cotleur A, et al. 2014. Brain iron metabolism and brain injury following subarachnoid hemorrhage: iCeFISH-Pilot (CSF Iron in SAH). Neurocrit Care, 21(2): 285-293.

Grundke-Iqbal I, Fleming J, Tung Y C, et al. 1990. Ferritin is a component of the neuritic (senile) plaque in Alzheimer dementia. Acta Neuropathol, 81(2): 105-110.

Gu M, Owen A D, Toffa S E, et al. 1998. Mitochondrial function, GSH and iron in neurodegeneration and Lewy body diseases. J Neurol Sci, 158(1): 24-29.

Guan X, Li X, Yang X, et al. 2019. The neuroprotective effects of carvacrol on ischemia/reperfusion-induced hippocampal neuronal impairment by ferroptosis mitigation. Life Sci, 235: 116795.

Gubern C, Camós S, Ballesteros I, et al. 2013. miRNA expression is modulated over time after focal ischaemia: up-regulation of miR-347 promotes neuronal apoptosis. Febs J, 280(23): 6233-6246.

Guillemot J, Canuel M, Essalmani R, et al. 2013. Implication of the proprotein convertases in iron homeostasis: proprotein convertase 7 sheds human transferrin receptor 1 and furin activates hepcidin. Hepatology, 57(6): 2514-2524.

Guo C, Wang P, Zhong M L, et al. 2013. Deferoxamine inhibits iron induced hippocampal tau phosphorylation in the Alzheimer transgenic mouse brain. Neurochem Int, 62(2): 165-172.

Hahn P, Qian Y, Dentchev T, et al. 2004. Disruption of ceruloplasmin and hephaestin in mice causes retinal iron overload and retinal degeneration with features of age-related macular degeneration. Proc Natl Acad Sci USA, 101(38): 13850-13855.

Hanafy K A, Gomes, J A, Selim M. 2019. Rationale and current evidence for testing iron chelators for treating stroke. Curr Cardiol Rep, 21(4): 20.

Hanson L R, Roeytenberg A, Martinez P M, et al. 2009. Intranasal deferoxamine provides increased brain exposure and significant protection in rat ischemic stroke. J Pharmacol Exp Ther, 330(3): 679-686.

Haratake M, Yoshida S, Mandai M, et al. 2013. Elevated amyloid-β plaque deposition in dietary selenium-deficient Tg2576 transgenic mice. Metallomics, 5(5): 479-483.

Hirsch E C, Brandel J P, Galle P, et al. 1991. Iron and aluminum increase in the substantia nigra of patients with Parkinson's disease: an X-ray microanalysis. J Neurochem, 56(2): 446-451.

Hofer T, Perry G. 2016. Nucleic acid oxidative damage in Alzheimer's disease-explained by the hepcidin-ferroportin neuronal iron overload hypothesis? J Trace Elem Med Biol, 38: 1-9.

Homma T, Kobayashi S, Sato H, et al. 2019. Edaravone, a free radical scavenger, protects against ferroptotic cell death in vitro. Exp Cell Res, 384(1): 111592.

Horky L L, Pluta R M, Boock R J, et al. 1998. Role of ferrous iron chelator 2,2'-dipyridyl in preventing delayed vasospasm in a primate model of subarachnoid hemorrhage. J Neurosurg, 88(2): 298-303.

House M J, St Pierre T G, McLean C. 2008. 1. 4T study of proton magnetic relaxation rates, iron concentrations, and plaque burden in Alzheimer's disease and control postmortem brain tissue. Magn Reson Med, 60(1): 41-52.

Hsieh C H, Lin Y J, Chen W L, et al. 2017. HIF-1α triggers long-lasting glutamate excitotoxicity via system x(c)(-) in cerebral ischaemia-reperfusion. J Pathol, 241(3): 337-349.

Huang C W, Wang S J, Wu S J, et al. 2013. Potential blood biomarker for disease severity in the Taiwanese population with Alzheimer's disease. Am J Alzheimers Dis Other Demen, 28(1): 75-83.

Hui Y, Wang D, Li W, et al. 2011. Long-term overexpression of heme oxygenase 1 promotes tau aggregation in mouse brain by inducing tau phosphorylation. J Alzheimers Dis, 26(2): 299-313.

Hulet S W, Hess E J, Debinski W, et al. 1999. Characterization and distribution of ferritin binding sites in the adult mouse brain. J Neurochem, 72(2): 868-874.

Hulet S W, Heyliger S O, Powers S, et al. 2000. Oligodendrocyte progenitor cells internalize ferritin via clathrin-dependent receptor mediated endocytosis. J Neurosci Res, 61(1): 52-60.

Iqbal J, Zhang K, Jin N, et al. 2018. Effect of sodium selenate on hippocampal proteome of 3×Tg-AD mice-exploring the antioxidant dogma of selenium against Alzheimer's disease. ACS Chem Neurosci, 9(7): 1637-1651.

Ishrat T, Parveen K, Khan M M, et al. 2009. Selenium prevents cognitive decline and oxidative damage in rat model of streptozotocin-induced experimental dementia of Alzheimer's type. Brain Res, 1281: 117-127.

Jacob C P, Koutsilieri E, Bartl J, et al. 2007. Alterations in expression of glutamatergic transporters and receptors in sporadic Alzheimer's disease. J Alzheimers Dis, 11(1): 97-116.

Jenner P, Dexter D T., Sian J, et al. 1992. Oxidative stress as a cause of nigral cell death in Parkinson's disease and incidental Lewy body disease. The Royal Kings and Queens Parkinson's Disease Research Group. Ann Neurol, 32 Suppl: S82-87.

Ji B, Maeda J, Higuchi M, et al. 2006. Pharmacokinetics and brain uptake of lactoferrin in rats. Life Sci, 78(8): 851-855.

Jia J N, Yin X X, Guan Q W, et al. 2020. Neuroprotective Effects of the Anti-cancer Drug Lapatinib Against Epileptic Seizures via Suppressing Glutathione Peroxidase 4-Dependent Ferroptosis. Front Pharmacol, 11: 601572.

Jia W, Lu R, Martin T A, et al. 2014. The role of claudin-5 in blood-brain barrier (BBB) and brain metastases (review). Mol Med Rep, 9(3): 779-785.

Jiang H, Wang J, Rogers J, et al. 2017. Brain iron metabolism dysfunction in Parkinson's disease. Mol Neurobiol, 54(4): 3078-3101.

Jiang J Y, Gao G Y, Feng J F, et al. 2019. Traumatic brain injury in China. Lancet Neurol, 18(3): 286-295.

Jin J K, Hyun K D, Kyeong L E, et al. 2013. Oxidative stress induces inactivation of protein phosphatase 2A, promoting proinflammatory NF-κB in aged rat kidney. Free Radic Biol Med, 61: 206-217.

Jin N, Zhu H, Liang X, et al. 2017. Sodium selenate activated Wnt/β-catenin signaling and repressed amyloid-β formation in a triple transgenic mouse model of Alzheimer's disease. Exp Neurol, 297: 36-49.

Kahn-Kirby, A H, et al. 2019. Targeting ferroptosis: A novel therapeutic strategy for the treatment of mitochondrial disease-related epilepsy. PLoS One 14(3): e0214250.

Kanodia J S, Gadkar K, Bumbaca D, et al. 2016. Prospective design of anti-transferrin receptor bispecific antibodies for optimal delivery into the human brain. CPT Pharmacometrics Syst Pharmacol, 5(5): 283-291.

Karatas H, Eun J J, Lo E H, et al. 2018. Inhibiting 12/15-lipoxygenase to treat acute stroke in permanent and tPA induced thrombolysis models. Brain Res, 1678: 123-128.

Kardos J, et al. 2016. Framing neuro-glia coupling in antiepileptic drug design. J Med Chem 59(3): 777-787.

Karuppagounder S S, Alin L, Chen Y, et al. 2018. N-acetylcysteine targets 5 lipoxygenase-derived, toxic lipids and can synergize with prostaglandin E2 to inhibit ferroptosis and improve outcomes following hemorrhagic stroke in mice. Ann Neurol, 84(6): 854-872.

Kaur C, Ling E A. 1999. Increased expression of transferrin receptors and iron in amoeboid microglial cells in postnatal rats following an exposure to hypoxia. Neurosci Lett, 262(3): 183-186.

Ke Y, Qian Z M. 2007. Brain iron metabolism: neurobiology and neurochemistry. Prog Neurobiol, 83(3): 149-173.

Kenny E M, Fidan E, Yang Q, et al. 2019. Ferroptosis contributes to neuronal death and functional outcome after traumatic brain injury. Critical Care Medicine. 47(3): 410-418.

Khalaf S, Ahmad A S, Chamara K. V D. R, et al. 2018. Unique properties associated with the brain penetrant iron chelator HBED reveal remarkable beneficial effects after brain trauma. J Neurotrauma, 36(1): 43-53.

Kim J H, Lewin T M, Coleman R A. 2001. Expression and characterization of recombinant rat Acyl-CoA synthetases 1, 4, and 5. Selective inhibition by triacsin C and thiazolidinediones. J Biol Chem, 276(27): 24667-24673.

Kissner R, Nauser T, Kurz C, et al. 2003. Peroxynitrous acid—where is the hydroxyl radical? IUBMB Life, 55(10-11): 567-572.

Kontos H A, Wei E P. 1986; Superoxide production in experimental brain injury. J Neurosurg. 64(5): 803-807.

Krause A, Neitz S, Mägert H J, et al. 2000. LEAP-1, a novel highly disulfide-bonded human peptide, exhibits antimicrobial activity. FEBS Lett, 480(2-3): 147-150.

Kryscio R J, Abner E L, Caban-Holt A, et al. 2017. Association of antioxidant supplement use and dementia in the prevention of Alzheimer's disease by vitamin e and selenium trial (PREADViSE). JAMA Neurol, 74(5): 567-573.

Kryscio R J, Abner E L, Schmitt F A, et al. 2013. A randomized controlled Alzheimer's disease prevention trial's evolution into an exposure trial: the PREADViSE Trial. J Nutr Health Aging, 17(1): 72-75.

Krzyżanowska W, Pomierny B, Bystrowska B, et al. 2017. Ceftriaxone- and N-acetylcysteine-induced brain tolerance to ischemia: Influence on glutamate levels in focal cerebral ischemia. PLoS One, 12(10): e0186243.

Kwiatek-Majkusiak J, Dickson D W, Tacik P, et al. 2015. Relationships between typical histopathological hallmarks and the ferritin in the hippocampus from patients with Alzheimer's disease. Acta Neurobiol Exp (Wars), 75(4): 391-398.

Lan B, Ge J W, Cheng S W, et al. 2020. Extract of Naotaifang, a compound Chinese herbal medicine, protects neuron ferroptosis induced by acute cerebral ischemia in rats. J Integr Med, 18(4): 344-350.

Lane D J R, Ayton S, Bush A I. 2018. Iron and Alzheimer's disease: an update on emerging mechanisms. J Alzheimers Dis, 64(s1): S379-s395.

Lavados M, Guillón M, Mujica M C, et al. 2008. Mild cognitive impairment and Alzheimer patients display different levels of redox-active CSF iron. J Alzheimers Dis, 13(2): 225-232.

Lax N Z, Alston C L, Schon K, et al. 2015. Neuropathologic characterization of pontocerebellar hypoplasia type 6 associated with cardiomyopathy and hydrops fetalis and severe multisystem respiratory chain deficiency due to novel RARS2 mutations. J Neuropathol Exp Neurol 74(7): 688-703.

Lehmann D J, Schuur M, Warden D R, et al. 2012. Transferrin and HFE genes interact in Alzheimer's disease risk: the Epistasis Project. Neurobiol Aging, 33(1): 202. e201-213.

Lei P, Ayton S, Appukuttan A T, et al. 2017. Lithium suppression of tau induces brain iron accumulation and neurodegeneration. Mol Psychiatry, 22(3): 396-406.

Lei P, Ayton S, Finkelstein D I, et al. 2012. Tau deficiency induces parkinsonism with dementia by impairing APP-mediated iron export. Nat Med, 18(2): 291-295.

Lei, P, Bai T, Sun Y. 2019. Mechanisms of ferroptosis and relations with regulated cell death: a review. Front Physiol, 10: 139.

Li C, Lönn M E, Xu X, et al. 2012. Sustained expression of heme oxygenase-1 alters iron homeostasis in nonerythroid cells. Free Radic Biol Med, 53(2): 366-374.

Li L, Hao Y, Zhao Y, et al. 2018. Ferroptosis is associated with oxygen-glucose deprivation/reoxygenation-induced Sertoli cell death. Int J Mol Med, 41(5): 3051-3062.

Li L, Li Y W, Zhao J Y, et al. 2009. Quantitative analysis of iron concentration and expression of ferroportin 1 in the cortex and hippocampus of rats induced by cerebral ischemia. J Clin Neurosci, 16(11): 1466-1472.

Li Q, et al. 2019. Baicalein exerts neuroprotective effects in FeCl(3)-induced posttraumatic epileptic seizures via suppressing ferroptosis. Front Pharmacol, 10: 638.

Li Q, Han X, Lan X, et al. 2017. Inhibition of neuronal ferroptosis protects hemorrhagic brain. JCI Insight, 2(7): e90777.

Li W, Garringer H J, Goodwin C B, et al. 2015a. Systemic and cerebral iron homeostasis in ferritin knock-out mice. PLoS One, 10(1): e0117435.

Li X, Lei P, Tuo Q, et al. 2015b. Enduring elevations of hippocampal amyloid precursor protein and iron are features of β-amyloid toxicity and are mediated by Tau. Neurotherapeutics, 12(4): 862-873.

Li X, Liu, Y, Zheng Q, et al. 2013. Ferritin light chain interacts with PEN-2 and affects γ-secretase activity. Neurosci Lett, 548: 90-94.

Li Y, Liu Y, Wu P, et al. 2020. Inhibition of ferroptosis alleviates early brain injury after subarachnoid hemorrhage *in vitro* and *in vivo* via reduction of lipid peroxidation. Cell Mol Neurobiol, doi: 10. 1007/ s10571-020-00850-1. Online ahead of print.

Li Y, Yang H, Ni W, et al. 2017. Effects of deferoxamine on blood-brain barrier disruption after subarachnoid hemorrhage. PLoS ONE, 12(3): e0172784.

Lipscomb D C, Gorman L G, Traystman R J, et al. 1998. Low molecular weight iron in cerebral ischemic acidosis *in vivo*. Stroke, 29(2): 487-492; discussion 493.

Liu H D, Li W, Chen Z R, et al. 2013. Increased expression of ferritin in cerebral cortex after human traumatic brain injury. Neurol Sci, 34(7): 1173-1180.

Liu Y, Min J W, Feng S, et al. 2020. Therapeutic role of a cysteine precursor, OTC, in ischemic stroke is mediated by improved proteostasis in mice. Transl Stroke Res, 11(1): 147-160.

Liu Y, Wang W, Li Y, et al. 2015. The 5-lipoxygenase inhibitor zileuton confers neuroprotection against glutamate oxidative damage by inhibiting ferroptosis. Biol Pharm Bull, 38(8): 1234-1239.

Lorente L, Martín M M, Pérez-Cejas A, et al. 2020. Traumatic brain injury patients mortality and serum total antioxidant capacity. Brain Sci, 10(2): 110.

Lorente L. 2015. New prognostic biomarkers in patients with traumatic brain injury. Arch Trauma Res, 4(4): e30165.

Lu C D, Ma J K, Luo Z Y, et al. 2018. Transferrin is responsible for mediating the effects of iron ions on the regulation of anterior pharynx-defective-1α/β and Presenilin 1 expression via PGE(2) and PGD(2) at the early stage of Alzheimer's disease. Aging (Albany NY), 10(11): 3117-3135.

Lu L N, Qian Z M, Wu K C, et al. 2017. Expression of iron transporters and pathological hallmarks of Parkinson's and Alzheimer's diseases in the brain of young, adult, and aged rats. Mol Neurobiol, 54(7): 5213-5224.

Maamoun H, Benameur T, Pintus G, et al. 2019. Crosstalk between oxidative stress and endoplasmic reticulum (ER) stress in endothelial dysfunction and aberrant angiogenesis associated with diabetes: a focus on the protective roles of heme oxygenase (HO)-1. Front Physiol, 10: 70.

Malecki E A, Devenyi A G, Beard J L, et al. 1999. Existing and emerging mechanisms for transport of iron and manganese to the brain. J Neurosci Res, 56(2): 113-122.

Malpas C B, Vivash L, Genc S, et al. 2016. A Phase Ⅱ a Randomized Control Trial of VEL015(Sodium Selenate) in Mild-Moderate Alzheimer's Disease. J Alzheimers Dis, 54(1): 223-232.

Mandal P K, Saharan S, Tripathi M, et al. 2015. Brain glutathione levels—a novel biomarker for mild cognitive impairment and Alzheimer's disease. Biol Psychiatry, 78(10): 702-710.

Mao X Y, Wang X, Jin M Z, et al. 2022. Critical involvement of lysyl oxidase in seizure-induced neuronal damage through ERK-Alox5-dependent ferroptosis and its therapeutic implications. Acta Pharmaceutica Sinica B, 12(9): 3513-3528.

Mao X Y, Zhou H H, Jin W L, et al. 2019. Ferroptosis induction in pentylenetetrazole kindling and pilocarpine-induced epileptic seizures in mice. Front Neurosci, 13: 721.

Mao X Y, Zhou H H, Jin W L, et al. 2019. Redox-related neuronal death and crosstalk as drug targets: focus on epilepsy. Front Neurosci, 13: 512.

Markesbery W R, Kryscio R J, Lovell M A, et al. 2005. Lipid peroxidation is an early event in the brain in amnestic mild cognitive impairment. Ann Neurol, 58(5): 730-735.

Marro S, Chiabrando D, Messana E, et al. 2010. Heme controls ferroportin1(FPN1) transcription involving Bach1, Nrf 2 and a MARE/ARE sequence motif at position -7007 of the FPN1 promoter. Haematologica, 95(8): 1261-1268.

Masel B E, DeWitt D S. 2010. Traumatic brain injury: a disease process, not an event. Journal of Neurotrauma, 27(8): 1529-1540.

McCarthy R C, Park Y H, Kosman D J. 2014. sAPP modulates iron efflux from brain microvascular endothelial cells by stabilizing the ferrous iron exporter ferroportin. EMBO Rep, 15(7): 809-815.

McCullagh E A, Featherstone D E. 2014. Behavioral characterization of system X_c^- mutant mice. Behav Brain Res, 265: 1-11.

Meadowcroft M D, Connor J R, Smith M B, et al. 2009. MRI and histological analysis of beta-amyloid plaques in both human Alzheimer's disease and APP/PS1 transgenic mice. J Magn Reson Imaging, 29(5): 997-1007.

Molina J A, Jiménez-Jiménez F J, Aguilar M V, et al. 1998. Cerebrospinal fluid levels of transition metals in patients with Alzheimer's disease. J Neural Transm (Vienna), 105(4-5): 479-488.

Moos T, Morgan E H. 2000. Transferrin and transferrin receptor function in brain barrier systems. Cell Mol Neurobiol, 20(1): 77-95.

Mori T, Nagata K, Town T, et al. 2001. Intracisternal increase of superoxide anion production in a canine subarachnoid hemorrhage model. Stroke, 32(3): 636-642.

Morris C M, Candy J M, Keith A B, et al. 1992. Brain iron homeostasis. J Inorg Biochem, 47(3-4): 257-265.

Multhaup G, Huber O, Buée L, et al. 2015. Amyloid precursor protein (APP) metabolites APP intracellular fragment (AICD), Aβ42, and Tau in nuclear roles. J Biol Chem, 290(39): 23515-23522.

Nakamura T, Keep R F, Hua Y, et al. 2004. Deferoxamine-induced attenuation of brain edema and neurological deficits in a rat model of intracerebral hemorrhage. J Neurosurg, 100(4): 672-678.

Nieuwkamp D J, Setz L E, Algra A, et al. 2009. Changes in case fatality of aneurysmal subarachnoid haemorrhage over time, according to age, sex, and region: a meta-analysis. Lancet Neurol, 8(7): 635-642.

Nisenbaum E J, Novikov D S, Lui Y W. 2014. The presence and role of iron in mild traumatic brain injury: an imaging perspective. J Neurotrauma. 31(4): 301-307.

Olde Rikkert M G, Verhey F R, Sijben J W, et al. 2014. Differences in nutritional status between very mild Alzheimer's disease patients and healthy controls. J Alzheimers Dis, 41(1): 261-271.

Osaki S, Johnson D A, Frieden E. 1966. The possible significance of the ferrous oxidase activity of ceruloplasmin in normal human serum. J Biol Chem, 241(12): 2746-2751.

Ostrerova-Golts N, Petrucelli L, Hardy J, et al. 2000. The A53T alpha-synuclein mutation increases iron-dependent aggregation and toxicity. J Neurosci, 20(16): 6048-6054.

Ozcankaya R, Delibas N. 2002. Malondialdehyde, superoxide dismutase, melatonin, iron, copper, and zinc blood concentrations in patients with Alzheimer disease: cross-sectional study. Croat Med J, 43(1): 28-32.

Palmer C, Menzies S L, Roberts R L, et al. 1999. Changes in iron histochemistry after hypoxic-ischemic brain injury in the neonatal rat. J Neurosci Res, 56(1): 60-71.

Park C H, Valore E V, Waring A J, et al. 2001. Hepcidin, a urinary antimicrobial peptide synthesized in the liver. J Biol Chem, 276(11): 7806-7810.

Peng Y, Wang C, Xu H H, et al. 2010. Binding of alpha-synuclein with Fe(III) and with Fe(II) and biological implications of the resultant complexes. J Inorg Biochem, 104(4): 365-370.

Persson T, Popescu B O, Cedazo-Minguez A. 2014. Oxidative stress in Alzheimer's disease: why did antioxidant therapy fail? Oxid Med Cell Longev, 2014: 427318.

Perucca E, et al. 2007. Development of new antiepileptic drugs: challenges, incentives, and recent advances. Lancet Neurol 6(9): 793-804.

Petrova J, Manolov V, Vasilev V, et al. 2016. Ischemic stroke, inflammation, iron overload—connection to a hepcidin. Int J Stroke, 11(1): Np16-17.

Philpott C C, Ryu M S. 2014. Special delivery: distributing iron in the cytosol of mammalian cells. Front Pharmacol, 5: 173.

Portbury S D, Hare D J, Finkelstein D I, et al. 2017. Trehalose improves traumatic brain injury-induced cognitive impairment. PLoS ONE, 12(8): e0183683.

Powers K M, Smith-Weller T, Franklin G M, et al. 2009. Dietary fats, cholesterol and iron as risk factors for Parkinson's disease. Parkinsonism Relat Disord, 15(1): 47-52.

Praticò D, Uryu K, Leight S, et al. 2001. Increased lipid peroxidation precedes amyloid plaque formation in an animal model of Alzheimer amyloidosis. J Neurosci, 21(12): 4183-4187.

Pyatigorskaya N, Sharman M, Corvol J C, et al. 2015. High nigral iron deposition in LRRK2 and Parkin mutation carriers using R2* relaxometry. Mov Disord, 30(8): 1077-1084.

Qian Z M, Chang Y Z, Zhu L, et al. 2007. Development and iron-dependent expression of hephaestin in different brain regions of rats. J Cell Biochem, 102(5): 1225-1233.

Qian Z M, Morgan E H. 1992. Changes in the uptake of transferrin-free and transferrin-bound iron during reticulocyte maturation *in vivo* and *in vitro*. Biochim Biophys Acta, 1135(1): 35-43.

Qian Z M, Shen X. 2001. Brain iron transport and neurodegeneration. Trends Mol Med, 7(3): 103-108.

Qian Z M, Tang P L, Morgan E H. 1996. Effect of lipid peroxidation on transferrin-free iron uptake by rabbit reticulocytes. Biochim Biophys Acta, 1310(3): 293-302.

Raditsis A V, Milojevic J, Melacini G. 2013. Aβ association inhibition by transferrin. Biophys J, 105(2): 473-480.

Raha A A, Vaishnav R A, Friedland R P, et al. 2013. The systemic iron-regulatory proteins hepcidin and ferroportin are reduced in the brain in Alzheimer's disease. Acta Neuropathol Commun, 1: 55.

Rankin J, et al. 2010. Pontocerebellar hypoplasia type 6: A British case with PEHO-like features. Am J Med Genet A, 152a(8): 2079-2084.

Raz E, Jensen J H, Ge Y, et al. 2011. Brain iron quantification in mild traumatic brain injury: a magnetic field correlation study. AJNR Am J Neuroradiol, 32: 1851-1856.

Ren J X, Sun X, Yan X L, et al. 2020. Ferroptosis in neurological diseases. Front Cell Neurosci, 14: 218.

Rhodes S L, Buchanan D D, Ahmed I, et al. 2014. Pooled analysis of iron-related genes in Parkinson's disease: association with transferrin. Neurobiol Dis, 62: 172-178.

Rijpma A, Meulenbroek O, van Hees A, et al. 2015. Effects of Souvenaid on plasma micronutrient levels and fatty acid profiles in mild and mild-to-moderate Alzheimer's disease. Alzheimers Res Ther, 7(1): 51.

Roberts R, Sandra A, Siek G C, et al. 1992. Studies of the mechanism of iron transport across the blood-brain barrier. Ann Neurol, 32 Suppl: S43-50.

Rogers J T, Randall J D, Cahill C M, et al. 2002. An iron-responsive element type II in the 5′-untranslated region of the Alzheimer's amyloid precursor protein transcript. J Biol Chem, 277(47): 45518-45528.

Rouault T A. 2001. Systemic iron metabolism: a review and implications for brain iron metabolism. Pediatr Neurol, 25(2): 130-137.

Rueli R H, Torres D J, Dewing A S., et al. 2017. Selenoprotein S Reduces Endoplasmic Reticulum Stress-Induced Phosphorylation of Tau: Potential Role in Selenate Mitigation of Tau Pathology. J Alzheimers Dis, 55(2): 749-762.

Rui T, Wang H, Li Q, et al. 2021. Deletion of ferritin H in neurons counteracts the protective effect of melatonin against traumatic brain injury-induced ferroptosis. J Pineal Res, 70(2): e12704.

Santos A, Borges N, Cerejo A, et al. 2005. Catalase activity and thiobarbituric acid reactive substances (TBARS) production in a rat model of diffuse axonal injury. Effect of gadolinium and amiloride. Neurochem Res, 30(5): 625-631.

Sato H, Shiiya A, Kimata M, et al. 2005. Redox imbalance in cystine/glutamate transporter-deficient mice. J Biol Chem, 280(45): 37423-37429.

Savaskan N E, Heckel A, Hahnen E, et al. 2008. Small interfering RNA-mediated X_c^- silencing in gliomas inhibits neurodegeneration and alleviates brain edema. Nat Med, 14(6): 629-632.

Sayan-Ozacmak H, Ozacmak V H, Barut F, et al. 2012. Rosiglitazone treatment reduces hippocampal neuronal damage possibly through alleviating oxidative stress in chronic cerebral hypoperfusion. Neurochem Int, 61(3): 287-290.

Schipper H M, Song W, Zukor H, et al. 2009. Heme oxygenase-1 and neurodegeneration: expanding frontiers of engagement. J Neurochem, 110(2): 469-485.

Schipper H M, Song W. 2015. A heme oxygenase-1 transducer model of degenerative and developmental brain disorders. Int J Mol Sci, 16(3): 5400-5419.

Sen A, Jette N, Husain M, et al. 2020. Epilepsy in older people. Lancet, 395(10225): 735-748.

Shah R C, Kamphuis P J, Leurgans S, et al. 2013. The S-Connect study: results from a randomized, controlled trial of Souvenaid in mild-to-moderate Alzheimer's disease. Alzheimers Res Ther, 5(6): 59.

Shao C, Roberts K N, Markesbery W R, et al. 2006. Oxidative stress in head trauma in aging. Free Radic Biol Med, 41(1): 77-85.

Shao C, Yuan J W, Liu Y N, et al. 2020. Epileptic brain fluorescent imaging reveals apigenin can relieve the myeloperoxidase-mediated oxidative stress and inhibit ferroptosis. Proc Natl Acad Sci U S A, 117(19): 10155-10164.

Shchepinov M S, Chou V P, Pollock E, et al. 2011. Isotopic reinforcement of essential polyunsaturated fatty acids diminishes nigrostriatal degeneration in a mouse model of Parkinson's disease. Toxicol Lett, 207(2): 97-103.

She H, Xiong S, Lin M, et al. 2002. Iron activates NF-kappaB in Kupffer cells. Am J Physiol Gastrointest Liver Physiol, 283(3): G719-726.

Shindou H, Shimizu T. 2009. Acyl-CoA: lysophospholipid acyltransferases. J Biol Chem, 284(1): 1-5.

Shintoku R, Takigawa Y, Yamada K, et al. 2017. Lipoxygenase-mediated generation of lipid peroxides enhances ferroptosis induced by erastin and RSL3. Cancer Sci, 108(11): 2187-2194.

Shukla D, Mandal, P K, Tripathi M, et al. 2020. Quantitation of *in vivo* brain glutathione conformers in cingulate cortex among age-matched control, MCI, and AD patients using MEGA-PRESS. Hum Brain Mapp, 41(1): 194-217.

Silvestri L, Camaschella C. 2008. A potential pathogenetic role of iron in Alzheimer's disease. J Cell Mol Med, 12(5a): 1548-1550.

Song G, Zhang Z, Wen L, et al. 2014. Selenomethionine ameliorates cognitive decline, reduces tau hyperphosphorylation, and reverses synaptic deficit in the triple transgenic mouse model of Alzheimer's disease. J Alzheimers Dis, 41(1): 85-99.

Song H, Kim W, Kim S H, et al. 2016. VRK3-mediated nuclear localization of HSP70 prevents glutamate excitotoxicity-induced apoptosis and Aβ accumulation via enhancement of ERK phosphatase VHR activity. Sci Rep, 6: 38452.

Song N, Wang J, Jiang H, et al. 2010. Ferroportin 1 but not hephaestin contributes to iron accumulation in a cell model of Parkinson's disease. Free Radic Biol Med, 48(2): 332-341.

Squitti R, Ghidoni R, Scrascia F, et al. 2011. Free copper distinguishes mild cognitive impairment subjects from healthy elderly individuals. J Alzheimers Dis, 23(2): 239-248.

Squitti R, Lupoi D, Pasqualetti P, et al. 2002. Elevation of serum copper levels in Alzheimer's disease. Neurology, 59(8): 1153-1161.

Squitti R, Salustri C, Siotto M, et al. 2010. Ceruloplasmin/Transferrin ratio changes in Alzheimer's disease. Int J Alzheimers Dis, 2011: 231595.

Stockwell B R, Friedmann Angeli J P, Bayir H, et al. 2017. Ferroptosis: a regulated cell death nexus linking metabolism, redox biology, and disease. Cell, 171(2): 273-285.

Subramaniam R, Roediger F, Jordan B, et al. 1997. The lipid peroxidation product, 4-hydroxy-2-trans-nonenal, alters the conformation of cortical synaptosomal membrane proteins. J Neurochem, 69(3): 1161-1169.

Suzuki H, Muramatsu M, Kojima T, et al. 2003. Intracranial heme metabolism and cerebral vasospasm after aneurysmal subarachnoid hemorrhage. Stroke, 34(12): 2796-2800.

Talukder M J R, Takeuchi T, Harada E. 2003. Receptor-mediated transport of lactoferrin into the cerebrospinal fluid via plasma in young calves. J Vet Med Sci, 65(9): 957-964.

Tang W H, Wu S, Wong T M, et al. 2008. Polyol pathway mediates iron-induced oxidative injury in ischemic-reperfused rat heart. Free Radic Biol Med, 45(5): 602-610.

Tian J, Zheng W, Li X L, et al. 2018. Lower expression of Ndfip1 is associated with Alzheimer disease pathogenesis through decreasing DMT1 degradation and increasing iron influx. Front Aging Neurosci, 10: 165.

Tomson T, Battino D, Perucca E. 2016. Valproic acid after five decades of use in epilepsy: time to reconsider the indications of a time-honoured drug. Lancet Neurol 15(2): 210-218.

Tucker S, Ahl M, Cho H H, et al. 2006. RNA therapeutics directed to the non coding regions of APP mRNA, *in vivo* anti-amyloid efficacy of paroxetine, erythromycin, and *N*-acetyl cysteine. Curr Alzheimer Res, 3(3): 221-227.

Tuo Q Z, Lei P, Jackman K A, et al. 2017. Tau-mediated iron export prevents ferroptotic damage after ischemic stroke. Mol Psychiatry, 22(11): 1520-1530.

Urrutia P J, Hirsch E C, González-Billault C, et al. 2017. Hepcidin attenuates amyloid beta-induced inflammatory and pro-oxidant responses in astrocytes and microglia. J Neurochem, 142(1): 140-152.

van Eersel J, Ke Y D, Liu X, et al. 2010. Sodium selenate mitigates tau pathology, neurodegeneration, and functional deficits in Alzheimer's disease models. Proc Natl Acad Sci U S A, 107(31): 13888-13893.

van Etten E S, van der Grond J, Dumas E M, et al. 2015. MRI susceptibility changes suggestive of iron deposition in the thalamus after ischemic stroke. Cerebrovasc Dis, 40(1-2): 67-72.

Van Laar V S, Roy N, Liu A, et al. 2015. Glutamate excitotoxicity in neurons triggers mitochondrial and endoplasmic reticulum accumulation of Parkin, and, in the presence of *N*-acetyl cysteine, mitophagy. Neurobiol Dis, 74: 180-193.

Vela D. 2018. The dual role of hepcidin in brain iron load and inflammation. Front Neurosci, 12: 740.

Vollmer D G, Hongo K, Ogawa H, et al. 1991. A study of the effectiveness of the iron-chelating agent deferoxamine as vasospasm prophylaxis in a rabbit model of subarachnoid hemorrhage. Neurosurgery, 28(1): 27-32.

Vural H, Demirin H, Kara Y, et al. 2010. Alterations of plasma magnesium, copper, zinc, iron and selenium concentrations and some related erythrocyte antioxidant enzyme activities in patients with Alzheimer's disease. J Trace Elem Med Biol, 24(3): 169-173.

Wagner K R, Sharp F R, Ardizzone T D, et al. 2003. Heme and iron metabolism: role in cerebral hemorrhage. J Cereb Blood Flow Metab, 23(6): 629-652.

Wan J, Ren H, Wang J. 2019. Iron toxicity, lipid peroxidation and ferroptosis after intracerebral haemorrhage. Stroke Vasc Neurol, 4(2): 93-95.

Wan L, Nie G, Zhang J, et al. 2012. Overexpression of human wild-type amyloid-β protein precursor decreases the iron content and increases the oxidative stress of neuroblastoma SH-SY5Y cells. J Alzheimers Dis, 30(3): 523-530.

Wan X, Wen J J, Koo S J, et al. 2016. SIRT1-PGC1α-NFκB pathway of oxidative and inflammatory stress during *Trypanosoma cruzi* infection: benefits of SIRT1-targeted therapy in improving heart function in chagas disease. PLoS Pathog, 12(10): e1005954.

Wang S J, Li D W, Qu Y, et al. 2016. Acetylation is crucial for p53-mediated ferroptosis and tumor suppression. Cell Rep, 17(2): 366-373.

Wang W, Yan Z, Hu J, et al. 2020. Scavenger receptor class B, type 1 facilitates cellular fatty acid uptake. Biochim Biophys Acta Mol Cell Biol Lipids, 1865(2): 158554.

Ward R J, Zucca F A, Duyn J H, et al. 2014. The role of iron in brain ageing and neurodegenerative disorders. Lancet Neurol, 13(10): 1045-1060.

Wenzel S E, Tyurina Y Y, Zhao J M, et al. 2017. PEBP1 wardens ferroptosis by enabling lipoxygenase generation of lipid death signals. Cell, 171(3): 628-641. e626.

Wenzel S E, Tyurina Y Y, Zhao J, et al. 2017. PEBP1 wardens ferroptosis by enabling lipoxygenase generation of lipid death signals. Cell, 171(3): 628-641. e26.

Witt J A, Helmstaedter C. 2017. Cognition in epilepsy: current clinical issues of interest. Curr Opin Neurol, 30(2): 174-179.

Wong B X, Tsatsanis A, Lim L Q, et al. 2014. β-Amyloid precursor protein does not possess ferroxidase activity but does stabilize the cell surface ferrous iron exporter ferroportin. PLoS One, 9(12): e114174.

Wu J R, Tuo Q Z, Lei P. 2018. Ferroptosis, a recent defined form of critical cell death in neurological disorders. J Mol Neurosci, 66(2): 197-206.

Xiao X, Jiang Y, Liang W, et al. 2019. miR-212-5p attenuates ferroptotic neuronal death after traumatic brain injury by targeting Ptgs2. Mol Brain, 12(1): 78.

Xie B S, Wang Y Q, Lin Y, et al. 2019. Inhibition of ferroptosis attenuates tissue damage and improves long-term outcomes after traumatic brain injury in mice. CNS Neuroscience & Therapeutics, 25(4): 465-475.

Xie Y, Tan Y, Zheng Y, et al. 2017. Ebselen ameliorates β-amyloid pathology, tau pathology, and cognitive impairment in triple-transgenic Alzheimer's disease mice. J Biol Inorg Chem, 22(6): 851-865.

Xiong X Y, Wang J, Qian Z M, et al. 2014. Iron and intracerebral hemorrhage: from mechanism to translation. Transl Stroke Res. 5(4): 429-441.

Xu H, Jiang H, Xie J. 2017. New insights into the crosstalk between NMDARs and iron: implications for understanding pathology of neurological diseases. Front Mol Neurosci, 10: 71.

Xu J, Wang H, Ding K, et al. 2014. Luteolin provides neuroprotection in models of traumatic brain injury via the Nrf 2-ARE pathway, Free Radic Biol Med, 71: 186-195.

Yang N, Zhang K, Guan Q W, et al. 2022. D-penicillamine reveals the amelioration of seizure-induced neuronal injury via inhibiting Aqp11-dependent ferroptosis. Antioxidants (Basel), 11(8): 1602.

Ye Q, Zeng C, Dong L, et al. 2019. Inhibition of ferroptosis processes ameliorates cognitive impairment in kainic acid-induced temporal lobe epilepsy in rats. Am J Transl Res 11(2): 875-884.

Ye Q, Zeng C M, Luo C, et al. 2020. Ferrostatin-1 mitigates cognitive impairment of epileptic rats by inhibiting P38 MAPK activation. Epilepsy Behav, 103(Pt A): 106670.

Yigitkanli K, Zheng Y, Pekcec A, et al. 2017. Increased 12/15-lipoxygenase leads to widespread brain injury following global cerebral ischemia. Transl Stroke Res, 8(2): 194-202.

Yim S Y, Chae K R, Shim S B, et al. 2009. ERK activation induced by selenium treatment significantly downregulates beta/gamma-secretase activity and Tau phosphorylation in the transgenic rat overexpressing human selenoprotein M. Int J Mol Med, 24(1): 91-96.

Yoo M H, Gu X, Xu X M, et al. 2010. Delineating the role of glutathione peroxidase 4 in protecting cells against lipid hydroperoxide damage and in Alzheimer's disease. Antioxid Redox Signal, 12(7): 819-827.

You L H, Yan C Z, Zheng B J, et al. 2017. Astrocyte hepcidin is a key factor in LPS-induced neuronal apoptosis. Cell Death Dis, 8(3): e2676.

Zhang F, Wang S P, Gan L, et al. 2011. Protective effects and mechanisms of sirtuins in the nervous system. Prog Neurobiol, 95(3): 373-395.

Zhang Y, He X, Meng X, et al. 2017. Regulation of glutamate transporter trafficking by Nedd4-2 in a Parkinson's disease model. Cell Death Dis, 8(2): e2574.

Zhang Y H, Wang D W, Xu S F, et al. 2018a. α-Lipoic acid improves abnormal behavior by mitigation of oxidative stress, inflammation, ferroptosis, and tauopathy in P301S Tau transgenic mice. Redox Biol, 14: 535-548.

Zhang Z, Wu Y, Yuan S, et al. 2018. Glutathione peroxidase 4 participates in secondary brain injury through mediating ferroptosis in a rat model of intracerebral hemorrhage. Brain Res, 1701: 112-125.

Zhang Z H, Chen C, Wu Q Y, et al. 2016. Selenomethionine reduces the deposition of beta-amyloid plaques by modulating β-secretase and enhancing selenoenzymatic activity in a mouse model of Alzheimer's disease. Metallomics, 8(8): 782-789.

Zhang Z H, Wu Q Y, Chen C, et al. 2018b. Comparison of the effects of selenomethionine and selenium-enriched yeast in the triple-transgenic mouse model of Alzheimer's disease. Food Funct, 9(7): 3965-3973.

Zhao F, Hua Y, He Y, et al. 2011. Minocycline-induced attenuation of iron overload and brain injury after experimental intracerebral hemorrhage. Stroke, 42(12): 3587-3593.

Zhao Y, Xin Z, Li N, et al. 2018. Nano-liposomes of lycopene reduces ischemic brain damage in rodents by regulating iron metabolism. Free Radic Biol Med, 124: 1-11.

Zheng L, Zhu H Z, Wang B T, et al. 2016. Sodium selenate regulates the brain ionome in a transgenic mouse model of Alzheimer's disease. Sci Rep, 6: 39290.

Zheng W, Xin N, Chi Z H, et al. 2009. Divalent metal transporter 1 is involved in amyloid precursor protein processing and Abeta generation. Faseb J, 23(12): 4207-4217.

Zille M, Karuppagounder S S, Chen Y, et al. 2017. Neuronal death after hemorrhagic stroke *in vitro* and *in vivo* shares features of ferroptosis and Necroptosis. Stroke, 48(4): 1033-1043.

Zolnourian A, Galea I, Bulters D. 2019. Neuroprotective role of the Nrf 2 pathway in subarachnoid haemorrhage and its therapeutic potential. Oxid Med Cell Longev, 2019: 6218239.

第**32**章

铁死亡与糖尿病

张 梅 蔡 露 秦 瑶

摘要：糖尿病是以高血糖为特征的慢性代谢性疾病。长期高血糖可导致患者出现多种急慢性并发症，最终影响患者的生活质量及寿命。胰岛功能障碍和胰岛素抵抗是糖尿病发病的主要机制。葡萄糖毒性、脂毒性、氧化应激等多种病理过程参与胰岛β细胞功能损伤，诱导β细胞死亡。β细胞死亡的主要方式之一是凋亡。铁死亡是一种铁依赖的新型细胞死亡方式，其特征是脂质过氧化物和活性氧簇的过量蓄积。本章将系统阐述胰岛β细胞死亡方式、铁代谢紊乱与糖尿病、铁死亡与糖尿病，深入探讨铁和铁死亡在糖尿病发病机制及其在糖尿病并发症中的可能作用，为糖尿病的防治提供新思路。

关键词：铁死亡，糖尿病，铁代谢，胰岛β细胞，糖尿病并发症

Abstract: Diabetes mellitus is a chronic metabolic disease characterized by hyperglycemia. Long-term hyperglycemia can result in various acute and chronic complications, and ultimately affect patients' life and lifetime. β-cell dysfunction and insulin resistance are the main mechanisms of diabetes. Studies have demonstrated that various pathological processes, including glucotoxicity, lipotoxicity and oxidative stress, can lead to pancreatic β-cell dysfunction and induce β-cell death. One of the main modes of β-cell death is apoptosis. Ferroptosis, an iron-dependent novel type of cell death, has been characterized as an excessive accumulation of lipid peroxides and reactive oxygen species. This chapter will systematically review the death pattern of β-cells, iron metabolism and diabetes, ferroptosis and diabetes.

Keywords: ferroptosis, diabetes, iron metabolism, β cell, diabetes complications

32.1 糖尿病

32.1.1 概述

糖尿病（diabetes mellitus）是一种常见、多发的代谢性疾病，是由于胰岛素分泌和（或）作用缺陷所引起，以慢性血葡萄糖水平增高为特征。糖尿病患病率随着生活水平的提高、人口老龄化、生活方式改变而迅速增加，呈逐渐增长的流行趋势。据世界卫生组织（WHO）估计，全球目前有超过 1.5 亿糖尿病患者，到 2025 年这一数字将增加一倍。

我国糖尿病患病率近10年内增长很快,1980年全国14省区30万人的流行病学资料显示,糖尿病的患病率为0.67%;2013年我国慢性病及其危险因素监测显示,18岁及以上人群糖尿病患病率为10.4%(中华医学会糖尿病学分会,2018)。长期高血糖以及脂肪、蛋白质代谢紊乱可引起多系统损害,导致眼、肾、神经、心脏、血管等组织器官的慢性进行性病变、功能减退及衰竭;病情严重或应激时可发生急性严重代谢紊乱,如糖尿病酮症酸中毒(DKA)、高血糖高渗状态等。

目前国际上通用WHO提出的病因学分型标准(1999年),将糖尿病分4大类:1型糖尿病(T1DM);2型糖尿病(T2DM);特殊类型糖尿病;妊娠糖尿病(GDM)。

32.1.2 糖尿病病因和发病机制

32.1.2.1 糖尿病病因

糖尿病的病因和发病机制尚未完全阐明。糖尿病是复合病因引起的综合征,是包括遗传及环境因素在内的多种因素共同作用的结果。胰岛素由胰岛β细胞合成和分泌,经血循环到达体内各组织器官的靶细胞,与特异性受体结合并引发细胞内物质代谢效应,整个过程中任何一个环节发生异常均可导致糖尿病。

32.1.2.2 糖尿病发病机制

1)1型糖尿病

1型糖尿病病因和发病机制尚不完全清楚,它是由细胞免疫和体液免疫共同介导β细胞免疫性破坏为特征的特异性自身免疫性疾病。病因主要涉及遗传易感性、环境和免疫因素三个方面。其病理学特征为针对胰岛β细胞的免疫损伤,β细胞大量坏死及凋亡,导致机体胰岛素绝对缺乏。85%~90%的1型糖尿病患者存在一种或数种胰岛自身抗体阳性:①胰岛细胞自身抗体(ICA);②胰岛素自身抗体(IAA);③谷氨酸脱羧酶自身抗体(GADA);④酪氨酸磷酸酶自身抗体(IA-2A);⑤锌转运体8自身抗体(ZnT8A)(Atkinson et al.,2014)。

2)2型糖尿病

2型糖尿病的病因和发病机制目前亦不明确,其机制更为复杂,由多基因遗传和环境因素共同促发。2型糖尿病的病理生理学特征为:①胰岛素调控葡萄糖代谢能力下降,导致发生在骨骼肌、脂肪组织以及肝脏的胰岛素抵抗;②胰岛β细胞功能缺陷,导致胰岛素分泌减少(或相对减少)。近年来,针对β细胞功能缺陷在2型糖尿病发病中的作用或地位越来越得到重视。在遗传及环境因素影响下出现β细胞的异常死亡,最终呈现胰岛素缺乏。

3)特殊类型糖尿病

此类糖尿病是病因学相对明确的一大类糖尿病,包括单基因糖尿病(β细胞功能的单基因缺陷、胰岛素作用的单基因缺陷)、胰腺外分泌疾病、内分泌疾病、药物或化学诱导的糖尿病、感染相关糖尿病、免疫介导糖尿病不常见的特殊形式、其他与糖尿病有时相关的遗传综合征。

4）妊娠糖尿病

妊娠糖尿病病因尚未完全阐明，其病因复杂，目前病因主要包括遗传因素、胰岛素抵抗（IR）、炎症因子、脂肪因子等。

32.2　胰岛 β 细胞的新生与死亡

32.2.1　胰岛的结构和功能

人胰腺胰岛主要包含有 α、β、δ、PP 四种激素分泌细胞，其中 β 细胞最多，占胰岛细胞数量的 60%～80%，δ 细胞 5%～10%，α 细胞及 PP 细胞 10%～20%。人 β 细胞位于胰岛中央，其余非 β 细胞散布于 β 细胞外围的胰岛周边，形成三层细胞厚度的非连贯、有间隙的胰岛外壳。胰岛三维组织结构具有重要的生理学意义，维持机体在一个狭窄的血糖范围（潘长玉等，2007）。

32.2.2　胰岛 β 细胞的新生与复制

在胰岛发育过程中或发育成熟后 β 细胞群通过细胞转换保持动态平衡，以适应代谢环境的变化，维持血糖平衡。β 细胞数量增加可通过两种途径：①由导管上皮细胞的前体干细胞在转录因子调控下分化产生 β 细胞，称为细胞新生（neogenesis）；②分化成熟的 β 细胞自身复制。胚胎后期，通过上述两种途径 β 细胞生长快速而凋亡率很低，因而 β 细胞数量急剧增加。出生后 β 细胞生长速度减缓，β 细胞数量已达成年水平。胰岛 β 细胞的数量对于维持机体的糖代谢稳态起着核心作用（Roscioni et al.，2016）。

32.2.3　胰岛 β 细胞死亡方式

β 细胞死亡是迄今为止尚未完全阐明的一系列机制中的最终事件，代表了糖尿病自然史中的病理生理机制。虽然不同亚型糖尿病的病因和发病机制不同，但是不同类型糖尿病之间存在共同的 β 细胞衰竭机制。

32.2.3.1　β 细胞凋亡

胰岛 β 细胞凋亡是糖尿病共同的病理特征，表现为细胞皱缩、染色质凝集、DNA 断裂，凋亡小体形成（Kerr et al.，1972）。β 细胞凋亡在缺氧或氧化应激因素下由细胞因子结合并激活 TNFR1、TNFR2 或 Fas/FasL 引起。当细胞因子通过 BCL-2 途径启动细胞凋亡时，激活 BAX 和 BAK，进而导致 caspase 的激活及细胞凋亡。抗原呈递细胞识别胰岛 β 细胞抗原，树突状细胞（DC）迁移到胰岛淋巴结，释放 IL-12 激活 CD4[+] T 细胞（Li et al.，2014）。CD4[+] 细胞分泌 IL-2 和 γ-干扰素（IFN-γ），进一步刺激 DC 和巨噬细胞分泌 IL-1β 和 TNF-α，进而激活 CD8[+]T 细胞，凋亡刺激片段（FAS）及其配体 Fas-L 在 CD8[+] T 细胞和胰岛表面表达。此外，巨噬细胞、DC 和胰岛产生活性氧（ROS），最终诱导 β 细胞凋亡。研究还发现 T 淋巴细胞释放 microRNA（miRNA），如 miR-142-3p、miR142-5p 和 miR-155 外泌体，促进胰岛 β 细胞凋亡（Guay et al.，2019）。

32.2.3.2　β 细胞程序性坏死

细胞程序性坏死，又称坏死性凋亡，是一种既受死亡信号调控，又出现坏死样结构特点的死亡形式。其主要表现为细胞膜不再完整，细胞及细胞器肿胀、甚至崩解。细胞程序性坏死在 T1DM 胰岛 β 细胞死亡中发挥一定作用，可引起强烈的炎症反应（Dhuriya and Sharma，2018）。凋亡和程序性坏死是一个相互抑制的过程。通常情况下死亡受体诱导细胞发生凋亡，当效应蛋白 caspase-8 功能遭受抑制时，程序性坏死才会作为一种替代的方式发生。

32.2.3.3　β 细胞焦亡

细胞焦亡是另一种程序性细胞死亡形式，表现为细胞不断肿胀直至细胞膜破裂，导致细胞内容物释放进而激活强烈的炎症反应。其中，高糖和肠道菌群改变是引起 β 细胞焦亡的两个关键因素，进一步造成胰岛细胞损伤（Kong et al.，2017）。NLRP3 在胰岛 β 细胞死亡过程中发挥关键作用。线粒体或者线粒体 DNA 在溶酶体中去稳定化，释放到胞浆中的 ROS 激活 NLRP3，引起细胞焦亡，促进胰岛 β 细胞损伤（Vanaja et al.，2015）。

32.2.3.4　β 细胞自噬

自噬是细胞通过溶酶体分解自身组分以达到维持细胞内正常生理活动及稳态的一种细胞代谢过程。自噬最显著的特征是自噬体和囊泡形成。胰岛 β 细胞在饥饿、缺氧、外界压力、细胞损伤等情况下，氧化应激和内质网应激增加，启动自噬（Wong et al.，2013）。自噬在 β 细胞中的作用主要表现为维持胞内环境稳定和细胞功能正常，适度自噬减少胰岛 β 细胞死亡。溶酶体通过抑制自噬选择性降解新分泌的胰岛素颗粒，从而维持空腹状态下的低水平胰岛素（Goginashvili et al.，2015）。

广泛过度的自噬或不适当抑制自噬可导致胰岛 β 细胞死亡。2 型糖尿病患者胰岛 β 细胞中自噬泡和自噬体密度更高，这可能导致胰岛细胞数量减少。当游离脂肪酸增加时，通过激活 JNK1 途径发挥自噬作用（Komiya et al.，2010）。而长期暴露于脂肪酸中，溶酶体减少并产生细胞内毒性效应使自噬受损（Mir et al.，2015）。有研究显示，自噬关键基因 Atg 缺陷和关键底物 Atg7 耗竭可导致小鼠胰岛 β 细胞数量减少、糖耐量受损和胰岛素分泌缺陷（Sheng et al.，2017）。但另有研究表明，Atg7 基因敲除小鼠在长期高脂喂养期间出现的短期自噬缺乏，可改善葡萄糖耐量和胰岛素分泌（Chu et al.，2020）。缺乏自噬的胰岛 β 细胞表现出线粒体和内质网形态及功能异常，因此加剧细胞死亡（Marasco and Linnemann，2018）。在氧化应激或内质网应激期间，自噬和泛素-蛋白小体系统可减少过量蛋白质积累和聚集（Hartley et al.，2009）。自噬增加导致胰岛 β 细胞死亡。高营养喂养下，小鼠自噬诱导和线粒体通量衰竭导致 β 细胞凋亡（Li et al.，2020）。在十二指肠同源盒 1（Pdx1）缺乏的小鼠胰岛中自噬增加，导致胰岛素分泌减少，β 细胞数量减少。因此，自噬开始于凋亡之前，一旦自噬被抑制，胰岛 β 细胞的存活率则升高（Fujimoto et al.，2009）。

32.3　胰岛 β 细胞功能衰竭的原因和机制

32.3.1　胰岛素抵抗

32.3.1.1　组织特异性胰岛素抵抗

胰岛素不仅参与葡萄糖吸收和代谢，而且刺激骨骼肌摄取葡萄糖、抑制脂肪组织释放游离脂肪酸和限制肝脏甘油三酯的合成。2 型糖尿病患者的胰岛素在骨骼、肝脏和脂肪组织中存在作用缺陷，从而引起胰岛素抵抗。

32.3.1.2　胰岛素抵抗和胰岛 β 细胞衰竭

胰岛素抵抗和胰岛 β 细胞衰竭的分子及代谢机制越来越得到重视。胰岛素作用和胰岛素释放之间存在定量的相互作用。当胰岛素敏感性下降，则通过补偿胰岛素分泌的增加来平衡葡萄糖水平。进行性 β 细胞数量减少和衰竭是葡萄糖稳态下降及高血糖发展所必需的。外周胰岛素抵抗协同大量游离脂肪酸等因素在引起 β 细胞数量减少中起重要作用，促进 β 细胞功能障碍并最终导致死亡的病理程序，加速了 β 细胞衰竭（Lim et al.，2011）。当发生 β 细胞衰竭时，机体最终不能产生足够的胰岛素来对抗高血糖，因此发展为明显的糖尿病（Muoio and Newgard，2008）。

32.3.2　葡萄糖毒性

32.3.2.1　慢性高血糖导致胰岛素分泌受损

β 细胞释放胰岛素的过程包括胰岛素基因转录、胰岛素原生物合成和胰岛素分泌。高血糖具有双向性作用，一方面，葡萄糖是主要的胰岛素促分泌剂，可正向调节所有胰岛素的合成与释放，以确保有足够的细胞内储存量来满足分泌需求；另一方面，慢性高血糖影响胰岛 β 细胞代谢。将分离的啮齿类动物胰岛暴露于高血糖数天会增加基础胰岛素的分泌，但持续的葡萄糖刺激使得胰岛丧失胰岛素的分泌（Khaldi et al.，2004）。慢性高血糖使葡萄糖转运体 2（GLUT-2）数目减少，解偶联蛋白 2（UCP-2）生成增多（Liu et al.，2014）；还会影响胰岛素分泌过程，引起胰岛素分泌节律发生改变；可致胰岛 β 细胞凋亡增加，最终导致胰岛素分泌减少和胰岛素作用缺陷。

32.3.2.2　葡萄糖毒性的分子机制

由于胰岛素信号转导途径的复杂性及其与众多其他调节网络的相互作用，葡萄糖毒性的分子机制主要包括以下途径。

1）氨基己糖途径

氨基己糖途径（HBP）与胰岛素抵抗和 β 细胞衰竭有关。慢性高血糖的暴露可诱导 β 细胞对葡萄糖的特异性脱敏。Marshall 等证实了葡萄糖诱导对葡萄糖转运系统的脱敏作用可被谷氨酰胺类似物所抑制，谷氨酰胺类似物可抑制谷氨酰胺-果糖-6-磷酸氨基转移酶（GFAT），它是己糖胺生物合成的起始和限速酶。葡萄糖转运并磷酸化为 6-磷酸葡萄糖，后者主要用于糖原合成和糖酵解。一小部分（1% ~ 3%）进入的葡萄糖转化为 6-磷酸果糖后进入 HBP。HBP 的最后步骤是形成二磷酸尿苷 N-乙酰葡萄糖胺（UDP-GlcNAc），它是蛋白糖基化的主要底物，且细胞内水平受营养状态调节。

2）蛋白激酶 C 激活途径

蛋白激酶 C（PKC）被细胞内代谢产物二酰甘油激活，而细胞内二酰甘油浓度在离体肌肉暴露于高胰岛素时呈现血糖依赖性升高。在胰岛素受体过表达的 NH3T3 细胞中，PKC 抑制剂阻断了葡萄糖对胰岛素的脱敏作用。近来的观察发现高血糖和葡萄糖胺均可激活 PKCβ 和 PKCδ，揭示 PKC 途径与 HBP 途径在葡萄糖毒性分子机制中的潜在联系。

3）氧化应激途径

β 细胞容易氧化应激，氧化应激导致过量的自由基和其他氧化剂（如过氧化物、过氧亚硝酸盐和一氧化氮）生成，引起功能失调的脂质、蛋白质和核酸积累。详见后述。

32.3.3　脂毒性

32.3.3.1　脂代谢促进胰岛 β 细胞分泌胰岛素

脂类是一类广泛存在、具有特殊结构多样性的疏水分子，是生命维持不可或缺的一部分。在哺乳动物细胞中，脂质是一类调节细胞存活和死亡的分子，其在膜结构和功能、信号转导、能量储存、增殖和应激反应方面发挥着重要作用。

脂肪酸（FA）是脂质的重要组成部分，一定水平 FA 对葡萄糖刺激的胰岛素分泌（glucose-stimulated insulin secretion，GSIS）是必不可少的。FA 通过细胞表面受体和细胞内途径促进 GSIS 急剧增加，该效应部分是通过激活细胞表面 FFA1/GPR40 受体（FFAR1）介导的（Ghislain and Poitout，2017）。甘油酯/游离脂肪酸（GL/FFA）循环在促进 GSIS 中发挥积极作用（Prentki et al.，2013；Prentki and Madiraju，2012），其过程包括 FA 酯化合成甘油三酯（TG），随后 TG 脂解释放甘油和脂肪酸，甘油和 FA 可被重新酯化以继续上述循环（Prentki et al.，2013）（图 32-1）。FA 调控胰岛素的分泌过程还涉及蛋白质的酰化（Yaney and Corkey，2003），与 GSIS 高度相关的多种蛋白质都需要棕榈酰化来实现膜靶向性（Kazim et al.，2017；Gonelle-Gispert et al.，2000）。虽然有学者提出 GSIS 过程中蛋白质棕榈酰化的动态调节，但目前尚不清楚哪些蛋白质以葡萄糖依赖的方式被棕榈酰化并有助于胰岛素分泌（Abdel-Ghany et al.，2010）。FA 增加 GSIS 的另一种机制是激活非典型 PKC（Yaney et al.，2000）。尽管 FA 不能急性调节 GSIS，但是脂解作用通过 FA 激活核受体调节心肌细胞、肝脏和脂肪组织中的基因表达，并可能与 β 细胞功能的长期调节有关（Lee et al.，2018；Zechner et al.，2017）。

32.3.3.2　脂毒性损伤胰岛 β 细胞功能

1）脂质暴露与 β 细胞功能衰竭

FA 对 β 细胞来说是一把"双刃剑"。长期暴露于 FA 并伴有高血糖时，会激活多种应激途径损害 β 细胞的活力和功能，引发 β 细胞的脂毒性。脂毒性是 β 细胞功能衰竭

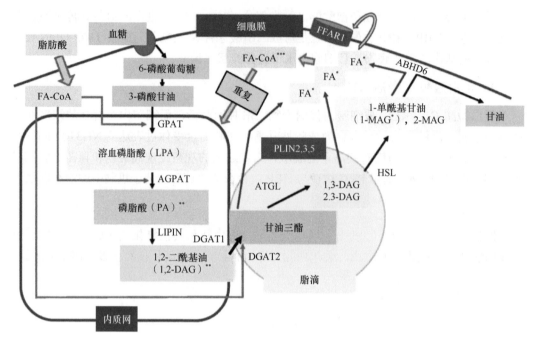

图 32-1　β 细胞中甘油三酯的合成和脂解作用（改编自 Imai et al.，2020）

FA 在有或没有辅助剂的帮助下进入细胞并形成 FA-CoA。葡萄糖转运蛋白 1 和 2 介导 β 细胞摄取葡萄糖。由葡萄糖生成的 3-磷酸甘油在 3-磷酸甘油酰基转移酶（GPAT）和 1-酰基甘油-3-磷酸酯-O-酰基转移酶（AGPAT）介导下，在内质网上连接两条脂肪酸链形成磷脂酸。磷脂酸的磷酸被脂质去除，形成 1,2-二酰基甘油（1,2-DAG）。通过二酰基甘油转移酶（DGAT）1 和 2，将第三条脂肪酸链添加到内质网膜双层内的 1,2-DAG 上，或通过 DGAT2 在脂滴处添加形成 TG。在内质网膜双层内产生的 TG 将作为脂滴萌芽或转移到脂滴，因为脂滴通常与内质网保持联系。因此，TG 主要存在于由单个磷脂层覆盖的、富含脂质代谢酶和脂滴蛋白的脂周素家族的脂滴中。人 β 细胞表达 PLIN2、3、5。脂肪甘油三酯脂肪酶（ATGL）是一种主要的 TG 脂肪酶，可通过去除 Sn1 或 Sn2 位置上的 FA 启动脂肪分解。激素敏感性脂肪酶（HSL）对 DAG 具有高活性，并优先从 Sn3 中释放 FA。在 β 细胞中，膜结合的 ABHD6 具有单酰基甘油脂肪酶的作用，并从单酰基甘油（MAG）中释放出最后的 FA。被释放的 FA 可以由 β 细胞分泌并激活细胞表面脂肪酸受体（如 FFAR1），或者转化为 FA-CoA 并重新用于 TG 合成（Imai et al.，2020）。* 表示能增加胰岛素分泌并具有已知靶点的代谢产物；** 表示可能增加胰岛素分泌但未被证实直接从内质网释放的代谢产物；*** 表示与胰岛素分泌有关但没有确定靶点的代谢产物

的一个促发因素（Lee et al.，1994）。循环中 FA 浓度与 β 细胞功能呈负相关（Johnston et al.，2018；Miller et al.，2012；Morita et al.，2012）。通过影像学超声、CT、MRI 等测量人体的胰腺脂肪，提示肥胖、代谢综合征和 2 型糖尿病患者胰腺脂质含量增加（Garcia et al.，2017；Catanzaro et al.，2016）。尽管尚不能确定胰腺脂肪的积累是否足以导致 β 细胞功能障碍，或减少胰腺脂肪是否可以逆转人体 β 细胞功能紊乱（Taylor et al.，2018；Staaf et al.，2017），但局部脂肪积累可能是影响机体 β 细胞功能的脂质来源。总体而言，循环和局部脂质增加是触发 2 型糖尿病患者 β 细胞功能衰竭的原因。

2）长链 FA 不完全 β 氧化所致酰基肉碱积累是 β 细胞功能衰竭的重要因素之一

酰基肉碱是脂肪酸氧化的中间代谢产物。将小鼠胰岛与 FA 和高糖共培养，发现肉碱酯 3-羟基十四碳烯酸的积累（Doliba et al.，2015）。2 型糖尿病患者外周循环及 2 型糖尿病小鼠（Tally ho 和 db/db）胰岛中酰基肉碱增加。线粒体中 FA 的不完全利用首先增加线粒体中的酰基肉碱，随后增加胞浆中的酰基肉碱，最终损害胰岛素生物合成。线粒

体中长链脂肪酸辅酶 A 产生的长链酰基肉碱（> C14）通过影响离子通道和细胞膜上胰岛素受体的磷酸化来降低胰岛素靶组织，特别是骨骼肌的胰岛素敏感性（McCoin et al., 2015）。因此，长链 FA 不完全 β 氧化导致的酰基肉碱积累是 2 型糖尿病患者 β 细胞功能衰竭的重要因素（Aichler et al., 2017）。

3）脂毒性通过氧化应激途径引起 β 细胞功能障碍

FA 的促氧化特性及抗氧化防御酶的低表达，可引起 β 细胞氧化应激，并产生过氧化脂质和蛋白质，导致炎症并损害 β 细胞的细胞器（Lenzen, 2017; Sasson, 2017）。FA 尤其是饱和 FA 超载，会改变质膜组成，导致内质网应激、线粒体功能障碍和促炎性代谢产物（如 AA）生成（Boslem et al., 2013; Granneman et al., 2009）。而富含 omega-3 多不饱和二十碳五烯酸（EPA）的饮食可以改变 BTBR ob/ob 小鼠胰岛细胞膜的组成，减少 AA 产生，改善 β 细胞功能，表明膜脂质在糖尿病 β 细胞功能衰竭中发挥重要作用（Neuman et al., 2017）。FA 可改变 β 细胞内质网和线粒体形态。采用电子显微镜观察到 2 型糖尿病患者 β 细胞内质网扩张和线粒体肿胀（Masini et al., 2017），大鼠胰岛细胞瘤细胞（INS1）的研究亦显示棕榈酸（PA）增加了发动蛋白相关蛋白 1（DRP1）磷酸化，导致内质网扩张和线粒体碎片化（Wikstrom et al., 2013）。

PA 还能引起 β 细胞发生炎症反应，并将炎性巨噬细胞募集到胰岛中（Eguchi et al., 2012），而 IL-1β 被认为是 2 型糖尿病发展过程中引发胰岛炎症的关键上游分子（Donath et al., 2013）。但针对 IL-1 抑制剂的大规模临床研究（CANTOS）显示，IL-1 可能不是控制 2 型糖尿病发展过程中 β 细胞功能衰竭的关键节点（Everett et al., 2018）。此外，神经酰胺是一种具有生物活性的鞘脂，可引起内质网应激、氧化应激和 c-Jun N 端激酶（JNK）的激活，降低胰岛素基因的表达并导致细胞内信号失调，包括蛋白激酶 B（PKB）抑制和 Ras 相关的 C3 肉毒毒素底物 1（Rac1）激活（Kowluru and Kowluru, 2018; Veret et al., 2014; Boslem et al., 2012）。然而，2 型糖尿病患者中神经酰胺对 β 细胞死亡的作用尚不明确（Boslem et al., 2012）。尽管报道了大量关于脂毒性导致 β 细胞死亡的分子途径，但目前 β 细胞死亡级联反应的关键信息尚未完全阐明。明确 β 细胞功能衰竭过程中的事件序列，对于确定预防或逆转 2 型糖尿病 β 细胞功能障碍的有效靶点具有重要意义。

32.3.4 氧化应激

氧化应激在糖尿病的发病机制中起主要作用，多种潜在的机制可引起胰岛 β 细胞损伤。

32.3.4.1 氧化应激的概念

氧化应激是指机体内高活性分子如 ROS 和活性氮（RNS）产生过多或消除减少，从而导致组织损伤。ROS 包括超氧阴离子（O_2^-）、过氧化氢（H_2O_2）、羟自由基（OH^-）等，RNS 包括一氧化氮（NO）、二氧化氮（NO_2）、过氧亚硝酸基阴离子（$ONOO^-$）等。同时，机体具有复杂的内源性抗氧化防御系统，可消除有害的 ROS。非酶防御机制包括谷胱甘肽、抗坏血酸（维生素 C）、类胡萝卜素、α-生育酚（维生素 E）和各种苯丙烷衍生物（酚类化合物），如类黄酮、单宁和木脂素。抗氧化酶、超氧化物歧化酶（SOD）、过氧化氢酶（CAT）、过氧化物酶（POD）、抗坏血酸过氧化物酶（APX）、谷胱甘肽还原酶（GR）和其他抗坏血酸谷胱甘肽循环酶催化抗氧化分子的合成、降解和再循环，并可直接催化清除细胞中的自由基（Maiese et al.，2007b，2007a）。

在正常状态下机体可产生少量 ROS 参与代谢，同时存在清除和抑制自由基反应的体系，使得更多的自由基被清除或减少，自由基的产生和清除保持平衡；但在某些病理状态下，ROS 水平增加而抗氧化物质不足，体内自由基显著增多，过多的自由基直接作用于机体，致使机体损伤，同时机体抗氧化防御能力下降，氧化能力显著超过抗氧化能力而发生氧化应激。因此，氧化应激的产生就是自由基产生增多和抗氧化防御功能损害的综合结果。

32.3.4.2　胰岛 β 细胞中 ROS 形成

1）生理状态 β 细胞中 ROS 的形成

胰岛 β 细胞内 ROS 的主要来源是线粒体呼吸链（Newsholme et al.，2007；Turrens，2003）。位于线粒体膜内的复合物 I 和 III 通过单电子还原分子氧生成高活性的 O_2^-，其可以通过阴离子通道自由穿过生物膜（Lenaz，2001）。SOD 同工酶将超氧化物转化为活性较低的 H_2O_2，它作为一种反应性较低、不带电的物质，可通过水通道蛋白扩散到膜上，并转化为高活性的 OH^-。此外，O_2^- 与 NO 反应生成强氧化剂 $ONOO^-$（Pacher et al.，2007）。ROS 也可由胞质和质膜氧化还原酶产生，它们氧化 NAD（P）H，通过分子氧的还原直接产生 ROS（Gray and Heart，2010）。胰岛 β 细胞 ROS 产生机制如图 32-2 所示（Gerber and Rutter，2017）。

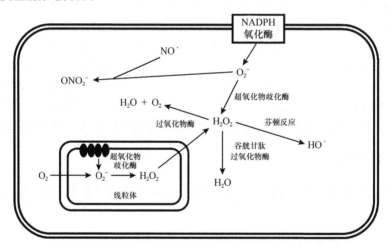

图 32-2　胰岛 β 细胞中 ROS 的产生（改编自 Gerber and Rutter，2017）

2）葡萄糖刺激 β 细胞中 ROS 的形成

胰岛 β 细胞的主要作用是在葡萄糖刺激后分泌胰岛素。急性葡萄糖刺激可导致 NADPH 水平升高，并通过 GSH/GRX1/SENP-1 途径增加胰岛素的分泌和胞吐；而慢性高血糖刺激会导致胰岛 β 细胞胞浆和线粒体的氧化应激增加，ROS 水平升高导致基因表达改变、胰岛素分泌减少和细胞凋亡增加（Roma and Jonas，2020）（图 32-3）。

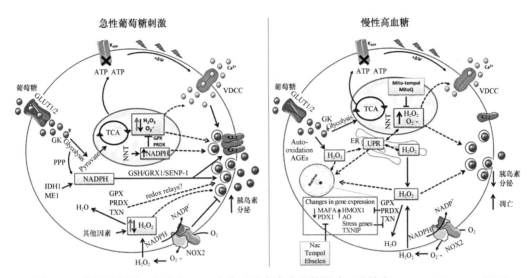

图 32-3 葡萄糖刺激 β 细胞中 ROS 产生对胰岛素分泌的影响（改编自 Roma and Jonas，2020）

　　研究显示，ROS 对 β 细胞分泌胰岛素具有双重影响。Llanos 等（2015）已证实，葡萄糖刺激导致 ROS 产生和适度的 Ca^{2+} 内流，激活 RyR 通道，细胞内 Ca^{2+} 增加从而促进胰岛素分泌。此外，在基础葡萄糖水平下对胰岛细胞进行 H_2O_2 处理，会导致胰岛素分泌增加，进一步表明 ROS 在胰岛素分泌过程中起关键作用。然而，在高糖和高脂条件下，烟酰胺腺嘌呤二核苷酸和黄素腺嘌呤二核苷酸水平的增加导致线粒体电子传递链过载，致使电子从复合物 I 和 III 中泄漏，引起 ROS 产生增加。这些电子与分子氧反应形成 O_2^-，并迅速转化为 H_2O_2。在较高浓度的过渡金属 Cu^{2+} 和 Fe^{2+} 存在下，积累的 H_2O_2 通过芬顿反应转化为高反应性羟基自由基和 OH^-（Newsholme et al.，2019）。尽管细胞的抗氧化防御系统能够将 H_2O_2 转化为 H_2O 和 O_2，但胰腺细胞中 CAT 和 GPx1 表达较低，因此 β 细胞对 ROS 损伤的敏感性更高（Gurgul-Convey et al.，2016）。高血糖下细胞中 ROS 的产生与几种线粒体途径有关，包括蛋白激酶 C（PKC）激活、细胞内晚期糖基化终产物形成增加、己糖胺途径激活、多元醇途径激活和氧化磷酸化（Panigrahy et al.，2017；Back et al.，2012）。

3）游离脂肪酸刺激 β 细胞中 ROS 的形成

　　游离脂肪酸（FFA）水平增加可损伤线粒体功能，导致 ROS 产生、超氧分子形成及氧化磷酸化等，造成内源性抗氧化功能障碍。高浓度的 FFA 诱导多种不同组织产生 ROS，包括胰腺 β 细胞（Li et al.，2008）。FFA 诱导 β 细胞产生 ROS 的机制，包括棕榈酸酯诱导的 ROS 生成伴随着 NADPH 氧化酶 p47phox 组分表达增加（Morgan et al.，2007）；油酸诱导的呼吸链抑制作用有助于增强其他因素诱导的胰岛 β 细胞产生 ROS（Koshkin et al.，2003）。此外，高脂通过激活 NOX、诱导基质金属蛋白酶 2（MMP2）和刺激巨噬细胞浸润来增加 ROS 的产生（Nemecz et al.，2018；Zou et al.，2017）。研究发现，高血糖并没有改变人胰岛中的超氧化物水平和抗氧化酶水平，包括 SOD1、SOD2 和 GPx1，而高脂可导致超氧化物显著增加和抗氧化酶水平降低，表明高脂可能是 ROS 产生的主要驱动力（Dai et al.，2016）。另一项研究也得出了类似的结果，棕榈酸酯干预显著诱导 NO 产生和脂质过氧化，这是氧化应激的主要贡献者，而高血糖则没有上述影响（Alnahdi et al.，2019）。

32.3.4.3 氧化应激与糖尿病

β 细胞功能障碍是长期暴露于高血糖或 FFA，或两者兼而有之的结果。胰岛 β 细胞与其他组织如肝、肾、骨骼肌、脂肪组织相比，重要的抗氧化酶（如谷胱甘肽过氧化物酶、过氧化氢酶等）活性较低，高浓度葡萄糖可诱发胰岛氧化应激，但不能诱导抗氧化酶活性的增加。因此，β 细胞更易受氧化应激损害。氧化应激通过多种途径导致 β 细胞功能障碍，包括 AMPK 激活、mTOR 抑制和 JNK 激活。

1）AMPK 激活

虽然氧化应激介导的 pAMPK 上调可能在短期内有助于改善细胞功能和存活，但 pAMPK 长期激活则对细胞活力和功能具有不利影响。Zhang 等（2013）研究显示，ROS 介导的大鼠胰岛 β 细胞中 pAMPK 上调导致细胞外信号调节激酶（ERK）激活，从而诱导细胞氧化损伤并抑制 β 细胞生长。pAMPK 过表达促进小鼠胰岛细胞凋亡，并抑制胰岛素分泌（Richards et al.，2005）。此外，pAMPK 可能对 mTOR 具有抑制作用，而 mTORC1 被认为是 β 细胞线粒体氧化应激的重要抑制因子，并最终控制细胞存活（Wang et al.，2016）。在一项 AMPK Wa 亚基突变引起慢性 AMPK 激活的研究中，小鼠胰岛细胞胰岛素分泌受损（Yavari et al.，2016）。

2）mTOR 抑制

mTOR 具有 mTORC1 和 mTORC2 两种复合物。mTORC1 的下游靶标主要刺激合成代谢，mTORC2 的下游靶标则促进细胞增殖和存活。氧化应激可能通过激活 AMPK，抑制 mTORC1。mTORC1 敲除的小鼠胰岛和细胞系线粒体膜电位及呼吸功能受损，导致 ATP 生成受损、细胞内 Ca^{2+} 水平降低、胰岛素分泌受损和 ROS 生成（Maedler and Ardestani，2017）。mTORC1 敲除的小鼠胰岛和细胞系出现线粒体功能障碍和氧化应激，并伴有硫氧还蛋白相互作用蛋白（TXNIP）和碳水化合物反应元件结合蛋白（ChREBP）的增加（Ardestani et al.，2018）。TXNIP 是一种普遍表达的蛋白质，负调节 TXN 抗氧化系统从而影响细胞氧化还原平衡。TXNIP 缺陷型 INS-1 细胞能够在糖毒性条件下阻止线粒体死亡通路（Chen et al.，2010）。2 型糖尿病患者的胰腺尸检切片显示 TXNIP 和 ChREBP 表达上调，表明该途径的激活可能参与糖尿病发病机制（Chau et al.，2017）。但另有研究发现，糖毒性条件下会增加 mTORC1，导致 β 细胞功能障碍（Yuan et al.，2017；Bartolome et al.，2014），2 型糖尿病患者胰岛中 mTORC1 表达亦上调（Yuan et al.，2017）。高脂对 mTOR 水平的影响尚不清楚。一些研究显示，随着棕榈酸酯浓度的增加 mTOR 水平降低，而其他研究表明 mTOR 水平升高；然而，这些结果均无统计学意义（Marafie et al.，2019；Varshney et al.，2017）。因此，需要更多的直接研究来阐明氧化应激与 mTOR 的关系。

3）JNK 激活

人类和啮齿类动物研究显示，ROS 可导致 JNK 活化。JNK 激活对细胞有以下几个下游效应，最终导致胰岛素信号转导受损和细胞凋亡。首先，JNK 通过丝氨酸磷酸化和随后的胰岛素受体底物 1/2（IRS1/2）失活来损害胰岛素信号转导，这导致人胰岛细胞中磷酸肌苷 3- 激酶（PI3K）/蛋白激酶 B（AKT）通路的下游激活受到阻碍（Yung and Giacca，2020；Kim et al.，2010）。PI3K/AKT 途径失活对细胞有两个主要的不利影响，即减少 mTOR 激活和叉头盒蛋白 O1（FOXO1）发生核转位，mTOR 下调会损伤细胞活力，FOXO1 核转位促进氧化应激下的胰岛素分泌受损和细胞去分化（Gao et al.，2014；Kawamori et al.，2006）。其次，JNK 激活可能诱导人胰岛细胞凋亡。H_2O_2 通过上调 JNK 磷酸化和糖合酶激酶-3β（GSK3 β）活性导致人胰岛发生细胞凋亡，表明 JNK 在细胞凋亡中的潜在作用（Kim et al.，2010）。但 JNK 过表达的转基因小鼠显示，JNK 抑制 β 细胞中的胰岛素信号，但不足以引起细胞死亡，这表明氧化应激可能诱发其他因素与 JNK 激活协同作用导致细胞凋亡，而不是 JNK 单独作用（Lanuza-Masdeu et al.，2013）。

32.4　铁代谢与糖尿病

32.4.1　铁代谢

32.4.1.1　铁稳态

铁是生命不可缺少的必需元素。正常机体的铁代谢维持在稳态水平，并发挥着重要的生物学功能。铁稳态必须借助于铁离子的吸收、摄取、利用、储存间的协调，其中任何一个环节出现问题都将导致铁含量的变化。铁含量过高或过低都将影响机体的生物学活性。

影响铁吸收的因素很多，铁代谢稳态由几种铁代谢相关蛋白调控。食物中的铁以血红素和非血红素铁在小肠近端被吸收进入血液。通过肠道血红素铁转运体（HCP1），血红素铁被转运到细胞内，亚铁（Fe^{2+}）在内含体或溶酶体中释放出来。非血红素铁从肠腔到肠细胞的转运是由二价金属离子转运蛋白 1（DMT1）介导的。DMT1 只转运 Fe^{2+}，但大多数进入十二指肠的膳食铁以 Fe^{3+} 铁的形式存在。因此，首先通过刷状缘铁离子还原酶、十二指肠细胞色素 b（DCYTB）或其他还原剂如维生素 C，将 Fe^{3+} 还原为 Fe^{2+}。铁通过基底膜进入血液是由膜铁转运蛋白 1（FPT-1）介导的。铁调素是一种由肝脏分泌的肽类激素，在铁稳态的调节中起重要作用。铁调素通过直接与肠细胞基底外侧膜、巨噬细胞和其他类型细胞质膜上的 FPT-1 结合调节铁进入血液。铁调素的结合导致 FPT-1 的内化和降解，从而阻止细胞铁的转运，并减少血浆铁。因此，铁调素是细胞铁释放的抑制剂。在血液中铁与转铁蛋白（TF）结合，并分布到身体各个组织和器官，大多数铁进入红细胞中参与血红素合成。

血液中的 TF 与转铁蛋白受体-1（TfR-1）结合，TF-TfR1 复合物通过受体介导的内吞作用内化到细胞内。内吞小体酸化后，TF 结合的铁被释放，然后在 DMT1 的介导下穿过内吞小体膜进入胞浆。从 TF 释放并进入胞浆后，这些铁称为细胞内不稳定铁池（LIP）。铁蛋白储铁能力对哺乳动物的生命至关重要。

成年男性的铁储存量逐渐增加，绝经后女性铁储存量开始增加，缺铁时肝脏释放的铁调素减少，从而最大限度地增加铁吸收。缺铁还会刺激十二指肠 DMT1、DCYTB 和

FPT-1 的合成，从而增加铁吸收。相反，过量的铁刺激肝脏分泌更多的铁调素，从而减少肠细胞的铁转运和网状内皮系统的铁释放。

32.4.1.2 铁的生物学功能

铁是血红蛋白、肌红蛋白、细胞色素及某些呼吸酶（如细胞色素酶、细胞色素氧化酶、过氧化氢酶等）的成分，参与体内氧与二氧化碳的转运、交换，促进脂质在血液中的转运等。血红蛋白是以铁的卟啉络合物（血红素铁）为辅基的蛋白质，由 4 条多肽链（2 条 a 链和 2 条 β 链）构成，每一条肽链和一个血红素相连，铁原子在血红蛋白中与卟啉环的 4 个氮原子和多肽链上组氨酸残基的咪唑基配位，其主要功能是从肺部摄取 O_2，并经血液循环把 O_2 输送到机体各个部分。

血红素的降解是由微粒体血红素加氧酶 1（HO-1）及其同系物 HO-2 和 HO-3 催化的。血红素降解产生可再利用的 Fe^{2+}、可参与信号转导的一氧化碳（CO），以及可经酶促转化为胆红素的胆绿素分子。胆红素被氧化后，再次还原为胆绿素。因此，胆红素具有重要的抗氧化作用。

32.4.1.3 铁的化学特征和毒性

铁具有在 Fe^{2+} 和 Fe^{3+} 之间转换的化学活性。然而，铁在其两个稳定的氧化状态之间循环的能力可产生活性氧或活性氮（ROS 或 RNS），芬顿反应和哈伯-韦斯反应产生羟基自由基（OH）。血红素铁可能催化自由基的形成，主要是通过氧基铁中间体的形成。最后，Fe^{2+} 也可以作为反应物而不是催化剂，通过铁基（Fe^{2+}-O）或高铁基（Fe^{2+}-O_2）等铁中间体与氧直接作用产生自由基。ROS 和 RNS 包括超氧化物、一氧化氮、过氧亚硝酸盐、过氧化氢和羟基自由基，具有高度的反应性，对细胞和组织具有潜在损伤。尽管在低浓度时，这些物质也可充当第二信使、基因调节器和（或）细胞激活剂。为了控制和平衡ROS 及 RNS 的产生，细胞建立了一套可以清除过量 ROS 或 RNS 的抗氧化剂和解毒酶，如超氧化物歧化酶、过氧化氢酶和谷胱甘肽过氧化物酶。ROS 和（或）RNS 的稳态水平增加，参与糖尿病及其并发症的发生发展（Liu et al.，2009）。

32.4.2 铁与胰岛素分泌和胰岛素敏感性的关系

正常的铁水平是维持 β 细胞功能所必需的。越来越多的证据表明，胰岛素的合成和分泌依赖于铁。

胰腺 β 细胞中胰岛素前体的翻译保真度需要铁硫簇合酶 CDKAL1 的活性，该酶负责赖氨酸 tRNA 中的腺苷甲硫基化，这是在蛋白质翻译过程中维持密码子识别准确性所需的修饰。CDKAL1 功能障碍会导致密码子误读，并损害胰岛素原的处理和释放（Santos et al.，2020）。

铁是葡萄糖代谢和胰岛素释放之间有效耦合所必需的。这一机制的一个关键步骤是三羧酸（TCA）循环中的葡萄糖氧化，产生还原当量，呼吸链利用还原当量生成质子梯度，从而驱动 ATP 合成。ATP/ADP 比值增加导致 ATP 依赖性 K^+ 通道关闭和膜去极化，电压门控钙通道开放，促进胰岛素的分泌。铁不仅参与 TCA 循环，其作为一种铁硫簇蛋白，是线粒体呼吸链复合物 Ⅰ、Ⅱ、Ⅲ和Ⅳ的一部分，可直接控制 ATP 合成。在 β 细胞系中，

ZIP14 沉默会减少铁向细胞的转运，并下调许多金属结合蛋白的表达，从而影响氧化磷酸化和胰岛素释放（Maxel et al.，2019）。

　　铁还可以通过 ROS 的产生间接调节胰岛素释放。胰岛素释放的几个步骤对氧化还原平衡敏感，例如，由 ATP 依赖性 K^+ 通道关闭触发的质膜去极化，由氧化还原门控非选择性阳离子通道的激活支持（Jezek et al.，2021）。此外，在胰岛素颗粒融合过程中，通过 Ryanodine 受体 2 的 ROS 依赖性激活，ER 释放的钙会放大电压门控钙通道的作用（Llanos et al.，2015）。铁也调节 β 细胞生理学的其他方面，如增殖、分化和存活。在 β 细胞成熟的早期，TfR1 水平、转铁蛋白结合铁摄取和铁蛋白转录物上调（Berthault et al.，2020）。因此，在从有氧糖酵解到氧化磷酸化的代谢转换过程中，β 细胞对铁的需求增加，这是 β 细胞成熟所必需的（图 32-4）。

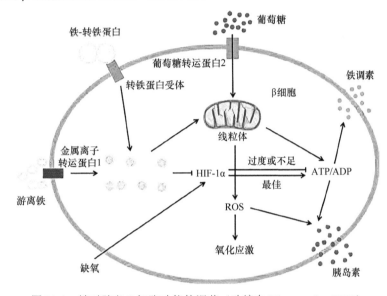

图 32-4　铁对胰岛 β 细胞功能的调节（改编自 Wang et al.，2015）

32.4.3　铁代谢紊乱与糖尿病

32.4.3.1　铁缺乏与糖尿病

　　缺铁是储存铁的减少，表现为血浆铁蛋白浓度降低和骨髓铁染色减少。β 地中海贫血纯合子患者中 50% 出现糖耐量异常，19% 患有糖尿病。而在非输血依赖型地中海贫血患者中，使用铁螯合剂治疗 6 个月后，患者胰岛素敏感性和 β 细胞功能得到改善，胰腺铁负荷降低（Chuansumrit et al.，2017）。流行病学调查显示经常献血者体内铁负荷较低，餐后高胰岛素血症的概率明显下降，胰岛素敏感性增加，2 型糖尿病发病率显著降低。在糖尿病患者和非糖尿病患者中均观察到缺铁可导致糖化血红蛋白（HbA1c）增加。Davis 等人的一项早期研究表明，在一名 68 岁的糖尿病女性患者中，缺铁与 HbA1c 显著升高有关，其 HbA1c 从 10.7% 上升到 15.4%，如果缺铁性贫血得到改善，HbA1c 则下降至 11.0%。一项 1 型糖尿病患者的前瞻性研究显示，缺铁组患者平均 HbA1c 水平高于非缺铁组，在补充铁剂 3 个月后，缺铁患者的 HbA1c 水平显著降低。Hashimoto 等证明妊娠晚期 HbA1c 升高和缺铁相关，缺铁的纠正可使 HbA1c 水平下降。因此，这些研究表明缺铁性贫血与 HbA1c 水平有关，铁替代疗法可降低糖尿病和非糖尿病患者的 HbA1c。

HbA1c 升高与贫血引起的脂质过氧化物增加有关（Liu et al.，2009）。有研究报道缺铁性贫血患者血浆脂质过氧化物含量升高，而补铁治疗可降低脂质过氧化物水平。与 15 名健康对照者相比，18 名肾病综合征患者的 HbA1c 和过氧化脂质水平均显著升高，而谷胱甘肽（GSH）水平显著降低。若用 1-氯-2,4-二硝基苯预处理红细胞，红细胞中谷胱甘肽会耗尽，这些细胞对高糖诱导的 HbA1c 变得更加敏感。因此，抗氧化剂可以通过降低脂质过氧化水平来降低 HbA1c 的形成。除此以外，研究者还发现与胰岛 α 和 δ 细胞相比，小鼠胰岛 β 细胞表达更高水平的铁导入和铁储存基因，并显示出铁代谢增加，而去除小鼠胰岛中的铁会减少葡萄糖刺激的胰岛素分泌。这是因为铁是多种酶的辅助因子，是参与从胰岛素分泌到 β 细胞增殖和分化等相关功能的 Fe-S 簇蛋白的一个重要组成部分（Berthault et al.，2020）。

32.4.3.2 铁过载与糖尿病

铁过载是指铁供给超过铁需要，因机体缺乏生理排出过多铁的机制而引起体内总铁量过多。铁过载会增加构成代谢综合征的因素，包括肥胖、血脂异常、高血压、空腹高血糖和糖尿病（Zhou et al.，2019；Becker et al.，2015）。流行病学研究证实铁过载与糖尿病及胰岛素抵抗存在相关性。血色病患者发生糖尿病的机会高达 20% ～ 50%。如果储铁量超过正常值上限的 10%，血胰岛素水平则明显增高。β 珠蛋白生成障碍性贫血患者胰岛素敏感性达 40%，其发生葡萄糖耐量异常的机制与反复输血引起的铁负荷过多有关，使用铁螯合剂可以部分改善上述异常。在含铁血黄素沉着症患者中发现血清铁蛋白水平与胰岛素敏感性呈负相关。在 1 型和 2 型糖尿病，甚至在糖尿病并发症中，大多数患者都存在铁代谢异常和铁过载（Aregbesola et al.，2018；Chaudhary et al.，2018；Stordal et al.，2018）。一项病例对照研究显示，新生儿铁含量较高会增加 16 岁之前患 1 型糖尿病的风险（Kyvsgaard et al.，2017）。Sun 等（2008）通过横断面调查 3289 名年龄在 50 ～ 70 岁中国人群铁蛋白水平，结果显示铁蛋白浓度升高与 2 型糖尿病和代谢综合征的高风险相关。因此，血清铁蛋白是糖尿病发展的一个重要且独立的预测因子。随后，Dietrich 等（2019）研究发现在排除摄入脂肪酸和胆固醇的影响后，饮食中血红素铁的摄入量与 2 型糖尿病风险增加有关。饮食的血红素铁水平可增加胰岛素抵抗和糖尿病患病风险，但是否为直接因素仍是一个需关注的问题。近期王福俤等（2021）利用孟德尔随机化，从遗传学角度分析了系统性铁增加与 2 型糖尿病发病风险之间的因果关系，结果显示血清铁、铁蛋白和转铁蛋白饱和度与 2 型糖尿病风险呈正相关，而转铁蛋白与 2 型糖尿病风险呈负相关。

铁积累是胰岛炎的重要决定因素之一，也是糖尿病发病风险和死亡率增加的生物学标志物（Simcox and McClain，2013）。在 STZ 诱导的糖尿病大鼠中补充铁可导致胰腺炎症和氧化损伤增加（Sampaio et al.，2014）。基础研究亦显示，暴露在高浓度铁和葡萄糖下会导致小鼠 β 细胞系 MIN6 细胞发生氧化损伤，并可能通过调节胞外分泌机制引发 β 细胞的胰岛素分泌功能障碍（Blesia et al.，2021）。

目前学者提出了以下几种铁毒性对 β 细胞损伤的可能机制。

（1）铁作为一种带正电的离子，其进入线粒体会使细胞器膜电位去极化，从而影响胰岛素释放的电子传递链和能量供应（Gerencser，2018，Nam et al.，2018）。铁负荷可以直接或间接产生 ROS。Fe^{2+} 在 Fenton 反应中氧化脂质，导致大量 ROS 产生，进一步导致 ROS 介导的 DNA 和蛋白质氧化，铁过载介导的氧化应激由于线粒体功能障碍而导致胰岛素信号传导受损和 ATP 生成受到抑制（Basuli et al.，2014；Silva et al.，2011），胰岛素合成和分泌减少，细胞凋亡增加（Cooksey et al.，2004）。柠檬酸铁铵（FAC）与细胞因子 IL-1β 和 TNF-α 结合可以增加 ROS 的产生，诱导内质网应激和凋亡，减少人胰腺 β 细胞系中的胰岛素分泌（Rattanaporn et al.，2020）。

（2）铁负荷促进胰淀素的形成。尸检发现 90% 的 2 型糖尿病患者胰腺中存在细胞外基质和 β 细胞内的错误折叠以及聚集性人胰岛素多肽（hIAPP）沉积，其中多肽显示细胞膜破坏、离子内稳态紊乱、内质网应激、线粒体损伤、功能障碍和最终氧化应激（Bishoyi et al.，2021）。铁促进胰淀素的形成、聚集和沉积。此外，铁可以与胰淀素结合形成复合物，通过氧化应激导致 H_2O_2 形成，从而促进 ROS 介导的 β 细胞衰竭（Seal et al.，2016）。进一步的机制研究证实，铁过载通过 PTEN 诱导的假定激酶 1/Parkin 途径增加氧化应激，并进一步抑制细胞有丝分裂，从而导致 INS-1 细胞的细胞毒性（Zhang et al.，2020）。

铁可以干扰胰岛素对肝脏糖异生的抑制作用，喂食铁超载饲料小鼠表现出肝脏葡萄糖产量增加（Huang et al.，2011）。铁负荷可引起肝脏胰岛素抵抗，高铁饮食抑制肌肉和肝脏中的胰岛素信号转导（Huang et al.，2013），抑制肝脏摄取和清除胰岛素，造成循环中高胰岛素血症。最新研究亦显示，系统性铁超载通过激活肝脏蛋白激酶 A→Foxo1 轴促进糖异生（Liao et al.，2021）。

根据铁在糖尿病中的致病作用，放血治疗可改善 2 型糖尿病患者的胰岛素敏感性、胰岛素分泌和葡萄糖调节（Gamberini et al.，2008）；或者限制膳食中铁可改善 ob/ob 小鼠的 β 细胞功能和糖耐量（Vila Cuenca et al.，2020）。此外，治疗糖尿病的部分药物对 β 细胞的铁稳态也具有显著影响。例如，在 Friedreich 共济失调的 KIKO 小鼠模型中，肠促胰素类似物艾塞那肽通过增加胰岛素释放、诱导共济蛋白和 Fe-S 簇蛋白表达来减少氧化应激，从而改善葡萄糖稳态（Igoillo-Esteve et al.，2020）。噻唑烷二酮类药物可防止线粒体中铁积累，通过控制细胞铁稳态来保存 β 细胞功能（Zuris et al.，2012）。

32.5　铁死亡与糖尿病

铁是一切生命体不可或缺的微量元素之一，当机体内铁缺乏或过多时，均会导致铁代谢紊乱的发生。铁缺乏与铁负荷和糖尿病有着密切关系。铁死亡是一种新型的铁依赖性细胞死亡方式，其特征是细胞死亡过程中伴随着铁离子积聚和脂质过氧化。铁死亡主要受铁代谢和脂过氧化信号调控，其过程以细胞内依赖铁的脂质过氧化物增多为特征。随着铁死亡研究的深入，越来越多的证据表明其在糖尿病的发生发展中发挥重要作用，可能成为疾病治疗的新靶点。

32.5.1　铁死亡的主要特征

铁死亡是一种由铁依赖的氧化损伤造成膜脂活性氧自由基积累而引起的新型细胞死亡模式,其在形态学上与凋亡、坏死和自噬有较大差别,主要特征有以下4点。①铁依赖性:细胞在发生铁死亡过程中需有铁的参与,这是铁死亡命名的主要原因;②氧化-还原水平失衡:铁死亡发生前可检测到细胞内 ROS 显著增加,具有还原氧化水平的 NADPH 显著减少;③线粒体特殊形态改变:透射电镜下的铁死亡细胞可清楚呈现细胞内线粒体边界皱缩、体积缩小,形状由长棒状变为点状、颜色深染,这是细胞铁死亡特征性表现;④可调节性:细胞铁死亡可被亲脂抗氧化剂(Fer-1)或铁螯合剂(DFO)所逆转,但不能被凋亡或自噬抑制剂(Z-VAD-FMK,wortmannin)对抗(Gao et al.,2016;Dixon et al.,2012)。

32.5.2　铁死亡的经典调控机制

32.5.2.1　System X_c^-/GPx4 通路

胱氨酸/谷氨酸逆转运蛋白体(cystine/glutamate transporter,system X_c^-,X_c^- 系统)和谷胱甘肽过氧化物酶(glutathione peroxidase,GPx)是细胞内主要的抗氧化系统。X_c^- 系统是一种由溶质载体家族 7 成员 11(solute carrier family 7 member 11,SLC7A11)和溶质载体家族 3 成员 2(solute carrier family 3 member 2,SLC3A2)构成的细胞膜转运蛋白,其生理功能是从细胞内摄取胱氨酸(cystine,Cys)、向细胞外排出谷氨酸(glutamate,Glu)。Cys 经 X_c^- 系统摄取后还原为半胱氨酸(cysteine),参与谷胱甘肽(glutathione,GSH)合成。与其他 GPx 不同,GPx4 可以保护含有磷脂酰胆碱的脂质体和生物膜免受过氧化物攻击,将脂质氢过氧化物(LOOH)催化生成脂质醇(L-OH)。GSH 可在 GPx4 的催化作用下还原活性氧和活性氮。抑制 X_c^- 系统、GPx4 活性或耗竭胞内 GSH 均可引起 ROS 积累和铁死亡。erastin 通过抑制 SLC7A11 影响 Cys 转运入细胞的过程;铁死亡诱导剂 IKE(imidazole ketone erastin)是一种具有高代谢且在水环境中溶解度较高的 erastin 类似物,能更高效地抑制 X_c^- 系统引起 ROS 增多,以致超过细胞抗氧化系统清除能力。因此,erastin 和 IKE 均是作用于 X_c^- 系统的铁死亡诱导剂。

X_c^- 系统下游的 GPx4 活性是触发铁死亡的重要因素。小鼠模型中 GPx4 基因的缺失具有胚胎致死性。小分子化合物 RSL3 通过直接抑制 GPx4 触发铁死亡,而 GPx4 过表达可阻断 RSL3 触发的铁死亡,ferrostatin-1 同样可以逆转 GPx4 触发的细胞死亡。因此,X_c^- 系统/GPx4 通路是铁死亡发生非常关键的机制之一,ROS 充当致命信号来触发铁死亡。

32.5.2.2　铁代谢途径

铁死亡是一种铁依赖的细胞死亡方式,细胞内高浓度的铁是触发铁死亡的必要条件。因此,无论是由抑制 X_c^- 系统,或者直接抑制 GPx4,还是耗竭 Cys 或 GSH 所触发的铁死亡,都可以通过添加铁螯合剂、敲除 TF 或其受体、降低血清铁来抑制。

细胞实验观察到,向细胞培养基中添加铁和 TF 均可加速 erastin 诱导的铁死亡。TfR1 增加和铁蛋白(FTL 和 FTH1)表达下调是铁死亡细胞中铁超载的原因。TfR1 在铁死亡敏感细胞（如 BJeLR 细胞）中表达上调，但导致铁蛋白下降；shRNA 敲减 TfR1 或者 siRNA 抑制 IRP 的表达，可显著增加铁代谢相关基因表达（铁蛋白），抑制 erastin 诱导的细胞铁死亡。进一步的机制研究显示，蛋白 62（p62）/Kelch 样 ECH 联合蛋白 1（kelch-like ECH-associated protein 1，Keap 1）/Nrf2 抗氧化信号通路是通过转录激活 ROS 和铁代谢相关基因而抑制铁吸收。相反，HSP27 磷酸化阻断铁吸收从而抑制铁死亡。蛋白激酶 C（protein kinase C，PKC）介导 HSPB1 磷酸化，并通过抑制 ROS 产生和减少铁吸收从而成为铁死亡的负调节剂。动物实验也表明，在 System X$_c^-$ 缺陷的小鼠模型中摄取过量铁可加速铁死亡。铁调素调节蛋白（HJV）可调节铁调素表达，HJV 敲除小鼠肝组织表现出铁死亡征象，再给予小鼠低铁饮食后，铁死亡征象可明显改善，提示铁死亡的发生与铁代谢调节基因密切相关。因此，调控细胞内铁吸收、转出、储存和释放均会影响铁死亡的敏感性。

32.5.2.3 脂代谢途径

铁死亡的另一个特征是脂质过氧化增加和随后的多不饱和脂肪酸磷脂（PUFA-PL）耗竭。位于细胞膜上的多不饱和脂肪酸链容易受到氧化应激影响裂解为不同的氧化产物。含有高浓度多不饱和脂肪酸（polyunsaturated fatty acid，PUFA）的细胞类型（如视网膜细胞和精子）对 ROS 更敏感，维生素 E 和 GPx4 可以抑制这种氧化损伤。花生四烯酸（AA）是铁死亡过程中常见的 PUFA，花生四烯酸 12 脂氧合酶（Alox12）是一种含铁的脂双加氧酶，对 AA 起催化作用。细胞实验观察到，抑制 Alox12 可降低神经元的谷氨酸氧化毒性和细胞死亡，而增加 AA 则会进一步加速细胞死亡。近几年的研究也表明，在膜磷脂中缺乏催化 AA 的关键酶长链脂酰辅酶 A 合成酶 4（long-chain-fatty-acid-CoA ligase 4，ACSL4）可以抑制铁死亡。

目前认为脂质代谢通过以下途径参与铁死亡：ACSL4 以细胞膜上的 PUFA 为主要底物，氧化生成磷脂酰乙醇胺（PE）促进铁死亡。ACSL4 催化 AA 和肾上腺酸（AdA）合成 AA 和 AdA 酰基衍生物 CoA。这些酰基衍生物被溶血磷脂酰胆碱酰基转移酶 3（LPCAT3）酯化为 PE，生成 AA-PE 和 AdA-PE，随后被 15-脂氧合酶（15-LOX）氧化，生成脂质氢过氧化物，从而触发铁死亡。尽管上述研究已证实 15-LOX 在催化脂质过氧化诱导铁死亡方面具有至关重要的作用，但由于 15-LOX 缺失无法逆转 GPx4 缺陷小鼠肾脏发生铁死亡，因此它并不是唯一一种参与铁死亡的 LOX。细胞膜脂质过氧化的分子动力学模型进一步支持膜脂构型和脂质代谢影响细胞对铁死亡的敏感性这一观点。

目前，铁死亡是细胞死亡研究领域的热点，其分子机制正逐渐被研究者揭晓。除了上述三条经典调控途径（Cao and Dixon，2016；Xie et al.，2016；Dixon et al.，2012），还具有其他相关途径，如 P53 相关途径、Nrf2 相关途径、VDAC 相关途径、硫转移相关途径等。

32.5.3 铁死亡与糖尿病

细胞内铁超载和脂质过氧化物过多被认为是触发铁死亡的关键因素。如前所述，胰岛 β 细胞表达的超氧化物歧化酶（SOD）、GSH 和过氧化氢酶（catalase）等抗氧化酶水平较低，由于 β 细胞缺乏强大的抗氧化机制，容易发生氧化应激，导致 ROS 积累。因此，

胰岛 β 细胞易发生铁死亡。

越来越多的证据表明铁死亡在糖尿病的发生发展中发挥重要作用。用 erastin 处理人胰岛细胞，发现胰岛细胞死亡增加，GSIS 功能下降，而铁死亡抑制剂 fer-1 以及铁螯合剂 DFO 可保护 erastin 诱导的胰岛 β 细胞数量及功能下降（Bruni et al.，2018），提示铁死亡可能参与糖尿病胰岛 β 细胞功能障碍的病理过程。erastin 诱导小鼠 β 细胞系 MIN6 细胞出现铁蓄积，同时伴有 GSH 消耗、GPx4 降解和脂质过氧化，最终导致细胞发生铁死亡，但具有抗氧化作用的多酚可逆转上述现象（Kose et al.，2019）。erastin 通过激活 JNK/P38/MAPK 通路和上调 NOX4 表达，诱导来源于人胰腺祖细胞（PPC）的人胰岛细胞簇（ICC）发生铁死亡，而 fer-1 可以增强 ICC 的细胞活力，阻止 ICC 发生铁死亡并改善其功能（Li and Leung，2020）。研究还发现，高血糖会影响 SLC7A11 和 SLC3A2L 功能，从而导致 X_c^-/GPx4 紊乱及铁超负荷，诱发胰岛 β 细胞发生铁死亡（Shu et al.，2019；Koppula et al.，2017）。此外，铁死亡与砷引起的胰岛功能障碍有关。$NaAsO_2$ 可导致 MIN6 细胞线粒体损伤，产生过多的线粒体 ROS（MtROS），引起 MtROS 依赖性自噬和细胞内铁浓度增加，最终导致 MIN6 细胞发生铁死亡和胰岛素分泌受损，而阻断 MtROS 介导的途径可促进胰岛细胞的胰岛素分泌（Wei et al.，2020）。PA 可以通过 TfR1 诱导细胞内铁沉积，进而损伤胰岛素敏感性（Cui et al.，2019）。

ACSL4 是酰基激活酶家族成员之一，主要定位于过氧化物酶体和线粒体相关的内质网膜，对 PUFA 起到活化作用，是参与调节脂质过氧化的关键酶。ACSL 在胰岛素分泌中的作用尚未得到广泛研究。ACSL 将脂肪酸转化为酰基 CoA，酰基 CoA 可参与甘油三酯、磷脂和胆固醇的合成，还可通过 β 细胞氧化产生能量（Martins et al.，2004）。脂酰 CoA 酯参与多种 β 细胞功能，包括蛋白质转运、酶激活、蛋白质酰化、囊泡融合和细胞信号转导（Ansari et al.，2015；MacDonald et al.，2015）。研究发现，ACSL3 和 ACSL4 是人胰岛和 INS-1832/13 中仅有的 ACSL，并集中表达在胰岛素分泌颗粒和线粒体中，且在胰岛素分泌颗粒中的浓度更高，而在其他细胞器中不存在或以极低浓度存在（Ansari et al.，2017）。人胰岛细胞中 ACSL4 基因敲除，改变了胰岛 β 细胞磷脂中脂肪酸的组成，通过参与磷脂酰丝氨酸和磷酸乙醇胺在胰岛素分泌颗粒和胰岛 β 细胞质膜中跨脂双层移位，抑制胰岛素分泌（Ansari et al.，2015；MacDonald et al.，2015），表明 ACSL4 参与了胰岛素分泌。噻唑烷二酮类药物（thiazolidinedione，TZD）是临床上常用的口服降糖药物之一，通过作用于 PPARγ、PI3K 信号通路提高机体对胰岛素的敏感性。研究发现，TZD 作为一种选择性 ACSL4 抑制剂可以减少 RSL3 诱导的 $GPx4^{-/-}$ 小鼠胚胎成纤维细胞铁死亡和脂质过氧化（Doll et al.，2017），揭示 ACSL4 在调控细胞铁死亡中的重要作用，但其在胰岛 β 细胞铁死亡中的作用机制尚不清楚。

铁死亡可能参与糖尿病的病理过程，故其可作为预防和治疗 2 型糖尿病的潜在靶点。姜黄素和表没食子儿茶素表没食子酸酯（EGCG）这两种多酚通过充当铁螯合剂，防止 GSH 消耗和脂质过氧化，保护 MIN6 细胞免受铁毒性和 erastin 诱导的铁死亡（Kose et al.，2019）。桑叶提取物中的主要活性成分隐绿原酸（cryptochlorogenic acid，CCA）通过激活 X_c^-/GPx4/Nrf2 和抑制 NCOA4 可以减轻糖尿病大鼠体内的铁沉积和铁含量增加，抑制胰岛 β 细胞铁死亡，发挥降糖作用（Zhou，2020）。此外，研究者发现槲皮素（一种天然的铁螯合剂）通过抑制胰腺铁沉积和部分消除氧化应激，改善 STZ 诱导的 2

型糖尿病小鼠的 β 细胞功能，抑制细胞铁死亡（Li et al.，2020）。

32.5.4 铁死亡与糖尿病肾病

糖尿病肾病（diabetic kidney disease）是糖尿病最主要的微血管并发症之一，表现为尿蛋白水平升高（尿白蛋白肌酐比值 ≥ 30mg/g）和（或）估算肾小球滤过率（eGFR）＜ 60 ml/min/1.73 m^2 并持续超过 3 个月，同时排除其他病因导致的慢性肾脏疾病而作出的临床诊断。DKD 是慢性肾脏疾病（包括终末期肾脏病）的首要病因，亦是糖尿病患者发生心血管疾病和早发死亡的重要危险因素。

铁稳态对维持肾细胞的正常功能至关重要（van Swelm et al.，2020）。铁作为重要的含铁酶的辅助因子发挥作用，涉及 ATP 生成、DNA 和血红素合成，以及众多其他生理活动（Puig et al.，2017）。DKD 患者和糖尿病小鼠的近端小管溶酶体中均检测到铁蓄积（Altamura et al.，2020；Chaudhary et al.，2019）。铁积累可能通过增加氧化/硝化应激和降低抗氧化能力来诱导糖尿病肾损伤，而低铁饮食、ACSL4 抑制剂或铁螯合剂可以延缓动物模型中 DKD 的进展（Matsumoto et al.，2013）。

最新研究显示，在 DKD 小鼠模型中观察到抗氧化能力减弱、铁超载和脂质过氧化产物蓄积等铁死亡的特征表现，而铁死亡抑制剂 Fer-1 可逆转上述病理状态。此外，抑制铁死亡可延缓糖尿病小鼠肾脏病理改变，并改善高糖对人肾皮质近曲小管上皮细胞（HK-2）的损伤作用（Kim et al.，2021）。在 STZ 诱导的小鼠糖尿病与 db/db 小鼠糖尿病肾病模型的研究发现铁含量显著增加，而 ACSL4 能够调控肾小管细胞对铁死亡的敏感性，采用 ACSL4 抑制剂罗格列酮治疗后可部分减轻 DKD 的肾脏病理损害，抑制肾脏巨噬细胞和外周血中性粒细胞的浸润（Wang et al.，2020）。肾小球足细胞损伤是导致糖尿病肾病的主要机制之一。在肾小球足细胞 MPC5 过表达 Prdx6 能够抑制高糖诱导的 ROS 和 MDA 的产生，并且恢复 MPC5 细胞的 SOD 和 GSH 活性。因此，Prdx6 表达上调可通过减轻氧化应激和铁死亡，提高足细胞活力，抑制糖尿病肾病足细胞死亡（Zhang et al.，2021）。在 TGF-Zh 干预糖尿病小鼠肾小管细胞后，细胞 GSH 和 GPx4 水平显著降低，脂质过氧化水平显著升高，而抑制铁死亡可以显著改善肾小管细胞死亡（Kim et al.，2021）。

核因子红细胞 2 相关因子 2（nuclear factor-erythroid 2-related factor 2，Nrf2）通过调节多种抗氧化剂在维持细胞氧化还原过程中发挥关键作用。进一步的机制研究发现，Nrf2 可调节许多与铁储存和铁转运相关的重要基因的转录水平（Kerins and Ooi，2018），敲除 Nrf2 会导致小鼠脾脏和肝脏中铁含量增加（Liu et al.，2020）。同时，Nrf2 通过调节一系列信号蛋白和酶的表达维持细胞氧化还原稳态及氧化介质的平衡，在抗氧化应激中发挥重要的调节作用（Shin et al.，2018）。研究显示，非诺贝特（一种降脂药物）治疗可上调 Nrf2 的表达，从而减少糖尿病相关的铁死亡，有利于延缓 DKD 的进展。因此，铁死亡在 DKD 的发生发展中发挥重要作用，其可以作为缓解 DKD 的潜在有效靶点。

32.5.5 铁死亡与糖尿病性心肌病

糖尿病性心肌病（diabetic cardiomyopathy，DCM）是一种独立于冠状动脉疾病、高血压、心脏病及瓣膜病以外的以代谢障碍及心功能障碍为特征的糖尿病心血管并发症（Jia et al.，2018；Tan et al.，2020），其特征是左心室肥大和舒张功能的早期损害，伴随心肌细胞肥大、心肌纤维化和心肌细胞凋亡的发展，晚期可出现收缩功能障碍，最终发展为心力衰竭（Huynh et al.，2014；Isfort et al.，2014）。据统计，一般人群中 DCM 的患病率为 1.1%，DCM 患者的死亡率或心力衰竭发生率为 31%，DCM 已成为糖尿病患者致死的主要原因之一（Dandamudi et al.，2014）。DCM 的形成涉及多种分子机制，包括高血糖、胰岛素抵抗、自由基产生增加、脂质过氧化、线粒体功能障碍、内皮功能障碍和细胞死亡（Chen et al.，2018；Cao et al.，2015）。其中，心肌细胞氧化应激增强是 DCM 发病的基础，而细胞死亡被认为是心肌细胞的终末途径。

研究显示，高糖环境增加心肌由葡萄糖向脂肪酸的能量底物转换，也伴随着氧化磷酸化受损和线粒体质子泄漏，导致 ROS 生成增加。多元醇途径激活导致抗氧化能力降低及 ROS 水平增加。持续高水平的 ROS 将导致线粒体 DNA 和膜局部损伤，进一步损害电子传递链的正常活动，正反馈产生更多 ROS。心肌组织 ROS 升高不仅增加 AGE 的形成和 PKC 信号转导、抑制内皮型一氧化氮合酶（eNOS）的活性，而且诱导炎症并导致细胞凋亡增加，这些均可促进心肌病进展。最新研究发现，DCM 中心肌细胞的死亡方式除了凋亡、自噬、坏死和内吞，还存在铁死亡（Wang et al.，2022）。当抑制一种细胞死亡途径后，可能会促进其他类型的细胞死亡。在 DCM 药物治疗过程中铁死亡发生增加，提示铁死亡可能共存于 DCM 的发生和发展中（Chen et al.，2020），但是铁死亡在 DCM 中的具体机制还待进一步研究。

Nrf2 激活在 DCM 的发病机制和发展过程中仍不清楚。在 STZ 诱导的 1 型糖尿病小鼠模型中的研究显示，糖脂毒性抑制自溶酶体外排，进而增强 Nrf2 驱动的转录以促进脂质过氧化，同时使 Nrf2 介导的抗氧化防御失活并损害 Nrf2 调节的铁代谢，最终导致心肌细胞发生铁死亡，促进 1 型糖尿病相关的心肌病进展（Zang et al.，2020）。在 STZ 诱导的 1 型糖尿病小鼠模型中，白藜芦醇部分通过增加 Nrf2 表达和转录活性以减轻小鼠的心脏功能障碍和心脏肥大（Wang et al.，2018），富马酸二甲酯（DMF）可能通过激活 Nrf2 功能以减弱心肌细胞的氧化应激、炎症和纤维化（Hu et al.，2018）。上述研究表明，激活 Nrf2 抑制铁死亡可能是 DCM 潜在的治疗靶点。

PA 诱导的心肌损伤被认为是肥胖和 2 型糖尿病相关心肌病发展的重要因素。然而，其内在机制尚未完全了解。最新研究显示，PA 以剂量和时间依赖的方式降低热休克因子 1（HSF1）和 GPx4 的表达，诱导 H9c2 心肌细胞死亡，而不同的铁死亡抑制剂显著消除了暴露于 PA 的 H9c2 心肌细胞和原代乳鼠心肌细胞的细胞死亡。HSF1 过表达不仅减轻 PA 诱导的细胞死亡和脂质过氧化，并通过调节铁代谢相关基因（如 *Fth1*、*TfR1*、*Slc40a1*）转录，改善铁稳态紊乱。此外，HSF1 过表达可显著恢复 PA 阻断的 GPx4 蛋白表达。抑制 ER 应激而非自噬，有助于 HSF1 介导的 GPx4 表达。GPx4 过表达保护了 PA 诱导的铁死亡，而敲除 GPx4 则可逆转 HSF1 的抗铁死亡作用。与体外研究结果一致，PA 诱导的 HSF1$^{-/-}$ 小鼠表现出更严重的铁死亡，Slc40a1 和 Fth1 mRNA 表达增加，GPx4 和 TfR1 表达降低，心脏内质网应激增强。综上所述，HSF1 可能通过维持细胞铁稳态和 GPx4 表达，在 PA 诱导的心肌细胞铁死亡中起到关键的防御作用（Wang et al.，2021）。

32.5.6 铁死亡与胰岛移植

胰岛移植是治愈糖尿病的一种理想方法。自 2000 年 Edmonton 方案问世后，临床胰岛移植取得了重大进展。5 年临床随访研究表明患者体内移植物功能得以维持，部分患者可完全脱离胰岛素治疗，但随着时间的推移，大多数患者重新恢复了适量的外源性胰岛素治疗。据估计，当胰岛移植物进入门静脉时，多种因素可导致高达 70% 的胰岛丢失。这些因素包括即时的血液介导的炎症反应、缺氧、血运重建延迟和炎症细胞因子等（McCall et al.，2012）。这些事件诱导了细胞死亡级联反应，导致细胞凋亡和坏死，从而在制备过程中以及移植后数小时之内，甚至在同种异体免疫或复发性自身免疫反应开始很久之前就出现了胰岛丢失，因此严重阻碍胰岛移植的长期获益。已有研究显示，铁死亡与体外分离、培养及移植过程中的胰岛丢失密切相关，并最终影响移植物的功效，而通过 ferrin-1 或铁螯合剂抑制铁死亡可以保护分离的胰岛细胞免受脂质过氧化引起的功能受损（Bruni et al.，2018）。值得一提的是，早在 20 世纪 80 年代有学者就发现，铁螯合剂 DFO 以某种方式保护移植的胰岛细胞（Bradley et al.，1986），但直到铁死亡的概念出现后其作用机制才逐渐清晰。

尽管目前尚未明确铁死亡在胰岛细胞丢失中的作用权重，但临床前期研究表明这种受调控的细胞死亡途径可能会对胰岛移植产生影响。GSH 是一种由谷氨酸、半胱氨酸和甘氨酸合成的三肽，并且被认为是缓解胰岛氧化应激的重要抗氧化剂。在脂质过氧化副产物存在的情况下，胰岛表现出 GSIS 受损（Miwa et al.，2000）。当胰岛 β 细胞中脂肪酸含量升高时，会损害胰岛素基因的表达，导致 GSIS 受损，促进胰岛细胞死亡（Robertson et al.，2004）。给予 GSH 前体后 GSIS 功能得到改善，同时脂质过氧化水平降低（Avila et al.，2005；Carobbio et al.，2004）。Koulajian 等（2013）的研究结果表明，在脂质过氧化产物存在的情况下，过表达 GPx4 的胰岛 β 细胞功能在体内和体外均得到改善，从而进一步证实了阻止脂质过氧化、改善胰岛 β 细胞功能的必要性。近期研究显示，人胰岛暴露于铁死亡诱导剂 erastin 和 RSL3 后，胰岛功能及细胞活力均受损，当给予铁死亡特异性抑制剂 fer-1 预处理胰岛后，可消除 erastin 和 RSL3 对胰岛细胞的损害作用。上述研究结果均提示，通过铁死亡抑制剂减少细胞内脂质过氧化可能是改善胰岛移植物功能的有效方法（Skouta et al.，2014）。在鼠类胰岛移植模型中，DFO 处理的胰岛和移植受体由于保留了高质量的胰岛，因此获得了更好的移植效果（Bradley et al.，1986）。此外，Vaithilingam 等（2010）的研究结果表明，与未处理的对照组胰岛相比，DFO 共培养的微囊化人胰岛的胰岛素分泌水平增强。此外，与单纯胰岛移植的受体小鼠相比，接受边缘剂量 DFO 预处理的胰岛移植的 NOD/SCID 小鼠血糖恢复正常。Stokes 等（2013）的研究证明，在利用鼠和人类胰岛的临床前期模型中，铁螯合剂 DFO 可提高胰岛移植物的存活率，DFO 通过上调缺氧诱导因子 1a（HIF-1a）来提高胰岛的存活和移植功效。但 HIF-1a 在铁死亡中的作用尚未得到证实，DFO 能否改善多种胰岛细胞死亡途径仍有待明确。最新的研究还发现，胆红素可以通过减轻氧化应激、铁螯合作用和上调 Nrf2/HO-1 信号通路拮抗铁死亡，从而提高移植胰岛的存活率（Yao et al.，2020）。

32.6 总结与展望

胰岛功能障碍和胰岛素抵抗是糖尿病发病的主要机制。葡萄糖毒性、脂毒性、氧化应激等多种病理过程参与胰岛 β 细胞功能损伤，诱导 β 细胞死亡。正常机体的铁代谢维持在稳态水平，正常的铁水平是维持 β 细胞功能所必需的。越来越多的研究显示铁代谢紊乱是 2 型糖尿病发生发展的危险因素之一。铁死亡主要受铁代谢和脂过氧化信号调控，其过程以细胞内依赖铁的脂质过氧化物增多为特征。由于缺乏强大的抗氧化机制，β 细胞可能容易发生铁死亡。迄今为止，只有少数研究探讨了铁死亡与糖尿病之间的关系。有证据表明，铁死亡与 β 细胞分泌功能损伤、糖尿病的慢性并发症等有关，其相关机制有待进一步研究。明确铁死亡及其在糖尿病发病机制中的作用，将有助于糖尿病的早期诊断，为糖尿病的防治提供新思路。

参 考 文 献

潘长玉等. 2007. Joslin 糖尿病学: 第 14 版. 北京: 人民卫生出版社.

中华医学会糖尿病学分会. 2018. 中国 2 型糖尿病防治指南 (2017 年版). 中华糖尿病杂志, 1: 4-67.

Abdel-Ghany M, Sharp G W, Straub S G. 2010. Glucose stimulation of protein acylation in the pancreatic beta-cell. Life Sci, 87(23-26): 667-671.

Aichler M, Borgmann D, Krumsiek J, et al. 2017. N-acyl taurines and acylcarnitines cause an imbalance in insulin synthesis and secretion provoking beta cell dysfunction in Type 2 diabetes. Cell Metab, 25(6): 1334-1347 e1334.

Alnahdi A, John A, Raza H. 2019. N-acetyl cysteine attenuates oxidative stress and glutathione-dependent redox imbalance caused by high glucose/high palmitic acid treatment in pancreatic Rin-5F cells. PLoS One, 14(12): e0226696.

Altamura S, Marques O, Colucci S, et al. 2020. Regulation of iron homeostasis: lessons from mouse models. Mol Aspects Med, 75: 100872.

Ansari I H, Longacre M J, Stoker S W, et al. 2017. Characterization of Acyl-CoA synthetase isoforms in pancreatic beta cells: gene silencing shows participation of ACSL3 and ACSL4 in insulin secretion. Arch Biochem Biophys, 618: 32-43.

Ansari I U, Longacre M J, Paulusma C C, et al. 2015. Characterization of P4 ATPase phospholipid translocases (flippases) in human and rat pancreatic beta cells: their gene silencing inhibits insulin secretion. J Biol Chem, 290(38): 23110-23123.

Ardestani A, Lupse B, Kido Y, et al. 2018. mTORC1 Signaling: a double-edged sword in diabetic beta cells. Cell Metab, 27(2): 314-331.

Aregbesola A, de Mello V D F, Lindstrom J, et al. 2018. Serum adiponectin/ferritin ratio in relation to the risk of type 2 diabetes and insulin sensitivity. Diabetes Res Clin Pract, 141: 264-274.

Atkinson M A, Eisenbarth G S, Michels A W. 2014. Type 1 diabetes. Lancet, 383(9911): 69-82.

Avila J, Barbaro B, Gangemi A, et al. 2005. Intra-ductal glutamine administration reduces oxidative injury during human pancreatic islet isolation. Am J Transplant, 5(12): 2830-2837.

Back S H, Kang S W, Han J, et al. 2012. Endoplasmic reticulum stress in the beta-cell pathogenesis of type 2 diabetes. Exp Diabetes Res, 2012: 618396.

Bartolome A, Kimura-Koyanagi M, Asahara S, et al. 2014. Pancreatic beta-cell failure mediated by mTORC1 hyperactivity and autophagic impairment. Diabetes, 63(9): 2996-3008.

Basuli D, Stevens R G, Torti F M, et al. 2014. Epidemiological associations between iron and cardiovascular disease and diabetes. Front Pharmacol, 5: 117.

Becker C, Orozco M, Solomons N W, et al. 2015. Iron metabolism in obesity: how interaction between homoeostatic mechanisms can interfere with their original purpose. Part I: underlying homoeostatic mechanisms of energy storage and iron metabolisms and their interaction. J Trace Elem Med Biol, 30: 195-201.

Berthault C, Staels W, Scharfmann R. 2020. Purification of pancreatic endocrine subsets reveals increased iron metabolism in beta cells. Mol Metab, 42: 101060.

Bishoyi A K, Roham P H, Rachineni K, et al. 2021. Human islet amyloid polypeptide (hIAPP)—a curse in type II diabetes mellitus: insights from structure and toxicity studies. Biol Chem, 402(2): 133-153.

Blesia V, Patel V B, Al-Obaidi H, et al. 2021. Excessive iron induces oxidative stress promoting cellular perturbations and insulin secretory dysfunction in MIN6 beta cells. Cells, 10(5): 1141.

Boslem E, Meikle P J, Biden T J. 2012. Roles of ceramide and sphingolipids in pancreatic beta-cell function and dysfunction. Islets, 4(3): 177-187.

Boslem E, Weir J M, MacIntosh G, et al. 2013. Alteration of endoplasmic reticulum lipid rafts contributes to lipotoxicity in pancreatic beta-cells. J Biol Chem, 288(37): 26569-26582.

Bradley B, Prowse S J, Bauling P, et al. 1986. Desferrioxamine treatment prevents chronic islet allograft damage. Diabetes, 35(5): 550-555.

Bruni A, Pepper A R, Pawlick R L, et al. 2018. Ferroptosis-inducing agents compromise in vitro human islet viability and function. Cell Death Dis, 9(6): 595.

Cao H, Chen T, Shi Y. 2015. Glycation of human serum albumin in diabetes: impacts on the structure and function. Curr Med Chem, 22(1): 4-13.

Cao J Y, Dixon S J. 2016. Mechanisms of ferroptosis. Cell Mol Life Sci, 73(11-12): 2195-2209.

Carobbio S, Ishihara H, Fernandez-Pascual S, et al. 2004. Insulin secretion profiles are modified by overexpression of glutamate dehydrogenase in pancreatic islets. Diabetologia, 47(2): 266-276.

Catanzaro R, Cuffari B, Italia A, et al. 2016. Exploring the metabolic syndrome: Nonalcoholic fatty pancreas disease. World J Gastroenterol, 22(34): 7660-7675.

Chau G C, Im D U, Kang T M, et al. 2017. mTOR controls ChREBP transcriptional activity and pancreatic beta cell survival under diabetic stress. J Cell Biol, 216(7): 2091-2105.

Chaudhary K, Chilakala A, Ananth S, et al. 2019. Renal iron accelerates the progression of diabetic nephropathy in the HFE gene knockout mouse model of iron overload. Am J Physiol Renal Physiol, 317(2): F512-F517.

Chaudhary K, Promsote W, Ananth S, et al. 2018. Iron overload accelerates the progression of diabetic retinopathy in association with increased retinal renin expression. Sci Rep, 8(1): 3025.

Chen J, Fontes G, Saxena G, et al. 2010. Lack of TXNIP protects against mitochondria-mediated apoptosis but not against fatty acid-induced ER stress-mediated beta-cell death. Diabetes, 59(2): 440-447.

Chen X F, Li X L, Yang M, et al. 2018. Osteoprotective effects of salidroside in ovariectomized mice and diabetic mice. Eur J Pharmacol, 819: 281-288.

Chen Y, Hua Y, Li X, et al. 2020. Distinct types of cell death and the implication in diabetic cardiomyopathy. Front Pharmacol, 11: 42.

Chu K Y, Mellet N, Thai L M, et al. 2020. Short-term inhibition of autophagy benefits pancreatic beta-cells by augmenting ether lipids and peroxisomal function, and by countering depletion of n-3 polyunsaturated fatty acids after fat-feeding. Mol Metab, 40: 101023.

Chuansumrit A, Pengpis P, Mahachoklertwattana P, et al. 2017. Effect of iron chelation therapy on glucose metabolism in non-transfusion-dependent thalassaemia. Acta Haematol, 137(1): 20-26.

Cooksey R C, Jouihan H A, Ajioka R S, et al. 2004. Oxidative stress, beta-cell apoptosis, and decreased insulin secretory capacity in mouse models of hemochromatosis. Endocrinology, 145(11): 5305-5312.

Cui R, Choi S E, Kim T H, et al. 2019. Iron overload by transferrin receptor protein 1 regulation plays an important role in palmitate-induced insulin resistance in human skeletal muscle cells. FASEB J, 33(2): 1771-1786.

Dai C, Kayton N S, Shostak A, et al. 2016. Stress-impaired transcription factor expression and insulin secretion in transplanted human islets. J Clin Invest, 126(5): 1857-1870.

Dandamudi S, Slusser J, Mahoney D W, et al. 2014. The prevalence of diabetic cardiomyopathy: a population-based study in Olmsted County, Minnesota. J Card Fail, 20(5): 304-309.

Dhuriya Y K, Sharma D. 2018. Necroptosis: a regulated inflammatory mode of cell death. J Neuroinflammation, 15(1): 199.

Dietrich S, Jacobs S, Zheng J S, et al. 2019. Gene-lifestyle interaction on risk of type 2 diabetes: A systematic review. Obes Rev, 20(11): 1557-1571.

Dixon S J, Lemberg K M, Lamprecht M R, et al. 2012. Ferroptosis: an iron-dependent form of nonapoptotic cell death. Cell, 149(5): 1060-1072.

Doliba N M, Liu Q, Li C, et al. 2015. Accumulation of 3-hydroxytetradecenoic acid: Cause or corollary of glucolipotoxic impairment of pancreatic beta-cell bioenergetics? Mol Metab, 4(12): 926-939.

Doll S, Proneth B, Tyurina Y Y, et al. 2017. ACSL4 dictates ferroptosis sensitivity by shaping cellular lipid composition. Nat Chem Biol, 13(1): 91-98.

Donath M Y, Dalmas E, Sauter N S, et al. 2013. Inflammation in obesity and diabetes: islet dysfunction and therapeutic opportunity. Cell Metab, 17(6): 860-872.

Eguchi K, Manabe I, Oishi-Tanaka Y, et al. 2012. Saturated fatty acid and TLR signaling link beta cell dysfunction and islet inflammation. Cell Metab, 15(4): 518-533.

Everett B M, Donath M Y, Pradhan A D, et al. 2018. Anti-inflammatory therapy with canakinumab for the prevention and management of diabetes. J Am Coll Cardiol, 71(21): 2392-2401.

Fujimoto K, Hanson P T, Tran H, et al. 2009. Autophagy regulates pancreatic beta cell death in response to Pdx1 deficiency and nutrient deprivation. J Biol Chem, 284(40): 27664-27673.

Gamberini M R, De Sanctis V, Gilli G. 2008. Hypogonadism, diabetes mellitus, hypothyroidism, hypoparathyroidism: incidence and prevalence related to iron overload and chelation therapy in patients with thalassaemia major followed from 1980 to 2007 in the Ferrara Centre. Pediatr Endocrinol Rev, 6 Suppl 1: 158-169.

Gao M, Monian P, Pan Q, et al. 2016. Ferroptosis is an autophagic cell death process. Cell Res, 26(9): 1021-1032.

Gao T, McKenna B, Li C, et al. 2014. Pdx1 maintains beta cell identity and function by repressing an alpha cell program. Cell Metab, 19(2): 259-271.

Garcia T S, Rech T H, Leitao C B. 2017. Pancreatic size and fat content in diabetes: A systematic review and meta-analysis of imaging studies. PLoS One, 12(7): e0180911.

Gerber P A, Rutter G A. 2017. The role of oxidative stress and hypoxia in pancreatic beta-cell dysfunction in diabetes mellitus. Antioxid Redox Signal, 26(10): 501-518.

Gerencser A A. 2018. Metabolic activation-driven mitochondrial hyperpolarization predicts insulin secretion in human pancreatic beta-cells. Biochim Biophys Acta Bioenerg, 1859(9): 817-828.

Ghislain J, Poitout V. 2017. The role and future of FFA1 as a therapeutic target. Handb Exp Pharmacol, 236: 159-180.

Goginashvili A, Zhang Z, Erbs E, et al. 2015. Insulin granules. Insulin secretory granules control autophagy in pancreatic beta cells. Science, 347(6224): 878-882.

Gonelle-Gispert C, Molinete M, Halban P A, et al. 2000. Membrane localization and biological activity of SNAP-25 cysteine mutants in insulin-secreting cells. J Cell Sci, 113(Pt 18): 3197-3205.

Granneman J G, Moore H P, Mottillo E P, et al. 2009. Functional interactions between Mldp (LSDP5) and Abhd5 in the control of intracellular lipid accumulation. J Biol Chem, 284(5): 3049-3057.

Gray J P, Heart E. 2010. Usurping the mitochondrial supremacy: extramitochondrial sources of reactive oxygen intermediates and their role in beta cell metabolism and insulin secretion. Toxicol Mech Methods, 20(4): 167-174.

Guay C, Kruit J K, Rome S, et al. 2019. Lymphocyte-derived exosomal micrornas promote pancreatic beta cell death and may contribute to type 1 diabetes development. Cell Metab, 29(2): 348-361 e346.

Gurgul-Convey E, Mehmeti I, Plotz T, et al. 2016. Sensitivity profile of the human EndoC-betaH1 beta cell line to proinflammatory cytokines. Diabetologia, 59(10): 2125-2133.

Hartley T, Brumell J, Volchuk A. 2009. Emerging roles for the ubiquitin-proteasome system and autophagy in pancreatic beta-cells. Am J Physiol Endocrinol Metab, 296(1): E1-10.

Hu X, Rajesh M, Zhang J, et al. 2018. Protection by dimethyl fumarate against diabetic cardiomyopathy in type 1 diabetic mice likely via activation of nuclear factor erythroid-2 related factor 2. Toxicol Lett, 287: 131-141.

Huang J, Jones D, Luo B, et al. 2011. Iron overload and diabetes risk: a shift from glucose to Fatty Acid oxidation and increased hepatic glucose production in a mouse model of hereditary hemochromatosis. Diabetes, 60(1): 80-87.

Huang J, Simcox J, Mitchell T C, et al. 2013. Iron regulates glucose homeostasis in liver and muscle via AMP-activated protein kinase in mice. FASEB J, 27(7): 2845-2854.

Huynh K, Bernardo B C, McMullen J R, et al. 2014. Diabetic cardiomyopathy: mechanisms and new treatment strategies targeting antioxidant signaling pathways. Pharmacol Ther, 142(3): 375-415.

Igoillo-Esteve M, Oliveira A F, Cosentino C, et al. 2020. Exenatide induces frataxin expression and improves mitochondrial function in Friedreich ataxia. JCI Insight, 5(2): e134221.

Imai Y, Cousins R S, Liu S, et al. 2020. Connecting pancreatic islet lipid metabolism with insulin secretion and the development of type 2 diabetes. Ann N Y Acad Sci, 1461(1): 53-72.

Isfort M, Stevens S C, Schaffer S, et al. 2014. Metabolic dysfunction in diabetic cardiomyopathy. Heart Fail Rev, 19(1): 35-48.

Jezek P, Holendova B, Jaburek M, et al. 2021. The pancreatic beta-cell: the perfect redox system. Antioxidants (Basel), 10(2): 197.

Jia G, Whaley-Connell A, Sowers J R. 2018. Diabetic cardiomyopathy: a hyperglycaemia- and insulin-resistance-induced heart disease. Diabetologia, 61(1): 21-28.

Johnston L W, Harris S B, Retnakaran R, et al. 2018. Association of NEFA composition with insulin sensitivity and beta cell function in the prospective metabolism and islet cell evaluation (PROMISE) cohort. Diabetologia, 61(4): 821-830.

Kawamori D, Kaneto H, Nakatani Y, et al. 2006. The forkhead transcription factor Foxo1 bridges the JNK pathway and the transcription factor PDX-1 through its intracellular translocation. J Biol Chem, 281(2): 1091-1098.

Kazim A S, Storm P, Zhang E, et al. 2017. Palmitoylation of Ca(2+) channel subunit CaVbeta2a induces pancreatic beta-cell toxicity via Ca(2+) overload. Biochem Biophys Res Commun, 491(3): 740-746.

Kerins M J, Ooi A. 2018. The roles of NRF2 in Modulating cellular iron homeostasis. Antioxid Redox Signal, 29(17): 1756-1773.

Kerr J F, Wyllie A H, Currie A R. 1972. Apoptosis: a basic biological phenomenon with wide-ranging implications in tissue kinetics. Br J Cancer, 26(4): 239-257.

Khaldi M Z, Guiot Y, Gilon P, et al. 2004. Increased glucose sensitivity of both triggering and amplifying pathways of insulin secretion in rat islets cultured for 1 wk in high glucose. Am J Physiol Endocrinol Metab, 287(2): E207-217.

Kim J Y, Lim D M, Moon C I, et al. 2010. Exendin-4 protects oxidative stress-induced beta-cell apoptosis through reduced JNK and GSK3beta activity. J Korean Med Sci, 25(11): 1626-1632.

Kim S, Kang S W, Joo J, et al. 2021. Characterization of ferroptosis in kidney tubular cell death under diabetic conditions. Cell Death Dis, 12(2): 160.

Komiya K, Uchida T, Ueno T, et al. 2010. Free fatty acids stimulate autophagy in pancreatic beta-cells via JNK pathway. Biochem Biophys Res Commun, 401(4): 561-567.

Kong X, Lu A L, Yao X M, et al. 2017. Activation of NLRP3 inflammasome by advanced glycation end products promotes pancreatic islet damage. Oxid Med Cell Longev, 2017: 9692546.

Koppula P, Zhang Y, Shi J, et al. 2017. The glutamate/cystine antiporter SLC7A11/xCT enhances cancer cell dependency on glucose by exporting glutamate. J Biol Chem, 292(34): 14240-14249.

Kose T, Vera-Aviles M, Sharp P A, et al. 2019. Curcumin and (−)-epigallocatechin-3-gallate protect murine MIN6 pancreatic beta-cells against iron toxicity and erastin-induced ferroptosis. Pharmaceuticals (Basel), 12(1): 26.

Koshkin V, Wang X, Scherer P E, et al. 2003. Mitochondrial functional state in clonal pancreatic beta-cells exposed to free fatty acids. J Biol Chem, 278(22): 19709-19715.

Koulajian K, Ivovic A, Ye K, et al. 2013. Overexpression of glutathione peroxidase 4 prevents beta-cell dysfunction induced by prolonged elevation of lipids *in vivo*. Am J Physiol Endocrinol Metab, 305(2): E254-262.

Kowluru A, Kowluru R A. 2018. RACking up ceramide-induced islet beta-cell dysfunction. Biochem Pharmacol, 154: 161-169.

Kyvsgaard J N, Overgaard A J, Thorsen S U, et al. 2017. High neonatal blood iron content is associated with the risk of childhood type 1 diabetes mellitus. Nutrients, 9(11): 1221.

Lanuza-Masdeu J, Arevalo M I, Vila C, et al. 2013. *In vivo* JNK activation in pancreatic beta-cells leads to glucose intolerance caused by insulin resistance in pancreas. Diabetes, 62(7): 2308-2317.

Lee Y, Hirose H, Ohneda M, et al. 1994. Beta-cell lipotoxicity in the pathogenesis of non-insulin-dependent diabetes mellitus of obese rats: impairment in adipocyte-beta-cell relationships. Proc Natl Acad Sci U S A, 91(23): 10878-10882.

Lee Y K, Sohn J H, Han J S, et al. 2018. Perilipin 3 deficiency stimulates thermogenic beige adipocytes through PPARalpha activation. Diabetes, 67(5): 791-804.

Lenaz G. 2001. The mitochondrial production of reactive oxygen species: mechanisms and implications in human pathology. IUBMB Life, 52(3-5): 159-164.

Lenzen S. 2017. Chemistry and biology of reactive species with special reference to the antioxidative defence status in pancreatic beta-cells. Biochim Biophys Acta Gen Subj, 1861(8): 1929-1942.

Li D, Jiang C, Mei G, et al. 2020. Quercetin alleviates ferroptosis of pancreatic beta cells in type 2 diabetes. Nutrients, 12(10): 2954.

Li M, Song L J, Qin X Y. 2014. Advances in the cellular immunological pathogenesis of type 1 diabetes. J Cell Mol Med, 18(5): 749-758.

Li N, Frigerio F, Maechler P. 2008. The sensitivity of pancreatic beta-cells to mitochondrial injuries triggered by lipotoxicity and oxidative stress. Biochem Soc Trans, 36(Pt 5): 930-934.

Li X, Chan L W C, Li X, et al. 2020. Obesity-induced regulator of calcineurin 1 overexpression leads to beta-cell failure through mitophagy pathway inhibition. Antioxid Redox Signal, 32(7): 413-428.

Li X Y, Leung P S. 2020. Erastin-induced ferroptosis is a regulator for the growth and function of human pancreatic islet-like cell clusters. Cell Regen, 9(1): 16.

Liao W, Yang W, Shen Z, et al. 2021. Heme oxygenase-1 regulates ferrous iron and Foxo1 in control of hepatic gluconeogenesis. Diabetes, 70(3): 696-709.

Lim E L, Hollingsworth K G, Aribisala B S, et al. 2011. Reversal of type 2 diabetes: normalisation of beta cell function in association with decreased pancreas and liver triacylglycerol. Diabetologia, 54(10): 2506-2514.

Liu L, Liu J, Gao Y, et al. 2014. Uncoupling protein-2 mediates the protective action of berberine against oxidative stress in rat insulinoma INS-1E cells and in diabetic mouse islets. Br J Pharmacol, 171(13): 3246-3254.

Liu Q, Sun L, Tan Y, et al. 2009. Role of iron deficiency and overload in the pathogenesis of diabetes and diabetic complications. Curr Med Chem, 16(1): 113-129.

Liu Z, Han K, Huo X, et al. 2020. Nrf2 knockout dysregulates iron metabolism and increases the hemolysis through ROS in aging mice. Life Sci, 255: 117838.

Llanos P, Contreras-Ferrat A, Barrientos G, et al. 2015. Glucose-dependent insulin secretion in pancreatic beta-cell islets from male rats requires Ca^{2+} release via ROS-stimulated ryanodine receptors. PLoS One, 10(6): e0129238.

MacDonald M J, Ade L, Ntambi J M, et al. 2015. Characterization of phospholipids in insulin secretory granules and mitochondria in pancreatic beta cells and their changes with glucose stimulation. J Biol Chem, 290(17): 11075-11092.

Maedler K, Ardestani A. 2017. mTORC in beta cells: more than only recognizing comestibles. J Cell Biol, 216(7): 1883-1885.

Maiese K, Chong Z Z, Shang Y C. 2007b. Mechanistic insights into diabetes mellitus and oxidative stress. Curr Med Chem, 14(16): 1729-1738.

Maiese K, Morhan S D, Chong Z Z. 2007a. Oxidative stress biology and cell injury during type 1 and type 2 diabetes mellitus. Curr Neurovasc Res, 4(1): 63-71.

Marafie S K, Al-Shawaf E M, Abubaker J, et al. 2019. Palmitic acid-induced lipotoxicity promotes a novel interplay between Akt-mTOR, IRS-1, and FFAR1 signaling in pancreatic beta-cells. Biol Res, 52(1): 44.

Marasco M R, Linnemann A K. 2018. Beta-cell autophagy in diabetes pathogenesis. Endocrinology, 159(5): 2127-2141.

Martins E F, Miyasaka C K, Newsholme P, et al. 2004. Changes of fatty acid composition in incubated rat pancreatic islets. Diabetes Metab, 30(1): 21-27.

Masini M, Martino L, Marselli L, et al. 2017. Ultrastructural alterations of pancreatic beta cells in human diabetes mellitus. Diabetes Metab Res Rev, 33(6).doi: 10.1002.

Matsumoto M, Sasaki N, Tsujino T, et al. 2013. Iron restriction prevents diabetic nephropathy in Otsuka Long-Evans Tokushima fatty rat. Ren Fail, 35(8): 1156-1162.

Maxel T, Smidt K, Petersen C C, et al. 2019. The zinc transporter Zip14(SLC39a14) affects Beta-cell Function: Proteomics, Gene expression, and Insulin secretion studies in INS-1E cells. Sci Rep, 9(1): 8589.

McCall M D, Maciver A M, Kin T, et al. 2012. Caspase inhibitor IDN6556 facilitates marginal mass islet engraftment in a porcine islet autotransplant model. Transplantation, 94(1): 30-35.

McCoin C S, Knotts T A, Adams S H. 2015. Acylcarnitines-old actors auditioning for new roles in metabolic physiology. Nat Rev Endocrinol, 11(10): 617-625.

Miller M R, Pereira R I, Langefeld C D, et al. 2012. Levels of free fatty acids (FFA) are associated with insulin resistance but do not explain the relationship between adiposity and insulin resistance in Hispanic Americans: the IRAS Family Study. J Clin Endocrinol Metab, 97(9): 3285-3291.

Mir S U, George N M, Zahoor L, et al. 2015. Inhibition of autophagic turnover in beta-cells by fatty acids and glucose leads to apoptotic cell death. J Biol Chem, 290(10): 6071-6085.

Miwa I, Ichimura N, Sugiura M, et al. 2000. Inhibition of glucose-induced insulin secretion by 4-hydroxy-2-nonenal and other lipid peroxidation products. Endocrinology, 141(8): 2767-2772.

Morgan D, Oliveira-Emilio H R, Keane D, et al. 2007. Glucose, palmitate and pro-inflammatory cytokines modulate production and activity of a phagocyte-like NADPH oxidase in rat pancreatic islets and a clonal beta cell line. Diabetologia, 50(2): 359-369.

Morita S, Shimajiri Y, Sakagashira S, et al. 2012. Effect of exposure to non-esterified fatty acid on progressive deterioration of insulin secretion in patients with type 2 diabetes: a long-term follow-up study. Diabet Med, 29(8): 980-985.

Muoio D M, Newgard C B. 2008. Mechanisms of disease: molecular and metabolic mechanisms of insulin resistance and beta-cell failure in type 2 diabetes. Nat Rev Mol Cell Biol, 9(3): 193-205.

Nam E, Han J, Suh J M, et al. 2018. Link of impaired metal ion homeostasis to mitochondrial dysfunction in neurons. Curr Opin Chem Biol, 43: 8-14.

Nemecz M, Constantin A, Dumitrescu M, et al. 2018. The distinct effects of palmitic and oleic acid on pancreatic beta cell function: the elucidation of associated mechanisms and effector molecules. Front Pharmacol, 9: 1554.

Neuman J C, Schaid M D, Brill A L, et al. 2017. Enriching islet phospholipids with eicosapentaenoic acid reduces prostaglandin E2 signaling and enhances diabetic beta-cell function. Diabetes, 66(6): 1572-1585.

Newsholme P, Haber E P, Hirabara S M, et al. 2007. Diabetes associated cell stress and dysfunction: role of mitochondrial and non-mitochondrial ROS production and activity. J Physiol, 583(Pt 1): 9-24.

Newsholme P, Keane K N, Carlessi R, et al. 2019. Oxidative stress pathways in pancreatic beta-cells and insulin-sensitive cells and tissues: importance to cell metabolism, function, and dysfunction. Am J Physiol Cell Physiol, 317(3): C420-C433.

Pacher P, Beckman J S, Liaudet L. 2007. Nitric oxide and peroxynitrite in health and disease. Physiol Rev, 87(1): 315-424.

Panigrahy S K, Bhatt R, Kumar A. 2017. Reactive oxygen species: sources, consequences and targeted therapy in type 2 diabetes. J Drug Target, 25(2): 93-101.

Prentki M, Madiraju S R. 2012. Glycerolipid/free fatty acid cycle and islet beta-cell function in health, obesity and diabetes. Mol Cell Endocrinol, 353(1-2): 88-100.

Prentki M, Matschinsky F M, Madiraju S R. 2013. Metabolic signaling in fuel-induced insulin secretion. Cell Metab, 18(2): 162-185.

Puig S, Ramos-Alonso L, Romero A M, et al. 2017. The elemental role of iron in DNA synthesis and repair. Metallomics, 9(11): 1483-1500.

Rattanaporn P, Tongsima S, Mandrup-Poulsen T, et al. 2020. Combination of ferric ammonium citrate with cytokines involved in apoptosis and insulin secretion of human pancreatic beta cells related to diabetes in thalassemia. PeerJ, 8: e9298.

Richards S K, Parton L E, Leclerc I, et al. 2005. Over-expression of AMP-activated protein kinase impairs pancreatic {beta}-cell function in vivo. J Endocrinol, 187(2): 225-235.

Robertson R P, Harmon J, Tran P O, et al. 2004. Beta-cell glucose toxicity, lipotoxicity, and chronic oxidative stress in type 2 diabetes. Diabetes, 53 Suppl 1: S119-124.

Roma L P, Jonas J C. 2020. Nutrient metabolism, subcellular redox state, and oxidative stress in pancreatic islets and beta-cells. J Mol Biol, 432(5): 1461-1493.

Roscioni S S, Migliorini A, Gegg M, et al. 2016. Impact of islet architecture on beta-cell heterogeneity, plasticity and function. Nat Rev Endocrinol, 12(12): 695-709.

Sampaio A F, Silva M, Dornas W C, et al. 2014. Iron toxicity mediated by oxidative stress enhances tissue damage in an animal model of diabetes. Biometals, 27(2): 349-361.

Santos M, Anderson C P, Neschen S, et al. 2020. Irp2 regulates insulin production through iron-mediated Cdkal1-catalyzed tRNA modification. Nat Commun, 11(1): 296.

Sasson S. 2017. Nutrient overload, lipid peroxidation and pancreatic beta cell function. Free Radic Biol Med, 111: 102-109.

Seal M, Mukherjee S, Dey S G. 2016. Fe-oxy adducts of heme-Abeta and heme-hIAPP complexes: intermediates in ROS generation. Metallomics, 8(12): 1266-1272.

Sheng Q, Xiao X, Prasadan K, et al. 2017. Autophagy protects pancreatic beta cell mass and function in the setting of a high-fat and high-glucose diet. Sci Rep, 7(1): 16348.

Shin D, Kim E H, Lee J, et al. 2018. Nrf2 inhibition reverses resistance to GPX4 inhibitor-induced ferroptosis in head and neck cancer. Free Radic Biol Med, 129: 454-462.

Shu T, Lv Z, Xie Y, et al. 2019. Hepcidin as a key iron regulator mediates glucotoxicity-induced pancreatic beta-cell dysfunction. Endocr Connect, 8(3): 150-161.

Silva M, Bonomo Lde F, Oliveira Rde P, et al. 2011. Effects of the interaction of diabetes and iron supplementation on hepatic and pancreatic tissues, oxidative stress markers, and liver peroxisome proliferator-activated receptor-alpha expression. J Clin Biochem Nutr, 49(2): 102-108.

Simcox J A, McClain D A. 2013. Iron and diabetes risk. Cell Metab, 17(3): 329-341.

Skouta R, Dixon S J, Wang J, et al. 2014. Ferrostatins inhibit oxidative lipid damage and cell death in diverse disease models. J Am Chem Soc, 136(12): 4551-4556.

Staaf J, Labmayr V, Paulmichl K, et al. 2017. Pancreatic fat is associated with metabolic syndrome and visceral fat but not beta-cell function or body mass index in pediatric obesity. Pancreas, 46(3): 358-365.

Stokes R A, Cheng K, Deters N, et al. 2013. Hypoxia-inducible factor-1alpha (HIF-1alpha) potentiates beta-cell survival after islet transplantation of human and mouse islets. Cell Transplant, 22(2): 253-266.

Stordal K, McArdle H J, Hayes H, et al. 2018. Prenatal iron exposure and childhood type 1 diabetes. Sci Rep, 8(1): 9067.

Sun L, Franco O H, Hu F B, et al. 2008. Ferritin concentrations, metabolic syndrome, and type 2 diabetes in middle-aged and elderly chinese. J Clin Endocrinol Metab, 93(12): 4690-4696.

Tan Y, Zhang Z, Zheng C, et al. 2020. Mechanisms of diabetic cardiomyopathy and potential therapeutic strategies: preclinical and clinical evidence. Nat Rev Cardiol, 17(9): 585-607.

Taylor R, Al-Mrabeh A, Zhyzhneuskaya S, et al. 2018. Remission of human type 2 diabetes requires decrease in liver and pancreas fat content but is dependent upon capacity for beta cell recovery. Cell Metab, 28(4): 547-556 e543.

Turrens J F. 2003. Mitochondrial formation of reactive oxygen species. J Physiol, 552(Pt 2): 335-344.

Vaithilingam V, Oberholzer J, Guillemin G J, et al. 2010. Beneficial effects of desferrioxamine on encapsulated human islets-in vitro and in vivo study. Am J Transplant, 10(9): 1961-1969.

van Swelm R P L, Wetzels J F M, Swinkels D W. 2020. The multifaceted role of iron in renal health and disease. Nat Rev Nephrol, 16(2): 77-98.

Vanaja S K, Rathinam V A, Fitzgerald K A. 2015. Mechanisms of inflammasome activation: recent advances and novel insights. Trends Cell Biol, 25(5): 308-315.

Varshney R, Gupta S, Roy P. 2017. Cytoprotective effect of kaempferol against palmitic acid-induced pancreatic beta-cell death through modulation of autophagy via AMPK/mTOR signaling pathway. Mol Cell Endocrinol, 448: 1-20.

Veret J, Bellini L, Giussani P, et al. 2014. Roles of sphingolipid metabolism in pancreatic beta cell dysfunction induced by lipotoxicity. J Clin Med, 3(2): 646-662.

Vila Cuenca M, Marchi G, Barque A, et al. 2020. Genetic and clinical heterogeneity in thirteen new cases with aceruloplasminemia. Atypical Anemia as a Clue for an Early Diagnosis. Int J Mol Sci, 21(7): 2374.

Wang G, Song X, Zhao L, et al. 2018. Resveratrol prevents diabetic cardiomyopathy by increasing Nrf2 expression and transcriptional activity. Biomed Res Int, 2018: 2150218.

Wang J, Yang X, Zhang J. 2016. Bridges between mitochondrial oxidative stress, ER stress and mTOR signaling in pancreatic beta cells. Cell Signal, 28(8): 1099-1104.

Wang N, Ma H, Li J, et al. 2021. HSF1 functions as a key defender against palmitic acid-induced ferroptosis in cardiomyocytes. J Mol Cell Cardiol, 150: 65-76.

Wang X, Chen X, Zhou W, et al. 2022. Ferroptosis is essential for diabetic cardiomyopathy and is prevented by sulforaphane via AMPK/NRF2 pathways. Acta Pharm Sin B, 12(2): 708-722.

Wang X, Fang X, Zheng W, et al. 2021. Genetic support of a causal relationship between iron status and type 2 diabetes: a mendelian randomization study. J Clin Endocrinol Metab, 106(11): e4641-e4651.

Wang Y, Bi R, Quan F, et al. 2020. Ferroptosis involves in renal tubular cell death in diabetic nephropathy. Eur J Pharmacol, 888: 173574.

Wei S, Qiu T, Yao X, et al. 2020. Arsenic induces pancreatic dysfunction and ferroptosis via mitochondrial ROS-autophagy-lysosomal pathway. J Hazard Mater, 384: 121390.

Wikstrom J D, Israeli T, Bachar-Wikstrom E, et al. 2013. AMPK regulates ER morphology and function in stressed pancreatic beta-cells via phosphorylation of DRP1. Mol Endocrinol, 27(10): 1706-1723.

Wong P M, Puente C, Ganley I G, et al. 2013. The ULK1 complex: sensing nutrient signals for autophagy activation. Autophagy, 9(2): 124-137.

Xie Y, Hou W, Song X, et al. 2016. Ferroptosis: process and function. Cell Death Differ, 23(3): 369-379.

Yaney G C, Corkey B E. 2003. Fatty acid metabolism and insulin secretion in pancreatic beta cells. Diabetologia, 46(10): 1297-1312.

Yaney G C, Korchak H M, Corkey B E. 2000. Long-chain acyl CoA regulation of protein kinase C and fatty acid potentiation of glucose-stimulated insulin secretion in clonal beta-cells. Endocrinology, 141(6): 1989-1998.

Yao Q, Sun R, Bao S, et al. 2020. Bilirubin protects transplanted islets by targeting ferroptosis. Front Pharmacol, 11: 907.

Yavari A, Stocker C J, Ghaffari S, et al. 2016. Chronic activation of gamma2 AMPK induces obesity and reduces beta cell function. Cell Metab, 23(5): 821-836.

Yuan T, Rafizadeh S, Gorrepati K D, et al. 2017. Reciprocal regulation of mTOR complexes in pancreatic islets from humans with type 2 diabetes. Diabetologia, 60(4): 668-678.

Yung J H M, Giacca A. 2020. Role of c-Jun N-terminal Kinase (JNK) in obesity and type 2 diabetes. Cells, 9(3).

Zang H, Wu W, Qi L, et al. 2020. Autophagy inhibition enables Nrf2 to exaggerate the progression of diabetic cardiomyopathy in mice. Diabetes, 69(12): 2720-2734.

Zechner R, Madeo F, Kratky D. 2017. Cytosolic lipolysis and lipophagy: two sides of the same coin. Nat Rev Mol Cell Biol, 18(11): 671-684.

Zhang L, Hou L, Liu Z, et al. 2020. A mitophagic response to iron overload-induced oxidative damage associated with the PINK1/Parkin pathway in pancreatic beta cells. J Trace Elem Med Biol, 60: 126493.

Zhang Q, Hu Y, Hu J E, et al. 2021. Sp1-mediated upregulation of Prdx6 expression prevents podocyte injury in diabetic nephropathy via mitigation of oxidative stress and ferroptosis. Life Sci, 278: 119529.

Zhang Y, Yamamoto T, Hisatome I, et al. 2013. Uric acid induces oxidative stress and growth inhibition by activating adenosine monophosphate-activated protein kinase and extracellular signal-regulated kinase signal pathways in pancreatic beta cells. Mol Cell Endocrinol, 375(1-2): 89-96.

Zhou Y. 2020. The protective effects of cryptochlorogenic acid on beta-cells function in diabetes *in vivo* and *vitro* via inhibition of ferroptosis. Diabetes Metab Syndr Obes, 13: 1921-1931.

Zhou Y, Wu W, Xu Z, et al. 2019. Iron regulatory protein 2 deficiency may correlate with insulin resistance. Biochem Biophys Res Commun, 510(2): 191-197.

Zou R, Xue J, Huang Q, et al. 2017. Involvement of receptor-interacting protein 140 in palmitate-stimulated macrophage infiltration of pancreatic beta cells. Exp Ther Med, 14(1): 483-494.

Zuris J A, Ali S S, Yeh H, et al. 2012. NADPH inhibits [2Fe-2S] cluster protein transfer from diabetes drug target MitoNEET to an apo-acceptor protein. J Biol Chem, 287(15): 11649-11655.

第33章

铁死亡与其他疾病

张 迅 杨静静 周雨露 李召卿 周济春

摘要： 目前很多研究发现许多疾病的发生发展涉及多种死亡方式，包括凋亡、自噬、坏死等。然而靶向这些死亡方式的治疗效果不尽如人意。随着研究的深入，越来越多的证据表明铁死亡参与了多种疾病进程，包括癌症、神经退行性疾病、炎症等。铁死亡在其他相关疾病方面也受到极大关注，包括免疫系统、呼吸系统（肺部感染等）、淋巴系统（骨髓增生异常综合征等）、生殖系统（子宫内膜异位症等）、骨骼系统（骨质疏松等）、传染病等。探索铁死亡在各种疾病中的作用及机制，可为临床防治提供新的思路。

关键词： 铁死亡，T细胞，肺，骨髓增生异常综合征，溶血，子宫内膜异位症，妊娠，骨髓，感染

Abstract: At present, many studies have found that the occurrence and development of many diseases involved in a variety of ways of death, including apoptosis, autophagy, necrosis, and so on. However, the therapeutic effects of targeting these modes of death have not been satisfactory. As the research moves along, there is growing evidence that ferroptosis is involved in a variety of disease processes, including cancer, neurodegeneration, and inflammation etc.Ferroptosis has aroused great concern in other related diseases, including the immune system, respiratory system (pulmonary infection, etc.), hematopoietic system (myelodysplastic syndrome, etc.), reproductive system (endometriosis, etc.), skeletal system (osteoporosis, etc.), infectious diseases, etc. It may provide new ideas for clinical prevention and treatment to explore the role and mechanism of ferroptosis in various diseases.

Keywords: ferroptosis, T cell, lung, myelodysplastic syndrome, hemolysis, endometriosis, pregnancy, bone marrow, infection

33.1 免疫系统疾病

33.1.1 免疫系统简介

33.1.1.1 免疫系统基本组成

免疫指机体的一系列反应对感染产生抵抗能力，从而不感染疾病。免疫系统由免疫组织和器官、免疫细胞和免疫活性分子组成。

33.1.1.2 免疫细胞基本组成

免疫细胞包括淋巴细胞和各种吞噬细胞等。淋巴细胞是免疫系统的基本成分，在体内广泛分布，主要由 T 淋巴细胞和 B 淋巴细胞发挥作用，受抗原刺激而被活化，分裂增殖，发生特异性免疫应答。除 T 淋巴细胞和 B 淋巴细胞外，还有 K 淋巴细胞和 NK 淋巴细胞，共四种类型。

33.1.2 T 细胞与铁死亡

T 细胞是淋巴细胞的主要组分，来源于骨髓的多能干细胞（胚胎期则来源于卵黄囊和肝），在胸腺内分化成熟，成为具有免疫活性的 T 细胞，后经血流分布至外周免疫器官。T 细胞按照功能和表面标志可以分为以下几类。①细胞毒 T 细胞（cytotoxic T cell）：消灭受感染的细胞。其主要表面标志是 CD8，可以识别带有特殊抗原的目标细胞并进行杀灭。②辅助 T 细胞（helper T cell）：T 细胞调控或"辅助"其他淋巴细胞发挥功能，其主要表面标志是 CD4。③调节 T 细胞（regulatory/suppressor T cell）：负责调节机体免疫反应，通常起着维持自身耐受和避免免疫反应过度损伤机体的重要作用。调节 T 细胞有很多种，目前研究比较多的是 CD25 和 CD4 T 细胞。④记忆 T 细胞（memory T cell）：在再次免疫应答中起重要作用。记忆 T 细胞由于暂时没有非常特异的表面标志，目前还有很多未知之处。

活性氧（ROS）的产生与消耗平衡是多细胞生物发育及维持的重要因素。ROS 作为一种重要的信号分子已被证实参与 T 细胞活化、增殖和效应执行功能（Erika et al.，2013）。但是，氧化还原平衡的破坏会导致活性氧水平的增加，进而威胁到包括 DNA、蛋白质、脂蛋白和脂质在内的各种生物分子的完整性，从而导致异常的细胞死亡和组织退化。为了保护细胞和机体免受过量活性氧造成的损伤，机体内含有一种抗氧化酶体系。谷胱甘肽过氧化物酶家族成员之一 GPx4 被报道为一种独特的抗氧化酶，它能在生物膜中直接将磷脂氢过氧化物和氧化脂蛋白还原为相应的脂醇（Sattlter et al.，1994；Thomas et al.，1990）。

2015 年，Mai Matsushita 等人通过构建 T 细胞特异性 GPx4 敲除小鼠，发现 GPx4 缺失对小鼠胸腺内 CD4$^+$T 细胞或者 CD8$^+$T 细胞没有明显影响，而在外周淋巴器官中 CD8$^+$T 细胞明显减少。此外，T 细胞在外周的稳态增殖受到 GPx4 的影响，而 GPx4 并不影响胸腺细胞的稳态调节。接下来研究人员研究了 GPx4 对急性感染淋巴细胞性脉络膜脑膜炎病毒（LCMV-We）诱导的 T 细胞增殖的影响，检测结果显示，GPx4 缺失小鼠体内诱导产生的 CD4$^+$ 以及 CD8$^+$T 细胞均明显下降。利用抗原特异性 MHC Ⅰ 或 MHC Ⅱ 四聚体对相应的 T 细胞进行进一步的筛选。MHC Ⅰ 类（MHC Ⅰ）分子主要将内源性衍生的肽抗原提呈给 CD8$^+$T 细胞。MHC Ⅱ 类（MHC Ⅱ）分子主要将外源衍生的肽抗原提呈给 CD4$^+$T 细胞。结果发现特异性的 CD4$^+$ 以及 CD8$^+$T 细胞的增殖均受到了抑制。之后，通过体外检测，发现 GPX4 缺失的 T 细胞（CD4$^+$ 以及 CD8$^+$）易引发脂类的过氧化反应以及铁死亡，而且是否死亡与 T 细胞激活状态无关。

维生素 E 是一种脂溶性抗氧化剂，可消除过氧自由基并防止脂质过氧化的产生（Tappel，2010）。在小鼠体内注射维生素 E，可提高 GPx4 缺陷小鼠脾脏 T 细胞的存活率，进一步恢复外周 CD8$^+$T 细胞的稳态和抗病毒 T 细胞的扩增，增强其抗病毒免疫反应。相反，维生素 C 是一种水溶性抗氧化剂，不能直接作用于脂质双层（Niki et al.，2006）。在小鼠体内注射维生素 C 并不能挽救 GPx4 缺陷 T 细胞的存活。此外，饮食中补充高剂量维生素 E 对治疗遗传性疾病或环境因素导致的脂质过氧化和相关疾病具有有益作用（Mai et al.，2015）。

铁死亡参与了 T 细胞的增殖和效应执行，调节 T 细胞铁死亡在免疫炎症、肿瘤免疫等方面具有极大潜力。近年来肿瘤免疫治疗是基础研究的热点，活化的淋巴细胞可以特异性识别肿瘤细胞并通过释放穿孔素和颗粒酶等来诱导肿瘤细胞发生凋亡。但在肿瘤免疫治疗过程中，是否有铁死亡的参与还未可知。

IFN-γ 是 CD8$^+$T 细胞发挥效应的重要细胞因子。2020 年，邹伟平教授课题组研究发现肿瘤免疫可通过 IFN-γ 诱导肿瘤细胞发生铁死亡，IFN-γ 通过抑制 Cystine 转运蛋白 SLC7A11 的转录，抑制细胞内谷胱甘肽（GSH）的合成，进而阻断了肿瘤细胞内的抗氧化作用，促进了肿瘤细胞的铁死亡。此外，在小鼠肿瘤模型中，当 PD-L1 抗体与 cyst(e)inase 联用，可以通过诱导肿瘤细胞铁死亡增强 T 细胞抗肿瘤效应，却不影响 T 细胞本身的活性和功能。对临床样本的分析发现，胱氨酸转运蛋白的表达与 CD8$^+$T 细胞的数量、IFN-γ 表达及肿瘤患者的预后都呈负相关（Weimin et al.，2020）。因此，将免疫治疗和铁死亡联合起来有望成为一种有效的抗肿瘤策略，为临床应用提供了全新的思路。

33.2　呼吸系统疾病

33.2.1　呼吸系统简介

呼吸系统由呼吸道和肺构成。由于呼吸道与外界相通，空气中的有害气体、粉尘颗粒、病原微生物等可随空气通过气道进入肺，引起气管、支气管及肺疾病。呼吸系统疾病主要包括阻塞性肺疾病、慢性肺源性心脏病、肺炎、肺间质疾病、呼吸窘迫综合征、呼吸系统常见肿瘤等。

近年来，一些研究表明，铁死亡与呼吸系统疾病的发生和发展密切相关。了解该病的具体发病机制、分子特征及其与肺部疾病的关系，可为有效治疗这些疾病提供重要参考。

33.2.2　呼吸系统疾病与铁死亡

33.2.2.1　肺部感染与铁死亡

铁死亡是一种通过 15-脂氧合酶（15-lipoxygenases）选择性氧化花生四烯酸-磷脂酰乙醇胺（AA-PE）来执行的死亡程序。研究发现，铁死亡在细菌感染引起的相关肺损伤中起作用。一项研究表明，原核铜绿假单胞菌分泌的脂氧合酶（pLoxA）能氧化 PUFA-PE，诱导宿主支气管上皮细胞脂质过氧化和铁死亡（Dar et al.，2018）。另一项研究表明，结核分枝杆菌（Mtb）感染的巨噬细胞也具有多种铁死亡特征，包括游离铁增加、谷胱甘肽和 GPx4 减少、线粒体超氧化物和脂质过氧化累积（Amaral et al.，2019）。此外，ferrostatin-1 除了作为抗氧化剂抑制剂外，还可以明显减轻 Mtb 诱导的巨噬细胞和小鼠肺坏死。更重要的是，Fer-1 还可以减轻受感染动物的症状，为结核病提供新的治疗机会（Eduardo P Amaral et al.，2019）。

33.2.2.2　慢性阻塞性肺疾病与铁死亡

在全球范围内，慢性阻塞性肺疾病是引起高发病率和死亡率的第四大原因，其中最突出的病理特征是慢性支气管炎和肺气肿，目前仍无有效治疗方法（Boucherat et al.，2016）。香烟烟雾（chronic cigarette smoke，CS）是慢性阻塞性肺病发病的高危因素，香烟产生的烟雾也是导致许多致命的肺部疾病的罪魁祸首，但其毒性机制仍不清楚。

香烟烟雾是由 7000 多种化学物质组成的一种原子性混合物，包括乙醛、砷、苯、镉、二甲基肼、甲醛、呋喃、肼、铅、萘胺、NNN、NNK、NAT、多环芳烃、焦油、氯乙烯等 60 多种化学物质，其中许多化学物质被认为是致癌物（Reinskie-Talhout et al.，2011）。流行病学研究表明，吸入的香烟烟雾通过血液流动或直接接触到达身体的每一个器官，并可引起广泛的慢性疾病，包括心脏病、中风、心血管疾病、慢性阻塞性肺疾病（COPD）、肺气肿、癌症（Warren and Cummings，2013）。先前的研究表明，香烟烟雾相关的细胞死亡是通过细胞内细胞器损伤和氧化应激引起的，炎症和免疫功能损害是香烟烟雾有害健康的关键因素（Mortaz et al.，2011）。尽管有大量证据表明香烟烟雾与肺部疾病之间存在密切关系，但香烟烟雾的毒性机制，特别是整支香烟烟雾冷凝液（WCSC）的毒性机制仍不清楚（Weber et al.，2013）。虽然香烟烟雾可以扩散到我们身体的几乎所有器官，但肺部是受吸烟影响的主要器官，气管、支气管和细支气管是主要的靶点。

为了了解整支香烟烟雾冷凝物（WCSC）的毒性机制，使用提取的香烟烟雾冷凝物处理人正常支气管上皮细胞 BEAS-2B。香烟烟雾冷凝物含有亲水性元素、亲油性元素和气态成分，可以剂量依赖性抑制人正常支气管上皮细胞 BEAS-2B 细胞活力。当 WCSC 达到 1% 时，细胞出现线粒体分裂融合、内质网结构损伤和自噬体样空泡形成。并且，与对照组相比，线粒体体积、溶酶体荧光强度、LDH 释放和细胞内 ROS 水平显著降低，而细胞内钙离子和 NO 水平显著升高，伴随 G_2/M 期阻滞。铁结合核蛋白（pirin）相关基因的表达在 WCSC 处理的细胞中上调，抗氧化相关基因 *NQO1* 和 *HMOX1* 的表达增强，而肿瘤缺氧标志物碳酸酐酶Ⅸ基因的表达明显下调。此外，细胞凋亡（BAX、Apaf-1、cleaved-caspase-3 和 cleaved-PARP）、自噬（p-AKT、p62 和 LC3B-Ⅱ）、内质网应激

（PERK、IRE-1a、Bip 和 CHOP）、抗氧化剂（SOD-1 和 SOD-2）及 MAPK 激酶（p-ERK、p-p38 和 p-JNK）相关蛋白的水平明显增强，而一些线粒体动力学相关蛋白的表达随着 WCSC 剂量增加而减少。有趣的是，铁蛋白 ferriin（轻链）的表达显著高于 p62 蛋白。此外，KEGG 通路分析发现缺氧诱导因子-1，以及参与铁死亡途径的炎症因子 IL-6 和 IL-8 随着 WCSC 剂量的增加而降低（Park et al.，2019）。综上所述，WCSC 可能通过内质网应激和缺氧诱导的线粒体动态平衡紊乱，诱导支气管上皮细胞铁死亡。

此外，另一项研究显示，长期吸烟可诱导肺上皮细胞 NCOA4 介导的铁自噬作用促进铁死亡。而 *GPx4* 基因敲除直接加重长期吸烟诱导的 COPD，减少铁摄入或使用铁螯合剂可以显著减轻长期吸烟诱导的 COPD（Yoshida et al.，2019）。

综上所述，WCSC 可能通过内质网应激和缺氧诱导引起的线粒体功能障碍，诱导支气管上皮细胞内出现铁死亡。

33.2.2.3　肺纤维化与铁死亡

氧化还原平衡破坏被认为是许多气道疾病发生和发展的关键因素。迄今为止，肺纤维化的发病机制尚不完全清楚。

放射性肺纤维化（radiation-induced lung fibrosis，RILF）是胸部放射治疗最常见的致死性并发症之一，目前还没有有效的治疗方法。放射治疗的手段就是电离辐射（ionizing radiation，IR），它可以诱导 ROS 的过度累积和许多炎症因子的产生，ROS 累积和 TGF-β1 在 RILF 的形成及发展过程中扮演重要角色，抑制 TGF-β1 的表达被认为是治疗 RILF 的有效方法（Meng et al.，2016；Samarakoon et al.，2013）。铁死亡抑制剂 Lip-1 可以显著降低促炎症细胞因子 IL-6、TNF-α、IL-10 和 TGF-β1 的水平，以及减少 ROS 累积、抑制胶原沉积和降低羟脯氨酸 HYP，从而减轻肺纤维化（Li et al.，2019）。

核因子 E2 相关因子 2（Nrf2）是一种抗氧化分子，Nrf2 的激活可保护细胞免受辐射诱导的氧化损伤（Yu et al.，2013）。同时，Nrf2 信号的激活可下调 TGF-β1 的表达，减轻纤维组织疾病。Nrf2 信号在许多疾病中对铁死亡也起保护作用（Sun et al.，2016）。因此，Nrf2 通路可能参与了 RILF 铁死亡的抑制过程。铁死亡抑制剂诱导 Nrf2 途径的激活，从而减少 ROS 的产生、下调 TGF-β1 的表达和抑制 RILF。此外，erastin 可以通过抑制 GPX4 的表达和加速脂质过氧化，促进成纤维细胞向肌成纤维细胞分化。

其他研究表明，铁死亡与百草枯（PQ）引起的肺损伤有关，而铁卟啉抑制剂可能是减轻 PQ 中毒有效的治疗方法（Rashidipour et al.，2020）。研究还发现，铁死亡也存在于包括肝脏和心脏在内的其他器官的纤维化中（Fang et al.，2019）。

33.2.2.4　哮喘与铁死亡

哮喘是由于各种内、外因素作用引发呼吸道过敏反应而导致的以支气管可逆性痉挛为特征的支气管慢性炎性疾病。哮喘的病因大多认为与多基因遗传有关，并与环境因素相互作用。目前哮喘的发病机制尚不清楚。

2017 年，Wenzel 等人详细阐述了磷脂酰乙醇胺结合蛋白 1（PEBP1）参与的哮喘气道上皮细胞铁死亡调节途径的具体机制。铁死亡是一种程序性细胞死亡，可引起多种急性和慢性疾病，并通过 15-脂氧合酶（15-LO）氧化多不饱和磷脂酰乙醇胺（PE）来实现，该酶通常以游离多不饱和脂肪酸为底物。研究发现，PEBP1 是一种蛋白激酶级联的支架蛋白抑制剂，它可与 15-LO 的两种亚型（15-LO1 和 15-LO2）结合，并改变它们的底物竞争性来产生过氧化氢基聚乙烯。由于 GPx4 的功能不全或缺失，导致氢过氧 PE 还原不足，从而诱导铁死亡，证明了铁死亡是支气管哮喘患者气道上皮细胞、肾功能衰竭患者肾上皮细胞、脑外伤后皮质和海马神经元中的肺水肿死亡的重要调节机制。

最近研究证实，白细胞介素分子 IL-4/IL-13 可诱导 15-脂氧合酶 1（15-LO1）表达，促进了 15-LO1 和 PEBP1 结合，从而加重了哮喘的恶化（Zhao et al.，2011）。15-LO1 在稳定的非恶化患者的人气道上皮细胞（HAEC）中上调并且和 PEBP1 高度共定位，但含氧 PE 可被 GPx4 降解。在 IL-13 培养的血细胞中，RSL3 引起 GPx4 的失活诱导了大量含氧 PES 的积累。此外，阻断 PEBP1 可降低铁死亡敏感性。因此，在哮喘加重期增强 GPx4 活性可以预防铁死亡，缓解哮喘。

尽管越来越多的研究已经证实铁死亡在人类健康中起着错综复杂的作用，但其在肺相关疾病中的研究仍处于相对初级阶段。铁死亡诱导剂（erastin、RSL3）或抑制因子（Fer-1、DFO 和 Lip-1）可导致呼吸道疾病（Li et al.，2019）。PEBP1/15-LO 复合物作为一种铁死亡的主要调节因子对人类疾病有深远影响，是药物研发的新靶点。此外，一些针对铁死亡和其他细胞死亡表型之间潜在的交互作用的联合疗法在基础研究上为肺疾病的治疗提供了很大的参考价值。然而，大多数基于动物模型的铁死亡相关肺部疾病的研究，以及铁死亡疗法对肺部疾病患者的具体效果仍有待进一步研究。尽管在肺疾病动物模型上研究铁死亡进展迅速，但其临床应用仍存在一些挑战，同时也伴随着巨大的挑战潜力。它认为铁死亡的发生、发展具有重要的理论意义和实用价值，对人类疾病的治疗和进一步的探索将为基于铁死亡的临床干预设计提供一个新的平台。

33.3 淋巴造血系统疾病

33.3.1 淋巴造血系统简介

淋巴造血系统包括髓系和淋巴系统两个部分。髓系主要由骨髓和血液中的各种血细胞成分构成，包括红细胞和白细胞（粒细胞、淋巴细胞、单核细胞等）；淋巴组织包括胸腺、脾脏、淋巴结等淋巴器官。

33.3.2 淋巴造血系统与铁死亡

33.3.2.1 骨髓增生异常综合征与铁死亡

骨髓增生异常综合征（MDS）是最为常见的成人获得性骨髓衰竭综合征（Stockwell et al.，2017），是髓系肿瘤的异质性集合。其主要特征包括无效造血、进行性血细胞减少、易转化为急性髓系白血病（AML）等，总体生存率低。既往研究显示，50% ～ 80% 的 MDS 患者存在铁过载，祛铁治疗可明显改善患者的临床疗效（Jiang et al.，2015）。MDS 患者发生铁过载的机制主要包括：①输血，大量输注红细胞可导致铁调素对铁的调节失衡；②无效造血，导致铁释放及铁吸收均增加；③基因改变，RNA 剪接因子 3B 第 1 亚基（SF3B1）、Janus 相关激酶 2（JAK2）、生长分化因子-15（GDF15）、血色沉着病基因

（HFE）、扭转原肠胚形成同源物 1（TWSG1）可通过影响铁调素的转录、表达、分泌、对铁蛋白的反应性等导致铁过载；④线粒体功能异常；⑤ ROS，通过氧化应激、脂质过氧化等导致线粒体损伤，影响铁代谢，导致细胞破坏。因此，MDS 患者常伴随铁过载，铁过载的程度也极大地影响着 MDS 患者的预后（Hayano et al.，2016）。

地西他滨是 2006 年被美国食品药品监督管理局批准用于 MDS 治疗的 3 种标准药物之一，2009 年于我国上市。目前普遍认为地西他滨治疗 MDS 的机制为其去甲基化作用，即地西他滨能够抑制 DNA 甲基转移酶（DNMT），逆转 MDS 抑癌基因启动子区的甲基化，诱导抑癌基因的重新表达，以抑制肿瘤细胞增殖（Yant et al.，2003）。但也有研究表明，在一定程度上，DNMT 抑制剂对白血病细胞基因表达的影响与 DNA 启动子甲基化无关，表明去甲基化药物可能还通过其他机制起作用。地西他滨可以诱导白血病细胞产生 ROS 累积，活性氧清除剂可减少地西他滨诱导的细胞死亡。因此，地西他滨对 MDS 细胞的作用或许与 ROS 的积累密切相关，加之 MDS 患者常伴随铁过载，因此，地西他滨可能通过铁依赖性 ROS 增加诱导 MDS 细胞发生铁死亡，从而发挥其治疗作用。

研究人员首先通过使用不同死亡形式抑制剂明确铁死亡参与了地西他滨对细胞的杀伤作用。地西他滨可以显著诱导脂质过氧化分子、抑制 GSH 的产生及下调 GPx4 的活性，并且 erastin 可以显著增强地西他滨对细胞的杀伤作用。研究人员又通过注射右旋糖酐铁构建了小鼠铁过载模型，发现铁过载可导致小鼠贫血，且贫血程度与铁过载程度呈正相关，也可引起细胞活力降低，细胞活力与细胞内 Fe^{2+} 水平呈负相关。铁死亡抑制剂可以一定程度上逆转铁过载引起的小鼠骨髓单个核细胞活力下降。将低危 MDS、高危 MDS 及淋巴瘤患者的骨髓单个核细胞与地西他滨共培养，发现地西他滨在低危、高危 MDS 患者中的作用机制可能有差异。地西他滨主要通过铁死亡、凋亡抑制低危 MDS 细胞内 GPx 活性，通过铁死亡、程序性坏死死亡抑制高危 MDS 细胞内 GPx 活性（Lv et al.，2019）。

MDS 患者多伴铁过载；铁死亡是调节性细胞死亡的形式之一，参与了 MDS 的发生和发展。因此，铁死亡有望成为治疗 MDS 的有效靶点。

33.3.2.2　溶血与铁死亡

溶血是红细胞破坏导致血红蛋白释放的过程，是溶血性疾病中观察到的一个关键事件。红细胞主要由血红蛋白组成。血红蛋白（Hb）由珠蛋白和亚铁血红素结合而成，是一种红细胞相关的肌红蛋白化合物，在肌肉细胞中存储氧气。血液呈现红色就是因为其中含有亚铁血红素的缘故。血红素的主要工作为运输氧和二氧化碳。血红素分子中的 Fe^{2+} 在氧分压高时，与氧结合形成氧合血红蛋白（HbO_2）；在氧分压低时，又与氧解离，身体的组织中释放出氧气，成为还原血红蛋白，由此实现运输氧的功能。血红蛋白也可以运送由机体产生的二氧化碳。血红蛋白中 Fe^{2+} 如氧化成 Fe^{3+}，称高铁血红蛋白，则丧失携带氧气的能力。在氧化应激条件下，血红蛋白可以释放其具有高度细胞毒性的血红素修复基团，它可以催化活性氧的生成，从而导致细胞中出现一些有害的氧化还原反应。

Naveen 等证实血红素对血小板具有细胞毒性作用。细胞外血红素可以显著降低血小板细胞活力，并且增加乳酸脱氢酶的释放。血红素加氧酶-1（heme oxygenase-1，HO-1）介导的铁释放是细胞内游离铁的主要来源，它可以代谢血红素生成一氧化碳（CO）、胆红素和铁（Fe^{2+}）。在人血小板中，血红素通过增加 HO-1 的表达来增加细胞内的不稳定铁，降低 GSH 水平，导致脂质过氧化和铁死亡。血红素还可诱导血小板活化、P-选择素（P-selectin）转位和肌动蛋白丝的重组。P-选择素是血小板活化的一个生物学标志，当血小板活化时，P-选择素可以从 α-颗粒（α-granules）转位到质膜上。此外，β-巯基乙醇（β-ME）可以通过其他途径增强半胱氨酸的摄取，用 β-ME 治疗血小板可显著提高细胞活力，这表明系统 X_c^- 系统参与了血红素介导的血小板铁死亡。铁死亡抑制剂 Fer-1 也可显著减轻血红素引起的毒性和血小板活化，提示血小板铁死亡过程的调节可作为治疗溶血性疾病的一种潜在策略（Naveen et al., 2018）。

无论是骨髓增生异常综合征还是溶血症都存在铁过载现象。靶向铁离子或者铁离子介导的铁死亡可以有效改善这些疾病的发生。目前铁过载或铁死亡越来越成为临床关注的热点（表 33-1）。但是，目前对于铁过载和铁死亡的规范化治疗还有待进一步掌握和提高。

表 33-1 铁死亡与其他疾病

疾病类型	疾病名称	体外模型	体内模型	作用方式	发病机理	调节因子
免疫系统疾病	感染	T 细胞	小鼠	GPx4 缺失	诱导铁死亡	抑制因子：维生素 E
呼吸系统疾病	肺部感染	支气管上皮细胞，巨噬细胞	小鼠	脂氧合酶（pLoxA）氧化 PUFA-PE	诱导铁死亡	抑制因子：Fer-1
	慢性阻塞性肺疾病	正常支气管上皮细胞和肺上皮细胞	无	内质网应激和缺氧诱导的线粒体动态平衡紊乱，NCOA4 介导的铁自噬增加	诱导铁死亡	抑制因子：Lip-1、DFO
	肺纤维化	成纤维细胞	小鼠	ROS 积累增加和谷胱甘肽缺乏	诱导铁死亡	抑制因子：Lip-1、DFO
	哮喘	人气道上皮细胞	大鼠	15-L01 和 PEBP1 结合	诱导铁死亡	诱导因子：IL-4、IL-13
淋巴造血系统	骨髓增生异常综合征	白血病细胞	小鼠	脂质过氧化分子累积和抑制 GSH 的产生以及下调 GPx4 的活性	诱导铁死亡	抑制因子：地西他滨
	溶血	血小板细胞	无	血红素增加 HO-1 的表达促进细胞的不稳定铁产生，降低 GSH 水平，导致脂质过氧化	诱导铁死亡	抑制因子：β-巯基乙醇
生殖系统疾病	子宫内膜异位症	子宫内膜异位症细胞	小鼠	HMOX1 过表达，促进 ROS 积累、脂质过氧化	抵抗铁死亡	诱导因子：erastin；抑制因子：他汀类药物
	多囊卵巢综合征	子宫平滑肌细胞及基质细胞，胎盘组织及细胞	大鼠	降低 GPX4，GSH 表达，Gls2，Acsl4 表达升高，MDN 升高，线粒体功能失调、形态致密	诱导铁死亡	诱导因子：DHT 暴露与胰岛素抵抗
生殖系统疾病	子痫前期	胎盘细胞，滋养层细胞	大鼠	miR-30-5p 上调，抑制 Pax3 与 SLC7A11 的 mRNA 表达，促进铁积累、膜损伤及脂质过氧化	诱导铁死亡	诱导因子：miR-30-5p

疾病类型	疾病名称	体外模型	体内模型	作用方式	发病机理	调节因子
骨骼疾病	骨质疏松	破骨细胞	无	ARS 化合物诱导氧化损伤与铁死亡	细胞氧化损伤	诱导因子: ARS 化合物
		成骨细胞	小鼠	下调 SLC3A2、SLC7A11 的表达, GPx4、GSH、X_c^- 系统表达降低, 脂质过氧化, ROS 积累	诱导铁死亡	诱导因子: 高剂量地塞米松
传染病与寄生虫病	结核病	巨噬细胞	小鼠	铁聚集和脂质过氧化, GPx4 与 GSH 表达降低	抑制免疫, 炎性反应	诱导因子: 结核分枝杆菌
	铜绿假单胞菌感染	人支气管上皮细胞	无	促进生成 15-HOO-AA-PE, 启动铁死亡	诱导铁死亡	诱导因子: 脂氧化酶
	急性淋巴细胞性脉络丛脑膜炎	T 细胞	小鼠	无	增加铁死亡易感性	无
	利什曼原虫感染	T 细胞	小鼠	无	增加铁死亡易感性	无
	锥虫感染	布氏锥虫	无	过氧化物酶减少, 脂质过氧化, 线粒体功能失调、形态致密、嵴扩大	发生铁死亡	抑制因子: Fer-1、DFO
	疟疾	疟原虫	疟原虫与肝细胞共培养	ROS 积累, 脂质过氧化	诱导铁死亡	诱导因子: erastin

33.4　生殖系统疾病

33.4.1　生殖系统简介

33.4.1.1　生殖系统基本组成与功能

生殖系统（reproductive system）的主要功能是繁衍后代和形成并保持第二性征。人类生殖系统分为男性与女性生殖系统, 虽然生殖系统的组成器官男、女有别, 但是都分为内生殖器和外生殖器两部分, 其中内生殖器又可以根据功能的不同分为生殖腺、生殖管道和附属腺。

男性内生殖器由生殖腺（睾丸）、输精管道（附睾、输精管、射精管、尿道）和附属腺（精囊、前列腺、尿道球腺）组成。睾丸产生精子并且分泌男性激素, 精子先储存于附睾内, 经输精管、射精管和尿道排出体外。精囊、前列腺和尿道球腺的分泌液参与组成精液, 并提供精子营养, 有利于精子的活动。男性外生殖器为阴囊和阴茎, 前者容纳睾丸和附睾, 后者是男性性交的器官。

女性内生殖器包括生殖腺（卵巢）、输送管道（输卵管、子宫和阴道）和附属腺（前庭大腺）, 外生殖器即女阴。卵巢产生的卵子成熟后, 即突破卵巢表面的生殖上皮排至腹膜腔, 再经输卵管腹腔口进入输卵管, 在输卵管内受精后游移至子宫, 植入子宫内膜发育成胎儿。分娩时, 胎儿出子宫口, 经阴道娩出。

33.4.1.2 生殖系统常见疾病

生殖系统的常见疾病除了炎症、肿瘤之外，还有性传播疾病、内分泌紊乱引起的疾病及妊娠相关的疾病。生殖系统疾病不仅影响男女性生活的安全和质量，而且会造成男性排尿异常、性功能障碍，以及女性疼痛、异位妊娠、不孕不育等多种并发症；还可能威胁胎儿健康，导致流产和死胎，或直接影响子代身体素质。

常见的男性生殖系统疾病包括前列腺疾病（前列腺炎、前列腺增生症、前列腺癌），睾丸肿瘤和阴茎肿瘤，以及一些感染生殖器官的性传播疾病。

常见的女性生殖系统疾病包括：子宫颈疾病（慢性子宫颈炎、子宫颈癌等），子宫体疾病（子宫内膜异位症、子宫内膜增生症、子宫肿瘤），滋养层细胞疾病（葡萄胎、绒毛膜癌等），卵巢肿瘤，感染生殖器官的性传播疾病等。同时，女性妊娠期的产科并发疾病，如流产、异位妊娠、妊娠期高血压疾病、早产等也包括在内。

33.4.2 铁死亡与生殖系统疾病

作为一种区别于凋亡、自噬、焦亡、坏死的新的死亡方式，铁死亡的发现打开了我们研究许多疾病的大门。但是在生殖系统疾病中，关于铁死亡的报道并不多，目前尚无男性生殖系统疾病与铁死亡相关的文献报道；而在女性生殖系统疾病中，与铁死亡相关的研究主要集中在子宫体疾病及妊娠期产科疾病这两个方面。

33.4.2.1 铁死亡与子宫内膜异位症

1）子宫内膜异位症

子宫内膜异位症（endometriosis）是指有活性的内膜细胞种植在子宫内膜以外的位置而形成的一种女性常见妇科疾病。内膜细胞本该生长在子宫腔内，但由于子宫腔通过输卵管与盆腔相通，因此使得内膜细胞可经由输卵管进入盆腔异位生长。其发病机制有多种说法，被普遍认可的是子宫内膜种植学说：一般情况下，月经期的经血会从子宫口经阴道排出体外，但是有小部分经血或因其他原因夹杂着脱落的子宫内膜碎片，发生经血逆流，被种植盆腔器官的表层形成子宫内膜异位病灶。但令人疑惑的是，经血逆流几乎是普遍存在的，为什么有些女性会发生子宫内膜异位症，而有些并没有发生呢？

2）与铁死亡的联系

其实早在 20 世纪 90 年代就有研究发现，在子宫内膜异位症患者的腹腔液中有着较高水平的铁和铁蛋白，之后也有研究者发现了过量的低密度脂蛋白（LDL）和其中的脂质过氧化物。之后越来越多的研究表明，在子宫内膜异位症的病灶内有着高表达的铁聚体、转铁蛋白受体、脂质过氧化物等。这些研究数据都在告诉我们，子宫内膜异位症与局部失调的铁稳态有关，而高水平的铁过载将会诱导腹膜腔内氧化应激、炎症和铁死亡的发生。

为了探究铁死亡是如何参与子宫内膜异位症的形成，研究者们分析了子宫内膜异位症细胞的蛋白质和脂质表达，发现其类固醇生成活性增加。同时在腹膜液内发现 LDL 水平升高、25-羟基胆固醇浓度升高和大量的胆固醇氧化代谢产物，说明在这些组织细胞内，胆固醇的合成途径有着高度活性（Tsai et al.，2001）。而有文献研究表明，由甲羟戊酸经一系列酶促反应所形成的辅酶 Q_{10}，可以作为内源性亲脂抗氧化剂，保护细胞免受铁死亡的威胁，而甲羟戊酸又是胆固醇合成途径的中间产物，因此可以认为在患者体内的子宫内膜异位症细胞有着高活性的甲羟戊酸通路，促使细胞能够免受铁过载所诱导的铁死亡发生的风险，从而能够在腹腔内存活和增殖。此外，在病灶组织中有研究者发现基底细胞具有更高的铁亲和力，这有助于防止相邻的上皮细胞由于吸收过量铁而发生铁死亡，这或许也是病灶组织得以免受铁死亡威胁继续生长、繁殖的原因之一（Shimada et al.，2016）。而最近新的研究发现在子宫内膜异位症的小鼠模型中，铁过载的腹膜液（PF）通过诱导胚胎细胞发生铁死亡而抑制其着床发育。进一步研究发现铁死亡抑制剂 Fer-1 以及抑制 HMOX1 可以降低 PF 中铁过载所产生的胚胎毒性，这为子宫内膜异位症患者常常发生不孕提供了潜在治疗方向（Li et al.，2021）。

3）药物应用及前景

了解到对铁死亡的抵抗是子宫内膜异位症细胞得以生存繁殖的可能原因，我们可以通过诱导铁死亡发生，或是阻断细胞对铁死亡的抵抗来进行治疗。有研究发现，铁死亡诱导剂（如索拉非尼）可以克服甲羟戊酸途径对细胞的铁死亡保护，抑制子宫内膜异位症细胞的生长、转移能力，降低其血管生成的潜能。相较于铁死亡诱导剂，能够抑制胆固醇合成途径的药物在临床上有着更高的选择性，比如最常应用于治疗高胆固醇血症和血脂异常的他汀类药物，可以通过抑制 3-羟基-3-甲基戊二酰辅酶 A 还原酶（HMGCR）在甲羟戊酸途径中的活性来抑制子宫内膜异位症细胞的生长和侵袭。目前他汀类药物辛伐他汀及降血脂药物硒蛋白都被报道具有治疗子宫内膜异位症的潜能（Ng et al.，2020）。

将铁死亡的发生与子宫内膜异位症的形成相联系进行研究，不仅促进了我们对子宫内膜异位症发病时分子及细胞机制的了解，也为诊断和治疗提供了新的途径。在未来，我们可以尝试通过其他铁死亡诱导剂或者抑制甲羟戊酸途径的胆固醇合成药物，治疗子宫内膜异位症疾病。

33.4.2.2 铁死亡与妊娠期疾病

1）妊娠期疾病

妊娠（pregnancy）是胚胎和胎儿在母体内发育成长的过程，成熟卵子受精是妊娠的开始，胎儿及其附属物从母体排出是妊娠的终止。从受孕到妊娠，都是女性体内极复杂且又十分协调的生理过程。妊娠期从末次月经第一日算起，至胎儿娩出约有 40 周（280 日），其中妊娠 13 周末以前称为早期妊娠，第 14～27 周末称为中期妊娠，第 28 周及其后称晚期妊娠。在这期间各种内在因素和外界因素的综合作用时常影响着母体和胎儿，若不利因素占优势，正常妊娠就会发展为病理妊娠。早期妊娠可发生流产、异位妊娠、妊娠剧吐；中、晚期可出现妊娠期高血压疾病、胎儿窘迫、早产、多胎妊娠等。

2）流产与铁死亡

妊娠不足 28 周、胎儿体重不足 1000g 而终止者称为流产（abortion）。早期流产的主要原因是子代的染色体异常；也有许多其他原因，包括母体感染、内分泌异常、免疫功能异常及子宫异常等。其中，患有多囊卵巢综合征（polycystic ovarian syndrome，PCOS）的妊娠期妇女，被发现其所引起的胎儿流产与铁死亡有着密切的关系。

多囊卵巢综合征是困扰许多女性的生殖健康疾病，以雄激素过高、稀发排卵或无排卵、卵巢多囊改变为主要特征病变。PCOS 妇女在怀孕期间常常伴随着高雄激素血症和胰岛素抵抗，并有着很高的流产风险。而在大鼠中，有研究者构建了类似的模型，在母体大鼠妊娠第 7.5 天至 13.5 天期间注射 5α-二氢睾酮（DHT）和胰岛素，从而诱导其发生高雄激素血症和胰岛素抵抗，最终也导致了其妊娠失败事件的增加。由此，在大鼠模型中继续深入研究，发现共暴露于 DHT 与胰岛素的小鼠，其妊娠子宫及胎盘组织都发现了大量的铁沉积。取妊娠子宫及胎盘组织的相关基质细胞、平滑肌细胞等，发现相比于正常对照组，双暴露组的细胞内谷胱甘肽过氧化物酶 4（GPx4）、谷胱甘肽（GSH）的表达量都显著降低；促进铁死亡相关基因（Gls2、Acsl4）表达升高，铁死亡抑制基因（Slc7a11、Gcls、Cisd1）表达降低；丙二醛（MDA，脂质过氧化的标志）的显著性升高；线粒体形态上更加致密、发生萎缩，功能表达受损。这些都预示着在患有高雄激素血症及胰岛素抵抗的妊娠母体内，其子宫及胎盘组织内细胞会发生铁死亡，从而诱导子宫及胎盘损伤及坏死，最终导致流产（Zhang et al.，2020）。

3）子痫前期与铁死亡

妊娠期高血压疾病（hypertension in pregnancy）是妊娠与血压升高并存的一组疾病，该组疾病严重影响母婴健康，是孕产妇和围生儿病死率升高的主要原因。本组疾病主要包括妊娠期高血压（gestational hypertension）、子痫前期（preeclampsia，PE）、子痫（eclampsia），以及慢性高血压合并妊娠和慢性高血压并发子痫前期。子痫前期的发生与多种因素有关，目前尚无明确的研究证明其发生机制，国际上多数人认为是由于许多高危因素如家族史、高血压、营养不良等引起滋养层细胞侵袭能力受损，造成"胎盘浅着床"，导致胎盘缺血、缺氧，胎盘局部的氧化应激反应转移到孕妇全身的体循环系统，引起母体全身炎症反应、血管内皮细胞损伤，最终引起小动脉痉挛、血压升高、血管通透性增加等一系列病理生理表现，累及全身并引起子痫前期、子痫各种临床症状。

近两年妊娠期母体血清铁/血红蛋白水平升高被发现与许多不良妊娠结局有关，不论是以血清铁蛋白为测量指标的研究，还是以循环溶液里可溶性的转铁蛋白为测量指标的研究，都发现了高的血清铁蛋白或转铁蛋白水平与早产、妊娠期高血压、低出生体重婴儿的发生率有显著相关性。这提示在非贫血怀孕患者中，如果额外摄入了大量的铁，会提高其不良妊娠的风险，包括子痫前期的发生。而在对子痫前期患者的研究中，同样也发现了其循环铁、血清铁蛋白、转铁蛋白水平相较于正常血压组有着显著的升高。除此之外，还在子痫前期患者胎盘细胞内发现了线粒体的功能失调及代谢异常，以及多不饱和脂肪酸（PUFA）水平的异常升高，并发现了血清丙二醛的异常升高（Ng and Norwitz，2019）。这些研究都指向铁死亡与子痫前期的发病机制有所关联，通过构建子痫前期大鼠模型，新的研究发现子痫前期模型中 miR-30-5p 的上调与铁死亡的发生有着紧密的联系。miR-30-5p 可靶向 Pax3 与 SLC7A11 的 mRNA，抑制其在细胞内的表达，而下调 Pax3 的表达会抑制铁蛋白（FPN1）的表达，导致铁离子无法排出胞外而在胞内积累；SLC7A11

主要介导细胞摄取胱氨酸，当胱氨酸不足时，细胞内 GSH 及 GPx4 的含量都会降低，从而使得滋养层细胞在氧化应激下缺少抗氧化能力，胞内 ROS 积累，膜损伤及脂质过氧化，最终诱导细胞发生铁死亡（Zhang et al.，2020）。滋养层细胞的铁死亡造成其浸润能力受损，导致"胎盘浅着床"，最终引发子痫前期的一系列症状。而通过对 miR-30-5p 的抑制，或是使用铁死亡抑制剂都能明显改善大鼠的子痫前期症状，这为未来子痫前期的治疗提供了新的靶点。

生殖系统的健康对人类的生活及繁衍至关重要，其中在女性生殖系统疾病中越来越多的研究发现铁死亡也发挥着重要影响，如子宫内膜异位症的发生、妊娠期的一些产科并发疾病如子痫前期等。这不仅为我们提供了新的了解疾病发病机制的方向、寻找疾病治疗的新靶点，而且提示许多其他生殖系统疾病或许与铁死亡也有着密切关系，等待着研究者们去探索。

33.5　骨骼疾病

33.5.1　骨的基本结构及功能

骨（bone）是一种器官，主要由骨组织构成，外被骨膜，内容骨髓，含有丰富血管、淋巴管及神经，能不断进行新陈代谢，并有修复、再生和改建的能力。骨组织由多种细胞和骨基质组成，其中细胞成分有 5 种。①骨祖细胞：为多分化潜能间质干细胞，位于骨表面附近，在生长因子的刺激下可逐步分化为成骨细胞；②成骨细胞：位于骨表面，能合成骨样组织并促进其矿化和重排，并能表达多种细胞因子调节破骨细胞的分化和功能；③骨细胞：由成骨细胞合成的骨基质将其自身包绕演变而成，位于骨陷窝内；④破骨细胞：为多核巨细胞，具有溶解骨矿物质和骨基质蛋白的作用（骨吸收）；⑤成软骨细胞和软骨细胞：前者合成软骨基质，将自身包绕成软骨细胞，位于软骨陷窝内。非细胞成分骨基质，主要由胶原纤维、蛋白多糖和矿物质组成，参与体内钙、磷代谢和电解质平衡。

33.5.2　骨常见疾病

骨骼为人类提供了支撑、运动、保护的功能，还参与维持矿物质动态平衡、造血成分生成的过程，在这些过程中，任何生化、物理因素的异常都可能会引起骨相关疾病。一般情况下，骨常见疾病有：非肿瘤性疾病（骨质疏松、骨髓炎、佝偻病和骨软化症等）；骨肿瘤（骨软骨瘤、骨肉瘤、软骨肉瘤、骨巨细胞瘤和尤文肉瘤等）；性质未定肿瘤（纤维结构不良与动脉瘤样骨囊肿）；关节疾病（骨关节炎、痛风性关节炎等）。

33.5.3　骨质疏松与铁死亡

33.5.3.1　骨质疏松

骨质疏松症（osteoporosis）是一种以骨密度低和骨微结构恶化为特征的进行性全身性疾病。现已知骨间质细胞和成骨细胞能在细胞膜上表达 RANK 配体（RANKL），可与核因子 κB 受体激活物（RANK）受体结合，RANK 受体由巨噬细胞表达。当 RANKL 与巨噬细胞表面 RANK 受体结合后，会激活核因子 κB 的转录，同时骨间质细胞产生的巨噬细胞克隆刺激因子（MCS-F）与巨噬细胞表面相应受体结合，共同促使巨噬细胞转变为具有溶解骨质能力的破骨细胞。另外，这一途径受骨保护素（osteoprotegerin，OPG）分子调节，OPG 也由骨间质细胞和成骨细胞产生，是一种竞争性受体，抢先与 RANKL 结合，阻断其与 RANK 受体结合，从而抑制破骨细胞的形成以及对骨质的吸收。由此可见，RANK、RANKL 和 OPG 的调节紊乱是骨质疏松发生的主要原因。

33.5.3.2 骨质疏松与铁死亡的联系

相较于成骨细胞，破骨细胞内的铁含量一般较高，而青蒿素（ARS）化合物的激活需要铁的参与，因此研究者们在发现 ARS 化合物对疟疾、癌症等的治疗作用后，也发现了其在骨质疏松症方面的积极作用。由于破骨细胞内含大量铁蛋白，且对铁的摄取增高，因此在细胞分化和骨质吸收过程中，破骨细胞需要高水平的胞内铁来支持线粒体呼吸，缺铁会抑制破骨细胞的分化和增殖。因此，ARS 化合物会在破骨细胞内诱导其氧化损伤并发生铁死亡，从而改变其活性，达到抑制破骨细胞分化并抑制骨质流失的目的。关于 ARS 化合物为什么并未通过调节成骨细胞 RANKL 和（或）OPG 的产生来影响破骨细胞的功能，一方面是由于 ARS 化合物倾向于在铁水平较高的细胞内发挥作用，如疟原虫、癌细胞、破骨细胞；另一方面，ARS 复合物被发现倾向于抑制造血谱系细胞的功能，而破骨细胞正是由造血干细胞发育而来的多核细胞（Zhang，2020）。破骨细胞与铁死亡的联系由此被打开了大门，而骨质疏松症中成骨细胞的功能失调也被发现与铁死亡的发生有密切关系。

地塞米松是一种糖皮质激素类药物，可以诱导小鼠发生骨质疏松，而通过注射细胞外囊泡提取试剂盒分离收集的小鼠骨髓来源内皮祖细胞分泌的胞外囊泡（EPC-EV），可以改善小鼠的骨质疏松症状，其骨容积、骨密度、小梁骨量都有升高，且小梁分离指数降低。在分子水平上，高剂量地塞米松下调了成骨细胞内 SLC3A2、SLC7A11 的表达，GPx4、GSH、X_c^- 系统的表达也显著下降，MDA 的水平显著上升，这些因素都会引起脂质的过氧化、铁代谢的紊乱以及 ROS 的积累，最终引起铁死亡的发生（Lu et al.，2019）。当成骨细胞的活性受到抑制时，说明铁死亡途径可能被激活。相反，地塞米松+EPC-EV 组与地塞米松单独加入组相比，其在基因、mRNA 以及蛋白质表达水平上都逆转了地塞米松带来的变化，这说明对铁死亡的抑制可以促使骨质疏松症中成骨细胞活性的恢复。至于 EPC-EV 对铁死亡途径的抑制作用机制，有研究发现是由于胞外小泡内的一些 miRNA 或者 lncRNA 有着抗铁蛋白及抑制铁死亡的功能。

33.5.4 骨髓损伤与铁死亡

骨髓损伤是传统癌症治疗中易发生且非常严重的并发症，随着铁死亡诱导剂越来越多应用于癌症化疗上，其所引起的骨髓损伤副作用不得不被重视。为了防止骨髓基质细胞（BMSC）在铁死亡诱导剂的作用下也会发生铁死亡而产生骨髓损伤，研究者们找到了一种能够保护 BMSC 免受铁死亡损伤的核蛋白——FANCD2。FANCD2 蛋白可参与 DNA 的损伤修复，从而限制铁死亡诱导剂 erastin 对 BMSC 的影响。缺乏 FANCD2 的 BMSC 对 erastin 诱导的铁死亡比 FANCD2 野生型细胞更敏感。FANCD2 敲除组的 BMSC 内的铁积累和 MBA 显著升高，GSH 及 GPx4 显著降低。这些都说明 FANCD2 可以作为减少铁死亡诱导剂副作用的治疗靶点，保护骨髓基质细胞不发生铁死亡，避免骨髓损伤的发生（Nicolas et al.，2017）。

骨相关疾病中目前仅发现骨质疏松症与铁死亡有着紧密的关系，但是作为骨骼生长、发育、老化等一系列演变中的重要参与细胞——成骨细胞和破骨细胞，都被发现与铁死亡有关。这为我们未来研究骨相关疾病的发生机制以及寻找新的治疗方法都提供了更广阔的思路和选择空间，铁死亡的抑制剂及 ARS 化合物都可能作为新的预防或治疗骨质疏松的选择药物。

33.6 传染病与寄生虫病

33.6.1 传染病简介

传染病（infectious disease）是由病原微生物侵入人体所引起的一类疾病，属于感染性疾病中的特殊类型，其特点是能在人群中引起局部或广泛的流行。传染病的病理过程取决于病原微生物的性质和机体的反应性，以及能否得到及时有效的治疗。

33.6.1.1 常见传染病

引起传染病的病原微生物种类繁多，包括朊病毒、病毒、细菌、衣原体、支原体、立克次体、真菌、寄生虫等。其中，细菌和病毒是最常见的致病微生物，真菌感染在近些年来也有明显增长，寄生虫感染主要发生在广大发展中国家。常见的传染病有：结核杆菌感染引起的结核病、细菌性痢疾、麻风杆菌感染引起的麻风、伤寒杆菌引起的伤寒等；病毒感染引起的流行性出血热、艾滋病、严重急性呼吸综合征（SARS）、埃博拉出血热、新型冠状病毒肺炎等；深部真菌病如假丝酵母菌病、曲菌病、隐球菌病、放线菌病等；原虫病如阿米巴病、黑热病和疟疾，吸虫病如血吸虫病、肺吸虫病，绦虫病和线虫病等。

33.6.1.2 病原微生物致病过程

各种病原微生物侵入机体并在组织内蔓延播散必须首先破坏宿主的第一道天然防御屏障，即完整的皮肤、黏膜及其分泌物。疾病发生过程中，病原微生物可通过以下途径侵入：①通过已经破损的皮肤侵入；②潮湿的皮肤黏膜易于病原体入侵，如 HPV 和梅毒螺旋体在性交时传播；③虱、蚊、螨等昆虫叮咬可破坏皮肤完整性并将其携带的病原体传入机体；④动物咬伤可引起厌氧菌或狂犬病病毒的感染。

病原微生物一旦侵入机体，首先在侵入口处上皮细胞表面或细胞内繁殖，然后凭借其运动或分泌溶解酶的能力向周围组织直接播散。病原体沿着湿润的肠道、呼吸道和泌尿生殖道黏膜表面迅速播散，而在干燥的皮肤表面播散缓慢。病原体蔓延的途径从抵抗力薄弱的组织间隙开始，向局部的淋巴管和血管播散，一旦侵入血流则以多种方式播散：血浆携带播散（如大多数细菌和真菌、少数寄生虫等）；白细胞携带播散（如疱疹病毒、分枝杆菌、弓形虫等）；红细胞播散（如疟原虫等）。

病原体在机体内有的长期潜伏而不发病，有的立即生长繁殖引起疾病。病原体损伤宿主细胞的方式也有许多差异，大致可分为三种方式：①病原体接触或进入细胞内，直接引起细胞死亡；②病原体释放内、外毒素杀伤细胞，或释放酶降解组织成分，或损伤血管引起缺血性坏死；③病原体引起机体免疫反应，虽可抵御入侵的病原体，但也可诱发变态反应引起组织损伤。

33.6.2　传染病与铁死亡

铁是包括人类在内的大多数生物生存的基本元素，缺铁会引起许多疾病如缺铁性贫血，而铁过载也会引起许多疾病（包括癌症的发生）。其中，免疫细胞的铁死亡会有利于传染病中病原体的生存，而细胞或病原体对铁死亡的抗性增加，将大大有利于其在高铁环境下的生存。

33.6.2.1　结核病与铁死亡

结核病（tuberculosis）是由结核杆菌引起的一种慢性肉芽肿性炎症，全身各器官均可发生，是单一传染性病原体致死的主要病因，其中以肺结核最为常见。铁是许多病原微生物包括结核杆菌成功感染的必要组分，关于病原微生物感染过程中铁死亡所发挥的免疫作用，目前尚不清楚。Amaral 等在 2019 年首次报道了结核分枝杆菌（*Mycobacterium tuberculosis*，Mtb）可以诱导巨噬细胞发生铁死亡，从而达到其在宿主体内生长、繁殖及播散的目的（Amaral et al.，2019）。在体内试验中，Mtb 诱导的巨噬细胞相较于正常对照组发生了大量的铁聚集和脂质过氧化，同时检测发现其 GSH 与 GPx4 的表达水平显著降低，而这一变化又能够被铁死亡抑制剂铁抑素（Fer-1）、铁螯合剂（PIH）所逆转。在体外试验中，同样在 Mtb 暴露组的小鼠肺组织内检测到低表达的 GPx4 以及高表达的脂质过氧化，这一过程也可被 Fer-1 逆转。同时，在 Fer-1 加入组的体外小鼠模型中，还发现了其脾脏中细菌水平的降低，这说明铁死亡的发生促进了结核杆菌的播散，且受到 Fer-1 的抑制。

由此看来，一些具有抑制铁死亡发生的药物或许都可以发挥治疗结核病的作用。有研究显示，抗氧化剂如维生素 E 可以辅助治疗结核病，改善其预后。但是 Fer-1 对宿主细胞的继发性影响尚不明确，其在临床上的应用还需要进一步的探究。

33.6.2.2　其他细菌感染与铁死亡

沿着病原微生物诱导宿主细胞发生铁死亡的思路，近年来也有研究发现机会性感染菌铜绿假单胞菌（*P. aeruginosa*）可以通过诱导人支气管上皮细胞发生铁死亡，从而入侵宿主，引起呼吸道感染等一系列疾病（Dar et al.，2018）。在铜绿假单胞菌生物膜发育过程中，会表达分泌一种脂氧化酶（pLoxA），它可以氧化利用人支气管上皮细胞膜上的花生四烯酸-磷脂酰乙醇胺（AA-PE），最终生成 15-羟基-花生四烯酸-磷脂酰乙醇胺（15-HOO-AA-PE），该物质是铁死亡启动前信号，可以促进铁死亡的发生。而 Fer-1 或内源性 GPx4 的加入会抑制人支气管上皮细胞的死亡，提示宿主细胞发生了铁死亡。这也为治疗铜绿假单胞菌所引起的疾病如囊性纤维化、下呼吸道感染等提供了新的治疗策略，pLoxA 抑制剂或许可以作为新的选择。

由于 GPx4 在铁死亡发生中的重要作用，有些细菌感染宿主后也被发现可以影响其

GPx4 的表达水平，虽然尚未报道该病菌可以直接诱导宿主细胞发生铁死亡，但是这仍然是值得注意的研究方向（Conrad et al.，2018）。例如，鼠伤寒沙门菌（*S.typhimurium*）可以分泌 SipA 降低小肠上皮细胞中的 GPx4 表达水平，并且引起肠上皮细胞的死亡（Agbor et al.，2014）。

33.6.2.3　病毒感染与铁死亡

病毒侵入宿主细胞后利用其中的物质和能量完成各种生命活动并大量繁殖，一方面，病毒可能会增加宿主细胞对铁死亡的易感性，在病毒传播的过程中导致宿主细胞的死亡；另一方面，病毒阳性的宿主细胞也可能在外界某些刺激下发生铁死亡，从而达到消灭病毒的目的。急性淋巴细胞性脉络丛脑膜炎病毒（ALCMV）感染小鼠后，发现 T 细胞中 GPx4 特异性表达沉默的小鼠死亡率大大高于野生型小鼠，且细胞自噬抑制剂、坏死抑制剂及凋亡抑制剂都无法逆转其死亡发生，而 Fer-1 与去铁胺（DFO）的加入可以逆转 GPx4 表达沉默的 T 细胞因病毒感染所发生的死亡。同时，GPx4 表达沉默的 T 细胞在病毒感染后膜脂过氧化物被迅速积累，其细胞活性迅速下降。这些结果都提示 GPx4 在 ALCMV 的感染过程中对 T 细胞的重要保护作用，ALCMV 可以增加 GPx4 缺乏的 T 细胞对铁死亡的易感性，促使其胞膜脂质化并主要以铁死亡的形式发生死亡，因此铁死亡抑制剂的使用或许可以大大降低该病毒感染带来的危害（Matsushita et al.，2015）。

默克尔细胞癌（MCC）是一种罕见的、具有高度侵袭性的皮肤癌，且超过 80% 的病例报告中都发现与默克尔细胞多瘤病毒（MCPyV）的感染有关。青蒿素化合物具有抗病毒活性，采用青蒿素活性衍生物青蒿酯，应用在 MCPyV 阳性的 MCC 细胞中，发现可以显著抑制细胞的增殖，并降低细胞表型转化所必需的大 T 抗原的表达。同时，在加药的病毒阳性 MCC 细胞内并未检测到凋亡途径的发生，且 Fer-1 与 DFO 都能够显著逆转其存活率，提示青蒿酯诱导 MCPyV 阳性 MCC 细胞死亡的机制可能涉及铁死亡的发生，包括脂质代谢紊乱、铁的聚集（Artesunate et al.，2020）。这也为我们扩展了青蒿素在不同疾病治疗中的潜在价值。

33.6.2.4　寄生虫病与铁死亡

1）利什曼原虫

在"33.6.2.3 病毒感染与铁死亡"一节中，研究者们在做急性淋巴细胞性脉络丛脑膜炎病毒感染小鼠模型试验的同时，也设置了利什曼原虫感染小鼠的平行实验组。结果发现，利什曼原虫感染后同样可以诱导 GPx4 缺乏的 T 细胞死亡率大大升高，且得到了与病毒感染组类似的结果，提示其发生了铁死亡（Matsushita et al.，2015）。

2）锥虫

锥虫是生物进化史中最早分支的真核生物，其内部的锥虫毒素过氧化物酶与高等真核生物体内的 GPx4 有着类似的结构和功能，负责消除锥虫体内的脂质过氧化物。因此，当锥虫体内的过氧化物酶缺乏时，发现锥虫会发生死亡且符合铁死亡过程中的一些变化特点（Bogacz and Krauth-Siegel，2018）。例如，之前提到多次的 Fer-1 与 DFO 的加入都能够提高锥虫的活力，反之会引起锥虫胞内脂质过氧化、线粒体膜电位丢失且形态发生变化，线粒体的基质更加聚集，嵴扩大、疏松。这一发现不仅说明了铁死亡是一种古老的死亡方式，而且可以优先发生在线粒体膜这样的亚细胞结构上。

3）疟原虫

疟原虫是导致疟疾发生的病原体，当疟原虫感染到哺乳动物体内，会率先通过血液传播到肝脏内，疟原虫孢子进入肝实质细胞形成肝脏阶段（liver stage，LS）寄生虫。当在肝脏阶段完成足够裂殖后，疟原虫才会离开肝脏重新进入血液，感染红细胞并引发一系列疟疾相关症状。因此，如果在肝脏阶段就能大量消除寄生虫，将会大大改善感染疟原虫患者的预后。在体外试验中，将疟原虫与GPx4或SLC7A11沉默表达的肝细胞共培养，可以显著减少LS寄生虫数目，相反，阻断该途径的负调节因子NADPH氧化酶1（NOX1）和转铁蛋白受体1（TfR1）可以增加LS寄生虫的感染（Kain et al.，2020）。这说明在肝细胞调节疟原虫感染时，ROS的积累及脂质过氧化物的产生起到重要作用。在体内、外的试验中，使用铁死亡诱导剂erastin都得到了感染减少以及ROS、脂质过氧化物降低的结果。这一研究表明疟原虫发生铁死亡的主要诱因或许是脂质过氧化物及ROS的累积，但是过氧化的脂质到底是来自宿主还是疟原虫或者兼而有之，以及其所引起的疟原虫的清除是如何发生的，仍需要未来进一步的探索。

传染病中的病原微生物分类繁多，既有无细胞结构的病毒，也有细胞结构差异巨大的原核生物、真核生物以及肉眼可见的寄生虫。不同类型的病原微生物可能通过不同的方式来调节铁死亡的发生，同时也会在不同的条件刺激下发生铁死亡。深入了解病原微生物与宿主细胞之间的发病机制，将大大有助于我们寻找铁死亡可能作用的靶点，从而更好地找到治疗策略。

值得注意的是，有些研究报道发现Fer-1能够逆转宿主细胞的死亡，但其他铁死亡抑制剂并不具备此效应，主要由于Fer-1并未阻断病原微生物诱导宿主细胞发生的铁死亡途径，而是因为Fer-1本身对病原微生物有杀伤作用，所以宿主细胞或许并未发生铁死亡。因此我们在研究广大病原微生物与铁死亡的联系时，要深入全面地探究病原微生物及宿主细胞是否发生了铁死亡。

33.7 总结与展望

综上所述，铁死亡的发现为疾病研究开辟了一个新的视野，其临床意义在疾病的发生、发展和治疗中也逐渐显现出来。靶向调控铁死亡成为一种有潜力的治疗策略。目前，关于铁死亡的研究还处于起步阶段。探讨铁死亡的发病机制及其在各种疾病中的作用，提出有效的、针对性强的治疗方法，具有重要的理论意义和实用价值，这也是铁死亡研究的未来方向。

参 考 文 献

陈杰, 周桥. 2015. 病理学 (第三版). 北京: 人民卫生出版社: 359-494.

沈铿, 马丁. 2015. 妇产科学 (第三版). 北京: 人民卫生出版社: 120-133.

Agbor T A, Demma Z, Mrsny R J, et al. 2014. The oxido-reductase enzyme glutathione peroxidase 4 (GPX4) governs SalmonellaTyphimurium-induced neutrophil transepithelial migration. Cellular Microbiology, 16(9): 1339-1353.

Amaral E P, Costa D L, Namasivayam S, et al. 2019. A major role for ferroptosis in *Mycobacterium* tuberculosis-induced cell death and tissue necrosis. Journal of Experimental Medicine, 216(3): 556-570.

Artesunate A, Antigen T, Merkel V, et al. 2020. Artesunate affects T antigen expression and survival of virus-positive merkel cell carcinoma. Cancers, 12: 1-15.

Bogacz M, Krauth-Siegel R L, 2018. Tryparedoxin peroxidase-deficiency commits trypanosomes to ferroptosis-type cell death. eLife, 7: 1-29.

Boucherat O, Morissette M C, Provencher S, et al. 2016. Bridging lung development with chronic obstructive pulmonary disease. Relevance of developmental pathways in chronic obstructive pulmonary disease pathogenesis. Am J Respir Crit Care Med, 193(4): 362-375.

Conrad M, Kagan V E, Bayir H, et al. 2018. Regulation of lipid peroxidation and ferroptosis in diverse species. 32(9-10): 602-619.

Dar H H, Tyurina Y Y, Mikulska-Ruminska K, et al. 2018. *Pseudomonas aeruginosa* utilizes host polyunsaturated phosphatidylethanolamines to trigger theft-ferroptosis in bronchial epithelium. Journal of Clinical Investigation, 128(10): 4639-4653.

Erika L, Pearce A, et al. 2013. Metabolic pathways in immune cell activation and quiescence. Immunity, 38(4): 633-643.

Fang X, Wang H, Han D, et al. 2019. Ferroptosis as a target for protection against cardiomyopathy. Proceedings of the National Academy of Sciences, 116(7): 2672-2680.

Hayano M, Yang W S, Corn C K, et al. 2016. Loss of cysteinyl-tRNA synthetase (CARS) induces the transsulfuration pathway and inhibits ferroptosis induced by cystine deprivation. Cell Death & Differentiation, 23(2): 270-278.

Jiang L, Ning K, Li T, et al. 2015. Ferroptosis as a p53-mediated activity during tumour suppression. Nature, 520(7545): 57-62.

Kain H S, Glennon E K K, Vijayan K, et al. 2020. Liver stage malaria infection is controlled by host regulators of lipid peroxidation. Cell Death and Differentiation, 27(1): 44-54.

Li X, Duan L, Yuan S, et al. 2019. Ferroptosis inhibitor alleviates Radiation-induced lung fibrosis (RILF) via down-regulation of TGF-β1. Journal of Inflammation, 16(1): 11.

Li X, Zhuang X, Qiao T, 2019. Role of ferroptosis in the process of acute radiation-induced lung injury in mice. Biochemical and Biophysical Research Communications, 519(2): 240-245.

Li Y, Yan H, Xu X, et al. 2019. Erastin/sorafenib induces cisplatinresistant nonsmall cell lung cancer cell ferroptosis through inhibition of the Nrf2/X_c^- pathway. Oncology letters, 19(1): 323-333.

Lu J, Yang J, Zheng Y, et al. 2019. Extracellular vesicles from endothelial progenitor cells prevent steroid-induced osteoporosis by suppressing the ferroptotic pathway in mouse osteoblasts based on bioinformatics evidence. Scientific Reports, 9(1): 1-18.

Lv Q, Wang H, Shao Z, et al. 2019. Decitabine induces ferroptosis in myelodysplastic syndrome. Blood, 134: 2995.

Matsushita M, Freigang S, Schneider C, et al. 2015. T cell lipid peroxidation induces ferroptosis and prevents immunity to infection. Journal of Experimental Medicine, 212(4): 555-568.

Meng X, Nikolic-Paterson D J, Lan H Y, 2016. TGF-β: the master regulator of fibrosis. Nature Reviews Nephrology, 12(6), 325-338.

Mortaz E, Henricks P A J, Kraneveld A D, et al. 2011. Cigarette smoke induces the release of CXCL-8 from human bronchial epithelial cells via TLRs and induction of the inflammasome. Biochimica Et Biophysica Acta, 1812(9): 1104-1110.

Naveen S K, Sharath Babu B N, Hemshekhar M, et al. 2018. The role of reactive oxygen species and ferroptosis in heme-mediated activation of human platelets. Acs Chemical Biology, 13(8), 1996-2002.

Ng S W, Norwitz S G, Norwitz E R, 2019. The impact of iron overload and ferroptosis on reproductive disorders in humans: Implications for preeclampsia. International Journal of Molecular Sciences, 20(13): 3283.

Ng S W, Norwitz S G, Taylor H S, et al. 2020. Endometriosis: the role of iron overload and ferroptosis. Reproductive Sciences, 27(7): 1383-1390.

Nicolas W. Cortes-Penfield, Barbara W. Trautner R J, 2017. FANCD2 protects against bone marrow injury from ferroptosis. Physiology & behavior, 176(5): 139-148.

Niki E, Kawakami A, Yamamoto Y, et al. 2006. Oxidation of lipids. VIII. Synergistic inhibition of oxidation of phosphatidylcholine liposome in aqueous dispersion by vitamin E and vitamin C. Bull. chem. soc. jpn, 58(7): 1971-1975.

Park E J, Park Y J, Lee S J, et al. 2019. Whole cigarette smoke condensates induce ferroptosis in human bronchial epithelial cells. Toxicology Letters, 303: 55-66.

Rashidipour N, Karami-Mohajeri S, Mandegary A, et al. 2020. Where ferroptosis inhibitors and paraquat detoxification mechanisms intersect, exploring possible treatment strategies. Toxicology, 433-434: 152407.

Samarakoon R, Overstreet J M, Higgins P J, 2013. TGF-β signaling in tissue fibrosis: Redox controls, target genes and therapeutic opportunities. Cellular Signalling, 25(1), 264-268.

Sattler W, Maiorino M, Stocker R, 1994. Reduction of HDL- and LDL-associated cholesterylester and phospholipid hydroperoxides by phospholipid hydroperoxide glutathione peroxidase and Ebselen (PZ 51). Archives of Biochemistry & Biophysics, 309(2): 214-221.

Shimada K, Skouta R, Kaplan A, et al. 2016. Global survey of cell death mechanisms reveals metabolic regulation of ferroptosis. Nature Chemical Biology, 12(7): 497-503.

Stockwell B R, Friedmann Angeli J P, Bayir H, et al. 2017. Ferroptosis: a regulated cell death nexus linking metabolism, redox biology, and disease. Cell, 171(2): 273-285.

Sun X, Ou Z, Chen R, et al. 2016. Activation of the p62-Keap1-NRF2 pathway protects against ferroptosis in hepatocellular carcinoma cells. Hepatology, 63(1): 173-184.

Talhout R, Schulz T, Florek E, et al. 2011. Hazardous compounds in tobacco smoke. International Journal of Environmental Research and Public Health, 8(2): 613-628.

Tappel A L. 2010. Vitamin E and free radical peroxidation of lipids. Annals of the New York Academy of ences, 203(1): 12-28.

Thomas J P, Maiorino M, Ursini F, et al. 1990. Protective action of phospholipid hydroperoxide glutathione peroxidase against membrane-damaging lipid peroxidation. In situ reduction of phospholipid and cholesterol hydroperoxides. Journal of Biological Chemistry, 265(1), 454-461.

Tsai S J, Wu M H, Lin C C, et al. 2001. Regulation of steroidogenic acute regulatory protein expression and progesterone production in endometriotic stromal cells. Journal of Clinical Endocrinology and Metabolism, 86(12): 5765-5773.

Wang R, Green D R. 2012. Metabolic checkpoints in activated T cells. Nature Immunology, 13(10): 907-915.

Warren G W, Cummings K M. 2013. Tobacco and lung cancer: risks, trends, and outcomes in patients with cancer, (33): 359-364.

Weber S, Hebestreit M, Wilms T, et al. 2013. Comet assay and air—liquid interface exposure system: A new combination to evaluate genotoxic effects of cigarette whole smoke in human lung cell lines. Toxicology in Vitro, 27(6): 1987-1991.

Weimin W, Michael G, Jae Eun C, et al. 2020. CD8+ T cells regulate tumour ferroptosis during cancer immunotherapy. Nature, 569(7755): 270-274.

Yant L J, Ran Q, Rao L, et al. 2003. The selenoprotein GPX4 is essential for mouse development and protects from radiation and oxidative damage insults. Free Radical Biology & Medicine, 34(4): 496-502.

Yoshida M, Minagawa S, Araya J, et al. 2019. Involvement of cigarette smoke-induced epithelial cell ferroptosis in COPD pathogenesis. Nature Communications, 10(1): 3145.

Yu J, Zhu X, Qi X, et al. 2013. Paeoniflorin protects human EA. hy926 endothelial cells against gamma-radiation induced oxidative injury by activating the NF-E2-related factor 2/heme oxygenase-1 pathway. Toxicology Letters, 218(3): 224-234.

Zhang H, He Y, Wang J X, et al. 2020. miR-30-5p-mediated ferroptosis of trophoblasts is implicated in the pathogenesis of preeclampsia. Redox Biology, 29: 101402.

Zhang J, 2020. The osteoprotective effects of artemisinin compounds and the possible mechanisms associated with intracellular iron: A review of *in vivo* and *in vitro* studies. Environmental Toxicology and Pharmacology, 76(October 2019): 103358.

Zhang Y, Hu M, Jia W, et al. 2020. Hyperandrogenism and insulin resistance modulate gravid uterine and placental ferroptosis in PCOS-like rats. Journal of Endocrinology, 246(3), 247-263.

Zhao J, O'Donnell V B, Balzar S, et al. 2011. 15-Lipoxygenase 1 interacts with phosphatidylethanolamine-binding protein to regulate MAPK signaling in human airway epithelial cells. Proceedings of the National Academy of Sciences, 108(34): 14246-14251.

Zhou S Li, Huang Y Q, et al. 2021. Iron overload in endometriosis peritoneal fluid induces early embryo ferroptosis mediated by HMOX1. Cell Death Discovery, 7(1): 355.

第34章

铁死亡与炎症

杨力明　李　弘

摘要：炎症（inflammation）是指机体受到各种损伤刺激后产生的消除损伤因子、清除坏死组织细胞以及修复损伤的自我防御性病理过程。当炎症反应持续存在，则可通过多种途径参与各种慢性疾病的发生与发展。铁死亡和炎症免疫存在密切关系：一方面，铁死亡通过不同途径促进炎症反应，表现为炎细胞浸润和炎症介质的增加；另一方面，炎症体的激活也可以诱导铁死亡的发生。本章主要关注铁死亡与炎症反应的相互作用及调控机制，探讨铁死亡与炎症相关性疾病的关系及研究进展。

关键词：炎症，铁死亡，免疫，调节机制

Abstract: Inflammation is a self-defensive pathological process that occurs when the body is stimulated by various types of injury to eliminate damage factors, remove necrotic tissue cells and repair damage, but the persistence of the inflammatory response can be involved in the development of various chronic diseases through various pathways. Ferroptosis and inflammatory immunity are closely related: on the one hand, ferroptosis contributes to the inflammatory response through different pathways, as evidenced by an increase in inflammatory cell infiltration and inflammatory mediators; on the other hand, the activation of the inflammasome can also induce ferroptosis. This chapter focuses on the interaction between ferroptosis and the inflammatory response and the regulatory mechanisms, and explores the relationship between ferroptosis and inflammation-related diseases and the progress of research.

Keywords: inflammation, ferroptosis, immunity, regulatory mechanism

34.1　铁死亡与炎症的关系

发生铁死亡的组织往往伴有明显的炎细胞浸润和炎症因子的增加，同时各种炎症相关性疾病也可以看到铁死亡发生，但铁死亡与炎症免疫关系的研究仍处于起步阶段，相关机制不甚清楚。

34.1.1 铁死亡促进炎症反应

细胞发生铁死亡后释放炎症相关的损伤分子会激活免疫细胞，通过影响花生四烯酸（arochidonic acid，AA）介导的脂代谢、降低线粒体功能、提高氧化应激和减少 GPx4 表达等途径促进炎症反应。

34.1.1.1 花生四烯酸介导铁死亡的促炎效应

AA 属于多不饱和脂肪酸，是前列腺素（prostaglandin，PG）、血栓素（thromboxane，TX）和白三烯（leukotriene，LT）等炎症因子合成的前体物质，在炎症和免疫反应中起重要调节作用：PG 可协同其他炎症介质引起血管扩张及血管通透性增强；LT 是主要的中性粒细胞化学趋化因子，可以促进白细胞黏附于内皮细胞、产生氧自由基和释放溶酶体酶。脂氧素（lipoxin，LX）是一种新的 AA 活性代谢产物，在中性粒细胞所产生的 LTA4 基础上，12-脂质氧化酶作用于血小板可以产生 LXA4 和 LXB4。LX 可刺激白细胞形成自由基和释放溶酶体酶，调节自然杀伤细胞的活性，激活人体蛋白激酶 C，具有促进和抑制炎症反应的双重作用。AA 代谢通路参与多种炎症因子的产生，如肿瘤坏死因子（tumor necrosis factor，TNF）、单核细胞趋化蛋白-1（monocyte chemotactic protein 1，MCP-1）、白细胞介素（interleukin，IL）、干扰素（interferon，IFN）等，因此 AA 与炎症的发生、发展及消退关系密切（Wang et al.，2019；Cabral et al.，2013）。

研究显示在发生铁死亡的组织中，氧化应激水平增高，AA 及代谢产物和炎症介质增加。AA 的合成受磷脂酶 A2（phospholipase A2，PLA2）调控，PLA2 被认为是由炎症引起多器官功能衰竭的重要调节酶。临床研究发现，脓毒血症性休克、急性胰腺炎、大创伤及多脏器功能衰竭（multiple systemic organ failure，MSOF）患者的血清中 PLA2 活性明显增高；同时在重度脓毒症小鼠脾脏中 CD3、CD4、CD8 阳性 T 淋巴细胞数目和比例显著下降，被证实与 T 淋巴细胞铁死亡有关。铁死亡伴有 PLA2 活性增高以及 AA 增加的原因可能与下列因素有关：①铁死亡诱导因素可以直接激活 PLA2，从而诱导 AA 的产生，例如，细菌病毒或者休克导致内毒素水平增加、急性应激引起的儿茶酚胺增高以及机体受到各种物理化学和生物因素的刺激，上述应激原可以激活各种炎细胞，包括单核细胞、巨噬细胞及中性粒细胞等分泌释放大量 PLA2；②铁死亡诱导因素可以激活 MAPK 等通路，磷酸化 PLA2，促使其活性增加；③发生铁死亡的细胞，会出现 DNA 损伤和脂质过氧化产物增加，进而激活 PLA2。PLA2 激活后除了分解膜磷脂产生 AA，还可以刺激 TNF-α、IL 类炎症因子的释放，加重局部炎症反应（Zhu et al.，2019；Oh et al.，2019；Kang et al.，2018）。

AA 可通过环氧化酶（cyclooxygenase，COX）途径和脂氧化酶（lipooxygenase，LOX）途径代谢为 PG、TX 和 LT。在 LOX 通路中，LOX 除在氧化多不饱和脂肪酸（polyunsaturated fatty acid，PUFA）中作为铁死亡过程的信号外，还通过 LOX 衍生的促炎因子代谢物（包括 LT、HETE 和 Oxoeicosanoids）激活先天免疫细胞，间接地促进铁死亡。使用 12/15-LOX 特异性抑制剂，降低 12/15-LOX 活性，可以减少 GPx4 缺失引起的细胞铁死亡。前列腺素 E（prostaglandin E，PGE）可激活 T 细胞，并促进细胞向辅助细胞 Th1 或者 Th2 分化，诱导树突状细胞中肿瘤坏死因子（tumor necrosis factor，TNF）

超家族分子的分泌，从而促进炎症反应的发生（Doll et al.，2017；Yuan et al.，2016）。

脂质组学研究表明，磷脂酰乙醇胺（PE）是脂质氧化进而诱导发生铁死亡的关键磷脂成分，而磷脂酰乙醇胺的主要构成是 AA 或肾上腺酸。长链脂酰辅酶 A 合成酶 4（ACSL4）、溶血卵磷脂酰基转移酶 3（LPCAT3）和 15-LOX 在氧化应激情况下被激活，参与多不饱和脂肪酸的生物合成和重塑，诱导脂质过氧化，促进铁死亡发生。花生四烯酸或其他多不饱和脂肪酸在细胞内增多，可以提高细胞对铁死亡诱导剂的敏感性。在 Th2 细胞因子 IL-4 和（或）IL-13 诱导的人交替激活巨噬细胞（AAM）中，15-LOX 表达上调，催化 PUFA 的双加氧作用，诱导脂质过氧化，引起巨噬细胞发生铁死亡（Cheng et al.，2020；Zhou et al.，2020）。

34.1.1.2 炎症小体介导铁死亡的促炎反应

炎症小体（inflammasome）是由胞质模式识别受体（PRR）、接头蛋白（ASC）和 procaspase-1 形成的多蛋白复合体。病原体相关分子模式（PAMP）或危险相关分子模式（DAMP）这些"危险"信号会通过激活炎症小体、活化 caspase-1 及促进促炎细胞因子 IL-1β 和 IL-18 等的合成与释放，加速炎症反应的进程。研究发现铁死亡细胞中普遍存在高迁移率族蛋白 B1（high mobility group box 1 protein，HMGB1）的增多，且 HMGB1 是铁死亡细胞以自噬依赖的方式释放的一种 DAMP，可以诱导 NLRP3、ASC、caspase-1 和 caspase-8/ASC 炎症小体的升高，进而激活 IL-1β；二硫态的 HMGB1（DS-HMGB1）增加了离体小胶质细胞中核转录因子 κB（nuclear transcription factor，NF-κB）和 NLRP3 的表达，增强了其对脂多糖（LPS）的促炎反应和免疫应答。HMGB1 可激活单核巨噬细胞分泌炎症因子，调节单核细胞迁移和黏附，调节、放大以及维持免疫炎性反应，HMGB1 参与创伤脓毒血症多器官损害及内毒素致病过程已被证实（Wen et al.，2019；Turubanovaet al.，2019）。

免疫原性是指抗原刺激免疫细胞活化、增殖、分化、产生抗体和致敏淋巴细胞引起免疫应答的性能。细胞发生铁死亡后，会释放 DAMP 和 Alarmins，具备免疫原性，越来越多的研究提示铁死亡对炎症的影响是通过其免疫原性所实现。Ⅰ型和Ⅱ型铁死亡激活剂，包括 erastin、sorafenib、RSL3 和 FIN56，都能诱导 HMGB1 在癌细胞和非癌细胞中的释放。相反，基因敲除（使用 ATG5$^{-/-}$ 或 ATG7$^{-/-}$ 细胞）或药物抑制（氯喹）自噬被发现可以阻止铁死亡激活剂诱导的 HMGB1 释放。机制研究发现自噬介导的组蛋白去乙酰化酶 HDAC 降低了 HMGB1 乙酰化水平，导致 HMGB1 在铁死亡中释放。这些研究表明，HMGB1 抑制剂可能对铁死亡相关的人类疾病具有潜在的治疗作用。另外，铁死亡往往伴随活性氧（ROS）的增加，ROS 能够被先天免疫细胞内的炎症小体识别，释放促炎因子，引起炎症反应。铁死亡细胞出现脂质过氧化产物增多，同时线粒体出现聚集和损伤，活性氧增加，这些都可以成为内源性的危险信号，进一步诱发炎症反应。

34.1.1.3 GPx4 介导铁死亡的促炎反应

铁死亡的诱发因素可通过不同途径使 GPx4 表达减少或者降低其功能。GPx4 是一种硒依赖的过氧化物酶，也是铁死亡发生的关键调节因子。GPx4 对细胞膜成分如磷脂和胆固醇具有特异亲和力，可减少膜与磷脂氢过氧化物的结合，从而使膜免受氧化损伤。铁死亡和 GPx4 缺失或者活性降低密切相关。铁死亡诱导剂 erastin 通过抑制细胞膜上的胱氨酸-谷氨酸交换体，导致胱氨酸进入细胞内减少，使谷胱甘肽（GSH）合成减少，进而引发膜脂 ROS 的积累和铁死亡。而 GPx4 又是细胞焦亡的关键负调控蛋白，GPx4 激活剂可作为抗炎或细胞保护剂在脂质过氧化介导的疾病中发挥重要作用。研究显示，GPx4 激活可以抑制巨噬细胞 caspase-1、caspase-11 和磷脂酶 Cγ1（phospholipase Cγ1，PLCγ1）的活性，从而防止细胞焦亡的发生；借助 *GPx4* 基因敲除动物和药物干预，在盲肠结扎穿刺脓毒症动物模型上证明 GPx4 缺陷是脓毒症致死性炎症和多器官功能损害发生的关键因素。GPx4 可以通过不同途径降低 AA 代谢，使用 GPx4 激活剂可以抑制 AA 和 NF-κB 氧化通路激活，减少细胞内 ROS 水平和抑制铁死亡的发生。应用草酸盐和叶酸诱导的急性肾损伤（AKI）动物模型及 *GPx4* 基因敲除小鼠模型的肾脏都可以看到与铁死亡相关的坏死性炎症（Kang et al.，2018；Van et al.，2017）。

34.1.1.4　线粒体损伤介导铁死亡的促炎反应

细胞发生铁死亡后，线粒体体积变小，膜密度增加，嵴减少或消失，外膜破裂。研究表明，线粒体已成为 DAMP 的重要来源，线粒体受到刺激或者损伤后可释放 mtDNA、ROS、ATP 和心磷脂等内容物，这些物质可以作为 DAMP 被模式识别受体识别，从而参与宿主的免疫调节。

线粒体电压依赖性阴离子通道和丝裂原活化蛋白激酶的激活参与了铁死亡的发生。铁死亡诱导剂 erastin 可以刺激线粒体电压依赖性阴离子通道 VDAC2/3 开放，导致线粒体膜电位增高、铁摄取和 ROS 生成增加，引起氧化应激，从而诱导铁死亡发生。Nedd4 类 E3 泛素连接酶可以泛素化 VDAC2/3 蛋白，从而降解通道蛋白；基因敲除 Nedd4 后发现 VDAC2/3 蛋白的泛素化被抑制，细胞对铁死亡诱导剂 erastin 的敏感性增强（Yang et al.，2020）。

氧化应激与炎症过程密不可分，ROS 还可通过多种途径参与炎症调控。线粒体 ROS 可通过激活 NF-κB 和 HMGB1 等转录因子调控炎症过程。应用线粒体呼吸链复合物 I 抑制剂鱼藤酮处理人单核巨噬细胞，线粒体 ROS 产生增多，可显著激活 NLRP3 炎症小体，在哮喘和肠道炎症中发挥重要作用；而应用线粒体 ROS 清除剂 MitoQ 可减少炎症小体的激活，抑制上述效应。线粒体是细胞内 ROS 的重要来源，铁死亡引起线粒体结构功能障碍，ROS 产生增多激活炎症反应；线粒体是炎症和铁死亡的共同靶点，协同调控机体炎症反应（Chang et al.，2018）。

34.1.2　炎症反应促进铁死亡

在炎症组织中，致病菌或者病毒通过其自身携带或释放的 LPS、肽聚糖、细菌或病毒 DNA 与宿主细胞的 Toll 样受体（Toll like receptor，TLR）等作用，激活免疫细胞诱导炎症反应的同时，促进细胞发生铁死亡；各种因素导致的 AA 增多，以及炎细胞激活，通过降低线粒体功能或者通过呼吸暴发产生大量自由基，从而促进铁死亡发生。

34.1.2.1　AA 介导脂质过氧化促进铁死亡发生

脂质代谢失衡可增加细胞对铁死亡诱导剂的灵敏度。PUFA 是发生铁死亡的必要条件，因为 PUFA 易受脂质过氧化作用，游离 PUFA 是合成脂质信号转导介质的底物，但是必须被酯化为磷脂酰乙醇胺并进行氧化才能转化为有效信号。因此，游离 PUFA 的丰度和位置决定了细胞中脂质的过氧化程度和铁死亡发生的可能性。脂质组学研究表明，包含花生四烯酸或其延伸产物肾上腺酸的磷脂酰乙醇胺是关键的磷脂，它们会发生氧化并促使细胞发生铁死亡。

ACSL4 和磷脂胆碱酰基转移酶 3（LPCAT3）参与 PUFA 的生物合成和重塑，通过补充 AA 或其他 PUFA 的细胞表现出对铁死亡的高灵敏度。在头颈肿瘤患者唾液中，AA 代谢产物相对正常人有增多的趋势，而且研究结果显示 AA 的作用倾向于促进氧化应激。AA 可能通过下列途径促进氧化应激：① AA 通过激活钙通道或者蛋白激酶 C，进而活化 NADPH 氧化酶，诱发氧化应激；② AA 激活受体交互作用蛋白 1 产生强氧化性物质。在 Th2 细胞因子 IL-4 和（或）IL-13 诱导的人交替激活巨噬细胞中，15-LOX 表达上调，催化 PUFA 的双加氧作用，诱导脂质过氧化，引起巨噬细胞发生铁死亡（Yang et al.，2016）。

34.1.2.2 炎症小体激活促进铁死亡

炎症小体激活也可以促进细胞发生铁死亡，尤其是在血小板中。血小板是无核细胞，具有进行凋亡和铁死亡所必需的蛋白质。溶血性血小板减少症是指红细胞被破坏的速度加快，而骨髓的造血功能代偿不足，从而引起血小板减少，其机制不清。有研究发现溶血和应激会引起血红蛋白降解产物血红素被修饰，从而产生具有细胞毒性的血红素修饰物，可以通过 ROS 和脂质过氧化诱导血小板发生铁死亡。

小鼠注射血红素后，血清 IL-1β、TNF-α、IL-6 和 IL-23 等促炎因子水平显著升高，抗炎细胞因子 IL-10 显著降低；组织病理学检测发现注射血红素的小鼠肾小球充血和上皮细胞破坏，肺泡结构破坏，肺泡囊扩张，炎性细胞浸润。使用 MCC950（炎症小体 NLRP3 的选择性抑制剂）显著提高了血红素处理的血小板活力，降低 P-选择素的表达和 BAX 水平，同时降低铁死亡，提示血红素可诱导炎症小体的形成，进而导致血小板活化或铁死亡（Yumnamcha et al.，2019）。

34.1.2.3 线粒体功能障碍促进铁死亡

线粒体在机体固有免疫中发挥重要作用，调节线粒体结构功能可影响机体炎症的发生发展进程，而抑制线粒体损伤可改善机体炎症反应。LPS 和细菌感染诱导的脓毒血症模型中线粒体出现明显的结构功能变化，包括线粒体 ROS 生成增多、电子传递链复合体活性下降、线粒体膜电位降低、能量耗竭和线粒体 DNA 减少；炎症反应中巨噬细胞激活可造成细胞和线粒体中 ROS 升高数十倍。ROS 增多可引起细胞膜和内质网膜的脂质过氧化，而后者是铁死亡发生的重要环节。

表 34-1 铁死亡介导炎症相关疾病的基因突变

疾病	突变基因	主要发生机制
阿尔茨海默病	*GPx4*	体内铁代谢失衡，细胞内铁含量增加
帕金森病	*TF*，*TfR2*，*CP*，*APP*，*GPx4*	铁离子转运、存储以及摄入增加

续表

疾病	突变基因	主要发生机制
脓毒血症	GPx4	降低靶细胞 GPx4 水平
克罗恩病	GPx4	脂质过氧化反应，以及 GPx4 降低引起的细胞内氧化水平增高
脊髓损伤	GPx4, GSH, X_c^-	均参与脂质过氧化物以及细胞炎性因子增加
支气管哮喘	XC, GPx4	抑制胱氨酸的输入，导致 GSH 耗竭和脂质过氧化堆积
心血管疾病	TLR4, TRIF	AA-PE 发生氢氧化以及 IFN 信号通路激活

34.2　铁死亡与炎细胞

34.2.1　铁死亡与单核巨噬细胞

研究发现发生铁死亡的组织往往伴随巨噬细胞浸润。脾脏、肝脏和骨髓巨噬细胞参与红细胞的体内破坏和回收，输注冷藏红细胞导致脾红髓巨噬细胞吞噬功能增加，伴随着体内 ROS 和脂质过氧化的增加，从而导致铁死亡；在体外应用铁死亡抑制剂 Fer-1（ferrostatin-1）治疗可降低脂质过氧化和铁死亡细胞数目。

Fer-1 参与了结核分枝杆菌感染的巨噬细胞死亡，而这种巨噬细胞坏死促进了分枝杆菌的传播。研究发现，结核分枝杆菌诱导的巨噬细胞死亡与 GPx4 水平的降低，以及游离铁、线粒体超氧化物和脂质过氧化的增加有关；Fer-1 和铁螯合物可以抑制结核分枝杆菌感染的巨噬细胞死亡；体内试验显示，急性感染小鼠的肺坏死与 GPx4 表达的降低以及脂质过氧化的增加有关，同样被 Fer-1 治疗所抑制；而且经 Fer-1 处理的感染动物，细菌数量也明显减少。以上结果提示巨噬细胞铁死亡是结核分枝杆菌感染坏死的主要机制，也是宿主导向治疗结核病的一个靶点（Amaral et al.，2019；Imai et al.，2017）。

Fer-1 还具有抗真菌作用。Fer-1 是一种亲脂性抗氧化剂，能有效地阻止铁死亡，但 Fer-1 不仅减少体外感染巨噬细胞的死亡，而且抑制了荚膜梭菌、绿脓杆菌和皮炎芽生菌的生长（Conrad et al.，2018）。

34.2.2　铁死亡与淋巴细胞

对 GPx4 缺陷小鼠的研究显示，尽管胸腺 T 细胞发育正常，但 $CD4^+T$ 和 $CD8^+T$ 细胞在维持外周稳态平衡方面存在固有缺陷；此外，缺乏 GPx4 的抗原特异性 $CD8^+$ 和 $CD4^+T$ 细胞无法伸展，也无法抵御淋巴细胞性脉络丛脑膜炎病毒和利什曼原虫的感染，而饮食中补充高剂量维生素 E 可提高上述疾病的治疗效果。体外研究显示，GPx4 缺陷性 T 细胞的膜脂过氧化产物迅速增加，并伴随着铁依赖的细胞死亡。这些研究揭示了 GPx4 对 T 细胞免疫的重要作用（Matsushita et al.，2015）。

免疫治疗激活的 $CD8^+T$ 细胞可以增强肿瘤细胞的脂质过氧化水平，增加 T 细胞发生铁死亡的比例，有助于提高免疫治疗的抗肿瘤效果。研究显示，免疫激活的 $CD8^+T$ 细胞通过释放 IFN-γ 下调谷氨酸-胱氨酸反转运系统的两个亚单位 SLC3A2 和 SLC7A11 的表达，降低肿瘤细胞对胱氨酸的吸收，提高细胞内氧化水平，从而促进肿瘤细胞脂质过氧化和铁死亡。在小鼠模型中，应用一种可以降解半胱氨酸的工程化酶和检查点阻断剂，可以增强 T 细胞介导的抗肿瘤免疫并诱导肿瘤细胞铁死亡。在癌症患者中，谷氨酸-胱氨酸反转运系统的表达与 CD8[+]T 细胞信号、IFN-γ 表达和患者预后呈负相关（Xia et al.，2019；Seibt et al.，2019）。

34.3 铁死亡与炎症相关性疾病

34.3.1 铁死亡与神经系统疾病

研究表明，铁的积累和脂质过氧化与各种神经系统疾病的发展有关，同时伴随着 GSH 和 GPx4 水平的降低。尤其是神经系统退行性疾病阿尔茨海默病和帕金森病，存在由于细胞铁的再分布异常引起的中枢神经系统和（或）周围神经系统的特定区域铁积累，导致铁催化的芬顿反应。另外，脑组织铁稳态异常可导致脑细胞大量产生 ROS，最终对敏感的亚细胞结构造成灾难性的氧化损伤。

34.3.1.1 阿尔茨海默病

阿尔茨海默病（Alzheimer's disease，AD）是中枢神经系统慢性进行性病变，尽管发病机制目前不甚清楚，但关于炎症反应参与 AD 神经退行性变的理论被广泛支持。炎症参与了淀粉样蛋白沉积、神经元损伤、缠结和死亡的恶性循环。有证据表明 AD 动物模型神经元出现铁死亡典型的病理改变，同时显示体内铁代谢失衡，神经细胞内铁含量增加，细胞膜脂质过氧化明显，线粒体功能降低。GPx4 对胚胎发育至关重要，在成年小鼠中诱导 GPx4 的全身敲除导致小鼠快速死亡并伴有海马神经元的丢失（Xie et al.，2016）。

耗竭运动神经元 GPx4 或者应用 GPx4 抑制剂可以触发铁死亡，大脑皮层和海马神经元 GPx4 特异性敲除的小鼠在水迷宫实验中表现出明显的认知功能障碍等神经精神症状。机制探讨提示 AD 动物模型的神经炎症反应会引起星形胶质细胞、小胶质细胞和神经元表面的二价金属转运体 1 上调，在高水平的非转铁蛋白结合铁存在下，细胞对铁超载高度敏感，易于出现铁死亡。

34.3.1.2 帕金森病

帕金森病（Parkinson's disease，PD）是一种常见的中老年人锥体外系退行性疾病，其发病机制可能与线粒体功能障碍、氧化应激、蛋白质改变及炎症反应有关。流行病学研究结果发现，非甾体类抗炎药物可以降低帕金森病的患病风险，提示炎症反应是导致帕金森病的重要因素，抗炎可降低神经退行性疾病的进展。

帕金森病的神经元死亡与炎症反应密切相关，而小胶质细胞（MG）的激活是多巴胺能神经元变性的主要原因。各种原因导致 MG 过度激活，产生和释放大量自由基与促炎细胞因子，通过细胞毒性作用或者旁分泌途径导致神经元损伤。PD 主要病理改变是中脑黑质多巴胺（dopamine，DA）能神经元的变性死亡，涉及多种死亡模式，包括铁死亡。

PD 患者铁离子含量升高可能是其发病原因之一，铁摄入及环境中铁含量增加均是 PD 发病的重要危险因素。PD 患者脑内黑质部位的铁含量较正常人明显升高，有报道提示在 PD 患者体内存在转铁蛋白（transferrin，TF）、转铁蛋白受体 2（transferrin receptor 2，

TfR2）、血浆铜蓝蛋白（ceruloplasmin，CP）、淀粉样肽前体蛋白（amyloid precursor protein，APP）等基因突变，而这些基因与铁离子转运、存储、摄入等途径相关。铁离子螯合剂可以通过降低患者体内的铁含量而缓解早期 PD 患者的运动症状，对 PD 患者有保护作用（Hou et al.，2019；Tang et al.，2018）。

　　mtDNA 突变或者线粒体应激，可以激活炎症调节分子干扰素基因刺激蛋白（stimulator of interferon gene，STING）。研究发现，当线粒体损伤、DNA 释放入胞质时，可增加炎症因子的表达。对黑质多巴胺能神经元细胞 MES23.5 进行铁死亡特异性抑制剂 Fer-1 或者铁螯合剂 DFO 预处理 30min 后，GPx4 蛋白水平明显增加，而在 PD 小鼠模型黑质区表现出铁沉积增多、GPx4 蛋白水平明显降低等特征。在 PD 发展的早期阶段，铁死亡参与了 DA 能神经元的损伤，可能与 p53 信号通路的激活有关；而在 PD 发展的中后期，随着铁超载程度的增加，诱导细胞凋亡的发生（Guiney et al.，2017）。

34.3.2　铁死亡与心血管系统疾病

　　慢性系统性炎症是多种心血管疾病的危险因素。抗炎治疗可以降低心血管病的发病风险。大量实验研究提示炎细胞和炎症介质参与粥样斑块及不稳定性斑块的形成，临床观察到 C 反应蛋白降低的 AS 患者治疗效果更好，为 AS 的炎症假说提供了直接证据。

34.3.2.1　动脉粥样硬化

　　动脉粥样硬化（atherosclerosis，AS）是动脉壁的慢性炎症性病理过程，免疫系统在动脉粥样硬化斑块的发生和进展中起着至关重要的作用。大量数据支持炎症机制在动脉粥样硬化形成中的关键作用，包括内皮细胞的炎症激活、趋化因子和趋化蛋白参与炎症细胞的招募并进入内膜、泡沫细胞分泌炎性细胞因子，以及活性氧、斑块脂质或坏死核心放大局部的炎症反应等。

　　氧化的 LDL（ox-LDL）通过不同介质使单核细胞和其他炎症细胞的活化、募集和转运得以持续，从而增强相关促炎反应。动脉粥样硬化常伴发脂质代谢紊乱，脂质过氧化、斑块内出血和铁沉积是进展期斑块的特征，这是铁死亡发生的间接证据。过量的铁会促进 Fenton 反应产生活性氧（ROS），加速脂质过氧化，GPx4 的失活或半胱氨酸（GPx4 的前体）摄取的抑制将导致脂质 ROS 的积累，最终导致细胞死亡。与健康动脉组织中的相比，在人类和动物模型中，动脉粥样硬化病变中的铁含量显著增加。在小鼠或培养细胞中，诱导 *GPx4* 基因失活会引起脂质过氧化而导致细胞死亡；过表达 GPx4 可消除氧化脂质修饰并抑制 Apoe$^{-/-}$ 小鼠斑块的发展。研究表明，抑制铁死亡可能通过抑制脂质过氧化和内皮细胞功能障碍而减轻 AS（Bai et al.，2020；Martinet et al.，2019）。

34.3.2.2　缺血再灌注损伤

　　缺血再灌注损伤（ischemia-reperfusion injury，IRI）是指缺血的组织器官在恢复血液供应后出现加重的组织器官功能障碍和结构损伤。目前认为 IRI 发生是自由基增多、钙超载和白细胞增多共同作用的结果。在 IRI 组织内，由于缺血产生的大量趋化因子以及再灌注时黏附分子和炎症介质的表达增加，吸引大量白细胞特别是中性粒细胞在组织内聚集，引发广泛的炎症反应。同时白细胞可以通过呼吸暴发增加自由基的产生，引起氧化应激，导致内皮功能障碍、DNA 损伤和局部炎症反应，进一步加重组织损伤甚至死亡。

铁死亡相关的坏死性炎症近些年来引起了人们广泛关注，通过引起炎症因子、趋化因子、白细胞、活性氧来启动炎症级联反应，造成严重的组织损伤。临床和实验研究发现心肌再灌注后组织内出现铁残留，梗死区周围的心肌出现明显的铁依赖的脂质过氧化，提示铁死亡在许多缺血再灌注模型中扮演重要角色，参与再灌注损伤的发生和发展。

在 IRI 损伤中，三价铁离子容易通过电子传递链还原为亚铁离子，IRI 损伤过程中产生的大量 ROS 会导致脂质过氧化。脂质过氧化抑制剂，如辅酶 Q_{10} 和 Fer-1，可显著缩小心肌梗死面积。mTOR 过表达可保护心肌细胞免受铁死亡的影响，与抑制活性氧的产生有关。此外，由于亚铁离子通过芬顿反应促进脂质过氧化，用去铁胺预处理被证明对心脏 IRI 损伤有保护作用；雷帕霉素抑制 mTOR 降低铁死亡率，保护心脏抵抗缺血再灌注损伤。铁螯合也可以改善急性和慢性缺血再灌注引起的心力衰竭。过表达 *GPx4* 基因可减轻 IRI 损伤后的心功能障碍（Qiu et al.，2020；Schreiber et al.，2019）。

34.3.3 铁死亡与消化系统疾病

消化系统尤其是肠道，时刻面临着病原微生物的侵害，肠道炎症如坏死性结肠炎的患者组织和血浆中 TNF-α、IL-1β 和 IL-6 等炎性细胞因子的分泌增加，而且上皮细胞出现铁死亡和凋亡。脂肪性肝炎伴有肝细胞的凋亡，同时由于线粒体功能障碍、caspase-3 的激活和 IL-1 的增加，促进了肝细胞的铁死亡发生。

34.3.3.1 克罗恩病

克罗恩病是一种原因不明的、慢性的进行性肠道炎症肉芽肿性疾病，与饮食中不饱和脂肪酸尤其 PUFA 摄入过多有关。PUFA 引起的脂肪组织炎症、脂肪细胞增生和成纤维细胞分化参与克罗恩病的发生发展。GPx4 和克罗恩病之间存在遗传关联，克罗恩病患者上皮细胞 GPx4 活性降低或缺失，表现出脂质过氧化增加和局灶性中性粒细胞性浸润，并伴有肉芽肿样炎性细胞积聚（Subramanian et al.，2020）。

铁死亡是一种依赖于铁和活性氧的调节性细胞死亡，铁负荷增加和脂质过氧化与铁死亡发生密切相关。PUFA 的脂质过氧化反应，以及 GPx4 降低引起的细胞内氧化水平增高，都参与了铁死亡的发生。克罗恩病患者体内 PUFA 易受脂质过氧化反应的影响，脂质代谢本身可影响细胞对铁死亡的敏感性，而 GPx4 在生物膜中可以限制 PUFA 氧化。PUFA 促进趋化因子配体 1（chemokine ligand 1，CXCL1）的产生，同时需要 ACSL4 的参与，ACSL4 是合成 PUFA 的关键酶，在一定程度上促进了铁死亡的发生；另外，趋化因子 CXCL1 受铁含量、脂氧合酶介导的脂质过氧化调控，在 GPx4 活性降低的肠上皮细胞中，PUFA 诱导大量 IL-6 和 CXCL1 的释放，促进炎症反应。铁促进了脂质过氧化和 PUFA 诱导的 GPx4 缺陷肠上皮细胞中细胞因子的产生；维生素 E 因为其抗氧化特性，可防止 PUFA 诱导的脂质过氧化、细胞因子的产生和中性粒细胞浸润。

综上，克罗恩病患者肠道上皮细胞 GPx4 缺失或者活性降低，引起脂质过氧化进而促进铁死亡。反之，铁死亡和 PUFA 增加会加重克罗恩病的炎症反应（Mayr et al.，2020）。

34.3.3.2　肝炎

非酒精性脂肪性肝炎（NASH）是一种从单纯的脂肪变性发展到炎症和纤维化的代谢性肝病。研究发现，利用胆碱缺乏或者乙硫氨酸诱导的 NASH 动物模型，发现肝脏细胞发生铁死亡，且早于细胞凋亡；通过给野生型小鼠注射抑制剂来检测肝细胞死亡情况，发现坏死抑制剂不能阻断肝细胞死亡的发生，而铁死亡抑制剂几乎完全保护肝细胞免于死亡，并降低了随后发生的免疫细胞浸润和炎症反应。此外，在乙硫氨酸诱导的 NASH 小鼠肝脏样品中，与铁死亡发生密切相关的氧化 PE 的含量增加。这些发现提示肝细胞铁死亡在脂肪性肝炎中起着重要的触发炎症的作用，可能成为预防脂肪性肝炎发病的新靶点（Qi et al.，2020；Wang et al.，2019）。

34.3.4　铁死亡与免疫系统疾病

34.3.4.1　哮喘

支气管哮喘是一种由多种细胞参与的气道慢性炎症性疾病，常伴有多种炎细胞的激活、炎症介质和细胞因子的释放。嗜酸性粒细胞是哮喘患者气道的主要炎症细胞，其浸润与哮喘严重程度关系密切。诱导嗜酸性粒细胞死亡将有利于控制哮喘，同时降低局部炎症反应。糖皮质激素作为目前哮喘控制最有效的药物之一，通过快速诱导外周血和气道组织内嗜酸性粒细胞的凋亡发挥强大的抗炎作用（Wu et al.，2020）。

研究表明，嗜酸性粒细胞在过敏状态下细胞内二价铁水平增加，通过芬顿反应产生活性氧更容易引发铁死亡。在哮喘气道上皮细胞中发现了高水平的脂质过氧化物，铁死亡诱导剂 erastin 在人和小鼠体内通过直接抑制胱氨酸/谷氨酸逆向转运蛋白系统活性来抑制胱氨酸的输入，从而导致 GSH 耗竭和脂质过氧化堆积，进而引发嗜酸性粒细胞发生铁死亡，并最终减轻小鼠的嗜酸性气道炎症，且呈时间和剂量依赖性；铁死亡诱导剂 RSL3 被证明通过灭活 GPx4 诱导脂质过氧化产生 ROS，诱导嗜酸性粒细胞死亡（Wenzel et al.，2017）。

34.3.4.2　器官移植

心脏移植后引发无菌性炎症反应的机制不清。Fer-1 可以诱导花生四烯酰磷脂酰乙醇胺发生氢氧化，减少心肌细胞死亡，并阻断心脏移植后中性粒细胞的募集；冠状动脉结扎诱导的心肌缺血再灌注损伤模型中，抑制铁死亡可减少梗死面积，改善左心室收缩功能，并减少左心室重构。通过心脏移植的活体成像，发现铁死亡主要通过 TLR4/TRIF/I 型 IFN 信号通路促进中性粒细胞与冠状动脉血管内皮细胞的黏附，从而协调中性粒细胞向受损心肌的募集（Li et al.，2019）。

34.3.5　铁死亡与急性肾损伤

急性肾损伤（acute kidney injury，AKI）是指在缺血、药物、毒素等因素作用下出现的急性肾功能衰竭。肾小管坏死是最常见的 AKI，其典型的病理组织学特征是上皮细胞死亡和炎细胞浸润。在 AKI 动物模型，Fer-1 可以保护肾功能，减少组织学损伤、氧化应激和肾小管细胞死亡。Fer-1 降低了 IL-33 等趋化因子和细胞因子水平，并阻止巨噬细胞浸润。

脂肪酸诱导的急性肾损伤（FA-AKI）动物模型展现出典型的铁死亡特征，被证实与脂质过氧化和谷胱甘肽代谢相关蛋白下调有关。Fer-1 保留了肾功能，减少了肾脏组织学损伤、氧化应激和肾小管细胞死亡。关于铁死亡的免疫原性，Fer-1 降低了 IL-33、其他化学因子和细胞因子的表达，并阻止了巨噬细胞的增殖和肾脏保护性蛋白 Klotho 的下调。以上数据表明，铁死亡是 FA-AKI 的主要原因，而继发于铁死亡的免疫原性可进一步加重肾小管上皮细胞损伤（Scindia et al.，2019）。

34.3.6　铁死亡与脓毒血症

脓毒血症（sepsis）是感染微生物与宿主免疫、炎症和凝血反应之间复杂相互作用的一种全身性炎症反应综合征，严重脓毒血症可导致多器官衰竭而死亡。脓毒血症与细菌入侵和炎症有关，过度激活的单核/巨噬细胞、中性粒细胞和内皮细胞刺激了宿主的免疫反应，产生一系列促炎介质，包括细 TNF-α、IL-1β、IL-6 和 IL-8，以及脂质、补体成分、儿茶酚胺等。严重脓毒血症的死亡率高，治疗存在局限，因此研究其发病机制、探讨治疗脓毒血症的新方法具有重要临床意义（Yao et al.，2019）。

GSH 系统的核心酶 GPx4 活性降低或表达减少是铁死亡中铁依赖的脂质过氧化的主要环节，是铁死亡重要的负性调节因子。细菌、病毒及代谢产物可以通过降低靶细胞 GPx4 水平诱导发生铁死亡，从而导致细胞死亡和组织损伤。腹腔注射 LPS 复制大鼠脓毒症脑病模型，发现大鼠血清炎症因子 IL-6 和 TNF-α 水平升高，血清铁含量显著增加，大鼠海马氧化应激水平升高，神经元变性明显，认知功能受损；使用铁螯合剂 Def（deferoxamine），降低血清铁，减少大鼠海马神经元铁沉积和铁死亡，提高了 GPx4 蛋白表达，改善了认知功能障碍；在小鼠实验中，研究人员发现结核分枝杆菌诱导的急性肺坏死与 GPx4 表达降低和脂质过氧化反应增加有关，应用 Fer-1 可以减轻组织损伤，且导致结核杆菌细菌负荷的显著降低；在细菌感染和多菌感染的败血症动物模型中，GPx4 通过调节铁死亡和焦亡发挥保护作用（Amaral et al.，2019）。

二价铁是调控细胞脂质过氧化和铁死亡的重要环节，主要通过 15-LOX 选择性氧化花生四烯酸-磷脂酰乙醇胺（AA-PE）来实现。在哺乳动物的细胞和组织中，铁蛋白增多参与了细菌感染引起的宿主细胞或组织损伤；原核细菌铜绿假单胞菌不含 AA-PE，但能表达脂氧合酶，将宿主 AA-PE 氧化为 15-过氧氢 AA-PE，并诱发人支气管上皮细胞铁死亡。提高 GPx4 蛋白含量或者活性可以抑制败血症引起的细胞铁死亡，同时可以降低组织局部炎症反应从而改善症状（Deshpande and Zou，2020）。

34.4　总结与展望

铁死亡是一种铁依赖性的调节性细胞死亡形式。谷胱甘肽依赖的脂质过氧化物修复系统受损，脂质活性氧过量蓄积是铁死亡发生的核心环节，而脂质 ROS 的异常积累与许多慢性疾病和急性器官损伤有关。研究显示活性氧与慢性炎症性疾病和肿瘤发病率增加之间存在密切关系，主要是由自由基的产生与清除系统之间的不平衡引起。铁死亡与炎症的关系研究仍处于初级阶段，很多问题亟待解决。虽然脂质过氧化物在诱导铁死亡中的核心作用已经确定，但仍然没有明确的证据表明 ROS 是执行铁死亡的最终"刽子手"。发生铁死亡的细胞通过什么途径释放致炎信号？这些信号又是如何激活免疫细胞的？

P53 是一种细胞凋亡的重要调节因子，在铁死亡调节中也扮演重要角色。P53 可以通过下调 SLC7A11 的表达来抑制 X_c^- 系统引起的铁死亡。自噬也在铁死亡相关疾病的发生中起作用，自噬的激活可以引起铁蛋白的变化。因此，铁死亡、凋亡和自噬的调控中有一些共同点。焦亡是一种炎细胞程序性死亡方式，炎症小体介导的 caspase-1 参与其中，细胞焦亡会伴随着大量促炎因子的释放。铁死亡引发的炎症反应和焦亡之间有什么关系？是协同还是对抗？这些不同类型细胞死亡是否存在一个完整的调控网络仍需进一步探索，对铁死亡的深入研究将有助于充分认识多种疾病的发生机制并提供新的治疗思路。

参 考 文 献

Amaral E P, Costa D L, Namasivayam S, et al. 2019. A major role for ferroptosis in Mycobacterium tuberculosis-induced cell death and tissue necrosis. J Exp Med, 216(3): 556-570.

Bai T, Li M, Liu Y, et al. 2020. Inhibition of ferroptosis alleviates atherosclerosis through attenuating lipid peroxidation and endothelial dysfunction in mouse aortic endothelial cell. Free Radic Biol Med, 160: 92-102.

Cabral M, Martín-Venegas R, Moreno J J. 2013. Role of arachidonic acid metabolites on the control of non-differentiated intestinal epithelial cell growth. Int J Biochem Cell Biol, 45(8): 1620-1628.

Chang L C, Chiang S K, Chen S E, et al. 2018. Heme oxygenase-1 mediates BAY 11-7085 induced ferroptosis. Cancer Lett, 416: 124-137.

Cheng J, Fan Y Q, Liu B H, et al. 2020. ACSL4 suppresses glioma cells proliferation via activating ferroptosis. Oncol Rep, 43(1): 147-158.

Conrad M, Kagan V E, Bayir H, et al. 2018. Regulation of lipid peroxidation and ferroptosis in diverse species. Genes Dev, 32(9-10): 602-619.

Deshpande R, Zou C. 2020. Pseudomonas aeruginosa induced cell death in acute lung injury and acute respiratory distress syndrome. Int J Mol Sci, 21(15): 5356.

Doll S, Proneth B, Tyurina Y Y, et al. 2017. ACSL4 dictates ferroptosis sensitivity by shaping cellular lipid composition. Nat Chem Biol, 13(1): 91-98.

Guiney S J, Adlard P A, Bush A I, et al. 2017. Ferroptosis and cell death mechanisms in Parkinson's disease. Neurochem Int, 104: 34-48.

Hambright W S, Fonseca R S, Chen L, et al. 2017. Ablation of ferroptosis regulator glutathione peroxidase 4 in forebrain neurons promotes cognitive impairment and neurodegeneration. Redox Biol, 12: 8-17.

Hou L, Sun F, Sun W, et al. 2019. Lesion of the locus coeruleus damages learning and memory performance in paraquat and maneb-induced mouse Parkinson's disease model. Neuroscience, 419: 129-140.

Imai H, Matsuoka M, Kumagai T, et al. 2017. Lipid peroxidation-dependent cell death regulated by GPx4 and ferroptosis. Curr Top Microbiol Immunol, 403: 143-170.

Kang R, Zeng L, Zhu S, et al. 2018. Lipid peroxidation drives gasdermin D-mediated pyroptosis in lethal polymicrobial sepsis. Cell Host Microbe, 24(1): 97-108.

Li W, Feng G, Gauthier J M, et al. 2019. Ferroptotic cell death and TLR4/Trif signaling initiate neutrophil recruitment after heart transplantation. J Clin Invest, 129(6): 2293-2304.

Martinet W, Coornaert I, Puylaert P, et al. 2019. Macrophage death as a pharmacological target in atherosclerosis. Front Pharmacol, 10: 306.

Matsushita M, Freigang S, Schneider C, et al. 2015. T cell lipid peroxidation induces ferroptosis and prevents immunity to infection. J Exp Med, 212(4): 555-568.

Mayr L, Grabherr F, Schwärzler J, et al. 2020. Dietary lipids fuel GPX4-restricted enteritis resembling Crohn's disease. Nat Commun, 11(1): 1775.

Oh B M, Lee S J, Park G L, et al. 2019. Erastin inhibits septic shock and inflammatory gene expression via suppression of the NF-κB pathway. J Clin Med, 8(12): 2210.

Qi J, Kim J W, Zhou Z, et al. 2020. Ferroptosis affects the progression of nonalcoholic steatohepatitis via the modulation of lipid peroxidation-mediated cell death in mice. Am J Pathol, 190(1): 68-81.

Qiu Y, Cao Y, Cao W, et al. 2020. The application of ferroptosis in diseases. Pharmacol Res, 159: 104919.

Schreiber R, Buchholz B, Kraus A, et al. 2019. Lipid peroxidation drives renal cyst growth in vitro through activation of TMEM16A. J Am Soc Nephrol, 30(2): 228-242.

Scindia Y, Leeds J, Swaminathan S. 2019. Iron homeostasis in healthy kidney and its role in acute kidney injury. Semin Nephrol, 39(1): 76-84.

Seibt T M, Proneth B, Conrad M. 2019. Role of GPX4 in ferroptosis and its pharmacological implication. Free Radic Biol Med, 133: 144-152.

Subramanian S, Geng H, Tan X D. 2020. Cell death of intestinal epithelial cells in intestinal diseases. Sheng Li Xue Bao, 72(3): 308-324.

Tang M, Chen Z, Wu D, et al. 2018. Ferritinophagy/ferroptosis: iron-related newcomers in human diseases. J Cell Physiol, 233(12): 9179-9190.

Turubanova V D, Balalaeva I V, Mishchenko T A, et al. 2019. Immunogenic cell death induced by a new photodynamic therapy based on photosens and photodithazine. J Immunother Cancer, 7(1): 350.

Van der Poll T, van de Veerdonk F L, Scicluna B P, et al. 2017. The immunopathology of sepsis and potential therapeutic targets. Nat Rev Immunol, 17: 407-420.

Wang T, Fu X, Chen Q, et al. 2019. Arachidonic acid metabolism and kidney inflammation. Int J Mol Sci, 20(15): 3683.

Wang Y, Chen Q, Shi C, et al. 2019. Mechanism of glycyrrhizin on ferroptosis during acute liver failure by inhibiting oxidative stress. Mol Med Rep, 20(5): 4081-4090.

Wen Q, Liu J, Kang R, et al. 2019. The release and activity of HMGB1 in ferroptosis. Biochem Biophys Res Commun, 510(2): 278-283.

Wenzel S E, Tyurina Y Y, Zhao J, et al. 2017. PEBP1 wardens ferroptosis by enabling lipoxygenase generation of lipid death signals. Cell, 171(3): 628-641.

Wu Y, Chen H, Xuan N, et al. 2020. Induction of ferroptosis-like cell death of eosinophils exerts synergistic effects with glucocorticoids in allergic airway inflammation. Thorax, 75(11): 918-927.

Xia X, Fan X, Zhao M, et al. 2019. The relationship between ferroptosis and tumors: A novel landscape for therapeutic approach. Curr Gene Ther, 19(2): 117-124.

Xie Y, Hou W, Song X, et al. 2016. Ferroptosis: process and function. Cell Death Differ, 23(3): 369-379.

Yang W S, Kim K J, Gaschler M M, et al. 2016. Peroxidation of polyunsaturated fatty acids by lipoxygenases drives ferroptosis. Proc Natl Acad Sci U S A, 113(34): E4966-75.

Yang Y, Luo M, Zhang K, et al. 2020. Nedd4 ubiquitylates VDAC2/3 to suppress erastin-induced ferroptosis in melanoma. Nat Commun, 11(1): 433.

Yao P, Chen Y, Li Y, et al. 2019. Hippocampal neuronal ferroptosis involved in cognitive dysfunction in rats with sepsis-related encephalopathy through the Nrf2/GPX4 signaling pathway. Zhonghua Wei Zhong Bing Ji Jiu Yi Xue, 31(11): 1389-1394.

Yuan H, Li X, Zhang X, et al. 2016. Identification of ACSL4 as a biomarker and contributor of ferroptosis. Biochem Biophys Res Commun, 478(3): 1338-1343.

Yumnamcha T, Devi T S, Singh L P. 2019. Auranofin mediates mitochondrial dysregulation and inflammatory cell death in human retinal pigment epithelial cells: Implications of retinal neurodegenerative diseases. Front Neurosci, 13: 1065.

Zhou H, Yin C, Zhang Z, et al. 2020. Proanthocyanidin promotes functional recovery of spinal cord injury via inhibiting ferroptosis. J Chem Neuroanat, 107: 101807.

Zhu H, Santo A, Jia Z, et al. 2019. GPx4 in bacterial infection and polymicrobial sepsis: Involvement of ferroptosis and pyroptosis. React Oxyg Species (Apex), 7(21): 154-160.

第35章

铁死亡与衰老及长寿

田进伟　闵军霞　王雅妮　贾　莹

摘要: 衰老是指机体因年龄增长导致的各系统、器官和组织的生理功能减退的自然生命过程, 受遗传因素和环境因素共同影响。衰老伴随着铁代谢紊乱及脂质过氧化损害, 二者作为铁死亡的主要特征进一步通过触发铁死亡, 从而介导衰老相关疾病进程。铁代谢异常所致的铁负载状态一方面经由诱导氧化应激损害促进铁死亡的发生, 另一方面经由诱导基因组损伤以及损害其损伤修复机制参与细胞衰老进展。鉴于铁稳态失衡、铁死亡与衰老三者在调控机制方面的交汇, 铁死亡相关通路调控分子可作为重要的着眼点及突破口以揭示病态衰老的内在机制, 同时也为机体过早衰老及衰老相关疾病开发潜在治疗靶点。

关键词: 衰老, 细胞衰老, 铁代谢, 氧化应激, 铁死亡

Abstract: Aging is a natural vital process that physiological functions in various organismal systems organs and tissues degenerate with age, which is affected by genetic and environmental factors. Aging is accompanied by iron metabolism disorder and lipid peroxidation damage, which are the main characteristics of ferroptosis and further trigger ferroptosis occurrence and mediate aging related diseases processes. Iron overload caused by abnormal iron metabolism not only promotes ferroptosis by inducing oxidative stress damage, but also participates in cell senescence by inducing genome damage and damage its damage repair mechanism. In view of the intersection of iron homeostasis imbalance, ferroptosis and aging, the regulatory molecules of ferroptotic pathways can serve as an important focus and breakthrough to reveal the internal mechanism of pathological aging, and to develop potential therapeutic targets for premature aging and aging-related diseases.

Keywords: aging, senescence, iron mechanism, oxidative stress, ferroptosis

35.1　衰老简介及内在调控机制

衰老是指机体因年龄增长导致的各系统、器官和组织的生理功能减退的自然生命过程, 受遗传因素和环境因素共同影响。此外, 细胞及组织在衰老进程中发生系统性病变,

进而导致衰老相关疾病的发生以及生命的终结。细胞衰老为在执行生命活动功能时细胞增殖及分化等生理功能随时间进程而逐渐衰退的过程。机体衰老包括系统衰老及其所伴随的机能减退，而这之中以细胞增殖功能减退为特征的细胞衰老作为机体衰老的重要原因之一，则更为深入地揭示了衰老的特征及机制，乃至与衰老病理生理过程相关的多种细胞死亡方式相联系，从而能够更好地对细胞衰老、机体衰老、衰老相关病理过程进行更为精准及有效的干预及调控。随着医疗保健、诊疗技术、预防接种的逐步完善，人类预期寿命稳步增加，预估 2050 年 60 岁以上的人口将高达 21 亿（Amaya-Montoya et al.，2020）。然而疾病易感性及脆弱性也随着老年人数量的增加及寿命的延长呈现持续增长状态，其中糖尿病、神经退行性变、心血管疾病、代谢性疾病、肿瘤等俨然成为危及人类健康的衰老相关疾病。哺乳动物衰老存在共性及多方假说，其中包括①自由基学说；②免疫衰老及炎性衰老学说；③铁衰老学说等。而对于衰老生物学机制的深入探索，对于社会经济以及医疗体系的完善有着宏观意义。衰老内在机制的揭示，以及针对衰老相关慢性疾病、衰老所引发的免疫系统恶化、过早衰老的遗传性病变等病理过程的研究，对于医疗个体及整体具有重要的研究价值。

35.1.1　基因组不稳定

细胞损伤的时间依赖性积累被认为是衰老的主要原因之一（Gems and Partridge，2013）。DNA 的完整性和稳定性不断受到外源性（物理，化学制剂和生物因素）的刺激以及内源性（DNA 复制错误，自发水解反应和氧化损害）的挑战（Hoeijmakers，2009），引起的遗传损伤高度多样，包括点突变、易位、染色体数目异常、端粒缩短以及病毒或转座子整合引起的基因破坏。为了使这些损害最小化，生物体进化出了复杂的 DNA 修复机制网络，他们能够协同修复核 DNA 可能发生的大部分损害（Lord and Ashworth，2012）。除对核 DNA 的保护作用外，基因组稳定性系统还具有维持端粒的适当长度和功能这一特殊机制，以及确保线粒体 DNA（mitochondrial DNA，mtDNA）的完整性的作用（Blackburn et al.，2006；Kazak et al.，2012）。除了 DNA 的直接损伤外，核结构的缺陷同样可导致基因组不稳定并导致早衰综合征（Worman，2012），沃纳综合征和布鲁姆综合征等（Burtner and Kennedy，2010）。而对染色体精准分离机制的增强可逆转哺乳动物在人工诱导条件下加速的衰老进程。这也支持了增强核和线粒体基因组稳定性的干预措施具有延迟过早衰老的效应。

35.1.1.1　核 DNA

体细胞突变在老年人和模型生物的细胞内积累（Moskalev et al.，2013）、染色体非整倍性和拷贝数变异以及其他形式 DNA 损伤均与衰老相关（Faggioli et al.，2012；Forsberg et al.，2012）。所有这些形式的 DNA 改变都可能影响必需的基因和转录途径，从而导致细胞功能失调。这些功能失调的细胞若不能通过凋亡等细胞死亡机制消除，则会危害组织和机体的体内平衡（Jones and Rando，2011）。基因组损伤的终生增加与衰老之间存在因果联系的相关证据表明，DNA 修复机制的缺陷会导致小鼠加速衰老，并成为诸如 Werner 综合征、Bloom 综合征、干性皮肤病等多种早衰综合征的内在发生机理之一（Gregg et al.，2012）。此外，过表达 BubR1（有丝分裂检查点组件）的转基因小鼠可确保染色体的准确分离，对非整倍体和癌症的保护作用增强，并延长健康寿命。这些发现提供了实验证据，证明增强核 DNA 修复机制可能延缓衰老。

35.1.1.2　线粒体 DNA

衰老的线粒体 DNA（mtDNA）的突变和缺失也可导致衰老（Park and Larsson，2011）。由于线粒体的氧化微环境，mtDNA 中缺乏保护性组蛋白。此外，与核 DNA 相比，mtDNA 修复机制的效率更为有限，mtDNA 被认为是衰老相关的体细胞突变的主要靶标之一（Linnane et al.，1989）。mtDNA 突变在衰老中的因果关系一直存在争议，因为线粒体基因组的多样性，使得线粒体基因组和野生型基因组在同一细胞内共存，这种现象被称为"异质性"。然而，单细胞分析显示，尽管 mtDNA 突变的总体水平较低，但单个衰老细胞的突变负荷变得显著，并可能达到同质状态，其中突变基因组在正常基因组中占据主导地位（Khrapko et al.，1999）。有趣的是，与先前的预期相反，成年或衰老细胞中的大多数 mtDNA 突变似乎是由生命早期的复制错误引起，而不是由氧化损伤引起。这些突变可能会经历多克隆扩增，并在不同组织中引起呼吸链功能障碍（Ameur et al.，2011）。在抗逆转录病毒药物治疗的艾滋病毒感染患者中，加速衰老的研究干扰了 mtDNA 的复制，这支持了起源于生命早期的 mtDNA 突变的克隆扩增（Payne et al.，2011）。

最初的证据表明，mtDNA 损伤可能对衰老和与年龄有关的疾病很重要，这是由于鉴定了部分表型衰老的 mtDNA 突变引起的人类多系统疾病而引起的（Wallace，2005）。进一步的病因证据来自对线粒体 DNA 聚合酶 γ 缺乏的小鼠的研究。这些突变小鼠表现出过早衰老和寿命缩短的方面，以及 mtDNA 中随机点突变和缺失的积累（Kujoth et al.，2005；Trifunovic et al.，2004）。这些小鼠的细胞显示出线粒体功能受损，但出乎意料的是，这并未伴随着 ROS 产生的增加（Edgar et al.，2009；Hiona et al.，2010）。此外，早衰小鼠的干细胞对 mtDNA 突变的积累尤其敏感（Ahlqvist et al.，2012）。因此，确定减少 mtDNA 突变负荷的基因操作对于是否能够实现寿命的延长是极为必要的。

35.1.2　端粒耗损

随着年龄的增长，DNA 损伤的积累会近乎随机地影响基因组，其中一些染色体区域（例如端粒）尤其容易受到年龄相关的降解的影响（Blackburn et al.，2006）。复制性 DNA 聚合酶缺乏完全复制线性 DNA 分子末端的能力，这种功能是一种称为端粒酶的特殊 DNA 聚合酶所特有的。而大多数哺乳动物体细胞不表达端粒酶，这导致了染色体末端的端粒保护序列的逐渐丢失。端粒耗竭是某些体外培养细胞增殖能力有限的原因，即复制性衰老（Hayflick and Moorhead，1961），有假设认为这是确定有机体的最长寿命的重要因素之一（Fossel，2002）。

端粒短缩可以被视作一种特殊的 DNA 断裂，它通过形成一种被称为"遮蔽素"的核蛋白复合物避过了 DNA 修复机制（Palm and de Lange，2008）。这为端粒增加了另一个特殊性，一方面可在不存在端粒酶的情况下端粒逐渐缩短；另一方面，即使在存在端粒酶的情况下，由于遮蔽素的存在，外源性的端粒损伤也能够躲避 DNA 修复机制。因此，端粒处的 DNA 损伤会导致 DNA 损伤的持续存在，从而导致衰老、凋亡等细胞损害作用

（Fumagalli et al.，2012）。

人类端粒酶缺乏症与某些疾病的发生有关，例如肺纤维化，先天性角化不全和再生障碍性贫血，这些疾病涉及不同组织再生能力的丧失（Armanios and Blackburn，2012）。在再生障碍性贫血和先天性角化不全的病例中发现了这种端粒成分的缺乏的突变（Savage et al.，2008）。由于"遮蔽素"相关的各种功能丧失模型的特征在于组织的再生能力迅速下降和衰老加速。因此即便在端粒长度正常的情况下也会出现这种现象（Martinez and Blasco，2010）。在转基因动物模型中，已经成功建立了端粒缺失，细胞衰老和机体衰老之间的因果关系，端粒缩短或延长的小鼠的寿命分别降低或增加（Armanios et al.，2009；Rudolph et al.，1999）。近日的证据表明，可通过端粒酶活化来逆转衰老，例如端粒酶缺陷型小鼠通过基因激活后可以恢复端粒酶缺陷型小鼠的过早衰老（Jaskelioff et al.，2011）。此外，在成年野生型小鼠中，可以通过药理激活或病毒转染端粒酶来延迟正常的生理衰老且不增加癌症发生率（Bernardes de Jesus et al.，2012）。最近的 Meta 分析表明，较短的端粒和死亡风险之间在人类中（尤其是年轻人）有很强的关联性（Boonekamp et al.，2013）。

总的来讲，在哺乳动物中，正常衰老伴随着端粒磨损。此外，病理性端粒功能障碍会加速小鼠和人类的衰老，而端粒酶的实验性激活则可以延缓小鼠的衰老。

35.1.3　表观遗传学改变

在整个生命进程中，各种表观遗传学改变都会对细胞和组织产生影响（Talens et al.，2012）。这些表观遗传学的变化涉及 DNA 甲基化模式的改变，组蛋白的翻译后修饰和染色质重塑。组蛋白 H4K16 乙酰化，H4K20 三甲基化或 H3K4 三甲基化的增加以及 H3K9 甲基化或 H3K27 三甲基化的降低，构成了年龄相关的表观遗传标记（Fraga and Esteller，2007）。确保表观遗传模式的生成和维持的多种酶系统包括 DNA 甲基转移酶、组蛋白乙酰化酶、脱乙酰酶、甲基化酶和脱甲基酶，以及与染色质重塑有关的蛋白质复合物。有诸多证据表明衰老伴随表观遗传学变化，表观遗传扰动可引起模型生物中的早衰综合征。此外，SIRT6 列举了一种表观遗传学上相关的酶，其功能丧失或是获得分别会导致小鼠的寿命缩减或延长。上述研究表明，了解和操纵表观基因组有望改善与年龄有关的疾病并延长健康寿命。

35.1.3.1　组蛋白修饰与 DNA 甲基化

组蛋白甲基化作为无脊椎动物衰老的标志之一，敲减组蛋白甲基化复合物的成分可延长线虫和果蝇的寿命（Greer et al.，2010；Siebold et al.，2010）。此外，组蛋白脱甲基酶通过靶向关键的长寿途径的组成部分（如胰岛素/ IGF-1 信号通路）来调节寿命（Jin et al.，2011）。尚不清楚对组蛋白修饰酶的操作是否会通过纯粹的表观遗传机制，影响 DNA 修复和基因组稳定性，或是通过影响核外代谢或信号通路的转录改变来影响衰老。

作为潜在的抗衰老因子，NAD 依赖性蛋白脱乙酰酶和 ADP-核糖基转移酶的 sirtuin 家族已被广泛研究。对这种与衰老有关的蛋白质家族的兴趣源于酵母、果蝇和线虫的一系列研究，这些研究报告称这些生物的单个 *sirtuin* 基因（称为 Sir2）具有显著的长寿活性（Guarente,2011）。Sir2 的过表达首先被证明可以延长酿酒酵母的复制寿命（Kaeberlein et al.，1999），随后的报道表明线虫（sir-2.1）和果蝇（dSir2）两种 Sir2 的直系同源物表达增强可以延长两种无脊椎动物模型系统的寿命（Tissenbaum and Guarente，2001；Rogina and Helfand，2004）（Viswanathan and Guarente，2011）。而针对哺乳动物的多项研究表明，7 个哺乳动物沉默调节蛋白中有几个可延缓小鼠衰老的多种参数（Houtkooper et al.，2012）。尤其是与无脊椎动物 Sir2 最接近的同源基因，哺乳动物 SIRT1 的转基因过表达改善了衰老过程中的健康状况，但并未增加寿命（Herranz et al.，2010）。SIRT1 的有益作用涉及的机制复杂且相互联系，包括改善基因组稳定性（Oberdoerffer et al.，2008）以及增强代谢效率（Nogueiras et al.，2012）等多种细胞作用。SIRT6 通过组蛋白 H3K9 脱乙酰作用调节基因组稳定性、NF-κB 信号转导和葡萄糖稳态（Kanfi et al.，2010）。缺乏 SIRT6 的突变小鼠出现加速衰老（Mostoslavsky et al.，2006），而高表达 Sirt6 的雄性转基因小鼠的寿命比对照动物更长，这一结果的出现与血清 IGF-1、IGF-1 信号转导相关的其他指标降低有关（Kanfi et al.，2012）。有趣的是，线粒体去乙酰化酶 SIRT3 在饮食限制（DR）期间具有延缓衰老、延长寿命的有益作用（Someya et al.，2010），并且 SIRT3 的过表达会逆转衰老的造血干细胞的再生能力（Brown et al.，2013）。因此，在哺乳动物中，sirtuin 家族的至少三个成员 SIRT1、SIRT3 和 SIRT6 有助于健康衰老。

DNA 甲基化与衰老之间的关系尤为复杂，多个基因座，包括与各种肿瘤抑制基因和 Polycomb 靶基因相对应的基因，实际上会随着年龄的增长而甲基化（Maegawa et al.，2010）。患有早衰综合征的患者和小鼠的细胞表现出 DNA 甲基化模式和组蛋白修饰的改变（Shumaker et al.，2006；Osorio et al.，2010）。在生命中积累的所有这些表观遗传缺陷或表观突变可能会对干细胞的行为和功能产生明显的影响（Pollina and Brunet，2011）。然而，到目前为止，尚无直接的实验证明通过改变 DNA 甲基化模式可延长生物寿命。

35.1.3.2 表观遗传变化的逆转

与 DNA 突变不同，表观遗传改变至少在理论上是可逆的，这也为设计新型抗衰老疗法提供了机会（Freije and Lopez-Otin，2012）。通过给予组蛋白脱乙酰基酶抑制剂来恢复生理学上的 H4 乙酰化，可避免小鼠出现与年龄相关的记忆障碍（Peleg et al.，2010），这表明表观遗传学改变的逆转可能具有神经保护作用。组蛋白乙酰基转移酶的抑制剂还改善了早衰小鼠的早衰表型并延长了其寿命（Krishnan et al.，2011）。此外，最近在秀丽隐杆线虫上发现长寿的跨代表观遗传，对亲本中特定染色质修饰的操纵可以诱导其后代寿命的表观遗传记忆（Greer et al.，2011）。从概念上讲，与组蛋白乙酰转移酶抑制剂相似，组蛋白脱乙酰酶激活剂可以延长寿命。白藜芦醇与衰老的关系已被广泛研究，其多种作用机制包括 SIRT1 活性的上调，以及与能量缺乏有关的其他作用。

35.1.4 蛋白稳态丧失

衰老及其相关的疾病与蛋白质稳态或蛋白稳态受损有关。所有细胞都利用一系列质量控制机制来保持其蛋白质组的稳定性和功能性。蛋白质稳态包括正确折叠的蛋白质的稳定机制（最突出的是蛋白质的热休克家族），以及蛋白酶体或溶酶体降解蛋白质的机制（Hartl et al.，2011）。此外，还有一些与年龄相关的蛋白质毒性调节剂，如 MOAG-4，它们通过不同于分子伴侣和蛋白酶的替代途径发挥作用（van Ham et al.，2010）。所有这些系统都以协调的方式来恢复错误折叠的多肽的结构或完全去除并降解它们，从而防止受损成分的积累，确保细胞内蛋白质的连续更新。相应的，许多研究表明，蛋白质老化会随着年龄的增长而改变（Koga et al.，2011）。另外，未折叠、错误折叠或聚集的蛋白质的慢性表达有助于某些与年龄相关的病理的发展，如阿尔茨海默病、帕金森病和白内障（Powers et al.，2009）。

35.1.4.1　伴侣蛋白介导的蛋白质折叠和稳定性

应激诱导的细胞质和细胞器特异性伴侣的合成在衰老中受到显著损害（Calderwood et al.，2009）。过表达伴侣分子的转基因线虫和果蝇的寿命延长等许多动物模型都支持伴侣蛋白减少对寿命的影响（Morrow et al.，2004）。此外，缺乏热休克家族伴侣分子的突变小鼠表现出加速衰老的表型，而长寿命的小鼠品系则显示出某些热休克蛋白的明显上调（Min et al.，2008）。此外，激活热休克反应的主调节因子转录因子 HSF-1 可以延长线虫的寿命和耐热性，而淀粉结合染料硫黄素 T（ThT）通过 HSF-1 可抑制突变亚稳态蛋白的病理特征和人类淀粉样蛋白相关毒性，因而在衰老过程中会促进体内蛋白质稳态并延长寿命（Alavez et al.，2011）。在哺乳动物细胞中，SIRT1 对 HSF-1 的脱乙酰作用增强了热休克基因（如 Hsp70）的反式激活，而 SIRT1 的下调则减弱了热休克反应（Westerheide et al.，2009）。维持或增强蛋白稳态的几种方法旨在激活伴侣蛋白介导的蛋白质折叠和稳定性。热休克蛋白 Hsp72 的药理诱导作用可在肌肉营养不良的小鼠模型中保留肌肉功能并延缓营养不良性病理的进展（Gehrig et al.，et al.，2012）。小分子也可以用作药理伴侣，以确保受损的蛋白质重新折叠并改善模型生物中与年龄相关的表型（Calamini et al.，2011）。

35.1.4.2　蛋白水解系统

自噬-溶酶体系统和泛素-蛋白酶体系统这两个与蛋白质质量控制有关的主要蛋白水解系统的活性会随着衰老而降低（Rubinsztein et al.，2011）。显著蛋白变性的发生是老年的共同特征。关于自噬，LAMP2a 为伴侣蛋白介导的自噬受体，在 LAMP2a 过表达的转基因小鼠体内不会出现与衰老相关的自噬活性下降，并且随着衰老进程肝功能逐渐改善（Zhang and Cuervo，2008）。在发现恒定或间歇给药 mTOR 抑制剂雷帕霉素可增加中年小鼠的寿命后，使用巨自噬的化学诱导物（与伴侣蛋白介导自噬不同的另一种自噬）进行的干预引起了广泛的关注（Blagosklonny，2011）。值得注意的是，雷帕霉素可延缓小鼠衰老的许多方面（Wilkinson et al.，2012）。雷帕霉素的寿命延长作用依赖于酵母、线虫和果蝇中自噬的诱导（Bjedov et al.，2010；Rubinsztein et al.，2011）。然而，雷帕霉素对哺乳动物衰老的影响尚无类似证据，其他机制如抑制核糖体 S6 蛋白激酶 1（S6K1）参与蛋白质合成可能有助于解释雷帕霉素对延长寿命的作用（Selman et al.，2009）。与雷帕霉素相反，亚精胺是一种巨噬细胞自噬诱导剂，它没有免疫抑制副作用，并且通过诱导自噬也可以提高酵母、果蝇和线虫的寿命（Eisenberg et al.，2009）。同样，用含亚精胺的多胺制剂补充营养或提供产生多胺的肠道菌群也可以增加小鼠的寿命（Matsumoto et al.，2011）。膳食补充 ω-6 多不饱和脂肪酸还可以通过自噬激活延长线虫的寿命

（O'Rourke et al.，2013）。关于蛋白酶体，EGF 信号的激活可通过增加泛素-蛋白酶体系统各种组分的表达来延长线虫的寿命（Liu et al.，2011b）。同样，通过去泛素化酶抑制剂或蛋白酶体激活剂增强蛋白酶体活性，可加速人类培养细胞中有毒蛋白质的清除，并延长酵母中的复制寿命（Kruegel et al.，2011）。此外，通过 FOXO 转录因子 DAF-16 增加的蛋白酶体亚基 RPN-6 的表达赋予了蛋白毒性胁迫抗性并延长了秀丽隐杆线虫的寿命（Vilchez et al.，2012）。

35.1.5　营养代谢失调

哺乳动物的生长轴包括垂体前叶产生的生长激素（GH）及其次级介质胰岛素样生长因子（IGF-1）。IGF-1 的细胞内信号转导途径与胰岛素相同，从而使细胞感知葡萄糖的存在。因此，IGF-1 和胰岛素信号转导被称为 "胰岛素和 IGF-1 信号转导"（IIS）途径。值得注意的是，IIS 途径是进化中最保守的衰老控制途径，其多个靶标中有转录因子的 FOXO 家族和 mTOR 复合物，它们也影响衰老的发生并且在进化上具有保守性（Barzilai et al.，2012）。降低 GH、IGF-1 受体、胰岛素受体或下游细胞内效应子（如 AKT、mTOR 和 FOXO）功能的遗传多态性或突变与人类和模型生物的寿命有关，进一步说明营养和生物能量途径对寿命有重要影响（Barzilai et al.，2012）。饮食限制（DR）可以延长被研究的所有真核生物（包括非人灵长类动物）的生存时间或健康寿命，这与衰老和营养素调节失调的相关性具有一致性（Colman et al.，2009）。在 IIS 途径的下游效应子中，与线虫和果蝇的寿命最相关的一种是转录因子 FOXO（Kenyon et al.，1993）。在小鼠中，有 4 个 FOXO 成员，但尚未确定它们的过度表达对寿命的影响以及它们在通过减少 IIS 介导健康衰老中的作用。DR 的肿瘤抑制作用需要小鼠 FOXO1（Yamaza et al.，2010），但尚不清楚该因子是否参与 DR 介导的寿命延长。抑癌药 PTEN 剂量增加的小鼠表现出 IIS 途径的下调和能量消耗增加，这与线粒体氧化代谢的改善及棕色脂肪组织的活性增强有关（Garcia-Cao et al.，2012）。与其他具有降低 IIS 活性的小鼠模型一致，过表达 Pten 的小鼠以及亚型 PI3K 小鼠的寿命延长（Foukas et al.，2013）。也就是说，PTEN 过表达以及 DR 通过下调 IIS 途径导致 GH、IGF-1 受体、胰岛素受体或下游细胞内效应子表达减少，从而发挥延迟衰老、延长寿命的作用。

35.1.6　线粒体功能障碍

线粒体参与能量的生成，其数量在心肌、骨骼肌、肝脏、肾脏及神经细胞中尤其显著。线粒体通过一系列的氧化/还原反应，利用电子传递链从还原烟酰胺腺嘌呤二核苷酸（NADH）等电子供体中产生可用的化学能量，电子的转移进而促进质子跨膜传输，从而产生电化学梯度，驱动三磷酸腺苷（ATP）的合成（Ham and Raju，2017）。在衰老进程中，线粒体损伤随着年龄的增长而增加，导致与线粒体相关的分子通路的失调。呼吸链的功效随着细胞和生物体的衰老趋于减弱，从而增加了电子泄漏并减少了 ATP 的产生。线粒体作为缺氧以及缺血损伤的主要靶点，其稳态和细胞能量的扰动使老年人缺氧缺血性损伤的结局恶化。

35.1.6.1　活性氧

自由基衰老理论认为，随着衰老而发生的进行性线粒体功能障碍会导致活性氧（ROS）的产生增多，进而导致线粒体进一步恶化和整体细胞损伤（Harman，1965）。多种数据支持 ROS 在衰老中的作用（Hekimi et al.，2011）。但观察结果出乎意料，即 ROS 的增加可能延长酵母和秀丽隐杆线虫的寿命（Doonan et al.，2008）。同样，在小鼠中进行增加线粒体 ROS 和氧化损伤的基因操作并不会加速衰老（Van Remmen et al.，2003），增加抗氧化防御能力的操作也并未延长小鼠寿命（Perez et al.，2009）。最终发现，损害线粒体功能但不增加 ROS 的基因操作会加速衰老（Edgar et al.，2009；Hiona et al.，2010）。这些和类似数据为我们提供了关于 ROS 在衰老中作用的新思路（Ristow and Schmeisser，2011）。实际上，与 ROS 破坏作用的研究工作平行且独立的是，细胞内信号转导领域已积累了可靠的证据，证明 ROS 响应生理信号和应激条件时在触发增殖和生存信号中的作用（Sena and Chandel，2012）。如果 ROS 被认为是一种应激诱导的生存信号，在概念上类似于 AMP 或 NAD$^+$，那么这两种证据可协同支持。从这个意义上说，ROS 的主要作用将是激活代偿的稳态反应。随着年龄的增长，细胞应激和损伤增加，同时 ROS 水平增加以维持生存。当 ROS 超过一定的阈值，其作用便偏离了其最初目的，最终加剧而非减轻了与年龄相关的损害（Hekimi et al.，2011）。

35.1.6.2　线粒体完整性和生物发生

功能异常的线粒体可独立于 ROS 促进衰老，DNA 聚合酶 γ 缺乏症小鼠的研究证明了这一点（Edgar et al.，2009）。这可能是通过多种机制发生的，例如，线粒体缺陷可能通过增加线粒体在应激条件下的通透性而影响凋亡信号转导（Kroemer et al.，2007），并支持 ROS 介导的炎症反应和增加通透性促进炎症小体的活化（Green et al.，2011）。此外，线粒体功能障碍可能会通过影响线粒体相关膜（构成线粒体外膜与内质网之间的界面）而直接影响细胞信号转导和细胞间信号相互干扰（Raffaello and Rizzuto，2011）。

随着年龄的增长，线粒体生物能的效率降低可能是由于多种机制共同引起的，包括线粒体生物发生的减少，例如，端粒酶缺陷型小鼠的端粒耗损，以及随后 p53 介导的 PGC-1α 和 PGC-1β 的抑制（Sahin and DePinho，2012）。这种线粒体下降也发生在野生型小鼠的生理衰老过程中，并且可以通过端粒酶的激活而部分逆转（Bernardes de Jesus et al.，2012）。SIRT1 通过转录共激活因子 PGC-1α（Rodgers et al.，2005）和自噬去除受损的线粒体来调节线粒体的生物发生（Lee et al.，2008）。SIRT3 是主要的线粒体脱乙酰基酶，其靶向许多参与能量代谢的酶，包括呼吸链、三羧酸循环、生酮作用和脂肪酸 β-氧化途径（Giralt and Villarroya，2012）。SIRT3 还可以通过使锰超氧化物歧化酶（线粒体抗氧化剂）脱乙酰化来直接控制 ROS 的产生速率（Qiu et al.，2010）。总的来说，这些结果支持这样的想法，即端粒酶和 sirtuins 蛋白可以控制线粒体功能并起到抗年龄相关疾病作用。其他引起生物功能缺陷的机制包括：mtDNA 突变和缺失的积累，线粒体蛋白的氧化，呼吸链复合体的大分子组织失稳，线粒体膜脂质组成的变化，由于裂变和融合事件的不平衡而导致线粒体动力学的改变，线粒体自噬相关的质量控制缺陷（一种细胞器特有的、以有缺陷线粒体为目标的蛋白水解作用）（Wang and Klionsky，2011）。由于生物发生率和清除率降低，线粒体损伤增加和周转率降低的综合作用可能会导致衰老过程。

35.1.7　细胞衰老

细胞衰老可以定义为与特定表型变化相关的细胞周期阻滞（Campisi and d'Adda di Fagagna，2007）。这种现象最初是由海夫里克（Hayflick）在连续培养的人类成纤维细胞中描述的（Hayflick and Moorhead，1961）。如今我们了解 Hayflick 观察到的衰老是由端粒缩短引起的（Bodnar et al.，1998），此外还存在其他与衰老相关的刺激，它们独立于端粒过程触发的衰老。

最值得注意的是，非端粒 DNA 损伤和 INK4/ARF 基因座的抑制都随着时间的推移而逐渐发生，也可诱导衰老（Collado et al.，2007）。衰老细胞在衰老组织中的积累通常是使用替代标记（如 DNA 损伤）来推断的。一些研究直接使用了衰老相关的 β-半乳糖苷酶（SABG）来识别组织中的衰老（Dimri et al.，1995）。值得注意的是，对肝脏中 SABG 和 DNA 损伤的详细且平行的定量产生了可比的定量数据，在年轻小鼠中衰老细胞的总量约为 8%，在老年小鼠中的总量约为 17%（Wang et al.，2009）。在皮肤、肺和脾脏中获得了相似的结果，但在心脏、骨骼肌和肾脏中未观察到任何变化（Wang et al.，2009）。根据这些数据，很明显，细胞衰老并不是衰老生物体内所有组织的普遍特性。对于衰老的肿瘤细胞，有充分的证据表明它们受到严格的免疫监视，并通过吞噬作用被有效清除（Hoenicke and Zender，2012）。可以想象，衰老细胞的衰老积累可以反映出衰老细胞的产生速率的增加和（或）它们清除率的降低，如免疫应答减弱。

由于衰老细胞的数量在衰老过程中不断增加，因此目前认为细胞衰老有可能导致机体衰老。但是，这种观点忽略了细胞衰老的主要目的，即抑制受损细胞的增殖并通过免疫系统触发其死亡。因此，细胞衰老可能是有益的代偿性反应，有助于使组织脱离受损和潜在的致癌细胞。但对这类细胞的检查则需要有效的细胞置换系统，该系统涉及清除衰老细胞和动员祖细胞以重建细胞数量。在衰老的生物中，这种更新系统可能效率低下，或者可能耗尽祖细胞的再生能力，最终导致衰老细胞的积累，可能会加剧损害，导致衰老。

近年来，人们已经认识到衰老细胞的分泌小体发生了显著变化，促炎性细胞因子和基质金属蛋白酶的富集现象被称为"衰老相关的分泌表型"（Kuilman et al.，2010）。这种促炎性分泌素可能作为加速衰老进程的原因之一。

35.2　衰老进程中铁负载的影响

35.2.1　铁代谢失衡参与并加速衰老进程

35.2.1.1　衰老进程中存在铁代谢失衡

关于衰老特征的全基因组关联研究（genome-wide association study，GWAS），利用健康寿命（健康和无疾病的寿命）、父母寿命、长寿（存活年龄达 90 百分位数）的三个衰老特征性表型确定可能参与人类衰老过程的基因及途径，并由此确定了在衰老进程中血红素代谢途径的存在（Timmers et al.，2020）。血红素合成随年龄增长而削减，导致铁累积、氧化应激及线粒体功能障碍（Atamna et al.，2002）。体内铁主要来源于饮食，而肥胖程度和肉类摄入量影响铁的生物利用度，进而影响血红素代谢在衰老中的重要性（Hurrell and Egli.，2010）。其中，铁稳态的失衡已被证明与动脉粥样硬化、神经退行性变等年龄相关疾病存在关联。作为哺乳动物中普遍存在的衰老标记之一的细胞衰老，多种刺激均可诱发（Lopez-Otin et al.，2013）。值得注意的是，铁代谢失衡可通过氧化应激介导 DNA 损伤和线粒体功能异常，为细胞衰老的重要参与者（Nakamura et al.，2019）。铁代谢稳态在衰老中的重要作用随铁死亡研究的逐步深入而引起重视。

在衰老进程中，多个组织（包括脑及肌肉）存在铁代谢失衡，进而引起氧化应激损伤和组织、器官功能衰退。铁代谢的动态平衡异常、氧化还原活性和随后的氧化应激在衰老相关疾病发病早期有着重要贡献。研究表明，在临床症状较轻，甚至临床前阶段，阿尔茨海默病（Alzheimer's disease，AD）患者大脑皮层和小脑中铁负载增加，活性铁水平明显高于健康人；且在隐性 AD 患者中，铁的氧化还原位点显著升高（Smith et al.，2010），可见 AD 患者神经退行性变的前兆为铁代谢稳态失衡。帕金森病（Parkinson's disease，PD）患者，铁离子在黑质区异常沉积，这是重要的生物学标志物，协助诊断及评估病情严重程度（Ghassaban et al.，2019）。同样的高铁沉积率在临近发病亨廷顿舞蹈症患者的纹状体及苍白球中，以及肌萎缩侧索硬化症患者的运动皮质中被检测到（Chen et al.，2018；Sheelakumari et al.，2015）。富含铁的红肉饮食与心脏病等年龄相关疾病有关（Timmers et al.，2020）。可见，衰老进程与铁代谢失衡密不可分，且倾向于铁负载状态。

35.2.1.2 铁负载加速细胞铁衰老及机体衰老

铁负载作为细胞衰老及细胞死亡强有力的诱导剂，通过其诱导的过量活性氧（ROS）蓄积导致细胞损伤，其中亚致死水平的毒性 ROS 引发细胞衰老（Nakamura et al.，2019）。衰老导致细胞内铁潴留，而胞内的铁负载状态一方面通过诱导 DNA 损伤，另一方面通过损害基因组损伤修复体系而正反馈加速衰老，造成衰老及铁超载的恶性循环，最终造成基因组解体。这一过程被定义为铁衰老（Sfera et al.，2018）。衰老过程中的铁负载状态与随年龄增长而下降的溶酶体对铁蛋白的降解功能相关。有趣的是，由于铁蛋白含量的升高，蓄积的细胞内铁经铁蛋白结合后造成细胞铁隔离状态，并由此不断加重胞内铁超载，以及使细胞产生铁死亡抗性，从而逃避机体自我更新机制、加速衰老（Masaldan et al.，2018）。除铁离子外，铁代谢过程的调控分子与衰老的相关性也不容忽视。二价金属转运蛋白 1（DMT1）在帕金森病患者中表达上调，而铜蓝蛋白（CP）作为铁输出铁氧化酶活性减低（Salazar et al.，2008；Olivieri et al.，2011；Ayton et al.，2013），导致铁吸收增加，铁输出减少。老年人首要神经退行性疾病阿尔茨海默病（AD）低表达水平的 AD-淀粉样蛋白前体（APP）抑制细胞内铁的输出而导致铁潴留（Duce et al.，2010）。由此可见，铁负载状态在衰老进程中发挥的具体效应及其作用机制的探索具有重要研究意义。

35.2.2 铁负载状态影响衰老的内在机制

铁衰老导致细胞内铁蓄积，进而引起过早衰老的表征，以 DNA 损伤、基因组修复体系受损及甲基化修饰缺陷等为特点（图 35-1）。

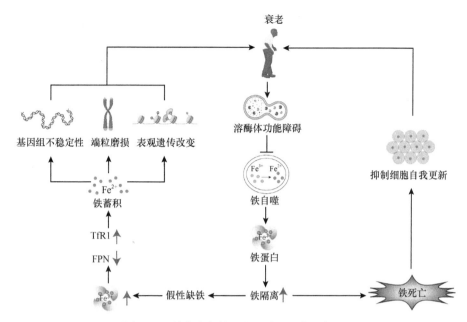

图 35-1　铁衰老与铁死亡"逃避现象"机制

衰老进程中溶酶体功能障碍,抑制经铁自噬降解铁蛋白的过程,导致铁蛋白水平升高。而铁与铁蛋白结合后使得铁隔离,并由此造成假性缺铁状态,进而上调铁代谢相关转铁蛋白受体 TfR1 及铁蛋白表达,下调铁转运蛋白 FPN 表达,造成铁蓄积。铁蓄积通过影响基因组不稳定性、端粒磨损、表观遗传改变三个衰老特征性改变,进一步加速衰老进程,造成铁蓄积与衰老的恶性循环,即铁衰老。另外,由铁蛋白水平升高所造成的铁隔离,使细胞获得铁死亡抗性,进而抑制细胞的自我更新,加速衰老进程

35.2.2.1　铁负载与基因组不稳定性

基因组的完整性与稳定性持续受到物理、化学、生物试剂等外源性损害,以及 DNA 复制错误、活性氧等内源性损害的威胁。而 DNA 损伤修复系统在维持基因组稳定性及完整性中具有重要作用。基因组不稳定性作为哺乳动物衰老的共性之一,表现为 DNA 损伤与 DNA 损伤修复系统的损害。铁在包括多种 DNA 修复酶在内的 DNA 代谢关键酶中作为不可或缺的辅因子发挥其效应。然而,衰老过程中的铁潴留也会影响基因组不稳定性。

铁可诱导 DNA 的直接或间接损害。低剂量铁作用于血管内皮细胞可在 1h 内诱导 DNA 损伤反应(Mollet et al.,2016)。铁超载条件下,铁卟啉血红素通过结合肿瘤抑制蛋白 p53 干扰 p53 与 DNA 相互作用,并触发 p53 核输出及胞质降解,使具有维持基因组完整性特性的 p53 蛋白失活(Shen et al.,2014)。另一方面,p53 能转位至线粒体与 mtDNA 修复蛋白相互作用,有助于维持线粒体基因组稳定性(Park et al.,2016),p53 蛋白的失活造成线粒体基因组损害。并且,铁超载使得 p53 失活可通过激活铁硫簇合酶(ISCU)促进铁蓄积,引发线粒体 DNA 损害(Funauchi et al.,2015)。

另外,铁负载状态影响 p53 的泛素化和降解率(Dongiovanni et al.,2010)。铁负载可上调 β-分泌酶 1(beta-secretase 1,BACE1)使 p53 蛋白发生淀粉样变(Singh and Pati,2015)。而认知功能障碍的老年患者脑内存在不溶性 p53 淀粉样蛋白的聚集,因而将 p53 蛋白淀粉样变与神经退行性变相关联(Buizza et al.,2012)。此外,由 BACE1 产

生的毒性淀粉样蛋白可破坏铁转运蛋白 FPN 稳定性，导致神经元内铁负载（Lei et al.，2012）。

35.2.2.2　铁负载与端粒磨损

端粒为染色体末端的非编码片段，尤其容易受到年龄相关的损伤。由于大多数哺乳动物的细胞中无端粒酶的表达，使得染色体末端保护端粒的序列逐渐累积消失。哺乳动物的正常衰老伴随着端粒的磨损，病理性端粒功能障碍加速了小鼠和人类的衰老（Lopez-Otin et al.，2013）。铁稳态涉及染色体的维持，特别是端粒长度的调控。研究表明，高铁蛋白水平与端粒长度呈负相关，即体内高铁水平与老年人端粒较短有关（Liu et al.，2019）。血浆转铁蛋白饱和度的升高与白细胞端粒长度缩短相关（Mainous et al.，2014）。端粒被认为其重复序列更易受到铁负载相关氧化损伤的影响导致断裂（Henle et al.，1999）。机体内的铁状态影响端粒磨损进程，而这也加速了衰老进程。

35.2.2.3　铁负载与表观遗传改变

衰老伴随着表观遗传变化，表观遗传干扰可在模型生物中引发类早老性综合征。表观遗传改变包括组蛋白修饰、DNA 甲基化、染色质的改变等（Lopez-Otin et al.，2013）。整体低甲基化与癌症、衰老和脂质病理状态相关。TET 蛋白可催化 5-甲基胞嘧啶（5-mC）转化为 5-羟甲基胞嘧啶（5-hmC），受铁调控诱导 TET 依赖性 DNA 去甲基化（Zhao et al.，2014）。铁衰老可通过改变 DNA 甲基化和染色质密度而造成表观基因组的损害。转座子具有从双螺旋结构中解离出来并随后在不同的基因组位点自我重新插入能力的 DNA 片段，基因组的低甲基化和组蛋白去凝集与转座子或转座子（TE）动员有关，铁衰老可通过 DNA 低甲基化及转座子动员损害表观基因组（Sfera et al.，2018）。TE 动员与包括额颞叶痴呆、帕金森综合征（PD）、海绵状脑病在内的神经退行性病理有关（Sfera et al.，2018）。

35.3　衰老进程中脂质过氧化损害

衰老过程中，机体调控体内平衡状态的效能减弱。一方面，自由基随时间推移大量生成；另一方面，随衰老进程出现的抗氧化防御系统功能削弱引起自由基清除障碍，均可导致随后的氧化应激及组织损伤。即衰老的自由基假说。自由基的未成对电子可攻击周围环境中的 DNA、蛋白质、脂质，导致氧化损伤，而这些受损分子可进一步引发细胞衰老或细胞死亡，与多种疾病的发生发展密切相关。

35.3.1　自由基介导氧化应激损害促进衰老进程

1959 年，衰老的自由基理论由 Denham Harman 提出，该理论认为生物分子氧化和细胞损伤的潜在原因为 ROS 的累积，这也可以解释衰老进程中细胞功能的改变，即衰老继发于自由基介导的细胞或组织氧化损伤的累积。自由基可与另一存在未成对电子的自由基形成共价键或是攻击含有成对电子的非自由基分子两种可能的方式与周围环境迅速反应。由于体内大多数分子含有成对电子，故后者的反应类型较为常见。根据自由基攻击的底物不同，可发生包括脂质过氧化、蛋白质氧化以及 DNA 氧化在内的反应，并由此产生过氧化产物进而造成组织损伤（Pratico，2002）。在自由基所攻击的不同脂质成分中，多不饱和脂肪酸（PUFA）对自由基介导的攻击表现出极高的敏感性。而 PUFA 经自由基氧化后形成氢过氧化物及内过氧化物，进而裂解生成许多包括丙二醛（MDA）和羟基壬烯醛（HNE）在内的反应中间体。而这些毒性醛类及其过氧化物前体可引发膜流动性及可塑性的不可逆性损害（Pratico，2002）。随着年龄的增长，不同组织或器官中氧化损伤的脂质、蛋白质、DNA 等生物大分子稳态浓度不断升高（Sohal et al.，1994）。鉴于新生细胞具有较衰老细胞更为强大的抗氧化功能，因此组织与器官通过细胞更新避免随时间进展而累积的氧化损伤。由此可见，以不可再生细胞为主的组织或器官，如心脏、脑、骨骼肌等更易受到氧化损伤累积及抗氧化防御体系损害的双重影响，这也进一步解释了年龄相关疾病集中出现于神经退行性变、心血管病变、骨骼肌肉系统病变的原因。年老动物的线粒体中可产生较年轻动物更多的自由基，也就是说，在衰老进展过程中，受损线粒体会释放更多的自由基，并由此造成细胞器本身及整个细胞体的损害，与 ATP 的耗竭以及组织和器官的退行性改变相关（Barja and Herrero，2000）。另外，物种的平均寿命与线粒体所产生的自由基比率，以及经由自由基攻击破坏的生物大分子的稳态浓度之间存在负性相关关系（Sohal et al.，1995；Barja，1998；Barja and Herrero，2000），且衰老与自由基的生成率和经氧化损伤的生物大分子的累积的相关性高于其与抗氧化防御水平的相关性（Pratico，2002）。因此，自由基所介导氧化损害的进行性累积与衰老进程密切相关。

35.3.2 氧化应激诱导脂质过氧化及糖基化促进衰老进程

35.3.2.1 氧化应激与脂质过氧化、糖基化

ROS 是体内一类氧的单电子还原产物，由于电子未能传递至末端氧化酶而漏出呼吸链并消耗约 2% 的氧生成，包括超氧阴离子自由基、羟自由基和氢过氧自由基。线粒体电子传递链复合物 I 和复合物 III 以及烟酰胺腺嘌呤二核苷酸磷酸 NADPH 氧化酶、脂氧合酶等为 ROS 的主要内源性来源，外源性辐射、空气污染物、重金属也可产生 ROS。而细胞内生理剂量 ROS 的维持得益于内源性抗氧化防御体系，包括超氧化物歧化酶（SOD）、谷胱甘肽过氧化物酶（GPx）等酶组件，以及硫氧化还原蛋白、抗坏血酸、α-生育酚等非酶组件。低浓度的 ROS 参与酶和信号转导的细胞内效应物的氧化蛋白修饰，以调控增殖、分化、迁移等细胞功能（Moldogazieva et al.，2019）。而 ROS 的蓄积可导致氧化应激，即 ROS 生成与清除之间的持续失衡状态。脂质过氧化为氧化剂，自由基或非自由基等化学物质攻击含有碳碳双键的脂质的过程，从而形成过氧化自由基和脂质过氧化氢氧化物。

糖基化为在糖基转移酶的作用下，将糖分子转移至蛋白质并与氨基酸残基形成糖苷键的过程。氧化应激诱导脂质过氧化反应与糖基化反应，从而形成高反应性亲电醛化合物及其衍生物，如 4-羟基-2-壬烯醛（4-HNE）、丙二醛（MDA）。它们攻击蛋白质中的游离氨基引起攻击底物的共价修饰，并产生晚期脂质过氧化终末产物（ALE）和晚期糖基化终末产物（AGE）（Vistoli et al.，2013）。ALE 和 AGE 的形成由于共价交联，使得

蛋白质交联、低聚化及蛋白加合物形成，导致细胞功能损害甚至细胞死亡。氧化应激和氧化应激诱导的过量反应性醛的产生，促使 ALE 和 AGE 的形成，进而导致蛋白质交联、低聚化及蛋白加合物形成，这些过程导致细胞内损伤及细胞功能受损，并最终导致衰老和各种与年龄相关的慢性疾病的细胞死亡（Castro et al.，2017）。

35.3.2.2　衰老与脂质过氧化和糖基化

随细胞和生物体年龄的增长，线粒体呼吸链的功效趋于减弱，从而增加电子泄漏，减少 ATP 的生成。衰老的线粒体自由基理论认为，随着衰老发生的进行性线粒体功能障碍会增加 ROS 的产生，而 ROS 的产生又会导致线粒体进一步退化和整体细胞损伤（Harman，1965）。线粒体为 ROS 产生的主要场所，同时也是 ROS 的主要攻击靶点，线粒体功能障碍会加速细胞衰老进程。小鼠肝脏中可观察到电子传递链复合物Ⅰ与年龄相关的线粒体 ROS 生成增多、氧化应激诱导的线粒体 DNA 突变有关，而这些改变伴随着线粒体中蛋白质的氧化损伤与脂质过氧化，以及由共价交联及聚集的蛋白质所产生的脂褐素的积聚。其中，脂褐素为随年龄增长在胞质中累积的结构不均的黄褐色颗粒。上述改变可经自噬激活剂雷帕霉素所逆转。也就是说，蛋白质的氧化损伤的累积具有年龄依赖性，这与 ROS 所引起的脂质过氧化增加以及自噬相关的泛素-蛋白酶体或是溶酶体途径的蛋白水解能力下降相关（Grune et al.，2001；Moldogazieva et al.，2019）。另外，氧化应激和氧化蛋白质损伤可以加速有毒蛋白寡聚物的形成并聚集在细胞核和细胞质的神经细胞，导致 AD、PD、亨廷顿病（HD）和肌萎缩性脊髓侧索硬化症（ALS）等神经退行性疾病（Kalousova et al.，2005）。

ALE 由脂质过氧化反应生成，并参与衰老过程的血管壁重塑。在大鼠脑衰老进程中，线粒体与突触中脂质过氧化和氧化蛋白修饰水平显著升高，同时伴有 ALE 的形成。而 PUFA 过氧化产生的毒性醛及 ALE 可形成蛋白加合物，积聚于主动脉内膜、中膜及外膜层，导致进行性细胞功能障碍，并促进衰老进程。其中，HNE 可通过拮抗转化生长因子（TGF-β）抑制弹性蛋白的修复，由此也为弹性蛋白含量随年龄的增长而减少作出解释（Moldogazieva et al.，2019）。AGE 由糖基化反应生成，其在结缔组织中导致的年龄依赖性损伤，以及胶原蛋白、层粘连蛋白和弹性蛋白等共价交联已被证明与皮肤和血管弹性的丧失，以及软骨、韧带和眼晶状体的变性相关（Viguet-Carrin et al.，2006；Furber，2006）。正常老化与神经退行性变可通过检测脑组织及脑脊液中的 AGE 浓度以区分。因此，ALE 和 AGE 在衰老过程中发挥着关键作用，被认为是氧化应激和线粒体功能障碍的生物标志物，同时也是造成衰老和年龄相关慢性病理的因素之一（Moldogazieva et al.，2019）。

35.3.2.3　毒性醛类与衰老

衰老过程与氧化和抗氧化作用失衡及由此引发的氧化应激相关，在此过程中，线粒体功能障碍使得 ROS 蓄积引发脂质双层膜结构中的 PUFA 过氧化反应，最终形成 MDA 及 HNE 等高度生物活性的毒性醛类。这些毒性醛被认为是氧化应激的有害信使，能够增殖和放大氧化损伤（Esterbauer et al.，1991）。人红细胞和血浆中可观察到 MDA 和 HNE 的浓度随着衰老的进展而增加（Gil et al.，2006）。MDA 浓度在绝经后骨质疏松症妇女血浆中显著增加（Akpolat et al.，2013）。鉴于由脂质过氧化衍生出的毒性醛具有极高的化学反应活性，易与蛋白质反应生成多种分子内和分子间共价化合物。其中，HNE在毒性醛中反应性最强，易与谷胱甘肽等低分子质量的抗氧化化合物发生反应（Barrera et al.，2015）。HNE 可与参与信号转导和基因表达的蛋白质形成加合物从而影响细胞功能，MDA 可与特异性修饰蛋白的赖氨酰残基形成蛋白加合物，修饰后的自体生物分子可从自身表位生成新表位，从而诱导对机体不利的免疫反应（Esterbauer and Zollner，1989；Domingues et al.，2013）。在酒精性肝病和慢性酒精性胰腺炎等相关疾病中可检测到 HNE-蛋白加合物的存在；在神经退行性疾病的脑组织及体液中也出现了 HNE-蛋白加合物。另外，HNE 通过与载脂蛋白形成 HNE-apo B 加合物，促进泡沫细胞的形成以及动脉粥样硬化的进展（Barrera et al.，2018）。值得注意的是，免疫衰老理论认为持续性氧化应激的存在导致机体的促炎状态，而促炎细胞因子的释放进一步促进了 ROS 以及具有细胞毒性的脂质过氧化产物的生成，ROS 与脂质过氧化产物的蓄积又会对免疫系统内的生物大分子造成严重损害，从而对老年人的健康及寿命产生负性影响。除此之外，免疫系统促炎及抗炎状态的失衡也与肿瘤、代谢性疾病、心血管疾病等年龄相关疾病存在一定的关联性（Barrera et al.，2018）。可见，氧化应激的增加以及随之增加的脂质过氧化反应相关毒性醛的生成在年龄相关疾病中发挥了重要的致病作用。

35.4 铁死亡与衰老进程的交汇

铁死亡在衰老及其相关病理过程中的重要调控作用使得这一衰老研究领域出现的崭新突破口极大地推动了对于衰老及其相关疾病调控机制的深入研究。而铁死亡相关调控分子同样对于衰老进程存在一定的调控作用。

35.4.1 衰老与铁死亡的联系

铁与衰老及其相关疾病的发生发展息息相关，而铁作为由脂质过氧化介导的铁死亡中的重要参与者，将衰老与铁死亡相联系。铁死亡的铁依赖特性、不饱和脂肪酸过氧化特性，以及衰老进程中铁负载状态与脂质过氧化损害之间相互重叠。铁死亡与帕金森病、阿尔茨海默病等神经退行性疾病存在密切关联，同时，铁死亡的关键调控因子在多种衰老相关疾病的进程中具有至关重要的作用（Raven et al.，2013；Hambright et al.，2017）。

35.4.1.1 线粒体相关膜触发铁死亡及衰老

线粒体相关膜是内质网的一种特殊亚结构域，是内质网和线粒体之间的膜接触位点。内质网和线粒体之间的接触位点所影响的过程在神经退行性变中广泛涉及（Krols et al.，2016），与 AD、PD、额颞叶痴呆等老年疾病相关（Paillusson et al.，2016）。线粒体相关膜（mitochondrial associated membrane，MAM）与作为细胞主要脂质加工场所的内质网相关，易发生脂质过氧化及蛋白错误折叠（Paillusson et al.，2016）。而衰老与包括蛋白错误折叠在内的蛋白稳定性紊乱有关（Lopez-Otin et al.，2013）。微小 RNA miR-29 通过直接靶向作用于 MAM 相关蛋白、阴离子通道 VDAC 起抗衰老的作用（Sfera et al.，2018）。位于 MAM 的 VDAC1 和 VSAC2 的功能障碍与 AD、唐氏综合征等神经退行性变相关，且一项临床前研究表明，将 VDAC1 与 VDAC3 互换可延长寿命（Sfera et al.，2018）。铁稳态与 MAM 之间的联系在低等生物中通过内质网-线粒体连接结构（ERMES）建立，而在高等生物中，由于 ERMES 不表达，VDAC 为其对应物，并参与通过线粒体外膜的铁运输。作为铁死亡相关机制的重要组成部分，胱氨酸-谷氨酸逆向转运体 system X_c^- 在成熟神经元中表达欠佳，因此同为铁死亡诱导剂 erastin 靶点的 VDAC 可能在神经元铁死亡中起重要作用。此外，铁死亡与线粒体内膜中的 12/15-脂氧合酶以及心磷脂的氧化作用存在关联（Sfera et al.，2018）。

35.4.1.2　衰老进程中抗氧化作用的激活抑制铁死亡

转录因子 NF-E2 相关因子 2（nuclear factor E2 related factor 2，Nrf2）作为重要转录因子调控抗氧化反应元件（antioxidant response element，ARE）控制多种抗氧化基因的转录。而 Nrf2 的损害可通过谷胱甘肽过氧化物酶（glutathione peroxidase 4，GPx4）或铁蛋白失活诱导铁死亡的发生（Huang et al.，2013）。值得注意的是，Nrf2 的表达与 AD、PD，以及抑郁、焦虑、精神分裂症等精神疾病有关，表明细胞抗氧化作用与这些年龄相关疾病及衰老有关（Sfera et al.，2018）。铁蛋白是一种重要的细胞抗氧化剂，其储铁功能需要 Nrf2-ARE 的激活，同时铁蛋白作为铁死亡和神经退行性变的标志被广泛认可。脑脊液中的铁蛋白水平已被证实为早期 AD 的标志物，且血浆铁蛋白水平也与认知障碍之间存在密不可分的关联。一方面，铁蛋白与花生四烯酸结合发挥其抗氧化作用，从而减少 12/15-脂氧合酶的过氧化底物（Bu et al.，2012）；另一方面，在 AD、PD、路易体痴呆中，脂肪酸结合蛋白 3 为相关的神经退行性标志物，可将花生四烯酸运输至铁蛋白结合位点，从而促进抗氧化作用（Chiasserini et al.，2017），因而对铁死亡具有抑制作用。

35.4.1.3　衰老进程中胞内铁负载对铁死亡的"逃避现象"

在多种刺激、跨物种以及细胞种类的条件下，均存在细胞内铁蓄积，且总是伴随着明显升高的铁蛋白水平。因而胞内铁蓄积被认为是细胞衰老的标志，而铁蛋白也为细胞衰老提供了有效的生物学标记物（Masaldan et al.，2018）。铁蛋白可容纳 4500 个铁原子，调控细胞内铁的生物利用度及解毒作用。大多数细胞在胞内铁蓄积时可上调铁蛋白的表达，下调转铁蛋白受体 TfR1 抑制铁内流，上调铁转运蛋白 FPN 促进铁外流，以应对不稳定铁所致的氧化应激损害（MacKenzie et al.，2008）。然而衰老细胞中铁稳态调控改变，铁蛋白及 TfR1 表达增加而 FPN 降低，推动铁的摄取及持续储存（Masaldan et al.，2018）。衰老细胞中可观察到溶酶体功能障碍，且其可先于衰老发展并驱动相关表型的改变（Tai et al.，2017）。铁自噬为核受体共激活因子（nuclear receptor coactivator 4，NCOA4）介导的经溶酶体降解铁蛋白的过程，由于衰老细胞中溶酶体功能障碍，导致铁自噬损害引起胞内铁蛋白累积。铁束缚于铁蛋白中导致细胞内假性缺铁的状态，因而触发了铁调节蛋白相应的表达变化，促进持续性铁获得及胞内铁累积（Masaldan et al.，2018）。另外，铁蛋白对胞内铁的隔离作用也使得衰老细胞对 erastin 及 RSL-3 两种通过不同机制诱导的铁死亡具有高度耐药性及显著抗性，抑制细胞的自我更新而发挥促衰老效应（Masaldan et al.，2018），即衰老进程中细胞内铁离子负载状态对铁死亡的"逃避现象"

（图 35-1）。有趣的是，除铁死亡外，铁蛋白也可通过减少不稳定铁水平抑制细胞凋亡及坏死（Nakamura et al.，2019）。

35.4.2　Nrf2 介导铁死亡抗性阻断病态衰老

Nrf2 作为铁死亡的重要调控因子，促进胱氨酸-谷氨酸逆向转运体 system X_c^- 的组成成分 SLC7A11 的表达来调控 GSH 及 GPx4 的合成与功能，进而以反馈调节的方式抑制铁死亡；储铁相关的铁蛋白及铁外排相关的铁转运蛋白的表达均可由 Nrf2 调控以维持铁稳态的平衡（Song and Long，2020）。由此可见，Nrf2 可经上调 SLC7A11 的表达或是调控铁代谢相关蛋白的表达获得对铁死亡的抗性。

过早衰老及其相关慢性疾病发展的决定性过程包括氧化应激损害的蓄积，以及促炎状态激活所致的免疫失稳。Nrf2 是在抗氧化应答中起关键作用的转录因子，可与抗氧化元件（ARE）的靶基因结合，作为总抗氧化体系的主调控器发挥作用（Liu et al.，2020）。Nrf2 可上调抗氧化酶的表达抑制衰老进程中细胞氧化损伤的累积，并通过下调促炎细胞因子肿瘤坏死因子（TNF-α）的表达减弱促炎因子核因子 kappa B（NF-κB）的活性来调控衰老进程中免疫反应稳态的破坏（da Cunha and Arruda，2017）。在老化过程中，Nrf2 蛋白水平逐渐下降，Nrf2 与 ARE 的结合能力也逐渐减低。有趣的是，Nrf2 在衰老小鼠的铁代谢调控中也具有重要影响。在 Nrf2 敲除小鼠的主要储铁器官——肝脏及脾脏中可见铁含量及铁蛋白水平明显升高，铁转运蛋白表达下降，表明 Nrf2 对衰老进程中铁代谢调控紊乱所致的细胞内铁沉积具有一定的抑制效应。同时，在衰老小鼠中可观察到 ROS 与 MDA 含量明显升高，表明 Nrf2 可负性调控老化过程中氧化水平（Liu et al.，2020）。另外，衰老的铁超载状态可促使 ROS 生成增多并造成 ROS 积聚，ROS 反过来诱导对生物大分子的氧化损伤及促进炎症反应，进一步加剧衰老进程。抗衰老蛋白 Sirtuins 为去乙酰化酶，可通过去乙酰化作用增强 Nrf2 的稳定性，Nrf2 随之激活促进其下游靶基因及通路的表达，进而减弱过氧化及炎症反应对细胞和组织损害，从而抑制病理性过早衰老及其相关疾病的发生发展，有利于更为健康的衰老（da Cunha and Arruda，2017）。此外，AD、PD 及一些精神疾病与 Nrf2 抑制剂糖原激酶合酶 GSK-3 相关。锂、GSK-3 阻滞剂可能通过 Nrf2 上调途径对 AD 起到一定的治疗作用（Sfera et al.，2018）。可见，在衰老进程中，Nrf2 通过对铁代谢的调控，抑制氧化应激及氧化损害的累积，同时降低由于氧化应激或是铁超载刺激上调的促炎因子水平以起到抗氧化、抗炎、抗病态衰老的有益效应。

针对 Nrf2 相关的抗衰老治疗中发现，巴西热带大草原果实 tucam-do-cerrado（*Bactris setosa* Mart.）的果皮中含有高含量的各种植物化学化合物，主要为花青素衍生物、表儿茶素、儿茶素、皮沙酮、槲皮素和全反式叶黄素等。tucam-do-cerrado 的饮食摄入可通过提高 Sirtuins-1 而激活 Nrf2 mRNA 和蛋白质水平及其下游通路，以减弱氧化应激过程和铁超载引起的炎症反应，起到抗衰老效应（da Cunha and Arruda，2017）。同样的抑制衰老进程的效应也出现在白藜芦醇糖苷、云杉新苷（polydatin）的应用中（Huang et al.，2015）。Nrf2 与铁代谢及其抗衰老效应之间的联系期待进一步的研究加以完善。

35.4.3　p53 与 mTOR 对铁死亡及衰老的调控

　　p53 为四聚体转录因子，参与细胞周期的调控、DNA 修复、诱导细胞生长周期停滞和凋亡、调节细胞衰老及机体衰老。p53 的激活是衰老启动及维持的关键因素。衰老进程中的端粒短缩实质为染色质末端双链断裂，而 DNA 损伤反应（DNA damage response，DDR）的发生使得作为"基因卫士"的 p53 及其下游靶基因 p21 激活，诱导细胞周期停滞，发挥致衰老效应。另外，p53-p21 轴参与线粒体电子传递链遗传性或是化学性抑制相关的老化过程。有趣的是，癌基因的激活导致强制性 DNA 复制，引发 DDR 从而诱导 p53 依赖性衰老，即癌基因诱导的衰老（oncogene-induced aging，OIS）。p53 在生理活性下具有抑癌功能，可预防癌症，其 DNA 修复作用以及对抗氧化机制的激活可防止衰老。然而 p53 的过度激活会促进 ROS 的产生进而加速衰老进程，不利于健康老化（Rufini et al.，2013）。促衰老治疗也成为肿瘤治疗的潜在靶点。持续性的 p53 激活介导稳定的细胞周期阻滞及衰老细胞的清除，进而阻止了肿瘤的进展。细胞因子信号通路的抑制因子 SOCS1 通过磷酸化 p53 以及对 p53 的稳定作用使得 p53 持续性激活促进老化进程，有趣的是，SOCS1-p53 轴所调控的下游靶基因包括调控氧化代谢及铁死亡的相关基因，SOCS1 介导 p53 靶基因 SLC7A11 的下调以及脂质的过氧化，进而促进铁死亡的发生（Saint-Germain et al.，2017）。这也在一定程度上解释了 p53 在过度激活条件下的抑癌促老化效应（图 35-2）。

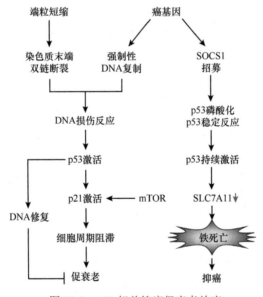

图 35-2　p53 相关抑癌促衰老效应

端粒短缩实质为染色质末端双链断裂，引起 DNA 损伤反应，导致 p53 及其下游靶基因 p21 激活，诱导细胞周期停滞，从而发挥促衰老效应。DNA 损伤反应也可诱导 p53 发挥 DNA 修复作用，起到抗衰老效应。哺乳动物雷帕霉素靶蛋白 mTOR 促进 p21 的激活发挥促衰老效应。癌基因一方面可通过强制性 DNA 复制引起 DNA 损伤反应，诱导 p53 介导的促衰老效应。另一方面细胞因子信号通路的抑制因子 SOCS1 经癌细胞招募至 DNA 损伤部位，通过磷酸化 p53 以及对 p53 的稳定作用使得 p53 持续性激活，致下游靶基因 SLC7A11 表达下调，从而抑制促铁死亡，发挥 p53 过度激活介导的抑癌效应同时，由于衰老细胞的蓄积扰乱正常的组织稳态，引起机体衰老及年龄相关病变，对衰老细胞的杀灭成为延缓衰老、改善早衰的有效手段。而针对衰老细胞中明显的铁死亡抵抗效应，是否能够以铁死亡抗性机制相关靶点作为衰老细胞减灭的突破口及着眼点，仍需今后的深入研究进一步明确。另外，哺乳动物雷帕霉素靶蛋白 mTOR 通过促进 p21 表达以及抑制自噬诱发衰老，适度上调 p53 延长寿命的效应还与针对 mTOR 的抑制作用有关（Sfera et al.，2018）。对于 p53，铁可诱发 p53 蛋白发生淀粉样变介导神经系统退行性变，也可介导 p53 发生构象改变从而导致细胞及组织癌变，甚至直接使 p53 失活。由此可见，铁与铁死亡在衰老相关的 p53 以及 mTOR 通路中存在复杂且密切的调控关系，而对于铁代谢与铁死亡在衰老进程中的机制以及关键靶点的研究也为衰老及其相关疾病开拓了崭新的治疗方向。

35.5　衰老相关铁死亡药物治疗

35.5.1　铁死亡的铁负载特性与抗衰老治疗

铁螯合剂通过将游离铁结合于稳定复合物中防止抑制其生物学效应，并以水溶性螯合物的形式排出体外，以降低铁负荷（Crisponi et al.，2019）。AD 病理特征除大量淀粉样蛋白沉积外，tau 蛋白磷酸化所致的神经元纤维缠结也是 AD 的重要特征之一。铁螯合剂去铁胺（DFO）可降低 tau 蛋白磷酸化以减缓阿尔茨海默病患者的认知能力下降进程。另外，在阿尔茨海默病动物模型中，使用鼻内脱氧铁胺进行铁螯合后可逆转铁诱导的记忆缺陷，以及抑制淀粉样 β 蛋白的沉积。一种喹诺酚螯合剂衍生物 PBT2 已被证明可促进淀粉样斑块降解（Belaidi and Bush，2016）。另一种新的喹唑啉酮化合物 PBT 434 也被证明可选择性地降低啮齿动物细胞内铁水平、增加 FPN 水平，对 PD 具有潜在治疗作用（Finkelstein et al.，2017）。鉴于去铁酮（deferiprone，DFP）可显著降低氧化应激细胞及动物的不稳定铁和生物损伤、改善运动功能、使纹状体多巴胺增加，一项双盲、随机、安慰剂对照的临床试验对早期 PD 患者进行了 12 个月的 DFP 延期倾向治疗，发现黑质铁沉积减少，且患者的运动障碍进展得以改善（Devos et al.，2014）。5 名泛酸激酶相关神经退行性变患者接受持续 48 个月的 DFO 治疗后，运动症状趋于稳定，MRI 评估可见苍白球的铁含量降低。这一历经 4 年的随访研究数据证实了 DFP 作为铁螯合剂在铁蓄积和神经退行性变相关神经症状治疗方面的安全性及合理性（Cossu et al.，2014）。低亲和力的铁螯合剂不会破坏正常生物结构所发挥的有益作用，这对老年人铁潴留的治疗来说则更为适合。另外，温和的植物衍生物也可去除多余的铁，而不会大幅改变其含量（Sfera et al.，2018）。

其他与铁相关的抗衰老治疗靶点中，肠道微生物参与神经退行性疾病的发生发展，包括 AD、PD 和一些精神疾病，且肠道微生物类群和真菌菌株已与中枢神经系统淀粉样蛋白形成有关。未被吸收的铁与结肠中毒性微生物的激活相关（Sfera et al.，2018）。对微生物组的调控可能影响寿命和疾病进展，并延缓或预防与年龄有关的疾病。老年人饮酒与铁潴留和 DNA 低甲基化两种可逆的衰老标志有关（Zakhari，2013），因此饮食干预和生活方式的改变可以通过促进有益的表观遗传改变来延缓衰老和神经退行性疾病。微小 RNA（miR-29）在衰老组织及加速衰老的动物模型中表达上调以应对基因组以及表观遗传损害。在啮齿动物中，miR-29 与延长寿命和降低繁殖率有关。脑内铁水平的主调节器铁调节蛋白 2（IRP-2）的编码基因 IREB-2 为 miR-29 的靶基因，以维持脑内铁稳态（Ripa et al.，2017）。另外，BACE-1 参与生成毒性淀粉样蛋白，可破坏铁转运蛋白的稳定性，促进神经元内铁蓄积，miR-29 可靶向作用于 BACE-1 以降低细胞内铁（Lei et al.，2012）。机体整体低甲基化与衰老和肿瘤的发生发展密切相关，miR-29 可通过抑制 DNA 甲基转移酶、组蛋白甲基转移酶等维持甲基化的稳定性，其作为表观遗传的守护者抵消了年龄相关的表观基因组的变化。miR-29 可间接下调 mTOR 通路，导致啮齿类动物的寿命延长；也具有靶向 Nrf2 的负性调控因子间接调控 Nrf2 表达的作用；还可间接激活 p53 蛋白以恢复 DNA 修复系统的功能，起到抗衰老和抗神经退行性疾病的效应（Sfera et al.，2018）（图 35-3）。

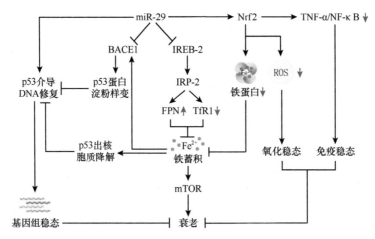

图 35-3　衰老相关分子调控

微小 RNAmiR-29 与衰老相关的分子调控：① miR-29 上调转录因子 NF-E2 相关因子 2（Nrf2）表达，而 Nrf2 可使铁蛋白水平降低而抑制铁蓄积；使活性氧 ROS 水平下降以维持氧化稳态；使 TNF-α /NF-κB 表达下调以维持衰老过程中的免疫稳态。Nrf2 经由上述途径抑制衰老过程。② miR-29 抑制 IREB-2 及其编码蛋白铁调节蛋白 2（IRP-2）的表达，从而调控铁转运蛋白 FPN 上调及转铁蛋白受体 TfR1 下调，抑制铁蓄积。③促进 p53 表达，进而促进 p53 介导的 DNA 修复作用以维持基因组稳态，从而抑制衰老过程。④ miR-29 对 β-分泌酶 1（BACE1）起抑制作用。BACE1 促进 p53 蛋白发生淀粉样变，发生淀粉样变的 p53 蛋白无法介导 p53 相关的 DNA 修复，进而促进衰老过程。铁蓄积一方面促进 BACE1 表达，另一方面促进 p53 出核及其胞质降解，使 p53 失活，二者共同抑制 p53 介导的 DNA 修复作用，从而促进衰老过程。此外，铁蓄积可促哺乳动物雷帕霉素靶蛋白 mTOR 表达，也参与衰老进程

p53/miR-29 轴可通过维持 p53 及 DNA 甲基化的稳定性，降低神经元内铁和减少铁诱导的脂质过氧化来实现基因组和表观遗传的稳定性，同时也为早衰进程及老年性疾病提供了一种新的治疗策略。

35.5.2　铁死亡的脂质过氧化特性与抗衰老治疗

脂质过氧化与自由基对脂质及细胞膜，蛋白质及相关酶类，核酸及染色体具有破坏效应，机体 ROS 的生成与抗氧化防御体系对 ROS 的清除之间的平衡随老化的进展逐渐打破，导致细胞的氧化损伤，进而加速衰老。抗氧化剂作为在防治过早衰老及衰老相关疾病中极具前景。作为抗氧化防御体系中的重要组成成分，谷胱甘肽（glutathione，GSH）在维持细胞氧化还原状态平衡以应对氧化应激中发挥关键作用。在衰老过程中，

组织中谷胱甘肽水平逐渐下降（Homma and Fujii，2015）。包括皮质、纹状体、中脑、小脑在内的个别脑部分区 GSH 含量呈显著的年龄相关性下降。这些变化同时伴随着 GSH 合成相关酶表达量和活性减低，以及脂质过氧化反应的增加（Zhu et al.，2006）。衰老过程中谷胱甘肽含量的下降及其对氧化还原稳态的影响已被广泛接受，在已知的退行性疾病中，谷胱甘肽的不足及其代谢相关功能障碍尤为明显，特别是在非再生组织中。PD 患者以黑质中多巴胺能神经元的缺失为主要的病理学特征。PD 患者的黑质中，早期 GSH 明显下降并伴随多巴胺能神经元的死亡，且阻断谷胱甘肽的合成将对多巴胺能神经元产生毒性效应（Sian et al.，1994；Pearce et al.，1997；Homma and Fujii，2015）。鉴于谷胱甘肽在胞内含量的减低对衰老进程及其相关疾病的发生发展有重要影响，因此直接或间接提高胞内谷胱甘肽浓度的药物在治疗上具有有益效应。另外，谷胱甘肽的表达量或是活性的抑制将导致氧化防御体系失衡，促进脂质过氧化及铁死亡的发生。有趣的是，在 PD 早期，铁超载相关的铁死亡作用途径促进细胞凋亡，且铁死亡抑制剂可抑制细胞铁死亡及细胞凋亡（Zhang et al.，2020）。尽管铁螯合剂在体外试验中被证明对铁死亡具有抑制效应，但谷胱甘肽由于其不良反应风险较低，将会是一种更为安全有效的药物。另外，还原型谷胱甘肽合成及循环中关键酶的表达通常受到转录因子，特别是 Nrf2 的调控，因此，Nrf2 可作为抗衰老及抗铁死亡药物研发的潜在靶点，在慢性疾病及衰老的治疗中发挥效应。中药成分中，枸杞子提取物枸杞多糖可显著降低 ROS 累积、线粒体膜电位丢失及 MDA 含量，并提高抗氧化酶的活性，从而对氧化损伤诱导的人类晶状体上皮衰老与凋亡具有抑制效应；经方六味地黄丸在体外试验中下调 NADPH 氧化酶的表达，使 ROS 生成减少，并增强神经元的抗氧化能力，对 PD 中神经元的退行性变有改善效应（Liu et al.，2017）。灵芝提取物在改善老化过程中氧化应激和自由基累积的效应方面效果尤为突出。灵芝提取物 EGL 具有显著的自由基清除活性及三价铁还原抗氧化能力。灵芝多糖可显著抑制肝、脾、脑的脂质过氧化，同时增强超氧化物歧化酶、谷胱甘肽过氧化物酶等抗氧化相关酶活性，使谷胱甘肽含量升高，从而利用对氧化还原系统的调控作用来减弱衰老小鼠的氧化应激损害。此外，灵芝多糖及抗氧化剂维生素 E 可延缓衰老小鼠的皮肤衰老，且灵芝多糖作用下的超氧化物歧化酶活性显著高于维生素 E 作用小鼠，灵芝多糖能够修复维生素 E 无法修复的皮肤组织的严重氧化损伤。重组灵芝免疫调节蛋白可增强衰老小鼠的抗氧化作用，延缓衰老进程（Pan and Lin，2019）。

从理论层面而言，中和生成的自由基或是限制自由基损伤的抗氧化制剂可延缓老化进程。然而，抗氧化剂在抗衰老治疗中的应用并未获得成功，这也考虑到部分抗氧化剂在细胞中是否能够达到有效浓度，或是在细胞及组织中的分布是否只停留于脂质，以及由于血脑屏障的原因无法进入组织。因此，内源性产生的褪黑素作为一种高效的自由基清除剂及抗氧化剂，在抗衰老治疗中的潜在作用吸引了众多研究目光。褪黑素由松果体在暗环境中分泌，随脊椎动物年龄的增长，松果体的褪黑素合成能力逐渐下降，这种体内强大的抗氧化剂的丢失将导致细胞和机体的衰老，以及年龄相关疾病的发作（Trentini et al.，1991；Reiter，1992）。褪黑素的自由基清除效率为谷胱甘肽的 5 倍，是外源性抗氧化剂甘露醇的 14 倍。白内障由晶状体内蛋白质氧化所引起，谷胱甘肽缺失引起的白内障发生发展可由褪黑素所逆转，即褪黑素可作为谷胱甘肽的适当替代制剂发挥改善衰老相关病理状态的效应。此外，褪黑素与其他抗氧化剂合用时，总和效应大于单独应用效应。这些药剂相互作用产生协同活性也使得我们认识到，即使体内褪黑素水平不高，也具有明显的抗氧化效应。褪黑素对于氧化性攻击也存在高度保护作用，减少 DNA 破坏以预防基因组损伤，具有明显的抗衰老意义（Reiter，1995）。有意思的是，褪黑素可对抗铁超载诱导的骨髓间充质干细胞 ROS 累积及膜电位去极化，从而对铁超载诱导的成骨分化功能障碍和衰老起到保护作用（Yang et al.，2017）。总的来说，抗氧化剂可通过抑制衰老进程中铁负载等因素所致的氧化应激及氧化损害累积，起到延缓衰老、改善衰老相关疾病的作用，而抗氧化剂对铁死亡过程的核心组分脂质过氧化的阻断也有益于保护细胞免受铁死亡的损害。

35.5.3 抗铁死亡与抗衰老治疗的交叠

多靶点铁螯合剂或限制饮食铁治疗，对于铁死亡及衰老均具有治疗作用。AD 模型小鼠经高铁饮食处理后，铁死亡的生物学标志物及脑内超氧化物歧化酶表达水平均降低。而铁螯合处理后通过抑制铁死亡而改善慢性铁暴露下 AD 的神经元丢失（Li et al.，2019）。线粒体铁蛋白通过"铁隔离"而减缓线粒体铁负载诱导的氧化损伤，然而 AD 模型小鼠在其敲除之后学习记忆障碍加重（Wang et al.，2017）。线粒体铁代谢的平衡有助于延缓线虫 AD 模型的疾病进展，延长寿命（Huang et al.，2018）。随着铁死亡在衰老相关疾病研究的逐渐深入，通过调控铁负载介导的铁死亡也被发现可延缓衰老的进程及相关疾病的恶化。α-硫辛酸在治疗 AD 相关位点 tau 蛋白过度磷酸化的同时，可通过阻断铁死亡减少神经元的丢失，从而稳定 AD 认知功能（Zhang et al.，2017）。另一方面，作为神经保护剂的新型化合物可通过抑制铁死亡发挥治疗 AD 等神经退行性病变的效应（Cong et al.，2019；Gunesch et al.，2020；Hirata et al.，2018）。

铁负载被认为是 PD 的症状特征，其诱导的多巴胺能神经元氧化损伤及变性为 PD 发病机制中的关键事件。铁螯合及线粒体铁蛋白过表达等干预手段，可通过抑制铁死亡减少多巴胺能神经元的丢失，改善 PD 模型小鼠的运动障碍，并进行初步临床评估（You et al.，2016；Devos et al.，2014）。铁螯合治疗或是半胱氨酸补充治疗，可改善亨廷顿病模型动物的病理改变及症状（Agrawal et al.，2018；Mao et al.，2006）。此外，针对 PD 中多巴胺能神经元 GPx4 缺失所造成的焦虑行为和自发运动减少，铁死亡抑制剂 Fer-1（ferrostatin-1）、维生素 E 等均可延缓神经元铁死亡，从而改善症状（Zhou et al.，2020）。

铁死亡同样参与调控其他年龄相关疾病。糖尿病为慢性退行性代谢病，而铁负载是造成糖尿病恶化的重要因素（Simcox and McClain，2013）。铁死亡参与慢性砷暴露诱导的胰腺功能障碍和 2 型糖尿病恶化（Wei et al.，2019）。胰岛移植的体外研究中，胰岛易受铁死亡的影响导致胰岛功能受损，而在铁死亡抑制剂的干预下，胰岛功能可被恢复（Bruni et al.，2018）。糖尿病性心肌病、糖尿病心肌缺血再灌注损伤等体内及体外疾病模型中，抗铁死亡治疗可有效减轻心肌损伤（Ni et al.，2021；Li et al.，2019）。慢性阻塞性肺疾病是不可逆性慢性进行性气道炎症，老年人及嗜烟群体高发。慢性阻塞性肺疾病的易感因素——吸烟，可有效增加支气管肺泡灌洗液和肺泡巨噬细胞中的铁含量，而高铁状态可导致肺损害。香烟烟雾的暴露触发铁自噬介导的肺上皮细胞铁死亡，释放损伤相关模式分子（damage associated molecular pattern，DAMP）导致坏死性炎症，诱发 COPD 的一系列临床表型（Yoshida et al.，2019）。冠心病及其严重并发症在老年患者中高发，定量蛋白质组学分析显示，心肌梗死早期和中期 GPx4 下降，促进心肌细胞铁下垂；随后，无收缩特性的纤维组织被替代为灭活的心肌细胞（Park et al.，2019）。在这种情况下，患者甚至会发展为 HF。在 HF 患者的临床治疗方面，近年来有研究推荐铁螯合疗法治疗不缺铁的 HF 患者（Ghafourian et al.，2020）。尽管一系列临床试验表明静脉补铁对缺铁的心衰患者是有益的，但这种治疗似乎并没有很好地设计来限制潜在的副作用，包括局部铁超载和心肌纤维化。总的来说，铁超载的作用作为铁中毒的一个基本特征，在心血管损伤不应被忽视。在进一步探索治疗靶点时，应考虑恢复心脏铁稳态和中断铁下垂。肿瘤作为全球患病率及死亡率逐年攀升的重要因素，近年研究发现弥漫性大 B 细胞淋巴瘤与 system X_c^- 活性及转硫作用受遏制相关；铁超载环境可使肾细胞癌细胞对铁死亡致敏；铁死亡诱导剂作为肝脏及胰腺等铁富集组织肿瘤的抗癌药物应用于临床（Yang and Stockwell，2016；Zhou et al.，2019）。

可见，铁在衰老组织中的累积，有助于诱发脂质过氧化及铁死亡。然而，铁死亡在细胞衰老与机体衰老之间的关联仍有待于大型临床数据及深入内在机制的研究。衰老与铁死亡相互促进所致的恶性循环，其损害随年龄增长而愈发明显。抗铁死亡及抗衰老的多靶向性治疗应运而生，并逐渐成为阻断衰老进程及其相关疾病的新兴研究领域。这一领域的研究当前尚处于起步阶段，阐明铁中毒参与衰老的调控过程和机制有望为衰老相关疾病的预防、控制和治疗提供更为完善的管理策略。

35.6 总结与展望

随着老龄人口基数及比例的增长，衰老及年龄相关的退行性疾病、慢性疾病等已成为危害人类健康的重要因素。针对过早衰老及老化过程中的病理损害机制的研究也随着近年来发现并展开的铁代谢及铁死亡的机制研究逐步深入。铁负载状态一方面为衰老进程溶酶体功能障碍等生理功能改变所致的"果"；另一方面，也通过促进氧化应激及炎症反应等效应作为促进衰老进程的"因"。铁和铁相关蛋白已作为早期衰老和神经退行性标志物出现，且铁死亡及其相关调节因子，如 P53、Nrf2、GSH 等也在衰老进程中发挥重要的调控作用。而以这些调节因子为靶点对铁代谢及铁死亡进行有效的调控和管理，有望成为预防和治疗退行性疾病、慢性病的一个新方向。有趣的是，在老年人群高发的肿瘤的治疗中，促进肿瘤细胞的衰老和清除也成为肿瘤治疗的新靶点。另外，衰老细胞衰老细胞对铁死亡的"逃避现象"，一方面对衰老机制的探索带来具有深远前景的内在机制研究的着眼点及突破口，另一方面通过促进衰老细胞铁死亡也为机体过早衰及衰老相关疾病提供潜在的治疗靶点。对铁代谢、铁死亡及二者的相关调控因素在老化进程和老年性疾病中所起的核心作用与调节方式的研究，有益于衰老相关机制及抗衰老治疗领域的进一步开拓。

参 考 文 献

Ackerman D, Gems D. 2012. Insulin/IGF-1 and hypoxia signaling act in concert to regulate iron homeostasis in Caenorhabditis elegans. PLoS Genet, 8(3): e1002498.

Agrawal S, Fox J, Thyagarajan B, et al. 2018. Brain mitochondrial iron accumulates in Huntington's disease, mediates mitochondrial dysfunction, and can be removed pharmacologically. Free Radic Biol Med, 120: 317-329.

Ahlqvist K J, Hamalainen R H, Yatsuga S, et al. 2012. Somatic progenitor cell vulnerability to mitochondrial DNA mutagenesis underlies progeroid phenotypes in Polg mutator mice. Cell Metab, 15(1): 100-109.

Akpolat V, Bilgin H M, Celik M Y, et al. 2013. An evaluation of nitric oxide, folate, homocysteine levels and lipid peroxidation in postmenopausal osteoporosis. Adv Clin Exp Med, 22(3): 403-409.

Alavez S, Vantipalli M C, Zucker D J, et al. 2011. Amyloid-binding compounds maintain protein homeostasis during ageing and extend lifespan. Nature, 472(7342): 226-229.

Amaya-Montoya M, Perez-Londono A, Guatibonza-Garcia V, et al. 2020. Cellular Senescence as a Therapeutic Target for Age-Related Diseases: A Review. Adv Ther, 37(4): 1407-1424.

Ameur A, Stewart J B, Freyer C, et al. 2011. Ultra-deep sequencing of mouse mitochondrial DNA: mutational patterns and their origins. PLoS Genet, 7(3): e1002028.

Armanios M, Alder J K, Parry E M, et al. 2009. Short telomeres are sufficient to cause the degenerative defects associated with aging. Am J Hum Genet, 85(6): 823-832.

Armanios M, Blackburn E H. 2012. The telomere syndromes. Nat Rev Genet, 13(10): 693-704.

Atamna H, Killilea D W, Killilea A N, et al. 2002. Heme deficiency may be a factor in the mitochondrial and neuronal decay of aging. Proc Natl Acad Sci U S A, 99(23): 14807-14812.

Ayton S, Lei P, Duce J A, et al. 2013. Ceruloplasmin dysfunction and therapeutic potential for Parkinson disease. Ann Neurol, 73(4): 554-559.

Barja G. 1998. Mitochondrial free radical production and aging in mammals and birds. Ann N Y Acad Sci, 854: 224-238.

Barja G，Herrero A. 2000. Oxidative damage to mitochondrial DNA is inversely related to maximum life span in the heart and brain of mammals. FASEB J, 14(2): 312-318.

Barrera G, Pizzimenti S, Ciamporcero E S, et al. 2015. Role of 4-hydroxynonenal-protein adducts in human diseases. Antioxid Redox Signal, 22(18): 1681-1702.

Barrera G, Pizzimenti S, Daga M, et al. 2018. Lipid peroxidation-derived aldehydes, 4-hydroxynonenal and malondialdehyde in aging-related disorders. Antioxidants (Basel), 7(8): 102.

Barzilai N, Huffman D M, Muzumdar R H, et al. 2012. The critical role of metabolic pathways in aging. Diabetes, 61(6): 1315-1322.

Belaidi A A, Bush A I. 2016. Iron neurochemistry in Alzheimer's disease and Parkinson's disease: targets for therapeutics. J Neurochem, 139 Suppl 1: 179-197.

Bernardes de Jesus B, Vera E, Schneeberger K, et al. 2012. Telomerase gene therapy in adult and old mice delays aging and increases longevity without increasing cancer. EMBO Mol Med, 4(8): 691-704.

Bjedov I, Toivonen J M, Kerr F, et al. 2010. Mechanisms of life span extension by rapamycin in the fruit fly Drosophila melanogaster. Cell Metab, 11(1): 35-46.

Blackburn E H, Greider C W, Szostak J W. 2006. Telomeres and telomerase: the path from maize, Tetrahymena and yeast to human cancer and aging. Nat Med, 12(10): 1133-1138.

Blagosklonny M V. 2011. Rapamycin-induced glucose intolerance: hunger or starvation diabetes. Cell Cycle, 10(24): 4217-4224.

Bodnar A G, Ouellette M, Frolkis M, et al. 1998. Extension of life-span by introduction of telomerase into normal human cells. Science, 279(5349): 349-352.

Boonekamp J J, Simons M J, Hemerik L, et al. 2013. Telomere length behaves as biomarker of somatic redundancy rather than biological age. Aging Cell, 12(2): 330-332.

Brown K, Xie S, Qiu X, et al. 2013. SIRT3 reverses aging-associated degeneration. Cell Rep, 3(2): 319-327.

Bruni A, Pepper A R, Pawlick RL, et al. 2018. Ferroptosis-inducing agents compromise in vitro human islet viability and function. Cell Death Dis, 9(6): 595.

Buizza L, Cenini G, Lanni C, et al. 2012. Conformational altered p53 as an early marker of oxidative stress in Alzheimer's disease. PLoS One, 7(1): e29789.

Burtner C R, Kennedy B K. 2010. Progeria syndromes and ageing: what is the connection? Nat Rev Mol Cell Biol, 11(8): 567-578.

Calamini B, Silva M C, Madoux F, et al. 2011. Small-molecule proteostasis regulators for protein conformational diseases. Nat Chem Biol, 8(2): 185-196.

Calderwood S K, Murshid A, Prince T. 2009. The shock of aging: molecular chaperones and the heat shock response in longevity and aging-a mini-review. Gerontology, 55(5): 550-558.

Campisi J, d'Adda di Fagagna F. 2007. Cellular senescence: when bad things happen to good cells. Nat Rev Mol Cell Biol, 8(9): 729-740.

Castro J P, Jung T, Grune T, et al. 2017. 4-Hydroxynonenal (HNE) modified proteins in metabolic diseases. Free Radic Biol Med, 111: 309-315.

Chen L, Hua J, Ross C A, et al. 2018. Altered brain iron content and deposition rate in Huntington's disease as indicated by quantitative susceptibility MRI. J Neurosci Res, 97(4): 467-479.

Collado M, Blasco M A, Serrano M. 2007. Cellular senescence in cancer and aging. Cell, 130(2): 223-233.

Cong L, Dong X, Wang Y, et al. 2019. On the role of synthesized hydroxylated chalcones as dual functional amyloid-β aggregation and ferroptosis inhibitors for potential treatment of Alzheimer's disease. Eur J Med Chem, 166: 11-21.

Cossu G, Abbruzzese G, Matta G, et al. 2014. Efficacy and safety of deferiprone for the treatment of pantothenate kinase-associated neurodegeneration (PKAN) and neurodegeneration with brain iron accumulation (NBIA): results from a four years follow-up. Parkinsonism Relat Disord, 20(6): 651-654.

Crisponi G, Nurchi V M, Lachowicz J I. 2019. Iron chelation for iron overload in thalassemia. Met Ions Life Sci, 19.

da Cunha M S B, Arruda S F. 2017. Tucum-do-cerrado (Bactris setosa Mart.) may promote anti-aging effect by upregulating SIRT1-Nrf2 pathway and attenuating oxidative stress and inflammation. Nutrients, 9(11).

Devos D, Moreau C, Devedjian J C, et al. 2014. Targeting chelatable iron as a therapeutic modality in Parkinson's disease. Antioxid Redox Signal, 21(2): 195-210.

Dimri G P, Lee X, Basile G, et al. 1995. A biomarker that identifies senescent human cells in culture and in aging skin in vivo. Proc Natl Acad Sci U S A, 92(20): 9363-9367.

Domingues R M, Domingues P, Melo T, et al. 2013. Lipoxidation adducts with peptides and proteins: deleterious modifications or signaling mechanisms? J Proteomics, 92: 110-131.

Dongiovanni P, Fracanzani A L, Cairo G, et al. 2010. Iron-dependent regulation of MDM2 influences p53 activity and hepatic carcinogenesis. Am J Pathol, 176(2): 1006-1017.

Doonan R, McElwee J J, Matthijssens F, et al. 2008. Against the oxidative damage theory of aging: superoxide dismutases protect against oxidative stress but have little or no effect on life span in Caenorhabditis elegans. Genes Dev, 22(23): 3236-3241.

Duce J A, Tsatsanis A, Cater M A, et al. 2010. Iron-export ferroxidase activity of beta-amyloid precursor protein is inhibited by zinc in Alzheimer's disease. Cell, 142(6): 857-867.

Edgar D, Shabalina I, Camara Y, et al. 2009. Random point mutations with major effects on protein-coding genes are the driving force behind premature aging in mtDNA mutator mice. Cell Metab, 10(2): 131-138.

Eisenberg T, Knauer H, Schauer A, et al. 2009. Induction of autophagy by spermidine promotes longevity. Nat Cell Biol, 11(11): 1305-1314.

Esterbauer H, Schaur R J, Zollner H. 1991. Chemistry and biochemistry of 4-hydroxynonenal, malonaldehyde and related aldehydes. Free Radic Biol Med, 11(1): 81-128.

Esterbauer H, Zollner H. 1989. Methods for determination of aldehydic lipid peroxidation products. Free Radic Biol Med, 7(2): 197-203.

Faggioli F, Wang T, Vijg J, et al. 2012. Chromosome-specific accumulation of aneuploidy in the aging mouse brain. Hum Mol Genet, 21(24): 5246-5253.

Finkelstein D I, Billings J L, Adlard P A, et al. 2017. The novel compound PBT434 prevents iron mediated neurodegeneration and alpha-synuclein toxicity in multiple models of Parkinson's disease. Acta Neuropathol Commun, 5(1): 53.

Forsberg L A, Rasi C, Razzaghian H R, et al. 2012. Age-related somatic structural changes in the nuclear genome of human blood cells. Am J Hum Genet, 90(2): 217-228.

Fossel M. 2002. Cell senescence in human aging and disease. Ann N Y Acad Sci, 959: 14-23.

Foukas L C, Bilanges B, Bettedi L, et al. 2013. Long-term p110alpha PI3K inactivation exerts a beneficial effect on metabolism. EMBO Mol Med, 5(4): 563-571.

Fraga M F, Esteller M. 2007. Epigenetics and aging: the targets and the marks. Trends Genet, 23(8): 413-418.

Freije J M, Lopez-Otin C. 2012. Reprogramming aging and progeria. Curr Opin Cell Biol, 24(6): 757-764.

Fumagalli M, Rossiello F, Clerici M, et al. 2012. Telomeric DNA damage is irreparable and causes persistent DNA-damage-response activation. Nat Cell Biol, 14(4): 355-365.

Funauchi Y, Tanikawa C, Yi Lo P H, et al. 2015. Regulation of iron homeostasis by the p53-ISCU pathway. Sci Rep, 5: 16497.

Furber J D. 2006. Extracellular glycation crosslinks: prospects for removal. Rejuvenation Res, 9(2): 274-278.

Garcia-Cao I, Song M S, Hobbs R M, et al. 2012. Systemic elevation of PTEN induces a tumor-suppressive metabolic state. Cell, 149(1): 49-62.

Gehrig S M, van der Poel C, Sayer T A, et al. 2012. Hsp72 preserves muscle function and slows progression of severe muscular dystrophy. Nature, 484(7394): 394-398.

Gems D, Partridge L. 2013. Genetics of longevity in model organisms: debates and paradigm shifts. Annu Rev Physiol, 75: 621-644.

Ghafourian K, Shapiro J S, Goodman L, et al. 2020. Iron and heart failure: diagnosis, therapies, and future directions. JACC Basic Transl Sci, 5(3): 300-313.

Ghassaban K, He N, Sethi SK, et al. 2019. Regional high iron in the substantia nigra differentiates Parkinson's disease patients from healthy controls. Front Aging Neurosci, 11: 106.

Gil L, Siems W, Mazurek B, et al. 2006. Age-associated analysis of oxidative stress parameters in human plasma and erythrocytes. Free Radic Res, 40(5): 495-505.

Giralt A, Villarroya F. 2012. SIRT3, a pivotal actor in mitochondrial functions: metabolism, cell death and aging. Biochem J, 444(1): 1-10.

Green D R, Galluzzi L, Kroemer G. 2011. Mitochondria and the autophagy-inflammation-cell death axis in organismal aging. Science, 333(6046): 1109-1112.

Greer E L, Maures T J, Hauswirth A G, et al. 2010. Members of the H3K4 trimethylation complex regulate lifespan in a germline-dependent manner in C. elegans. Nature, 466(7304): 383-387.

Greer E L, Maures T J, Ucar D, et al. 2011. Transgenerational epigenetic inheritance of longevity in Caenorhabditis elegans. Nature, 479(7373): 365-371.

Gregg S Q, Gutierrez V, Robinson A R, et al. 2012. A mouse model of accelerated liver aging caused by a defect in DNA repair. Hepatology, 55(2): 609-621.

Grune T, Shringarpure R, Sitte N, et al. 2001. Age-related changes in protein oxidation and proteolysis in mammalian cells. J Gerontol A Biol Sci Med Sci, 56(11):B459-467.

Guarente L. 2011. Sirtuins, aging, and metabolism. Cold Spring Harb Symp Quant Biol, 76: 81-90.

Gunesch S, Hoffmann M, Kiermeier C, et al. 2019. 7-*O*-Esters of taxifolin with pronounced and overadditive effects in neuroprotection, anti-neuroinflammation, and amelioration of short-term memory impairment in vivo. Redox Biol, 29: 101378.

Ham P B, 3rd, R Raju. 2017. Mitochondrial function in hypoxic ischemic injury and influence of aging. Prog Neurobiol, 157: 92-116.

Harman D. 1965. The free radical theory of aging: effect of age on serum copper levels. J Gerontol, 20: 151-153.

Hartl F U, Bracher A, Hayer-Hartl M. 2011. Molecular chaperones in protein folding and proteostasis. Nature, 475(7356): 324-332.

Hayflick L, Moorhead P S. 1961. The serial cultivation of human diploid cell strains. Exp Cell Res, 25: 585-621.

Hekimi S, Lapointe J, Wen Y. 2011. Taking a "good" look at free radicals in the aging process. Trends Cell Biol, 21(10): 569-576.

Henle E S, Han Z, Tang N, et al. 1999. Sequence-specific DNA cleavage by Fe^{2+}-mediated fenton reactions has possible biological implications. J Biol Chem, 274(2): 962-971.

Herranz D, Munoz-Martin M, Canamero M, et al. 2010. Sirt1 improves healthy ageing and protects from metabolic syndrome-associated cancer. Nat Commun, 1: 3.

Hiona A, Sanz A, Kujoth G C, et al. 2010. Mitochondrial DNA mutations induce mitochondrial dysfunction, apoptosis and sarcopenia in skeletal muscle of mitochondrial DNA mutator mice. PLoS One, 5(7): e11468.

Hirata Y, Yamada C, Ito Y, et al. 2018. Novel oxindole derivatives prevent oxidative stress-induced cell death in mouse hippocampal HT22 cells. Neuropharmacology, 135: 242-252.

Hoeijmakers J H. 2009. DNA damage, aging, and cancer. N Engl J Med, 361(15): 1475-1485.

Hoenicke L, Zender L. 2012. Immune surveillance of senescent cells-biological significance in cancer- and non-cancer pathologies. Carcinogenesis, 33(6): 1123-1126.

Homma T, Fujii J. 2015. Application of glutathione as anti-oxidative and anti-aging drugs. Curr Drug Metab, 16(7): 560-571.

Houtkooper R H, Pirinen E, Auwerx J. 2012. Sirtuins as regulators of metabolism and healthspan. Nat Rev Mol Cell Biol, 13(4): 225-238.

Hroudova J, Singh N, Fisar Z. 2014. Mitochondrial dysfunctions in neurodegenerative diseases: relevance to Alzheimer's disease. Biomed Res Int, 2014: 175062.

Huang J, Chen S, Hu L, et al. 2018. Mitoferrin-1 is involved in the progression of Alzheimer's disease through targeting mitochondrial iron metabolism in a *Caenorhabditis elegans* model of Alzheimer's disease. Neuroscience, 385: 90-101.

Huang K, Chen C, Hao J, et al. 2015. Polydatin promotes Nrf2-ARE anti-oxidative pathway through activating Sirt1 to resist AGEs-induced upregulation of fibronetin and transforming growth factor-beta1 in rat glomerular messangial cells. Mol Cell Endocrinol, 399: 178-189.

Hurrell R, Egli I. 2010. Iron bioavailability and dietary reference values. Am J Clin Nutr, 91(5): 1461S-1467S.

Jaskelioff M, Muller F L, Paik J H, et al. 2011. Telomerase reactivation reverses tissue degeneration in aged telomerase-deficient mice. Nature, 469(7328): 102-106.

Jin C, Li J, Green C D, et al. 2011. Histone demethylase UTX-1 regulates C. elegans life span by targeting the insulin/IGF-1 signaling pathway. Cell Metab, 14(2): 161-172.

Jones D L, Rando T A. 2011. Emerging models and paradigms for stem cell ageing. Nat Cell Biol, 13(5): 506-512.

Kaeberlein M, McVey M, Guarente L. 1999. The SIR2/3/4 complex and SIR2 alone promote longevity in Saccharomyces cerevisiae by two different mechanisms. Genes Dev, 13(19): 2570-2580.

Kalousova M, Zima T, Tesar V, et al. 2005. Advanced glycoxidation end products in chronic diseases-clinical chemistry and genetic background. Mutat Res, 579(1-2): 37-46.

Kanfi Y, Naiman S, Amir G, et al. 2012. The sirtuin SIRT6 regulates lifespan in male mice. Nature, 483(7388): 218-221.

Kanfi Y, Peshti V, Gil R, et al. 2010. SIRT6 protects against pathological damage caused by diet-induced obesity. Aging Cell, 9(2): 162-173.

Kazak L, Reyes A, Holt I J. 2012. Minimizing the damage: repair pathways keep mitochondrial DNA intact. Nat Rev Mol Cell Biol, 13(10): 659-671.

Kenyon C, Chang J, Gensch E, et al. 1993. A *C. elegans* mutant that lives twice as long as wild type. Nature, 366(6454): 461-464.

Khrapko K, Bodyak N, Thilly W G, et al. 1999. Cell-by-cell scanning of whole mitochondrial genomes in aged human heart reveals a significant fraction of myocytes with clonally expanded deletions. Nucleic Acids Res, 27(11): 2434-2441.

Kitazawa M, Iwasaki K, Sakamoto K. 2006. Iron chelators may help prevent photoaging. J Cosmet Dermatol, 5(3): 210-217.

Koga H, Kaushik S, Cuervo A M. 2011. Protein homeostasis and aging: The importance of exquisite quality control. Ageing Res Rev, 10(2): 205-215.

Krishnan V, Chow M Z, Wang Z, et al. 2011. Histone H4 lysine 16 hypoacetylation is associated with defective DNA repair and premature senescence in Zmpste24-deficient mice. Proc Natl Acad Sci U S A, 108(30): 12325-12330.

Kroemer G, Galluzzi L, Brenner C. 2007. Mitochondrial membrane permeabilization in cell death. Physiol Rev, 87(1): 99-163.

Kruegel U, Robison B, Dange T, et al. 2011. Elevated proteasome capacity extends replicative lifespan in Saccharomyces cerevisiae. PLoS Genet, 7(9): e1002253.

Kuilman T, Michaloglou C, Mooi W J, et al. 2010. The essence of senescence. Genes Dev, 24(22): 2463-2479.

Kujoth G C, Hiona A, Pugh T D, et al. 2005. Mitochondrial DNA mutations, oxidative stress, and apoptosis in mammalian aging. Science, 309(5733): 481-484.

Lee I H, Cao L, Mostoslavsky R, et al. 2008. A role for the NAD-dependent deacetylase Sirt1 in the regulation of autophagy. Proc Natl Acad Sci U S A, 105(9): 3374-3379.

Lei P, Ayton S, Finkelstein D I, et al. 2012. Tau deficiency induces parkinsonism with dementia by impairing APP-mediated iron export. Nat Med, 18(2): 291-295.

Li L B, Chai R, Zhang S, et al. 2019. Iron exposure and the cellular mechanisms linked to neuron degeneration in adult mice. Cells, 8(2): 198.

Li W, Li W, Leng Y, et al. 2019. Ferroptosis is involved in diabetes myocardial ischemia/reperfusion injury through endoplasmic reticulum stress. DNA Cell Biol, 39(2): 210-225.

Linnane A W, Marzuki S, Ozawa T, et al. 1989. Mitochondrial DNA mutations as an important contributor to ageing and degenerative diseases. Lancet, 1(8639): 642-645.

Liu B H, Gu Y H, Tu Y, et al. 2017. Molecular regulative mechanisms of aging and interventional effects of Chinese herbal medicine. Zhongguo Zhong Yao Za Zhi, 42(16): 3065-3071.

Liu B, Sun Y, Xu G, et al. 2019. Association between body iron status and leukocyte telomere length, a biomarker of biological aging, in a nationally representative sample of US adults. J Acad Nutr Diet, 119(4): 617-625.

Liu G, Rogers J, Murphy C T, et al. 2011b. EGF signalling activates the ubiquitin proteasome system to modulate C. elegans lifespan. EMBO J, 30(15): 2990-3003.

Liu Z, Han K, Huo X, et al. 2020. Nrf2 knockout dysregulates iron metabolism and increases the hemolysis through ROS in aging mice. Life Sci, 255: 117838.

Lord C J, Ashworth A. 2012. The DNA damage response and cancer therapy. Nature, 481(7381): 287-294.

Maegawa S, Hinkal G, Kim H S, et al. 2010. Widespread and tissue specific age-related DNA methylation changes in mice. Genome Res, 20(3): 332-340.

Mainous A G, 3rd, Wright R U, Hulihan M M, et al. 2014. Elevated transferrin saturation, health-related quality of life and telomere length. Biometals, 27(1): 135-141.

Mao Z, Choo Y S, Lesort M. 2006. Cystamine and cysteamine prevent 3-NP-induced mitochondrial depolarization of Huntington's disease knock-in striatal cells. Eur J Neurosci, 23(7): 1701-1710.

Martinez P, Blasco M A. 2010. Role of shelterin in cancer and aging. Aging Cell, 9(5): 653-666.

Matsumoto M, Kurihara S, Kibe R, et al. 2011. Longevity in mice is promoted by probiotic-induced suppression of colonic senescence dependent on upregulation of gut bacterial polyamine production. PLoS One, 6(8): e23652.

Min J N, Whaley R A, Sharpless N E, et al. 2008. CHIP deficiency decreases longevity, with accelerated aging phenotypes accompanied by altered protein quality control. Mol Cell Biol, 28(12): 4018-4025.

Moldogazieva N T, Mokhosoev I M, Mel'nikova T I, et al. 2019. Oxidative stress and advanced lipoxidation and glycation end products (ALEs and AGEs) in aging and age-related diseases. Oxid Med Cell Longev, 2019: 3085756.

Mollet I G, Patel D, Govani F S, et al. 2016. Low dose iron treatments induce a DNA damage response in human endothelial cells within minutes. PLoS One, 11(2): e0147990.

Morrow G, Samson M, Michaud S, et al. 2004. Overexpression of the small mitochondrial Hsp22 extends Drosophila life span and increases resistance to oxidative stress. FASEB J, 18(3): 598-599.

Moskalev A A, Shaposhnikov M V, Plyusnina E N, et al. 2013. The role of DNA damage and repair in aging through the prism of Koch-like criteria. Ageing Res Rev, 12(2): 661-684.

Mostoslavsky R, Chua K F, Lombard D B, et al. 2006. Genomic instability and aging-like phenotype in the absence of mammalian SIRT6. Cell, 124(2): 315-329.

Ni T, Huang X, Pan S, et al. 2021. Inhibition of the long non-coding RNA ZFAS1 attenuates ferroptosis by sponging miR-150-5p and activates CCND2 against diabetic cardiomyopathy. J Cell Mol Med, 25(21): 9995-10007.

Nogueiras R, Habegger K M, Chaudhary N, et al. 2012. Sirtuin 1 and sirtuin 3: physiological modulators of metabolism. Physiol Rev, 92(3): 1479-1514.

Oberdoerffer P, Michan S, McVay M, et al. 2008. SIRT1 redistribution on chromatin promotes genomic stability but alters gene expression during aging. Cell, 135(5): 907-918.

Olivieri S, Conti A, Iannaccone S, et al. 2011. Ceruloplasmin oxidation, a feature of Parkinson's disease CSF, inhibits ferroxidase activity and promotes cellular iron retention. J Neurosci, 31(50): 18568-18577.

O'Rourke E J, Kuballa P, Xavier R, et al. 2013. Omega-6 polyunsaturated fatty acids extend life span through the activation of autophagy. Genes Dev, 27(4): 429-440.

Osorio F G, Varela I, Lara E, et al. 2010. Nuclear envelope alterations generate an aging-like epigenetic pattern in mice deficient in Zmpste24 metalloprotease. Aging Cell, 9(6): 947-957.

Palm W, de Lange T. 2008. How shelterin protects mammalian telomeres. Annu Rev Genet, 42: 301-334.

Pan Y, Lin Z. 2019. Anti-aging effect of ganoderma (Lingzhi) with health and fitness. Adv Exp Med Biol, 1182: 299-309.

Park C B, Larsson N G. 2011. Mitochondrial DNA mutations in disease and aging. J Cell Biol, 193(5): 809-818.

Park J H, Zhuang J, Li J, et al. 2016. p53 as guardian of the mitochondrial genome. FEBS Lett, 590(7): 924-934.

Park T J, Park J H, Lee G S, et al. 2019. Quantitative proteomic analyses reveal that GPX4 downregulation during myocardial infarction contributes to ferroptosis in cardiomyocytes. Cell Death Dis, 10(11): 835.

Payne B A, Wilson I J, Hateley C A, et al. 2011. Mitochondrial aging is accelerated by anti-retroviral therapy through the clonal expansion of mtDNA mutations. Nat Genet, 43(8): 806-810.

Pearce R K, Owen A, Daniel S, et al. 1997. Alterations in the distribution of glutathione in the substantia nigra in Parkinson's disease. J Neural Transm (Vienna), 104(6-7): 661-677.

Peleg S, Sananbenesi F, Zovoilis A, et al. 2010. Altered histone acetylation is associated with age-dependent memory impairment in mice. Science, 328(5979): 753-756.

Perez V I, Van Remmen H, Bokov A, et al. 2009. The overexpression of major antioxidant enzymes does not extend the lifespan of mice. Aging Cell, 8(1): 73-75.

Polla B S. 1999. Therapy by taking away: the case of iron. Biochem Pharmacol, 57(12): 1345-1349.

Pollina E A, Brunet A. 2011. Epigenetic regulation of aging stem cells. Oncogene, 30(28): 3105-3126.

Powers E T, Morimoto R I, Dillin A, et al. 2009. Biological and chemical approaches to diseases of proteostasis deficiency. Annu Rev Biochem, 78: 959-991.

Pratico D. 2002. Lipid peroxidation and the aging process. Sci Aging Knowledge Environ, 2002(50): re5.

Qiu X, Brown K, Hirschey M D, et al. 2010. Calorie restriction reduces oxidative stress by SIRT3-mediated SOD2 activation. Cell Metab, 12(6): 662-667.

Raffaello A, Rizzuto R. 2011. Mitochondrial longevity pathways. Biochim Biophys Acta, 1813(1): 260-268.

Reiter R J. 1992. The ageing pineal gland and its physiological consequences. Bioessays, 14(3): 169-175.

Reiter R J. 1995. Oxygen radical detoxification processes during aging: the functional importance of melatonin. Aging (Milano), 7(5): 340-351.

Ripa R, Dolfi L, Terrigno M, et al. 2017. MicroRNA miR-29 controls a compensatory response to limit neuronal iron accumulation during adult life and aging. BMC Biol, 15(1): 9.

Ristow M, Schmeisser S. 2011. Extending life span by increasing oxidative stress. Free Radic Biol Med, 51(2): 327-336.

Rodgers J T, Lerin C, Haas W, et al. 2005. Nutrient control of glucose homeostasis through a complex of PGC-1alpha and SIRT1. Nature, 434(7029): 113-118.

Rogina B, Helfand S L. 2004. Sir2 mediates longevity in the fly through a pathway related to calorie restriction. Proc Natl Acad Sci U S A, 101(45): 15998-16003.

Rubinsztein D C, Marino G, Kroemer G. 2011. Autophagy and aging. Cell, 146(5): 682-695.

Rudolph K L, Chang S, Lee H W, et al. 1999. Longevity, stress response, and cancer in aging telomerase-deficient mice. Cell, 96(5): 701-712.

Rufini A, Tucci P, Celardo I, et al. 2013. Senescence and aging: the critical roles of p53. Oncogene, 32(43): 5129-5143.

Sahin E, DePinho R A. 2012. Axis of ageing: telomeres, p53 and mitochondria. Nat Rev Mol Cell Biol, 13(6): 397-404.

Saint-Germain E, Mignacca L, Vernier M, et al. 2017. SOCS1 regulates senescence and ferroptosis by modulating the expression of p53 target genes. Aging (Albany NY), 9(10): 2137-2162.

Salazar J, Mena N, Hunot S, et al. 2008. Divalent metal transporter 1(DMT1) contributes to neurodegeneration in animal models of Parkinson's disease. Proc Natl Acad Sci U S A, 105(47): 18578-18583.

Savage S A, Giri N, Baerlocher G M, et al. 2008. TINF2, a component of the shelterin telomere protection complex, is mutated in dyskeratosis congenita. Am J Hum Genet, 82(2): 501-509.

Selman C, Tullet J M, Wieser D, et al. 2009. Ribosomal protein S6 kinase 1 signaling regulates mammalian life span. Science, 326(5949): 140-144.

Sena L A, Chandel N S. 2012. Physiological roles of mitochondrial reactive oxygen species. Mol Cell, 48(2): 158-167.

Sheelakumari R, Madhusoodanan M, Radhakrishnan A, et al. 2015. A Potential Biomarker in Amyotrophic Lateral Sclerosis: Can Assessment of Brain Iron Deposition with SWI and Corticospinal Tract Degeneration with DTI Help? AJNR Am J Neuroradiol, 37(2): 252-258.

Shen J, Sheng X, Chang Z, et al. 2014. Iron metabolism regulates p53 signaling through direct heme-p53 interaction and modulation of p53 localization, stability, and function. Cell Rep, 7(1): 180-193.

Shumaker D K, Dechat T, Kohlmaier A, et al. 2006. Mutant nuclear lamin A leads to progressive alterations of epigenetic control in premature aging. Proc Natl Acad Sci U S A, 103(23): 8703-8708.

Sian J, Dexter D T, Lees A J, et al. 1994. Alterations in glutathione levels in Parkinson's disease and other neurodegenerative disorders affecting basal ganglia. Ann Neurol, 36(3): 348-355.

Siebold A P, Banerjee R, Tie F, et al. 2010. Polycomb Repressive Complex 2 and Trithorax modulate Drosophila longevity and stress resistance. Proc Natl Acad Sci U S A, 107(1): 169-174.

Simcox J A, McClain D A. 2013. Iron and diabetes risk. Cell Metab, 17(3): 329-41.

Singh A K, Pati U. 2015. CHIP stabilizes amyloid precursor protein via proteasomal degradation and p53-mediated trans-repression of beta-secretase. Aging Cell, 14(4): 595-604.

Smith M A, Zhu X, Tabaton M, et al. 2010. Increased iron and free radical generation in preclinical Alzheimer disease and mild cognitive impairment. J Alzheimers Dis, 19(1): 363-372.

Sohal R S, Agarwal S, Candas M, et al. 1994. Effect of age and caloric restriction on DNA oxidative damage in different tissues of C57BL/6 mice. Mech Ageing Dev, 76(2-3): 215-224.

Sohal R S, Sohal B H, Orr W C. 1995. Mitochondrial superoxide and hydrogen peroxide generation, protein oxidative damage, and longevity in different species of flies. Free Radic Biol Med, 19(4): 499-504.

Someya S, Yu W, Hallows W C, et al. 2010. Sirt3 mediates reduction of oxidative damage and prevention of age-related hearing loss under caloric restriction. Cell, 143(5): 802-812.

Song X, Long D. 2020. Nrf2 and ferroptosis: a new research direction for neurodegenerative diseases. Front Neurosci, 14: 267.

Talens R P, Christensen K, Putter H, et al. 2012. Epigenetic variation during the adult lifespan: cross-sectional and longitudinal data on monozygotic twin pairs. Aging Cell, 11(4): 694-703.

Timmers P, Wilson J F, Joshi P K, et al. 2020. Multivariate genomic scan implicates novel loci and haem metabolism in human ageing. Nat Commun, 11(1): 3570.

Tissenbaum H A, Guarente L. 2001. Increased dosage of a sir-2 gene extends lifespan in Caenorhabditis elegans. Nature, 410(6825): 227-230.

Trentini G P, De Gaetani C, Criscuolo M. 1991. Pineal gland and aging. Aging (Milano), 3(2): 103-116.

Trifunovic A, Wredenberg A, Falkenberg M, et al. 2004. Premature ageing in mice expressing defective mitochondrial DNA polymerase. Nature, 429(6990): 417-423.

van Ham T J, Holmberg M A, van der Goot A T, et al. 2010. Identification of MOAG-4/SERF as a regulator of age-related proteotoxicity. Cell, 142(4): 601-612.

Van Remmen H, Ikeno Y, Hamilton M, et al. 2003. Life-long reduction in MnSOD activity results in increased DNA damage and higher incidence of cancer but does not accelerate aging. Physiol Genomics, 16(1): 29-37.

Viguet-Carrin S, Roux J P, Arlot M E, et al. 2006. Contribution of the advanced glycation end product pentosidine and of maturation of type I collagen to compressive biomechanical properties of human lumbar vertebrae. Bone, 39(5): 1073-1079.

Vilchez D, Morantte I, Liu Z, et al. 2012. RPN-6 determines *C. elegans* longevity under proteotoxic stress conditions. Nature, 489(7415): 263-268.

Vistoli G, De Maddis D, Cipak A, et al. 2013. Advanced glycoxidation and lipoxidation end products (AGEs and ALEs): an overview of their mechanisms of formation. Free Radic Res, 47 Suppl 1: 3-27.

Viswanathan M, Guarente L. 2011. Regulation of *Caenorhabditis elegans* lifespan by sir-2.1 transgenes. Nature, 477(7365):E1-2.

Wallace D C. 2005. A mitochondrial paradigm of metabolic and degenerative diseases, aging, and cancer: a dawn for evolutionary medicine. Annu Rev Genet, 39: 359-407.

Wang C, Jurk D, Maddick M, et al. 2009. DNA damage response and cellular senescence in tissues of aging mice. Aging Cell, 8(3): 311-323.

Wang K, Klionsky D J. 2011. Mitochondria removal by autophagy. Autophagy, 7(3): 297-300.

Wang P, Wu Q, Wu W, et al. 2017. Mitochondrial ferritin deletion exacerbates β-amyloid-induced neurotoxicity in mice. Oxid Med Cell Longev, 2017: 1020357.

Wei S, Qiu T, Yao X, et al. 2019. Arsenic induces pancreatic dysfunction and ferroptosis via mitochondrial ROS-autophagy-lysosomal pathway. J Hazard Mater, 384: 121390.

Westerheide S D, Anckar J, Stevens S M, Jr., et al. 2009. Stress-inducible regulation of heat shock factor 1 by the deacetylase SIRT1. Science, 323(5917): 1063-1066.

Wilkinson J E, Burmeister L, Brooks S V, et al. 2012. Rapamycin slows aging in mice. Aging Cell, 11(4): 675-682.

Worman H J. 2012. Nuclear lamins and laminopathies. J Pathol, 226(2): 316-325.

Yamaza H, Komatsu T, Wakita S, et al. 2010. FoxO1 is involved in the antineoplastic effect of calorie restriction. Aging Cell, 9(3): 372-382.

Yang F, Yang L, Li Y, et al. 2017. Melatonin protects bone marrow mesenchymal stem cells against iron overload-induced aberrant differentiation and senescence. J Pineal Res, 63(3).doi: 10.1111.

Yang W S, Stockwell B R. 2016. Ferroptosis: death by lipid peroxidation. Trends Cell Biol, 26(3): 165-176.

Yoshida M, Minagawa S, Araya J, et al. 2019. Involvement of cigarette smoke-induced epithelial cell ferroptosis in COPD pathogenesis. Nat Commun, 10(1): 3145.

You L H, Li Z, Duan X L, et al. 2016. Mitochondrial ferritin suppresses MPTP-induced cell damage by regulating iron metabolism and attenuating oxidative stress. Brain Res, 1642: 33-42.

Zakhari S. 2013. Alcohol metabolism and epigenetics changes. Alcohol Res, 35(1): 6-16.

Zhang C, Cuervo A M. 2008. Restoration of chaperone-mediated autophagy in aging liver improves cellular maintenance and hepatic function. Nat Med, 14(9): 959-965.

Zhang P, Chen L, Zhao Q, et al. 2020. Ferroptosis was more initial in cell death caused by iron overload and its underlying mechanism in Parkinson's disease. Free Radic Biol Med, 152: 227-234.

Zhang Y H, Wang D W, Xu S F, et al. 2017. α-Lipoic acid improves abnormal behavior by mitigation of oxidative stress, inflammation, ferroptosis, and tauopathy in P301S Tau transgenic mice. Redox Biol, 14: 535-548.

Zhao B, Yang Y, Wang X, et al. 2014. Redox-active quinones induces genome-wide DNA methylation changes by an iron-mediated and Tet-dependent mechanism. Nucleic Acids Res, 42(3): 1593-1605.

Zhou B, Liu J, Kang R, et al. 2019. Ferroptosis is a type of autophagy-dependent cell death. Semin Cancer Biol 66: 89-100.

Zhou R P, Chen Y, Wei X, et al. 2020. Novel insights into ferroptosis: Implications for age-related diseases. Theranostics, 10(26): 11976-11997.

Zhu Y, Carvey P M, Ling Z. 2006. Age-related changes in glutathione and glutathione-related enzymes in rat brain. Brain Res, 1090(1): 35-44.

第36章

铁死亡与靶向药物

罗　忠　文石军　赵燕军　刘　阳　闵军霞

摘要：最新研究表明铁死亡与恶性肿瘤、神经退行性疾病和缺血再灌注（I/R）等多种疾病的发生发展相关。因此，针对铁死亡的调控途径设计相应的、合理的靶向药物具有非常迫切的现实意义和临床应用前景。目前，研究人员已发现一批具有潜在治疗意义的铁死亡相关药物：一方面诱导铁死亡，用于清除体内的癌细胞和病毒感染细胞等病变细胞；另一方面抑制铁死亡，用作降低特定条件下铁过载和铁代谢等对正常细胞（如神经元、肝细胞和心肌细胞等）的伤害。本章主要介绍了现有的靶向铁死亡药物，以及在疾病背景下铁死亡药物递送系统研发的研究进展及未来发展趋势。

关键词：铁死亡，靶向药物，药物递送，疾病治疗

Abstract: Latest insight suggests that ferroptosis plays important roles in many vital physiological and pathological processes including the genesis/progression of various tumors, neuro-degenerative diseases and ischemia-reperfusion injury. Considering the potential therapeutic relevance of these ferroptosis regulatory mechanisms, it would be of great clinical significance to develop ferroptosis-mediative therapeutics for the treatment against a variety of diseases. Many target-specific ferroptosis regulators have emerged recently and showed great promise for clinical translation. On one hand, ferroptosis-inducing agents could be exploited to induce the programmed cell death and clearance of malignant or virus-infected cells. On the other hand, ferroptosis inhibitor could ameliorate the cytotoxic damage in healthy cells (e.g. neurons, hepatocyte, cardiomyocytes) due to abnormal iron metabolism. In this chapter, we seek to provide a comprehensive review in the development of ferroptosis-involved drugs/nanotherapeutics and perspectives on future breakthroughs in this field.

Keywords: ferroptosis, targeted drug, drug delivery, disease treatment

36.1 X_c^-系统/SLC7A11 和 GSH 靶点

铁死亡与铁代谢、脂代谢及谷胱甘肽（glutataione，GSH）代谢等多种细胞代谢活动密切相关。细胞内的铁离子参与多不饱和脂肪酸发生过氧化，诱发细胞铁死亡。而谷胱

甘肽过氧化物酶（GPx4）能够将脂质过氧化物还原成无毒性的脂质，调控细胞的氧化还原稳态，维持细胞的存活。在上述还原过程中，细胞需要 GSH（由谷氨酸、半胱氨酸和甘氨酸合成）的持续供应。胱氨酸/谷氨酸反向转运体（System X_c^-，X_c^- 系统）通过向细胞内转运胱氨酸（可转换为半胱氨酸）为 GSH 合成提供原料（Tang et al.，2021）。

X_c^- 系统由轻链 SLC7A11（solute carrier family 7 member 11）和重链 SLC3A2 构成，是细胞内最重要的抗氧化系统之一（Gorrini et al.，2013）。SLC7A11（xCT）以 1 : 1 的比例将谷氨酸转运至胞外，同时向胞内转运胱氨酸。排出的谷氨酸是哺乳动物中枢神经系统的主要兴奋性神经递质，介导神经元信号转导；转运至胞内的胱氨酸能被还原为半胱氨酸，在 γ-谷氨酰半胱氨酸合成酶（γ-glutamylcysteine synthetase，γ-GCS）等还原酶的催化下合成 GSH。GSH 能清除胞内自由基，维持细胞氧化还原平衡，抑制铁死亡（Harris et al.，2015）。xCT 受到氧化还原压力和能量代谢的调控（Chen et al.，2017），其中涉及转录水平、表观遗传及翻译后修饰等多种方式的参与（Koppula et al.，2020）。因此，靶向抑制 SLC7A11 介导的胱氨酸转运，抑制 GSH 合成和促进胞内 GSH 耗竭都可能诱导肿瘤细胞铁死亡（图 36-1），这些干预策略在临床领域展示了较好的应用前景。

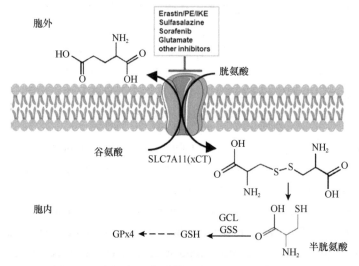

图 36-1　胱氨酸-谷氨酸转运体 xCT 及其转运活性

36.1.1　erastin 及其衍生物

2003 年，Dolma 等使用 RAS 突变的癌症细胞株高通量筛选致死性小分子药物，发现 erastin 小分子药物诱导的细胞死亡未发生线粒体细胞色素 c 释放和 caspase-3 激活等传统细胞凋亡行为（Dolma et al.，2003）。2012 年，Dixon 等发现 erastin 诱导的细胞死亡依赖于铁离子的存在，其死亡特征明显区别于凋亡和坏死，并将此种细胞死亡方式命名为铁死亡。

erastin 不仅能调控 VDAC2/3 而改变线粒体膜电压，还能抑制 xCT 的转运活性，阻滞细胞对胱氨酸的摄入，引发胞内 GSH 耗竭而导致 GPx4 活性丧失，触发铁死亡（Dixon et al.，2012）。但是，erastin 的水溶性较差，其在二甲基亚砜（DMSO）中的溶解性也仅有 12.5mg/mL（22.85mmol/L），这种强不溶性特性不利于其在临床领域的应用。研究人员随后在 erastin 的苯胺环引入哌嗪基，制备出 PE（piperazine erastin）衍生物（图 36-2），其在 DMSO 中的溶解度提高到 33.33mg/mL（51.66mmol/L），代谢稳定性也得到提升，可有效诱导细胞的铁死亡（Yang et al.，2014）。然而，PE 针对 xCT 的特异性和抑制效应仍然没有表现出明显的优势。最近，研究人员在 erastin 结构上引进酮功能团得到的羰基类似物 IKE（imidazole ketone erastin），其在 DMSO 中的溶解度超过 125mg/mL（190.80mmol/L），代谢稳定性和 xCT 选择性抑制效应进一步提高，更有效地诱导细胞铁死亡（Zhang et al.，2019a）。erastin 和其衍生物已被证实能够抑制 xCT 的功能，且可以增强化疗、放疗、靶向治疗和免疫治疗的敏感性（Yamaguchi et al.，2013；Ye et al.，2020；Tsoi et al.，2018；Wang et al.，2019a）。但是，目前尚未有实验数据证实其能直接作用于 xCT，需进一步探索具体的作用机制。

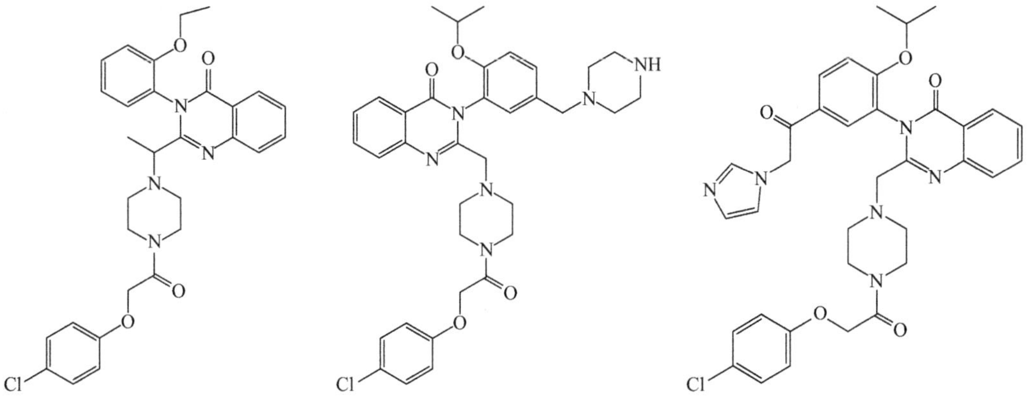

图 36-2　erastin 及其衍生物的化学结构

36.1.2　组蛋白去乙酰酶抑制剂

组蛋白乙酰化修饰是表观遗传修饰的主要类型之一，与癌症的发生发展具有密切的相关性。组蛋白去乙酰化酶（histone deacetylase，HDAC）去除组蛋白乙酰化基团，导致 DNA 与组蛋白紧密结合，抑制基因转录。组蛋白去乙酰化酶抑制剂（HDAC inhibitor，HDACi）通过结合 HDAC 活性位点，抑制其酶活性，促进肿瘤细胞周期阻滞并诱导细胞凋亡。Vorinostat（suberoylanilide hydroxamic acid，SAHA）属于小分子线性肟酸（图 36-3），是典型的 HDACi，对 I 类 HDAC（HDAC1、HDAC2、HDAC3）和 II 类 HDAC（HDAC2）有抑制作用，其能促进细胞周期阻滞和凋亡，已被 FDA 批准用于治疗 T 细胞淋巴瘤（West et al.，2014）。Wang 等发现部分黑色素瘤对 BRAF 和 MAPK 抑制剂表现出抗性，其胞内 ROS 水平高于非抗性细胞株，表现出对 ROS 诱导剂的高度敏感性。Rene Bernards 等筛选能诱导 ROS 升高的药物时，发现 Vorinostat 能抑制 xCT-GSH 信号通路途径，提升亲本细胞和抗性细胞株 ROS 的表达水平，进而抑制异种移植瘤的生长，证实 HDACi 对肿瘤细胞铁死亡的诱导效应（Wang et al.，2018）。

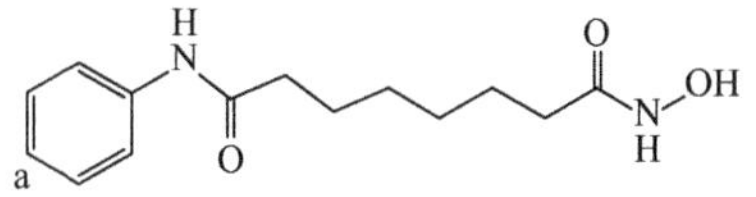

图 36-3　Vorinostat 的化学结构

36.1.3　柳氮磺吡啶

柳氮磺吡啶（sulfasalazine，SAS）是 xCT 的主要抑制剂之一，是水杨酸与磺胺吡啶的偶氮化合物（图 36-4），属于磺胺类抗菌剂，主要用于治疗非特异性炎症。柳氮磺吡啶溶解性差，临床以口服用药为主，在肠道菌群作用下代谢成磺胺吡啶和 5-氨基水杨酸。因此，SAS 主要是以腹腔给药为主，一般通过原药形式起作用（Gout et al.，2001）。SAS 的铁死亡诱导机制与 erastin 类似，都是通过抑制细胞对胱氨酸的摄取和耗竭 GSH，激活细胞的铁死亡。但是，SAS 抑制活性低于 erastin，主要有以下因素：① SAS 的溶解性差，化学性质不稳定；②相比于 erastin 及其类似物，SAS 对 xCT 的选择性不高，脱靶效应严重；③ SAS 吸收速度慢、代谢快，并以代谢产物的形式排出体外，限制其在临床的应用。目前 SAS 主要是作为工具药，用于铁死亡的机制研究。

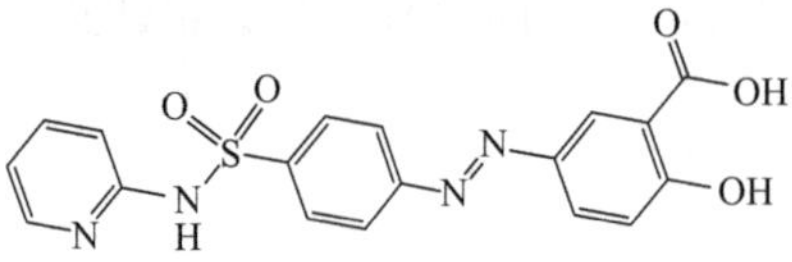

图 36-4　sulfasalazine 的化学结构

36.1.4　索拉非尼

索拉非尼（sorafenib，SRF）是一种二芳基尿素（图 36-5），属于多靶点激酶抑制剂，其能通过阻断 RAF/MEK/ERK 通路及抑制血管内皮细胞生长因子受体（vascular endothelial growth factor receptor，VEGFR）

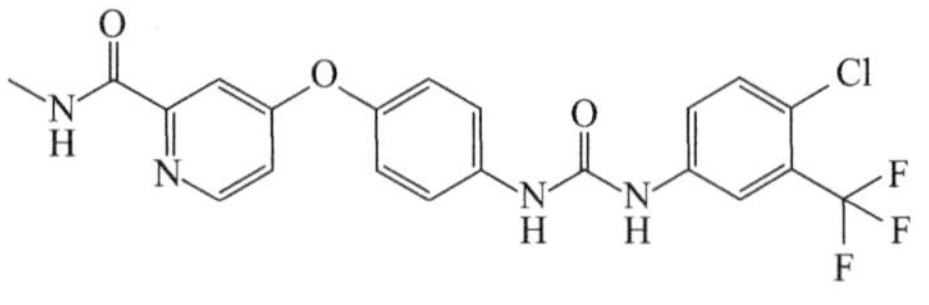

图 36-5　sorafenib（SRF）的化学结构

和血小板衍生生长因子受体（platelet-derived growth factor receptor，PDGFR）的表达，抑制肿瘤细胞的增殖和新生血管的生成，已广泛应用于晚期肝癌的临床治疗（Gores et al.，2014）。2013 年，Louandre 等发现 SRF 诱导的细胞毒性，部分依赖于胞内铁离子，而且其毒性能被铁死亡抑制剂去铁胺（deferoxamine，DFO）部分消除，但激酶抑制能力不受影响，证实了 SRF 的铁死亡诱导效应（Louandre et al.，2013）。2014 年，Dixon 等进一步证实 SRF 是通过抑制 xCT 活性而诱导细胞铁死亡，且这种诱导作用不依赖于激酶抑制剂的活性（Dixon et al.，2014）。此外，SRF 还能作用于坏死复合体，抑制细胞坏死（Martens et al.，2017）。因此，SRF 存在多靶点和多死亡方式的诱导作用，考察和评估其治疗机制及作用位点时需进行多方的考量和验证。

36.1.5　cyst(e)inase

恶性肿瘤细胞在快速生长过程中，发生遗传改变和代谢重塑，胞内 ROS 水平明显高于正常水平。同时，肿瘤细胞需源源不断地产生还原性物质，适应高氧化应激状态，因此维持还原型谷胱甘肽（GSH）的水平对癌细胞的生存至关重要。通常情况下，癌细胞内源性 L 型半胱氨酸 [L(+)-cysteine，L-Cys] 不足以维持胞内 GSH 合成，需通过 xCT 转运外源性 L 型胱氨酸（L-cystine，L-CSSC）还原产生 L-Cys，进一步合成胞内 GSH，维持癌细胞氧化还原的动态平衡。因此，阻断 L-CSSC 的胞内转运或消耗内源性 L-Cys 都将耗竭癌细胞的 GSH，提升胞内的 ROS 水平，促发肿瘤细胞死亡。磷酸吡哆醛（pyridoxal phosphate，PLP）依赖性酶 CGL 能以 L-Cys 和 L-CSSC 为底物，生成丙酮酸、

NH_4^+ 等小分子代谢物。但是天然的 CGL 蛋白降解底物的速度比较慢，不具有潜在临床应用价值。Everett Stone 等突变 CGL 的 59 位和 339 位谷氨酸而获得新的人工酶 [CGL-E59T-E339V，命名为 cyst(e)inase，该突变人工酶能将其对 L-Cys 和 L-CSSC 的催化降解活性分别提升 50 倍和 25 倍]。Cyst(e)inase 经 PEG 修饰后，能显著降解细胞外胱氨酸和半胱氨酸，有效促进胞内 GSH 耗竭而提升胞内的脂质过氧化水平，在前列腺癌、乳腺癌和慢性淋巴细胞白血病等恶性肿瘤治疗中展示了较好的疗效，这种人工酶对小鼠还没有明显的毒副作用（Cramer et al.，2017）。此外，cyst(e)inase 还能显著抑制 Kras/p53 突变的胰腺癌移植瘤的生长，展示了较好的临床治疗前景（Badgley et al.，2020）。最近，研究人员将 cyst(e)inase 人工酶与免疫检查点阻断剂联合使用，协同增强 $CD8^+T$ 细胞介导的抗肿瘤免疫作用并诱发铁死亡，进一步提升 cyst(e)inase 在肿瘤治疗的使用范围（Wang et al.，2019a）。

36.1.6　其他 xCT 抑制剂

除以上抑制剂外，研究人员通过化合物库筛选而获得新的 xCT 抑制剂。Stockwell 课题组筛选发现了 DPI2 和 RSL5 等新型化合物分子，其作用方式与 erastin 类似，能诱导 RAS 突变的 BJeLR 细胞发生铁死亡，但其具体作用机制未深入研究（Yang et al.，2008）。最近，潘雪峰和刘明耀等通过构建 KRAS 突变的肺癌细胞 LUAD 模型，筛选发现新的化合物 HG106，证明其能作用于 xCT 而诱导细胞铁死亡，发现其在 KRAS 突变的多种移植瘤模型中均有明显的抑制效果（Hu et al.，2020）。此外，二甲双胍被证实能够破坏 xCT 蛋白稳定性而诱导乳腺癌细胞发生铁死亡，并在乳腺癌移植瘤模型中取得显著的治疗效果（Yang et al.，2021）。

36.1.7　谷氨酸和 BSO

xCT 的另一个主要功能是将胞内的谷氨酸泵出。因此，增加胞外的谷氨酸浓度将会抑制胞内谷氨酸的泵出，从而抑制 xCT 活性。谷氨酸不仅能介导细胞的多重信号传递作用（如神经递质过程），还是胞内生成 α-酮戊二酸的原料，直接影响 TCA 循环。此外，谷氨酸还能通过 NMDA 受体而诱导 Ca^{2+} 介导的兴奋性毒性，这都限制了其直接作为药物使用的可能性，但仍可用于探索体外和神经模型的铁死亡作用机制（Fricker et al.，2018）。

GSH 是细胞内维持氧化还原平衡最重要的分子之一，直接抑制 GSH 合成，也是诱导细胞铁死亡的主要手段。γ-谷氨酰半胱氨酸合成酶（γ-glutamylcysteine synthetase，γ-GCS）是 GSH 合成的限速酶，丁硫氨酸-亚砜亚胺（L-buthionine-S,R-sulfoximine，BSO）是 γ-GCS 的经典抑制剂（图 36-6），能不可逆地结合 γ-GCS 并抑制其活性，从而阻止 GSH 的合成，但不能直接诱导铁死亡，因此 BSO 对脂质活性氧和铁死亡的作用还有待进一步探索（Badgley et al.，2020）。

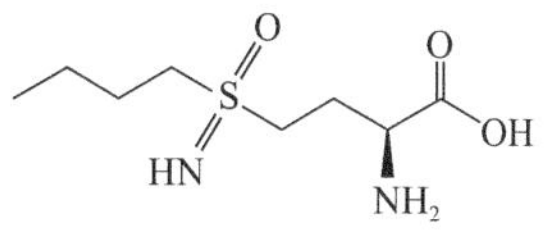

图 36-6　L-buthionine-S,R-sulfoximine（BSO）的化学结构

36.2　GPx4 靶点

谷胱甘肽过氧化物酶 4（glutathione peroxidase 4，GPx4）属于谷胱甘肽过氧化物酶家族，是维持胞内还原型和氧化型谷胱甘肽（GSH/GS-SG）平衡的关键酶（图 36-7）。GPx4 以 GSH 为底物，催化还原过氧化氢、有机过氧化物和脂质过氧化物，其对脂质过氧化物具有高度选择性。GPx4 敲除会引起脂质过氧化物的蓄积，诱发细胞铁死亡。GPx4 抑制剂根据其作用方式，分为直接抑制剂和间接抑制剂。GPx4 直接抑制剂根据结构类型，主要包括氯乙酰胺类、硝基异噁唑与氰-氧化物类和天然甾体环氧化物等化合物，如 RAS-selective lethal 3（RSL3）能与 GPx4 共价结合，直接抑制 GPx4 活性（Yang et al.，2014）。GPx4 间接抑制剂包括：① xCT 抑制剂，如 erastin 能通过降低 GSH，间接阻碍 GPx4 活性，降低其清除脂质 ROS 的能力（Dolma et al.，2003）；② FIN56m 它能通过诱导 GPx4 降解，抑制其酶活性（Shimada et al.，2016a）；③ FINO2，通过调控氧化铁离子，导致 GPx4 失活等（Gaschler et al.，2018）。

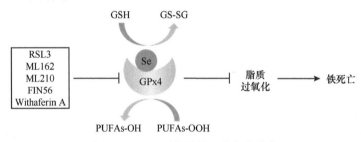

图 36-7　GPx4 功能结构及其靶向药物

36.2.1　氯乙酰胺类药物

氯乙酰胺类药物是化合物库筛选的铁死亡诱导剂，具有 RAS 突变的特异选择性。Stockwell 课题组率先发现氯乙酰胺类化合物（如 RSL3）能抑制 GPx4 的活性，但不降低 GSH 水平（Yang et al.，2008）。RSL3 活性基团是氯乙酰胺结构（图 36-8），能与 GPx4 活性中心硒代半胱氨酸共价结合，诱导 GPx4 发生不可逆的失活。RSL3 包含两个手性中心，具有四个不同构型的异构体，只有 1S,3R-RSL3 才能选择性抑制 RAS 突变成纤维细胞的生长与增殖。蛋白亲和实验也证实 RSL3 能直接结合 BJeLR 人包皮成纤维细胞的 GPx4，诱导铁死亡。RSL3 是使用最广泛的 GPx4 抑制剂，其他具有氯乙酰胺基结构的抑制剂还包括 DPI6、DPI7（ML162）DPI8、DPI9、DPI12、DPI13、DPI15 和 DPI19 等，他们抑制 GPx4 的机制与 RSL3 类似。DPI17/18 化合物具有氯甲基三嗪结构，通过烷基氯与硒共价结合，抑制 GPx4 活性。六甲蜜胺（Altretamine）是 FDA 批准治疗卵巢癌的抗肿瘤药物，含有三聚氰胺结构，属于 DNA 烷化剂，能结合 U-2932 细胞的 GPx4 而诱导肿瘤细胞铁死亡（Woo et al.，2015）。但由于氯乙酰胺结构的药物具有亲电性，能与 GPx 家族的其他亚型发生相互作用，并能与包含丝氨酸、苏氨酸、半胱氨酸或硒代半胱氨酸的蛋白质结合，因此氯乙酰胺基类抑制剂具有不同程度的脱

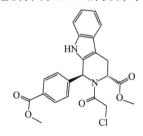

图 36-8　RSL3 的化学结构

靶效应，会造成体内药代动力学发生变化，影响其治疗效果。

36.2.2 硝基异噁唑与腈氧化物类药物

硝基异噁唑与氰-氧化物类药物在铁死亡领域展示了较好的应用前景。ML162 与 ML210（图 36-9）是 Schreiber 和 Munoz 课题组从 30 多万个化合物中筛选出的 2 个特异性药物分子，能特异性抑制 HRasG12V 基因。这两个小分子与 Stockwell 筛选出的 DPI10 分子具有相同的硝基异噁唑结构，其本身不能与 GPx4 直接结合，需在细胞内转化为腈氧化物，才能与硒代半胱氨酸残基发生亲核取代反应，从而

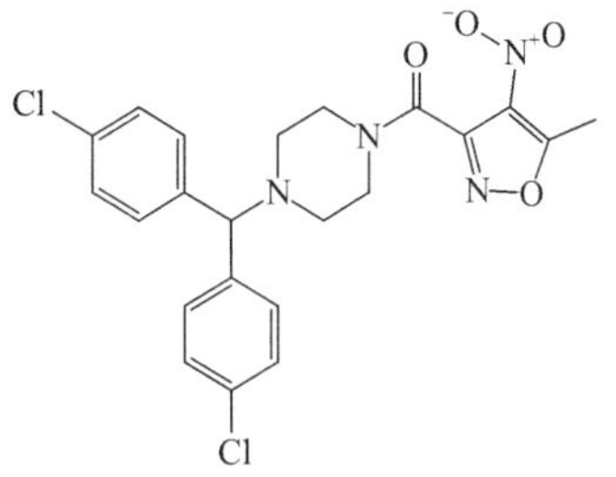

图 36-9　ML210 的化学结构

抑制 GPx4 的活性（Eaton et al.，2019，2020）。此外，α-硝基酮肟类化合物（JKE-1674）和二酰基呋咱类化合物（NSC144988）也是腈氧化物前药，具有抑制 GPx4 活性的功能；腈氧化物化学性质较为活泼，一度被认为不具成药性。但是，研究人员根据其生化反应特点而进行结构修饰，对二酰基呋喃类化合物的二酰基侧链进行不同的修饰，合成出各种类型的前药；其在体内特定条件下代谢，提高其与 GPx4 的选择性结合，比氯乙酰氨类化合物更具应用前景。

36.2.3 醉茄素 A

醉茄素 A（withaferin A，WA）是从南非醉茄中提取的一种天然产物，属于甾体类环氧化合物（图 36-10），能有效抑制和预防乳腺癌等恶性肿瘤的发生发展（Hahm et al.，2013；Sehrawat et al.，2017）。早期研究报道 WA 能促进肿瘤细胞的凋亡，Berghe 等发现 WA 不仅能抑制神经母细胞瘤 GPx4 的活性，还能激活血红素加氧酶-1 而提高胞内铁离子浓度，诱导神经母细胞瘤的铁死亡（Hassannia et al.，2018）。WA 与氯乙酰胺类和腈氧化物类化合物的作用机制不同，其主要是通过与 GPx4 的半胱氨酸结合，而不是硒代半胱氨酸结合。WA 能够抑制 GPx4 活性而不降低 GSH 表达水平，证明该化合物是干扰 GPx4 功能而不影响 GSH 合成，但是 WA 与 GPx4 的共价作用较弱。值得注意的是，WA 在低浓度下（1μmol/L）也能引起神经母细胞瘤铁死亡，这可能是通过升高细胞内铁离子浓度而实现的铁死亡。

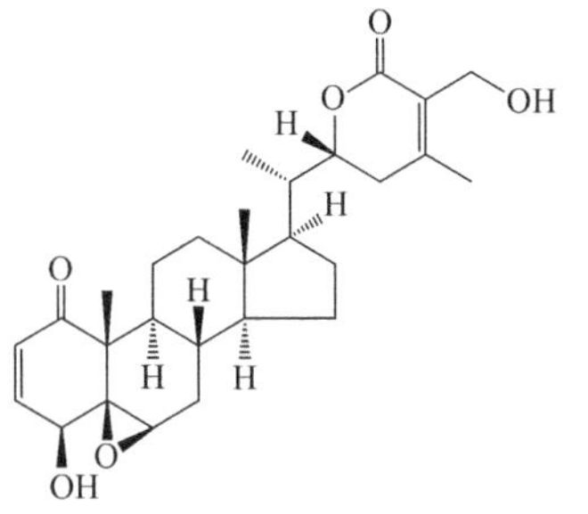

图 36-10　醉茄素 A 的化学结构

36.2.4 FIN56

Stockwell 课题组筛选不依赖蛋白酶体的死亡诱导剂时，发现 CIL56 化合物能诱导细胞发生三种不同的死亡方式（Dixon et al.，2015）。研究人员将 CIL56 的吡啶环转化为环己胺基团，能特异性诱导铁死亡，命名为 FIN56 化合物（图 36-11）。但是其作用方式与 xCT 抑制剂和其他 GPx4 抑制剂不同，FIN56 既不抑制 GSH 水平，也不直接调控 GPx4

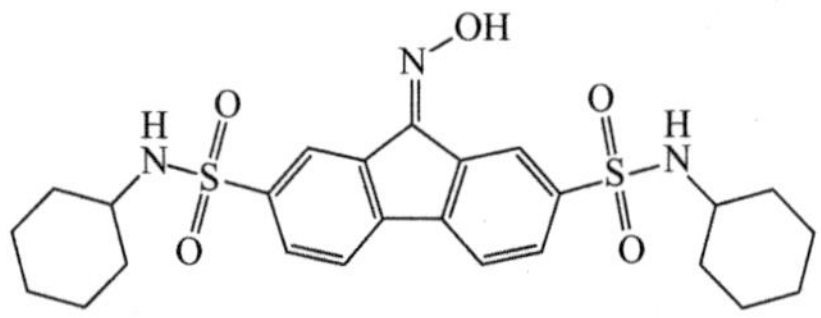

图 36-11 FIN56 的化学结构

活性；但是高表达 GPx4 或者亚硒酸钠补充（能升高含硒蛋白的表达）能减轻 FIN56 的细胞毒性。研究人员发现 FIN56 会导致 GPx4 降解而诱导铁死亡（Shimada et al., 2016a），但是与 GPx4 的 mRNA 表达水平和蛋白质合成无关。此外，蛋白质组学研究发现 FIN56 能激活 FTFD1，导致 CoQ_{10} 降低。CoQ_{10} 是平行于 GSH-GPx4 的清除脂质过氧化物的另一条途径，其与 GPx4 的降解无关，因此 FIN56 诱导的铁死亡是与先前报道的 GPx4 作用途径完全不同，揭示了铁死亡新的调控通路。

36.3 铁死亡其他靶点

36.3.1 铁代谢

铁是维持生命活动的最重要微量元素之一，细胞内主要以二价铁离子（Fe^{2+}）和三价铁离子（Fe^{3+}）形式存在。机体铁离子来源主要是通过小肠从外界吸收，也能通过红细胞降解或线粒体释放来补充。其中，Fe^{3+} 由 Fe^{2+} 经铜蓝蛋白转化，然后与细胞膜转铁蛋白（transferrin, TF）形成 TF-Fe^{3+} 复合物，再经转铁蛋白膜受体（transferrin receptor, TfR）摄入到细胞内。胞内 Fe^{3+} 可被还原成 Fe^{2+}，并在二价金属转运蛋白 1（divalent metal transporter 1, DMT1）的作用下，将胞内 Fe^{2+} 储存到动态"铁池"（labile iron pool, LIP）中，维持胞内铁离子平衡。铁离子稳态失衡将诱发多种疾病，铁离子浓度升高不仅会引起心脏疾病和神经系统病变（Fang et al., 2019；Derry et al., 2020），还能增强肿瘤干细胞的干性特征，促进肿瘤的恶性进展（Schonberg et al., 2015）。铁离子进入血液则主要通过小肠上皮细胞基底膜的铁泵蛋白（ferroportin 1, FPN1），这也是哺乳动物细胞中唯一的铁外排蛋白。

铁离子的氧化还原特性调控细胞的氧化还原稳态，因此芬顿反应能调节细胞的铁死亡进程。特定的条件下，二价铁离子催化 H_2O_2 产生氢氧化物（OH^-）和羟基自由基（·OH），这些强氧化性物质能够氧化细胞内的脂质等生物大分子，诱导铁死亡（He et al., 2020a）。芬顿反应如下（Shen et al., 2018）：

$$Fe^{2+}+H_2O_2 \longrightarrow Fe^{3+}+OH^-+\cdot OH ①$$

$$Fe^{3+}+H_2O_2 \longrightarrow Fe^{2+}+\cdot OOH+H^+ ②$$

调控细胞内铁离子转运和储存的基因控制着铁死亡的发生和发展，因此如何调控铁代谢平衡而诱导铁死亡也成为目前的研究热点。通常情况下，细胞对铁的摄入主要依赖细胞膜转铁蛋白受体，并将 Fe^{2+} 主要储存在细胞内 LIP 中，溶酶体中含有大量的 LIP，因此溶酶体已成为调控细胞铁死亡的主要细胞器之一。此外，细胞内的部分铁也以铁蛋白（ferritin, FTH）形式储存，FTH 可被溶酶体降解（即铁自噬），释放出铁离子而参与芬顿反应，诱发脂质过氧化。因此，升高胞内的铁离子含量将会促进细胞的铁死亡进程。其中，双氢青蒿素（dihydroartemisinin, DHA）被证实可以通过调节铁自噬诱导铁死亡，并在急性髓细胞白血病和胰腺导管腺癌动物模型治疗中取得显著效果（Du et al.，2019，2021）。此外，FINO₂（图 36-12）是一种能够促进 Fe^{2+} 氧化的二氧戊烷，能够促进细胞的铁死亡进程（Gaschler et al.，2018）。

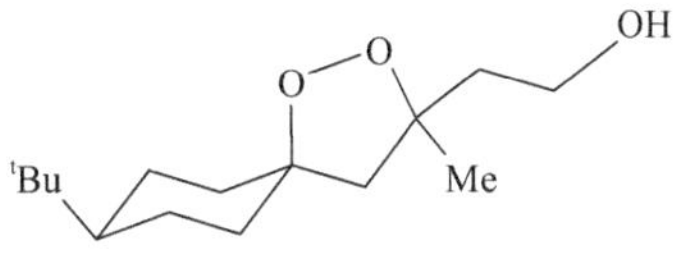

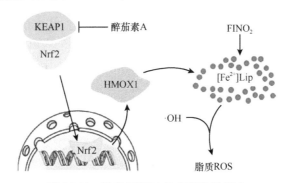

图 36-12　FINO₂ 的结构

血液中的铁元素含量十分丰富，是血红素（hemin）和血红蛋白（hemoglobin）不可或缺的重要成分，但是血液铁含量的超标会增加心血管疾病的风险。铁合血红素是能量代谢途径中多个酶的亚基,过高的铁含量将会影响心肌的正常供能。血红素加氧酶（heme oxygenase 1，HMOX1）能催化亚铁血红素降解成二价铁离子、胆绿素和一氧化碳的酶，过度激活的 HMOX1 可以增加"铁池"（图 36-13）。最近的研究发现，醉茄素 A 是能激活 HMOX1 的甾体内酯药物,其能通过抑制 KEAP1 与 Nrf2 的结合,上调 HMOX1 的表达,最终诱导铁死亡的发生（Hassannia et al.，2018）。

图 36-13　铁离子和 Nrf2 调节的铁死亡

36.3.2　脂代谢

铁死亡发生的先决条件是胞内脂质发生过氧化，正常细胞内的脂质氧化和还原通常处于平衡状态，但是细胞发生癌变或受到外界因素诱导时，调控脂质氧化还原平衡的基因表达水平就会发生变化，从而促进或抑制细胞的铁死亡进程。还原型烟酰胺腺嘌呤二核苷酸磷酸（NADPH）氧化酶（NADPH oxidase，NOX）是氧化酶复合物，通过消耗 NADPH 而促进超氧阴离子和氧化自由基的产生，诱导细胞的脂质发生过氧化；NOX 抑制剂可以显著抑制细胞的铁死亡进程。脂氧合酶（lipoxygenase，LOX）是另一种参与脂氧化的酶，这种含铁酶可以促进细胞膜多不饱和脂肪酸-磷脂的过氧化，细胞中的 LOX 主要有 12-LOX 和 15-LOX 两种形式，12-LOX 介导的铁死亡依赖于 p53。在这个途径中，p53 通过抑制 xCT，间接激活 12-LOX 诱导的铁死亡（Chu et al.，2019）；15-LOX 则直接参与细胞内磷脂乙醇胺 PE 的过氧化（Kagan et al.，2017）。由于铁死亡可诱发多种心脏疾病和神经系统疾病，靶向抑制 12/15-LOX 的活性展示了重要的临床应用前景。Baicalein 和 PD-146176 是 12/15-LOX 的两个抑制剂（图 36-14），能够有效抑制细胞内的脂质过氧化进程（Yang et al.，2016）。最近，研究人员发现新的脂氧合酶 5-LOX，并通过齐留通（Zileuton）药物而抑制该酶的生物合成，从而抑制铁死亡的发生，该研究在肺癌的治疗中得到充分验证（Edelman et al.，2008，2012），该药物已在临床上得到推广应用。

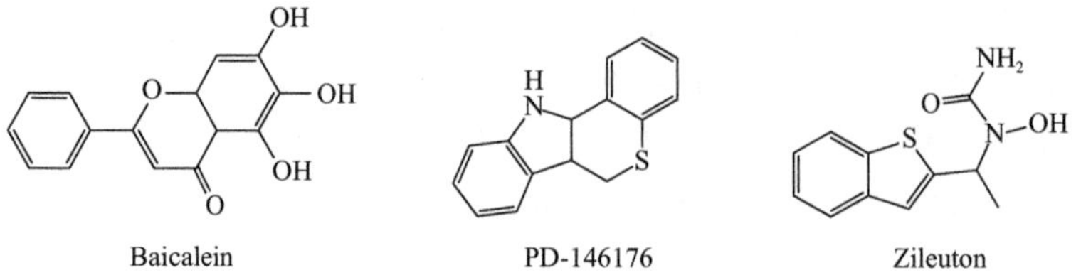

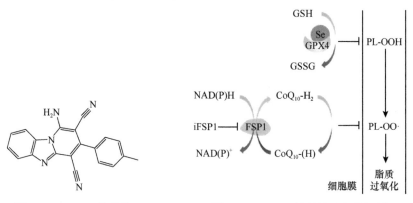

Baicalein　　　　　PD-146176　　　　　Zileuton

图 36-14　LOX 抑制剂的结构

最近，研究人员发现一个新的铁死亡抑制蛋白（ferroptosis suppressor protein 1，FSP1）。FSP1 最早被发现的功能是参与调控线粒体凋亡蛋白细胞色素 c 的释放，故又名为线粒体凋亡诱导相关因子 2（apoptosis inducing factor mitochondria associated 2，AIFM2）。直到现在 FSP1 被证实也参与了细胞内铁死亡进程：FSP1 先发生豆蔻酰化修饰，并依靠自身氨基端在质膜上富集。随后通过 NAD（P）H 介导抗氧化剂辅酶 Q_{10}（coenzyme Q_{10}，CoQ_{10}）的产生，富集的 CoQ_{10} 则用于还原过氧化的脂质。FSP1 抑制剂（iFSP1）可以阻断该信号通路的调控作用，促进膜脂质的过氧化，从而诱导铁死亡（Doll et al.，2019；Bersuker et al.，2019）（图 36-15，图 36-16）。

图 36-15　iFSP1 的结构　　　　　图 36-16　FSP1 抑制铁死亡的机制

铁死亡依赖于多不饱和脂肪酸的过氧化，胞内多不饱和脂肪酸的合成与含量调控着铁死亡的进程。长链脂酰辅酶 A 合成酶 4（acyl-CoA synthetase long chain family member 4，ACSL4）与溶血磷脂酰胆碱酰基转移酶 3（lysophosphatidyl choline acyltransferase 3，LPCAT3）在细胞多不饱和脂肪酸的合成过程中发挥着至关重要的作用。ACSL4 催化细胞花生四烯酸（arachidonic acid，AA）与乙酰辅酶 A（coenzyme A，CoA）结合，生成长链多不饱和脂酰辅酶 A（AA-CoA）；AA-CoA 在 LPCAT3 的催化下，与脂膜上的磷脂酰乙醇胺（phosphatidyl ethanolamine，PE）结合生成 PE-AA；PE-AA 在脂氧合酶 LOX 的作用下，发生脂质氧化而形成磷脂过氧化物。硬脂酰辅酶 A 去饱和酶-1（stearyl coenzyme A dehydrogenase-1，SCD1）能促进单不饱和脂肪酸（如油酸）的合成，减少脂膜多不饱和脂肪酸的含量（图 36-17），因此 SCD1 及其产物（单不饱和脂肪酸）能够抑制铁死亡（Magtanong et al.，2019）。

研究证实 MF-438 和 CAY10566 等 SCD1 抑制剂确实能诱导铁死亡的发生（图 36-18）。尽管单不饱和脂肪酸和多不饱和脂肪酸参与调控铁死亡进程，但是脂质分子也能调控细胞的凋亡等生理活动。

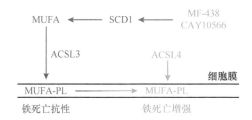

图 36-17　SCD1 催化合成单不饱和脂肪酸抑制铁死亡的进程

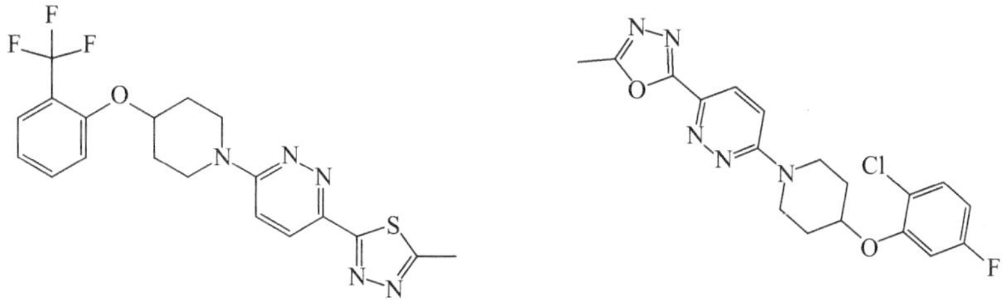

MF-438　　　　　　　　　　　　　　　　CAY10566

图 36-18　SCD1 抑制剂的化学结构

36.3.3　其他代谢途径

　　NADH 和 NADPH 是生物体内重要的还原性辅酶，NADH 可以通过提高 CoQ_{10} 的表达而抑制铁死亡，NADPH 不仅可以增进 CoQ_{10} 的合成，还能促成胞内 GSH 的合成而拮抗铁死亡（Bersuker et al.，2019；Doll et al.，2019）。NADH 来源于糖酵解和线粒体呼吸作用，参与细胞内物质和能量的代谢过程，是细胞内重要的抗氧化物质，能拮抗 ROS 而抑制脂质过氧化。NADPH 来源于磷酸戊糖途径（pentose phosphate pathway，PPP），是 GSH 还原酶的辅酶，对维持细胞内 GSH 稳态具有重要作用，NADPH 也能通过 CoQ_{10} 依赖途径，参与 FSP1 对铁死亡的抑制作用，NADPH 高表达是铁死亡不敏感的重要标志物（Shimada et al.，2016b；Ding et al.，2020）。另外，细胞内缺乏半胱氨酸时，谷氨酰胺代谢产生的 α-酮戊二酸能维持线粒体的三羧酸循环，但线粒体电子传递链产生的活性氧分子没有 GSH 的拮抗作用，会造成脂质过氧化物的累积，增强铁死亡的敏感性（Gao et al.，2019a）。阻断电子传递链能有效降低胞内脂质过氧化物的积累，抑制细胞的铁死亡进程。上述研究表明线粒体在半胱氨酸抑制铁死亡过程中具有关键作用，但是 Dixon 等发现移除线粒体与细胞的铁死亡没有直接的关联性，间接证实线粒体对铁死亡的影响较为有限（Dixon et al.，2012）。因此，线粒体与铁死亡的相关性具有一定的争议，亟需进一步探索研究（Bock and Tait，2020）。

　　此外，Nrf2 也是细胞抗氧化应激的重要转录因子，能诱导 NQO1、HMOX1、FTH1、xCT 和 GPx4 等氧化还原相关基因的表达，维持细胞内的氧化还原稳态，抑制细胞的铁死亡（Sun et al.，2016）。Nrf2 转录因子调控的氧化还原基因，主要是调控胞内 NADPH、铁离子及 GSH 的表达水平等。因此，设计并筛选出 Nrf2 为靶点的抑制剂，将在肿瘤的临床治疗中具有广阔的应用前景。目前，研究人员开发出 Brustaol 和 ML385 两种 Nrf2 抑制剂。Brustaol 是从鸦胆子（*B. javanica*）果实中分离得到，能抑制肝癌细胞的生长与增殖。ML385 是新发现的 Nrf2 抑制剂（图 36-19），能与 Nrf2 的 Neh1 区域结合，阻止 Nrf2 与启动子 ARE 序列的识别，抑制下游抗氧化基因的转录表达。

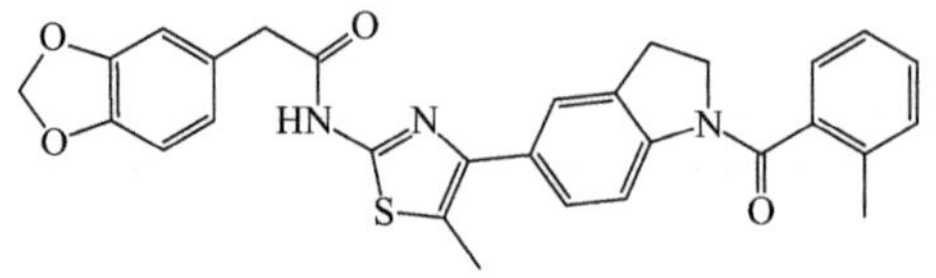

ML385

图 36-19　Nrf2 抑制剂 ML385 的化学结构

36.4　铁死亡在肿瘤治疗领域的应用

36.4.1　铁死亡与放疗

放疗是目前临床肿瘤治疗的主要手段之一，通过高能电离辐射而促进肿瘤细胞的 DNA 断裂，诱发细胞周期阻滞、凋亡、坏死等，实现肿瘤的治疗。此外，放疗还会诱发肿瘤细胞内的氧自由基和过氧化氢等活性氧的产生，同时上调 ACSL4 的表达，并最终触发肿瘤细胞的铁死亡进程。然而，肿瘤细胞在放疗过程中也会产生抵抗铁死亡的适应性反应，如应激性的高表达 xCT 和 GPx4 等铁死亡抗性基因。同时，肿瘤细胞（如肺癌等）的 KEAP1 突变，也会促进 Nrf2 等转录因子的表达，上调 xCT 表达水平，诱发肿瘤细胞的铁死亡抗性。因此，放疗与铁死亡诱导剂联合使用，不仅能通过放疗的高能辐射而杀死细胞，铁死亡诱导剂还能抑制肿瘤细胞在放疗过程中产生的铁死亡抗性（Lei et al.，2020），协同抑制肿瘤细胞的生长和增殖。

36.4.2　铁死亡与免疫疗法

免疫疗法具有高效的肿瘤消融能力和广阔的应用前景，尤其是免疫检查点阻断剂已广泛应用于临床治疗。目前，免疫检查点阻断主要是利用抗体阻断免疫抑制通路，PD-L1 和 CTLA-4 单克隆抗体是最成功的两种免疫抑制剂。最近，研究人员发现铁死亡在肿瘤的免疫治疗过程中发挥重要作用，PD-L1 抗体阻断 T 细胞与肿瘤细胞结合时，会激活 CD8[+]T 细胞释放 γ- 干扰素（interferon γ，IFN-γ），进而与肿瘤细胞膜的干扰素受体结合，通过抑制肿瘤细胞 xCT 的表达而降低半胱氨酸的摄取，最后降低细胞内谷胱甘肽（GSH）的水平，诱发肿瘤细胞的铁死亡（图 36-20）。由于铁死亡本身也属于免疫原性死亡，能够激活机体的免疫系统，因而联合使用 PD-L1 免疫检查点抑制剂与铁死亡诱导剂时，能协同抑制肿瘤细胞的生长，抑制效应显著强于单独使用一种药物（Wang et al.，2019）。因此，免疫治疗和铁死亡诱导剂的联合使用，将放大铁死亡在肿瘤治疗过程中的疗效（Lang et al.，2019）。不仅如此，免疫细胞自身的铁死亡也会影响免疫治疗的效果，休斯敦卫理公会研究所易庆等发现，CD8[+]T 细胞的 CD36 表达上调会介导摄取肿瘤微环境中的脂肪酸，最终造成 CD8[+]T 细胞内的脂质过氧化物的堆积，产生铁死亡，从而抑制杀伤性细胞因子的分泌，从而降低 CD8[+]T 细胞的肿瘤杀伤效果（Ma et al.，2021）。

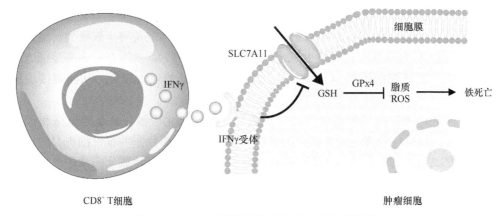

图 36-20 细胞促进肿瘤细胞铁死亡的作用机制

36.4.3 铁死亡与自噬

细胞自噬是真核生物中进化保守的、对细胞内物质进行周转的重要过程，铁死亡与自噬也具有紧密的相关性。研究人员发现胰腺导管癌细胞的氧化应激效应，能诱导肿瘤细胞内自噬依赖性 KRASG12D 蛋白（G12D 突变的 KRAS）以外泌体的方式释放到微环境，并通过巨噬细胞膜上的 AGER/RAGE 表面受体介导其被巨噬细胞吞噬，导致巨噬细胞的脂质过氧化水平升高，驱动肿瘤微环中 M1 型巨噬细胞向 M2 型巨噬细胞极化，形成肿瘤相关的巨噬细胞（TAM），加速癌症的恶化（Dai et al.，2020）。此外，自噬相关蛋白 NCOA4 能够通过促进铁蛋白的自噬引发铁死亡（Hou et al.，2016）；另一与自噬有关的蛋白 BECN1 能与 X_c^- 系统（胱氨酸谷氨酸反向转运体）中的 xCT 蛋白结合形成复合物从而抑制 X_c^- 系统的活性导致铁死亡（Song et al.，2018），而在肝细胞中 RAB7A 则通过参与溶酶体介导的自噬从而促进铁死亡的发生（Schroeder et al.，2015）。

36.5 铁死亡抗性

铁死亡的进程受抗氧化系统、代谢和肿瘤微环境等因素调控（Li et al.，2020）。目前已鉴定出 xCT-GSH-GPx4、NAD（P）H-FSP1-CoQ$_{10}$ 和 DHODH 等多种铁死亡相关抗氧化系统，其中最为经典的是谷胱甘肽过氧化物酶 4（GPx4）介导的铁死亡，依赖谷胱甘肽催化磷脂氢过氧化物（PE-AA-OOH/PE-AdA-OOH）还原为无毒的磷脂醇（PE-AA-OH，PE-AdA-OH），从而保护细胞膜的正常结构和功能（Mao et al.，2021；Yan et al.，2021）。许多肿瘤细胞通过调控上述抗氧化信号通路、铁离子、脂质和能量代谢活动以及肿瘤微环境对铁死亡疗法产生抗性。

36.5.1 抗氧化系统

1）GPx4 系统

谷胱甘肽过氧化酶 GPx4 是细胞清除脂质过氧化物的主要抗氧化酶之一，其活性中心是硒代半胱氨酸（Yang et al.，2014；Ingold et al.，2018）。GPx4 的表达和活性依赖于谷胱甘肽及硒的存在，谷胱甘肽由半胱氨酸、甘氨酸和谷氨酸三种氨基酸合成。半胱氨酸的利用率是这一过程的主要限制因素，xCT 的一个重要功能是将半胱氨酸转运到细胞内，随后由 GCL 介导谷胱甘肽产生（Stockwell et al.，2017）。xCT 在许多肿瘤细胞膜都是过表达的，通过靶向抑制 xCT 调控谷胱甘肽（GSH）的生物合成，从而间接地抑制 GPx4 活性。

　　xCT 的表达可以在多种应激条件下被诱导，包括氧化应激、氨基酸饥饿和代谢应激，通过适应性反应使细胞能够在应激条件下恢复氧化还原稳态并维持细胞存活。越来越多的研究表明，xCT 介导的胱氨酸摄取在抑制氧化反应和维持氧化应激条件下的细胞存活中发挥关键作用。激活转录因子 4（ATF4）和（或）核因子红系相关因子 2（Nrf2）是调控压力诱导的 xCT 表达的两个主要转录因子（Chen et al.，2017；Gao et al.，2021）。此外，p53 可抑制 xCT 的转录，从而调节铁死亡，在肿瘤抑制中起关键作用（Jiang et al.，2015）。而 ATF3 也可以与 xCT 启动子结合并抑制其表达。BAP1 是一种核去泛素酶（DUB），癌细胞中 BAP1 缺乏会导致 xCT 上调和铁死亡抵抗（Zhang et al.，2018）。

　　2）FSP1 系统

　　细胞凋亡诱导因子线粒体相关 2（apoptosis-induced factor mitochondrial associated 2，AIFM2）FSP1 被认为是另一种有效的铁死亡抑制因子。在肉豆蔻酰化后，FSP1 被募集到质膜上，FSP1 利用 NAD（P）H 催化非线粒体 CoQ_{10} 的再生，进而抑制脂质过氧化来阻断铁死亡（Doll et al.，2019）。FSP1 通过 N 端基序豆蔻酰化对铁死亡抵抗至关重要，而 FSP1（G2A）（一个缺乏豆蔻酰化位点的突变体）并不影响铁死亡的敏感性。非线粒体 CoQ_{10} 在质膜和高尔基体膜电子传递中作为可逆氧化还原载体发挥重要作用，是一种内源性脂溶性抗氧化剂，可直接清除脂质过氧化自由基。此外，口服 CoQ_{10} 被报道用于治疗各种人类疾病，如心肌病、帕金森病和糖尿病。相反，由于 CoQ_{10} 生物合成酶或相关酶的突变导致的 CoQ_{10} 水平降低与几种疾病有关。FSP1 在一些肿瘤细胞中的表达水平很高，如肺癌细胞 A549 和肝癌细胞 HepG2，这些细胞对铁死亡的敏感性较低。

　　另外，Stockwell 等还发现三磷酸鸟苷环化水解酶 1（GCH1）是四氢生物蝶呤（tetrahydrobiopterin，BH_4）合成的限速酶。BH_4 可通过 CoQ_{10} 抗氧化，也能直接抑制脂质过氧化，诱导铁死亡耐药（Kraft et al.，2020；Soula et al. 2020）。角鲨烯单加氧酶（squalene monooxygenase）是胆固醇合成的限速酶之一，消耗氧气和烟酰胺腺嘌呤二核苷酸磷酸（NADPH），并将角鲨烯氧化成对应的环氧化物。角鲨烯单加氧酶的缺失也将会造成角鲨烯的累积，抑制脂质过氧化进程，诱发铁死亡的抗性（Zheng et al.，2020）。

　　3）线粒体依赖的 DHODH

　　线粒体是由内膜和外膜两层膜包裹的细胞器，是进行有氧呼吸的主要场所，其内膜上电子传递过程会产生大量活性氧（ROS）。研究人员在线粒体的嘧啶合成途径中发现了一种酶——DHODH，DHODH 通过使用泛醌将二氢乳清酸氧化为乳清酸，从而生成泛醇。泛醇具有抗氧化特性，可以修复脂质过氧化物。DHODH 通过再生泛醇来保护细胞免受脂质过氧化，从而使泛醇介导的线粒体脂质氧化损伤被修复。除了合成嘧啶核苷酸，DHODH 还可以在线粒体内膜中产生 CoQH2 从而抑制铁死亡，这是因为 CoQH2 可以作为一种自由基捕获型抗氧化剂（radical trapping antioxidant）来阻止脂质过氧化，从而抑制铁死亡（Mao et al.，2021）。

此外，硫氧还蛋白（thioredoxin）作为细胞内抗氧化系统的重要组成部分，对调节细胞内氧化应激具有关键作用。有研究表明，ferroptocide 的亲电基团 α-氯酯能够共价修饰硫氧还蛋白来抑制其活性，诱导细胞脂质过氧化物上升和铁死亡。因此，上述这些信号通路（图 36-21）都可能诱发铁死亡抗性（Llabani et al.，2019）。

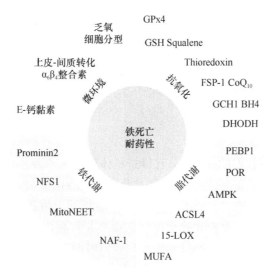

图 36-21 铁死亡耐药的关键调控分子

36.5.2 代谢调控铁死亡抗性

1）铁代谢

细胞内铁和脂质过氧化物的积累是铁死亡的基础。转铁蛋白是铁运输的主要蛋白质，胞外铁（Fe^{3+}）与转铁蛋白受体 1（TfR1）结合后转运到细胞内。Fe^{3+} 被前列腺跨膜上皮 3（STEAP3）还原为 Fe^{2+}，并通过二价金属转运体 1（DMT1）转运到细胞质，过量的铁储存在铁蛋白中（Masaldan et al.，2019；Yu et al.，2020）。热休克蛋白 β-1（heat shock protein beta-1，HSPB1）通过抑制 TfR1 的表达，抑制细胞内铁的积累和吸收，是铁死亡的负调控因子（Sun et al.，2015）。

此外，肿瘤细胞还会过表达半胱氨酸脱硫酶 NFS1，富集硫用于铁硫簇（iron-sulfur cluster，ISC）蛋白的合成。ISC 是一种对氧化损伤非常敏感的蛋白辅因子，遇到氧气都能引发 ISC 降解（Alvarez et al.，2017）。抑制 NFS1 也会引发 ISC 蛋白的减少，诱发细胞的铁饥饿反应（iron starvation response），进而促进 TfR1 表达水平的上调，提升细胞对铁的摄取，诱发铁死亡，因此 NFS1 高表达会造成铁死亡耐药。研究人员发现 *CISD1* 和 *CISD2* 基因分别编码线粒体膜蛋白 MitoNEET 和 NAF-1，共同转运 ISC 到线粒体内，*CISD1* 或 *CISD2* 基因的低表达都将限制线粒体内的铁离子含量，从而抑制铁死亡。在铁死亡应激下会促使细胞高表达 Prominin2 蛋白，造成上皮细胞和肿瘤细胞的铁死亡耐药性。Prominin2 蛋白能促进富含铁蛋白（ferritin）的多泡体和外泌体形成，并将铁蛋白从胞内转运到胞外,降低胞内铁离子浓度,进而降低铁死亡的效应(Brown et al.,2019)。

2)脂代谢

脂质合成、储存和降解过程与铁死亡密切相关。硬脂酰辅酶 A 去饱和酶 1(SCD1)是催化单不饱和脂肪酸合成的关键调控基因(Carbone et al.,2019;Tesfay et al. 2019;Zhao et al.,2020),抑制 SCD1 会降低辅酶 Q_{10} 并诱导铁死亡,同时伴随着膜磷脂中不饱和脂肪酰基链的减少和长链饱和神经酰胺的增加。Dixon 等发现单不饱和脂肪酸 MUFA 能与花生四烯酸 AA 等多不饱和脂肪酸(PUFA)发生竞争反应,抑制特异性脂质过氧化物(PE-AA-OOH)的生成(Liu et al.,2021)。具体来讲,MUFA 与 CoA 在长链脂酰辅酶 A 合成酶 3(ACSL3)的催化作用下,形成中间产物 MUFA-CoA,插入到磷脂的脂肪链。上述反应会造成 PE-AA 的合成受限,导致脂质过氧化物和过氧自由基浓度的降低,造成细胞对铁死亡的抗性。

3)能量代谢

AMPK 是细胞能量状态的传感器,在维持机体葡萄糖平衡方面有着至关重要的作用。肿瘤在能量应激(energy stress)状态下将上调腺苷酸活化蛋白激酶(AMPK)的活性和表达水平(Lee et al.,2020;Li et al.,2020)。AMPK 的上游激酶 LKB1 是一个非常关键的肿瘤抑制蛋白,LKB1 在肺癌等肿瘤中突变频率非常高,携带 LKB1 突变的非小细胞肺癌细胞对铁死亡异常敏感。细胞受到铁死亡刺激时,AMPK 激活会促进乙酰辅酶 A 羧化酶的磷酸化,抑制多不饱和脂肪酸(如花生四烯酸 AA)的生物合成,导致 PE-AA-OOH 浓度的下降并诱导铁死亡耐药(Li et al.,2020)。

36.5.3 微环境调控铁死亡抗性

低氧是肿瘤微环境的重要特征,通常会诱导缺氧诱导因子 1α(hypoxia inducible factor 1α,HIF1α)的高表达,可帮助肿瘤产生铁死亡抗性。例如,在 HT-1080 纤维肉瘤细胞中,HIF1α 能够上调脂肪酸结合蛋白 3 和 7 的表达,从而促进脂肪酸的摄取并大量存储于脂滴中,由此抑制铁死亡发生(Chen et al.,2021)。此外,低氧条件下人源的原代巨噬细胞会减少细胞内的游离铁离子含量,并将铁离子存储于铁蛋白(包括线粒体铁蛋白)中。同时可下调铁自噬调节因子 NCOA4 的表达,进而保护巨噬细胞免于 RSL-3 诱导的铁死亡(Fuhrmann et al.,2020)。

最近,Morrison 等发现黑色素瘤细胞主要通过淋巴转移,而通过血液转移的概率较低。这是因为淋巴系统是一个低氧的铁死亡抑制环境,而血液系统是铁死亡敏感的氧化性环境。淋巴微环境内油酸(MUFA)的含量很高,而血液中油酸浓度较低;长期高浓度的油酸有助于建立铁死亡抗性的淋巴微环境,原位肿瘤细胞经过淋巴循环时的损伤较低,由此更容易向远端部位转移(Ubellacker et al.,2020)。

36.5.4 其他

肿瘤细胞的上皮-间质转化(epithelial-mesenchymal transition,EMT)对细胞铁死亡的敏感性也有显著的影响(Lee et al.,2020)。间质细胞的存活依赖于 GPx4 酶,对铁死亡的敏感性较高，而上皮细胞对铁死亡的敏感性较差。同时，细胞的分化状态也与铁死亡耐药性密切相关。Graeber 等发现黑色素瘤治疗后会促发黑色素瘤细胞的分型，分化为四种不同状态：分化型、过渡型、类神经嵴型和未分化（休眠）型。随着治疗时间延长，休眠型细胞比例逐渐增加（Tsoi et al.，2018）。休眠型黑色素瘤细胞的侵袭型基因表达水平较高，促进细胞黏附与转移，但其对铁死亡的敏感性也逐步提高，分化型细胞则具有铁死亡耐药。Mercurio 等发现 $α_6β_4$ 整合素可诱发铁死亡耐药性，$α_6β_4$ 整合素是一种跨膜受体，作为桥梁连接细胞骨架和细胞外基质（Brown et al.，2017）。$α_6β_4$ 能间接抑制ACSL4，限制特异性脂质过氧化物的生成，上调 GPx4 的表达并抑制脂质过氧化，导致铁死亡耐药。陈志南和姜学军等发现 E-钙黏蛋白会造成肿瘤细胞的铁死亡耐药，阐明细胞间的相互作用与铁死亡之间的互作机制（Wu et al.，2019）。上皮细胞的 E-钙黏蛋白能激活肿瘤细胞抑制因子 Merlin 和 Hippo 的信号转导途径，进而下调 ACSL4 表达，造成铁死亡耐药。此外，Merlin 的遗传失活能提高恶性间皮瘤针对铁死亡的敏感性。

36.6　铁死亡纳米药物及药物递送系统

纳米药物具有缓释、控释和靶向等诸多优点，是新型药物制剂研究的热点，具有广阔的临床应用前景；铁死亡纳米药物在恶性肿瘤、心血管和神经性疾病等重大疾病的治疗领域具有独特的优势。目前，大部分铁死亡原药（诱导剂或抑制剂）的水溶性都较差，纳米载体能将其充分包覆或吸附，提高难溶性药物的溶解度和递送效率并降低药物的用量。同时，铁死亡药物的半衰期短、稳定性差且毒副作用大，纳米药物可以赋予铁死亡原药新的特性，如降低不良反应、减少毒副作用、提高靶向性、缓释控释和拓宽原药适用证等。铁死亡纳米药物不仅能延长铁死亡原药的体内循环时间、改善其在体内的生物分布，还能通过被动靶向作用而提高肿瘤部位的累积。纳米药物修饰的靶向分子能进一步提高药物和靶细胞间的特异性识别及摄取效率。通过工程化设计纳米材料的组分，还能促使铁死亡纳米药物在特定生理、病理或外部物理信号刺激下，释放出负载的药物而实现可控的胞内释放，提高药物的生物利用率。此外，纳米药物还可实现多类铁死亡原药的共递送、不同铁死亡作用机制药物的协同治疗，或者将铁死亡药物与化疗、放疗等其他治疗药物共递送到细胞，实现不同作用机制药物的协同治疗。本节基于纳米载体类型和特性，概述铁死亡纳米药物的最新研究进展和潜在应用价值。

36.6.1　脂质体

脂质体由磷脂、神经酰胺和胆固醇等制备而成，具有双分子层结构，其与细胞膜结构类似。天然磷脂以卵磷脂（磷脂酰胆碱，PC）为主；合成磷脂主要有 DPPC（二棕榈酰磷脂酰胆碱）、DPPE（二棕榈酰磷脂酰乙醇胺）和 DSPC（二硬脂酰磷脂酰胆碱）等，属于氢化磷脂类，具有性质稳定和成品稳定等特点。胆固醇与磷脂是共同构成细胞膜和脂质体的基础物质。研究人员使用不同磷脂、胆固醇和聚乙二醇（PEG）功能化磷脂等组分制备出空心脂质体纳米药物，其粒径大小从几十纳米到几百纳米不等。脂质体既能包载疏水性药物，又能包载亲水性药物，且生物相容性高、制备过程简单。PEG 修饰的脂质体可延长脂质体的半衰期（又称长循环脂质体），通过空间位阻作用而限制血浆蛋白的吸附，躲避单核吞噬系统的识别，提高其在血液循环中的稳定性。因此，脂质体纳米药物已被广泛应用于临床治疗，也成为铁死亡药物的最理想载体之一。

最近，姜虎林等制备出负载柠檬酸铁铵和不饱和卵磷脂的脂质体纳米药物，能有效抑制 4T1 乳腺癌细胞的增殖及荷瘤小鼠的肿瘤生长（He et al.，2020）。该纳米药物的粒径小于 100nm，能通过 EPR 效应而渗透至肿瘤组织并被肿瘤细胞所吞噬，肿瘤细胞高浓度的谷胱甘肽可将三价铁还原为二价铁，二价铁又与脂质体的不饱和磷脂相互作用，转化成脂质过氧化物，从而诱发肿瘤细胞铁死亡。研究人员还将阿霉素和索拉非尼共载到肿瘤微环境敏感性的脂质体，通过化疗和铁死亡的协同作用而抑制肿瘤生长（Kou et al.，2020）。基质金属蛋白酶 2（matrix metalloproteinase 2，MMP-2）在肿瘤组织过表达，研究人员通过 MMP-2 响应性多肽将聚乙二醇固定到脂质体表层，提高脂质体纳米药物的体内循环时间。当纳米药物到达肿瘤组织，肿瘤微环境过表达的 MMP-2 会诱发多肽键的断裂和 PEG 脱离，提高脂质体纳米药物被肿瘤细胞吞噬的效率；释放的阿霉素能诱发肿瘤细胞的凋亡，索拉非尼能抑制 X_c^- 系统活性而降低胞内谷胱甘肽的合成水平，诱发肿瘤细胞的铁死亡。

36.6.2　高分子纳米载体

利用功能高分子构建的纳米药物实现高疗效、低毒副作用的肿瘤治疗，是纳米药物研究的热点之一。高分子材料用于药物传输具有众多优点，如高分子类型和分子质量可控、生物可降解性及优良的生物相容性等。天然和人工合成的高分子材料都已开发为铁死亡原药的载体，有效提高了恶性肿瘤的疗效。赵燕军等合成聚乙二醇为亲水链、花生四烯酸功能化多肽为疏水链的两亲性嵌段高分子，并与 GPx4 抑制剂进行自组装，构建出铁死亡纳米胶束药物（Gao et al.，2019），有效抑制阿霉素耐药性卵巢癌的生长。肿瘤细胞内的活性氧氧化花生四烯酸侧链，促使该纳米胶束的疏水链转化为亲水链，触发纳米胶束解离并释放出负载的 GPx4 抑制剂，诱发卵巢癌细胞的铁死亡。Stockwell 等制备出负载 X_c^- 系统抑制剂（如 IKE）的聚乙二醇-聚乳酸羟基乙酸共聚物（PEG-PLGA）纳米胶束，实现对 B 淋巴瘤细胞的有效杀伤（Zhang et al.，2019）。IKE 是 erastin 的衍生物，代谢稳定性较高，能高效抑制 System X_c^- 的表达。相比于 erastin，IKE 纳米药物的半衰期提高约 16 倍，正常生理条件下（pH 7.0）的溶解度提高近 3 倍。在荷瘤动物模型中，研究结果表明 PEG-PLGA 纳米药物显著提高了 IKE 的抗癌效应，并降低了毒副作用。此外，聚多巴胺、树状大分子、壳聚糖和聚苯乙烯等高分子材料也被开发为铁死亡原药的载体，制备出具有肿瘤环境响应性的药物传输系统（Li et al.，2019；Guan et al.，2020）。随着高分子材料的优化设计和铁死亡临床治疗之间的桥梁被搭建与完善，将进一步提高铁死亡在人类重大疾病治疗领域的应用前景。

36.6.3　无机及杂化纳米载体

无机纳米生物材料具有优异的生物安全性、功能多样性、化学稳定性和热稳定性等独特优势，已在生物医药领域展示良好的临床应用前景。研究人员发现部分无机纳米材料本身就具有铁死亡诱导效应；Overholtzer 等制备了粒径小于 10nm 的硅纳米量子点并用聚乙二醇和靶向多肽对其表面进行修饰，发现该纳米材料能够富集细胞内的铁离子并诱发饥饿细胞的铁死亡，抑制荷瘤小鼠肿瘤的生长（Kim et al.，2016）。凌代舜等构建锰掺杂的二氧化硅纳米颗粒，能高效消耗细胞内谷胱甘肽而抑制 GPx4 酶活性，进而诱发铁死亡（Wang et al.，2018）。此外，氧化锌纳米颗粒也可诱发肿瘤细胞的铁死亡（Zhang et al.，2020）。最近，罗忠等构建负载铁离子和阿霉素的无定型磷酸钙纳米颗粒，并对其表面修饰 PEG 功能化的树状大分子，随后用于抗肿瘤疗效研究并提出细胞凋亡和铁死亡的协同治疗策略（Xue et al.，2020）。赵燕军等利用磷脂包覆负载铁离子的磷酸钙纳米颗粒，同时递送高剂量的维生素 C，增强肿瘤细胞的铁死亡（An et al.，2019）。沙利霉素能够富集肿瘤细胞内的铁离子，诱发肿瘤干细胞的铁死亡（Mai et al.，2017）；Liu 等制备出负载沙利霉素的金纳米颗粒，协同诱发肿瘤细胞的铁死亡，清除肿瘤患者体内的肿瘤干细胞（Zhao et al.，2019）。此外，陈小元等发现亚麻油酸氢过氧化物功能化 Fe_3O_4 纳米颗粒能够协同诱发肿瘤细胞的铁死亡（Zhou et al.，2017）。林君等构建出负载顺铂的 Fe_3O_4 纳米复合颗粒，顺铂能激活肿瘤细胞内的烟酰胺腺嘌呤二核苷酸磷酸氧化酶（NOX）催化产生超氧自由基（$\cdot O_2^-$），进而被超氧化物歧化酶（superoxide dismutase，SOD）转换为过氧化氢（H_2O_2），触发 Fe_3O_4 纳米颗粒发生芬顿反应，协同诱发铁死亡（Ma et al.，2017）。

36.6.4　金属有机框架纳米材料

金属有机框架（metal organic framework，MOF）是由有机配体和金属离子配位形成的三维多孔纳米材料。MOF 具有制备简单、材料来源丰富、孔隙率高等优点，既能负载亲水性和疏水性药物，也能包载蛋白等生物大分子药物。同时，MOF 纳米材料表面也可使用两亲性高分子或磷脂涂层进行功能化修饰，提高其在血液等生物介质中的分散性、稳定性和生物相容性。赵燕军等以二硫键连接的咪唑为有机配体、锌离子为金属离子，制备出多孔 MOF 纳米结构并开发为光敏剂的储存器，使用双亲性聚合物（pluronic F127）对其外层进行功能化修饰，构建纳米复合药物（Meng et al.，2019）。该纳米复合药物递送系统在激光刺激下，产生单线态氧，不仅诱发肿瘤细胞凋亡，还能消耗谷胱甘肽并抑制 GPx4 活性，诱发肿瘤细胞的铁死亡；此外，有机配体也可通过硫醇与二硫键的交换反应，消耗谷胱甘肽，增敏铁死亡。张先正等首先制备出 p53 质粒和聚乙烯亚胺（PEI）的复合物，并在复合物表面由单宁酸和铁离子形成金属-有机框架材料（Zheng et al.，2017）。当其被肿瘤细胞吞噬后，铁离子能通过芬顿反应产生羟基自由基，p53 质粒通过表达 p53 蛋白抑制 xCT，增强脂质过氧化物积累而诱导铁死亡，协同抑制肿瘤的生长。

36.6.5　天然生物纳米载体

不同种类的细胞膜结构是最为常见的天然生物纳米载体之一，细胞膜仿生技术能将不同类型的纳米内核与天然细胞膜相集成，并保留细胞膜表面的特异性功能蛋白，实现包覆纳米粒的体内长循环和靶向递送。细胞膜仿生技术一般采用红细胞膜、白细胞膜、血小板细胞膜和肿瘤细胞膜等作为膜组分，纳米粒内核可采用无机或有机纳米粒。最近，帅心涛等将血小板细胞膜开发为 Fe_3O_4 纳米粒和柳氮磺胺吡啶的载体，抑制肿瘤细胞 xCT 的活性并传输铁离子，协同诱发肿瘤细胞铁死亡（Jiang et al. 2020）。同时，Fe_3O_4

还能诱导 M2 型肿瘤相关巨噬细胞极化为 M1 型巨噬细胞，实现肿瘤的免疫治疗。谢海燕等制备白细胞膜覆盖的 Fe_3O_4 仿生纳米粒，共载转化生长因子-β（TGF-β）抑制剂和程序性死亡受体 1（PD-1）抗体，通过铁死亡与免疫治疗的协同作用而抑制肿瘤的生长（Zhang et al.，2019）。唐波等利用肿瘤细胞膜包裹负载葡萄糖氧化酶（GOx）的金属有机骨架（NMIL-100），通过铁死亡与饥饿疗法的协同作用而抑制肿瘤生长（Wan et al.，2020）。此外，铁蛋白（ferritin）也是一种较为常见的天然生物纳米载体，它具有天然的中空结构，是药物的理想载体之一。最近，铁蛋白被开发为铁死亡原药的载体，铁蛋白是细胞内铁离子的主要储存体，在中性 pH 条件下较为稳定，酸性条件将会触发水解并释放铁离子（Tesarova et al.，2020）。杨敏等制备出负载 erastin 和雷帕霉素的铁蛋白纳米药物，通过诱发肿瘤细胞的铁死亡和自噬，协同抑制肿瘤的生长（Li et al.，2019）。

36.7　铁死亡与慢性疾病

铁作为人体必需的微量元素之一，其代谢平衡是维持人类各个器官功能和正常生命活动的重要条件。机体铁元素不足会引起缺铁性贫血，过多则会导致氧化应激，从而引起细胞毒性或死亡。铁死亡是一种铁依赖性细胞死亡，不同于凋亡、坏死、自噬等细胞死亡形式。这种独特的细胞死亡方式由铁依赖的磷脂过氧化作用驱动，受氧化还原稳态、铁、脂质和氨基酸等多种细胞代谢途径调控，与癌症、缺血再灌注和神经退行性疾病（如阿尔茨海默病和帕金森病）等各种疾病密切相关（Jiang et al. 2021；Yan et al. 2021）（图 36-22）。

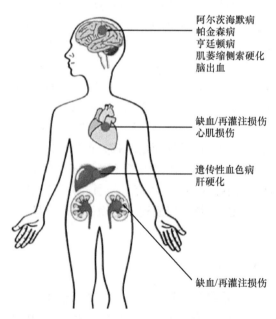

图 36-22　铁死亡与人类重大疾病

36.7.1　铁死亡与神经退行性疾病

大脑是人体最重要和最复杂的器官，控制着机体运动、产生感觉并实现意识等功能。

大脑占据人体约 2% 的重量，但消耗约 25% 的能量，才能维持正常活动。相比其他组织，大脑需要产生大量的 ATP 和线粒体代谢产物，才能维持神经元的稳态（Cardoso et al.，2017）。大脑神经元细胞膜富含大量的多不饱和脂肪酸，因此极易受到自由基的攻击，诱发不饱和脂肪酸的双键发生过氧化。脂质过氧化会引发级联式的恶性循环，过氧化产物自身也将成为触发器，促使细胞膜不饱和卵磷脂通过脂氧合酶产生新的脂质过氧化物，形成一个链式级联反应。此外，铁元素在维持大脑的高代谢和能量需求方面也具有重要的调控作用，参与线粒体呼吸、髓鞘合成、神经递质合成和能量代谢等细胞正常生理功能。铁过载和缺铁都会影响大脑的功能，并引发神经退行性疾病（Hambright et al.，2017）。衰老是神经退行性疾病发生的主要危险因素，并伴有脑铁积聚，铁被认为是导致神经退行性变过程的重要因素。Tau 蛋白过表达和过磷酸化可通过铁死亡诱导神经元丧失，补充 α-硫辛酸（αLA）可显著切断 Tau 蛋白诱导的铁过载、脂质过氧化而引发的铁死亡，避免神经元损伤。铁死亡最初发现于癌细胞，最近研究证实铁死亡在阿尔茨海默病、帕金森病和亨廷顿病等神经系统疾病中具有重要的作用。

阿尔茨海默病（Alzheimer's disease，AD）又叫老年痴呆，是一种中枢神经系统退行性疾病，主要病理特征是：脑内神经细胞 β-淀粉样前体蛋白（β-amyloid precursor protein，APP）被 β-分泌酶和 γ-分泌酶异常剪切，形成酶切裂解产物 β-淀粉样蛋白（β-amyloid，Aβ），β-淀粉样蛋白沉积形成老年斑（senile，SP）。同时，胞内 Tau 蛋白磷酸化异常，引起神经元纤维纠缠（neurofibrillary tangle，NFT），诱导病变区域发生神经元丢失（Ower et al.，2018）。研究人员发现在阿尔茨海默病患者的大脑皮层和海马中，铁出现大量的沉积，而铁蛋白的含量明显减少。β-淀粉样蛋白对铁离子具有高亲和力，过多的铁会促发自由基的产生，促进 β-淀粉样蛋白的聚集，引起神经毒性（Golts et al.，2002；Peng et al.，2010）。同时，铁离子也能够结合 Tau 蛋白，诱导 Tau 蛋白的磷酸化和聚集，诱发神经纤维纠缠。研究人员使用铁螯合剂治疗，能够缓解患者的这些症状。

亨廷顿病（Huntington's disease，HD）是一种罕见的常染色体显性遗传病，主要是由于 Htt（Huntingtin）基因在编码 Htt 蛋白（Huntingtin protein）过程中，CAG 三联密码子重复表达多次，引起相关神经传导的异常。患者通常在 40 岁左右发病，进而出现认知、运动和精神方面异常的症状，临床表现为不自主的舞蹈样动作、情绪障碍和痴呆等。研究人员在亨廷顿病患者中发现了铁异常升高、谷氨酸盐和 GSH 的含量异常等铁死亡相关特征（Weiland et al.，2019）。

36.7.2　铁死亡与缺血再灌注损伤

缺血再灌注（I/R）是一种病理状态，缺血后再灌注可引起受累器官大量细胞死亡和炎症反应，导致包括脑中风、缺血性心脏病和肝、肾损伤在内的毁灭性疾病。当组织由于动脉阻塞或破裂而使血液流动受阻时，就会发生缺血。血液供应的中断意味着能量的耗尽和细胞的死亡。然而，在血流恢复的过程中，更严重的结构和功能变化变得很明显，病理过程为缺血再灌注损伤（IRI），可引起心肌梗死、急性肾损伤、循环骤停，甚至睡眠呼吸暂停（Eltzschig et al.，2011；Soares et al.，2019）。心脏缺血的再灌注能够挽救心脏病患者，但会产生过量的活性氧、脂质过氧化及血红素铁释放所致的铁蓄积等症状，铁死亡会造成缺血再灌注时发生并发症。缺血再灌注能恢复缺血/缺氧组织的血供和氧供，但是也会造成氧自由基的急剧增加，氧化细胞中的生物分子，导致细胞凋亡和铁死亡（Friedmann Angeli et al.，2014）。

36.7.3　铁死亡与心脑血管疾病

心脏是人体血液循环系统的中心，推动血液在器官、组织中流动来供应氧和各种营养物质，并带走代谢的终产物（如二氧化碳、尿素和尿酸等），维持细胞正常的代谢和功能。心脏疾病是威胁人类健康重要疾病之一，而铁作为生命必需的微量元素，是肌红蛋白和血红蛋白的重要组分之一，也是许多酶的氧化还原反应的重要辅因子，对维持心脏正常的生理功能和代谢平衡具有重大的生理意义。

36.7.4　铁死亡与心肌损伤

代谢平衡对心脏维持正常功能至关重要，铁缺乏和铁超载与心肌病、心力衰竭密切相关。细胞内的铁蛋白是储存铁的重要蛋白，在维持铁稳态以避免氧化应激对心肌细胞造成损伤方面起到关键性作用。为了研究铁蛋白在心肌细胞在铁代谢中的功能，研究人员发现高铁饲料喂养的铁蛋白缺陷小鼠模型中有明显的心肌损伤，并且细胞内谷胱甘肽水平减少和脂质过氧化物增加。利用铁死亡抑制剂 ferrostatin-1 和过表达 SLC7A11 能够有效减缓心肌损伤的症状，说明铁蛋白在铁死亡发生过程中对治疗心力衰竭和心肌损伤具有重大指导意义和生理意义（Fang et al.，2020）。

蒽环类药物具有严重的心脏毒副作用，阻碍其在临床的广泛使用。蒽环类药物会蓄积到心肌细胞，通过醌基和铁离子形成复合物，引起心脏磷脂过氧化损伤，促使心肌细胞膜的通透性发生改变，造成心肌细胞的损伤。在氧化应激状态下，心肌细胞的能量代谢异常将会诱发心肌的纤维化和坏死，引起心肌病和心力衰竭。最近，研究人员还发现阿霉素（蒽环类药物）能激活血红素加氧酶-1，分解血红素并释放亚铁离子，诱导心肌细胞的铁死亡（Fang et al.，2019）。

36.7.5　铁死亡与肝功能障碍

哺乳动物的铁元素主要储存在肝脏，肝脏组织能够动态感知血清中铁离子含量的变化，分泌铁调节素而维持机体的铁稳态。转铁蛋白是肝脏分泌到血液中的重要含铁蛋白，能结合血液循环中的铁离子并转运到机体各组织器官，实现铁元素的重复利用。转铁蛋白缺失会造成铁稳态失衡，引发肝损伤、肝纤维化及肝硬化。研究人员发现肝硬化患者肝脏中的转铁蛋白数量远低于正常水平，而游离铁离子和 SLC39A14 金属膜蛋白显著升高。这是因为肝硬化/纤维化患者缺乏转铁蛋白、SLC39A14 金属膜蛋白将引发铁的沉积，触发脂质过氧化性肝损伤和肝硬化（Yu et al.，2020）。

遗传性血色病（hemochromatosis）是慢性铁过载的染色体遗传病，长期铁过载会引起心脏、肝脏和胰腺等重要器官的病变，诱发心脏病和肝病等慢性疾病（Wang et al.，2017）。遗传性血色病在男性中的发病率要远高于女性，因为雌性激素具有降铁作用。此外，铁调素（hepcidin）作为铁代谢关键调节因子，表达异常也会造成铁代谢紊乱，引发多种肝脏疾病。研究人员发现低剂量的金诺芬（治疗类风湿关节炎药物）能激活

NF-κB/IL-6/JAK-STAT 信号通路，上调铁调素的表达，从而缓解机体的铁过载和铁死亡
（Yang et al.，2020）。

36.7.6 铁死亡与脑出血

脑出血（intracerebral hemorrhage，CH）是脑卒中的一种中风亚型，主要是因为脑内
非创伤性血管破裂，诱发血液在脑内的过度聚集。高血压、动静脉畸形和大脑淀粉样血
管病等疾病会诱发脑出血，临床症状主要有呕吐、头疼和不同程度的意识障碍等。脑出
血会引起继发性神经元死亡，发生溶血并释放血红蛋白和亚铁血红素。血红蛋白和亚铁
血红素富含铁元素，加剧引发神经元细胞的脂质过氧化（Alim et al.，2019）。因此，靶
向抑制铁死亡也是改善脑卒中的一种治疗策略。

最近，姜虎林等制备出负载柠檬酸铁铵和不饱和卵磷脂的脂质体纳米药物，能有效
抑制 4T1 乳腺癌细胞的增殖及荷瘤小鼠的肿瘤生长（He et al.，2020b）。该纳米药物的粒
径小于 100nm，能通过 EPR 效应而渗透至肿瘤组织并被肿瘤细胞所吞噬，肿瘤细胞高浓
度的谷胱甘肽可将三价铁还原为二价铁，并与脂质体的不饱和磷脂相互作用，转化成脂
质过氧化物，从而诱发肿瘤细胞铁死亡。研究人员还将阿霉素和索拉非尼共载到肿瘤微
环境敏感的脂质体，通过化疗和铁死亡的协同作用而抑制肿瘤生长（Kou et al.，2020）。
基质金属蛋白酶（matrix metalloproteinase 2，MMP-2）在肿瘤组织过表达，研究人员通
过 MMP-2 响应性多肽而将聚乙二醇固定到脂质体表层，提高脂质体纳米药物的体内循
环时间。当纳米药物到达肿瘤组织，肿瘤微环境过表达的 MMP-2 会诱发多肽键的断裂
和 PEG 脱离，提高脂质体纳米药物被肿瘤细胞吞噬的效率；释放的阿霉素能诱发肿瘤细
胞的凋亡，索拉非尼能抑制 xCT 活性而降低胞内谷胱甘肽的合成水平，诱发肿瘤细胞的
铁死亡。

36.8 总结与展望

铁死亡作为一种新发现的细胞死亡方式，与传统的细胞死亡方式具有明显的区别。
铁死亡的发生发展受到氧化还原稳态、抗氧化基因、铁离子、能量和脂质代谢等多种因
素的调控，参与恶性肿瘤、神经系统疾病、心脏疾病等重大疾病的发生发展，因此成为
人类重大疾病治疗的潜在重要靶标。研究人员根据铁死亡的生物学调控机制和信号转导
途径，设计并筛选出一批具有潜在治疗意义的蛋白靶点和小分子药物。此外，研究报道
铁死亡疗法与化疗、放疗、免疫治疗和光动力疗法等联合使用能进一步增强其疗效，为
多种疾病的治疗提供了新策略，也进一步推动了靶向铁死亡的临床应用发展。

目前通过临床前模型已鉴定出一系列促铁死亡药物（包括索拉非尼、SAS、他汀类
药物和青蒿素提取物等）和 ferrostatin-1 等抗铁死亡药物。其中，临床批准使用的他汀类
药物似乎可作为铁死亡临床治疗的最佳候选之一，尽管其针对不同癌症诱导或促进铁死
亡的效果并不相同。临床数据表明，他汀能够提高结肠癌患者的总生存率，但仍需要大
量临床数据验证其在不同癌症治疗中安全性和有效性。理论上来说，发展直接靶向铁死
亡的药物将会有益于肿瘤治疗效果的提升，并且这些药物将能够与放疗、化疗和免疫治
疗等传统疗法联合使用，以此限制肿瘤的发生发展。同时应当考虑何种患者适合于接受

铁死亡相关药物的治疗。以肿瘤治疗为例，铁富集的肿瘤类型（如结肠癌、乳腺癌、非小细胞肺癌和胰腺导管癌等）和发生 EMT 的癌症，可能对铁死亡治疗更加敏感，但需要临床数据的支撑。以 xCT 为靶点的铁死亡诱导剂，应针对该基因高表达的肿瘤类型（如食管癌和多形成性胶质母细胞瘤）。通过诱导铁自噬引起铁死亡的药物，则应靶向铁蛋白表达水平较高的癌症类型。此外，铁死亡标志物的鉴定刻不容缓，以此区别氧化性应激导致的细胞死亡，从而更加科学地指导铁死亡专一性诱导药物的研发和评价。无论是开发铁死亡诱导药物进行肿瘤抑制，抑或是抗铁死亡药物缓解心脏疾病及神经性退行性疾病等，都将面临其安全性、有效性及脱靶效应的挑战，而纳米递送系统以其独特优势如同时空的、局部递送以及可修饰的靶向性等，为铁死亡靶向药物递送以及基于铁死亡的治疗手段提供了新的可能。随着铁死亡及其相关作用机制的不断深入，新的标志物和铁死亡药物被逐步发现，基于铁死亡的治疗策略在恶性肿瘤、神经系统疾病、心脏疾病等重大疾病的临床治疗领域展示了广阔的应用前景。

参 考 文 献

Alim I, Caulfield J T, Chen Y, et al. 2019. Selenium drives a transcriptional adaptive program to block ferroptosis and treat stroke. Cell, 177(5): 1262-1279 e1225.

Alvarez S W, Sviderskiy V O, Terzi E M, et al. 2017. NFS1 undergoes positive selection in lung tumours and protects cells from ferroptosis. Nature, 551(7682): 639-643.

An Y, Zhu J, Liu F, et al. 2019. Boosting the ferroptotic antitumor efficacy via site-specific amplification of tailored lipid peroxidation. ACS Appl Mater Interfaces, 11(33): 29655-29666.

Angeli J P F, Shah R, Pratt D A, et al. 2017. Ferroptosis inhibition: mechanisms and opportunities. Trends Pharmacol Sci, 38(5): 489-498.

Ayton S, Faux N G, Bush A I, et al. 2015. Ferritin levels in the cerebrospinal fluid predict Alzheimer's disease outcomes and are regulated by APOE. Nat Commun, 6: 6760.

Badgley M A, Kremer D M, Maurer H C, et al. 2020. Cysteine depletion induces pancreatic tumor ferroptosis in mice. Science, 368(6486): 85-89.

Bersuker K, Hendricks J M, Li Z, et al. 2019. The CoQ oxidoreductase FSP1 acts parallel to GPX4 to inhibit ferroptosis. Nature, 575(7784): 688-692.

Bock F J, Tait S W G. 2020. Mitochondria as multifaceted regulators of cell death. Nat Rev Mol Cell Biol, 21(2): 85-100.

Boll M C, Sotelo J, Otero E, et al. 1999. Reduced ferroxidase activity in the cerebrospinal fluid from patients with Parkinson's disease. Neurosci Lett, 265(3): 155-158.

Brown C W, Amante J J, Chhoy P, et al. 2019. Prominin2 drives ferroptosis resistance by stimulating iron export. Dev Cell, 51(5): 575-586 e574.

Brown C W, Amante J J, Goel H L, et al. 2017. The alpha6beta4 integrin promotes resistance to ferroptosis. J Cell Biol, 216(12): 4287-4297.

Cadenas S. 2018. ROS and redox signaling in myocardial ischemia-reperfusion injury and cardioprotection. Free Radic Biol Med, 117: 76-89.

Carbone M, Melino G. 2019. Stearoyl CoA desaturase regulates ferroptosis in ovarian cancer offering new therapeutic perspectives. Cancer Res, 79(20): 5149-5150.

Cardoso B R, Hare D J, Bush A I, et al. 2017. Glutathione peroxidase 4: a new player in neurodegeneration? Mol Psychiatry, 22(3): 328-335.

Chen D, Fan Z, Rauh M, et al. 2017. ATF4 promotes angiogenesis and neuronal cell death and confers ferroptosis in a X$_c^-$-dependent manner. Oncogene, 36(40): 5593-5608.

Chen X, Kang R, Kroemer G, et al.2021. Broadening horizons: the role of ferroptosis in cancer. Nat Rev Clin Oncol, 18(5): 280-296.

Chu B, Kon N, Chen D L, et al. 2019. ALOX12 is required for p53-mediated tumour suppression through a distinct ferroptosis pathway. Nat Cell Biol, 21(5): 579-591.

Connor J R, Snyder B S, Beard J L, et al. 1992. Regional distribution of iron and iron-regulatory proteins in the brain in aging and Alzheimer's disease. J Neurosci Res, 31(2): 327-335.

Cramer S L, Saha A, Liu J, et al. 2017. Systemic depletion of L-cyst(e)ine with cyst(e)inase increases reactive oxygen species and suppresses tumor growth. Nat Med, 23(1): 120-127.

Dai E Y, Han L, Liu J, et al. 2020. Autophagy-dependent ferroptosis drives tumor-associated macrophage polarization via release and uptake of oncogenic KRAS protein. Autophagy, 16(11): 2069-2083.

Derry P J, Hegde M L, Jackson G R, et al. 2020. Revisiting the intersection of amyloid, pathologically modified tau and iron in Alzheimer's disease from a ferroptosis perspective. Prog Neurobiol, 184: 101716.

Ding C C, Rose J, Sun T, et al. 2020. MESH1 is a cytosolic NADPH phosphatase that regulates ferroptosis. Nat Metab, 2(3): 270-277.

Dixon S J, Lemberg K M, Lamprecht M R, et al. 2012. Ferroptosis: an iron-dependent form of nonapoptotic cell death. Cell, 149(5): 1060-1072.

Dixon S J, Patel D N, Welsch M, et al. 2014. Pharmacological inhibition of cystine-glutamate exchange induces endoplasmic reticulum stress and ferroptosis. Elife, 3, e02523.

Dixon S J, Winter G E, Musavi L S, et al. 2015. Human haploid cell genetics reveals roles for lipid metabolism genes in nonapoptotic cell death. ACS Chem Biol, 10(7): 1604-1609.

Doll S, Freitas F P, Shah R, et al. 2019. FSP1 is a glutathione-independent ferroptosis suppressor. Nature, 575(7784): 693-698.

Dolma S, Lessnick S L, Hahn W C, et al. 2003. Identification of genotype-selective antitumor agents using synthetic lethal chemical screening in engineered human tumor cells. Cancer Cell, 3(3): 285-296.

Du J, Wang T, Li Y, et al. 2019.DHA inhibits proliferation and induces ferroptosis of leukemia cells through autophagy dependent degradation of ferritin. Free Radic Biol Med, 131(1): 356-369.

Du J, Wang X, Li Y. et al. 2021. DHA exhibits synergistic therapeutic efficacy with cisplatin to induce ferroptosis in pancreatic ductal adenocarcinoma via modulation of iron metabolism. Cell Death Dis, 12(7): 705-705.

Eaton J K, Furst L, Ruberto R A, et al. 2020. Selective covalent targeting of GPx4 using masked nitrile-oxide electrophiles. Nat Chem Biol, 16(5): 497- 506.

Eaton J K, Ruberto R A, Kramm A, et al. 2019. Diacylfuroxans are masked nitrile oxides that inhibit GPx4 covalently. J Am Chem Soc, 141(51): 20407-20415.

Edelman M J, Hodgson L, Rosenblatt P Y, et al. 2012. CYFRA 21-1 as a prognostic and predictive marker in advanced non-small-cell lung cancer in a prospective trial: CALGB 150304. J Thorac Oncol, 7(4): 649-654.

Edelman M J, Watson D, Wang X, et al. 2008. Eicosanoid modulation in advanced lung cancer: Cyclooxygenase-2 expression is a positive predictive factor for celecoxib plus chemotherapy—Cancer and leukemia group B trial 30203. J Clin Oncol, 26(6): 848-855.

Fang X, Cai Z, Wang H, et al. 2020. Loss of cardiac ferritin H facilitates cardiomyopathy via Slc7a11-mediated ferroptosis. Circ Res, 127(4): 486-501.

Fang X, Wang H, Han D, et al. 2019. Ferroptosis as a target for protection against cardiomyopathy. Proc Natl Acad Sci U S A, 116(7): 2672-2680.

Fricker M, Tolkovsky A M, Borutaite V, et al. 2018. Neuronal cell death. Physiol Rev, 98(2): 813-880.

Friedmann Angeli J P, Schneider M, Proneth B, et al. 2014. Inactivation of the ferroptosis regulator GPx4 triggers acute renal failure in mice. Nat Cell Biol, 16(12): 1180-1191.

Fuhrmann D C, Mondorf A, Beifuß J, et al. 2020. Hypoxia inhibits ferritinophagy, increases mitochondrial ferritin, and protects from ferroptosis. Redox Biol, 36: 101670.

Gao M, Deng J, Liu F, et al. 2019b. Triggered ferroptotic polymer micelles for reversing multidrug resistance to chemotherapy. Biomaterials, 223: 119486.

Gao M, Monian P, Quadri N, et al. 2015. Glutaminolysis and transferrin regulate ferroptosis. Mol Cell, 59(2): 298-308.

Gao M, Yi J, Zhu J, et al. 2019a. Role of mitochondria in ferroptosis. Mol Cell, 73(2): 354-363 e353.

Gao R, Kalathur R K, Coto-Llerena M, et al. 2021. YAP/TAZ and ATF4 drive resistance to Sorafenib in hepatocellular carcinoma by preventing ferroptosis. EMBO Mol Med, 13(12): e14351.

Garcia-Bermudez J, Baudrier L, Bayraktar E C, et al. 2019. Squalene accumulation in cholesterol auxotrophic lymphomas prevents oxidative cell death. Nature, 567(7746): 118-122.

Gaschler M M, Andia A A, Liu H, et al. 2018. FINO2 initiates ferroptosis through GPX4 inactivation and iron oxidation. Nat Chem Biol, 14(5): 507-515.

Golts N, Snyder H, Frasier M, et al. 2002. Magnesium inhibits spontaneous and iron-induced aggregation of alpha-synuclein. J Biol Chem, 277(18): 16116-16123.

Gores G J. 2014. Decade in review-hepatocellular carcinoma: HCC-subtypes, stratification and sorafenib. Nat Rev Gastroenterol Hepatol, 11(11): 645-647.

Gorrini C, Harris I S, and Mak T W. 2013. Modulation of oxidative stress as an anticancer strategy. Nature Reviews Drug Discovery, 12(12): 931-947.

Gout P W, Buckley A R, Simms C R, et al. 2001. Sulfasalazine, a potent suppressor of lymphoma growth by inhibition of the x(c)- cystine transporter: a new action for an old drug. Leukemia, 15(10): 1633-1640.

Guan Q Q, Guo R M, Huang S H, et al. 2020. Mesoporous polydopamine carrying sorafenib and SPIO nanoparticles for MRI-guided ferroptosis cancer therapy. Journal of Controlled Release, 320: 392-403.

Hahm E R, Lee J, Kim S H, et al. 2013. Metabolic alterations in mammary cancer prevention by withaferin A in a clinically relevant mouse model. J Natl Cancer Inst, 105(15): 1111-1122.

Hambright W S, Fonseca R S, Chen L, et al. 2017. Ablation of ferroptosis regulator glutathione peroxidase 4 in forebrain neurons promotes cognitive impairment and neurodegeneration. Redox Biology, 12: 8-17.

Harris I S, Treloar A E, Inoue S, et al. 2015. Glutathione and thioredoxin antioxidant pathways synergize to drive cancer initiation and progression. Cancer Cell, 27(2): 211-222.

Hassannia B, Wiernicki B, Ingold I, et al. 2018. Nano-targeted induction of dual ferroptotic mechanisms eradicates high-risk neuroblastoma. J Clin Invest, 128(8): 3341-3355.

He S, Jiang Y, Li J, et al. 2020a. Semiconducting polycomplex nanoparticles for photothermal ferrotherapy of cancer. Angew Chem Int Ed Engl, 59(26): 10633-10638.

He Y J, Liu X Y, Xing L, et al. 2020b. Fenton reaction-independent ferroptosis therapy via glutathione and iron redox couple sequentially triggered lipid peroxide generator. Biomaterials, 241: 119911.

Hou W, Xie Y C, Song X X, et al. 2016. Autophagy promotes ferroptosis by degradation of ferritin. Autophagy, 12(8): 1425-1428.

Hu K, Li K, Lv J, et al. 2020. Suppression of the SLC7A11/glutathione axis causes synthetic lethality in KRAS-mutant lung adenocarcinoma. J Clin Invest, 130(4): 1752-1766.

Ingold I, Berndt C, Schmitt S, et al. 2018. Selenium Utilization by GPX4 Is Required to Prevent Hydroperoxide-Induced Ferroptosis. Cell, 172(3): 409-422 e421.

Jiang L, Kon N, Li T, et al. 2015. Ferroptosis as a p53-mediated activity during tumour suppression. Nature, 520(7545): 57-62.

Jiang Q, Wang K, Zhang X, et al. 2020. Platelet membrane-camouflaged magnetic nanoparticles for ferroptosis-enhanced cancer immunotherapy. Small, 16(22): e2001704.

Kagan V E, Mao G, Qu F, et al. 2017. Oxidized arachidonic and adrenic PEs navigate cells to ferroptosis. Nat Chem Biol, 13(1): 81-90.

Kim S E, Zhang L, Ma K, et al. 2016. Ultrasmall nanoparticles induce ferroptosis in nutrient-deprived cancer cells and suppress tumour growth. Nature Nanotechnology, 11(11): 977-985.

Koppula P, Zhuang L, Gan B. 2021. Cystine transporter SLC7A11/xCT in cancer: ferroptosis, nutrient dependency, and cancer therapy. Protein Cell, 12(8): 599-620.

Kou L, Sun R, Jiang X, et al. 2020. Tumor microenvironment-responsive, multistaged liposome induces apoptosis and ferroptosis by amplifying oxidative stress for enhanced cancer therapy. ACS Appl Mater Interfaces, 12(27): 30031-30043.

Kraft V A, Bezjian C T, Pfeiffer S, et al. 2020. GTP Cyclohydrolase 1/Tetrahydrobiopterin Counteract Ferroptosis through Lipid Remodeling. ACS Cent Sci, 6(1): 41-53.

Lang X, Green M D, Wang W, et al. 2019. Radiotherapy and immunotherapy promote tumoral lipid oxidation and ferroptosis via synergistic repression of SLC7A11. Cancer Discov, 9(12): 1673-1685.

Lee H, Zandkarimi F, Zhang Y, et al. 2020. Energy-stress-mediated AMPK activation inhibits ferroptosis. Nat Cell Biol, 22(2): 225-234.

Lei G, Zhang Y, Koppula P, et al. 2020. The role of ferroptosis in ionizing radiation-induced cell death and tumor suppression. Cell Res, 30(2): 146-162.

Lei P, Ayton S, Finkelstein D I, et al. 2010. Tau protein: relevance to Parkinson's disease. Int J Biochem Cell Biol, 42(11): 1775-1778.

Li C, Dong X, Du W, et al. 2020. LKB1-AMPK axis negatively regulates ferroptosis by inhibiting fatty acid synthesis. Signal Transduct Target Ther, 5(1): 187.

Li L, Sun S, Tan L, et al. 2019a. Polystyrene nanoparticles reduced ROS and inhibited ferroptosis by triggering lysosome stress and TFEB nucleus translocation in a size-dependent manner. Nano Lett, 19(11): 7781-7792.

Li Y, Wang X, Yan J, et al. 2019b. Nanoparticle ferritin-bound erastin and rapamycin: a nanodrug combining autophagy and ferroptosis for anticancer therapy. Biomater Sci, 7(9): 3779-3787.

Linkermann A, Skouta R, Himmerkus N, et al. 2014. Synchronized renal tubular cell death involves ferroptosis. Proc Natl Acad Sci U S A, 111(47): 16836-16841.

Liu J, Song X, Kuang F, et al. 2021. NUPR1 is a critical repressor of ferroptosis. Nat Commun, 12(1): 647.

Liu T, Liu W, Zhang M, et al. 2018. Ferrous-supply-regeneration nanoengineering for cancer-cell-specific ferroptosis in combination with imaging-guided photodynamic therapy. ACS Nano, 12(12): 12181-12192.

Llabani E, Hicklin R W, Lee H Y, et al. 2019. Diverse compounds from pleuromutilin lead to a thioredoxin inhibitor and inducer of ferroptosis. Nat Chem, 11(6): 521-532.

Louandre C, Ezzoukhry Z, Godin C, et al. 2013. Iron-dependent cell death of hepatocellular carcinoma cells exposed to sorafenib. Int J Cancer, 133(7): 1732-1742.

Ma P, Xiao H, Yu C, et al. 2017. Enhanced cisplatin chemotherapy by iron oxide nanocarrier-mediated generation of highly toxic reactive oxygen species. Nano Lett, 17(2): 928-937.

Ma X, Xiao L, Liu L, et al. 2021. CD36-mediated ferroptosis dampens intratumoral CD8(+) T cell effector function and impairs their antitumor ability. Cell Metab, 33(5): 1001-1012 e1005.

Magtanong L, Ko P J, To M, et al. 2019. Exogenous monounsaturated fatty acids promote a ferroptosis-resistant cell state. Cell Chem Biol, 26(3): 420-432.

Mai T T, Hamai A, Hienzsch A, et al. 2017. Salinomycin kills cancer stem cells by sequestering iron in lysosomes. Nat Chem, 9(10): 1025-1033.

Mao C, Liu X, Zhang Y, et al. 2021. DHODH-mediated ferroptosis defence is a targetable vulnerability in cancer. Nature, 593(7860): 586-590.

Martens S, Jeong M, Tonnus W, et al. 2017. Sorafenib tosylate inhibits directly necrosome complex formation and protects in mouse models of inflammation and tissue injury. Cell Death Dis, 29, 8(6): e2904.

Masalda S, Bush A I, Devos D, et al. 2019. Striking while the iron is hot: Iron metabolism and ferroptosis in neurodegeneration. Free Radic Biol Med, 133: 221-233.

Meng X, Deng J, Liu F, et al. 2019. Triggered all-active metal organic framework: ferroptosis machinery contributes to the apoptotic photodynamic antitumor therapy. Nano Lett, 19(11): 7866-7876.

Ower A K, Hadjichrysanthou C, Gras L, et al. 2018. Temporal association patterns and dynamics of amyloid-beta and tau in Alzheimer's disease. Eur J Epidemiol, 33(7): 657-666.

Peng Y, Wang C, Xu H H, et al. 2010. Binding of alpha-synuclein with Fe(III) and with Fe(II) and biological implications of the resultant complexes. J Inorg Biochem, 104(4): 365-370.

Schonberg D L, Miller T E, Wu Q, et al. 2015. Preferential iron trafficking characterizes glioblastoma stem-like cells. Cancer Cell, 28(4): 441-455.

Schroeder B, Schulze R J, Weller S G, et al. 2015. The small GTPase Rab7 as a central regulator of hepatocellular lipophagy. Hepatology, 61(6): 1896-1907.

Sehrawat A, Roy R, Pore S K, et al. 2017. Mitochondrial dysfunction in cancer chemoprevention by phytochemicals from dietary and medicinal plants. Semin Cancer Biol, 47: 147-153.

Shen Z, Song J, Yung B C, et al. 2018. Emerging strategies of cancer therapy based on ferroptosis. Adv Mater, 30(12): e1704007.

Shimada K, Hayano M, Pagano N C, et al. 2016b. Cell-line selectivity improves the predictive power of pharmacogenomic analyses and helps identify NADPH as biomarker for ferroptosis sensitivity. Cell Chem Biol, 23(2): 225-235.

Shimada K, Skouta R, Kaplan A, et al. 2016a. Global survey of cell death mechanisms reveals metabolic regulation of ferroptosis. Nat Chem Biol, 12(7): 497-503.

Song X, Zhu S, Chen P, et al. 2018. AMPK-Mediated BECN1 phosphorylation promotes ferroptosis by directly blocking system Xc(-) activity. Curr Biol, 28(15): 2388-2399.

Soula M, Weber R A, Zilka O, et al. 2020. Metabolic determinants of cancer cell sensitivity to canonical ferroptosis inducers. Nat Chem Biol, 16(12): 1351-1360.

Stockwell B R, Friedmann Angeli J P, Bayir H, et al. 2017. Ferroptosis: a regulated cell death nexus linking metabolism, redox biology, and disease. Cell, 171(2): 273-285.

Sun X, Ou Z, Chen R, et al. 2016. Activation of the p62-Keap1-NRF2 pathway protects against ferroptosis in hepatocellular carcinoma cells. Hepatology, 63(1): 173-184.

Sun X, Ou Z, Xie M, et al. 2015. HSPB1 as a novel regulator of ferroptotic cancer cell death. Oncogene, 34(45): 5617-5625.

Tang D, Chen X, Kang R, et al. 2021. Ferroptosis: molecular mechanisms and health implications. Cell Res 31(2): 107-125.

Tesarova B, Musilek K, Rex S, et al. 2020. Taking advantage of cellular uptake of ferritin nanocages for targeted drug delivery. J Control Release, 325: 176-190.

Tesfay L, Paul B T, Konstorum A, et al. 2019. Stearoyl-CoA desaturase 1 protects ovarian cancer cells from ferroptotic cell death. Cancer Res, 79(20): 5355-5366.

Tsoi J, Robert L, Paraiso K, et al. 2018. Multi-stage differentiation defines melanoma subtypes with differential vulnerability to drug-induced iron-dependent oxidative stress. Cancer Cell, 33(5): 890-904 e895.

Ubellacker J M, Tasdogan A, Ramesh V, et al. 2020. Lymph protects metastasizing melanoma cells from ferroptosis. Nature, 585(7823): 113-118.

Veyrat-Durebex C, Corcia P, Mucha A, et al. 2014. Iron metabolism disturbance in a French cohort of ALS patients. Biomed Res Int, 2014: 485723.

Wang C, Cao F, Ruan Y, et al. 2019b. Specific Generation of Singlet Oxygen through the Russell Mechanism in Hypoxic Tumors and GSH Depletion by Cu-TCPP nanosheets for cancer therapy. Angew Chem Int Ed Engl, 58(29): 9846-9850.

Wang H, An P, Xie E, et al. 2017. Characterization of ferroptosis in murine models of hemochromatosis. Hepatology, 66(2): 449-465.

Wang L, Leite de Oliveira R, Huijberts S, et al. 2018a. An acquired vulnerability of drug-resistant melanoma with therapeutic potential. Ccll, 173(6): 1413-1425 e1414.

Wang S, Li F, Qiao R, et al. 2018b. Arginine-rich manganese silicate nanobubbles as a ferroptosis-inducing agent for tumor-targeted theranostics. ACS nano, 12(12): 12380-12392.

Wang W, Green M, Choi J E, et al. 2019a. CD8(+) T cells regulate tumour ferroptosis during cancer immunotherapy. Nature, 569(7755): 270-274.

Weiland A, Wang Y, Wu W, et al. 2019. Ferroptosis and its role in diverse brain diseases. Mol Neurobiol, 56(7): 4880-4893.

West A C, Johnstone R W. 2014. New and emerging HDAC inhibitors for cancer treatment. J Clin Investig 124(1): 30-39.

Woo J H, Shimoni Y, Yang W S, et al. 2015. Elucidating compound mechanism of action by network perturbation analysis. Cell, 162(2): 441-451.

Wu J, Minikes A M, Gao M, et al. 2019. Intercellular interaction dictates cancer cell ferroptosis via NF2-YAP signalling. Nature, 572(7769): 402-406.

Xue C C, Li M H, Zhao Y, et al. 2020. Tumor microenvironment-activatable Fe-doxorubicin preloaded amorphous $CaCO_3$ nanoformulation triggers ferroptosis in target tumor cells. Sci Adv, 6(18): eaax1346.

Yamaguchi H, Hsu J L, Chen C T, et al. 2013. Caspase-independent cell death is involved in the negative effect of EGF receptor inhibitors on cisplatin in non-small cell lung cancer cells. Clin Cancer Res, 19(4): 845-854.

Yan H F, Zou T, Tuo Q Z, et al. 2021. Ferroptosis: mechanisms and links with diseases. Signal Transduct Target Ther, 6(1): 49.

Yang J, Zhou Y, Xie S, et al. 2021. Metformin induces ferroptosis by inhibiting UFMylation of SLC7A11 in breast cancer. J Exp Clin Cancer Res, 40(1): 206.

Yang L, Wang H, Yang X, et al. 2020b. Auranofin mitigates systemic iron overload and induces ferroptosis via distinct mechanisms. Signal Transduct Target Ther, 5(1): 138.

Yang W S, Stockwell B R. 2008. Synthetic lethal screening identifies compounds activating iron-dependent, nonapoptotic cell death in oncogenic-RAS-harboring cancer cells. Chem Biol, 15(3): 234-245.

Yang W S, Kim K J, Gaschler M M, et al. 2016. Peroxidation of polyunsaturated fatty acids by lipoxygenases drives ferroptosis. Proc Natl Acad Sci U S A, 113(34): E4966-E4975.

Yang W S, SriRamaratnam R, Welsch M E, et al. 2014. Regulation of ferroptotic cancer cell death by GPX4. Cell, 156(1-2): 317-331.

Ye L F, Chaudhary K R, Zandkarimi F, et al. 2020. Radiation-induced lipid peroxidation triggers ferroptosis and synergizes with ferroptosis inducers. ACS Chem Biol, 15(2): 469-484.

Yu Y, Jiang L, Wang H, et al. 2020. Hepatic transferrin plays a role in systemic iron homeostasis and liver ferroptosis. Blood, 136(6): 726-739.

Zhang C, Liu Z, Zhang Y, et al. 2020. "Iron free" zinc oxide nanoparticles with ion-leaking properties disrupt intracellular ROS and iron homeostasis to induce ferroptosis. Cell Death Dis, 11(3): 183.

Zhang F, Li F, Lu G H, et al. 2019b. Engineering magnetosomes for ferroptosis/immunomodulation synergism in cancer. ACS Nano, 13(5): 5662-5673.

Zhang Y, Tan H, Daniels J D, et al. 2019a. Imidazole ketone erastin induces ferroptosis and slows tumor growth in a mouse lymphoma model. Cell Chem Biol, 26(5): 623-633 e629.

Zhao Y, Li M, Yao X, et al. 2020. HCAR1/MCT1 regulates tumor ferroptosis through the lactate-mediated AMPK-SCD1 activity and its therapeutic implications. Cell Rep, 33(10): 108487.

Zhao Y, Zhao W, Lim Y C, et al. 2019. Salinomycin-loaded gold nanoparticles for treating cancer stem cells by ferroptosis-induced cell death. Mol Pharm, 16(6): 2532-2539.

Zheng D W, Lei Q, Zhu J Y, et al. 2017. Switching apoptosis to ferroptosis: metal-organic network for high-efficiency anticancer therapy. Nano Lett, 17(1): 284-291.

Zheng J, Conrad M. 2020. The metabolic underpinnings of ferroptosis. Cell Metab, 32(6): 920-937.

Zhou Z, Song J, Tian R, et al. 2017. Activatable singlet oxygen generation from lipid hydroperoxide nanoparticles for cancer therapy. Angewandte Chemie, 56(23): 6492-6496.

第37章

中医药与铁死亡

隋新兵　陈　鹏　刘水平　张若男　项　煜

摘要：铁死亡是一种铁依赖性的、以胞内活性氧浓度增加为主要特征的非凋亡型细胞死亡形式。越来越多的研究表明，中药可通过靶向不同的基因双向调节铁死亡，在人类疾病中发挥重要作用。本文将围绕"中药、铁死亡和人类疾病"这一主题，比较分析中药双向调控铁死亡的分子机制；总结受中药调控的铁死亡在人类疾病发生发展和治疗中的作用机制；概括并展望铁死亡相关激活剂或抑制剂在临床中的应用。本章将为铁死亡相关的中药基础及临床研究提供理论依据，为基于铁死亡的中药新药研发提供新的思路，并为中医药的现代化提供技术支撑。

关键词：中医药，铁死亡，人类疾病

Abstract: Ferroptosis is a new cell death form, which is characterized by high iron level and accumulating lipid reactive oxygen species (ROS) within the cell. To date, emerging evidence has shown the potential of triggering ferroptosis for the treatment of cancer and other diseases. In recent years, more and more studies have shown that traditional Chinese medicine has a positive and negative regulatory effect on ferroptosis, and plays an important role in the process of human diseases by targeting ferroptosis-associated regulators. We will review the different ferroptosis regulation by traditional Chinese medicine, and analyze the role and molecular mechanisms which are involved in ferroptosis regulated by traditional Chinese medicine. This review will focus on the theoretical basis for the basic and clinical research of traditional Chinese medicine related to ferroptosis, and provide some new ideas for the research and development of new drugs based on ferroptosis, which hopefully promote the modernization of traditional Chinese medicine.

Keywords: traditional chinese medicine, ferroptosis, human disease

中医药是在中医药理论指导下所形成的、我国特有的传统医学科学。它凝聚了中华民族几千年的智慧，是中华文明的瑰宝。中医药理论体系包含中医和中药，两者紧密联系、互为依存、相辅相成（图 37-1）。其中，作为防治和诊断人体疾病、生理及病理的一门科学，中医学的理论系统较为独特。这一理论系统的构成除了基本定义和基本原理，还包括通过中医学基本原理推导出来的科学规律。它的主要特征是辨证论

治，哲学基础是古代唯物论（气一元论）和辩证法思想（阴阳五行说），指导思想为整体的中医观，核心理论为脏腑经络学说。中医强调的是整体观，指的是其自身的完整性和统一性，并且对人与自然界之间的相互关系、人体本身的完整性与统一性都较为看重。中医理论伴随实践发现，人体的每个组成部分不仅在结构上，而且在功能上都息息相关且互相影响（郑洪新，2016）。

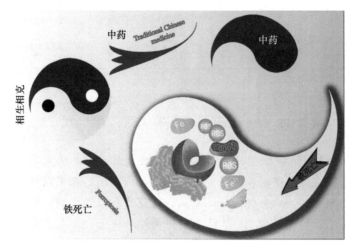

图 37-1　中医药辨证论治思维的现代机理论证图。中医药通过铁死亡与不同疾病的相生相克

中药主要来源于自然界中的动物、植物、矿物及其产品，通过中医药理论指导来预防和治疗相应的疾病，达到保健和康复作用，这是我国广大民众在长期的疾病治疗过程中，持续探索并总结出的我国所特有的药学体系，是中华民族的巨大宝库，护佑着中华民族的不断繁衍生息。目前，中药在疾病预防和治疗中的作用及其机理仍不明确，因此，寻找安全有效、靶点明确、毒副作用小的中药有效成分是亟待解决的重要课题。如何传承好、利用好、发展好这一中华民族所特有的医药学体系是我国医药学工作者新时代历史使命，也是新的历史机遇。进入新时代，传统中医药在做好传承的基础上，更需要不断地与时俱进，通过学习借鉴先进的技术与方法以阐释中医药发挥疗效的科学内涵，从而实现真正的中西医结合，为全人类的生命健康保驾护航。

铁死亡（ferroptosis）不同于医学中常见的细胞死亡模式（如细胞的坏死、凋亡、自噬等），其本身具有严谨和独特的分子调控体系和形态生化特征，其形态分化特征表现为线粒体外膜破裂、线粒体变小、线粒体嵴消失或减小等。生化特征主要表现为铁离子和活性氧自由基堆积、线粒体膜电位降低、丝裂原激活的蛋白激酶活化、胱氨酸/谷氨酸反转运体（Cys-tine/glutamate antiporter system，System X_c^-）被抑制、谷胱甘肽 GSH 减少等（Xie et al.，2016）。基于以上特点，Dixon 等（2012）指出铁死亡是一种铁依赖性的非凋亡性细胞死亡方式，其主要特征是细胞内活性氧大量聚集。研究表明，铁死亡参与多种病理过程，如心血管疾病、急性肾功能衰竭、神经元性退化、肝脏和心脏的缺血再灌注损伤、T 细胞免疫和癌细胞增殖等（Xie et al.，2016）。

诱导细胞凋亡是多数抗肿瘤治疗药物治疗的主要方式，但在临床实践中不难发现许多肿瘤细胞会出现化疗耐药及凋亡诱导缺陷等问题。因此，研发诱导非凋亡形式的细胞死亡途径的新型药物具有重要意义。在一些非凋亡程序性细胞死亡形式中（如细胞焦亡、细胞坏死、铁死亡等），铁死亡在疾病发生发展和癌症治疗中发挥关键作用。我国具有丰富的中药资源，研究发现，中药材中含有多种对铁死亡具有调节作用的活性成分，具有开发成为肿瘤药物的巨大潜力。例如，葛根素（puerarin）是由野葛干燥根提取分离出来的一种天然化合物，可以通过抑制 ROS 生成和 Ca^{2+} 内流，对谷氨酸诱导的细胞毒性具有保护作用（Wang et al.，2016）；青蒿素（artemisinin）是从黄花蒿中提取分离出来的一种倍半萜内酯类化合物，青蒿琥酯（artesunate）是它的一种衍生物，能通过增加细胞内活性氧（ROS）和铁累积，诱导胰腺癌细胞发生铁死亡，但对正常细胞无影响（Yu et al.，2015）；另一种衍生物双氢青蒿素（dihydroartemisinin）使头颈部鳞状癌细胞中谷胱甘肽（GSH）水平下降、ROS 水平增加，从而诱导肿瘤细胞发生铁死亡，产生抑制癌细胞增殖的作用（Lin et al.，2016）。黄芩素（baicalein）是一种来源于黄芩干燥根的化合物，黄芩素作为花生四烯酸 12/15-脂氧合酶的选择性抑制剂，具有保护急性淋巴细胞白血病细胞免受 RSL3 诱导的细胞铁死亡的作用（Probst et al.，2017）。黄芩素还可以通过 ERK-HO-1 信号通路保护大鼠胰岛素瘤 INS-1 细胞免于棕榈酸诱导的内质网应激和凋亡（Kwak et al.，2017）。

综上所述，中药及其有效成分可以通过靶向不同的信号通路对铁死亡产生双向调节作用：既可以正调控铁死亡的发生，也能对铁死亡产生负调控作用。越来越多的研究表明，铁死亡作为一种新型非凋亡的程序性细胞死亡方式，在恶性肿瘤等人类疾病的发生发展中发挥着重要作用，其相关分子机制也越来越明确。因此，本文将围绕"中医药、铁死亡和疾病"这一主题概述近年来中医药通过铁死亡在多种疾病的发生发展中的作用及其分子机制，对铁死亡及其相关激活剂或抑制剂在临床中的应用进行展望，为中药的推广及其通过铁死亡在人类疾病中的基础及临床研究提供参考。

37.1　青蒿素类化合物及其应用

青蒿素（artemisinin）是从植物黄花蒿（*Artemisia annua* Linn.）中提取分离得到的一种天然化合物，它具有抗疟、抗其他寄生虫、抗肿瘤、治疗自身免疫性疾病等多种药理学作用（袁亚男等，2017）。双氢青蒿素（dihydroartemisinin，DHA）、蒿甲醚（artemether，AM）、蒿乙醚（arteether，AE）及青蒿琥酯（artesunate，ARS）等均是其衍生物。它们除了具有显著的抗疟作用外，亦具有广谱的抗肿瘤作用，例如，对卵巢癌细胞、头颈部癌细胞、胰腺癌细胞、肝癌细胞等具有显著的抑制作用（Atemnkeng et al.，2007；Li et al.，2016；Liang and Nong，2018；Liu et al.，2018；Zou et al.，2019）。

37.1.1　青蒿素类化合物与肿瘤

青蒿素的抗肿瘤机制表明其能通过调节肿瘤细胞内的铁稳态平衡及诱导肿瘤细胞内活性氧聚集，从而诱导肿瘤细胞铁死亡。同时，对于青蒿素衍生物的抗肿瘤机制研究表明，近 20 个铁死亡相关基因包括乳铁蛋白、转铁蛋白及其受体 1/2、血浆铜蓝蛋白等，均与青蒿素类化合物的 $IgIC_{50}$ 显著相关。青蒿素及其衍生物诱导的肿瘤细胞死亡，可被铁死亡抑制剂显著逆转（Ooko et al.，2015）。因此，这些化合物可作为铁死亡诱导剂发挥抗肿瘤作用。

37.1.1.1　青蒿素类化合物与肝癌

肝癌是重大的全球健康问题，其与肺癌、乳腺癌、结直肠癌、前列腺癌、胃癌共同成为危害人类健康的六类常见癌种，肝癌在世界范围内的分布呈现一定的地域特点，其发病大多分布在发展中国家。我国也是肝癌高发的国家，2018 年肝癌的发病人数约占全球肝癌发病总数的 46.71%。虽然最新的统计显示，我国肝癌患者的 5 年生存率有所增长，但仍需继续开发高效低毒的治疗药物，来应对这一严重威胁人民群众生命健康的医学难题（应倩等，2020）。

肝癌多是由于肝失疏泄而诱发，而造成肝失疏泄的主要原因有气血亏虚、抑郁、七情内伤，以及人体内的瘀毒、气血和湿热郁结于肝脏（刘希敏等，2020）。

来源于传统中药材青蒿的青蒿素类化合物，单用具有显著抗肿瘤作用，与其他药物联合使用则具有协同抗肿瘤作用。通过体内以及体外研究显示，青蒿琥酯与索拉非尼可以产生协同抗肿瘤作用，联合使用青蒿琥酯能显著增强肝癌细胞对索拉非尼的敏感性，而这种协同作用可被 N-乙酰半胱氨酸（NAC）和铁死亡抑制剂所阻断，但不能被其他类型的细胞死亡抑制剂所阻断（Li et al.，2020）。因此，天然来源的青蒿素类化合物可以通过与西药索拉非尼联合使用产生协同抗肿瘤作用治疗肝癌，为临床肝癌的治疗提供了理论依据。

37.1.1.2　青蒿素类化合物与头颈部癌

头颈部恶性肿瘤（head and neck cancer）是指发生于负责呼吸、吞咽、发音和说话的重要器官，包括口腔、鼻腔、喉和咽部等部位的恶性肿瘤，且具有较强的肿瘤浸润和转移能力。通常对于头颈部恶性肿瘤的治疗手段包括手术、放疗和全身化疗等多种方式。当需要保存受肿瘤影响器官的形态和功能时，则通常采用放疗和化疗方式。头颈部恶性肿瘤的发病率居于恶性肿瘤发病率的前十，且发病率和死亡率逐年递增，其中发病率增加速度最快的是甲状腺癌。因此，发展相应的预防及治疗手段应受到重视（Haddad and Shin，2008；Kong and Hong，2015；Moon et al.，2015；Tumban，2019）。通过对中医古籍研究分析发现，气郁或气虚型体质可能为头颈部恶性肿瘤患者所具有的标志性特征。通过临床观察研究发现，头颈部恶性肿瘤 6 个基本证型为：正气亏虚、瘀血内结、痰浊内阻、脾胃失调、火毒上壅、热毒伤阴等。因此，予以扶正固本、破血逐瘀、化痰散结、养阴清热、调理脾胃等方剂进行治疗效果显著（李平等，2000；彭文静等，2012）。

头颈部癌本身作为一种恶性肿瘤，现有药物对其治疗效果不尽如人意。而且头颈部癌细胞对治疗药物耐药现象的存在进一步加大了治疗难度。研究发现，青蒿素类化合物对逆转头颈部癌肿瘤细胞耐药显示出良好的疗效。青蒿琥酯除具有协同抗肿瘤作用外，通过敲除对肿瘤细胞铁死亡具有抑制作用的基因 *Nrf2*，还可以显著增加青蒿琥酯对顺铂耐药的头颈部癌细胞株的杀伤效果。青蒿琥酯可以通过诱导铁离子依赖性的铁死亡，选择性地杀死头颈部癌细胞，但对人体正常细胞无毒性。因此，Nrf2-ARE

途径的激活是导致青蒿琥酯对顺铂耐药的头颈部癌细胞未能显示出显著疗效的重要原因。通过对 Nrf2-ARE 通路的抑制，可以显著增加对青蒿琥酯的药物敏感性，进而逆转耐药头颈部癌细胞的铁死亡抵抗（Roh et al.，2017）。

37.2 葛根素及其应用

葛根为豆科植物野葛 [*Pueraria lobata*（Willd.）Ohuoi] 或甘葛藤（*Pueraria thomsonii* Benth.）的干燥根，其功效主要有升阳透疹、解热等。葛根素（puerarin）是一种提取于葛根的异黄酮类化合物。研究发现，其在抗肿瘤、治疗心脑血管疾病、治疗糖尿病及糖尿病并发症、治疗阿尔茨海默病等疾病方面均具有良好的疗效（Zhou et al.，2014）。葛根素已被证实为一种抗氧化剂，根据动物实验及临床实验研究表明，葛根素对心血管疾病具有显著的预防及治疗作用（Tan et al.，2017）。

37.2.1 葛根素与心血管系统疾病

心血管疾病（cardiovascular disease，CVD）属于多因素疾病，根据世界卫生组织（WHO）的报道，心血管疾病是世界范围内的第一大死亡因素（Benjamin et al.，2017）。相较于其他疾病，心血管疾病的死亡率要高出很多。心血管疾病是人体内血管与心脏方面的一些疾病，主要有冠心病、脑血管疾病及先天性和风湿性心脏病等（Liu and Dudley，2020）。而不健康饮食及缺乏身体活动导致的肥胖、糖尿病、吸烟和遗传易感性是出现心血管病的主要危险因素。另外，衰老也是另一种危险因素，因为衰老会导致心血管细胞氧化损伤蓄积，增加心血管疾病的发病率（Dubois-Deruy et al.，2020）。心血管疾病在中医看来是归属于"胸痹"和"心痛"等相关范围，患者如果出现心悸、眩晕、头痛等相关的症状，一般是由瘀血停滞、痰浊阻络而造成。心血管疾病的特征主要是虚实夹杂、本虚标实，实者的表现特征多是痰阻、血瘀、气滞和寒凝，而虚者的表现特征多是脾虚气弱、气血阴虚亏损、肝肾阴虚等。因此，对于心血管疾病的治疗，要以益气养心、活血化瘀、温阳健脾为主，重点在于调滋补肝肾，做到辨证论治（郭会昌，2014）。

通过体内、外试验研究表明，葛根素具有显著的抗心衰作用。利用铁死亡诱导剂 erastin 或异丙肾上腺素（isoprenaline，ISO）处理心肌 H9C2 细胞建立的心衰细胞模型，以及通过缩窄大鼠主动脉所诱发的心衰体内模型来研究葛根素抗心衰作用机制。实验结果表明，葛根素除了可以显著上调铁死亡相关蛋白 GPx4 和 FTH1 的表达、显著下调细胞内铁离子和 ROS 含量，进而逆转心力衰竭时心肌细胞由于脂质过氧化及铁超载所诱导的心肌细胞铁死亡外，还可以显著抑制具有促进 ROS 生成作用的 NOX4 蛋白，从而证明葛根素作为一种潜在的治疗心力衰竭的药物，主要通过抑制心肌细胞铁死亡发挥抗心衰作用（Liu et al.，2018）。在另一研究中发现，葛根素还能保护血管的内皮细胞，通过研究分析铁过载损伤模型（主要通过右旋糖酐铁处理人脐静脉内皮细胞构成）保护葛根素的血管内皮细胞的相关机制，认知和了解到葛根素具有保护内皮细胞的作用，主要是通过对抗铁过载诱导的氧化应激损伤实现（王杜娟，2019）。

37.2.2　葛根素与阿尔茨海默病

神经退行性疾病（neurodegenerative disease，ND）是由于患者神经元和（或）其髓鞘结构与功能逐渐丧失，病情逐渐恶化而产生的一种功能障碍疾病，这一类疾病主要包括以静止性震颤为特征的帕金森病、以运动缺陷为特征的多发性硬化症，以及生活中较为常见的阿尔茨海默病（俗称老年痴呆）等（Cuny，2012）。中医将大部分的精神神经性疾病统称为神志病（现或称为中医脑病）（强伟杰等，2017）。

众多研究表明，阿尔茨海默病作为一种神经退行性疾病，其病理发展与铁稳态平衡的破坏密切相关，铁离子的过度积累可能是导致阿尔茨海默病的重要原因。研究显示，淫羊藿苷、黄芪和葛根素复方制剂具有显著抑制阿尔茨海默病小鼠模型大脑皮层中的铁超载，进而改善空间学习记忆障碍的作用。利用阿尔茨海默病 APPswe/PS1ΔE9 转基因模型小鼠研究淫羊藿苷、黄芪和葛根素复方治疗阿尔茨海默病的药效及作用机制，在连续给药 3 个月后，分别检测了它的 SOD 与 GSH-Px 活性、铁离子水平、MDA 含量、白细胞介素-1β/-6、大脑皮层肿瘤坏死因子-α 等，结果表明治疗后铁离子水平和 MDA 含量降低，GSH-Px 和 SOD 活性升高，IL-1β、IL-6 和 TNF-α 水平降低，证实淫羊藿苷、黄芪、葛根素复方制剂可能通过减轻氧化应激和炎症反应进而减轻脑铁超载（Zhang et al.，2018）。

37.3　荜茇酰胺及其应用

荜茇为胡椒科植物荜茇（*Piper longum* L.）的干燥近成熟或成熟果穗，其主要功效在于行气止痛、温中散寒。荜茇酰胺（piplartine）是从荜茇中提取的生物碱类化合物，具有抗凝血、降血脂、抗肿瘤等作用，并且无明显的毒副作用（李连健等，2015；陆芳柳等，2017）。

37.3.1　荜茇酰胺与胰腺癌

胰腺癌（pancreatic cancer）作为消化道恶性肿瘤之一，由于早期难发现，发现即为中晚期，治疗的困难程度也较大，患者预后及 5 年存活率较其他肿瘤疾病差，晚期生存时间极短（周振宇等，2015）。根据我国癌症中心统计数据显示，胰腺癌发病率排第九位，死亡率排第六位（孙可欣等，2019b）。近年来，胰腺癌的发病率逐年递增，严重威胁人类健康，并给人们造成巨大的经济压力和社会压力（Siegel et al.，2018）。治疗胰腺癌当前的方式主要有免疫和靶向治疗、手术、化疗和放疗等，临床治疗方案通常会结合多种治疗手段，由于胰腺癌患者早期发现较困难，确诊已为晚期，失去手术治疗的机会，这就显得放化疗尤为重要，但其毒副作用严重影响患者的生活和后续治疗的有效进行（Ghosh et al.，2020）。胰腺癌属中医学"积聚""黄疸""伏梁""脘痛"的范畴，其发病机制是以脾虚为本，气滞、湿阻、热蕴、毒聚为标（程雄涛等，2020；关紫等，2020）。中医对于胰腺癌的防治主要分为温下寒积法、活血消癥法、清热散结法、标本兼顾法四种方法（庞博等，2020）。

天然抗癌活性产物荜茇酰胺能诱导肿瘤细胞内 ROS 聚集，从而出现细胞毒性，而且其细胞毒性仅限于肿瘤细胞，对正常细胞无毒性作用，显示出高效低毒的优良特性。研究表明，荜茇酰胺具有诱导肿瘤细胞发生铁死亡作用，而其对肿瘤细胞的杀伤作用可被抗氧化剂 NAC、铁死亡抑制剂（ferrostatin-1、liproxstatin-1）和铁螯合剂deferoxamine（DFO）所抑制，但不能被凋亡抑制剂（Z-VAD-FMK）或坏死抑制剂（necrostatin-1）所抑制。棉花素 A（CN-A）作为一种植物生长调节剂，在包括胰腺癌细胞在内的多种癌细胞株中显示出强大的抗肿瘤活性。研究发现，联合给予 CN-A和荜茇酰胺处理胰腺癌细胞 MIAPaCa-2 和 PANC-1 16h 后，二者产生显著的协同抗肿瘤作用；而在给予铁死亡抑制剂和铁螯合剂后，二者产生的协同抗肿瘤作用被显著抑制。柳氮磺胺吡啶（SSZ）是一种临床批准的铁死亡诱导剂，可增强荜茇酰胺诱导的胰腺癌细胞的死亡，二者的协同抗肿瘤作用可被铁死亡抑制剂和铁螯合剂所阻断。同时，SSZ 亦可进一步增强荜茇酰胺联合 CN-A 杀伤胰腺癌细胞的作用。因此，荜茇酰胺、CN-A 和 SSZ 三者联合使用对胰腺癌有较好的协同治疗效果（Yamaguchi et al.，2018）。

37.3.2　荜茇酰胺与胃癌

胃癌是一种起源于胃黏膜上皮的恶性肿瘤，其发病率和死亡率分别排名第二位和第三位，而中国胃癌的发病率和死亡率在世界上的占比分别为 42.6% 和 45.0%，且这一癌症发病为 22.06/10 万的人口标化率，相较于女性，男性的发病率更高，并会随着年龄的增长而持续增加（孙可欣等，2019b）。胃癌从中医上来讲是由患者本身正气不足、不规律饮食及情志失调等原因造成的，其基本的病机是胃失和降，以及瘀血、气滞、痰湿郁结于胃。通过胃癌手术后联合的化疗药物治疗又会加重体内热毒蕴结，故胃癌治疗应当以清热解毒、健脾益气为主（党静等，2020）。

荜茇酰胺对于 HGC-27 胃癌细胞同样具有显著的抑制作用，且具有剂量依赖性。对其作用机制研究发现，荜茇酰胺具有诱导肿瘤细胞内的 ROS、丙二醛（MDA）及DMT1 蛋白显著上调，铁死亡相关蛋白 GPx4、X$_c^-$（SLC7A11）表达下调的作用。荜茇酰胺对胃癌细胞的抑制作用可被 NAC 所逆转，进一步证明荜茇酰胺是通过诱导胃癌细胞铁死亡产生抗肿瘤作用（张学松等，2020）。

37.4　黄芩素及其应用

黄芩为黄芩属植物黄芩（*Scutellaria baicalensis* Georgi）的干燥根，具有除湿热、泻实火、止血、安胎等功效。黄芩素（baicalein）是一种黄酮类化合物，主要提取和分离于黄芩，其功效主要是抗菌、镇痛解热、抗氧化、抗病毒、抗癌及保护心脑血管等（Xie et al.，2016）。

37.4.1　黄芩素与胰腺癌

胰腺癌在中国作为发病率前十位的恶性肿瘤，其发病率仍处于持续增加的趋势。最新研究表明，作为一种从传统中药材中提取分离得到的潜在天然铁死亡抑制剂，黄芩素对 erastin 诱导的胰腺癌细胞铁死亡具有显著的抑制作用，它可以抑制 erastin 诱导的一些铁死亡过程，如脂质过氧化、亚铁生成及 GSH 耗竭等。而且黄芩素还能抑制 GPx4 降解（主要由 erastin 介导），从而产生抗胰腺癌细胞铁死亡的作用（Xie et al.，2016）。

37.4.2 黄芩素与创伤性癫痫

"羊癫疯"在医学上被称为癫痫，作为一种慢性的脑部疾病，其主要特征是致痫倾向持久，而且由于每个患者产生这一病症的原因基础各不相同，所以癫痫患者在临床上的表现也各不相同，但是所有癫痫患者都有一个共同的特征，即癫痫会反复发作。作为神经内科最常见的疾病之一，癫痫在中国患病率达 4‰ ～ 7‰（Li et al.，2019）。创伤性癫痫是颅脑损伤的常见并发症之一，其临床症状为局限性或全身性的痉挛，是神经元阵发性、过度性同步放电的表现，可分为早期癫痫（伤后 1 周内）和晚期癫痫（伤后 1 周到数年）。中医认为，"痰"是痫证最主要的病理产物，古书籍中记载癫痫发病"无非痰痫壅塞，迷闭孔窍"，从而引发此病，而归属肺经之品都有理气化痰之功。因此，中医在用药方面多选用定痫熄风、平肝泻火、祛痰开窍、活血化瘀之品（中华医学会，2015）。

Li 等（2019）研究发现黄芩素通过抑制铁死亡，对创伤性癫痫发作起到神经保护作用。在氯化铁（$FeCl_3$）诱导的创伤性癫痫小鼠模型中，黄芩素可以显著降低癫痫评分、癫痫发作次数和平均癫痫发作持续时间。在柠檬酸铁铵（FAC）诱导的 HT22 海马神经元细胞损伤模型中，也验证了黄芩素的神经保护作用。同时，黄芩素也对 HT22 细胞损伤模型的铁死亡相关标志物具有显著降低作用，并可抑制 12/15- 脂氧合酶（12/15-LOX）的表达，而这些发现在小鼠创伤性癫痫模型中也得到验证。因此，黄芩素可能通过抑制铁死亡而发挥抗创伤后癫痫发作的神经保护作用（陈小平等，2014）。铁离子作为铁死亡的重要诱发因素，对于铁死亡的发生发展至关重要。通过对黄芩素抑制铁死亡机制的研究发现，黄芩素具有抗氧化及铁离子螯合作用，从而对诱导铁死亡发生芬顿反应产生抑制功效。同时，黄芩素亦对自由基产生的损伤有保护作用。因此，黄芩素在生理条件下可以作为一种潜在的天然铁螯合剂，通过调节机体铁稳态平衡来发挥其药效作用（Perez et al.，2009）。

37.4.3 黄芩素与急性淋巴白血病

作为侵袭性的血液病，急性淋巴细胞白血病的主要特征在于淋巴细胞在外周血、骨髓及其外部出现异常增殖，近些年来这一疾病的发病率越来越高，患者年龄越大，其发病率越低（Probst et al.，2017b）。中医认为肾虚是该病的本质，其病因病机是先天不足或后天失养，导致热血炽盛、气阴两虚、气血双亏、痰毒凝结、损伤脾胃及三焦，使阴阳失常而致生血异常，主张以清热解毒、益气养阴、补气养血、消痰散结予以治疗（李彦毕等，2018）。

研究表明，提取来源于中药材黄芩的天然产物黄芩素，具有显著的抗急性淋巴白血病的作用。脂氧合酶（LOX）是催化多不饱和脂肪酸酰基氧化为脂质过氧化物的关键酶。细胞发生铁死亡的一大重要机制就是细胞发生脂质过氧化，黄芩素能明显抑制由铁死亡诱导剂 RSL3 诱导的急性淋巴白血病细胞的铁死亡，其主要原因是它本身就是一种 12/15-脂氧合酶（LOX）抑制剂（邹鑫，2004）。综上所述，黄芩素作为一种天然的铁死亡抑制剂，通过作用于诱发铁死亡的不同环节，产生对铁死亡的抑制作用，进而对不同疾病的发生发展及治疗产生影响。

37.5　槲皮素及其应用

槲皮素（quercetin）通常在不少植物的果实、花、叶片中以苷的形式（如芸香苷等）存在。其主要功效除了止咳平喘、祛痰之外，还具有抗癌、抗氧化作用，以及对冠心病及高血压等心血管系统疾病的辅助治疗作用（杨颖等，2020）。通过铁死亡诱导剂erastin 处理骨髓间充质干细胞（BmMSC）建立的铁死亡细胞模型来研究槲皮素及其代谢物与铁死亡的关系。研究发现，槲皮素及其代谢物具有显著的抗铁死亡作用，可能是通过发挥抗氧化作用实现的（Li et al.，2020）。槲皮素及其代谢物可以发挥显著的抗氧化作用，通过抑制 ROS 聚集、促进脂质过氧化物清除，进而抑制铁死亡。

酒精性肝病（alcoholic liver disease）是由于摄取过量酒精而引起的肝脏疾病。酒精的摄入对于肝脏细胞中 NCOA4 蛋白以及 FOXO1/TFEB 的表达水平均具有显著的抑制作用，导致由于溶酶体功能损伤引起的铁蛋白自噬被抑制，进而使铁蛋白利用受阻及肝细胞内铁的过度沉积，最终引起肝脏脂肪变性和肝损伤的加重。槲皮素干预后可显著逆转上述过程，进而减弱酒精诱导的肝脏铁过载，发挥肝损伤的保护作用（曾宏梅，2019）。

37.6　毛兰素及其应用

石斛也就是兰科石斛，分为流苏石斛、鼓槌石斛、铁皮石斛、金钗石斛，是目前运用较为广泛的一类中药材，其味甘，性微寒，入胃和肾经，主治胃阴虚证、热病伤津证。毛兰素（erianin）来源于中药鼓槌石斛。毛兰素是石斛中主要的活性成分之一，2015 年版《中国药典》中将其列为鼓槌石斛（*Dendrobium chrysotoxum* Lindl.）鉴别的主要指标成分（林涛等，2018）。现代药理学研究表明，毛兰素除被作为解热剂和镇痛剂应用外，在抗血管生成和抗肿瘤等方面的作用也较为显著。相关的研究实验表明，在广谱抗肿瘤中，毛兰素通过抑制细胞增殖和促进细胞凋亡，对胃癌、肝癌、结肠癌、膀胱癌等均具有明显的抗肿瘤作用（张小莉等，2018）。

作为一大恶性肿瘤，肺癌（lung cancer）的发病率和死亡率位居世界和中国之首，通过癌症中心权威的信息数据发现，我国在 2015 年新增的肺癌病例、发病率分别为78.7 万、57.26/10 万，每年由于肺癌而导致死亡的人数高达 61 万人，其在男性和女性中的发病率和死亡率均居首位（孙可欣等，2019b）。中医中虽然没有"肺癌"这一病名，但按照这一类病症在临床中的具体表现，将其归属于"肺积"和"息贲"等范畴，其病机和病因一般是由于痰、瘀、毒、虚多端，因肺有"贮痰之器"之称，故痰湿为患几乎贯穿疾病始终（任小瑞等，2020）。

毛兰素具有广泛的药理作用，尤其对多种肿瘤具有显著的抗癌活性。然而，对于毛兰素诱导肺癌细胞死亡及抑制肺癌细胞迁移的抗肿瘤机制尚未阐明。对其作用机制的研究发现，毛兰素的抗肿瘤作用主要是通过诱导肺癌细胞铁死亡而实现。

铁死亡由于是诱导肿瘤细胞死亡的一种新型方式，备受社会各界人士的关注。而对基于铁死亡这一机制的抗癌新药也受到越来越多的关注。研究发现，一种来源于中药材鼓槌石斛的天然产物毛兰素，可以通过诱导肺癌细胞死亡和抑制肺癌细胞迁移而发挥其抗癌活性。对其机制的深入研究发现，毛兰素可以诱导肺癌细胞发生铁死亡，并伴随着铁离子、MDA、ROS 的显著上调及 GSH 的耗竭。对铁死亡相关蛋白的表达检测发现 GPx4、X_c^-（SLC7A11）、FTH1 均显著下调。同时，在给予铁死亡抑制剂后，毛兰素诱导的细胞死亡被显著逆转，而给予凋亡抑制剂（Z-VAD-FMK）或坏死抑制剂（necrostatin-1）均不能逆转毛兰素诱导的细胞死亡，表明毛兰素是一种新的天然铁死亡诱导剂，这为肺癌的治疗提供了一种高效、低毒的天然小分子药物，有助于推动鼓槌石斛抗癌活性成分的开发与应用（Chen et al.，2020）。

37.7　异甘草酸镁及其应用

甘草有"中药之王"之称，是乌拉尔甘草（*Glycyrrhiza uralensis* Fisch.）、胀果甘草（*G. inflata* Bat.）、光果甘草（*G. glabra* L.）的干燥根和根茎，能入药，其功效主要是止咳润肺、清热解毒、补中益气等（闫庆光等，2010）。由于我国先进技术的持续发展，不少实践研究已经证实第四代甘草酸制剂异甘草酸镁（magnesium isoglycyrrhizinate）在临床上对于肝脏疾病有良好的治疗作用（张敏等，2019）。

肝脏纤维化（liver fibrosis）是一种肝脏疾病，由于多种慢性炎症将肝脏损伤之后，出现的细胞外基质和肝脏胶原蛋白持续性修复、炎症浸润与坏死等代偿性病理的一种过程，肝脏纤维化通常是慢性肝炎恶化为肝硬化、肝癌的一个中心环节（谢盟等，2018）。肝纤维化是一种严重危害人类健康的疾病，在全世界常见的死亡原因中排名第 14 位，发病率及死亡率均呈逐年增加趋势（Bonder et al.，2015）。中医学认为，肝纤维化归属于肝病系的"黄疸"和内伤杂病的"积聚""虚劳"等。肝病的证候多为本虚标实，而其中又以肝阳上亢和肝阳化风两证最为常见（艾丁丁等，2020）。

最近研究表明，来源于中药材甘草的异甘草酸镁制剂，具有显著减轻肝纤维化模型大鼠的肝损伤及肝脏纤维化疤痕形成的作用。此外，体外试验还证实了异甘草酸镁能够显著抑制肝星状细胞（HSC）的激活。通过对经异甘草酸镁处理的 HSC 细胞的形态观察发现，处理后的 HSC 细胞会呈现出铁死亡的形态特征。此外，异甘草酸镁可以通过促进铁离子和过氧化脂质的积累而显著诱导 HSC 细胞发生铁死亡。进一步研究发现，血红素加氧酶-1（HO-1）处于异甘草酸镁诱导的 HSC 细胞铁死亡的上游位置。因此，抑制 HO-1 可以显著阻断异甘草酸镁诱导的 HSC 细胞铁死亡。相反，给予 HO-1 激动剂则具有显著加重肝纤维化的作用。因此，异甘草酸镁主要是通过调控 HO-1 蛋白，进而介导 HSC 细胞发生铁死亡，最终发挥治疗肝纤维化的作用（Sui et al.，2018）。

37.8　榄香烯及其应用

榄香烯（elemene）是从温郁金（*Curcuma wenyujin* Y.H.Chen et C.Ling）的根茎

中提取分离得到的萜烯类化合物，具有行气、破血、消积、止痛的功效，按照其不饱和键的位置可分为 α-榄香烯、β-榄香烯和 δ-榄香烯，含量最高的是 β-榄香烯，且其抗肿瘤活性最高（Tang et al.，2018）。榄香烯抗癌谱较广，已在临床应用于多种肿瘤的治疗，包括肺癌（Li et al.，2020）、肝癌（Gong et al.，2015）、脑癌（He et al.，2019）、乳腺癌（Su et al.，2020）、卵巢癌（Fu et al.，2020）、胃癌（Chen et al.，2017）、前列腺癌（Li et al.，2010）等。研究表明，β-榄香烯可以抑制细胞增殖能力，阻滞细胞周期，诱导细胞发生凋亡，具有抗血管生成和肿瘤转移作用，并可逆转多药耐药和增强免疫系统（Zhai et al.，2018）。但榄香烯通过铁死亡途径治疗肿瘤的研究尚少。

当前世界范围内结直肠癌的发病率和死亡率分别位居第 3 位和第 2 位（Bray et al.，2018）。造成结肠癌患者死亡的一大关键因素是肿瘤细胞侵袭转移，所以要提高患者的生存时间，就要在控制结肠癌细胞的侵袭转移上多下功夫，而转移性结直肠癌（mCRC）现阶段的治疗主要是化学疗法与针对血管内皮生长因子（VEGF）或表皮生长因子受体（EGFR）的靶向疗法相结合（Wu et al.，2020）。EGFR 抗体（如西妥昔单抗或帕尼单抗）与化学疗法联用，仅对 RAS 野生型的 mCRC 患者有效。然而，由于下游 KRAS 突变，它们的有效性通常受到内在药物耐药性的限制。RAS 突变存在于大约 50% 的 CRC 中，它们极大地限制了表皮生长因子受体单克隆抗体与化学疗法联合治疗转移性结直肠癌患者的有效性（Serebriiskii et al.，2019）。最近研究发现，β-榄香烯联合西妥昔单抗可增加 KRAS 突变的结直肠癌细胞的敏感性，增加结直肠癌细胞死亡，并可诱导 KRAS 突变的结直肠癌细胞产生铁依赖性的 ROS 积聚、GSH 耗竭及脂质过氧化。与单用西妥昔单抗相比，β-榄香烯联合西妥昔单抗可使铁死亡相关蛋白 GPx4、SLC7A11、FTH1、SLC40A1 表达减少。而给予铁死亡抑制剂后，β-榄香烯联合西妥昔单抗对 KRAS 突变的结直肠癌细胞的杀伤作用会被抑制，表明 β-榄香烯联合西妥昔单抗可能通过诱导 KRAS 突变的大肠癌细胞发生铁死亡，从而达到抗肿瘤的效果。因此，研究证实天然产物 β-榄香烯是一种新的铁死亡诱导剂，并有望为结直肠癌患者提供一种有前景的治疗策略（Chen et al.，2020）。

37.9　异硫氰酸盐及其应用

作为具有抗癌活性的小分子物质，异硫氰酸盐（isothiocyanate，ITC）含量较为丰富的是十字花科蔬菜（王圆圆等，2013）。在多种异硫氰酸盐中，经过相关的实验发现其中抗癌活性较为显著的主要有莱菔硫烷、异硫氰酸稀丙酯等。

作为消化道最为严重和致命的一大癌症，胰腺癌的发病率在全球范围内呈上升趋势。胰腺癌预后极差，是由于早期诊断困难，以及缺乏能够实现个体化治疗的预后和预测性生物标志物。

棉花素 A（CN-A）是一种有效的髓性白血病细胞分化诱导剂，在几种癌细胞系中显示出强大的抗肿瘤活性。研究表明，当 PEITC 联合棉花素 A 治疗胰腺癌时，促进肿瘤细胞内的 ROS 水平显著上调，产生协同抗肿瘤作用。若提前给予抗氧化剂或铁死亡抑制剂，均能逆转二者产生的协同抗肿瘤作用。给予其他类型的细胞死亡抑制剂，如细胞凋亡和坏死抑制剂，均不能逆转这种协同抗肿瘤作用。因此，证明二者发挥胰腺癌治疗作用的机制主要为诱导肿瘤细胞发生铁死亡（Kasukabe et al.，2016）。

37.10　脑泰方及其应用

脑泰方作为一种中药复方提取物（NTE），是葛金文教授防治中风的专利处方（专利号：ZL201110178359.4），由传统中药黄芪、川芎、地龙等组成，具有益气活血、化痰通络的功效，对脑缺血患者的神经功能具有显著改善作用。

缺血性脑卒中指的是因为脑供血不足、脑供血的动脉闭塞或是较为狭窄而造成的脑组织坏死，是一种高发于患有肥胖、冠心病、"三高"等基础疾病的中老年人的脑血管疾病，包括脑血栓、腔隙性梗死、脑栓塞等不同类型的疾病（穆克代思·哈木扎，2018）。据统计，我国70%～80%的脑卒中患者均伴随不同程度的功能障碍，其对于患者的生活质量造成严重的影响（余君慧等，2016）。中医认为其病机是血瘀经脉，治疗上是疏其气血、令其调达，即活血化瘀。

大量证据表明脑卒中患者的脑组织中铁水平显著增加（Lan et al.，2020）。研究发现，在大鼠大脑中动脉闭塞急性脑损伤模型中，相较于未治疗的 MCAO 大鼠模型，给予 NTE 治疗后可以显著降低 TfR1 和 DMT1 的表达水平，减少 ROS、MDA 和铁离子的积累，并降低神经行为评分。常规剂量和高剂量脑泰方均可明显降低铁和脂质过氧化含量，以及脑出血后神经细胞铁死亡的标志物表达，其作用与铁死亡抑制剂去铁胺一致；同时，在经 NTE 治疗后，MCAO 大鼠脑内 SLC7A11、GPx4、GSH 的表达水平及尼氏小体数目显著提高。因此，研究证明，NTE 可能通过 TfR1/DMT1 和 SCL7A11/GPx4 途径来抑制急性脑缺血所诱导的神经元性铁死亡（曾劲松等，2020）。

37.11　丹参提取物及其应用

丹参是唇形科植物丹参（*Salvia miltiorrhiza* Bunge.）的干燥根及根茎，味苦、性微寒，其主要功效有清心除烦、通经止痛等，为祛瘀要药，对妇科及心血管等疾病效果显著。丹参酮ⅡA（tanshinone ⅡA）是药用丹参的主要成分之一，具有抑制氧化应激损伤、减少肝脏脂质沉积、治疗心血管疾病等功效。

37.11.1　丹参提取物与肝脏保护作用

肝脏疾病（hepatic disease）是发生在肝脏的所有疾病的总称。广义的肝病通常指肝脏之病及与肝脏密切相关的疾病；狭义的肝病则是指肝脏自身的病变而出现的病理状态。近几年，肝病已成为一个全球流行并逐步发展的较大的病种（李永贵等，2005）。中医把肝病分为阴、阳两类：阳热型以阴寒药治之，而阴寒类疾病则用阳热药治疗，所以叫热者寒治、寒者热治。

研究发现，丹参酮ⅡA 对于肝细胞的死亡具有抑制作用，其主要机制是通过抑制 ROS 和 MDA 的产生，增强谷胱甘肽过氧化物酶（GSH-Px）和总超氧化物歧化酶（T-SOD）的活性。体内试验进一步研究发现，在动脉粥样硬化模型组小鼠肝脏中 GPx4、SLC7A11 和 FTH1 的蛋白质及基因表达均显著下调，提示细胞铁死亡发生于动脉粥样硬化小鼠模型肝细胞的损伤过程；使用丹参酮ⅡA治疗之后，肝脏中铁死亡相关蛋白GPx4、SLC7A11和FTH1表达增加，证明丹参酮ⅡA可通过拮抗肝细胞铁死亡，减少肝脏脂质沉积，降低肝细胞脂质过氧化进而保护肝脏（吴瑶等，2020）。

37.11.2　丹参提取物与神经系统疾病

在中枢神经系统中有一些较为常见的疾病，如抑郁、脑缺血、老年痴呆、脑出血、神经系统肿瘤等，它们不仅会给患者造成极大的身心伤痛，而且治疗这些疾病消耗大量的社会财富。在中医理论中，精神神经性疾病称为神志病（现称为中医脑病），主要包括：痴（痴呆、呆痴、愚痴、文痴、武痴、白痴、痴病等），呆（呆病、呆证、呆傻），忘（健忘、喜忘、多忘、易忘、好忘、遗忘），抑郁等，而肝脏、心脏及肾都是可能发生病变的主要器官。中医认为脑病主要是由痰浊阻窍、瘀血伤络、肝肾亏损等引起的（强伟杰等，2017b）。

研究表明，神经系统疾病与铁死亡密切相关。为了研究中药通过抑制铁死亡发挥神经系统疾病治疗作用的机制，许璐等人建立了小鼠HT22海马神经元铁死亡损伤细胞模型。结果显示，erastin增加HT22细胞内的脂质过氧化水平，引起ROS升高，而Tan ⅡA能拮抗erastin的作用，还能够降低细胞内铁离子的含量及铁蛋白的表达，在加入HO-1抑制剂后能够显著抑制Tan ⅡA药效的发挥，说明Tan ⅡA可能通过上调HT22细胞内HO-1的表达，抑制HT22细胞发生铁死亡，从而对HT22细胞起到保护作用，进而治疗神经系统疾病（许璐等，2019）。

37.11.3　丹参提取物与肺癌

肺癌是全球范围内发病率和死亡率均高的恶性肿瘤，其主要的临床表现为发热、咳嗽、气急、胸痛等。虽然当前有很多抗肺癌药物，但由于原发性耐药和继发性耐药的出现，肺癌的治疗仍是临床研究的一大难题。因此，寻找新的抗肿瘤药物和能够有效逆转肿瘤耐药性的新药成为当前研究的重点。

隐丹参酮（cryptotanshinone，CTS）作为药用丹参中另一重要的药效成分，在临床上具有抗菌消炎、抗肿瘤及治疗心血管疾病等作用。尤其作为抗肿瘤药物，CTS可通过改变肿瘤细胞内的氧化还原稳态产生抗肿瘤作用。研究发现，CTS能有效抑制A549/DDP、A549等细胞增殖且具有浓度依赖性，另外，CTS对顺铂耐药肺癌细胞更敏感。CTS影响铁死亡相关基因表达水平。同时，CTS还可以影响肿瘤细胞内ROS水平稳态，引起细胞内氧化还原平衡的改变，进而诱导肺癌细胞铁死亡产生抗肿瘤作用（谭国耀等，2019）。

37.11.4　丹参提取物与乳腺癌

乳腺癌本质上是乳腺上皮组织发生癌变，主要特征是女性患病率高、肿瘤侵袭性强，但是该肿瘤的发展进程相对较慢，患者生存期相对较长（林洪生等，2016）。中国癌症中心数据显示，在女性恶性肿瘤中，乳腺癌发病率最高，死亡率第5，每年有高达30.4万的新增乳腺癌患者和7万的死亡人数（孙可欣等，2019b）。中医古代文献记载临床表现与乳腺癌类似疾病，如"乳石痈""乳痞""翻花石榴""妒乳"等，其治法主要为扶正攻邪、调和冲任、疏肝、行气散结等。

研究发现，提取分离自传统中药材丹参的天然产物二氢异丹参酮Ⅰ（DT）能有效抑制乳腺癌细胞 MDA-MB-231、MCF-7 细胞的增殖。通过体内外试验发现，二氢异丹参酮Ⅰ可降低 MCF-7 细胞 GPx 活性，显著抑制 GPx4 蛋白的表达，降低还原型谷胱甘肽/氧化谷胱甘肽的比值，在异种移植小鼠模型中抑制 MDA-MB-231 和 MCF-7 肿瘤生长，说明其抑制细胞增殖的主要作用机制可能是二氢异丹参酮Ⅰ通过抑制 GPx4 来诱导乳腺癌细胞发生铁死亡，进而发挥抗肿瘤作用（Lin et al.，2019）。

37.12 中华猕猴桃根提取物及其应用

中华猕猴桃根（ACP）又名藤梨根，是猕猴桃科猕猴桃属植物猕猴桃（*Actinidia chinensis* Planch）的干燥根，从中能提取到丰富的药效成分，通常多为一些三萜类化合物，如熊果酸等，其主要功效有抗肿瘤、抗病毒、保肝、抗氧化、治疗糖尿病，以及增强机体免疫力等（崔莹，2007）。

胃癌是一种消化道恶性肿瘤，其发病率也相对较高，仅次于肺癌。其病因目前仍不明确，但通过观察患者的临床表现及发病经过，可以了解到胃癌的发生通常与邪气入侵和正气虚损息息相关。

研究表明，ACP 对胃癌耐药细胞具有显著的抗增殖和抗迁移作用，通过对其作用机制进行研究，发现 ACP 可以通过诱导细胞铁死亡产生抗肿瘤作用。通过 CCK-8 试验及细胞划痕试验证实，ACP 在体外对 HGC-27 细胞的增殖和迁移有明显的抑制作用。一方面，ACP 可促进细胞凋亡，明显下调 Vimentin 蛋白和 Snail 蛋白的表达水平；另一方面，ACP 能下调 xCT、GPx4 等蛋白质的表达，增加 ROS 聚集，从而诱导肿瘤细胞铁死亡。此外，通过斑马鱼异种移植研究进一步证实，给予 ACP 可抑制体内移植的 HGC-27 细胞的增殖和转移。因此，研究证明 ACP 可以通过抑制肿瘤细胞迁移、调节细胞凋亡和铁死亡而发挥多重抗肿瘤作用（Gao et al.，2020）。

37.13 隐绿原酸及其应用

作为一种植物干燥叶，桑叶味甘苦、性寒，其主要功效有凉血明目、清肺润燥等。在临床上常被用于治疗糖尿病（张立雯等，2017）。隐绿原酸（cryptochlorogenic acid，CCA）是桑叶中的一种活性化合物，具有抗炎和抗氧化活性，但对其药理作用和相关分子机制的报道很少（Zhao et al.，2020）。

糖尿病（diabetes mellitus，DM）发病率较高，且增加速度较快，从 1980 年到 2015 年，糖尿病的发病率增加了一倍（Sarwar et al.，2010）。慢性糖尿病会引发多种并发症，如视网膜病变、肾脏疾病、糖尿病足、心脏病等。因此，及时有效的治疗非常重要（Butler et al.，2020；Stana et al.，2019）。糖尿病在中医中属于"消渴病"范畴，治疗则从滋阴泻火、生津润燥入手（包扬等，2020）。糖尿病主要有两种类型，即 1 型糖尿病和 2 型糖尿病。前者的诱因主要是患者不能正常分泌胰岛素或胰岛素 β

细胞受到损伤，后者则是由胰岛素抵抗引起的（Zaccardi et al.，2016）。研究表明，氧化应激是使葡萄糖使用、破坏胰岛素分泌及胰岛素抵抗的主要原因之一（Rehman and Akash，2017）。CCA 被证实具有抗氧化活性，但 CCA 调节糖尿病的分子机制尚不清楚。

研究发现，利用体外糖尿病细胞模型（通过葡萄糖处理细胞建立）和糖尿病大鼠模型（通过链脲佐菌素建立），可以从体内及体外分别研究 CCA 治疗糖尿病的作用机制。最终的结果显示，相较于对照组，糖尿病模型组大鼠体内 GPx4 表达水平降低，GSH 含量减少，但 MDA 含量增加，提示铁死亡可能参与了糖尿病的发生发展。药效结果初步研究表明，CCA 具有浓度依赖性的降糖作用，可以改善糖尿病模型大鼠的铁负荷以及对糖尿病模型组大鼠的胰腺具有保护作用，进而产生降糖作用。与模型组相比，CCA 治疗组糖尿病大鼠的 GPx4 蛋白水平显著升高。进一步研究发现，CCA 还可通过激活胱氨酸/谷氨酸转运系统（system X_c^-）/GPx4/Nrf2 通路和抑制核受体辅助活化因子（NCOA4）来抑制糖尿病患者的铁死亡。结果表明，CCA 可能通过抑制铁死亡发挥了降糖作用，有望成为治疗糖尿病的新药物，为糖尿病的治疗提供了新的途径（Zhou，2020）。

37.14 天麻素及其应用

天麻（*Gastrodiae rhizoma*）作为一种名贵中药材，是兰科属植物的干燥块茎。天麻味甘，性平，归肝经。天麻常用以治疗头晕头痛、中风、口眼歪斜、小儿高热等症。通过研究分析天麻中的有效成分发现，天麻中含有丰富的氨基酸、天麻素（gastrodin，GAS）及多糖等，《中国药典》认定天麻的主要活性成分及指标成分是天麻素。天麻素具有镇痛、防治阿尔茨海默病、防治帕金森病、抗抑郁及保肝等多种药理学作用，并被广泛应用于临床（陈贵生，2015）。

天麻素作为天麻属植物天麻中的重要药效成分，通过发挥其显著的抗氧化活性产生对神经退行性疾病的治疗作用。研究表明，对谷氨酸诱导的小鼠使用天麻素进行治疗之后，发现其具有逆转小鼠海马神经元 HT-22 细胞毒性的作用，若谷氨酸和天麻素联合处理 HT-22 细胞，结果显示天麻素可以通过 Nrf2/HO-1 信号通路抑制谷氨酸诱导的铁死亡。对 HT-22 细胞提前注射铁死亡抑制剂或是天麻素之后，显著抑制了乳酸脱氢酶（LDH）释放和细胞死亡。ROS 是诱发铁死亡的重要因素，而天麻素具有抑制谷氨酸诱导的 ROS 产生的作用。同时，对天麻素处理后的细胞内铁离子浓度的检测分析显示，天麻素具有重新使 HT-22 细胞内紊乱的铁离子浓度恢复稳态平衡的作用。通过对天麻素抑制铁死亡的具体机制进行研究发现，天麻素可以显著增加经谷氨酸处理的 HT-22 细胞内的 Nrf2 的核转位及其下游铁死亡关键蛋白 HO-1 的表达上调。因此，天麻素可以通过 Nrf2/HO-1 信号通路保护 HT-22 细胞免受谷氨酸诱导的铁死亡的影响，从而发挥天麻素对退行性疾病的治疗作用（Jiang et al.，2020）。

帕金森病作为一种神经退行性疾病，对老年人的生命和健康构成了严重的威胁，而我国目前这一类疾病的发病率逐年递增。因此，如何寻找有效的治疗药物，尤其是从传统中药材中开发有效的治疗药物应受到重视。研究表明，天麻素作为一种来源于传统中药材天麻的天然产物，对帕金森病具有一定疗效。利用一种帕金森病常用细胞模型（大鼠胶质瘤 C6 细胞系）来研究天麻素对帕金森病的体外疗效及作用机制，结果显示，天麻素具有显著逆转 H_2O_2 诱导的对大鼠胶质瘤 C6 细胞的细胞毒性作用。首先，C6 细胞在给予不同浓度天麻素或铁死亡抑制剂预处理后，再经 H_2O_2 处理，结果表明，天麻素预处理组可显著降低 H_2O_2 诱导的细胞乳酸脱氢酶（LDH）的释放和细胞死亡。天麻素及铁死亡抑制剂均具有显著提升 GSH-Px 活性和 GSH 水平，以及减少细胞内 MDA 及 ROS 水平的作用，还具有上调铁死亡相关蛋白 Nrf2、GPx4、FPN1 和 HO-1 的表达的作用，进而逆转 H_2O_2 或铁死亡诱导剂 erastin 预处理引起的铁死亡。此外，在给予 GPx4 抑制剂 RSL3 处理后，可阻断天麻素诱导的细胞中 GPx4 蛋白的上调。因此，天麻素可能通过抗氧化作用抑制 C6 细胞铁死亡，进而发挥对帕金森病的治疗作用（Jiang et al.，2020）。

37.15　人参皂苷及其应用

人参（*Panax ginseng* C. A. Mey）为五加科草本植物，其味甘、微苦，主要功效有生津、补脾肺和元气，以及复脉固脱等。对其药理学研究发现，人参具有抗氧化、防治阿尔茨海默病、改善心血管系统功能、抗肿瘤等方面的药理学作用。提取分离自人参的化学成分主要有多糖类、皂苷类及挥发油类等，而人参皂苷则是其中最常应用且具有显著药理活性的成分之一（李倩等，2019）。

作为人参的一大关键药效成分，人参皂苷药理作用较为广泛，如具有治疗神经退行性疾病、改善心血管系统疾病及抗肿瘤等作用，现已广泛应用于临床。

作为一种较为常见的神经退行性疾病，帕金森病（Parkinson's disease，PD）的症状包括颤抖、四肢僵硬或肌肉痉挛、动作迟缓等。除了传统上公认的多巴胺能神经元死亡和细胞内 α-突触核蛋白（α-syn）沉积的病理学特征外，还存在铁的蓄积、氧化应激升高和脂质过氧化损伤时 PD 病理生理学特征（Mahoney-Sanchez et al.，2020）。研究发现，在 PD 小鼠中给予铁螯合剂去铁酮治疗，能降低氧化应激水平，增加多巴胺能神经元存活，从而改善运动障碍及非运动症状。如果在诱导 PD 小鼠之前注射铁死亡抑制剂，就能够很大程度上缓解运动行为障碍与神经元丢失等相关的症状（Johannesson et al.，2012）。

2016 年尚群竺提到，可以从人参中提取和分离出一种皂碱类活性产物——人参皂苷 Rg1，其主要功效有保护神经、抗氧化及抗炎等，而且通过相关的试验发现其对于帕金森病也有良好的治疗作用（尚群竺，2016）。然而，其具体作用机制尚不清楚。通过体内试验研究发现，人参皂苷 Rg1 能明显保护帕金森病模型小鼠的神经元死亡（主要是由黑质中铁蓄积毒性诱导）。同时，通过体外研究发现，人参皂苷 Rg1 预处理 MES23.5 细胞能显著抑制由 MPP^+（帕金森病诱导剂）引起的 DMT1-IRE 上调。由 MPP^+ 诱导的 DMT1-IRE 表达上调与 ROS 的产生和核因子-κB（NF-κB）向细胞核的移位有关。因此，给予人参皂苷 Rg1 处理后，ROS 及 NF-κB 均被人参皂苷 Rg1 明显抑制。此外，我们还发现人参皂苷 Rg1 可以通过抑制 DMT1-IRE 的上调来降低 DMT1 介导的亚铁摄取和铁诱导的细胞损伤。上述结果表明，人参皂苷 Rg1 可能通过抑制 ROS/NF-κB 途径降低 DMT1-IRE 的上调来保护 MPP$^+$ 处理的 MES23.5 细胞。因此，人参皂苷 Rg1 通过降低 DMT1-IRE 的表达，使铁诱导的氧化应激和铁内流减少，进而发挥治疗帕金森病的作用（Xu et al.，2010）。

人参皂苷不仅可以减少铁离子内流所诱导的神经元毒性作用，另有研究表明，其还可以通过提高 GSH 的含量，产生显著的抗氧化作用，起到对神经元的保护作用（刘家岐等，2018）。

37.16 白果及其应用

白果，俗称野鸭子或银杏，是银杏的干燥成熟种子（崔慧浩等，2020）。白果的主要功效有涩精固元、敛肺定喘、抗炎、止带缩尿等。近年来的研究证实，白果还具有抗肿瘤、抗氧化、提高人体免疫力及治疗心血管疾病等作用（赵春芳等，2009；黄文等，2002）。因此，白果可能是治疗阿尔茨海默病的潜在药物之一。

随着我国人口老龄化程度加深，阿尔茨海默病（Alzheimer's disease，AD）作为一种退行性的神经系统疾病，其发病率也逐渐增加。估计到 2030 年，我国的阿尔茨海默病患者将超过 10×10^6 例（李彬寅等，2018）。中医认为，AD 发病的诱因是本虚标实、虚实夹杂，这其中的"本虚"指的是肾精不足、髓海空虚，"标实"是指痰浊血淤、闭阻脑络（顾亦婷等，2015）。西医认为，学习和记忆所需的神经元退化会引起 AD，研究发现 AD 患者大脑中脂质过氧化物堆积和铁稳态失衡，表明 AD 的发生与铁死亡相关（Lane et al.，2018）。

小鼠水迷宫实验显示，敲除小鼠特定大脑皮层/海马神经元 GPx4 的条件下，小鼠的海马神经元发生退化，认知能力出现障碍。如果给予维生素 E 或铁死亡抑制剂（liproxstatin-1）治疗，小鼠的神经退行性病变程度会明显降低，神经元退化情况会得到缓解（Hambright et al.，2017）。另外，AD 中铁稳态失调或转运机制不当会诱导神经毒性金属在海马结构或其他脑区积累，引起 ROS 增加，进而导致细胞死亡（Li et al.，2019）。现代药理学研究表明，银杏的种子白果具有抗氧化作用，减少了 ROS 的聚集（周晓辉等，2018），且研究多集中于神经系统。研究发现，白果具有增加脑部供血量，并且显著改善老年痴呆小鼠的学习记忆能力的作用（余圆圆等，2018）。同时，通过减少脑组织损伤，对缺氧所致的神经元损伤具有潜在神经保护作用，表明白果可能通过抑制 ROS 的聚集对小鼠神经元起保护作用，有望为治疗 AD 提供一种新策略（Li et al.，2019）。

37.17 黄皮酰胺及其应用

黄皮 [*Clausena lansium*（Lour.）Skeels] 属于芸香科植物，药用价值比较高，其果实的主要功效是化痰、行气、消食等，对咳喘、疝痛及食积胀满等都有良好的治疗效果。此外，黄皮的种子、根茎及叶片都能入药，主要用于治疗感冒、腹痛及胃痛等相关的病症（张瑞明等，2012）。黄皮酰胺（clausenamide）是天然的外消旋吡咯烷酮化合物，来源于黄皮叶中提取分离得到的有效成分，具有广泛的药理活性，可通过清除羟基自由基来防御肝损伤。

经药物治疗后，由药物及其代谢产物引起的肝损伤被称为药物性肝损伤（drug-induced liver injury，DILI）。它在全球范围内成为人类五大致死原因之一，且发病率逐年递增，极大地影响着人类的身体健康。另外，DILI 是急性肝衰竭的主要原因，因此，对其进行有效的防治变得尤为重要（Bramhall et al.，2002；Li et al.，2020）。DILI 在中医学中归属于"黄疸""胁痛""虚劳""痞满""鼓胀"等范畴。其主要诱因是由于患者体内药毒郁积、正气亏虚而造成其肝脾功能出现问题，又由于患者体内交杂着淤血和火毒、气虚和气滞以及水湿等症状，呈现出本虚标实、虚实夹杂的病理性质，通常患者多是在肝胆和脾等部位出现这些病症，同时也与肾相关（汪青楠等，2019）。现代研究表明，利用一种肝损伤诱导剂对乙酰氨基酚（paracetamol，APAP）可以显著造成 DILI，并可将其应用于开发相应治疗药物的研究当中（Shi et al.，2017）。研究发现，使用 APAP 处理小鼠，结果显示小鼠体内 GSH 含量降低，脂质过氧化水平和 MDA 增高，肝组织发生损伤。用不同剂量的黄皮酰胺处理小鼠，结果显示黄皮酰胺逆转了 GSH 含量的降低并抑制了 MDA 的产生，减轻了用 APAP 处理的小鼠的肝细胞死亡和肝病理损伤、肝功能障碍和脂质过氧化的过度产生（Wang et al.，2020）。研究表明，黄皮酰胺的肝保护机制主要为通过发挥其抗氧化作用，降低脂质过氧化的发生。这为黄皮酰胺作为铁死亡抑制剂发挥肝保护作用提供了理论依据。

37.18 总结与展望

铁死亡这一概念成型于 2012 年，主要用于描述一种铁离子依赖性细胞死亡，这种细胞死亡主要是由过度积累的脂质过氧化物造成，有别于其他程序性的细胞死亡方式（欧海亚等，2019）。铁死亡本身具有严谨和独特的分子调控体系与形态生化特征，而且铁死亡与多种疾病的成因、疾病进展及疾病治疗紧密相连，通过调控铁死亡为这些疾病的治疗提供新的治疗策略。中医药是中华民族的瑰宝，如何从中国传统医药中发掘潜在的、具有诱导或抑制铁死亡作用的有效成分并进一步开发为临床治疗药物具有重要的意义。综上所述，在豆科、唇形科、兰科和姜科等多个中药植物科中均发现参与调控铁死亡的化合物及其衍生物。这些化合物因具有抗氧化应激损伤等作用，广泛应用于心血管疾病、神经退行性疾病和恶性肿瘤等疾病的治疗。其中，绝大部分中药化合物被用于肝癌、头颈部癌、胰腺癌、胃癌、急性淋巴白血病、肺癌、大肠癌和乳腺癌等恶性肿瘤的治疗。与此同时，一般而言，相同来源的衍生物及化合物，其生物学功能都基本相似，如青蒿素及其衍生物蒿乙醚、青蒿琥酯等兼具明显的抗肿瘤和抗疟功效。按照作用效果来分，除正调控铁死亡外，亦有一部分中药提取化合物抑制铁死亡的进程，包括黄芩素、槲皮素、脑泰方、丹参酮 II A、隐绿原酸、天麻素、人参皂苷和黄皮酰胺等。这可能是由于化合物所具有的不同结构特征及其作用的信号通路的差异所导致，具体还需进一步的实验论证。此外，大部分中药提取物以单体的形式发挥作用，亦有以药黄芪、川芎、地龙等组成的中药复方脑泰方通过调节铁死亡参与中风的治疗。

药理研究发现，中药提取物主要通过增加细胞内 ROS、二价铁离子、MDA 浓度，降低细胞内 GSH 含量, 正调控铁死亡的发生 (图 37-1)。在铁死亡信号通路中, 胱氨酸/谷氨酸转运系统 (SLC7A11)、DMT1、TfR1、Nrf2、HO-1、GPx4、NCOA4 和 LOX 等蛋白质发挥关键的调节作用。进一步研究发现, β-榄香烯、猕猴桃根提取物和荜茇酰胺可通过抑制 X_c^- (SLC7A11) 的活性促进铁死亡的发生。与此同时, β-榄香烯、猕猴桃根提取物、毛兰素和荜茇酰胺亦可通过抑制 GPx4 的表达促进铁死亡的发生 (图 37-2)。脑泰方复合物可通过分别抑制 TfR1 和 DMT1 蛋白的表达, 减少 ROS、MDA 和铁离子的积累, 从而抑制铁死亡的发生 (图 37-2)。隐绿原酸通过激活胱氨酸/谷氨酸转运系统/GPx4/Nrf2 通路, 同时抑制 NCOA4 来抑制糖尿病患者的铁死亡 (图 37-2)。与之相反, 青蒿琥酯可通过抑制 Nrf2 蛋白的表达诱导铁死亡 (图 37-2)。丹参提取物丹参酮 II A 可通过促进 HO-1 蛋白的表达抑制铁死亡 (图 37-2)。黄芩素可通过抑制 LOX 从而抑制铁死亡的发生 (图 37-2)。综上, 我们不难发现, 中药提取物主要通过影响铁死亡信号通路中的关键蛋白调控铁死亡的发生, 并且不同的中药化合物可能作用于同一个靶点蛋白。

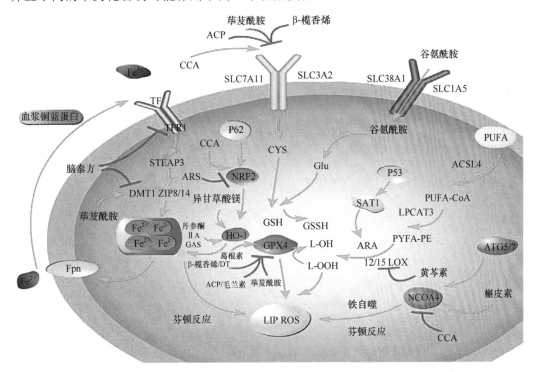

图 37-2 不同中药或中药单体化合物通过作用于铁死亡不同靶点发挥药效机制图

与此同时, 研究显示, 多种中药提取物与肿瘤化疗药物共同使用时, 具有协同增敏的功效。例如, 青蒿素衍生物青蒿琥酯与肝癌化疗药索拉非尼联合使用时, 能显著增强肝癌细胞对索拉非尼的敏感性, 产生协同抗肿瘤作用 (Li et al., 2020)。类似地, 植物生长调节剂棉花素 A (CN-A) 具有一定的抗肿瘤活性。研究发现, 联合给予 CN-A 和荜茇酰胺处理胰腺癌细胞能产生显著的协同抗肿瘤作用。临床批准的铁死亡诱导剂 SSZ, 亦可以协同增强荜茇酰胺对胰腺癌细胞的杀伤能力 (Gao et al., 2020)。此外, 当异苯乙基异硫氰酸盐 PEITC 联合 CN-A 治疗胰腺癌时, 亦可产生协同抗肿瘤作用（Kasukabe et al.，2016）。以上研究表明，中药提取物可通过铁死亡信号途径增强肿瘤细胞对化疗药物的敏感性。

当然，目前对影响铁代谢相关中药的研究还处于起步阶段。现有研究表明，明确来源于中药的、与铁代谢相关的化合物，除本文上述总结外，还可根据网络药理学方法，从铁死亡相关靶点作为切入点，通过多种数据库逐渐筛选出与铁死亡相关的、来源于中药的化合物，并对筛选出的中药或中药单体进行系统分析，预测中药干预铁死亡的物质基础及用药规律（Li et al.，2020）。例如，铁死亡是由于铁离子依赖性的脂质过氧化物的积累所导致的。因此，可以考虑从天然的、具有调节细胞氧化应激活性的中药及其活性成分中进行筛选。对于一些具有显著抗氧化活性的药效成分（如茶多酚、人参皂苷、灵芝多糖、苦参碱等），以及一些能显著提高肿瘤细胞中 ROS 水平的活性成分（如木犀草素、大黄素、川芎嗪、莪术醇、蒺藜皂苷、姜黄素等），均有可能成为潜在的、作用于铁死亡的药物（Li et al.，2020）。依据网络药理学等现代方法对中药进行系统总结及分析，结合药理学实验从中药成分中筛选出有效的、作用于铁死亡的相关药物，将为中药的开发应用及挖掘基于铁死亡机制的新药提供新思路和理论依据，进而为临床医学难题的解决提供新方案。

参 考 文 献

艾丁丁, 罗伟生. 2020. 肝纤维化的中医药研究概况. 湖南中医杂志, 36(9): 188-189.

包扬, 徐凯, 李志浩, 等. 2020. 赵继福教授治疗糖尿病临床经验撷菁. 中国中医药现代远程教育, 18(16): 51-52.

陈贵生. 2015. 天麻素药理作用研究进展. 中国药物经济学, 10(s1): 281-283.

陈小平, 孙相如, 周兴. 2014. 从"心主神明"内涵阐释的视角谈如何正确认识中医学的基础理论. 中医药导报, 20(8): 5-6, 9.

程雄涛, 曹建雄. 2020. 中药联合化疗治疗胰腺癌疗效的 Meta 分析. 湖南中医杂志, 36(9): 140-144.

崔慧浩, 付滨, 梁丙楠. 2020. 白果本草考证. 内蒙古中医药, 39(5): 152-154.

崔莹, 张雪梅, 陈纪军, 等. 2007. 中华猕猴桃根的化学成分研究. 中国中药杂志, 32(16): 1663-1665.

党静, 赵艳莉. 2020. 自拟益气健脾理气解毒汤对胃癌根治术患者免疫功能及血液系统毒副反应的影响. 血栓与止血学, 26(4): 569-571.

顾亦婷, 顾海. 2015. 阿兹海默症中西医辨证治疗. 辽宁中医药大学学报, 17(8): 139-141.

关紫, 黄学武, 颜培宇. 2020. 中医药治疗胰腺癌研究进展. 四川中医, 38(4): 217-221.

郭会昌. 2014. 中医药防治心血管疾病的临床特色优势述评. 心血管病防治知识 (学术版), (1): 6-7.

黄文, 谢笔钧, 姚平, 等. 2002. 白果活性蛋白的抗生物氧化作用研究. 营养学报, (2): 192-194.

李彬寅, 徐玮, 邓钰蕾, 等. 2018. 阿尔茨海默病及其他痴呆诊断与治疗临床转化研究进展. 中国现代神经疾病杂志, 18(2): 95-98.

李连健, 陈春雷. 2015. 荜茇酰胺药理学作用机制及研究进展. 海南医学, (14): 2113-2115.

李平, 包碧惠, 李亚娜, 等. 2000. 中医辨证治疗头颈部恶性肿瘤 34 例体会. 成都中医药大学学报, 23(4): 18-19, 22.

李倩, 柴艺汇, 高洁, 等. 2019. 人参现代药理作用研究进展. 贵阳中医学院学报, 41(5): 89-92.

李世绰, 洪震. 2015. 临床诊疗指南·癫痫病分册 (2015 修订版), 北京: 人民卫生出版社: 1-133.

李彦毕, 刘景珍. 2018. 痰热清注射液治疗儿童急性淋巴细胞白血病临床观察. 河北中医, 40(9): 1344-1347.

李永贵, 聂伟, 吴忠文. 2005. 浅谈肝病范畴. 中医药导报, 11(8): 4-6, 9.

林洪生, 刘杰, 张英. 2016.《恶性肿瘤中医诊疗指南》的内涵及其意义. 中国肿瘤临床与康复, 23(3): 257-260.

林涛, 耿慧春, 李茂萱, 等. 2018. 毛兰素纯度标准样品的研制. 农产品质量与安全, (6): 54-59.

刘家岐, 楚世峰, 张大永. 2018. 人参皂苷 Rg1 在帕金森病中的研究进展. 神经药理学报, 8(6): 33.

刘希敏, 袁群. 2020. 基于肠肝轴探讨中医调肝运脾法论治原发性肝癌. 中西医结合肝病杂志, 30(3): 273-277.

陆芳柳, 庄春林, 缪震元, 等. 2017. 荜茇酰胺的合成及生物活性研究进展. 应用技术学报, 17(4): 309-316.

穆克代思·哈木扎. 2018. 阿司匹林联合硫酸氢氯吡格雷口服治疗脑梗塞的有效性和安全性研究. 世界最新医学信息文摘, 18(57): 152.

欧海亚, 叶小鹏, 李舒, 等. 2019. 基于网络药理学及数据挖掘探讨中药调节铁死亡的用药规律研究. 中国现代应用药学, 36(18): 2317-2324.

庞博, 姜晓晨, 刘福栋, 等. 2020. 胰腺癌中医药防治研究述评. 北京中医药, 39(8): 795-799.

彭文静, 周小军. 2012. 中医古籍中头颈部恶性肿瘤患者体质研究. 中医学报, 27(10): 1236-1238.

强伟杰, 陈颖, 蔡维艳, 等. 2017. 基于神经炎症的神经退行性疾病模型及中药治疗策略. 中国实验动物学报, 25(4): 461-466.

任小瑞, 张恩欣, 曾佳昕. 2020. 半夏-天南星治疗肺癌机制的网络药理学研究. 中药新药与临床药理, 31(10): 1198-1206.

尚群竺. 2016. 人参皂苷 Rg1 调控凋亡对癫痫大鼠海马神经元的保护作用. 昆明: 昆明医科大学硕士论文.

孙可欣, 郑荣寿, 张思维, 等. 2019. 2015 年中国分地区恶性肿瘤发病和死亡分析. 中国肿瘤, 28(1): 1-11.

谭国耀, 蔡珮蘅, 曹霖, 等. 2019. 隐丹参酮对肺癌细胞铁死亡相关基因表达的影响. 中国药理学通报, 35(12): 1654-1659.

汪青楠, 吕文良, 倪瑶, 等. 2019. 中医治疗药物性肝损伤的研究进展. 中医药导报, 25(14): 125-128.

王杜娟. 2019. 葛根素对铁过载导致血管内皮细胞线粒体损伤的保护作用. 南昌大学学报, (6): 6-8.

王园园, 夏成凯, 曹银, 等. 2013. 十字花科植物中异硫氰酸盐的抗癌活性研究. 赤峰学院学报 (自然科学版), 29(19): 53-54.

吴瑶, 宋囡, 贾连群, 等. 2020. 丹参酮 ⅡA 对 ApoE ∼ (-/-) 小鼠肝脏脂质沉积及铁死亡相关蛋白表达的影响. 中国病理生理杂志, 36(7): 1261-1268.

谢盟盟, 陈媛媛. 2018. 从 "肝主疏泄" 探讨肝纤维化的中医病机与治疗. 世界最新医学信息文摘, 18(86): 215-216.

许璐, 汤其强. 2019. 丹参酮 ⅡA 抑制 HT22 海马神经元发生铁死亡的机制研究. 安徽医科大学学报, 54(6): 833-839.

闫庆光, 成治军. 2010. 乌拉尔甘草规范化生产标准操作规程. 中国现代中药, 12(11): 17-19.

杨颖, 王芸芸, 蒋琦辰. 2020. 槲皮素药理作用的研究进展. 特种经济动植物, 23(5): 24-28.

应倩, 汪媛. 2020. 肝癌流行现况和趋势分析. 中国肿瘤, 29(3): 185-191.

余君慧, 罗娟, 林达伟, 等. 2016. 镜像训练引导的运动想象疗法对急性缺血性脑卒中偏瘫患者上肢功能的康复效果. 神经病学与神经康复学杂志, 12(4): 191-196.

余圆圆, 陈钧. 2018. 微波炮制白果对 APP/PS1 转基因老年痴呆小鼠学习记忆能力的影响. 中成药, 40(1): 1-7.

袁亚男, 姜廷良, 周兴, 等. 2017. 青蒿素的发现和发展. 科学通报, 62(18): 1914-1927.

曾宏梅. 2019. 槲皮素促进铁噬缓解酒精性肝铁过载的机制研究. 武汉: 华中科技大学硕士论文.

曾劲松, 李弘, 廖君, 等. 2020. 脑泰方对脑出血急性期大鼠脑铁代谢的干预作用及神经保护机制. 中医药导报, 26(11): 27-32.

张立雯, 季涛, 宿树兰, 等. 2017. 桑叶黄酮类和生物碱类成分在正常和糖尿病大鼠体内的药代动力学研究. 中国中药杂志, 42(21): 4218-4225.

张敏, 张小佳, 王纯, 等. 2019. SOCS-3 在肝纤维化中的作用及中药干预的研究进展. 生命的化学, 39(2): 241-247.

张瑞明, 万树青, 赵冬香. 2012. 黄皮的化学成分及生物活性研究进展. 天然产物研究与开发, 24(1): 118-123, 188.

张小莉, 安云鹤, 程小艳, 等. 2018. 毛兰素抗肿瘤活性研究进展. 分析仪器, (1): 212-216.

张学松, 宋毓飞, 康锦钰, 等. 2020. 荜茇酰胺导致胃癌细胞铁死亡的作用研究. 中国临床药理学杂志, 36(10): 1280-1283.

赵春芳, 朱立学. 2009. 白果活性成分的提取及其功效研究进展. 仲恺农业工程学院学报, 22(4): 67-70.

郑洪新. 2016. 中医基础理论, 北京: 中国中医药出版社: 1-217.

周晓辉, 王瑱, 邱立娟, 等. 2018. 银杏白果提取物抗氧化及抗菌研究. 时珍国医国药, 29(3): 577-580.

周振宇, 王捷. 2015. 2015 年 NCCN 胰腺癌指南诊疗更新解读. 岭南现代临床外科, 15(4): 377-380.

邹鑫. 2004. 邹文华老中医治疗急性淋巴细胞白血病 164 例. 河南中医, 24(1): 43-44.

Atemnkeng M A, De Cock K, Plaizier-Vercammen J. 2007. Quality control of active ingredients in artemisinin-derivative antimalarials within Kenya and DR Congo. Trop Med Int Health, 12(1): 68-74.

Benjamin E J, Blaha M J, Chiuve S E, et al. 2017. Heart Disease and Stroke Statistics-2017 Update A Report From the American Heart Association. Circulation, 135(10): E146-E603.

Bonder A, Tapper E B, Afdhal N H. 2015. Contemporary assessment of hepatic fibrosis. Clin Liver Dis, 19(1): 123-134.

Bramhall S R, Schulz J, Nemunaitis J, et al. 2002. A double-blind placebo-controlled, randomised study comparing gemcitabine and marimastat with gemcitabine and placebo as first line therapy in patients with advanced pancreatic cancer. Br J Cancer, 87(2): 161-167.

Bray F, Ferlay J, Soerjomataram I, et al. 2018. Global cancer statistics 2018: GLOBOCAN estimates of incidence and mortality worldwide for 36 cancers in 185 countries. CA Cancer J Clin, 68(6): 394-424.

Butler J, Handelsman Y, Bakris G, et al. 2020. Use of sodium-glucose co-transporter-2 inhibitors in patients with and without type 2 diabetes: implications for incident and prevalent heart failure. Eur J Heart Fail, 22(4): 604-617.

Chen J C, Wang T Y, Xu S T, et al. 2017. Discovery of novel antitumor nitric oxide-donating beta-elemene hybrids through inhibiting the PI3K/Akt pathway. Eur J Med Chem, 135: 414-423.

Chen P, Li X J, Zhang R N, et al. 2020. Combinative treatment of beta-elemene and cetuximab is sensitive to KRAS mutant colorectal cancer cells by inducing ferroptosis and inhibiting epithelial-mesenchymal transformation. Theranostics, 10(11): 5107-5111.

Chen P, Wu Q B, Feng J, et al. 2020. Erianin, a novel dibenzyl compound in Dendrobium extract, inhibits lung cancer cell growth and migration via calcium/calm odulin-dependent ferroptosis. Signal Transduct Tar, 5(1): 51.

Cuny G D. 2012. Neurodegenerative diseases: challenges and opportunities. Future Med Chem, 4(13): 1647-1649.

Dixon S J, Lemberg K M, Lamprecht M R, et al. 2012. Ferroptosis: an iron-dependent form of nonapoptotic cell death. Cell, 149(5): 1060-1072.

Dubois-Deruy E, Peugnet V, Turkieh A, et al. 2020. Oxidative stress in cardiovascular diseases. Antioxidants-Basel, 9(9): 846.

Fu X M, Lv L, An J H, et al. 2020. Treatment with beta-elemene combined with paclitaxel inhibits growth, migration, and invasion and induces apoptosis of ovarian cancer cells by activation of STAT-NF-kappa B pathway. Braz J Med Biol Res, 53(6): e8885.

Gao Z W, Deng G H, Li Y J, et al. 2020. Actinidia chinensis Planch prevents proliferation and migration of gastric cancer associated with apoptosis, ferroptosis activation and mesenchymal phenotype suppression.

Biomed Pharmacother, 126: 110092.

Ghosh S K, Sanyal T. 2020. Antiproliferative and apoptotic effect of ethanolic extract of Calocybe indica on PANC-1 and MIAPaCa2 cell lines of pancreatic cancer. Exp Oncol, 42(3): 178-182.

Gong M, Liu Y, Zhang J, et al. 2015. Beta-elemene inhibits cell proliferation by regulating the expression and activity of topoisomerases Ⅰ and Ⅱ alpha in human hepatocarcinoma HepG-2 cells. Biomed Res Int, 2015: 153987.

Haddad R I, Shin D M. 2008. Recent advances in head and neck cancer. N Engl J Med, 359(11): 1143-1154.

Hambright W S, Fonseca R S, Chen L, et al. 2017. Ablation of ferroptosis regulator glutathione peroxidase 4 in forebrain neurons promotes cognitive impairment and neurodegeneration. Redox Biol, 12: 8-17.

He H F, Yao J, Zhang Y X, et al. 2019. Solid lipid nanoparticles as a drug delivery system to across the blood-brain barrier. Biochem Bioph Res Co, 519(2): 385-390.

Jiang T, Cheng H, Su J J, et al. 2020. Gastrodin protects against glutamate-induced ferroptosis in HT-22 cells through Nrf2/HO-1 signaling pathway. Toxicol in Vitro, 62: 104715.

Jiang T, Chu J, Chen H J T, et al. 2020. Gastrodin inhibits H_2O_2-induced ferroptosis through its antioxidative effect in rat glioma cell line C6. Biol Pharm Bull, 43(3): 480-487.

Johannesson P, Kristinsson J, Porsdottir G, et al. 2012. Ceruloplasmin (Cp) and iron in connection with Parkinson's disease (PD) and Alzheimer's disease (AD). Laeknabladid, 98(10): 531-537.

Kasukabe T, Honma Y, Okabe-Kado J, et al. 2016. Combined treatment with cotylenin A and phenethyl isothiocyanate induces strong antitumor activity mainly through the induction of ferroptotic cell death in human pancreatic cancer cells. Oncol Rep, 36(2): 968-976.

Kong M, Hong S E. 2015. Tumor regression patterns based on follow-up duration in patients with head and neck squamous cell carcinoma treated with radiotherapy or chemoradiotherapy. Clin Exp Otorhinolar, 8(4): 416-421.

Kwak H J, Yang D, Hwang Y, et al. 2017. Baicalein protects rat insulinoma INS-1 cells from palmitate-induced lipotoxicity by inducing HO-1. Plos One: 12(4): e0176432.

Lan B, Ge J W, Cheng S W, et al. 2020. Extract of Naotaifang, a compound Chinese herbal medicine, protects neuron ferroptosis induced by acute cerebral ischemia in rats. J Integr Med-Jim, 18(4): 344-350.

Lane D J R, Ayton S, Bush A I. 2018. Iron and Alzheimer's disease: an update on emerging mechanisms. J Alzheimers Dis, 64(s1): S379-S395.

Li L B, Chai R, Zhang S, et al. 2019. Iron exposure and the cellular mechanisms linked to neuron degeneration in adult mice. Cells, 8(2): 198.

Li L H, Wang H B, Jones J W. 2020. Sphingolipid metabolism as a marker of hepatotoxicity in drug-induced liver injury. Prostag Oth Lipid M, 151: 106484.

Li L, Zhao D, Cheng G, et al. 2020. beta-elemene suppresses Warburg effect in NCI-H1650 non-small-cell lung cancer cells by regulating the miR-301a-3p/AMPKalpha axis. Biosci Rep, 40(6): BSR20194389.

Li Q Q, Wang G D, Reed E, et al. 2010. Evaluation of cisplatin in combination with beta-elemene as a regimen for prostate cancer chemotherapy. Basic Clin Pharmacol, 107(5): 868-876.

Li Q, Li Q Q, Jia J N, et al. 2019. Baicalein exerts neuroprotective effects in $FeCl_3$-induced posttraumatic epileptic seizures via suppressing ferroptosis. Front Pharmacol, 10: 638.

Li W, Shi Q H, Li K, et al. 2019. Oral administration of Ginkgolide B alleviates hypoxia-induced neuronal damage in rat hippocampus by inhibiting oxidative stress and apoptosis. Iran J Basic Med Sci, 22(2): 140-145.

Li X C, Zeng J Y, Liu Y P, et al. 2020. Inhibitory effect and mechanism of action of quercetin and quercetin diels-alder anti-dimer on erastin-induced ferroptosis in bone marrow-derived mesenchymal stem cells. Antioxidants-Basel, 9(3): 205.

Li Y L, Wang Y W, Kong R, et al. 2016. Dihydroartemisinin suppresses pancreatic cancer cells via a microRNA-mRNA regulatory network. Oncotarget, 7(38): 62460-62473.

Li Z J, Dai H Q, Huang X W, et al. 2021. Artesunate synergizes with sorafenib to induce ferroptosis in hepatocellular carcinoma. Acta Pharmacol Sin, 42(2): 301-310.

Liang Y Z, Nong X L. 2018. Progress in the study of artemisinin and its derivatives against head and neck cancer. Lin Chung Er Bi Yan Hou Tou Jing Wai Ke Za Zhi, 32(19): 1519-1523.

Lin R, Zhang Z, Chen L, et al. 2016. Dihydroartemisinin (DHA) induces ferroptosis and causes cell cycle arrest in head and neck carcinoma cells. Cancer Lett, 381(1): 165-175.

Lin Y S, Shen Y C, Wu C Y, et al. 2019. Danshen improves survival of patients with breast cancer and dihydroisotanshinone I induces ferroptosis and apoptosis of breast cancer cells. Front Pharmacol, 10: 1226.

Liu B, Zhao C X, Li H K, et al. 2018. Puerarin protects against heart failure induced by pressure overload through mitigation of ferroptosis. Biochem Bioph Res Co, 497(1): 233-240.

Liu M, Dudley S C. 2020. Magnesium, oxidative stress, inflammation, and cardiovascular disease. Antioxidants-Basel, 9(10): 907.

Liu Y M, Gao S J, Zhu J, et al. 2018. Dihydroartemisinin induces apoptosis and inhibits proliferation, migration, and invasion in epithelial ovarian cancer via inhibition of the hedgehog signaling pathway. Cancer Med-Us, 7(11): 5704-5715.

Mahoney-Sanchez L, Bouchaoui H, Ayton S, et al. 2021. Ferroptosis and its potential role in the physiopathology of Parkinson's Disease. Prog Neurobiol, 196: 101890.

Moon S H, Choi J Y, Lee H J, et al. 2015. Prognostic value of volume-based positron emission tomography/ computed tomography in patients with nasopharyngeal carcinoma treated with concurrent chemoradiotherapy. Clin Exp Otorhinolar, 8(2): 142-148.

Ooko E, Saeed M E M, Kadioglu O, et al. 2015. Artemisinin derivatives induce iron-dependent cell death (ferroptosis) in tumor cells. Phytomedicine, 22(11), 1045-1054.

Perez C A, Wei Y B, Guo M L. 2009. Iron-binding and anti-Fenton properties of baicalein and baicalin. J Inorg Biochem, 103(3): 326-332.

Probst L, Dachert J, Schenk B, et al. 2017. Lipoxygenase inhibitors protect acute lymphoblastic leukemia cells from ferroptotic cell death. Biochem Pharmacol, 140: 41-52.

Rehman K, Akash M S H. 2017. Mechanism of generation of oxidative stress and pathophysiology of type 2 diabetes mellitus: how are they interlinked? J Cell Biochem, 118(11): 3577-3585.

Roh J L, Kim E H, Jang H, et al. 2017. Nrf2 inhibition reverses the resistance of cisplatin-resistant head and neck cancer cells to artesunate-induced ferroptosis. Redox Biology, 11: 254-262.

Sarwar N, Gao P, Seshasai S R K, et al. 2010. Diabetes mellitus, fasting blood glucose concentration, and risk of vascular disease: a collaborative meta-analysis of 102 prospective studies. Lancet, 375(9733): 2215-2222.

Serebriiskii I G, Connelly C, Frampton G, et al. 2019. Comprehensive characterization of RAS mutations in colon and rectal cancers in old and young patients. Nat Commun, 10(1): 3722.

Shi Q, Yang X, Greenhaw J J, et al. 2017. Drug-induced liver injury in children: clinical observations, animal models, and regulatory status. Int J Toxicol, 36(5): 365-379.

Siegel R L, Miller K D, Jemal A. 2018. Cancer statistics, 2018. Ca-Cancer J Clin, 68(1): 7-30.

Stana D, Potop V, Istrate S L, et al. 2019. Variability of diabetic macular edema in correlation with hypertension retinopathy in patients with diabetes mellitus and essential hypertension. Rom J Ophthalmol, 63(4): 327-338.

Su P Y, Ahmad B, Zou K, et al. 2020. Beta-elemene enhances the chemotherapeutic effect of 5-fluorouracil in triple-negative breast cancer via PI3K/AKT, RAF-MEK-ErK, and NF-kappa B signaling pathways.

Oncotargets Ther, 13: 5207-5222.

Sui M, Jiang X F, Chen J, et al. 2018. Magnesium isoglycyrrhizinate ameliorates liver fibrosis and hepatic stellate cell activation by regulating ferroptosis signaling pathway. Biomed Pharmacother, 106: 125-133.

Tan C X, Wang A M, Liu C, et al. 2017. Puerarin improves vascular insulin resistance and cardiovascular remodeling in salt-sensitive hypertension. Am J Chinese Med, 45(6): 1169-1184.

Tang C Y, Zhu L X, Yu J D, et al. 2018. Effect of beta-elemene on the kinetics of intracellular transport of D-luciferin potassium salt (ABC substrate) in doxorubicin-resistant breast cancer cells and the associated molecular mechanism. Eur J Pharm Sci, 120: 20-29.

Tumban E. 2019. A current update on human papillomavirus-associated head and neck cancers. Viruses-Basel, 11(10): 922.

Wang K, Zhu X, Zhang K, et al. 2016. Neuroprotective effect of puerarin on glutamate-induced cytotoxicity in differentiated Y-79 cells via inhibition of ROS generation and Ca^{2+} influx. Int J Mol Sci, 17(7): 1109.

Wang L, Shi Q H, Li K, et al. 2019. Oral administration of Ginkgolide B alleviates hypoxia-induced neuronal damage in rat hippocampus by inhibiting oxidative stress and apoptosis. Iran J Basic Med Sci, 22(2): 140-145.

Wang M, Liu C Y, Wang T, et al. 2020. (+)-Clausenamide protects against drug-induced liver injury by inhibiting hepatocyte ferroptosis. Cell Death Dis, 11(9): 781.

Wu C C, Wang J H, Lin P C, et al. 2020. Tumor sidedness and efficacy of first-line therapy in patients with RAS/BRAF wild-type metastatic colorectal cancer: A network meta-analysis. Crit Rev Oncol Hemat, 145: 102823.

Xie Y C, Song X X, Sun X F, et al. 2016. Identification of baicalein as a ferroptosis inhibitor by natural product library screening. Biochem Bioph Res Co, 473(4), 775-780.

Xie Y, Hou W, Song X, et al. 2016. Ferroptosis: process and function. Cell Death Differ, 23(3): 369-379.

Xu H M, Jiang H, Wang J, et al. 2010. Rg1 protects the MPP+-treated MES23. 5 cells via attenuating DMT1 up-regulation and cellular iron uptake. Neuropharmacology, 58(2): 488-494.

Yamaguchi Y, Kasukabe T, Kumakura S. 2018. Piperlongumine rapidly induces the death of human pancreatic cancer cells mainly through the induction of ferroptosis. Int J Oncol, 52(3): 1011-1022.

Yu Y, Xie Y C, Cao L Z, et al. 2015. The ferroptosis inducer erastin enhances sensitivity of acute myeloid leukemia cells to chemotherapeutic agents. Mol Cell Oncol, 2(4): e1054549.

Zaccardi F, Webb D R, Yates T, et al. 2016. Pathophysiology of type 1 and type 2 diabetes mellitus: a 90-year perspective. Postgrad Med J, 92(1084): 63-69.

Zhai B T, Zeng Y Y, Zeng Z W, et al. 2018. Drug delivery systems for elemene, its main active ingredient beta-elemene, and its derivatives in cancer therapy. Int J Nanomed, 13: 6279-6296.

Zhang Y, Kong W N, Chai X Q. 2018. Compound of icariin, astragalus, and puerarin mitigates iron overload in the cerebral cortex of Alzheimer's disease mice. Neural Regen Res, 13(4): 731-736.

Zhao X L, Yu L, Zhang S D, et al. 2020. Cryptochlorogenic acid attenuates LPS-induced inflammatory response and oxidative stress via upregulation of the Nrf2/HO-1 signaling pathway in RAW 264. 7 macrophages. Int Immunopharmacol, 83: 106436.

Zhou Y X, Zhang H, Peng C. 2014. Puerarin: a review of pharmacological effects. Phytother Res, 28(7): 961-975.

Zhou Y. 2020. The Protective effects of cryptochlorogenic acid on beta-cells function in diabetes *in vivo* and *vitro* via inhibition of ferroptosis. Diabetes Metab Syndr Obes, 13: 1921-1931.

Zou J, Ma Q, Sun R, et al. 2019. Dihydroartemisinin inhibits HepG2. 2. 15 proliferation by inducing cellular senescence and autophagy. BMB Rep, 52(8): 520-524.

第五篇

铁死亡研究方法及模型

第38章

铁死亡研究的细胞模型

李　弘　杨力明

摘要: 铁死亡（ferroptosis）参与肿瘤、神经系统疾病、缺血再灌注损伤、肾脏损伤、血液疾病等多种疾病的病理生理过程。细胞模型具备实验条件控制、避免干扰因素和活细胞检测等优势，利用适宜的细胞模型明确铁死亡相关基因、蛋白质和信号分子参与铁死亡发生及调控的具体机制，对深入探究铁死亡与疾病的关系以便更好地预防和治疗相关疾病有着重要价值。本章将介绍不同来源的人类和动物细胞模型在铁死亡研究中的应用，以及合理评价细胞铁死亡的实验技术方法。

关键词: 铁死亡，细胞模型，疾病

Abstract: Ferroptosis is closely related to the pathophysiological processes of tumor, nervous system disease, ischemia-reperfusion injury, kidney injury, blood disease and other diseases. Cell models have the advantages of controlled experimental conditions, avoidance of interfering factors and live cell assays. The use of suitable cell models to identify the specific mechanisms of ferroptosis-related genes, proteins and signaling molecules involved in the occurrence and regulation of ferroptosis is of great value in investigating the relationship between ferroptosis and disease for better prevention and treatment of related diseases. This chapter will introduce the application of different sources of human and animal cell models in ferroptosis studies, as well as the experimental techniques and methods for the evaluation of cellular ferroptosis.

Keywords: ferroptosis, cell model, disease

38.1　细胞模型在疾病中的应用

38.1.1　细胞模型在神经系统疾病中的应用

大量证据表明，许多神经退行性疾病如阿尔茨海默病、帕金森病、亨廷顿病、肌萎缩性侧索硬化症等，在中枢神经系统和（或）周围神经系统特定区域出现明显铁蓄积和脂质过氧化现象，并伴有谷胱甘肽（GSH）和谷胱甘肽过氧化物酶4（GPx4）水平的降低；应用铁死亡抑制剂可以改善疾病的症状及预后。研究不同神经系统疾病过程中铁死亡的

发生及机制可能为疾病治疗提供新思路（表38-1）（Li et al.，2020）。

表 38-1　细胞模型在各系统疾病中的应用

系统	细胞	诱导模型	参考文献
神经系统	HT22	erastin、RSL3、谷氨酸	杨田丽等，2020；Nagase et al.，2020；Jiang et al.，2019
	NSC-34	FAC、erastin、RSL3	Li et al.，2019；Martinez et al.，2018
	PC-12	1-甲基-4-苯基-吡啶离子	宋蕊，2017
	PC-12	叔丁基过氧化氢（t-BHP）	Wu et al.，2018
	PC-12	亚砷酸盐	Tang et al.，2018
肿瘤	MDA-MB-231	erastin、溶酶体破坏剂	Yu et al.，2019；Ma et al.，2016
	MDA-MB-231	酪氨酸激酶抑制剂	Ma er al.，2016
	HCT116	顺铂、RSL3	郭继鹏，2014
	HCT116	西妥昔单抗、β-榄香烯	Chen et al.，2020
	PANC-1	青蒿琥脂（ART）	Eling et al.，2015
	MIAPaCa-2	CN-A、异硫氰酸苯乙基酯	Yuki et al.，2018
	MIAPaCa-2	哌隆定、CN-A、柳氮磺吡啶	Yuki et al.，2018
	SGC-7901	erastin	周希等，2018
	SNU-1	erastin	周希等，2018
	A549	顺铂、erastin	Guo et al.，2017
	RCC4	erastin	Heike et al.，2018
	786-0	erastin	Heike et al.，2018
消化系统	IEC	多不饱和脂肪酸	Wang et al.，2020
	HSC-T6	青蒿素、大黄酚	Kuo et al.，2020
泌尿系统	HK-2	RSL3、抗霉素 A	Pan et al.，2019；陈芳等，2018
	HK-2	顺铂、erastin	Nishizawa et al.，2018；Su et al.，2019

38.1.1.1　小鼠海马神经元细胞 HT22

HT22 广泛应用于多种神经系统疾病的研究，如阿尔茨海默病和帕金森病。erastin 和 RSL3 是铁死亡诱导剂，用 erastin 或 RSL3 处理 HT22 细胞，发现可抑制脂质过氧化物的清除，导致过氧化物在细胞内的蓄积。同时，细胞内铁死亡相关基因表达增加，证明 HT22 是铁死亡敏感的细胞系，可作为研究神经系统疾病中铁死亡的细胞模型（杨田丽等，2020）。

HT22 细胞缺乏离子型谷氨酸受体，可排除谷氨酸引发的细胞死亡。应用谷氨酸盐或 erastin 抑制胱氨酸/谷氨酸反转运体，消耗细胞内半胱氨酸，导致谷胱甘肽含量降低和活性氧（ROS）积累，最终引起 HT22 细胞发生铁死亡。硫酸化是细胞外多糖、蛋白质上酪氨酸残基和甾体激素的一种常见修饰，利用 HT22 细胞研究硫酸化对谷氨酸诱导的氧化应激和 erastin 诱导的铁死亡的影响，结果发现，应用硫酸化抑制剂氯酸钠处理 HT22 细胞后，硫酸乙酰肝素蛋白多糖和硫酸软骨素蛋白多糖硫酸化程度降低，加剧了谷氨酸和 erastin 诱导的细胞铁死亡（Nagase et al.，2020）。

双链 RNA 依赖性蛋白激酶（PKR）是介导氧化应激和内质网应激等多种应激信号转导通路的组成部分，被认为与多种神经退行性疾病有关。PKR 参与内源性氧化应激和铁死亡。应用 PKR 抑制剂 C16（咪唑醇衍生物）处理 HT22 细胞，发现 C16 可阻止谷氨酸和 erastin 诱导的细胞铁死亡、活性氧积累、Ca^{2+} 内流；C16 部分阻止了 erastin 诱导的线粒体和糖酵解功能障碍。这些结果表明，PKR 是氧化应激和铁死亡的重要组成部分，抑制 PKR 对内源性氧化应激诱导的细胞死亡具有神经保护作用（Hirata et al.，2019）。

天麻素（GAS）具有较强的抗氧化活性，在探讨 GAS 对谷氨酸所致小鼠海马神经元 HT22 细胞毒性保护作用的研究中发现，GAS 预处理 HT22 细胞可显著降低谷氨酸诱导的细胞 ROS 产生、乳酸脱氢酶（LDH）的释放和细胞死亡，而铁死亡抑制剂 ferrostatin-1 逆转了上述效应。GAS 通过 Nrf2/HO-1 信号通路保护 HT22 细胞免受谷氨酸诱导的铁死亡（Jiang et al.，2019）。黄芩素在外伤性癫痫（PTE）发作中对神经细胞具有保护作用，在其分子机制的研究中发现，使用柠檬酸铁铵（AFC）诱导 HT22 海马细胞复制神经元损伤模型，黄芩素能显著降低细胞脂质活性氧自由基和 12/15 脂氧合酶（12/15-LOX）的表达，同时降低细胞的铁死亡，发挥神经保护作用。这些发现也在小鼠 PTE 模型中得到验证（Li et al.，2019）。

38.1.1.2　小鼠神经杂交细胞 NSC-34

运动神经元变性是肌萎缩性侧索硬化的主要病理变化。将氨基蝶呤敏感的神经母细胞瘤 N18TG2 与富含运动神经元的第 12 ～ 14 天胚胎脊髓细胞融合，开发了一系列小鼠神经杂交细胞系，NSC-34 是其中一种，具备运动神经元基本特性，且随着培养的成熟可经历波形蛋白-神经丝转换，与神经元发育过程类似（Cashman et al.，1992）。

人血小板裂解物（HPL）对神经元存活，以及脊椎动物神经系统的发育、维持具有明显的影响。HPL 在肌萎缩侧索硬化的 NSC-34 细胞模型中具有显著的神经保护能力，对铁死亡和氧化应激具有抑制作用（Gouel et al.，2017）。在小鼠模型中对 GPx4 进行基因消融导致胚胎死亡，成年小鼠中神经元特异性 GPx4 缺失产生严重的神经退行性病变，小鼠的运动神经元特别容易受到 GPx4 缺失引起的铁死亡的影响。研究发现，运动神经元样细胞系 NSC-34 在分化过程中对铁死亡变得敏感，联合使用 erastin、RSL3 和柠檬酸铁可诱导 NSC-34 细胞出现铁死亡，而且嗜脂性抗氧化剂（Fer-1 和维生素 E）可抑制细胞铁死亡（Martinez et al.，2018）。

38.1.1.3　肾上腺嗜铬细胞瘤 PC12 细胞

PC12 细胞系是一种分化程度较高的肿瘤细胞，既可以合成多巴胺的肿瘤细胞，又具备神经细胞的部分特征，可以被诱导分化，模拟神经突起生长，是研究神经纤维可塑性的细胞模型。1-甲基-4 苯基-四氢吡啶（MPTP）在胶质细胞、星形胶质细胞等非神经元细胞中被单胺氧化酶转化为 1-甲基-4-苯基-吡啶离子（MMP+），可选择性地被多巴胺能神经元吸收，损伤线粒体，抑制线粒体复合物 Ⅰ、Ⅲ、Ⅳ 的活性，降低腺嘌呤核苷三磷酸的生成，增加 ROS 的产生，诱导神经细胞发生氧化应激反应，并能够氧化磷酸化相关蛋白，主要用于 PD 体外模型的建立。

应用不同浓度 MPP+ 分别作用于 PC12 细胞，诱导 PD 体外模型。铁死亡抑制剂

ferrostatin-1 处理后，可改善 MPP⁺诱导的细胞线粒体形态变小、双层膜密度增加及膜的明显皱缩；明显提高细胞的存活率，减轻 MPP⁺对 PC12 细胞的损伤；降低 MMP⁺诱导的 PC12 细胞 LDH 漏出，逆转 MPP⁺导致的细胞内脂质 ROS 和胞质 ROS 的增加，发挥对抗细胞铁死亡的作用（宋蕊，2017）。

叔丁基过氧化氢（t-BHP）是一种广泛使用的氧化应激刺激物，可诱导神经细胞死亡。100μmol/L t-BHP 处理 PC12 细胞 1h，细胞出现铁死亡；PC12 细胞线粒体膜电位和 ATP 生成降低，线粒体 ROS 生成增加，与 JNK1/2 和 ERK1/2 信号通路被激活有关；铁死亡抑制剂 ferrostatin-1 和铁螯合剂去铁胺可逆转上述效应（Wu et al.，2018）。

亚砷酸盐是否是神经元铁死亡的诱因仍不清楚。给予 PC12 细胞亚砷酸盐处理，发现亚砷酸盐显著减少了细胞数量，并引起线粒体出现铁死亡的特征性病理变化。机制探讨提示亚砷酸盐通过活性氧和脂质过氧化产物的积累、Fe^{2+}稳态的破坏、谷胱甘肽和三磷酸腺苷的耗竭、半胱氨酸/谷氨酸反转运体的抑制，导致细胞铁死亡；丝裂原活化蛋白激酶和线粒体电压依赖性阴离子通道的激活、内质网应激的上调，也都参与了此过程。该项研究不仅揭示了慢性亚砷酸盐可能引发细胞死亡的新机制，也为亚砷酸盐相关神经退行性疾病的干预和预防提供了新线索（Tang et al.，2018）。

羟基多巴胺（6-OHDA）复制的 PD 大鼠模型中，铁蛋白重链 1（FTH1）的表达增加。FTH1 参与铁沉积和铁死亡，在 PC12 细胞中 *FTH1* 基因敲除显著抑制了细胞活力，并导致线粒体功能障碍；FTH1 在 PC12 细胞中的过度表达损害了铁蛋白的吸收和微管相关蛋白轻链 3 以及核受体共激活因子 4 的表达，抑制了铁死亡。铁蛋白吞噬抑制剂氯喹和巴非霉素 A1 可抑制 6-OHDA 处理的 PC12 细胞铁蛋白降解和铁死亡（Tian et al.，2020）。

38.1.2 细胞模型在肿瘤疾病中的应用

铁死亡已经成为肿瘤治疗的新靶点。一方面，直接刺激肿瘤细胞发生铁死亡可发挥抑制肿瘤的效应；另一方面，发生铁死亡的癌细胞具有免疫原性，发出信号与免疫系统的细胞相互作用，刺激抗肿瘤免疫反应，从而抑制肿瘤的进展。

38.1.2.1 乳腺癌细胞 MDA-MB-231

乳腺癌是女性癌症的主要死亡原因，三阴性乳腺癌（triple negative breast cancer，TNBC）占乳腺癌的 15% ~ 18%，且治疗困难、死亡率高、易复发。MDA-MB-231 是人 TNBC 细胞系。胱氨酸/谷氨酸转运蛋白系统 X_c^- 是一种氨基酸反转运蛋白，广泛分布在磷脂双层中，是细胞重要的抗氧化成分，由 SLC7A11 和 SLC3A2 组成异二聚体。抑制胱氨酸/谷氨酸转运蛋白系统导致铁依赖性脂质过氧化物引起细胞发生铁死亡。研究发现，黏蛋白 MUC1-C 在 TNBC 中高表达，与 X_c^- 轻链相似，在维持 GSH 和氧化还原平衡中起重要作用。抑制 MUC1-C/X_c^- 信号通路的激活可以诱导 TNBC 细胞发生铁死亡，从而杀死肿瘤细胞或降低肿瘤细胞的自我更新能力（Li et al.，2020）。

erastin 是一种低分子质量化疗药物，可引起铁死亡，但是水溶性差和肾毒性限制了它的应用。据研究发现，靶向囊泡包裹的 erastin 可以增加 erastin 进入 MDA-MB-231 细胞的吸收效率，对 MDA-MB-231 细胞的增殖和迁移具有更好的抑制作用，而且通过减少细胞内 GSH 和提高 ROS 促进了铁死亡的发生（Yu et al.，2019）。

溶酶体破坏剂和酪氨酸激酶抑制剂 lapatinib 诱导 MDA-MB-231 乳腺癌细胞铁死亡和 ROS 增加；此外，铁螯合剂去铁胺（DFO）显著降低 lapatinib 治疗后上述变化。西拉霉素和拉帕替尼处理 MDA-MB-231 乳腺癌细胞，$FeCl_3$ 水平升高。转铁蛋白可增加 lapatinib 的毒性作用，降低转铁蛋白可减少细胞死亡和 ROS 产生。铁死亡抑制剂 ferrostatin-1 是一种铁转运蛋白，负责从细胞中去除铁，ferrostatin-1 能有效抑制 lapatinib 治疗后的细胞铁死亡（Ma et al.，2016）。

在脂质纳米颗粒 LNC 诱导乳腺癌细胞系 MDA-MD-231 中毒机制的研究中，发现 MDA-MB-231 对 LNC 中度敏感，可诱导活性氧自由基的产生和脂质过氧化；敲除 Nrf2 和 ATF4 后增加了 MDA-MD-231 细胞对 LNC 的敏感性，铁死亡抑制剂可降低 LNC 对 MDA-MD-231 细胞的毒性作用（Szwed et al.，2020）。

38.1.2.2　人结肠癌细胞 HCT116

1979 年，M. Brattain 等从男性结肠癌患者体内分离建立了人结肠癌细胞系 HCT-116，即属于 *KRAS* 基因突变的大肠癌细胞。应用化疗药物顺铂处理 HCT116 细胞 48h，对照组同时加入铁死亡特异性抑制剂 ferrostatin-1，研究结果显示顺铂可以抑制 HTC116 细胞株的生长，ROS 水平明显增加，产生细胞毒作用，出现铁死亡特异性的超微结构改变，上述作用可以被 ferrostatin-1 部分逆转。分别用不同浓度的 GPx4 抑制剂 RSL3 处理 HCT116 细胞，发现随着 RSL3 浓度增加、作用时间延长，细胞存活率显著降低。加入铁死亡抑制剂 liproxstatin-1 挽救了 RSL3 诱导的细胞死亡和 ROS 水平增加（郭继鹏，2014）。

RAS 突变限制了抗表皮生长因子受体（EGFR）单克隆抗体联合化疗治疗转移性结直肠癌（mCRC）的有效性。因此，新的细胞死亡形式集中于识别抑制 RAS 诱导的肿瘤发生的间接靶点。最近，新出现的证据显示，在癌症治疗中，特别是在根除对传统疗法有抵抗力的恶性肿瘤时，可能引发铁死亡。

采用西妥昔单抗和生物活性物质 β-榄香烯处理 HCT116 细胞，发现可诱导铁依赖性 ROS 的积累、GSH 的耗竭、脂质过氧化、HO-1 和转铁蛋白上调，以及负调控蛋白 GPx4 和谷氨酰胺酶下调。铁死亡抑制剂可阻断 β-榄香烯联合西妥昔单抗对 HCT116 细胞的作用，该实验证实天然产物 β-榄香烯是一种新的铁死亡诱导剂，与西妥昔单抗联合应用通过诱导铁死亡抑制 KRAS 突变的大肠癌细胞增殖，为 RAS 突变的大肠癌患者提供一种前瞻性的治疗策略（Chen et al.，2020）。

38.1.2.3　胰腺癌细胞 PANC-1 和 MIAPaCa-2

PANC-1 是源自于胰腺导管的细胞。青蒿琥酯（ART）是一种抗疟疾药物，通过引起 ROS 生成，特异性诱导不同癌细胞类型中的程序性细胞死亡。在胰腺导管腺癌细胞系中，ART 可以通过作用于 PANC-1 细胞，特异性诱导 ROS 的产生和铁死亡。使用铁死亡抑制剂 ferrostatin-1，可在 ART 和 ART/HTF 处理细胞 48h 后完全抑制胰腺导管腺癌细胞死亡。除此之外，ART 在其他多种胰腺癌细胞中也可以诱导铁死亡，包括 COLO357（WT

KRas）、BxPC-3（WT KRas）和 AsPC-1（KRasG12D）PC 细胞（Eling et al.，2015）。

MIAPaCa-2 是人胰腺导管腺癌。Cotylenin A（CN-A）具有二萜类三碳环骨架，是由植物致病性真菌产生的，并且在干扰素存在下可诱导人髓样白血病细胞分化、凋亡或抑制癌细胞的生长。CN-A 和异硫氰酸苯乙基酯（PEITC）联合应用，通过诱导 ROS 产生并引发铁死亡，从而抑制胰腺癌细胞的增殖。哌隆定（PL）是一种天然产物，通过明显增加细胞内活性氧水平，可限制癌细胞的细胞毒性。PL、CN-A 和柳氮磺吡啶（一种铁死亡诱导剂）的组合可显著诱导胰腺癌细胞系 MIAPaCa-2 发生铁死亡（Yuki et al.，2018）。

38.1.2.4 胃癌细胞 SGC-7901 和 SNU-1

SGC-7901 细胞系是从未经治疗胃腺癌转移瘤中分离的，被广泛用作幽门螺杆菌相关胃癌研究的细胞模型。SNU-1 细胞系来自于低分化原位胃癌，L-多巴脱羧酶（DDC）阴性，VIP 受体阳性，不表达 N-myc、L-myc、C-cis、IGF-2 及胃泌素释放肽等基因。通过 q-PCR 检测 SNU-1 和 SGC7901 胃癌细胞内 hTERT、SLC7A11、GPx4 的表达，结果提示 SLC7A11 和 GPx4 等铁死亡的抵抗因子在 SNU-1 和 SGC7901 胃癌细胞中低表达，因此这两种细胞系可作为研究铁死亡的理想细胞模型。用不同浓度铁死亡诱导剂 erastin 刺激胃癌细胞 SNU-1 和 SGC7901，发现这些细胞生长被明显抑制，线粒体较 DMSO 对照组细胞小，膜密度高，出现了明显的铁死亡特征。erastin 刺激 SNU-1 和 SGC7901 胃癌细胞，抑制肿瘤细胞生长、减少细胞内 GSH 合成和细胞脂质过氧化情况，应用铁死亡抑制剂预处理可以改善上述症状，而凋亡和坏死的抑制剂没有类似效应（周希，2018）。

38.1.2.5 人非小细胞肺癌细胞 A549

用铁死亡特异性抑制剂 ferrostatin-1 联合顺铂、多柔比星、紫杉醇、柳氮磺胺吡啶等化疗药物处理 A549 细胞 48h，发现顺铂对 A549 细胞生长的抑制作用可以被 ferrostatin-1 部分逆转，坏死抑制剂 necrostain-1、自噬抑制剂氯喹没有出现上述效果。铁螯合剂 deferoxamine 与顺铂一起应用于 A549 细胞，也可以降低顺铂造成的细胞活力降低、线粒体超微结构改变，对 A549 细胞起到了保护作用。锌（Zn）是所有生命形式必需的微量金属，但在高浓度下具有毒性，被认为是一种抗非小细胞肺癌的抗癌药物。对 A549 人非小细胞肺癌细胞在锌暴露 5min 至 24h 后蛋白质组、代谢组和转录组学分析研究发现，锌中毒可导致铁死亡。

大剂量、低分割照射非小细胞肺癌细胞 A549-R 复制肿瘤放射抗性细胞模型，用铁死亡激活剂 erastin 处理抗辐射细胞，发现 GPx4 在抗辐射细胞模型中的表达降低，erastin 增强了 A549-R 的放射敏感性，降低细胞的抗辐射性。erastin 和放射治疗共同作用对肿瘤细胞的杀伤作用更强；铁离子螯合剂去铁胺对 erastin 诱导的细胞死亡有一定的保护作用。在对金属硫蛋白的一种长链非编码 RNA（MT1DP）的研究中发现，MT1DP 可通过下调转录因子 E2 相关因子 2（Nrf2），增加 A549 对 erastin 诱导的铁死亡敏感；异位 MT1DP 可上调丙二醛（MDA）和 ROS 水平，增加细胞内亚铁浓度和还原型谷胱甘肽水平。Nrf2 已被报道为一种抗氧化转录因子，可以降低肿瘤细胞的铁死亡（Guo et al.，2017）。

38.1.2.6　人肾癌细胞 RCC4 和 786-0

癌症的代谢组学分析显示肿瘤中 GSH 水平升高，对铁死亡不敏感。谷氨酸半胱氨酸连接酶（GCL）是谷胱甘肽生物合成的限速酶。BSO（buthionine-sulfoximine）是 GCL 抑制剂。用 BSO 处理 RCC4 细胞，观察细胞内基础谷胱甘肽水平与 BSO 敏感性之间的关系，发现 BSO 可抑制谷胱甘肽水平，诱导脂质过氧化，从而抑制细胞活力。BSO 可降低细胞生存能力，而铁则可增强 BSO 对癌细胞的抑制作用。GCL 抑制剂导致癌细胞铁死亡，因此，肿瘤细胞中谷胱甘肽水平降低可能成为 GCL 抑制剂在肿瘤治疗中应用的选择性标记物。

肾透明细胞腺癌细胞 RCC4 和 786-0 对谷氨酰胺或胱氨酸的消耗、GSH 生物合成和再生途径的破坏或特定 GPx4 的消耗高度敏感，而谷氨酰胺或胱氨酸是 GSH 合成所需的氨基酸。使用铁死亡诱导剂 erastin 抑制胱氨酸的导入可引起 RCC4 和 786-0 细胞数量大量减少，使用铁死亡抑制剂 ferrostatin-1 治疗后可以缓解。同样，通过 ferrostatin-1 处理可部分缓解因使用 BSO 处理而引起的细胞数量减少（Heike et al.，2018）。

38.1.3　细胞模型在消化系统疾病中的应用

铁死亡可能在消化系统疾病中也扮演着重要的角色。许多研究都表明，在酒精性肝损伤、肝纤维化和肝癌等疾病中，发生病变的肝脏细胞出现铁蓄积和脂质 ROS 增多；在胆碱缺乏、补充乙硫氨酸饮食的小鼠模型中，铁死亡可作为脂肪性肝炎的触发因素，导致肝损伤、免疫细胞浸润和炎症反应。溃疡性结肠炎小鼠肠道上皮细胞出现铁死亡，表现为铁超载、GSH 耗竭、ROS 和 MDA 生成，并伴有超氧化物歧化酶（SOD）和 GPx4 表达降低。

38.1.3.1　大鼠小肠隐窝上皮细胞 IEC

IEC 是大鼠小肠隐窝上皮细胞，常被用来研究肠道炎症性疾病，尤其是溃疡性结肠炎等慢性非特异性炎症疾病。用 H_2O_2 和六水合氯化铁联合处理 IEC-6 细胞复制炎症细胞模型，观察含有多种生物活性物质的菟丝子对细胞的影响，发现菟丝子可以增加 IEC 细胞中硒的敏感性，提高 GPx4 的转录水平，抑制了细胞铁死亡；下调 GPx4 阻断了菟丝子对 IEC-6 细胞死亡、GSH 和丙二醇（MDA）含量以及 LDH 活性的保护作用，提示菟丝子通过诱导 GPx4 含量增加，防止溃疡性结肠炎上皮细胞铁死亡。

溃疡性结肠炎的小肠上皮细胞常表现出 GPx4 活性受损迹象。利用多不饱和脂肪酸（PUFA）特别是花生四烯酸（AA）刺激 IEC 复制溃疡性结肠炎的细胞模型，发现 AA 可以刺激 IEC 产生类似铁死亡的细胞因子反应，该反应受 GPx4 的限制。缺乏 GPx4 等位基因的小鼠中，富含 PUFA 的西方饮食会引发局灶性肉芽肿样中性粒细胞性肠炎（Wang et al.，2020）。

38.1.3.2　肝星形细胞 HSC-T6

HSC-T6 是一种贴壁生长的上皮样细胞。乙型肝炎病毒 X 蛋白（HBx）处理 HSC-T6 细胞，可以看到脂质活性氧水平降低，细胞存活率增加，GPx4 表达增加，表明 HBx 可抑制肝细胞发生铁死亡，进而促进肝纤维化发生；触发 HBx 激活的肝 HSC 细胞铁死亡可能是预防肝纤维化有希望的治疗靶点。利用青蒿琥酯在四氯化碳（CCl_4）诱导的肝纤维化小鼠、大鼠和细胞模型中，均能显著促进活化的 HSC 发生铁死亡，抑制纤维化。利用天然产物大黄酚处理 HBx 激活的 HSC 细胞，发现其通过促进肝细胞脂质 ROS 的积累，诱导铁死亡发生，从而阻止肝纤维化的进展（Kuo et al.，2020）。

38.1.4　细胞模型在泌尿系统疾病中的应用

HK-2 属于人肾皮质近曲小管上皮细胞，常被用来研究炎症和毒物造成的肾脏损伤的细胞模型。GPx4 的活性下降导致细胞内 ROS 清除不足，以及铁代谢障碍引起的细胞铁蓄积是铁死亡发生的核心环节。研究发现，HK-2 肾小管上皮细胞对缺氧非常敏感，应用 GPx4 抑制剂 1S,3R-RSL 处理 HK-2 可以诱发细胞铁死亡。用抗霉素 A（antimycin A）处理 HK-2 细胞复制细胞缺血模型，电镜观察可见线粒体变小，膜密度增高，线粒体嵴减少，部分线粒体嵴甚至消失，出现铁死亡的典型变化。用铁螯合剂去铁胺或铁死亡抑制剂 ferrostatin-1 预处理细胞可见线粒体损伤明显减轻，细胞存活率增加（Pan et al.，2019）。

铁死亡在急性肾损伤（AKI）的发病机制中起着至关重要的作用。用抗肿瘤药物顺铂处理 HK-2 细胞，发现细胞出现脂质过氧化增强、GPx4 活性降低、NADPH 和 GSH 水平降低等铁死亡特征，铁死亡抑制剂 ferrostatin-1 可减少这种死亡。肌醇加氧酶（MIOX）是一种近端小管酶，其过表达可加重 AKI 细胞氧化还原损伤。HK-2 细胞过表达 MIOX 加重了上述细胞损伤，而 MIOX 敲除则改善了这些变化。同样，铁死亡抑制剂 ferrostatin-1 减轻了这些损伤。在 MIOX 高表达转基因小鼠和 *MIOX* 基因敲除小鼠接受顺铂治疗，出现了和 HK-2 细胞类似的变化（Nishizawa et al.，2018）。

肾脏缺血再灌注损伤（IRI）与氧化相关的细胞死亡有关。PANX1（pannexin1）是一种 ATP 释放途径家族蛋白，PANX1 缺失通过调节铁死亡来保护肾脏 IRI。在体外培养的人肾 2（HK-2）细胞中，敲除 *PANX1* 基因显著减轻了铁死亡诱导剂 erastin 诱导的脂质过氧化和铁积累，降低了铁死亡相关蛋白的表达；此外，PANX1 缺失可诱导细胞增加血红素加氧酶-1（HO-1）的表达，并通过丝裂原活化蛋白激酶（MAPK）/细胞外信号调节激酶（ERK）途径抑制铁蛋白吞噬。该发现明确了 PANX1/铁死亡在 IRI 治疗中的潜在靶点效应（Su et al.，2019）。

环境压力和毒素可刺激肾小管上皮细胞发生多种类型的细胞死亡，包括凋亡、坏死和铁死亡，引起肾功能不全。激活素受体样激酶（ALK）4/5 参与应激性肾损伤。研究 ALK4/5 信号在铁死亡激活剂 erastin 诱导的 HK-2 人近曲小管上皮细胞死亡中的作用发现，ALK4/5 信号转导与 erastin 诱导的细胞死亡有关，SB431542 或 SB505124 通过激活 HK-2 细胞的 Nrf2 信号来减弱 erastin 诱导的铁死亡，而阻断 ALK4/5 信号通路可通过 Nrf2 信号通路保护 erastin 诱导的 HK-2 细胞死亡（陈芳等，2018）。

38.2　细胞铁死亡常用检测手段

铁死亡是细胞受到刺激后发生的以铁依赖和脂质过氧化为特点的新型细胞死亡类型。随着技术手段和方法不断进步，铁死亡机制研究进展迅速，已成为医学科研研究的热点。铁死亡参与许多慢性疾病的发生发展，因此，掌握和合理应用理想的铁死亡细胞研究技术方法，对于正确评价生理和病理状态下细胞铁死亡水平有着重要意义。细胞铁死亡的常用检测包括形态学、生物学、免疫学和基因学水平的检测。

38.2.1　形态学检测

利用透射电子显微镜观察细胞铁死亡形态学改变，基本超微结构特征为：细胞膜断裂和出泡；线粒体明显皱缩、双层膜密度增高、线粒体嵴减少或消失、线粒体外膜断裂；细胞核大小正常，但缺乏染色质凝聚。

线粒体形态观察：细胞内转染 LifeAct-GFP 荧光蛋白，一定时间后通过激光共聚焦显微镜，利用有丝分裂追踪器观察线粒体的形态。

38.2.2　生物学特征检测

铁离子和 ROS 聚集，激活丝裂原活化蛋白激酶（MAPK）系统，胱氨酸的摄取减少、GSH 耗竭，从而抑制 X_c^- 系统，增加还原型烟酰胺腺嘌呤二核苷酸磷酸氧化酶，释放花生四烯酸等介质。

38.2.2.1　铁水平检测

PGSK 探针具有细胞膜透性，通过流式细胞术或共聚焦显微镜监测活细胞内铁含量，结果表明，在铁死亡的细胞中，PGSK 的绿色荧光会减弱；使用 Iron Assay Kit 检测细胞、组织中的铁含量。

38.2.2.2　脂质过氧化检测

测定脂质过氧化可以评估特定情况下是否发生铁死亡。C11-BODIPY 和 Liperfluo 是亲脂性传感器，能够提供快速、简洁的手段来检测脂质 ROS。在铁死亡细胞中，探针会由红色转变成绿色，脂质过氧化时 Liperfluo 会被脂质过氧化物特异性氧化而发出很强的荧光。

通过荧光法检测脂质过氧化产物丙二醇来评估特定情况下是否发生铁死亡。脂质过氧化产生的羟基化合物（如丙二醛）可以与蛋白质、氨基酸反应生成可发荧光的席夫碱，此碱具有典型的荧光激发光谱和发射光谱。因此，用荧光分光光度计测定其荧光的相对强度，可间接反映脂质过氧化的水平。

38.2.2.3　活性氧检测

采用荧光探针法，即通过流式细胞术使用 C11-BODIPY 探针，在铁死亡细胞中，探针会由红色转化为绿色。

38.2.2.4　细胞内谷胱甘肽水平测定

染料 MCB（monochlorobimane）在谷胱甘肽-*S*-转移酶（GST）催化的反应中与谷胱甘肽形成加合物，未结合的 MCB 几乎是无荧光的，而与还原或氧化的谷胱甘肽结合时，它会发出荧光蓝光。因此，谷胱甘肽的量可以使用荧光计或96孔荧光板读数器容易地检测。

38.2.3　免疫学和基因学水平检测

免疫学特征检测：检测培养液中损伤相关模式分子（damage-associated molecular patterns，DAMP），如高迁移率族蛋白B1、热休克蛋白和IL-1等。

qRT-PCR/WB检测：检测与铁死亡相关的蛋白表达，如PTGS2、NOX1、FTH1、COX2、GPx4、ACSL4等，其中COX2、ACSL4、PTGS2、NOX1在铁死亡细胞中表达上调，GPx4、FTH1在铁死亡细胞中表达下调。

38.3　总结与展望

铁死亡细胞模型对于正确评价生理和病理状态下细胞铁死亡活动和提高细胞铁死亡研究水平有着重要意义，但细胞模型在蛋白质表达和细胞生物学特征上与正常人体或小鼠存在一定差异，单纯使用细胞模型研究铁死亡不能直接反映体内铁死亡的动态变化；现有的铁死亡细胞模型大部分是应用铁死亡诱导剂诱导产生的铁死亡，对应机体正常状态下是否存在铁死亡诱导剂、是否可以利用存在于机体的正常物质诱导细胞发生铁死亡的研究较少，因此亟需在铁死亡研究中引入新型先进的细胞模型，如荧光素标记的细胞、同源细胞、神经祖细胞、溶质转运体载体细胞；探索三维细胞培养、检测、成像分析和整合也有助于推动铁死亡相关机制的研究。利用合适的细胞模型深入探索铁死亡领域的未知问题，进一步揭示铁死亡与疾病发生发展的相互关系将具有十分重要的意义和非常广阔的应用前景。

参 考 文 献

陈芳, 胡韬韬, 陈丹, 等. 2018. 抗霉素诱导肾小管上皮细胞铁死亡的实验研究. 内科急危重症杂志, 24(4): 320-323.

郭继鹏. 2014. 顺铂诱导肿瘤细胞发生 Ferroptosis 及其机制的初步研究. 武汉: 华中科技大学博士学位论文.

宋蕊. 2017. MPP$^+$诱导 PC12 细胞 Ferroptosis 的研究. 合肥: 安徽中医药大学硕士学位论文.

杨田丽, 杨勇飞, 袁增强. 2020. HT22 细胞系铁死亡敏感性研究. 首都医科大学学报, 41(1): 87-91.

周希. 2018. 人端粒酶逆转录酶下调 p53 抑制胃癌细胞铁死亡的机制研究. 泸州: 西南医科大学硕士学位论文.

Cashman N R, Durham H D, Blusztajn J K, et al. 1992. Neuroblastoma x spinal cord (NSC) hybrid cell lines resemble developing motor neurons. Dev Dyn, 194(3): 209-221.

Eling N, Reuter L, Hazin J, et al. 2015. Identification of artesunate as a specific activator of ferroptosis in pancreatic cancer cells. Oncoence, 2(5): 517-532.

Gouel F, Do Van B, Chou M L, et al. 2017. The protective effect of human platelet lysate in models of neurodegenerative disease: involvement of the Akt and MEK pathways. J Tissue Eng Regen Med, 11(11): 3236-3240.

Guo J, Xu B, Han Q, et al. 2017. Ferroptosis: a novel anti-tumor action for cisplatin. Cancer Res Treat, 50(2): 445-460.

Hirata Y, Iwasaki T, Makimura Y, et al. 2019. Inhibition of double-stranded RNA-dependent protein kinase prevents oxytosis and ferroptosis in mouse hippocampal HT22 cells. Toxicology, 418: 1-10.

Jiang T, Cheng H, Su J, et al. 2020. Gastrodin protects against glutamate-induced ferroptosis in HT-22 cells through Nrf2/HO-1 signaling pathway. Toxicol In Vitro, 62: 104715.

Kuo C Y, Chiu V, Hsieh P C, et al. 2020. Chrysophanol attenuates hepatitis B virus X protein-induced hepatic stellate cell fibrosis by regulating endoplasmic reticulum stress and ferroptosis. J Pharmacol Sci, 144(3): 172-182.

Li Q, Li Q Q, Jia J N, et al. 2019. Baicalein exerts neuroprotective effects in FeCl3-induced posttraumatic epileptic seizures via suppressing ferroptosis. Front Pharmacol, 10: 638.

Li J, Cao F, Yin H L, et al. 2020. Ferroptosis: past, present and future. Cell Death Dis, 11(2): 88.

Martinez A M, Mirkovic J, Stanisz Z, et al. 2019. NSC-34 motor neuron-like cells are sensitized to ferroptosis upon differentiation. Febs Open Bio, 9(4): 582-593.

Ma S, Henson E S, Chen Y, et al. 2016. Ferroptosis is induced following siramesine and lapatinib treatment of breast cancer cells. Cell Death Dis, 7(7): e2307.

Miess H, Dankworth B, Gouw A M, et al. 2018. The glutathione redox system is essential to prevent ferroptosis caused by impaired lipid metabolism in clear cell renal cell carcinoma. Oncogene, 37(40): 5435-5450.

Nagase H, Katagiri Y, Oh-Hashi K, et al. 2020. Reduced sulfation enhanced oxytosis and ferroptosis in mouse hippocampal HT22 cells. Biomolecules, 10(1): 92.

Nishizawa S, Araki H, Ishikawa Y, et al. 2018. Low tumor glutathione level as a sensitivity marker for glutamate-cysteine ligase inhibitors. Oncol Lett, 15(6): 8735-8743.

Pan X, Lin Z, Jiang D, et al. 2019. Erastin decreases radioresistance of NSCLC cells partially by inducing GPX4-mediated ferroptosis. Oncol Lett, 17(3): 3001-3008.

Su L, Jiang X, Yang C, et al. 2019. Pannexin 1 mediates ferroptosis that contributes to renal ischemia/reperfusion injury. J Biol Chem, 294(50): 19395-19404.

Sui X, Zhang R, Liu S, et al. 2018. RSL3 drives ferroptosis through GPX4 inactivation and ROS production in colorectal cancer. Front Pharmacol, 9: 1371.

Tang Q, Bai L, Zou Z, et al. 2018. Ferroptosis is newly characterized form of neuronal cell death in response to arsenite exposure. Neurotoxicology, 67: 27-36.

Wang S, Liu W, Wang J, et al. 2020. Curculigoside inhibits ferroptosis in ulcerative colitis through the induction of GPX4. Life Sci, 259: 118356.

Yuki Y, Takashi K, Shunichi K. 2018. Piperlongumine rapidly induces the death of human pancreatic cancer cells mainly through the induction of ferroptosis. Int J Oncol, 52(3): 1011-1022.

Yu M, Gai C, Li Z, et al. 2019. Targeted exosome-encapsulated erastin induced ferroptosis in triple negative breast cancer cells. Cancer Sci, 110(10): 3173-3182.

第 **39** 章

铁死亡研究的模式动物

蔡卫斌

摘要:疾病动物模型是为模拟人类疾病的特定表型或发病机制而培育或诱导的实验动物。以人作为实验对象来研究疾病会受到时间、空间、伦理等多方面的限制。借助疾病动物模型开展的科学研究,可以有目的地控制影响因素,使人类疾病的研究变得更方便、更准确。因此,有效的疾病动物模型是开展铁死亡与重大疾病关系研究的基础性工具。本章围绕铁死亡研究,介绍常见的模式动物基本特点和特性、常用疾病动物模型及制备方法,以及目前已用于铁死亡研究的特异性铁死亡动物模型、肿瘤模型、神经疾病模型、缺血再灌注损伤模型、血液病模型和其他疾病模型。

关键词:模式动物,疾病模型,铁死亡,人类疾病

Abstract: Disease animal model is the laboratory animal bred or induced by the scientist to simulate the specific phenotype or pathogenesis of human diseases. It is not easy for scientists to study the pathological mechanism and prevention measures of human diseases directly in human body because of the limitation of time, space, ethics, and so on. The scientific research carried out with the help of disease animal model can purposefully control the influencing factors and make the research of human diseases more convenient and accurate. Therefore, the effective disease animal model is the basic tool for scientist to study the relationship between ferroptosis and human diseases. Focusing on the study of ferroptosis in this chapter, we will introduce the basic characteristics and methods of model animals, as well as specific animal models for ferroptosis, tumor models, neurological disease models, ischemia/reperfusion injury models, hematological disease models and other disease models that have been used in ferroptosis research.

Keywords: model animal, disease model, ferroptosis, human disease

39.1 铁死亡研究相关模式动物

随着人类基因组计划的完成和后基因组研究时代的到来,新型基因修饰技术不断涌现,模式生物及疾病动物模型研究策略得到了极大提升和发展,人类基因的结构和功能

可以在其他合适的生物中去研究，同样，人类机体的生理过程和人类疾病的病理过程也可以选择合适的生物来模拟。目前，应用于生物医学研究的常见模式生物包括噬菌体、大肠杆菌、酿酒酵母、秀丽隐杆线虫、海胆、果蝇、斑马鱼、爪蟾、小鼠、大鼠、豚鼠、兔、小型猪、犬和非人灵长类动物。这些模式生物通常具有一些基本共同点，包括：有利于回答研究者关注的问题，能够代表生物界的某一大类群；对人体和环境无害，容易获得并易于在实验室内饲养和繁殖；世代短、子代多、遗传背景清楚；容易进行实验操作，特别是具有成熟的遗传操作手段和表型分析方法。

根据已有文献报道，在铁死亡研究中用到的模式动物主要有斑马鱼、小鼠、大鼠和非人灵长类动物等（表 39-1），而豚鼠、兔、小型猪、犬等模式动物尚未应用于铁死亡研究。本节重点介绍斑马鱼、小鼠、大鼠和非人灵长类动物等常见模式动物的基本特征、生物学特性及其作为疾病模型动物在铁死亡研究中的适用性。

表 39-1 已报道的铁死亡研究相关模式动物及疾病模型

模式动物	疾病模型名称	参考文献
斑马鱼	胃癌细胞斑马鱼异种移植模型	Gao et al. 2020
	斑马鱼阿尔茨海默病模型	Feng et al. 2021
	RSL3 诱导斑马鱼肝细胞铁死亡模型	Cheng et al. 2021
	斑马鱼肝细胞癌模型	Li et al. 2020
小鼠	金诺芬诱导小鼠铁死亡模型	Yang et al. 2020
	erastin 诱导小鼠铁死亡模型 小鼠淋巴瘤模型	Zhang et al. 2019
	小鼠血色素沉着症模型	Wang et al. 2017
	小鼠出血性脑中风模型	Karuppagounder et al. 2018
	小鼠脑缺血再灌注（I/R）模型	Lu et al. 2020
	小鼠红细胞输注和清除模型	Youssef et al. 2018
	小鼠抑郁症模型	Cao et al. 2021
	小鼠阿尔茨海默病模型	Ates et al. 2020
	小鼠心脏缺血再灌注（I/R）损伤模型	Feng et al. 2019
	小鼠自闭症模型	Zhang et al. 2019
	铁死亡研究相关小鼠创伤性脑损伤模型	Chen et al. 2021
	GPx4 敲除小鼠模型（Gpx4⁻ᐟ⁻小鼠）	Hammond et al. 2014
	肠缺血再灌注诱导的急性肺损伤（IIR-ALI）模型	Qiang et al. 2020
	急性肺损伤小鼠模型（ALI）	Li et al. 2020
	常染色体显性多囊肾病 Pkd1RC/RC 小鼠模型	Zhang et al. 2021
	铁死亡研究相关荷瘤小鼠模型	Wang et al. 2019
	自发性乳腺癌转移小鼠模型	Nagpal et al. 2019
	DEHP 诱导小鼠睾丸损伤模型	Wu et al. 2021
	阿霉素（DOX）诱导小鼠心肌损伤模型缺血再灌注（I/R）诱导小鼠心肌损伤模型	Fang et al. 2019

模式动物	疾病模型名称	参考文献
大鼠	大鼠脑出血模型	Zhang et al. 2018
	大鼠缺血再灌注（I/R）肾损伤模型	Ding et al. 2020
	大鼠帕金森病（Parkinson's disease，PD）模型	Tian et al. 2020
	大鼠心肌缺血再灌注损伤（I/R）模型	Tang et al. 2021
非人灵长类动物	帕金森病猴模型	Shi et al. 2020

39.1.1　斑马鱼

斑马鱼（zebra fish）是一种起源于东南亚太平洋中的常见小型热带鱼，是蝠鳍亚纲（Actinopterygii）鲤科（Cyprinidae）短担尼鱼属（*Danio*）的一种硬骨鱼。斑马鱼具有繁育能力强、体外产卵授精、胚胎透明并且容易饲养与实验操作等特点，因此，其作为实验动物特别适合进行大规模的正向基因饱和突变与筛选。斑马鱼的这些特点及其适用性使其成为功能基因组时代生命科学研究中重要的模式脊椎动物之一。

斑马鱼体型纤细，成鱼体长 3～4cm。斑马鱼有较完整的消化系统和泌尿系统。泌尿系统末端是尿生殖孔，也是生殖细胞排出体外的通道。斑马鱼的心脏只有一个心房和一个心室，单核-吞噬细胞系统无淋巴结，肝、脾、肾中有巨噬细胞积聚（秦川，2010）。

斑马鱼属低温、低氧鱼，一般生活温度为 25～31℃。幼鱼约 2 个月后可辨雌雄。从斑马鱼整个生长周期上，可以将出生后的斑马鱼区分为胚胎期（0～3d）、卵黄囊期（4～7d）、幼鱼期（7～23d），以及随后的正常期。出生后 90～120d 的斑马鱼达到性成熟，可用于交配产卵。雌鱼性成熟后可产几百个卵子，卵子体外受精和发育，速度很快。卵子和受精卵完全透明，有利于研究细胞谱系，跟踪细胞发育命运。

由于斑马鱼具有独特的生物、生理学特性，因而在很多领域都是很好的模式动物，广泛用于再生医学研究、心血管疾病研究、环境毒理监测、药物筛选等。在铁死亡研究领域，斑马鱼作为模式动物的应用主要有：

（1）斑马鱼可以用于构建胃癌移植瘤模型，在此模型上证明了猕猴桃（*Actinidia chinensis* Planch）抑制胃癌细胞增殖和迁移与细胞凋亡、铁死亡激活和间充质表型抑制相关，是有前景的治疗胃癌的抗肿瘤药物（Gao，2020）。

（2）在斑马鱼肝细胞癌模型，追踪和观察铁死亡病理过程中半胱氨酸/谷氨酸逆向转运蛋白介导的半胱氨酸/胱氨酸池动态变化（Li，2020）。

（3）在阿尔茨海默病斑马鱼模型中，证实血浆凝血酶原通过调节氨基酸和脂质代谢、氧化应激和铁死亡相关基因的表达来改善游泳能力（Feng，2021）。

（4）在铁死亡诱导剂 RSL3 诱导的斑马鱼肝细胞铁死亡模型中，证实维生素 D 衍生物 $1,25(OH)_2D_3$ 通过调节 Keap1-Nrf2-GPx4 和 NF-κB-hepcidin 轴抑制斑马鱼肝细胞铁死亡（Cheng，2021）。

39.1.2　小鼠

17 世纪起，小鼠就用于比较解剖学研究。小鼠最早起源于南亚、北非和欧洲。现今的实验小鼠（mouse，*Mus musculus*）的祖先是欧洲小家鼠（*Mus domesticus*），但融合了亚洲小鼠的一些基因。实验小鼠经过长期选择培育，已形成 500 个品种品系，是目前应用最广泛、研究最清楚和最深入的实验动物。

小鼠属于脊椎动物门哺乳纲啮齿目鼠科。小鼠体形小，易于饲养管理。小鼠出生时 1.5g 左右，哺乳 1 个月后可达 12 ～ 15g，哺乳、饲养 1.5 ～ 2 个月即可达 20g 以上。小鼠饲料消耗量少，成年小鼠的食料量为 4 ～ 8g/d，饮水量 4 ～ 7mL/d，饲养条件较简单，因个体小，可节省饲养场地。小鼠生长快，成熟早，繁殖力强。小鼠 6 ～ 7 周龄时性成熟。小鼠性周期为 4 ～ 5d，妊娠期为 19 ～ 21d，哺乳期为 20 ～ 22d。小鼠一次排卵 10 ～ 23 个（视品种而定），每胎产仔数为 8 ～ 12 只，繁殖率很高，生育期为一年。

小鼠喜好群居、胆小怕惊，喜居于光线暗的安静环境，白天活动较少，夜间却十分活跃，互相追逐配种，忙于觅食饮水，为此夜间应备有饲料和饮水。小鼠经长期的培育，在用于实验研究时，性情温顺，易于抓捕，不会主动咬人（在雌鼠哺乳期间或雄鼠打架时被"捉弄"则会咬人），操作起来很方便，是理想的实验动物。

小鼠对外来刺激极为敏感，不耐饥饿，不耐冷热，如果饲料中断和饮水中断会发生休克，恢复后对体质会带来严重损害；特别怕热，一出汗就易得病死亡，如果环境温度达 32℃时，常会造成小鼠死亡；噪声、温湿度、光线、饥饿等因素的改变都可能导致小鼠应激状态、内分泌改变和无法繁殖。

近交系小鼠：近交系（inbred strain）是指采用近亲交配（兄妹或亲子连续繁殖 20 代以上），种群基因高度纯合，遗传背景一致，可保证研究重复性，广泛用于各类实验研究，常见的近交系小鼠有 C57BL/6、BALB/c、129、DAB、FVB 等。

远交群小鼠：远交群（outbred stock）又称为封闭群（closed colony），是指在一个特定的种群中（5 年不从外部引进）保持非近亲、随机交配育成的动物品系，模拟自然人群的分布，基因保持一定杂合性，具有较强的繁殖力，多用于建立基因修饰小鼠代孕鼠、毒理分析、药物评价、生物效应分析等，如 CD1 小鼠、昆明小鼠等。

突变系小鼠：突变系小鼠是利用遗传突变建立的小鼠品系，常用于特殊动物模型的构建，尤其是遗传型疾病、免疫性疾病和肿瘤等，如肌萎缩症小鼠、肥胖症小鼠、侏儒症小鼠、糖尿病小鼠、白内障小鼠、免疫缺陷鼠等。

小鼠广泛应用于生物医药研究，如生命学科基础研究、医学基础与临床研究、药物筛选、毒性试验和安全评价、生物药品和制剂的效价测定、药效学研究等。在铁死亡研究领域，小鼠作为模式动物的应用主要有以下方面。

（1）构建小分子药物诱导铁死亡小鼠模型。采用高剂量金诺芬（Auranofin）抑制硫氧还蛋白还原酶活性、导致脂质过氧化及铁死亡发生，提示硫氧还蛋白还原酶是铁死亡的关键调节因子，铁死亡抑制剂 Fer-1（ferrostatin-1）可显著保护高剂量金诺芬引起的肝脏损伤（Yang，2020）。此外，采用铁死亡诱导剂 erastin 构建体内铁死亡小鼠模型，可用于脑、肾、肠、脾等器官铁沉积增强和铁死亡机制研究（Zhang，2019）。

（2）敲除谷胱甘肽过氧化物酶 4（glutathione peroxidase，GPx4）构建基因修饰铁死亡小鼠模型（*Gpx4*^{-/-} 小鼠）。将 *ROSA26–CreER*^{T2} 小鼠与 *Gpx4*^{fl/fl} 小鼠交配制备 *ROSA26–CreER*^{T2}；*Gpx4*^{fl/fl} 小鼠，采用他莫昔芬诱导 Cre 表达（Cre 泛表达）后获得 *Gpx4* 基因敲除小鼠。*Gpx4*^{-/-} 小鼠表现出与铁死亡病理特征一致的细胞死亡。利用该诱导型 *Gpx4*^{-/-}

小鼠，研究者阐明了谷胱甘肽/GPx4 轴在预防脂质氧化诱导的急性肾衰竭和相关死亡中的重要作用（Hammond，2014）。

（3）小鼠模型广泛应用于抑郁症、自闭症、阿尔茨海默病、出血性脑中风、创伤性脑损伤等神经系统疾病中铁死亡机制的研究。小鼠接受慢性不可预测的轻度应激 2 个月建立小鼠抑郁症模型，在蔗糖偏好测试（SPT）和强迫游泳测试（FST）中表现出抑郁样症状、无快感和行为绝望。抑郁症小鼠的海马蛋白质组学分析揭示铁死亡参与了抑郁症中的神经元丢失，为抑郁症的治疗提供了潜在的新靶点（Cao，2021）。

在阿尔茨海默病转基因小鼠模型中，脂肪酸合酶抑制剂 CMS121 被证实可调节脂质代谢、减少炎症和脂质过氧化，抑制细胞的铁死亡，从而减轻转基因阿尔茨海默小鼠大脑的认知损失（Ates，2020）。

BTBR T+ tf/J 小鼠（BTBR 小鼠）是一种近交系小鼠，具有孤独症谱系障碍（autism spectrum disorder，ASD）的社交减少、社交场合中发出的超声波少、重度重复理毛行为、脑发育异常及免疫生化指标异常等典型症状。BTBR 小鼠是研究自闭症的理想模型。在 BTBR 小鼠上证实叶酸能减轻神经元的氧化应激、炎症和铁死亡，从而改善小鼠自闭症的异常行为（Zhang，2019）。

采用纹状体灌注胶原酶建立小鼠脑出血模型，观察脑出血过程中铁死亡特征，证实 N-乙酰半胱氨酸（N-acetylcysteine，NAC）通过中和花生四烯酸-5-脂氧合酶产生的毒性脂质，预防氯化血红素诱导的细胞铁死亡和小鼠脑出血中的铁死亡（Karuppagounder，2018）。

采用受控皮质撞击装置建立小鼠创伤性脑损伤模型，在该模型的病理过程中可见典型的细胞铁死亡，治疗骨髓纤维化的药物鲁索替尼（ruxolitinib，Ruxo）可通过抑制创伤性脑损伤小鼠模型的铁死亡发挥神经保护作用，证实了 Ruxo 的神经保护机制（Chen，2021）。

（4）用于小鼠组织器官的缺血再灌注损伤中的铁死亡研究。心肌细胞丢失是致死性心力衰竭发生的关键病理生理因素，在缺血再灌注诱导的小鼠心肌损伤模型和离体灌流小鼠心脏的缺血再灌注模型上，均证实铁死亡是心肌细胞丢失的重要机制。阿霉素（doxorubicin，DOX）诱导的小鼠心肌细胞损伤也表现出典型的细胞铁死亡特征。这些心肌损伤模型的研究发现强调了靶向铁死亡是预防心肌病的心脏保护策略（Fang，2019；Feng，2019）。在小鼠肺损伤模型也证实了细胞铁死亡存在：在 C57BL/6 小鼠建立肠缺血再灌注诱导的急性肺损伤（intestinal ischemia/reperfusion-induced acute lung injury，IIR-ALI）模型中，核因子 E2 相关因子 2（nuclear factor erythroid 2-related factor 2，Nrf2）和信号转导与转录激活因子 3（signal transducer and activator of transcription 3，STAT3）通过调节溶质载体家族 7 成员 11（solute carrier family 7 member 11，SLC7A11）在铁死亡中发挥关键作用，从而改善与急性肺损伤相关的病理过程（Qiang，2020）；p53 凋亡刺激蛋白抑制剂能通过抑制铁死亡过程，从而减轻肠缺血再灌注诱导的急性肺损伤（Li，2020）。铁死亡被证实参与了小鼠脑缺血再灌注损伤的病理过程，高表达的 LncRNA PVT1 通过 miR-214 调控转铁蛋白受体 1（transferrin receptor 1，TrR1）和 p53 的表达促进了脑损伤过程的细胞铁死亡。在脑损伤的铁死亡过程中可能存在 lncRNA PVT1/miR-214/p53 的正反馈环（Lu，2020）。

（5）用小鼠移植瘤模型研究细胞铁死亡在肿瘤发生发展中的作用。目前，已在人纤维肉瘤细胞 HT-1080 移植瘤模型、小鼠黑色素瘤细胞（鸡 OVA 基因修饰）B16-OVA 移植瘤模型、小鼠黑色素瘤细胞 B16 移植瘤模型、小鼠卵巢癌细胞 ID8 移植瘤模型等模型上，证实细胞铁死亡参与肿瘤的发展与转归。研究者在这些肿瘤模型上开展肿瘤免疫治疗，发现免疫治疗激活的 CD8$^+$T 细胞能够增强肿瘤细胞中铁死亡特异性脂质过氧化，并且增加铁死亡，有助于免疫治疗的抗肿瘤效果。T 细胞促进的肿瘤性铁死亡是一种抗肿瘤机制，靶向此途径的靶点阻断是一种潜在的治疗方法（Wang, 2019）。

（6）用小鼠模型研究铁死亡与其他疾病的关系。例如，血色素沉着症小鼠模型铁死亡特征的研究。在喂食高铁饮食的小鼠和铁超载的遗传性血色素沉着症小鼠模型中证实存在铁死亡。铁处理可诱导 SLC7A11$^{-/-}$细胞铁死亡，表明在高铁条件下，删除 SLC7A11 可促进铁死亡的发生，证明铁在触发 SLC7A11 介导的铁死亡中起着关键作用，并提示铁死亡可能是治疗血色素沉着症相关组织损伤的潜在靶点（Wang, 2017）。在小鼠输血（红细胞输注和清除）模型中，红细胞吞噬功能增加导致红髓巨噬细胞铁死亡，这些可能与红细胞吞噬功能增加引起的病理条件有关，如输血相关免疫调节和宿主免疫受损（Youssef, 2018）。在常染色体显性多囊肾病 *Pkd1$^{RC/RC}$* 小鼠模型（*Pkd1* 突变小鼠模型）上，证实铁死亡促进常染色体显性遗传多囊肾病小鼠模型的囊肿生长和进展，以铁死亡为治疗靶点可能是治疗常染色体显性多囊肾病的一种新策略（Zhang, 2021）。采用邻苯二甲酸二乙基己酯［Di-(2-ethylhexyl) phthalate, DEHP］暴露，建立 DEHP 诱导的小鼠睾丸损伤模型，在该模型上证实青春期前 DEHP 暴露通过 HIF-1α/HO-1 信号通路导致小鼠睾丸间质和支持细胞铁死亡，从而引起睾丸损伤（Wu, 2021）。

39.1.3 大鼠

实验大鼠（rat, *Rattus norregicus*）由野生褐家鼠驯化而成，1828 年完成了第一例以大白鼠为实验对象的科学研究。随着遗传学理论的发展，研究者对大鼠进行了系统的遗传学研究，并培育出一些具有特定代谢特点或患有特定疾病的大鼠品系。

大鼠拥有与人类解剖形态相似的磨牙，可产生与人类一样的龋损，适用于建立龋齿动物模型。大鼠肝分为六叶，再生能力强，适用于肝外科实验研究，但没有胆囊，不能呕吐，不适用于催吐实验研究。大鼠气管及支气管腺不发达，不宜作为慢性支气管炎模型，也不宜进行祛痰平喘药物研究。大鼠右肾比左肾稍前，肾只有一个乳头和一个肾盏，可有效进行肾套管插入研究。雄性大鼠生殖系统有许多高度发育的副性腺，腹股沟管终生保持开放，睾丸于出生后 30 ～ 35d 开始下降。雌性子宫为 Y 形双子宫，胸部和腹部各有 3 对乳头。大鼠的垂体-肾上腺功能发达，应激反应灵敏。

大鼠新生时的体重为 5 ～ 6g，成年后雄鼠可达 200 ～ 350g、雌鼠可达 180 ～ 300g，寿命 3 ～ 5 年。大鼠汗腺极不发达，仅分布在爪垫上。尾巴是主要的散热器官。当饲养温度过高时，大鼠靠流大量唾液调节体温，唾液腺功能失调时，易中暑死亡。雄鼠出生后 30 ～ 35d 睾丸下降进入阴囊，45 ～ 60d 产生精子，60d 可自行交配，最适繁殖期为 90d 后的体成熟时。雌鼠一般 70 ～ 75d 阴道开口，初次发情排卵在阴道开口前后，80d 后体成熟，进入最适繁殖期。雌鼠性周期为 4 ～ 5d，妊娠期（21±2）d，每胎产仔 8 ～ 13d。一般大鼠繁殖和生产使用期为 90 ～ 300d。

经过一百多年的发展，大鼠品系日渐繁多，按照遗传学分类及主要品种，可将大鼠分为：①封闭群大鼠，包括 Wistar 大鼠、Sprague-Dawlay（SD）大鼠和 Long-Evens 大鼠等；②近交系大鼠，包括 F344 大鼠、LEW 大鼠、Lou/CN 和 Luo/MN 大鼠等；③突变系大鼠，包括 SHR 大鼠、WKY 大鼠、裸大鼠和癫痫大鼠等。

大鼠作为用量仅次于小鼠的常用实验动物之一，被广泛应用于生物医学研究中的各个领域，如肥胖、高血压、神经系统疾病等重大疾病的研究，也常用于药物评价及遗传学、衰老、计划生育等方面的研究。在铁死亡研究领域，大鼠作为模式动物的应用主要如下。

（1）用于组织器官的缺血再灌注损伤中的铁死亡研究。在大鼠心肌缺血再灌注损伤模型中发现大鼠心肌细胞存在泛素特异性蛋白酶 7（ubiquitin-specific protease 7，USP7）/p53/TfR1 的新途径，研究者证实 USP7 通过激活缺血再灌注后大鼠心脏中的 p53/TfR1 通路促进铁死亡（Tang，2021）；在大鼠缺血再灌注肾损伤模型中证实存在肾小管细胞的铁死亡，miR-182-5p 和 miR-378a-3p 能下调谷胱甘肽过氧化物酶 4（glutathione peroxidases 4，GPx4）和 SLC7A11 导致肾损伤中铁死亡的激活（Ding，2020）。

（2）用于脑出血、帕金森病等神经系统疾病中铁死亡机制研究。在大鼠脑出血模型上，研究者证明 GPx4 通过介导的铁死亡参与了脑出血后的继发性脑损伤，通过特异性抑制剂或 GPx4 上调抑制铁死亡可能是改善脑出血所致脑损伤的潜在策略（Zhang，2018）；铁死亡参与帕金森病病理生理过程，在 6-羟基多巴胺（6-hydroyxdopamine，6-OHDA）诱导的大鼠帕金森病模型上，进一步证实铁蛋白重链 1（ferritin heavy chain 1，FTH1）介导了铁蛋白沉积和铁死亡之间的联系，FTH1 通过铁自噬（ferritinophagy）抑制帕金森病的铁死亡，为该疾病潜在药物靶点的研究提供了新的视角（Tian，2020）。

39.1.4　非人灵长类动物

非人灵长类动物在亲缘关系上和人最接近，与人类的遗传物质有 75% ～ 98.5% 的同源性，在组织结构、免疫、生理和代谢等方面与人类高度近似，是传染病如艾滋病、肝炎、肠出血热等不可替代的模型动物，也广泛用于帕金森病、糖尿病、神经精神病等人类重大疾病的研究。近年来，由于野生动物的保护加强，非人灵长类动物来源减少、价格昂贵，允许替代的研究都会考虑选用非人灵长类之外的实验动物（田朝阳，2009）。

非人灵长类动物喜群居，猴群受猴王领导。非人灵长类动物属杂食性动物，夜伏昼出，善攀登、跳跃，有较发达的智力，常打斗，难驯化。从解剖生理特点看，非人灵长类动物不能体内合成维生素 C，需要从食物摄取。非人灵长类动物有颊囊，颊囊是利用口腔中上下黏膜的侧壁与口腔分界，用来储存食物。大脑发达，脑回脑沟丰富。左肺 3 ～ 4 叶，右肺 2 ～ 3 叶。单子宫，有月经现象。雄性 4.5 岁、雌性 3.5 岁性成熟，性周期 21 ～ 28d，月经期 2 ～ 3d。妊娠期 165d，单胎单仔，年产 1 胎，寿命 15 ～ 25 年。常见的非人灵长类动物有以下几种。

（1）猕猴：主要有恒河猴。一般用于传染病学研究、营养性疾病研究、老年病研究、行为学和精神病研究、生殖生理研究。

（2）食蟹猴：食蟹猴又称长尾猴或爪哇猴，体型较猕猴小，常应用于药理学、毒理学、药物安全评价等方面的实验研究。

（3）狨猴：又名绢毛猴，有普通狨、银狨、倭狨；棉顶狨；无颊囊；主要用于生殖生理、避孕药物研究，以及甲型肝炎病毒和寄生虫病的研究。

非人灵长类动物显示了与人类许多相似的生物学和行为学特征，成为解决人类健康和疾病问题的基础研究及临床前沿的理想动物模型，广泛应用于人类传染性疾病研究、神经科学研究、新药研发过程中毒理学研究、器官移植研究、生殖生理学研究、生殖生理学研究及环境卫生学研究等。

目前，在铁死亡研究领域，应用非人灵长类动物作为模式动物的研究较少，在帕金森病猴模型上证实铁死亡可能参与帕金森病的病理生理过程，氯碘羟喹（clioquinol，CQ）可以显著改善运动和非运动缺陷，这与感觉神经元中铁含量和 ROS 水平的降低有密切关系。此外，该研究显示 CQ 对 AKT/mTOR 信号通路具有积极作用，并在体内和体外对 p53 药物诱导的细胞铁死亡具有阻断作用（Shi，2020）。

39.2　铁死亡研究相关动物模型制备方法

实验动物因其能模拟人体生理状态或实现疾病的病理生理过程，是生物医学研究必备的基础科研条件和生物医药产品进入应用的必经环节。为了保证动物实验的准确性和可重复性，通过特殊技术手段，把需要研究的生理现象或病理活动相对稳定地显现在标准化的实验动物身上，供实验研究使用，即为疾病动物模型。疾病动物模型在生物医学研究中已被广泛应用于基因功能解析、临床试验研究、疾病机制研究、靶点药物发现、新药研发和筛选、药代动力学和毒理学实验等。本节从模型制备方法的角度重点介绍铁死亡相关动物模型制备的基本策略，以及疾病动物模型制备的新技术和新方法。

人类疾病研究中常用的实验动物模型按产生原因可分为自发性动物模型、诱发性动物模型、基因修饰动物模型、阴性实验动物模型和孤立实验动物模型。根据目前铁死亡相关文献，按照制备方法的不同，把铁死亡研究相关动物模型分为四大类型。

（1）基因修饰动物模型。如 *Gpx4*$^{+/-}$ 小鼠、常染色体显性多囊肾病 *Pkd1*$^{RC/RC}$ 小鼠、小鼠血色素沉着症模型（*Hjv*$^{-/-}$ 和 *Smad4*$^{Alb/Alb}$ 小鼠）、小鼠自闭症模型（BTBR T$^+$ Itpr3^{tf}/J）、C57BL/6J 背景的 *APP*^{swe}/*PS1*^{ΔE9} 双转基因小鼠阿尔茨海默病模型等。

（2）外科手术诱导动物模型。如缺血再灌注组织器官损伤模型、出血性脑中风模型、小鼠红细胞输注和清除模型、肠缺血再灌注诱导的急性肺损伤（IIR-ALI）模型、创伤性脑损伤模型等。

（3）诱发性动物模型。如 RSL3 诱导斑马鱼肝细胞铁死亡模型、金诺芬诱导小鼠铁死亡模型、erastin 诱导小鼠铁死亡模型、DEHP 诱导小鼠睾丸损伤模型、DOX 诱导小鼠心肌病模型、阿尔茨海默病模型、帕金森病模型、抑郁症模型等。

（4）移植性肿瘤动物模型。如胃癌细胞斑马鱼异种移植模型、斑马鱼肝细胞癌模型、铁死亡研究相关移植肿瘤小鼠模型等。

39.2.1　基因修饰动物模型

基因修饰动物模型（gene-modified animal model）又称为基因工程动物模型（genetically engineered animal model），是指应用胚胎工程和基因工程等现代生物技术有目的地干预动物的遗传组成，使动物出现新的性状，并使其能有效遗传下去，形成新的、可供生命科学研究和其他目的所用的动物模型。

自 1982 年美国科学家将大鼠生长激素基因导入小鼠受精卵中获得转基因超级鼠以来，转基因动物已成为当今生命科学中快速发展的领域。采用转基因技术建立的疾病动物模型改变了生命科学和医学研究的面貌。哺乳类动物基因转移方法是将改建后的目的基因（或基因组片段）用显微注射等方法注入实验动物的受精卵，然后将此受精卵再植入受体动物的输卵管或子宫中，使其发育成携带有外源基因的转基因动物。

转基因动物制备过程中的最大问题在于外源基因导入受精卵后，与细胞基因组重组位点不可控制，导致外源基因不表达或引起基因组基因表达混乱，常常得不到预期的表型效应或引起动物异常。为了精确地把外源基因重组入基因组靶位点，在胚胎干细胞（embryonic stem cell，ES 细胞）和同源重组技术的基础上建立了定点改变物种遗传信息的实验手段，即基因打靶（gene targeting）技术。采用基因打靶技术构建基因修饰小鼠的基本流程：首先获得具有生殖系传递能力的小鼠 ES 细胞系，同时克隆两个同源重组臂、构建包含同源重组臂和基因修饰元件的重组质粒，将质粒导入 ES 细胞。筛选质粒与 ES 细胞基因组发生同源重组的阳性 ES 细胞。通过胚胎显微注射技术或者胚胎融合的方法将经过遗传修饰的 ES 细胞引入小鼠囊胚内细胞团中，经过遗传修饰的 ES 细胞仍然保持分化的全能性。将囊胚移植入受体小鼠子宫，可获得子代嵌合体小鼠（部分器官为该改造后的干细胞发育而成），通过选择性培育（将嵌合体小鼠与正常小鼠交配，在下一代中进行筛选），可获得基因敲除（knock-out）小鼠或基因敲入（knock-in）小鼠，该基因修饰小鼠全部器官由改造后的干细胞发育而成。

因同源重组的效率太低，无法实现直接对受精卵干细胞的基因修饰，基因打靶技术必须依赖体外胚胎干细胞的遗传改造。此外，具有生殖系传递能力的胚胎干细胞制备也非常困难，这些因素导致基因打靶小鼠制备中存在周期长、成本高、成功率低、物种限制等瓶颈性问题。因此，提高基因修饰的效率、绕开胚胎干细胞直接对受精卵干细胞进行基因修饰是亟待突破的技术屏障。

近年来兴起的基因编辑技术（genome editing technology）因具有操作简单、修饰效率高、不依赖体外遗传改造胚胎干细胞、周期短、成本低、无物种限制等优势，已广泛应用于基因修饰小鼠制备。基因编辑技术是指在基因组水平上对 DNA 序列进行改造的遗传操作技术，即人们可以依靠自己的意愿实现 DNA 的修改。基因编辑依赖于经过基因工程改造的核酸酶，也称"分子剪刀"，在基因组中特定位置产生位点特异性双链断裂，诱导生物体通过非同源末端连接（non-homologous end Joining，NHEJ）或同源重组（homologous recombination，HR）来修复断裂双链，在这个修复过程中容易删除部分碱基或者增加外源片段重组入断裂双链的概率，从而导致靶向基因敲除或敲入，这种靶向突变就是基因编辑（图 39-1）。

常见的基因编辑系统包括锌指核酸酶（ZFN）、转录激活因子样效应核酸酶（TALEN）和成簇规律间隔短回文重复（CRISPR/Cas9）系统等。其中，CRISPR/Cas9 是目前最为简便、应用最为广泛的基因编辑技术，开发此基因组编辑方法的法国微生物学家 Charpentier 和美国生物学家 Doudna 因此获得 2020 年诺贝尔化学奖。

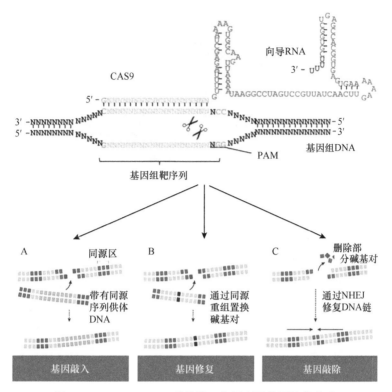

图 39-1　CRISPR/Cas9 系统的工作原理及基因修饰方式

CRISPR/Cas9 是一种来源于细菌获得性免疫的、由 RNA 指导 Cas9 蛋白对靶向基因进行修饰的技术，可用来对抗入侵的病毒及外源 DNA。CRISPR/Cas9 利用一段小 RNA 来识别并剪切 DNA 以降解外来核酸分子，目前已广泛应用在各类基因工程动物模型的制备，其原理是：crRNA（CRISPR-derived RNA）通过碱基配对识别和结合靶基因序列，并与具有固有序列的 tracrRNA（trans-activating RNA）结合形成具有特定茎环结构的向导 RNA（small guide RNA，sgRNA），引导核酸酶 Cas9 蛋白与之结合并激活该核酸酶。活化的 Cas9 蛋白在与 crRNA 配对的序列靶位点处剪切双链 DNA，产生 DNA 双链断裂，迫使细胞进行紧急修复，通过 NHEJ 或 HR 机制来修复断裂双链，造成靶位点基因的插入/缺失突变。如果通过胚胎显微注射的方式将 Cas9 蛋白（也可以用 mRNA）和 sgRNA，或带有同源序列的供体 DNA 共同导入合子状态的受精卵中，进行胚胎移植后，经过鉴定和筛选后，可获得基因修饰小鼠（图 39-1 和图 39-2）。

在基因修饰技术不断发展进步的基础上，科学家建立了丰富的基因修饰动物资源库，其中包括小鼠、大鼠、豚鼠、斑马鱼、猪、狗、非人类灵长类等多种实验动物。这些实验动物与人类多种疾病相关，主要包括肿瘤、心脑血管病、代谢性疾病、退行性神经疾病及重大传染病等。在铁死亡研究领域，常见的基因修饰动物模型有通过基因敲除方法建立的 $Gpx4^{-/-}$ 小鼠、通过基因突变方法建立的常染色体显性多囊肾病 $Pkd^{IRC/RC}$ 小鼠、多种基因修饰小鼠联合使用的小鼠血色素沉着症模型（$Hjv^{-/-}$ 和 $Smad4^{Alb/Alb}$ 小鼠）、小鼠自闭症模型（BTBR T$^+$ Itpr3^{tf}/J）、C57BL/6J 背景的 $APP^{swe}/PS1^{\Delta E9}$ 双转基因小鼠阿尔茨海默病模型等。

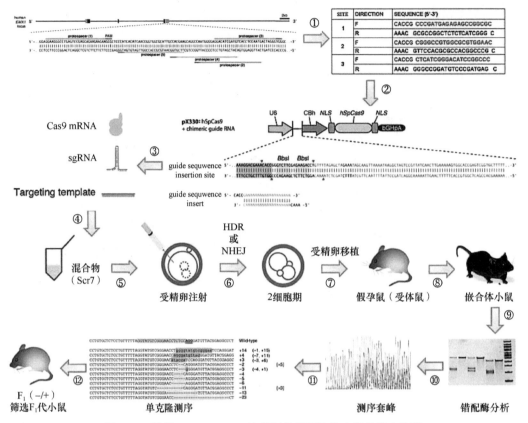

图 39-2　采用 CRISPR/Cas9 技术制备基因修饰小鼠的基本步骤

①设计打靶序列；②合成寡核苷酸片段；③退火和载体构建；④体外转录制备 RNA；⑤溶液准备和受精卵显微注射；⑥受精卵内基因组修饰；⑦受精卵移植；⑧孕育产生嵌合体小鼠；⑨ T7 错配酶分析鼠尾 DNA 的 PCR 产物；⑩ PCR 产物测序与套峰；⑪ 单克隆构建与测序；⑫ 筛选基因型合适的小鼠

39.2.2　外科手术诱导动物模型

通过外科手术建立的实验动物模型可用于模拟某些疾病的病理状态，研究探讨有关疾病的发生、发展和转归，并研究对外科疾病新治疗方法的效果等，在心脑血管系统、神经系统等疾病研究中应用十分广泛。此外，肿瘤接种、传感器植入、动物给药及样本采集等常规外科手术操作，均需要标准化的实施指南，以实现疾病动物模型的可操作性、可重复性及稳定性。

在铁死亡研究领域，通常采用外科手术建立组织器官损伤的动物模型，以研究在这些损伤病理生理过程中的铁代谢特征与细胞铁死亡情况。已报道的用于铁死亡研究的外科手术诱导疾病模型包括：脑、心肌、肾等器官的缺血再灌注损伤；出血性脑中风；红细胞输注和清除、肠缺血再灌注诱导的急性肺损伤、创伤性脑损伤等。

外科手术诱导动物模型的特点：模型应能真实模拟人类某一疾病病理状态，实现在人体无法进行的某些研究过程，结果真实可靠，较少主观因素和偏差；可以快速获得实验资料；按照研究者精心设计所获得的外科实验动物模型，具有高度的可重复性；研究方法不受干扰，可完全按照随机性研究的原则和医学统计学的要求进行设计及严格按对照实验分组，从而尽可能地排除人为及其他干扰因素；可一次获得成批、成组的实验结果；研究结果客观、准确。

与人体手术一样，实验动物的外科手术实施同样需要进行标准的术前、术后准备及处理，以保证实验动物免遭不必要的痛苦，同时减少术后感染，提高手术成功率和疾病模型的稳定。

术前准备包括：①手术器械的准备，根据动物的大小，准备对应手术操作中需要的手术巾及手术器械，并统一打包进行消毒灭菌处理；②实验动物的准备，选择健康及遗传背景清楚的动物备用，选择适宜的麻醉方式，术前对动物进行麻醉和固定；③实验操作人员的准备：操作者在实施手术前，应熟知有关实验动物的研究方法、法规及动物伦理相关规定，并对动物麻醉、手术操作技术进行相关训练。

术后处理包括：①动物术后的生命体征监测，手术结束后，将动物转移至干净温暖的饲养笼中，并关注其体温、心率、血压、呼吸频率等生命体征，等待其从麻醉状态中复苏；②动物术后的并发症处理，动物由于术后疼痛导致进食减少、体重减轻、恢复期延长等，可进行对应的镇痛治疗。由于术中操作不当导致的术后感染，可进行对应的抗生素治疗。由于麻药过量、手术操作失误及术中大出血等均易导致动物呼吸及心搏骤停最终死亡，因此，术后恢复区应配备必要的外科急救器械及药品。

39.2.3　诱发性动物模型

诱发性疾病动物模型又称实验性动物模型（experimental animal model），是指通过使用物理、化学、生物等致病手段，人为制造的疾病模型。其优点是制作方法简便，实验条件容易控制，短时间内可大量复制；缺点是诱发的疾病模型与自然产生的疾病在某些方面有所不同，而且有些人类疾病不能用人工方法诱导出来。

目前诱发性动物模型的诱导方法包括：物理诱导，如机械力（脑损伤、骨折）、手术、温度变化（冻伤、烧伤、烫伤）或射线；化学诱导，如小分子药物、化学致癌剂、化学毒物中毒、链脲佐菌素复制糖尿病模型、营养物质过剩或缺乏等；生物诱导，如细菌、病毒、寄生虫、生物毒素等；复合方法诱导，如用致病菌联合寒冷或联合 SO_2 诱导慢性支气管炎模型。

在铁死亡研究领域主要采用化学诱导的方法制备各类诱发性动物模型，如采用小分子药物金诺芬或 erastin 诱导小鼠铁死亡、采用 DEHP 诱导小鼠睾丸损伤及细胞铁死亡、采用 RSL3 诱导斑马鱼肝细胞铁死亡、DOX 诱导小鼠心肌损伤和细胞铁死亡等。此外，氯化铝诱导斑马鱼阿尔茨海默病模型、6-OHDA 诱导大鼠帕金森病模型、MPTP 诱导非人灵长类帕金森病模型等也是应用于铁死亡研究常用的诱发性动物模型。

39.2.4　移植性肿瘤动物模型

在多种肿瘤细胞中发现了铁死亡现象，并因铁死亡在肿瘤的发生、发展及肿瘤多重耐药方面起到重要作用而备受关注，越来越多的证据表明触发肿瘤细胞铁死亡有望成为新的肿瘤治疗策略。

理想的肿瘤动物模型是研究肿瘤细胞铁死亡机制、生物学特性及肿瘤预防和治疗的重要工具。肿瘤动物模型分为自发性肿瘤动物模型、诱发性肿瘤动物模型、转基因肿瘤动物模型和移植性肿瘤动物模型。其中，移植性肿瘤动物模型的应用最为广泛。目前，在铁死亡研究领域中多采用肿瘤细胞接种建立的移植瘤动物模型来开展相关研究。

自发性肿瘤动物模型是指不经有意识的人工实验处置，而是自然发生的一类肿瘤。自发性肿瘤动物模型与人类肿瘤的发生非常相似，是理想的肿瘤动物模型，但因其影响因素较多，成瘤时间长，均一性较差，所以实际应用非常少；诱发性肿瘤动物模型是指经物理因子、化学或病毒等因素诱导之后获得的肿瘤动物模型，能够很好地模拟癌变发生过程，常用于可疑致癌因素的验证；转基因肿瘤动物模型是指借助基因工程技术将外源肿瘤基因导入宿主细胞，稳定地整合到宿主基因组中，并能稳定遗传的肿瘤模型；移植性肿瘤动物模型，即将动物、人的肿瘤移植到同系、同种或异种动物体内，经过传代后组织学类型明确，移植成活率、生长速度、自发消退率、宿主荷瘤寿命、侵袭和转移等生物学特性稳定。

按肿瘤来源，可将移植性肿瘤动物模型分为同种移植和异种移植两大类。同种移植是指把动物肿瘤移植于同系或同种动物体内，具有成瘤率高、成长速度快、受体动物免疫功能正常等特点；异种移植是指将人或其他动物的肿瘤移植到另一种属的受体动物体内，受体动物常使用免疫缺陷型，目前主要有裸鼠（*nu/nu*）、严重联合免疫缺陷病（SCID）鼠、非肥胖糖尿病/严重联合免疫缺陷病（NOD/SCID）鼠和非肥胖糖尿病严重联合免疫缺陷病/白细胞介素 2γ 受体缺失（NSG）鼠等（路杰，2014）。免疫缺陷型动物体内 T 细胞功能缺陷，或 B、T 细胞联合缺陷，或 B、T、NK 细胞联合缺陷，对异种组织不会发生免疫排斥反应，所以可以接受异种肿瘤组织的移植（李媛，2012）。除了免疫缺陷小鼠，免疫系统人源化小鼠也常用于肿瘤免疫治疗研究。免疫系统人源化小鼠是指体内携带有人源细胞、组织或器官的小鼠模型（Brehm，2010），将人免疫细胞移植入免疫缺陷小鼠后构建的模型，即为免疫系统人源化小鼠模型，能够有效重建人体免疫系统，更好地模拟人体内肿瘤细胞与免疫系统之间的相互作用特征（郭文文，2019）。根据移植物性质，又可将移植性动物肿瘤模型分为两类，即细胞移植模型和组织块移植模型。直接用肿瘤细胞接种动物制作的肿瘤动物模型称为细胞移植模型，细胞移植模型又分非实体瘤细胞移植模型和实体瘤细胞移植模型两类；组织块移植模型是指将实体肿瘤组织剪成小组织块移植入动物体内形成肿瘤动物模型。

肿瘤移植方法分为原位移植和异位移植。原位移植包括肺、肾、肝、卵巢等；而在异位移植中，皮下移植最为常用。常用的肿瘤移植方法有肿瘤细胞悬液接种法、肿瘤组织块移植法和匀浆法等。

相较于其他三种肿瘤动物模型，移植性肿瘤动物模型在基础研究和抗肿瘤药物筛选中使用最多，目前临床所用的抗肿瘤药大多数是由移植性肿瘤动物模型试验筛选发现的。应用移植性肿瘤动物模型筛选药物有诸多优点：使一群动物同时被接种等量的肿瘤细胞，可满足肿瘤生长速率一致、个体差异较小、接种成活率高等要求，且对宿主的影响类似，易于客观判断疗效，可在同种动物中连续移植，长期保留供实验用，并且实验周期较短，实验条件易于控制，因此目前抗肿瘤药筛选大多数采用移植性肿瘤动物模型（刘福英，2000）。

在铁死亡研究领域，常见的移植性肿瘤动物模型有：胃癌细胞斑马鱼异种移植模型、斑马鱼肝细胞癌模型、人纤维肉瘤细胞 HT-1080 移植瘤模型、小鼠黑色素瘤细胞（鸡

OVA 基因修饰）B16-OVA 移植瘤模型、小鼠黑色素瘤细胞 B16 移植瘤模型、小鼠卵巢癌细胞 ID8 移植瘤模型、弥漫性大 B 细胞淋巴瘤动物模型等。

39.3　铁死亡研究相关疾病模型介绍

铁死亡与神经系统疾病、恶性肿瘤、缺血再灌注损伤性疾病、肾损伤、血液疾病、代谢性疾病等重大疾病密切相关，其主要病理生理特征是细胞死亡过程中伴随着大量的铁离子累积和脂质过氧化。目前，已在多种疾病动物模型上开展了铁死亡相关机制、调控策略、诱导剂和抑制剂等相关研究，同时建立了特异性的、以铁死亡为典型表型的动物疾病模型。本节主要介绍铁死亡研究相关疾病动物模型构建方法及其铁死亡特点。

39.3.1　特异性铁死亡动物模型

在铁死亡研究过程中，某些小分子药物可以诱导典型的细胞铁死亡，某些基因敲除或突变的细胞也可以表现出铁死亡表型或病理特征。因此，可以采用小分子药物或基因修饰的方式建立具有铁死亡病理特征的动物模型。

39.3.1.1　金诺芬诱导小鼠铁死亡模型

铁稳态对机体健康非常重要，缺乏铁调素（hepcidin）会导致遗传性血色素沉着症和铁负荷型贫血等铁超载疾病，抗风湿性关节炎药物金诺芬 Auranofin 通过激活 hepcidin 可治疗铁过载相关疾病。同时，高剂量的金诺芬是一种全新的铁死亡激动剂，可用于构建特异的铁死亡小鼠模型（Yang，2020）。

1）制备方法

16 周龄雄性和雌性 Hfe$^{-/-}$ 小鼠、C57BL/6J 小鼠。小鼠被给予含 50mg/kg 铁的蛋清型 AIN-76A 饮食，所有小鼠维持 12h/12h 光/暗周期。C57BL/6J 小鼠每天腹腔注射溶媒（0.1% 二甲基亚砜盐水），Hfe$^{-/-}$ 小鼠每天腹腔注射溶媒（0.1% 二甲基亚砜盐水）或高剂量金诺芬（25mg/kg），持续 6 周，然后处死，收集组织样本进行分析。

2）模型评价

金诺芬是最近发现的体内有效的铁死亡激活剂，高剂量的金诺芬通过抑制硫氧还原蛋白还原酶（TXNRD）活性而引起脂质过氧化。采用金诺芬诱导的方法可以建立高效的细胞铁死亡动物模型，具有简单易行、成功率高、病理特征典型的优点，具有较好的应用前景。

3）铁死亡研究应用

由于缺少有效、可靠的铁死亡生物标志物及检测手段，目前临床上还不能很好地检测铁死亡的发生及发展程度；此外，尽管已经发现了许多能激活或抑制铁死亡的化合物，但能用于临床的靶向干预铁死亡的药物寥寥无几。这在很大程度上限制了靶向铁死亡在临床中的应用。金诺芬诱导的小鼠铁死亡模型将广泛应用于铁死亡基础研究、铁死亡的生物标志物筛选和检测试剂研发、药靶发现和药物研发等领域（Yang，2020）。

39.3.1.2 erastin 或 IKE 诱导小鼠铁死亡模型

小分子药物 erastin 是经典的细胞铁死亡激活剂。erastin 可以作用于线粒体电压依赖性阴离子通道蛋白，加速活性氧的产生；也可以作用于谷氨酸转运体，减少谷胱甘肽的合成，从而降低细胞的抗氧化能力。含羟基的 erastin 类似物咪唑酮（imidazole-ketone-erastin，IKE）水溶性和代谢能力更稳定，作用效果更强，是一种新的铁死亡诱导剂（Zhang，2019）。

1）制备方法

将铁死亡诱导剂 erastin 用溶剂（5% 二甲亚砜+40% 聚乙二醇 400+5% 吐温–80+50% 生理盐水）配成 100mg/mL 的悬浮液后，以 100mg/kg 体重的剂量对小鼠进行腹腔注射，每 12h 注射一次，共 4 次，实现体内铁死亡动物模型的构建。

将 IKE 溶解在 5% 二甲基亚砜/95%Hank's 平衡盐溶中，pH 4，形成 5mg/mL 溶液。使用 pH 4 的 5% DMSO/95% Hank's 平衡盐溶作为背景溶液，不含 IKE。使用 0.22μm 滤膜对溶液进行过滤除菌。小鼠可以通过三种不同的途径给药，IP 和 PO 给药 50mg/kg IKE，IV 给药 17mg/kg IKE。

2）模型评价

erastin 或 IKE 诱导小鼠铁死亡模型，表现为血清铁、总铁结合力升高，主要器官中前列腺素内过氧化物合酶 2 基因表达水平、丙二醛（MDA）含量升高，谷胱甘肽含量、SLC7A11、GPx4 蛋白表达水平降低。该模型的病理特征典型，简单易行，成功率高，具有较好的应用前景。

3）铁死亡研究应用

erastin 或 IKE 诱导小鼠铁死亡模型可用于研究轻微脑梗死、肾小球增大、肠道绒毛增粗变高、脾脏棕色物质沉积，以及脑、肾、肠、脾的铁沉积增强相关研究。为在生理条件下进一步研究铁死亡对动物机体的影响，以及铁死亡在体内发生的机制提供了可能（Zhang，2019）。

39.3.1.3 RSL3 诱导斑马鱼肝细胞铁死亡模型

RSL3（1S,3R-RSL3）是新型铁死亡激活剂，不依赖于 VDAC，对携带致瘤性 RAS 的肿瘤细胞具有选择性。RSL3 可直接与 GPx4 亚基蛋白结合从而抑制谷氨酰胺的合成，介导 GPx4 所调节的铁死亡。利用模式生物斑马鱼肝细胞和铁死亡激活剂 RSL3 建立肝细胞铁死亡模型，可以应用于研究维生素 D 及其衍生物与铁死亡的关系（Cheng et al.，2021）。

1）制备方法

斑马鱼肝脏细胞完全培养基组成为：48% L-15、32% DMEM /F12、20%DMEM，另外添加 4% 胎牛血清及 1% 青霉素-链霉素。细胞在常规加湿培养箱内的细胞培养瓶（底面积：25cm^2）中（28℃、5% CO$_2$）培养，并每隔一天更换 4mL 新鲜培养基。当单层细胞密度大于 90% 时，用 0.25% 胰蛋白酶消化细胞，进行细胞传代培养。斑马鱼肝脏细胞培养 72h 时细胞活力最强，3μmol/L 为 RSL3 刺激斑马鱼肝脏细胞 6h 时的半致死浓度（LC_{50}）。

2）模型评价

斑马鱼是研究肝脏疾病的重要模式动物，斑马鱼肝脏细胞可广泛应用于药物疗效评估、脂代谢研究、肝脏毒性研究等。RSL3 诱导的斑马鱼肝脏细胞铁死亡模型表型稳定、简单易行，可用于研究肝细胞铁死亡机制及相关转化应用。

3）铁死亡研究应用

RSL3 诱导斑马鱼肝脏细胞铁死亡的同时加入 1,25(OH)2D3 处理可以显著提高斑马鱼肝脏细胞的存活率，增加了细胞内总 GPx4 活性，从而抑制 RSL3 诱导的 ZFL 铁死亡，其分子机制与铁死亡的 Keap1–Nrf2–GPx4 信号通路和 NF-κB–hepcidin 信号通路密切相关。该研究为进一步探讨维生素 D 在鱼类中的功能和鱼类细胞铁死亡的调控机制提供了新的方向。

39.3.1.4　谷胱甘肽过氧化物酶 4 敲除小鼠模型（*Gpx4*^{-/-}小鼠）

谷胱甘肽过氧化物酶 4 是一种能够特异性催化谷胱甘肽将脂质过氧化物转化为类脂醇的硒蛋白，它是铁死亡过程的关键调控分子。铁死亡是由于 GPx4 清除过氧化能力不足或脂质过氧化反应过强而造成脂质过氧化物集聚，从而诱发细胞死亡。因此，敲除 *Gpx4* 基因可以有效诱导细胞铁死亡，用于铁死亡模型构建（Hammond，2014）。

1）制备方法

目前采用诱导敲除策略制作 *Gpx4*^{-/-}小鼠，Rosa26 是小鼠基因组中的一个特定基因位点，这个位点的特点是：外源性基因定点插入这个位点不会影响其他基因的表达；*Rosa26* 基因已被证明在大部分组织和细胞中都有表达，在这个区域定点插入外源 DNA，在各组织中表达的可能性都非常高。将 *ROSA26–CreER*^{*T2*} 小鼠与 *Gpx4*^{*fl/fl*}小鼠交配制备 *ROSA26–CreER*^{*T2*}；*Gpx4*^{*fl/fl*} 小鼠，采用他莫昔芬诱导 Cre 表达（Cre 泛表达）后获得 *Gpx4*^{-/-}基因敲除小鼠。

2）模型评价

Gpx4^{-/-}小鼠表现出与铁死亡病理特征相一致的细胞死亡，是目前较少的、可以通过基因修饰方法实现的细胞铁死亡动物模型。该模型的特点是成模率很高，理论上具有这个基因型的小鼠均能成模，都具有铁死亡的表型。此外，该模型可以实现稳定遗传，便于批量制备小鼠模型，同时保持表型的稳定，是具有很高应用价值的铁死亡动物模型。

3）铁死亡研究应用

Gpx4^{-/-}小鼠可以广泛用于铁死亡的基础与应用研究，如利用 *Gpx4*^{-/-}小鼠，阐明了谷胱甘肽/GPx4 轴在预防脂质过氧化诱导的急性肾功能衰竭和相关死亡中的重要作用（Hammond，2014），如证实螺喹恶啉胺衍生物 liproxstatin-1 在 *Gpx4*^{-/-}小鼠体内和在缺血

再灌注诱导的肝脏损伤动物模型中都能抑制铁死亡。因此，*Gpx4*⁻/⁻ 小鼠可用于在小分子库中筛选铁死亡抑制剂。

39.3.2　铁死亡研究相关肿瘤模型

多种恶性肿瘤与铁死亡关系密切，目前已在淋巴瘤、乳腺癌转移及各类种植瘤等肿瘤动物模型上开展了铁死亡研究。

39.3.2.1　在小鼠淋巴瘤模型上诱导铁死亡

已有研究报道，在异种移植的弥漫性大 B 细胞淋巴瘤动物模型上，IKE 通过抑制胱氨酸-谷氨酸逆向转运体起到了抗肿瘤的作用，它在体内、外试验中都引起了谷胱甘肽缺失、脂质过氧化及诱导铁死亡生物标志物的表达（Zhang，2019）。

小鼠淋巴瘤铁死亡模型制备方法：给 6 周龄的 NCG 鼠皮下注射 10^7 个 SUDHL-6 细胞（该细胞株为弥漫性大 B 细胞淋巴瘤细胞的一种），一般情况下 2 周后即可出现肉眼可见的肿瘤；将 IKE 溶于 5% DMSO/95% Hank's 平衡盐溶液，在 pH4 的条件下制成 5mg/mL 或 3mg/mL 溶液，溶液制成后使用 0.2μm 滤器过滤；给淋巴瘤小鼠一次性腹腔注射 50mg/kg IKE。

39.3.2.2　利用自发性乳腺癌转移小鼠模型研究铁死亡

neratinib 是酪氨酸激酶抑制剂，可以配合辅助治疗进一步延长乳腺癌患者的无病生存时间。最近的研究构建了一种新的自发性 HER2 阳性乳腺癌脑转移同系模型（TBCP-1），并将它用于评估 neratinib 药理作用及其与细胞铁死亡的关系（Nagpal，2019）。

具有铁死亡特征的 TBCP-1 模型制备方法：将雌性 Balb/c 小鼠在屏障设施环境饲养，每日监测健康状况以及是否出现肿瘤转移，从雌性 Balb/c 鼠的自发性乳腺肿瘤上分离 TBCP-1 细胞；为了收集转移癌小鼠的特征数据，将 TBCP-1 细胞（$5×10^5$）注射到 6～8 周雌性 Balb/c 小鼠的左心室中。每日对小鼠进行监测，在 3 周或更早期时，如果小鼠肿瘤转移迹象明显，则处死小鼠（判定标准：体重减轻超过 10%，皮毛出现褶皱，精神状态差，呼吸急促等）。收集小鼠器官、拍照，在 10% 福尔马林溶液中处理 24h 并进行组织学处理。

研究表明，TBCP-1 细胞在体内维持 HER2 阳性表型，并且会出现高概率的自发性或实验性肿瘤脑转移或其他器官转移。neratinib 促进肿瘤细胞铁死亡。转移实验进一步证实 neratinib 能有效抑制肿瘤生长和脑转移，延长动物生存时间。与在小鼠淋巴瘤模型上观察细胞铁死亡研究相比，该研究从反向论述，证明已有的靶向肿瘤治疗药物可通过促进细胞铁死亡的方式起到抗肿瘤的作用。

39.3.2.3　肾透明细胞癌模型与铁死亡研究

除了在动物模型上观察不同抗肿瘤药物对细胞铁死亡影响之外，还可以结合生物信息学分析，利用铁死亡相关基因的生物信息学数据来构建肿瘤疾病预测模型，并进行癌症靶向治疗新靶点的初步推断。

已有研究根据 GSCA 数据库的信息，分析了 32 种肿瘤中铁死亡相关基因（FRG）的临床意义，并在 36 个铁死亡相关基因中检测到 2%～82% 的突变率。根据癌症基因组图谱数据库的数据，在肾透明细胞癌组织中，36 个 FRG 中有 30 个与正常肾脏组织相比出现了差异化表达（Wu，2020），据此进行肾透明细胞癌预后预测模型的构建。

最终研究基于 5 种风险相关 FRG（CARS、NCOA4、FANCD2、HMGCR、SLC7A11）建立了新的生存模型。ROC 曲线分析证实了新生存模型预后预测表现良好，其曲线下面积达到了 0.73。同时，FANCD2、CARS、SLC7A11 高表达和 HMGCR、NCOA4 低表达被证实与高风险肾透明细胞癌相关。多因素分析提示风险评分、年龄、疾病分期和分级是肾透明细胞癌的预后独立风险因子。

39.3.2.4 利用移植性肿瘤动物模型研究铁死亡

移植性肿瘤动物模型已广泛用于铁死亡研究，常见模型如下。

1）胃癌细胞斑马鱼异种移植模型

模型制备方法：采用胃癌细胞株 HGC-27 细胞构建胃癌斑马鱼异种移植模型。在 24 孔板中每个孔接种 5×10^4 HGC-27 细胞。成年斑马鱼在标准实验室条件下饲养，并按照既定方案在 28℃下以 14h 光照/10h 黑暗循环培养。斑马鱼胚胎是通过自然成对交配产生的。受精后 2 天（dpf）的胚胎被麻醉并放置在培养皿上进行显微注射以建立异种移植模型。HGC-27 细胞以 5×10^7/mL 的浓度重悬于 PBS 中。将含有大约 300 个细胞的 10nL 细胞悬液装入毛细管针中，并通过纳升注射器注射到斑马鱼胚胎的腹部卵周间隙。注射后，将荷瘤胚胎转移到 24 孔板中，在胚胎水中 35℃ 驯化 24h，然后以 0、90mg/mL、180mg/mL 的 ACP 汤剂孵育 48h。也可采用 EGFP 慢病毒载体建立含有绿色荧光的 HGC-27 细胞系来建立模型，用于荧光倒置显微镜观察及成像肿瘤生长和转移。

通过胃癌细胞斑马鱼异种移植模型证实藤梨根通过抑制 GPx4 和 xCT（SLC7A11）蛋白从而增加 ROS 的积累，表明藤梨根通过调节细胞凋亡、铁死亡和间充质表型治疗胃癌（Gao，2020）。

2）移植性肿瘤小鼠模型

在铁死亡研究领域，常见的移植性肿瘤小鼠模型有人纤维肉瘤细胞 HT-1080 移植瘤模型、小鼠黑色素瘤细胞（鸡 OVA 基因修饰）B16-OVA 移植瘤模型、小鼠黑色素瘤细胞 B16 移植瘤模型、小鼠卵巢癌细胞 ID8 移植瘤模型等（Wang，2019）。

（1）人纤维肉瘤细胞 HT-1080 移植瘤小鼠模型：在免疫缺陷小鼠的右侧皮下注射 10^6 个肿瘤细胞。在 liproxstatin-1 回复实验中，liproxstatin-1（30mg/kg）或重组人 IFN-γ（7.5×10^5U/小鼠）每天或每三天腹膜内给药。在柳氮磺吡啶和 IFNγ 联合实验中，柳氮磺吡啶（120mg/kg）或 IFN-γ（1.5×10^5 U/小鼠）每天或每三天腹膜内给药。使用游标卡尺测量肿瘤直径并计算肿瘤体积。

（2）小鼠黑色素瘤细胞 B16 移植瘤模型：将 10^5 个 B16 F0 细胞（0.2mL）皮下注射到 C57BL/6 小鼠左后肢内侧皮下。观察并记录接种 B16-F10 细胞后小鼠的体重、生存时间、成瘤时间、肿瘤大小等，种瘤后每 2 ~ 3d 用游标卡尺测量肿瘤的短径和长径，并计算肿瘤体积。肿瘤体积=肿瘤长径×短径 ^{2}/2。

（3）小鼠黑色素瘤细胞（鸡 OVA 基因修饰）B16-OVA 移植瘤模型：将 10^5 个 B16-OVA 细胞皮下注射到 C57BL/6 小鼠的右侧。同时，从卵清蛋白（OVA）特异性 CD8$^+$T（OT-I）小鼠中分离出脾细胞，由 OVA257-264 肽激活并在体外扩增 5 天。将 $5×10^6$ 富集的 OT-I 细胞重新悬浮在 500μL PBS 中，并静脉注射到荷瘤小鼠体内。对照组给予 PBS。在实验结束时使用游标卡尺和天平分别测量肿瘤直径和重量。

（4）小鼠卵巢癌细胞 ID8 移植瘤模型：体外培养近交系 C57BL/6 小鼠卵巢上皮低分化腺癌细胞株 ID-8，将对数生长期的 ID-8 细胞按 $1×10^6$（0.1mL）接种于 6 ~ 8 周雌性 C57BL/6 小鼠腹腔或左侧肩部皮下，观察腹腔瘤及皮下瘤的成瘤时间、成瘤率、腹水、腹腔肿瘤转移情况及小鼠生存期。

移植瘤模型能较好地复原肿瘤细胞在体的生长情况，适合于研究肿瘤细胞铁死亡、抗肿瘤药物筛选等试验。例如，可用于研究铁死亡是否涉及癌症免疫疗法的抗肿瘤活性，ID8 卵巢荷瘤小鼠接受程序性死亡配体 1（PD-L1）阻断，导致 CD45- ID8 细胞中脂质活性氧增强，抑制肿瘤生长，与细胞铁死亡机制相关。

基于肿瘤模型对细胞铁死亡的观察，有助于解释目前使用的肿瘤靶向治疗药物的具体分子机制。由于抗肿瘤与细胞铁死亡的相关性，也有助于推动细胞铁死亡诱导剂在抗肿瘤治疗过程中的使用。此外，还可利用生物信息学分析铁死亡相关基因在正常组织与肿瘤组织中的差异化表达，筛选出目标基因，并结合其他肿瘤发生独立风险因子构建模型，进行疾病预测。

39.3.3　铁死亡研究相关神经疾病模型

在神经科学领域，目前已在帕金森病、阿尔茨海默病、自闭症、抑郁症、出血性脑卒中、缺血再灌注脑损伤等神经系统疾病动物模型上开展了铁死亡研究。

39.3.3.1　小鼠自闭症模型与自闭症的铁死亡机制

自闭症（autism）是神经发育障碍性疾病，其主要特征是兴趣受限的持久损害、高度刻板和重复的行为，以及社交和沟通障碍等。该病具有较高的遗传性，全球人群发病率为 0.6% ~ 1.0%。BTBR（BTBR T$^{+ ltpr3tf}$/J）小鼠因其具有与自闭症相似的行为异常，包括社交行为受损、沟通异常、高度重复的自我梳理和挖掘行为以及认知刚性增加等，是研究自闭症的经典动物模型（Zhang，2019）。

1）制备方法

BTBR 小鼠表现出 100% 的胼胝体缺失和海马连合减少，这种近交系小鼠含有 Trem2S148E 等位基因突变（Chr7:48351151-48351152），可通过基因修饰的方法将其从 TC 突变为 GA，导致第 148 位氨基酸（S148E）由丝氨酸变为谷氨酸，从而形成突变系小鼠并进行连续繁殖。

2）模型评价

BTBR 小鼠用于自闭症研究具有许多优点，如该模型不需要施加外在干预条件、行为学表型评价标准完善统一、可最大限度地模拟自闭症行为学异常。此外，该模型的成本相对低、易于推广，是研究自闭症发病机制和筛选药物靶标较好的工具。

3）铁死亡研究应用

有研究对 BTBR 小鼠灌胃补充叶酸，通过改变铁死亡信号通路来改善氧化应激和炎症反应以挽救刻板和重复的行为、社会缺陷，以及空间学习和记忆障碍等自闭症的症状。补充叶酸能显著改变 BTBR 小鼠大脑中 SOD1 和 GPx4 的水平，且 SOD1 和转铁蛋白受体蛋白水平明显低于野生型 BTBR 小鼠。GPx4 是一种抗氧化酶，利用谷胱甘肽作为辅助因子来催化脂质过氧化物的还原。研究表明，叶酸对 BTBR 小鼠大脑的神经保护作用是通过降低 TfR 和 SOD1 含量、增加抗氧化酶（GPx4 和 Fp1）的表达水平发挥作用。基于此，提出了解释 BTBR 小鼠行为异常的科学假说，即由氧化应激和异常的叶酸水平激活铁死亡通路，导致海马神经元的丢失所致（Zhang，2019）。

39.3.3.2　在脑出血动物模型研究铁死亡

脑出血（intracerebral hemorrhage，ICH）是一种急性脑血管病，具有高发病率、高病死率及高致残率的特点。研究脑出血的损伤机制需要成功建立稳定的脑出血动物模型。因此，通过注入自体血复制脑出血模型，以期为后续的脑出血发病机制及治疗研究提供有力的实验基础。

1）制备方法

（1）大鼠脑出血模型制备：用 2% 戊巴比妥钠（0.2～0.3mL/100g 体重）腹膜内注射麻醉 SD 大鼠。固定在立体定位仪上，暴露头皮，在右侧基底神经节上方（前囟门前 0.2mm，外侧 3.5mm）钻孔。将微量注射器固定在立体定位架上，将针头缓慢插入 5.5mm 的深度。然后，将从心脏收集的 100μL 自体血液缓慢注射（20μL/min）到右侧基底神经节。注射结束时，针头再保持 5min。然后用骨蜡封住毛刺孔，对皮肤切口进行消毒缝合。在颅内出血手术过程中，室温保持在（23±1）℃，监测动物心率，直肠温度保持在（37±0.5）℃（Zhang，2018）。

（2）小鼠脑出血模型制备。雄性 C57BL/6 小鼠（8～12 周龄）用异氟醚（2%～5%）麻醉并放置在立体定位框架上，手术全程动物的体温用恒温毯保持在 37℃。使用 Nanomite 注射泵和 Hamilton 注射器，将 1μL 胶原酶（0.075IU；Sigma-Aldrich，St. Louis，MO）以 0.12μL/min 的流速注入右侧纹状体，注射立体坐标如下：横向，0.20；前后，0.62；背腹侧，0.40。在对照动物中，输注 1μL 盐水（Karuppagounder，2018）。

2）模型评价

该模型成功复制脑出血动物模型，可以模拟人类脑出血的发生、发展过程，包括脑水肿的形成、组织病理形态学改变及行为功能学变化等。该模型使用自体血注入法，在立体定位仪的作用下将新鲜的自体动脉血注入大鼠基底节区，与人类脑出血的好发部位及发生过程十分接近，可模拟血肿的占位效应、脑水肿的发生和发展过程及血液对脑组织细胞的毒性作用，是当今研究中的理想脑出血模型，主要适合研究脑水肿形成机制、炎症反应及一些防治药物的作用靶点。

3）铁死亡研究应用

铁死亡在脑出血后继发性脑损伤中起重要作用，存在于脑出血损伤的大脑中，并与脑出血诱导的脑损伤有关。抗氧化酶 GPx4 由于其降解活性氧（ROS）的能力，在缓解脑出血后的神经元功能障碍、脑水肿、血脑屏障（BBB）损伤、氧化应激和炎症等症状方面有着显著作用。GPx4 可能通过介导铁代谢对脑出血后的脑损伤有贡献，故使用特异性抑制剂抑制铁死亡或上调 GPx4 可能是改善脑出血所致脑损伤的一种潜在策略。用铁死亡的一些化学抑制剂（包括环己酰亚胺、放线菌素 D、铁抑制素-1、去铁胺、N-乙酰半胱氨酸）能够显著降低脑出血后大鼠脑脊液中炎症因子（白细胞介素-1β 和肿瘤坏死因子-α）的水平，从而起到降低脑出血后继发性脑损伤铁死亡的作用（Zhang，2018；Karuppagounder，2018）。

39.3.3.3　阿尔茨海默病动物模型与铁死亡研究

阿尔茨海默病（Alzheimer's disease，AD）是老年人群中普遍的慢性神经退行性疾病，该疾病主要与大脑内淀粉样斑块、神经纤维缠结和大脑神经元连接的丧失有关。AD 早期症状是记不住最近发生的事情。随着病情进展，症状可包括语言障碍、迷失方向（包括容易迷路）、情绪波动、失去动力、自我忽视和行为异常。目前用于铁死亡研究的 AD 动物模型主要有氯化铝（$AlCl_3$）诱导斑马鱼 AD 模型和 $APP^{swe}/PS1^{\Delta E9}$ 转基因小鼠模型。

1）模型制备

（1）$AlCl_3$ 诱导斑马鱼 AD 模型。一岁的成年野生型斑马鱼（AB 品系）在 20L 的水箱中于 26～28℃下以 14h 光照/10h 黑暗的环境饲养。无需对鱼进行性别区分，每天两次为它们提供正常的鱼饲料。适应性治疗一周后在水中加入 $AlCl_3$，终浓度为 100μg/L，暴露时间为 8 周。

（2）C57BL/6J 背景的 $APP^{swe}/PS1^{\Delta E9}$ 转基因小鼠。同时转入淀粉样前体蛋白基因（APP）$K670N$ 突变基因和早老蛋白 1 基因（$PS1$）$\Delta E9$ 突变基因，从而使该小鼠可共表达 APP 典型突变蛋白和 PS1 突变蛋白，具有 AD 行为特征和老年斑出现早的特点。APP 会被 BACE1 和 γ-分泌酶内源性水解，从而释放两种淀粉样肽段——Aβ40 和 Aβ42，它们最终会集聚，在 AD 患者的脑部形成老年斑。γ-分泌酶通过调控蛋白 C 端的水解，决定了释放的淀粉样肽段的具体残基数，即是释放 Aβ40 还是 Aβ42，而其活性又受早老蛋白调控。家族性 AD 的患者会出现 $PS1$ 基因的错义突变，这种突变被证实会使得机体更倾向于释放 Aβ42。

2）模型评价

$AlCl_3$ 诱导 AD 斑马鱼模型可以模拟人类 AD 的发生、发展过程。AD 斑马鱼游动距离明显短于对照组，说明 $AlCl_3$ 能够诱导斑马鱼神经元受损，导致学习记忆能力丧失，产生类 AD 样病症。

$APP^{swe}/PS1^{\Delta E9}$ 转基因小鼠是较为经典的阿尔茨海默病小鼠模型。由于其表达了 PS1 突变蛋白，模拟家族性 AD 临床患者的 $PS1$ 基因突变特点，最终通过调控 APP 的水解倾向性，实现淀粉样肽段在小鼠脑部的集聚加速，从而较早出现脑部的老年斑。目前已有较多 AD 研究基于此模型开展。

　　3）铁死亡的研究应用

　　在 AD 的病理过程中发现了铁动态平衡障碍和脂质过氧化，是铁死亡的特征。AD 出现了铁的累积和 ROS 水平的增加，多种直接证据均表明 GSH-GPx4 通路在 AD 患者中均出现明显的异常，对该通路的靶向治疗可以起到一定保护作用。因此，铁死亡可能在 AD 的发病机制中发挥重要作用，抗铁死亡治疗策略可能在对 AD 的治疗中具有较大潜力（Feng，2021）；在 $APP^{swe}/PS1^{\Delta E9}$ 转基因小鼠，小分子药物 CMS121 的使用可使 AD 小鼠减轻认知损伤。CMS121 可使细胞免受铁死亡和脂质过氧化的毒性，降低小鼠海马中脂质过氧化产物 4HNE 的含量，防止神经炎症和细胞死亡，将铁死亡与认知功能障碍、神经炎症和神经退行性病变联系起来（Ates，2020）。

39.3.3.4　帕金森病动物模型与铁死亡研究

　　帕金森病（Parkinson's disease，PD）是一种神经退行性疾病，多发病于老年群体，震颤、肌强直及运动减少是该病的主要临床特征。其病理特征是路易体的形成和黑质中多巴胺能神经元的丧失，导致运动障碍和认知障碍。铁代谢在神经退行性疾病的发病机制中起着关键作用，已被确定为 PD 的潜在靶点。铁对细胞增殖和存活至关重要。相反，铁的过度积累会增加多巴胺的氧化并诱导 PD 中多巴胺能神经元的损失。目前用于铁死亡研究的 PD 动物模型主要有 PD 大鼠模型和 PD 猴模型。

　　1）模型制备

　　（1）PD 大鼠模型。用 2% 戊巴比妥钠（0.2～0.3mL/100g 体重）腹膜内注射麻醉 SD 大鼠，将大鼠置于平头骨位置的棉床上，棉床上放了立体定向框架，切牙杆固定在耳间线下方 3.0mm 处。通过将 6-OHDA（16μg 溶于 4μL 0.02% 抗坏血酸盐水溶液中）注射到右侧 SN 和腹侧被盖区的两个部位（AP：−4.9mm，L：−1.9mm，DV：−7.5mm 和 AP：−3.9mm，L：−2.1mm，DV：−8.0mm，相对于前囟和硬脑膜表面）来制造脑损伤。两次注射均使用 5μL Hamilton 微量注射器，以 0.5μL/min 的速度通过钻入颅骨的直径为 1mm 的毛刺孔进行。注射后，将针头留在原位 10min，然后以 1mm/min 的速度缓慢抽出。注射后，将一块明胶海绵放入钻孔中以防止出血和脑脊液渗漏。手术后，将大鼠放回受控环境笼中。

　　（2）PD 猴模型。在温度（19～26℃）、湿度（40%～70%）和光线（12h 昼夜循环，早上 8:00 开灯）受控的饲养室环境中饲养猴子。猴子每天肌肉注射最小剂量（0.2mg/kg）的 1-甲基-4-苯基-1,2,3,6-四氢吡啶（MPTP），当 1/3 的猴子出现明显的运动障碍时，剩下的没有明显表型的猴子将接受更高的 MPTP 剂量（0.3mg/kg）。当 2/3 的猴子出现典型的运动障碍时，剩下的没有明显表型的 PD 猴将接受再次增加的 MPTP 剂量（0.4mg/kg 或 0.5mg/kg）。同时，在进展过程中，当猴子表现出吞咽困难和严重阻碍进食时，应撤回 MPTP，而当猴子表现出典型的运动障碍，将每 3～4 天进行一次 MPTP 注射以维持行为表型。MPTP 的渐进性中毒方案为 0～22 周，MPTP 停药期为 22～25 周。在中毒期间的最后一周（22 周），注射 MPTP 的最大剂量 0.5mg/kg。

2）模型评价

PD 大鼠模型可成功地复制 PD 模型。注射 6-OHDA 4 周后，在腹腔内阿扑吗啡（APO）给药（0.5mg APO/kg，0.9% 盐水中）后，对 SN 和腹侧被盖区有单侧 6-OHDA 损伤的大鼠进行旋转不对称测试，均表现出旋转行为。

在 PD 猴模型中，MPTP 是一种亲脂性分子，能够轻松穿过血脑屏障，给药后，可将 MPTP 氧化为强效多巴胺能神经毒素 1-甲基-4-苯基吡啶离子（MPP）。细胞死亡是由 MPP$^+$ 抑制线粒体中的复合体 I 而导致纹状体和黑质的三磷酸腺苷（ATP）浓度迅速下降，随后多巴胺能神经元发生凋亡和坏死。MPTP 动物模型因其独特的线粒体拮抗活性而多被用于 PD 线粒体功能障碍的研究。非人灵长类模型表现出与人类相似的症状，例如，猴表现出左旋多巴诱导的运动障碍，类似于人类的舞蹈症和肌张力障碍。此外，与啮齿类动物相比，猴更好地复制人类的睡眠模式，这使得它成为研究睡眠或社会行为相关症状的一个更好的模型。此外，神经影像学研究已经在非人灵长类模型中进行，与临床研究中的患者相比，这提供了有价值的信息。因此，PD 猴模型是一种有价值的帕金森病动物模型。

3）铁死亡研究应用

铁代谢在神经退行性疾病的发病机制中起着关键作用，铁已被确定为 PD 的潜在靶点。高浓度的铁会抑制 FTH1 与 NCOA4 的结合并增强 NCOA4 的降解，在 PD 大鼠模型中，FTH1 增加了细胞活力，并将铁蛋白吞噬与铁死亡联系起来（Tian，2020）；在 PD 猴模型，MPTP 暴露下调了 PD 猴黑质和 SK-N-SH 细胞系中 p-AKT 和 p-mTOR 的蛋白水平，并且可以通过 CQ（clioquinol）治疗明显逆转。过量的铁会导致异常的 p53 激活，并且还与细胞凋亡和氧化应激有关。故 CQ 可能通过激活 AKT/mTOR 生存途径和阻断 p53 介导的细胞凋亡，将黑质中过量的铁降低到正常水平，并直接保护多巴胺能神经元免受氧化应激损伤（Shi，2020）。

39.3.3.5　小鼠抑郁症模型与铁死亡研究

抑郁症（depression）是一种常见的慢性精神障碍，抑郁症中神经元丢失的现象早已被发现，其发病机理尚不清楚。通过慢性不可预测轻度应激模拟在日常生活中遇到的各种压力诱导抑郁、焦虑样症状，成功构建抑郁症小鼠模型，可为后续的发病机制及治疗研究提供有力的实验基础。

1）模型制备

将 3～4 月龄的 129S1/SvIm 小鼠单笼分组饲养，分别暴露于不可预测的应激源处理 2 个月，包括缺水（24h）、食物缺乏（24h）、饲养笼 45° 倾斜（24h）、4℃冷泳（5min）、光/暗周期反转（24h）、潮湿垫层（24h）、暴露于不熟悉的物体（如一块塑料）（24h）。并非在一周内重复以上所有应激源，而是随机安排顺序以避免习惯化。

2）模型评价

慢性应激导致海马结构和功能发生改变,如下丘脑-垂体-肾上腺（HPA）轴功能障碍、谷氨酸能系统紊乱、神经炎症等,进一步导致神经元丢失,从而产生抑郁症状。该模型有效模仿了人类抑郁症的病理生理过程,有利于进一步阐明抑郁症与神经元之间的关联,以研究抑郁症发病机制。

3）铁死亡研究应用

通过组学分析,与对照组相比,抑郁症小鼠的4046种定量蛋白质中发现47个差异表达蛋白,其信号通路显著富集在坏死性凋亡和铁死亡。受体相互作用蛋白激酶3（receptor-interacting protein kinase 3，RIP3）、磷酸化混合谱系激酶域样蛋白（phosphorylated mixed lineage kinase domain like protein，p-MLKL）、铁蛋白轻链1（ferritin light chain，Ftl1）和脂质过氧化发生了变化,这些变化与铁死亡相关。该研究首次明确指出坏死性凋亡和铁死亡与抑郁症有关,并部分解释了神经元丢失损伤机制,从而提供了潜在的抑郁症的治疗新靶点（Cao，2021）。

39.3.4 组织器官缺血再灌注损伤模型与铁死亡研究

39.3.4.1 脑缺血再灌注损伤模型

再灌注是恢复血流和改善脑功能的有效治疗方法。然而,在缺血再灌注后,会诱导多种脑细胞损伤,其机制包括能量代谢紊乱、自由基过多、兴奋性氨基酸的毒性作用、铁死亡等。目前,常采用线栓法阻断局部血流建立小鼠局灶性脑缺血再灌注模型。

1）模型制备

使用8周龄的C57BL/6小鼠（25～30g）,用异氟醚麻醉,仰卧位常规消毒后,于颈部正中线切开。钝性分离下颌下腺,游离左侧颈外动脉,插入尼龙丝线,经颈内动脉到大脑前动脉。细丝的深度为8～10mm,固定在颈部外侧。1h后,小心取出细丝以允许大脑中动脉再灌注并缝合切口。当小鼠醒来时,将它们放回笼中,在25℃下进行常规喂养。

2）模型评价

脑缺血再灌注模型是研究缺血性脑血管疾病必不可少的工具,利用小鼠建模,接近于人类脑供血不足的病理生理演变过程。线栓法损伤小,且能准确控制缺血再灌注的时长,是研究缺血再灌注损伤的理想模型。

3）铁死亡研究应用

铁死亡与缺血再灌注脑损伤密切相关。同时,铁在脑组织中广泛存在,是大脑的重要组成部分。脑缺血患者脑内铁水平升高,且血清蛋白水平直接关联患者24h预后状态。此外,铁过载是脑缺血模型氧化应激的主要来源,并在缺血再灌注介导的脑损伤中发挥重要作用。故使用特异性抑制剂阻断PVT1的上调和miR-214的下调、减轻铁死亡,是改善脑缺血再灌注损伤的一种潜在策略（Lu，2020）。

39.3.4.2　心脏缺血再灌注损伤模型

心脏缺血再灌注损伤是指冠状动脉部分或者是完全急性梗阻之后，在一定时间内又重新获得再通时，缺血部位虽然得以恢复正常的灌注，但是其组织损伤反而会呈进行性加重的病理过程。通过模拟心脏缺血再灌注损伤构建体外模型，可为后续发病机制及治疗研究和药物筛选提供有力的实验基础。

1）模型制备

（1）小鼠离体心脏缺血再灌注损伤模型。取 9 ～ 12 周 C57BL/6J 小鼠心脏置于预冷（4℃）Krebs Henseleit（KH）缓冲液中，在 37℃ 恒温且 95% O_2/5% CO_2 条件下，采用 Langendorff 装置将 KH 缓冲液由主动脉逆行连续灌注心脏 30min（3mL/min），紧接着停止灌注 35min，诱导小鼠离体心脏常温缺血，用 KH 缓冲液再灌注，期间可加药或用载体处理。

（2）小鼠心脏缺血再灌注损伤模型。成年雄性 C57BL/6 小鼠（10 ～ 12 周龄）用戊巴比妥（70mg/kg）腹腔注射麻醉，平卧置于加热垫上（37℃）。镇静后，用 SAR-830 容积循环小动物呼吸机为小鼠插管并通气。在第三肋间隙周围行左胸切开术，用无菌 7-0 丝线和活结可逆结扎左前降支冠状动脉。观察左心室壁变白，证实结扎正确。局部缺血 30min 后，允许心脏再灌注，导致结扎远端的心肌变色消失。假手术的动物进行同样的手术，没有结扎左冠状动脉。

（3）DOX 诱导小鼠急性心肌损伤模型。8 周龄雄性小鼠接受单次腹腔注射 DOX（10mg/kg 或 20mg/kg 体重，溶解在无菌生理盐水中）或生理盐水。注射后 24h 或 96h 麻醉动物进行检测，采集血液样本和盐水灌注器官进行分析。

（4）大鼠心脏缺血再灌注损伤模型：5 周龄、体重 180 ～ 220g 的 SD 大鼠戊巴比妥钠（25mg/kg）腹腔注射麻醉，放置在手术恒温器上，胸部去毛，消毒备皮；在第四肋间进行左侧开胸手术，并通过打开心包暴露心脏。左冠状动脉通过 4-0 丝线缝合，并通过短聚乙烯管穿过缝合线的两端形成圈套。冠状动脉的阻塞是通过将圈套器夹在心脏表面上来进行的。通过释放圈套器进行再灌注。假手术组进行了相同的程序，但没有缺血（圈套器没有收紧）。为了建立缺血再灌注损伤模型,对大鼠心脏进行 1h 缺血加 3h 再灌注。收集血液和心脏用于测定肌酸激酶活性和梗死面积，以确定缺血再灌注损伤模型的成功。采用常规方法对心肌组织进行形态学和分子生物学分析。

2）模型评价

小鼠离体心脏缺血再灌注损伤模型简单易行，成功率高，梗死面积达到约 50%；在体的心脏缺血再灌注损伤大小鼠模型操作复杂，但成功率依然很高，特别是更好地模拟了灌注后继发损伤，能复制出临床心肌缺血再灌注损伤病理生理过程，是较为成熟、应用广泛的基础性心肌损伤模型。

3）铁死亡研究应用

在小鼠离体心脏缺血再灌注损伤模型开始时给予 Lip-1，证实 Lip-1 能通过减少心肌梗死面积和维持线粒体结构完整性及功能，减少线粒体内活性氧的产生并缓解缺血再灌注处理造成的 GPx4 减少，达到降低心脏缺血再灌注损伤后铁死亡的作用，对心脏具有保护作用（Feng，2019）；在 DOX 诱导的急性心肌损伤和缺血再灌注诱导心肌损伤小鼠模型上证实了铁死亡的发生，DOX 上调血红素加氧酶 1 是心肌损伤中铁死亡的主要机制，血红素加氧酶 1 降解血红素并在心肌细胞中释放游离铁，进而导致线粒体膜中产生氧化脂质。铁螯合治疗和药物阻断铁死亡均能显著减轻小鼠心肌损伤。这些发现提示以死亡为目标是治疗致命心脏病的一种策略（Fang，2019）；在大鼠心脏缺血再灌注损伤模型中，缺血再灌注和 TfR1 加强了细胞铁摄取，铁过载触发心脏铁死亡。泛素特异性蛋白酶 7（USP7）、p53 和 TfR1 三个分子形成了独特的 USP7/p53/TfR1 通路。抑制 USP7 通过去泛素化激活 p53，导致 TfR1 下调，伴随着铁死亡和心肌缺血再灌注损伤减轻（Tang，2021）。

39.3.4.3　肠道缺血再灌注诱导急性肺损伤小鼠模型

急性肺损伤是一种危及生命的严重疾病，其发病机制与活化血小板介导密切相关。活化血小板促进免疫反应，包括肺中性粒细胞招募、蛋白酶和毒性介质的产生及分泌。急性肺损伤的临床特征包括炎性细胞组织浸润、肺水肿和动脉低氧血症等。

有趣的是，腹部损伤、感染和手术引起肠道缺血再灌注可以导致肺组织急性损伤。活性氧产生和上皮细胞凋亡在这种类型的急性肺损伤发生中至关重要，这被称为肠道缺血再灌注诱导的急性肺损伤。

1）模型制备

8 周龄 C57BL/6J 雄性小鼠实验前动物禁食 24h，自由饮水。在腹腔注射戊巴比妥钠（50mg/kg）后，夹住肠系膜上动脉 45min，灌注恢复 180min。假手术对照小鼠在没有血管闭塞的情况下经历相同的处理程序。手术后小鼠腹腔注射生理盐水（1.0mL）以让其苏醒。

2）模型评价

肠道缺血再灌注诱导急性肺损伤小鼠的肺功能，随着持续时间的增加，血氧分压显著降低，肺含水量百分比和支气管肺泡灌洗液蛋白含量显著增加。肺的 H&E 染色显示水肿、肺不张、坏死、肺泡和间质炎症、出血和透明膜形成加重。Masson 染色显示出比假手术组小鼠更多的胶原蛋白沉积。与假手术组小鼠的结果相比，肺 GSH 的百分比显著降低，MDA 和 Fe^{2+} 水平的百分比随着缺血再灌注持续时间的增加而显著增加。同时，模型小鼠铁死亡标志物 FTH1 和 GPx4 蛋白的 mRNA 水平显著降低，铁转运蛋白显著增加。

3）铁死亡研究应用

铁死亡加剧了肠道缺血再灌注诱导急性肺损伤。研究表明 GSH/GPx4 轴可防止脂质过氧化引起的急性肺损伤。转铁蛋白（transferrin，TF）调节肠道缺血再灌注诱导急性肺损伤，p53 凋亡刺激蛋白抑制剂部分通过 Nrf2/HIF-1/TF 信号通路介导其对急性肺损伤的保护作用。erastin 是一种促进铁死亡的小分子，可显著消耗细胞内 GSH，从而导致脂质过氧化、铁死亡和保护性 GPx4 表达的丧失，但 liproxstatin-1 逆转了这种作用。缺血再灌注诱导的急性肺损伤增强了铁死亡，p53 凋亡刺激蛋白抑制剂过表达抑制了铁死亡、减轻了急性肺损伤，这为急性肺损伤的治疗提供新的策略和视野（Qiang，2020；Li，2020）。

39.3.4.4 肾缺血再灌注损伤模型

缺血再灌注损伤高发生于肾移植后，最终导致移植肾功能衰竭。肾小管细胞死亡导致其结构损伤是缺血再灌注损伤的核心环节，但具体机制目前仍不完全清楚。目前，主要通过一侧肾缺血再灌注加对侧肾切除法，建立肾缺血再灌注损伤模型。

1）制备方法

5 周龄、体重 180～220 g 的 SD 大鼠戊巴比妥钠（25mg/kg）腹腔注射麻醉，放置在手术恒温器上，腹部去毛，消毒备皮；在腹部正中切口，小心地从周围组织中取出右肾，并进行肾切除术；分离左侧肾脏的肾动脉，迅速用动脉夹夹闭肾动脉，缺血 45min 后松开动脉夹；恢复肾血流，分两层缝合开口，待小鼠清醒后放回洁净笼具饲养。

2）模型评价

该模型是在双侧肾蒂夹闭法的基础上进行优化，动态观察 24h 后肾组织、功能损伤更为显著，通过肾切除模拟创伤后炎症反应，更趋向于临床肾移植状态。该模型可用于急性肾损伤早期判断、及时干预治疗等方面的研究。

3）铁死亡研究应用

铁死亡在缺血再灌注肾损伤中起重要作用。缺血再灌注可诱导肾组织中 Fe^{2+} 和 ROS 水平升高，以及铁死亡相关基因表达的变化。铁死亡受到多种 miRNA 共同调控，其中主要通过上调 miR-182-5p 和 miR-378-3p，直接靶向 GPx4 和 SLC7A11 诱导铁死亡激活。通过使用铁抑制素-1 抑制铁死亡，可减少缺血再灌注诱导的肾小管细胞损伤及死亡，从而提高肾小球滤过率，减轻间质水肿，缓解肾功能损害（Ding，2020）。

39.3.5 铁死亡研究相关血液病模型

目前已在输血反应、血色素沉着症等相关血液病动物模型上开展了铁死亡研究。

39.3.5.1 小鼠输血模型的铁死亡研究

红细胞输注是住院患者常见的干预措施，用于创伤、手术和癌症等疾病治疗。巨噬细胞在回收源自红细胞的铁中起关键作用，也是宿主对抗病原体入侵的重要防御力量。急性摄入大量红细胞对巨噬细胞的生物学影响尚不完全清楚。采用红细胞输注的小鼠模型模拟临床输血，在小鼠输血模型中证实了红细胞吞噬作用的增强可诱导红髓巨噬细胞发生铁死亡现象。

1）模型制备

6～12 周龄的 C57BL/6 小鼠，通过心脏穿刺对各组小鼠进行无菌放血，并将汇集的全血置于 CPDA-1 溶液中，去除白细胞，然后 4℃储存备用。异氟烷麻醉的小鼠通过眶后静脉丛输注 200μL 或 350μL 的 PBS 或相应类别的红细胞。在输血后的规定时间内，用异氟烷麻醉小鼠，处死，收集脾脏、骨髓和血液（Youssef，2018）。

2）模型评价

人类供体红细胞在冰箱中储存长达 42d，在此期间，红细胞经历多种结构和代谢变化，统称为"储存损伤"。因此，大量储存损伤的红细胞（高达 25% 以上）在输血后被肝脏和脾脏吞噬细胞快速清除。小鼠输血模型可以根据需要调整红细胞采集和回输时间，容易实现"储存损伤"，操作简单，能复制出临床上的输血反应，是应用广泛的基础性动物模型。

3）铁死亡研究中的应用

"储存损伤"时的红细胞输注，可增强红细胞吞噬作用，从而诱导红髓巨噬细胞发生铁死亡，这可能与临床上吞噬红细胞功能增强引起的病理状况有关，如输血相关免疫调节和宿主免疫受损等。在小鼠输血模型中，小鼠输注冷藏损伤的红细胞增强了脾红髓巨噬细胞的红细胞吞噬作用，导致红髓巨噬细胞发生铁死亡，伴随着体内活性氧和脂质过氧化的增加，而通过体外使用铁死亡抑制剂 Fer-1 进行治疗能降低这些活性氧含量和脂质过氧化作用（Youssef，2018）。

39.3.5.2　小鼠血色素沉着症模型研究铁死亡

人类遗传性血色素沉着症（hereditary hemochromatosis，HH）是一类由基因突变引起的铁过载疾病，导致多个器官中铁蓄积及多种器官的病变，如糖尿病、肝纤维化和心脏病等。研究人员在 HH 的三个基因敲除小鼠模型中对铁蓄积进行了探讨，结果发现 $Hjv^{-/-}$ 和 $Smad4^{Alb/Alb}$ 小鼠中都出现了铁过载，即出现了肝铁死亡。$Hfe^{-/-}$ 小鼠只出现中度铁过载，没有出现肝铁死亡。

1）模型制备

通过全基因敲除制作 $Hfe^{-/-}$ 和 $Hjv^{-/-}$ 小鼠、通过肝细胞条件性基因敲除制作 $Smad4^{Alb/Alb}$ 小鼠，建立 HH 小鼠模型。铁饮食类别：正常组（50mg 铁/kg 体重的标准 AIN-76A 饮食）、低铁饮食组（0.9mg 铁/kg 体重）和高铁饮食（8.3g 羰基铁/kg 体重）。小鼠体内每日腹腔注射磷酸盐缓冲生理盐水（对照）或 Fer-1（2.5μmol/kg 体重），持续 3 周，然后处死收集样本分析（Wang et al.，2017）。

2）模型评价

HH 是常见的遗传性疾病，伴有铁过载相关的肝损伤和纤维化。HH 相关基因较为明确，针对这些构建的基因敲除或条件性基因敲除小鼠由于肝脏中铁调素表达受损而发展为全身性铁过载，甚至出现细胞铁死亡。该模型具有典型的 HH 病理特征，虽然模型制作过程复杂，但可以批量扩繁、遗传传递、表型稳定、重复性好，是研究 HH 相关机制和防治策略的重要模型。

3）在铁死亡研究中的应用

利用小鼠血色素沉着症模型，发现 $Hjv^{-/-}$ 和 $Smad4^{Alb/Alb}$ 小鼠表现出铁死亡水平明显升高,用缺铁饲料或者铁死亡抑制剂 Fer-1 抑制铁死亡能明显改善肝纤维化等铁过载引发的病理损伤,通过对模型小鼠的组学分析发现 SLC7A11 是调控"铁过载-铁死亡"的关键基因,铁通过 ROS-Nrf2-ARE 调控 SLC7A11 的转录。该研究首次发现高铁状态及遗传性血色素沉着症铁过载可诱发肝脏(肝细胞及巨噬细胞)发生铁死亡,并且揭示了转运蛋白 SLC7A11 调控铁死亡的新机制(Wang et al., 2017)。

39.3.6　铁死亡研究相关的其他疾病模型

39.3.6.1　大鼠肝纤维化模型

最近的研究在大鼠肝纤维化模型上发现铁死亡与肝纤维化关系密切,异甘草酸镁(MgIG)诱导了肝纤维化过程中的铁死亡。

1)模型制备

雄性 SD 大鼠(体重 180～220g),注射 50% 四氯化碳(CCl$_4$,0.1mL/100g)8 周,每周 3 次,诱导肝纤维化,对照组大鼠腹腔注射橄榄油。在实验结束时收集每组的血液和肝脏样本,用于后续研究(Sui, 2018)。

2)模型评价

CCl$_4$ 诱导是建立肝纤维化模型的经典方法,能表现出明显肝功能损伤,形成弥漫性肝硬化,停止 CCl$_4$ 攻击 4 周后大鼠肝功能明显改善,肝组织内胶原纤维明显减少,肝纤维化减轻,表明消除 CCl$_4$ 后大鼠肝纤维化发生逆转。该模型建立较为简单,表型明确,重复性好,是研究肝纤维化的常用动物模型。

3)铁死亡研究中应用

MgIG 来源于天然甘草酸,具有多种药理活性。大鼠肝纤维化模型数据显示,MgIG 有效地降低了血清中肝损伤和纤维化标志物的水平。抑制肝星形细胞活化是预防和治疗肝纤维化的有效策略。MgIG 具有诱导肝星形细胞铁死亡的作用,促进了铁含量和脂质过氧化物的增加,这对于 MgIG 诱导的抗纤维化作用至关重要。特异性铁死亡抑制剂对铁死亡的抑制不仅消除了 MgIG 诱导的铁死亡效应,还抵抗了其抗纤维化作用。研究结果表明,MgIG 抗肝纤维化作用和铁死亡之间存在直接联系(Sui, 2018)。

39.3.6.2　常染色体显性多囊肾病 Pkd1$^{RC/RC}$ 小鼠模型

常染色体显性遗传多囊肾(ADPKD)是常见的遗传性肾病,由 pkd1 或 pkd2 突变引起,肾脏细胞的过度增殖参与了 ADPKD 病理过程,但细胞死亡、铁死亡是否调控肾囊肿生长目前还不清楚。ADPKD 相关基因比较明确,目前主要采用对相关基因进行修饰的方式制作 ADPKD 动物模型。

1)模型制备

Pkd1$^{-/-}$ 小鼠具有致死性,难以长期存活,为了克服这一困难,该方法采用条件性基因

修饰，使用的小鼠是129S6/SvEvTac（129）遗传背景的小鼠，在 *Pkd1* 基因 p.Arg3277Cys
（RC）位点的两个等位基因进行编辑，实现亚效等位基因突变，即 *Pkd1^{RC/RC}* 小鼠。

2）模型评价

129S6/SvEvTac（129）遗传背景的小鼠与 *Pkd1^{+/-}* 小鼠或57BL/6J（B6）、ALB/cJ
（BC）背景的 *Pkd1^{RC/RC}* 小鼠模型相比，肾囊肿进展更快，表型更明显，且避免了 *Pkd1^{-/-}*
小鼠的胚胎致死性，能够存活一年以上，便于实验研究。*Pkd1^{RC/RC}* 小鼠是目前常用的多
囊肾病模型，表型稳定。

3）铁死亡研究应用

Pkd1 缺失（亚等位基因）小鼠的肾组织和细胞表现出明显的代谢异常，包括全身
性的 X_c^- 逆向转运体、介导铁输出的运铁蛋白及 GPx4 的表达下降；而铁吸收的关键分子
（TfR1、DMT1）和 HO-1 表达增加，这导致细胞内铁含量升高、脂质过氧化增加而引
起铁死亡。用 erastin 可以促进 *Pkd1* 突变小鼠的肾囊肿生长，而用 ferrostain-1 可以延缓
Pkd1 突变小鼠的肾囊肿生长。研究表明，ADPKD 肾脏中调节细胞死亡的主要方式是铁
死亡而非凋亡，这有助于澄清凋亡在 ADPKD 中作用的争议，缓解肾脏铁死亡可能是治
疗 ADPKD 的一种新方法（Zhang，2021）。

39.3.6.3 DEHP 诱导小鼠睾丸损伤模型

DEHP 是被广泛使用的内分泌干扰物，DEHP 暴露会导致啮齿类动物间质细胞和支
持细胞功能障碍，已被证实会导致男性生殖性疾病。

1）模型制备

选取出生后21天雄性 C57BL/6 小鼠，在屏障环境饲养，采用灌胃方式给予不同浓
度 DEHP [100mg/(kg·d)、250mg/(kg·d)、500mg/(kg·d)]，DEHP 用玉米油溶解。在出生
后第36天，小鼠用苯巴比妥钠麻醉，收集血清，于-80℃冷冻长期保存。然后将所有小
鼠通过颈椎脱位处死，采集睾丸待测。

2）模型评价

该模型方法简单易得、操作方便，同时可以评估不同浓度的 DEHP 对青春期前小鼠
睾丸的毒性，以模拟外环境中 DEHP 对人类男性睾丸的损伤。

3）铁死亡研究应用

采用 DEHP 诱导小鼠睾丸损伤可以观察到睾丸组织铁死亡相关因子 Acsl4、Ftl1、Trf
和 Atg5 表达上调，GPx4 表达下调，表明 DEHP 诱导了小鼠睾丸细胞铁死亡。敲除 Hif-
1α 可以抑制 DEHP 诱导的 HO-1 上调，能逆转铁死亡。这些研究表明，青春期前暴露于
DEHP 可通过 HIF-1α/HO-1 信号通路导致小鼠睾丸发生铁死亡而引起睾丸损伤，为进一
步开展 DEHP 毒性研究和更好地理解睾丸损伤机制提供了新的见解（Wu，2021）。

参 考 文 献

郭文文, 乔天运, 张彩勤, 等 . 2019. 免疫系统人源化小鼠模型的构建及其在肿瘤治疗研究中的应用 . 中国比较医学杂志, 29(11): 98-104.

李媛, 闫平 . 2012. 免疫缺陷小鼠平台上的人肿瘤异种移植研究进展 . 武汉大学学报 (医学版), 33(1): 137-140.

刘福英, 王秀芳, 冯旭 . 2000. 可移植性肿瘤动物模型的复制应用及问题 . 医学动物防制, (9): 482-485.

路杰, 崔凌凌 . 2014. 人源化小鼠模型研究及应用进展 . 医学综述, 20(18): 3281-3284.

秦川 . 2010. 实验动物学 . 第二版 . 北京 : 人民卫生出版社 : 69-70.

田朝阳, 杨守凯 . 2009. 非人灵长类动物在医学科学实验中的应用 . 中国比较医学杂志, 19(06): 74-77.

Ates G, Goldberg J, Currais A, et al. 2020. CMS121, a fatty acid synthase inhibitor, protects against excess lipid peroxidation and inflammation and alleviates cognitive loss in a transgenic mouse model of Alzheimer's disease. Redox Biol, 36: 101648.

Brehm M A, Shultz L D, Greiner D L. 2010. Humanized mouse models to study human disease. Curr Opin Endocrinol Diabetes Obes, 17(2): 120-125.

Cao H, Zuo C, Huang Y, Zhu L, et al. 2021. Hippocampal proteomic analysis reveals activation of necroptosis and ferroptosis in a mouse model of chronic unpredictable mild stress-induced depression. Behav Brain Res, 407: 113261.

Cheng K, Huang Y, Wang C. 2021. 1,25(OH)$_2$D$_3$ inhibited ferroptosis in zebrafish liver cells (ZFL) by regulating Keap1-Nrf2-GPx4 and NF-κB-hepcidin axis. Int J Mol Sci, 22(21): 11334.

Chen X, Gao C, Yan Y, et al. 2021. Ruxolitinib exerts neuroprotection via repressing ferroptosis in a mouse model of traumatic brain injury. Exp Neurol, 342: 113762.

Ding C, Ding X, Zheng J, et al. 2020. miR-182-5p and miR-378a-3p regulate ferroptosis in I/R-induced renal injury. Cell Death Dis, 28; 11(10): 929.

Fang X, Wang H, Han D, et al. 2019. Ferroptosis as a target for protection against cardiomyopathy. Proc Natl Acad Sci USA, 116(7): 2672-2680.

Feng J, Song G, Wu Y, et al. 2021. Plasmalogens improve swimming performance by modulating the expression of genes involved in amino acid and lipid metabolism, oxidative stress, and ferroptosis in an Alzheimer's disease zebrafish model. Food Funct, 12(23): 12087-12097.

Feng Y, Madungwe N B, Imam Aliagan A D, et al. 2019. Liproxstatin-1 protects the mouse myocardium against ischemia/reperfusion injury by decreasing VDAC1 levels and restoring GPx4 levels. Biochem Biophys Res Commun, 520(3): 606-611.

Gao Z, Deng G, Li Y, et al. 2020. Actinidia chinensis Planch prevents proliferation and migration of gastric cancer associated with apoptosis, ferroptosis activation and mesenchymal phenotype suppression. Biomed Pharmacother, 126: 110092.

Hammond V J, Herbach N, Aichler M, et al. 2014. Inactivation of the ferroptosis regulator Gpx4 triggers acute renal failure in mice. Nat Cell Biol, 16(12): 1180-91.

Karuppagounder S S, Alin L, Chen Y, et al. 2018. N-acetylcysteine targets 5 lipoxygenase-derived, toxic lipids and can synergize with prostaglandin E2 to inhibit ferroptosis and improve outcomes following hemorrhagic stroke in mice. Ann Neurol, 84(6): 854-872.

Li Y, Cao Y, Xiao J, et al. 2020. Inhibitor of apoptosis-stimulating protein of p53 inhibits ferroptosis and alleviates intestinal ischemia/reperfusion-induced acute lung injury. Cell Death Differ, 27(9): 2635-2650.

Li Z, Li Y, Yang Y, et al. 2020. *In vivo* tracking cystine/glutamate antiporter-mediated cysteine/cystine pool under ferroptosis. Anal Chim Acta, 1125: 66-75.

Lu J, Xu F, Lu H. 2020. LncRNA PVT1 regulates ferroptosis through miR-214-mediated TFR1 and p53. Life Sci, 260: 118305.

Nagpal A, Redvers R P, Ling X, et al. 2019. Neoadjuvant neratinib promotes ferroptosis and inhibits brain metastasis in a novel syngeneic model of spontaneous HER2(+ve) breast cancer metastasis. Breast Cancer Res, 21(1): 94.

Qiang Z, Dong H, Xia Y, et al. 2020. Nrf2 and STAT3 alleviates ferroptosis-mediated IIR-ALI by regulating SLC7A11. Oxid Med Cell Longev, 2020: 5146982.

Shi L, Huang C, Luo Q, et al. 2020. Clioquinol improves motor and non-motor deficits in MPTP-induced monkey model of Parkinson's disease through AKT/mTOR pathway. Aging (Albany NY), 12(10): 9515-9533.

Spitalnik SL.2018. Increased erythrophagocytosis induces ferroptosis in red pulp macrophages in a mouse model of transfusion. Blood, 31(23): 2581-2593.

Sui M, Jiang X, Chen J, et al. 2018. Magnesium isoglycyrrhizinate ameliorates liver fibrosis and hepatic stellate cell activation by regulating ferroptosis signaling pathway. Biomed Pharmacother, 106: 125-133.

Tang L J, Zhou Y J, Xiong X M, et al. 2018. Ubiquitin-specific protease 7 promotes ferroptosis via activation of the p53/TfR1 pathway in the rat hearts after ischemia/reperfusion. Free Radic Biol Med, 162: 339-352.

Tian Y, Lu J, Hao X,et al. 2020. FTH1 inhibits ferroptosis through ferritinophagy in the 6-OHDA model of Parkinson's disease. Neurotherapeutics, 17(4): 1796-1812.

Wang H, An P, Xie E, et al. 2017. Characterization of ferroptosis in murine models of hemochromatosis. Hepatology, 66(2): 449-465.

Wang W, Green M, Choi J E, et al. 2019. CD8[+] T cells regulate tumour ferroptosis during cancer immunotherapy. Nature, 569(7755): 270-274.

Wu G, Wang Q, Xu Y, et al. 2020. A new survival model based on ferroptosis-related genes for prognostic prediction in clear cell renal cell carcinoma. Aging (Albany NY), 12.

Wu Y, Wang J, Zhao T, et al. 2021. Di-(2-ethylhexyl) phthalate exposure leads to ferroptosis via the HIF-1α/HO-1 signaling pathway in mouse testes. J Hazard Mater, 24: 127807.

Yang L, Wang H, Yang X, et al. 2020. Auranofin mitigates systemic iron overload and induces ferroptosis via distinct mechanisms. Signal Transduct Target Ther, 5(1): 138.

Youssef L A, Rebbaa A, Pampou S, et al. 2018. Increased erythrophagocytosis induces ferroptosis in red pulp macrophages in a mouse model of transfusion. Blood, 131(23): 2581-2593.

Zhang Q, Wu H, Zou M, et al. 2019. Folic acid improves abnormal behavior via mitigation of oxidative stress, inflammation, and ferroptosis in the BTBR T+ tf/J mouse model of autism. J Nutr Biochem, 71: 98-109.

Zhang X, Li L X, Ding H, et al. 2021. Ferroptosis promotes cyst growth in autosomal dominant polycystic kidney disease mouse models. J Am Soc Nephrol, 32(11): 2759-2776.

Zhang Y, Tan H, Daniels J D, et al. 2019. Imidazole Ketone erastin Induces Ferroptosis and Slows Tumor Growth in a Mouse Lymphoma Model. Cell Chem Biol, 26(5): 623-633. e9.

Zhang Z, Wu Y, Yuan S, et al. 2018. Glutathione peroxidase 4 participates in secondary brain injury through mediating ferroptosis in a rat model of intracerebral hemorrhage. Brain Res, 1701: 112-125.

第40章

铁死亡检测常用技术和方法

雷　鹏　郭玉洁

摘要：与其他细胞死亡方式相比，目前尚无高度特异的铁死亡检测方法和生物标记物。根据铁死亡发生过程中形态和新陈代谢的特征，即铁依赖性、细胞内活性氧增多、线粒体体积变小及膜密度增高，本章总结了目前铁死亡研究中常用的检测技术和方法及其基本原理。这些方法包括利用透射电子显微镜及荧光染料对细胞及细胞器，特别是线粒体形态进行观察、细胞活性/毒性检测、细胞/组织内铁水平检测、脂质过氧化水平检测、线粒体膜电位检测，以及铁死亡相关基因表达水平检测。

关键词：铁死亡，透射电子显微镜，电感耦合等离子体质谱法，脂质过氧化荧光探针，线粒体膜电位荧光探针

Abstract: Compared with the other types of cell death which are studied relatively thoroughly, there is no standardized method or biomarker for the detection of ferroptosis. According to the characteristics of its morphology and metabolism, we summarize the techniques, methods, and theories commonly used in the detection of ferroptosis. The common methods include using the transmission electron microscopy and fluorescent dye to observe the morphology of cell and organelle, especially mitochondrion, the detection of cell viability/toxicity, cell/tissue iron level, lipid peroxidation level, mitochondrial membrane potential, and ferroptosis related gene expression.

Keywords: ferroptosis, transmission electron microscope, inductively coupled plasma mass spectrometry, lipid peroxidation fluorescent probe, mitochondrial membrane potential fluorescent probe

铁死亡与致死性磷脂过氧化物积累相关，并被铁螯合剂和亲脂性抗氧化剂抑制，是一类具有明确生物特征和特异通路的细胞程序性死亡方式（Stockwell et al.，2017）。然而，铁死亡尚无标准化的检测方法和生物标记物（Magtanong and Dixon，2018）。铁死亡的发生依赖于磷脂化多不饱和脂肪酸的氧化、氧化还原活性铁的积累和脂质过氧化物修复能力的丧失（Dixon and Stockwell，2019），因此铁依赖性、细胞内活性氧（reactive oxygen species，ROS）增多、线粒体体积变小及膜密度增高等可以作为其发生的检测目标。目前对它们的常用检测方法可分为形态学观察和生化指标检测两类。

40.1 形态学观察

40.1.1 透射电子显微镜

迄今为止,透射电子显微镜(transmission electron microscope,TEM)被认为是判定细胞死亡方式的金标准。与光学显微镜相比,高速电子的波长比可见光波长短,显微镜的分辨率与其使用的光波长成反比,因此,TEM 分辨率更高(0.1 ~ 0.2nm),放大倍数可高达百万倍,从而可以观察样品的精细结构。

TEM 工作原理简单概括为:电子束从电子枪中发出,经过一个固定电压的加速电场获得能量;当电子束加速至接近光速后通过聚光镜,并汇聚成很小的光斑,穿过超薄样品。电子与样品中的原子发生碰撞从而改变方向,产生立体角散射,散射角大小与样品密度和厚度相关,形成明暗不同的影像。形成的影像被物镜聚焦,再进一步被放大,放大后的信号被成像设备接收,最终形成图像(Browning et al.,1993)。

目前,已经发现并被定义的细胞死亡方式都具有特异性的结构改变。例如,凋亡(apoptosis)的典型形态特征,包括细胞皱缩、细胞膜起泡、细胞体积减小、核浓缩、染色质凝聚并在核膜周围呈新月形帽状结构分布、DNA 规律性降解等。凋亡晚期,细胞核裂解成碎块,产生"凋亡小体",随后被附近的巨噬细胞吞噬。而坏死(necroptosis)发生时,细胞体积膨大、细胞膜破裂、细胞器发生变形或膨胀等。染色质不凝集,呈絮状。与凋亡一样,坏死细胞 DNA 也发生断裂,但凋亡细胞 DNA 断裂点均有规律地发生在核小体之间,片段长 180 ~ 200bp,电泳呈梯状;而坏死细胞的 DNA 断裂点为无特征的杂乱段,电泳呈涂抹状(Ziegler and Groscurth,2004)。发生焦亡(pyroptosis)的细胞肿胀膨大,出现气泡状突出物。与坏死细胞相比,焦亡细胞的肿胀程度更低,在细胞膜破裂前,焦亡细胞形成大量小泡,即"焦亡小体"(Jorgensen and Miao,2015)。在自噬(autophagy)发生过程中,细胞膜没有明显变化,但是自噬体出现并积累(Xie et al.,2016)。自噬体属于亚细胞结构,只能通过 TEM 进行观察。TEM 下观察到的自噬体呈新月状或杯状,双层或多层膜的液泡状结构,内含胞浆成分,如内质网、核糖体等;自噬体和溶酶体融合成熟而形成的自噬溶酶体为单层膜结构,其内胞浆成分已降解(Yla-Anttila et al.,2009)。而发生铁死亡的细胞内,线粒体体积缩小,线粒体膜密度增高,线粒体嵴减少或消失(图 40-1),这个现象与其他细胞死亡方式导致的细胞结构改变截然不同(Dixon et al.,2012)。

综上,使用透射电子显微镜可以清楚地辨别出细胞死亡类型。但是,透射电子显微镜无法观察活样品,且样品制备过程复杂,仪器相对昂贵,对操作者的技术要求较高,不适于大批标本检测,并且这种形态学在判定时存在主观性,因此需要其他检测方法作为补充。

常规 TEM 生物样品制备步骤如下。

(1)样本准备:准备体积约 1mm^3 的细胞(离心后)或组织块。

(2)固定:样本置于 2.5% 戊二醛中,4℃固定 1.5h 以上;0.1mol/L 磷酸缓冲液(phosphate buffer,PB)漂洗 3 次,每次 20min;2% 锇酸固定液固定 1.5h;0.1mol/L PB 漂洗 3 次,每次 5min。

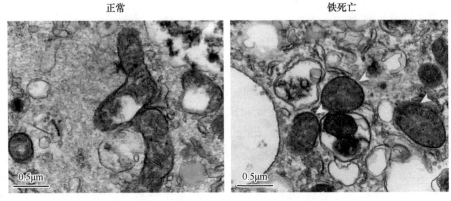

正常　　　　　　　　　　　　　　　铁死亡

图 40-1　发生铁死亡的细胞内精细结构变化

（3）脱水：依次在 30%（5min）、50%（5min）、70%（10min）、80%（15min）、95%
（15min）、100% 乙醇（20min/次，2 次）及 100% 丙酮（15min/次，2 次）中脱水。

（4）渗透：室温下，样品在纯丙酮和包埋液（1∶2）中渗透 1～1.5h；然后在纯包埋
液中过夜。

（5）包埋：用包埋剂将样品包埋在包埋槽内，37℃烘箱内过夜；45℃烘箱内放置 12h；60℃烘箱内放置 48h。

（6）切片：用超薄切片机切成薄片（厚度＜100nm，一般为 70～80nm）。

（7）染色：用 2% 乙酸铀-柠檬酸铅双染色。

（8）拍片：TEM 下观察并拍片。

40.1.2　线粒体形态观察

线粒体是真核细胞中重要的亚细胞器，为细胞新陈代谢提供能量，并参与细胞内
ROS 生成、钙离子平衡的调节，以及细胞凋亡等过程（Green and Reed，1998）。线粒体
本身具有双层膜结构。在正常生理情况下，线粒体可以通过内膜上的电子传递链令质子
跨越内膜来维持 pH 平衡。当质子传递过程发生紊乱时，大量 ROS 产生并诱导细胞发生
凋亡。根据此前的研究结果，发生铁死亡的细胞内线粒体形态发生特异性变化，研究人
员可以进一步结合荧光标记技术，在光镜下观察其形态。生理情况下线粒体基质为碱性
（pH 8），大多数线粒体标记染料为阳离子染料（如罗丹明系列），很容易与功能性线粒体
结合，然而一旦线粒体膜电位丢失，它们就会脱离结合位点而被洗出细胞。为了克服这
一局限性，更多新型染料出现并被应用，其中就包括 MitoTracker 系列。

MitoTracker 荧光染料可以利用线粒体膜电位在活细胞内标记线粒体。该染料含有
氯甲基，可与线粒体中巯基连接，并可与线粒体永久性结合，因此该染料不仅可以应
用于活细胞，还可以用于固定细胞的检测（Chazotte，2011）。根据实验需求的不同，
MitoTracker 可以结合不同颜色的荧光蛋白（包括 MitoTracker Green FM，MitoTracker
Orange CMTMRos，MitoTracker Red CMXRos，MitoTracker Deep Red FM 等）供研究人
员进行多重染色。借助于 MitoTracker DeepRed，研究人员发现铁死亡诱导剂 RSL3 破坏
细胞线粒体形态，并引起严重的线粒体损伤（Jelinek et al.，2018）。

与前文介绍的 TEM 相比，MitoTracker 荧光染料的最大优势是可以观察活细胞样品，

但是该方法只能呈现线粒体形态变化，无法反映细胞其他结构特征。同时，受到光镜分辨率限制，该方法无法显示线粒体内更精细的结构变化。

本章介绍的荧光染料或探针使用都非常便捷，只需将样品与染料或探针一起避光温育即可在共聚焦显微镜下成像，因此对其使用步骤不再一一赘述。

40.2 细胞活性/毒性检测

与其他细胞死亡方式相同，发生铁死亡的细胞活性下降。因此，检测细胞活性/毒性通常是检测各类细胞死亡方式最常见的方法。目前已有的大多数细胞活性/毒性检测方法都可用于铁死亡细胞活性/毒性的检测，包括噻唑蓝［3-(4,5-dimethylthiazol-2-yl)-3,5-diphenyltetrazolium bromide，MTT］比色法（Mosmann，1983）、细胞计数试剂盒-8（cell counting kit-8，CCK-8）（Ukeda et al.，1999）、乳酸脱氢酶（lactate dehydrogenase，LDH）释放法（Legrand et al.，1992）、钙荧光素乙酰氧基甲酯（calcein acetoxymethyl ester，Calcein AM）活性测定法（Wang et al.，1993）、阿拉玛蓝（Alarmar Blue）活性测定法（Yang and Stockwell，2008；Page and Page，1995）及台盼蓝（Trypan Blue）细胞活性染料测定法（Avelar-Freitas et al.，2014；Yang and Stockwell，2008）。基于性价比和操作的便捷性的优势，MTT比色法、CCK-8试剂盒及LDH释放法更为常用。

40.2.1 MTT比色法

MTT是一种接受氢离子的染料。在活细胞中琥珀酸脱氢酶和细胞色素c的作用下，可溶性的黄色MTT被还原为不溶于水的蓝紫色甲臜（formazan）晶体，并沉积在细胞中。晶体生成的量与活细胞数量呈线性关系。有机溶剂二甲基亚砜（dimethylsulfoxide，DMSO）能溶解沉积在细胞中的甲臜晶体，从而可以通过酶标仪检测溶液的吸光度（490nm），间接反映活细胞数量。作为一种经典的方法，MTT被广泛用于检测包括铁死亡在内的各类细胞活性/毒性实验中（Turubanova et al.，2019）。

MTT比色法操作简单，灵敏度较高，可以进行高通量实验，并可检测细胞增殖活性。但是，MTT比色法只能测定细胞相对数和相对活力，不能测定细胞绝对数。而且实验结果与细胞状态关系较大，如果有微生物污染样品，会导致假阳性结果出现。同时，pH也会影响最终结果，在偏碱性环境中，稳定性较差，结果随时间延长而升高；在偏酸性环境里，实验结果较稳定。由于还原产生的甲臜晶体还需要DMSO溶解，在操作时不可避免地会吸走一部分甲臜晶体，对结果产生一定影响。

具体实验步骤如下。

（1）根据细胞实验的目的，选择合适的细胞浓度（一般1000～10 000个/孔，100μL）接种到96孔板。

（2）孵箱中孵育，按照实验需要，给予特定药物处理，倒置显微镜下观察细胞状态。

（3）每孔加入10μL MTT溶液（5mg/ml），继续培养4h。

（4）终止培养，小心吸去孔内培养液。

（5）每孔加入100μL DMSO，置摇床上低速振荡10min，使甲臜晶体充分溶解，在酶标仪下测量各孔吸光值（490nm）。

40.2.2　CCK-8 试剂盒

CCK-8 试剂盒中关键成分是水溶性四唑盐［2-(2-methoxy-4-nitrophenyl)-3-(4-nitrophenyl)-5-(2,4-disulfophenyl)-2H，WST-8］。WST-8 在电子载体 1-methoxy PMS 存在时，可被线粒体内的脱氢酶还原成橙色的水溶性甲䐶。生成的甲䐶量与细胞活性成正比，细胞活性越高，颜色越深。与 MTT 比色法相比，WST-8 还原产物是水溶性的，省去了使用有机溶剂 DMSO 溶解这一步，更适用于悬浮细胞检测。而且，WST-8 对细胞毒性更小，灵敏度更高、更稳定，可用酶标仪（450nm）在不同时间点反复读板，便于研究人员找到最佳测定时间。因此，作为 MTT 更好的替代法，CCK-8 试剂盒也已在铁死亡的研究中大量使用（Li et al.，2020；Chen et al.，2020）。

具体实验步骤如下。

（1）根据细胞实验的目的，选择合适的细胞浓度（一般 1000 ～ 10 000 个/孔，100μL）接种到 96 孔板。

（2）孵箱中孵育，按照实验需要，给予特定药物处理，倒置显微镜下观察细胞状态。

（3）每孔加入 10μL CCK-8 溶液，继续培养 0.5 ～ 4h（可根据实验需要，在不同时间点反复读板）。

（4）在酶标仪下测量各孔吸光值（450nm）。

40.2.3　LDH 释放法

LDH 是一类烟酰胺腺嘌呤二核苷酸（nicotinamide adenine dinucleotide，NAD，包括两种形态：氧化型辅酶 I 即 NAD^+；还原型辅酶 I 即 NADH）依赖型激酶，是糖酵解途径中重要的酶，可催化丙酸与 L-乳酸之间的氧化还原反应，也可催化相关的 α-酮酸。LDH 在胞浆内含量丰富，正常生理情况下，不能通过细胞膜，当细胞受损或死亡时可释放到细胞外，因此，细胞培养液中的 LDH 活性与细胞死亡数目成正比。由于释放出的 LDH 十分稳定，因此可以通过测定其含量间接反映受损或死亡细胞数量。溶液中的 LDH 催化乳酸生成丙酮酸的过程中，使 NAD^+ 转变成 NADH，NADH 在硫辛酰胺脱氢酶的催化下将水溶性四唑盐 WST 还原成橙色的甲䐶，从而可以在酶标仪下进行检测（490nm）。

该方法操作简单，通量较高，成本较低，但是高浓度血清中含有的 LDH 可能干扰结果，并且细胞本身的状态也将影响最终结果。同时，LDH 存在自发释放现象，会导致结果出现假阳性。需要注意的是，丙酮酸盐是 LDH 反应的抑制剂，实验中要避免细胞培养基中含有此类成分。目前，LDH 释放法也已用于铁死亡中细胞活性/毒性检测（Li et al.，2020）。

具体实验步骤如下。

（1）根据细胞种类的不同将适量细胞接种到 96 孔板，检测时细胞密度为 80% ～ 90%。

（2）吸去培养基，用磷酸盐缓冲液（phosphate buffered saline，PBS）洗 1 次，更换新鲜培养基，经分组加药处理后继续常规培养。

（3）多孔板离心机 400g 离心细胞培养板 5min。每孔取 120μL 上清液，加入新的 96 孔板，进行样品测定。

（4）各孔分别加入适量的 LDH 检测工作液。

（5）混匀后，室温避光孵育 30min。酶标仪下测定吸光度（490nm）。

40.3 细胞或组织内铁水平检测

铁是铁死亡过程的必要条件，各种铁螯合剂均能抑制细胞发生铁死亡。补充铁离子可以加速铁死亡，而其他的二价金属离子则不会影响该过程（Dixon et al.，2012）。在铁死亡发生过程中，细胞或组织中的铁含量往往表现出上升趋势，因此，检测细胞或组织内铁含量也是铁死亡的常用检测手段之一。

40.3.1 电感耦合等离子体质谱法

电感耦合等离子体质谱法（inductively coupled plasma mass spectrometry，ICP-MS）是以电感耦合等离子体作为离子源、以质谱进行检测的一项多元素分析技术。其工作原理大致为：样品在氩气流的作用下变成气溶胶，其中直径小于 $10\mu m$ 的气溶胶颗粒随氩气到达等离子体中心区，该区域的高温使气溶胶迅速去溶剂化、原子化和离子化，最终形成单电荷的正离子。离子束以超音速先后通过采样锥、截取锥，进入离子聚焦系统，该系统可将离子束中的中性粒子和电子排除，实现对正离子的提取、偏转、聚焦和加速。之后，离子进入碰撞/反应池，去除多原子离子干扰，并利用质量分析器将目标离子筛选出来。检测器将离子转换成电子脉冲计数，电子脉冲的大小与目标离子浓度呈正相关。通过与标准对比，可以实现对目标样品的元素定量分析（Wilschefski and Baxter，2019）。具体原理见图 40-2。该方法灵敏度高，动态范围宽，检测速度快，且便于与其他技术联用，如气相色谱和液相色谱。但是，该方法对操作人员技术和仪器所在环境要求高，同时成本也较高。利用 ICP-MS，研究人员发现缺血再灌注脑组织发生铁死亡时，铁离子显著升高（Tuo et al.，2017）。

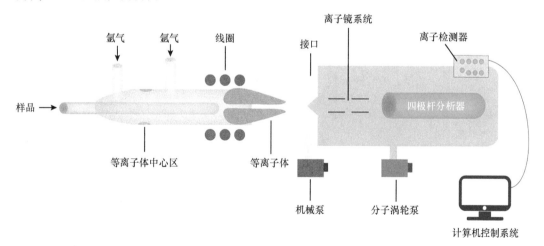

图 40-2 ICP-MS 原理图

具体实验步骤如下。

（1）麻醉动物后，取出所需部位，迅速称量湿重，并快速置于 –80℃冰箱。

（2）将样品冷冻干燥，以便于送样。

（3）将冷冻干燥后的样品重悬于 65% 的硝酸中过夜。

（4）将样品置于 90℃ 加热 20min，随后加入等体积过氧化氢，于 70℃ 加热 15min。

（5）双蒸水稀释样品后，置于 ICP-MS 检测金属离子浓度。

40.3.2　原子发射光谱/原子吸收光谱测定法

原子发射光谱（atomic emission spectrometry，AES）测定法是根据各种化学元素的原子或离子受激发时会发射特征电磁辐射，从而进行元素定性和定量分析的方法。其基本原理为：处于基态的原子在激发光源作用下获得足够的能量，外层电子由基态跃迁到激发态。处于激发态的原子并不稳定，寿命极短，外层电子会从高能级向低能级跃迁。在此过程中将多余能量发射出来，即得到一条光谱线。不同原子或离子具有不同的特征光谱。每种元素发射的特征谱线数目不同，有的甚至多达数千条。在进行定性分析时，并不需要将所有的谱线全部检出，选择检出几条合适的谱线即可。铁光谱是目前最为通用的原子发射光谱标尺。具体原理见图 40-3。AES 测定法的优点在于可同时检测多元素，分析速度快，选择性高，检出限低，准确度较高。但是对于谱线在远紫外区的非金属元素（如氧、硫、氮等），或者激发能高、灵敏度较低的非金属元素（如硒、碲等）尚无法检测。利用 AES 测定法，研究人员证实 α-促黑素细胞激素诱导细胞发生铁死亡（Kim et al.，2016）。

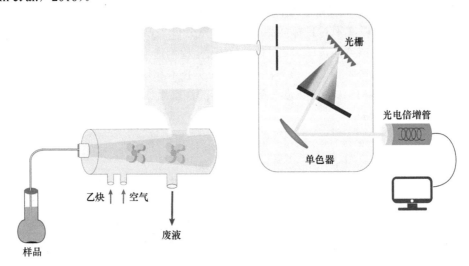

图 40-3　AES 原理图

具体实验步骤如下。

（1）麻醉动物后，取出所需部位，精确称取湿重 1g 的组织。

（2）在组织中加入 5mL 硝酸和 2mL H_2O_2，并将其置于微波炉中进行消化。消化前加入钇作为内标，使其终浓度为 1mg/L。

（3）继续在微波炉中将样品蒸发至 0.3 ～ 0.9mL，并用去离子水稀释至 3mL。

（4）将样品置于 AES 检测仪中检测金属离子浓度。

原子吸收光谱（atomic absorption spectrometry，AAS）测定法是利用不同气态原子可以选择性地吸收一定波长的光辐射，使原子中外层的电子从基态跃迁到激发态，从而定性及定量原子。当光源发射某一特定波长的光通过原子蒸汽时，原子中的外层电子会选择性吸收其同种元素所发射的特征谱线，使入射光减弱。特征谱线因吸收而减弱的程度称为吸光度，与被测元素的含量成正比。具体原理见图40-4。AAS测定法具有选择性强、灵敏度高、分析范围广、抗干扰能力强和精密度高等特点。但是与AES测定法不同的是，AAS测定法不能同时分析多元素，并且样品预处理较麻烦，设备价格较贵，对操作人员的技术要求较高。利用AAS测定法，研究人员同样证实缺血再灌注脑组织发生铁死亡时，铁离子显著升高。此结果与ICP-MS检测结果一致（Tuo et al., 2017）。

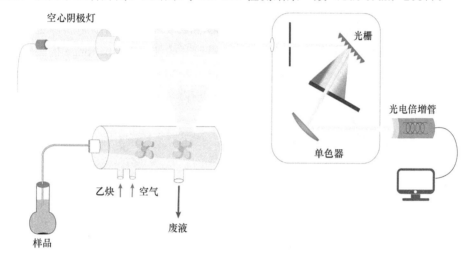

图 40-4　AAS 原理图

具体实验步骤如下。

（1）麻醉动物后，取出所需部位，迅速称量湿重，并快速置于-80℃冰箱。

（2）将样品置于65%的硝酸（2mL）和70%的高氯酸（0.25mL）中，280℃处理30min。

（3）在干燥的样品中加入5mL三蒸水孵育15min。

（4）将样品置于AAS检测仪中检测金属离子浓度。

40.3.3　荧光重金属探针

Phen Green SK（PGSK）是一种绿色荧光重金属探针（图40-5），可与Cu^{2+}、Cu^+、Fe^{2+}、Hg^{2+}、Pb^{2+}、Cd^{2+}、Zn^{2+}和Ni^{2+}等金属结合（Petrat et al., 1999）。该探针可以透过细胞膜，因此可直接检测胞内金属离子含量。PGSK最大激发波长为507nm，最大发射波长为532nm。当其与金属离子结合时，荧光淬灭，因此可以通过流式细胞仪或共聚焦显微镜检测活细胞内金属离子含量。在"铁死亡"的概念正式提出之前，研究人员已使用PGSK检测细胞铁含量（Yang and

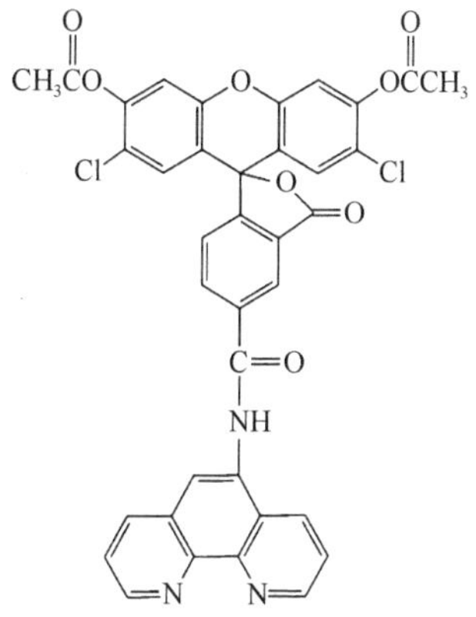

图 40-5　PGSK 化学结构式

Stockwell，2008）。但是，由于该探针可以结合众多金属离子，对铁离子特异性不高，因此，PGSK 不是一种理想的，可以独立反应胞内铁含量的方法，使用时要结合其他的方法进行佐证。

40.3.4　亚铁离子荧光探针

　　FerroOrange 是一种特异性检测亚铁离子的荧光探针，主要定位于内质网。可特异性地与亚铁离子反应生成橙色荧光产物，最大激发波长为 542nm，最大发射波长为 572nm。而三价铁离子和其他二价金属离子不会引起荧光强度变化，同时，FerroOrange 也不会与铁蛋白或其他物质中的螯合铁发生反应。FerroOrange 具有较强的细胞膜渗透性，且毒性低，因此适用于活细胞成像。近年，研究人员已开始使用 FerroOrange 检测铁死亡过程中胞内亚铁含量（Zhang et al.，2022；Mei et al.，2020）。图 40-6 显示经铁死亡激动剂 RSL3 处理后的细胞内 FerroOrange 荧光信号明显上升。

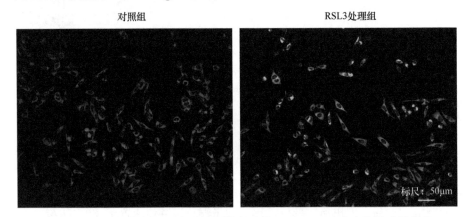

图 40-6　铁死亡激动剂 RSL3 处理后的细胞内 FerroOrange 荧光信号明显上升

40.3.5　铁测定试剂盒

　　铁测定试剂盒（Iron Assay Kit）不仅可以测定细胞和组织内的总铁含量，还可以分别测出亚铁（Fe^{2+}）和铁（Fe^{3+}）含量。样品中的 Fe^{2+} 与呋喃三嗪二钠盐（Ferene S）反应生成吸光度为 593nm 的稳定复合物，从而检测出 Fe^{2+} 含量。Fe^{2+} 和 Fe^{3+} 在水溶液中的溶解度取决于溶液的 pH（Meguro et al.，2007）。因此，该类试剂盒采用酸性缓冲液和还原剂，将载铁蛋白中的 Fe^{3+} 解离出来，并还原成 Fe^{2+}，Fe^{2+} 与 Ferene S 反应后便可以检测总铁含量。通过总铁含量减去 Fe^{2+} 即得到 Fe^{3+} 含量。利用该试剂盒，研究人员发现经铁死亡诱导剂 erastin 处理的细胞铁含量显著上升（Sun et al.，2016）。

　　具体实验步骤如下。

　　（1）在样品中加入铁显色剂混匀，沸水浴 5min。

　　（2）冷却后，3500r/min 离心 10min。

　　（3）取上清液，检测其吸光度（593nm）。

40.3.6　Perls/Turnbull 染色

1867 年，Perls 首先利用亚铁氰化钾和盐酸形成酸性亚铁氰化物，对非血红素铁进行组织化学染色，生成不可溶普鲁士蓝（Prussian blue）。由于该方法对铁的特异性高，并且操作简便，成本低廉，至今仍被广泛使用。Turnbull 染色则是将 Perls 染色中的酸性亚铁氰化物替换成酸性铁氰化物，从而生成不可溶滕氏蓝（Turnbull blue）。之后，这两种方法都经过数次改进，使其既可用于光学显微镜也可用于电子显微镜观察（Meguro et al.，2008）。利用这两种染色，研究人员发现 *tau* 敲除小鼠海马和黑质区神经元内 Fe^{2+} 和 Fe^{3+} 含量较对照组小鼠显著升高（Lei et al.，2012）。

光学显微镜成像的具体实验步骤如下。

（1）麻醉动物后，利用心脏灌注法灌入肝素生理盐水冲洗，随后灌入 4% 多聚甲醛溶液进行固定。

（2）石蜡包埋组织后将其切成 5 ～ 7μm 厚切片。

（3）经脱蜡处理后，利用现用现配的 1% 亚铁氰化钾（Perls 染色）或 1% 铁氰化钾（Turnbull 染色）溶液（pH 1.0）染色 30min，去离子水清洗。

（4）用 0.01mol/L 叠氮化钠和 0.3% H_2O_2 的甲醇处理 1h，0.1mol/L PB 清洗。

（5）用 0.025% DAB 和 0.005% H_2O_2 溶液（每 100mL 溶液中加入 0.5mL $CoCl_2$）处理 30min。

（6）去离子水清洗 3 次终止 DAB/H_2O_2 反应。

（7）光学显微镜下成像并拍照。

电子显微镜成像的具体实验步骤如下。

（1）麻醉动物后，心脏灌注法灌入肝素生理盐水冲洗，随后灌入 4% 多聚甲醛和 0.5% ～ 1% 戊二醛溶液进行固定。

（2）利用振荡切片机将组织切成 40 ～ 50μm 厚切片，置于 0.005mol/L PBS（pH 6.0 ～ 7.0）中，现用现配 0.5 % 硼氢化钠（Tris 缓冲液）处理 10min。

（3）利用现用现配的 1% 亚铁氰化钾（Perls 染色）或 1% 铁氰化钾（Turnbull 染色）溶液（pH 1.0）染色 30min，PBS 清洗。

（4）0.01 mol/L 叠氮化钠和 0.3% H_2O_2 处理 30min，PBS 清洗。

（5）0.025% DAB 和 0.005% H_2O_2 处理 30min，PBS 清洗。

（6）二甲胺银/金处理。

（7）1% 四氧化锇处理 1h 后，梯度乙醇脱水，使用环氧丙烷处理包埋。

（8）用超薄切片机将包埋后的组织切成 90 ～ 100nm 薄片。

（9）用 2% 乙酸铀-柠檬酸铅双染色。

（10）TEM 下观察并拍片。

40.4　脂质过氧化水平检测

脂质过氧化是衡量铁死亡是否发生的必要条件（Stockwell et al.，2017）。铁死亡细胞内 ROS 大量堆积，因此细胞内 ROS 水平常常用来反映细胞铁死亡情况。目前，针对 ROS 常用的检测方法是使用特异性的荧光探针，常用的两种为 H₂DCFDA 和 C11-BODIPY。脂质过氧化物是脂质过氧化的主要产物，也是氧化应激的重要标志。因此，除了 ROS，实验中还可以通过直接检测脂质过氧化物（lipid peroxide，LPO），以及其中两种主要成分丙二醛（malondialdehyde，MDA）和 4-羟基壬烯醛（4-hydroxynonenal，4-HNE）含量来衡量脂质过氧化水平。此外，最新研究表明转铁蛋白受体 1（human transferrin receptor 1，TfR1）抗体、MDA 抗体及 4-HNE 抗体都可作为铁死亡标记物（Feng et al.，2020）。

40.4.1　H₂DCFDA

二氯二氢荧光素二乙酸酯 H₂DCFDA（2',7'-dichlorodihydrofluoroscein diacetate，H₂DCFDA）是一种氧化应激荧光探针（图 40-7）。该探针具有细胞膜渗透性，本身无荧光，一旦进入细胞，可被细胞酯酶水解生成 2',7'-dichlorodihydrofluoroscein（DCFH）。DCFH 不能通过细胞膜，因此无法流出细胞。由于 DCFH 位于胞质和胞膜中，因此它与亲水和疏水反应性物质都可以发生反应。DCFH 本身并不会与过氧化氢或者脂质氧化物发生氧化反应，但胞内的各类自由基皆可以氧化 DCFH 生成荧光产物 DCF（2',7'-dichlorofluorescein）。因此，检测 DCF 即可间接反映细胞内 ROS 水平。H₂DCFDA 荧光探针适用于检测总自由基，与所检测细胞具体区域无关（Yamanaka et al.，2012）。

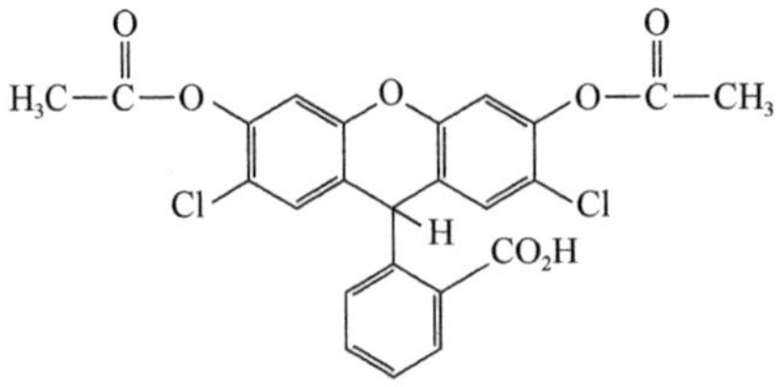

图 40-7　H₂DCFDA 化学结构式

40.4.2　C11-BODIPY

C11-BODIPY ［4,4-difluoro-5-(4-phenyl-1,3-butadienyl)-4-bora-3a,4a-diaza-s-indacene-3-undecanoic acid］ 是一种脂质过氧化荧光探针（图 40-8），在脂质环境中指示 ROS 的产生。C11-BODIPY 可以在细胞膜内累积，对过氧化物形成的活性反应组分敏感，但对过氧化物本身并不敏感（Drummen et al.，2002）。该探针具有还原态和氧化态两种形态。当其上多不饱和丁二烯被氧化时，其荧光的最大发射波长从 591nm 迁移至 510nm（Pap et al.，1999）。两种形态的发射波长均为长波长，穿透性强，对样品损伤小，且可以很好地分开。因此，C11-BODIPY 可以用于检测活细胞的脂质过氧化水平（Martinez et al.，2020）。

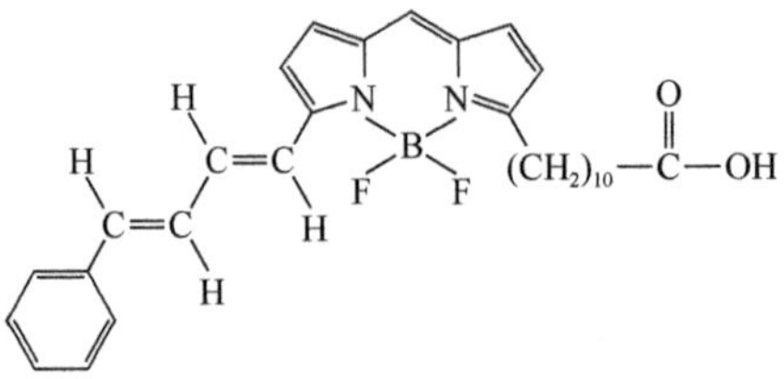

图 40-8　C11-BODIPY 化学结构式

40.4.3 Liperfluo

Spy-LHP［得名于 swallow-tailed perylene derivative for detecting lipid hydroperoxides，2-(4-diphenylphosphanyl-phenyl)-9-(1-hexyl-heptyl)-anthra (2,1,9-*def*:6,5,10,-*d'e'f'*) diisoquinoline-1,3,8,10-tetraone］是一种脂质过氧化氢荧光探针，对脂质过氧化物具有较高的敏感性和选择性，但由于其高疏水性，使其不适用于活细胞成像。而其衍生物 Liperfluo［2-(4-diphenylphpsphanyl-phenyl)-9-(3,6,9,12-tetraoxatridecyl)-anthra (2,1,9-*def*:6,5,10-*d'e'f'*) diisoquinoline-1,3,8,10-tetraone］在结构上和 Spy-LHP 相似，但更容易溶解于有机溶剂中（Liperfluo 在 DMSO 中的溶解度比 Spy-LHP 高 30 倍）。同时，Liperfluo 对脂质过氧化物的灵敏度更高，大约是 Spy-LHP 的 4 倍（Yamanaka et al.，2012）。在有机溶剂中，Liperfluo 可直接与脂质过氧化物反应形成具有很强荧光的 Liperfluo-Ox（最大激发波长 524nm，最大发射波长 535nm，图 40-9），从而可被仪器检测出来。因此，Liperfluo 适用于活细胞中脂质过氧化物的流式分析或荧光成像。

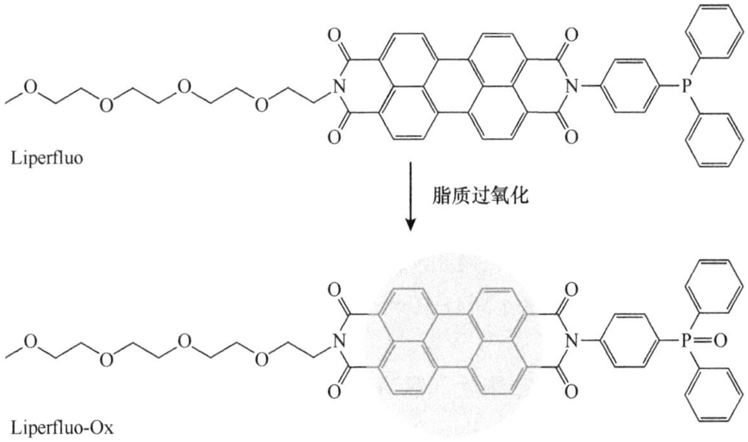

图 40-9 无荧光的 Liperfluo 与脂质氧化物反应生成有荧光的 Liperfluo-Ox

具体实验步骤如下。

（1）取 60μl DMSO 加入含有 50μg Liperfluo 的管内，用移液器吹打混匀（可用涡旋振荡器、超声或加热等方法促进溶解），配制成 1mmol/L 的 Liperfluo 溶液。为避免 Liperfluo 见光分解，需用铝箔纸包裹配制好的 Liperfluo 溶液，并在 1 天内使用完毕。

（2）在 1mL 细胞悬液（1.0×10^5 个/mL，为避免培养基对背景荧光的影响，此时将培养基更换为 PBS 等水溶液）中加入适量配制好的 Liperfluo 溶液。DMSO 终浓度 < 1%。

（3）在 37℃培养 30min。

（4）用流式细胞仪或荧光显微镜检测细胞。

40.4.4 LPO/MDA

生物体的很多脂质都含有不饱和脂肪酸，而作为生物膜重要组成部分之一的磷脂内不饱和脂肪酸含量极高。不饱和脂肪酸很不稳定，易与生物体内自由基作用，生成一系列有细胞毒性的化合物 LPO，其中包括 MDA 和 4-HNE。因此，检测 LPO、MDA 和

4-HNE 即可反映脂质氧化水平，这三者也被广泛用作脂质氧化的检测指标，且各自都有成熟的商用试剂盒和抗体。

目前常用的 MDA 检测试剂盒（thiobarbituric acid reactive substances，TBARS）是基于 MDA 和硫代巴比妥酸（thiobarbituric acid，TBA）反应会产生红色产物（最大吸收波长 535nm，最大发射波长 553nm），从而可以通过比色法进行定量检测。需要注意的是，MDA 稳定性较低，样品收集后应该尽快进行检测；同时，MDA 的敏感性较低，因此在检测组织或细胞的 MDA 时，需要更多的样品，所以，实验过程中要尽量降低稀释比例或者不稀释样品。

此外，针对 MDA 和 4-HNE 以及它们蛋白质加合物的抗体也可作为铁死亡标志物。可识别 MDA 修饰蛋白[特别是二氢吡啶-赖氨酸（DHP-lysine）]的 1F83 是 MDA 加合物抗体（Yamada et al.，2001），现已用于检测小鼠淋巴瘤异种移植模型的组织切片中铁死亡的发生（Zhang et al.，2019）。同样，特异性识别 HNE 修饰蛋白的抗体 ab46545 也用于铁死亡检测（Feng et al.，2020）。目前，常见的 4-HNE 酶联免疫分析试剂盒便是采用将 4-HNE 抗体包被微孔板，制作成固相抗体，进而和 4-HNE 形成抗体-抗原-酶标抗体复合物的方法进行检测。但是，需要注意的是，MDA 加合物和 4-HNE 同样是氧化应激的标志物，对铁死亡并无特异性。因此，还需配合其他实验进一步验证。

检测试剂盒的具体操作步骤如下。

（1）血浆、血清或尿液样品在收集后可直接用于 LPO/MDA/4-HNE 试剂盒检测。

（2）组织或细胞可使用 PBS 或细胞裂解液进行匀浆或裂解。就组织而言，组织重量与匀浆液或裂解液的比例为 1∶10；就细胞而言，每 100 万细胞使用 0.1mL 匀浆液或裂解液。匀浆或裂解后，10 000 ~ 12 000g 离心 10min，取上清用于后续测定。匀浆或裂解步骤宜在冰浴或 4℃进行。

（3）组织或细胞样品准备完毕后，需进行蛋白浓度测定，以便于后续计算单位蛋白重量组织或细胞内的 LPO/MDA/4-HNE 含量。

（4）参照不同试剂盒说明进行后续操作。

40.4.5　谷胱甘肽过氧化物酶 4 活性检测

谷胱甘肽过氧化物酶 4（glutathione peroxidase 4，GPx4）是 GPx 酶家族的成员之一，也是一种在催化中心含硒半胱氨酸的硒蛋白。与 GPx 家族其他成员不同，GPx4 是目前所知唯一一种能直接还原复杂磷脂过氧化物的酶，并能抑制花生四烯酸代谢酶的激活磷脂过氧化过程的花生四烯酸代谢酶的激活（Friedmann Angeli et al.，2019）。GPx4 在铁死亡过程中扮演重要的角色。研究结果显示下调 GPx4 表达，细胞对铁死亡更敏感；上调 GPx4 表达，细胞对铁死亡的耐受性上升（Yang et al.，2014）。GPx4 的含量和酶活性决定了脂质过氧化物修复能力。GPx4 的活性与硒息息相关，研究结果表明含硒的 GPx4 可以预防氢过氧化物诱导的铁死亡（Ingold et al.，2018）。因此，检测 GPx4 活性在铁死亡检测中非常重要，但是检测方法中所需的过氧化磷脂酰胆碱（PCOOH）不稳定，不易获得，限制了该实验的广泛应用。

具体实验步骤如下。

（1）样品：将冷冻细胞置于 0.1mL 缓冲液[0.1mol/L KH_2PO_4/K_2HPO_4，0.15mol/L

KCl，0.05%（m/V）CHAPS，pH 7.4，包含 5×10^{-3} mol/L 2- 巯基乙醇和蛋白酶抑制剂混合物]，在组织研磨机中进行 50 次研磨，并在 4℃下 17 000g 离心 20min。将冷冻组织样品置于液氮中，在研钵中研磨成细粉，随后将组织粉重悬于 0.2mL 缓冲液里，并按照上述方式离心。

（2）通过 Bradford 法测定上清液中的蛋白浓度。

（3）GPx4 活性检测时，细胞和组织蛋白含量分别为（0.03±0.01）mg 和（0.49±0.19）mg。

（4）将样品置于 1mL 0.1mol/L KH_2PO_4/K_2HPO_4 溶液中 [pH 7.8，包含 5mmol/L EDTA，5mmol/L GSH，0.1%（V/V）Triton X-100，160mmol/L NADPH/H^+ 和 180IU/mL 谷胱甘肽还原酶（GR）]。

（5）通过向体系中添加 25mmol/L PCOOH 触发 GPx4 活性，表现为 GR 氧化 NADPH/H^+ 导致 340nm 处吸光度降低。GPx4 特异性活性单位为 nmol/min/mg。

40.4.6　氧化型/还原型谷胱甘肽比值

脂质过氧化物的修复能力除了取决于 GPx4 的含量或酶活性，还取决于它的关键底物谷胱甘肽。谷胱甘肽是一种由谷氨酸、甘氨酸和半胱氨酸组成的三肽化合物。它通常以还原型（GSH）存在，但在氧化应激的作用下转化为氧化型（GSSG）。因此，GSSG/GSH 比值被作为氧化应激的一个重要指标。

在谷胱甘肽还原酶作用下，样品中的 GSSG 被还原成 GSH，GSH 可以和底物 DTNB [5,5′-dithiobis（2-nitrobenzoic acid）] 发生显色反应，生成 GSSG 和 TNB（5-mercapto-2-nitrobenzoic acid），利用该反应便可测定氧化型/还原型谷胱甘肽比值，通过测定吸光度（412nm）得到总谷胱甘肽含量。如果事先用试剂清除样品中的 GSH，再进行反应，便可选择性地定量 GSSG。总谷胱甘肽含量减去 GSSG 含量即得到 GSH 含量（Kinoshita et al.，2014）。

由于实验中涉及氧化还原反应，因此实验中应尽量避免其他氧化剂或还原剂的干扰。样品取材要新鲜，相关试剂要现用现配。

具体实验步骤如下。

（1）组织样品：麻醉动物后，取出所需部位用液氮速冻，研磨成粉。细胞样品：PBS 清洗细胞一次，离心收集细胞，弃去上清。血液样品：600g 离心 10min，离心后上清为血浆，沉淀为红细胞，用 PBS 清洗红细胞两次。

（2）加入蛋白去除剂，充分混匀。组织样品和血液样品在 4℃放置 10min。细胞样品则经液氮和 37℃水浴进行两次快速的冻融，之后 4℃放置 5min。

（3）4℃下 10 000g 离心 10min，取上清用于总谷胱甘肽的测定。样品需暂时置于 4℃保存，不立即测定的样品可以保存于 -70℃。

（4）处理好的组织、细胞和红细胞样品需用蛋白去除剂进行适当稀释后再进行测定，血浆样品可直接进行测定。

（5）在处理好的样品中加入 GSH 清除辅助液，立即混匀。

（6）加入 GSH 清除工作液，立即混匀，25℃反应 1h。

（7）加入蛋白去除试剂和总谷胱甘肽检测工作液，25℃孵育 5min。

（8）加入 0.5mg/mL 还原型辅酶Ⅱ（nicotinamide adenine dinucleotide phosphate，NADPH）溶液，混匀。

（9）立即用酶标仪测定（412nm）。

40.4.7 谷氨酸/谷氨酰胺

谷氨酸（glutamate）和谷氨酰胺（glutamine）参与谷胱甘肽的生成，因此检测其含量也可以反映氧化应激水平。胱氨酸-谷氨酸逆向转运体（system X_c^-）可以转入胱氨酸转出谷氨酸，抑制该转运体可以诱导细胞发生铁死亡。在癌细胞中，谷氨酰胺促进谷氨酰胺分解（glutaminolysis）的发生，而谷氨酰胺分解是三羧酸循环中产生中间体 α-酮戊二酸的途径之一。并且，谷氨酰胺促进 GSH 及 NADPH 生成，这二者是生物体内重要的还原系统，从而可以防止 ROS 过量，维持体内 ROS 内稳态（Jin et al.，2016）。

目前，常用的谷氨酸试剂盒是利用谷氨酸脱氢酶（glutamate dehydrogenase，GDH）催化谷氨酸和 NAD 生成 α-酮戊二酸、NADH 和 NH_4^+，导致样品在 340nm 处吸光度上升，从而计算出谷氨酸含量。谷氨酰胺试剂盒则是利用谷氨酰胺与谷氨酰胺酶反应生成谷氨酸，进而利用上述原理检测其含量。

具体实验步骤如下。

（1）细胞样品：离心后弃上清，加入含有辅酶、谷氨酸脱氢酶的溶液混匀，超声破碎。组织样品：加入含有辅酶、谷氨酸脱氢酶的溶液冰浴混匀，室温下 10 000r/min 离心 10min，取上清待测。

（2）酶标仪测定（340nm）。

40.4.8 转铁蛋白受体 1 抗体

最新研究证明转铁蛋白受体是铁死亡的特异性标志物。TfR1 可将铁从细胞外转运至细胞内，从而促进了铁死亡的细胞铁积累（Yang and Stockwell，2008）。Feng 等发现 3F3 铁死亡膜抗体（3F3 ferroptotic membrane antibody，3F3-FMA）可特异性识别 TfR1。3F3-FMA 定位于质膜，以及与高尔基体和内体再循环室相关的核周区域。与其他类型的 TfR1 抗体、MDA 抗体、4-HNE 抗体和 ACSL4 抗体相比，TfR1 抗体 3B8 2A1 和 H68.4、MDA 抗体 1F83、4-HNE 抗体 ab46545 都可以检测培养细胞的铁死亡，并用于流式细胞仪；而 3F3-FMA 和 H68.4 还可用于蛋白质印迹法（Western blotting，WB）检测；3B8 2A1 和 1F83 可用于检测异种移植肿瘤切片（Feng et al.，2020），说明 TfR1 抗体可用于培养细胞和组织样品的铁死亡检测。之前的检测方法受限于技术难度或者生化分析，不能用于固定后的组织切片，但 TfR1 抗体可以有效分析患者和动物模型的组织切片。

具体实验步骤如下。

（1）将样品用 PBS 清洗两次。

（2）加入 4% 多聚甲醛溶液（含 0.1% Triton X-100）室温固定 20min，随后用 PBS（含 0.1% Triton X-100）清洗 3 次。

（3）用 5% 山羊血清室温封闭 1h。

（4）加入合适浓度一抗，4℃孵育过夜，之后用 PBS（含 0.1% Triton X-100）清洗 3 次，每次 5min。

（5）加入二抗溶液室温孵育 1h，之后用 PBS（含 0.1% Triton X-100）清洗 3 次，每次 5min，封片。

（6）共聚焦显微镜下成像。

40.4.9　液相色谱-质谱联用分析

脂质组学是近些年出现的新兴学科，氧化脂质组学是其中的分支之一（Tyurin et al.，2008）。生物质谱技术是该学科的主要研究工具。液相色谱-质谱联用分析［liquid chromatography（LC）/tandem mass spectrometry（MS）analysis］，以液相色谱作为分离系统、质谱为检测系统，结合了色谱对复杂样品的高分离能力，以及质谱的高选择性、高灵敏度、能够提供相对分子质量和结构信息等优点。在脂质组学研究中，液相色谱-质谱联用分析利用不同的脂质提取方法，或者脂质种类的极性差异，通过正反相色谱逐级将生物样本中的脂质分子分离，进一步利用质谱进行定性和定量分析，从而直接检测特定的氧化脂质。但该方法的缺点在于设备成本及维护价格较高。目前，已有不少脂质组学相关数据库提供了脂质分子结构、蛋白质序列等信息，为确认相关研究结果提供了便利。液相色谱-质谱联用分析已用于铁死亡的检测，该实验中，为检测磷脂过氧化物和脂肪酸过氧化物含量，研究人员先用还原剂三苯膦处理脂质提取物，将过氧化物转化为相应的羟基化合物，再进一步检测其含量（Friedmann Angeli et al.，2014）。

40.5　线粒体膜电位检测

线粒体在呼吸氧化过程中，将产生的能量以电化学势能的形式储存于线粒体内膜，使内膜两侧质子和其他离子浓度不对称分布，从而形成线粒体膜电位（Zorova et al.，2018）。正常的线粒体膜电位有助于维持细胞正常生理功能。细胞发生凋亡早期，其线粒体膜电位发生下降（Green and Reed，1998）。铁死亡过程中，线粒体膜电位也发生变化（Gao et al.，2019；Fang et al.，2019）。由此，研究人员可选用线粒体膜电位染料检测其电位变化。目前，常用的线粒体膜电位染料有 CBIC2（3）（5,5′,6,6′-tetrachloro1,1′,3,3′-tetraethyl benzimidazol carbocyanine iodide，JC-1）和四甲基罗明甲酯（tetramethylrhodamine methyl ester，TMRM）/四甲基罗明乙酯（tetramethylrhodamine ethyl ester，TMRE）。

40.5.1　JC-1 荧光探针

JC-1 是一种广泛用于检测线粒体膜电位的荧光探针（图 40-10）。当线粒体膜电位较高时，JC-1 聚集在线粒体基质中，形成红色荧光聚合物（最大激发波长 585nm，最大发射波长 590nm）；当线粒体膜电位较低时，JC-1 为绿色荧光单体形式（最大激发波长 514nm，最大发射波长 529nm）（Smiley et al.，1991）。由此，研究人员便可利用红绿荧光的比例来衡量线粒体膜电位的变化。

利用 JC-1，Fang 等发现经阿霉素（doxorubicin，DOX）处理后的心肌细胞表现出典型的铁死亡特征。其中一项结果显示，经 JC-1 染色后的心肌细胞绿色荧光信号较对照组显著上升，说明该部位线粒体膜电位下降（Fang et al.，2019）。

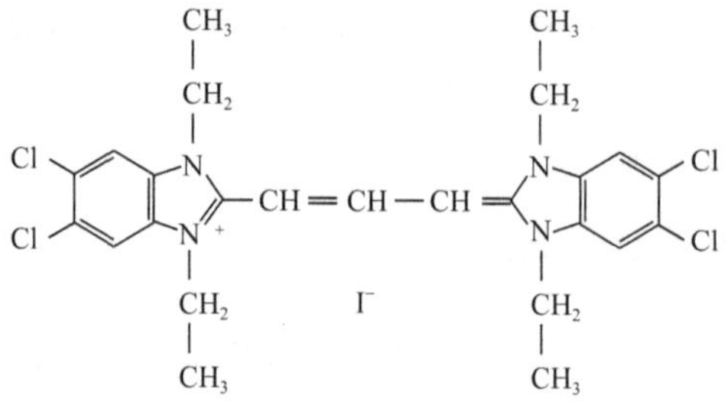

图 40-10　JC-1 化学结构式

40.5.2　TMRM/TMRE 荧光探针

　　TMRM/TMRE 是两种可渗透细胞膜的荧光探针（图 40-11）。在正常细胞中，高膜电位和负电荷会使 TMRM/TMRE 聚集在线粒体中。以 550nm 波长激发时，TMRM/TMRE 会发射出橙色-红色荧光，波长最长 575nm。去极化或非活跃性线粒体会出现膜电位降低，从而减少 TMRM/TMRE 积聚。因此，橙色-红色发射光的荧光强度可用于测量线粒体膜电位，并作为细胞健康的指标。就这两种探针而言，TMRE 的疏水性较 TMRM 更强。

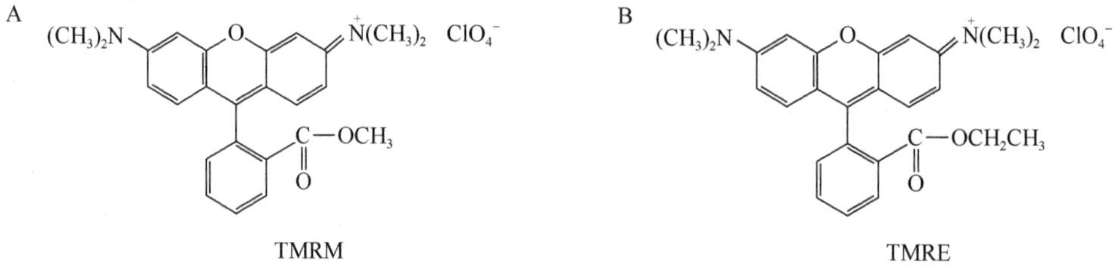

图 40-11　TMRM（A）和 TMRE（B）化学结构式

　　近年来针对铁死亡的研究结果表明，发生铁死亡的细胞 TMRE 荧光信号显著下降，说明其线粒体膜电位降低（Jelinek et al.，2018）。由半胱氨酸剥夺诱导的铁死亡过程中，线粒体膜电位发生超极化（Gao et al.，2019）。与 JC-1 荧光探针相似，TMRM/TMRE 荧光探针同样只适用于活细胞样品。

40.6　铁死亡相关基因表达水平

　　铁死亡发生时，细胞内多种基因表达发生改变。例如，铁死亡发生时，细胞内 GPx4 表达被抑制（Yang et al.，2014）；胱氨酸-谷氨酸逆向转运体的主要成分 SLC7A11 过表达可以抑制铁死亡发生（Jiang et al.，2015）；敲除酰基辅酶 a 合成酶长链家族成员 4（acyl-CoA synthetase long-chain family member 4，ACSL4）可显著拮抗铁死亡发生（Doll et al.，2017）；最近重新命名的铁死亡抑制蛋白 1（ferroptosis suppressor protein 1，FSP1）可以通过与 GPx4 平行通路抑制铁死亡发生（Doll et al.，2019；Bersuker et al.，2019）。具体的机制在此前已有章节详细介绍，此处不再一一赘述。检测这些已知铁死亡相关基因表达水平，也是判定铁死亡的有效方法之一。

40.6.1　实时荧光定量 PCR

PCR 利用序列特异性寡核苷酸、热稳定性 DNA 聚合酶及热循环，将 DNA 或 cDNA 模板内的特异性序列扩增数千至数百万倍。传统 PCR 中，扩增序列的定量只能在反应结束后结合凝聚电泳等技术分析，而 qPCR（quantitative real-time PCR）则可以在每次循环结束后通过荧光定量产物。荧光信号与产物数量成正比。

qPCR 常用的荧光信号分为两类：染料染色和探针标记。常用染料 SYBR Green I（SG）是一种不对称花菁染料，与双链 DNA 结合时，荧光强度大幅增加（Giglio et al., 2003）。DNA-SG 复合物最大吸收波长 497nm、最大发射波长 520nm。常用的探针为 TaqMan TM 探针，该探针为一段与 PCR 产物互补的寡核苷酸链，在 5′ 端标记有报告基团，在 3′ 端标记有荧光淬灭基团。探针完整时，报告基团发射的荧光被淬灭基团吸收，从而检测不到荧光信号。随着 PCR 反应的进行，*Taq* 酶分解 TaqMan 探针，使报告基团和淬灭基团分离，便可检测荧光信号。染料的优势在于对 DNA 模板没有选择性，因此适用于任何 DNA，性价比高，但易与非特异性双链 DNA 结合，产生假阳性，同时对引物特异性要求高。探针对目标序列具有高特异性且重复性好，但价格较高。

40.6.2　蛋白质印迹法

蛋白质印迹法广泛应用于检测蛋白质水平的表达。其基本原理是蛋白质样品经聚丙烯酰胺凝胶电泳分离后，转移到固相载体［硝酸纤维素（nitrocellulose，NC）膜或聚偏二氟乙烯（polyvinylidene fluoride，PVDF）膜］上，固相载体以非共价键形式吸附蛋白质，并以其上蛋白质为抗原，与对应的抗体进行免疫反应，再与辣根过氧化物酶等二抗反应，经过底物显色或放射自显影检测特定蛋白质在所分析的细胞或组织中表达情况的信息。

具体实验步骤如下。

（1）细胞样品：收集细胞，预冷 PBS 漂洗 2 次并离心（1500r/min，3min），弃上清，再次离心，去尽残液。将样品置于冰上，用添加有 Cocktail 蛋白酶抑制剂的 RIPA 裂解液重悬细胞。组织样品：取黄豆大小的组织，将其置于预冷生理盐水或 PBS 中轻轻漂洗，除去血管及其他不相关成分后置于平皿中，用眼科剪充分剪碎组织。将剪碎的组织置于研钵内，迅速加入少量液氮，使组织变硬。待液氮快挥发完时开始研磨。液氮挥发完后继续加液氮研磨，重复数次。待组织研磨成白色粉状物时，置于 EP 管中，加入适量含有 Cocktail 的 RIPA 裂解液，用移液枪吹匀。

（2）样品涡旋振荡 1min，冰上放置 3min，重复此操作直至细胞彻底裂解。

（3）将样品置于冰上，细胞超声破碎仪超声 3 ～ 5 次，每次 3 ～ 5s。

（4）4℃，13 000*g* 离心 15min，收集上清。

（5）测定蛋白浓度。

（6）加入 SDS 上样缓冲液，煮沸样品 5 ～ 10min。

（7）13 000*g* 离心 15min，收集上清。

（8）上样，进行 SDS-PAGE 电泳分离。

（9）依据胶的大小剪取相应大小的膜和滤纸，将 PVDF 膜用纯甲醇浸泡 5 ～ 10s 后放入转移缓冲液待用。

（10）装配转移"三明治"：海绵-3～4层滤纸-胶-膜-3～4层滤纸-海绵，每层放好后，用玻璃棒赶走气泡。

（11）将转移槽置于冰浴中，放入"三明治"，加转移缓冲液，开始转膜。

（12）转膜结束后，取出PVDF膜，迅速放入TBS缓冲液中。

（13）室温下，将膜置于摇床上，用25mL TBS缓冲液洗膜5min。

（14）室温下，将膜置于摇床上，用25mL封闭缓冲液中2h，TBST洗膜3次，每次5min。

（15）加入一抗，室温孵育1～2h或4℃过夜，TBST洗膜3次，每次10min。

（16）加入二抗，室温孵育1～1.5h，TBST洗膜3次，每次10min，TBS洗膜1次，5min。

（17）显影曝光。

40.7　总结与展望

目前，铁死亡的检测还存在一些问题。当前得到的检测结果是描述性的，其他类型的细胞死亡也有可能表现出其中的某些特征，因此需要同时参考多种方法的结果才能得出结论。这就需要研究人员更加谨慎地判定铁死亡的发生，并且通过深入研究其机制，找到适合检测的决定性生物标志物。

参 考 文 献

Avelar-Freitas B A, Almeida V G, Pinto M C, et al. 2014. Trypan blue exclusion assay by flow cytometry. Braz J Med Biol Res, 47(4): 307-315.

Bersuker K, Hendricks J M, Li Z, et al. 2019. The CoQ oxidoreductase FSP1 acts parallel to GPX4 to inhibit ferroptosis. Nature, 575(7784): 688-692.

Browning N D, Chisholm M F, Pennycook S J. 1993. Atomic-resolution chemical analysis using a scanning transmission electron microscope. Nature, 366: 143-146.

Chazotte B. 2011. Labeling mitochondria with MitoTracker dyes. Cold Spring Harb Protoc, 2011(8): 990-992.

Chen P, Li X, Zhang R, et al. 2020. Combinative treatment of beta-elemene and cetuximab is sensitive to KRAS mutant colorectal cancer cells by inducing ferroptosis and inhibiting epithelial-mesenchymal transformation. Theranostics, 10(11): 5107-5119.

Dixon S J, Lemberg K M, Lamprecht M R, et al. 2012. Ferroptosis: an iron-dependent form of nonapoptotic cell death. Cell, 149(5): 1060-1072.

Dixon S J, Stockwell B R. 2019. The hallmarks of ferroptosis. Annu Rev Cancer Biol, 3: 35-54.

Doll S, Freitas F P, Shah R, et al. 2019. FSP1 is a glutathione-independent ferroptosis suppressor. Nature, 575(7784): 693-698.

Doll S, Proneth B, Tyurina Y Y, et al. 2017. ACSL4 dictates ferroptosis sensitivity by shaping cellular lipid composition. Nat Chem Biol, 13(1): 91-98.

Drummen G P, van Liebergen L C, Op den Kamp J A, et al. 2002. C11-BODIPY(581/591), an oxidation-sensitive fluorescent lipid peroxidation probe: (micro)spectroscopic characterization and validation of methodology. Free Radic Biol Med, 33(4): 473-490.

Fang X, Wang H, Han D, et al. 2019. Ferroptosis as a target for protection against cardiomyopathy. Proc Natl

Acad Sci U S A, 116(7): 2672-2680.

Feng H, Schorpp K, Jin J, et al. 2020. Transferrin receptor is a specific ferroptosis marker. Cell Rep, 30(10): 3411-3423 e3417.

Friedmann Angeli J P, Krysko D V, Conrad M. 2019. Ferroptosis at the crossroads of cancer-acquired drug resistance and immune evasion. Nat Rev Cancer, 19(7): 405-414.

Friedmann Angeli J P, Schneider M, Proneth B, et al. 2014. Inactivation of the ferroptosis regulator GPx4 triggers acute renal failure in mice. Nat Cell Biol, 16(12): 1180-1191.

Gao M, Yi J, Zhu J, et al. 2019. Role of mitochondria in ferroptosis. Mol Cell, 73(2): 354-363 e353.

Giglio S, Monis P T, Saint C P. 2003. Demonstration of preferential binding of SYBR Green I to specific DNA fragments in real-time multiplex PCR. Nucleic Acids Res, 31(22): e136.

Green D R, Reed J C. 1998. Mitochondria and apoptosis. Science, 281(5381): 1309-1312.

Ingold I, Berndt C, Schmitt S, et al. 2018. Selenium utilization by GPx4 is required to prevent hydroperoxide-induced ferroptosis. Cell, 172(3): 409-422 e421.

Jelinek A, Heyder L, Daude M, et al. 2018. Mitochondrial rescue prevents glutathione peroxidase-dependent ferroptosis. Free Radic Biol Med, 117: 45-57.

Jiang L, Kon N, Li T, et al. 2015. Ferroptosis as a p53-mediated activity during tumour suppression. Nature, 520(7545): 57-62.

Jin L, Alesi G N, Kang S. 2016. Glutaminolysis as a target for cancer therapy. Oncogene, 35(28): 3619-3625.

Jorgensen I, Miao E A. 2015. Pyroptotic cell death defends against intracellular pathogens. Immunol Rev, 265(1): 130-142.

Kim S E, Zhang L, Ma K, et al. 2016. Ultrasmall nanoparticles induce ferroptosis in nutrient-deprived cancer cells and suppress tumour growth. Nat Nanotechnol, 11(11): 977-985.

Kinoshita C, Aoyama K, Matsumura N, et al. 2014. Rhythmic oscillations of the microRNA miR-96-5p play a neuroprotective role by indirectly regulating glutathione levels. Nat Commun, 5: 3823.

Legrand C, Bour J M, Jacob C, et al. 1992. Lactate dehydrogenase (LDH) activity of the cultured eukaryotic cells as marker of the number of dead cells in the medium [corrected]. J Biotechnol, 25(3): 231-243.

Lei P, Ayton S, Finkelstein D I, et al. 2012. Tau deficiency induces parkinsonism with dementia by impairing APP-mediated iron export. Nat Med, 18(2): 291-295.

Li X, Zeng J, Liu Y, et al. 2020. Inhibitory effect and mechanism of action of quercetin and quercetin diels-Alder anti-dimer on erastin-induced ferroptosis in bone marrow-derived mesenchymal stem cells. Antioxidants (Basel), 9(3).

Magtanong L, Dixon S J. 2018. Ferroptosis and brain injury. Dev Neurosci, 40(5-6): 382-395.

Martinez A M, Kim A, Yang W S. 2020. Detection of ferroptosis by BODIPY 581/591 C11. Methods Mol Biol, 2108: 125-130.

Meguro R, Asano Y, Odagiri S, et al. 2007. Nonheme-iron histochemistry for light and electron microscopy: a historical, theoretical and technical review. Arch Histol Cytol, 70(1): 1-19.

Meguro R, Asano Y, Odagiri S, et al. 2008. Cellular and subcellular localizations of nonheme ferric and ferrous iron in the rat brain: a light and electron microscopic study by the perfusion-Perls and -Turnbull methods. Arch Histol Cytol, 71(4): 205-222.

Mei H, Zhao L, Li W, et al. 2020. Inhibition of ferroptosis protects House Ear Institute-Organ of Corti 1 cells and cochlear hair cells from cisplatin-induced ototoxicity. J Cell Mol Med, 24(20): 12065-12081.

Mosmann T. 1983. Rapid colorimetric assay for cellular growth and survival: application to proliferation and cytotoxicity assays. J Immunol Methods, 65(1-2): 55-63.

Page B, Page M. 1995. Sensitive colorimetric cytotoxicity measurement using alarmar blue. Oncol Rep, 2(1): 59-61.

Pap E H, Drummen G P, Winter V J, et al. 1999. Ratio-fluorescence microscopy of lipid oxidation in living cells using C11-BODIPY(581/591). FEBS Lett, 453(3): 278-282.

Petrat F, Rauen U, de Groot H. 1999. Determination of the chelatable iron pool of isolated rat hepatocytes by digital fluorescence microscopy using the fluorescent probe, phen green SK. Hepatology, 29(4): 1171-1179.

Smiley S T, Reers M, Mottola-Hartshorn C, et al. 1991. Intracellular heterogeneity in mitochondrial membrane potentials revealed by a J-aggregate-forming lipophilic cation JC-1. Proc Natl Acad Sci U S A, 88(9): 3671-3675.

Stockwell B R, Friedmann Angeli J P, Bayir H, et al. 2017. Ferroptosis: a regulated cell death nexus linking metabolism, redox biology, and disease. Cell, 171(2): 273-285.

Sun X, Ou Z, Chen R, et al. 2016. Activation of the p62-Keap1-NRF2 pathway protects against ferroptosis in hepatocellular carcinoma cells. Hepatology, 63(1): 173-184.

Tuo Q Z, Lei P, Jackman K A, et al. 2017. Tau-mediated iron export prevents ferroptotic damage after ischemic stroke. Mol Psychiatry, 22(11): 1520-1530.

Turubanova V D, Balalaeva I V, Mishchenko T A, et al. 2019. Immunogenic cell death induced by a new photodynamic therapy based on photosens and photodithazine. J Immunother Cancer, 7(1): 350.

Tyurin V A, Tyurina Y Y, Kochanek P M, et al. 2008. Oxidative lipidomics of programmed cell death. Methods Enzymol, 442: 375-393.

Ukeda H, Kawana D, Maeda S, et al. 1999. Spectrophotometric assay for superoxide dismutase based on the reduction of highly water-soluble tetrazolium salts by xanthine-xanthine oxidase. Biosci Biotechnol Biochem, 63(3): 485-488.

Wang X M, Terasaki P I, Rankin G W Jr, et al. 1993. A new microcellular cytotoxicity test based on calcein AM release. Hum Immunol, 37(4): 264-270.

Wilschefski S C, Baxter M R. 2019. Inductively coupled plasma mass spectrometry: introduction to analytical aspects. Clin Biochem Rev, 40(3): 115-133.

Xie Y, Hou W, Song X, et al. 2016. Ferroptosis: process and function. Cell Death Differ, 23(3): 369-379.

Yamada S, Kumazawa S, Ishii T, et al. 2001. Immunochemical detection of a lipofuscin-like fluorophore derived from malondialdehyde and lysine. J Lipid Res, 42(8): 1187-1196.

Yamanaka K, Saito Y, Sakiyama J, et al. 2012. A novel fluorescent probe with high sensitivity and selective detection of lipid hydroperoxides in cells. RSC Advances, 2(20): 7894-7900.

Yang W S, SriRamaratnam R, Welsch M E, et al. 2014. Regulation of ferroptotic cancer cell death by GPX4. Cell, 156(1-2): 317-331.

Yang W S, Stockwell B R. 2008. Synthetic lethal screening identifies compounds activating iron-dependent, nonapoptotic cell death in oncogenic-RAS-harboring cancer cells. Chem Biol, 15(3): 234-245.

Yla-Anttila P, Vihinen H, Jokitalo E, et al. 2009. Monitoring autophagy by electron microscopy in Mammalian cells. Methods Enzymol, 452: 143-164.

Zhang Q, Qu Y, Zhang Q, et al. 2022. Exosomes derived from hepatitis B virus-infected hepatocytes promote liver fibrosis via miR-222/TFRC axis. Cell Biol Toxicol, doi: 10.1007.

Zhang Y, Tan H, Daniels J D, et al. 2019. Imidazole ketone erastin induces ferroptosis and slows tumor growth in a mouse lymphoma model. Cell Chem Biol, 26(5): 623-633 e629.

Ziegler U, Groscurth P. 2004. Morphological features of cell death. News Physiol Sci, 19: 124-128.

Zorova L D, Popkov V A, Plotnikov E Y, et al. 2018. Mitochondrial membrane potential. Anal Biochem, 552: 50-59.